Anatomie der
Haustiere

Anatomie der Haustiere

Lehrbuch für Studium und Praxis

K. M. Dyce
W. O. Sack
C. J. G. Wensing

Übersetzt von:
Klaus-Dieter Budras
Hermann Goller
Ingrid Goller
Reinhold Rudolf Hofmann
Gerhard Hummel
Karl Dietrich Weyrauch

Ferdinand Enke Verlag Stuttgart 1991

K. M. Dyce, D. V. M. & S., B. Sc., M. R. C. V. S.
Professor Emeritus of Veterinary Anatomy,
Royal (Dick) School of Veterinary Studies,
University of Edinburgh,
Edinburgh, Scotland

W. O. Sack, D. V. M., Ph. D., Dr. med. vet.
Professor of Veterinary Anatomy
New York State College of Veterinary Medicine
Cornell University,
Ithaca, New York

C. J. G. Wensing, D. V. M., Ph. D.
Professor of Veterinary Anatomy and Embryology
School of Veterinary Medicine,
State University Utrecht,
The Netherlands

Originaltitel:
Textbook of
Veterinary Anatomy

Originalverlag:
W. B. Saunders Company
Harcourt Brace Jovanovich, Inc.
The Curtis Center
Independence Square West
Philadelphia, PA 19106, USA

Übersetzt von:
Professor Dr. K.-D. Budras
Professor Dr. K. D. Weyrauch
Freie Universität Berlin
Institut für Veterinär-Anatomie
Koserstraße 20
D-1000 Berlin 33

Professor Dr. H. Goller
Professor Dr. R. R. Hofmann
Professor Dr. G. Hummel
Frau Ingrid Goller
Institut für Veterinär-Anatomie,
-Histologie und -Embryologie
der Justus-Liebig-Universität Gießen
Frankfurter Straße 98
D-6300 Gießen

CIP-Titelaufnahme der Deutschen Bibliothek

Dyce, Keith M.:
Anatomie der Haustiere : Lehrbuch für Studium und Praxis /
K. M. Dyce ; W. O. Sack ; C. J. G. Wensing. Übers. von:
Klaus-Dieter Budras ... – Stuttgart : Enke, 1991
   Einheitssacht.: Textbook of veterinary anatomy ⟨dt.⟩
   ISBN 3-432-98631-9
NE: Sack, Wolfgang O.:; Wensing, Cornelis J. G.:

Deutsche Ausgabe:

Das Werk, einschließlich aller seiner Teile, ist urheberrechtlich geschützt. Jede Verwertung außerhalb der engen Grenzen des Urheberrechtsgesetzes ist ohne Zustimmung des Verlages unzulässig und strafbar. Das gilt insbesondere für Vervielfältigungen, Übersetzungen, Mikroverfilmungen und die Einspeicherung und Verarbeitung in elektronischen Systemen.

© 1991, Ferdinand Enke Verlag, P. O. Box 10 12 54, D-7000 Stuttgart 10 – Printed in Germany

Satz und Druck: Druckerei Maisch + Queck, D-7016 Gerlingen
Schrift: 9/10 Times (Linotype System 6)   5 4 3 2

Vorwort der Autoren zur deutschen Ausgabe

Wir begrüßen es sehr, daß unser Buch jetzt auch in deutscher Sprache erscheinen kann. Schon die englischsprachige Originalausgabe hatten wir ja mit einem Wort des großen deutschen Dichters Johann Wolfgang v. Goethe eingeleitet. Möge das Buch nun auch den deutschsprachigen Studenten der Tiermedizin helfen, sich den Wissensstoff, um dessen *Verstehen* es hier geht, so anzueignen, daß sie darüber wie über einen *Besitz* verfügen können.

K. M. Dyce
W. O. Sack
C. J. G. Wensing

Danksagungen

Es ist uns eine besondere Freude, an dieser Stelle all denen zu danken, die uns bei der Vorbereitung und beim Schreiben dieses Buches geholfen haben.

Wir sind uns bewußt, wie wichtig die Abbildungen in einem Anatomiebuch sind, und unser Dank gilt daher an erster Stelle den Graphikern, die die Originalvorlagen dafür geschaffen haben. Es steht uns nicht zu, ihre künstlerischen Fähigkeiten zu beurteilen; um so lieber sprechen wir ihnen unsere volle Anerkennung aus für die Genauigkeit und Hingabe, die sie an ihre oft langwierige Arbeit gewendet haben. Die meisten Abbildungen sind von *Henry Schifferstein*; für das Gros der anderen sind wir *Henk Halsema* und *Bert Janssen* in Utrecht sowie *William Hamilton, Michael Simmons, David Geary, Lewis Sadler* und *Bud Kramer* in Ithaca verbunden. Gleicher Dank gilt Dr. *W. Th. C. Wolvenkamp* und *Aart van der Woude* für die eigens für dieses Buch geschaffenen Röntgenbilder sowie *Harry Otter* und *Ono van Veen* für ihre Photographien. Die Präparate dazu wurden zumeist von *Piet Hoogeven* und *Gerald Hol* erstellt.

Einige weitere Abbildungen basieren auf veröffentlichten und unveröffentlichten Arbeiten anderer, und wir sind den jeweiligen Künstlern und Autoren sehr zu Dank verpflichtet. Wir danken auch den Inhabern von Copyrights dafür, daß wir eine weitere kleine Anzahl von Abbildungen kopieren oder direkt übernehmen durften. Wir haben uns dafür in den betreffenden Legenden oder in dem folgenden Bildnachweis durch die Nennung ihrer Werke erkenntlich gezeigt.

Wir haben auch unseren eigenen Büchern Abbildungen und Teile des Textes entnommen: einige unverändert, andere erst nach Übersetzung ins Englische oder nach zweckmäßigen Änderungen. Für die Erlaubnis danken wir den Verlegern: Oosthoeks Uitgeversmaatschappij in Utrecht, und Lea & Febiger in Philadelphia (Essentials of Bovine Anatomy); Bohn, Scheltema, und Holkema in Utrecht (Anatomie van het Paard; Anatomie van het Rund); und Veterinary Textbooks in Ithaca (Essentials of Pig Anatomy).

Großen Nutzen hatten wir natürlich auch von unzähligen Gesprächen mit Kollegen – sei es in unseren Instituten oder bei anderen Gelegenheiten. Oftmals haben wir Kollegen um Hilfe ersucht, aber viel guter Rat und viele Ideen sind uns zufällig bei anderweitigen Diskussionen in den Schoß gefallen. Es scheint unvermeidlich, daß Gedanken und Vorschläge, vielleicht sogar gewisse Redewendungen, die wir nur wohlgefälligerweise als unsere eigenen betrachten, von solchen Unterhaltungen herrühren. Es ist unmöglich, solche Übernahmen zu identifizieren, wir hoffen aber, daß die vielen Gläubiger diese allgemeine Feststellung als ausreichende Abzahlung unserer Schuld annehmen werden. Jedoch möchten wir gerne diejenigen Kollegen erwähnen, die Teile unseres Buches zu unserem Vorteil gelesen und kritisiert haben: in Edinburgh Dr. *W. M. Stokoe* (Kapitel 1) und Dr. *S. A. Kempson* (Kapitel 3); in Ithaca Dr. *C. J. Murphy* (Abschnitt über das Auge im Kapitel 9); Dr. *M. C. Peckam* (Kapitel 39) und Dr. *P. H. McCarthy* (Abschnitte über Schweine- und angewandte Anatomie); in Utrecht Dr. *D. M. Badoux*, Dr. *B. Colenbrander*, Dr. *J. M. Fentener van Vlissingen*, Dr. *W. Hartman*, Dr. *J. Hasselaar*, Dr. *J. Meijer* und Dr. *F. Stades* (Beschaffen von Illustrationen und Durchsicht von Teilen des Manuskripts). Für all diese Hilfe sind wir sehr dankbar, betonen aber, daß Irrtümer, Unvollkommenheiten oder verfehlte Bewertung voll in unsere Verantwortung fallen.

Und schließlich, aber keineswegs weniger herzlich, danken wir unseren Sekretärinnen – *Christine Aitken* in Edinburgh, *Cindy Westmiller* und *Robin Wakeman* in Ithaca, und *Louis Michielsen* in Utrecht – für ihre Geduld und Mühe; ohne ihre freundliche Hilfsbereitschaft wäre dieses Buch niemals fertiggestellt worden.

Keith Dyce
Wolfgang Sack
Kees Wensing

Vorwort

> Was man nicht versteht, besitzt man nicht.
> *(Goethe, Maximen und Reflexionen 106)*

Ein paar Worte zur Absicht und zum Aufbau des Buches sind sicher nicht fehl am Platze: Geschrieben wurde es für die Studenten der Tiermedizin. Es soll ihnen erstens das allgemeine Wissen zur Anatomie der Haustiere vermitteln, welches sie brauchen, um die anderen Wissensgebiete der Veterinärmedizin zu verstehen. Es soll ihnen zweitens aber auch ein gewisses Detailwissen an die Hand geben, das sie in der tierärztlichen Praxis direkt anwenden können. Wir würden uns natürlich freuen, wenn auch andere unser Buch benutzten, uns lag aber hauptsächlich daran, dem Studenten dienlich zu sein.

Die Doppelrolle der Anatomie machte eine Zweiteilung des Buches notwendig. Teil I besteht aus zehn Kapiteln. Das erste davon ist eine allgemeine Einführung, die weiteren sind den verschiedenen Körpersystemen gewidmet. Für sie haben wir den Hund als Anschauungs- bzw. Darstellungsobjekt gewählt, weil dieses Tier eine relativ unspezialisierte Struktur hat und in den meisten Studiengängen als erstes präpariert wird. Zwar machen wir darauf aufmerksam, wie der Bau anderer Haussäugetiere sich davon unterscheidet, aber wir halten uns dabei nicht auf, weil unser Augenmerk hier mehr auf die allgemeine Struktur und Funktion des Tierkörpers gerichtet ist – und nicht so sehr auf die Details. Die entwicklungsgeschichtlichen Bemerkungen sollen zum Verständnis der Anatomie des adulten Tieres beitragen. Sie maßen sich nicht an, einen kompletten Abriß der Embryologie zu geben. Weil diese Kapitel sich mit weithin bekannten und unumstrittenen Tatsachen befassen, hielten wir es nicht für nötig, sie mit Literaturangaben „auszuschmücken".

Teil II des Buches setzt ein Verständnis des ersten Teils voraus. Er besteht aus mehreren Kapitelgruppen, deren jede die regionale Anatomie einer bestimmten Tierart oder „Tierfamilie" behandelt – so haben wir die Katze dem Hund und die kleinen Wiederkäuer dem Rind beigefügt. Dieser Teil soll die direkte Beziehung der anatomischen Themen und Strukturen zur klinischen Tätigkeit hervorheben. Obwohl die von Tierart zu Tierart wiederkehrenden Kapitelgruppen einem gemeinsamen Plan folgen, tun sie es doch nur im großen und ganzen: wir haben sie nach Bedarf erweitert oder verkürzt, je nach dem gegenwärtigen Stand des Wissens und nach den bei den einzelnen Tierarten wichtigen klinischen Belangen. Dieses Vorgehen bringt zwar Wiederholungen mit sich, aber wir hoffen, daß die Unabhängigkeit der Kapitel voneinander da einen Ausgleich bietet. Jedes Kapitel und jede Kapitelgruppe kann ohne Bezug auf die anderen gelesen oder „konsultiert" werden, gleich auch in welcher Reihenfolge. Das Buch schließt mit einem Kapitel über systematische Vogelanatomie. In ihm ist dem Huhn das Hauptaugenmerk gewidmet; es werden aber auch andere in der Tiermedizin wichtige Vogelarten berücksichtigt. Da Teil II sich hauptsächlich und unmittelbar mit Belangen der Praxis befaßt, haben wir ihn für diejenigen Leser, die sich eingehender mit der Materie beschäftigen wollen, durch ausgewählte Literaturangaben ergänzt.

Unsere größte Schwierigkeit beim Schreiben dieses Buches lag in der richtigen Auswahl des in der veterinäranatomischen Literatur dargebotenen Wissensstoffs. Da in den letzten Jahren der Anatomieunterricht in vielen Fakultäten mehr und mehr – und mitunter einschneidend – gekürzt worden ist, besteht für jeden Autor die Verpflichtung, den „harten Kern" des einschlägigen Wissens sowohl auszumachen als auch zu bewahren, das weniger Wichtige hingegen rigoros auszumerzen. Leider ist es nicht so einfach, ja vielleicht sogar unmöglich, sich darüber zu einigen, was diesem „harten Kern" denn nun zuzurechnen ist. Denn die fortschreitende Entwicklung und zunehmende Spezialisierung der Veterinärmedizin stellt heute vieles heraus, das früher als unwichtig angesehen wurde. Die Lösung dieses Problems zwingt Lehrkräfte und Autoren in ein Dilemma, dem sie sich nur schwer entziehen können. Und obgleich wir glauben, die richtige Auswahl getroffen zu haben, erwarten wir, daß einige Kollegen uns den Vorwurf machen werden, mit dem Ausmerzen zu zaghaft gewesen zu sein, während andere uns sagen dürften, wir seien zu weit gegangen. Leser, die zu der erstgenannten Ansicht neigen, werden aber feststellen, daß die Texteinteilung es ihnen (vorteilhafterweise) ermöglicht, je nach Bedarf einmal hier, einmal da zu lesen. Anspruchsvollere Geister hingegen mögen in den Hinweisen auf weiterführende Literatur einen Ausgleich finden. Im übrigen hoffen wir, daß beide Gruppen von Lesern unsere Abschweifungen von der Anatomie, mit denen wir den Text lebendiger gestalten wollten, begrüßen werden. Denn es läßt sich nicht leugnen, daß anatomische Prosa doch recht trocken ist.

Obwohl jeder von uns für den Entwurf und die Realisierung bestimmter Kapitel verantwortlich war, stellt die hier gebotene endgültige Version einen Konsens unserer Vorstellungen zu den jeweiligen Themen dar. Wir glauben, es war gut, daß wir unsere Ausbildung an Instituten verschiedener Länder erhalten haben. Dementsprechend haben wir es auch vermieden, den Text einem bestimmten Studiengang anzupassen. Nomenklatorische Belange werden im ersten Kapitel angeschnitten. Es soll aber schon hier gesagt werden, daß wir soweit wie möglich englische Übersetzungen der Termini der *Nomina Anatomica Veterinaria* (1983) benutzt haben.

So viel zu unseren Absichten. Ob sie die richtigen waren und/oder adäquat verwirklicht wurden, überlassen wir dem Urteil eines jeden Lesers.

K. M. Dyce
W. O. Sack
C. J. G. Wensing

Inhalt

Allgemeiner Teil

Kapitel 1	Einige Grundfakten und -begriffe	3
Kapitel 2	Der Bewegungsapparat	35
Kapitel 3	Der Verdauungsapparat	110
Kapitel 4	Der Atmungsapparat	163
Kapitel 5	Das Urogenitalsystem	183
Kapitel 6	Die endokrinen Drüsen	231
Kapitel 7	Das Herz-Kreislaufsystem	238
Kapitel 8	Das Nervensystem	286
Kapitel 9	Die Sinnesorgane	363
Kapitel 10	Die äußere Haut	390

Spezieller Teil

Kapitel 11	Kopf und ventraler Halsbereich der Fleischfresser	411
Kapitel 12	Hals, Rücken und Wirbelsäule der Fleischfresser	433
Kapitel 13	Der Thorax der Fleischfresser	441
Kapitel 14	Das Abdomen der Fleischfresser	455
Kapitel 15	Becken und Geschlechtsorgane der Fleischfresser	473
Kapitel 16	Die Schultergliedmaße der Fleischfresser	488
Kapitel 17	Die Beckengliedmaße der Fleischfresser	499
Kapitel 18	Kopf und ventraler Halsbereich des Pferdes	509
Kapitel 19	Hals, Rücken und Wirbelsäule des Pferdes	536
Kapitel 20	Der Thorax des Pferdes	541
Kapitel 21	Das Abdomen des Pferdes	550
Kapitel 22	Becken und Geschlechtsorgane des Pferdes	570
Kapitel 23	Die Schultergliedmaße des Pferdes	591
Kapitel 24	Die Beckengliedmaße des Pferdes	627
Kapitel 25	Kopf und ventraler Halsbereich der Wiederkäuer	648
Kapitel 26	Hals, Rücken und Schwanz der Wiederkäuer	670

Kapitel 27	Der Thorax der Wiederkäuer	676
Kapitel 28	Das Abdomen der Wiederkäuer	687
Kapitel 29	Becken und Fortpflanzungsorgane der weiblichen Wiederkäuer	713
Kapitel 30	Becken und Fortpflanzungsorgane der männlichen Wiederkäuer	736
Kapitel 31	Das Euter der Wiederkäuer	747
Kapitel 32	Die Schultergliedmaße der Wiederkäuer	757
Kapitel 33	Die Beckengliedmaße der Wiederkäuer	778
Kapitel 34	Kopf und Hals des Schweines	791
Kapitel 35	Wirbelsäule, Rücken und Thorax des Schweines	804
Kapitel 36	Das Abdomen des Schweines	809
Kapitel 37	Becken und Fortpflanzungsorgane des Schweines	823
Kapitel 38	Die Gliedmaßen des Schweines	833
Kapitel 39	Die Anatomie der Vögel	837
Sachregister		867

Bildnachweis

Abb. 1-11: Brookes, M., A. C. Elkin, R. G. Harrison, and C. B. Heald: A new concept of capillary circulation in bone cortex. Lancet 1: 1078–1081, 1961.

Abb. 2-13, 2-56: Taylor, J. A.: Regional and applied anatomy of the domestic animals. Part 3: Pelvic limb. Edinburgh, Oliver & Boyd, 1970.

Abb. 2-21, 2-26, 2-45, 2-46, 3-6: Horowitz, A.: The Fundamental Principles of Anatomy; Dissection of the Dog. Saskatoon, Canada, University of Saskatchewan, 1970. [Published by the author.]

Abb. 2-25: Bradley, O. C.: Topographical Anatomy of the Dog, 6th ed. Edinburgh, Oliver & Boyd, 1959.

Abb. 2-34: Horowitz, A.: Guide for the Laboratory Examination of the Anatomy of the Horse. Columbus, The University of Ohio, Dept. of Veterinary Anatomy, 1965. [Published by the author.]

Abb. 3-37, 10-16: Ellenberger, W., und H. Baum: Handbuch der vergleichenden Anatomie der Haustiere, 18. Aufl. Berlin, Springer, 1943.

Abb. 4-8B, 5-41: Nickel, R., A. Schummer, E. Seiferle, and W. O. Sack: The Viscera of the Domestic Mammals, 2nd ed. New York, Springer Verlag, 1979.

Abb. 7-2: Noden, D. M., and A. deLahunta: The Embryology of Domestic Animals. Baltimore, Williams & Wilkins, 1985.

Abb. 7-22: Moore, K. L.: The Developing Human: Clinically Oriented Embryology, 3rd ed. Philadelphia, W. B. Saunders Company, 1982.

Abb. 7-37A, 7-41: Budras, K.-D., und W. Fricke: Atlas der Anatomie des Hundes, Kompendium für Tierärzte und Studierende. Hannover, Schlütersche Verlagsanstalt, 1983.

Abb. 7-37A: Simoens, P., N. E. de Vos, H. Lauwers, and M. Nicase: Illustrated Anatomical Nomenclature of the Arteries of the Thoracic Limb in the Domestic Mammals. State University of Ghent, Faculty of Veterinary Medicine, ca. 1980 (no year given).

Abb. 7-39, 7-41, 7-42: Evans, H. E., and A. deLahunta: Miller's Guide to the Dissection of the Dog, 2nd ed. Philadelphia, W. B. Saunders Company, 1980.

Abb. 7-46, 7-52: Getty, R. (ed.): Sisson and Grossman's The Anatomy of the Domestic Animals, 5th ed. Vol. 2. Philadelphia, W. B. Saunders Company, 1975.

Abb. 7-50: Baum, H.: Das Lymphgefäßsystem des Hundes. Berlin, Hirschwald Verlag, 1918.

Abb. 7-51: Vollmerhaus, B.: In Nickel, R., A. Schummer, and E. Seiferle (eds.): The Anatomy of the Domestic Animals. Vol. 3. Berlin, Paul Parey Verlag, 1981.

Abb. 7-53: Steger, G.: Zur Biologie der Milz der Haussäugetiere. Dtsch. Tierärztl. Wochenschr. 39: 609–614, 1939.

Abb. 8-21, 8-32, 8-45: Romer, A. S.: The Vertebrate Body, 3rd ed. Philadelphia, W. B. Saunders Company, 1962.

Abb. 8-72: deLahunta, A.: Veterinary Neuroanatomy and Clinical Neurology, 2nd ed. Philadelphia, W. B. Saunders Company, 1983.

Abb. 8-87: Mizeres, N. J.: The anatomy of the autonomic nervous system in the dog. Am. J. Anat. 96: 285–318, 1955.

Abb. 9-27: Kratzing, J.: The structure of the vomeronasal organ in the sheep. J. Anat. 108: 247–260, 1971; and Houpt, K. A.: Review of some research areas of applied and theoretical interest in domestic animal behavior. Appl. Anim. Ethol. 6: 111–119, 1980.

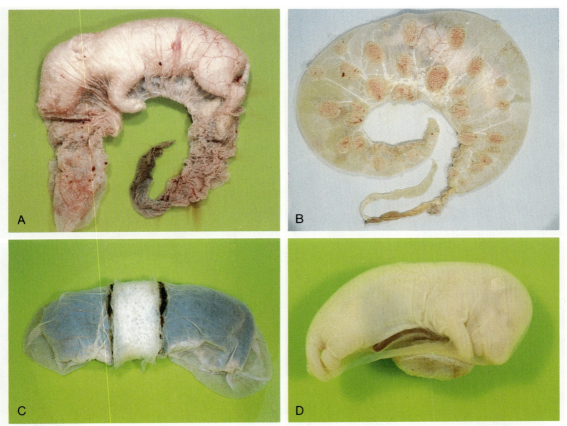

Tafel 1 Die Plazenten von Schwein (**A**), Rind (**B**), Hund (**C**) und Ratte (**D**) repräsentieren vier unterschiedliche Typen der Säugetierplazenta.

A, Placenta diffusa (Pferd, Schwein). B, Placenta cotyledonaria (Wiederkäuer). C, Placenta zonaria (Fleischfresser). D, Placenta discoidalis (Primaten, Fledermäuse, Nager).

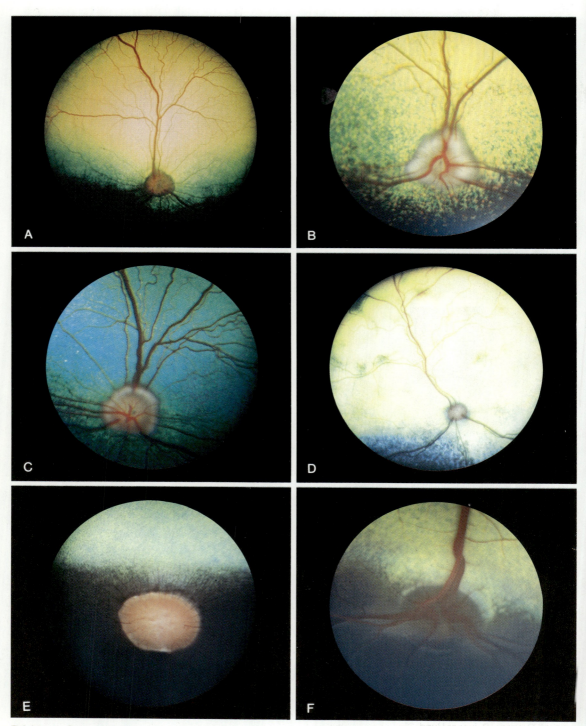

Tafel 2 **A–C,** Augenhintergrund des Hundes; beachtenswert sind die normal vorkommenden Variationen im Erscheinungsbild des Augenhintergrundes. **D,** Augenhintergrund der Katze. **E,** Augenhintergrund des Pferdes. **F,** Augenhintergrund des Rindes.

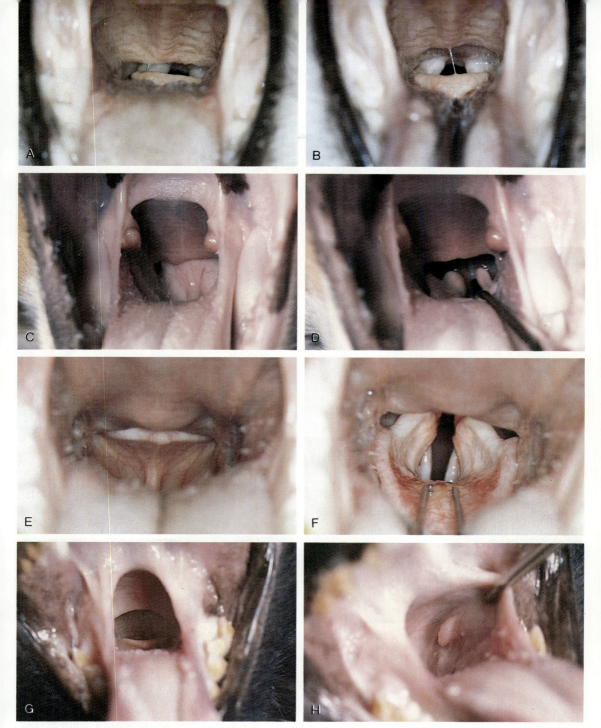

Tafel 3 Oropharynx (Mundrachen) von Hund (**A–D**) und Katze (**E–H**). **A**, Hund. Der weiche Gaumen ist abgehoben, um die Dorsalfläche der Epiglottis und dahinter die Procc. cuneiformes der Cartilago arytaenoidea sichtbar zu machen. **B**, Hund. Die Epiglottis ist nach vorne gezogen worden, um die Procc. cuneiformes sichtbar zu machen. **C**, junger Hund. Die Gaumenmandeln ragen medial der Arcus palatoglossi in das Cavum pharyngis hinein; die Spitze der Epiglottis überlagert den weichen Gaumen. **D**, junger Hund. Die Epiglottis wurde niedergehalten, um den Eingang zum Larynx sichtbar zu machen. **E**, Katze. Der weiche Gaumen überlagert die Epiglottis. **F**, Katze. Die Epiglottis wurde niedergehalten, um einen weiten Blick auf den Kehlkopfeingang und die weißen Stimmfalten im Kehlkopfzentrum zu haben. **G**, Katze. Durch Vorziehen der Zunge ragen die Arcus palatoglossi hervor und bilden in Höhe des letzten Backenzahnes eine dorsale Falte; kaudal der Falte, von dorsal nach ventral: weicher Gaumen, Dorsalwand des Nasenrachens und Epiglottis. **H**, Katze. Der Untersucher zieht den linken Arcus palatoglossus lateral, um die linke Gaumenmandel sichtbar zu machen. (Mit freundlicher Genehmigung überlassen von Dr. Venker und Dr. Hellenbreker, und Dr. John M. King.)

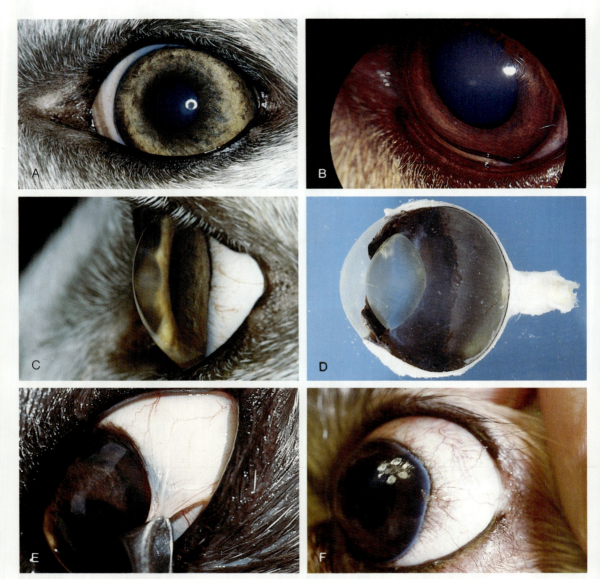

Tafel 4 Das Auge des Hundes. **A**, beachtenswert sind das dritte Augenlid und die Abwesenheit von Zilien. **B**, die Tarsaldrüsen öffnen sich in eine Falte entlang dem Lidrand. **C**, die Krümmung der Cornea. **D**, der Augapfel ist von Pol zu Pol geschnitten worden. Beachtenswert ist die lockere Befestigung der Tunica conjunctiva bulbi. **F**, Blutversorgung der Tunica conjunctiva bulbi und der vorderen Sclera.

Allgemeiner Teil

Kapitel 1

Einige Grundfakten und -begriffe

Das Gebiet der Anatomie

Die Anatomie ist der Wissenschaftszweig, der sich mit Form, Lage und Struktur von Körpergeweben und -organen beschäftigt. Der Begriff „Anatomie" stammt aus dem Griechischen und bedeutet wörtlich übersetzt: zergliedern. Die Zergliederung von Leichen und Kadavern ist und bleibt die traditionelle und vorrangigste Methode in der Anatomie. Doch schon seit langem bedienen sich Anatomen zur Erweiterung ihrer Kenntnisse in der Makroskopie nicht mehr ausschließlich des Skalpells, sondern verwenden zahlreiche andere Techniken. Mit Hilfe von Licht- und Elektronenmikroskopen können für das bloße Auge nicht wahrnehmbare Details sichtbar gemacht werden. Dieser Techniken bedient man sich in der Mikroskopischen Anatomie, die als Teilgebiet der Gesamtanatomie gilt. Ein weiteres Teilgebiet ist die Ontogenese, die die Individualentwicklung des Organismus von der Geburt über das Jugend- und Reifestadium bis hin zum Erwachsenen- und Greisenstadium umfaßt. Diese Stadien der Entwicklung gehen über das Studium der klassischen Embryologie weit hinaus, die sich vornehmlich auf die Genese des Ungeborenen beschränkt. Nur wenige Anatomen begnügen sich heutzutage mit einer bloßen Beschreibung des Körpers und seiner Bestandteile; überwiegend wird ein Verständnis für die Synthese zwischen Struktur und Funktion angestrebt. Das Studium solcher Wechselbeziehungen tangiert die Gebiete der Physiologie, Biochemie und anderer biologischer Wissenschaften und könnte als Funktionelle Anatomie umschrieben werden. Wir betrachten jedoch den funktionellen Aspekt als Komponente verschiedenster Wissenschaftsbereiche, anstatt ihm den Rang eines „quasi" selbständigen Teilgebietes zu verleihen.

Dieses Buch behandelt vornehmlich die Makroskopische Anatomie. Damit entspricht es der üblichen Unterrichtsform, nach der die Mikroskopische Anatomie und die Entwicklungsgeschichte als gesonderte Fächer gelehrt werden. Wo es für das Verständnis der Makroskopischen Anatomie hilfreich oder zur Belebung eines eigentlich recht „trockenen" Lesestoffes geboten ist, beleuchten wir auch mikroskopische oder entwicklungsgeschichtliche Aspekte.

Das durch Präparation erlangte Wissen kann unter zwei sich ergänzenden Hauptgesichtspunkten und unter Beachtung von Nebenaspekten dargeboten werden, und zwar als Systematische Anatomie und als Topographische Anatomie. Bei der *Systematischen Anatomie* ist die Aufmerksamkeit nacheinander auf Organgruppen gerichtet, deren Aufgaben so eng miteinander verknüpft sind, daß sie zu Körpersystemen mit gemeinsamen Funktionen zusammengefaßt werden können, wie z. B. das Verdauungssystem oder das Herzkreislaufsystem und so weiter. Die Systematische Anatomie dient vorzugsweise der vergleichenden Betrachtung und vereinigt makroskopische, mikroskopische, entwicklungsgeschichtliche und funktionelle Aspekte und bietet so eine Grundlage für das Studium aller übrigen medizinischen Disziplinen. Da sie außerdem für den Anfänger leichter zu verstehen ist als die Topographische Anatomie, sind ihr die ersten Kapitel dieses Buches gewidmet, während im zweiten und längeren Abschnitt des Buches die *Topographische Anatomie* behandelt wird, die Form und Lagebeziehung von Strukturen und Organen in bestimmten Teilen oder Regionen des Körpers beschreibt. Hierbei wird, abgesehen von einfachen mechanischen Funktionen, weniger Augenmerk auf Struktur und Funktion gerichtet, dafür aber der klinischen Anwendbarkeit mehr Bedeutung zugemessen. Weil für den Kliniker artspezifische Details, die von geringem theoretischen Interesse sind, praktisch relevant sein können, ist es angebracht, die Topographische Anatomie nach Tierarten getrennt zu behandeln. Sie stellt einen Grundpfeiler für die klinische Praxis dar und Teilaspekte, die einer bestimmten Zielsetzung dienlich sind, werden auch Oberflächenanatomie, angewandte und chirurgische Anatomie oder Röntgenanatomie genannt. Sie sind nicht exakt voneinander abzugrenzen und erfordern keine weitere Erklärung.

Die Sprache der Anatomie

Die Sprache der Anatomie muß präzise und unmißverständlich sein. Idealerweise gäbe es für jeden einzelnen Begriff nur eine Bedeutung und für jede einzelne Struktur nur einen Namen. Durch eine seit langem bestehende alarmierende Überflutung mit Begriffen und durch große Uneinigkeit bei ihrer Anwendung sind wir bis vor kurzem von einem solchen Idealzustand weit entfernt gewesen. In der Hoffnung, den begrifflichen Dschungel zu lichten, wurde 1968 weltweit ein einheitliches Vokabular – *Nomina Anatomica Veterinaria (NAV)** – eingeführt und seither weitgehend akzeptiert. Die NAV wurden wiederholt, zuletzt 1983, überarbeitet. Wir haben versucht, sie in diesem Buch konsequent anzuwenden, doch hin und wieder wird auch ein zweiter, älterer und nicht mehr offizieller Terminus berücksichtigt, und zwar gewöhnlich dort, wo es sich um einen, im klinischen Sprachgebrauch tief verwurzelten Begriff handelt, der sich selbst durch eine international akzeptierte Vereinbarung nicht tilgen läßt. Die Begriffe der NAV sind überwiegend lateinischen Ursprungs. Sie werden üblicherweise in die landeseigene Sprache übersetzt, was alle englisch-sprachigen, weniger die deutsch-sprachigen, Länder so handhaben. In der englisch-sprachigen Ausgabe dieses Werkes wird vorzugsweise eine Übersetzung gewählt, die wegen der Sprachähnlichkeit zwischen englischen und lateinischen Termini sofort in ihrer Bedeutung erkennbar ist. In der vorliegenden deutschen Ausgabe wird neben dem deutschen Fachausdruck oft der wissenschaftliche Terminus in Klammern aufgeführt – z. B. Magen (Gaster, Ventriculus). Sofern es keine gängige deutsche Bezeichnung gibt (oder eine solche ungebräuchlich ist), wird nur der gültige lateinische Terminus benutzt – z. B. M. coracobrachialis, N. ischiadicus, A. et V. circumflexa ilium profunda, Ln. pancreaticoduodenalis.

Alle Namen sollten informativ und ohne weiteres verständlich sein. Es erleichtert das Studium, die Bedeutung eines wissenschaftlichen Fachausdruckes zu kennen, weshalb die Benutzung eines entsprechenden Wörterbuches empfohlen wird.

Namen für bestimmte Strukturen werden nach und nach erlernt; jedoch solche Adjektive, die sich auf Positionen und Richtungen beziehen, müssen gleich am Anfang beherrscht werden (z. B. Regio inguinalis, kranial, proximal und so weiter). Die offiziellen Termini für Positionen und Richtungen sind präziser als die alltäglich gebrauchten (oben, unten, vorn), da sie unabhängig von der Körperhaltung immer verständlich bleiben. Sie sind nachfolgend aufgelistet und in der Abb. 1-1 veranschaulicht. Sofern kein einleuchtender Grund dafür besteht und die Gefahr von Mißverständnissen ausgeschlossen ist, verzichten wir in diesem Buch auf eine pedantische Anwendung dieser offiziellen Termini. Sofern wir jedoch alltäglich gebräuchliche Namen verwenden, beziehen sich diese stets auf die normale Körperhaltung der Vierfüßler und nicht auf die Körperhaltung des aufrechtstehenden Menschen. Terminologische Mißverständnisse können deshalb bei der Lektüre von Anatomie-Büchern auftreten, die in erster Linie die menschliche Anatomie behandeln.

Human-Anatomen verwenden häufig Begriffe wie anterior und posterior, superior und inferior. Alle diese Namen haben unterschiedliche Bedeutung, sobald sie auf den Vierfüßler übertragen werden. Abgesehen von wenigen Ausnahmen, die sich auf die Anatomie des Kopfes beziehen, sollten sie daher bei der Beschreibung der Anatomie des Tieres vermieden werden.

Für Lage und Richtung werden meistens zwei Begriffe (z. B. kranial und kaudal) mit jeweils konträrem Bezug verwendet; sie bezeichnen nicht absolute, sondern relative Positionen.

Dorsale Strukturen (oder Positionen) sind zum Rücken (Dorsum) des Rumpfes oder zur entsprechenden Fläche des Kopfes bzw. Schwanzes gerichtet.

Ventrale Strukturen weisen entsprechende Beziehungen zum Bauch (Venter) oder zur entsprechenden Fläche des Kopfes bzw. Schwanzes auf.

Kraniale Strukturen sind zum Kopf (Cranium; wörtlich: Schädel), *kaudale* zum Schwanz (Cauda) ausgerichtet. Im Kopfbereich wird der Bezug zum Rüssel/Schnauze (Rostrum) gewählt, und es wird entsprechend von *rostral* gesprochen, während die Richtungsbezeichnung *kaudal* in unmißverständlicher Weise auch für den Schädel gilt.

Mediale Strukturen weisen zur Medianebene (medianus, in der Mitte), die den Körper in eine rechte und linke Hälfte teilt.

Laterale Strukturen sind zur Seite (Latus, Flanke) ausgerichtet.

Für Gliedmaßenanteile gelten abweichende Benennungsprinzipien: Zu Rumpf-Gliedmaßenverbindungen ausgerichtete Strukturen werden

---

* Für die Anatomie der Vögel findet eine eigene, aber vergleichbare Nomenklatur (Nomina Anatomica Avium) Anwendung.

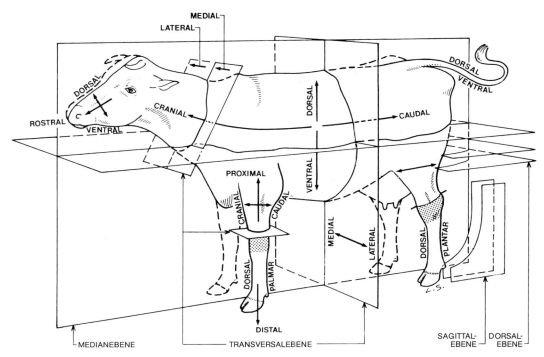

Abb. 1-1 Richtungsbezeichnungen und Ebenen des Tierkörpers. Die punktierten Zonen repräsentieren Carpus und Tarsus der Schulter- bzw. Beckengliedmaße.

proximal (proximalis, zum Rumpf hin, ursprungsnah) genannt, während entgegengesetzt ausgerichtete Strukturen distal (distalis, weiter vom Rumpf entfernt, ursprungsfern) genannt werden. Am proximalen Abschnitt einer Gliedmaße bis zur Höhe des Carpus (Handwurzel) bzw. Tarsus (Fußwurzel) wird von kranial bzw. kaudal geprochen. Am verbleibenden distalen Gliedmaßenabschnitt werden kranial durch dorsal (Dorsum – Hand- bzw. Fußrücken) und kaudal durch palmar (Palma – Hohlhandfläche) bzw. plantar (Planta – Fußsohle) ersetzt. Weitere Bezeichnungen sind für die Anatomie der Zehen (bzw. Finger) erforderlich: Axiale Strukturen liegen der Achse des Mittelfingers bzw. der Achse der Gliedmaße näher, wenn diese zwischen zwei Zehen (Fingern) verläuft; abaxiale Strukturen einer Zehe liegen weiter entfernt von der Gliedmaßenachse.

Die Bezeichnungen *außen (externus, -a, -um)* und *innen (internus, -a, -um), oberflächlich (superficialis)* oder *tief (profundus)* bedürfen kaum einer Erläuterung. Wird auf Schnitte durch den Körper oder durch Körperteile Bezug genommen (Abb. 1-1), so geht man von der Medianebene aus, die den Körper in eine rechte und eine linke „Hälfte" teilt. Parallel zur Medianen angeordnet sind die Sagittalebenen, wobei die nahe der Medianen liegenden Ebenen auch Paramedianebenen genannt werden. Eine Dorsalebene durchschneidet den Rumpf oder andere Körperteile parallel zur dorsalen Oberfläche. Eine Transversalebene durchtrennt Rumpf, Kopf, Gliedmaße oder andere Körperanhänge quer (senkrecht) zur jeweiligen Längsachse.

Eine Einführung in die Topographische Anatomie

Die zunächst folgenden Kapitel (2–9) befassen sich mit der Systematischen Anatomie. Da der Student zu Beginn des Anatomieunterrichts sogleich ein Basiswissen über verschiedene Körpersysteme braucht, stellt sich hier im noch verbleibenden Teil des ersten Kapitels die Aufgabe, diese Grundlagen zu vermitteln. Zunächst soll jedoch aufgezeigt werden, wie vorteilhaft es in diesem Zusammenhang ist, sich dem lebenden Tier zuzuwenden.

Das Studium am lebenden Tier

Die Topographische Anatomie wird herkömmlicherweise bei der Präparation des konservierten Tierkadavers studiert. Dieses Vorgehen stößt jedoch auf Grenzen, weil doch die Beherrschung der Anatomie am lebenden Tier das Ziel der Ausbildung ist. Konservierte Organe weichen leider erheblich vom lebenden Organismus ab, und zwar in Farbe, Konsistenz und anderen Faktoren. Daher müssen die Eindrücke, die auf dem Präpariersaal gewonnen werden, entsprechend den natürlichen Verhältnissen modifiziert und korrigiert werden. Dies geschieht durch die Bereitstellung von frischem Material und durch Beobachtungen bei chirurgischen Eingriffen, wann immer dies möglich ist. Da die meisten Teilnehmer am Unterricht der Anatomie der Haustiere sich in erster Linie auf den Tierarztberuf vorbereiten, werden sie es mit wachsendem Kenntnisstand als motivierend und vorteilhaft erachten, die Anwendung einfacherer klinischer Untersuchungsmethoden an gesunden Haustieren zu erlernen. In einigen tierärztlichen Bildungsstätten werden elementare Anleitungen zu diesen Methoden geboten, während sich Studenten anderer Einrichtungen dieses Wissen selbst erarbeiten müssen, etwa durch Mitarbeit in einer tierärztlichen Praxis. Auch wenn sie dabei nur wenige eigene Erfahrungen sammeln können, so sind diese doch viel wertvoller als bloßes Lehrbuchstudium. Wir wollen hier nur einige Methoden aufzeigen und darauf vertrauen, daß unsere Kollegen in den Kliniken und in der Praxis unsere Bemühungen fortsetzen werden.

Die einfachste Methode ist die *Beobachtung* des ganzen Tieres mit seinen Konturen, Proportionen und seiner Haltung. Knochenvorsprünge sind die eindeutigsten Markierungspunkte, oberflächliche Muskeln und Blutgefäße sind ebenfalls zweckdienlich, wenngleich sie weniger auffällig sind. Die Bezugnahme auf diese Markierungspunkte erlaubt die Lagebestimmung weiterer Strukturen, sofern die notwendigen topographischen Kenntnisse vorliegen. Wenig Erfahrung genügt, um in diesem Zusammenhang die Bedeutung von Rasse, Alter, Geschlecht und individuellen Unterschieden zu erkennen, sowie die Bedeutung von Markierungspunkten richtig einzuschätzen, je nachdem ob sie lagekonstant und somit in bezug auf Nachbarstrukturen aussagekräftig sind oder ob sie ihre Lage verändern. Einige Markierungspunkte, wie zum Beispiel die Rippenbögen, bewegen sich mit jedem Atemzug, während andere nur allmählich ihre Lage verändern, indem sie zum Beispiel durch Fettanbau oder -abbau mehr oder weniger hervortreten bzw. ihre Lage verändern, was beispielsweise bei fortschreitender Schwangerschaft erfolgt.

Strukturen, die nicht unmittelbar sichtbar sind, lassen sich je nach Situation durch mehr oder weniger sanfte *Palpation* bestimmen. Knochen können durch ihre Härte, Muskeln durch ihre Kontraktion, Arterien durch ihre Pulsation, Venen durch manuelle Stauung des Blutstroms und Lymphknoten sowie innere Organe durch ihre Größe, Form und Konsistenz erkannt werden. Die Varianz ist jedoch groß und von vielen Faktoren beeinflußt, was die sichere Zuordnung bestimmter Organe eines normalen Tieres erschwert – eine weitere beachtenswerte Lehre. Die Palpation durch die Haut kann durch digitale oder manuelle rektale Untersuchung ergänzt werden.

Bestimmte Organe können durch *Perkussion* bestimmt werden, d. h. durch Erzeugung und Beurteilung von Resonanztönen, die durch einen kurzen harten Schlag nach vorgeschriebenem Muster hervorgerufen werden können. Unterschiedliche Gewebe erzeugen unterschiedliche Töne; die eines gasgefüllten Organs sind mehr resonant als die gedämpften, harten Töne eines kompakten oder flüssigkeitsgefüllten Körpers. Die normalen Aktivitäten bestimmter Organe erzeugen Töne in regelmäßiger oder unregelmäßiger Folge. Lungen und Herz (nicht zu vergessen das fetale Herz) gelten als Paradebeispiele für solche, durch *Auskultation* beurteilbare Organe, aber auch der Blutstrom innerhalb des Blutkreislaufes oder die Magen-Darmfüllung mit Ingesta und Gas geben hilfreiche Anhaltspunkte über die Lage dieser Organe. Bei der Anwendung beider Techniken (Perkussion und Auskultation) darf nicht übersehen werden, daß die Tonübertragung durch unterschiedliche Gewebedichte modifiziert oder gar verfälscht werden kann, was wiederum zu Fehldeutungen hinsichtlich Lage und Dimension führen kann.

Die vorstehend beschriebenen Methoden erfordern wenige oder keine Hilfsmittel. Hiervon weicht die Röntgenanatomie ab, die einen Röntgenapparat voraussetzt, der bei gelegentlichem Anwendungsbedarf meist nicht zur Verfügung steht. Und das ist auch gut so, denn die mit dieser Technik verbundenen Gefahren verbieten den Einsatz durch Unerfahrene. Einige Institute stellen Originalröntgenbilder zur Verfügung und ihre Betrachtung in Röntgenschaukästen ist ein integrierter Bestandteil des Anatomieunterrichtes. Das Durchdringungsvermögen von Röntgenstrahlen steht im umgekehrt proportionalen Verhältnis zur Röntgendichte und zur Dicke des Gewebes der zwischen Strahlenquelle und Röntgenfilm plazierten Organe. Organbestandteile mit hohem Molekulargewicht – wie Knochen mit ihrem Anteil an Kalzium – erscheinen daher auf dem Film als relativ helle Bilder. Organe von geringer Dichte oder mit Gasfüllung (bzw. Füllung mit anderen, weniger röntgendichten Materialien) erscheinen im Vergleich zu ihrer Umgebung dunkler oder sogar schwarz. Es gibt Spezialtechniken zur Verstärkung des Kontrastes z. B. durch Füllung von Lumina oder Oberflächenbedeckung mit Kontrastmitteln von höherer oder geringerer Strahlendichte als das zu untersuchende Gewebe. Mit Spezialmethoden können so unterschiedliche Strukturen wie der Bronchialbaum, die Gallenblase oder der Subarachnoidalraum dargestellt werden. Röntgenbilder, die unter Verwendung dieser Methoden aufgenommen werden, sind unter den entsprechenden Kapiteln in diesem Buch zu finden.

Zur Vermeidung von Fehl-Interpretationen beim Betrachten von Röntgenaufnahmen mit ihren vielen Details, sollten die Studenten besonders zwei Dinge beachten: 1. Das Bild ist immer vergrößert, und zwar in Abhängigkeit von der Entfernung zwischen Strahlenquelle und Film sowie zwischen Untersuchungsgegenstand und Film. 2. Die Divergenz der Strahlen führt zu einer sichtbaren Lageabweichung oder Umfangsabweichung jener Teile des Untersuchungsgegenstandes, die nicht vertikal unter der Strahlenquelle liegen. Die Verzerrung ist um so stärker, je weiter der betreffende Gegenstand vom Film

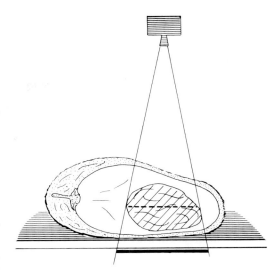

Abb. 1-2 Schematische Darstellung des Vergrößerungseffekts, hervorgerufen durch Divergenz der Röntgenstrahlen.

entfernt ist. Zwei einfache Illustrationen veranschaulichen dies (Abb. 1-2 und 1-3).

Andere Untersuchungstechniken mit spezifischer Anwendung sollen hier nur beiläufig erwähnt werden. Dazu gehören schonende Methoden zur Untersuchung von Organ-Innenoberflächen wie z. B. die Spiegelung des Augenhintergrundes mit einem Ophthalmoskop und die Betrachtung der Mageninnenfläche, der Vagina und des Peritonäalraumes mit verschiedenen Endoskop-Typen (um nur drei Beispiele zu nennen).

Es kann nicht erwartet werden, daß jeder Student im Anatomieunterricht die Möglichkeit hat, alle diese genannten Techniken zu erlernen.

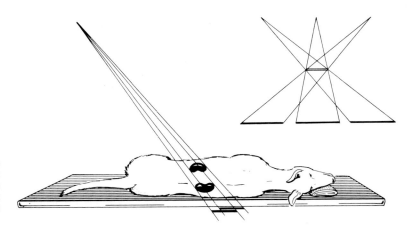

Abb. 1-3 Schematische Darstellung der scheinbaren Positionsverlagerung eines Organs, das nicht direkt unterhalb der Strahlenquelle plaziert ist.

Aber selbst die Vertrautheit mit nur einer oder zwei dieser Methoden ist wertvoll, und das sollte uns daran erinnern, daß die Anatomie am Toten keine Frage der Wahl ist, sondern eine Notwendigkeit. Die Anatomie des lebenden Tieres ist und bleibt die Krönung des anatomischen Studiums.

Die Haut

Die Haut bedeckt den Körper und schützt ihn gegen Verletzungen; sie spielt eine wichtige Rolle bei der Kontrolle der Körpertemperatur und versetzt das Tier in die Lage, auf verschiedene äußere Einflüsse, die über zahlreiche Nervenendigungen übermittelt werden, zu reagieren. Es gibt zahlreiche lokale Hautmodifikationen (Kap. 10); wir wollen jedoch an dieser Stelle nur die allgemeinen Eigenschaften der Haut abhandeln.

Die Haut variiert beträchtlich in Dicke und Elastizität je nach ihrer Lage und nach Tierart. Sie ist naturgemäß dicker bei größeren Tieren (allerdings nicht im proportionalen Verhältnis zur Körpergröße) und ebenso an exponierten, stärker beanspruchten Körperstellen; diese Ungleichheiten sind besonders für den Chirurgen bedeutsam. Obgleich die Haut in vielen Bereichen den unterlagernden Strukturen eng anliegt, erscheint sie in einigen Regionen locker und bildet mehr oder weniger tiefe Falten. Diese erlauben Bewegungsfreiheit oder dienen der Oberflächenvergrößerung zur Wärmeabgabe an die Umgebung; andere sind lediglich auf launenhafte Zuchtziele zurückzuführen.

Die Haut besteht aus zwei Schichten, einer äußeren Epidermis (Oberhaut) und einer tieferen Dermis (Corium, Lederhaut) und ruht an den meisten Stellen auf einer lockeren Bindegewebsschicht, die unterschiedlich Unterhaut, Subkutis, Hypodermis oder (in englisch-sprachigen Lehrbüchern) oberflächliche Faszie genannt wird (Abb. 1-4). Die Epidermis ist ein mehrschichtiges Plattenepithel, das entsprechend seiner mechanischen Beanspruchung mehr oder weniger dick ist. Sie reagiert rasch auf übermäßige Beanspruchung, so z. B. mit der Bildung von Schwielen auf Handflächen und Fußsohlen des Menschen. Abkömmlinge der Oberhaut sind zahlreich; die meist verbreiteten sind Schweiß- und Talgdrüsen sowie Haare. Schweißdrüsen sind wichtig für die Wärmeabgabe durch Oberflächenverdunstung und spielen auch für die Ausscheidung von Elektrolyten eine untergeordnete Rolle. Die Talgdrüsen produzieren eine ölige Substanz, die die Wasserundurchlässigkeit der Körperoberfläche fördert und bestimmten, weitgehend unbehaarten Regionen, wie der Leistengegend des Pferdes, einen natürlichen Glanz verleiht. Beide Drüsentypen sind auf der Körperoberfläche weit verbreitet, jedoch nicht überall anzutreffen. Das Haarkleid, ein spezielles Merkmal der Säuger, dient dem mechanischen Schutz und der Wärmeisolation, wobei letztere von der Menge der im Haarkleid enthaltenen Luft abhängig ist. Die Behaarung ist beim Säuger eine normale Erscheinung. Von den uns hier interessierenden Spezies sind nur Mensch und Schwein weniger behaart, obgleich „nackte" Tiere ab und zu als Ausnahmen vorkommen.

Die Dermis, die im großen und ganzen aus einem Geflecht von Bindegewebsfasern besteht, ist das Rohmaterial für die Lederherstellung, daher auch Lederhaut genannt. Sie ist durch verzapfte Papillen in der Epidermis verankert. Die Papillen sind dort am besten ausgebildet, wo die Gefahr der Separation von Dermis und Epidermis am größten ist. An den meisten Stellen liegt die Haut locker verschieblich dem unterlagernden Gewebe auf, was das Enthäuten eines Tierkörpers erleichtert. An einigen wenigen Stellen ist die Haut mit der Unterlage über eine beson-

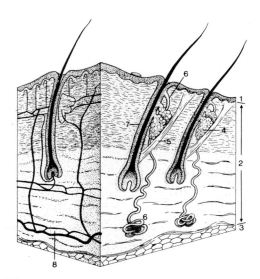

Abb. 1-4 Ein Hautblock.
1, Epidermis; 2, Dermis; 3, Subkutis; 4, Talgdrüse; 5, M. arrector pili; 6, Schweißdrüse; 7, Haarfollikel; 8, Arteriennetzwerk.

ders starke Faszie innig verbunden. Gute Beispiele für derartige Verbindungen sind das Skrotum und die Lippen. Gefahren von Druckverletzungen sind dort gegeben, wo die Haut über Knochenvorsprünge gespannt ist. An solchen Stellen werden vorzugsweise Schleimbeutel (S. 26) ausgebildet. Im Gegensatz zur Oberhaut wird die Lederhaut gut mit Blutgefäßen (Abb. 1-4) und Hautnerven versorgt. Die Oberflächenfaszie wird im folgenden Abschnitt behandelt.

Faszien und Fett

Das Bindegewebe, das die wichtigsten Strukturen umgibt und sie voneinander separiert, wird (in englisch-sprachigen, aber nicht in deutschsprachigen Lehrbüchern) allgemein Faszie genannt; ein sehr dehnbarer Begriff. Größere Bindegewebsanteile, besonders solche von häutiger Beschaffenheit haben spezielle Bezeichnungen. Normalerweise schenkt der Präparierende dem Bindegewebe kaum Beachtung und das ist um so bedauerlicher als es durchaus bedeutsam ist. Das wird später in der klinischen Ausbildung deutlich, wenn es notwendig ist, bei chirurgischen Eingriffen seine Beschaffenheit und Ausdehnung zu beurteilen.

Die *Subcutis** ist lockeres (areoläres) Gewebe, das sich unter der behaarten Haut ausdehnt. Ein ähnliches Gewebe umgibt viele tiefgelegenen Organe, und an beiden Stellen ermöglicht es eine Formveränderung und ein reibungsloses Vorbeigleiten benachbarter Strukturen. Aufgrund der lockeren Beschaffenheit ist die Subcutis eine geeignete Injektionsstelle, und das variable Bindungsvermögen von Flüssigkeiten erlaubt Rückschlüsse über das Allgemeinbefinden. Darüber hinaus ist die Subcutis die bevorzugte Struktur zur Fettspeicherung. Das Fett bildet eine durchgehende Schicht, den Panniculus adiposus.

Die *tiefe Faszie* besteht generell aus wesentlich festeren, fibrösen Schichten, von denen sich eine unmittelbar unterhalb der oberflächlichen Faszie ausdehnt. Sie ist mit Knochenvorsprüngen verlötet und breitet sich fast über den gesamten Körper aus. An vielen Stellen entläßt die tiefe Faszie Septen, die in die Muskulatur eindringen und einzelne Muskeln oder Muskelgruppen umschlie-

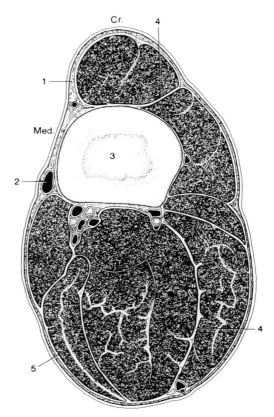

Abb. 1-5 Faszienkompartimente am Unterarm des Pferdes.
1, oberflächliche Faszie; 2, V. cephalica; 3, Radius; 4, Septum der tiefen Faszie, einzelne Muskeln oder Muskelgruppen einschließend; 5, tiefe Faszie. (Im Querschnitt der Gliedmaße sichtbar, cranial [Cr.] und medial [Med.] sind markiert.)

ßen (Abb. 1-5), woran sich an einigen Stellen auch die Knochenhaut (Periosteum) beteiligt. Diese Unterteilung in fasziale oder osteofasziale Kompartimente herrscht besonders an der Schulter- und Beckengliedmaße vor und spielt eine Rolle im Kreislaufsystem, indem diese Umhüllungen den Rückfluß von Lymphe (und Blut zum Herzen) fördern. Muskeln werden bei ihrer Kontraktion dicker und üben, wenn sie innerhalb von undehnbaren Hüllen liegen, einen Druck auf jene Strukturen aus, die den Platz mit ihnen teilen. Handelt es sich hierbei nun um Gefäße, die mit Klappen ausgestattet sind (Venen und Lymphgefäße), so wird deren Inhalt in eine bestimmte Richtung gepreßt, zum Herzen. Wegen dieser Gegebenheiten führt Muskellähmung oder

---

* In englisch-sprachigen Lehrbüchern mit der oberflächlichen Faszie gleichgesetzt und nach deutscher Auffassung von der oberflächlichen Faszie unterlagert.

länger andauernde Inaktivität der Muskeln zur Stauung von Blut und Lymphe. Arterien und Nerven verlaufen oft in engen Gewebetunneln innerhalb der Septen und ihre Funktion ist nicht oder kaum von Gewebekompressionen beeinträchtigt.

Lokale Verstärkungen der tiefen Faszie sind Retinacula (Haltebänder). Sie fixieren z. B. Sehnen in ihrer Lage oder verursachen deren Richtungsänderung. Gute Beispiele hierfür sind die Retinacula dorsal am Sprunggelenk oder palmar an den Zehen (Abb. 1-6/9).

Da eine dicke Faszie auch als Flüssigkeitsbarriere fungiert, bestimmt sie Verlauf und Ausbrei-

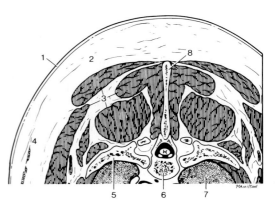

Abb. 1-7 Querschnitt durch den Schweinerücken.

1, Haut; 2, Fett (Panniculus adiposus externus) samt oberflächlicher Faszie; 3, Rückenmuskeln; 4, Hautmuskel innerhalb der oberflächlichen Faszie; 5, Rippe; 6, Fünfter Thorakalwirbel; 7, Lunge; 8, Proc. spinosus vertebrae.

tung von Körperflüssigkeiten wie zum Beispiel Eiter, der sich seinen Weg unterhalb eines Faszienblattes bahnen kann, bevor er weit von seinem Entstehungsort entfernt durchbricht. Auch aus diesen Gründen sind Kenntnisse über die tiefen Faszien für den Chirurgen nützlich. Ein weiterer Grund besteht darin, daß Faszien spaltbare Blätter darstellen, die einen verhältnismäßig unblutigen Zugang zu tiefergelegenen Körperteilen gewährleisten.

Fettansammlungen können in erster Linie als Nahrungsreserven betrachtet werden. Kleinere Fettdepots sind über den ganzen Körper verteilt, während sich die hauptsächlichen Fettansammlungen auf drei bis vier Stellen konzentrieren: In der Unterhaut sowie zwischen den Faszienblättern (Abb. 1-7/2); zwischen den Muskeln; unterhalb (außerhalb) des Peritoneums (diese zarte Membran kleidet die Bauchhöhle aus) und in den Markhöhlen der Röhrenknochen. Subkutane Fettdepots prägen die Körperkonturen und weisen oft in ihrer Lage und ihrem Ausmaß individual- und geschlechtsspezifische Unterschiede auf. Tiere, die den heißen Trockenzonen angepaßt sind, besitzen häufig örtlich begrenzte Fettdepots (Höcker-Zeburind, Kamel, Fettschwanz-Schaf), weil eine gleichmäßigere Verteilung des Fettes die Abgabe von Körperwärme an die Umgebung beeinträchtigen würde. Am menschlichen Körper werden die Unterschiede zwischen Mann und Frau nach der Pubertät offensichtlich, da sich am weiblichen Körper spezifische Fettpolster in der Brust, über den Hüften und am Unter-

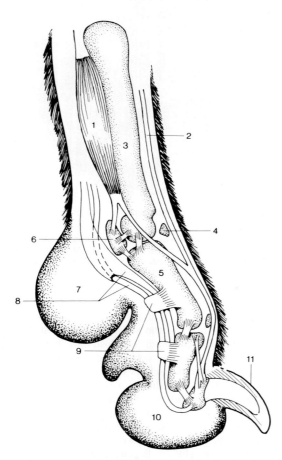

Abb. 1-6 Axialschnitt einer Hundepfote; der Metakarpalballen (7) hat beim stehenden Hund Bodenkontakt.

1, M. interosseus; 2, Strecksehne; 3, Metakarpalknochen; 4, Os sesamoideum dorsale; 5, Phalanx proximalis; 6, Os sesamoideum proximale; 7, Metakarpalballen; 8, Beugesehnen; 9, Retinacula; 10, Zehenballen; 11, Kralle.

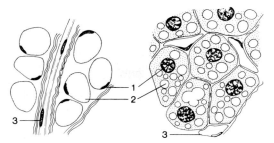

Abb. 1-8 Fettzellen des weißen (links) und des braunen Fettgewebes. Im weißen Fettgewebe werden das Zytoplasma und der Nucleus durch einen einzelnen großen Fetttropfen an die Zellperipherie verdrängt. Die kleinen Fetttropfen sind gleichmäßig in der braunen Fettzelle verteilt.

1, Nucleus; 2, Fetttropfen; 3, Kapillare.

bauch entwickeln. Bei vielen männlichen Tieren bilden sich Fettpolster im dorsalen Nackenabschnitt, wofür der Nackenwulst des Hengstes ein gutes Beispiel liefert. Einige Fettpolster dienen als mechanische Puffer wie zum Beispiel das Fett innerhalb des fibrösen Stützgerüstes der Ballen an der Hundeextremität (Abb. 1-6/7, 10). Fettpolster, die eine mechanische Funktion haben, werden selbst in Hungerperioden nur geringfügig abgebaut.

Unterschiede in der chemischen und physikalischen Natur des Fettes sind nahrungsabhängig oder genetisch bedingt. Für die Zuordnung verschiedener Körpergewebe zu einer Tierspezies ist es wichtig zu wissen, daß Fett von Pferden und von Rinderrassen der Kanal-Inseln gelb ist, von anderen Rinderrassen und von Schafen fest und weiß und von Schweinen weich und grau ist. In diesem Zusammenhang soll jedoch daran erinnert werden, daß Fett bei Körpertemperatur viel weicher und verformbarer ist als in kälterer Umgebung.

Alle diese Bemerkungen beziehen sich auf das eigentliche Körperfett. Es gibt aber noch eine zweite Variante, das braune Fett. Es kommt nur zu ganz bestimmten Zeiten und an ganz bestimmten Stellen vor und variiert in Struktur (Abb. 1-8), Funktion und Farbe. Bei den Haustieren liegt es speziell während der fetalen oder neonatalen Periode vor; bei wildlebenden Tieren ist es besonders bei Winterschläfern gut entwickelt. Es versorgt den Tierkörper mit ausreichender Wärme. Das ist besonders in der perinatalen Phase bei noch nicht vollfunktionierender Wärmeregulation und bei Winterschläfern in der Aufwachphase bedeutsam.

Knochen

Die Hauptfunktionen des Skeletts sind: Stützung des Körpers, Sicherung der Bewegung des Körpers durch ein Hebelsystem und der Schutz der Weichteile. Es sind somit biomechanische Faktoren, die für die Knochenformen und ihren mikroskopischen Aufbau bestimmend sind. Eine weitere Funktion des Skeletts, und zwar hauptsächlich seines Knochengewebes, ist die Aufrechterhaltung des körperinneren (Mineralien-)Milieus, Homöostase, durch die Bereitstellung einer Reserve an Kalzium, Phosphat und anderen Ionen.

Einteilung der Knochen

Die Einteilung der Knochen kann nach verschiedenen Prinzipien erfolgen. Nach topographischen Prinzipien kennt man das Skelett des Schädels und ein kaudal anschließendes Skelett aus zwei Anteilen: Das Stammskelett des Rumpfes und das Gliedmaßenskelett der Extremitäten. Eine andere Einteilung basiert auf der Ontogenese und unterscheidet das somatische Skelett der Körperwand vom viszeralen Skelett der Eingeweide, das sich aus den Kiemenbögen entwickelt. Ein drittes Einteilungsprinzip berücksichtigt ebenfalls die Entwicklung und unterscheidet zwi-

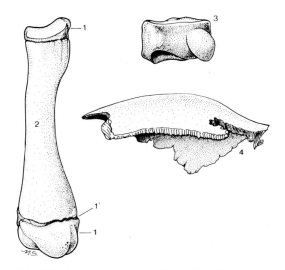

Abb. 1-9 Langer, kurzer und platter Knochen.

1, proximale und distale Epiphysen; 1', Epiphysenfugenknorpel; 2, Diaphyse des Radius eines jungen Hundes; 3, Karpalknochen des Pferdes; 4, Os parietale des Schädels eines Hundes.

schen Skelettanteilen, deren knorpeliges Primordialskelett später weitgehend durch Knochengewebe ersetzt wird und anderen Knochen, die direkt aus embryonalem Bindegewebe entstehen. Diese desmale Ossifikation ist in der Phylogenese besonders unter den niederen Wirbeltieren weit verbreitet.

Einzelne Knochen werden entsprechend ihrer Form nach sehr einfachen Kriterien eingeteilt (Abb. 1-9). Lange Röhrenknochen, typisch für das Gliedmaßenskelett, sind formal an ihre Funktion angepaßt. Bedeutsam ist, daß sie drei Ossifikationspunkte aufweisen: Einen im Knochenschaft (Diaphyse) und je einen in den Knochenenden (Epiphysen, S. 79).

Kurze Knochen haben ungefähr gleiche Längen- und Breitenmaße. Einige sind zu Hand- und Fußwurzelknochen zusammengelagert, wo sie sich an zusammengesetzten Gelenken mit unterschiedlicher Bewegungsfreiheit beteiligen und vielleicht auch der Stoßdämpfung dienen. Die Mehrheit der kurzen Knochen entwickelt sich aus einem einzigen Ossifikationspunkt; mehrere Knochenpunkte in kurzen Knochen deuten meistens darauf hin, daß der betreffende Knochen aus einer Verschmelzung mehrerer Knochen hervorgegangen ist.

Platte Knochen dehnen sich in zwei Dimensionen aus. Zu dieser Knochenform gehören das Schulterblatt, Knochen des Beckengürtels und viele Schädelknochen. Ihre große Oberfläche dient dem Ansatz großer Muskelmassen und dem Schutz untergelagerter Weichteile.

Die restlichen Knochen sind so unregelmäßig in ihrer Form, daß sie keiner der genannten Kategorien zugeordnet werden können. Weder platte noch unregelmäßige Knochen sind in ihrer Entwicklung einheitlich.

Der Aufbau eines langen Röhrenknochens

Zum Studium des Knochenaufbaus ist ein Längsschnitt durch einen Röhrenknochen besonders geeignet (Abb. 1-10/A). Die Form des Knochens ist geprägt durch einen kortikalen Mantel aus solidem (kompaktem) Knochengewebe, das aus dünnen Lamellen (Speziallamellen) besteht, die überwiegend zu konzentrisch geformten Röhren um einen kleinen Zentralkanal (Haversscher Kanal) angeordnet sind. Ein derartiges Röhrchen-System ist unter dem Begriff Osteon (/B) bekannt. Die Substantia compacta ist zur Schaftmitte hin verdickt und wird zu den Knochenenden immer dünner, die sie mit einer dünnen Rinde (Cortex) überzieht. Die äußere Oberfläche ist überwiegend glatt, mit Ausnahme bestimmter Unebenheiten, die der Insertion von Muskeln oder der Anheftung von Bändern dienen. Diese Unebenheiten können als Erhabenheiten oder als Vertiefungen auftreten. Sie sind am deutlichsten bei Großtieren und älteren Individuen ausgeprägt und unter einer Vielzahl deskriptiver Namen bekannt. Die Erhabenheiten führen Namen wie Linea, Leiste (Crista), Höcker (Tuberculum), Rauhigkeit (Tuberositas) oder Spina (Stachel). Die meisten Vertiefungen heißen Grube (Fossa) oder Furche, Rinne (Sulcus).

Die innere Oberfläche des Schaftes ist rauh und begrenzt eine zentrale Markhöhle; die Unebenheiten sind gering, regellos verteilt und ohne Bedeutung.

Die Knochenenden beherbergen unter der Rinde die Substantia spongiosa, ein dreidimensionales Knochengeflecht aus Bälkchen, Platten und Röhrchen verschiedener Dichte.

Die Markhöhle und Zwischenräume des spongiösen Knochengewebes (Cellulae medullares) sind mit Knochenmark gefüllt, das in zwei graduell unterschiedlichen Formen auftritt. Rotes Knochenmark ist ein gut durchblutetes, gallertiges Gewebe mit haemopoetischer Funktion, es produziert die roten und weißen Blutkörperchen. Im jungen Organismus herrscht das rote Knochenmark vor, aber mit zunehmendem Alter wird es mehr und mehr mit Fett durchsetzt und so in ein wächsernes gelbes Mark umgeformt, dessen haemopoetische Fähigkeit ruht. In den größeren Markräumen, besonders in der Knochenmarkshöhle, wird das vorhandene Mark zuerst inaktiv, danach im spongiösen Knochengewebe der distalen Gliedmaßenbereiche, und schließlich ist aktives Knochenmark nur noch im proximalen Ende von Humerus und Femur, in den Knochen des Schulter- und Beckengürtels sowie des Stammskeletts zu finden. Dieser Ablauf gilt für den Menschen und ist für die Haustiere ungewiß.

Knochenenden, die mit benachbarten Knochen gelenkig verbunden sind, weisen eine glatte Oberfläche auf. Diese Gelenkflächen sind größer als die jeweiligen Kontaktflächen der gelenkbildenden Knochen und gewährleisten so bei verschiedenen Stellungen des Gelenkes einen möglichst großen Bewegungsspielraum. Sie sind von hyalinem Gelenkknorpel überzogen, der als Überbleibsel des knorpeligen Primordialskeletts angesehen werden kann, das weitgehend durch Knochengewebe ersetzt wurde. Der Gelenkknor-

Einige Grundfakten und -begriffe 13

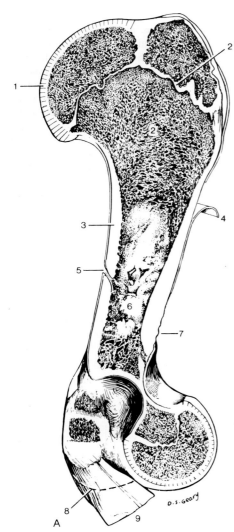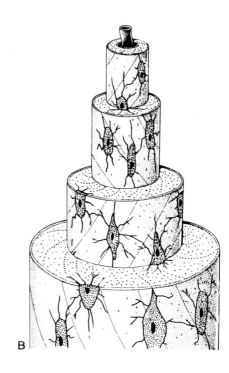

Abb. 1-10 A, ein langer Röhrenknochen (Humerus des Rindes), längsgeschnitten. B, Osteon mit Zentralkanal (Haversscher Kanal).

1, Gelenkknorpel; 2, Substantia spongiosa; 2′, Epiphysenfugenknorpel; 3, Substantia compacta; 4, Periosteum, teilweise abgehoben; 5, Foramen nutritium; 6, Markhöhle; 7, Rauhigkeit zur Muskelinsertion oder Bänderansatz; 8, distale Ausdehnung des Epicondylus medialis; 9, Ursprungssehne der Karpal- und Zehenbeuger.

pel ist in seiner Struktur nicht einheitlich; seine tiefste Schicht ist verkalkt und fest an der darunterliegenden Knochenrinde verankert; oberflächlich ist er unverkalkt. Zur Peripherie hin wird er mehr und mehr fibrös und geht schließlich in die äußerste Schicht des Periosteums und der Gelenkkapsel über.

Eine feste fibröse Haut, das Periosteum, überzieht die restliche äußere Knochenoberfläche, von der sie leicht abgezogen werden kann. Das trifft jedoch nicht für die Stellen zu, wo Sehnen und Bänder das Periosteum durchdringen, um sich in der Substantia compacta zu verankern. Die fibröse Natur des Periosteum täuscht darüber hinweg, daß die tiefere Schicht zellreich ist und selbst bei erwachsenen Individuen ihre knochenbildende Potenz nicht verliert (S. 78). Diese knochenbildende Funktion wird bei der Heilung von Knochenbrüchen wieder aufs neue aktiviert.

Die Blutversorgung der Knochen ist intensiv und umfaßt ungefähr 5 bis 10% der vom Herzen ausgestoßenen Blutmenge. Es existieren mehrere Versorgungssysteme. Die sog. nutritive Arterie, im allgemeinen das größte Einzelgefäß, trägt wahrscheinlich weniger zur Gesamtversorgung bei als die übrigen Gefäßsysteme. Die nutritive Arterie dringt etwa in der Mitte des Schaftes in den Knochen ein, was ziemlich genau für jeden Knochen gilt. Dieses Gefäß ist zum Knochenende hin ausgerichtet und ihr Canalis nutritius, durch den sie in den Knochen eindringt, könnte auf der Röntgenaufnahme als Schrägfraktur fehlgedeutet werden. Innerhalb des Knochenmarks teilt sich die Arterie in zwei divergierende Äste, die – wie die weiteren Aufzweigungen – stark gewunden verlaufen. Dieser gewundene Verlauf dient wahrscheinlich dem Zweck, den Blutdruck innerhalb des sehr empfindlichen Knochenmarks herabzusetzen (Abb. 1-11). Die kleineren Äste versorgen die Sinusoide des Knochenmarks und die Arteriolen und Kapillaren, die in einem System feiner Zentralkanälchen (Haverssche Kanälchen) die Osteone der Substantia compacta durchsetzen. Eine weitere Versorgung der Substantia compacta erfolgt über die medullären Sinusoide. Die Äste der nutritiven Arterie, die das Gebiet der Metaphyse (die epiphysären Enden des Schaftes) erreichen, anastomosieren hier mit Ästen der metaphysären und epiphysären Gefäßsysteme, die im Bereich der Knochenenden von außen eindringen. Die Versorgung der inneren Bereiche dieser Abschnitte des Knochenschaftes hängt hauptsächlich von der nutritiven Arterie, und die der peripheren Bereiche von den metaphysären Arterien ab. Die Anastomosen sind unterschiedlich leistungsfähig, aber der Kollateralkreislauf ist so gut ausgebildet, daß die Ernährung des Knochens auch bei einem partiellen Ausfall seiner Versorgung (z. B. bei einem Knochenbruch) sichergestellt ist. Bei der Marknagelung, eine Technik zur Behandlung von Knochenbrüchen, ist die Schädigung der Versor-

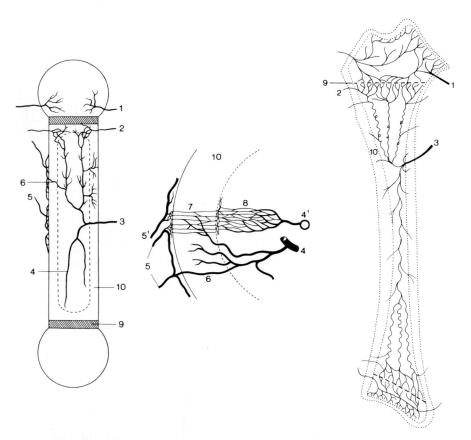

Abb. 1-11 Die Blutversorgung eines langen Röhrenknochens, schematische Darstellung. Die Versorgung der Substantia compacta ist (vergrößert) in der Mitte dargestellt.

1, Aa. epiphysiales; 2, Aa. metaphysiales; 3, A. nutritia; 4, 4′, Arterie und Vene des Knochenmarks; 5, Aa. periosteales; 5′, V. periostealis; 6, Anastomosen zwischen Periost- und Knochenmarksarterien; 7, Kapillaren der Substantia compacta; 8, Sinusoide im Knochenmark; 9, Epiphysenfugenknorpel; 10, Substantia compacta. (Nach Brookes et al., 1961.)

gungsgefäße möglicherweise größer als durch die eigentliche Verletzung und es muß betont werden, daß der Therapieerfolg nicht zuletzt von dem Ausmaß der Anastomosierung abhängt. Einige Autoren beschreiben eine zusätzliche Versorgung des Stratum compactum durch zahlreiche periostale Arteriolen. Nach überwiegender Meinung wird jedoch ihr Vorkommen in gesunden jungen Knochen in Abrede gestellt.

Der Hauptabfluß aus dem Knochenmark erfolgt über große, dünnwandige Venen, die die Hauptarterien begleiten und mit diesen durch das Foramen nutritium sowie durch epiphysäre und metaphysäre Foramina hindurchtreten. Die Kapillaren aus dem Stratum compactum münden in periostale Venulen; der Blutabfluß erfolgt hier also zentrifugal – von innen nach außen. Obwohl nach überwiegender Meinung im Knochen keine Lymphgefäße vorkommen, breiten sich Infektionen schnell über das Lymphgefäßsystem benachbarter Gewebe aus.

Ein bedeutsamer Unterschied zeigt sich im Kreislauf junger wachsender Knochen. Hier weist die Epiphyse eine separate und unabhängige Versorgung auf, da die Arterien – mit wenigen Ausnahmen – den Epiphysenfugenknorpel nicht penetrieren. Nerven begleiten die größeren Gefäße, und ihre Äste werden im Zentralkanal der Osteone vorgefunden. Einige (vasomotorische) Fasern treten an die Gefäße heran, und einige (sensible) Fasern gelangen zum Knochengewebe, insbesondere zum Periosteum, während das Innervationsgebiet anderer Nervenäste ungeklärt ist. Es wird jedoch nicht länger angenommen, daß Nerven einen direkten trophischen Einfluß auf den Knochen haben. Die Knochenatrophie als Folge einer Nervendurchtrennung wird als sekundäre Folge einer lokalen Muskellähmung gedeutet, d. h., die Immobilität der Muskulatur fördert den Knochenschwund.

Biomechanische Aspekte

Ein Knochen verhält sich im belasteten Zustand ähnlich wie ein Balken verschiedensten Materials. An den Außenflächen erfolgt die Belastung konzentriert, während der Kern nahezu unbelastet davon bleibt (Abb. 1-12). Dies erklärt, weshalb Knochen röhrenförmig nach dem Prinzip der Leichtbauweise gestaltet sind, ohne wesentlich an Stabilität einzubüßen. Die hauptsächlichen Kompressions- und Spannungslinien kreuzen sich nahe den Enden des Modells in orthogo-

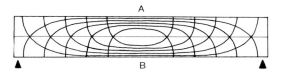

Abb 1-12 Muster von (A) Druck- und (B) Zuglinien in einem Balken, der an beiden Enden gestützt ist. Der größte Druck (Verdichtung der Linien) tritt oberflächlich in der Balkenmitte auf.

naler Weise. Die spongiöse Architektur eines Knochens entspricht diesem theoretischen Muster weitgehend. Tatsächlich wird der Aufbau des Bälkchenwerks als die „Kristallisation" von Drucklinien beschrieben; eine gefällige wenn auch falsche Betrachtungsweise. Da eine gründliche Analyse der spongiösen Architektur (Abb. 1-13) sowohl komplizierte als auch umstrittene Gegebenheiten enthüllt, ist es ratsam, die Diskussion hierüber Fachleuten zu überlassen und sich auf die Erkenntnis zu beschränken, daß Architektur und Mechanik in Wechselbeziehungen stehen und daß sich die Architektur dem Wechsel von Richtung und Ausmaß der einwirkenden Kräfte allmählich anpaßt.

Die Substantia compacta ist ein verformbares zusammengesetztes Gewebe von beträchtlicher Härte, das erhebliche Deformierungen aushält und verhältnismäßig schnell seine ursprüngliche Form zurückgewinnt. Bei Biegungen gleiten zu-

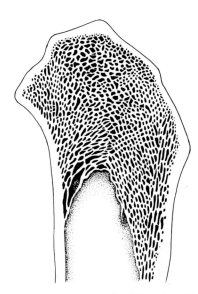

Abb. 1-13 Proximalende der Tibia des Pferdes im Sagittalschnitt, als ein Beispiel für die Architektur der Substantia spongiosa.

nächst die Lamellen und Osteone, aus denen die Substantia compacta gebaut ist, aneinander vorbei. Bei zu starker Biegung tritt im rechten Winkel zur Gleitrichtung ein feiner Riß auf, der sich schnell vergrößert, bis er sich schließlich zu einem Splitterbruch ausweitet. Die meisten Knochenbrüche entstehen durch zu starkes Biegen, wobei auf beide Knochenseiten eine fast gleich große Belastung ausgeübt wird. Da der feine Riß immer zuerst an der Seite auftritt, wo Zug-Spannung ausgeübt wird und nicht an der Seite, wo die Kompression stattfindet, wird angenommen, daß die Substantia compacta eher Druck als Zug aushält. Spongiöses Knochengewebe wird jedoch gewöhnlich bei Kompression durch Zerquetschen zerstört.

Einige spezielle Knochentypen

Knochen kommen häufig innerhalb von Sehnen (oder seltener, innerhalb von Bändern) vor, wo diese ihre Richtung über Knochenvorsprünge ändern und hier einer besonders starken Belastung durch Druck und Reibung ausgesetzt sind. Diese Knochen, Sesambeine genannt, bilden gewöhnliche Synovialgelenke mit den großen Knochen, mit denen sie in Verbindung stehen. Zusätzlich zum Schutz vor Abnutzung erhöht ein Sesambein den Abstand der Sehnen zum angrenzenden Gelenk, wodurch gleichzeitig die Hebelwirkung des betroffenen Muskels verstärkt wird. Das beste Beispiel hierfür ist die Kniescheibe (Patella), die sich im Streckmuskel des Kniegelenks befindet (Abb. 2-56). Beim Hund entwickeln sich kleinere Sesambeine in Muskeln, die in der Kniekehle liegen, in Sehnen, die palmar die Metakarpophalangeal-Gelenke passieren (am Zehengrundgelenk) und in den Strecksehnen der Zehen (Abb. 1-6). Die größte Bedeutung dieser kleinen Sesambeine für den Praktiker liegt in der Gefahr, daß sie auf Röntgenaufnahmen irrtümlicherweise als Splitterfrakturen diagnostiziert werden können. Bei Großtieren kommen ein oder mehrere Sesambeine an der tiefen Beugesehne, kurz vor ihrer Insertion an der distalen Phalanx bzw. an den distalen Phalangen, vor. Der Hund hat an entsprechender Stelle an jedem Endsehnenast lediglich knorpelige Sesamoide.

Die Sesambeine dienen den Sehnen zum Schutz vor Verletzungen. Die größeren von ihnen entwickeln sich bereits embryonal, noch bevor Bewegungen möglich sind. Daher muß ihre Bildung genetisch festgelegt sein. Nach einer Exstirpation regenerieren Sesambeine bei völliger Ruhigstellung der Gliedmaße nicht, sondern nur wenn die Aktivität der Gliedmaße aufrechterhalten wird. Diese Feststellung erlaubt die Schlußfolgerung, daß sich Sesambeine auch als Reaktion auf einen geeigneten Stimulus postnatal neubilden können.

Organknochen entwickeln sich – in einiger Entfernung vom eigentlichen Skelett – in weichen Organen. In der Veterinäranatomie sind das Os penis (und das weibliche Äquivalent Os clitoridis) von Hund und Katze und die Herzknochen (Ossa cordis) der Wiederkäuer die bekanntesten Beispiele mit erheblicher klinischer Bedeutung.

Gewisse Knochen enthalten Lufträume. Bei den Säugetieren sind diese pneumatisierten Knochen auf die Schädelknochen beschränkt und beherbergen die Nasennebenhöhlen (Sinus paranasales), die mit den Nasenhöhlen kommunizieren. Die Sinus entwickeln sich prinzipiell nach der Geburt, wenn sich Auswüchse der Nasenschleimhaut in bestimmte Schädelknochen ausdehnen und dabei die Diploë – die reduzierte Substantia spongiosa zwischen der äußeren und inneren Lamelle der Substantia compacta – verdrängen. Die Separierung dieser Knochenlamellen kann sehr erheblich sein und zu einer auffälligen postnatalen Schädelumbildung führen, die bei Rindern und Schweinen besonders deutlich ist. Das postkraniale Skelett der Vögel entwickelt ein ausgedehntes System luftgefüllter Räume, die mit dem Atmungsapparat kommunizieren.

Verbindungen der Knochen

Die Knochen treffen an Verbindungen oder Gelenken aneinander. Hierbei kann es sich um feste Verbindungen handeln oder um solche, die den beteiligten Knochen freie Beweglichkeit erlauben. Wegen der enormen Unterschiedlichkeit in Struktur, Funktion und Entwicklung kann die Zuordnung der Gelenke sehr problematisch sein. Die mehrmalige Überarbeitung der Terminologie hat neue Gelenkkategorien definiert und frühere Kategorien miteinander kombiniert oder umbenannt, so daß nun eine gewisse Verwirrung herrscht und viele überflüssige Begriffe zirkulieren. Nach dem gegenwärtig geltenden System gibt es drei Hauptgruppen: Fibröse Gelenke, die Knochen durch straffes Bindegewebe verbinden, knorpelige Gelenke, die Knochen durch Knorpelgewebe verbinden und synoviale Gelenke, deren beteiligte Knochen innerhalb einer synoviagefüllten Gelenkhöhle miteinander artikulieren. Gelenke der ersten und zweiten Gruppe stellen wenig oder gar nicht bewegliche Verbindungen her und wurden früher unter dem Namen Synarthrosen aufgeführt. Im Gegensatz zu diesen stellen die Gelenke der dritten Gruppe eine mehr oder weniger frei bewegliche Verbindung her und wurden früher Diarthrosen genannt. Diese beiden Begriffe können – obwohl veraltet – hin und wieder auftauchen.

Fibröse Verbindungen

Die meisten fibrösen Gelenke kommen am Schädel vor und werden hier Knochennähte (Abb. 1-14) genannt. Die schmalen Bindegewebsstreifen, die die Knochenränder säumen und miteinander verbinden, stellen den übriggebliebenen Teil der ursprünglich breitflächigen Membran dar, in welcher sich die einzelnen Verknöcherungszentren zunächst bildeten. Die Knochennähte spielen beim jungen Tier eine wichtige Rolle, weil sie das Wachstum des Schädels durch Ausdehnung der einzelnen Knochen an ihren Rändern ermöglichen, während gleichzeitig die Expansion der Membran fortschreitet. Die Knochennähte verschwinden allmählich, wenn die Verknöcherung über die Membran hinweg fortschreitet, nachdem diese ihr Wachstum eingestellt hat. Alles in allem ist dies ein langsamer und stellenweise ungleichmäßig ablaufender Prozeß, der selbst im Alter noch nicht abgeschlossen ist. Die schrittweise Veränderung des Knochennahtwulstes wird in der Anthropologie und der forensischen Medizin als mehr oder weniger verläßliches Kriterium für die Altersschätzung eines Individuums herangezogen. Obgleich eine Beweglichkeit zwischen den Schädelknochen weder notwendig noch wünschenswert ist, erlauben die Knochennähte bei einigen Species, einschließlich Mensch, doch eine passive Verformung des fetalen Schädels während der Geburt. Weitere fibröse Verbindungen sind als Syndesmosen bekannt. Hierbei handelt es sich um die Verbindung zweier gegenüberliegender Knochenflächen durch Bindegewebe. An einigen solcher Gelenke sind relativ große Knochenflächen durch relativ kurze bindegewebige Bänder verbunden, die den Bewegungsspielraum stark reduzieren. Beispiele hierfür sind die Gelenke zwischen den großen und kleinen Knochen am Metakarpus beim Pferd. In anderen Fällen sind diese Bänder länger und zahlreicher und ermöglichen einen größeren Bewegungsspielraum. Ein Beispiel hierfür ist die gelenkige Verbindung zwischen den Schäften von Radius und Ulna am Unterarm des Hundes. Die Befestigung eines Zahnes im Zahnfach des Kiefers kann unter dem Begriff Gomphosis zu den fibrösen Verbindungen gezählt werden.

Knorpelige Gelenkverbindungen

Knorpelige Verbindungen sind mehrheitlich unter dem Namen Synchondrosen bekannt. Dazu gehören die Verbindungen zwischen den Epiphysen und Diaphysen noch wachsender Röhrenknochen und die entsprechenden Verbindungen an der Schädelbasis. Die meisten sind nur vorübergehend ausgebildet und verschwinden nach Beendigung des Wachstums, sobald der Knorpel durch Knochen ersetzt worden ist. Zu den wenigen permanenten Synchondrosen gehört die Verbindung zwischen Schädel und Zungenbein (S. 70), die bei einigen Species eine gewisse Beweglichkeit erlaubt. Die kompliziert gebaute Symphysis verbindet die beteiligten Knochen durch eine Vielfalt von Geweben, wobei gewöhnlich Knorpelgewebe an das Knochengewebe angrenzt und sich mehr zur Mitte hin Bindegewebsknorpel oder Bindegewebe anschließen. Dazu gehören auch die Aneinanderlagerungen zwischen den symmetrischen Hälften des Unterkiefers und des Beckengürtels sowie die Verbindun-

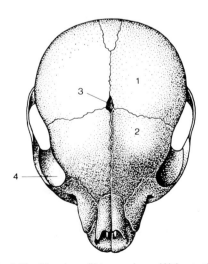

Abb. 1-14 Knochennähte an einem Welpenschädel.
1, Os parietale; 2, Os frontale; 3, Fontanelle (Fonticulus); 4, Orbita.

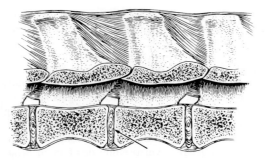

Abb. 1-15 Discus intervertebralis (Pfeil) verbindet benachbarte Wirbelkörper.

tral an konvexen Gelenkflächen und peripher an konkaven Gelenkflächen am dicksten. Der Gelenkknorpel besteht aus biegsamem Material von durchscheinendem bis gläsernem Aussehen. Seine Farbe ist bei Jungtieren allgemein weißlich mit einem blauen oder rosa Schimmer und mit zunehmendem Alter gelblich, was auf einen zunehmenden Verlust an Elastizität hinweist. Seine Oberfläche erscheint bei Berührung und bei Betrachtung mit dem bloßen Auge glatt, jedoch schon bei Betrachtung mit niedriger Vergrößerung ziemlich unregelmäßig.

gen zwischen den aufeinanderfolgenden Wirbelkörpern (Abb. 1-15). Jede dieser Verbindungen hat ihre eigenen, oftmals artspezifischen Merkmale, die später erwähnt werden.

Synoviale Gelenke

Struktur. In synovialen Gelenken sind die zu verbindenden Knochen durch einen flüssigkeitsgefüllten Raum, die Gelenkhöhle, voneinander getrennt (Abb. 1-16). Die Innenauskleidung dieser Gelenkhöhle besteht aus einer feinen modifizierten Bindegewebsschicht, das Stratum synoviale. Diese ist an der Peripherie der Gelenkflächen befestigt, die von einer dünnen Knorpelschicht überzogen sind. In den meisten Synovialgelenken ist das Stratum synoviale außen durch ein Stratum fibrosum verstärkt, während zusätzlich fibröse Bänder in funktionell angepaßter Lage die artikulierenden Knochen miteinander verbinden und die Beweglichkeit auf eine bestimmte Richtung und ein erforderliches Ausmaß beschränken. Jedes dieser Gelenkbestandteile wird nachfolgend detailliert beschrieben; dies ist wegen der Häufigkeit von Gelenkverletzungen und pathologischen Gelenkveränderungen unter den Haustieren notwendig. Es kann überzeugend festgestellt werden, daß das Studium keines anderen Gebiets der Anatomie lohnender ist als das Studium der Gelenke.

Die *Gelenkfläche* ist mit Gelenkknorpel bedeckt, der überwiegend hyaliner Natur ist und nur an wenigen Stellen durch Bindegewebsknorpel oder straffes Bindegewebe ersetzt wird. Beim Hund ist der Gelenkknorpel nur ca. 1 mm dick; bei Pferd und Rind ist er in den größeren Gelenken einige Millimeter dick. Er ist der Form des untergelagerten Knochens angepaßt und ist zen-

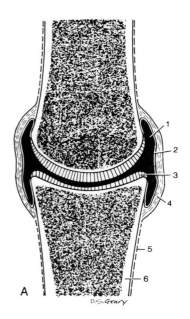

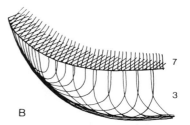

Abb. 1-16 A, Articulatio synovialis im Schnitt. B, das Segment eines Gelenkknorpels läßt das Verlaufsmuster bogenförmiger Fasern erkennen (beides schematisch dargestellt).

1, Gelenkhöhle; 2, Stratum synoviale; 3, Gelenkknorpel; 4, Stratum fibrosum der Gelenkkapsel; 5, Periosteum; 6, Substantia compacta; 7, Knochengewebe unterhalb des Gelenkknorpels.

Der *Gelenkknorpel* weist eine komplizierte Struktur auf; in seiner Grundsubstanz sind feine Fasern bogenförmig angeordnet, deren Scheitel zur Knorpeloberfläche hin ausgerichtet sind (/B). Da Spaltenbildungen im Gelenkknorpel, wie sie bei verschiedenen Gelenkerkrankungen vorkommen, überwiegend parallel zum Kollagenfaserverlauf ausgerichtet sind, führen oberflächliche Läsionen zu tangentialen Abschilferungen, während tiefere Läsionen mehr oder weniger vertikale Risse verursachen.

Gelenkknorpel ist nerven- und gefäßlos. Die fehlende Sensibilität erklärt, warum Gelenkläsionen weit fortschreiten können, bevor der Patient sie überhaupt wahrnimmt. Die Sauerstoff- und Nährstoffversorgung wird per diffusionem aus drei Quellen gespeist: Gelenkflüssigkeit, Gefäße aus der Umgebung des Knorpels und Gefäße aus den nahegelegenen Knochenmarksräumen. Die Diffusion wird durch die Porosität der Knorpelgrundsubstanz unterstützt, die Flüssigkeit aufsaugt und wieder abgibt, je nachdem ob der Knorpel durch Gelenkbewegungen be- oder entlastet wird.

Einige große Gelenkknorpel weisen Unterbrechungen in Form von Vertiefungen auf, die als Einkerbungen an der Peripherie oder als „Inseln" auftreten können. Die knorpelfreien Areale (Fossae nudatae) werden von einem dünnen Bindegewebe bedeckt, das auf dem unterlagernden Knochen aufliegt. Sie werden gelegentlich unbedachterweise als pathologische Läsionen interpretiert. Die Bedeutung dieser Areale ist umstritten, aber ihr konstantes Vorkommen und ihr Gegenüberstehen an aneinanderliegenden Knochen bei bestimmten Gelenkpositionen haben zu der Spekulation geführt, daß sie eine unterstützende Funktion bei der Verteilung der Gelenkflüssigkeit haben könnten.

Das *Stratum synoviale* der Gelenkkapsel, welches die Auskleidung des Gelenkes vervollständigt, ist ein rosaschimmerndes Bindegewebsblatt. Es kann gänzlich frei sein von einem äußeren Stratum fibrosum, diesem direkt innen anliegen oder von ihm durch zwischengelagerte Fettpolster getrennt sein. Alle drei Gegebenheiten können in unterschiedlichen Regionen ein und desselben Gelenkes beobachtet werden. Das Stratum synoviale kann dort, wo es nicht von einem Stratum fibrosum gestützt wird, Aussackungen bilden, und diese Divertikel können sich sehr weit ausdehnen. Dies ist von potentieller Bedeutung, denn es erklärt, weshalb Gelenke durch weit entfernte Wunden in Mitleidenschaft gezogen werden können. Die Innenfläche des Stratum synoviale weist viele permanente oder verstreichbare, unterschiedlich große Vorsprünge auf, wodurch die Oberfläche beträchtlich vergrößert wird. Im Gegensatz zur Schleimhaut besitzt das Stratum synoviale keine kontinuierliche Zellbedeckung. Die zellreicheren Abschnitte sind auf verhältnismäßig geschützte Areale beschränkt und verantwortlich für die Produktion der Gleitmittelkomponente (Aminoglykane) der Gelenkflüssigkeit. Die anderen Komponenten der Gelenkflüssigkeit stammen aus dem Blutplasma. Das Stratum synoviale ist blut- und nervenversorgt.

Die *Synovia*, die Flüssigkeit innerhalb der Gelenkhöhle, hat diesen Namen wegen ihrer Ähnlichkeit mit dem Eiklar (Eiweiß) erhalten. Es ist eine viskose Flüssigkeit, deren Farbe von strohfarben bis mittelbraun reicht. Gewöhnlich werden nur kleine Mengen angegeben, aber tatsächlich ist sie in größeren Gelenken ziemlich reichlich vorhanden. So können 20 bis 40 ml aus den Gliedmaßengelenken von Pferden und Rindern aspiriert werden. Die Menge an Gelenkflüssigkeit ist besonders reichlich bei Tieren, die freie Auslaufmöglichkeiten haben.

Synovia hat sowohl schmierende als auch nutritive Funktionen, wobei der Mechanismus der erstgenannten Funktion umstritten ist. Daß sie dennoch sehr wirkungsvoll ist, zeigt sich daran, daß Reibung an gesunden Gelenken keine Abnutzung verursacht. Die nutritive Funktion der Gelenkflüssigkeit bezieht sich auf den Gelenkknorpel, auf verschiedene Strukturen innerhalb des Gelenkes und möglicherweise auf die Innenauskleidung des Stratum synoviale selbst.

Ein äußeres *Stratum fibrosum* vervollständigt gewöhnlich die Gelenkkapsel. Es ist am Rand der Gelenkoberflächen befestigt und weist lokale Verstärkungen auf, die einzeln als *Bänder (Ligamenta)* bezeichnet werden, sofern sie gut entwickelt und abgrenzbar sind. Einige von ihnen durchqueren scheinbar die Gelenkhöhle von Knochen zu Knochen, wofür die Kreuzbänder im Kniegelenk ein gutes Beispiel abgeben. Derartige Bänder werden gelegentlich intrakapsuläre Bänder genannt, um sie von der Mehrzahl der Bänder zu unterscheiden, die extrakapsulär verlaufen. Tatsächlich sind sie jedoch durch das Stratum synoviale von der Gelenkhöhle abgegrenzt (Abb. 1-17). Das Stratum fibrosum und die Gelenkbänder werden über propriorezeptive Nervenendigungen versorgt, die die Gelenkstellung und den Grad der Stellungsänderung regi-

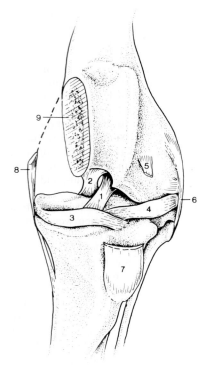

Anteile variieren je nach Region, Species und Alter. Menisci und Disci sorgen je nach Lokalisation für einen Ausgleich der Inkongruenz der artikulierenden Gelenkflächen. Dies kann ihr Vorkommen aber nur bedingt erklären, denn in anderen Gelenken wird die Kongruenz wesentlich einfacher erreicht. Die wahrscheinlichste Erklärung mag sein, daß sie dazu beitragen, komplizierte Bewegungsabläufe in einfache Einzelabläufe aufzulösen. Das erfolgt am Kiefergelenk, wo die einachsigen Bewegungen zum Öffnen des Mundes am unteren Teil des Gelenkes lokalisiert sind (zwischen Discus und Unterkiefer), während

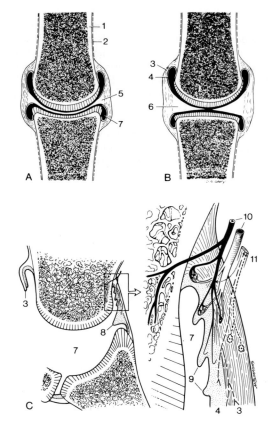

Abb. 1-17 Kranial-Ansicht des linken Kniegelenks eines Hundes mit Teilresektion des medialen Condylus ossis femoris zur Darstellung der intra- und extrakapsulären Gelenkbänder.

1, Lig. cruciatum craniale; 2, Lig. cruciatum caudale; 3, Meniscus medialis; 4, Meniscus lateralis; 5, Ursprungssehne des M. extensor digitalis longus; 6, Lig. collaterale laterale; 7, Lig. patellae; 8, Lig. collaterale mediale; 9, Condylus medialis (Teilresektion).

strieren; andere Nervenendigungen sind Schmerzrezeptoren.

Einige wenige Gelenke besitzen *Disci* oder *Menisci* (Abb. 1-18/A, B), die tatsächlich innerhalb der Gelenkhöhle liegen. Ein Discus, so wie er im Kiefergelenk zwischen Mandibula und Schädelbasis vorkommt, verschmilzt mit dem Stratum synoviale an seiner Peripherie und unterteilt auf diese Weise die Gelenkhöhle in ein oberes und ein unteres Kompartiment. Paarige Menisci sind, entsprechend ihrem Namen, halbmondförmig und kommen innerhalb des Kniegelenkes vor. Sie sind nur an ihren konvexen Rändern, nicht an der Konkavität, an der Gelenkkapsel befestigt und unterteilen deshalb die Gelenkhöhle nur unvollständig. Beide Menisken bestehen gleichermaßen aus hyalinem Knorpel, Bindegewebsknorpel und fibrösem Gewebe; die

Abb. 1-18 A, Articulatio synovialis mit Discus articularis. B, Articulatio synovialis mit Meniscus. C, Blut- und Nervenversorgung eines Gelenks.

1, Substantia compacta; 2, Periosteum; 3, Stratum fibrosum der Gelenkkapsel; 4, Stratum synoviale; 5, Discus articularis; 6, Meniscus; 7, Gelenkhöhle; 8, Synovialfalte; 9, Synovialzotten; 10, Blutgefäßversorgung der Epiphyse und Gelenkkapsel; 11, Nerv mit efferenten Fasern für Blutgefäße und Schmerzleitung sowie propriorezeptiven afferenten Fasern.

die mehrachsigen seitlich ausladenden Bewegungen mit Vor-, Rück- und Seitwärtsbewegungen des Unterkiefers am oberen Teil des Gelenkes stattfinden (zwischen Discus und Schädelbasis).

Ein *Labrum articulare* ist eine knorpelig-fibröse Lippe (oder Rand) um die Peripherie bestimmter konkaver Gelenkflächen, so am Acetabulum, der tiefen Gelenkpfanne des Hüftgelenkes. Ein Labrum dient der Vergrößerung und Vertiefung der Gelenkoberfläche und somit der Belastbarkeit des Gelenkes. Da ein Labrum verformbar ist, ermöglicht es eine Anpassung an Ungleichmäßigkeiten in der Konvexität des mit ihr in Verbindung stehenden Gelenkkopfes.

Synoviale Polster oder Kissen entstehen dort, wo Fettmassen zwischen dem Stratum synoviale und dem Stratum fibrosum der Gelenkkapsel eingelagert sind. Sie werden gelegentlich als „Tupfer" zur Verteilung der Synovia über die Gelenkoberfläche angesehen, aber ihr Hauptzweck ist es, dem Stratum synoviale die Anpassung an den Knochenteil zu ermöglichen, mit dem es gerade in Verbindung steht.

Bewegungen. Obgleich viele Gelenkbewegungen kompliziert erscheinen, können sie stets in einfachere Komponenten aufgelöst werden. Viele Bewegungsabläufe sind das Resultat koordinierter Bewegungen verschiedener benachbarter Gelenke. Selbst mittelgradige Bewegungen an jedem einzelnen Gelenk summieren sich insgesamt zu beträchtlichen Bewegungsabläufen.

Der einfachste Bewegungstyp wird als *Parallelverschiebung* (Translation) beschrieben. In ihrer reinsten Form besteht die Parallelverschiebung in einem Gleiten einer ebenen Gelenkoberfläche über eine andere, wobei die zugehörigen Knochen ihre ursprüngliche Orientierung beibehalten. Reine Parallelverschiebungen kommen wahrscheinlich nirgends vor, da sie absolut flache Oberflächen ohne jegliche Erhabenheiten voraussetzen. Trotzdem gibt es eine Kategorie von Gelenken (ebene Gelenke), deren Bewegungsabläufe diesem Typ entsprechen sollen. Diese Gelenke haben kleine Gelenkoberflächen, die auf den ersten Blick eben erscheinen, aber bei genauem Hinsehen ungleichmäßig sind.

Alle anderen Bewegungen gehen mit einer Veränderung des Gelenkwinkels einher. An einigen Gelenken dreht sich der Knochen um seine Längsachse, und zwar senkrecht zur Gelenkoberfläche. Diese Bewegung wird Rotation genannt. Da die Rotation in ihrer Richtung umkehrbar ist, ist eine genaue Richtungsangabe erforderlich.

Bei normalen Bedingungen weist bei einer Innenrotation die Kranialfläche der betreffenden Gliedmaße medial und bei einer Außenrotation lateral.

Bei anderen Bewegungen schwingt der Knochen in einer Pendelbewegung um eine Achse parallel zur Peripherie der Gelenkoberfläche. Dabei kommt es zum Gleiten zwischen den Rundungen der Gelenkoberflächen, und das kann als Schwingen der Gliedmaßen beschrieben werden, das meistens mit einer – nicht immer wahrgenommenen – Rotation einhergeht.

Pendelbewegungen in Sagittalebene überwiegen an Gliedmaßengelenken und sind als Beugung und Streckung bekannt. Die *Beugung* verringert die Winkel zwischen den zwei gelenkbildenden Segmenten der Gliedmaße. Bei entgegengesetzter Bewegung, der *Streckung*, öffnet sich der Winkel und führt zu einer zunehmend geradlinigen Ausrichtung beider Segmente (Abb. 1-19). An einigen Gelenken reicht jedoch der Bewegungsspielraum von einer Beugung über die totale Streckung (180°) bis zu einer sekundären Beugeposition an der Gegenseite des Gelenkes. Das Fesselgelenk des Pferdes ist ein gutes Beispiel für ein Gelenk mit so einem großen Bewegungsbereich. Hier können die beiden Endpositionen klar unterschieden werden, und zwar als Überstreckung (oder Dorsalflexion) – wenn das Tier die Gliedmaße im Stand belastet – und als (palmare) Beugung – wenn der Fuß angehoben

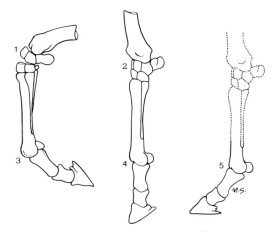

Abb. 1-19 Beugung, Streckung und Überstreckung dargestellt am Distalabschnitt der Schultergliedmaße eines Pferdes.

1, gebeugtes Karpalgelenk; 2, gestrecktes Karpalgelenk; 3, gebeugtes Fesselgelenk; 4, gestrecktes Fesselgelenk; 5, überstrecktes Fesselgelenk.

ist. Abbildung 1-19 soll diese ziemlich verwirrende Unterscheidung klar machen.

Heranziehen (Adduktion) und Abspreizen (Abduktion) sind Pendelbewegungen in einer Transversalebene (Abb. 1-20). *Adduktion* bedeutet die Bewegung der Gliedmaße zur Mittelebene hin, *Abduktion* bedeutet die Bewegung von dieser Ebene weg. Bei Anwendung auf die Zehen (Finger) bedeuten Adduktion und Abduktion entsprechende Bewegungen in bezug zur Gliedmaßenachse, und zwar das Schließen bzw. Spreizen der Zehen (Finger). Das Zusammenwirken von Beugung und Streckung, Abspreizen und Heranziehen führen an den Gliedmaßen zu kreis- oder ellipsenförmigen Bewegungen (Zirkumduktion).

Der Beweglichkeit von Gelenken sind bestimmte Grenzen gesetzt. Es gibt verschiedene einschränkende Faktoren, deren Bedeutung nicht ohne weiteres zu erfassen ist. Die Form der Gelenkoberflächen ist offensichtlich von Bedeutung. Ein gewisses Maß an Inkongruenz ist notwendig, um zwischen den Gelenkflächen einen Raum für die Schmierfunktion der Synovia zu haben. Dieser Raum wird verringert, wenn der Radius des Gelenkkopfes zu seinem Rand hin zunimmt und sich dem Radius der gegenüberliegenden Gelenkpfanne angleicht. Die Gelenkoberflächen werden so in naher Gegenüberstellung kongruent, und der Bewegungsspielraum wird bei totaler Beuge- oder Streckstellung durch Verlust des Gelenkspaltes zunehmend eingeschränkt.

Spannung in den extrakapsulären Bändern kann sicherlich eine Bewegung bremsen, obwohl ungewiß ist, ob eine derartige Bremswirkung unter normalen Umständen erforderlich ist. Einige Bänder scheinen während eines normalen Bewegungsablaufes mehr oder weniger angespannt zu sein, während andere gewöhnlich schlaff sind und erst angespannt werden, wenn die Bewegung ein übliches Maß überschreitet.

An einigen Stellen kann der Kontakt zu extraartikulären Strukturen von Bedeutung sein. So verhindert das Olecranon offensichtlich eine gewaltsame Überstreckung des Ellenbogens, und die kaudalen Muskelmassen an Oberschenkel und Wade verhindern eine übermäßige Beugung des menschlichen Knies. Spannung der Muskulatur und in anderen Weichteilen in der Nähe von Gelenken kann eine Bewegung zunächst verlangsamen und schließlich stoppen. Das Unvermögen, die kaudalen Muskeln am menschlichen Oberschenkel über ein bestimmtes Maß hinaus zu dehnen macht es vielen Menschen unmöglich, bei Kniegelenksstreckung „ihre Zehen zu berühren" (passive Insuffizienz). Die Kontraktion der Muskeln, die einer bestimmten Bewegung entgegenwirken, ist ein wichtiger Faktor und ihre Bedeutung wird im folgenden Abschnitt abgehandelt.

Einteilung. Synoviale Gelenke können nach numerischen und geometrischen Gesichtspunkten eingeteilt werden. Nach numerischen Kriterien unterscheidet man einfache Gelenke mit zwei miteinander artikulierenden Gelenkflächen und zusammengesetzte Gelenke mit mehr als zwei miteinander artikulierenden Gelenkflächen, deren Bewegung um mehr als eine Achse innerhalb einer unterteilten Gelenkkapsel abläuft. Das Schultergelenk repräsentiert die erste, das Handwurzelgelenk die zweite Kategorie.

Nach geometrischen Kriterien unterscheidet man gegenwärtig sieben Kategorien. Eine davon, das *ebene Gelenk* (Abb. 1-21/A), wurde bereits erwähnt (S. 21).

Das *Scharniergelenk (Ginglymus; /B)* besitzt eine Gelenkfläche, die wie ein Segment eines walzenförmigen Zylinders geformt ist, und eine andere, entsprechend ausgehöhlte Gelenkfläche zur Aufnahme der Walze. Eine Pendelbewegung ist nur in einer Ebene möglich; weitere Bewegungen werden verhindert, insbesondere durch die

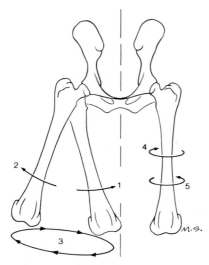

Abb. 1-20 Gliedmaßenbewegung, dargestellt am Femur des Hundes, kraniale Ansicht.

1, Adduction; 2, Abduction; 3, Rotation; 4, Einwärtsdrehung; 5, Auswärtsdrehung.

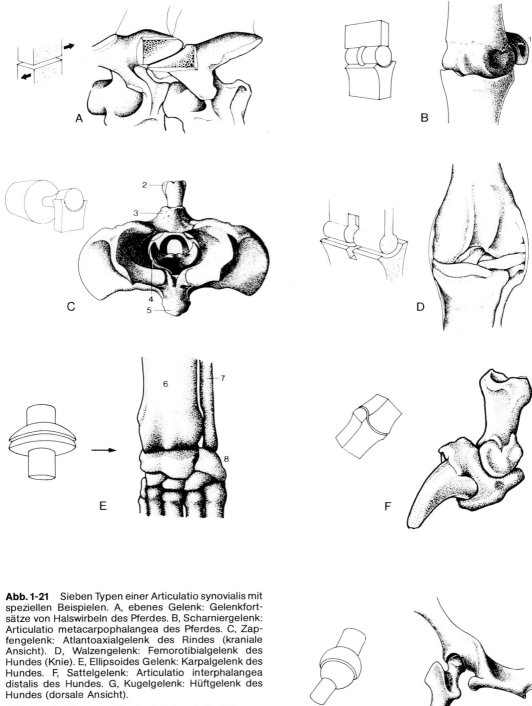

Abb. 1-21 Sieben Typen einer Articulatio synovialis mit speziellen Beispielen. A, ebenes Gelenk: Gelenkfortsätze von Halswirbeln des Pferdes. B, Scharniergelenk: Articulatio metacarpophalangea des Pferdes. C, Zapfengelenk: Atlantoaxialgelenk des Rindes (kraniale Ansicht). D, Walzengelenk: Femorotibialgelenk des Hundes (Knie). E, Ellipsoides Gelenk: Karpalgelenk des Hundes. F, Sattelgelenk: Articulatio interphalangea distalis des Hundes. G, Kugelgelenk: Hüftgelenk des Hundes (dorsale Ansicht).

1, Os sesamoideum proximale; 2, Spina alaris; 3, Dorsalbogen des Atlas; 4, Dens axis; 5, Ventralbogen des Atlas; 6, Radius; 7, Ulna; 8, Proximalreihe der Karpalknochen.

kräftigen beiderseitigen Kollateralbänder und möglicherweise auch durch die Bildung zueinander passender Kämme und Furchen auf den Gelenkoberflächen. Das Ellenbogengelenk zwischen Humerus und Unterarmknochen ist hierfür ein Beispiel.

Das *Zapfengelenk (Articulatio trochoidea; /C)* weist einen Zapfen innerhalb eines Ringes auf. Die Bewegung findet um die longitudinale Zapfenachse herum statt. In einigen Gelenken (z. B. das proximale Radioulnar-Gelenk) rotiert der Bolzen innerhalb des feststehenden Ringes; in anderen (z. B. Atlantoaxial-Gelenk zwischen den ersten beiden Wirbeln) rotiert der Ring um den feststehenden Zapfen.

Das *Walzengelenk (/D)* wird von zwei knöchelartigen Kondylen gebildet, die mit entsprechend geformten, konkaven Gelenkflächen in Verbindung treten. Die Gelenkflächen können engen Kontakt haben, wie am Femorotibial-Gelenk, oder weiter auseinanderstehen und unabhängige Gelenkkapseln aufweisen, wie am Kiefergelenk. In jedem Falle wird die Gesamtheit als ein Walzengelenk betrachtet. Die Bewegung ist in erster Linie einachsig, und zwar um eine Querachse, die durch beide Kondylen geht; ein gewisses Maß an Rotation ist auch möglich.

Das *Ellipsoidgelenk (/E)* weist eine oval-konvexe Gelenkfläche auf, die in eine entsprechende Konkavität hineinpaßt. Die Bewegungen erfolgen grundsätzlich in zwei Ebenen im rechten Winkel zueinander (Beugung-Streckung; Adduktion-Abduktion), jedoch ist eine geringe Rotation möglich. Das Radiokarpal-Gelenk des Hundes gehört zu dieser Kategorie.

Das *Sattelgelenk (Articulatio sellaris; /F)* verbindet zwei Gelenkflächen, die je eine Konvexität in einer Richtung und eine Konkavität in einer zweiten Richtung aufweisen, die im rechten Winkel zueinander ausgerichtet sind. Es handelt sich hierbei um ein zweiachsiges Gelenk, das vornehmlich Beugung und Streckung sowie Adduktion und Abduktion, aber auch aufgrund der Oberflächengeometrie ein gewisses Maß an Rotation erlaubt. Ein Beispiel hierfür ist das Krallengelenk (distales Interphalangeal-Gelenk des Hundes).

Das *Kugelgelenk (Articulatio sphaeroidea; /G)* besteht aus einer Kugel und einer entsprechend geformten Gelenkpfanne, die diese Kugel aufnimmt. Es ist ein vielachsiges Gelenk, das größtmögliche Bewegung erlaubt. Das Hüftgelenk ist das beste Beispiel für ein Kugelgelenk; das menschliche Schultergelenk entspricht ebenfalls weitgehend dieser Gelenkform; bei Haustieren sind die Bewegungen des Schultergelenkes aber überwiegend auf Beugung und Streckung beschränkt.

Es muß betont werden, daß zwischen dem Bau eines Gelenkes und dem theoretischen Modell oft nur wenig Übereinstimmung besteht. Gelegentlich kann die Abweichung vom Ideal so weitreichend sein, daß sie Anlaß zur Kontroverse hinsichtlich der korrekten Einordnung eines Gelenkes bietet.

Die Muskeln

Die meisten Bewegungen des Tierkörpers und seiner Teile sind auf Muskelkontraktionen zurückzuführen. Ausnahmen bilden solche Bewegungen, die durch Gravitation oder andere äußere Kräfte hervorgerufen werden und andere, die auf der Zellebene durch Flimmerhärchen und Geißeln hervorgerufen werden, sind vom Ausmaß her gering, aber dennoch wichtige Bewegungen. Die Muskeln haben auch die Funktion, Bewegungen zu verhindern, so zur Stabilisierung von Gelenken, damit diese unter Belastung nicht zusammenbrechen oder zur Aufrechterhaltung der Kontinenz von Blase und Darm. Eine Nebenfunktion des Skelettmuskels ist die Erzeugung von Wärme durch Zittern, hervorgerufen durch unwillkürliche Kontraktionen als Reaktion auf plötzliche Kälteeinwirkung.

Es gibt drei verschiedene Arten von Muskelgewebe, von denen zwei, die Herzmuskulatur (der Hauptanteil des Herzens) und die glatte (viszerale) Muskulatur der Blutgefäße und der Eingeweide (innere Organe) hier nicht von Belang sind. Die dritte Art ist allgemein als Skelettmuskulatur bekannt, da ihre Einheiten (Muskeln) meistens an Knochen inserieren und deren Bewegungen herbeiführen. Die Skelettmuskulatur ist auch unter dem Namen quergestreifte, somatische oder willkürliche Muskulatur bekannt. Aus verschiedenen Gründen sind diese Begriffe aber weniger akzeptabel.

Der Aufbau des Skelettmuskels

Die Skelettmuskulatur ist Fleisch, und seine Menge macht ungefähr die Hälfte des Tierkörpergewichtes aus (der Anteil ist abhängig von Tierart, Rasse, Alter, Geschlecht und Haltungsmethoden). Jeder einzelne Muskel besteht aus

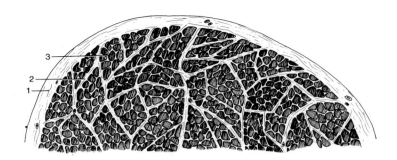

Abb. 1-22 Querschnitt eines Skelettmuskels mit besonderer Berücksichtigung des fibrösen Gewebes.

1, Epimysium; 2, Perimysium; 3, Endomysium.

vielen Zellen, die von Bindegewebe zusammengehalten werden. Diese Muskelzellen sind im Vergleich zu anderen Zellen riesig; ihr Durchmesser schwankt zwischen 10 bis 100 µm, und ihre Länge kann maximal 5 bis 10 cm betragen, oder in einigen Muskeln noch länger sein. Auseinandergezupft sind sie mit dem bloßen Auge zu erkennen und werden wegen ihrer Größe und Form auch Muskelfasern genannt. Der gesamte Muskel ist von einem dichten Bindegewebsblatt, dem Epimysium (Abb. 1-22), eingehüllt; unter diesem befindet sich eine lockere Bindegewebsschicht, das Perimysium, das die einzelnen kleinen Muskelfaserbündel (Fasciculi) umhüllt; schließlich wird noch jede einzelne Faser innerhalb der Bündel mit einer eigenen feinen Hülle, dem Endomysium, überzogen. Diese Bindegewebskomponenten setzen sich am Ende des „Muskelbauches" auf die Sehne fort, mit der ein Muskel inseriert. Die Menge und die Zusammensetzung des Bindegewebes erklären teilweise Abweichungen im Aussehen und in der Koch- und Tafelqualität verschiedener Fleischstücke (ein anderer wichtiger Faktor ist der Grad der Fleischreifung, den man durch „Abhängen" in der postmortalen Totenstarre erreicht). Der Verbraucher ist bereit, für bestimmte Fleischstücke mehr zu zahlen als für andere, und große Anstrengungen werden zur Züchtung von Tieren unternommen, die einen großen Anteil bevorzugten Muskelfleisches aufweisen; aber diese Versuche zeitigen enttäuschend geringen Erfolg.

Vielfalt der Muskelarchitektur. Es existiert eine große Vielfältigkeit hinsichtlich der Faseranordnung innerhalb der Muskelbäuche, die unter dem Hinweis auf zwei Prinzipien erklärbar ist. Die Verkürzung (ungefähr 50%) eines Muskels bei der Kontraktion ist von der Länge seiner Muskelfasern abhängig. Das Vermögen zur Kraftentfaltung entspricht der Gesamtheit der Querschnittsfläche eines Muskels. Zur größten Verkürzung ist der bandförmige Muskel befähigt (Abb. 1-23), der nur eine sehr kurze Ursprungs- und Endsehne aufweist und dessen Muskelfasern parallel zur Längsachse über die ganze Länge des Muskels ziehen.

Muskeln, deren Fasern im spitzen Winkel auf die Sehne treffen, erhöhen die Muskelkraft in Relation zur Masse, da durch diese Anordnung mehr Fasern Platz finden und daraus eine größere Gesamt-Querschnittsfläche resultiert. Wenngleich Muskeln dieser Art kraftvoll sind, geht ein Teil ihrer Kraft und ihres Verkürzungsvermögens verloren; nur der Teil der Muskelkraft, der dem Kosinus des Ansatzwinkels der Fasern entspricht, steht für die Hubrichtung des gesamten Muskels zur Verfügung. Wenn man die Kraft berechnen will, die ein solcher Muskel entwickelt, ist es notwendig, den einfachen anatomischen Querschnitt durch den physiologischen Querschnitt zu ersetzen. Dieser stellt eine zusammengesetzte Ebene dar, die den Muskel so

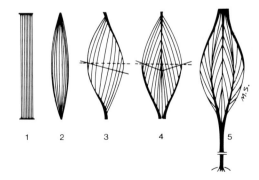

Abb. 1-23 Architektur der Skelettmuskeln. Die unterbrochenen Linien repräsentieren die „anatomischen", die durchgezogenen Linien die „physiologischen" Querschnitte.

1, bandförmiger Muskel; 2, spindelförmiger Muskel; 3, einfachgefiederter Muskel; 4, zweifachgefiederter Muskel; 5, mehrfachgefiederter Muskel.

durchschneidet, daß jede Faser quer zu ihrer Achse getroffen wird. Muskeln, deren Fasern im Winkel ansetzen (s. o.), können mit zunehmender Komplexität unterschiedlich aufgebaut sein; einfach-gefiedert, zweifach-gefiedert, rundumgefiedert, vielfach-gefiedert (Abb. 1-23).

Viele Gliedmaßenmuskeln sind gefiedert und besitzen – abweichend von bandförmigen Muskeln – lange strangförmige Sehnen, die es ermöglichen, die schwereren Muskelbäuche näher zum Tierkörper zu heben. Da nur die leichten Endsehnen zur Bewegung der Gelenke bis zu den Zehen reichen, wird wenig Energie benötigt, die Gliedmaße vor- und zurückzuschwingen. Bestimmte Muskeln der Körperwand sind in dünne flache Schichten angeordnet, die durch breite Sehnenblätter (besonders benannt als Aponeurosen) fortgesetzt werden; eine Anordnung, die zweifellos als tragende Stütze der Bauchorgane dient. Andere Muskeln entspringen mit zwei, drei oder vier separaten Köpfen, die auf eine gemeinsame Sehne treffen. Muskelformen dieser Art werden deskriptiv als zweiköpfige (biceps), dreiköpfige (triceps) oder vierköpfige (quadriceps) Muskeln bezeichnet.

In anderer Bauweise sind zwei oder mehrere fleischige Muskelbäuche durch eine Zwischensehne getrennt, und entsprechend werden sie zweibäuchige (M. digastricus) bzw. mehrbäuchige Muskeln genannt. Wieder andere sind ringförmig um natürliche Körperöffnungen (z. B. Mund oder Anus) angeordnet und fungieren als Sphinkter, indem sie die Öffnung schließen oder verengen. In allen diesen Beispielen ist eine eindeutige Anpassung der Muskelbauart an die Muskelfunktion erkennbar.

Sehnen. Muskeln inserieren mittels Sehnen, die aus Bindegewebe bestehen. Sind diese Sehnen so kurz, daß sie makroskopisch nicht wahrnehmbar sind, spricht man vom fleischigen Ansatz. Die Sehnen bestehen fast gänzlich aus regelmäßig angeordneten Kollagenfaserbündeln und sind sehr zugfest. Tatsächlich führt übermäßiger Zug eher zum Riß des Muskelbauches oder gar zum Knochenabriß an der Muskelansatzstelle als zum Sehnenriß. Sehnen sind auch elastischer als allgemein angenommen. Bei Anspannung sind sie fähig, Energie aufzunehmen und zu speichern. Neuere Untersuchungen zeigen, daß die Sehnenentspannung mit Wiederherstellung der Mikrowellung (Elastizität) einen wesentlichen Beitrag zur Lokomotion leistet und daß ein gut Teil des Stoffwechsels im Muskel für die Dehnung der Sehnen verbraucht wird, so daß die gespeicherte Energie anschließend wieder abgegeben werden kann. Obwohl die Sehnen robust sind, können sie durch übermäßigen Druck oder Reibung Schaden erleiden, besonders dort, wo sie gegen hartes Gewebe gedrückt werden oder zur Richtungsänderung über Knochenvorsprünge ziehen. Eine Möglichkeit zum Schutz der Sehnen an solchen Stellen ist die lokale Knorpel- oder Knochenbildung (Sesambeine), die bereits auf S. 16 erwähnt wurde. Eine Alternative hierzu bietet die Ausbildung von flüssigkeitsgefüllten Kissen an den gefährdeten Stellen. Falls nur eine Seite der Sehne gefährdet ist, wird hier ein Schleimbeutel (Bursa synovialis) zwischengelagert (Abb. 1-24/A); falls ein größerer Teil des Sehnenumfanges gefährdet ist, legt sich ein flüssigkeitsgefülltes Kissen um die Sehne herum und hüllt die gefährdete Stelle durch eine Sehnenscheide ein (Vagina synovialis, /B). Die Wände von Bursen und Sehnenscheiden und ihr flüssiger Inhalt gleichen den entsprechenden Bestandteilen eines Synovialgelenkes. Wenn sich die Sehne bewegt, gleiten die synovialen Schichten aneinander vorbei.

Entzündungen der synovialen Bursen und Sehnenscheiden sind häufig, und es ist daher notwen-

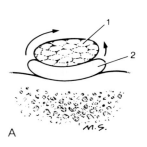 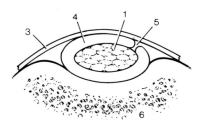

Abb. 1-24 Querschnitte durch eine Bursa synovialis (A) und eine Sehnenscheide (B). Die Bursa erlaubt ein reibungsloses Gleiten der Sehnen (1) über einen Knochen und ein Gleiten der Sehnenscheide über einen Knochen und unter einem Retinaculum. Die Pfeile sollen verdeutlichen, daß eine Sehnenscheide als eine große, die Sehne einhüllende Bursa betrachtet werden kann.

1, Sehne; 2, Bursa; 3, Retinaculum; 4, Sehnenscheide; 5, Mesotendineum, das Blutgefäße an die Sehne heranführt; 6, Knochengewebe.

dig, ihre Ausdehnung und Lage zu kennen. Dieses ist nicht schwer, da sie genau dort vorkommen, wo sie benötigt werden.

Blut- und Nervenversorgung der Muskeln. Muskeln erhalten eine verhältnismäßig großzügige Blutversorgung über benachbarte Arterien. Manchmal tritt eine einzelne Arterie in den Muskelbauch ein, und dann hängt die Unversehrtheit des Muskels von der Unversehrtheit dieser Arterie ab. Häufig treten zwei oder mehr Arterien einzeln ein, was eine sichere Versorgung des Muskels gewährleistet, da die Arterien innerhalb des Muskels anastomosieren. Leider sind diese Verbindungen (Anastomosen) nicht immer so leistungsfähig, daß der Muskel den Ausfall einer dieser Versorgungsquellen schadlos überstehen könnte. Die intramuskulären Arterien verzweigen sich innerhalb des Perimysiums und gehen in Kapillaren über, die in der endomysialen Umhüllung der einzelnen Muskelfasern verlaufen.

Die Venen sind Begleitgefäße der Arterien. Normale Aktivität, bei der sich nur ein Teil der Muskelfasern kontrahiert, fördert höchstwahrscheinlich die Zirkulation innerhalb des Muskels durch eine Massagewirkung auf die Kapillaren und kleineren Venen. Bei Totalkontraktion des Muskels werden diese Gefäße von allen Seiten komprimiert und die Zirkulation wird unterbrochen, was bei längerer Dauer zu Gewebeschädigungen führen kann.

Die Sehnen sind weniger stoffwechselaktiv und deshalb gefäßarm; nach Durchschneidungen bluten sie kaum. Diese geringe Blutversorgung bedingt einen langdauernden Heilungsprozeß nach Verletzungen. Lymphgefäße kommen innerhalb der größeren Bindegewebszüge der Muskelbäuche vor.

Die meisten Muskeln werden von einem einzigen Nerven versorgt; eine Ausnahme gilt für die Muskeln des Stammes, die aus verschiedenen Somiten hervorgegangen sind und mehrfach innerviert werden (S. 37). Allgemein tritt der Nerv zusammen mit den Hauptgefäßen in den Muskel ein und verzweigt sich in den Bindegewebssepten. Er besteht aus verschiedenen Fasertypen: Dicke Fasern von motorischen Alpha-Neuronen versorgen die Hauptmasse der Muskelfasern, dünnere Fasern von motorischen Gamma-Neuronen versorgen modifizierte Muskelzellen innerhalb der im Muskel verborgenen Muskelspindeln, marklose vasomotorische Fasern versorgen die Blutgefäße und sensible Fasern versorgen die Muskelspindeln, Sehnenspindeln und andere Rezeptoren. Das Verhältnis der motorischen zu den sensiblen Fasern variiert beträchtlich, eines von vielen Erschwernissen bei der Bestimmung der Größe einer motorischen Einheit.

Die Motoneurone, die einen bestimmten Muskel versorgen, sind mit ihren Nervenzellkörpern im Ventralhorn der Grauen Substanz des Rückenmarks gruppiert (oder innerhalb motorischer Kerne im Hirnstamm). Das Axon des einzelnen Neurons verzweigt sich unterwegs wiederholt, sowohl entlang des (freien) Nervenverlaufs als auch in den intramuskulären Septen, bevor es in den motorischen Endplatten einiger oder vieler Muskelfasern endet. Das einzelne Neuron bildet gemeinsam mit den versorgenden Fasern eine motorische Einheit; eine bedeutsame Betrachtungsweise, denn sie ist die funktionelle Einheit für die Muskelkontraktion. Es ist diese Einheit, und es sind nicht die einzelnen Fasern, die aktiviert oder de-aktiviert wird, wann immer der Muskel seine Kontraktionskraft verändert. Die zu einer Einheit gehörenden Muskelfasern vermischen sich mit denen anderer Einheiten und können nicht einem abgrenzbaren Muskelabschnitt zugeordnet werden, ebensowenig entsprechen sie den Primärbündeln, wie man annehmen möchte.

Beim Menschen variiert die Anzahl der Muskelfasern innerhalb einer Einheit von fünf bis zehn in den Muskeln des Augapfels, rund 200 in den Muskeln der Finger und rund 2000 in den Muskeln der Gliedmaßen. Die genauen Zahlen sind nicht so wichtig, wohl aber die Wechselbeziehung, daß Muskeln mit den kleinsten Einheiten zur Feinabstimmung befähigt sind. Die Größe der motorischen Einheit ergibt sich aus dem Verhältnis zwischen Anzahl der Muskelfasern und Anzahl der Motoneurone, die den Muskel versorgen.

Muskelaktionen

Wird ein Muskel erregt, reagieren seine Fasern im allgemeinen mit einer Kontraktion. Bei der Verkürzung kann sich die Muskelspannung erhöhen, unverändert bleiben oder abnehmen, je nach den Umständen. Wenn äußere Kräfte eine Verkürzung verhindern, erhöht sich die Spannung innerhalb des Muskels; eine solche Aktivität wird isometrisch genannt.

Die normale Aktivität der meisten Muskeln bewirkt eine Winkelveränderung am Gelenk, über das der Muskel zieht. Der Bewegungsapparat mit seinen Skelett- und Muskelanteilen arbeitet nach dem Prinzip eines Hebelsystems, bei welchem die Gelenke als Drehpunkte fungieren. Die mechanischen Vorteile dieser Anordnung hängen von der Lage der Muskelinsertion in Relation zum Drehpunkt und von der Belastung ab (Abb. 1-25). Ein Muskel, der dicht am Drehpunkt ansetzt kann weniger Kraft entfalten als ein vergleichbarer Muskel, der in größerer Entfernung zum Drehpunkt inseriert. Die Aktion ist jedoch im ersteren Falle schneller und das bedeutet, daß sich mit Abnahme der Kraft die Geschwindigkeit erhöht. Wenn mehrere Muskeln für eine Gelenkbewegung in einer bestimmten Richtung verantwortlich sind, erfolgt die Insertion dieser Muskeln so, daß einer die Bewegung in Gang setzt, während die anderen so ansetzen, daß sie die begonnene Bewegung fort- und zu Ende führen. Muskeln, die über zwei oder mehr Gelenke ziehen (bi- oder polyartikuläre Muskeln), kann das nötige Kontraktionsvermögen (Verkürzung) zur Schaffung des vollen Bewegungsspielraumes an den betroffenen Gelenken fehlen. Solche Muskeln werden als aktiv insuffizient bezeichnet.

Ein Muskel, der eine ganz bestimmte Bewegung bewirkt, wird Agonist oder Primärbeweger genannt; ein Muskel, der dieser Bewegung entgegenwirkt, heißt Antagonist. Diese Bezeichnungen haben selbstverständlich nur Berechtigung in bezug auf eine spezifische Bewegung. So bei der Beugung des Ellenbogengelenkes, wo der M. brachialis als Agonist die Bewegung ausführt und der M. triceps brachii als Antagonist dieser Bewegung entgegenwirkt; bei der Streckung desselben Gelenkes ist umgekehrt der M. triceps brachii der Agonist und der M. brachialis der Antagonist. Andere Muskeln können eine Bewegung weder fördern noch ihr direkt entgegenwirken, sondern sie modifizieren die Aktion des Agonisten, indem sie womöglich einen unerwünschten Nebeneffekt verhindern. Solche Muskeln nennt man Synergisten. Wenn Muskeln eher der Stabilisierung als der Bewegung von Gelenken dienen, nennt man diese Feststeller. Die Feststellung oder Stabilisierung eines Gelenkes führt häufig zur gemeinschaftlichen Kontraktion solcher Muskeln (z. B. Beuger und Strecker), die sonst bei der Bewegung des Gelenkes entgegengesetzt wirken.

Die Begriffe Ursprung und Ansatz sind hier noch nicht exakt definiert worden. Ursprung kennzeichnet gewöhnlich die mehr proximale oder zentral am Körper gelegene Muskelbefestigung. Ansatz kennzeichnet die mehr distale oder periphere Muskelbefestigung. Während die meisten Muskeln unter normalen Bedingungen sich in Richtung auf den Ursprung verkürzen, ist die große Mehrheit in der Lage, sich in beide Richtungen zu verkürzen; welche Befestigung ihre Position beibehält und welche ihre Position aufgeben muß, hängt von äußeren Umständen ab, die bei der Bestimmung einer möglichen Muskelfunktion immer beachtet werden müssen.

Schlußfolgerungen auf die Muskelfunktion werden oft von der Relation der Muskelinsertion zur Gelenkachse abgelesen. Sind die Schlußfolgerungen richtig, so geben sie Auskunft über das Funktionsvermögen, aber nicht über die eigentliche Leistung im lebenden Organismus. Eine direkte Stimulation eines Muskels oder (indirekt) über seine Nerven läßt die Funktion des Muskels erkennen, wie er allein agiert. Da häufig mehrere Muskeln gemeinsam eine bestimmte Bewegung herbeiführen, aber normalerweise nicht alle gemeinsam beansprucht werden, gibt eine solche direkte (oder indirekte) Stimulation keine exakte

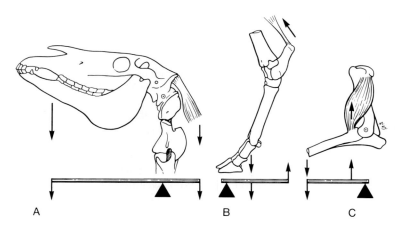

Abb. 1-25 Die Muskelwirkung auf das Skelett kann mit verschiedenen Hebelwirkungen verglichen werden. A, Stützung des Kopfes durch dorsale Nackenmuskeln. B, Streckung des Sprunggelenks. C, Beugung des Ellenbogengelenks.

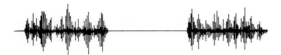

Abb. 1-26 Aufzeichnung (Elektromyogramm) von elektrischer Aktivität während einer Muskelkontraktion.

Auskunft über die tatsächliche Funktion eines Muskels. Die eleganteste und beste Methode zum Studium der Muskelfunktion ist die Elektromyographie – die Aufzeichnung der elektrischen Aktivität, die eine Muskelkontraktion begleitet. Hierzu werden Elektroden über den Muskel plaziert oder in den Muskel eingesetzt, um die Aktivität zeitlich festzuhalten und ihre Intensität grob zu quantifizieren (Abb. 1-26). Diese Methode hat viele herkömmliche Meinungen über Aktion und Beanspruchung der Muskeln beim Menschen umgestoßen, aber beim Tier ist hierzu bis jetzt verhältnismäßig wenig untersucht worden. Selbst diese Methode erfordert Umsicht bei ihrer Anwendung, denn sie zeigt zwar die Muskelaktivität an, aber überläßt dem Untersucher die Interpretation, ob es sich um die Aktivität eines Agonisten oder Antagonisten oder um eine bloße Anpassung an die Winkelveränderungen des Gelenkes handelt, die durch andere Kräfte hervorgerufen wurde.

Periphere Blutgefäße

Die peripheren Blutgefäße umfassen Arterien, die Blut vom Herzen wegführen, Venen, die Blut zum Herzen hinführen und Kapillaren, die innerhalb des Gewebes feinste Verbindungen zwischen den dünnsten Arterien und dünnsten Venen herstellen. Die peripheren Gefäße sind in zwei Kreisläufen angeordnet (Abb. 1-27). Der große oder Körperkreislauf beginnt in der linken Herzkammer, transportiert sauerstoffreiches (arterielles) Blut zu allen Organen und Körperteilen außer zum Gasaustauschgewebe der Lungen und befördert dann das nunmehr sauerstoffarme (venöse) Blut zurück zum rechten Herzvorhof. Der zweite, der kleine oder Lungenkreislauf bringt sauerstoffarmes Blut von der rechten Herzkammer zum Gasaustauschgewebe der Lungen, wo es wieder mit Sauerstoff angereichert wird, bevor es über spezielle Venen wieder zum Herzen, und zwar zum linken Herzvorhof zurücktransportiert wird. Der Körperkreislauf und der Lungenkreislauf bilden zusammen mit dem Herzen ein ge-

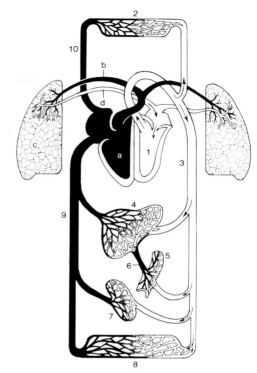

Abb. 1-27 Schematische Darstellung des Blutkreislaufs; sauerstoffreiches Blut führen die weiß dargestellten Gefäße; sauerstoffarmes Blut führen die schwarz dargestellten Gefäße.

Körperkreislauf: 1, linkes Herz; 2, Gefäße des kranialen Körperabschnitts; 3, Aorta; 4, Leber; 5, Eingeweide; 6, Pfortader; 7, Nieren; 8, Gefäße im kaudalen Körperabschnitt; 9, V. cava caudalis; 10, V. cava cranialis.

Lungenkreislauf: a, rechtes Herz; b, Lungenarterie; c, Lunge; d, Lungenvene.

schlossenes Kreislaufsystem, in dem das Blut endlos zirkuliert.

Arterien

Beim Präparieren auf dem Präpariersaal können die Arterien von anderen Gefäßen durch ihre weißen, dicken und relativ starren Wände und ihre leeren Lumina (wenn sie nicht zum Vorteil für den Präparierenden mit Injektionsmasse gefüllt sind) unterschieden werden. Die größeren Arterien folgen einem ziemlich konstanten Verlaufsmuster, aber ihre kleineren Äste zeigen erhebliche Variationen in einem Maße, daß die in einigen Lehrbüchern beschriebenen Verlaufsmu-

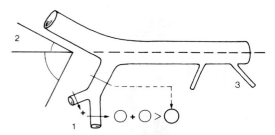

Abb. 1-28 Verzweigungsmuster der Arterien. Es wird verdeutlicht, daß 1. die Querschnittssumme der Äste größer ist als der Querschnitt des Stammgefäßes, 2. daß die großen Äste meistens den Stamm im spitzeren Winkel verlassen als die kleinen Äste und 3. daß die kleinsten Arterien irregulär abzweigen.

ster tatsächlich nur für eine Minderheit der Fälle zutreffen, obwohl sie als allgemeingültig angesehen werden. Wenn Arterien sich aufzweigen, übersteigt die Summe der Querschnitte der Tochtergefäße stets den Querschnitt des Stammgefäßes (Abb. 1-28). Mit der Aufzweigung einhergehend, reduziert sich schrittweise sowohl die Durchflußrate als auch der periphere Blutdruck mit zunehmender Entfernung der Arterien vom Herzen. Die rhythmische Pulsation, vom Herzen auf den Blutstrom übermittelt, wird ebenfalls gedämpft.

Zwischen der absoluten und relativen Größe und dem Winkel zwischen Stammgefäßen und Abzweigungen bestehen allgemeine Beziehungen. Von Ausnahmen abgesehen, zweigen größere Äste zur Verringerung des Widerstandes gegen den Blutfluß im spitzeren Winkel ab. Hämodynamische Kräfte sind bei kleinen Gefäßästen weniger bedeutungsvoll; und diese verlaufen häufig auf kürzestem Weg zu ihrem Bestimmungsort (Abb. 1-28).

Weitere Faktoren, die den Arterienverlauf beeinflussen, sind besondere Schutzvorrichtungen wie zum Beispiel an den Gliedmaßen, wo die Hauptgefäße zwar zu einem Verlauf entlang der Medialseite neigen, sich aber stellenweise umorientieren, um die (geschützteren) Beugeseiten von Gelenken zu passieren. Oder in vergleichbarer Weise werden Arterien von Organen mit wechselnder Größe und Lage durch einen stark gewundenen Verlauf vor Zerrungen geschützt.

Wenngleich sich Arterien schließlich in ein bestimmtes Kapillarbett ergießen, haben die meisten doch proximal bedeutende Verbindungen zu Nachbararterien. Diese interarteriellen Verbindungen (Anastomosen) stellen alternative Begleit- oder Umgehungsarterien dar, die eine Zirkulation aufrechterhalten können, wenn der direkte Weg blockiert ist. Der kollaterale Kreislauf übernimmt bei Verstopfung oder Verlegung des Hauptgefäßstammes sofort die Versorgung, er gewinnt aber erst mit zunehmender Zeit seine volle Effizienz.

Kollaterale Kreisläufe in verschiedenen Körperregionen und -organen sind für Kliniker und Pathologen von großer Bedeutung und deshalb wird auf dieses Thema später näher eingegangen (S. 259).

Venen

Auf dem Präpariersaal sind die Venen unterscheidbar durch ihre dünneren Wände, ihr häufig zusammengefallenes Lumen sowie ihr Fassungsvermögen, das durchweg größer ist als das der begleitenden Arterien. Sie erscheinen bläulich, wenn sie mit geronnenem Blut gefüllt sind. Die meisten Venen können auch durch das Vorhandensein von Klappen bestimmt werden, die auf ganzer Länge in regelmäßigen Abständen vorkommen und einen einheitlich gerichteten Blutfluß gewährleisten sowie einen Blutrückfluß bei Blutstauungen verhindern (Abb. 1-29). Jede Klappe besteht aus zwei oder drei halbmondförmigen gegenüberliegenden Zipfeln. Klappen kommen besonders zahlreich in solchen Venen vor, die einem periodischen Wechsel von Außendruck ausgesetzt sind und fehlen gänzlich in solchen Venen, wo dieser fehlt. Sie sind somit in Venen anzutreffen, die zwischen Muskeln verkehren und fehlen in den Venen des Wirbelkanals und der Schädelhöhle. Das ist einer der Gründe, weshalb die Venen in letztgenannten

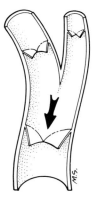

Abb. 1-29 Eine verzweigte Vene wurde zur Darstellung der Klappen eröffnet. Der Pfeil gibt die Richtung des Blutstroms an.

Regionen mit dem Spezialbegriff „venöse Sinus" bezeichnet werden.

Die größten Arterien und Venen verlaufen separat. Die meisten Venen mittleren und kleineren Durchmessers begleiten die entsprechenden Arterien als Satellitengefäße. Sie weisen jedoch mehr Variationen als diese auf und sind häufig doppelt, multipel, stärker gewunden oder zu Geflechten angeordnet.

Lymphsystem

Das Lymphsystem besteht aus zwei Komponenten. Zur ersten zählen die Lymphkapillaren und größeren Lymphgefäße, die Flüssigkeit aus dem Interstitium zum Blutstrom zurückführen. Zur zweiten zählt eine Vielfalt weitverstreuter Anhäufungen von lymphatischem Gewebe einschließlich zahlreicher Lymphknoten. Lymphatische Organe wie die Mandeln mit weniger dichtem lymphatischem Gewebe werden später abgehandelt (S. 276).

Lymphgefäße

Ein Lymphkapillarnetz, wie es in den meisten Geweben verbreitet ist, sammelt einen Teil der interstitiellen Flüssigkeit, und zwar den Teil, der unverhältnismäßig wichtig ist, da er Proteine und andere Makromoleküle enthält, die in die weniger permeablen Blutgefäße nicht eintreten können. Die größere Permeabilität der Lymphkapillaren gewährleistet die Aufnahme von bestimmten Stoffen, manchmal auch Mikroorganismen soweit diese vorkommen. Die Lymphkapillaren beginnen blind und bilden Netze, aus denen größere Lymphgefäße hervorgehen. Diese großen Lymphgefäße ähneln in ihrer Struktur den Venen, sind aber erheblich feiner. Da die Flüssigkeit (Lymphe), die sie enthalten, normalerweise blaß erscheint, sind sie kaum auffällig. Sofern man sie entdeckt hat, sind sie jedoch leicht zu identifizieren, da ihre dicht aneinandergereihten Klappen ihnen im gut gefüllten Zustand ein perlschnurartiges Aussehen verleihen. Die größten Lymphgefäße nehmen einen unabhängigen Verlauf, während die kleineren Lymphgefäße Nerven und Blutgefäße begleiten. Die Lymphgefäße konvergieren durchweg zu zwei oder drei großen Lymphstämmen, die in einer ziemlich unregelmäßigen Weise in Hauptvenen münden, und zwar an der Hals-Brust-Grenze (Abb. 1-30).

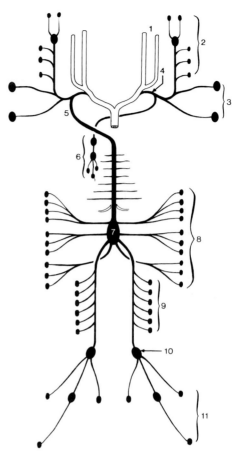

Abb. 1-30 Verallgemeinerte schematische Darstellung von Lymphknoten und Lymphgefäßen (Dorsal-Ansicht). Oben im Diagramm ist der Halsbereich berücksichtigt.

1, V. jugularis ext. und int.; 2, Lymphe aus dem Kopfbereich; 3, Lymphe aus Schulter- und Schultergliedmaßen; 4, Truncus trachealis; 5, Ductus thoracicus; 6, Lymphe aus den Brustorganen; 7, Cisterna chyli; 8, Lymphe aus den Bauchorganen; 9, Lymphe aus der Lendenregion und den Nieren; 10, Beckenlymphknoten; 11, Lymphe aus der Beckengliedmaße.

Lymphknoten

Die Lymphknoten, häufig unkorrekt als Lymphdrüsen bezeichnet, sind entlang den Lymphgefäßbahnen nach einem Muster angeordnet, das beträchtliche artspezifische und einige individuelle Varianten aufweist. Gruppen benachbarter Lymphknoten formieren sich zu Lymphozentren, deren Vorkommen und Einzugsgebiete eine größere Beständigkeit aufweisen als dies für einzeln vorkommende Lymphknoten gilt. Es gibt bedeutende Unterschiede zwischen den Lymphozentren verschiedener Species; jene von domestizierten Fleischfressern und Wiederkäuern, besonders vom Rind, enthalten vergleichsweise wenige, dafür aber große Einzellymphknoten. Lymphozentren von Schweinen und ganz besonders von Pferden enthalten jeweils eine große Anzahl kleinerer Lymphknoten, die zu Lymphknotenpaketen zusammengelagert sind.

Die Lymphknoten sind fest, oberflächlich glatt und überwiegend ei- oder bohnenförmig. Naturgemäß können krankhaft vergrößerte Lymphknoten leichter aufgefunden werden, und es ist deshalb von Bedeutung, eine klare Vorstellung davon zu haben, welche Lymphknoten bei einem gesunden Tier normalerweise palpierbar sind. Jeder Lymphknoten ist durch eine Kapsel abgegrenzt, unter welcher sich ein lumenhaltiger Raum befindet (subkapsulärer Sinus), in den afferente Gefäße verstreut einmünden.

Abzweigungen vom subkapsulären Sinus führen zu den Marksinus (Sinus medullares), die nahe am meist eingezogenen Hilus liegen, den nur wenige efferente Gefäße verlassen (Abb. 1-31/A). Das Lymphknotengewebe ist in eine Rinden- und Markzone unterteilt. Die Rinde enthält Keimzentren, in denen die Lymphozyten kontinuierlich produziert werden. Das Mark besteht aus lockeren verzweigten, zellreichen Strängen. Rinde und Mark werden durch ein lymphoretikuläres Gewebe gestützt, das viele phagozytierende Zellen enthält. Der Aufbau des Schweinelymphknotens (/B) zeigt eine Umkehr des üblichen Lymphflusses: Die afferenten Gefäße münden gemeinsam ein, während die efferenten Lymphgefäße den Lymphknoten verstreut an vielen Stellen verlassen.

Mit sehr wenigen und dazu umstrittenen Ausnahmen fließt die Lymphe durch zumindest einen Knoten auf ihrem Weg aus den Geweben zum Blutstrom. Bei der Filterung durch den Knoten nimmt die Lymphe Lymphozyten auf und ist gleichzeitig der Phagozytosetätigkeit ausgesetzt. Die Phagozyten entfernen oder zerstören Partikel einschließlich Mikroorganismen aus der Lymphe oder versuchen dies. Somit stellt der Lymphknoten auch eine Barriere gegen die Verbreitung von Infektionen und Tumoren dar, von denen viele Varianten sich vorzugsweise über Lymphbahnen ausbreiten. Das Anschwellen von Lymphknoten zeigt häufig einen Krankheitsprozeß in seinem Einzugsgebiet an. Die Rolle des Lymphsystems im Krankheitsprozeß ist vielseitig.

Einerseits erleichtert der Lymphfluß die Verbreitung von Mikroorganismen oder Tumorzellen, andererseits werden sie im Lymphknoten zurückgehalten oder zerstört. Es sprechen offenbar gewichtige Gründe dafür, daß der Kliniker, der Pathologe und der Tierarzt bei der Fleischbeschau mit der Lage, der palpatorischen Zugängigkeit und dem Einzugsgebiet sowie dem Verlauf der efferenten Gefäße aller größeren Lymphknoten vertraut sein muß.

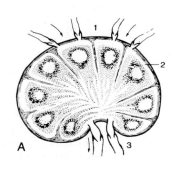

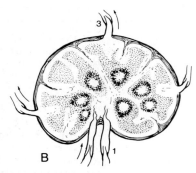

Abb. 1-31 Struktur eines Lymphknotens (A) mit kortikal gelegenen Keimzentren. Beim Schwein (B) liegen die Keimzentren zentral. Die Pfeile deuten die Richtung des Lymphflusses an.

1, afferente Lymphgefäße; 2, Sinus subcapsularis 3, efferente Lymphgefäße.

Periphere Nerven

Das zentrale Nervensystem, Gehirn und Rückenmark, ist in beiden Richtungen durch ein System verzweigter peripherer Nerven mit praktisch allen Körpergeweben verbunden. Zum einen durch afferente (sensorische, sensible) Nervenfasern, die von peripheren Rezeptoren Informatio-

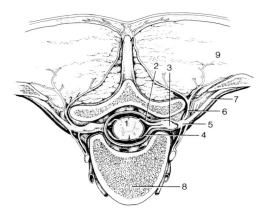

Abb. 1-32 Querschnitt durch die Wirbesäule, zur Darstellung der Formation eines Spinalnerven.

1, Rückenmark; 2, Dorsalwurzel; 3, Ganglion spinale; 4, Ventralwurzel; 5, Spinalnerv; 6, Dorsalast des Spinalnerven; 7, Ventralast des Spinalnerven; 8, Wirbelkörper; 9, dorsale Wirbelsäulenmuskeln.

nen an das Zentralnervensystem weiterleiten, und zum anderen durch efferente (motorische) Nervenfasern, die Befehle vom Zentralnervensystem an die peripheren Effektororgane senden. Die peripheren Nerven umfassen die 12 Gehirnnervenpaare und eine erheblich größere Anzahl Spinalnervenpaare, deren Gesamtzahl je nach Wirbelanzahl variiert. Der Hund besitzt 8 Zervikal-, 13 Thorakal-, 7 Lumbal-, 3 Sakral- und ungefähr 5 Schwanz-Nerven, die alle paarig angelegt sind. Die nachfolgenden Ausführungen beziehen sich nur auf die ziemlich einheitlichen Spinalnerven; die Gehirnnerven weichen in vielerlei Hinsicht von den Spinalnerven ab und werden weiter unten beschrieben.

Der segmentale Nervenursprung läßt die Segmentierung des Rückenmarks erkennen. Jeder Nerv wird durch die Vereinigung zweier Wurzeln gebildet (Abb. 1-32).

Die *dorsale Wurzel* weist fast ausschließlich afferente Nervenfasern auf, deren Zelleiber in einer sichtbaren Anschwellung an der Dorsalwurzel zusammengelagert sind, im Ganglion spinale. Die zentralen Nervenfortsätze treten über eine dorsolaterale Furche in das Rückenmark ein. Die peripheren Fortsätze kommen von einer Vielzahl extero-, proprio- und enterorezeptiver Nervenendigungen, die auf äußere Reize, Veränderungen in Muskeln und anderen Bewegungsorganen bzw. Veränderungen in den inneren Organen reagieren.

Die *ventrale Wurzel* weist ausschließlich efferente Nervenfasern auf, die von den Motoneuronen des Ventralhorns der grauen Rückenmarkssubstanz ausgehen und das Rückenmark ventrolateral verlassen; sie laufen zu den Effektor-Organen, den Muskeln und Drüsen.

Die dorsale und ventrale Wurzel vereinigen sich peripher vom Spinalganglion und bilden so die gemischtfaserigen Spinalnerven (/5), die den Wirbelkanal durch das entsprechende For. intervertebrale verlassen. Im Zervikalbereich tritt jeder Nerv kranial des entsprechenden Wirbels aus, der durch dieselbe Ordnungszahl gekennzeichnet ist wie der Nerv. Eine Ausnahme gilt für den 8. Zervikalnerven, der zwischen dem letzten Zervikal- und dem ersten Thorakalwirbel austritt. In anderen Bereichen tritt jeder Nerv kaudal des gleichbezifferten Wirbels aus.

Der gemischtfaserige Nervenstamm, der durch Vereinigung der dorsalen und ventralen Wurzel gebildet wird, teilt sich meist unmittelbar danach in einen dorsalen und ventralen Ast (Ramus) auf. Der *Dorsalast* versorgt dorsale Strukturen: die Haut des Rückens und epaxiale Stammuskeln, allgemein solche, die dorsal der Wirbelsäulenquerfortsätze liegen (Abb. 1-33). Der sehr viel

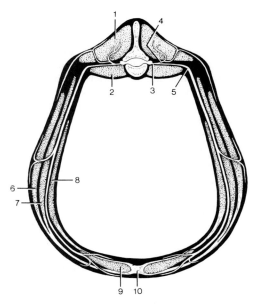

Abb. 1-33 Das Versorgungsgebiet eines (lumbalen) Spinalnerven.

1, dorsale Wirbelsäulenmuskeln; 2, innere Lendenmuskeln; 3, Spinalnerv; 4, Dorsalast; 5, Ventralast des Spinalnerven; 6, 7, äußerer und innerer schiefer Bauchmuskel; 8, M. transversus abdominis; 9, M. rectus abdominis; 10, Linea alba.

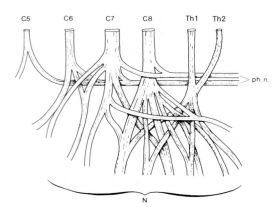

Abb. 1-34 Plexus brachialis. Die Ventraläste der Spinalnerven (C6–Th2) beteiligen sich an der Bildung des Plexus brachialis (oberer Teil der schematischen Abbildung); die peripheren Äste (N) versorgen als Plexusnerven die Schultergliedmaße (unterer Teil der Abbildung). Anteile von C5, C6 und C7 bilden den N. phrenicus (ph. n.).

längere *Ventralast* versorgt die hypaxialen Stammmuskeln, allgemein solche, die ventral der Querfortsätze liegen, die Gliedmaßenmuskeln (mit wenigen Ausnahmen) und die verbleibenden Teile der Haut einschließlich der Gliedmaßenhaut. Sowohl der Dorsalast als auch der Ventralast haben Verbindung zu ihren Nachbarästen und formen so zusammenhängende dorsale und ventrale Nervenplexus. Diese Plexus sind normalerweise weder auffällig noch wichtig, ausgenommen die großen ventralen Plexus für die Gliedmaßen. Diese, der Plexus brachialis und Plexus lumbosacralis, entlassen die Nerven für die Schulter- bzw. Beckengliedmaße.

Der *Plexus brachialis* (Abb. 1-34) wird meistens von Anteilen der letzten drei Zervikal- und ersten beiden Thorakalnerven (C6–Th2) gebildet und der Plexus lumbosacralis durch die Lumbalnerven (mit Ausnahme des ersten bzw. der ersten beiden) und ersten beiden Sakralnerven. Die Gliedmaßenplexus erlauben eine Umgruppierung und Neuordnung der Nervenfaseranteile. Die Plexusnerven, die distal aus dem Plexus hervorgehen, enthalten jeweils Fasern aus zwei oder drei Rückenmarkssegmenten. So besteht der Nervus medianus aus Fasern der Spinalnerven C8 und Th1 und der Nervus femoralis aus Fasern von L4–L6.

Der Verlauf der großen peripheren Nervenstämme muß bekannt sein, um bei Operationen jedes Risiko für den Nerven auszuschließen. Ihre zentralen Verbindungen sind in zweifacher Hinsicht bedeutsam: 1. Ein Lokalanästhetikum, nahe am einzelnen Spinalnerven injiziert, hat den vorhersehbaren Effekt der Muskellähmung und der Desensibilisierung der Haut. 2. Umgekehrt kann die Lähmung bestimmter Muskeln oder der Verlust oder eine Veränderung der Sensibilität bestimmter Hautbereiche auf die genaue Lokalisation einer zentralen Läsion hinweisen.

Auf die Innervation der Blutgefäße, Drüsen und inneren Organe wird an dieser Stelle verzichtet. Diese Strukturen werden durch autonome Anteile des Nervensysems versorgt, das in Kapitel 8 beschrieben wird. Zunächst genügt hier der Hinweis, daß autonome Fasern in den Wurzeln vieler, aber nicht aller, Spinalnerven vorkommen. Durch bestimmte Gegebenheiten wird aber erreicht, daß jeder periphere Nerv seine notwendigen Anteile erhält.

Kapitel 2
Der Bewegungsapparat

Dieses Kapitel befaßt sich mit der deskriptiven Anatomie der Knochen, Gelenke und Muskeln, also mit Studien, die als systematische Osteologie*, Arthrologie* und Myologie* bekannt sind. Die Beschreibung dieser drei Organklassen erfolgt in der Reihenfolge der großen Körperteile – Rumpf, Kopf, Schultergliedmaße und Beckengliedmaße – da eine solche abschnittsweise Darstellung leichter zu handhaben und hoffentlich „schmackhafter" ist. Darüber hinaus ist dieses Vorgehen für solche Leser von Vorteil, die gerade mit der Präparation befaßt sind. Die Beschreibung bezieht sich auf die Verhältnisse beim Hund und nur die hervorstechendsten vergleichend-anatomischen Merkmale werden erwähnt. Es wird auf vieles verzichtet, was üblicherweise in Lehrbüchern der Systematischen Anatomie beschrieben wird, dafür werden aber viele zusätzliche Details, insbesondere solche von angewandt-anatomischer Bedeutung in den entsprechenden späteren Kapiteln abgehandelt. In der Einführung zu jedem Abschnitt werden entwicklungsgeschichtliche Merkmale erwähnt, sofern sie für das Verständnis der Anatomie des Adulten unmittelbar hilfreich sind. Dieses Vorgehen soll dazu dienen, den betreffenden Text in den Standardlehrbüchern der Embryologie zu rekapitulieren, nicht aber zu ersetzen.

Der Rumpf

Grundbauplan und Entwicklung

Der Rumpf ist der große Teil des Tierkörpers, der nach Entfernung von Kopf, Hals, Schwanz, Vorder- und Hintergliedmaßen übrigbleibt. Im allgemeinen Sprachgebrauch ist dies der eigentliche Tierkörper (Abb. 2-1). Er besteht aus drei Anteilen: Brust, Bauch, Becken, die äußerlich nicht eindeutig voneinander abgegrenzt sind. Jeder Anteil ist von der Körperwand umschlossen und jeder besitzt eine Höhle oder eine potentielle Höhle, da beim Lebenden der Raum durch enges Aufeinanderliegen von Wänden und Inhalten mehr oder weniger ausgefüllt ist. Die Brusthöhle liegt kranial des Zwerchfells, eine kuppelförmige sehnig-muskuläre Scheidewand mit einer peripheren Befestigung an der Körperwand und einem freien Zentrum, das sich kranial vorwölbt. Die Bauchhöhle liegt kaudal des Zwerchfells und entspricht dem Bauch. Sie steht mit der Beckenhöhle in offener Verbindung (Abb. 2-2).

Der *dorsale Anteil der Körperwand*, der die Brust-, Bauch- und Beckenhöhle abdeckt, wird Rücken genannt. Er wird von der Wirbelsäule und zugehörigen Muskeln gestützt, die sich in den Nacken und den Schwanz fortsetzen. Es ist deshalb vorteilhaft und durchaus folgerichtig, die Wirbel des Halses und des Schwanzes mit den anliegenden Strukturen ebenfalls in diesem Teil des Buches zu berücksichtigen. Die Strukturen des ventralen Halsbereiches werden zusammen mit dem Kopf abgehandelt.

Hals, Rücken und Schwanz weisen eine Reihe wiederkehrender Baueigentümlichkeiten auf, allen voran die Wirbel. Diese augenscheinliche Segmentation ist, wie die Bezugnahme auf einen jungen Embryo zeigt (Abb. 2-3/A), ein Überbleibsel der Somiten, in welche das paraxiale Mesoderm beiderseits des Neuralrohrs und der Chorda dorsalis lokalisiert ist. Das Erscheinungsbild im ausgewachsenen Individuum ist in gewisserweise irreführend, denn tatsächlich werden die Wirbel durch die Beteiligung zweier Ursegmente auf jeder Körperseite gebildet und wären daher richtiger als intersegmentale Formationen aufzufassen. Zusammen mit dem Sternum und den Rippen werden sie vom Medialanteil der Somiten, den Sklerotomen, gebildet. Die Muskeln der Wirbelsäule stammen vom Lateralanteil der Somiten, den Myotomen. Viele ausdifferenzierte Muskeln sind polysegmental und vereinigen An-

---

* Osteologie kommt von Osteon = gr. Knochen; Arthrologie kommt von arthron = gr. Gelenk; Myologie kommt von mys = gr. Muskel. Diese Begriffe bilden, noch vor den lateinischen Äquivalenten, die Wortstämme für viele medizinische Termini: Osteoma, Arthrose, Myositis und so weiter.

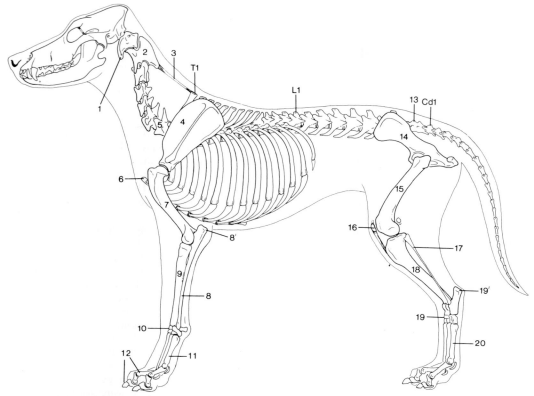

Abb. 2-1 Das Skelett des Hundes.

1, Atlasflügel, erster Halswirbel (C1); 2, Proc. spinosus des 2. Halswirbels (C2); 3, Lig. nuchae; 4, Scapula; 5, letzter Halswirbel (C7); 6, Manubrium sterni; 7, Humerus; 8, Ulna; 8′, Olecranon (Ellenbogenspitze); 9, Radius; 10, Karpalknochen; 11, Metakarpalknochen; 12, Phalanges prox., med., dist.; 13, Os sacrum; 14, Os coxae; 15, Os femoris; 16, Patella; 17, Fibula; 18, Tibia; 19 Tarsalknochen; 19′, Calcaneus (Spitze des Fersenbeins); 20, Metatarsalknochen; Th1, L1 und Cd1: erster Brust-, Lenden- und Schwanzwirbel.

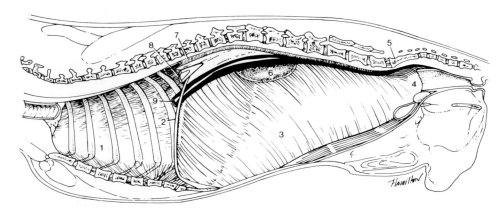

Abb. 2-2 Brustkorb, Bauch- und Beckenhöhle beim Hund; von links gesehen.

1, Brustkorbhöhle; 2, Diaphragma; 3, Bauchhöhle; 4, Beckenhöhle; 5, Os sacrum; 6, rechte Niere; 7, Aorta; 8, Ösophagus; 9, V. cava caudalis.

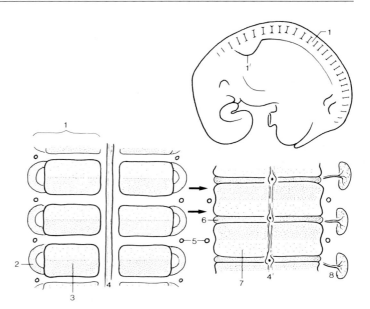

Abb. 2-3A Segmentation des paraxialen Mesoderms eines 10 mm langen Rinderembryo (oben) mit Darstellung zweier Entwicklungsstadien der Wirbel mit zugehörigen Segmentalgefäßen und -nerven. Die Pfeile verdeutlichen die Genese eines Wirbels aus zwei Anteilen benachbarter Urwirbel (Somiten).

1, Somit; 1', Vordergliedmaßenknospe; 2, Myotom; 3, Sklerotom; 4, Chorda dorsalis; 4', aus der Chorda dorsalis hervorgehender Nucleus pulposus im Zentrum des Discus intervertebralis (6); 5, Intersegmentalarterie; 6, Discus intervertebralis; 7, Wirbelkörper; 8, Myotom mit Segmentalnerv.

teile von mehreren oder sogar vielen Myotomen; bestimmte tiefere Muskelgruppen bewahren jedoch ihren unisegmentalen Ursprung. Aufgrund des intersegmentalen Wirbelaufbaues überbrücken und bewegen selbst die kürzesten Muskeln die Gelenke zwischen zwei aufeinanderfolgenden Wirbeln.

Jedes Myotom zieht frühzeitig einen einzelnen Nerven auf sich (Abb. 2-3/A). Dieser Nerv wächst aus dem benachbarten Neuralrohr heraus und hieraus folgt, daß die motorische Innervation der Muskeln ebenfalls segmental ist und daß polysegmentale Muskeln somit eine mehrfache Innervation aufweisen. Ein ähnliches Muster liegt bei der sensiblen Innervation der Haut vor. Früher wurde angenommen, daß der bindegewebige Anteil der Haut – die Dermis – sich ausschließlich aus einer dritten Portion der Somiten, den Dermatomen, entwickelt und daß Zellen dieser Dermatome auswandern, um spezifische Regionen des Oberflächenektoderms zu unterlagern. Dieses Muster der geordneten Zellwanderung ist nun in Frage gestellt worden durch die neuere Auffassung, daß sich die Dermis teilweise an Ort und Stelle aus Mesenchym differenziert. Wie auch immer, es liegt beim ausgewachsenen Individuum eine segmentale Hautinnervation vor (Abb. 2-3/B), die an einigen Stellen sehr regelmäßig und an anderen Stellen weniger regelmäßig ist. Die Hautsegmente, die zu bestimmten Paaren der Spinalnerven gehören, sind ebenfalls als Dermatome bekannt. Viele von ihnen überlappen sich gegenseitig. Die Beziehungen zwischen diesen Hautsegmenten und bestimmten sensiblen Nerven entwickeln sich unabhängig von solchen zwischen den motorischen Nerven samt Muskeln. Der sensible Anteil der Spinalnerven entwickelt sich aus einer Gruppe von Ganglienzellen, die aus der Neuralleiste stammen. Zentrale Fortsätze dieser Zellen bilden die Dorsalwurzel des Spinalnerven, die in dasselbe Segment des Neuralrohrs hineinwächst, das bereits im Zu-

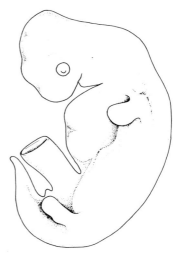

Abb. 2-3B Embryo mit „Dermatomen", die auf die segmentale Innervation der Haut hinweisen.

sammenhang mit dem Herauswachsen der motorischen Wurzel erwähnt wurde. Zusammen bilden die dorsale und ventrale Wurzel den gemischten Spinalnerven.

Im Gegensatz zur segmentalen Gliederung der Nerven sind die Arterien der Körperwand Äste der Aorta, die zunächst intersegmental zwischen den Somiten verlaufen (Abb. 2-3/5). Gleichwohl verbinden sich die Arterien und Nerven in einer Weise, die das unterschiedliche Entstehungsmuster nicht mehr erkennen läßt.

Die *lateralen und ventralen Anteile der Körperwand* sind ursprünglich unsegmentiert (Abb. 2-3A). Das Gewebe dieser Anteile entwickelt sich aus der Somatopleura, die aus einer Verbindung des Ektoderms mit dem äußeren Blatt des zweigeteilten Seitenplattenmesoderms hervorgeht. Das innere Blatt des Seitenplattenmesoderms ist selbstverständlich mit dem Entoderm verbunden, um die Splanchnopleura oder Darmwand zu bil-

den. Die vollständige Trennung der beiden Blätter des Seitenplattenmesoderms wird durch Konfluieren ursprünglich einzeln vorkommender Hohlräume zu einer einheitlichen Höhle erreicht (Abb. 2-4). Diese Höhle, bekannt als Zölom, wird später im Thorax in die Pericard- und Pleurahöhle und im Bauch-Beckenbereich in die Peritonäalhöhle unterteilt. Die Somatopleura wird später von Zellen besiedelt, die von lokalen Somiten ventral wandern. Zellen, die von Sklerotomen der thorakalen Somiten einwandern, differenzieren sich zu Rippen und Sternum. Zellen, die aus Myotomen thorakaler und abdominaler Somiten einwandern, differenzieren sich zu Muskeln der Brust- und Bauchwand. Durch die Rippen behält die Brustwand ihre segmentale Gliederung, während sie an der Bauchwand fast vollständig verloren geht.

Während dieser Entwicklungsprozesse ist die Körperwand des Embryo ventral noch offen. Die

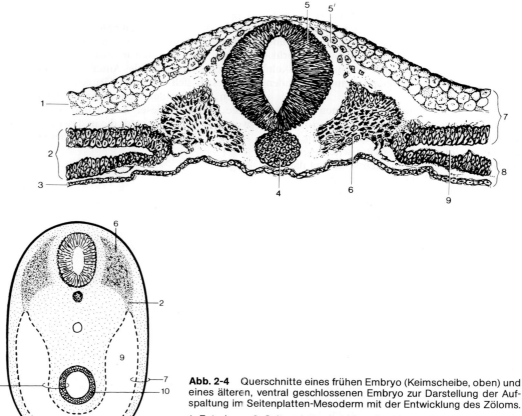

Abb. 2-4 Querschnitte eines frühen Embryo (Keimscheibe, oben) und eines älteren, ventral geschlossenen Embryo zur Darstellung der Aufspaltung im Seitenplatten-Mesoderm mit der Entwicklung des Zöloms.

1, Ectoderm; 2, Seitenplatte des Mesoderms; 3, Entoderm; 4, Chorda dorsalis; 5, Neuralohr; 5', Zellen der Neuralleiste; 6, Urwirbel; 7, Somatopleura; 8, Splanchnopleura; 9, Zölom; 10, Urdarm.

ventrale Körperwand schließt sich erst in der letzten Phase der Keimblattbildung (S. 110), in der die Keimscheibe in einen mehr oder weniger zylindrischen Körper umgeformt wird. Ventrale Medianstrukturen einschließlich Sternum und Linea alba – die ventromediane bindegewebige Bauchnaht – werden daher ursprünglich paarig angelegt. Die Nabelnarbe – der Bauchnabel des Menschen – läßt die Stelle erkennen, an der sich die Körperwand schließlich geschlossen hat.

Das Skelett und die Gelenke des Rumpfes

Die Wirbelsäule

Die Wirbelsäule reicht vom Schädel bis zur Schwanzspitze. Sie besteht aus einer großen Anzahl voneinander getrennter Wirbelknochen, die fest, aber nicht starr, miteinander verbunden sind. Die Wirbelsäule stützt die Körperachse und trägt so zur Aufrechterhaltung der Körperhaltung bei. Durch Beugen und Strecken und gelegentlich durch Drehen beteiligt sie sich an der Fortbewegung und an anderen Aktivitäten. Die Wirbelsäule umschließt und schützt das Rückenmark und dazu gehörende Strukturen innerhalb eines zentral gelegenen Wirbelkanals, ganz allgemein schützt sie die Strukturen des Halses, der Brust, des Bauches und Beckens (Abb. 2-1).

Die meisten Wirbel stimmen in ihrem Bauplan überein, der von übergeordneten Merkmalen bestimmt ist, die in verschiedenen Abschnitten der Wirbelsäule unterschiedlich ausgeprägt sind. Hierbei handelt es sich um den zervikalen (Hals), thorakalen (Rücken im engeren Sinne), lumbalen (Lenden), sakralen (Kruppe) und kaudalen (Schwanz) Wirbelsäulenabschnitt. Die Anzahl der Wirbel in diesen Abschnitten variiert je nach Spezies und – im geringeren Maße – auch individuell.

Die Wirbelsäulenabschnitte können in einer Formel zusammengefaßt werden: Für den Hund lautet sie: C7, T13, L7, S3, Cd20–23 (C = Cervikal-, T = Thorakal-, L = Lumbal-, S = Sakral-, Cd = Caudalwirbelsäulenabschnitt).

Ein typischer Wirbel (Abb. 2-5) besteht aus einem massiven Körper, der von einem Bogen überlagert ist. Der Bogen vervollständigt die Umgrenzung eines Foramen vertebrale. Die Summe aller dieser Foramina entspricht dem Wirbelkanal. Der Wirbelkörper ist annähernd zylindrisch mit leicht abgeflachter dorsaler Begrenzungsfläche zum Wirbelkanal, und er kann

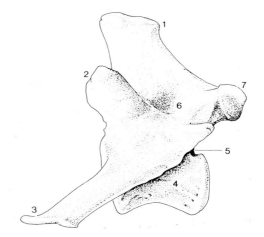

Abb. 2-5 Lendenwirbel eines Hundes, linke Seitenansicht.
1, Proc. spinosus; 2, Proc. articularis cran.; 3, Proc. transversus; 4, Körper; 5, Incisura vertebralis caudalis; 6, Wirbelbogen; 7, Proc. articularis caud.

eine ventromediane Leiste aufweisen. Seine Enden sind gewöhnlich gekrümmt, das Kranialende ist konvex und das Kaudalende ist konkav. Der Wirbelbogen besteht aus zwei vertikalen Füßchen (Pediculi), von denen jeweils eine Lamina medial strebt, um mit dem Konterpart zu verschmelzen und so den Ring über dem Rückenmark zu vervollständigen. Die Basisabschnitte der Füßchen weisen Einschnitte (Incisurae) auf. Zwischen aufeinanderfolgenden Wirbeln vereinigen sich die Einschnitte zweier Wirbel zu Öffnungen (Foramina intervertebralia), durch welche sowohl die Spinalnerven als auch die Gefäße hindurchtreten, die die Strukturen innerhalb des Wirbelkanals vaskularisieren. Gelegentlich kommt zusätzlich ein Foramen vertebrale laterale vor, das den Wirbelbogen nahe am Foramen intervertebrale perforiert.

Jeder Wirbel besitzt außerdem mehrere Wirbelfortsätze. Der Dorsal- oder Spinalfortsatz geht aus der Vereinigung der Laminae hervor und ist im allgemeinen prominent. Form, Länge und Neigung variieren je nach Wirbelsäulenabschnitt und Spezies. Querfortsätze gehen an beiden Seiten zwischen Wirbelkörper und -bogen ab. Sie entwickeln sich in Höhe der Foramina intervertebralia und unterteilen die Stamm-Muskulatur in dorsale und ventrale Muskelgruppen. Die Wirbelbögen werden durch Articulationes synoviales miteinander verbunden. Teilweise reichen die Gelenkflächen kaum über das Niveau ihrer Umgebung hinaus, aber stellenweise, besonders an den kaudalen Thorakal- und an allen Lendenwirbeln, liegen die Gelenkflächen an Gelenkfortsätzen, die kaudal bzw. kranial aus den Dorsalbereichen der Wirbelbögen herausragen (Abb. 2-5/2, 7).

Bei Haussäugetieren, ebenso wie bei fast allen Säugetieren, kommen sieben *Halswirbel* vor. Die ersten beiden, Atlas und Axis, sind zur freien Bewegung des Kopfes erheblich modifiziert und erfordern deshalb eine gesonderte Einzelbeschreibung. Die verbleibenden fünf sind typischer. Der Atlas ist der ungewöhnlichste von allen Wirbeln, da er scheinbar keinen Körper besitzt, sondern aus zwei Flügeln besteht, die mit dem dorsalen und ventralen Bogen verbunden sind (Abb. 2-6/A). Diese Form resultiert aus der (embryonalen) Vereinigung des Verknöcherungszentrums seines Körpers mit dem entsprechenden Teil des folgenden (zweiten) Wirbels, des Axis. Der verlagerte Teil des Atlaskörpers verschafft dem zweiten Halswirbel einen kranialen Fortsatz (Dens, /B, 5), der in das Foramen vertebrale des Atlas hineinpaßt und als Drehzapfen dient, um welchen der Atlas (und der Kopf) rotieren kann. Eine Knochenplatte, der Atlasflügel (Ala atlantis, Querfortsatz), ragt bilateral zwischen beiden Bögen plattenförmig hervor und dient der Orientierung, da er oft sichtbar und beim lebenden Tier stets palpierbar ist. Der Kranialrand des ventralen Bogens und die benachbarten Areale der Flügel tragen zwei tiefe Aushöhlungen, die den paarigen Condylus occipitalis des Schädels aufnehmen. Diese Gelenkfacetten nähern sich ventral und verschmelzen bei einigen Species. Der Kaudalrand des ventralen Bogens ist seitlich zur Bildung einer Facies articularis

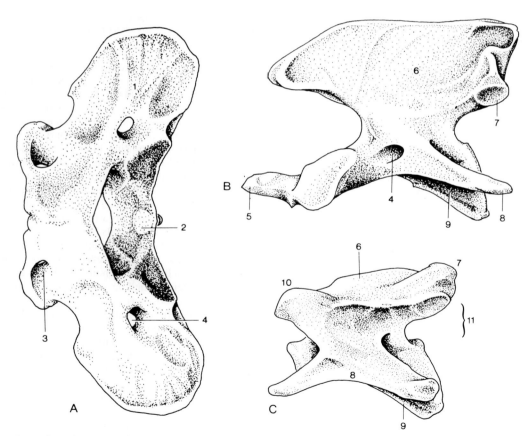

Abb. 2-6 Halswirbel des Hundes; links: Kranialende. A, Atlas, Dorsal-Ansicht. B, Axis, Lateral-Ansicht. C, fünfter Halswirbel, Lateral-Ansicht.

1, Atlasflügel; 2, Fovea dentis; 3, For. vertebrale laterale; 4, For. transversum; 5, Dens; 6, Proc. spinosus; 7, Proc. articularis caud.; 8, Proc. transversus; 9, Wirbelkörper; 10, Proc. articularis cran.; 11, Lage des Foramen vertebrale.

ausgehöhlt, die das Kranialende des Axis aufnimmt. Eine Verlängerung (Fovea dentis, /A, 2) dieser Gelenkfläche auf die dorsale Oberfläche des Ventralbogens dient der Aufnahme des Dens. Der Dorsalbogen weist Löcher auf, die den Foramina transversalia und intervertebralia der anderen typischen Halswirbel entsprechen. Bei einigen Species kommt eine dritte Öffnung (Foramen alare) vor, die den Flügel durchsetzt.

Der zweite Halswirbel (Axis) ist gewöhnlich der längste Wirbel. Sein Kranialende trägt den Dens, der bei Fleischfressern zapfenförmig und eher schnabelförmig bei bestimmten anderen Species ist. Der Kranialrand des Wirbelkörpers und die Ventralfläche des Dens gehen kontinuierlich ineinander über und bilden so eine einheitliche Artikulationsfläche für den Atlas. Dorsal weist der Dens eine Rauhigkeit für die Befestigung der Bänder auf, die ihn in seiner Lage fixieren. Der Wirbelbogen trägt einen sehr hohen, bei Hunden außerdem langen, Spinalfortsatz mit Gelenkflächen an seinem Kaudalrand. Diese Gelenkflächen treffen entsprechende Flächen des dritten Halswirbels. Die Querfortsätze sind lang; jeder von ihnen wird nahe seiner Wurzel von einem Foramen transversum perforiert, das die A., V. und den N. vertebralis passieren läßt.

Die übrigen Halswirbel werden kaudal bis zum Übergang zum Thorax kürzer. Die Enden der Wirbelkörper sind stärker gekrümmt als in anderen Bereichen und fallen schräg ab. Die Ventralflächen tragen eine deutliche Leiste. Die Wirbelbögen sind kräftig und weit, aber die Spinalfortsätze sind – außer am letzten Halswirbel – wenig entwickelt (diesbezüglich bestehen allerdings beträchtliche Abweichungen bei den verschiedenen Species). Der große Querfortsatz (Abb. 2-6/8) trägt einen dorsalen und ventralen Höcker, von denen der letztere gewöhnlich eine kaudale plattenförmige Ausweitung aufweist (Abb. 2-14/5). Zusätzlich zu den ersten beiden weisen auch die Querfortsätze der dritten bis sechsten Halswirbel ein Foramen transversum auf, durch welches Gefäße und Nerven hindurchtreten. Die Gelenkflächen sind groß und eben und ragen nicht über das Niveau ihrer unmittelbaren Umgebung hinaus. Der siebte Halswirbel, der Übergangswirbel zu den Thorakalwirbeln, unterscheidet sich von den übrigen Wirbeln durch seinen höheren Spinalfortsatz, Fehlen eines Foramen transversum und Ausbildung einer Gelenkfacette am Kaudalrand seines Körpers für die Artikulation mit der ersten Rippe.

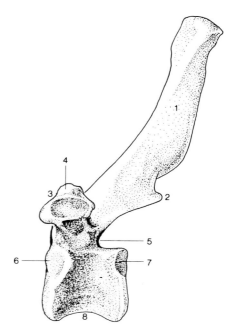

Abb. 2-7 Brustwirbel des Hundes; linke Seitenansicht. (Siehe auch Abb. 2-15.)
1, Proc. spinosus; 2, Proc. articularis caud.; 3, Proc. transversus mit Fovea costalis; 4, Proc. mamillaris; 5, Incisura vertebralis caudalis; 6, 7, Fovea costalis; 8, Wirbelkörper.

Die *Thorakalwirbel* (Abb. 2-7) artikulieren mit den Rippen und stimmen mit diesen in ihrer Anzahl überein. Geringfügige diesbezügliche Abweichungen sind jedoch nicht selten und werden meistens durch eine reziproke Entwicklung der daraufffolgenden Lendenwirbel ausgeglichen, so daß der thorakolumbale Abschnitt in seiner Gesamtzahl unverändert bleibt. Alle Thorakalwirbel weisen die gleichen Merkmale auf; es existieren jedoch eine Reihe von allmählichen oder an einigen Stellen abrupten Veränderungen, wodurch sich die mehr kranialen von den mehr kaudalen Wirbeln unterscheiden. Gemeinsame Merkmale sind: Kurze Wirbelkörper mit abgeflachten Enden, Gelenkflächen für die Rippen, und zwar an beiden Wirbelenden für die Rippenköpfchen und an den Querfortsätzen für die Rippenhöckerchen, kurze stummelartige Querfortsätze, dicht aneinander passende Wirbelbögen, sehr lange Spinalfortsätze und kurze Gelenkfortsätze.

Besondere Merkmale des Thorakalwirbelabschnittes sind: Eine rapide Höhenzunahme der Spinalfortsätze, die ihr Maximum wenige Wirbel-

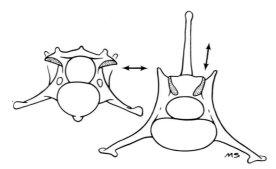

Abb. 2-8 Tangentiale (horizontale) und radiäre Ausrichtung (Pfeile) der Gelenkflächen eines Hals- (links) und eines Lendenwirbels des Hundes, Kaudal-Ansicht.

längen kaudal der Hals-Brustgrenze erreicht und danach langsam wieder abnimmt, zunehmende Vereinfachung der Gelenkflächen für die Rippen, wobei es zur Annäherung und schließlich zur Verschmelzung der Gelenkflächen an den Querfortsätzen und an den Kranialenden der Wirbelkörper kommt, Größenabnahme (und evtl. Verschwinden) der Fovea costalis caudalis, Entstehung eines zusätzlichen (mamillären) Zitzenfortsatzes als Vorsprung des Querfortsatzes und seine allmähliche Verlagerung auf den kranialen Gelenkfortsatz. Die mehr abrupten Veränderungen gegen Ende der Thorakalwirbelreihe umfassen: Eine plötzliche Richtungsänderung der Spinalfortsätze von kaudodorsal nach kraniodorsal, eine Umorientierung der Gelenkflächen der Gelenkfortsätze von einem horizontalen (tangentialen) zervikalen zu einem vertikalen (radiären) lumbalen Muster (Abb. 2-8). Bei einigen Spezies einschließlich Hund besitzen die letzten Thorakalwirbel noch zusätzliche Hilfsfortsätze, die kaudal vom Wirbelbogen ausgehen und den nachfolgenden Wirbel überlagern.

Die *Lendenwirbel* (Abb. 2-9) unterscheiden sich von den Thorakalwirbeln durch ihre größere Länge und durch einheitlichere Gestalt ihrer Körper. Weitere Merkmale sind: Fehlen von Gelenkflächen für die Rippen, eine geringere Höhe und generelle Kranialneigung der Spinalfortsätze, lange, abgeflachte, seitwärtsragende Querfortsätze, die gelegentlich (beim Hund) eine kranioventrale Neigung aufweisen, ineinandergreifende Gelenkfortsätze, prominente Zitzenfortsätze und manchmal Hilfsfortsätze.

Kaudal der Lendenwirbelsäule schließt sich das *Kreuzbein (Os sacrum)* an, ein einzelner Knochen, der durch die Verschmelzung mehrerer Wirbel entstanden ist. Das Kreuzbein bildet mit dem Beckengürtel ein straffes Gelenk, wodurch der Schub der Hintergliedmaßen auf den Rumpf übertragen wird. Normalerweise sind nur ein oder zwei Sakralwirbel unmittelbar an dieser gelenkigen Verbindung beteiligt. Die kaudalen Sakralwirbel liegen kaudal des Gelenkes und bilden den größeren Teil der Dorsalbegrenzung der Beckenhöhle. Bei einigen Species (besonders beim Schwein) können – einhergehend mit zunehmendem Alter – ein oder mehrere Schwanzwirbel in das Kreuzbein integriert werden. Beim Hund besteht es fast immer aus drei Sakralwirbeln, die einen kurzen vierseitigen Block bilden (Abb. 2-10).

Das Kreuzbein verjüngt sich gewöhnlich von seinem Kranial- bis zu seinem Kaudalende und ist auf der gesamten Länge gebogen, wobei die beckenseitige Begrenzung glatt und leicht konkav ist. Bei den meisten Species ist die Dorsalfläche je nach Anzahl der Kreuzwirbel durch entsprechende Spinalfortsätze gekennzeichnet. Besonders beim Schwein sind diese in ihrer Höhe jedoch stark reduziert oder nicht vorhanden. Bei ihrer Ausbildung behalten sie entweder ihre Indi-

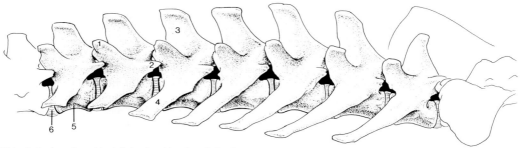

Abb. 2-9 Lendenwirbelsäule des Hundes, linke Seitenansicht.

1, Proc. mamillaris; 2, Proc. accessorius; 3, Proc. spinosus; 4, Proc. transversus; 5, Wirbelkörper; 6, Discus intervertebralis.

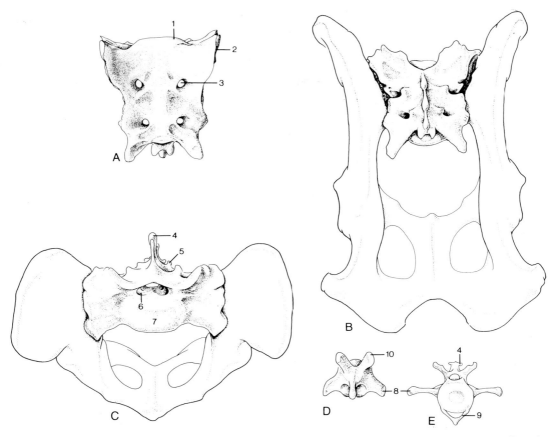

Abb. 2-10 Os sacrum und Schwanzwirbel des Hundes. A, Os sacrum, Ventral-Ansicht. B, Os sacrum, Dorsal-Ansicht. C, Os sacrum, Kranial-Ansicht. D, Schwanzwirbel, Dorsal-Ansicht. E, Schwanzwirbel, Kranial-Ansicht.
1, Promontorium; 2, Facies auricularis; 3, Foramen für den Ventralast des Spinalnerven; 4, Proc. spinosus; 5, Proc. articularis; 6, Canalis vertebralis; 7, Wirbelkörper; 8, Proc. transversus; 9, Arcus haemalis; 10, Proc. articularis cran.

vidualität (Hund, Pferd), oder sie verschmelzen und bilden so eine durchgehende mediane Knochenleiste (Wiederkäuer). Bilateral hierzu markiert eine niedrige und unregelmäßige Leiste gewöhnlich die Lage der Gelenkfortsätze. Der Lateralrand wird von den verschmolzenen Querfortsätzen gebildet und trägt kranial die Gelenkfläche für das Ilium. Diese ist häufig ohrmuschelförmig und wird daher auch Facies auricularis genannt (/2).

Der Grad der Verschmelzung der Sakralwirbel variiert von Species zu Species und ist am geringsten beim Schwein. Selbst bei vollständiger Verschmelzung läßt die Form des Kreuzbeins seine Zusammensetzung anhand der Anzahl der Öffnungen (Foramina sacralia) erkennen, die an beiden Oberflächen (dorsal und ventral) die dorsalen und ventralen Äste der Sakralnerven getrennt passieren lassen. Der Übergang der Ventral- in die Kranialfläche ist lippenförmig, bekannt als Promontorium (/1), und stellt trotz häufiger Unauffälligkeit einen Bezugspunkt für die Geburtshilfe dar.

Die Anzahl der *Schwanzwirbel* variiert beträchtlich, selbst innerhalb ein und derselben Species. Sie sind schwanzspitzenwärts zunehmend einfacher gebaut. Während die ersten noch an eine Miniaturausgabe der Lendenwirbel erinnern, sind die mittleren und letzten zu einfachen Zapfen reduziert. Die ersten Wirbel einiger Species weisen zusätzlich zu den allgemeinen Merkmalen noch eine Schutzvorrichtung für die Hauptarterie des Schwanzes auf, und zwar entweder in Form von eigenständigen ventralen Hämalbögen oder in Form kleiner V-förmiger Knochen, die mit der Unterseite der Wirbelkörper verschmolzen sind, oder in Form paariger ventraler Hämalfortsätze, zwischen denen die Gefäße verlaufen (Abb. 2-10/E).

Die *Kontur der Wirbelsäule* variiert entsprechend der Körperhaltung, Tierart und Rasse. Ganz allgemein folgen die Wirbel von der Thorakalregion bis zur Schwanzwurzel einer mehr oder weniger horizontalen Linie. Die kranialen Thorakalwirbel neigen sich abwärts und erreichen den tiefsten Punkt am Eingang zum Brustkorb, wo ein abrupter Richtungswechsel erfolgt, so daß die Wirbelsäule von hier wieder zum Kopf aufsteigt. Die Einsenkung der kranialen Thorakalwirbel ist beim lebenden Tier durch die Höhe der Spinalfortsätze überbrückt. Tatsächlich sind bei einigen Species, besonders beim Pferd, die Spinalfortsätze so lang, daß die Kontur dieses Rückenteils sogar zum Widerrist erhöht ist. Abgesehen von der Kopf-Hals-Grenze liegen die Halswirbel in einiger Entfernung von der dorsalen Hautoberfläche. Dies ist beim lebenden Tier nicht augenscheinlich und selbst bei größeren Tieren nicht durch Palpation festzustellen. Der größere Teil des Schwanzes hängt bei größeren Tieren nach unten, bei Hund und Katze ist die Schwanzhaltung variabel und drückt bei beiden Species Emotionen aus. Beim Hund ist die Schwanzhaltung auch von der Rasse abhängig.

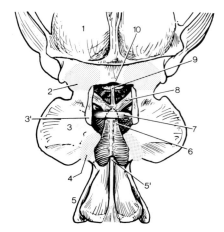

Abb. 2-11 Art. atlantooccipitalis des Hundes, Dorsal-Ansicht; der dorsale Atlasbogen wurde entfernt.

1, Schädel; 2, Gelenkkapsel der Art. atlantooccipitalis; 3, Atlasflügel; 3', dorsaler Atlasbogen, herausgeschnitten; 4, Gelenkkapsel der Art. atlantoaxialis; 5, Axis; 5', Proc. spinosus axis, seine überhängende Kranialportion wurde entfernt; 6, Dens; 7, Lig. transversum des Atlas; 8, Lig. alare; 9, Lig. apicis dentis; 10, Dorsalrand des For. magnum.

Die Gelenke der Wirbelsäule

Die Wirbel formen zwei Arten von Verbindungen; knorpelige Verbindungen zwischen den Wirbelkörpern und echte synoviale Gelenke, die zwischen den Gelenkflächen an den Wirbelbögen vorkommen. Zusätzlich werden mehrere Wirbel von langen Bändern überbrückt. Diese eigentümliche Bauweise weist in zwei Regionen noch Abweichungen auf: Kranial, wo der Kopf frei beweglich ist, und im Beckenbereich, wo die Sakralwirbel verschmolzen sind.

Die zwei Gelenke des Atlas werden zuerst beschrieben. Das *Atlanto-Okzipital-Gelenk* (Abb. 2-11) wird von den Kondylen des Schädels und den entsprechenden Konkavitäten des Atlas gebildet. Obwohl die rechte und linke separate Gelenkfläche ventral konvergieren, vereinigen sie sich nicht immer. Hiervon abgesehen existiert generell eine einheitliche Gelenkhöhle. Die Gelenkkapsel befestigt sich an den Rändern der Gelenkflächen des Hinterhauptbeins und des Atlas.

Sie wird äußerlich durch eine dorsale und eine ventrale Membrana atlanto-occipitalis verstärkt, die sich von den Atlasbögen zu den entsprechenden Stellen in der Umgebung des For. magnum ausdehnen. Außerdem wird die Gelenkkapsel äußerlich durch kleinere laterale Bänder verstärkt, die zwischen dem Atlas und benachbarten Schädelbereichen verkehren. Trotz seiner ungewöhnlichen Form funktioniert das Gelenk wie ein Ginglymus mit weitgehender Beschränkung der Bewegung auf Beugung und Streckung in sagittaler Ebene – gewissermaßen auf Kopfnicken – womit der Mensch eine Zustimmung ausdrückt.

Das *Atlanto-Axial-Gelenk* weist noch größere Besonderheiten auf. Die ausgedehnten Gelenkflächen des Arcus ventralis atlantis und des Körpers und Zahnes des Axis sind gegen eine einheitliche Gelenkhöhle gerichtet. Die Gelenkflächen sind so geformt, daß nur begrenzte Bereiche bei Kopfbewegungen miteinander in Kontakt treten. Diese Kontakteinschränkung und die geräumige Kapsel erlauben eine gewisse Vielseitigkeit in der Bewegung. Tatsächlich ist jedoch die Bewegungsfähigkeit auf eine Rotation um die Längsachse beschränkt – auf Kopfschütteln, was beim Menschen eine Ablehnung ausdrückt. Die dorsale atlantoaxiale Membran, die aneinandergrenzende Teile der betreffenden Wirbel miteinander verbindet, beschränkt die Bewegungsfreiheit nur geringfügig. Der Dens axis (Zahn des Axis), der für das Rückenmark eine potentielle Gefahr darstellt, wird in seiner Lage durch ein oder mehrere Bänder gesichert, die ihn an der anliegenden Dorsalfläche des ventralen Atlasbogens und bei einigen Species (z. B. beim Hund) zusätzlich am Hinterhauptsbein befestigen. Durch eine Ruptur dieser Bänder – oder durch eine Fraktur des Dens – kann der Axis das Rückenmark verletzen und den Tod herbeiführen, was beim Erhängen vorliegt.

Die nachfolgende Beschreibung einzelner Verbindungen trifft für die meisten übrigen Wirbel zu. Zu den *intervertebralen Verbindungen* gehören die Symphysen zwischen den Wirbelkörpern und die synovialen Gelenke zwischen den Gelenkfortsätzen. Die Körper benachbarter Knochen sind durch dicke, aber flexible Polster, die Zwischenwirbelscheiben, verbunden, die einen beträchtlichen Anteil zur gelenkig verbundenen Wirbelsäule beisteuern. Sie stellen ungefähr 10% der Gesamtlänge bei Huftieren, ungefähr 16% beim Hund und ungefähr 25% beim Menschen dar – das sind Anteile, die deutlich mit dem unterschiedlichen Grad der Biegsamkeit des Rumpfes korrelieren. Die Zwischenwirbelscheiben zählen zu den Strukturen, deren fortschreitende degenerative Veränderung mit dem Alter zunimmt.

Läsionen der Zwischenwirbelscheiben sind seit langem bekannte Ursachen für Rückenleiden beim Menschen und Hund, und neuerdings auch bei anderen Haustieren und sogar bei Wildtieren. Die Struktur der Zwischenwirbelscheiben ist daher bedeutsam, und es soll betont werden, daß die anatomischen Details und die Art der möglichen Beschwerden sich bei Mensch und Quadrupeden unterscheiden.

Jede Zwischenwirbelscheibe besteht aus zwei Anteilen, einem Nucleus pulposus und einem Anulus fibrosus (Abb. 2-12). Der Nucleus pulposus nimmt eine leicht exzentrische Position ein. Beim jungen Tier besteht er aus einem gallertigen Gewebe, das aus der embryonalen Chorda dorsalis hervorgegangen ist und strukturelle Ähnlichkeiten mit dieser beibehält. Dieses Gewebe wird unter Druck gehalten und versucht, bei sich bietenden Gegebenheiten auszuweichen. Der Anulus fibrosus besteht aus ringförmig angeordnetem fibrösem Gewebe, das schräg von einem Wirbel zum anderen zieht. Bei den meisten Species geht es in die Knorpelschicht über, die den Wirbelenden anliegt. Die Richtung der Fa-

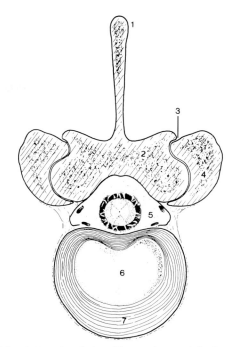

Abb. 2-12 Lumbaler Discus intervertebralis des Rindes.

1, Proc. spinosus; 2, Lamina; 3, Synovialgelenk zwischen den Artikularfortsätzen; 4, Proc. articularis des benachbarten Wirbels; 5, Canalis vertebralis mit Inhalt (Rückenmark und Rückenmarkshäute, umgeben von Epiduralfett); 6, Nucleus pulposus; 7, Anulus fibrosus.

serringe ändert sich von Lamelle zu Lamelle, von denen es ungefähr 20 aufeinanderfolgende gibt. Die Abgrenzung zwischen Nucleus pulposus und Anulus fibrosus ist nicht immer deutlich, besonders bei größeren Species. Die Einschließung des Nucleus pulposus innerhalb des fibrösen Ringes dient dazu, Stöße zu dämpfen und Kompressionen, die auf die Wirbelsäule einwirken, auf größere Bereiche zu verteilen.

Allmähliche Veränderungen, die sowohl den Nucleus pulposus als auch den Anulus fibrosus einbeziehen, beginnen schon in relativ frühem Alter. Eine Fragmentierung des Ringes führt zum Vorfall des Nucleus pulposus, meistens in Richtung auf den Wirbelkanal, wo direkt oder indirekt ein Druck auf das Rückenmark ausgeübt werden kann. Eine Verkalkung des Nucleus pulposus verringert die normale Elastizität und Flexibilität der Wirbelsäule. Degenerative Veränderungen können jede Zwischenwirbelscheibe treffen, aber die Auswirkungen sind um so schwerwiegender, wenn es sich um die beweglichsten

Wirbelsäulenabschnitte handelt, wie zum Beispiel den Halsbereich und bei großen Tieren die lumbosakrale Verbindung. Die meisten thorakalen Zwischenwirbelscheiben werden dorsal von Ligamenta intercapitalia überbrückt, welche die Köpfe der rechten und linken Rippen verbinden (S. 48) und so angeblich die Folgen von Bandscheibenrupturen in den genannten Bereichen mildern sollen.

Die Verbindungen zwischen den Gelenkflächen der Wirbelbögen sind gewöhnliche synoviale Gelenke. Ihr Bau und der Grad ihrer Mobilität variieren von Region zu Region und in einem gewissen Ausmaß auch bei den verschiedenen Species. Im Hals- und kranialen Thorakalbereich stehen die Gelenkflächen tangential zu einem Kreis, dessen Mittelpunkt im Zentrum des Wirbelkanals liegt (Abb. 2-8). In diesen Bereichen ist zusätzlich zu Beugung und Streckung auch eine Rotation möglich. Im kaudalen Thorakal- und Lendenbereich sind die Gelenkflächen radiär gestellt, und die Bewegung ist mehr oder weniger auf die Medianebene beschränkt. Die großzügigste Bewegungsfreiheit liegt im Halsbereich, wo die Gelenkflächen am größten und die Gelenkkapseln am lockersten sind. Die elastischen Ligg. interarcualia, welche die dorsalen Zwischenräume zwischen den Bögen aufeinanderfolgender Wirbel überbrücken, können als Hilfsbänder für diese Gelenke angesehen werden; ihre flächige Ausdehnung steht in umgekehrtem Verhältnis zur Weite der Wirbelbögen. In bestimmten Bereichen kommen auch Ligg. interspinalia und intertransversalia vor, aber diese sind von geringerer Bedeutung.

Drei *lange Bänder* dehnen sich entlang der Hauptabschnitte der Wirbelsäule aus. Ein dorsales Längsband (Abb. 2-13/7) verläuft am Boden des Wirbelkanals vom 2. Halswirbel bis zum Kreuzbein. Schmal im Mittelbereich eines jeden Wirbelkörpers, verbreitert es sich dort, wo es die einzelnen Zwischenwirbelscheiben überbrückt, sich hier mit ihnen verbindet und so zur Stützung dieser Strukturen beiträgt. Ein ventrales Längsband folgt der Ventralfläche der Wirbel von der Mitte der Thorakalregion bis zum Kreuzbein. Weiter kranial wird seine Funktion vom M. longus colli erfüllt. Auch das ventrale Längsband verbreitert sich über den Zwischenwirbelscheiben und verbindet sich mit ihnen.

Ein drittes durchgehendes Band, das Lig. supraspinale, verläuft an den Spitzen (oder beiderseits) der Spinalfortsätze der Thorakal- und Lendenwirbel. Es verschmilzt mit den Sehnen der

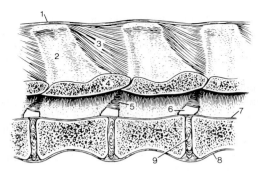

Abb. 2-13 Bänder der Wirbelsäule. Paramedianschnitt durch die Lendenwirbel des Hundes; von links gesehen.

1, Lig. supraspinale; 2, Proc. spinosus; 3, Lig. interspinale; 4, Wirbelbogen; 5, Lig. interarcuale; 6, For. intervertebrale; 7, Lig. longitudinale dorsale; 8, Lig. longitudinale ventrale; 9, Discus intervertebralis. (Nach Taylor, 1970.)

epaxialen Muskeln so vollständig, daß über seine unabhängige Existenz gestritten wird. Mit Ausnahme bei Schwein und Katze verläuft eine kraniale Fortsetzung dieses Bandes von den höchsten Fortsätzen des Widerrists auf kürzestem Weg zum Ansatz an der Nackenfläche des Schä-

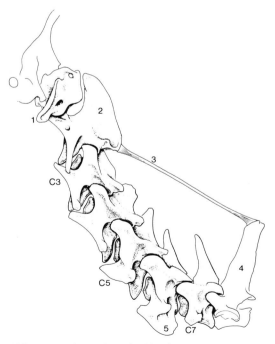

Abb. 2-14 Lig. nuchae des Hundes.

1, Atlasflügel; 2, Proc. spinosus des Axis; 3, Lig. nuchae; 4, Proc. spinosus des ersten Brustwirbels; 5, plattenförmige Ausdehnung des Proc. transversus.

dels oder, wie beim Hund, zum Spinalfortsatz des 2. Halswirbels (Abb. 2-14). Dieses Nackenband (Ligamentum nuchae) verläuft dicht an der dorsalen Nackenkontur und ist über den größten Teil seiner Länge deutlich von den weiter ventral gelegenen Halswirbeln separiert. Im Gegensatz zu den anderen langen Bändern ist das Nackenband elastisch und trägt so einen Teil der Kopflast bei hoher Kopfhaltung, ohne hierbei die Fähigkeit zum Kopfsenken zu beeinträchtigen, damit das Tier vom Boden Nahrung oder Wasser aufnehmen kann. Es existiert ein deutlicher Zusammenhang zwischen der Stärke dieses Bandes und dem Gewicht des Kopfes sowie der Hebelarmlänge des Halses. Das Nackenband ist daher bei großen Species viel kräftiger entwickelt und auch viel komplizierter gebaut (Abb. 19-3).

Rippen und Sternum

Der Brustkorb (Thorax) wird durch Rippen und Sternum vervollständigt. Die Rippen (Costae) sind paarweise angeordnet und artikulieren mit den Thorakalwirbeln. Jede Rippe besteht aus einem knöchernen Dorsalabschnitt, der eigentlichen Rippe, und einem knorpeligen Ventralabschnitt, dem Rippenknorpel (Abb. 2-15/A). Beide Abschnitte stoßen an der kostochondralen Verbindung zusammen. Der Dorsalteil der Rippe artikuliert mit der Wirbelsäule, während der Ventralteil mit dem Sternum artikuliert, und zwar entweder direkt („echte Rippen") wie die ersten acht oder neun, oder indirekt über eine Verbindung zu den Knorpeln der kranial anliegenden Rippen, wie es für die asternalen („falschen Rippen") zutrifft. Durch diese Knorpelverbindung der asternalen Rippen wird der Rippenbogen (Abb. 2-16/6) gebildet, der die Flanke kranial begrenzt. Der Knorpel der letzten Rippe nimmt nicht immer Verbindung zur vorletzten Rippe auf und wird daher auch „Costa fluctuans (Fleischrippe)" genannt.

Das Dorsalende der Rippe besitzt ein abgerundetes Rippenköpfchen mit zwei Gelenkflächen, die mit den Körpern zweier Wirbel, und zwar mit dem Kaudalende des vorzähligen und mit dem Kranialende des gleichzähligen Wirbels artikulieren. Diese Gelenkflächen sind durch eine rauhe Leiste voneinander getrennt, die ihrerseits mit

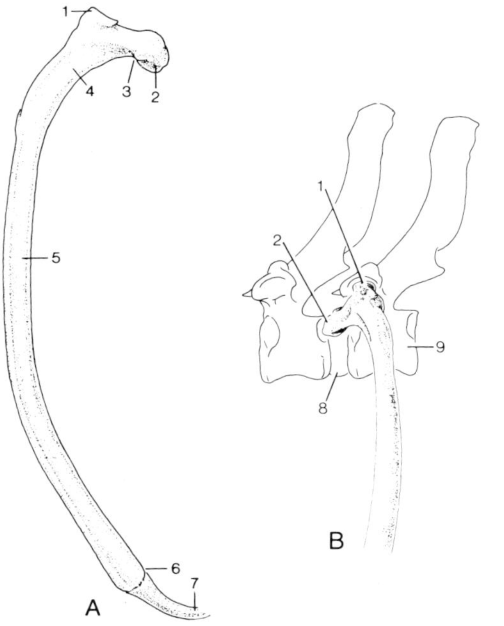

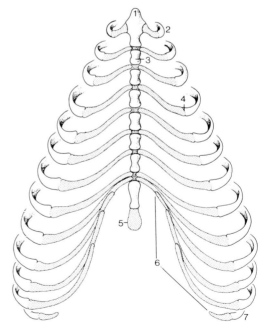

Abb. 2-15 A, Rippe des Hundes, Kaudal-Ansicht. B, Rippe des Hundes, die mit zwei Wirbeln artikuliert, linke Seitenansicht.

1, Tuberculum; 2, Kopf; 3, Hals; 4, Angulus; 5, Körper; 6, kostochondrale Verbindung; 7, Rippenknorpel; 8, Discus intervertebralis; Wirbel und gleichzählige Rippe.

Abb. 2-16 Sternum und Rippenknorpel des Hundes, Ventral-Ansicht.

1, Manubrium; 2, erste Rippe; 3, Sternebra; 4, kostochondrale Verbindung; 5, Cart. xiphoidea; 6, Rippenbogen; 7, Costa fluctuans.

der Zwischenwirbelscheibe in Kontakt steht und an den meisten Rippen dem Lig. intercapitale Befestigung bietet. Das Rippenköpfchen ist mit dem Rippenkörper durch einen kurzen gedrungenen Hals verbunden, der lateral ein Höckerchen trägt. Dieses Höckerchen weist eine dritte Gelenkfläche auf, welche mit der weiter kaudalgelegenen Gelenkfläche des Querfortsatzes des gleichzähligen Wirbels gelenkig verbunden ist (Abb. 2-15/B).

Der Rippenkörper beginnt distal vom Rippenhöckerchen. Er ist lang, auf ganzer Länge leicht gebogen und gewöhnlich lateral abgeflacht, was bei größeren Species besonders für das Ventralende zutrifft. Dort wo die Lateralfläche für den Ansatz des M. iliocostalis aufgerauht erscheint, ist die Biegung am stärksten, weshalb dieser Bereich auch Rippenwinkel genannt wird (/4). Der Kranial- und Kaudalrand des Wirbelkörpers sind oft scharfkantig und bieten den Zwischenrippenmuskeln Ansatz, die den Raum zwischen den aufeinanderfolgenden Rippen ausfüllen. Der Kaudalrand kann auch eine Vertiefung aufweisen, die dem Schutz der neurovaskulären Leitungsstrukturen des Zwischenrippenraumes dient.

Der Rippenknorpel ist beim Jungtier elastisch, besonders wenn er so lang und dünn wie beim Hund ist. Die Elastizität nimmt bei zunehmender Verkalkung mit dem Alter ab. Der Knorpel grenzt entweder am Rippenknie (Genu) an den knöchernen Rippenteil oder bildet seinerseits kurz unter der kostochondralen Verbindung das ventrokranial gebogene Rippenknie.

Es existiert eine Reihe von Unterschieden zwischen den Rippen. Die erste Rippe ist stets relativ kräftig, kurz und gerade. Ihr Rippenknorpel ist stummelförmig und artikuliert mit dem Sternum über ein straffes Gelenk, das die Rippe fixiert. Auf diese Weise wird eine feste Verankerung geschaffen, an welche die übrigen Rippen beim Einatmen herangezogen werden. An den folgenden Rippen nehmen Länge, Grad der konvexen Biegung und der kaudoventrale Verlauf mehr und mehr zu, und zwar besonders auffällig im Kaudalteil der Thorakalwand, obwohl hier die letzten zwei oder drei Rippen wieder etwas kürzer sind. Die drei artikulierenden Gelenkflächen am Vertebralende nähern sich zunehmend und können eventuell an den letzten Rippen miteinander fusionieren. Die Knorpelabschnitte der sternalen Rippen sind kurz und fast ebenso dick wie die knöchernen Abschnitte; die der asternalen Rippen sind meistens schlanker und verjüngen sich an ihren ventralen Enden.

Das *Sternum* besteht aus drei Teilen. Der kraniale Teil, bekannt als Manubrium (Abb. 2-16/1), ragt über das 1. Rippenpaar kranial hinaus und kann an der Halsbasis palpiert werden. Es ist zapfenförmig bei Hund und Katze und bilateral komprimiert bei Großtieren. Der Brustbeinkörper besteht aus mehreren Segmenten (Sternebrae), die beim Jungtier durch Knorpel verbunden sind, der mit fortschreitendem Alter verknöchert. Er ist zylinderförmig beim Hund, breit und flach bei Wiederkäuern und trägt einen ventralen kielförmigen Vorsprung beim Pferd. Sein dorsolateraler Rand weist eine Reihe von Einziehungen auf, welche die Enden der Rippenknorpel aufnehmen. Die weiter kranial gelegenen Einziehungen der Sternebrae nehmen je einen einzelnen Rippenknorpel auf. Die mehr kaudal gelegenen Einziehungen liegen dichter zuammen und bieten mehr als einem Rippenknorpel Ansatz. Der Kaudalteil des Sternum besteht aus einem flachen (schwertförmigen) Knorpel (Proc. xiphoideus), der zwischen den ventralen Teilen der Rippenbögen hervorragt. Er stützt den kranialen Teil der ventralen Bauchwand und bietet der Linea alba abdominis Befestigung.

Die Gelenke des Thorax

Die meisten Rippen weisen zwei getrennte Gelenkverbindungen zur Wirbelsäule auf. Das Rippenköpfchen ist an einem *Kugelgelenk (Art. costovertebralis)* mit stark eingeschränkter Bewegungsfreiheit beteiligt. Die Gelenkhöhle ist durch das Lig. intercapitale in zwei Kompartimente unterteilt (Abb. 2-17/2), wobei das Band an der dazwischengelegenen Leiste befestigt ist. Es passiert das For. intervertebrale, durchquert den Grund des Wirbelkanals und endet auf der entsprechenden Leiste der gegenüberliegenden Rippe. Bei seinem Verlauf entläßt es Abspaltungen zur Zwischenwirbelscheibe und zu benachbarten Wirbelteilen. Es kreuzt das dorsale Längsband ventral (/6) und bietet so dem Inhalt des Wirbelkanals einen gewissen Schutz vor Anteilen des Nucleus pulposus, die bei einer Ruptur des Anulus fibrosus vorfallen können. Das Lig intercapitale fehlt am ersten oder an den letzten kostovertebralen Gelenken. Zusätzlich unterstützen kurze und straffe Bänder das Gelenk dorsal und ventral.

Die *Art. costotransversaria*, an welcher sich das Rippenhöckerchen beteiligt, ist ein Gleitgelenk. Es wird von einem Band stabilisiert, das zwischen Rippenhals und Wirbelquerfortsatz verläuft (/8).

Der Bewegungsapparat 49

ein straffes, aber nicht starres Gelenk bilden. Gemeinsam mit dem Os sacrum und den ersten Schwanzwirbeln bilden die Hüftknochen einen Ring, der knöchernes Becken genannt wird und die Beckenhöhle umgibt. Durch die enge Beziehung zu den Beckenorganen ist der Beckengürtel viszeralen Einflüssen ausgesetzt, von denen solche des Geburtsvorganges von größter Bedeutung sind. Der Bau des knöchernen Beckens ist somit als ein Kompromiß zwischen der Notwendigkeit eines Geburtsweges und den Erfordernissen von Fortbewegung und Körperhaltung anzusehen.

Jeder Hüftknochen besteht aus drei Knochen, die innerhalb einer einheitlichen knorpeligen Anlage aus drei getrennten Knochenkernen hervorgehen. Beim Jungtier markieren Knorpelstreifen die Grenzen. Sie ermöglichen das Wachstum und verschwinden, wenn das Wachstum abgeschlossen ist. Deshalb ist eine Abhandlung der drei Komponenten Darmbein (Os ilium), Schambein (Os pubis) und Sitzbein (Os ischii) als getrennte Einheiten eher theoretisch und nur gerechtfertigt durch den Vorteil einer leichteren Beschreibung. Das Darmbein (Abb. 2-18/1) ist der kraniodorsale Anteil, der sich vom Hüftgelenk schräg zur Artikulation mit dem Os sacrum ausdehnt. Das Schambein (/6) dehnt sich medial vom Hüftgelenk aus und bildet den kranialen Anteil des Beckenbodens. Das Sitzbein (/8) liegt weiter kaudal und formt den größeren Teil des Beckenbodens, wobei es sich auch an der Bildung des Hüftgelenkes beteiligt. Sowohl Schambein als auch Sitzbein beteiligen sich bei den Haussäugetieren an der Bildung der Symphysis pelvina, während dies beim Menschen nur für das Schambein zutrifft.

Das *Darmbein* besitzt eine kraniale Erweiterung, den Flügel, und einen kaudalen Schaft, den Körper. Der Flügel ist von Species zu Species sehr unterschiedlich: Länglich mit einer mehr oder weniger sagittalen Ausrichtung bei Hund und Katze, dreieckig und fast vertikal bei Pferd und Wiederkäuer (Abb. 2-19). Sein Rand bildet Vorsprünge, die an bestimmten Punkten verdickt sind. Dorsal (dorsomedial bei größeren Species) ist ein Tuber sacrale ausgebildet. Dieser ist bei Hund und Katze auf zwei niedrige Vorsprünge reduziert, und zwar die Spina iliaca dorsalis cranialis und –caudalis. Der Tuber sacrale ist bei größeren Tieren sehr markant, bei denen er dicht an die Spinalfortsätze der Wirbel heranreicht. Ventral (ventrolateral bei größeren Tieren) befindet sich am Darmbein der Hüfthöcker (Tuber coxae), der bei Karnivoren lediglich von der

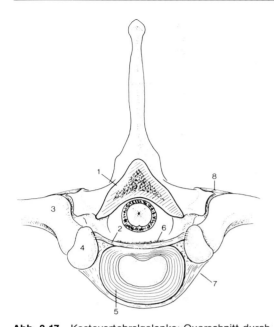

Abb. 2-17 Kostovertebralgelenke; Querschnitt durch die Wirbelsäule des Hundes (ungefähr in Höhe von Th8).

1, Lamina des Wirbels; 2, Lig. intercapitale; 3, Rippenhöckerchen; 4, Rippenkopf; 5, Discus intervertebralis; 6, Lig. longitudinale dorsale; 7, Art. costovertebralis; 8, Art. costotransversaria, bedeckt vom Lig. costotransversarium.

Die *Artt. costosternales* sind Synovialgelenke nach Art der Zapfengelenke.

Die *Verbindungen* der asternalen Rippen mit dem Brustbein sind Syndesmosen von elastischer Beschaffenheit.

Die *Verbindungen* zwischen den Brustbeinanteilen sind meistens unbeständige Synchondrosen, obwohl bei einigen Species das Manubrium mit dem Körper durch ein Synovialgelenk artikuliert.

Die möglichen Bewegungen dieser Gelenke werden zusammen mit der Funktion der Muskeln des Thorax beschrieben.

Der Beckengürtel

Obwohl der Beckengürtel formal der Hintergliedmaße zugerechnet wird, erscheint es angebracht, ihn an dieser Stelle abzuhandeln, da er vollkommen in den Bauplan des Rumpfes integriert ist. Der Beckengürtel besteht aus symmetrischen Hälften, den Hüftknochen (Ossa coxarum), die ventral in der Symphysis pelvina aneinanderstoßen und dorsal mit dem Kreuzbein

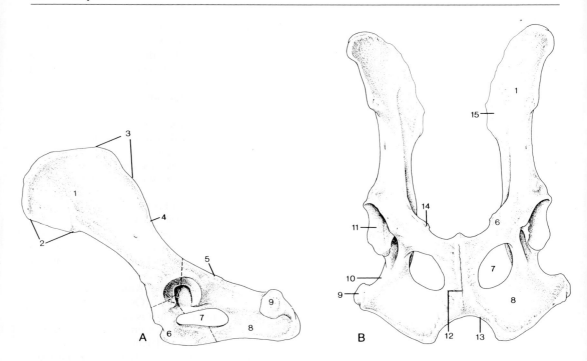

Abb. 2-18 Hüftknochen des Hundes bei linker Seitenansicht (A) und Ventral-Ansicht (B). Die unterbrochenen Linien deuten die ungefähren Ausmaße der Ossa ilium, pubis und ischii an.

1, Darmbeinflügel; 2, Spina iliaca ventr. cran. (oberer Hinweis) und Spina alaris (unterer Hinweis); 3, Tuber sacrale; 4, Incisura ischiadica major; 5, Spina ischiadica; 6, Schambein; 7, For. obturatum; 8, Sitzbein; 9, Tuber ischiadicum; 10, Incisura ischiadica minor; 11, Acetabulum; 12, Symphysis pelvina; 13, Arcus ischiadicus; 14, Eminentia iliopubica; 15, Facies auricularis (Gelenkfläche).

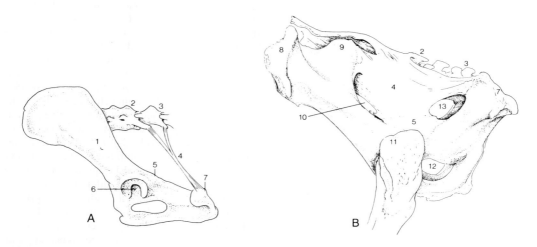

Abb. 2-19 Lig. sacrotuberale (A) des Hundes und Lig. sacrotuberale latum (B) des Rindes, linke Seitenansicht.

1, Os ilium; 2, Os sacrum; 3, Schwanzwirbel; 4, Lig. sacrotuberale (in A), Lig sacrotuberale latum (in B); 5, Spina ischiadica; 6, Acetabulum; 7, Tuber ischiadicum; 8, Tuber coxae; 9, Tuber sacrale; 10, For. ischiadicum majus; 11, Trochanter major; 12, For. obturatum; 13, For. ischiadicum minus.

Spina iliaca ventralis cranialis gebildet wird. Bei größeren Species liegt ein deutlicher Hüfthöcker im dorsokaudalen Winkel der Flanke. Einschließlich Tuber coxae wird der dorsomediale Rand Crista iliaca genannt, die bei Karnivoren verdickt und konvex und bei größeren Tieren dünn und konkav ist. Einige dieser Knochenvorsprünge sind wichtige Orientierungspunkte beim lebenden Tier.

Die laterale (dorsolaterale) Oberfläche des Darmbeinflügels ist konkav, und ihr größter Teil wird von Ursprungsarealen der Glutaealmuskeln eingenommen, die durch mehr oder weniger prominente Leisten (Lineae gluteae) markiert werden. Die mediale (ventromediale) Fläche ist der Körperhöhle zugewandt. Der Ventralteil bietet dem M. iliacus Ursprung, während der weiter dorsal gelegene Teil die rauhe Gelenkfläche (Facies auricularis) für das Os sacrum bildet (Abb. 2-18/15). Die Dorsalbegrenzung des Flügels weist am Übergang zum Schaft die Incisura ischiadica major auf (/4), über die der N. ischiadicus zur Beckengliedmaße verläuft.

Der Darmbeinkörper ist robust und säulenförmig. Sein kaudales Ende beteiligt sich an der Bildung des Acetabulum, das als tiefe Gelenkhöhle den Kopf des Oberschenkelbeins aufnimmt. Seine ventrale Kontur ist durch die niedrige Linea arcuata markiert, die als Teil der Grenzlinie (Linea terminalis) zwischen Bauch- und Beckenhöhle verläuft. Außer beim Hund trägt diese Linie in der Mitte ihres Verlaufes den Psoas-Höcker, das Insertionsareal für den M. psoas minor.

Das *Schambein* (Os pubis, /6) ist L-förmig und besitzt einen Quer- (azetabularen) und Sagittal- (symphysialen) Ast. Das Lateralende des R. acetabularis beteiligt sich an der Bildung des Acetabulum und wird Körper genannt. Sein kranialer Kamm, bekannt als Pecten ossis pubis, trägt die Eminentia iliopubica und bietet den Bauchmuskeln Ansatz. Zwischen den beiden Ästen liegt fast die halbe Umrandung des For. obturatum, die große Öffnung im Beckenboden, durch welche der N. obturatorius hindurchtritt. Beim Lebenden ist das Foramen durch Muskeln und eine Membran verschlossen.

Das *Sitzbein* (Os ischii, /8) besteht aus einer horizontalen Platte (Tabula), die sich kranial mit dem R. symphysialis und R. acetabularis fortsetzt, wobei je ein Ast das For. obturatum flankiert. Die Kranialfortsetzung des R. acetabularis beteiligt sich an der Bildung der Gelenkpfanne und wird Körper genannt. Der Körper und der kraniale Teil des R. acetabularis werden von einer Leiste (Stachel), der Spina ischiadica, überragt (/5), die sich auch auf den Kaudalteil des Darmbeins erstreckt. Beeinflußt durch den Ursprung des M. glutaeus profundus, ist das Sitzbein des Hundes verhältnismäßig niedrig, jedoch auffallend hoch bei Wiederkäuern. Die kaudolaterale Ecke der Platte bildet den Sitzbeinhöcker (/9); die Dorsalkontur zwischen diesem und der Spina ischiadica bildet die Incisura ischiadica minor (/10). Der Sitzbeinhöcker ist eine horizontale Verdickung beim Hund und eine deutliche dreieckige Verdickung beim Rind. Er liegt bei den meisten Species subkutan und kann als Orientierungspunkt sichtbar sein. Der verbleibende Teil der Kaudalbegrenzung bildet mit dem der anderen Seite den Hüftbeinausschnitt (Arcus ischiadicus), einen breiten und – mit Ausnahme beim Pferd – tiefen Bogen.

Das *Acetabulum* ist eine tiefe Gelenkpfanne, an deren Bildung alle drei Beckenknochen beteiligt sind. Ein zusätzlicher kleiner Azetabularknochen kann bei Jungtieren gefunden werden. Das Acetabulum weist einen hervortretenden Rand auf, der kaudoventral durch eine Incisura unterbrochen wird. Im Inneren trägt das Acetabulum eine halbmondförmige Gelenkfläche (Facies lunata), aber der Grund der Gelenkpfanne ist gelenkknorpelfrei und rauh.

Artspezifische Unterschiede hinsichtlich der Form des *Beckengürtels* sind erheblich. Bei größeren und schwereren Species liegt das Darmbein eher vertikal, wodurch das Iliosakralgelenk und somit das Gewicht des Rumpfes mehr über dem Hüftgelenk liegt. Bei Kleintieren ist diese Komponente von geringerer Bedeutung und das Darmbein ist hier sehr schräg ausgerichtet (Abb. 2-1). Dadurch wird der Beckenboden in Relation zur Wirbelsäule kaudal verlagert und die Effektivität der Bauchmuskeln, welche die Wirbelsäule für den Sprung (Galopp) beugen, wird verstärkt. Eine Kaudalverlagerung des Sitzbeinhöckers erhöht ebenfalls die Hebelwirkung für die langen Sitzbeinmuskeln, die als kräftige Extensoren des Hüftgelenks hier entspringen.

Die Ausmaße des Beckengürtels sind besonders bei Tieren bedeutsam, die jeweils nur eine Frucht während der Gravidität austragen, die im Verhältnis zum Muttertier groß ist. Hingegen sind sie von geringerer Bedeutung bei solchen Tieren, die normalerweise einen ganzen Wurf austragen, und deren vollausgetragene Föten verhältnismäßig klein sind. Diese wichtigen Aspekte der Beckengürtelstruktur werden in nachfolgenden Kapiteln beschrieben.

Die Gelenke und Bänder des Beckengürtels

Die Beckensymphyse ist eine sekundäre Synchondrosis, die mit fortschreitendem Alter verknöchert. Der Verknöcherungsprozeß läuft unregelmäßig ab. Er beginnt bei unterschiedlichen Altersstufen und schreitet mit unterschiedlicher Intensität fort, selbst bei ein und derselben Species. Er setzt am Schambein frühzeitig ein und schreitet hier schneller fort als am Sitzbein. Es wird hin und wieder behauptet, daß bei bestimmten Haustieren (Muttertieren bestimmter Species) Veränderungen der symphysialen Verbindung (und im Iliosakralgelenk) vor der Geburt auftreten. Sollte dies zutreffen – obwohl es nicht allgemein akzeptiert wird – kann davon ausgegangen werden, daß diese Veränderungen gering sind im Vergleich zu jenen, die bei Meerschweinchen und anderen kleinen Tieren in der genannten Zeit ablaufen. Bei diesen Kleintieren kann nämlich eine vollständige Loslösung in der Symphysis pelvina beobachtet werden, die es den zwei Hälften des Beckengürtels erlaubt auseinanderzuweichen, um den Geburtsweg zu vergrößern.

Das *Iliosakralgelenk* ist von besonderer Art, da es eine Articulatio synovialis mit einer umgebenden sehr straffen fibrösen Verbindung zwischen den beteiligten Knochen vereint. Eine solche Konfiguration scheint wie geschaffen für die Kombination einer soliden Befestigung mit einer gewissen Pufferkapazität zur Stoßdämpfung, da dieses Gelenk das Gewicht des Rumpfes auf die Hintergliedmaßen des stehenden Tieres überträgt und umgekehrt bei Vorwärtsbewegungen den Schub der Gliedmaßen auf den Rumpf vermittelt. Das Kreuzbein ist zwischen den beiden Hälften des Beckengürtels eingekeilt; jeder Kreuzbeinflügel trägt eine Gelenkfläche (Facies auricularis), die breit und flach (jedoch bei genauerer Betrachtung unregelmäßig im Detail) ist. Sie stimmt mit der entsprechenden Fläche des Darmbeins überein. Die Gelenkkapsel ist straff und von kurzen stabilisierenden Bindegewebssträngen umgeben, die die benachbarten Anteile der beiden Knochen verbinden. Es ist dem Betrachter überlassen, ob bestimmte längere Bänder des Iliosakralgelenks, die in größerer Entfernung vom Synovialgelenk liegen, als Gelenkbestandteile oder als unabhängige Strukturen angesehen werden. Zu diesen gehören lange und kurze dorsale Bänder, die zwischen dem Darmbeinflügel und den Spinalfortsätzen sowie anderen Anteilen des Kreuzbeins verkehren. Ein ventrales Band bietet dem Gelenk direkteren Halt.

Das *Lig. sacrotuberale* (Abb. 2-19/4) ist von erheblich größerem Interesse. Beim Hund ist es ein gedrungener abgerundeter Strang, der sich zwischen dem kaudolateralen Winkel des Kreuzbeins und dem Lateralteil des Sitzbeinhöckers ausdehnt. Die Katze besitzt kein derartiges Band. Bei Huftieren sollte es besser Lig. sacrotuberale latum (breites Beckenband) genannt werden, da es sich großflächig zwischen der Lateralkontur des Kreuzbeins und der Dorsalkontur des Darm- und Sitzbeins ausdehnt und nur über der Incisura ischiadica major und minor je eine Öffnung frei läßt. Das Kaudalende des Bandes ist bei Hund und Wiederkäuer palpierbar.

Die Muskeln des Rumpfes

Der M. cutaneus trunci (Abb. 2-20)

Dieser Muskel variiert in seiner Dicke und Ausdehnung. Er bedeckt die Lateralfläche des Brustkorbs und der Bauchwand mit Muskelfaserbündeln, die überwiegend horizontal verlaufen. Er ist von der oberflächlichen Faszie eingehüllt und seine Hauptfunktionen sind Anspannung und Zuckung der Haut. Bei einigen Tieren ziehen Abspaltungen als M. praeputialis cranialis zum Präputium, und bei Pferd und Rind bedeckt eine separate Lamelle die Schulter- und Oberarmregion. Der M. cutaneus trunci wird von Nervenästen des Plexus brachialis innerviert.

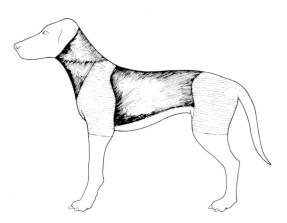

Abb. 2-20 Hautmuskulatur des Hundes.

Die Muskeln der Wirbelsäule

Die Muskeln der Wirbelsäule können entsprechend ihrer Lage und Innervation in zwei Gruppen unterteilt werden. Die epaxiale Muskelgruppe (Abb. 2-21/B,12) befindet sich dorsal der Querfortsätze der Wirbel und wird von Dorsalästen der Spinalnerven versorgt. Die hypaxiale Gruppe (/14) liegt ventral der Querfortsätze und wird von Ventralästen der Spinalnerven versorgt. Zu diesen Muskeln werden auch die ventral der Wirbelsäule gelegenen Muskeln der Brust- und Bauchwand gezählt. Sie werden später abgehandelt.

Die epaxialen Muskeln. Diese sehr zahlreichen und komplizierten Muskeln bedürfen – glücklicherweise – keiner detaillierten Beschreibung, da sie – mit Ausnahme beim Hund (S. 437) – von untergeordneter klinischer Bedeutung sind. Die großen Muskeln sind in drei parallellaufenden Strängen angeordnet (Abb. 2-21/C, 19-21) und lassen die Tendenz erkennen, sich im Lendenbereich zu vereinigen und im Nackenbereich aufzuspalten. Sie sind je nach ihrer Ausdehnung entweder lokale oder mehr generelle Strecker der Wirbelsäule und sind relativ mächtig bei Tieren (z. B. Hund), die bei schnellem Lauf die Wirbelsäule krümmen.

Der *Lateralstrang*, der M. iliocostalis, entspringt am Darmbein und an den Querfortsätzen der Lendenwirbel und inseriert an den mehr kranialgelegenen Lendenwirbeln und an den Rippen sowie bei den meisten Species mit einer schwächeren Fortsetzung am Hals. Er setzt sich aus vielen sich überlappenden Muskelfaserbündeln zusammen, die zumeist ca. vier Wirbel überspannen. Mit seinen lateralen Anteilen beteiligt er sich auch wirkungsvoll an der Seitwärtsbiegung des Rumpfes (Abb. 2-22/B, 17).

Der *mittlere Strang*, der M. longissimus (/16), ist der stärkste Muskel und seine Reichweite kann bis zum Hals und sogar bis zum Kopf verfolgt werden. Einige seiner weiter kranialgelegenen Anteile sind mehr oder weniger unabhängig. Die Kaudalbefestigung wird in herkömmlicher Weise als Ursprung betrachtet und reicht vom Darmbein über das Kreuzbein bis zu den Zitzenfortsätzen der Lendenwirbel, während die Insertion an den Wirbelquerfortsätzen und den Rippen erfolgt. Seine Muskelfaserbündel sind somit kranial, ventral und lateral ausgerichtet und überspannen jeweils mehrere Wirbel. Die längsten Faszikel überbrücken den besonders beweglichen thorakolumbalen Abschnitt. Die verschiedenen Muskelabschnitte heißen Mm. longissimus lumborum, – thoracis, – cervicis, – atlantis und – capitis, aber gewöhnlich genügt der generische Begriff „longissimus". Der Muskel neigt dazu, mit seinen medialen und lateralen Nachbarmuskeln in der Lendenregion zu fusionieren.

Der Zervikalabschnitt des M. longissimus, die mehr oder weniger deutliche Direktfortsetzung, ist innig mit dem oberflächlich anliegenden M. splenius verbunden (/A, 4). Dieser Muskel reicht von den höchsten Dornfortsätzen des Widerrist und der F. thoracolumbalis bis zum Hinterhauptsbein und Proc. mastoideus des Schädels. Er ist von mehreren Muskeln des Schultergürtels, speziell vom M. trapezius und M. rhomboideus bedeckt.

Zum Longissimus-Komplex gehören auch die zwischen benachbarten Querfortsätzen verkehrenden kleineren Muskeln und auch die dorsalen Schwanzmuskeln (Mm. sacrocaudales dorsales s. sacrococcygei, /14). Letztere sind an ihrem Ursprung fleischig und werden von langen Sehnen fortgesetzt, die über die ganze Länge des Schwanzes ziehen.

Der *Medialstrang*, das transversospinale System (Abb. 2-23/2), ist besonders vielfältig, darüber hinaus variiert seine Anzahl an Einzelmuskeln unter den Species. Sie liegen zwischen den Medialanteilen der Wirbelbögen und den Spinalfortsätzen. Einige Muskelfaserbündel sind sagittal ausgerichtet, andere nehmen, von ihrem kaudalen Ursprung ausgehend, einen kranialen, medialen und dorsalen Verlauf. Die sagittalen Muskelfaserbündel bestehen einerseits aus kleinen Einzelmuskeln, die häufig sehnig sind und zwischen benachbarten Spinalfortsätzen verkehren, und andererseits aus größeren Einzelmuskeln, die mehrere Wirbel überspannen. Die schrägen Muskelfaserbündel verlaufen von den Zitzenfortsätzen zu den Spinalfortsätzen und können namentlich unterschieden werden, je nachdem ob sie ein, zwei, drei oder mehr Gelenke überspannen. Die längsten Muskelfaserbündel liegen im mittleren, meistbeweglichen Bereich des Rückens.

Eine Anzahl spezieller Muskeln überspannt die Gelenke zwischen Axis, Atlas und Schädel und ist für die besondere Beweglichkeit in dieser Region verantwortlich. Diese Muskeln werden beim Hund später kurz beschrieben (S. 438).

Die hypaxialen Muskeln sind Beuger des Halses und des Schwanzes. Der *M. longus colli* (/9) ver-

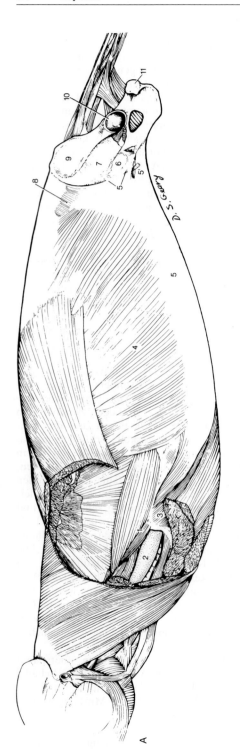
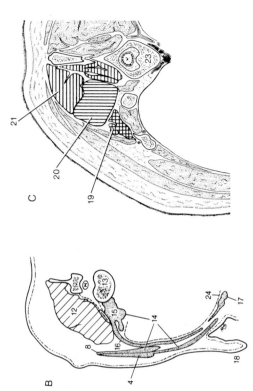

Abb. 2-21 A, Stamm-Muskeln des Hundes, Seitenansicht; die Gliedmaßen wurden entfernt. B, epaxiale (schraffiert) und hypaxiale (punktiert) Muskeln im Querschnitt durch den Lendenbereich. C, die drei Systeme der epaxialen Muskeln in Thoraxhöhe.

1, M. scalenus; 2, Oesophagus; 3, M. rectus thoracis; 4, M. obliquus externus abdominis; 5, seine Aponeurose, Crus laterale, und Lig. inguinale; 5′, Crus mediale; 6, Lacuna vasorum; 7, M. iliopsoas; 8, M. obliquus internus abdominis; 9, Darmbeinflügel; 10, Acetabulum; 11, Tuber ischiadicum; 12, epaxiale Muskulatur; 13, Lendenwirbel mit Proc. transversus; 14, hypaxiale Muskulatur; 15, Psoasmuskeln; 16, M. transversus abdominis; 17, M. rectus abdominis; 18, Flankenfalte (Kniefalte); 19, muskulöses Iliokostalsystem (Kreuzschraffur); 20, muskulöses Longissimussystem (Vertikalschraffur); 21, muskulöses transversospinales System (Horizontalschraffur); 23, Brustwirbel und Rippen; 24, Peritonaeum. (A aus Horowitz, 1970.)

Der Bewegungsapparat 55

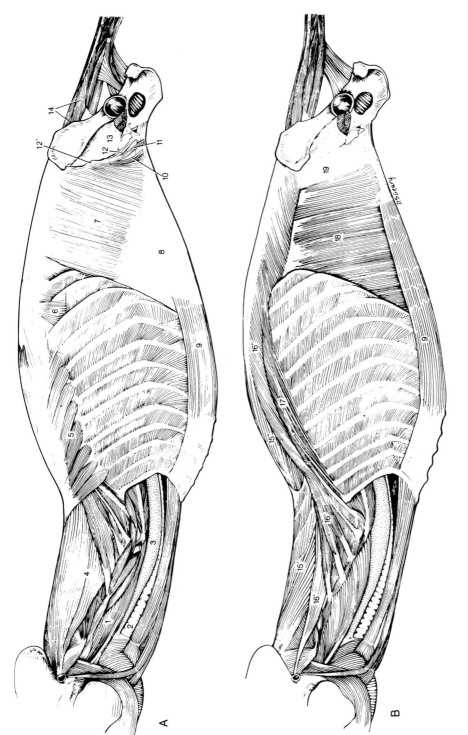

Abb. 2-22 Stamm-Muskeln des Hundes, tiefere Schichten.

1, M. longus capitis; 2, Trachea; 3, Oesophagus; 4, M. splenius; 5, 6, M. serratus dorsalis cranialis und caudalis; 7, M. obliquus internus abdominis; 8, seine Aponeurose; 9, M. rectus abdominis; 10, kaudaler freier Rand des M. obliquus internus abdominis; 11, M. cremaster; 12, Lig. inguinale; 12', Aponeurose des M. obliquus externus abdominis, geschnitten und zurückgeklappt; 13, M. iliopsoas; 14, Mm. sacrocaudales dorsales; 15, transversospinales System; 15', M. semispinalis capitis; 15'', Mm. spinalis und semispinalis; 16, Longissimussystem; 16' M. longissimus capitis und cervicis; 16'', M. longissimus thoracis; 17, M. iliocostalis; 18, M. transversus abdominis; 19, Fascia transversalis. (Aus Horowitz, 1970.)

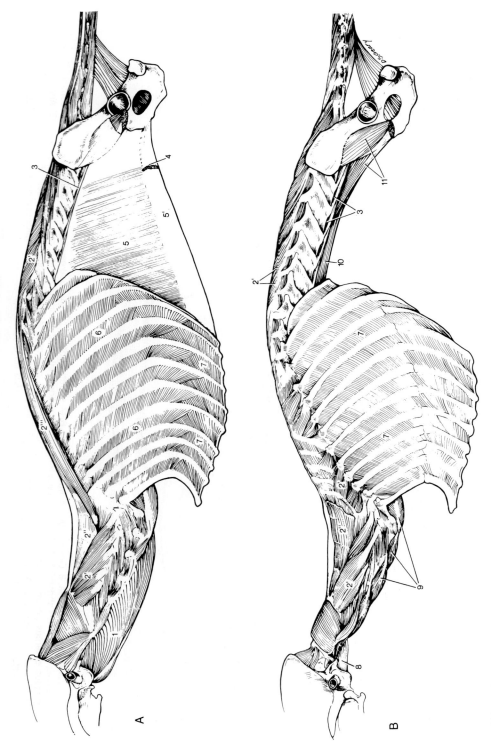

Abb. 2-23 Stamm-Muskeln des Hundes, tiefste Schichten.

1, M. longus capitis; 2, transversospinales System; 2′, M. multifidus; 2″, M. spinalis cervicis; 2‴, Mm. spinalis und semispinalis; 3, M. quadratus lumborum; 4, M. rectus abdominis; 5, M. transversus abdominis; 5′, seine Aponeurose; 6, Mm. intercostales externi; 7, Mm. intercostales interni; 8, M. rectus capitis ventralis; 9, M. longus colli; 10, M. psoas minor; 11, M. iliopsoas (M. psoas major und M. iliacus). (Aus Horowitz, 1970).

läuft vom kranialen Thorakalbereich zum Atlas, wobei er die Ventralflächen der Wirbelkörper überspannt. Er hat einen komplexen Aufbau, die meisten seiner Muskelfaserbündel sind jedoch verhältnismäßig kurz und überqueren nur wenige Gelenke, wobei ihre Verlaufsrichtungen variieren. Er wird ergänzt durch den *M. rectus capitis ventralis* (/8), der sich vom Atlas zur Ventralseite des Schädels erstreckt, und durch den *M. longus capitis* (/1), der lateral vom M. longus colli liegt und sich von zervikalen Querfortsätzen der Halsmitte zum Schädel erstreckt. Die Gruppe der *Skalenusmuskeln* nimmt eine ähnliche Position an den kaudalen Halswirbeln ein (Abb. 2-21/1). Sie ziehen zur ersten Rippe oder zu den darauffolgenden Rippen und stabilisieren diese während der Einatmung. Bei einigen Species ist der M. scalenus in einen dorsalen, mittleren und ventralen Anteil unterteilt.

Die ventralen Schwanzmuskeln sind die genauen Gegenkomponenten der dorsalen Schwanzmuskeln.

Die Muskeln der Brustwand

Die Muskeln der Brustwand sind primär an der Atmung beteiligt. Die meisten von ihnen sind Inspiratoren und erweitern den Brustkorb, wodurch Luft in die Lungen eintreten kann. Andere sind Exspiratoren und verkleinern den Brustkorb, wodurch Luft ausgestoßen wird. Es sind die Muskeln, die den Zwischenrippenraum ausfüllen sowie bestimmte kleinere Muskeln, die lateral der Rippen plaziert sind und, als wichtigster Atmungsmuskel, das Diaphragma.

Die interkostalen Muskeln sind theoretisch in drei Schichten angeordnet, die den Bauchwandschichten entsprechen. Die *Mm. intercostales externi* liegen ganz außen (Abb. 2-23/6). Jeder dieser Muskeln ist auf einen einzelnen Interkostalraum beschränkt, in welchem seine Fasern vom Ursprung an einer Rippe kaudoventral zu der kaudal folgenden Rippe verlaufen. Die Mm. intercostales externi füllen die Zwischenrippenräume vom Vertebralende bis zur Rippenfuge und manchmal auch weiter ventral aus. Sie erreichen aber nicht das Sternum. Die Anteile zwischen den Rippenknorpeln werden gelegentlich extra bezeichnet. Die *Mm. intercostales interni* (/7) liegen tiefer im Interkostalraum und verlaufen kranioventral, nahezu rechtwinklig zum Verlauf der äußeren Interkostalmuskeln. Sie fehlen im dorsalen Bereich der Interkostalräume, aber, gewissermaßen zur Kompensation erreichen sie den Rand des Sternum. Die dritte (subkostale) Schicht ist so schwach und ungleichmäßig entwickelt, daß man sie vernachlässigen kann. Der *M. transversus thoracis* ist eine dreieckige Schicht, die am Sternum entspringt und dessen Dorsalfläche bedeckt. Seine Dreiecksspitze zieht kranial, und der Muskel fasert sich in Streifen auf, die kaudolateral verlaufen, um an den sternalen Rippen nahe den chondrokostalen Verbindungen zu inserieren. Dieser Muskel ist das morphologische Äquivalent zum Ventralabschnitt des M. transversus abdominis.

An der Lateralfläche der Brustwand liegen zwei Muskeln. Der *M. rectus thoracis* (Abb. 2-21/3) bildet eine kleine viereckige Schicht, die über den unteren Enden der ersten vier Rippen liegt und offensichtlich eine Fortsetzung des M. rectus abdominis darstellt. Der *M. serratus dorsalis* (Abb. 2-22/A, 5, 6) befindet sich über den Dorsalabschnitten der Rippen. Er hat seinen Ursprung an der F. thoracolumbalis und inseriert an den Rippen mittels mehrerer Muskelzacken. Die Zacken seiner Kranialportion sind kaudoventral gerichtet und jene seiner Kaudalportion kranioventral, was auf eine antagonistische Funktion hinweist. Diese beiden Portionen sind manchmal recht weit voneinander entfernt. Der *M. scalenus*, der bereits im vorstehenden Text erwähnt wurde, hat eine Ansatzstelle an der ersten Rippe; bei einigen Species zieht er auch ziemlich weitreichend lateral über den Brustkorb.

Das *Diaphragma* grenzt die Brusthöhle von der Bauchhöhle ab. Es ist kuppelförmig, an seiner Kranialfläche nach allen Richtungen konvex und wölbt sich kranial unter die Rippen, um die Bauchhöhle auf Kosten der Brusthöhle zu vergrößern (Abb. 2-2 und 2-24/A). Das Diaphragma besteht aus einem herzförmigen (beim Hund dreiblättrigen) Centrum tendineum (/7) und einer muskulösen Peripherie, die in Portionen unterteilt ist, die an den Lendenwirbeln, den kaudalen Rippen und dem Sternum entspringen.

Das Centrum tendineum liegt am weitesten kranial und bildet den Scheitel. Es erreicht bei „neutraler" Position (zwischen tiefer Einatmung und voller Ausatmung) das Niveau des ventralen Teils der sechsten Rippe (oder des darauffolgenden Interkostalraumes) und liegt somit – beim stehenden Tier – nur wenig kaudal der Transversalebene durch das Olecranon. Die Kenntnis dieser Gegebenheit und der Zwerchfellinsertionslinie an den Rippen ist unerläßlich für die Beurteilung der Ausdehnung der Brusthöhle (Abb. 2-24/B).

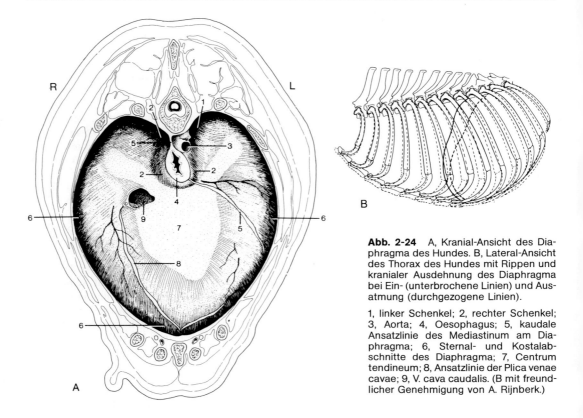

Abb. 2-24 A, Kranial-Ansicht des Diaphragma des Hundes. B, Lateral-Ansicht des Thorax des Hundes mit Rippen und kranialer Ausdehnung des Diaphragma bei Ein- (unterbrochene Linien) und Ausatmung (durchgezogene Linien).

1, linker Schenkel; 2, rechter Schenkel; 3, Aorta; 4, Oesophagus; 5, kaudale Ansatzlinie des Mediastinum am Diaphragma; 6, Sternal- und Kostalabschnitte des Diaphragma; 7, Centrum tendineum; 8, Ansatzlinie der Plica venae cavae; 9, V. cava caudalis. (B mit freundlicher Genehmigung von A. Rijnberk.)

Der mächtige Lendenabschnitt des muskulösen Anteils besteht aus einem linken und einem rechten Schenkel (/1, 2), die mit einer kräftigen Sehne an der Ventralseite der ersten drei oder vier Lendenwirbel entspringen. Der rechte Schenkel ist beträchtlich größer und in drei Portionen unterteilt, die ventral in das Centrum tendineum einstrahlen. Der linke Schenkel ist nicht unterteilt.

Der sehr viel dünnere Rippenabschnitt entspringt mit Muskelzacken an den Innenflächen der Rippen und der Rippenknorpel. Die am weitesten kaudalgelegene Ursprungszacke, die auch am weitesten dorsal liegt, entspringt dicht am Vertebralende der letzten Rippe; die kranial anschließenden Muskelzacken entspringen weiter ventral, wobei die Zwerchfellinsertionslinie schließlich zum Knorpel der achten Rippe und zum Sternum absteigt. Eine sternale Muskelzacke entspringt an der Dorsalfläche des Brustbeins und zieht dorsal zum Centrum tendineum, das somit an allen Seiten von muskulösen Anteilen umgrenzt wird.

Das Diaphragma weist drei Durchlässe auf.

Der dorsale, der Hiatus aorticus (/3), liegt zwischen den Lendenwirbeln und den sehnigen Schenkeln des Diaphragma. Durch den Hiatus aorticus treten die Aorta, die V. azygos und der Ductus thoracicus hindurch. Der Hiatus oesophageus (/4) liegt weiter ventral zwischen den beiden Medialportionen des rechten Schenkels. Durch ihn treten der Oesophagus, die ihn begleitenden dorsalen und ventralen Vagusstämme und die ihn versorgenden Gefäße hindurch. Der dritte Durchlaß, das For. venae cavae (/9), liegt innerhalb des Centrum tendineum, etwas dorsal des Scheitels und rechts der Medianebene. Durch diese Öffnung tritt die V. cava caudalis hindurch. Das For. venae cavae unterscheidet sich erheblich von den vorgenannten Durchlässen, da die Adventitia des Gefäßes sich mit dem Centrum tendineum vereinigt und so kein umgebender Zwischenraum vorliegt. Die Ränder der beiden anderen Durchlässe können über den hindurchtretenden Strukturen hin- und hergleiten.

Das Diaphragma wird von den Zwerchfellnerven versorgt, die von Ventralästen der kaudalen Zervikalnerven (meistens von C5–C7) herstammen. Obwohl die Atmung scheinbar unbewußt abläuft, sind die Zwerchfellnerven gewöhnliche somatische Nerven vom gemischten Typus. Die anderen Muskeln der Brustwand werden von Interkostalnerven (Ventraläste der thorakalen Spinalnerven) versorgt.

Einige funktionelle Aspekte. Form und Aufbau des Thorax stellen einen Kompromiß zwischen den Anforderungen an Körperhaltung und Fortbewegung einerseits und den spezielleren Bedürfnissen der Atmung andererseits dar. Bei den meisten Haustieren wird der Vorteil eines für die Atmung geeigneteren zylindrischen Thorax weitgehend zugunsten einer besseren Bewegungsfreiheit des Schulterblattes eingeschränkt, indem der Kranialteil des Brustkorbs seitlich abgeflacht ist. Der Bewegungsspielraum der kranialen Rippen ist ebenfalls verringert zugunsten einer mehr starren Konstruktion, die einen stabilen Ursprung für jene Muskeln schafft, die zwischen dem Rumpf und den Schultergliedmaßen verkehren.

Die Atmungsaktivität ist daher abhängig von Formveränderungen des Kaudalabschnittes des Brustkorbs und des Bauches. Alle Tiere setzen sowohl die Rippen- als auch die Bauchatmung ein (letzteres ist die Zwerchfellatmung), aber der jeweils relative Anteil wird von der Tierart, den gerade herrschenden Umständen und vom Individuum bestimmt, denn das Atmungsmuster ist ebenso spezifisch wie Gang oder Körperhaltung. Allgemein gilt, daß beim Menschen etwa 70% des Luftstroms durch das Zwerchfell bewegt werden; dieser Anteil dürfte bei Haustieren kaum anders sein, obgleich derartige Relationen bisher wenig beachtet wurden. Mit ziemlicher Sicherheit kann gefolgert werden, daß eine normale Respiration immer von Kontraktionen des Diaphragmas begleitet wird, während die Mitwirkung der Interkostalmuskeln oder der akzessorischen Atmungsmuskeln weniger gesichert ist.

Das Zwerchfell kontrahiert sich gegen den Widerstand der Baucheingeweide. Aus praktischer Sicht können diese als unkomprimierbar betrachtet werden und müssen kaudal in den Raum verschoben werden, der durch Entspannung des Bauchhöhlenbodens und der Flanken entsteht. Im Verlauf dieser Bewegung wird das Zentrum der Zwerchfellkuppel kaudal verlagert – etwa um eine halbe Wirbellänge bei ruhiger Atmung –, während eine zusätzliche Thoraxerweiterung dadurch erzielt wird, daß sich die peripheren Zwerchfellanteile abflachen. Eine Kontraktion des sternokostalen Zwerchfellanteils, der an den letzten Rippen befestigt ist, hat die Neigung, diese Rippen einwärts zu ziehen, im Gegensatz zum Auswärts- und Vorwärtszug, der von den Interkostalmuskeln ausgeht. Es ist eine allgemeine Beobachtung (leicht nachzuvollziehen beim schlafenden Hund), daß die letzte Rippe beim Einatmen tatsächlich nach innen gezogen wird, während die mehr kranialen Rippen sich nach außen bewegen, um den Thorax zu erweitern.

Die tatsächlichen Bewegungen der Rippen und die Kräfte, die diese hervorrufen, werden kontrovers diskutiert. Die Kaudalbiegung des ventralen Rippenabschnittes (bevor sich dieser mit dem Rippenknorpel wieder kranial wendet) verursacht eine Bewegung, die dem Anheben eines Eimergriffes vergleichbar ist. Wie sich die Gelenkflächen während dieser Bewegung genau verhalten und wo Rotationsachsen liegen, bleibt umstritten. Es steht jedoch fest, daß der Gesamteffekt in der Erweiterung des Brustkorbs bei gleichzeitiger Verkürzung besteht. Beim Menschen und bei manchen Vierfüßlern (einschließlich Hund) liegt eine gleichzeitige Verlagerung des Sternums vor.

Eine beträchtliche Anzahl von Muskeln, die sich an Rippen und Brustbein befestigen, scheinen aufgrund ihrer Geometrie befähigt zu sein, die erforderlichen Bewegungen auszuführen. Elektromyographische Untersuchungen, hauptsächlich am Menschen durchgeführt, haben ergeben, daß nur ein geringer Teil dieses Muskelpotentials tatsächlich an der Ruheatmung beteiligt ist. Während des Einatmens sind die Mm. intercostales externi einschließlich der interchondralen Abschnitte der Mm. intercostales interni in erster Linie beteiligt. Der M. scalenus (und höchstwahrscheinlich auch die Muskeln, die vom Manubrium sterni kranial ziehen) können sich an der Fixierung des Thoraxeinganges beteiligen. Die Ausatmung erfolgt meistens passiv, wobei der elastische Zug in der Lunge die Hauptkraft darstellt. Die Muskeln der Bauchwand können sich atmungsbedingt kontrahieren, um die Eingeweide kranial zu verlagern und so indirekt das Diaphragma wieder in seine ursprüngliche Position bringen. Bei bestimmter Atmungsintensität ist auch die tiefere Schicht der Interkostalmuskeln beteiligt – die Mm. intercostales interni im Bereich der knöchernen Rippenabschnitte und der M. transversus thoracis.

Das Diaphragma ist in bezug auf die Atmung, im Gegensatz zur herkömmlichen Überzeugung, nicht unentbehrlich. Experimentelle und klinische Beobachtungen an Hunden und Wiederkäuern haben ergeben, daß nach Durchschneidung oder Lähmung der Zwerchfellnerven die Atemeffizienz nur unbedeutend reduziert ist, auch bei mäßigem Streß. Hiermit soll die bedeutende Rolle, die das Diaphragma beim gesunden Tier spielt, natürlich nicht geleugnet werden; vielmehr wird voll bestätigt, daß ein ausreichendes Reservepotential an Atmungsmuskeln existiert.

Die Muskeln der Bauchwand

Die Muskeln der Bauchwand werden herkömmlich in ventrolaterale und dorsale (sublumbale) Gruppen unterteilt (Abb. 2-21/B). Die erste Gruppe umfaßt die Muskeln der Flanken und des Bauchhöhlenbodens. Diese Muskeln sind von besonderer Bedeutung, denn sie sind bei fast allen chirurgischen Eingriffen an den Bauchorganen durch die Schnittführung betroffen. Die meisten Muskeln der zweiten Gruppe gehören eigentlich zur Beckengürtelmuskulatur. Sie werden jedoch in diesem Zusammenhang hier abgehandelt, weil sie den Teil der Bauchhöhle begrenzen, der beiderseits der Wirbelsäule liegt.

Die ventrolaterale Muskelgruppe. Die eigentliche Muskulatur der Flanke besteht aus drei fleischigen Lagen, die sich bei gegenläufiger Muskelfaserrichtung überlagern. Jede setzt sich ventral in eine Aponeurose fort, die zu einer zentralen fibrösen Insertionslinie, der Linea alba, ziehen. Die weiße Linie erstreckt sich in der ventralen Medianen von der Cartilago xiphoidea zum Kranialende der Beckensymphyse. Auf dieser Länge umhüllen die Aponeurosen einen vierten Muskel, den M. rectus abdominis, der sich am Bauchboden paramedian beiderseits neben der Linea alba befindet (Abb. 2-25).

Der ganz außen liegende *M. obliquus externus abdominis* (Abb. 2-21/4) entspringt an den Lateralflächen der Rippen und an der F. thoracolumbalis. Der größte Teil seiner Fasern ist kaudoventral ausgerichtet, aber bei annähernd fächerförmiger Anordnung weisen die mehr dorsalgelegenen Faserbündel einen eher horizontalen Verlauf auf. Die Aponeurose (/5), die den fleischigen Muskelabschnitt fortsetzt, teilt sich vor ihrer Insertion in zwei Anteile oder Schenkel. Der größere mediale Schenkel endet nach ventraler Überquerung des M. rectus abdominis in der Linea alba. Der kleinere laterale Schenkel befestigt sich am Faszienüberzug des M. iliopsoas und am Schambeinkamm (Abb. 2-26/3', 4).

Der zweite Muskel, der *M. obliquus internus abdominis* (Abb. 2-22/7) entspringt hauptsächlich am Hüfthöcker und zum geringeren Maße auch an der Insertionslinie des Lateralschenkels des äußeren schiefen Bauchmuskels sowie an der F. thoracolumbalis und an den Enden der Lendenwirbelquerfortsätze. Dieser Muskel ist deutlich gefächert. Seine kaudalen Faserbündel verlaufen ventrokaudal, die kranial folgenden in Höhe des Hüfthöckers mehr oder weniger transversal, während der überwiegende kraniale Anteil kranioventral ausgerichtet ist. Einige der kranialen Muskelfaserbündel inserieren direkt an der letzten Rippe, aber die Mehrheit wird von einer Aponeurose (/8) fortgesetzt, die ventral am M. rectus abdominis vorbei zur Linea alba gelangt.

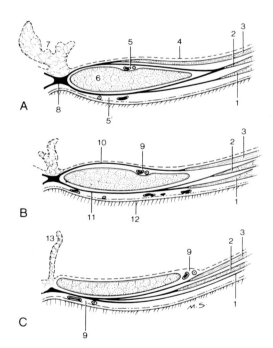

Abb. 2-25 Rektusscheide des Hundes in Querschnitten kranial (A) und kaudal (B) des Nabels und nahe am Os pubis (C).

1, M. obliquus externus abdominis; 2, M. obliquus internus abdominis; 3, M. transversus abdominis; 4, Peritonaeum; 5, A. und V. epigastrica cran.; 5', A. und V. epigastrica caudalis superficialis; 6, M. rectus abdominis; 7, fetthaltiges Lig. falciforme; 8, Linea alba; 9, A. und V. epigastrica caudalis; 9', A. und V. epigastrica caudalis superficialis; 10, Lamina interna der Rektusscheide; 11, Lamina externa der Rektusscheide; 12, Haut; 13, Lig. vesicae medianum. (Nach Bradley, 1959.)

In Richtung auf die Mediane kommt es gewöhnlich zum Faseraustausch zwischen den aufeinanderfolgenden Aponeurosen der beiden schiefen Bauchmuskeln. Der am weitesten kaudalgelegene Ursprung des inneren schiefen Bauchmuskels geht in den kaudalen freien Rand über, der im Zusammenhang mit dem Leistenkanal nochmals erwähnt werden soll. Ein kaudaler Streifen (der M. cremaster, /11) spaltet sich vom inneren schiefen Bauchmuskel ab und lagert sich dem Samenstrang an (S. 211).

Der tiefste Bauchmuskel, der *M. transversus abdominis* (Abb. 2-23/5), entspringt an den Innenflächen der letzten Rippen und an den Querfortsätzen der Lendenwirbel. Seine Fasern verlaufen mehr oder weniger transversal und gehen in eine Aponeurose über, die dorsal über den M. rectus abdominis hinwegzieht und danach an der Linea alba endet. (Besonderheiten der Rektusscheide beim Hund, s. Abb. 2-25.) Dieser Muskel erstreckt sich kaudal nicht über den Hüfthöcker hinaus und deshalb bleibt der kaudale Anteil des M. rectus abdominis dorsal ohne Aponeurosenbedeckung.

Der vierte Bauchmuskel, der *M. rectus abdominis* (Abb. 2-22/9), ist beiderseits der Linea alba am Bauchboden als breites paariges Muskelband ausgebildet. Er entspringt an der Ventralfläche der Rippenknorpel und des Sternum und inseriert sehnig am Schambeinkamm und am Tendo praepubicus. Sein fleischiger Anteil, der in der Mitte des Abdomen am breitesten ist, wird durch unregelmäßige Quersepten (Intersectiones tendineae) in eine Reihe von Segmenten unterteilt, die, wenn auch nicht zahlenmäßig genau, auf den polysegmentalen Muskelursprung hinweisen. Der Tendo praepubicus dient der gemeinsamen Insertion der Bauchmuskeln und der Linea alba.

Die *Rektusscheide (Vagina m. recti abdominis)*, eine Formation der Aponeurosen der Bauchmuskeln um den M. rectus abdominis, variiert im Detail unter den Tierarten und auch bei einer Species von Region zu Region. Bei Vernachlässigung dieser Unterschiede kann ganz allgemein gesagt werden, daß die Aponeurosen der beiden schiefen Bauchmuskeln ein Blatt auf der Ventralfläche des M. rectus abdominis bilden, während die Aponeurose des M. transversus abdominis der Innenfläche (Dorsalfläche) des geraden Bauchmuskels anliegt; beide, das innere und äußere Blatt, verschmelzen in der Line alba, wodurch die Rektusscheide geschlossen wird (Abb. 2-25/B).

Die Bauchwand wird in der Leistengegend vom *Canalis inguinalis* durchsetzt (Abb. 2-26 und 21-5). Vor oder kurz nach der Geburt gleitet der Hoden im Canalis inguinalis abwärts in das Scrotum. Beim adulten männlichen Tier beherbergt der Canalis inguinalis den Samenstrang, der aus dem Ductus deferens und assoziierten Strukturen besteht, die innerhalb einer Ausstülpung des Peritonaeum liegen. Bei beiden Geschlechtern verlaufen die A. und V. pudenda externa, efferente Gefäße von den oberflächlichen Leistenlymphknoten sowie der N. genitofemoralis durch den

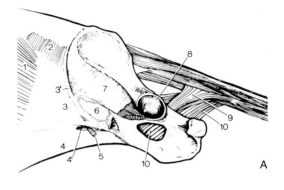

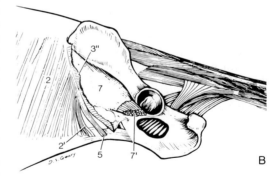

Abb. 2-26 Canalis inguinalis und Diaphragma pelvis des Hundes, linke Seitenansicht. Der M. obliquus externus abdominis wurde in A dargestellt und in B entfernt.

1, M. obliquus externus abdominis; 2, M. obliquus internus abdominis; 2′, kaudaler freier Rand des M. obliquus internus abdominis, der die Begrenzung des inneren (tiefen) Leistenringes bildet; 3, Crus laterale der Aponeurose des M. obliquus externus abdominis; 3′, kaudaler Rand von 3 (Lig. inguinale) an 7 endend; 3″, Schnittkante der Aponeurose des M. obliquus externus abdominis, kaudal zurückgeschlagen (B); 4, Crus mediale der Aponeurose des M. obliquus externus abdominis; 4′, äußerer (oberflächlicher) Leistenring; 5, M. cremaster, vom M. obliquus internus abdominis stammend; 6, Lacuna vasorum; 7, Fascia iliaca, den M. iliopsoas bedeckend; 7′, M. iliopsoas; 8, Acetabulum; 9, M. coccygeus; 10, M. levator ani. (Aus Horowitz, 1970.)

Canalis inguinalis – also Strukturen, die enge Beziehungen zur Leistengegend aufweisen.

Die Bezeichnung „Kanal" ist insoweit irreführend, als die Passage bei weitem nicht so geräumig ist, wie die Bezeichnung vermuten läßt. Der Inguinalkanal ist im wesentlichen ein Spalt zwischen dem fleischigen Anteil des inneren schiefen Bauchmuskels auf der einen Seite und dem aponeurotischen Lateralschenkel des äußeren schiefen Bauchmuskels auf der anderen Seite (Abb. 2-26/2, 3). Die Wände liegen aneinander und sind sogar durch lockeres Bindegewebe miteinander verbunden, ausgenommen dort, wo sie durch die hindurchtretenden Strukturen voneinander getrennt sind. Der schlitzförmige bauchseitige Eingang zum Leistenkanal (der tiefe oder innere Leistenring) liegt längs des freien Kaudalrands des inneren schiefen Bauchmuskels (/2'). Der Ausgang des Kanals (der oberflächliche oder äußere Leistenring; /4') befindet sich zwischen den beiden Schenkeln, die durch die Teilung der Aponeurose des äußeren schiefen Bauchmuskels gebildet werden. Artspezifische Unterschiede werden in späteren Kapiteln erwähnt. Sie sind von großer Bedeutung, da sie eine Erklärung bieten, weshalb ein Durchtritt von Organen durch den Leistenkanal (Leistenhernie) bei einigen Species häufiger vorkommt als bei anderen. Weitere Unterschiede sind für chirurgische Eingriffe in dieser Region von unmittelbarer Bedeutung, wie z. B. bei der Kastration entweder eines normalen männlichen Tieres oder eines Tieres, bei dem die Hoden nicht abgestiegen, sondern im Abdomen oder Leistenkanal steckengeblieben sind. (Dieser Zustand ist als Kryptorchismus bekannt.)

Funktionelle Betrachtungen. Die Betrachtung und Palpation eines ruhig stehenden Tieres führen zu dem Schluß, daß in diesem Zustand die Bauchmuskeln zur Stützung der Eingeweide wenig aktiv sind und daß deren Stützfunktion dem Muskeltonus als passive Anspannung zugeschrieben werden kann. Verschiedene elektromyographische Untersuchungen haben jedoch ergeben, daß eine geringe aber kontinuierliche Aktivität im inneren schiefen Bauchmuskel vorliegt, mit sporadischer Mitbeteiligung der anderen Bauchmuskeln. Eine ähnliche Beobachtung beim Menschen hat zu der Auffassung geführt, daß der innere schiefe Bauchmuskel den Eingang zum Leistenkanal schützt. Eine größere Aktivität der Bauchmuskeln liegt in der Endphase einer normalen Exspiration vor und erhöht sich bei angestrengter Atmung, da sich die Muskeln dann kontrahieren, um das Zwerchfell beim Zurückführen in seine ursprüngliche Position zu unterstützen.

Wenn die Bauchmuskeln sich gegen ein angespanntes Zwerchfell kontrahieren, spricht man vom Pressen (Bauchpresse) des Tieres. Die damit einhergehende Zunahme des intraabdominalen Drucks auf die Eingeweide unterstützt die Eingeweidemuskeln und wird zur Abgabe von Urin und Kot und bei der Geburt ausgenutzt. Der Einsatz der Bauchpresse hängt von der Tierart und der Situation ab. Tiere, die bei der Miktion (z. B. Ziegen) oder Defäkation (z. B. Hunde) eine Hockstellung einnehmen, setzen zur Unterstützung offensichtlich die Bauchmuskeln ein. Andere Species nehmen für diese Funktionen keine besondere Stellung ein und benötigen dafür wohl kaum die Unterstützung der Bauchmuskeln.

Die Rigidität der Bauchwand, die durch die Kontraktion dieser Muskeln entsteht, dient dem Schutz der Eingeweide. Dieser Schutzvorrichtung bedient sich z. B. ein nervöser Hund, wenn versucht wird, seinen Bauch unsachgemäß abzutasten; eine sanfte Massage nimmt in solchen Fällen dem Tier die Angst und führt zur Muskelentspannung. Schmerz der Baucheingeweide kann spontan eine lokale oder generelle Bauchmuskel-Kontraktion mit einhergehender Rigidität der Bauchwand auslösen, wobei wahrscheinlich das Aneinandervorbeigleiten der Bauchorgane verhindert wird.

Die Bauchmuskeln werden auch bei Veränderungen der Körperhaltung und bei der Fortbewegung eingesetzt. Sie kontrahieren sich einseitig bei Biegung des Rumpfes zur betreffenden Seite. Bei beidseitiger Anspannung unterstützen sie die Krümmung des Rückens, was besonders bei Tieren, die sich im Sprunggalopp bewegen, wichtig ist (Hunde, Katzen, Hasen).

Die ventrolateralen Bauchmuskeln werden von kaudalen Interkostalnerven und den Ventralästen besonders der kranialen Lendennerven versorgt.

Die sublumbalen Muskeln (innere Lendenmuskeln). Der M. psoas minor (Abb. 2-23/10) entspringt an den Körpern der thorakolumbalen Wirbel und inseriert am Tuberculum m. psoas minoris des Darmbeins. Der Muskel ist stark sehnig durchsetzt, wodurch die Vermutung bestärkt wird, daß dieser Muskel hauptsächlich an der Stabilisierung der Wirbelsäule beteiligt ist. Er kann auch die Rotation des Beckens im Iliosakralgelenk unterstützen.

Der *M. psoas major* und der *M. iliacus* können als Wirbel- und Beckenköpfe eines einzigen Muskels (M. iliopsoas; /11) betrachtet werden, der am Trochanter minor des Oberschenkelbeins endet. Der M. psoas major entspringt lateral vom M. psoas minor an den Körpern und Ventralflächen der Lendenwirbelquerfortsätze. Der M. iliacus entspringt an der Ventralfläche des Darmbeinflügels und -schaftes. Die Sehnen der beiden Köpfe des M. iliopsoas vereinigen sich kurz vor der Insertion. Der M. iliopsoas ist ein Beuger der Hüfte und ein Auswärtsdreher des Oberschenkels. Der M. psoas major scheint sich auch an der Stabilisierung der Wirbelsäule zu beteiligen.

Der *M. quadratus lumborum* (/3) entspringt an den letzten Rippen und an den Lendenwirbelquerfortsätzen und inseriert am Kreuzbeinflügel (manchmal auch am Darmbein). Er stabilisiert den Lendenabschnitt der Wirbelsäule.

Alle diese Muskeln werden prinzipiell durch Zweige der Ventraläste der Lumbal- und letzten Thorakalnerven versorgt. Andere Zweige stammen von benannten Ästen des Plexus lumbosacralis, speziell vom N. femoralis.

Die Muskeln des Beckenausgangs

Der Beckenausgang wird ungefähr in Höhe des Endabschnitts des Verdauungs- und des Urogenitaltraktes durch die Körperwand, das Perineum, verschlossen. Die Projektion des Perineum auf die Haut entspricht der Perinealregion, die als ihre wichtigsten Merkmale den Anus und die Vulva (beim weiblichen Tier, auf das wir uns hier hauptsächlich beziehen wollen) aufweist. Da der Ventralteil der Vulva unter dem Niveau des Beckenbodens liegt, wurde die Reichweite der Perinealregion so festgelegt, daß sie die gesamte Vulva einschließt. Sehr häufig wird der dorsokaudale Teil des Euters (z. B. bei der Kuh) ebenfalls miteinbezogen. Mehrere Muskeln und Faszien bilden bei Durchflechtung eine Verankerungsplatte, die zwischen Anus und Vulva samt Vestibulum vaginae liegt. Diese Formation wird passend als Perineal„körper" oder -zentrum bezeichnet. In der klinischen, speziell der gynäkologischen Literatur wird der Perineal„körper" häufig schlicht als „das Perineum" bezeichnet. Die drei Komponenten – Perineum, Perinealregion und Perineal„körper" – sollten auseinandergehalten werden. Es gibt noch eine andere Quelle der Verwirrung: Beim Menschen bilden die Strukturen des Beckenausgangs den sogenannten Boden der Beckenhöhle. Bei Quadrupeden wird dieser „Boden" vom Beckengürtel selbst gebildet. Der Unterschied in der Körperhaltung stiftet jedoch nicht nur sprachliche Konfusion, sondern – was wichtiger ist – führt zur Funktionsveränderung homologer Strukturen. Die Hauptkomponente des Dorsalteils des Perineums ist das Diaphragma pelvis*, eine Formation von quergestreiften Muskeln, die von Faszien eingeschlossen, die Umgebung des Canalis analis verschließen. Eine ähnliche, wenn auch weniger auffällige Formation im Ventralteil des Perineum, das Diaphragma urogenitale, umschließt das Vestibulum vaginae.

Das *Diaphragma pelvis* befestigt sich lateral an der Beckenwand und breitet sich kaudomedial aus, um den Analkanal zu umschließen. Die Bezeichnung „Diaphragma" beschreibt eigentlich die Verhältnisse beim Menschen, bei dem es eine Mulde bildet, in welcher die Beckenorgane ruhen. Die Bezeichnung „Diaphragma" ist bei Haustieren weniger angebracht, da hier die rechte und linke „Hälfte" des Diaphragmas nahezu sagittal stehen und somit, auch als Konsequenz des relativ längeren Beckengürtels, die konvergierende Verbindung zum Anus mehr abgeflacht ist.

Von beiden Muskeln des Diaphragma pelvis ist der mehr lateralgelegene *M. coccygeus* (Abb. 2-26/9) im wesentlichen ein Schwanzmuskel. Dieser etwa rhombenförmige Muskel entspringt an der Spina ischiadica, unterquert das Lig. sacrotuberale medial und inseriert an den Querfortsätzen der ersten Schwanzwirbel.

Der medialgelegene Muskel, der *M. levator ani*, ist dünner und weitreichender. Er ist schräg kaudodorsal ausgerichtet und nur teilweise vom M. coccygeus bedeckt. Bei Ungulaten entspringen beide Muskeln dicht nebeneinander oder gar mit einer gemeinsamen breiten Sehne. Beim Hund hat der M. levator ani einen weitreichenden linearen Ursprung, der sich vom Iliumschaft über den R. acetabularis ossis pubis entlang der Beckensymphyse ausdehnt (/10). Seine Insertion ist zweigeteilt und liegt einerseits an der Faszie und den Wirbeln des Schwanzes (hier die Inser-

---

* Viele Autoren schließen das Diaphragma bei ihrer Beschreibung des Perineum ausdrücklich aus und betrachten es als kranial vom Damm gelegen. Das Diaphragma urogenitale (s. weiter unten) wird jedoch als perineale Struktur angesehen. Diese allgemeingültige Betrachtungsweise stimmt aber nicht mit der Logik oder den NOMINA ANATOMICA oder den NOMINA ANATOMICA VETERINARIA überein.

tion des M. coccygeus kaudal überragend) und andererseits am äußeren Schließmuskel des Anus und seiner Faszie. Der Ansatz am Schwanz dominiert bei Fleischfressern, der Ansatz am Anus bei den Ungulaten, bei denen es zur Durchflechtung mit Muskelfaserbündeln der Mm. sphincter ani externus und constrictor vestibuli kommt.

Der M. coccygeus zieht bei einseitiger Kontraktion den Schwanz lateral, und bei beidseitiger Kontraktion preßt er den Schwanz ventral an das Perineum; eine für den unterwürfigen Hund typische Haltung. Die Funktion des M. levator ani ist durch elektromyographische Untersuchungen an der Ziege wohlbekannt, aber es ist durchaus möglich, daß bedeutende artspezifische Unterschiede bestehen. Bei der Ziege wird der M. levator ani aktiv, wenn der intraabdominale Druck steigt, höchstwahrscheinlich um der Kaudalverlagerung der Beckenorgane entgegenzuwirken. Neben anderen viszeralen Funktionen wird er hauptsächlich bei der Defäkation beansprucht, und zwar bevor diese eintritt, indem er möglicherweise den Anus in seiner Position gegen die Kontraktion der glatten Muskulatur des Enddarms fixiert, und während der Defäkation durch seine Inaktivität und schließlich danach durch erneute Aktivität, um die beteiligten Organe wieder in ihre Ruheposition zu bringen. Die zuckenden Schwanzbewegungen des Hundes nach der Defäkation sind höchstwahrscheinlich die sichtbaren Zeichen für die Aktivität des M. levator ani. Beide, die Mm. levator ani und coccygeus, werden von Ventralästen der Sakralnerven versorgt.

Das kleinere *Diaphragma urogenitale* enthält zartere Muskeln, die später zusammen mit den Geschlechtsorganen eingehender beschrieben werden. Die Faszie des Diaphragma urogenitale befestigt sich am Arcus ischiadicus und dehnt sich kranial, dorsal und medial aus, um sich mit dem Ventralende des Diaphragma pelvis zu verbinden und das Vestibulum vaginae zu umgeben. Diese Faszie hält den Geburtsweg in seiner Lage, wenn sich der gravide Uterus in das Abdomen absenkt, und verhindert seine Kaudalverlagerung während des Geburtsvorganges.

Nach dem Vorgenannten bleibt noch zu erwähnen, daß an jeder Seite des Afters eine Fossa ischiorectalis ausgebildet ist, die vom Beckengürtel umschlossen, aber von der Beckenhöhle durch das Diaphragma pelvis abgegrenzt ist. Diese Grube ist pyramidenförmig und weist folgende Merkmale auf: Eine kranialgerichtete Spitze, eine laterale Wand, die vom Sitzbeinhöcker und dem Lig. sacrotuberale gebildet wird, eine mediale Wand, die vom Diaphragma pelvis gebildet wird, eine ventrale Wand, dem Beckenboden anliegend, und eine zur äußeren Haut kaudal ausgerichtete Basis. Diese Grube wird zutreffenderweise *Fossa ischiorectalis* genannt (Abb. 29-12) und ist normalweise mit Fettgewebe ausgefüllt. Bei Schwinden des Fettgewebes wird ein deutliches Einsinken der Haut seitlich des Anus beobachtet (ausgenommen bei Pferd und Schwein, wo der Wirbelkopf des M. semimembranosus diesen Bereich bedeckt).

Der Kopf und der Ventralabschnitt des Halses

Grundbauplan und Entwicklung

Selbst eine flüchtige Untersuchung des ganzen oder des sagittalgeschnittenen Kopfes zeigt, daß er aus zwei Hauptabschnitten besteht. Der eine, der Gehirnabschnitt, umfaßt das Gehirn und die es einschließenden Strukturen; der andere, der Gesichtsabschnitt, ist bei den meisten adulten Säugern sehr viel größer und wird von Ober- und Unterkiefer sowie von den oberen Teilen des Atmungs- und Verdauungssystems gebildet. Die Unterscheidung zwischen Gehirn- und Gesichtsabschnitt ist bereits beim Embryo im Ursegment-Stadium klar erkennbar (Abb. 2-27). In diesem Entwicklungsstadium dominieren die dorsalen Strukturen, wobei Größe und Form des Kopfes weitgehend durch das Gehirn bestimmt werden. Der Dorsalteil schließt sich an die Somiten des Rumpfes an, läßt jedoch im Unterschied zu diesen keine offensichtliche Segmentierung erkennen; die Ursegmentreihe scheint abrupt hinter dem Gehirn zu enden, aber durch Ausdehnung der Chorda dorsalis bis zur Höhe des Mittelhirns bleibt eine gewisse Kontinuität bestehen.

Das Neurocranium des Schädels entsteht aus einer Reihe von Knorpeln, welche die Schädelbasis ventral vom Gehirn bilden. Es wird durch Knorpelkapseln in der Umgebung des primitiven Riechorgans, der Augäpfel und des Ohrlabyrinths ergänzt. Später bilden sich innerhalb einer häutigen Kapsel seitlich und dorsal des Gehirns durch direkte Ossifikation „Bindegewebsknochen". Schließlich fusionieren alle diese Elemente miteinander und mit den Knochen des Gesichts.

Der Ventralteil des Kopfes – das spätere Ge-

Der Bewegungsapparat 65

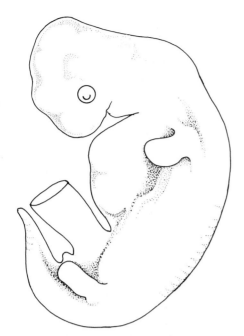

Abb. 2-27 Schweine-Embryo (1,5 cm groß) veranschaulicht die Dominanz des Hirnteils gegenüber dem Gesichtsteil des Kopfes.

sicht – ist viel kleiner und geht in diesem Stadium der Entwicklung kontinuierlich in den Halsbereich über, der weitgehend vom Herzen ausgefüllt wird. Der Ventralteil des Kopfes weist ein ziemlich abweichendes Segmentierungsmuster auf. Er wird hauptsächlich durch die Kiemenbögen geprägt, eine segmentale Verdickung des ungespaltenen Mesoderm, die lateral und ventral des Kopfdarms liegt und sich später zum Pharynx differenziert. Es ist unklar, wieviel Kiemenbögen sich ausbilden; vier sind deutlich ausgebildet und ein fünfter und möglicherweise ein sechster (kaudaler) Bogen werden flüchtig angelegt.

Aufbau, Bedeutung und detailliertes Schicksal dieser Bögen sollen hier nicht näher beschrieben werden. An dieser Stelle soll lediglich erwähnt werden, daß sich zentral in jedem Bogen ein Knorpelskelett mit zugehöriger Muskulatur entwickelt, die von einem speziellen Gehirnnerven (Kiemenbogennerven) versorgt wird. Jeder Bogen weist außerdem eine Arterienschleife auf, die die ventrale mit der dorsalen Aorta verbindet. Die Strukturen, die sich aus den verschiedenen Kiemenbögen entwickeln, sind in der Tabelle 2-1 aufgelistet. Daraus geht hervor, daß schließlich die Kiemenbögen nur wenig zur Skelettentwicklung des Gesichts beitragen. Der definitive Gesichtsschädel entsteht hauptsächlich durch desmale Ossifikation, die im Bindegewebe der Kieferanlagen stattfindet, wobei jedoch für bestimmte Anteile knorpelige Vorläufer wie z. B. der Knorpel des ersten Kiemenbogens und die Nasenkapsel beteiligt sind.

Der Kopf eines erwachsenen Menschen behält in gewisser Hinsicht seinen embryonalen Bauplan und seine embryonalen Proportionen bei. Bei den meisten Säugern vergrößert sich jedoch der Gesichtsschädel unproportional und dehnt sich von seiner Lage unterhalb des Gehirns weit rostral aus. Abgesehen von vielen qualitativen

Tabelle 2-1 Abkömmlinge der Kiemenbögen

Kiemenbogen	Skelett	Muskeln	motorische Innervation
Erster (mandibularer)	Mandibula (teilweise), bestimmte Gehörknöchelchen (Malleolus, Incus)	Kaumuskeln; M. mylohyoideus, digastricus (teilweise), tensor veli palatini, tensor tympani	N. mandibularis des N. trigeminus (V3)
Zweiter (hyoider)	Zungenbein (teilweise), Gehörknöchelchen (Steigbügel)	Mimische Muskulatur M. digastricus (teilweise), M. stapedius	N. facialis (VII)
Dritter	Zungenbein (restlicher Anteil)	M. stylopharyngeus caudalis, möglicherweise weitere Pharynxmuskeln	N. glossopharyngeus (IX)
Vierter (und folgende Bögen)	Mehrzahl der Kehlkopfknorpel	Pharynx- und Larynxmuskeln, Muskeln des Versorgungsgebiets des N. accessorius	N. vagus (X), (Hirn-)Anteil des N. accessorius (XI)

und quantitativen Unterschieden, ist der Grundbauplan bei allen Species gleich. Die gegenseitige Beziehung und Topographie der großen Organe und Kopfhöhlen sollten zuerst studiert werden, bevor Details abgehandelt werden. Eine Bezugnahme auf Abb. 4-2 und 4-3 ist zur Verdeutlichung notwendig.

Der Schädel

Das vollständige Skelett des Kopfes besteht aus dem Schädel*, dem Unterkieferknochen (Mandibula), dem Zungenbeinapparat, den Gehörknöchelchen des Mittelohrs und den Knorpeln des äußeren Ohrs, der Nase und des Kehlkopfes.

Der *Schädel* (im eigentlichen Sinn) ist ein Mosaik aus vielen Knochen, meistens paarigen, aber einigen medianen und unpaarigen. Alle Knochen passen so zusammen, daß sie eine einzige starre Konstruktion ergeben. Die Einzelknochen, die individuell benannt sind, entwickeln sich aus unabhängigen Ossifikationszentren und sind bei den meisten Species homolog. Beim jungen Tier sind sie durch schmale Bindegewebsstreifen (stellenweise auch durch Knorpel) voneinander getrennt; durch dieses Muster der Verbindungen, der Knochennähte, ist das Wachstum des Schädels gewährleistet. Bei Beendigung des Wachstums sind die Schädelnähte nicht mehr notwendig und die Ossifikation erreicht auch das Bindegewebe, so daß schließlich die Knochen verschmelzen.

Dieser Prozeß dauert lange an und scheint niemals aufzuhören; die Konturen der meisten Schädelknochen bleiben daher selbst bei alten Tieren voneinander unterscheidbar. Das Wissen um Namen, Positionen und ungefähre Ausdehnung der einzelnen Knochen (Abb. 2-28) ist wichtig für ein hilfreiches System von Bezugspunkten an den verschiedenen Kopfregionen. Eine detaillierte Kenntnis der Einzelknochen hat wenig praktischen Wert; den meisten Lesern wird mit einer Betrachtung des Schädels als Ganzes besser gedient sein.

Herkömmliche Beschreibungen basieren auf Ansichten aus unterschiedlichen Blickwinkeln,

---

* Dieser Ausdruck wird manchmal im weiteren Sinne unter Einbeziehung der Kieferknochen und sogar des Zungenbeinapparates gebraucht. Da die zeitgenössische Betrachtungsweise inkonsequent ist, läßt sich die Absicht eines Autors manchmal erst aus dem Gesamtzusammenhang herleiten.

wobei der Schädel auf einer ebenen Fläche ruht, was nicht der gewöhnlichen Kopfhaltung des Lebenden entspricht. Bei den meisten dieser Ansichten sind die zwei unterschiedlichen Schädelportionen sofort erkennbar – die Kaudalportion, die das Gehirn umschließt, und die Rostralportion, die das Gesicht stützt. Die Orbita, die den Augapfel enthält, ist – obwohl sie auf der Grenze zwischen den beiden Schädelportionen liegt – ein Teil des Gesichts. Bei den meisten Haustieren ist der Gesichtsschädel größer als der Gehirnschädel und ist meistens diesem vorgelagert. Dieses Verhältnis variiert jedoch unter den Species und auch in Abhängigkeit von Rasse, Alter und individuellen Baueigentümlichkeiten.

Der Schädel des Hundes

Die Vielzahl erheblicher Unterschiede schließt eine allgemeingültige Beschreibung für alle Rassen aus. Die anschließende Beschreibung bezieht sich auf den Schädel eines adulten durchschnittlichen (mesocephalen) Hundes – weder eines kurzköpfigen (brachycephalen) Hundes (z. B. Pekingese) noch eines langköpfigen (dolichocephalen) Hundes (z. B. Barsoi). Einige hervorspringende Unterschiede hinsichtlich Species, Rasse und Alter werden später erwähnt.

Bei *dorsaler Ansicht* (Abb. 2-29) grenzt das eiförmige Neurocranium dort an den Gesichtsschädel, wo der Proc. zygomaticus ossis frontalis lateral vorspringt, um die dorsokaudale Begrenzung der knöchernen Augenhöhle zu bilden. Das Kaudalende des Schädels wird median durch die Protuberantia occipitalis externa markiert; seine Abgrenzung an der kaudalen (nuchalen) Fläche wird durch die Crista nuchae vervollständigt, die sich von der Medianen beidseitig ausdehnt. Die mediane Crista sagittalis externa, die von der Protuberantia occipitalis externa rostral zieht, ist bei robusten Tieren mit gut entwickelter Kaumuskulatur sehr prominent. Alle diese Merkmale können beim Lebenden leicht palpiert werden. Beide Hälften des Neurocranium gehen dorsolateral in eine leicht angerauhte Fläche über, an welcher der M. temporalis entspringt. Rostral des Proc. zygomaticus ossis frontalis senkt sich die Dorsalfläche des Schädels bei manchen Rassen ganz erheblich ein und setzt sich rostral als gerader und schmaler Nasenrücken fort. Dieser endet am weiten Nasenzugang, der rostral des knöchernen Gesichtsschädels durch biegsame Nasenknorpel fortgesetzt wird.

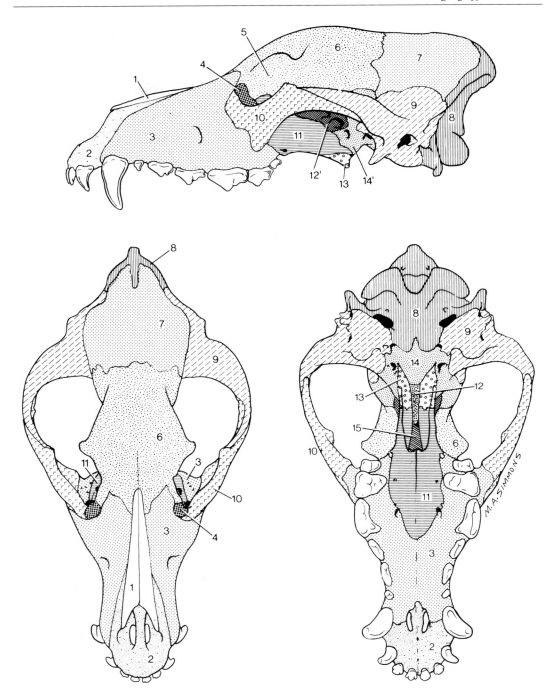

Abb. 2-28 Lateral-, Dorsal- und Ventral-Ansicht eines Hundeschädels zur Darstellung der Ausmaße der Schädelknochen.

1, Os nasale; 2, Os incisivum; 3, Maxilla; 4, Os lacrimale; 5, Orbita; 6, Os frontale; 7, Os parietale; 8, Os occipitale; 9, Os temporale; 10, Os zygomaticum; 11, Os palatinum; 12, Os praesphenoidale; 12′, Flügel des Os praesphenoidale; 13, Os pterygoideum; 14, Os basisphenoidale; 14′, Proc. pterygoideus des Os basisphenoidale; 15, Vomer.

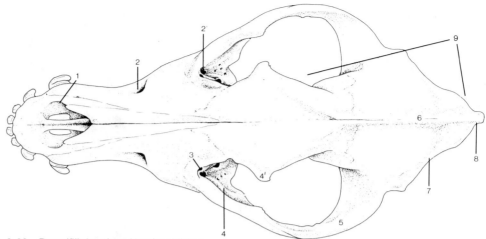

Abb. 2-29 Dorsalfläche eines Hundeschädels.

1, Apertura nasi ossea; 2, For. infraorbitale; 2', For. maxillare; 3, Fossa sacci lacrimalis; 4, Orbita; 4', Proc. zygomaticus des Os frontale; 5, Arcus zygomaticus; 6, Crista sagittalis externa; 7, Crista nuchae; 8, Protuberantia occipitalis externa; 9, Hirnschädel.

Die Augenhöhle ist das hervorstechendste Merkmal bei *lateraler Ansicht* (Abb. 2-30). Hinter der Augenhöhle formt der dorsolaterale Teil des Hirnschädels die Wand der Schläfengrube (/16). Der ventrolaterale Teil ist komplizierter und formt den Arcus zygomaticus (/15) und die Ohrbereiche. Der Arcus zygomaticus geht lateral aus dem Hirnschädel hervor und zieht im lateral konvexen Bogen unterhalb der Orbita rostral zum Gesichtsschädel. Er wird aus zwei Knochen gebildet – der Schläfenbeinschuppe und dem Os zygomaticum, die sich an einer überlappenden

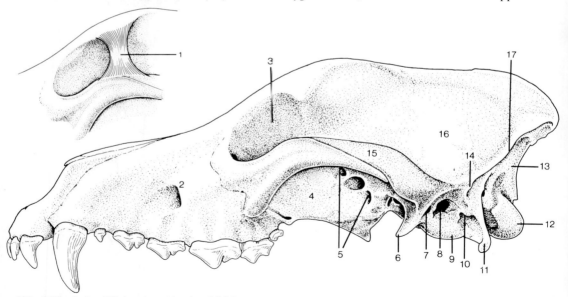

Abb. 2-30 Lateralfläche eines Hundeschädels.

1. Lig. orbitale (Bildeinsatz); 2, For. infraorbitale; 3, Orbita; 4, Fossa pterygopalatina; 5, Canalis opticus, Fissura orbitalis, For. alare rostrale; 6, Proc. retroarticularis; 7, For. retroarticulare; 8, Meatus acusticus externus; 9, Bulla tympanica; 10, For. stylomastoideum; 11, Proc. paracondylaris; 12, Condylus occipitalis; 13, Facies nuchae; 14, Proc. mastoideus; 15, Arcus zygomaticus; 16, Fossa temporalis; 17, Crista nuchae.

Sutura treffen. Die Ventralfläche des Kaudalendes dieses Bogens trägt die Gelenkfläche für den Unterkiefer, die beim Hund wie eine transversale Rinne geformt ist. Die Gelenkfläche setzt sich kaudal auf die Rostralfläche eines Ventralfortsatzes, den Proc. retroarticularis (/6), fort. Die große glatte Kuppel der Bulla tympanica (/9), die einen Teil der Mittelohrhöhle umfaßt, und der rauhe Proc. mastoideus liegen kaudal vom Proc. retroarticularis. Hier weist der Schädel drei Öffnungen auf: Das For. retroarticulare mit Durchtritt einer großen Vene aus dem Cavum cranii, das For. stylomastoideum mit Durchtritt des N. facialis und der äußere Gehörgang (Meatus acusticus externus), der beim Lebenden durch das Trommelfell abgeschlossen ist, das die Grenze zwischen dem äußeren Ohr und der Mittelohrhöhle bildet. Der Proc. paracondylaris (/11) ist ein auffälliger Fortsatz an der Kaudalgrenze des Schädels. (Er bildet das apophysiale Apikalende des Proc. jugularis.) Die Orbita ist trichterförmig; im mazerierten Zustand sind ihre Wände sehr unvollständig. Beim Lebenden wird der Orbitalrand durch das Lig. orbitale (/1) vervollständigt, das den Proc. zygomaticus ossis frontalis mit dem Arcus zygomaticus verbindet. Ventral geht die Augenhöhle in die Fossa pterygopalatina über (/4), aber beim Lebenden werden diese Bereiche durch die Periorbita getrennt, ein dickes Faszienblatt, das die eigentliche Orbita vervollständigt. Zwei Gruppen von Foramina sind in diesem Bereich sichtbar: Zur Kaudalgruppe gehören der Canalis opticus, die Fissura orbitalis und das For. alare rostrale (/5). Die Öffnung des Canalis opticus, die an der Spitze der konischen Augenhöhle liegt, ist die Eingangspforte für den Sehnerven. Die mehr ventralliegende Fissura orbitalis ist die Durchtrittsstelle der V. ophthalmica ext. und der Nn. ophthalmicus, oculomotorius, trochlearis und abducens, die die Hilfseinrichtungen des Auges versorgen. Ganz ventral bietet das For. alare rostrale eine gemeinsame Öffnung für den N. maxillaris, der aus dem Cavum cranii austritt, und für die A. maxillaris, die den Canalis alaris im Os sphenoidale durchquert.

Die Rostralgruppe der Öffnungen umfaßt die Foramina maxillare, sphenopalatinum und palatinum caudale. Das For. maxillare (Abb. 2-29/2') führt zum Canalis infraorbitalis, das For. sphenopalatinum zur Nasenhöhle und das For. palatinum caudale zum Canalis palatinus, der am harten Gaumen hervortritt. Jede Öffnung führt gleichnamige Äste der A. maxillaris und des N.

maxillaris. Weiter dorsal enthält die rostrale Orbitalwand die Fossa sacci lacrimalis für den Tränensack (/3). Eine Öffnung in der Tiefe der Fossa sacci lacrimalis führt den Tränennasengang (Ductus nasolacrimalis) zur Nase.

Das For. infraorbitale (/2) ist das hervorstechendste Merkmal auf der Lateralfläche des Gesichtes und ist beim Lebenden leicht palpierbar. Es handelt sich um die Austrittstelle des N. infraorbitalis, welcher den N. maxillaris durch den Canalis infraorbitalis hindurch fortsetzt. Zum Alveolarrand hin ist der Gesichtsschädel über den Zahnwurzeln ausgebuchtet, insbesondere über der großen Wurzel des Dens caninus.

Bei *ventraler Ansicht* (Abb. 2-31) sind drei Bereiche des Schädels überblickbar – die Schädelbasis, der Choanenbereich zwischen Nasenhöhlen und Rachen und der harte Gaumen. Die Schädelbasis weist an ihrer kaudalen Grenze den paarigen eiförmigen, schräg ausgerichteten Condylus occipitalis auf, welcher das For. magnum (/12) flankiert, das zwischen Wirbelsäule und Gehirn liegt. Rostral hierzu ist der Medianbereich allgemein flach, wenn auch in der Mitte seiner Längsausdehnung Höcker für die Insertion des paarigen M. longus capitis liegen, der den Kopf im Genick beugt. Die Bulla tympanica und der Proc. paracondylaris nehmen an beiden Seiten viel Raum ein. Die Medialseite der Bulla tympanica trifft auf das Hinterhauptsbein, und diese Fusion läßt zwei Öffnungen frei, die bei einigen Species (z. B. Pferd) miteinander in offener Verbindung stehen. Es handelt sich hierbei um das mehr kaudale For. jugulare (Fissura tympanooccipitalis) und das mehr rostrale For. lacerum (/8, 6). Die Nn. glossopharyngeus, vagus und accessorius treten zusammen mit einer großen Abflußvene aus dem Cavum cranii durch das genannte For. jugulare. Zwischen For. jugulare und Condylus occipitalis liegt der Canalis n. hypoglossi, der den N. hypoglossus passieren läßt.

Lateral des For. lacerum befinden sich kleine Öffnungen für den Austritt der Chorda tympani (ein Ast des N. facialis) und eine weitere Öffnung für die Kommunikation der Tuba auditiva mit der Mittelohrhöhle. Rostrolateral hiervon liegt das große For. ovale (/4), durch welches der N. mandibularis austritt.

Die Choanen, die von den Nasenhöhlen zum Nasenrachen führen, sind die ventralen Hauptmerkmale des Mittelbereiches. Der Choanenbereich ist dorsal durch die Schädelbasis und lateral durch die dünnen Knochenplatten begrenzt, deren äußere Flächen (s. weiter oben) die Medial-

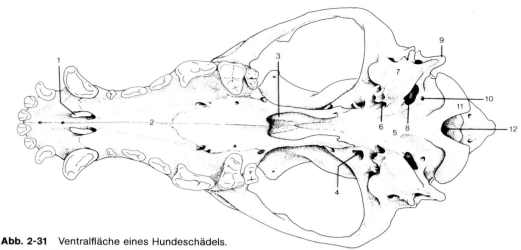

Abb. 2-31 Ventralfläche eines Hundeschädels.

1, Fissura palatina; 2, Palatum durum; 3, Choanenbereich; 4, For. ovale; 5, Basis cranii; 6, For. lacerum; 7, Bulla tympanica; 8, Fissura tympanooccipitalis (For. jugulare); 9, Proc. paracondylaris; 10, Canalis n. hypoglossi; 11, Condylus occipitalis; 12, For. magnum.

wände der Fossae pterygopalatinae bilden. Der weiche Gaumen, der aus dem freien Rand des harten Gaumens hervorgeht, stellt beim Lebenden den Boden eines Raumes, und zwar des ersten Abschnitts des Nasenrachens, dar, der von den genannten Formationen umschlossen wird. Der rostral anschließende harte Gaumen ist kaudal weit und verengt sich rostral. Er ist durch Zahnfächer (Alveoli) umrandet, in welchen die Oberkieferzähne stecken. Zum Rostralende hin wird er von der großen paarigen Fissura palatina unterbrochen.

Mehrere kleinere Öffnungen am Kaudalende des harten Gaumens sind rostrale Öffnungen der großen und kleinen Gaumenkanäle.

Die *Nackenfläche* (Abb. 2-30/13) ist annähernd triangulär und wird dorsal durch die Protuberantia occipitalis externa sowie die Crista nuchae begrenzt. Ihr ventraler Teil weist das For. magnum, den paarigen Condylus occipitalis und den ebenfalls paarigen Proc. paracondylaris auf. Die restliche rauhe Nackenfläche bietet den dorsalen Halsmuskeln Insertion.

Das *Rostralende (Apex)* des Schädels wird vom Naseneingang gebildet, der sich dorsal des Os incisivum befindet, das die Dentes incisivi trägt.

Die Schädelhöhlen werden gemeinsam mit dem Atmungsapparat (Kapitel 4), dem Zentralnervensystem (Kapitel 8) und dem Ohr (Kapitel 9) beschrieben.

Der *Unterkiefer* oder *Mandibula* besteht aus zwei Hälften (Abb. 2-32). Beim Hund sind diese Hälften fest, aber nicht starr durch Bindegewebe in der Symphysis mandibularis verbunden. Jede Hälfte ist in einen Körper oder Horizontalabschnitt und einen Ast oder Vertikalabschnitt unterteilt. Der Körper trägt die Alveolen der unteren Zähne und ist seitlich abgeflacht. Mit Ausnahme seines Rostralendes divergiert er von seiner Gegenkomponente und begrenzt so einen intermandibulären Raum. Die Lateralfläche weist an ihrem Rostralende mehrere Foramina mentalia auf, wovon ein Foramen sehr viel größer als die übrigen ist. Durch diese Öffnungen treten Kinnäste der A. und V. sowie des N. alveolaris inferior. Der Unterkieferast (/2) ist umfangreicher aber weniger kompakt. Sein Dorsalteil endet mit dem langen Proc. coronoideus, welcher in die Fossa temporalis hineinragt und dem M. temporalis Insertion gewährt, und mit dem kürzeren und mehr kaudalgelegenen Proc. condylaris (/3), der einen walzenförmigen Gelenkfortsatz trägt. Ventrokaudal trägt der Ast den vorspringenden Proc. angularis. Die Lateralfläche weist eine rauhe Einbuchtung für die Insertion des M. masseter auf. Die Medialfläche bietet den Mm. pterygoidei Insertion und besitzt außerdem das große For. mandibulae (/7), durch welches A., V. und N. alveolaris inferior in den Knochen eintreten.

Das *Zungenbein* oder *Os hyoideum* besteht aus mehreren stäbchenförmigen Knochen, die miteinander artikulieren und gemeinsam einen Halteapparat für Zunge und Kehlkopf bilden und

Der Bewegungsapparat 71

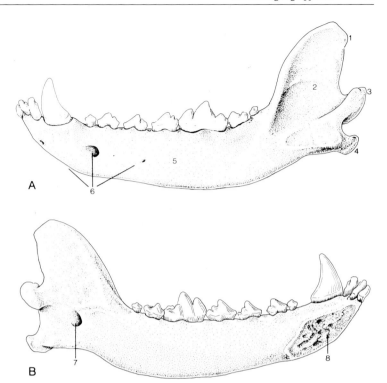

Abb. 2-32 Lateral- (A) und Medial-Ansicht (B) der linken Hälfte der Mandibula des Hundes.

1, Proc. coronoideus; 2, vertikaler Anteil (Ramus); 3, Proc. condylaris; 4, Proc. angularis; 5, horizontaler Anteil (Körper); 6, Forr. mentalia; 7, For. mandibulae; 8, Symphysis.

diese an der Schädelbasis befestigen. Die Namen der verschiedenen Anteile des Zungenbeins sind in Abb. 2-33 aufgelistet, die die Anordnung seiner Anteile sowie seine Befestigung als Ganzes am Os temporale der Schädelbasis zeigt. Das transversal gelagerte Basihyoideum kann innerhalb des intermandibulären Raumes palpiert werden; die anderen Anteile sind nur dann palpierbar und ihre Lage ist erkennbar, wenn die Pharynxwand durch den Mund betrachtet wird.

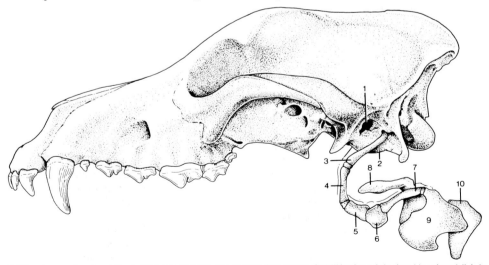

Abb. 2-33 Apparatus hyoideus mit Larynx und der Verbindung zum Schläfenbereich des Hundeschädels.

1, Meatus acusticus externus; 2, Bulla tympanica; 3, Stylohyoideum; 4, Epihyoideum; 5, Ceratohyoideum; 6, Basihyoideum; 7, Thyrohyoideum; 8, Cart. epiglottica; 9, Cart. thyroidea; 10, Cart. cricoidea.

Einige vergleichende Merkmale des Schädels

Der *Schädel des Pferdes* (Abb. 18-5) wird durch einen relativ langen Gesichtsschädel charakterisiert; ein Merkmal, das sich mit der Größenzunahme des Schädels stärker ausprägt und daher beim ausgewachsenen Pferd auffälliger als beim Jungtier ist. Entsprechendes gilt bei einem Vergleich größerer und kleinerer Rassen. Der Hirnschädel ist relativ klein und generell ähnlich dem des Hundes. Die Crista sagittalis externa ist schwächer. Die Stirn nimmt den weiten Raum zwischen den Ursprüngen der beiden Procc. zygomatici ossis frontalis ein, die sich ventral mit den jeweiligen Jochbögen vereinigen.

Der Jochbogen ist auffällig kräftig – auch bei Nichtberücksichtigung seiner Unterstützung durch den Proc. zygomaticus ossis frontalis, durch den er mit dem Stirnbein verbunden ist. Er ist nicht lateral gebogen, und an seiner kaudoventralen Seite trägt er eine ziemlich kompliziert gebaute Gelenkfläche, die sich aus einem rostralen Höcker, einer intermediären Grube und einem kaudalgelegenen Proc. retroarticularis zusammensetzt. Die Orbita ist beinahe lateral ausgerichtet und hat einen vollständigen knöchernen Rand. Der Jochbogen setzt sich rostral der Orbita als vorspringende Leiste (Crista facialis) auf die Lateralfläche des Gesichts fort. Die Crista facialis verläuft parallel zur Dorsalkontur der Nase und endet dorsal des Septums zwischen dem dritten und vierten Backenzahnfach.

Ein tiefer Einschnitt (Incisura nasoincisiva) trennt das hervorspringende Os nasale vom Os incisivum. Dieser Einschnitt und das Rostralende der Crista facialis sind leicht bestimmbare Markierungspunkte am lebenden Tier, mit deren Hilfe die Lage des For. infraorbitale bestimmt werden kann, das wenig kaudal von der Mitte dieser Verbindungslinie liegt.

Die Merkmale, die bei ventraler Ansicht auffallen, liegen mehr oder weniger auf gleicher Ebene. Der Kaudalteil dieser Ebene ist gekennzeichnet durch die großen und sehr vorspringenden Procc. paracondylares und die gekerbten Konturen der großen Öffnungen beiderseits des Os occipitale. Jede Öffnung resultiert aus der fehlenden Verbindung zwischen Os temporale und dem Lateralrand des Os occipitale, was zur Vereinigung mehrerer Foramina führt, die beim Hund deutlich voneinander getrennt sind. Der Kaudalteil ist das Äquivalent zum For. jugulare (Fissura tympanooccipitalis); der Kranialteil (For. lacerum) umfaßt die Foramina ovale und caroticum. Beim Lebenden ist der größere Anteil dieser großen Öffnung häufig verschlossen und gewährt nur den hindurchtretenden Nerven und Gefäßen ausreichenden Raum. Die Bulla tympanica ist nicht prominent, aber der Proc. styloideus für das Zungenbein und die Muskelfortsätze des Os temporale sind gut entwickelt.

Die Choanen liegen fast auf der Ebene des harten Gaumens. Die vertikale Knochenplatte, welche die Choanen von der Fossa pterygopalatina trennt, trägt einen hakenförmigen Knochenvorsprung (Hamulus). Der harte Gaumen ist flach und ohne Besonderheiten. Der größere Anteil seines Randes ist mit Zahnfächern für die Schneide- und Backenzähne besetzt.

Die Nackenfläche weist in der Mitte zwischen der Nackenleiste und dem Dorsalrand des For. magnum eine markante Protuberantia occipitalis externa auf. Die Mandibula ist massiv, ihre rechte und linke Hälfte divergieren aus einem relativ engen Winkel heraus. Die Symphyse verknöchert ziemlich früh, ungefähr mit 2 Jahren. Der ventrale Unterkieferrand weist einen markanten Gefäßeinschnitt auf, um den sich die A. und V. facialis herum auf das Gesicht winden. Der Ramus weist dorsal; der Proc. coronoideus ragt weit in die Fossa temporalis hinein und der Proc. articularis trägt weit oberhalb der Kaufläche der Backenzähne eine ovale Gelenkfläche.

Die Anteile des Zungenbeins (Abb. 4-7) sind im Vergleich zu entsprechenden Verhältnissen beim Hund unterschiedlich proportioniert und seitlich abgeflacht. Ein kräftiger Proc. lingualis ragt vom Basihyoideum in die Zungenwurzel hinein.

Der *Rinderschädel* (Abb. 25-6) ist verhältnismäßig kurz und breit und eher pyramidenförmig. Bei gehörnten Rassen ragen die Hornfortsätze (Procc. cornuales) aus dem Stirnbein dort hervor, wo die Dorsal-, Lateral- und Nackenflächen zusammentreffen. Größe und Richtung der Hornfortsätze variieren je nach Rasse, Alter und Geschlecht erheblich. Der sehr breite und flache Stirnbereich wird von einer vorspringenden Linea temporalis begrenzt, welche die tiefe, seitwärts verlagerte Fossa temporalis überragt. Die Stirn geht kontinuierlich auf die Dorsalkontur der Nase über.

Die Hauptmerkmale der Lateralseite sind die geringe Ausdehnung der Fossa temporalis und die Erhebung des Orbitalrandes über seine Umgebung hinaus. Der Rand ist ringsum knöchern, und sein Kaudalteil wird durch die Vereinigung des Proc. zygomaticus ossis frontalis mit dem

Proc. frontalis des Jochbeins gebildet. Es existiert keine Crista facialis, sondern nur eine flache Tuberositas facialis, von welcher der rostrale Anteil des M. masseter entspringt. Das For. infraorbitale befindet sich unmittelbar oberhalb des ersten Backenzahns, ziemlich tief zum Gaumen hin. Die Ventralfläche des Hirnschädels ist sehr uneben, wobei deren Rostralteil auf einer wesentlich höheren Ebene liegt als der Gaumen. Die Ossa occipitale und temporale sind durch eine schmale Fissur voneinander getrennt – eine Spalte, die größenmäßig zwischen der Naht beim Hund und der weiten Öffnung bei Pferd und Schwein liegt. Die Bulla tympanica ist prominent und seitlich abgeflacht. Die Choanen sind durch die Kaudalfortsetzung des Ventralabschnitts des Nasenseptum voneinander getrennt und seitlich von einer breiten Knochenplatte umschlossen. Der harte Gaumen ist lang und schmal und durch hohe Alveolarfortsätze umgrenzt. Es kommen keine Alveolen für Schneidezähne oder für den Dens caninus vor (sie fehlen im Oberkiefer der Wiederkäuer).

Die Symphysis mandibularis verknöchert, wenn überhaupt, sehr spät. Generell ist die Mandibula bei Wiederkäuern schwächer als beim Pferd. Das gilt am offensichtlichsten für den Unterkieferkörper, der einen leicht-konvexen Ventralrand aufweist. Der Proc. coronoideus ist hoch und kaudal gebogen. Die Gelenkfläche ist konkav und lateral weit ausgedehnt.

Die Gelenke des Kopfes

Die Verbindungen zwischen Schädel und Mandibula (Art. temporomandibularis) und jene zwischen den zwei Hälften der Mandibula (Symphysis mandibularis) werden im folgenden Kapitel (S. 126) beschrieben, da Zähne, Kaumuskeln und diese Gelenke zu einem eigenen Funktionskomplex gehören.

Die Muskeln des Kopfes und des ventralen Halsbereichs

Die Hauptgruppen, in welche die Kopfmuskeln eingeteilt werden können, sind der Tabelle 2-2 zu entnehmen, in der auch die Wechselbeziehungen zwischen embryonalem Ursprung, Innervation und Funktion berücksichtigt werden. Die funktionellen Verbindungen sind so genau definiert und spezifisch, daß es einfacher und sinnvoller ist, die Abhandlung der meisten Muskelgruppen zusammen mit den betreffenden Organen in späteren Kapiteln vorzunehmen.

Die ersten vier Muskelgruppen gehen embryonal aus einem einheitlichen Mesoderm hervor, das die lateralen und ventralen Wände des Pharynx bedeckt und sich zur Bildung der zentralen Teile der Kiemenbögen verdichtet. Es wird als viszerales Mesoderm betrachtet, obwohl die daraus hervorgehenden Muskeln die Struktur und Merkmale typischer Skelettmuskeln aufweisen. Sowohl die Muskeln als auch die sie versorgenden Nerven können als speziell viszeral beschrieben werden, um auf diesen einmaligen Status (S. 292) Bezug zu nehmen.

Bei niederen Wirbeltieren entwickeln sich die Muskeln der letzten beiden Gruppen in der Tabelle 2-2 aus Somiten, die beiderseits des Hinterhirns vorkommen; einige rostral des Hörbläschens (Anlage des Innenohrs) und andere kaudal davon. Ein ähnlicher Ursprungsort wird bei Säugetieren angenommen, obwohl der Nachweis einer solchen Somitenbildung nicht eindeutig geführt wurde. Es kommen auf jeden Fall somatische Muskeln mit entsprechendem Innervationsmuster vor.

Tabelle 2-2 Herkunft und Innervation der Hauptmuskelgruppen des Kopfes

Muskelgruppe	Herkunft	Innervation
Trigeminusmuskulatur	Erster Kiemenbogen	N. mandibularis des N. trigeminus (V3)
Fazialismuskulatur	Zweiter Kiemenbogen	N. facialis (VII)
Muskeln des Pharynx und des weichen Gaumens	Dritter und vierter Kiemenbogen	N. glossopharyngeus (IX) und N. vagus (X)
Larynxmuskeln	Sechster Kiemenbogen	N. vagus (X)
Äußere Augapfelmuskeln	Hypothetische präotische Somiten	Nn. oculomotorius (III), trochlearis (IV) und abducens (VI)
Zungenmuskeln	Hypothetische postotische Somiten	N. hypoglossus (XII)

Die Trigeminus-Muskulatur

Die Kaumuskeln stellen den größeren Anteil der Muskulatur dar, die vom Mandibularisast des N. trigeminus, dem motorischen Nerven des ersten Kiemenbogens, versorgt werden. Sie werden im Kapitel über das Verdauungssystem (S. 127) beschrieben. Im selben Kapitel wird auch der M. digastricus beschrieben, ein zusammengesetzter Muskel, der mit seinem Rostralbauch zum Versorgungsgebiet des N. mandibularis gehört, außerdem der M. mylohyoideus (S. 117), der die Zunge zwischen den Unterkieferkörpern hängemattenartig trägt, sowie einer der Muskeln des weichen Gaumens, der M. tensor veli palatini (S. 132). Der M. tensor tympani wird im Zusammenhang mit dem Mittelohr (S. 380) abgehandelt.

Die Fazialis-Muskulatur

Die Muskulatur, die vom N. facialis, dem Nerven des zweiten Kiemenbogens, versorgt wird, kann in zwei Gruppen untergliedert werden. Die oberflächliche Gruppe umfaßt den Hautmuskel des Kopfes und des Halses sowie viele kleinere Muskeln, die für die Bewegung und Stellung der Lippen, Wangen, Nüstern, Augenlider und des äußeren Ohrs zuständig sind. Die tiefe Gruppe besteht aus weit verstreut liegenden Muskeln. Dazu gehören einige Muskeln, die mit dem Zungenbein assoziiert sind, ein Teil des M. digastricus (S. 128) und der M. stapedius (S. 380) des Mittelohrs.

Die oberflächliche Muskelgruppe. Von den Muskeln dieser Gruppe wird angenommen, daß sie sich von einem tiefen M. sphincter colli ableiten, den man sich formal aus drei unvollständig überlappenden Schichten vorstellen kann. Die äußerste Schicht, bestehend aus quergerichteten Bündeln, ist bis zur Undeutlichkeit reduziert oder fehlt bei den Haustieren gänzlich. Beim Hund kommt ein Überbleibsel als M. sphincter colli superficialis vor. Ein wesentlich besser ausgebildeter Muskel der mittleren Schicht ist das Platysma. Seine längsgerichteten Fasern bedecken den Ventralteil des Gesichts und dehnen sich bis auf den Hals aus; beim Hund reichen sie bis zum Nacken. Als Abspaltungen des Platysmas werden kleine Muskeln gedeutet, die kaudal an der Ohrmuschel inserieren. Die dritte und tiefste Schicht ist wieder querverlaufend. Obwohl ein kleiner Teil seine Blattform beibehält, wird angenommen, daß aus dieser Schicht die vielen einzelnen Gesichtsmuskeln der Säugetiere hervorgehen. Diese kleinen Muskeln variieren erheblich von Species zu Species, jedoch bedarf es glücklicherweise nur für wenige Muskelindividuen und noch weniger für die artspezifischen Unterschiede einer detaillierten Betrachtung. Wegen ihres Einflusses auf den Gesichtsausdruck, werden sie unter dem Begriff „*mimische Muskulatur*" zusammengefaßt.

Die Hauptmuskeln der Lippen und Wangen sind die Mm. buccinator, orbicularis oris, caninus, levator nasolabialis, levator labii superioris und depressor labii inferioris (Abb. 2-34 und 11-2). Der *M. buccinator* (Abb. 2-34/5) verkehrt zwischen den Rändern des Ober- und Unterkiefers und wird partiell vom M. masseter bedeckt. Er bildet die Grundlage der Wangen und fungiert gegensätzlich zur Zunge, indem er die Nahrung zentral in die Mundhöhle zurückbefördert und so verhindert, daß sie sich im Vestibulum oris sammelt. Speicheldrüsen (Gll. buccales) liegen verstreut zwischen den Muskelbündeln, und ihre Entleerung wird durch die Muskelkontraktion unterstützt. Der *M. orbicularis oris* (/1) umgibt die Mundöffnung und ist hier eng mit der äußeren Haut und der Lippenschleimhaut verbunden. Er schließt die Mundöffnung und ist für das Saugen wichtig. Der *M. caninus* (/2) entspringt ventral vom For. infraorbitale und strahlt in Nasenflügel und Oberlippe ein. Er weitet die Nüstern und, besonders beim Hund, hebt er die Mundwinkel beim Knurren als Drohgebärde an. Der *M. levator nasolabialis* (/6) entspringt auf dem Nasenrücken und inseriert teils am Nasenflügel und teils im Lateralteil der Oberlippe. Er vermag die Nüstern zu weiten und die Oberlippe zu heben und zurückzuziehen. Der Medialteil der Oberlippe wird von dem separaten *M. levator labii superioris* (/7) gehoben. Dieser Muskel entspringt lateral am Gesicht und zieht dorsorostral, um eine gemeinsame Endsehne mit seinem Konterpart zu bilden, die sich zwischen den Nasenlöchern hindurch in die Lippe einsenkt. Ein besonderer *M. depressor labii inferioris* (/4) kommt in der Unterlippe einiger Species (mit Ausnahme bei Hund und Katze) vor. Er scheint eine Abspaltung des M. buccinator zu sein. Andere Muskeln, die mit Lippen und Nasenlöchern assoziiert sind, müssen nicht extra erwähnt werden, zumal einige von ihnen in verschiedenen Abbildungen identifizierbar sind.

Zu den Muskeln der Augenlider gehört der M. levator palpebrae superioris, obwohl er innerhalb

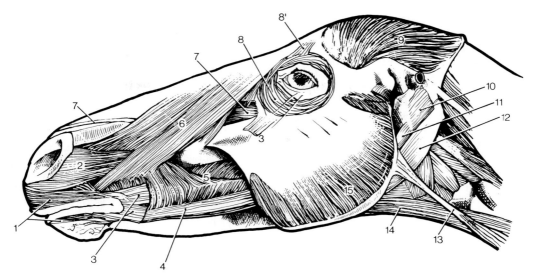

Abb. 2-34 Oberflächliche Muskeln des Pferdekopfes. Der Hautmuskel wurde entfernt.

1, M. orbicularis oris; 2, M. caninus; 3, Stümpfe des Hautmuskels; 4, M. depressor labii inferioris; 5, M. buccinator; 6, M. levator nasolabialis; 7, M. levator labii superioris; 8, M. orbicularis oculi; 8', M. levator anguli oculi medialis; 9, M. temporalis; 10, M. occipitohyoideus; 11, M. stylohyoideus; 12, Pars occipitomandibularis des M. digastricus; 13, M. sternocephalicus (M. sternomandibularis); 14, vereinigte Mm. sternohyoideus- und omohyoideus. (Aus Horowitz, 1965.)

dieser Muskelgruppe eher außergewöhnlich ist, da er in der Augenhöhle entspringt und vom N. oculomotorius innerviert wird. Er wird auf S. 372 beschrieben. Zu den Muskeln, die vom N. facialis innerviert werden, gehört der Schließer des Augenlides, der *M. orbicularis oculi* (/8), der die Lidspalte umgibt. Er ist am medialen und lateralen Augenwinkel verankert und verengt bei seiner Kontraktion die Lidspalte zu einem horizontalen Schlitz. Außerdem kommen Muskeln vor, die das obere Augenlid heben (M. levator anguli oculi medialis) und das untere Augenlid senken (M. malaris) und so die Lidspalte vergrößern.

Die Muskeln des äußeren Ohrs sind besonders zahlreich, aber im einzelnen von geringerer Bedeutung. Eine kaudale Gruppe wurde bereits erwähnt. Andere konvergieren zum Ohr hin, der hautbedeckten knorpeligen Ohrmuschel, und zwar von medial, rostral und lateral. Sie liegen zwischen der Haut und dem M. temporalis bzw. dem Schädel und bilden eine dünne unvollständige Hautmuskelschicht, zu der auch das knorpelige Schildchen (Scutulum) gehört. Die ringsum verstreuten Ursprünge und die genau umgrenzten Insertionen gewährleisten Verlagerung und Rotationen der Ohrmuschel in alle Richtungen. Speziell der *M. parotidoauricularis* ist von etwas größerer Bedeutung beim Hund, da er bei einer Operation am äußeren Gehörgang mit Schaffung eines Drainageweges für den Wundsekretabfluß in Mitleidenschaft gezogen werden kann (S. 427). Wie sein Name vermuten läßt, entspringt er vom Faszienüberzug der Gl. parotis und nähert sich der Ohrmuschel aus ventrolateraler Richtung.

Abgesehen von den Funktionen, die in den vorangegangenen Absätzen erwähnt oder angedeutet wurden, haben diese Muskeln zusammen eine Gruppenfunktion zur Kommunikation innerhalb, aber auch zwischen den Species. Der beobachtende Mensch kann intuitiv oder aufgrund von Erfahrungen die Mimik und Gestik der Tiere interpretieren – hier sei nur an den Ausdruck der Unterwerfung erinnert, an Drohgebärden, begleitet vom Knurren oder angelegten Ohren, oder an den prüfenden Blick eines Hundes. Die Analyse der subtileren Mimik mit Rückschlüssen auf spezielle Muskelaktivität ist bei Haustieren noch nicht möglich.

Eine Paralyse dieser Muskeln infolge von Schädigungen des N. facialis kann vorkommen. Da verschiedene Muskelgruppen von speziellen Ästen dieses Nerven versorgt werden, die an unterschiedlichen Stellen abzweigen, kann die Lokalisierung der Ausfallserscheinungen als ein wertvoller Hinweis auf den Sitz der Nervenschädigung gelten (S. 348).

Die tiefe Facialis-Muskelgruppe. Die Muskeln, die am Zungenbein inserieren, gehören zu einer ziemlich heterogenen Kategorie (Abb. 2-34/10, 11). Bestimmte kleine Muskeln werden vom N. facialis versorgt. Sie heben das Zungenbein an, wodurch die Zunge kaudal verlagert wird. Obwohl diesen Aktivitäten eine Bedeutung für den Schluckakt nicht abgesprochen werden kann, erübrigt sich jedoch eine nähere Beschreibung. Der M. digastricus, der mit seinem Kaudalbauch zur Facialis-Muskulatur gehört, wird auf S. 128 und der M. stapedius des Mittelohrs auf S. 381 beschrieben.

Die Muskeln des Pharynx und des weichen Gaumens
Diese Muskeln werden ab S. 131 abehandelt.

Die Muskeln des Larynx
Diese Muskeln werden ab S. 169 abgehandelt.

Die äußeren Muskeln des Augapfels
Diese Muskeln werden ab S. 371 abgehandelt.

Die Muskeln der Zunge
Diese Muskeln werden ab S. 115 abgehandelt.

Die Muskeln des ventralen Halsbereichs

Der Hals verbindet den Kopf mit dem Rumpf und ist gewöhnlich durch seine schlanke Form gekennzeichnet – obwohl dies für das Schwein kaum zutrifft (Abb. 36-1).

Bei Hund und Katze hat der Hals eine mehr zylindrische Form, bei größeren Tieren ist er bilateral komprimiert, was besonders für den Übergang zum Thorax zutrifft (Abb. 2-35). Tiefe Anteile des Halses – Halswirbel mit anliegenden Muskeln – wurden zusammen mit dem Rumpf beschrieben (S. 53). Bestimmte oberflächliche Muskeln werden unter dem Begriff Schultergürtelmuskulatur auf Seite 90 abgehandelt. An dieser Stelle wird nur der Ventralteil des Halses berücksichtigt, ein Bereich mit erheblicher klinischer Bedeutung, in dem zahlreiche Eingeweidestrukturen, Gefäße und Nerven zwischen Kopf und Thorax verkehren.

Diese Strukturen – mit der wichtigen Ausnahme der V. jugularis externa (/9) – nehmen einen zentralen Raum, das Spatium colli, ein. Sein Dach wird von den Muskeln, die unmittel-

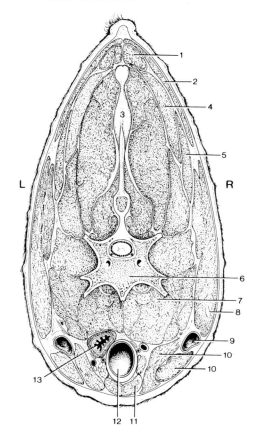

Abb. 2-35 Querschnitt durch einen Rinderhals.
1, M. rhomboideus; 2, M. trapezius; 3, Lig. nuchae; 4, M. splenius; 5, M. omotransversarius; 6, Wirbel; 7, M. longus colli; 8, M. brachiocephalicus; 9, V. jugularis externa in der Drosselrinne; 10, 10', M. sternocephalicus mit Mandibularis- und Mastoideus-Anteilen; 11, vereinigte Mm. sternohyoideus und sternothyroideus; 12, Trachea; 13, Oesophagus (unter ihm: Nerven, Blutgefäße und Thymus).

bar ventral der Wirbel liegen, nämlich von den Mm. longus colli, longus capitis, rectus capitis ventralis und scalenus, gebildet (S. 57). Seine Seiten- und Ventralwände gehen ineinander über und werden von dünneren Muskeln mit sagittaler Verlaufsrichtung gebildet, die von einer kräftigen Faszie umhüllt sind.

Der Zervikalteil des *Hautmuskels (M. cutaneus colli)* ist bei Hund und Katze unbedeutend. Er ist bei Huftieren wesentlich besser ausgebildet und strahlt von einem kräftigen Ursprungsgebiet am Manubrium sterni aus. Er wird in seinem kranialen und lateralen Verlauf immer dünner, bis er sich schließlich gänzlich verliert. Beim Pferd bildet der M. cutaneus colli im kaudalen Halsdrittel eine dicke Bedeckung über der Drosselrinne.

Der bandförmige *M. sternocephalicus* (Abb. 2-36/2) ist der am weitesten ventralgelegene Muskel der Rumpfgliedmaßenmuskulatur. Er entspringt ebenfalls am Manubrium sterni und ist anfangs in der Ventromedianen mit seinem Konterpart verbunden. Kopfwärts divergiert er lateral vor seiner Insertion, welche bei verschiedenen Species unterschiedlich – entweder am Angulus mandibulae oder am Proc. mastoideus des Schädels, oder an beiden gelegen ist. Die Divergenz zwischen dem rechten und linken Muskel ermöglicht die perkutane Palpation des kranialen Teils der Trachea, obwohl sie auch hier durch eine sehr dünne Schicht eines tieferen Muskels bedeckt ist. Der M. sternocephalicus wird durch den Ventralast des N. accessorius versorgt.

Eine einseitige Kontraktion zieht Kopf und Hals zur betreffenden Seite, eine beidseitige Kontraktion beugt Kopf und Hals ventral. Bei Species mit Insertion am Unterkiefer, beteiligt sich der M. sternocephalicus am Öffnen des Mundes.

Der M. sternocephalicus bildet die ventrale Begrenzung der Drosselrinne (Sulcus jugularis). Die dorsale Begrenzung des Sulcus jugularis erfolgt durch den *M. brachiocephalicus,* der auf S. 91 näher beschrieben wird. Beim Lebenden ist der Sulcus häufig sichtbar, insbesondere im Kranialbereich des Halses. Er beherbergt die V. jugularis externa (Abb. 2-35/9).

Zu den tieferen Muskeln gehören die kaudalen oder langen Zungenbeinmuskeln, die sich in Anordnung und Funktion ergänzen. Sie bilden eine unvollständige Bedeckung der Lateral- und Ventralseite der Trachea und inserieren, direkt oder indirekt, am Zungenbein, das sie stabilisieren und während des Schluckaktes kaudal verlagern. Die Muskeln dieser Gruppe sind die Mm. sternothyreoideus, sternohyoideus und omohyoideus; der M. thyreohyoideus, an der Lateralfläche des Kehlkopfs gelegen, kann als eine Abspaltung von dieser Gruppe aufgefaßt werden. Die Innervation erfolgt hauptsächlich, aber möglicherweise nicht ausschließlich, durch den ersten und zweiten Halsnerven.

Der *M. sternothyreoideus* und *M. sternohyoideus* (/11) sind sehr dünne bandförmige Muskeln mit einem gemeinsamen Ursprung am Manubrium sterni. Die Kaudalabschnitte der rechten und linken Muskeln sind nicht immer deutlich getrennt. Die Muskeln können in der Mitte des Halses eine gemeinsame Zwischensehne aufweisen, von welcher drei oder vier Muskelstreifen kranial abstrahlen. Der M. sternothyreoideus liegt lateral und endet lateral am Schildknorpel. Der M. sternohyoideus, nicht immer von seinem Konterpart getrennt, liegt neben der Mittellinie und inseriert auf dem Basihyoideum.

Der *M. omohyoideus* ist ebenfalls dünn und bandförmig. Beim Pferd entspringt er an der Fascia subscapularis, bei Wiederkäuern an der tiefen Halsfaszie. Danach zieht er medial zum Lateralrand des M. sternohyoideus, neben welchem er inseriert. Beim Pferd bildet er kaudal den Grund der Drosselrinne, wobei er die V. jugularis externa von den Eingeweiden und Leitungsstrukturen des Spatium colli separiert. Der M. omohyoideus kommt bei Fleischfressern nicht vor. Bei diesen wird seine Abwesenheit durch die relative Vergrößerung der übrigen Muskeln kompensiert.

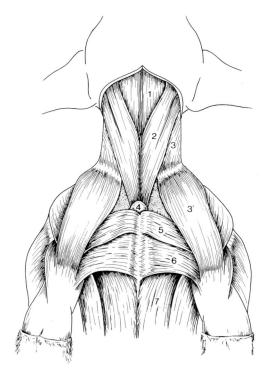

Abb. 2-36 Ventralmuskeln an Hals und Thorax des Hundes.

1, vereinigte Mm. sternohyoideus und sternothyroideus; 2, M. sternocephalicus; 3, 3', M. brachiocephalicus: M. cleidocervicalis, -brachialis; 4, Manubrium sterni; 5, M. pectoralis descendens; 6, M. pectoralis transversus; 7, M. pectoralis profundus (ascendens).

Die Gliedmaßen

Grundbauplan und Entwicklung

Obwohl die Vorder- und Hintergliedmaßen nicht homolog sind, weisen sie doch eine ähnliche Organisation und Gliederung mit weitgehender Übereinstimmung analoger Abschnitte auf. Zuerst entwickelt sich eine Knospe, die aus der Ventrolateralfläche des jungen Embryonenkörpers herauswächst, und zwar auf gleicher Höhe des Ursprungsgebiets jener Nerven, die die Gliedmaßen später versorgen.

Die Vordergliedmaßen-Knospe erscheint als erste und behält diesen zeitlichen Vorsprung gegenüber der Hintergliedmaße weiterhin bei – bei Welpen und anderen Tieren, die ziemlich unterentwickelt zur Welt kommen, bleibt diese Ungleichheit bis nach der Geburt bestehen. Diese Tiere beschränken ihre lokomotorischen Aktivitäten darauf, sich mit Hilfe der Vordergliedmaßen in Richtung des mütterlichen Gesäuges zu ziehen.

Die Gliedmaßenknospe besteht aus einer Mesenchymmasse, also aus lockerem embryonalem Bindegewebe, das vom Ektoderm bedeckt ist. Das Ektoderm entwickelt sich zur Epidermis einschließlich ihrer Abkömmlinge; das Mesenchym differenziert sich zu Skelettgewebe, Muskeln mit Sehnen, Faszien und Blutgefäßen. Somit sprossen nur die Gliedmaßennerven aus dem ZNS ein; alle anderen Strukturen entwickeln sich *in situ*. Die Gliedmaßenknospe nimmt eine längliche Form an und ihr freier distaler Teil erweitert sich, um eine abgeflachte Hand(Fuß)scheibe zu bilden, während der mehr proximale Teil eine Säulenform annimmt. Verdickungen, die den Zehenstrahlen entsprechen, erscheinen frühzeitig in dieser Scheibe und treten um so deutlicher hervor, je mehr das zwischengelagerte Gewebe abgebaut wird. Selbstverständlich variieren die Details dieses Entwicklungsverlaufs bei den verschiedenen Species, denn nur einige behalten das primitive Fünfstrahlenmuster bei und nur wenige weisen eine vollständige Trennung der Zehen (Finger) auf. Es ist interessant festzustellen, daß bei den meisten Species fünf Zehen (Finger) angelegt werden, auch wenn im Laufe der Evolution bei Adulten eine Reduzierung stattgefunden hat. Der definitive Zustand wird also gewöhnlich durch die fetale Rückbildung einiger Zehen erlangt. Faltenbildungen im Proximalteil der Gliedmaßenknospe lassen bald Segmente erkennen, die dem Ober- und Unterarm, bzw. dem Ober- und Unterschenkel des ausgewachsenen Individuums entsprechen.

Der erste Hinweis auf das zukünftige Gliedmaßenskelett ist eine axiale Verdichtung des Mesenchyms. In den frühen Entwicklungsstadien – nicht immer in den späteren – erfolgt eine proximodistal fortschreitende Differenzierung, in deren Verlauf sich die Anteile des Gürtels bilden und weiterentwickeln, und zwar früher als die Anteile des Oberarmes oder Oberschenkels; die letzteren wiederum früher als die weiter distalgelegenen Abschnitte.

Im nächsten Entwicklungsstadium erfolgt eine lokale Transformation des Mesenchym zur Bildung des knorpeligen Primordialskeletts als Vorläufer der adulten Knochen. Diese Vorläufer nehmen bald in groben Umrissen die Gestalt der späteren Knochen an; bleiben aber weiterhin von dünnen Lagen undifferenzierten Mesenchyms bedeckt, das nun treffender Perichondrium genannt wird. Verdichtetes Mesenchym verbleibt zwischen den Knorpeln, wo sich später die Gelenke entwickeln.

Das knorpelige Primordialskelett wächst hauptsächlich durch interstitielles Wachstum, wobei sich jeder Abschnitt mehr oder weniger gleichmäßig ausdehnt, um die typische Gestalt zu bewahren.

Das folgende Stadium umfaßt den Ersatz des knorpeligen Primordialskeletts durch Knochengewebe. Dabei handelt es sich nicht um die Umwandlung in Knochengewebe – ein bemerkenswerter Unterschied. Der Entwicklungsprozeß läuft in den verschiedenen Knochen nicht identisch oder synchron ab, und die nachfolgenden Anmerkungen beziehen sich auf ein hypothetisches Konzept für den „typischen langen Röhrenknochen".

Die beginnende Ossifikation umschließt zwei Vorgänge. Beim ersten Vorgang wird vom Perichondrium ausgehend um die Mitte des noch knorpeligen Schaftes eine Knochenmanschette angelegt. Dieser Vorgang wird desmale Ossifikation genannt, weil er vom embryonalen Bindegewebe ausgeht. Seine Einzelheiten können in histologischen Lehrbüchern nachgelesen werden. Die Knochenmanschette, ein periostaler „Kragen", wird somit in der Schaftmitte gebildet und dehnt sich schrittweise in Richtung auf die Knochenenden aus (Abb. 2-37). Beim zweiten Vorgang weist der Knorpel im Inneren des Schaftes Anzeichen von Alterung oder Degeneration auf; seine Zellen hypertrophieren, liegen in vergrößerten Lakunen (Räumen) der Matrix und ster-

Der Bewegungsapparat 79

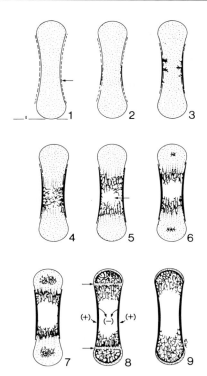

Abb. 2-37 Entwicklung eines langen Röhrenknochens, schematische Darstellung.

1, knorpeliges Primordialskelett mit Perichondrium (Pfeil); 2, perichondrale Ossifikation der Diaphyse; 3, 4, enchondrale (primäre) Ossifikation der Diaphyse (durch Ersatz des Knorpels); 5, Bildung einer Markhöhle (Pfeil); 6, epiphysäre Ossifikationszentren erscheinen; 7, enchondrale (sekundäre) Ossifikation der Epiphysen; 8, ein schmaler Epiphysenfugenknorpel (Pfeile) separiert die Diaphyse von den Epiphysen: dieser und der Gelenkknorpel bleiben als einzige vom knorpeligen Primordialskelett erhalten (1), Umfangsvermehrung der Diaphyse durch Abbau (−) und Anbau (+) von kompaktem Knochengewebe; 9, ausgereifter Knochen, bestehend aus Gelenkknorpel, spongiösem und kompaktem Knochengewebe; der Epiphysenfugenknorpel ist verschwunden. (Wenn das Endstadium eines Knochens in natürlicher Größe abgebildet ist, so beträgt die natürliche Größe des Anfangsstadiums ungefähr 1/40 der Größe in Stadium 9.)

ben ab, während die Matrix durch Kalziumsalze imprägniert wird. Dieser innere Bereich toter Knorpelsubstanz wird von einer Bindegewebssprossung durchsetzt, die vom Periosteum (wie das Perichondrium nun treffender genannt wird) der neuentwickelten Knochenmanschette ausgeht. Das Wachstum dieser sehr zell- und gefäßreichen Sprossen wird erleichtert durch die spongiöse Architektonik mit vergrößerten Lakunen im toten Knorpelgewebe. Einige der Zellen, die nach innen gelangen, besitzen die Fähigkeit, mineralisierte Matrix aufzunehmen und zu beseitigen, während andere Zellen befähigt sind, Knochensubstanz auf verbliebene spießförmige Matrixreste abzulagern; eine dritte Zellgruppe besteht aus Vorläufern von Knochenmarkzellen. Die Vorgänge von Abbau und Anbau verlaufen gleichzeitig, wodurch der gesamte innere Mittelbereich des Schaftes ossifiziert und dann primäres oder diaphysäres Ossifikationszentrum genannt wird.

Später, bei einigen Species sehr viel später und beim Menschen hauptsächlich nach der Geburt, kommt es vom Perichondrium aus zur Gefäß-Einsprossung in das Innere der beiden Knochenenden, wodurch hier sekundäre oder epiphysäre Ossifikationszentren entstehen. Um diese sekundären Zentren wird keine Knochenummantelung gebildet, die der Knochenmanschette des Knochenschafts entspräche. Die hauptsächlichen Entwicklungsabläufe des langen Röhrenknochens sind in Abb. 2-37/8 dargestellt. Sie läßt erkennen, daß der ursprüngliche Knorpel nur noch in Form zweier Scheiben überlebt, nämlich als Epiphysenfugenknorpel oder Wachstumsknorpel, die zwischen den primären und den sekundären Ossifikationszentren liegen. Sie haben eine besondere Bedeutung, da sie für das Längenwachstum des Knochens verantwortlich sind. Die Epiphysenfugenscheiben sind deutlich bipolar gegliedert; Zellteilung und Matrixexpansion sind auf die epiphysäre Seite beschränkt, während Degeneration, Verkalkung und Ersatz des Knorpelgewebes durch Knochengewebe an der diaphysären Seite stattfinden. Der Ersatz trägt kontinuierlich zur Verlängerung der Diaphyse bei, während das Wachstum des Knorpels kontinuierlich die Distanz zur Epiphyse vergrößert. Beide Vorgänge laufen solange gleichmäßig ab, bis schließlich das Wachstum mit dem Ersatz nicht mehr Schritt hält; die Knorpelscheibe wird dünner und schließlich zerstört; Epiphyse und Diaphyse sind nun zu einem Ganzen verschmolzen und weiteres Längenwachstum ist nicht mehr möglich. Weder die Wachstumsrate noch der Zeitpunkt des endgültigen Verschwindens müssen notwendigerweise in den beiden Wachstumsknorpeln eines langen Röhrenknochens identisch sein. Inzwischen hat der Knochen aber auch an Umfang gewonnen. Diese Umfangsvermehrung entsteht durch die vom Periosteum ausgehende schichtweise Auflagerung von Lamellen auf den vorhandenen Knochen.

Ein wenig Überlegung ist notwendig, bevor man zu dem Schluß kommt, daß Knochenwachstumsvorgänge komplizierter ablaufen müssen als vorstehend geschildert. Die Form, die vom knorpeligen Primordialskelett vorgegeben ist, dürfte nicht nur durch kontinuierliche Vergrößerung beibehalten werden. Es muß ein simultaner Abbauprozeß stattfinden, insbesondere zur Beibehaltung der Gestalt der Metaphysen (die Bereiche des Schaftes, die an die Wachstumsknorpel angrenzen), um die Oberflächenkonfigurationen im proportionalen Verhältnis zueinander zu prägen und um die Markhöhle zu formen und zu vergrößern. Obwohl wir hier aus Platzgründen diese Aussage nicht erschöpfend behandeln wollen, soll ein Gesichtspunkt erläutert werden: Knochenwachstum erfolgt durch Anbau und durch Auflagerung immer neuen Materials auf das vorhandene. Hierdurch unterscheidet sich der Lamellenknochen vom periostalen Knochengewebe, das interstitiell wächst als würde es gleichmäßig ausgedehnt. Es muß daher eine Verschiebung der Periostalumhüllung über den Knochen vorliegen, wodurch die Richtung der in den Knochen eintretenden Gefäße beeinflußt wird (ihre Richtung wird schräg) und wodurch ebenfalls die periostalen Muskelinsertionen verschoben werden. Erst nach Beendigung des Längenwachstums erfolgt die Muskelinsertion direkt an der Substantia compacta. Bevor wir dieses Thema verlassen, sollte erwähnt werden, daß die Skelettentwicklung vor der Geburt einsetzt und sich lange nach der Geburt fortsetzt. Bei einigen (frühreifen) Species ist der Vorgang bei der Geburt weit fortgeschritten – beim Huftier, das sofort beachtliche Aktivität zeigt, sind fast alle Epiphysen voll ausgebildet; beim Hund und noch mehr beim Menschen, also bei Species, die bei der Geburt ein weniger fortgeschrittenes Reifestadium des Bewegungsapparates aufweisen, ist er sehr verzögert. Der individuelle Grad der Skelettentwicklung wird durch viele Faktoren beeinflußt: Vererbung, Ernährung und Hormone. Letztere fungieren als komplexes Regulationssystem, an dem Hormone hypophysärer, thyreoider, adrenaler und gonadaler Herkunft beteiligt sind. So ist es kaum überraschend, daß Abnormitäten der Skelettentwicklung weit verbreitet sind. Die wichtigen Merkmale der Gelenkentwicklung können in Kurzform genannt werden. Die am Gelenk beteiligten Gewebe sind mesenchymaler Herkunft und zwischen den Primordialskelett-Anteilen übriggeblieben. Die in diesem Gewebe entstehenden Räume fließen zu einer einheitlichen synovialen Höhle zusammen, die vom Gelenkknorpel und der Synovialmembran begrenzt wird. Der Gelenkknorpel entsteht möglicherweise durch verzögerte Knorpelbildung des Mesenchyms, welches das knorpelige Primordialskelett umgibt. Strukturelle Unterschiede deuten darauf hin, daß die äußere Oberfläche des knorpeligen Primordialskeletts nach abgeschlossener epiphysärer Ossifikation nicht erhalten bleibt. Die Synovialmembran entsteht durch direkte Transformation des Mesenchyms, das die oben genannten Räume begrenzt. Das Stratum fibrosum der Gelenkkapsel und die periartikulären Bänder entwickeln sich aus den mehr peripher gelegenen Anteilen des Mesenchyms.

Es herrscht inzwischen Einigkeit darüber, daß sich die Gliedmaßenmuskeln innerhalb der Gliedmaßenknospe entwickeln. Die Auffassung, daß Anteile von Myotomen in diese Knospen einwandern und den zugehörigen Nerven mitziehen, wurde aufgegeben. Außerhalb des verdichteten axialen Kerns differenzieren sich bestimmte Mesenchymzellen zu Vorläufern von Muskelzellen (Myoblasten), sie vermehren sich mitotisch bei kontinuierlicher Rekrutierung aus dem Mesenchym. Diese Myoblasten reifen dann zu Myozyten oder Muskelzellen heran; im Verlaufe der Reifung vermehrt sich die Anzahl der Zellkerne, und diese gelangen an die Zellperipherie. Die endgültige Anzahl der Muskelzellen scheint – bei den meisten Species – vor der Geburt, wahrscheinlich weit vor der Geburt, erreicht zu sein. Das weitere Wachstum der Muskeln hängt daher von der Größenzunahme der vorhandenen Zellen ab und nicht von deren Vermehrung (wenngleich ein Wachstum des intramuskulären Bindegewebes zur Gesamtzunahme beiträgt).

Die Gliedmaßennerven wachsen von Ventralästen bestimmter Spinalnerven in die Gliedmaßenknospe hinein. Es sind dies generell nC6–nT2 für die Schultergliedmaßen und nL4–nS2 für die Beckengliedmaßen. Die segmentale Anordnung wird aufgegeben durch die Entwicklung der Nervenplexus der Gliedmaßen, in welchen sich die Fasern mehrerer Ventraläste neuorientieren, bevor sie sich zu benannten peripheren Nerven verbinden. Folglich werden, mit Ausnahme weniger sehr kleiner, alle übrigen Muskeln von Nerven versorgt, deren Neurone aus mehreren Rückenmarkssegmenten stammen. Die sensiblen Fasern zur Haut sind so geordnet, daß spezielle Hautbereiche mehr oder weniger exakt als Territorien bestimmter Rückenmarkssegmente gelten. Dieser Grundbauplan ist

Tabelle 2-3 Gebräuchliche Begriffe für die Gliedmaßenabschnitte und Gliedmaßenknochen

Schultergliedmaße		gemeinsame Bezeichnung	Beckengliedmaße	
Körperteil	Skelett		Skelett	Körperteil
Schulterregion *Schulter*	Scapula und Clavicula	Cingulum (Gürtel)	Os coxae (Hüftbein) Os ilium Os pubis Os ischii	Pelvis (Becken)
Arm, *Oberarm* (Brachium)	Humerus	Stylopodium	Femur (eigentlich Os femoris)	Oberschenkel (Femur)
Unterarm (Antebrachium)	Radius und Ulna	Zeugopodium	Tibia und Fibula	Unterschenkel (Crus)
[Manus]		[Autopodium]		[Pes]
Carpus (Handwurzel)	Karpalknochen	Basipodium	Tarsalknochen	Fußwurzel, *Knöchel* (Tarsus)
Metacarpus	Metakarpalknochen	Metapodium	Metatarsalknochen	Metatarsus
Digitus, *Finger*	proximale, mittlere und distale Phalangen	Acropodium	proximale, mittlere und distale Phalangen	Digitus, *Zehe*

schwieriger zu verstehen, seit man weiß, daß sich die Dermis der Gliedmaßenhaut aus Zellen lokalen Ursprungs entwickelt und nicht aus eingewanderten Zellen bestimmter Somiten.

Die Tabelle 2-3 zeigt in parallelen Kolumnen die Knochen des Schultergliedmaßenskeletts und die zugehörigen Körperteile, die von ihnen gestützt werden; die entsprechenden Knochen der Beckengliedmaße (die nicht homolog, sondern analog sind) wurden zum Vergleich ebenfalls aufgelistet. Eine mittlere Kolumne bietet Zusatzbezeichnungen, die in Zoologie-Büchern gebräuchlicher sind als in der veterinärmedizinischen Literatur. Diese Zusatzbezeichnungen gelten sowohl für die Schulter- als auch für die Beckengliedmaßen; im vorliegenden Text werden sie nicht verwendet, aber möglicherweise finden sie sich an anderer Stelle.

In der ersten und den beiden letzten Kolumnen werden teilweise bis zu drei Begriffe genannt. Jene in gewöhnlicher Schrift sind die gebräuchlichen Ausdrücke für die Haustiere; jene in kursiver Schrift gelten für den Menschen und jene in Klammern sind die Fachausdrücke. Es mag überraschen, daß die Tabelle für bestimmte Teile des Tierkörpers keine umgangssprachlichen Bezeichnungen nennt. Diese Tatsache ist je nach Ansicht des Lesers gut oder nicht gut. Es existieren viele volkstümliche Namen, die sich herkömmlicherweise nur auf ganz bestimmte Tiere beschränken, so heißt z. B. der Metacarpus des Pferdes Röhrbein, der des Hundes jedoch nicht. Eine besondere Schwierigkeit besteht durch den Mangel an gebräuchlichen Synonyma für die Pfote bezogen auf landwirtschaftliche Nutztiere. Hand und Fuß klingen zu pedantisch (daher in viereckigen Klammern vermerkt) und Vorderfuß und Hinterfuß werden gewöhnlich (wenn auch nicht ganz unmißverständlich) bevorzugt; der Pferdehalter versteht jedoch unter Fuß nur den Huf im weiteren Sinne. Es ist fast unmöglich, alle nomenklatorischen Inkonsequenzen zu vermeiden. In diesem Buch werden wir wissenschaftliche Fachausdrücke dort verwenden, wo umgangssprachliche Ausdrücke nicht eindeutig genug sind. Natürlich sollte im Gespräch mit Laien die Umgangssprache bevorzugt werden.

Das Skelett der Schultergliedmaße

Der Schultergürtel

Die *Scapula* oder das Schulterblatt ist ein platter Knochen, der über dem bilateral komprimierten Kraniodorsalabschnitt des Thorax liegt und hier durch Muskeln (Synsarcosis) und nicht durch ein konventionelles Gelenk mit dem Rumpf verbunden ist. Das Schulterblatt ist die Grundlage der Schulter, ein Begriff, der weit mehr umfaßt als nur die unmittelbare Nachbarschaft des Schultergelenks. Bei Huftieren ist die Scapula dorsal durch eine unverknöcherte Portion, die Cartilago scapulae, verlängert, wodurch das Ansatzgebiet der Muskeln vergrößert wird. Der Knorpel verkalkt mit zunehmendem Alter und wird immer rigider.

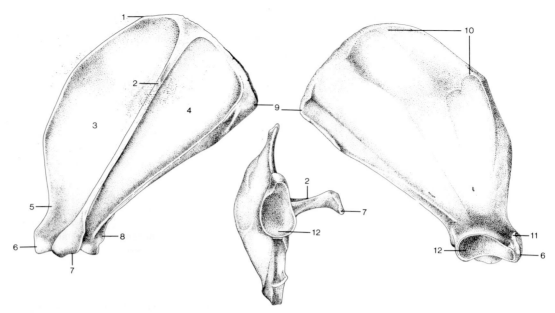

Abb. 2-38 Linke Scapula des Hundes; Lateral-, Ventral- und Medial-Ansicht.

1, Angulus cranialis scapulae; 2, Spina scapulae; 3, Fossa supraspinata; 4, Fossa infraspinata; 5, Collum; 6, Tuberculum supraglenoidale; 7, Acromion; 8, Tuberculum infraglenoidale; 9, Angulus caudalis scapulae; 10, Facies serrata; 11, Proc. coracoideus; 12, Cavitas glenoidalis.

Die Form des Schulterblattes ist annähernd dreieckig, bei Hund und Katze weniger als bei anderen Haustieren (Abb. 2-38). Seine Lateralfläche wird durch eine prominente Spina scapulae in zwei ungleichmäßige Gruben geteilt, die Fossae supra- und infraspinata. Jede Fossa enthält einen gleichnamigen Muskel. Die Spina scapulae erstreckt sich vom Dorsalende fast bis zum Angulus articularis und kann eine Verdickung für die Insertion des Thorakalabschnitts des M. trapezius aufweisen. Sie ist generell durch die Haut palpierbar. Bei allen Haustieren außer Pferd und Schwein endet die Spina scapulae mit einem prominenten Fortsatz (Acromion), der bei Hund und Katze lateral abgeflacht ist (/7). Die Medialfläche der Scapula wird überwiegend vom Ursprungsgebiet des M. subscapularis, in der seichten Fossa subscapularis, eingenommen. Bei größeren Species erstreckt sich eine angerauhte Dorsalregion (Facies serrata), an welcher der M. serratus ventralis inseriert, auch auf die Cartilago scapulae.

Der Kaudalrand ist verdickt und fast gerade. Der dünnere und gebogene Kranialrand ist an seinem Distalende für den Verlauf des N. suprascapularis eingekerbt. Der Dorsalrand ist ebenfalls generell gerade und erstreckt sich zwischen dem Kranial- und Kaudalwinkel; der letztere ist verdickt und leicht durch Palpation bestimmbar. Der Ventral- oder Gelenkwinkel ist mit dem Großteil der Scapula über einen leicht eingezogenen Hals verbunden. Sein Kaudalteil weist eine seichte Gelenkhöhle (/12) für die Artikulation mit dem Humerus auf. Die Höhle, die leicht sagittal ausgerichtet ist, zeigt mehr oder weniger ventral. Ein großer Muskelfortsatz, das Tuberculum supraglenoidale, überragt kranial die Gelenkhöhle und gewährt dem M. biceps brachii Ursprung.

Die *Clavicula* ist zur Zwischensehne innerhalb des M. brachiocephalicus reduziert. Beim Hund ist ein Knochenstückchen und bei der Katze ein schlankes Knochenstäbchen in diese Zwischensehne eingebettet, und diese können auf Röntgenbildern zu Fehlinterpretationen führen.

Skelett des freien Teiles der Schultergliedmaße

Der *Humerus* (Abb. 2-39) ist das Skelett des Oberarms. Er ist ein langer Röhrenknochen und liegt schräg zum Ventralteil des Thorax; mehr horizontal bei größeren als bei kleineren Species. Er ist auch kompakter und kürzer bei Pferd und

Rind als bei kleinen Wiederkäuern und Fleischfressern. Sein Proximalende trägt einen großen Gelenkkopf (/2), der zur Gelenkhöhle der Scapula gerichtet und somit versetzt zum Schaft angeordnet ist, mit dem er über einen Hals verbunden ist. Der Kopf ist wie ein Kugelsegment geformt und wesentlich größer als die Gelenkhöhle, mit der er artikuliert. Kranial und seitlich der Gelenkfläche befinden sich zwei Fortsätze, das lateralgelegene Tuberculum majus und das medialgelegene Tuberculum minus. Beide sind durch die Fossa intertubercularis (/13) voneinander getrennt, durch welche die Ursprungssehne des M. biceps brachii zieht. Die Fortsätze sind bei manchen Species mehr oder weniger gleich, wie beim Pferd; bei den meisten Species (z. B. Hund) bildet der laterale größere Fortsatz die Basis einer Oberflächenkonfiguration, die als kranialer Schulterpunkt bekannt ist. Bei Pferd und Rind sind beide Fortsätze in einen Kranial- und Kaudalteil untergliedert; beim Pferd weist die Fossa intertubercularis ein Tuberculum intermedium auf. Tuberculum majus und Tuberculum minus bieten den Muskeln Ansatz, die anstelle von Ligg. collateralia das Schultergelenk manschettenartig umgeben und stützen.

Durch einen Sulcus, der sich spiralförmig über die Lateralseite (/12) des Knochenschaftes erstreckt und den M. brachialis sowie den N. radialis beherbergt, wird dem Humerusschaft ein gewundenes Aussehen verliehen. Zum Proximalende hin trägt der Schaft lateral die große und leicht palpierbare Tuberositas deltoidea (/5), die mit dem Tuberculum majus über eine vorspringende Leiste verbunden ist. Die Medialseite des Schaftes wird durch die viel niedrigere Tuberositas teres major geprägt.

Das Distalende trägt im rechten Winkel zur Schaftachse einen Condylus humeri. Bei großen Species artikuliert er mit dem Radius und hat die Form einer Trochlea. Bei Hund und Katze ist der Condylus humeri geteilt in einen Medialabschnitt (Trochlea) für die Artikulation mit der Ulna und einen Lateralabschnitt (Capitulum) für den Radius. Bei allen Species schließt sich kaudal der Trochlea eine tiefe Fossa olecrani (/7) proximal an, die den Proc. anconaeus der Ulna aufnimmt. Als bilaterale Vorsprünge liegen proximal der Gelenkfläche der Epicondylus medialis (/8) und der Epicondylus lateralis (/10). Der mediale Epikondylus ist ein prominenter, rechtwinkeliger und kaudalgerichteter Vorsprung, an welchem die Karpalgelenks- und Zehengelenksbeuger entspringen. Der laterale Epikondylus und die kraniale Nachbarregion sind das Ursprungsgebiet für die Karpalgelenks- und Zehengelenksstrecker. Beide Epikondylen fungieren als Ursprungsareale für das jeweilige Lig. collaterale des Ellenbogengelenks. Beim Hund ist der Grund der Fossa olecrani durch ein For. supratrochleare durchbrochen, das die Verbindung zur viel seichteren Fossa radialis auf der Kranialseite des Humerus (/7, 11) herstellt. Nur bei der Katze ist der mediodistale Anteil des Humerus durch eine zweite Öffnung, das For. supracondylare durchbrochen, durch welches der N. medianus und die A. brachialis hindurchziehen.

Das *Skelett des Unterarms* wird von zwei Knochen gebildet, dem Radius und der Ulna (Abb. 2-40). Beim stehenden Tier sind sie so angeordnet, daß proximal am Unterarm die Ulna kaudal zum Radius und distal am Unterarm lateral zum Radius angeordnet ist. Ursprünglich artikulieren diese Knochen nur an ihren Enden, dabei ein Spatium interosseum zwischen ihren Schäften

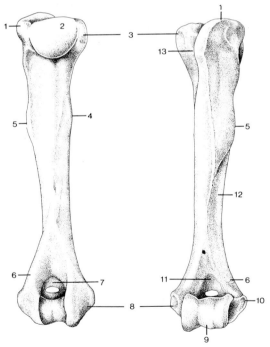

Abb. 2-39 Linker Humerus des Hundes; Kaudal- (links) und Kranial-Ansicht.

1, Tuberculum majus; 2, Caput; 3, Tuberculum minus; 4, Tuberositas teres major; 5, Tuberositas deltoidea; 6, Crista supracondylaris lateralis; 7, Fossa olecrani mit For. supratrochleare; 8, Epicondylus medialis; 9, Condylus; 10, Epicondylus lateralis; 11, Fossa radialis; 12, Sulcus m. brachialis; 13, Sulcus intertubercularis.

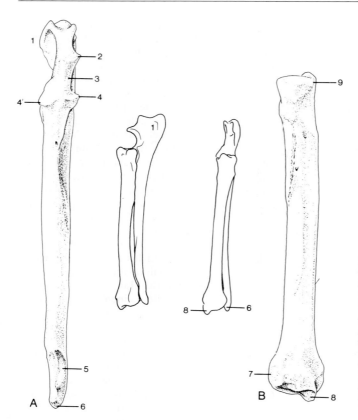

Abb. 2-40 Linke Ulna (A) und linker Radius (B) des Hundes. Von links: Kranial-Ansicht der Ulna, kraniolaterale und kraniale Ansicht von Radius und Ulna; und Kaudal-Ansicht des Radius.

1, Olecranon; 2, Proc. anconaeus; 3, Incisura trochlearis; 4, 4', Proc. coronoideus lateralis und medialis; 5, Gelenkfläche für den Radius; 6, Proc. styloideus mit Gelenkfläche für das Os carpi ulnare; 7, Gelenkfläche für die Ulna; 8, Proc. styloideus medialis; 9, Circumferentia articularis radii.

freilassend. Beim Menschen ist eine Rotationsbewegung der Unterarmknochen möglich, so daß die Handinnenfläche nach oben (Supination = Auswärtsdrehung) oder nach unten (Pronation = Einwärtsdrehung) gewendet werden kann. Bei den meisten Haustieren ist die Bewegungsmöglichkeit eingeschränkt oder verlorengegangen, und die beiden Knochen werden durch Bänder oder Verschmelzung fest in der Pronationshaltung fixiert. Sofern eine Supination möglich ist, erfolgt die Rotation des Proximalendes des Radius innerhalb der Incisura radialis ulnae, während sich das Distalende um die Circumferentia articularis ulnae dreht.

Eine solche Bewegung ist natürlich unmöglich, wenn die Knochen partiell verschmolzen sind wie bei den Huftieren und im besonderen Maße beim Pferd, bei dem nur noch das Proximalende der Ulna deutlich getrennt ist. Beim Hund erreicht die Supination ungefähr 45°, etwas mehr bei der Katze. (Die Rotation am Carpus trägt zusätzlich und im beträchtlichen Umfang zur Supination bei.)

Der *Radius* ist ein ziemlich einfach gebauter, stabförmiger Knochen, gewöhnlich viel stärker als die Ulna bei Huftieren und weniger dominant bei Fleischfressern. Sein Proximalende ist transversal erweitert und neigt bei Fleischfressern zu einer annähernd zirkulären Form, wodurch ein gewisses Maß an Supination gewährleistet wird. Er artikuliert mit der distalen Gelenkfläche des Humerus, deren Form er sich anpaßt. Eine marginale Gelenkfläche proximokaudal am Radius (Circumferentia articularis) ist gelenkig mit der Ulna verbunden und kommt auch vor, wenn keine Supination möglich ist. Der Radiusschaft ist kraniokaudal komprimiert und auf ganzer Länge leicht gebogen. Am Distalende ist die Kranialfläche eingekerbt für den Durchzug der Strecksehnen, während die Kaudalfläche für Muskelinsertionen angerauht ist. Die Medialbegrenzung liegt subkutan und ist deshalb palpierbar.

Das Distalende des Radius ist etwas erweitert. Es trägt eine konkave Gelenkfläche, die bei Huftieren an ihrem Kaudalteil konvex ist; bei

Fleischfressern hat sie eine leicht konkave ovoide Form und ermöglicht zusätzlich zu Beugung und Streckung im Antebrachiokarpal-Gelenk einen gewissen Grad an Abduktion, Adduktion und Rotation. Mediodistal wird das Gelenk durch den Proc. styloideus medialis überragt (/8); der entsprechende laterale Vorsprung wird von der Ulna gebildet; beim Pferd von dem Teil des Radius, der die inkorporierte Ulna repräsentiert.

Die *Ulna* hat ein ungewöhnliches Erscheinungsbild, da ihr Proximalende über die Gelenkfläche hinausragt, um ein hohes Olecranon, die Ellenbogenspitze, zu bilden, die beim Lebenden ein sehr hervorstechender Markierungspunkt ist. Dieser Fortsatz dient der Insertion des M. triceps brachii. Distal dieser Insertion trägt der Kranialrand oberhalb der Incisura trochlearis, die mit der Trochlea humeri artikuliert, den schnabelförmigen Proc. anconaeus (/2), der in die Fossa olecrani des Humerus hineinpaßt. Noch weiter distal befindet sich eine Gelenkfläche für die Artikulation mit dem Radiusrand. Der Ulnaschaft ist generell kleiner und liegt neben dem Radius, an welchen er durch eine Membran oder durch Fusion gebunden ist. Das Distalende weist eine kleine Gelenkfläche für den Radius auf und setzt sich weiter distal als Proc. styloideus lateralis fort, der mit dem Os carpi ulnare in Kontakt tritt. Selbst beim Pferd ist die Fusion unvollständig und ein enges Spatium interosseum bleibt zwischen den Schäften beider Knochen offen. Bei Hund und Katze erstreckt sich das Spatium interosseum antebrachii auf ganzer Länge zwischen den proximalen und distalen Radioulnargelenken.

Beim Pferd ist der Ulnaschaft weitgehend reduziert. Er verjüngt sich vor seiner Endigung in der Mitte des Unterarms mehr und mehr; sein Distalende ist in den Radius inkorporiert.

Die kurzen *Karpalknochen* artikulieren in komplexer Konfiguration. Der Bauplan des ursprünglichen Karpalskeletts bleibt im Ungewissen. Bei den Haussäugetieren sind die Knochen jedoch eindeutig in zwei Reihen angeordnet (Abb. 2-41). Die proximale Reihe umfaßt (in mediolateraler Reihenfolge) die Ossa carpi radiale, – intermedium, – ulnare und – accessorium; letzteres tritt in Form eines Anhangs auf, der hinter dem Carpus hervorragt und beim Lebenden einen hervorstechenden Markierungspunkt darstellt. Bei Hund und Katze fusionieren die Ossa carpi radiale und – intermedium. Die Knochen der distalen Reihe werden von eins bis fünf numeriert (ebenfalls in mediolateraler Reihenfolge), obwohl der fünfte niemals als selbständiger Knochen erscheint, da er entweder unterdrückt wurde oder mit dem vierten verschmolzen ist. Der erste Karpalknochen fehlt auch häufig, während der zweite und dritte bei Wiederkäuern miteinander verschmelzen. Die Abb. 2-41 veranschaulicht das Muster der Karpalknochen bei verschiedenen Species. Abgesehen vom Os carpi accessorium, das höchstwahrscheinlich aus einem Sesambein hervorging, ist beim Hund ein kleines Sesambein im medialen Gelenkgewebe eingebettet. Dieses ist im Grunde unbedeutend, kann aber bei der Interpretation von Röntgenbildern einige Verwirrung stiften, indem es fälschlicherweise als Splitterfraktur gedeutet werden kann.

Als Ganzes betrachtet, erscheint die Kranial-

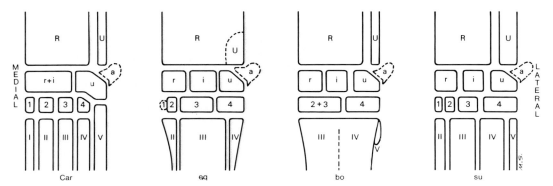

Abb. 2-41 Die Knochen der Handwurzel von Fleischfresser (Car), Pferd (eq), Rind (bo) und Schwein (su), schematische Darstellung. Römische Ziffern bestimmen die Metakarpalknochen, arabische Ziffern bestimmen die distale Reihe der Karpalknochen.

R, Radius; U, Ulna; a, Os carpi accessorium; i, Os carpi intermedium; r, Os carpi radiale; u, Os carpi ulnare.

fläche des Carpus bei Seitenansicht konvex und die Kaudalfläche flach und sehr unregelmäßig, obwohl diese Unregelmäßigkeiten beim Lebenden durch dicke Bänder ausgeglichen werden. Der größte Bewegungsspielraum liegt in Höhe der Art. antebrachiocarpea vor, eingeschränkt ist er an der Art. intercarpea und fast fehlend an der Art. carpometacarpea oder zwischen benachbarten Karpalknochen einer Reihe. Die zusammengesetzte proximale Gelenkfläche ist das Gegenstück zu der des Radius (siehe oben) und hat eine konvexe ovoide Form bei Fleischfressern.

Das ursprüngliche Muster für das Skelett der Säugetierhand *(Manus)* läßt fünf mehr oder weniger gleiche Strahlen erkennen, jeder aus einem Os metacarpale sowie einer proximalen, mittle-

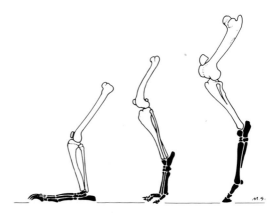

Abb. 2-43 Beckengliedmaße von Bär, Hund und Pferd (von links nach rechts) mit Darstellung der Plantigradie, Digitigradie und Unguligradie.

ren und distalen Phalanx bestehend (Abb. 2-42/A). Dieses Muster kommt modifiziert bei allen Haustieren vor, die alle (dazu gehört auch das Schwein) zu einem gewissen Grad als Schnelläufer spezialisiert sind. Die Anpassung an die Bodenbeschaffenheit erfordert ein Anheben der Hand aus der flach-sohlengängigen (plantigraden) Position, wie sie beim Bären vorkommt (Abb. 2-43). Ein Zwischenstadium, die digitigrade Position, ist beim Hund zu beobachten, dessen Gewicht nur auf den Zehen ruht. Das Strecken oder Anheben ist vollendet in der unguligraden Position der Wiederkäuer, Schweine und Pferde; bei diesen Species ruht das Gewicht nur auf den Zehenspitzen, die durch die Klauen bzw. Hufe (Ungulae) geschützt werden. Bei diesem Vorgang verlieren die abaxialen Zehen zuerst den ständigen Kontakt zum Boden; eine kompensatorische Entwicklung ermöglicht den verbleibenden Zehen, einen größeren Gewichtsanteil zu tragen. Bei Hund und Katze ist der Vorgang noch nicht sehr weit fortgeschritten; bei diesen Species hat nur die am weitesten medialgelegene (erste) Zehe den Bodenkontakt verloren und verbleibt als funktionslose Afterkralle (Abb. 2-44/B). Die vier übrigen Zehen sind weitgehend gleich, wobei die Gliedmaßenachse zwischen der dritten und vierten Zehe verläuft (eine paraxonische Anordnung). Schweine haben ihre erste Zehe gänzlich verloren; die zweite und fünfte Zehe sind sehr stark reduziert, wenn auch jede ein komplettes Skelett beibehält. Bei den Wiederkäuern ist der Prozeß noch weiter fortgeschritten. Obwohl vier Zehen vorhanden sind, ist das abaxiale Zehenpaar rudimentär, die Metakarpalknochen der vollausgebildeten dritten und

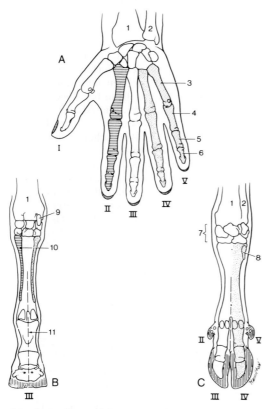

Abb. 2-42 Rechte Hand von Mensch (A), Pferd (B) und Wiederkäuer (C), palmare Ansicht. Die römischen Ziffern bezeichnen die Strahlen.

1, Radius; 2, Ulna; 3, Metakarpalknochen; 4, 5, 6, proximale, mittlere und distale Phalangen; 7, Karpalknochen; 8, rückgebildeter Metakarpalknochen V; 9, Os carpi accessorium; 10, rückgebildete Metakarpalknochen II und IV (mediales und laterales Griffelbein); 11, Achse durch Strahl III (mesaxonisch), in C paraxonisch.

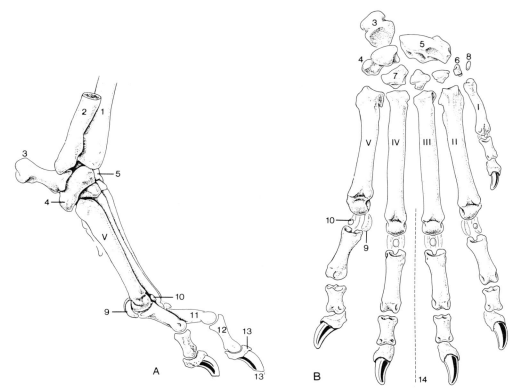

Abb. 2-44 Skelett der rechten Hand (Pfote) des Hundes, Lateral- (A) und Dorsal-Ansicht (B). Die römischen Ziffern bezeichnen die Metakarpalknochen.

1, Radius; 2, Ulna; 3, Os carpi accessorium; 4, Os carpi ulnare; 5, Os carpi radiale (Os carpi intermedioradiale); 6, 7, erster und vierter Knochen der distalen Reihe der Karpalknochen; 8, Sesambein; 9, Ossa sesamoidea proximalia; 10, Os sesamoideum dorsale; 11, 12, 13, proximale, mittlere und distale Phalangen; 13', Krallenbein; 14, Handachse.

vierten Zehe sind zu einem einzigen Knochen verschmolzen, der aber noch Anzeichen einer Verschmelzung aus zwei Knochen erkennen läßt (Abb. 2-42/C).

Beim Pferd (/B) hat nur der dritte Strahl in funktioneller Form überdauert, und seine Achse stimmt mit der Gliedmaßenachse überein, so daß die Hand mesaxonisch ist. Überbleibsel des zweiten und vierten Metakarpalknochens überdauern als Griffelbeine, die den dritten Metakarpalknochen, das Röhrbein, flankieren. Die Griffelbeine enden knötchenförmig, aber die Annahme, daß diese verdickten Enden weitgehendst reduzierte Phalangenanteile der verlorengegangenen Zehen verkörpern, ist unbegründet.

Die Unterschiede im metakarpalen und digitalen Skelett sind im Hinblick auf diese Veränderungen sehr auffällig und die diesbezügliche nachfolgende Kurzbeschreibung soll später durch artspezifische Details ergänzt werden.

Je mehr sich die Anzahl der *Metakarpalknochen* verringert, um so relativ kräftiger werden diejenigen, die überdauern. Der einzige (dritte) Metakarpalknochen des Pferdes hat daher einen besonders starken Schaft, während die einzelnen Metakarpalknochen des Hundes vergleichsweise viel schwächer sind. Beim Hund sind sie gemäß ihren engen Kontakten zueinander geformt; der dritte und vierte Metakarpalknochen sind auf dem Querschnitt viereckig; die flankierenden zweiten und fünften sind dreieckig. Insgesamt ist das Metakarpalskelett bei allen Species dorsopalmar etwas komprimiert. Jeder Knochen hat ein Proximalende (Basis), einen Schaft (Corpus) und ein Distalende (Caput). Die Basis hat eine leicht abgeflachte Gelenkfläche zur distalen Reihe der Karpalknochen und kann, entsprechend ihrer Lage innerhalb der Metakarpalknochenreihe, mediale und laterale Gelenkflächen zur Kontaktaufnahme mit Nachbarknochen tragen. Das Distalende artikuliert mit der proximalen Phalanx über eine halbzylindrische Fläche mit zentral vorspringender Leiste. Unterschiedliche Rauhigkeiten für den Ansatz von Bändern kommen am Proximal- und Distalende vor.

Die *Phalanx proximalis* ist ein kurzer zylinderförmiger Knochen mit einem Proximalende, das dem Caput des Metakarpalknochens angepaßt ist, und mit einer distalen, flach-walzenförmigen Gelenkfläche. Auch hier gilt, daß der Knochen entsprechend seiner Lage zu den übrigen Zehen speziell geformt ist.

Die *Phalanx media* ist kürzer als die proximale Phalanx, aber im Grundbauplan sehr ähnlich.

Die *Phalanx distalis* ist der Form von Huf, Klaue oder Kralle angepaßt, von denen sie mehr oder weniger vollständig umschlossen ist. Das Fingerskelett wird vervollständigt durch paarige Ossa sesamoidea proximalia an der Palmarseite der Art. metacarpophalangea sowie durch ein Os sesamoideum distale (Knorpel beim Hund) an der Palmarseite der Art. interphalangea distalis. Beim Hund kommen kleine Sesamoide auch innerhalb der Strecksehnen über der Dorsalseite der Art. metacarpophalangea vor.

Die Gelenke der Vordergliedmaße

Das *Schultergelenk* (Abb. 2-45/A) verbindet Scapula und Humerus, und obgleich es die Merkmale einer Kugelgelenkvariante aufweist, herrscht tatsächlich die Bewegung in sagittaler Richtung vor. Die Cavitas glenoidalis der Scapula ist wesentlich kleiner als der Humeruskopf. Bei großen Species können beide Gelenkflächen peripher durch knorpelfreie Areale eingekerbt sein, die dem unerfahrenen Betrachter Knorpelläsionen vorspiegeln. Die Gelenkkapsel ist geräumig und an verschiedenen Stellen mit Sehnen der umgebenden Muskeln verbunden, besonders mit der Sehne des M. subscapularis. Bei allen Tieren, außer Pferd und Rind, entwickelt sich aus der Gelenkkapsel ein Diverticulum (Kapselsehnenscheide) um die Ursprungssehne des M. biceps brachii herum, wo diese den Sulcus intertubercularis passiert. Das Diverticulum überlagert die Sehne nach Art einer Sehnenscheide. Bei den beiden großen Species liegt anstelle einer Kapselsehnenscheide ein Schleimbeutel vor. Obwohl die fibröse Schicht der Kapsel lokal verstärkt ist, wird allgemein die Auffassung vertreten, daß das Gelenk keine perikapsulären Gelenkbänder besitzt. Die Sehnen von unmittelbar benachbarten Muskeln, medial besonders die Sehne des M. subscapularis und lateral die Sehne des M. infraspinatus, übernehmen die stabilisierende Funktion der fehlenden Kollateralbänder.

In sagittaler Richtung ist das Gelenk frei beweglich, aber Rotation, Abduktion, Adduktion und somit auch kreisende Bewegungen sind nur im gewissen Grade möglich, insbesondere bei Hund und Katze. Bei diesen Tieren ist eine Bewegungskomponente, die als Supination interpretiert wird, in Höhe des Schultergelenkes lokalisiert.

Das *Ellenbogengelenk* (Abb. 2-45/B) vereinigt innerhalb einer Kapsel das Scharniergelenk zwi-

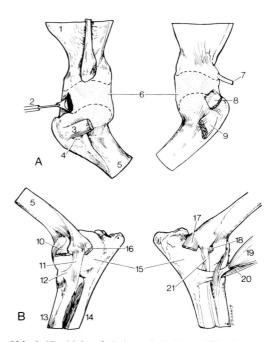

Abb. 2-45 Linkes Schultergelenk (A) und Ellenbogengelenk (B) des Hundes. Links wird die Lateral-Ansicht, rechts die Medial-Ansicht veranschaulicht.

1, Scapula; 2, eröffnete Gelenkkapsel zur Darstellung der Sehne des M. biceps brachii; 3, Sehne des M. infraspinatus; 4, Bursa subtendinea m. infraspinati; 5, Humerus; 6, Gelenkkapsel, gespannt durch Auseinanderziehen der Knochen; 7, Sehne des M. coracobrachialis; 8, Sehne des M. subscapularis, ventral abgeklappt; 9, Sehne des M. biceps brachii, aus dem Sulcus intertubercularis hervorkommend; 10, Stumpf der Mm. extensor carpi radialis und extensor digitalis com.; 11, Lig. collaterale laterale; 12, Lig. anulare radii; 13, Radius; 14, Ulna; 15, Gelenkkapsel; 16, Stumpf des M. ulnaris lateralis; 17, gemeinsamer Stumpf der Karpal- und Zehenbeugemuskeln; 18, Stumpf des M. pronator teres; 19, M. biceps brachii; 20, M. brachialis; 21, Lig. collaterale mediale. (Modifiziert nach Horowitz, 1970.)

schen Humerus und Radius samt Ulna sowie, zumindest bei Fleischfressern, das Zapfengelenk zwischen den Proximalenden von Radius und Ulna. Die humerale Fläche ist annähernd walzenförmig und die distale Gelenkfläche – bei den meisten Species häufig durch Radius und Ulna vertreten – entsprechend angepaßt. Oberflächliche Führungskämme sind deutlich bei größeren Tieren ausgeprägt und lassen nur Bewegungen eines Scharniergelenkes zu. Eine radioulnare Art. proximalis zwischen einer Circumferentia articularis am Radius und einer entsprechenden, aber kleineren Gelenkfläche an der Ulna ist auch dann vorhanden, wenn eine distal erfolgte Fusion beider Unterarmknochen jede Bewegungsmöglichkeit ausschließt. Die Gelenkkapsel ist überraschend geräumig und wölbt sich bei einer abnormen Ausdehnung, über die Fossa olecrani hinaus, beiderseits der Ulna vor. Die kräftigsten Bänder sind die medialen und lateralen Kollateralbänder, eine Konfiguration, die generell für den Bauplan von Scharniergelenken gilt.

Das laterale Kollateralband ist kurz und dick (/11), das mediale ist länger, schlanker und in zwei Abschnitte geteilt (/21) – in einen radialen sowie einen ulnaren Abschnitt bei Hund und Katze und einen oberflächlichen sowie tiefen Abschnitt bei größeren Species. Bei Hund und Katze verläuft ein zusätzliches Schrägband über die Beugeseite des Gelenks. Bei diesen Tieren existiert auch ein Lig. anulare radii (/12), das sich zwischen den Ligg. collateralia ausdehnt und somit den Einschluß des Radiuskopfes innerhalb eines osteofibrösen Ringes vervollständigt.

Bei großen Species, besonders beim Pferd, ist die Krümmung der humeralen Gelenkwalze nicht gleichmäßig. Diese Besonderheit zusammen mit dem exzentrischen proximalen Ansatz der Ligg. collateralia stabilisieren das Gelenk in der normalen Stand-Position (bei welcher eine annähernde, aber keine maximale, Streckung des Gelenks erreicht wird). Einige Anstrengung ist notwendig, um das Gelenk aus dieser Position in die Beugung überzuführen.

Die Schäfte von Radius und Ulna sind durch eine Membrana interossea verbunden, die bei Huftieren frühzeitig verknöchert. Bei Hund und Katze ist die Membran ausreichend lang, um eine gewisse Rotation zu gestatten.

Zum *Karpalgelenk* zählen die Art. antebrachiocarpea, Art. mediocarpea und die Art. carpometacarpea sowie die Art. radioulnaris distalis. Die Artt. antebrachiocarpea und radioulnaris distalis haben eine gemeinsame Gelenkhöhle.

Die Artt. mediocarpea und carpometacarpea haben miteinander verbundene Gelenkhöhlen. Bei Huftieren kann die Art. antebrachiocarpea als eine Variante des Scharniergelenks aufgefaßt werden (obgleich die Form der Gelenkflächen mit schrägen Führungskämmen bei Wiederkäuern mehr an ein Schraubengelenk erinnert). Bei Hund und Katze ist dieses Gelenk in seiner Bewegung vielseitiger und kann unter Vorbehalt als ellipsoides Gelenk aufgefaßt werden. In der Art. antebrachiocarpea ist die Scharnierbewegung recht weiträumig (90° beim Pferd). Erhebliche Bewegungsfreiheit besteht auch in der Art. mediocarpea (ca. 45°), aber so gut wie keine Bewegungsfreiheit gestattet die Art. carpometacarpea. Mediale und laterale Ligg. collateralia sind bei Huftieren gut entwickelt, aber verständlicherweise viel schwächer bei Hund und Katze, wo sie

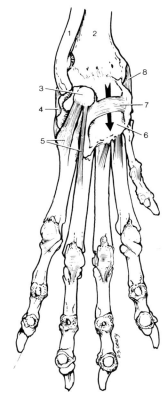

Abb. 2-46 Linkes Karpalgelenk des Hundes, palmare Ansicht.

1, Ulna; 2, Radius; 3, Os carpi accessorium; 4, Lig. collaterale laterale; 5, distale Bänder des Os carpi accessorium; 6, palmares Karpalband; 7, Retinaculum flexorum; 8, Lig. collaterale mediale, der Pfeil befindet sich im Karpalkanal. (Modifiziert nach Horowitz, 1970.)

ein geeignetes Maß an Adduktion und Abduktion ermöglichen. An der Dorsalseite verbindet eine Anzahl kurzer Bänder benachbarte Karpalknochen der gleichen Reihe, während die Karpalknochen der distalen Reihe mit dem Metacarpus verbunden sind. Kräftigere Bänder kommen an der Palmarseite vor, wo ein tiefes Band (Abb. 2-46/6) die ganze Palmarfläche des Skeletts bedeckt und die Unebenheiten der Knochen ausgleicht. Ein zweites, oberflächliches und querverlaufendes Band (Retinaculum flexorum) zieht schräg vom freien Ende des Os carpi accessorium zur Medialseite des Carpus (/7). Beide Bänder umschließen palmar am Carpus einen Tunnel. Dieser Tunnel, der Canalis carpi, läßt die Beugesehnen und andere Strukturen vom Unterarm zum Fuß passieren. Zusätzlich verbinden kleine Bänder (/5) das Os carpi accessorium mit den benachbarten Karpal- und Metakarpalknochen. Diese palmaren Bänder sind nicht an der Beugung beteiligt, sondern sie verhindern eine Überstreckung.

Eine Beschreibung der weiter distalgelegenen Gelenke wird wegen der markanten artspezifischen Variationen später vorgenommen.

Die Muskeln der Vordergliedmaße

Die Muskeln der Vordergliedmaße umfassen die Schultergürtelmuskulatur, die zwischen Rumpf und Gliedmaße verkehrt, und die Eigenmuskulatur der Gliedmaße.

Die Schultergürtelmuskulatur

Die Schultergürtelmuskeln verbinden die Schultergliedmaße mit dem Rumpf und stellen eine Synsarkose her, die ein typisches Gelenk ersetzt. Beim stehenden Tier tragen bestimmte Muskeln dieser Synsarkose (M. serratus ventralis und M. pectoralis profundus) den Körper zwischen den Vordergliedmaßen, auf welche sie das Gewicht des Kopfes, Nackens und des Kranialteils des Rumpfes übertragen (Abb. 2-47). Diese und weitere Schultergürtelmuskeln stabilisieren darüber hinaus die Scapula gegen äußere Krafteinwirkungen und verhindern so deren abnorme Verlagerung oder Rotation. Ein gutes Beispiel dafür vermittelt uns die Katze, wenn sie eine Maus anspringt oder wenn sie beim Spiel ihre Vordergliedmaßen starr gegen den Rumpf anklammert. Während der Vorwärtsbewegung formieren sich dieselben Muskeln zu antagonistischen Gruppen, welche den Bewegungsablauf der Gliedmaße kontrollieren; eine Gruppe bewegt die Gliedmaße nach vorne, die andere Gruppe zieht sie zurück. Um diese Aktionen zu verstehen, muß man sich vergegenwärtigen, daß die Scapula in unterschiedlicher Weise gegen die Brustwand bewegt werden kann. Einmal kann sie sich um die Querachse bewegen, die proximal an der Scapula liegt. Die Lage dieser Achse, die selbstverständlich imaginär ist, wird durch paarige Muskeln – überwiegend vom M. rhomboideus und M. serratus ventralis – festgelegt, die beide am Dorsalabschnitt der Scapula inserieren. Zum anderen wird die Scapula im ganzen zur Brustwand hin verlagert. Sie wird bei der Vorwärtsbewegung der Gliedmaßen distal und kranial, und bei der Rückwärtsbewegung proximal und kaudal verlagert. Diese Bewegung der Scapula, die zur Verlängerung des Schrittes beiträgt, wird durch lokkeres Bindegewebe ermöglicht, das einen hierfür vorgesehenen Raum zwischen Gliedmaße und Rumpf, die Achsel, ausfüllt. Sie entspricht der menschlichen Achsel und läßt Nerven und Gefäße passieren, die vom Rumpf an die Gliedmaße herantreten. Außerdem enthält sie die Lnn. axil-

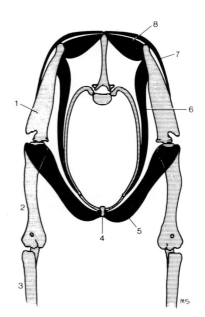

Abb. 2-47 Muskelaufhängung des Thorax zwischen den Schultergliedmaßen (Hund).

1, Scapula; 2, Humerus; 3, Radius und Ulna; 4, Sternum; 5, M. pectoralis profundus (ascendens); 6, M. serratus ventralis; 7, M. trapezius; 8, M. rhomboideus.

lares. Zur Beschreibung können die Schultergürtelmuskeln zweckmäßigerweise in zwei Schichten eingeteilt werden.

Die oberflächliche Muskelschicht. Zu dieser Schicht gehört eine kraniale, vornehmlich vom N. accessorius versorgte, Gruppe sowie der kaudalgelegene M. latissimus dorsi und der ventralgelegene M. pectoralis superficialis. Die kraniale Gruppe umfaßt die Mm. trapezius, omotransversarius und brachiocephalicus.

Der *M. trapezius* (Abb. 2-48/5, 5′) ist ein dünner Muskel. Er entspringt an der dorsomedianen Raphe samt Lig. supraspinale und erstreckt sich etwa von der Höhe des zweiten Halswirbels zur Höhe des neunten Brustwirbels. Er inseriert konvergierend an der Spina scapulae. Dieser Muskel besteht aus zwei fleischigen Anteilen, der P. cervicalis und der P. thoracica, die gewöhnlich durch eine intermediäre Aponeurose voneinander getrennt sind. Die Fasern der P. cervicalis verlaufen kaudoventral und inserieren linear am größeren Teil der Spina scapulae. Die Fasern der P. thoracica sind kranioventral zu einer kürzeren Insertionslinie proximal des Tuber spinae scapulae ausgerichtet. Durch die gleichzeitige Kontraktion beider Muskelanteile wird die Scapula am Rumpf dorsal gezogen. Bei alleiniger Kontraktion der P. cervicalis wird der Ventralwinkel der Scapula kranial verlagert und somit die Gliedmaße vorgezogen. Kontrahiert sich nur die P. thoracica, so wird der Ventralwinkel der Scapula ebenfalls kranial geführt, weil der Drehpunkt der Rumpf-Gliedmaßenverbindung ventral der Muskelinsertion liegt.

Der *M. omotransversarius* (/3) ist ein schmaler Muskel, der sich zwischen den Querfortsätzen des ersten Halswirbels (und möglicherweise der nachfolgenden Wirbel) und dem Acromion sowie dessen unmittelbarer Umgebung erstreckt. Er unterstützt die Vorführung der Gliedmaße.

Der *M. brachiocephalicus* (/2, 2′) ist ein komplexer Muskel. Er wird durch die Vereinigung zweier Anteile gebildet, die z. B. bei Primaten durch das Schlüsselbein getrennt sind. Bei diesen verkehrt der Kaudalanteil (M. cleidobrachialis) zwischen der Clavicula und dem Humerus und gehört zum M. deltoideus. Der Kranialanteil zieht von der Clavicula kranial zu mehreren Insertionsstellen an Kopf und Hals. Diese Insertionen variieren unter den verschiedenen Spezies und daher existiert eine Anzahl verwirrender Namen für bestimmte Muskeln: Mm. cleidooccipitalis, cleidomastoideus usw. Bei unseren Haussäugetieren vereinigen sich beide hintereinanderliegenden Muskelanteile, und die Clavicula ist in Höhe des Schultergelenks zu einer Intersectio clavicularis bindegewebig reduziert. M. brachiocephalicus ist der geeignete Name für den gesamten Muskelkomplex, da er die Variationen der Insertion bei den verschiedenen Species unberücksichtigt läßt. Dieser Muskel bewegt die Gliedmaße vorwärts, er streckt unter bestimmten Voraussetzungen auch das Schultergelenk, und zwar bei Fixierung der kranialen Insertion und bei frei beweglicher Gliedmaße. Ist dagegen die

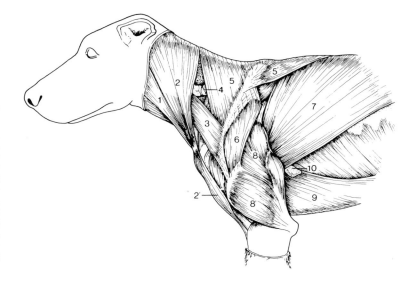

Abb. 2-48 Oberflächliche Schulter- und Armmuskeln.

1, M. sternocephalicus; 2, 2′, M. brachiocephalicus: Mm. cleidocervicalis und cleidobrachialis; 3, M. omotransversarius; 4, Ln. cervicalis supf.; 5, 5′, Hals- und Brustanteil des M. trapezius; 6, M. deltoideus; 7, M. latissimus dorsi; 8, 8′, Caput longum und Caput laterale des M. triceps brachii; 9, M. pectoralis profundus (ascendens); 10, Ln. axillaris acc.

Gliedmaße fixiert und der Kopf frei beweglich, neigt der Muskel bei bilateraler Aktion Kopf und Nacken ventral; bei unilateraler Aktion werden Kopf und Nacken zur betreffenden Seite gezogen.

Die Muskeln, die vom N. accessorius versorgt werden, spalten sich embryonal von einem einheitlichen Primordium ab. Der Kaudalanteil des M. brachiocephalicus, der zum M. deltoideus gehört, behält jedoch seine Innervation durch den N. axillaris (bzw. durch nC6 beim Hund) bei.

Der *M. latissimus dorsi* (/7) hat seinen sehr breiten Ursprung an der Fascia thoracolumbalis und konvergiert zu seiner humeralen Insertion oberhalb der Tuberositas teres major. Die am weitesten kranial und annähernd vertikal verlaufenden Fasern ziehen über den Kaudalwinkel der Scapula und drücken diese an den Thorax. Der M. latissimus dorsi zieht die freie Gliedmaße kaudal und kann auch das Schultergelenk beugen. Bei Fußung der vorgeführten Gliedmaße kann dieser Muskel den Rumpf kranial verlagern. Er kann als Antagonist des M. brachiocephalicus aufgefaßt werden. Der M. latissimus dorsi wird von einem Ast (N. thoracodorsalis) des Plexus brachialis versorgt.

Der *M. pectoralis superficialis* (Abb. 2-36/5, 6) besteht aus zwei Muskeln, die hintereinander am Kranialabschnitt des Sternum entspringen. Der kranialgelegene Muskel (M. pectoralis descendens) endet auf der Crista humeri, distal zur Tuberositas deltoidea. Der weiter kaudalgelegene Muskel (M. pectoralis transversus) zieht über der Medialseite des Oberarms distal. Bei größeren Species setzt er sich distal über den Ellenbogen fort, bedeckt die A. mediana und den N. medianus und inseriert an der medialen Unterarmfaszie. Beide Muskeln sind Adduktoren der Gliedmaße. Es erscheint möglich, daß sie sich – je nach Ausgangsposition der Gliedmaße in Relation zum Rumpf – auch am Vor- und Rückführen der Gliedmaße beteiligen. Sie werden von hiergelegenen Ästen (Nn. pectorales craniales) des Plexus brachialis versorgt.

Die tiefe Muskelschicht. Diese Schicht umfaßt dorsal den M. rhomboideus, intermediär den M. serratus ventralis und ventral den M. pectoralis profundus.

Der *M. rhomboideus* (Abb. 2-47/8) entspringt an dorsomedianen Bindegewebsstrukturen und reicht vom Hinterhauptsbein bis zum Widerrist. Er liegt tief zum M. trapezius. Dieser Muskel weist stets zervikale und thorakale Anteile auf; bei Fleischfressern ist zusätzlich noch ein Kopfanteil ausgebildet. Alle Anteile inserieren am Dorsalrand und an der benachbarten Medialfläche der Scapula. Obwohl der Muskelfaserverlauf im Verhältnis zum synsarkotischen Drehpunkt an der Scapula differiert, ist der größte Muskelteil wohl in der Lage, den Dorsalteil der Scapula kranial zu ziehen. Da der synsarkotische Drehpunkt ventral der Muskelinsertion liegt, wird die Gliedmaße kaudal verlagert. Außerdem kann der Muskel die Gliedmaße anheben und sie fest gegen den Rumpf halten. Beim Hund wird dieser Muskel über den Plexus brachialis versorgt, aber bei einigen Species auch über *Dorsaläste* der hiergelegenen Spinalnerven, was für einen Gliedmaßenmuskel eine Besonderheit darstellt.

Der *M. serratus ventralis* (/6) ist ein großer fächerförmiger Muskel, dessen weitausgedehnte separierte Ursprungszacken vom vierten Halswirbel bis zur zehnten Rippe reichen. Seine Fasern sind dorsal ausgerichtet und enden an der wohldefinierten Facies serrata an der Medialfläche der Scapula und des Schulterblattknorpels. Die Ausrichtung der Fasern weist auf die wichtige Funktion als Träger des Rumpfes hin. Bei größeren Species ist er für diese Funktion durch seine sehnigen Ein- und Auflagerungen besonders geeignet. Die Halsportion des Muskels, die kraniodorsal vom synsarkotischen Drehpunkt der Scapula inseriert, zieht die Gliedmaße kaudal; die Kaudalportion, die kaudodorsal vom genannten Drehpunkt inseriert, führt die Gliedmaße vor. Bei einseitiger Aktion wendet die Halsportion den Hals seitwärts; bei beidseitiger Aktion wird der Hals angehoben. Der Thorakalabschnitt ist ein Hilfs-Atmungsmuskel, er wird aber bei normaler Atmung nicht als solcher beansprucht. Die Innervation erfolgt hauptsächlich durch einen Ast (N. thoracicus longus) des Plexus brachialis.

Der *M. pectoralis profundus* (Abb. 2-48/9) kann als Muskel mit einem Kranial- und einem Kaudalanteil aufgefaßt werden. Der Kranialanteil – gut ausgebildet nur bei Pferd und Schwein – entspricht wahrscheinlich dem M. subclavius anderer Säugetiere und wird inzwischen offiziell auch so bezeichnet. Beide Anteile entspringen ventral auf ganzer Länge des Sternum und an den benachbarten Knorpeln, wobei die am weitesten kaudalgelegenen Fasern sich hierüber hinaus bis zur ventralen Bauchwand ausdehnen. Bei Pferd und Schwein zieht der M. subclavius kraniodorsal am Kranialrand der Scapula entlang und befestigt sich am M. supraspinatus. Der größere Kaudalanteil, auch als M. pectoralis ascendens bekannt, inseriert am Tuberculum minus humeri. Beide Anteile sind für die Aufhängung des Rumpfes zwischen den Schultergliedmaßen von Bedeutung, wenn auch diese im Vergleich zum M. serratus ventralis untergeordnet ist. Beide Muskelanteile können auch als Rückzieher der Gliedmaße agieren, wenn diese sich in Hangbeinstellung befindet. Ist die Gliedmaße kranial gestellt und belastet, ziehen die Muskelanteile den Rumpf kranial zur Gliedmaße hin. Die Innervation erfolgt über hiergelegene Äste (Nn. pectorales caudales) des Plexus brachialis.

Die Eigenmuskulatur der Schultergliedmaße

Die Gliedmaßenmuskeln werden herkömmlich nach ihrer gemeinsamen Lage, Funktion und Innervation eingeteilt.

Muskeln, die primär auf das Schultergelenk einwirken. Diese Muskeln werden in eine laterale, eine mediale und eine kaudale Gruppe gegliedert.

Zur *lateralen Gruppe* zählen die Mm. supraspinatus und infraspinatus, die an der jeweils entsprechenden Fossa des Schulterblatts entspringen und diese ausfüllen.

Der *M. supraspinatus* (Abb. 2-49/3) endet an den freien Enden beider Humerushöcker.

Der *M. infraspinatus* inseriert mit einer gespaltenen Sehne, deren tiefer und kürzerer Anteil am freien Ende des Tuberculum majus inseriert, während der oberflächliche und längere Anteil sich an der Lateralfläche des Kaudalabschnitts des Tuberculum majus humeri befestigt. Eine Bursa zwischen dem Knochen und der längeren Endsehne kann der Sitz einer schmerzhaften Entzündung sein. Beide Muskeln umfassen das Gelenk lateral. Die Sehne des M. supraspinatus zieht kranial zur Rotationsachse und kann daher auch als Strecker des Schultergelenks fungieren. Die Sehne des M. infraspinatus zieht je nach Lage zum Schultergelenk kranial oder kaudal zur Rotationsachse, wodurch sie das bereits gestreckte Gelenk noch weiter strecken oder das bereits gebeugte Gelenk noch weiter beugen kann; so oder so ist die Sehne ungewöhnlich effektiv. Beide Muskeln werden vom N. suprascapularis des Plexus brachialis versorgt.

Die *mediale Gruppe* umfaßt die Mm. subscapularis und coracobrachialis. Der *M. subscapularis* (/9) entspringt an einem weiten Bereich der

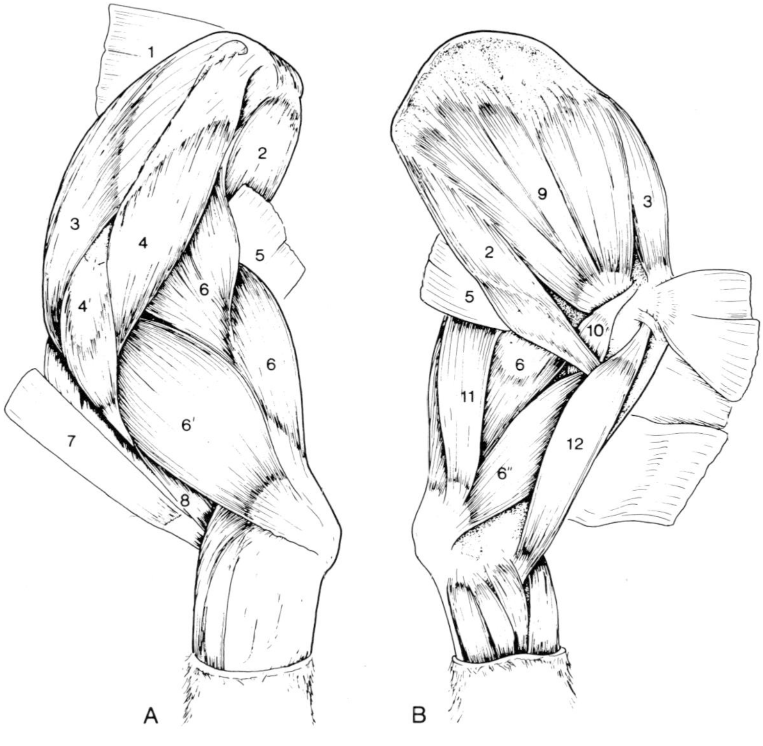

Abb. 2-49 Eigenmuskeln der linken Schultergliedmaße mit Arm- und Schultermuskeln des Hundes, Lateral- (A) und Medial-Ansicht (B).

1, M. rhomboideus; 2, M. teres major; 3, M. supraspinatus; 4, 4′, Partes scapularis und acromialis des M. deltoideus; 5, M. latissimus dorsi; 6, 6′, 6″, Caput longum, -laterale und -mediale des M. triceps brachii; 7, M. brachiocephalicus; 8, M. brachialis; 9, M. subscapularis; 10, M. coracobrachialis; 11, M. tensor fasciae antebrachii; 12, M. biceps brachii.

Medialfläche des Schulterblatts und inseriert am medialgelegenen Tuberculum minus humeri, distal von der Drehachse des Schultergelenks. Er umfaßt die Medialseite des Gelenks. Dieser Muskel ist auch ein potentieller Adduktor des Oberarms und besitzt ebenso wie der M. infraspinatus die gleiche funktionelle Beziehung zur Beugung und Streckung des Schultergelenks.

Er wird von den Nn. subscapularis und axillaris des Plexus brachialis innerviert.

Der *M. coracobrachialis* (/10) erstreckt sich zwischen der Medialseite des Tuberculum supraglenoidale und dem Proximalabschnitt des Humerusschafts. Zu klein für eine beträchtliche Bedeutung, fungiert er als Feststeller des Schultergelenks und besitzt auch eine multiple Relation zu Beugung und Streckung des Schultergelenks. Er wird vom Proximalast des N. musculocutaneus versorgt, der aus dem Plexus brachialis hervorgeht.

Zur *kaudalen Gruppe* oder *Flexoren-Gruppe* zählen die Mm. deltoideus, teres major und teres minor.

Der *M. deltoideus* hat beim Pferd einen einzigen Ursprungskopf, und zwei bei Species, die ein Acromion besitzen (4, 4'). Der konstante Kopf entspringt am Kaudalrand und an der Spina des Schulterblatts; der inkonstante Kopf entspringt am Acromion. Beide Köpfe inserieren auf der Tuberositas deltoidea des Humerus.

Der *M. teres major* (/2) entspringt am Dorsalteil des Margo caudalis scapulae und endet an der Tuberositas teres major, in der Mitte des Humerus.

Der relativ unbedeutende *M. teres minor* zieht zwischen den Mm. triceps brachii und infraspinatus kaudolateral über das Schultergelenk.

Diese drei Muskeln (Mm. deltoideus, teres major und teres minor) sind primär Beugemuskeln. Der M. deltoideus kann außerdem als Abduktor und Auswärtsdreher des Arms fungieren. Die Muskelgruppe wird durch den N. axillaris des Plexus brachialis versorgt.

Im Gegensatz zur wohldefinierten Gruppe der Beugemuskeln scheinen am Schultergelenk eigentliche Streckmuskeln zu fehlen. Die potentiellen Streckmuskeln – Mm. brachiocephalicus, biceps brachii, supraspinatus und pectoralis ascendens – haben primär andere, offensichtlich wichtigere Funktionen.

Muskeln, die primär auf das Ellenbogengelenk einwirken. Es kommen Gruppen von Streck- und Beugemuskeln vor.

Die *Gruppe der Streckmuskeln,* die weitgehend den Winkel zwischen Scapula und Humerus ausfüllen, besteht aus den Mm. triceps brachii, tensor fasciae antebrachii und anconaeus.

Der große und kräftige *M. triceps brachii* (Abb. 2-49/6, 6', 6'') besitzt drei Ursprungsköpfe (beim Hund vier). Der lange Kopf, der am Kaudalrand der Scapula entspringt, ist möglicherweise auch ein Beuger des Schultergelenks. Der laterale und der mediale Kopf, und beim Hund zusätzlich der akzessorische Kopf, entspringen am Humerusschaft und wirken auf das Ellenbogengelenk ein. Die Köpfe verbinden sich zu einer kräftigen Sehne, die auf der Spitze des Proc. olecrani inseriert, wo sie durch die Bursa subtendinea m. tricipitis brachii geschützt ist. Eine zweite, Bursa subcutanea olecrani, liegt häufig zwischen Sehne und Haut.

Der *M. tensor fasciae antebrachii* (/11) ist ein dünnes Blatt, teils muskulös und teils aponeurotisch, das dem Caput longum m. tricipitis brachii medial anliegt und sich von der Scapula bis zum Olecranon ausdehnt.

Der *M. anconaeus* ist viel kleiner. Er entspringt am Distalende des Humerus und inseriert am Lateralteil des Olecranon. Er liegt der Ellenbogen-Gelenkkapsel direkt an, und in der Nebenfunktion kann er diese straffen und so das Einklemmen zwischen Humerus und Ulna verhindern.

Alle diese Streckmuskeln werden vom N. radialis des Plexus brachialis innerviert. Die *Gruppe der Beugemuskeln* umfaßt die Mm. biceps brachii und brachialis.

Der über zwei Gelenke ziehende *M. biceps brachii* (/12) entspringt am Tuberculum supraglenoidale scapulae und zieht an der Kranialseite des Humerus abwärts, um an der proximomedialgelegenen Tuberositas radii und an benachbarten Anteilen der Ulna zu inserieren. Dieser Muskel ist somit auch ein potentieller Strecker des Schultergelenks.

Der *M. brachialis* (/8) entspringt proximokaudal am Humerus und windet sich lateral in der Spiralfurche des Humerus, bevor er dicht neben dem M. biceps brachii inseriert. Beide Muskeln werden vom N. musculocutaneus innerviert.

Pronator- und Supinatormuskeln des Unterarms. Allgemein betrachtet besitzen Säugetiere Muskeln, deren primäre Funktionen die Pronation oder Supination ist. Aber diese Muskeln haben die Tendenz, bei Verlust oder Reduzierung der Bewegungskapazität unscheinbar zu werden oder ganz zu verschwinden. Unter den Haustieren sind sie nur bei Hund und Katze gut entwickelt, die je zwei Pronatoren und Supinatoren besitzen. Der *M. brachioradialis* (M. supinator longus) ist ein dünnes fleischiges Band, das vom Condylus lateralis humeri bis zum mediodistalen Abschnitt der Unterarmfaszie reicht. Es ist ziemlich prominent bei der Katze, aber unscheinbar und oft fehlend beim Hund. Der *M. supinator brevis* ist besser entwickelt. Er ist ein kurzer spindelförmiger Muskel, der tief unter den Streckmuskeln liegt und vom Epicondylus lateralis humeri schräg über die Beugeseite des Ellenbogengelenks zum Radius zieht, und zwar medial zu dessen proximalem Viertel. Die Supinatormuskeln werden vom N. radialis innerviert.

Der *M. pronator teres* (Abb. 2-50/12) entspringt am Epicondylus medialis humeri und konvergiert über der Insertion des M. supinator brevis zum Radius. Er ist nur bei Hund und Katze voll funktionsfähig. Der *M. pronator quadratus* kommt nur bei Fleischfressern vor. Er zieht vom Ulnaschaft zum Radiusschaft und überbrückt dabei die Medialseite des Spatium interosseum antebrachii. Die Pronatormuskeln werden vom N. medianus innerviert.

Die Rotation aus der Ruheposition, die von diesen Muskeln ausgeführt werden kann, ist am weitreichendsten bei gebeugtem Ellenbogengelenk. Die Pronationsbewegungen sind beim Hund auf 40° und die Supinationsbewegungen auf ca. 60° beschränkt. Bei der Katze ist der Bewegungsspielraum größer.

Muskeln, die primär auf die Karpal- und Digitalgelenke einwirken. Diese Muskeln werden schlicht als Beuge- oder Streckmuskeln klassifiziert, obwohl die Aktion des einzelnen Muskels vielseitiger ist.

Die Streckmuskeln der Karpal- und Finger(Zehen)gelenke. Hierzu zählen die Streckmuskeln der Zehengelenke und außerdem jene Streckmuskeln, deren Aktion auf das Karpalgelenk be-

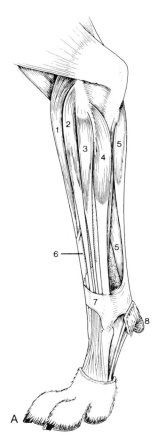
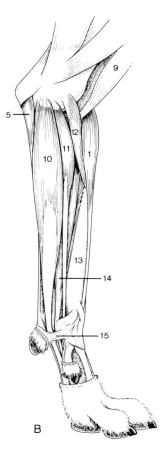

Abb. 2-50 Unterarmmuskeln des Hundes (links), Lateral- (A) und Medial-Ansicht (B).

1, M. extensor carpi radialis; 2, M. extensor digitalis com.; 3, M. extensor digitalis lateralis; 4, M. ulnaris lateralis (M. extensor carpi ulnaris); 5, M. flexor carpi ulnaris; 6, M. extensor carpi obliquus (M. abductor pollicis longus); 7, Retinaculum extensorum; 8, Karpalballen; 9, M. biceps brachii; 10, M. flexor digitalis superficialis; 11, M. flexor carpi radialis; 12, M. pronator teres; 13, Radius; 14, M. flexor digitalis profundus; 15, Retinaculum flexorum.

schränkt ist. Sie haben folgende Gemeinsamkeiten: Eine Streckfunktion auf das Karpalgelenk, eine kraniolaterale Lage am Unterarm, einen Ursprung an der Kranialseite des Epicondylus lateralis humeri und eine Innervation durch den N. radialis. Der *M. extensor carpi radialis* (Abb. 2-50/1), der am weitesten kraniomedialgelegene Muskel dieser Gruppe, liegt unmittelbar kranial des subkutanen Medialrandes des Radius. Er inseriert am Proximalende des dritten (manchmal auch des zweiten) Metakarpalknochens. Der *M. extensor carpi ulnaris* (/4) ist der am weitesten kaudolateralgelegene Muskel dieser Gruppe und zieht an der Außenseite des Unterarms parallel zum M. flexor carpi ulnaris. Beim Hund inseriert er am Proximalende des fünften Metakarpalknochens. Er streckt den bereits in Streckstellung befindlichen Carpus vollständig, so wie er umgekehrt den bereits in Beugestellung befindlichen Carpus vollständig beugt. Er kann auch die Pfote lateral führen. Bei anderen Species liegt seine Insertion teilweise oder gänzlich am Os carpi accessorium und somit immer kaudal zur Achse des Karpalgelenks. Durch diese Verlagerung seiner Insertion wird er zum echten Beugemuskel umfunktioniert. Trotz dieser anomalen Funktion behält er seine Innervation durch den Nerven für die Streckmuskeln (N. radialis). Der M. extensor carpi ulnaris wird häufig, um das Paradoxe seiner Funktion nicht zu sehr zu betonen, auch M. ulnaris lateralis genannt und so soll er auch von nun an in diesem Buch genannt werden. Der *M. extensor carpi obliquus* (/6), auch M. abductor pollicis longus genannt, unterscheidet sich von den übrigen Muskeln dieser Gruppe durch seinen Ursprung an der Kranialfläche des Radius und durch den schrägen mediodistalen Verlauf seiner Sehne, die am jeweiligen Metakarpalknochen inseriert, der am weitesten medial liegt. Die Funktion dieses Muskels ist die Streckung des Carpus und, bei Hund und Katze, die Abduktion der ersten Zehe.

Die langen Zehenstreckmuskeln variieren in ihrer Anordnung, denn obwohl bei allen Species ein gemeinsamer und ein lateraler Zehenmuskel vorkommt, kann der gemeinsame Zehenstrecker unterteilt werden. Der *M. extensor digitalis communis* (/2) inseriert am Proc. extensorius der distalen Phalanx jeder voll funktionsfähigen Zehe. Die Sehne ist daher ungeteilt beim Pferd, zweigeteilt bei Rind, Schaf und Ziege, viergeteilt bei Schwein und Hund und schließlich fünfgeteilt bei der Katze. Eine Abspaltung des M. extensor digitalis communis, die bei allen Species außer bei Pferd und Katze vorkommt, inseriert an der am weitesten medialgelegenen voll funktionsfähigen Zehe. Sie entsendet beim Hund einen schrägen Ast zur Afterkralle. Er wird manchmal sinnvoll M. extensor digitalis medialis genannt, wenngleich diese Bezeichnung nicht offiziell ist. Der *M. extensor digitalis lateralis* (/3) verläuft entlang der Lateralkontur des M. extensor digitalis communis. Die ungeteilte Sehne inseriert beim Pferd an der Dorsalfläche der proximalen Phalanx. Bei Wiederkäuern hat der Muskel eine Endsehne, beim Schwein zwei, beim Hund drei und bei der Katze vier; bei diesen Species liegt eine gemeinsame Endigung mit den Spaltsehnen des M. extensor digitalis communis vor, die zur distalen Phalanx der am weitesten lateralgelegenen einen Zehe, zwei, drei oder vier Zehen ziehen. Bei kleineren Species beginnt die Aufspaltung für die einzelnen Zehen weiter proximal und ist vollständiger als bei großen Species.

Die Beugemuskeln der Handwurzel und der Finger (Zehen). Zur Gruppe der Beuger gehören die Finger(Zehen)beuger und zusätzlich die Muskeln, die lediglich das Karpalgelenk beugen. Sie weisen bestimmte gemeinsame Merkmale auf: Eine Beugefunktion an der Handwurzel, eine kaudale Lage am Unterarm, teilweise einen Ursprung an der Kaudalseite des Epicondylus medialis humeri, eine Innervation durch den N. medianus oder N. ulnaris oder durch beide. Einige Muskeln dieser Gruppe haben zusätzliche Ursprünge (oder sogar Hauptursprünge) am Unterarm und wirken auch auf die Fingergelenke. Der *M. flexor carpi radialis* (Abb. 2-50/11) liegt am weitesten medial und zieht direkt kaudal zur Facies subcutanea des Radius. Er endet am Proximalende des zweiten (manchmal auch dritten) Metakarpalknochens. Der *M. flexor carpi ulnaris* (/5) liegt lateral und endet am Os carpi accessorium. Beide Muskeln sind nur Flexoren der Handwurzel.

Der *M. flexor digitalis superficialis* (/10) liegt im kaudomedialen Abschnitt des Unterarms und ist dort, wo er über die Handwurzel zieht, nicht von einer Sehnenscheide umgeben. Weiter distal teilt sich seine Sehne in einzelne Spaltsehnen für jeden voll funktionsfähigen Finger auf, die im Bereich der Art. interphalangea proximalis enden. Um diese Insertion zu erreichen, müssen die Spaltsehnen zunächst ihre Position mit der des tiefen Zehenbeugers vertauschen, der weiter distal endet. Im Prinzip (wenn auch im Detail variierend) spaltet sich jeder Ast der oberflächlichen

Beugesehne in einen Bogen mit zwei divergierenden Insertionsschenkeln auf, durch welche die tiefe Beugesehne hindurchzieht. Der *M. flexor digitalis profundus* (/14) liegt tiefer am Unterarmskelett und passiert die Handwurzel durch den Canalis carpi, bevor er sich in ein bis vier Spaltsehnen für die einzelnen Zehen aufteilt. Jede Spaltsehne perforiert die entsprechende Spaltsehne der oberflächlichen Beugesehne und setzt sich danach bis zu ihrer Insertionsstelle an der Palmarfläche der Phalanx distalis fort.

Kurze Finger(Zehen)muskeln. Die *Mm. interossei* unterstützen die Artt. metacarpophalangeae. Sie weisen deutliche artspezifische Unterschiede, und zwar in Anzahl, Struktur (bei großen Species sind sie überwiegend oder gänzlich sehnig) und Funktion auf. Sie entspringen proximopalmar an den Metakarpalknochen und weisen Zwischeninsertionen an den Sesambeinen in Höhe der Artt. metacarpophalangeae auf. Von hier werden sie fortgesetzt: Direkt durch Unterstützungssehnen zur gemeinsamen Strecksehne, die sich um die Finger herumwinden, und indirekt (funktionell) durch die Ligg. sesamoidea distalia, die zu den Phalangen ziehen. Die Mm. interossei werden später – entsprechend ihrer artspezifischen Bedeutung – im Einzelnen erläutert.

Bei Fleischfresser und Schwein beteiligt sich eine Anzahl kleiner Fingermuskeln an Streckung, Beugung, Abduktion oder Adduktion der abaxialen Finger: eins, zwei und fünf bei Hund und Katze; zwei und fünf beim Schwein. Eine Beschreibung dieser Muskeln ist nicht erforderlich.

Das Skelett der Beckengliedmaße

Der Beckengürtel

Der Beckengürtel wurde aus gegebenen Gründen im Zusammenhang mit dem Rumpf auf Seite 63 beschrieben.

Das Skelett des freien Teils der Gliedmaße

Der *Oberschenkelknochen (Femur)* (Abb. 2-51), das Skelett des Oberschenkels, ist der kräftigste von allen langen Röhrenknochen. Sein Proximalende krümmt sich medial, so daß die proximale Gelenkfläche, der Kopf, zur Längsachse des Schaftes versetzt angeordnet ist. Der halbkugelförmige Kopf ist mit dem Schaft über einen Hals verbunden, der bei kleineren Species am deutlichsten ausgebildet ist. Die Gelenkfläche wird durch ein gelenkknorpelfreies Areal (Fovea) unterbrochen, an welchem sich die Lig.(g.) intracapsulare(ia) befestigen. Dieses Areal ist rund und zentralgelegen beim Hund; dagegen keilförmig und medial bis zur Peripherie reichend beim Pferd. Ein großer Fortsatz, der Trochanter major (/3), liegt lateral am Kopf. Bei kleineren Species reicht er nicht über die Höhe des Oberschenkelkopfes hinaus; bei größeren Species überragt er diesen jedoch beträchtlich. Er bietet der Masse der Glutäalmuskeln Insertion und verschafft somit diesen Extensoren des Hüftgelenks einen längeren Hebelarm. Zwischen dem Trochanter major und dem Oberschenkelhals hilft eine Knochenplatte die Fossa trochanterica (/5) zu begrenzen, die als kaudal offene Aushöhlung zur Insertion der kleinen Mm. rotatores des Hüftgelenks dient.

Die Kaudalseite des Schaftes ist abgeflacht, aber die übrige Oberfläche ist glatt und abgerundet. Die Grenze zwischen der abgeflachten und der abgerundeten Oberfläche wird durch das Labium mediale und laterale der Facies aspera verdeutlicht, die Muskelinsertionen andeuten. Die proximale Hälfte des Schaftes wird durch zwei Fortsätze markiert. Ein niedriger und angerauhter Trochanter minor (/4) tritt an der Medialkontur für die Insertion des M. iliopsoas hervor. Ein unscheinbarer Kamm an der Basis des Trochanter major wird Trochanter tertius genannt. Er ragt nur beim Pferd hervor und dient der Insertion des M. glutaeus superficialis. Bei den großen Species weist der kaudodistale Schaftabschnitt eine tiefe Fossa supracondylaris auf, die die Ursprungsfläche des M. flexor digitalis superficialis vergrößert. Beim Hund wird diese Funktion durch eine Tuberositas erfüllt.

Das Distalende artikuliert mit der Tibia und der Patella. Die Artikulation mit der Tibia wird durch zwei Kondylen ermöglicht, die kaudodistal ausgerichtet und durch eine tiefe Fossa intercondylaris voneinander getrennt sind. Die abaxialen Oberflächen der Kondylen sind rauh und bieten den Ligg. collateralia des Kniegelenks Ansatz. Der Condylus lateralis weist außerdem dicht am Gelenkrand zwei Vertiefungen auf: Die kranialgelegene Fossa extensoria (/12) ist das Ursprungsgebiet der Mm. extensor digitalis longus und peroneus (fibularis) tertius; die kaudal davon gelegene Fossa (/13) ist das Ursprungsgebiet des M. popliteus. Bei Hund und Katze wird die kaudale Seite jedes Kondylus von einer kleinen ebe-

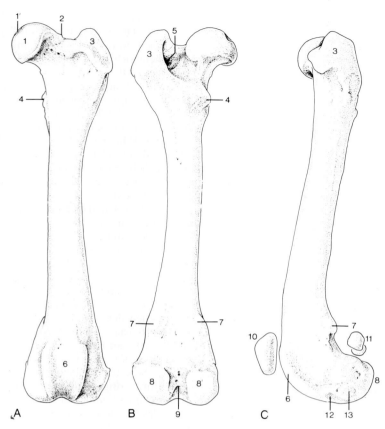

Abb. 2-51 Linker Femur des Hundes, Kranial- (A), Kaudal- (B) und Lateral-Ansicht (C).

1, Kopf; 1', Fovea capitis; 2, Hals; 3, Trochanter major; 4, Trochanter minor; 5, Fossa trochanterica; 6, Trochlea; 7, Tuberositas supracondylaris; 8, 8', Condylus medialis und lateralis; 9, Fossa intercondylaris; 10, Patella; 11, Sesambeine (im M. gastrocnemius); 12, Fossa extensoria; 13, Fossa m. poplitei.

nen Fläche überragt, die der Artikulation mit zwei kleinen Sesambeinen (Ossa sesamoidea m. gastrocnemii) dient, die einzeln in beiden Ursprungsköpfen des M. gastrocnemius liegen. Eine kranialgelegene Trochlea (/6) artikuliert mit der Patella und dehnt sich auf die Kranialfläche aus. Die begrenzenden Rollkämme sind niedrig und mehr oder weniger gleich groß beim Hund, relativ größer und ungleich bei Pferd und Rind, deren stärkerer medialer Rollkamm in einer proximalen Erweiterung endet.

Die *Patella*, Kniescheibe, ist ein Sesambein, das sich innerhalb der Endsehne des M. quadriceps femoris, dem Hauptstreckmuskel des Kniegelenks, entwickelt. Sie ist eiförmig beim Hund, aber prismatisch bei Pferd und Rind. Beim Lebenden wird sie medial und lateral durch parapatellare Knorpel erweitert.

Das *Unterschenkelskelett* besteht aus Tibia und Fibula (Abb. 2-52), die, anders als die analogen Knochen des Unterarms, zueinander annähernd parallel liegen und keine Tendenz zur Überkreu-

zung zeigen. Der mediale Knochen, die Tibia, ist stets der weitaus größere von beiden Knochen. Die Fibula artikuliert nicht direkt mit dem Femur und hat nur beschränkten Kontakt mit der Fußwurzel.

Das verbreiterte Proximalende der Tibia weist zwei Kondylen auf, die kaudal durch eine Incisura poplitea unterteilt sind, die den gleichnamigen Muskel aufnimmt. Jeder Kondylus hat eine leicht gewellte Gelenkfläche, die dem entsprechenden Kondylus des Femurs gegenüberliegt. Ein schmales intermediäres, nicht gelenkiges Areal trägt eine zentrale Erhöhung (/4), an welcher beiderseits die Gelenkflächen schräg abfallen. Eine zentrale Vertiefung in der Eminentia sowie weniger deutlich abgegrenzte Areale kranial und kaudal davon, fungieren als Bandansätze. Die sehr robuste Tuberositas tibiae (/1), die kranioproximal herausragt, ist beim Lebenden ein markanter Orientierungspunkt. Sie wird durch eine allmählich niedriger werdende Leiste distal fortgesetzt. Ein Einschnitt (Sulcus extenso-

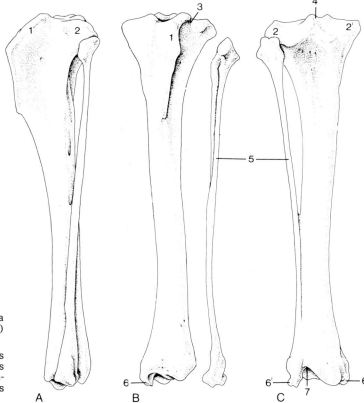

Abb. 2-52 Linke Tibia und Fibula des Hundes, Lateral- (A), Kranial- (B) und Kaudal-Ansicht (C).

1, Tuberositas tibiae; 2, 2′, Condylus lateralis und medialis; 3, Sulcus extensorius; 4, Eminentia intercondylaris; 5, Fibula; 6, 6′, Malleolus medialis und lateralis; 7, Cochlea.

rius, /3) für die Ursprungssehnen der Mm. extensor digitalis longus und peroneus (fibularis) tertius trennt die Tuberositas tibiae von der Kranialseite des lateralen Kondylus. Kaudal hierzu trägt der Kondylenrand eine kleine Gelenkfläche für die Artikulation mit der Fibula. Bei einigen Species ist der Gelenkspalt durch Verschmelzung beider Knochen obliteriert.

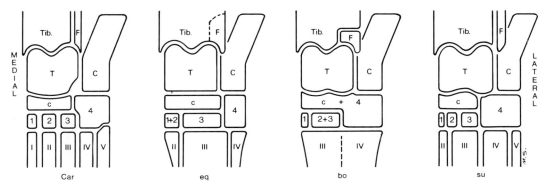

Abb. 2-53 Die Knochen der Fußwurzel von Fleischfresser (Car), Pferd (eq), Rind (bo) und Schwein (su), schematische Darstellung. Römische Ziffern bezeichnen die Metatarsalknochen, arabische Ziffern die Tarsalknochen der distalen Reihe.

Tib., Tibia; F, Fibula; T, Talus; C, Calcaneus; c, Os tarsi centrale.

Der Proximalabschnitt des Tibiaschaftes ist dreiseitig, aber mehr distal ist der Knochen kraniokaudal komprimiert. Diese Veränderung wird durch die Drehung der glatten Oberfläche verursacht, die im proximalen Abschnitt kraniolateral, aber im distalen Abschnitt kranial ausgerichtet ist. Die gesamte Medialfläche liegt subkutan und ist glatt. Die Kaudalfläche ist für Muskelinsertionen mit Leisten versehen.

Das Distalende trägt eine Gelenkfläche, die Cochlea (/7), die so geformt ist, daß sie die Trochlea tali aufnehmen kann. Die zentrale Leiste und die flankierenden Furchen der Cochlea sind kraniolateral geneigt, wobei der Neigungswinkel unter den Species variiert. Ein knöcherner Vorsprung, der Malleolus medialis, befindet sich an der Medialseite der Cochlea. Ein ähnlicher lateraler Vorsprung kommt beim Pferd vor und repräsentiert den integrierten Distalabschnitt der Fibula. Bei anderen Species wird der entsprechende Vorsprung (Malleolus lateralis) durch die Fibula bereitgestellt.

Bei Fleischfresser und Schwein ist die *Fibula* weniger robust, aber in ihrer Länge nicht reduziert. Sie wird durch ein Spatium interosseum cruris von der Tibia getrennt. Dieser Spalt erstreckt sich beim Schwein über den gesamten Unterschenkel und ist beim Hund auf seine Proxi-

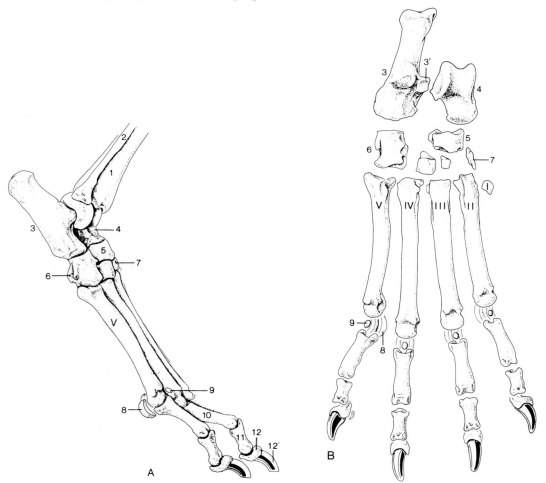

Abb. 2-54 Skelett des rechten Fußes des Hundes; Lateral- (A) und Dorsal-Ansicht (B). Römische Ziffern bezeichnen die Metatarsalknochen.

1, Tibia; 2, Fibula; 3, Calcaneus; 3′, Sustentaculum tali; 4, Talus; 5, Os tarsi centrale; 6, vierter Tarsalknochen; 7, erster, zweiter und dritter Tarsalknochen der distalen Reihe; 8, Ossa sesamoidea proximalia; 9, Os sesamoideum dorsale; 10, 11, 12, proximale, mittlere, distale Phalangen; 12′, Kralle.

malhälfte beschränkt. Der Schaft der Fibula ist bei Wiederkäuern zurückgebildet; das Proximalende verbleibt als abgerissen erscheinender Fortsatz, der mit dem lateralen Condylus tibiae verschmilzt. Das Distalende ist als ein kleines kompaktes Os malleolare isoliert, das als Verbindungsstück zur Tibia erscheint und somit die Gelenkfläche für den Talus vervollständigt. Beim Pferd liegt der abgeflachte Fibulakopf proximal der Tibia eng an, und der distal anschließende schlanke Schaft konvergiert zur Tibia und verliert sich in der Mitte des Unterschenkels.

Die *Tarsalknochen* sind in drei Reihen angeordnet. Die proximale Reihe besteht aus zwei relativ großen Knochen, dem medialgelegenen Talus und dem lateralgelegenen Calcaneus; die mittlere Reihe besteht nur aus einem einzigen Knochen (Os tarsi centrale), während die distale Reihe bis zu vier Knochen umfaßt, die in mediolateraler Reihenfolge beziffert werden. Der lateralgelegene IV. Tarsalknochen kommt immer vor und ist größer als die übrigen, weshalb er in die mittlere Reihe hineinragt (Abb. 2-53).

Der Talus (Abb. 2-54/4) hat eine proximale Trochlea, die sich in ihrer Form der Tibia anpaßt. Die distale Gelenkfläche, die mit dem Os tarsi centrale artikuliert, ist beim Pferd abgeflacht und bei anderen Species eher abgerundet. Der Calcaneus liegt überwiegend lateral zum Talus, aber sein stützender Fortsatz überlappt den Talus an seiner plantaren Fläche. Dieser Fortsatz (Sustentaculum tali, /3') trägt die tiefe Beugesehne. Der größere Teil des Calcaneus ragt als freier Hebelarm hinter der Tibia proximal hervor und bietet der Achillessehne Insertion. Sein verdicktes Ende ist die Grundlage für die Fersenspitze und entspricht der menschlichen Ferse. Das Distalende des Calcaneus ruht auf dem vierten Tarsalknochen (/6). Der zentrale Tarsalknochen wird proximal vom Talus und distal vom I., II. und III. Tarsalknochen begrenzt; seine Proximalfläche entspricht der Distalfläche des Talus, sie ist bei den meisten Species konkav und beim Pferd abgeflacht; seine distale Gelenkfläche ist stets abgeflacht. Bei Wiederkäuern verschmilzt das Os tarsi centrale mit dem vierten Tarsalknochen.

Die Tarsalknochen der distalen Reihe sind nicht immer separiert. Beim Pferd sind der erste und zweite, beim Wiederkäuer der zweite und dritte Tarsalknochen miteinander verschmolzen. Einzeln gesehen, weisen die Tarsalknochen der distalen Reihe Unregelmäßigkeiten auf, aber zusammen formen sie eine mehr oder weniger flache Scheibe zwischen dem Os tarsi centrale und

den Metatarsalknochen. Der viel größere vierte Tarsalknochen hat eine kubische Form und befindet sich zwischen dem Calcaneus und den lateralen Metatarsalknochen. Bei einigen Species stützt er auch den Talus.

Die übrigen Knochen der Beckengliedmaße sind den entsprechenden Knochen der Vordergliedmaße sehr ähnlich, aber weniger robust. Die Metatarsalknochen sind länger (ungefähr um 20%) als die Metakarpalknochen und im Querschnitt stärker abgerundet. Der erste Metatarsalknochen des Hundes ist nur rudimentär vorhanden; nur bei wenigen Rassen weisen die Beckengliedmaßen regelmäßig eine Afterklaue auf.

Die Gelenke der Beckengliedmaße

Das *Hüftgelenk* (Abb. 2-55) ist ein Kugelgelenk zwischen der Facies lunata acetabuli und dem Femurkopf. Die Hüftgelenkspfanne ist durch ein Labrum acetabulare vertieft (/2'). Die Wände der Gelenkhöhle werden durch eine Synovialmembran komplettiert, die äußerlich durch einen fibrösen Überzug verstärkt ist. Obwohl die fibröse Kapsel nicht gleichmäßig dick ist, fehlen doch Verstärkungen, die als spezielle Gelenkbänder zu bezeichnen wären. Der Femurkopf wird durch ein intrakapsuläres Band am Boden des Acetabulum befestigt. Das Band ist durch

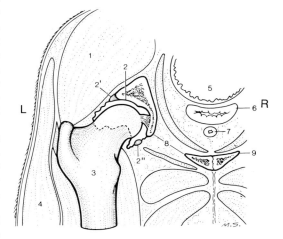

Abb. 2-55 Querschnitt durch das linke Hüftgelenk des Hundes. Der Femur wurde realistisch gezeichnet.

1, M. glutaeus medius; 2, Acetabulum, verbunden mit dem Femurkopf durch das Lig. capitis ossis femoris; 2', Labrum acetabulare; 2", Lig. transversum acetabuli; 3, Femur; 4, M. biceps femoris; 5, Rectum; 6, Vagina; 7, Urethra; 8, For. obturatum; 9, Beckenboden.

eine Einstülpung des Stratum synoviale bedeckt. Bei einigen Species führt dieses Band Blutgefäße, deren Bedeutung für die Ernährung des Oberschenkelkopfes ungewiß ist; sie werden hier wegen ihrer angeblichen Bedeutung für eine häufig vorkommende Wachstumsstörung erwähnt (S. 500). Beim Pferd kommt ein zweites (akzessorisches) Band vor, das auf einer knorpelfreien Stelle des Femurkopfes inseriert (S. 627).

Obwohl es sich um ein Kugelgelenk handelt, verfügt das Hüftgelenk nicht über den vollen Bewegungsspielraum, der von einem Kugelgelenk zu erwarten wäre. Bei großen Species ist die Beweglichkeit im wesentlichen auf Beugung und Streckung beschränkt, während die Fähigkeit zur Rotation, Abduktion und besonders zur Adduktion sehr gering ist. In Übereinstimmung mit der vorherrschenden Sagittalbewegung, neigt der Gelenkbereich bei Wiederkäuern dazu, sich auf den Dorsalbereich des Femurhalses auszudehnen. Die Bewegungsbeschränkung ist teils auf das intrakapsuläre Band und teils auf die medialen Muskelmassen zurückzuführen. Beim Hund ist der Bewegungsspielraum des Gelenkes bedeutend vielfältiger.

Das *Kniegelenk* (Abb. 2-56) umfaßt wie beim Menschen die Artt. femorotibialis, femoropatellaris und tibiofibularis proximalis. Beim Hund werden die Gelenke zwischen Femur und den paarigen Sesambeinen in den Ursprungsköpfen des M. gastrocnemius sowie zwischen Tibia und dem Sesambein innerhalb der Sehne des M. popliteus hinzugezählt. Alle diese Gelenke haben beim Hund eine gemeinsame Gelenkhöhle. Bei Großtieren kommunizieren das femoropatellare und mediale sowie das laterale femorotibiale Kompartiment gar nicht oder nur eingeschränkt miteinander.

Die Art. femorotibialis ist insofern ungewöhnlich, als sie zwei faserknorpelige Menisken zwischen den femoralen und tibialen Kondylen aufweist. Die Menisken, die die Inkongruenz der Gelenkflächen ausgleichen, sind beide in der Aufsicht halbmondförmig und im Querschnitt keilförmig mit konkaven proximalen und abgeflachten distalen Flächen. Jeder Meniskus wird durch Bänder befestigt, die zwischen den Kranial- und Kaudalenden sowie dem zentralen, nichtgelenkigen Areal des Proximalendes der Tibia verkehren. Der laterale Meniskus ist außerdem noch kaudal in der Fossa intercondylaris ossis femoris befestigt.

Vier Bänder verbinden den Femur mit den Unterschenkelknochen. Ein Lig. collaterale mediale

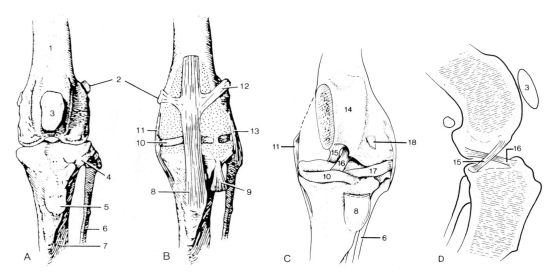

Abb. 2-56 Linkes Kniegelenk des Hundes; Kranial-Ansicht. Die Ausdehnung der Gelekkapsel ist in B dargestellt; in C wurden der Condylus medialis und die Patella entfernt; D zeigt die „Kreuzung" der Lig. cruciata in Medial-Ansicht.

1, Femur; 2, Sesambein im M. gastrocnemius; 3, Patella; 4, Sulcus extensorius; 5, Tuberositas tibiae; 6, Fibula; 7, Tibia; 8, Lig. patellae; 9, Sehne des M. extensor digitalis longus, durch den Sulcus extensorius ziehend; 10, medialer Meniskus; 11, Lig. collaterale mediale; 12, Lig. femoropatellare laterale; 13, Lig. collaterale laterale; 14, Trochlea; 15, Lig. cruciatum caudale; 16, Lig. cruciatum craniale; 17, lateraler Meniskus; 18, Stumpf von 9. (A und B modifiziert nach Taylor, 1970.)

verkehrt zwischen dem Epicondylus medialis ossis femoris und dem Proximalabschnitt der Tibia. Das entsprechende Lig. collaterale laterale nimmt einen ähnlichen Verlauf und befestigt sich am Fibulakopf. Die Kreuzbänder (Ligg. cruciata) sind zentralgelegen. Das kraniale (laterale) Kreuzband (/16) beginnt am lateralen Kondylus des Femur innerhalb der Fossa intercondylaris und zieht kraniodistal zur Insertion an der Tibia. Das kaudale (mediale) Kreuzband (/15) zieht im rechten Winkel zum kranialen Kreuzband und inseriert weit kaudal auf der Tibia, nahe der Incisura poplitea.

Die Art. femoropatellaris wird zwischen der Trochlea ossis femoris und der Patella gebildet und durch die parapatellaren Knorpel vergrößert, von denen der mediale bei Großtieren besonders gut ausgebildet ist. Verhältnismäßig schwache Ligg. femoropatellaria (/12) verkehren zwischen den parapatellaren Knorpeln und dem Femur. Distal ist die Patella durch ein einziges Lig. patellae an der Tuberositas tibiae befestigt. Eine Ausnahme bilden Pferd und Rind, bei denen drei ligamentöse Verdickungen – mediale, mittlere und laterale – vorkommen, die durch eine fibröse Schicht miteinander verbunden sind. Das mittlere (oder das alleinige) Lig. patellae ist die Insertionssehne des M. quadriceps femoris, die beiden anderen (wenn vorhanden) repräsentieren Fortsetzungen anderer, in der Umgebung des Gelenks inserierender Muskeln.

Die Synovialmembran ist an der Peripherie der Gelenkflächen und an den Menisken befestigt. Sie überzieht die Ligg. cruciata und bildet hier eine – nur beim Pferd komplette – Scheidewand zwischen dem medialen und lateralen Kompartiment der Art. femorotibialis. Das femoropatellare Kompartiment der Gelenkhöhle erstreckt sich proximal zwischen Femur und M. quadriceps. Beim Pferd kommuniziert es generell nur mit dem medialen femorotibialen Kompartiment, bei anderen Species auch mit dem lateralen. Die Aussackungen der Gelenkkapsel umfassen die kleineren Gelenke mit der Fibula und den Sesambeinen und dehnen sich entlang der Ursprungssehnen der Mm. extensor digitalis longus und popliteus aus.

Trotz seiner Komplexität funktioniert das Kniegelenk wie ein Scharniergelenk mit Beschränkung des Bewegungsspielraums auf Beugung und Streckung. Die femoralen Kondylen bewegen sich auf den Menisken und diese wiederum gleiten auf dem Plateau der Tibia, und zwar kranial bei Streckung und kaudal bei Beugung. Die Reichweite der Bewegung zwischen Femur und den Menisken ist ungefähr dreimal größer als die Reichweite zwischen den Menisken und der Tibia. Die bei Seitenansicht erkennbare spiralförmige Konfiguration der femoralen Kondylen strafft die Bänder und bremst die Bewegung, je mehr sich das Gelenk der Streckstellung nähert. Die Stabilität des Gelenks hängt entscheidend von den Ligg. cruciata ab. Reißt eines von ihnen – ein nicht seltener Vorgang –, so verursacht dies eine ungewöhnliche Mobilität der Tibia. Sie kann kranial rutschen, wenn das Lig. cruciatum craniale gerissen ist und sich kaudal verlagern, wenn das Lig. cruciatum caudale gerissen ist. Eine auf das Gelenk einwirkende Rotation, besonders bei gestreckter Haltung, bedeutet für die Menisken und deren Befestigungen eine große Belastung.

Das *Tarsalgelenk* der Quadrupeden wird gewöhnlich als Sprunggelenk bezeichnet. Es weist vier Gelenkebenen auf, obwohl sich bei den meisten Species der Bewegungsspielraum fast nur auf die krurotarsale Ebene konzentriert. Hier liegt ein, wenn auch untypisches, Scharniergelenk vor, da die schräge Anordnung der ineinandergreifenden Kämme und Furchen von Tibia und Talus ein laterales Ausweichen des Fußes bedingt, wenn er bei Beugung des Sprunggelenks angehoben wird. Bei Wiederkäuern und Fleischfressern ist eine begrenzte Beugung auch an den gebogenen Flächen des Talozentralgelenks möglich.

Es kommen zahlreiche Bänder vor. Die wichtigsten sind die Ligg. collateralia medialis und lateralis, die sich, mit Zwischeninsertionen, von der Tibia (und Fibula) zum Proximalende des Metatarsus ausdehnen. Jedes Band besteht aus einem oberflächlichen Anteil für die gesamte Länge und einem kürzeren tieferen Anteil, der nur auf die Proximalebene des Gelenks beschränkt ist. Ein weiteres langes Band befindet sich kaudal und erstreckt sich von der Plantarfläche des Calcaneus über den vierten Tarsalknochen bis zum Metatarsus. Die restlichen kleineren Bänder fixieren die Tarsalknochen untereinander.

Das Sprunggelenk umfaßt mehrere Einzel-Gelenke. Das zwischen Tibia und Talus befindliche ist das geräumigste. Es kann eine Anzahl lokaler Aussackungen aufweisen, wie die dünnen Kapselanteile genannt werden. Die übrigen Anteile sind viel dicker. Die einzelnen Gelenke kommunizieren häufig miteinander. Einzelheiten hierzu sind für das Pferd bedeutsam (S. 636).

Die übrigen Gelenke der Beckengliedmaße werden an anderer Stelle beschrieben, sofern eine Unterscheidung von den entsprechenden Gelenken der Vordergliedmaße dies erfordert.

Die Muskeln der Beckengliedmaße

Die Beckengürtelmuskeln wurden bereits auf S. 62 beschrieben.

Die Eigenmuskulatur der Beckengliedmaße

Muskeln, die primär auf das Hüftgelenk einwirken. Diese Muskeln sind primär nach topographischen Gesichtspunkten in folgende Gruppen zusammengefaßt: Glutäalmuskeln, mediale, tiefe und kaudale (lange Sitzbeinmuskeln), Hüftgelenksmuskeln.

Zur Gruppe der *Glutäalmuskeln* gehören oberflächliche, mittlere und tiefe Muskeln sowie der M. tensor fasciae latae.

Der *M. glutaeus superficialis* ist sehr variabel. Beim Hund ist er ein relativ schmaler Muskel, der den Kaudalabschnitt des M. glutaeus medius überlagert und von der Glutäal- sowie Schwanzfaszie zum Trochanter tertius ossis femoris reicht (Abb. 2-57/4). Bei Huftieren ist ein Teil dieses Muskels in den M. biceps femoris und gegebenenfalls in den M. semitendinosus integriert, deren Wirbelköpfe er repräsentiert. Er fungiert als Strecker des Hüftgelenks und daher als Rückführer der Gliedmaße. Seine Innervation erfolgt durch den N. glutaeus caudalis.

Der *M. glutaeus medius* (/3) ist bei weitem der größte Muskel dieser Gruppe. Er entspringt an der Außenfläche des Darmbeins sowie an der Fascia glutaea und inseriert am Trochanter major. Er ist ein außergewöhnlich machtvoller Strecker des Hüftgelenks mit einigem Abduktionsvermögen. Ein tiefergelegener Abschnitt ist als M. glutaeus accessorius bekannt. Weder dieser noch der kleine kaudalgelegene M. piriformis müssen getrennt beachtet werden; ihre Aktionen sind ähnlich wie die der Hauptmuskelmasse. Der

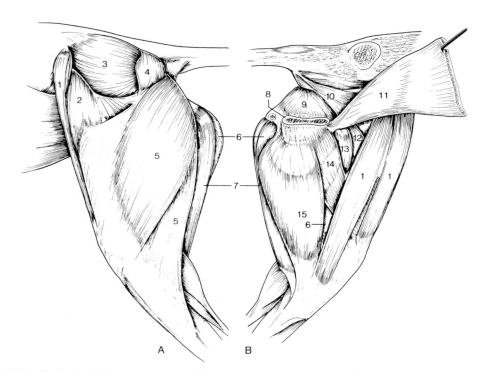

Abb. 2-57 Becken- und Oberschenkelmuskeln des Hundes; Lateral- (A) und Medial-Ansicht (B).

1, M. sartorius; 2, M. tensor fasciae latae; 3, M. glutaeus medius; 4, M. glutaeus superficialis; 5, M. biceps femoris; 6, M. semimembranosus; 7, M. semitendinosus; 8, Symphysis pelvina; 9, M. obturatorius internus; 10, M. levator ani; 11, M. rectus abdominis; 12, M. quadriceps; 13, M. pectineus; 14, M. adductor; 15, M. gracilis.

M. glutaeus medius wird prinzipiell vom N. glutaeus cranialis innerviert.

Der viel kleinere *M. glutaeus profundus* wird vollständig vom M. glutaeus medius überlagert. Er entspringt von der Spina ischiadica samt benachbarter Region des Os coxae und inseriert am Kranialteil des Trochanter major. Er kann ebenfalls die Hüfte strecken, da aber die Masse seiner Fasern mehr oder weniger querverläuft, ist er günstiger für die Abduktion der Gliedmaße plaziert. Er wird vom N. glutaeus cranialis innerviert.

Der *M. tensor fasciae latae* (/2) ist der am weitesten kranialgelegene Muskel dieser Gruppe. Er entspringt am Tuber coxae samt benachbarter Teile des Darmbeins und zieht an der Kranialgrenze des Oberschenkels abwärts, bevor er in die starke laterale Oberschenkelfaszie einstrahlt, die als Insertionssehne dient und den Ansatz an der Patella sowie anderer Strukturen des Kniegelenks vermittelt. Er wird vom N. glutaeus cranialis versorgt und ist primär ein Beuger des Hüftgelenks. Beim Pferd erstreckt sich sein kaudalgelegener Abschnitt bis zu einem kranialen Streifen des M. glutaeus superficialis, um mit diesem zu fusionieren.

Die *mediale Gruppe* ist prinzipiell an der Adduktion der Beckengliedmaße beteiligt und wird gleichzeitig auch zur Vermeidung einer unphysiologischen Abduktion eingesetzt. Die meisten Muskeln dieser Gruppe werden vom N. obturatorius innerviert. Es sind dieses die Mm. gracilis, pectineus, adductor und obturatorius externus; sie werden manchmal zusammenfassend als „die Adduktoren" bezeichnet. Der M. sartorius gehört auch zur medialen Gruppe, obwohl er sich in Ursprung und Innervation von den übrigen Muskeln unterscheidet.

Der *M. gracilis* ist ein breiter aber dünner Muskel und entspringt mit einer Aponeurose entlang der Symphysis pelvina (/15). Seine Insertion erfolgt ebenfalls aponeurotisch bei Ausstrahlung in die Fascia cruris, über welche er an der Crista tibiae und anderen medialen Strukturen der Knieregion endet.

Der *M. pectineus* ist ein kleiner spindelförmiger Muskel, der beim Hund ein prominentes Oberflächenmerkmal im Proximalabschnitt des Oberschenkels (/13) darstellt. Er erstreckt sich vom Lateralteil des Pecten ossis pubis zum Femur, und zwar zum Distalteil des Labium mediale der Facies aspera.

Der *M. adductor* wird häufig in mehrere, individuell benannte Abschnitte unterteilt, obwohl eine solche Unterteilung nicht notwendig ist. Der Muskel entspringt über einem ausgedehnten Areal an der Ventralseite des Beckenbodens und inseriert an der Facies aspera des Femur sowie an der Faszie und den Bändern der Medialseite des Kniegelenks (/14).

Der *M. obturatorius externus* wird hier zusammen mit den medialen Muskeln erwähnt, obwohl er eine offensichtlich enge Lagebeziehung zu den nachfolgend beschriebenen tiefen Muskeln aufweist. Er entspringt außen am Beckenboden in der Umgebung des For. obturatum und inseriert innerhalb des Ventralabschnittes der Fossa trochanterica. Neben seiner Eigenschaft als Adduktor ist er auch ein potentieller Auswärtsdreher des Oberschenkels.

Der *M. sartorius* hebt sich von den anderen medialen Muskeln durch seine Innervation durch den N. saphenus (Ast des N. femoralis) ab. Er liegt oberflächlich und folgt der Kraniomedialseite des Oberschenkels. Beim Hund besteht er aus zwei parallelen Muskelbäuchen, deren kranialer die Kraniokontur des Oberschenkels bildet (/1). Mit Ausnahme des Pferdes (bei dem er an der Fascia iliaca am Dach des Abdomen entspringt), kommt er von der Crista iliaca und inseriert an medialen Strukturen der Knieregion. Dieser Muskel fungiert in erster Linie als Beuger der Hüfte, besitzt aber auch ein gewisses Vermögen zur Adduktion des Oberschenkels und zur Streckung des Kniegelenks.

Die *tiefen Muskeln der Hüfte* bilden eine ziemlich heterogene Gemeinschaft kleiner und weniger wichtiger Muskeln. Zu ihnen zählen die Mm. obturatorius internus, gemelli, quadratus femoris und articularis coxae. Die meisten von ihnen werden vom N. ischiadicus innerviert.

Der *M. obturatorius internus* (/9) ist ein dünner Muskel, der an der Dorsalfläche des Beckenbodens in der Nähe des For. obturatum entspringt. Bei Pferd und Fleischfresser verläßt seine Sehne das Becken über das Sitzbein, kaudal des Acetabulum und zieht in die Fossa trochanterica. Der Muskel ist ein Auswärtsdreher des Oberschenkels.

Die *Mm. gemelli* (Zwillingsmuskeln) bestehen aus zwei kleinen Muskelbäuchen, die von der Spina ischiadica zur Fossa trochanterica ziehen. Sie sind ebenfalls Auswärtsdreher.

Der *M. quadratus femoris* entspringt an der Ventralseite des Sitzbeins und endet am Femurschaft, nahe der Fossa trochanterica. Er wird als Strecker des Hüftgelenks beschrieben, obwohl er in dieser Funktion wenig bedeutsam ist.

Der M. articularis coxae liegt der Hüftgelenkskapsel kranial auf und schützt diese zwischen Femur und Acetabulum vor Quetschungen.

Die *Muskeln der kaudalen Gruppe* (lange Sitzbeinmuskeln). Die Mm. biceps femoris, semitendinosus und semimembranosus füllen den Kaudalbereich des Oberschenkels aus. Sie erstrecken sich vom Tuber ischiadicum samt ansetzendem Lig. sacrotuberale bis zu einer weitreichenden Insertion, die sowohl proximal als auch distal der Kniegelenksspalte liegt. Sehnenanteile setzen sich im Tendo calcaneus communis bis zum Fersenbein fort. Bei Ungulaten erstreckt sich einer (oder mehrere) dieser Muskeln proximal, was durch die Zubildung eines Ursprungs (Wirbelkopfes) von den sacrococcygealen Wirbeln möglich ist. Diese Wirbelköpfe sind am besten beim Pferd entwickelt und tragen entscheidend zur wohlgerundeten Kontur der Hinterbacken bei, die vom mehr unharmonischen Erscheinungsbild bei Rind und Hund absticht. Die Ausdehnung bis zur Wirbelsäule wird mit der Inkorporation einer Komponente des M. glutaeus superficialis erklärt.

Der *M. biceps femoris* liegt am weitesten lateral (Abb. 2-57/5). Bei Pferd und Wiederkäuer, aber nicht beim Hund, hat der Muskel sowohl Wirbel- als auch Beckenköpfe. Im unteren Abschnitt des Oberschenkels teilt sich der einheitliche Muskel in Insertionen auf, die sich über Ober- und Unterschenkelfaszie an der Patella und sowohl proximal als auch distal der Kniegelenksspalte an den Kniegelenksbändern, sowie zusätzlich durch Beteiligung an der Bildung des Tendo calcaneus communis am Fersenbeinhöcker befestigen.

Der *M. semitendinosus* (/7) formt die Kaudalkontur des Oberschenkels. Er hat nur bei Pferd und Schwein einen Wirbelkopf. Die Insertion erfolgt proximal an der Medialseite der Tibia und auch am Fersenbein.

Die Insertionen der Mm. biceps femoris und semitendinosus, je eine auf jeder Seite der Kniekehle, können beim Lebenden palpiert werden – sie sind die „Kniekehlsehnen", die der Muskelgruppe ihren englischen Namen „hamstring-muscles" verleihen.

Der *M. semimembranosus* (/6) liegt am weitesten medial und hat nur beim Pferd einen Wirbelkopf. Die Insertion ist geteilt in einen Kranialabschnitt, der sich am Condylus medialis des Femur befestigt, und einen Kaudalabschnitt, der am Condylus medialis tibiae endet.

Beim Hund kommt ein bandförmiger *M. abductor cruris caudalis* vor, der auf der Unterseite des M. biceps femoris liegt und wahrscheinlich von diesem Muskel abstammt. Er hat keine nennenswerte funktionelle Bedeutung.

Die Wirbelköpfe dieser Muskeln werden generell vom N. glutaeus caudalis innerviert, die Bekkenköpfe vom N. ischiadicus (oder von seinem N. tibialis).

Einige der Funktionen dieser Muskeln sind schwer zu analysieren. Ihre Hauptfunktion ist jedoch zweifelsfrei die kraftvolle Streckung des Hüftgelenks, wodurch der Rumpf kranial „geschoben" wird. Der M. biceps femoris übt zusätzlich noch eine Abduktor-, und der M. semimembranosus eine Adduktorwirkung auf das Hüftgelenk aus.

Bei Betrachtung ihrer Funktionen zum Kniegelenk, ist es sinnvoll, eine Unterteilung dieser Muskeln in kraniale, proximal der Gelenkspalte inserierende Anteile und in kaudale, distal der Gelenkspalte inserierende Anteile vorzunehmen, anstatt die gesamte Muskelgruppe zusammen zu berücksichtigen. Die kranialen Anteile strecken das Kniegelenk, sofern der Fuß festen Bodenkontakt hat. Die kaudalen Anteile funktionieren bei fest stehendem Fuß ebenso, aber bei Hangbeinstellung beugen sie das Kniegelenk. Die Anteile der Mm. biceps und semitendinosus, die am Fersenbein inserieren, können offensichtlich das Sprunggelenk strecken. Es ist selbstverständlich, daß nicht alle diese Effekte gleichzeitig einwirken; abgesehen von einem potentiellen Antagonismus der kranialen und kaudalen Anteile am Kniegelenk, ist es unwahrscheinlich, daß ein Tier das Knie bei gestrecktem Sprunggelenk beugen würde. Tatsächlich wird, insbesondere beim Pferd, eine solche Aktionskombination durch die „Spannsägenkonstruktion" der passiven Stehvorrichtung (S. 640) ausgeschlossen. Verschiedene Abschnitte dieser Muskeln müssen daher zu verschiedenen Zeiten und in unterschiedlichen Kombinationen eingesetzt werden.

Muskeln, die primär auf das Kniegelenk einwirken. Hierzu zählen Streck- und Beugemuskeln.

Der *M. quadriceps femoris*, der Hauptstreckmuskel des Kniegelenks, repräsentiert die Muskelmasse kranial am Femur (Abb. 17-2/10). Er besteht aus vier Anteilen, die einen separaten Ursprung haben und sich distal vereinigen. Ein Anteil, der M. rectus femoris, entspringt am Darmbein unmittelbar kranial vom Acetabulum. Die übrigen Anteile, Mm. vastus medialis, – intermedius und – lateralis, entspringen an der Medial-, Kranial- und Lateralseite des Femurschaftes. Die gemeinsame Insertion ist scheinbar an der Patella, aber tatsächlich an der Tuberositas tibiae, weil der Muskel distal der Patella durch Kniescheibenbänder fortgesetzt wird. Der M. rectus femoris übernimmt möglicherweise noch eine zweite Funktion, die Hüftgelenksbeugung, obwohl er für diese Aufgabe ungünstig plaziert ist. Der M. quadriceps femoris wird vom N. femoralis innerviert.

Der kleine *M. popliteus* bedeckt die Kaudalseite des Kniegelenks. Er hat einen sehnigen, eng begrenzten Ursprung am Condylus lateralis ossis femoris und eine fleischige fächerförmig ausgebreitete Insertion am proximokaudalen Drittel der Tibia (Abb. 2-58/15). Seine Ursprungssehne enthält beim Hund ein Sesambein. Der Muskel beugt das Knie und kann zusätzlich den Distalabschnitt der Gliedmaße drehen. Er wird vom N. tibialis innerviert.

Muskeln, die primär auf das Sprunggelenk und die Zehengelenke einwirken. Hierzu gehören Strecker und Beuger des Sprunggelenks sowie Strecker und Beuger der Zehengelenke. Sie werden in zwei Muskelmassen unterteilt, eine kraniolateral und eine kaudal der Tibia gelegene.

Die kraniolateralen Unterschenkelmuskeln. Diese Muskelgruppe umfaßt die Muskeln, deren Aktionen auf die Beugung des Sprunggelenks beschränkt sind und außerdem solche, die darüber hinausgehend die Zehengelenke strecken. In dieser Hinsicht verhalten sie sich konträr zu den entsprechenden Muskeln der Vordergliedmaße, wo die längsten Muskeln gleichermaßen die Handwurzel- und die Finger(Zehen)gelenke strecken. Die kraniolateralen Unterschenkelmuskeln verfügen zusätzlich zu ihrer besonderen Lage und Funktion auch über eine eigene Innervation durch den N. peroneus* (/3).

Bei keiner Haustierspecies wurde ein komplettes Muskelpaket gefunden, das alle potentiellen Beuger des Sprunggelenks enthält. Ein solches Muskelpaket müßte folgende Muskeln einschließen: Mm. tibialis cranialis, peroneus tertius, peroneus longus und peroneus brevis; bei Hund und Katze fehlt der M. peroneus tertius, bei Ungulaten fehlt der M. peroneus brevis, beim Pferd fehlt außerdem der M. peroneus longus und der vorhandene M. peroneus tertius ist zu einem Sehnenstrang reduziert.

Der *M. tibialis cranialis* ist stets vorhanden und liegt unmittelbar kranial der Facies subcutanea tibiae (/5). Er entspringt am Condylus lateralis tibiae und inseriert mediodistal an Tarsal- sowie an hier benachbarten Mittelfußknochen. Er ist ein Sprunggelenksbeuger mit einem untergeordneten Supinationsvermögen.

Der *M. peroneus tertius* ist beim Pferd am wichtigsten. Hier stellt er eine wesentliche Komponente zur sogenannten „Spannsägenkonstruktion" der passiven Stehvorrichtung dar.

Der schwache *M. peroneus longus* entspringt am Distalabschnitt des Lig. collaterale laterale des Kniegelenks und an dessen unmittelbarer Umgebung (/6). Er überquert die Lateralseite des Tarsus, bevor er sich auf dessen Plantarseite medial wendet, um proximal am medialen Mittelfußknochen zu enden. Er ist primär ein Pronator des Fußes und außerdem ein Beuger des Sprunggelenks.

Der *M. peroneus brevis* ist von untergeordneter praktischer Bedeutung.

Die Anzahl und Anordnung der Streckmuskeln der Zehengelenke korrelieren selbstverständlich mit der Anzahl der ausgebildeten Zehen.

Der *M. extensor digitalis longus* (/9) entspringt am Distalende des Femur und folgt der Lateralkontur des M. tibialis cranialis. Seine Sehne überquert die Dorsalfläche des Sprunggelenks, wo sie durch Retinacula in der Lage gehalten wird. Distal teilt sie sich in Spaltsehnen für je eine funktionsfähige Zehe auf. Jede Spaltsehne inseriert am Streckfortsatz der jeweiligen Phalanx distalis. Beim Hund weisen die Spaltsehnen kleine Sesamoide, ähnlich wie an der Schultergliedmaße, auf.

Bei einigen Species, einschließlich Hund, kommt ein kleiner tiefliegender *M. extensor hallucis longus* für die mediale Zehe vor. Er entspringt kranial an der Fibula und inseriert am Proximalabschnitt der Zehe.

Ein *M. extensor digitalis lateralis* (/12) entspringt am Fibulakopf, überquert die Lateralseite des Sprunggelenks und inseriert an der am weitesten lateralgelegenen Zehe, wo er entweder an der mittleren Phalanx endigt oder sich mit der Sehne des langen Zehenstreckers vereinigt.

Die kaudalen Muskeln des Unterschenkels. Diese Gruppe umfaßt den zweiköpfigen M. ga-

---

* Das Adjektiv fibular hat dieselbe Bedeutung wie peroneal und letzteres wird von vielen Autoren bevorzugt. Gegenwärtig ist peroneal (in seiner lateinischen Form: peronaeus) offiziell.

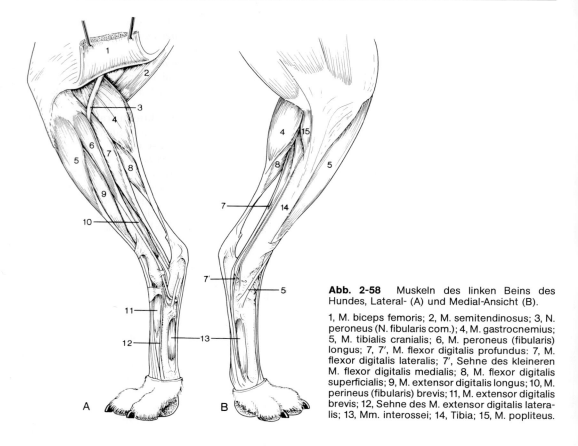

Abb. 2-58 Muskeln des linken Beins des Hundes, Lateral- (A) und Medial-Ansicht (B).

1, M. biceps femoris; 2, M. semitendinosus; 3, N. peroneus (N. fibularis com.); 4, M. gastrocnemius; 5, M. tibialis cranialis; 6, M. peroneus (fibularis) longus; 7, 7′, M. flexor digitalis profundus: 7, M. flexor digitalis lateralis; 7′, Sehne des kleineren M. flexor digitalis medialis; 8, M. flexor digitalis superficialis; 9, M. extensor digitalis longus; 10, M. perineus (fibularis) brevis; 11, M. extensor digitalis brevis; 12, Sehne des M. extensor digitalis lateralis; 13, Mm. interossei; 14, Tibia; 15, M. popliteus.

strocnemius, den M. soleus und den oberflächlichen sowie tiefen Zehenbeuger. Sie werden alle vom N. tibialis innerviert. Die Mm. gastrocnemius und soleus, letzterer stets unbedeutend und beim Hund fehlend, werden zusammen auch M. triceps surae genannt. Die zwei Köpfe des *M. gastrocnemius* (/4) entspringen kaudal am Femur, proximal der Oberschenkelkondylen; bei Fleischfressern kommt in den Ursprungsköpfen je ein Sesambein vor. Die Muskelköpfe vereinigen sich im proximalen Teil des Unterschenkels, und der einheitliche Muskel geht in eine kräftige Sehne über, die am Tuber calcanei inseriert. Sie gilt als Hauptkomponente des gemeinsamen Fersensehnenstranges. Abgesehen von seiner Zugehörigkeit zu den Sprunggelenksstreckern, hat der M. gastrocnemius noch eine weitere, umstrittene, Funktion, da sein proximaler Ursprung auch eine mögliche Funktion als Kniegelenksbeuger vermuten läßt. Knie- und Sprunggelenk beugen sich aber normalerweise gleichermaßen. Der offensichtliche Widerspruch dieser Aktionen ist nicht leicht zu erklären. Erst kürzlich wurde angedeutet, daß die primäre Funktion des Muskels nicht in der Bewegung des einen oder anderen Gelenks bestehe, sondern darin, einer Biegung der Tibia entgegenzuwirken, um so zu gewährleisten, daß die Belastung stets entlang ihrer Längsachse erfolgt.

Der *M. flexor digitalis superficialis* (/8) entspringt an der Fossa bzw. Tuberositas supracondylaris kaudal am Femur, nahe am Ursprung des M. gastrocnemius. Zunächst liegt der Muskel in der Tiefe zwischen beiden Köpfen des M. gastrocnemius und danach windet sich seine Sehne um die Medialkontur der Sehne des M. gastrocnemius, um eine mehr oberflächliche Lage zu erreichen. Sie bildet über dem Tuber calcanei eine breite Kappe, die durch ein Retinaculum mediale und Retinaculum laterale am Fersenbeinhöcker befestigt ist. Danach setzt sich die Sehne über die Plantarseite des Fersenbeins fort und gelangt zum Fuß, wo sie sich wie die entsprechende Sehne der Vordergliedmaße verhält. Der M. flexor digitalis superficialis ist stark bindegewebig durchsetzt, besonders beim Pferd, bei welchem er fast gänzlich sehnig ist und die kaudale Komponente der „Spannsägenkonstruktion" der passiven Stehvorrichtung repräsentiert.

Es kommen drei *Mm. flexores digitales profundi* vor, deren Selbständigkeit unter den Species variiert. Diese drei – Mm. flexor digitalis lateralis und – medialis sowie tibialis caudalis – liegen dicht zusammen an der Kaudalfläche der Tibia (und Fibula), wo sie ihren Ursprung haben (/7). Bei Ungulaten vereinigen sich die Sehnen der Mm. flexor digitalis lateralis und tibialis caudalis oberhalb des Sprunggelenks und ziehen danach über die Plantarseite des Gelenks, medial des Fersenbeins. Diese gemeinsame Sehne vereinigt sich proximal am Metatarsus mit der Sehne des M. flexor digitalis medialis, die über den Malleolus medialis abwärts zieht. Die vereinigte tiefe Beugesehne endet wie die entsprechende Sehne der Vordergliedmaße. Bei Fleischfressern vereinigen sich nur die Sehnen des lateralen (/7) und des medialen (/7') Zehenbeugemuskels; der kleine M. tibialis caudalis bleibt allein und endet separat an der Fußwurzel. Dieser verkürzte Verlauf funktioniert ihn zum Sprunggelenksstrecker und Supinator des Fußes um.

Die wichtigsten *kurzen Mm. digitales* sind die Mm. interossei (/13), die denen der Schultergliedmaße gleichen. Andere kleine Muskeln, die besonders beim Hund vorkommen, sind von untergeordneter Bedeutung.

Kapitel 3

Der Verdauungsapparat

Der Verdauungsapparat setzt sich aus Organen zusammen, die der Aufnahme, der mechanischen Zerkleinerung, der chemischen Aufschließung und der Resorption von Nahrung und Flüssigkeiten sowie der Ausscheidung der nichtverwertbaren Reste dienen. Er besteht aus dem Verdauungstrakt, der vom Mund bis zum Anus reicht, und aus bestimmten Drüsen – den Kopfspeicheldrüsen, der Bauchspeicheldrüse und der Leber – deren Ausführungsgänge in den Verdauungstrakt münden. Die Teile des Tractus alimentarius sind in funktioneller Reihenfolge die Mundhöhle, der Schlundkopf, die Speiseröhre, der Magen, der Dünndarm und der Dickdarm (Abb. 3-1).

Bestimmte Verdauungsorgane haben auch noch andere, kaum weniger lebenswichtige Funktionen, die sich jedoch deutlich von den Verdauungsprozessen unterscheiden.

Die Verdauungsorgane werden zunächst aus dem Entoderm gebildet, jener Keimschicht, die den Dottersack auskleidet, während die Muskel- und Bindegewebe, die das Epithel stützen, mesodermaler Herkunft sind.

Die Trennung des Verdauungsrohres vom Dottersack erfolgt während eines Abfaltungsprozesses, in dessen Verlauf der flache Embryonalschild in einen mehr oder weniger zylindrischen Körper umgewandelt wird. Diese Abfaltung ist das Ergebnis rascheren Wachstums im Bereich des Schildes im Vergleich mit dem außerembryonalen Gewebe, mit dem es verbunden ist. Durch hemmende Kräfte, die aus der Peripherie einwirken, biegt sich der Schild auf und seine Ränder falten sich ab oder rollen sich ein.

Entlang seiner Längsachse wächst der Embryo am schnellsten und daher wird die Abfaltung im Bereich des Kopf- und Schwanzendes deutlicher als an den Seitenrändern. Dadurch weist jener Teil des Dottersacks, der in den Embryonalkörper einbezogen wird, zwei hornartige Fortsätze auf. Sie gehen von einer gemeinsamen Zentralregion aus, die zunächst die freie Verbindung mit

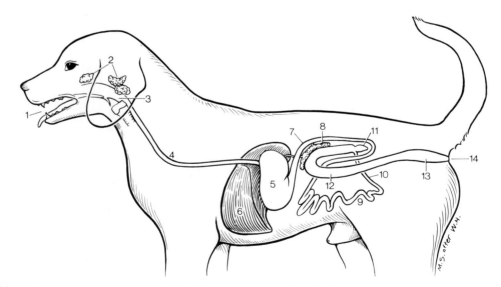

Abb. 3-1 Schematische Darstellung vom Verdauungsapparat des Hundes.

1, Mundhöhle; 2, Speicheldrüsen; 3, Pharynx; 4, Oesophagus; 5, Magen; 6, Leber; 7, Duodenum; 8, Pankreas; 9, Jejunum; 10, Ileum; 11, Caecum; 12, Colon; 13, Rectum; 14, Anus.

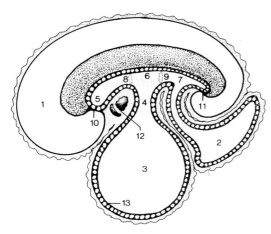

Abb. 3-2 Sagittalschnitt eines frühen Embryos. Ein Teil des Dottersacks ist durch den Auffaltungsvorgang körperwärts gezogen worden.

1, Amnionhöhle; 2, Allantoishöhle; 3, Dottersack; 4, Dottersackstiel; 5, Vorderdarm; 6, Mitteldarm; 7, Enddarm; 8, kraniale Darmpforte; 9, kaudale Darmpforte; 10, Rachenmembran; 11, Kloakenmembran; 12, Herz und Perikardhöhle; 13, Entoderm.

dem größten Teil des Dottersacks aufrechterhält, der außerhalb des Embryos geblieben ist. Der eingeschlossene, intraembryonale Teil des Dottersacks wird als Urdarm bezeichnet, seine drei Abschnitte als Vorderdarm, Mitteldarm und Enddarm. Der Mitteldarm steht mit den anderen Abschnitten durch enger werdende Öffnungen in Verbindung, die als kraniale (vordere) bzw. kaudale (hintere) Darmpforte bezeichnet werden (Abb. 3-2).

Sowohl Vorderdarm wie Enddarm enden blind an der Rachenmembran bzw. der Kloakenmembran, umschriebenen Zentralbereichen, in denen sich Entoderm und Ektoderm unmittelbar berühren, ohne dazwischengeschaltetes Mesoderm. Diese Membranplatten bilden den Boden von Oberflächeneinbuchtungen, die als Stomatodaeum und Proctodaeum bezeichnet werden. Beide Buchten werden im Laufe des relativ schnelleren Wachstums der umgebenden Gewebe tiefer; sobald die Membranen einreißen, stellen sie offene Verbindungen zum Darm her, der dadurch an beiden Enden um kurze Strecken verlängert wird, welche vom Ektoderm ausgekleidet sind. Die kraniale Verlängerung bildet den größeren Teil der Mundhöhle, die kaudale das Analrohr.

Die Differenzierung des Vorderdarms führt zur Bildung von Pharynx, Oesophagus, Magen und Anfangsteil des Duodenum mit den Anhangsstrukturen, die als Sprosse aus ihm entstehen. Der Mitteldarm liefert die Grundlage für den restlichen Dünndarm, den Blinddarm und den größeren Teil des Kolons. Der Enddarm schließlich liefert den distalen Abschnitt des Kolons, das Rektum und, nach der Abtrennung, Teile des Urogenitaltrakts.

Eine eingehendere Darstellung der Entwicklung dieser Organe muß zurückgestellt werden, da sie Abschnitte und Bezeichnungen erfordert, mit denen der Leser möglicherweise noch nicht vertraut ist.

Die Mundhöhle

Die Bezeichnung Mund (Os, Gen. oris) bzw. Mundhöhle (Cavum oris) umfaßt nicht nur die Höhle und ihre Wandungen, sondern auch die Hilfseinrichtungen, die in sie vorspringen (Zähne und Zunge) und die in sie einmünden (Speicheldrüsen). Der Mundbereich hat als Hauptfunktionen die Aufnahme, Zerkleinerung und Einspeichelung von Nahrung. Er kann auch eine Rolle im aggressiven bzw. defensiven Verhalten spielen, während er beim Menschen besondere Bedeutung bei der Ausformung sprachlicher Laute hat. Bei den meisten Arten dient er außerdem als Luftweg, wenn die Nase verlegt ist.

In die *Mundhöhle* gelangt man durch die Lippen. Sie setzt sich in den Pharynx (Abb. 3-3) durch eine kaudale Verengung in Höhe der Zungen-Gaumenfalte fort (Arcus palatoglossus, siehe später). Die Mundhöhle wird durch die Zähne und die Kiefer in einen außen liegenden Vorhof (Vestibulum oris), der nach außen von den Lippen und Backen begrenzt wird, und in die zentral gelegene eigentliche Mundhöhle (Cavum oris proprium) unterteilt. Bei geschlossenem Mund stehen die beiden Teile über Lücken hinter und zwischen den Zähnen in offener Verbindung. Nach kaudal erstreckt sich das Vestibulum bis zum Unterkieferast und dem Masseter-Muskel. Der Wandanteil, den die Lippen bilden, hängt von der Ernährungsweise ab; Tierarten, die gierig fressen oder ihre Zähne zum Erfassen der Beute oder im Kampf benutzen, haben eine große Mundöffnung, wogegen die meisten Pflanzenfresser und Nagetiere mit einer kleineren Mundspalte auskommen.

Nahrung und Ernährungsweise bestimmen auch die Form der *Lippen* (Labia oris). Bei einigen Arten, etwa beim Pferd, werden die Lippen beim Ergreifen der Nahrung und bei seiner Beförderung in die Mundhöhle verwendet; daher müssen sie sowohl empfindlich wie auch beweglich sein. Wenn andere Teile für das Erfassen der Nahrung wichtiger sind, können die Lippen weniger beweglich und kleiner sein (z. B. Ktz.) oder verdickt und unempfindlich (z. B. Flotzmaul, Rd.). Die Lippen des Hundes sind ausgeprägt, aber dünn, und obwohl sie von den Zähnen weggezogen werden können (Zähnefletschen), fehlen ihnen andere zweckgerichtete Bewegungen. Die Stellung der Lippen ist für die innerartliche Kommunikation dieser Tierarten von großer Bedeutung und kann aggressive Absichten oder Unterwerfung ausdrücken. Bei neugeborenen Tieren bilden die Lippen jenen Verschluß um die Zitze, der für das erfolgreiche Milchsaugen unerläßlich ist.

Die Lippen bestehen aus Haut, einer Zwischenlage aus Muskeln, Sehnen und Drüsen, sowie aus der Mundschleimhaut. Haut und Schleimhaut grenzen normalerweise auf dem Lippenrand aneinander, obwohl diese Grenze in beide Richtungen verschoben sein kann. Die Muskeln, die die Hauptgrundlage der Lippen bilden, gehören zur mimischen Muskulatur im Versorgungsbereich des N. facialis (S. 347). Dazu gehören ein Ringmuskel (M. orbicularis oris), der die Mundspalte umkreist und, nach Tierart unterschiedlich, Heber (Levator), Niederzieher (Depressor) und Rückzieher der Lippen. Kleine Speicheldrüsen (Glandd. labiales) liegen verstreut zwischen den Muskelbündeln dicht unter der Schleimhaut, insbesondere nahe den Mundwinkeln (Commissurae), wo sich die Lippen treffen.

Es gibt keine Besonderheiten in der Anordnung der Unterlippe. Beim Hund liegt sie ziemlich locker an, ist in Höhe des Fangzahns (Caninus) am Unterkiefer befestigt und hat einen dünnen, eingekerbten Rand. Modifikationen der Oberlippe sind häufiger, wie etwa das Vorkommen einer medianen, unbehaarten Region, die in die modifizierte Haut um die Nasenlöcher übergeht. Die ausgedehnte, von Drüsen unterlagerte Nasolabialplatte (Flotzmaul) des Rindes und die Rüsselscheibe des Schweines sind entsprechende Beispiele. Die Region der modifizierten Haut ist aber oft bedeutend schmaler und kann durch eine mediane Rinne (Philtrum) unterteilt sein wie beim Hund (Abb. 3-3). Bei Mensch und Pferd wird die gesamte Oberlippe von behaarter Haut bedeckt.

Die *Backen* (Buccae), bei Pflanzenfressern am umfangreichsten entwickelt, sind ähnlich aufgebaut. Ihre Hauptstütze liefert der M. buccinator, der die wichtige Funktion hat, alle Nahrungsteile in die Zentralhöhle zurückzubefördern, die in das Vestibulum ausgewichen waren. Die Backe enthält weitere Speicheldrüsen, die manchmal durch die Aggregation beträchtlicher Drüsengewebsmassen entstanden sind – die Glandula zygomatica des Hundes (Abb. 3-14), die verborgen unter dem Jochbogen liegt, ist auf diese Weise entstanden. Die Backenschleimhaut muß locker genug sitzen, um gelegentlich auch ein extremes Öffnen der Mundspalte zu ermöglichen, doch muß die Bildung größerer Falten vermieden werden, weil sie durch die Zähne leicht verletzt werden könnten (Abb. 3-4); daher ist die Schleimhaut an verschiedenen Stellen fest verankert. Bei den Wiederkäuern, deren Nahrung trocken und rauh sein kann, ist ein zusätzlicher Schutz notwendig. Da ein sehr dickes, stark verhorntes Epithel die Verschieblichkeit einengen würde, wird dieser Schutz in Form großer, dicht stehender,

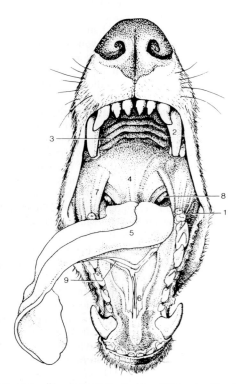

Abb. 3-3 Übersicht über die Mundhöhle des Hundes.

1, Vestibulum; 2, Fangzahn (Caninus); 3, Harter Gaumen; 4, Weicher Gaumen; 5, Zunge; 6, Caruncula sublingualis; 7, Arcus palatoglossus; 8, Tonsilla palatina; 9, Frenulum.

Der harte Gaumen ist gewöhnlich flach (aber gewölbt beim Msch.) und wird von einer dicken Schleimhaut bedeckt, die in einer Serie von mehr oder weniger querverlaufenden Kämmen bzw. Staffeln (Rugae palati) angeordnet ist, welche die Nahrung pharynxwärts leiten dürften (Abb. 3-5). Im allgemeinen stehen die Gaumenstaffeln weit in die Mundhöhle vor, und ihr Deckepithel ist bei Pflanzenfressern besonders stark verhornt. Hinter den Schneidezähnen findet sich für gewöhnlich eine kleine mediane Verdickung, die Papilla incisiva, die von den beiden Öffnungen der feinen, den Gaumem durchbohrenden Ductus incisivi flankiert werden. Diese Gänge verzweigen sich und führen vertikal in die Nasenhöhle und

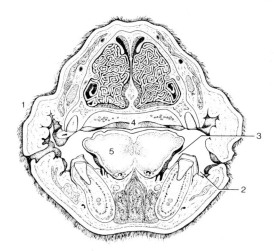

Abb. 3-4 Querschnitt durch den Kopf eines Hundes in Höhe von P³.

1, Backe (mit Plicae buccales); 2, Vestibulum; 3, Cavum oris proprium; 4, Harter Gaumen (mit Venenplexus); 5, Zunge.

spitzer Papillen gewährleistet (Abb. 3-7). Eine kleine Papille (die wir bei uns selbst leicht mit der Zungenspitze ertasten können) trägt die Mündungsöffnung des Ausführungsganges der Ohrspeicheldrüse.

Divertikel des Vorhofs („Backentaschen") kommen bei einigen Nagetier- und Affenarten vor. Sie haben Speicherfunktion und befähigen das Tier, seine Nahrung rasch aufzunehmen und es für das spätere Zerkauen aufzubewahren. Bei Hamstern erreichen sie eine beträchtliche Größe und erstrecken sich bis weit hin zum Brustkorb; wo sie in dieser Größe vorkommen, besitzen diese Taschen eine eigene Muskulatur.

Die Höhle innerhalb der Zahnbögen – die eigentliche Mundhöhle – wird vom Gaumen abgedeckt, lateral von den Zähnen, dem Zahnfleisch und den Kieferrändern begrenzt und ihr Boden wird von der Zunge und der kleinen Schleimhautfläche gestellt, die von der Zunge nicht bedeckt wird. Ihre Wände sind zumeist unnachgiebig, und wenn die Mundspalte geschlossen ist, kann die Größe der Höhle nur durch Heben oder Senken der Zunge und des Zungenbodens verändert werden.

Der größere, rostrale Teil des Daches besitzt als knöcherne Grundlage die Gaumenfortsätze des Os incisivum, maxillare und palatinum und wird als *harter Gaumen* (Palatum durum) bezeichnet.

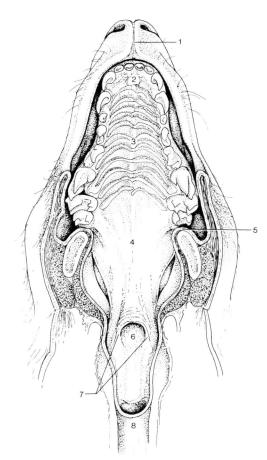

Abb. 3-5 Harter und Weicher Gaumen des Hundes.

1, Philtrum; 2, Papilla incisiva; 3, Harter Gaumen mit Rugae palati; 4, Weicher Gaumen; 5, Arcus palatoglossus; 6, Ostium intrapharyngeum; 7, Arcus palatopharyngeus; 8, Oesophagus.

horizontal zum Organon vomeronasale (Jacobson'sches Organ, Abb. 3-6). Sie leiten geringe Mengen Luft bzw. Flüssigkeit, zur Duftunterscheidung durch die Riechschleimhaut des Jacobson'schen Organs (s. S. 387).

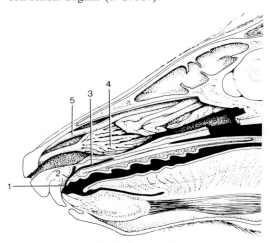

Abb. 3-6 Paramedianschnitt durch den Rostralteil eines Hundekopfes. Die Schnittebene zeigt nicht die Mündung des Ductus incisivus in die Nasenhöhle.

1, Papilla incisiva; 2, Ductus incisivus; 3, Organon vomeronasale; 4, Concha nasalis ventralis; 5, Concha nasalis dorsalis.

Eine auffällige Besonderheit der Wiederkäuer ist die Dentalplatte, ein derbes, aber dennoch nachgiebiges Schleimhautkissen, das sich an der Stelle befindet, wo normalerweise die Oberkiefer-Schneidezähne sitzen (die den Wiederkäuern fehlen). Die Dentalplatte bildet beim Abweiden von Pflanzen ein Gegenlager für die Unterkiefer-Schneidezähne (Abb. 3-7). Das unter dem Epithel gelegene, stark vaskularisierte und dichte Propria-Gewebe, das unmittelbar in das Periost übergeht, befestigt die Gaumenschleimhaut derart, daß selbst die heftigsten Kaubewegungen keinerlei Verschiebung bewirken können. Nach außen hin geht die Gaumenschleimhaut in das Zahnfleisch über, jene ziemlich unempfindliche Schleimhaut am Alveolarrand der Kiefer. Der weiche Gaumen wird in Verbindung mit dem Schlundkopf (s. S. 129) beschrieben.

Die Zunge

Die Zunge (Lingua) nimmt den größten Teil der Mundhöhle ein, erstreckt sich aber auch in den Oropharynx hinein (Abb. 3-8). Ihre Wurzel und ihr Körper sind befestigt, die Spitze ist frei. Sie ist als ein weitgehend muskulöses Organ zu sehr heftigen wie auch zu feinabgestimmten Bewegungen

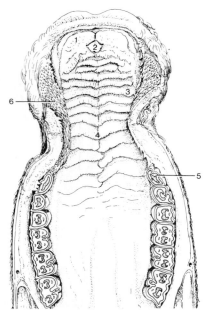

Abb. 3-7 Der Harte Gaumen des Rindes.

1, Dentalplatte; 2, Papilla incisiva; 3, Staffeln des Harten Gaumens; 4, Raphe palati; 5, P^2; 6, Papillae buccales.

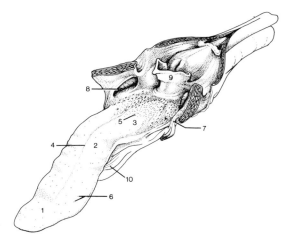

Abb. 3-8 Die Zunge des Hundes. Der Weiche Gaumen und der Oesophagus sind in der Medianebene aufgeschnitten.

1, Apex; 2, Corpus; 3, Radix linguae, den Boden des Mundrachens bildend; 4, Sulcus medianus; 5, Papilla vallata; 6, Papillae fungiformes; 7, Arcus palatoglossus; 8, Gaumenmandel in der Fossa palatina; 9, Epiglottis; 10, Frenulum.

befähigt, wie sie beim Ergreifen der Nahrung, beim Schlecken, beim Belecken und bei der Beeinflussung der Nahrung innerhalb der Mundhöhle einerseits und dem stimmlichen Ausdruck auf der anderen Seite erforderlich werden. Diese Beweglichkeit wird dadurch gewährleistet, daß die Muskelursprünge auf die kaudalen Abschnitte beschränkt sind, wodurch die Spitze sich sowohl in- wie außerhalb des Mundes frei bewegen kann. Die Zungenwurzel befestigt sich am Zungenbein, der Körper an der Mandibula. Die Zunge wird auch gestützt durch den paarigen M. mylohyoideus, der sie zwischen den Unterkieferkörpern aufhängt. Besonders beim Hund wird die Zunge auch für die Hitzeableitung beim Hecheln benutzt. Dieser Vorgang wird durch die sehr intensive Blutgefäßversorgung und zahlreiche arterio-venöse Anastomosen ermöglicht (s. S. 257).

In ihrer Grundgestalt paßt sich die Zunge der Mundhöhle an. Ihre Spitze ist dorsoventral abgeflacht, die anschließende mittlere Portion ist dreieckig im Schnittbild (sie ist durch eine Schleimhautfalte, das Frenulum, am Mundhöhlenboden befestigt), während die Zungenwurzel einheitlich breit ist, um den Eintritt der Muskeln zu gestatten, die vom Zungenbein ausgehend nach vorn ziehen. Von jeder Seite der Zungenwurzel zieht je eine Schleimhautfalte (Arcus palatoglossus) hinauf zum weichen Gaumen; sie begrenzen den Ausgang der Mundhöhle.

Die Schleimhaut ist widerstandsfähig und unverschieblich, wo sie regelmäßig mit rauhen Futterteilen in Berührung kommt, bei weicherer Nahrung oder in einer geschützteren Lage aber etwas lockerer und weniger stark verhornt. Der größte Teil der Oberfläche wird von unterschiedlichen Papillen bedeckt. Einige wie die fadenförmigen Papillen (Pp. filiformes), die weit verteilt über die Zunge vorkommen, stellen einen zusätzlichen Schutz dar. Die rauhen konischen Papillen, die aus der Katzenzunge eine so wirkungsvolle Raspel machen, stellen eine vergrößerte Version der Papillae filiformes dar. Andere Papillen enthalten Geschmacksknospen und sind auf bestimmte Gebiete der Zunge beschränkt, die für jede Tierart charakteristisch ist (Abb. 3-9). Ihre Bezeichnungen – Papillae fungiformes, foliatae und vallatae – beschreiben zugleich auch ihre Form (pilzförmig, blattförmig und umwallt, Abb. 3-10). Einige kleine Speicheldrüsen (Spüldrüsen) liegen unter dem Deckepithel (/6).

Die Hauptmasse der Zunge besteht aus Muskulatur, die man in eine innere und äußere Mus-

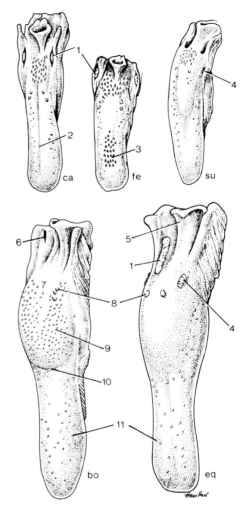

Abb. 3-9 Dorsalansicht der Zunge mit Epiglottis von Hund, Katze, Schwein, Rind und Pferd.

1, Tonsilla palatina; 2, Sulcus medianus; 3, Papillae filiformes; 4, Papillae foliatae; 5, Epiglottis; 6, Sinus tonsillaris; 7, Zungenwurzel; 8, Papillae vallatae; 9, Torus linguae; 10, Fossa linguae; 11, Papillae fungiformes.

kelgruppe einteilt. Es gibt vier Paare äußerer Zungenmuskeln (Abb. 3-11). Einer von ihnen, der M. geniohyoideus, liegt etwas für sich und zieht vom Schneidezahnteil der Mandibula zum Körper des Zungenbeins; daher liegt er eher unter als innerhalb der Zunge. Er kann das Zungenbein und damit auch die Zunge nach vorn ziehen. Der M. genioglossus entspringt weiter dorsal als der M. geniohydoideus und läuft zunächst unter dem Bogen der Mundhöhle nach hinten, ehe er

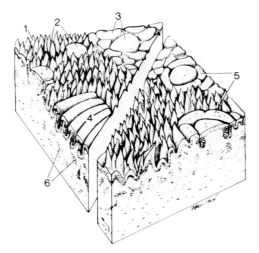

Abb. 3-10 Herausgeschnittene Zungenblöckchen, die die verschiedenen Zungenpapillen zeigen.

1, Papillae filiformes; 2, Papillae fungiformes; 3, Papillae lentiformes; 4, Papillae foliatae; 5, Papillae vallatae; 6, Spüldrüsen.

sich in der Sagittalebene fächerartig nach oben verteilt.

Die nach vorn zur Spitze laufenden Bündel ziehen diesen Teil der Zunge zurück und jene, die zur Zungenwurzel laufen, ziehen das Organ nach vorn. Die mittlere Gruppe läuft zur Zungenoberfläche (Dorsum linguae), die sich abflachen kann. Die restlichen beiden Muskeln entspringen vom Zungenbeinapparat. Der M. hyoglossus nimmt seinen Ursprung vom Basihyoid und zieht lateral vom M. genioglossus nach vorn; der M. styloglossus entspringt noch weiter seitlich am Stylohyoid. Beide ziehen sie die Zunge zurück, jedoch auf unterschiedliche Weise, wobei sie der M. styloglossus auch etwas anhebt. Die Binnenmuskulatur ist in Bündeln angeordnet, die longitudinal, transversal und vertikal verlaufen (Abb. 4-2). Die gleichzeitige Kontraktion der transversalen und der vertikalen Bündel versteift die Zunge.

Die Muskelbündel sind reichlich mit Fettgewebe durchsetzt, wodurch auch die einzigartige Konsistenz und der Geschmack der gekochten Zunge entsteht. Dieses Fett widersteht der Umwandlung bei Hungerzuständen. Unter den domestizierten Arten enthält nur beim Hund der ventrale Teil der Zunge eine prominente bindegewebige Verdichtung, die Lyssa, die sich durch Abtasten leicht feststellen läßt. Ein faserhaltiges Septum, das von ihr ausgeht, ist für die auffällige mediane Rinne auf der Dorsalfläche der Zunge verantwortlich.

Die Nervenversorgung der Zunge reflektiert die Herkunft der Zunge aus einem unpaaren Wulst des Schlundkopfbodens (Abb. 3-54), der später ergänzt wird durch Gewebsanteile aus den Ventralabschnitten der benachbarten Kiemenbögen (s. S. 239). Die Schleimhaut erhält ihre sensorische Innervation von den entsprechenden Kiemenbogen-Nerven. Der Ramus lingualis des N. mandibularis ist für die allgemeine Sensibilität der rostralen zwei Drittel der Zunge, die Chorda tympani (ein Ast des N. facialis) für die spezielle Geschmacksempfindung in der gleichen Region verantwortlich.

Sowohl für die allgemeine Sensibilität wie für die spezielle Sensorik des Zungenwurzelgebietes ist der N. glossopharyngeus und, in geringerem

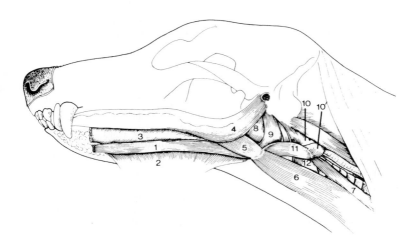

Abb. 3-11 Zungen- und Pharynxmuskeln des Hundes.

1, M. geniohyoideus; 2, M. mylohyoideus; 3, M. genioglossus; 4, M. styloglossus; 5, M. hyoglossus; 6, M. sternohyoideus; 7, M. sternothyreoideus; 8, 9, M. hyopharyngeus (zweiteilig); 10, M. thyreopharyngeus; 11, M. thyreohyoideus; 12, M. cricothyreoideus.

Maße, auch der N. vagus verantwortlich. Sowohl die äußeren wie die inneren Zungenmuskeln werden alle vom N. hypoglossus motorisch versorgt, obwohl es möglich ist, daß die sensiblen Fasern, welche in Muskelspindeln und anderen Rezeptoren in diesen Muskeln beginnen, hauptsächlich im N. lingualis verlaufen.

Vom *Mundhöhlenboden* ist ziemlich wenig zugänglich, rostral und lateral von den Befestigungen der Zunge. Die größte Freifläche liegt ventral der Zungenspitze hinter den Schneidezähnen. Hier bedeckt die Schleimhaut die Pars incisiva des Unterkiefers unmittelbar, aber an anderen Stellen bedeckt sie Muskulatur und der Boden ist nachgiebig. Die auffälligsten Gebilde sind fleischige Vorsprünge oder Karunkeln hinter den inneren Schneidezähnen; sie enthalten die gemeinsamen Öffnungen des Ductus mandibularis und des Ductus sublingualis majoris (Abb. 3-3 und 3-12). Bei einigen Arten markieren bedeutend kleinere, in Reihen angeordnete Erhebungen jederseits des Frenulum die Öffnungen der kleineren Gänge der Unterzungendrüse. Der M. mylohyoideus verläuft unter der Schleimhaut und unter der Zunge, von einer Befestigungslinie medial an der Mandibula ausgehend, und trifft in einer medianen Raphe seinen gleichnamigen Partner von der anderen Seite. Gemeinsam hängen sie die Zunge in einer muskulösen Hängematte auf (Abb. 3-23/4). Dieser Muskel wird vom N. mandibularis versorgt und spielt bei der Einleitung des Schluckaktes eine wichtige Rolle (s. S. 134).

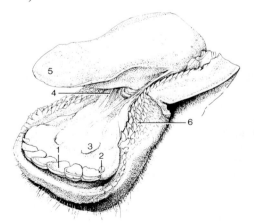

Abb. 3-12 Mundhöhlenboden und Zungenspitze des Rindes.

1, erster Schneidezahn; 2, vierter Schneidezahn (Dens caninus); 3, Caruncula sublingualis; 4, Frenulum; 5, Apex; 6, Backenpapillen.

Die Speicheldrüsen

Zahlreiche Speicheldrüsen entleeren sich in die Mundhöhle. Ihr Sekret, der Speichel, hält das Innere des Mundes feucht und fördert durch die Durchmischung der Nahrung den Kauvorgang. Wenn die Nahrung schließlich zu einem abschluckbaren Bissen geformt ist, wird er vom Speichel gleitfähig gemacht.

Kleinere Speicheldrüsen wurden erwähnt als Bestandteile der Lippen, Backen und der Zunge; andre finden sich im weichen Gaumen, im Pharynx und im Oesophagus. Obwohl sie einzeln unbedeutend sein mögen, ihr gemeinsamer Beitrag zum Speichelfluß dürfte beträchtlich sein. Dennoch stammt die Hauptmenge des Speichels aus bestimmten größeren Drüsen, die in einiger Entfernung von der Mundhöhle gelegen sind und in die sie sich über längere Gänge entleeren (Abb. 3-13). Im Gegensatz zu den kleineren Drüsen, die hauptsächlich ein muköses Sekret erzeugen, sezernieren einige dieser großen Drüsen einen dünnflüssigeren (serösen) Speichel, der u. a. das Enzym Ptyalin enthält. Es spielt bei der Kohlehydratverdauung eine wenn auch beschränkte Rolle.

Die *Ohrspeicheldrüse* (Parotis), bei den meisten Arten eine rein seröse Drüse (allerdings nicht beim Hund) hat ihre Bezeichnung durch ihre Lagebeziehung zum Ohr erhalten, da sie sich von ventral dem Ohrknorpel anschmiegt (Abb. 3-14). Beim Hund ist sie klein und bleibt nahe am Knorpel. Da das seröse Parotis-Sekret u. a. für die Durchfeuchtung auf Aufweichung der Nahrung große Bedeutung hat (bei Wdk. aber v. a. als Pufferlieferant), ist diese Drüse bei den Pflanzenfressern größer und sezerniert größere Mengen Speichel. Bei diesen Arten erstreckt sich die Parotis rostral bis auf den M. masseter, ventral bis zum Unterkieferwinkel und kaudal bis in die Atlasgrube. Bei allen Arten wird sie von einer Faszienhülle umschlossen, welche Trabekel und Septen ins Innere entsendet, die die Drüse in sichtbare Läppchen unterteilt.

Die Hauptsammelgänge verlaufen innerhalb dieser Trabekel und sie vereinigen sich schließlich, um einen einheitlichen Ausführungsgang zu bilden, der die Drüse an ihrer Kranialseite verläßt. Beim Hund nimmt der Gang die Abkürzung quer über die Lateralfläche des Masseter, um im Backenvorhof gegenüber dem oberen vierten Prämolaren zu münden. Bei den größeren Haustieren hat der Gang einen längeren, aber auch geschützteren Verlauf medial vom Kieferwinkel

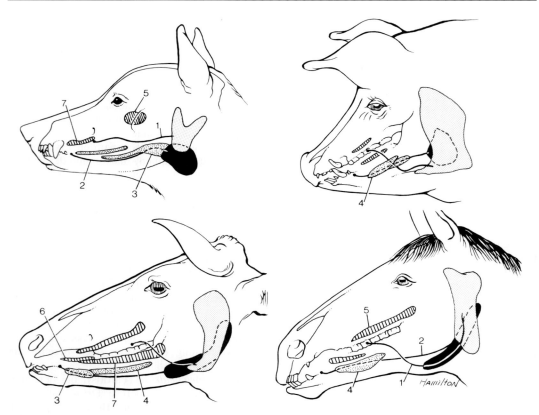

Abb. 3-13 Die wichtigsten Speicheldrüsen von Hund, Schwein, Rind und Pferd. *Grau:* Gl. parotis. *Schwarz:* Gl. mandibularis. *Gepunktet:* Gll. sublinguales. *Schraffiert:* Gll. buccales.

1, Ductus parotideus; 2, Ductus mandibularis; 3, kompakter Teil der Gl. sublingualis (monostomatica); 4, diffuser Teil der Gl. sublingualis (polystomatica); 5, Gl. zygomatica (Hund); dorsale Backendrüsen; 6, mittlere Backendrüsen; 7, Gll. buccales ventrales.

und schlägt sich um die Mandibula. Er tritt auf die Gesichtsfläche entlang des rostralen Masseter-Randes.

Die *Glandula mandibularis* produziert ein gemischtes (muköses und seröses) Sekret. Sie ist gewöhnlich etwas kleiner als die Parotis, erscheint kompakter und liegt nahe dem Kieferwinkel. Beim Hund stellt sie eine relativ große, ausgeprägte ovoide Struktur dar. Sie ist wiederum viel größer bei den Pflanzenfressern, wo sie auch tiefer liegt. Diese Drüse entleert sich über einen einheitlichen, großen Gang, der unter der Schleimhaut des Mundhöhlenbodens verläuft, nahe dem Frenulum linguae, um schließlich auf der Caruncula sublingualis zu münden (Abb. 3-12).

Die *Unterzungendrüse* (Gl. sublingualis) ist üblicherweise auch eine gemischte Drüse und kann unterteilt sein – in einen kompakten Teil mit einem einzigen Ausführungsgang („monostomatica") und einen anderen, diffuser verteilten und mit mehreren kleinen Gängen („polystomatica"). Beim Hund paßt sich die kompakte Monostomatica dem rostralen Ende der Glandula mandibularis an, die sie zu ergänzen scheint. Ihr Ausführungsgang verläuft dicht am Ductus mandibularis und mündet neben diesem oder sogar mit einer gemeinsamen Öffnung. Der Teil mit vielen Ausführungsgängen, beim Pferd der allein vorkommende, ist meist nur ein dünner Streifen, der die Schleimhaut des Mundhöhlenbodens unterlagert; seine zahlreichen Gänge münden in den seitlichen Recessus sublingualis.

Normalerweise fließt der Speichel ständig, obwohl der Mengenfluß durch zahlreiche Faktoren beeinflußt wird. Er wird durch Aufregung oder Furcht verringert und kann völlig aufhören, wenn der Körper dehydriert ist. Das dabei zu beobach-

Der Verdauungsapparat 119

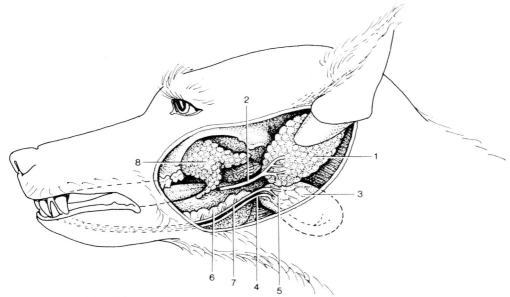

Abb. 3-14 Die Speicheldrüsen des Hundes.

1, Gl. parotis; 2, Ductus parotideus; 3. Gl. mandibularis; 4, Ductus mandibularis; 5, Kaudalportion der Gl. sublingualis monostomatica; 6, rostraler Teil der Gl. sublingualis monostomatica; 7, Ductus sublingualis majoris; 8, Gl. zygomatica.

tende Austrocknen des Mundes trägt wesentlich zum Durstgefühl bei. Der Speichelfluß nimmt zu, wenn irgendwelche Substanzen (selbst nicht eßbare) in den Mund gelangen, obwohl Nahrung natürlich das beste Stimulans ist. Ereignisse, die die nahende Fütterung anzeigen, sind ähnlich effektiv. Die Sekretionsrate wird durch die Innervation bestimmt. Die Speicheldrüsen werden sowohl von sympathischen wie von parasympathischen Nerven versorgt, wobei die letzteren eine ungleich größere Bedeutung haben. Die parasympathischen Fasern kommen von den beiden salivatorischen Kernen des Hirnstammes und verlaufen zunächst im N. facialis und N. glossopharyngeus. Später ziehen diese Fasern in die verschiedenen Äste des N. trigeminus, mit denen sie an ihre Zielorgane gelangen. Die präganglionären Fasern bilden nahe der jeweiligen Drüse Synapsen und die postganglionären Fasern enden im direkten Kontakt mit den sekretorischen Zellen. Auf deren Stimulation erfolgt ein reichhaltiger Speichelfluß bei gleichzeitiger Gefäßerweiterung. Reizung des Sympathicus verursacht Gefäßverengung, worauf sich die Sekretionsrate verlangsamt und die Zusammensetzung des Speichels ändert.

Außer beim Spülen, Gleiten und beim Verdauen dient der Speichel als Exkretionsmedium für verschiedene Substanzen; einige davon können sich auf den Zähnen ablagern (Zahnstein).

Der Kauapparat

Unter diesem Begriff werden die Zähne und das Zahnfleisch, die temporomandibulären und symphysialen Gelenke der Kieferknochen und die Kaumuskeln besprochen.

Zähne und Gebiß

Das Gebiß der Säugetiere zeigt bestimmte Merkmale, die in ihrer Kombination, wenn nicht bereits am Einzeltier, für die gesamte Tierklasse diagnostischen Wert haben. Das Gebiß besteht aus einer relativ kleinen Zahl von Zähnen, kaum mehr als 44 in der bleibenden Dentition, die für jede Art festgelegt ist, obgleich geringgradige Abweichungen vorkommen können. Anders als bei den meisten anderen Wirbeltieren sind die Zähne in den verschiedenen Gebißregionen unterschiedlich ausgebildet, um ihre Spezialaufgaben besser ausführen zu können. Diese Besonderheit, als Heterodontie bezeichnet, läßt uns Schneidezähne (Incisivi), Eckzähne (Canini), Praemolaren und Molaren unterscheiden. Es gibt nur einen einzigen Ersatz der zuerst durchgebrochenen (Milch-)Zähne durch ein Dauergebiß, das kräftiger ist und an die größeren Kiefer und die stärkeren Kaubewegungen des Erwachsenen besser angepaßt ist – eine Erscheinung, die als Diphyodontie bezeichnet wird und sich damit von der Polyphyodontie (dem mehrfachen Zahnwechsel) der meisten anderen Vertebraten unterscheidet. Schließlich ist es typisch, daß die Zähne auf den Kieferrändern in Zahnfächer eingefügt sind, was als „thecodont" bezeichnet wird.

Zahl und Klassifizierung der Zähne einer bestimmten Tierart werden am besten durch eine spezifische Formel ausgedrückt. Für den Hund lautet die Formel des Dauergebisses wie folgt:

$\frac{I3-C1-P4-M2}{I3-C1-P4-M3} = 42$ oder, kürzer und nicht weniger klar, $\frac{3-1-4-2}{3-1-4-3}$.

Die erste Zahngeneration (Milchzähne, Dentes decidui) desselben Tieres kann ohne die Gefahr einer Verwechslung als $\frac{3-1-3}{3-1-3}$ dargestellt werden, da im Milchgebiß stets die Molaren fehlen. Es gibt verschiedene Arten, um einen Einzelzahn zu bezeichnen. Auf die einfachste Art wird nur die Zahl zugefügt: P^1 steht z. B. für den ersten bleibenden oberen Prämolaren, i_2 für den zweiten unteren Milchschneidezahn etc., wobei die erforderliche Genauigkeit durch große bzw. kleine Buchstaben und hoch- bzw. tiefgesetzte Zahlen erreicht wird.

Zunächst soll die *Beschreibung eines einfachen Zahnes* folgen, ehe wir zu den Besonderheiten der verschiedenen Zahnarten zurückkehren. Jeder Zahn (Dens) besteht aus Krone und Wurzel, die gut unterscheidbar sind; denn die Zahnkrone wird vom Schmelz überzogen, einer äußerst widerstandsfähigen, verkalkten, leicht milchigen, weißen Substanz; die Wurzel dagegen von Zement, einem weicheren, weniger glänzenden, gelblichen Gewebe. Zwischen Wurzel und Krone befindet sich der Zahnhals (Abb. 3-15). Einige strukturelle Variationen können im Halsbereich auftreten. Normalerweise stoßen Zement und Schmelz dort nahtlos aneinander, aber der Zement kann sich dem Schmelz von außen auflagern oder manchmal erreichen die beiden Gewebe einander garnicht, so daß ein schmaler

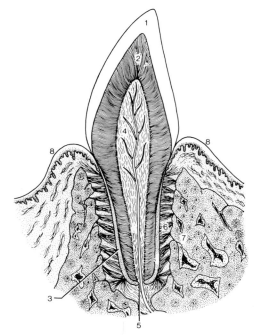

Abb. 3-15 Schematisierter Längsschnitt eines einfachen Zahnes.

1, Schmelz; 2, Dentin; 3, Zement; 4, Pulpa; 5, Wurzelöffnung; 6, Periodontium; 7, Zahnfach (Alveole); 8, Zahnfleisch.

Streifen von Dentin unbedeckt an die Oberfläche reicht; es stellt die dritte, verkalkte Gewebsart des Zahnes dar. Das Dentin, auch als Elfenbein bekannt, stellt den größten Teil der Zahnsubstanz und umschließt eine kleine, zentralgelegene Höhle, in der sich die bindegewebige Pulpa befindet. Die Zahnpulpa setzt sich durch einen engen Kanal in die Zahnwurzel fort, um in der Tiefe des Zahnfaches (Alveole) mit deren Bindegewebe zu verschmelzen.

Auf Abb. 3-15 wird jener Zustand vereinfacht abgebildet, bei dem das Zahnfleisch (Gingiva) den Zahnhals umfaßt, während die Krone den freien Teil des Zahnes darstellt. Im fortgeschrittenen Alter kann sich das Zahnfleisch zurückziehen, wodurch der Halsteil des Zahnes freigelegt wird – ein bei älteren Leuten allzu bekannter Zustand; sie haben „lange Zähne". Ein gegensätzlicher Zustand, bei dem ein Teil der schmelzbedeckten Krone unter dem Zahnfleisch verborgen bleibt, kommt bei zahlreichen Säugetieren vor. In solchen Fällen wird zunächst ein größerer Teil der Zahnkrone in Reserve gehalten, um allmählich, als Ausgleich für die Abnutzung auf der

Kaufläche, herausgeschoben zu werden. Solche Zähne mit langer (hoher) Krone werden als hypsodont (oder hypselodont) bezeichnet und sind typisch für die Pflanzenfresser, deren Nahrung eine starke Abnutzung verursacht. Aber auch bei Arten wie Mensch oder Hund mit kurzkronigen (brachydonten) Zähnen, die für weichere Nahrung geeignet sind und weniger Abrieb verursachen, liegt meist ein Teil der schmelzbedeckten Zahnregion noch unter dem Zahnfleisch, wenn der Zahn in Reibung tritt. Aus diesen Gründen unterscheidet man die „klinische Zahnkrone" von der anatomischen, wobei erstere sich auf den frei zugänglichen Teil des Zahnes unabhängig von seiner Struktur bezieht und letztere auf den schmelzbedeckten Teil unabhängig von seinem Vorkommen (Abb. 3-16).

Die eingehende Beschreibung der Zahnkrone erfordert ein System, das ihre verschiedenen Flächen eindeutig bezeichnet. Die üblichen Termini der relativen Stellung des Zahnes sind dafür unzureichend, da diese sich im Verlauf des Zahnbogens bei aufeinanderfolgenden Zähnen verändert. Weniger mißverständliche Bezeichnungen sind labial bzw. buccal und lingual, sowie mesial und distal; ihr Gebrauch wird auf Abb. 3-20 illustriert. Wo sich benachbarte Zähne berühren, können die entsprechenden mesialen und distalen Flächen beide als Kontaktfläche (Facies contacta) bezeichnet werden. Die Kaufläche wird als Facies occlusalis oder F. masticatoria bezeichnet.

Schmelz ist ein stark verkalktes Gewebe ektodermalen Ursprungs. Es ist nichtzellulär und daher unfähig, auf Verletzungen zu reagieren – es kann nicht regenerieren, um ein Loch zu verschließen oder einen Bruch zu verheilen. Da der Schmelz ständig einer rauhen Behandlung ausgesetzt ist, muß er notwendigerweise sehr hart sein – eine Anforderung, die er als ein biologisches Material in einzigartiger Weise erfüllt. Dennoch kann der Schmelzüberzug schließlich brüchig werden, wodurch das Dentin freigelegt wird, das sich bedeutend schneller abnutzt. Dicke und Widerstandsfähigkeit der Schmelzsubstanz bestimmen daher weitgehend die funktionelle Lebensdauer eines brachydonten Zahnes. Bei den Pflanzenfressern mit hoher Zahnkrone, die nur allmählich aus dem Zahnfleisch herausgeschoben werden kann, kann der Schmelz auf eine sehr komplizierte Weise eingefaltet sein („schmelzfaltige Zähne"). Dadurch wird die Effektivität der Kauflächen gesteigert; denn der ungleiche Abnutzungswiderstand der verschiedenen Zahngewebe nach Abnutzung des Schmelzüberzugs ergibt eine unregelmäßige Anordnung von Kanten und Leisten (Abb. 3-21).

Der *Zement* weist unter den verkalkten Geweben des Zahnes den geringsten Härtegrad auf, und er ähnelt dem Knochengewebe, obwohl er nicht so regelmäßig aufgebaut ist. Seine ursprüngliche Ablagerung auf die Zahnwurzel ist dünn, aber da diese Ablagerungen lebenslang anhalten, bildet er schließlich eine ziemlich dicke Schale. Vom Zement treten kollagene Fasern in das Periodontium über, jene bindegewebige Wurzelhaut, die den Zahn in der Alveole verankert. Obwohl der Zahnzement dem Knochengewebe in Aufbau und Entwicklung ähnelt, unterscheidet er sich doch in einer wichtigen Eigenschaft: er ist ziemlich resistent gegen Druckerosion. Bei der Zahnkorrektur macht man sich diese Eigenschaft zunutze, indem man den Zahn durch Klammern gegen die Alveolarwand preßt. Bei richtiger Anwendung verursacht der Druck eine Erosion des Kieferknochengewebes, während sich der Zahn unverändert in den so entstandenen Raum einfügt. Diese fehlende Reaktion auf Druck ist dennoch nicht völlig unbegrenzt; übermäßiger Druck verursacht Einschmelzung; tatsächlich werden die Wurzeln der Milchzähne unter dem Druck der Ersatzzähne resorbiert, die unter ständigem Druck nachrücken.

Das *Dentin* ähnelt ebenfalls dem Knochengewebe; denn es besitzt eine verkalkte Grundsubstanz (Matrix) mit zahlreichen kollagenen Fasern. Im Knochen mauern sich die Osteoblasten in der Matrix ein, die dentinproduzierenden Zellen jedoch, die Odontoblasten, ziehen sich aus

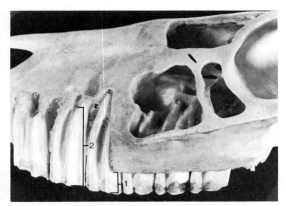

Abb. 3-16 Die freigelegten Prämolaren im Oberkiefer eines Pferdes. Der Teil des Zahnes, der aus dem Zahnfleisch herausragt, ist im klinischen Sinne die Krone (1), der gesamte vom Schmelz überzogene Teil ist die Krone im anatomischen Sinne (2) oder der Zahnkörper.

dem neugeformten Dentin zurück und verbleiben als eine zusammenhängende Schicht an seiner inneren Oberfläche. Sie kleiden die Zahnhöhle (Pulpahöhle) aus. Die Odontoblasten behalten ihre dentinbildenden Eigenschaften lebenslang und eine langsame, ständige Ablagerung von Sekundärdentin (Ersatzdentin) geht mit einer entsprechenden Verkleinerung der Zahnhöhle bis ins hohe Alter vor sich. Dieser Vorgang wird beschleunigt, wenn ein Zahnschaden oder der Abschliff des Kronteils die Pulpa freizulegen droht. Das Ersatzdentin erkennt man leicht an seiner etwas dunkleren Färbung. Nachdem man lange Zeit darüber stritt, nimmt man jetzt an, daß feine Nervenfortsätze von der Pulpa aus ins Dentin ziehen.

Die *Zahnhöhle* entspricht der äußeren Form des Zahnes. Sie entsendet Ausläufer in jede größere Erhebung der Zahnkrone und durch einen engen Gang auch in die Wurzel, wo sie in der Wurzelspitzen-Öffnung endet. Wo mehr als eine Wurzel vorkommt, enthält jede einen Kanal, der mit der Zentralhöhle verbunden ist.

Die *Zahnpulpa,* die diesen Raum ausfüllt, ist ein sehr delikates, gefäßreiches Bindegewebe, das von den Odontoblasten begrenzt wird. Sie enthält auch ein Lymphgefäßnetz, das jedoch sehr schwer darzustellen ist. In der Pulpa verlaufen zahlreiche Nerven; einige sind vasomotorisch, doch die meisten sind sensible Nerven mit Endigungen, die auf verschiedene Weise gereizt werden können. Was auch immer die Reizung verursacht – ein thermischer, mechanischer oder chemischer Auslöser – in jedem Falle wird Schmerz empfunden. Da die Pulpa in einen Raum mit starren Wänden eingeschlossen ist, muß sich schon eine leichte entzündliche Schwellung sehr schnell bemerkbar machen. Jeder Zahn ist in eine eigene Fassung auf dem Kieferrand eingepaßt. Die Form dieser Fassung richtet sich nach der Gestalt der Wurzel und erscheint daher häufig verzweigt und unregelmäßig. Wo die Zähne nahe beieinander stehen, können die Septen zwischen benachbarten Alveolen sehr dünn oder sogar durchbrochen sein. Im typischen Falle wird die Alveolarhöhle von einer dünnen Lamelle kompakten Knochengewebes ausgekleidet, die von den Blutgefäßen und Nerven durchbrochen wird, welche sowohl die knöcherne Fassung wie auch den Zahn versorgen. Die Außenfläche der Lamelle kann durch Spongiosa-Trabekel verstärkt sein, die bis zur Oberfläche des Kiefers reichen oder in die Umgebung ausstrahlen. Wo der Alveolarrand schmal ist, verschmilzt diese Lamelle mit der Kompakta des Kieferknochens. Jeder Zahn ist in der Alveole durch das widerstandsfähige, faserreiche Periodontium befestigt. Es ist besonders reich an kollagenen Fasern, die sowohl im Zement wie im Alveolarknochengewebe verankert und so angeordnet sind, daß der Zahn wie in einer Schlinge aufgehängt ist. Der Kaudruck, der den Zahn tiefer in die Alveole pressen würde, wird dadurch in eine auf die Alveolarwand einwirkende Spannung umgewandelt. Diese Einbauweise gestattet dem Zahn eine gewisse, wenn auch stark eingeschränkte Beweglichkeit, so daß leichtes Drehen und Kippen zum Kauen gehören.

Die Gefäße und Nerven, die die Zähne versorgen, entstammen den Hauptästen (obere und untere Alveolar-Arterien, -Venen und -Nerven), die in Knochenkanälen der Kiefer verlaufen.

Der *Zahndurchbruch* ist ein komplizierter und umstrittener Vorgang, zu dem mehrere Faktoren beitragen – Wurzelwachstum, Knochenwachstum, Vermehrung des Pulpagewebes, Gewebsdruck und Zugkräfte des Periodontium, deren Einzel- und Wechselwirkungen noch unklar sind. Die Milchzähne heben sich aus dem Kiefer, nachdem ihre Kronen voll ausgebildet, aber noch bevor ihre Wurzeln ausgeformt sind. Dieser Vorgang bringt den Zahn näher an die Oberfläche und schafft den Platz, der für die Wurzelbildung beansprucht wird. Die Aufwärtsbewegung der Krone wird durch eine Auflockerung des Bindegewebes der Zahnpapille (s. S. 157) und des Zahnfleisches ermöglicht sowie durch Reste des Schmelzepithels, die die Bewegungsrichtung bestimmen. Wenn diese Reste jedoch relativ groß und zystisch erweitert sind, was manchmal der Fall ist, behindern sie die Bewegungen des Zahnes und lenken ihn von seiner normalen Wachstumsrichtung ab; durch Lage und Raumaufteilung können dann problematische Anomalien entstehen. Die Erhaltung einer Epitheldeckschicht auf der noch nicht durchgebrochenen Krone stellt sicher, daß es beim Durchbruch zur Oberfläche zu keiner Zusammenhangstrennung des Gewebes kommt, da dieses Überbleibsel vom Schmelzorgan mit dem Deckepithel des Zahnfleisches in der Umgebung des Zahnes verschmilzt (Abb. 3-17).

Der Durchbruch der Ersatzzähne ist ein komplizierter Vorgang. Sie entwickeln sich in knöchernen Vertiefungen unter den Wurzeln der entsprechenden Milchzähne. Um durchzubrechen, müssen sie diese Umschließungen verlassen und ihre Vorgänger verdrängen. Die Auflö-

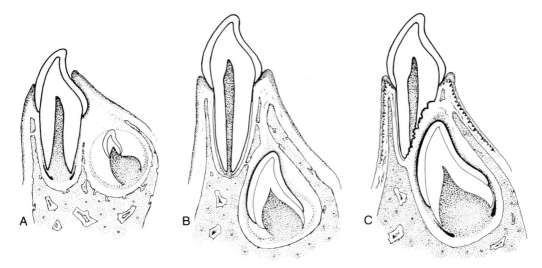

Abb. 3-17 Schematische Zeichnungen, die Zahndurchbruch und Zahnwechsel darstellen. A, Durchbruch eines Milchzahns. Der Keim des bleibenden Zahns sitzt auf der lingualen Seite des Milchzahns. B, der voll ausgebildete Milchzahn in seiner knöchernen Alveole. Die Krone des bleibenden Zahns hat sich bereits gebildet. C, der bleibende Zahn unmittelbar vor dem Durchbruch. Die Wurzel des Milchzahns ist resorbiert worden; die Bildung der Wurzel des bleibenden Zahns ist im vollen Gange.

sung des Alveolendaches und der ständige Umbau der Wände der umgebenden Alveole gehen mit den üblichen Prozessen der Knochenanpassung vor sich. Es ist nicht übertrieben, wenn man feststellt, daß der Ersatzzahn mit seiner Alveole sozusagen als Einheit durch den Kiefer wandert, um schließlich in der Alveole des Milchzahns zu enden. Danach drückt der Ersatzzahn gegen die Wurzel des Milchzahns, die schließlich aufgelöst und resorbiert wird. Die Befestigung des Milchzahns lockert sich, wodurch er verschieblich und beim Kauvorgang stärker beweglich wird; bald darauf wird er ausgestoßen und der bleibende Zahn tritt an seine Stelle. Der normale Durchbruch der Ersatzzähne hängt von der Platzhalterfunktion der Milchzähne ab; falls diese vorzeitig verloren gehen, kann in ihre Alveolen einwachsendes Knochengewebe die richtige Kontaktstellung der Ersatzzähne zu ihren Nachbarn erheblich behindern.

Das *Gebiß des Hundes,* obwohl es relativ einfach aufgebaut ist, zeigt vorzügliche Anpassungen an die Nahrungsgewohnheiten der Tiere (Abb. 3-18). Die Schneidezähne sind klein und pflockartig. Sie stehen im rostralen Abschnitt beider Kiefer eng beieinander. Beim Durchbruch zeigt jeder Oberkiefer-Schneidezahn eine dreigelappte Krone mit einer labialen Schnittkante. Die Unterkiefer-Schneidezähne sind zweigelappt.

Diese Lappung geht verloren, wenn der Abrieb den Zahn in einen einfachen prismatischen Pflock umwandelt. Der Name „Schneidezahn" deutet an, daß diese Zähne die Nahrung bei ihrer Aufnahme in den Mund zerkleinern (einschneiden), aber beim Hund vollziehen die weiter hinten in der Mundhöhle gelegenen Zähne einen zusätzlichen und wirkungsvolleren Schneidevorgang. Die Schneidezähne werden vor allem beim Zupacken und beim Reinigen benutzt.

Die *Fangzähne* (Dentes canini) sind besonders kräftig entwickelt, so daß die Genusbezeichnung der Caniden (Canis) zu der typischen Bezeichnung für die Eckzähne aller Säugetiere führte. Die Fangzähne sind große, gebogene und seitlich komprimierte Zähne einfacher Bauart. Sie können tiefe Wunden verursachen und werden entsprechend beim Aggressionsverhalten und beim Festhalten der Beute benutzt. Der größte Teil jedes Fangzahns ist tief im Kiefer eingepflanzt; Ausmaß und Lage des verborgenen Teils des oberen Fangzahns zeichnen sich durch einen Knochenkamm über der Alveole ab.

Die *Praemolaren* und *Molaren* stellen gemeinsam die Backenzähne, eine Bezeichnung, die am Gebiß der Pflanzenfresser gebräuchlicher und sinnvoller ist, wo die beiden Zahngruppen sich in Form und Funktion besser aneinander angepaßt und angeglichen haben. Bei allen Säugetieren

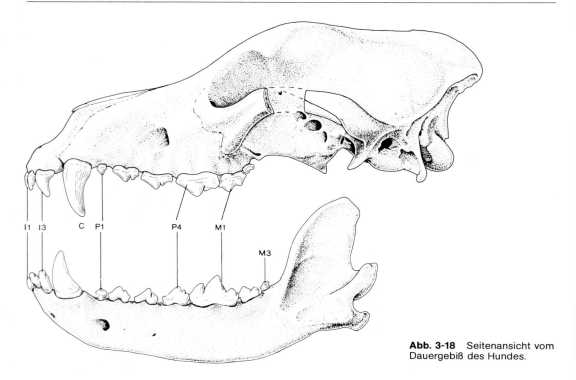

Abb. 3-18 Seitenansicht vom Dauergebiß des Hundes.

kommen die ersten (maximal vier) Backenzähne in beiden Zahngenerationen vor und sind als Gruppe der Praemolaren festgelegt. Die restlichen Zähne (maximal drei) treten nur im Dauergebiß auf und stellen die Molaren dar. Die *Praemolaren* des Hundes bilden eine uneinheitliche, aber ziemlich eng beieinanderstehende, kaudal größer und komplexer werdende Zahnreihe. Die Höcker oder Spitzen jeder Zahnkrone sind strikt hintereinander angeordnet. Sie bilden eine unzusammenhängende, eingekerbte Schnittkante, die der Stoffschere des Schneiders ähnelt und ähnlich effektiv funktioniert – die kaudale Verbreiterung der Klinge ermöglicht ein schnelleres und genaueres Abtrennen, während die Kerben die Nahrung festhalten. Die weiter kaudal stehenden *Molaren* haben auch die Fähigkeit zu schneiden, sind jedoch grundsätzlich besser zum Zerquetschen geeignet und zeichnen sich durch breitere Kauflächen aus. Ihre Schmelzhöcker sind bei jedem Individuum in einer für die gesamte Art sehr typischen Musterung angeordnet; homologe Strukturen kann man an den Zähnen anderer Säugetiere feststellen, wenn auch oft nur unter Schwierigkeiten.

Die meisten Backenzähne haben im Gegensatz zu Schneide- und Eckzähnen mehr als nur eine Wurzel. Mehrfachwurzeln, insbesondere wenn sie divergieren, stellen eine bessere Verankerung dar, erschweren aber auch die Extraktion oder machen sie ganz unmöglich, wenn man die Krone vorher nicht in Portionen aufspaltet, die den jeweiligen Wurzeln zugehören.

Das permanente *Gebiß der Katze* ist auf 3 – 1 – 3 – 1 reduziert (Abb. 3-19). Es ist noch mehr an Fleischnahrung angepaßt, wobei durch die weitergehende Reduktion der Molaren die Quetschfähigkeit, die das Hundegebiß aufweist, fast ganz beseitigt wurde. Die Schneidefähigkeit der Bakkenzahnreihe der Katze hat zu der Bezeichnung „secodont" geführt; die Mehrzweckstruktur der Hunde-Backenzähne wäre eher als „tuberculosectorial" zu bezeichnen. Die Schneidezähne der Katze sind auffällig klein und die Fangzähne relativ groß.

Die Nahrung der anderen Haustierarten nutzt die Zähne viel stärker ab; denn sie erfordert viel mehr quetschende und mahlende Aktionen. Entsprechend ist auch das Gebiß modifiziert. Im einzelnen wird das in den späteren Kapiteln dargestellt, hier soll es zunächst genügen, auf die auffälligsten Merkmale hinzuweisen.

Im *Gebiß des Schweines* besitzen die breiten Zahnkronen der Backenzähne stark differen-

Der Verdauungsapparat 125

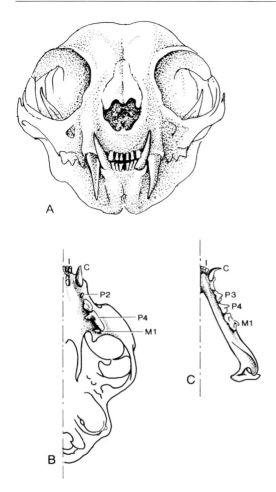

Abb. 3-19 Dauergebiß der Katze. A, rostrale Ansicht. B, Oberkiefer. C, Unterkiefer.

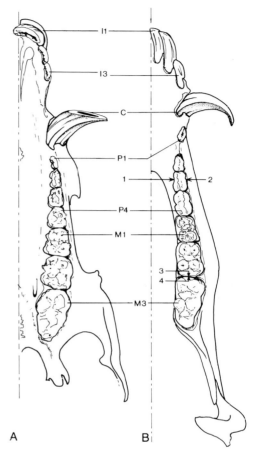

Abb. 3-20 Dauergebiß des Schweines. Oberkiefer (A) und Unterkiefer (B).

1, linguale Fläche; 2, vestibuläre Fläche; 3, distale Fläche; 4, mesiale Fläche.

zierte stumpfe Höcker, durch die sie zu sehr wirkungsvollen Quetschinstrumenten werden; man bezeichnet diese Art von Zähnen als bunodont (Abb. 3-20). Die Eckzähne dieser Art bleiben an ihrem in die Alveole versenkten Wurzelteil offen („wurzellose Zähne"), so daß das Zahnwachstum während der gesamten Lebensspanne des Tieres anhält. Dieses ständige Wachstum in Verbindung mit der geschwungenen Form der Hauer führt bei älteren Individuen zu eindrucksvollen Gebilden, vor allem bei den Ebern.

Die restlichen Arten beschränken sich noch mehr als das omnivore Schwein auf pflanzliche Nahrung, und daher muß das *Gebiß der Pferde und Wiederkäuer* eine ständige und beträchtliche Abnutzung der Kauflächen gestatten. Diese Anforderung wird durch die Vergrößerung dieser Flächen, durch die Verlängerung der Zahnkronen und ihr allmähliches Nachschieben erfüllt (die verzögerte Ausbildung der Wurzeln ermöglicht ein fortgesetztes Wachstum noch für einige Jahre, nachdem die Zähne bereits in Reibung getreten sind), vor allem aber durch die komplizierte Einfaltung des Schmelzes. Die Schmelzfaltigkeit hat zwei wichtige Konsequenzen; sie bewirkt eine Mengenzunahme der härtesten und dauerhaftesten Zahnsubstanz und verringert gleichzeitig die Abnutzungsrate. Sie schafft einen ständigen Wechsel von härteren und weicheren Substanzen, die bei unterschiedlicher Abnut-

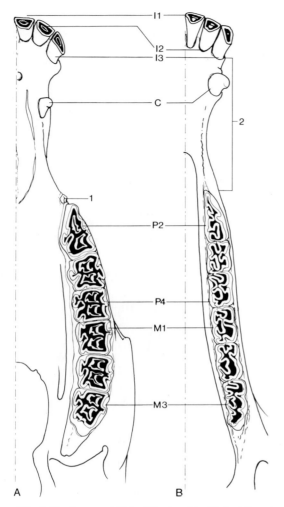

Abb. 3-21 Dauergebiß des Pferdes. Oberkiefer (A) und Unterkiefer (B).

1, Lückenzahn (P1); 2, Diastema.

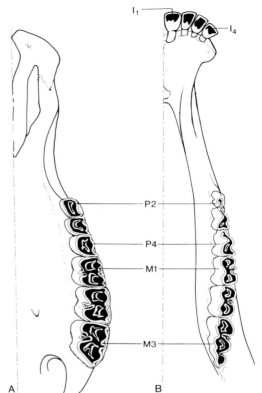

Abb. 3-22 Dauergebiß des Rindes. Oberkiefer (A) und Unterkiefer (B).

zungsrate jene Rauhheit der Kauflächen entstehen läßt, durch die sie wie Raspeln wirken (Abb. 3-21 und 3-22).

Die Kiefergelenke

Obwohl man gewöhnlich von *zwei temporomandibulären Gelenken* spricht, wäre es richtiger, sie als weit auseinanderliegende Hälften eines einheitlichen Kondylengelenkes anzusehen (s. S. 20). Jede Bewegung auf der einen Seite muß von einer Bewegung auf der anderen mitgemacht werden, obwohl nicht unbedingt völlig gleichlaufend. Gelenkflächen werden vom Gelenkkopf, der auf dem Dorsalfortsatz des Unterkieferastes sitzt, und von der Fossa mandibularis bereitgestellt, einer Vertiefung, die hauptsächlich im Bereich des Schläfenbeins liegt. Die Ausgestaltung dieser beiden Gelenkflächen steht in engster Beziehung zu den Ernährungsgewohnheiten. Bei Fleischfresserarten wie dem Hund, bei dem scharnierähnliche Bewegungen des Unterkiefers vorherrschen, besitzt der Gelenkkopf die Gestalt eines quergestellten Kondylus, für den die Gelenkgrube eine passende Auskehlung bereitstellt (Abb. 3-18). Die Rückverlagerung des Kiefers wird durch einen weit vorstehenden Processus retroarticularis verhindert, der sich kaudal an die Fossa mandibularis anschließt. Eine Besonderheit dieses Gelenks ist das Vorkommen eines fibrösen oder faserknorpeligen Discus articularis, der die Gelenkhöhle in eine obere und untere Abteilung zerlegt. Obwohl die phylogenetische

Herkunft dieses Gebildes unklar ist, mag seine funktionelle Bedeutung in der Aufgliederung der komplexen Bewegungsabläufe des Kiefergelenks in einfache Komponenten liegen: zwischen Mandibula und dem Diskus findet eine Scharnierbewegung statt, zwischen der Mandibula und dem oberen Gelenkabschnitt kommt es dagegen zu Gleitbewegungen, einer Verschiebung der Mandibula gegen den Oberschädel. Wahrscheinlich, weil die Kieferbewegungen des Hundes so relativ einfach ablaufen, ist sein Diskus so dünn und schwach entwickelt. Bei Arten, bei denen die seitlichen Mahlbewegungen vorherrschen, ist der Gelenkkopf der Mandibula größer, die Gelenkfläche ausgedehnter und der Diskus dicker, obwohl sich im einzelnen erhebliche Unterschiede ergeben.

Bei den meisten Arten sind die beiden Unterkieferhälften fest miteinander verwachsen, aber beim Hund (und bei den Wiederkäuern) sind sie durch eine *Symphyse* spaltfrei miteinander verbunden und stellen damit ein drittes Gelenk dar. Dieses meist vernachlässigte Gelenk gestattet geringgradige Bewegungen, die für die genaue Angleichung der oberen und unteren Zahnbögen und somit für einen effektiven Schneidemechanismus von wesentlicher Bedeutung zu sein scheinen. Zwei Arten von Bewegung scheinen möglich zu sein – eine Spreizbewegung, die den Winkel zwischen beiden Unterkieferhälften ändert, und eine andere, bei der jede Hälfte um die eigene Längsachse rotiert, so daß die Zahnhöcker ihre Vertikalstellung verändern. Der Hund scheint diese Möglichkeiten voll auszuschöpfen, wenn er die Stellung eines Knochens zwischen seinen Zähnen so einrichtet, daß er ihn aufbrechen kann.

Die Kaumuskulatur

Die Muskeln, die beim Kauen wirksam werden, stammen vom ersten Kiemenbogen ab und werden daher vom N. mandibularis versorgt. Sie bestehen aus den Mm. temporalis, masseter, pterygoideus medialis und pterygoideus lateralis (Abb. 3-23). Weitere Muskeln, die bei den Kieferbewegungen eine gewisse Rolle spielen, vor allem beim Öffnen des Mundes, werden üblicherweise nicht unter der Bezeichnung „Kaumuskeln" aufgeführt.

Der *M. temporalis* entspringt von einer ausgedehnten Fläche lateral am Hirnschädel und konvergiert zu seiner Ansatzstelle am Processus coronoideus der Mandibula. Bei seiner Kontraktion wird die Mandibula kräftig nach oben gezogen, und daher ist dieser Muskel besonders kräftig bei jenen Arten wie Hund und Katze, bei denen die Haupt-Kieferbewegung schneidend-schnappend ist. Ein Gradmesser seiner funktionellen Bedeutung ist die Größe des Arcus zygomaticus – ein stark geschwungener Jochbogen bietet diesem Muskel mehr Platz. Obwohl die Hauptfunktion das Heben des Unterkiefers ist, ziehen ihn einige Faserbündel nach vorn und andere drücken den Kondylus gegen den Processus retroarticularis.

Der *M. masseter* liegt der Mandibula lateral an. Er entspringt aus dem Bereich der Maxilla (Crista facialis) und vom Arcus zygomaticus, und er setzt breitflächig im hinteren (kaudalen) Bereich der Mandibula an. Er ist für gewöhnlich ein mehrfach gefiederter Muskel, der von starken Sehnenplatten durchsetzt ist. Die Fasern in den verschiedenen Schichten laufen nicht alle parallel, und die einzelnen Portionen können sehr unterschiedliche Funktionen haben. Einige können die Mandibula nach vorn schieben, andere sie zurückziehen, aber die Hauptfunktion ist es, den Unterkiefer anzuheben und auf die aktive (occlusale) Seite zu ziehen; denn der Kauvorgang beschränkt sich jeweils auf nur eine Seite, zumindest bei den domestizierten Pflanzenfressern. Das erklärt, warum der M. masseter beim Hund ziemlich klein und proportional stärker bei den Pflanzenfressern ausgebildet ist, die beim Kauen laterale und rotierende Bewegungen ausführen.

Die Muskelmasse des *Pterygoideus* liegt der Mandibula medial an und erreicht sie von der

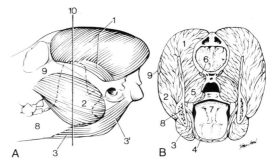

Abb. 3-23 Die Kaumuskeln des Hundes. Linke Seitenansicht (A), im Querschnitt (B).

1, M. temporalis; 2, M. masseter; 3, 3′, rostraler bzw. kaudaler Bauch des M. digastricus; 4, M. mylohyoideus; 5, M. pterygoideus medialis; 6, M. pterygoideus lateralis; 7, Zunge; 8, Mandibula; 9, Arcus zygomaticus; 10, Schnittebene (B).

pterygopalatinen Region des Schädels aus. Das Muskelpaket ist klar getrennt in einen kleinen lateralen und einen größeren medialen Muskel. Einige Faserzüge des M. pterygoideus lateralis befestigen sich am Discus articularis und beeinflussen so dessen Bewegungen, aber die Hauptfunktion der beiden Muskeln ist es, die Mandibula anzuheben, sie etwas nach innen und gleichzeitig nach vorn zu ziehen. Bei allen Arten, für die transversale Bewegungen bzw. seitliche Kieferausschläge unerläßlich sind, bilden der M. masseter und die kontralateralen Mm. pterygoidei eine funktionelle Einheit von Synergisten.

Das Öffnen der Mundspalte wird durch die Schwerkraft erleichtert, es gibt aber auch Muskeln, die diese Bewegung bewirken. Der M. digastricus zieht vom Oberschädel kaudal des temporo-mandibulären Gelenks zum Unterkieferwinkel und besteht aus zwei hintereinander angeordneten Muskelteilen. Die rostrale Portion wird vom N. mandibularis, die kaudale Portion vom N. facialis versorgt, was darauf hinweist, daß dieser Muskel komplexer Herkunft, aus dem Mesoderm der ersten beiden Kiemenbögen ist. Bei all jenen Arten, wo der M. sternocephalicus an der Mandibula ansetzt, kann auch dieser Muskel ein Öffner der Mundspalte sein.

Bei den Säugetieren wird die Mundhöhle in der Ruhestellung allein durch den Tonus der Kaumuskeln verschlossen, wahrscheinlich unterstützt durch die hermetische Versiegelung, die durch die Anlagerung des Zungenrückens an den Gaumen entsteht. Die Kiefer sind symmetrisch in einer Mittelstellung jederseits der Medianebene angeordnet, und die beiden Zahnbögen stehen leicht aufeinander. Der von den Oberkiefer-Zähnen gebildete Zahnbogen ist im allgemeinen weiter als der des Unterkiefers, und daher stehen die Zähne nur teilweise aufeinander. Bei einigen Tierarten, so z. B. bei der Ratte, ist eine gleichzeitige Okklusion der Schneidezahn- und der Backen-Zahnregion nicht möglich; bei ihnen muß der Unterkiefer vorgeschoben und gesenkt werden, um die Schneidezahnränder aufeinanderzusetzen, und entsprechend muß der Unterkiefer zurückgezogen und gehoben werden, wenn die Backenzähne Kontakt aufnehmen sollen; in der Ruhestellung wird von diesen Tieren eine Mittelstellung des Unterkiefers bevorzugt.

Bereits eine leichte Zunahme der Muskelkontraktion bringt die beiden Zahnbögen in besseren Kontakt; diese Stellung wird als zentrale Okklusion bezeichnet. In dieser Stellung ändern sich die Beziehungen der Zähne zueinander, sogar beim gleichen Tier in unterschiedlichen Altersstufen, weil die Zähne durch den Abschliff der größeren Vorsprünge auch ihre Kontaktflächen verändern. Für gewöhnlich paßt sich jeder Backenzahn in zwei gegenüberstehende, wobei die Zähne des unteren Zahnbogens stets ein wenig mesial zu ihren oberen Gegenspielern stehen. Beim Hund beißen die größten Zähne aufeinander: der letzte obere Prämolar und der erste untere Molar sind die Reißzähne, und die stellen die Hauptschere des schneidenden Gebisses dar (Abb. 3-18). Die Zähne vor den Reißzähnen treffen nicht aufeinander, sie lassen Raum zum Tragen, doch dafür stehen die letzten Backenzähne ausgiebig in Kontakt. Der untere Fangzahn schiebt sich vor den oberen und füllt dadurch den Raum zwischen diesem und dem dritten Schneidezahn aus.

Die Stellung der Zähne zueinander ist veränderlich, wie man leicht an dem häufig defekten Gebiß des Menschen studieren kann. Ein Zahn, dem seine normale Stütze genommen wurde, kann sich unter dem Einfluß des Kaudruckes verschieben. Der wechselnde Druck von Lippen, Backe und Zunge erhält und unterstützt normale Zahnkontakte und Zahnstellungen. Es hat sich bei Entwicklungsstudien gezeigt, daß diese Beziehungen bereits vor dem Zahndurchbruch hergestellt werden und daß beiderseitig wirksame Faktoren das Wachstum der beiden Kiefer und die Entwicklung ihrer Zähne beeinflussen. Dadurch sind ihre Beziehungen in allen Stadien der Entwicklung harmonisch aufeinander abgestimmt. Dennoch sind Anomalien keineswegs selten und der „Überbeißer" wie der „Unterbeißer" sind bei Hunderassen wie bei den Boxern bzw. Bulldoggen oder bei den Afghanen wohlbekannte Erscheinungen.

Eine besonders einfache Handlung, die man bei allen Arten unabhängig von ihren Nahrungsgewohnheiten beobachten kann, ist das Starren mit offenem Mund, das durch das Absenken des Unterkiefers herbeigeführt wird. Erreicht wird es durch Erschlaffen oder Inaktivität des Kaumuskelgewebes, durch Kontraktion der Antagonisten und durch die Schwerkraft. Beim Absenken rollt der Gelenkkopf der Mandibula auf den Discus articularis, der in der Gelenkgrube nach vorn gleitet, wobei er wahrscheinlich von jenen Muskelfasern des M. pterygoideus lateralis unterstützt wird, die an ihm ansetzen.

Das Schließen des Mundes erfordert den genau umgekehrten Prozeß und muß im entscheidenden Moment kräftig genug sein, um ein Stück

Abb. 3-24 Die Beziehungen zwischen Gelenkfläche und Kaufläche bei Hund und Schaf (gekennzeichnet jeweils durch die oberen bzw. unteren Pfeile).

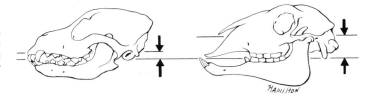

abzubeißen. Manchmal wird das Abbeißen nur mit den Schneidezähnen erreicht, während bei anderen Arten die Scharnierbewegung durch ein anfängliches Vorschieben des Unterkiefers kompliziert wird, durch das die Schneidezahnkanten erst aufeinandergestellt werden können. Werden die Backenzähne zum Beißen benutzt, erfolgt es einseitig. Die Pflanzenfresser benutzen die Backenzähne zum Zermahlen von Nahrung, die sich dann bereits in der Mundhöhle befindet, und dem Kieferschluß geht eine Lateralverschiebung voraus (seitliche Okklusion). Das Kiefergelenk dieser Tiere befindet sich erheblich über der Kauebene und die Unterkieferzähne werden über die Oberkieferzähne nach vorn gezogen, sowie sie sich einander nähern. Das verursacht eine mahlende Komponente, die überall dort fehlt, wo das Gelenk und die Kauebene sich etwa in gleicher Höhe befinden. Schaf und Hund, als typische Beispiele für Pflanzen- und Fleischfresser, zeigen diese Unterschiede der Stellung des Gelenks im Verhältnis zu den Zähnen (Abb. 3-24).

Schlundkopf und weicher Gaumen

Der Schlundkopf, Pharynx, schließt sich kaudal an die Mundhöhle an und setzt sich in den Oesophagus fort. Er stellt einen trichterförmigen Raum zwischen der Schädelbasis und den beiden ersten Halswirbeln dorsal, dem Kehlkopf ventral sowie den Mm. pterygoidei, dem Unterkiefer und dem Aufhängeapparat des Zungenbeins lateral dar. Da die Schlundkopfhöhle mit den anderen Hohlräumen des Kopfes in offener Verbindung steht, ist eine genaue Definition seiner Größe und seiner Begrenzungen schwierig; einen ersten Eindruck vermitteln die Abb. 3-25, 3-26 sowie 4-2. Die Abb. 3-27 illustriert die Überkreuzung von Atem- und Speiseweg und soll daran erinnern, daß der Pharynx sowohl respiratorischen wie alimentären Funktionen dient.

Den Schlüssel zum Verständnis des Schlundkopfes liefert der weiche Gaumen (Gaumensegel), der bereits als eine Fortsetzung des harten Gaumens über den Choanenrand hinaus erwähnt wurde. In der Ruhestellung liegt das Gaumensegel der Zunge auf, aber wenn das Tier schluckt, wird es in eine eher horizontale Lage gehoben und teilt dann viel eindeutiger den Schlundkopf in eine dorsale und ventrale Etage. Zwei Bogenpaare verbinden den weichen Gaumen mit benachbarten Strukturen. Das kaudale Paar, die Arci palatopharyngei verlaufen an der Lateralwand des Pharynx und können so weit reichen, daß sie sich über dem Eingang in den Oesophagus miteinander vereinigen (Abb. 3-25). Gemeinsam mit dem freien Rand des Gaumensegels (Arcus veli palatini) umkreisen sie jene Verengung des Pharynxlumens, das Ostium intrapharyngeum, die die Unterteilung des Schlundkopfes in den dorsalen Atmungsrachen und den ventra-

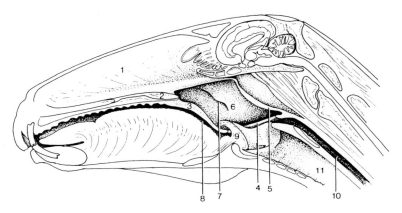

Abb. 3-25 Paramedianschnitt durch den Kopf des Pferdes.

1, Septum nasi; 2, Harter Gaumen; 3, Weicher Gaumen; 4, Arcus palatopharyngeus; 5, Dach des Atmungsrachens; 6, Nasopharynx; 7, Zugang zur Hörtrompete; 8, Mundrachen; 9, Epiglottis; 10, Oesophagus; 11, Trachea.

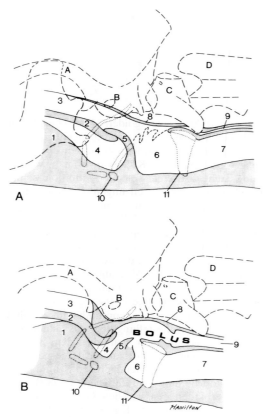

Abb. 3-26 Der Pharynx des Hundes. A, bei Nasenatmung. B, beim Schlucken (nach Röntgenbildern gezeichnet).

A, Arcus zygomaticus; B, äußerer Gehörgang; C, Atlas; D, Axis; 1, Zunge; 2, Weicher Gaumen; 3, Nasopharynx; 4, Oropharynx; 5, Epiglottis; 6, Larynx; 7, Trachea; 8, Dach des Atmungsrachens; 9, Oesophagus; 10, Basihyoid; 11, Ringknorpel. (Nach Watrous und Suter; mit freundlicher Genehmigung von V. Rendano, DVM.)

len Schlingrachen markiert. Die weiter rostral gelegenen Arci palatoglossi ziehen in den seitlichen Wurzelbereich der Zunge; sie demarkieren den Übergang der Mundhöhle in den Oropharynx (Schlingrachen, Abb. 3-3). Der Oropharynx wird in Höhe der Epiglottis ein wenig willkürlich von der dritten Schlundkopfabteilung abgegrenzt, vom Laryngopharynx. Dieser liegt über dem Kehlkopf und wird durch seine Länge auch begrenzt.

Funktionell könnte der Nasopharynx (Atmungsrachen) als Teil der Nasenhöhle betrachtet werden. Er liegt außerhalb des Nahrungsweges und nimmt in keiner Weise am Schluckakt teil, sondern leitet lediglich die Luft weiter. Die Topographie dieser Verbindung zur Nasenhöhle unterliegt bei den einzelnen Arten großen Variationen; so ist sie eine einheitliche, gangähnliche Verbindung beim Hund. Zusätzlich zu den Hauptzugängen kommuniziert der Nasopharynx mit den Mittelohrhöhlen über die beiden Ohrtrompeten (Tubae Eustachii). Die paarigen Tubenöffnungen befinden sich beim Hund auf dem Scheitel von pickelähnlichen Erhebungen. Ausgehend von der Öffnung ziehen radiär angeordnete Muskelbündel in die Pharynxwand und ermöglichen damit die zeitweilige Erweiterung des Ostium pharyngeum tubae. Dadurch kann Luft von oder zum Mittelohr geleitet werden, um den Druck auf beiden Seiten der Paukenhöhle auszugleichen. Der größte Teil der Nasopharynx-Wand besteht lediglich aus einer dünnen Schleimhaut, die nur durch die benachbarten Strukturen gestützt wird: in erster Linie die Schädelbasis und die ventralen geraden Kopfmuskeln. Die Mukosa ist mit einem typischen respiratorischen Epithel ausgestattet, enthält zahlreiche Schleimdrüsen und viel lymphatisches Gewebe, zum Teil diffus verteilt, teilweise aber auch massiert. Jene Massierungen lymphatischen Gewebes, die als Erhebungen schon mit bloßem Auge erkennbar sind, werden als Tonsilla pharyngea (Rachenmandel) bezeichnet und sind ein Teil des „Lymphatischen Rachenrings", der die Übergänge von Nase und Mund zum Schlundkopf mit seinen Mandeln schützt. Wie andere lymphatische Gewebe sind sie in der Jugend stärker entwickelt. Abnormal vergrößerte Tonsillen dagegen beeinträchtigen die Luftleitung.

Die Enge des *Mundrachens* (Oropharynx) bestimmt die Größe der Bissen, die abgeschluckt werden können. Seine Seitenwände werden durch eine Faszie verstärkt und sind der Sitz der Gaumenmandeln (Tonsillae palatinae). Diese sind bei den verschiedenen Haustierarten sehr unterschiedlich angeordnet; bei dem Pferd z. B. sind sie eher diffus, wenn auch etwas herausgehoben, während sie bei anderen Arten eine kompakte Masse darstellen, die von oder zum Lumen hin vorspringt, wie es beim Rind bzw. beim Hund der Fall ist. Ins Lumen vorspringende Tonsillen werden von einer Schleimhautfalte abgedeckt, wodurch sie sich teilweise der Betrachtung bei geöffneter Mundhöhle entziehen (Abb. 3-8/8).

Der *Laryngopharynx* ist der größte Abschnitt des Schlundkopfes. Nach vorn zu ist er geräumig, verengt sich jedoch beim Übergang in den Oesophagus an einer beim Hund sehr markanten Be-

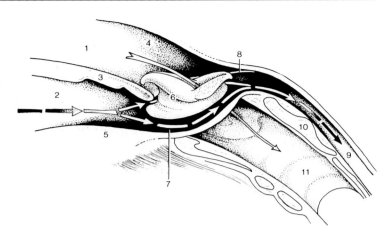

Abb. 3-27 Schematisierte Zeichnung des Pharynx, die die rostralen Verbindungen mit Nasenhöhle und Mundhöhle und die kaudalen Verbindungen mit Oesophagus und Larynx zeigt.

1, Nasenhöhle; 2, Mundhöhle; 3, Weicher Gaumen; 4, Nasopharynx; 5, Zungenwurzel; 6, Larynx (springt vom Rachenboden vor); 7, Laryngopharynx (Recessus piriformis); 8, Arcus palatopharyngeus; 9, Oesophagus; 10, Platte des Ringknorpels; 11, Trachea.

grenzung durch eine Schleimhautfalte, die bei den anderen Arten fehlt, wodurch eine Abgrenzung erschwert wird. In Ruhestellung ist das Lumen der kaudalen Portion des Laryngopharynx durch die Anlagerung der Seitenwände und des Daches an den Boden der Rachenhöhle völlig verschlossen. Der Boden wird weitgehend vom Zugang zum Kehlkopf eingenommen und paßt sich der Epiglottis, den Stellknorpeln und den Plicae aryepiglotticae an. Die Epiglottis fungiert dabei wie ein Brückenpfeiler, vor dem Flüssigkeiten nach den Seiten hin in Rinnen (Recessus piriformis) ausweichen, die neben der Kehlkopfkrone verlaufen (Abb. 3-27).

Unter einer außenliegenden Faszie wird der Hauptteil der Pharynxwand von einer Gruppe quergestreifter Muskeln gebildet. Sie bestehen aus drei Funktionstypen die der Verengung, der Erweiterung und der Verkürzung des Rachenraumes dienen, obwohl keiner der einzelnen Muskeln so einfach wirkt wie ihre Bezeichnungen andeuten (Abb. 3-28). Die Schlundkopfschnürer (Constrictores) entspringen von Fixpunkten seitlich des Rachens und strahlen in das Dach des Pharynx ein. Mit ihren Partnern von der anderen Seite bilden sie eine Reihe von Muskelbögen, die das Lumen von dorsal und lateral umgreifen. Im allgemeinen ist es ausreichend, rostrale, mittlere und kaudale Schlundkopfschnürer zu unterscheiden, obwohl man jeden davon noch in kleinere Einheiten unterteilen kann. Der rostrale Constrictor entspringt aus dem Schädelbereich des Pterygoids (M. pterygopharyngeus) und aus der Aponeurose des weichen Gaumens (M. palatopharyngeus); er umfaßt den Schlundkopf in Höhe des Arcus palatopharyngeus. Viele seiner Muskelfasern verlaufen fast longitudinal und bewirken damit auch eine Verkürzung des Schlundkopfes, wobei sie ihn zu und über den Bissen ziehen, der aus der Mundhöhle kommt. Der mittlere Schlundkopfschnürer (M. hyopharyngeus) entspringt vom benachbarten Zungenbein. Der kaudale Constrictor entspringt in zwei Teilen, als M. thyreopharyngeus vom Schildknorpel (Thyreoid) und als M. cricopharyngeus vom Ringknorpel (Cricoid) des Kehlkopfs. Wenn sich die drei Constrictor-Paare nacheinander kontrahieren, beschleunigen sie den Bissen distalwärts in den Oesophagus hinein. Der Schlundkopfwei-

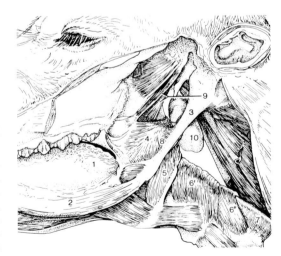

Abb. 3-28 Seitenansicht der Verbindung des Schlundkopfes mit der Schädelbasis beim Rind.

1, Zungenwurzel; 2, M. styloglossus; 3, Stylohyoid; 4, rostrale Schlundkopfschnürer; 5, mittlere Schlundkopfschnürer; 6, kaudale Schlundkopfschnürer; (6', M. thyreopharyngeus; 6'', M. cricopharyngeus); 7, Oesophagus; 8, Schlundkopferweiterer (M. stylopharyngeus caudalis); 9, Mm. tensor und levator veli palatini; 10, Ln. retropharyngeus medialis.

terer (M. stylopharyngeus caudalis) entspringt vom Zungenbein-Aufhängeapparat, verläuft aber stärker transversal und inseriert, sich fächerförmig verbreiternd, in der Pharynxwand. Bei seiner Kontraktion erweitert er den rostralen Abschnitt der Schlundkopfhöhle, wodurch der Bissen leichter eintreten kann.

Eine fibroelastische Aponeurose innerhalb der Muskelschicht stützt die Schleimhaut. Sie stellt auch eine mediane Raphe pharyngis, an der zahlreiche Fasern der paarigen Muskeln inserieren und die durch ihre Verlängerung bis zur Schädelbasis das ganze Organ in seiner Lage fixiert. Die Schleimhaut des Oro- und des Laryngopharynx wird von einem mehrschichtigen Plattenepithel bedeckt und enthält zahlreiche kleine Speicheldrüsen, die schleimige Gleitflüssigkeit für den Nahrungstransport liefern.

Der *weiche Gaumen* (Velum palatinum) wird auf seiner Dorsalfläche von einer respiratorischen Schleimhaut bedeckt und ventral von einer kutanen Mundschleimhaut. Er wird unterhalb der dorsalen Schleimhaut durchzogen von einer festen Aponeurose, während seine Ventralseite hauptsächlich aus dichtgelagerten Speicheldrüsen besteht, die nahe der Medianlinie durch den in der Längsrichtung angeordneten M. palatinus unterbrochen werden, der das Gaumensegel verkürzen kann. Zwei kleinere Muskeln, die vom Processus muscularis des Schläfenbeins (Felsenbeinpyramide) entspringen, setzen im seitlichen Bereich der Gaumenaponeurose an, nachdem sie einen etwas unterschiedlichen Verlauf genommen haben.

Wie ihre Namen andeuten, spannt der M. tensor veli palatini den weichen Gaumen durch seine Zugwirkung von lateral, während der M. levator veli palatini das Gaumensegel hebt. Die Schleimhaut von Pharynx und Gaumensegel sowie die Muskeln (außer dem Tensor, der vom N. mandibularis versorgt wird) erhalten ihre Innervation von einem Nervenplexus, zu dem hauptsächlich der N. vagus, in geringem Maße aber auch der N. glossopharyngeus beiträgt.

Der Oesophagus

Der Oesophagus (Speiseröhre, Schlund) leitet die Nahrung vom Pharynx in den Magen. Dieses relativ enge Rohr beginnt dorsal auf dem Ringknorpel des Kehlkopfs und begleitet die Luftröhre am Hals nach unten, wobei es sich zuerst nach links wendet, dann aber kurz nach dem Eintritt in den Brustkorb wieder eine symmetrische Mittelposition auf der Trachea einnimmt (Abb. 3-29). Im Thorax verläuft die Speiseröhre im Mediastinalspalt (S. 176) und zieht jenseits der Luftröhren-Bifurkation über das Herz hinweg, bevor sie den Hiatus oesophageus des Zwerchfells durchdringt. Von dort überquert sie den Dorsalrand der Leber, um an der Cardia in den Magen zu münden. Sie besteht demnach aus je einer Pars cervicalis, thoracica und abdominalis, obwohl letztere Portion sehr kurz ist.

Hier sollen nur einige der wichtigsten Eigenheiten ihrer Topografie erwähnt werden. Die Pars cervicalis verläuft im Viszeralraum des Halses, der scheidenartig von Muskeln umhüllt wird: dorsal von den subvertebralen Muskeln, und medioventral stößt sie an die Luftröhre (Abb. 3-29). Fast auf ihrer gesamten Länge wird sie von der linksseitigen A. carotis communis, dem Truncus vagosympathicus und dem N. recurrens laryngis begleitet.

Der Brustteil kreuzt den Aortenbogen von rechts, der ihn von der Sagittalrichtung ablenkt. Weiter kaudal wird er am Dorsal- und Ventralrand von den Nervenstämmen begleitet, in die sich die Nervenfasern des linken und rechten Vagus rekonstituiert haben.

Der Aufbau des Oesophagus folgt einem Bauplan, wie er von da an typisch für den gesamten

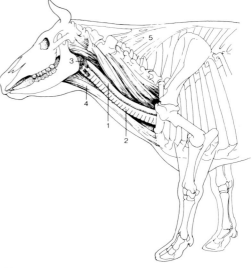

Abb. 3-29 Der Hals des Rindes in Seitenansicht. In der Mitte des Halses liegt der Oesophagus der Trachea von links dorsolateral an.

1, Oesophagus; 2, Trachea; 3, Schlundkopfmuskulatur; 4, M. sternocephalicus; 5, Ligamentum nuchae.

Verdauungstrakt ist. Die äußere Umhüllung bildet im Halsbereich lockeres Bindegewebe (Adventitia), das im Thorax und in der Bauchhöhle weitgehend durch Serosa ersetzt wird. Die Speiseröhrenmuskulatur ist am Anfang quergestreift, wird aber bei vielen Arten – nicht jedoch bei Hund und Wiederkäuern – früher oder später im Thorax durch glatte Muskulatur abgelöst.

Üblicherweise werden zwei Muskelschichten in der Speiseröhrenwand beschrieben; beide verlaufen spiralig und drehen sich im Anfangsteil des Oesophagus gegenläufig. Näher am Magen ordnet sich die Außenschicht mehr longitudinal an und die Innenschicht eher zirkulär (Abb. 3-30). Im einzelnen ist die Anordnung ziemlich kompliziert, zumal es zu zahlreichen Querverbindungen kommt, wobei Muskelbündel von einer Schicht zur anderen überwechseln. Obwohl die morphologischen Nachweise für ihre Existenz bisher wenig überzeugend sind, wurden aufgrund funktioneller Studien eine Reihe von Sphinkteren postuliert. Dazu gehört ein kranialer Sphinkter, der möglicherweise durch Fasern des M. cricopharyngeus gebildet wird und vielleicht andere Stellen innerhalb der Brusthöhle, wo der Nahrungstransport erfahrungsgemäß verlangsamt wird. Eine Verdickung, die einen Sphinkter vermuten läßt, findet sich am Übergang des Oesophagus in den Magen, obwohl der Nahrungsfluß bereits etwas mehr kranial offensichtlich verzögert wird, nämlich unmittelbar vor dem Zwerchfell. Es gibt jedoch keinen anatomischen Nachweis für einen praediaphragmatischen Sphinkter.

Das Innere der Speiseröhrenwand untergliedert sich durch die dazwischengeschaltete fenestrierte Lamina muscularis mucosae in Submukosa und Mukosa. Die Muskellamelle ist in der Brustportion ausgeprägter; sie verursacht die Anordnung der auskleidenden Schleimhaut in Längsfalten, wenn das Rohr leer ist. Die innere Oberfläche bedeckt ein mehrschichtiges Plattenepithel, dessen Verhornungsgrad von Tierart zu Tierart je nach der Beschaffenheit ihrer typischen Nahrung wechselt. Die Grenze zwischen dem Speiseröhren- und dem Magenepithel ist abrupt und kann von der Cardia nach beiden Seiten hin verschoben sein. Beim Menschen kann ausgedehnte oder häufige Beeinträchtigung des mehrschichtigen Plattenepithels im unteren Oesophagus durch Magensaft (z. B. Sodbrennen) eine Umwandlung in zylindrisches Magenepithel verursachen.

Der Oesophagus bezieht seine Innervation vom Sympathicus und vom N. vagus, einschließlich der Recurrens-Äste.

Die Versorgung durch den Vagus ist die vorrangige. Die quergestreifte Muskulatur der kranialen Portion entstammt dem branchialen Mesoderm und erhält aus diesem Grund eine spezielle viszerale Innervation (s. S. 292). Die Muskulatur des weiter kaudal gelegenen Teils erhält eine parasympathische Versorgung, obwohl sie quergestreift sein kann wie beim Hund.

Die Blutgefäßversorgung aus verschiedenen lokalen Arterien zeigt keine wesentlichen Besonderheiten.

Der Schluckakt

Die erste Phase des Schluckaktes (Abb. 3-26/B) unterliegt dem Willen, aber sobald der Bissen die Mundhöhle verlassen hat, ist sein weiterer Weg nicht mehr kontrollierbar.

Die Nahrung, die durch Kauen und Einspei-

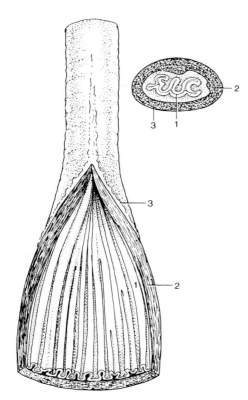

Abb. 3-30 Halbschematische Darstellung des Speiseröhren-Aufbaus im Längs- und Querschnitt.

1, Schleimhaut; 2, Muskelschicht (längsverlaufend und ringförmig); 3, Adventitia.

chelung ausreichend vorbereitet wurde, wird in einer Bucht gesammelt, die durch Eindellung des Zungenrückens entsteht, wonach die Zungenspitze gegen den Gaumen gedrückt wird. Die Kiefer werden geschlossen und eine heftige Kontraktion der Mm. mylohyoideus, hyoglossus und styloglossus drückt den Bissen in den Oropharynx. Dabei berührt die Nahrung unausweichlich die Rachenschleimhaut und dieser Kontakt löst den eigentlichen Schluckreflex aus. Die afferenten Nerven bestehen aus Ästen der Nn. mandibularis, glossopharyngeus und vagus. Während die Nahrung kaudal geschoben wird, wird der weiche Gaumen angehoben und sein freier Rand (Arcus veli palatini) wird näher an die dorsokaudale Pharynxwand gezogen. Der dadurch bewirkte Verschluß des Ostium intrapharyngeum verhindert einen Abfall des Druckes, der in der Mundhöhle erzeugt wurde, sorgt für den Transport der Nahrung nur in Richtung Oesophagus und verhindert ein Ausweichen in den Nasopharynx. In dieser Phase kommt es zu einer kurzen Blockierung der Atmung bei geschlossener Glottis. Der Zungenbeinapparat und der Kehlkopf werden gleichzeitig nach vorn gezogen, während die Epiglottis beim Zusammentreffen mit der Zunge nach hinten umgeschlagen wird, um so den Zugang zur Kehlkopfhöhle einigermaßen abzudecken. Allerdings paßt sie nicht in diese Zugangsöffnung (wie immer wieder angenommen wird), und es ist vom Menschen bekannt, daß selbst eine weitgehende chirurgische Resektion der Epiglottis die Schluckfähigkeit nicht wesentlich beeinträchtigt.

Die Nahrung bewegt sich entweder über die Epiglottis hinweg oder seitlich an ihr vorbei, angetrieben von dem kontinuierlichen Druck der koordinierten, aufeinanderfolgenden und raschen Kontraktionen der Schlundkopfschürer. Der Pharynx, der zur Aufnahme des Bissens durch den M. stylopharyngeus caudalis erweitert worden war, wird anschließend verkürzt und durch die Längsmuskelfasern der Mm. constrictores förmlich über den Bissen gestülpt. Das Kaudalende des Schlundkopfes erschlafft vor der Aufnahme des Bissens, der schließlich rasch durch den Oesophagus geleitet wird, vor allem durch eine peristaltische Wellenbewegung, die vom distalen Ende des M. cricopharyngeus ihren Ausgang nimmt. Diese abschließenden Bewegungsabläufe werden wahrscheinlich von einem örtlichen Reflex koordiniert, anders als die vorhergehenden Phasen, die durch das Schluckzentrum im Stammhirn kontrolliert werden.

Flüssigkeiten werden auf die gleiche Weise abgeschluckt. Sie laufen vor allem durch die Recessus piriformes und der anfängliche Antrieb ist meistens ausreichend, um sie in den Oesophagus einzuspritzen.

Die Bauchhöhle

Einige allgemeine Bemerkungen über das Cavum abdominis sind unerläßlich, ehe mit der Beschreibung des Verdauungssystems fortgefahren wird.

Das Abdomen ist jener Teil des Rumpfes, der kaudal des Zwerchfells gelegen ist (s. S. 35). Es umschließt die größte Körperhöhle, die ab einer Ebene durch das Kreuzbein-Promontorium und den Pecten ossis pubis mit der weiter kaudal gelegenen, bedeutend kleineren Beckenhöhle in offener Verbindung steht (Abb. 2-2). Der kraniale (intrathroakale) Teil der Bauchhöhle wird durch die hinteren Rippen und deren Rippenknorpel geschützt und ist dadurch in seinen Größenveränderungen eingeschränkt. Der kaudale Teil dagegen wird nur dorsal vom Stammskelett gestützt und ist in seiner Ausdehnung variabler. Die Beckenhöhle wird am stärksten durch Knochen gestützt und hat daher eine eher konstante Ausdehnung – obwohl auch hier gewisse Schwankungen, bedingt durch Veränderungen der weichen Anteile der Beckenhöhlenwand, auftreten (s. S. 229).

Die anatomischen Verhältnisse der Bauch- und Beckenwand wurden bereits bei der Beschreibung des Bewegungsapparates dargestellt und auf Besonderheiten wird in den späteren Kapiteln eingegangen; dort werden auch die Übereinstimmungen und jene Faktoren beschrieben, die diese bei den verschiedenen Tierarten beeinflussen. Die Bauch-Beckenhöhle umschließt den Peritonealsack; den Magen, den Dünn- und Dickdarm und daran angeschlossen Leber und Pankreas; die Milz; die Nieren, die Ureter, die Harnblase und teilweise die Harnröhre; die Eierstöcke und beim weiblichen Tier den größten Teil des Reproduktionstraktes, einen geringeren Teil beim männlichen Tier, die Nebennieren und zahlreiche Nerven, Blutgefäße sowie Lymphknoten und Lymphgefäße.

Bildungen des Bauchfells

Ein Einschnitt durch alle Schichten der Bauchwand führt in die Peritonealhöhle, ein Abschnitt des ursprünglichen Coeloms, der von einer zarten serösen Haut begrenzt wird, dem Bauchfell (Peritoneum). Beim männlichen Tier ist die *Peritonealhöhle* völlig nach außen abgeschlossen, beim weiblichen Tier dagegen besteht eine potentielle Verbindung zur Außenwelt an der abdominalen Öffnung jeder der beiden Tubae uterinae (Eileiter). Die Peritonealhöhle enthält nur eine geringe Menge seröser Flüssigkeit, da die Abdominalorgane aus der Höhle durch ihren eigenen peritonealen Überzug (Visceralserosa) ausgeschlossen sind. Dennoch bezeichnet man üblicherweise alle Organe als intraperitoneal, die an der Bauchwand durch Duplikaturen des Peritoneum aufgehängt sind. Obwohl sie nicht korrekt ist, hilft diese Bezeichnung bei der Betonung des Unterschieds zur retroperitonealen Unterbringung anderer Organe, die direkt mit der Bauchwand verbunden sind. Eine Zeichnung (Abb. 3-31) verdeutlicht diese Unterschiede. Die gleiche Zeichnung illustriert die Unterteilung des Bauchfells in einen parietalen Abschnitt, der die Wandungen (Parietes) auskleidet, einen viszeralen Abschnitt, der die Organe (Viscera) unmittelbar überzieht und eine Reihe von Doppellamellen, die die parietalen mit den viszeralen Abschnitten verbinden. Diese Serosafalten werden oft in ihrer Gesamtheit als Gekröse (Mesenterien) bezeichnet, aber eigentlich bezieht sich diese Bezeichnung nur auf jene Falte, an der der Dünndarm aufgehängt ist. Ähnliche Gebilde werden traditionell als Mesocolon, Mesovarium usw. bezeichnet, je nach dem Organ, das sie in Position halten, während andere wie z. B. das große Netz Bezeichnungen tragen, die weniger aufschlußreich sind.

Das *Peritoneum* besteht aus einer einfachen Lage platter Mesothelzellen, unterlagert von fibroelastischem Bindegewebe, das sich je nach Lage mehr oder weniger fest an der Unterlage befestigt. Unter dem Bauchfell wird oft eine beträchtliche Menge Fett abgelagert, wobei einige Körperstellen besonders bevorzugt werden. Beim gesunden Tier besteht die Peritonealhöhle eigentlich nur aus einer Reihe von Spalten zwischen den dicht aneinandergepackten Bauchorganen. Die meisten dieser Spalten stellen kapillare Räume dar, und daher ist die Gesamtmenge der Peritonealflüssigkeit gering – wenige Milliliter beim Hund. Dennoch ist diese Flüssigkeit von lebenswichtiger Bedeutung; denn sie benetzt die Eingeweide, so daß sie sich frei aneinander vorbei oder gegen die Bauchwand bewegen können, sei es bei eigenen Funktionsabläufen oder bei der

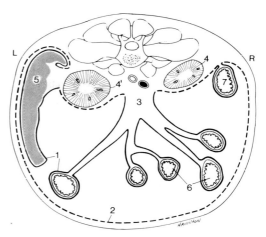

Abb. 3-31 Schematischer Querschnitt durch das Abdomen des Hundes.

1, Peritoneum viscerale (durchgezogene Linie); 2, Peritoneum parietale (unterbrochene Linie); 3, Gekrösewurzel; 4, 4', rechte und linke Niere (retroperitoneal); 5, Milz; 6, Jejunum; 7, Duodenum, Pars descendens.

Verschiebung durch andere Aktivitäten. Die Flüssigkeit wird ständig erneuert, obwohl der Mechanismus seiner Resorption nicht völlig klar ist. Wie auch immer beschaffen, die große Oberfläche ($2 m^2$ beim Menschen) des Bauchfells sorgt für schnelle Aufnahme, und manchmal werden hier sogar Pharmaka durch intraperitoneale Injektion eingebracht. Auf entsprechende Weise werden Toxine leicht resorbiert, und da die warme, feuchte Peritonealhöhle optimale Bedingungen für bakterielles Wachstum schafft, kommt es leicht zu einer Entzündung (Peritonitis).

Entzündete seröse Häute zeigen die Tendenz, miteinander zu verwachsen und im Laufe der Zeit können sich diese Verklebungen organisieren und dauerhaft werden. Das ist der Grund, warum der Chirurg die Wundränder umschlägt, so daß die Serosaoberflächen aufeinanderliegen, wenn ein Schnitt geschlossen wird. Die Verklebung von Organen, die sich normalerweise frei gegeneinander verschieben, ist eine mögliche, aber unerwünschte Folge einer Infektion oder Verletzung des Bauchfells. Unzweifelhaft wird jede Befestigung, die die Bewegung einschränkt, den normalen Funktionsablauf beeinträchtigen. Es muß jedoch auch darauf hingewiesen werden, daß die Verklebung aneinandergelagerter seröser Oberflächen (unter Verschluß des Zwischenraumes) bei Entwicklungsvorgängen nichts Ungewöhnliches ist, was die endgültige Lagerung und Anordnung zahlreicher Organe und Mesenterien erklärt (Abb. 3-32).

In der Frühentwicklung nimmt der Gastro-Intestinaltrakt einen sagittalen Verlauf durch die Körperhöhle. Er ist in seiner gesamten Länge am Dach des embryonalen Rumpfes durch ein primitives Dorsalgekröse befestigt und nur ein Teil des Vorderdarms (aus dem sich Magen und Anfangsteil des Duodenum entwickeln) und ein kurzer Abschnitt des Dickdarms besitzen ähnliche Ventralbefestigungen. Die Abschnitte des Dorsalgekröses, die jeweils mit den sich differenzierenden Organen verbunden sind, erhalten entsprechende Namen und sollen in der Reihenfolge aufgeführt werden: (dorsales) Mesogastrium, Mesoduodenum, Mesojejunum, Mesoileum, Mesocolon und Mesorectum. Die ventrale Befestigung des Magens ist das ventrale Mesogastrium. Mesojejunum und Mesoileum bilden gemeinsam das Hauptgekröse beim Erwachsenen. Fast alle Abschnitte des Mesenterium dorsale bleiben in mehr oder weniger unveränderter Form bestehen (zumindest beim Hund), die Magengekröse dagegen haben ein komplizierteres Schicksal, das sich aus der später einsetzenden Magenentwicklung erklärt.

Das Mesogastrium dorsale wird während dieser Entwicklung in die Länge gezogen und aufgefaltet, wonach es als Omentum majus, das große Netz, bezeichnet wird. Die Auffaltung führt zur Bildung eines Beutels, der Bursa omentalis, die einen Teil der Peritonealhöhle umschließt. Dieser Netzbeutel wird jedoch abgeflacht und seine Wände kommen in so engen Kontakt miteinander, daß die Höhle nur einen potentiellen, keinen tatsächlichen Raum darstellt. Das große Netz des Hundes ist zwischen den Eingeweiden und dem Boden der Bauchhöhle kaudal gerichtet, und seine Wände werden aufgrund ihrer Beziehungen zur Bauchwand und Bauchorganen als parietal (ventral bzw. Paries superficialis) bzw. als visceral (dorsal bzw. Paries profundus) bezeichnet. Es ist das erste Gebilde, was bei Eröffnung der ventralen Bauchwand zum Vorschein kommt. Das später einsetzende Wachstum der Leber engt den Zugang zum Inneren der Bursa omentalis bis auf eine enge Öffnung ein, das Netzbeutelloch (Foramen epiploicum), durch das der Netzbeutelhohlraum in offener, wenn auch eingeengter Verbindung mit dem Hauptteil der Peritonealhöhle steht. Die wesentlichen Merkmale dieser Beziehungen sind auf den Abb. 3-32 und 3-57 dargestellt. Das unterschiedliche Wachstum und die Sekundäreinflüsse, die die Verhältnisse beim erwachsenen Tier schließlich bestimmen, zeigen erhebliche Artunterschiede und jene Einzelheiten, die von praktischer Bedeutung sind, werden im

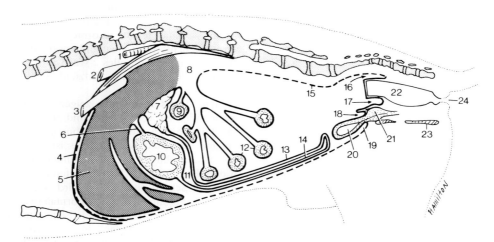

Abb. 3-32 Paramedianschnitt durch die Bauchhöhle eines Hundes zur Illustration der Verteilung des Peritoneums (schematisch).

1, Aorta; 2, Oesophagus; 3, V. cava caudalis; 4, Zwerchfell; 5, Leber; 6, kleines Netz; 7, Pankreas; 8, Gekrösewurzel; 9, Colon transversum; 10, Magen; 11, Bursa omentalis; 12, Dünndarm; 13, Paries profundus des großen Netzes; 14, Paries superficialis des großen Netzes; 15, Peritoneum parietale; 16, Fossa pararectalis; 17, Excavatio rectogenitalis; 18, Excavatio vesicogenitalis; 19, Excavatio pubovesicalis; 20, Harnblase; 21, Prostata; 22, Rectum; 23, Os ischii; 24, Anus.

Zusammenhang mitgeteilt. Bei den meisten Arten ähnelt das große Netz einem Spitzentuch, eine Ähnlichkeit, die durch netz- und strangartige Fettablagerungen entlang der Blutgefäße entsteht. Bei Wiederkäuern kann so viel Fett eingelagert werden, daß das Netz scheinbar aus nichts anderem besteht. Von sich aus kann sich das Netz nicht fortbewegen, wird aber durch die Bewegungen der Organe in der Bauchhöhle häufig verschoben. Da es die bereits erwähnte Tendenz aller serösen Häute zeigt, bei Entzündungen zu verkleben, werden im Bereich von Entzündungsherden oft Verwachsungen festgestellt, durch die diese Herde agekapselt werden können. Es erfüllt somit wesentliche Abwehr- und Notfallfunktionen. Der Chirurg näht manchmal das große Netz auf eine verschlossene Organ-Naht, als zusätzliche Sicherung gegen das Aufplatzen.

Die kaum weniger komplizierte Anordnung von Bauchfell-Falten, die sich vor allem in der Beckenhöhle in Beziehung mit den Organen des Urogenitalsystems entwickeln, wird sinnvollerweise gemeinsam mit diesen besprochen.

Eingeweide-Topographie

Die Verteilung der Eingeweide wird durch die Gestalt der Höhle bestimmt, in der sie enthalten sind; im einzelnen wird ihre Anordnung durch Besonderheiten der Befestigung, Beweglichkeit und Ausdehnungsfähigkeit bestimmt. Da die Peritonealhöhle hermetisch abgeschlossen ist und der Abdominalinhalt nicht zusammengedrückt werden kann, ergibt es sich, daß jeder Wechsel der Lage oder des Umfanges eines Organs durch eine entsprechende Anpassung der Bauchwand oder durch eine reaktive Veränderung benachbarter Organe ausgeglichen wird. Auf diese Weise kann die ganz normale Veränderung eines Organs eine Kettenreaktion auslösen, die alle Teile der Bauchhöhle erfaßt. Das Gesamtgewicht der Baucheingeweide ist beträchtlich, ganz besonders bei den großen Pflanzenfressern. Sie „schwimmen" in der serösen Flüssigkeit und der Schwerkraft wirkt die Spannung entgegen, die aktiv und passiv von den Strukturen der Bauchwand erzeugt wird sowie vom Kranialzug auf das Zwerchfell, der durch den Unterdruck im Thorax entsteht, in geringerem und ungewissem Maße auch von den Gekrösen und den Blutgefäßen, die die einzelnen Organe befestigen bzw. aufhängen.

Das Wesentliche dieser besonderen Situation wird in der Abb. 3-33 schematisch erläutert. Dabei zeigt sich, daß sich der Binnendruck in verschiedenen Höhenlagen der Bauchhöhle verändert; er ist geringer als der atmosphärische Druck in dem am weitesten dorsal gelegenen Abschnitt; auf einer bestimmten Höhe herrscht Druckgleichheit, während der Druck zum Bauchhöhlenboden hin höher ist bzw. zunimmt. Daraus erklärt sich die Konkavität im oberen Bereich der Flanke und auch die Erscheinung, daß bei unsachgemäßer Durchführung der rektalen Untersuchung Luft ins Rektum eingesaugt wird. Natürlich ändern sich örtlich die inneren Druckverhältnisse auch im Gefolge der Atmung mit ihren Veränderungen des intrathorakalen Druckes, und bei veränderter Stellung des Tieres.

Einen entscheidenden Einfluß auf die Organtopographie scheinen die Gekröse und andere Befestigungen nicht zu haben. Einige der widerstandsfähigeren Befestigungen, z. B. jene zwischen Leber und Zwerchfell, verankern die Organe ziemlich fest; andere sind zu leicht zerreißbar, um Haltefunktionen zu erfüllen und die Organe, an denen sie sich anheften, werden eher

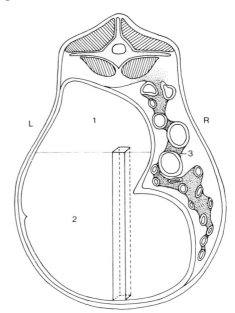

Abb. 3-33 Schnitt durch das Abdomen einer Ziege. Der höhere Druck im unteren Abdominalbereich verursacht die konvexe Form des unteren Teils der Bauchwand. Der Druck im oberen Abdominalbereich ist geringer als der atmosphärische Druck (Unterdruck), daher ist die Flanke eingesunken.

1, Gas im oberen Pansenteil; 2, Futter im unteren Pansenteil; 3, Darmkonvolut.

durch gegenseitigen Kontakt und durch den Auftrieb des Zwerchfells an ihrem Platz gehalten. Natürlich fallen sie aus ihrer Lage, sobald es durch einströmende Luft zum Druckausgleich in der Peritonealhöhle kommt. Der bekannte „Bauch" vieler älterer Menschen soll teilweise auch eine Folge des Elastizitätsverlustes in der Lunge sein, der sich in einer Verringerung des vom Zwerchfell ausgeübten „Zuges" auswirkt. Einige der Arterien, die von der Aorta abzweigen, um Bauchorgane zu versorgen, haben eine ungewöhnlich dicke Adventia. Sie könnte ihnen gestatten, einiges an Gewicht zu tragen, wenn die Gekröse, in denen sie verlaufen, voll entfaltet sind.

Am toten Tier nehmen die Organe im allgemeinen eine bestimmte Lage ein; wenn man solche offensichtlichen Faktoren wie z. B. eine noch kurz vor dem Tod erfolgte Nahrungsaufnahme einbezieht, kann man eine ziemlich genaue Vorhersage über ihre Lage machen, noch ehe die Bauchhöhle eröffnet wird, obwohl danach Luft einströmt und dadurch ein Absacken der Organe unvermeidlich wird. Daher gab es Gründe genug zu der Annahme, daß jedes Hohlorgan eine ziemlich konstante „Normalgestalt" besitze. Die Einführung der Röntgentechnik am Anfang dieses Jahrhunderts löste erste Zweifel aus und ihre weitere Anwendung zerstörte diese bequeme Illusion; allerdings mußten noch allzu viele Patienten unter der „Beschneidung" ihrer Organe durch Chirurgen mit vorgefaßten Vorstellungen aus der traditionellen Anatomie leiden. Leider sind auch unter Veterinärmedizinern die Vorstellungen über die physiologischen Veränderungen von Größe und Ausdehnung und daher auch von Lage und Lagebeziehungen der Bauchorgane noch immer unzulänglich. Man kann nicht entschieden genug betonen, daß eingehende Beschreibungen der „normalen" Gestalt und Lage von Hohlorganen wenig oder nichts besagen.

Wenn man die wechselnde Lage der Bauchorgane beschreibt, genügt es meist, sie unter Verwendung der Alltagssprache in Beziehung zur Bauchwand zu setzen. Sobald solche Beschreibungen größerer fachlicher Präzision bedürfen, muß man die gebräuchlichen Fachausdrücke verwenden, die auf Abb. 3-34 erläutert werden.

Der Magen

Der zwischen Oesophagus und Dünndarm eingeschaltete Magen stellt den erweiterten Teil des Verdauungsrohres dar, in dem die Verdauungsprozesse eingeleitet werden. Ihm folgt der Darm, der aus dem proximalen Dünndarm (bei den meisten Arten das Hauptzentrum für Verdauungs- und Resorptionsvorgänge) und dem distalen Dickdarm besteht (meistens erheblich kürzer und vor allem mit der Rückresorption von Wasser aus den Nahrungsrückständen befaßt).

Unter den Säugetieren ist jedoch eine beträchtliche Vielfalt von Form und Aufbau dieser beiden Abschnitte des Verdauungssystems zu verzeichnen, die in ihren Funktionen sehr eng miteinander verbunden sind und die zusammengefaßt auch als Gastrointestinaltrakt bezeichnet werden. Diese Vielfalt ist das Ergebnis von Anpassungsprozessen und spiegelt das Nahrungsverhalten der verschiedenen Tiergruppen wider.

Die konzentrierte Nahrung der Fleischfresser verdaut sich am leichtesten, und diese Tiere besitzen einen kleinen, einfachen Magen und einen relativ kurzen und unkompliziert gebauten Darm. Das Futter der Pflanzenfresser ist dagegen nicht so leicht zu bewältigen; es besitzt einen ge-

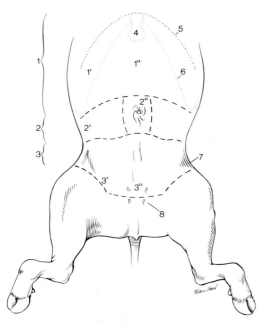

Abb. 3-34 Abdominalregion bei einer Färse.
1, Regio abdominalis cranialis; 1', Regio hypochondriaca; 1", Regio xiphoidea; 2, Regio abdominalis media; 2', Flanke; 2", Nabelregion; 3, Regio abdominalis caudalis; 3', Regio inguinalis; 3", Regio pubica; 4, Cartilago xiphoidea; 5, Zwerchfellskuppel; 6, Rippenbogen; 7, Kniefalte; 8, juveniles Euter.

ringeren Nährwert und muß in größeren Mengen aufgenommen werden. Außerdem besteht ein wesentlicher Anteil aus Zellulosen und anderen komplexen Kohlenhydraten, die gegenüber den üblichen Verdauungsenzymen der Säugetiere unempfindlich sind. Diese pflanzlichen Substanzen können nur ausgenutzt werden, wenn sie vorher durch symbiotische Mikroorganismen aufgeschlossen werden.

Das ist ein relativ langsamer Vorgang, der von der Verfügbarkeit einer großen Fermentationskammer abhängt, in welcher das Futter in einem Milieu festgehalten wird, das Vermehrung und Aktivität der Mikroorganismen begünstigt. Bei manchen Säugetierarten wird diese Vergärungskammer von dem beträchtlich vergrößerten und unterteilten Magen gestellt, bei anderen durch einen umfangreichen, komplizierten Dickdarm. Die Wiederkäuer stehen für die erste Variante, die Pferde für die zweite. Einen Eindruck von der Variationsbreite der Anatomie des Gastrointestinaltraktes vermittelt die Abb. 3-35. Eingehende Beschreibungen finden sich in den entsprechenden Kapiteln bei jeder einzelnen Art; die nachfolgende Beschreibung beschränkt sich daher weitgehend auf die einfachen Verhältnisse bei Hund und Katze.

Der *Magen* (Ventriculus)* empfängt das Futter durch den Oesophagus und hält es für eine gewisse Zeit zurück, ehe er es in den Zwölffingerdarm entläßt, den Anfangsteil des Dünndarms. Der Magen des Hundes hat ein relativ bescheidenes Fassungsvermögen, das je nach Rassengröße von 0,5 bis 6,0 Liter reicht und bleibt damit in einem Rahmen, der für die meisten Fleischfresser und viele andere Säugetiere, einschließlich des Menschen, typisch ist. Er besteht aus zwei gut unterscheidbaren Abschnitten, die an einem ventralgelegenen Winkel (Magenknie) ineinander übergehen (Abb. 3-36). Der größere Abschnitt, in den der Oesophagus an der Cardia einmündet, liegt überwiegend links der Medianebene, weit vorn unter dem Schutz der Rippenwand und in unmittelbarem Kontakt mit Leber und Zwerchfell. Er ist relativ dehnungsfähig und vergrößert sich bei Aufnahme einer Mahlzeit zusehends. Der zweite Abschnitt ist enger, dickwandiger und in seiner Gestalt gleichförmiger, da er vom Füllungszustand weniger betroffen ist. Er zieht nach rechts, um am Pylorus in das Duodenum überzugehen. Die kraniale (parietale) Fläche beider Abschnitte liegt vor allem der Leber an, während die vielfältigeren Lagebezeichnungen der kaudalen (viszeralen) Fläche das Darmkonvolut, die linke Niere, die Bauchspeicheldrüse und das große Netz einschließen. Der linke Randbereich ist der Hilusregion der Milz zugewandt.

Weitere Bezeichnungen werden verwendet, wenn es gilt, auf spezifische Regionen des Magens genauer hinzuweisen. Der große linksseitige Sack unterteilt sich in einen blind endenden Fundus, der sich noch über die Cardia erhebt, und einen Corpus zwischen Cardia und Magenknie.

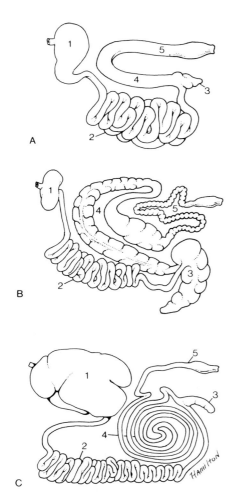

Abb. 3-35 Der Magen-Darm-Trakt von Hund (A), Pferd (B) und Rind (C), in einer Ebene ausgebreitet.

1, Magen; 2, Dünndarm; 3, Caecum; 4, Colon ascendens; 5, Colon descendens.

---

* Die Alternativbezeichnung Gaster, aus dem Griechischen, ist die Basis der meisten klinischen Termini: Gastritis, Gastrektomie u. a.

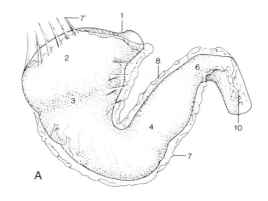

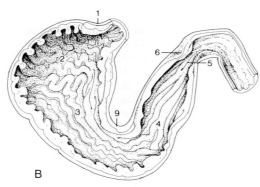

Abb. 3-36 Kaudalansicht des Hundemagens. A, von außen. B, von innen.

1, Cardia; 2, Fundus; 3, Corpus; 4–6, Pars pylorica; 4, Antrum pyloricum; 5, Canalis pyloricus; 6, Pylorus; 7, großes Netz; 7′, Ligamentum gastrolienale; 8, kleines Netz; 9, Incisura angularis; 10, Übergang der Ansatzlinie des großen in die des kleinen Netzes.

Die rechterseits gelegene, schlauchförmige Pars pylorica besitzt ein proximales Antrum pyloricum und einen distal anschließenden Canalis pyloricus, der sich durch seine terminale Muskelverdickung unterscheidet. Die Ränder, die die beiden Magenflächen voneinander trennen, werden als große und kleine Kurvatur bezeichnet. Sie verbinden beide die Cardia- mit der Pylorusöffnung. Die konvexe Curvatura major bietet dem großen Netz Ansatz. Ein als Ligamentum gastrolienale bezeichneter Teil des Netzes verbindet die Milz mit dem Magen. Die kürzere, konkave Curvatura minor verbindet sich über das kleine Netz mit der Leber. Diese Kurvatur ist durch einen scharfen Wechsel in der Verlaufsrichtung gekennzeichnet, die Incisura angularis.

Die *Magenwand* ist aus Schichten aufgebaut, die denen des Oesophagus und des Darmes entsprechen. Das außenliegende Peritoneum, die Serosa, überzieht das gesamte Organ und haftet fest an der darunterliegenden Muskelschicht, außer an den Kurvaturen, wo es zur Doppellamelle zusammentritt und sich in das große bzw. kleine Netz fortsetzt. Das Fehlen der Serosa auf den Kurvaturen macht diese Bereiche zu potentiellen Rißstellen, wenn der Magen extrem überladen und gedehnt wird.

Die nach innen anschließende Hülle besteht aus glatter Muskulatur, die in drei Schichten angeordnet ist, jede in sich selbst unvollständig, jedoch an ihren Fehlstellen durch die anderen ergänzt.

Die Außenschicht verläuft mehr oder weniger longitudinal und stellt die Fortsetzung der Außenmuskulatur der Speiseröhre dar; sie verdichtet sich entlang der Kurvaturen, verbreitet sich aber auf der Pars pylorica weitergehend. Die Mittelschicht ist ringförmig angeordnet, wobei die am weitesten proximal gelegenen Ringe einen schwachen Sphinkter um die Cardia bilden. Weiter distal wird diese Anordnung durch die Ausbuchtung des Fundusteils unterbrochen, wird weiter unten aber wieder aufgenommen. Sie setzt sich bis zum Canalis pyloricus fort, wo die Muskelringe an der kleinen Kurvatur so eng zusammengebündelt liegen, daß sie eine Art Muskelknoten bilden (der bei einigen Arten einen sichtbaren Vorsprung ins Lumen erzeugt). Zur großen Kurvatur hin fächern die Ringe sich auf, wobei die Ränder des „Fächers" manchmal als proximaler und distaler Pylorussphinkter gedeutet werden. Die innerste Schicht schließlich ist sehr unvollständig ausgebildet, gleicht aber die Fehlbereiche der Ringmuskelschicht aus; besonders kräftige Muskelbündel bilden über der Cardia eine Schleife, von wo aus sie distal auf beiden Seiten der kleinen Kurvatur weiterlaufen bis hin zur Incisura angularis, nicht aber über diese hinaus (Abb. 3-37).

Die dünne Submukosa, die nach innen auf die Muskelwand folgt, wird von der Schleimhaut durch eine geflechtartige Lamina muscularis mucosae getrennt. Sie enthält die größeren Arterien- und Venengeflechte und zahlreiche elastische Fasernetze, die die Muscularis mucosae in der Bildung von Schleimhautfalten im leeren Magen unterstützen, welche das charakteristische Oberflächenrelief erzeugen (Abb. 3-36). Diese Falten sind hauptsächlich in der Längsrichtung angeordnet, doch einzelne zeigen einen gewellten Verlauf. Nur im stark gedehnten Magen verstreichen sie vollständig.

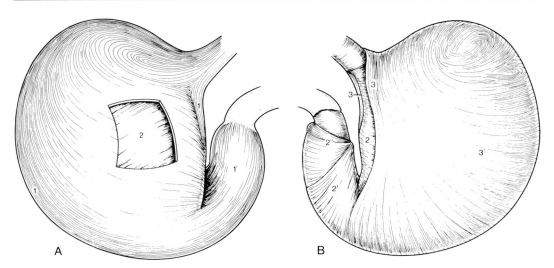

Abb. 3-37 Die Tunica muscularis des Hundemagens. A, Viszeralfläche nach Wegnahme der Serosa. B, Magen von innen nach außen gekehrt, Schleimhaut entfernt.

Die Tunica muscularis besteht aus einer äußeren Längs-, einer mittleren Kreis- und inneren Schrägschicht. Das *Stratum longitudinale* bedeckt die Kurvaturen (1) und die Pars pylorica (1'), ist aber dünn im Korpusbereich. Das *Stratum circulare* umgibt den Corpus (2) und ist besonders auffällig an der Pars pylorica (2'), wo es die Sphincter pylori bildet (2''). Die *Fibrae obliquae* sind am kräftigsten entlang der kleinen Kurvatur, wo sie zwei Lippen bilden, die sich über der Cardia (3) vereinigen (Cardia-Muskelschleife); sie sind dünn im Bereich von Fundus und Corpus (3'). (Umgezeichnet nach Ellenberger und Baum, 1943.)

Die innere (luminale) Oberfläche wird von einem Zylinderepithel ausgekleidet, dem eine Mukusschicht aufliegt, die sich bei Berührung schleimig anfühlt. Die Schleimhaut erscheint rosafarben, wobei die Farbintensität regional wechselt, je nach den örtlich vorkommenden Magendrüsen. Davon gibt es drei verschiedene Typen – Cardiadrüsen, Mageneigendrüsen (Fundusdrüsen) und Pylorusdrüsen; es muß jedoch festgestellt werden, daß beim Hund (ebenso wie bei vielen anderen Arten) ihre Verteilung nicht genau mit den entsprechend bezeichneten Magenregionen übereinstimmt. Sowohl Cardia – wie Pylorusdrüsen erzeugen ein durchweg schleimiges Sekret. Die Mageneigendrüsen sind die Quelle des Magensaftes, der bei der Verdauung durch sein Hauptenzym (Pepsin) und durch die im Sekret enthaltene Salzsäure eine aktive Rolle spielt. Die Zone der Mageneigendrüsen ist am frischen Organ oft durch ihren etwas dunkleren Farbton zu erkennen. In allen Zonen münden die Drüsen in den Grund unzähliger kleiner Grübchen und Spalten, die über die gesamte Schleimhautoberfläche verteilt sind, obwohl sie für das unbewaffnete Auge weitgehend unsichtbar bleiben.

Die *Blutgefäßversorgung* des Magens stammt von allen drei Hauptästen der A. coeliaca und ist entlang der beiden Kurvaturen besonders reichhaltig (Abb. 3-38). Die Arterien anastomosieren in vielfältiger Weise in- und außerhalb der Magenwand. In den meisten Fällen ziehen jene Arterien, die die Wand durchbohren, zunächst zur Submukosa, ehe sie sich verzweigen bzw. stark verzweigte Geflechte bilden, von denen aus dann sowohl die Muskelhaut als auch die Schleimhaut versorgt werden. Die Schleimhaut-Äste gehen in ungewöhnlich weitlumige Kapillaren über, die unter dem Deckepithel und um die Drüsen herum gelegen sind.

Die Venen sind in ähnlicher Weise angeordnet und treten schließlich zu Stämmen zusammen, die in die Pfortader münden. Zahlreiche arteriovenöse Anastomosen sind als Regulationsmechanismen für die Blutversorgung der Magenschleimhaut vorhanden, wobei beim leeren Magen das meiste Blut am Kapillargebiet vorbeigeleitet wird.

Lymphgefäße sind reichhaltig verteilt, insbesondere in der Submukosa. Sie leiten die Lymphe zu mehreren Magenlymphknoten, von denen jeder für den Lymphabfluß aus einem umschriebenen Magenbereich zuständig ist.

Der Magen wird von parasympathischen Ner-

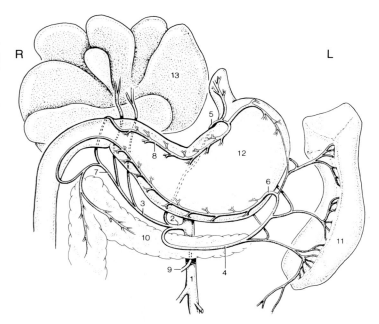

Abb. 3-38 Aufzweigung der Arteria coeliaca (von ventral).

1, Aorta; 2, A. coeliaca; 3, A. hepatica; 4, A. lienalis; 5, A. gastrica sinistra; 6, A. gastroepiploica sinistra; 7, A. gastroduodenalis; 8, A. gastrica dextra; 9, A. mesenterica cranialis; 10, Pankreas; 11, Milz; 12, Magen; 13, Leber.

venfasern aus den beiden Trunci nervi vagi versorgt sowie von Sympathicus-Fasern, die das Organ mit den Arterien erreichen. Die efferenten Fasern beider Qualitäten werden von noch mehr afferenten Fasern begleitet. Die parasympathisch-efferenten Fasern fördern, die sympathisch-efferenten Fasern dämpfen die Aktivitäten der Magenmuskulatur. Es besteht kein Unterschied in ihrem Einfluß auf den Sphincter pylori und die übrige Magenmuskulatur, wie manchmal behauptet wird. Die praeganglionären Vagusfasern bilden mit den Ganglienzellen der intramuralen Plexus Synapsen, vor allem in der Submukosa und zwischen den beiden Schichten der Tunica muscularis. Diese Nervengeflechte sind an den lokalen Reflexen beteiligt, mit denen die Magenwand auf direkte Stimuli reagiert. Sympathische und parasympathische Fasern innervieren auch das Oberflächenepithel und die Magendrüsen, wohingegen an den intragastrischen endokrinen Zellen nur parasympathische Fasern enden. Die Unterbrechung der Vagusleitung – entweder über die Hauptstämme oder über ausgewählte Äste – reduziert die Magentätigkeit und -sekretion und ist eine der Möglichkeiten der Behandlung von Magengeschwüren beim Menschen.

Die *Topographie* und die Gestalt des Magens wird intra vitam sehr stark durch funktionelle Veränderungen beeinflußt. Der leere Magen ist klein und zieht sich zum Fixpunkt des Speiseröhreneintritts zurück. Er liegt völlig intrathorakal und erreicht die ventrale Bauchwand nicht. Die Wand ist generell unbewegt außer einigen schwachen, unregelmäßig erfolgenden peristaltischen Kontraktionen und es kommt nur zu geringer sekretorischer Tätigkeit der Drüsen. Jede peristaltische Rest-Aktivität kommt zum Erliegen, sobald Nahrung angeboten (oder erwartet) wird. Die Drüsensekretion nimmt zu als reflektorischer Respons auf das Schmecken von Futter oder auf die Kautätigkeit; er scheint unabhängig davon zu sein, ob das Futter den Magen tatsächlich erreicht. Wenn ihn die Nahrung dann erreicht, sammelt sie sich zunächst in Schichten (solange noch keine Durchmischungsbewegungen einsetzen) vor allem im Corpus, der sich nach allen Seiten hin ausdehnt, hauptsächlich aber ventral und kaudal. Der motorische Respons wird verzögert, und wenn er einsetzt, kommt er nur relativ langsam auf volle Höhe. Die peristaltischen Kontraktionen setzen nahe der Cardia ein und laufen distal, wobei sie sich beschleunigen und heftiger werden, sobald sie die Muskulatur des Antrum pyloricum erreichen. Der Magenendbereich kontrahiert sich als Ganzes, und daher kommt es schon zum Einspritzen von Mageninhalt ins Duodenum, wenn die Kontraktionswelle den Pylorus noch nicht ganz erreicht hat. Röntgenologische Untersuchungen vermitteln den Eindruck, daß der Pylorus etwa ein Drittel der Zeit geöffnet ist; es könnte sein, daß die Magenentleerung mehr von der intermittierenden Zunahme des Magenbinnendrucks abhängt als von regelmäßiger Peristaltik.

Die Auswirkungen der Nahrungsaufnahme auf Topographie und Lagebeziehungen sind beträchtlich, besonders bei Tieren, die unter Bedingungen gehalten werden, wo sie selten, aber bis zur Sättigung fressen können. Der voll entfaltete Magen kann sich fast bis zum Nabel ausdehnen – beim Welpen sogar noch weiter – und dabei das Darmkonvolut dorsal und kaudal verschieben. Die Leber wird nach rechts gedrückt und die Milz, die an der linken Seite der großen Kurvatur befestigt ist, folgt der Ausdehnung des Magens auf dieser Seite.

Der Darm, Intestinum*

Der Darm beginnt am Pylorus und setzt sich bis zum Anus fort. Er wird unterteilt in den proximalen Dünndarm (Intestinum tenue) und den distalen Dickdarm (Intestinum crassum), obwohl die beiden Abschnitte nicht unbedingt an ihrem Kaliber zu unterscheiden sind, wie ihre Bezeichnungen annehmen ließen. Die Grenze zwischen beiden wird jedoch unübersehbar durch das Auswachsen eines blindendenden Diverticulum am Anfang des Dickdarms markiert, durch das Caecum (Abb. 3-39).

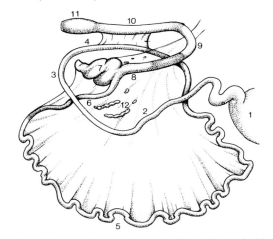

Abb. 3-39 Der Darmtrakt des Hundes (schematisch).

1, Magen; 2, Duodenum descendens; 3, Flexura caudalis; 4, Duodenum ascendens; 5, Jejunum; 6, Ileum; 7, Caecum; 8, Colon ascendens; 9, Colon transversum; 10, Colon descendens; 11, Ampulla recti; 12, Lnn. jejunales.

---

* Das griechische enteron liefert den Wortstamm für Termini wie Enteritis, Mesenterium etc.

Der Dünndarm besteht aus drei Teilen: dem den Anfang bildenden kurzen Duodenum, das in seiner Position ziemlich fixiert ist, sowie dem Jejunum und dem Ileum, die am großen Mesenterium aufgehängt sind. Der Dickdarm besteht ebenfalls aus drei Teilen: dabei ist die Erkennung des blind endenden Caecum problemlos, wohingegen die Abgrenzung des Colons gegen das Rectum etwas willkürlich am Beckeneingang erfolgt. Das Rectum geht in den kurzen Analkanal über, der nach außen führt, aber dieser Kanal ist eigentlich nicht mehr Teil des Darmes.

Die Länge des Darmes kann in absoluten Zahlen angegeben werden oder, sinnvoller, im Verhältnis zur Körperlänge. Bedauerlicherweise kann man die häufig zitierten, diesbezüglichen Zahlenangaben nicht allzu genau nehmen, da es erhebliche Schwierigkeiten bei der Messung am Lebenden gibt und große Unwägbarkeite infolge der Erschlaffung des Darmes nach dem Tode. Der Hund hat infolge seiner Ernährungsweise einen relativ kurzen Darm – intra vitam – vielleicht etwa das Drei- bis Vierfache der Körperlänge. Die Darmlänge der Pflanzenfresser variiert entsprechend der unterschiedlichen Anpassungsweise des Gastrointestinaltraktes und kann z. B. beim Schaf das 25fache der Körperlänge ausmachen.

Der Dünndarm

Der Zwölffingerdarm, Duodenum, ist kurz; er ist an der dorsalen Bauchwand gut befestigt durch ein kurzes Mesoduodenum. Sein Anfangsteil (Pars cranialis) geht aus der Pars pylorica des Magens hervor und zieht zur rechten Bauchwand, ehe er nach kaudal umbiegt, um als Pars descendens bis zu einer Stelle zwischen Niere und Beckeneingang zu ziehen. Dort wendet sich das Duodenum medial, weit hinter der kranialen Gekrösewurzel, ehe es als Pars ascendens über eine kurze Strecke cranial zieht. Es endet mit einer Ventralflexur am Eintritt in das Hauptgekröse, wo es sich als Jejunum fortsetzt. Konstante Lagebeziehungen des Duodenum bestehen beim Hund im Anfang zur Leber, danach lateral zur rechten Bauchwand, medial zur Bauchspeicheldrüse und weiter kaudal zur rechten Niere und generell zu den anderen Abschnitten des Darmkonvolutes. Obwohl der Anfangsabschnitt des Zwölffingerdarmes nicht erweitert ist und daher auch keinen deutlichen „Bulbus duodeni" bildet, der so häufig der Sitz von Ulzerationen beim

Menschen ist, besitzt er eine weitgehende funktionelle Selbständigkeit.

Jejunum und *Ileum* sind weniger eng in ihrer Lage fixiert. Obwohl die Lage der einzelnen Darmschlingen ständig der der Gesamtsituation angeglichen wird, nehmen aber diese beiden Darmteile als Ganzes eine mehr oder weniger konstante Lage im ventralen Teil der Bauchhöhle ein (Abb. 3-40). Die Darmschlingen sind am Gekröse aufgehängt, in dem die Gefäße und Nerven verlaufen. An seiner Wurzel um die Abgangsstelle der A. mesenterica cranialis aus der Aorta bündelt sich das Mesenterium und fächert sich an seinem Rand entlang der gesamten Länge beider Darmteile breit auf. Die Anfangs- und Endabschnitte des Gekröses sind am kürzesten und erleichtern damit die Übergänge aus dem relativ gut fixierten Duodenum auf der einen und zum Colon ascendens auf der anderen Seite (Abb. 3-39). Die Unterscheidung von Jejunum und Ileum ist willkürlich und vielleicht sogar unnötig; denn wenn auch im Verlauf des Dünndarms strukturelle Veränderungen auftreten, so gestatten sie doch nicht die Festlegung einer festen Grenze. Herkömmlicherweise beschränken wir das Ileum auf die kurze, relativ muskulöse (daher fester tastbare) Endportion des Dünndarms mit einer direkten, peritonealen Verbindung (Plica ileocaecalis) zum Blinddarm. (Im englischen Sprachraum nimmt man häufig zwei gleichlange Abschnitte an.)

Das Jejunum füllt all jene Räume in der Bauchhöhle aus, die nicht schon von anderen Eingeweiden eingenommen werden. Beim Hund mit seinem relativ kleinen Dickdarm liegt es mehr oder weniger symmetrisch jederseits der Medianebene, zwischen Leber und Magen cranial und der Harnblase caudal. Es liegt der ventralen Bauchwand (dem Bauchhöhlenboden) auf, wird vom parietalen Peritoneum jedoch durch das dazwischengelagerte große Netz getrennt. Die Jejunumschlingen sind ziemlich beweglich und auf den ersten Blick erscheint ihre Anordnung zufällig, doch bei genauerer Betrachtung zeigt sich, daß ihre Anordnung dennoch geordnet ist. Die hauptsächlich sagittal orientierten Schlingen des proximalen Abschnitts liegen weitgehend cranial der mehr transversal orientierten Schlingen des distalen Teils (Abb. 3-40). Das Ileum nimmt ziemlich direkt einen cranial, dorsal und nach rechts gerichteten Verlauf bis zu seiner Einmündung in den Dickdarm. Intra vitam ist der Darm nicht gleichmäßig gefüllt, und jederzeit können seine Abschnitte abgeplattet werden oder sich dem Druck der benachbarten Organe anpassen. Das Lumen kann örtlich verlegt sein und wo der Durchfluß erhalten bleibt, ist er in den meisten Fällen auf einen engen Kanal entlang des antimesenterialen Randes beschränkt, im Querschnitt wie ein Schlüsselloch. Das erklärt die dünnen Streifen des Kontrastmittels auf Röntgenbildern (nach Bariumgaben), die dann gewöhnlich den Dünndarm repräsentieren. Segmentale und peristaltische Bewegungen ändern die Konfiguration im Darmbereich des Lebenden ständig.

Die Darmwand ist aus den üblichen vier Hül-

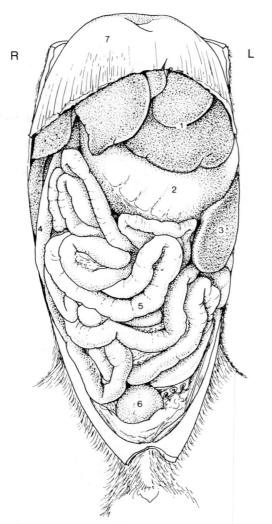

Abb. 3-40 Ventralansicht der Bauchorgane des Hundes nach Entfernung des großen Netzes.

1, Leber; 2, Magen; 3, Milz; 4, Duodenum descendens; 5, Jejunum; 6, Harnblase; 7, Zwerchfell.

len (Tunicae) aufgebaut (Abb. 3-45). Die luminale Oberfläche erscheint samtartig, da sie aus dichtgepackten fingerartigen Fortsätzen besteht, den Darmzotten, von denen jede beim Hund etwa 1 mm lang ist. Mikroskopisch kleine Darmeigendrüsen (Krypten) münden an der Oberfläche zwischen den Zottenbasen. Die beträchtliche Länge des Dünndarms und seine Zottengesamtfläche zusammen vergrößern die Resorptionszone. Bei mehreren Arten gibt es weitergehende Modifikationen mit ähnlicher Funktion in Form der permanenten Längs- und Spiralfalten. Beim Hund sind sie nicht besonders ausgeprägt und das Schleimhautrelief, das man manchmal auf Röntgenbildern wahrnimmt, wird von temporären Schleimhautkämmen verursacht. Sowohl die Leber als auch das Pankreas entsenden ihre Sekrete ins Duodenum. Beim Hund mündet der Gallengang und ein Pankreasgang in je einer, voneinander getrennten Öffnung auf der Papilla duodeni majoris, nur wenige Zentimeter nach dem Plyorus, während der zweite und größere Pankreasgang etwas weiter distal auf einer kleineren Papille endet. Keine der beiden Papillen ist jedoch besonders auffällig. Die Schleimhaut enthält zahlreiche Lymphfollikel, sowohl Noduli solitarii wie aggregatii. Die größeren Ansammlungen lymphatischen Gewebes, auch als Peyersche Platten bezeichnet, verursachen sichtbare Einsenkungen oder Erhebungen der Schleimhaut, die zudem durch die Abwesenheit von Darmzottenbüscheln gekennzeichnet sind. Diese Ansammlungen werden häufiger und im einzelnen auch ausgedehnter, je näher sie am Übergang in den Dickdarm liegen.

Der Dickdarm

In seiner ursprünglichsten Form ist der Säugetier-Dickdarm ein kurzes Rohr, nur wenig umfangreicher als der Dünndarm, aus dem er hervorgeht, und geradlinig zum Anus verläuft. Der Dickdarm des Hundes ist schon etwas komplizierter gebaut, obwohl er im Vergleich mit dem der Pflanzenfresser noch sehr einfach ist. Wie bei den meisten Tierarten ist er eindeutig in Caecum, Colon und Rectum unterteilt, wobei das Colon weiter differenziert ist in eine Pars ascendens, transversa und descendens. Das Caecum ist ein blind endendes Darmstück, das an der Verbindungsstelle von Ileum und Colon entspringt. Die Aufteilung des Colons ergibt sich aus der embryonalen Darmdrehung, aus der eine Anordnung entsteht, die am ausgewachsenen Organ bei Ansicht von unten einem Fragezeichen ähnelt.

Der Caniden-*Blinddarm* ist ungewöhnlich insofern, als ihm eine direkte Verbindung mit dem Ileum fehlt. Da es aber üblich ist, den Blinddarm als Anfangsteil des Dickdarms zu betrachten, wird auch hier mit seiner Beschreibung begonnen.

Der Blinddarm des Hundes ist kurz und erscheint auf den ersten Blick sogar noch kürzer, weil er spiralig verläuft und durch den Zug von Serosafalten dem Ileum eng anliegt. Er ist nur um weniges weiter als der Dünndarm, und er verjüngt sich etwas bis zu seinem abgerundeten, blinden Ende. Sein Lumen kommuniziert mit dem des Colon, unmittelbar hinter dem Ostium ileale (Verbindung von Ileum und Colon) über eine Öffnung, die von einem zirkulären Muskelring umfaßt wird, dem Sphincter caecocoli (Abb. 3-41).

Das glatte und äußerlich unscheinbare *Colon* hat einen einheitlich und erheblich stärkeren Umfang als der Dünndarm. In seinem gesamten Verlauf wird es an einem mäßig langen Mesocolon aufgehängt, das ihm einige Beweglichkeit gestattet, und daher können sich seine Lage und seine Lagebeziehungen innerhalb bestimmter Grenzen verändern. Die Flexuren, die es in Colon ascendens, transversum und descendens unterteilen, sind nicht genau festgelegt. Der kurze aufsteigende Teil setzt die Achse des Ileums fort von der Verbindungsstelle, die innen durch das

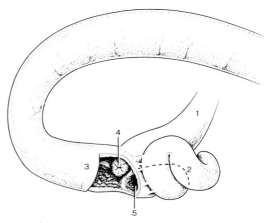

Abb. 3-41 Die Einmündung des Ileum in das Colon und die Lagebeziehung zum Caecum beim Hund.

1, Ileum; 2, Caecum; 3, Colon ascendens; 4, Ostium ileale, umgeben von einer Ringfalte; 5, Ostium caecocolicum.

Ostium ileale demarkiert wird, das in Aussehen und Aufbau der Caeco-Colon-Öffnung ähnelt. Der querverlaufende Schenkel läuft von rechts nach links durch die Bauchhöhle, zwischen dem kranial liegenden Magen und dem Leedarmkonvulut und der vorderen Gekrösewurzel, die beide kaudal von ihm bleiben. Der absteigende Schenkel ist der längste. Er folgt der linken Flanke, ehe er sich allmählich medial wendet, um in die Beckenhöhle einzutreten, wo er sich in das Rectum fortsetzt – ohne weitere sichtbare Grenze als dem Überschreiten der abdominopelvinen Linea terminalis. Die Bezeichnung Rectum setzt einen geraden Verlauf voraus, doch oft wird dieser Darmabschnitt durch den Druck anderer Organe zur Seite gedrängt, besonders durch die erweiterte Harnblase.

Das *Rectum* liegt von allen Beckenorganen am weitesten dorsal, noch über den Fortpflanzungsorganen, der Harnblase und der Harnröhre. In seinem Kranialabschnitt hat es die gleichen Beziehungen zum Bauchfell wie das Colon, aber das ändert sich, sobald das Mesorectum kürzer wird und die Serosahülle sich lateral umschlägt, um sich ins parietale Peritoneum der Beckenhöhle und ventral auf die Urogenitalorgane fortzusetzen. Der Endabschnitt des Rectum liegt völlig retroperitoneal und ist beim weiblichen Tier unmittelbar an der Vagina befestigt, beim männlichen Tier an der Urethra und am Diaphragma pelvis bei beiden Geschlechtern.

Die Schleimhaut des Dickdarms erscheint bei beiden Geschlechtern glatt, weil Darmzotten fehlen. Es gibt auch keine permanenten Schleimhautfalten, wohl aber zahlreiche, weitverstreute Lymphfollikel, besonders im Rectum, wo sie als Knötchen meistens auffallen; denn ihr Scheitelpunkt ist meistens zu einer kleinen Grube eingedellt. Bei vielen Tierarten, darunter auch Pferd und Schwein als domestizierte Tiere, konzentriert sich die äußere Muskelschicht des Dickdarms auf eine Anzahl von bandartigen Taenien, die durch ihre Verkürzung den Darm so zusammenraffen, daß eine lineare Reihe von Aussakkungen, die Haustra, entsteht (Abb. 21-10).

Der Analkanal verbindet den Darm mit der Außenwelt. Er stellt einen kurzen Verbindungsring dar, der sich vom Proctodaeum herleitet, der embryonalen Einstülpung des Oberflächenektoderms. Das Lumen ist an der rekto-analen Verbindung verengt, wo die Schleimhaut in Längsfalten angeordnet ist, die normalerweise zum Verschluß der Öffnung zusammengepreßt werden (Abb. 3-42). Der Analverschluß (Continentia

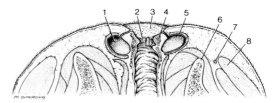

Abb. 3-42 Dorsalparalleler (horizontaler) Schnitt durch den Anus des Hundes, Dorsalansicht.

1, Analbeutel; 2, Zona columnaris des Canalis analis; 3, Zona cutanea; 4, M. sphincter ani internus; 5, M. sphincter ani externus; 6, Os ischii; 7, Ligamentum sacrotuberale; 8, M. glutaeus superficialis.

analis) beruht jedoch in erster Linie auf dem Vorhandensein von zwei Schließmuskeln. Der Sphincter ani internus ist lediglich eine Verdickung der glatten Kreismuskulatur des Enddarms, der Sphincter ani externus jedoch ist quergestreift, hat einen somatischen Ursprung und unterliegt der Kontrolle des Willens (Abb. 3-43).

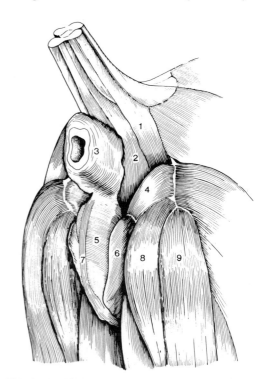

Abb. 3-43 Die Muskeln der Dammregion des Rüden.

1, M. coccygeus; 2, M. levator ani; 3, M. sphincter ani externus; 4, M. obturatorius internus; 5, M. bulbospongiosus; 6, M. ischiocavernosus; 7, M. retractor penis; 8, M. semimembranosus; 9, M. semitendinosus.

Der Verdauungsapparat 147

Stets findet sich eine große Zahl von Drüsen in der Analregion, sowohl in der Schleimhaut als auch in der umgebenden Haut. Meistens sind sie nur klein, aber Hund und Katze besitzen außerdem noch zwei sogenannte Analbeutel, Sacci paranales. Jeder hat ungefähr die Größe einer Haselnuß (beim Hund) und liegt ventrolateral des Analringes zwischen innerem und äußerem Sphinkter (siehe Abb. 10-28). Auf dem Grund des Säckchens wird ein übelriechendes Sekret erzeugt, das über einen einheitlichen Gang an einer engen Öffnung nahe der Linea anocutanea austritt. Beim Kotabsetzen werden die Analbeutel komprimiert und dadurch das Sekret herausgedrückt, das höchstwahrscheinlich der Territorialmarkierung dient. Derartige Analbeutel finden sich bei den meisten Fleischfressern und am bekanntesten sind sie beim Stinktier.

Die *Blutgefäßversorgung* für den Darmtrakt erfolgt weitgehend über die Aa. mesenteria cranialis bzw. caudalis, der Anfangsteil des Duodenum jedoch wird über den Leberast der A. coeliaca und der Kaudalteil des Rectum durch Rektaläste der A. pudenda interna versorgt. Die kraniale Gekrösearterie versorgt den Hauptteil des Dünndarms, die Übergangsregion von Ileum, Caecum und Colon sowie den Mittelabschnitt des Colon über ihre drei Hauptäste; der Aufzweigungsmodus variiert im einzelnen von Art zu Art oder sogar, wenn auch seltener, von Individuum zu Individuum. Die geringere kaudale Gekrösearterie hat ein Aufzweigungsgebiet, das sich auf das Colon descendens und den Kranialteil des Rectum beschränkt. Das Gefäßmuster wird für den Hund auf den Abb. 3-44 und 3-45 dargestellt. Obwohl angesichts seiner Bedeutung für die Chirurgie das Aufzweigungsmuster der Arterienäste beherrscht werden muß, ist die Reichhaltig-

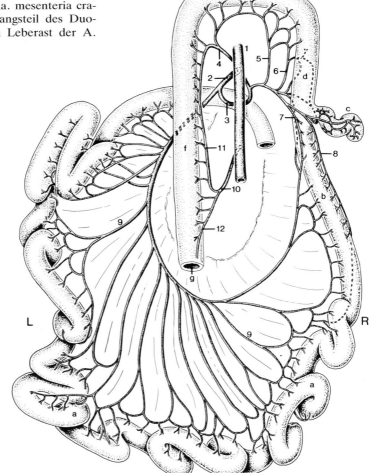

Abb. 3-44 Die Aufzweigungen der *Arteria mesenterica cranialis* und der *Arteria mesenterica caudalis* am Darm des Hundes (Dorsalansicht).

a, Jejunum; b, Ileum; c, Caecum; d, Colon ascendens; e, Colon transversum; f, Colon descendens; g, Rectum.

1, Aorta; 2, A. mesenterica cran.; 3, A. ileocolica; 4, A. colica media; 5, A. colica dextra; 6, Ramus colicus der A. ileocolica; 7, Ramus ilei mesenterialis; 8, Ramus ilei antimesenterialis; 9, Aa. jejunales; 10. A. mesenterica caudalis; 11, A. colica sinistra; 12, A. rectalis cranialis.

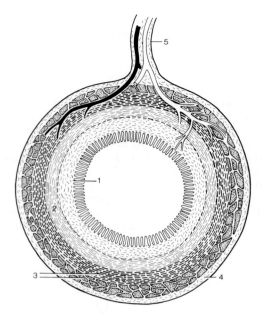

Abb. 3-45 Querschnitt durch den Darm. Arterie und Vene erreichen den Darm über das Gekröse; die größeren Äste erreichen den antimesenterialen Rand nicht.

1, Schleimhaut; 2, Submucosa; 3, Tunica muscularis; 4, Serosa; 5, Mesenterium (Gekröse).

keit der Anastomosen sogar von noch größerer Bedeutung. Diese stellen sicher, daß der Darm normalerweise sogar den Verschluß eines größeren Versorgungsgefäßes überleben kann. Die Kette der Anastomosen setzt sich noch über den Versorgungsbereich der Mesenterialarterien hinaus fort und verbindet sich mit denen der A. coeliaca und der A. pudenda interna.

Die Venen sind weitgehend gleichbenannt und vereinigen sich zur Bildung der Vv. mesenterica cranialis bzw. caudalis, zwei der Hauptursprünge (die V. lienalis ist der dritte) der Pfortader, V. portae (Abb. 3-46). Einige ihrer Zubringervenen verbinden sich mit normalen System-Venen in der Peripherie ihres Einzugsgebietes – dem Brustteil des Oesophagus oder dem Analbereich, Versorgungsgebiete, deren Blut normalerweise über Systemvenen abgeführt wird. Stauungen im portalen Kreislauf (s. S. 151) können zu einer Erweiterung der submukösen Venen in diesen und anderen Bereichen führen, doch ist das beim Menschen von größerer Bedeutung als in der Veterinärmedizin.

Der Lymphabfluß, ganz besonders aus dem Dünndarm, ist reichhaltig, weil einige Verdauungsprodukte auf diesem Weg resorbiert werden.

Wenn dabei auch Fett aufgenommen wird, erscheint die Lymphe milchig und die intestinalen Lymphgefäße („Milchgänge") sind besonders auffällig. Der Abfluß erfolgt in Richtung auf bestimmte („regionale") Lymphknoten, durch die die Lymphe hindurchsickert, ehe sie in die Cisterna chyli gelangt, jenen erweiterten Ursprung des Ductus thoracicus („Milchbrustgang"), der das wichtigste Lymphgefäß darstellt (s. S. 278). Beim Hund sind diese Lymphknoten verhältnismäßig groß, doch gering an Zahl und sie konzentrieren sich auf den Bereich der Gekrösewurzel (Abb. 3-39); bei anderen Arten sind sie zahlreicher und weiterverteilt und dabei sind viele, die peripher in unmittelbarer Nähe des Darmes selbst liegen.

Der Darm wird sowohl von sympathischen wie von parasympathischen Nerven versorgt. Der Verlauf der sympathischen Bahnen geht durch das Ganglion coeliacum, Ggl. mesentericum craniale und das Ggl. mesentericum caudale, wobei die postganglionären Fasern die entsprechenden Arterien mit ihrem Maschenwerk umhüllen. Die parasympathischen Nerven unterstützen die Peristaltik, auch die Auswirkungen intestinaler Denervierung sind bei weitem weniger dramatisch als nach Denervierung des Magens.

Die Leber

Die Leber (Hepar) ist in dem am weitesten kranial gelegenen Teil der Bauchhöhle untergebracht, unmittelbar hinter dem Zwerchfell. Sie ist bei weitem die größte Drüse des Körpers und übt viele lebenswichtige Funktionen aus. Am offensichtlichsten ist die Erzeugung der Gallenflüssigkeit, doch die Rolle, die die Leber im Eiweiß-, Kohlenhydrat- und Fettstoffwechsel spielt, ist noch von weitaus größerer Bedeutung und beruht auf der Position der Leber im Verlauf des venösen Blutstromes aus dem Gastrointestinaltrakt. Damit wird sichergestellt, daß die Verdauungsprodukte, die nach ihrer Resorption im Blutstrom weitergeleitet werden, zunächst den Leberzellen dargeboten werden, ehe sie dem allgemeinen Blutkreislauf zugeführt werden.

Die Stoffwechselfunktionen der Leber sind der Grund für die großen zwischenartlichen Unterschiede in ihrer Größe, wobei die Durchschnittswerte für Fleischfresser etwa bei 3–4% des Körpergewichts liegen, für Allesfresser bei 2–3% und für die meisten Pflanzenfresser nur bei 1–1,5%. Die Leber ist bei Jungtieren erheblich schwerer als bei Erwachsenen; im Alter ist sie oft atro-

Der Verdauungsapparat 149

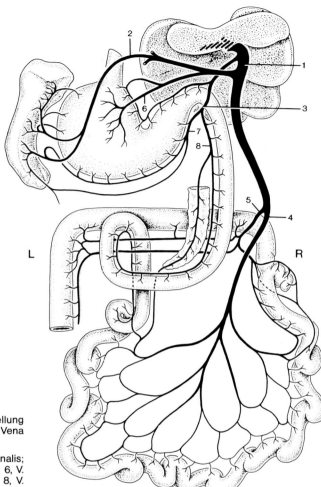

Abb. 3-46 Halbschematische Darstellung (Dorsalansicht) der Organe mit Abfluß in die Vena portae (Hund).

1, Pfortader; 2, V. lienalis; 3, V. gastroduodenalis; 4, V. mesenterica cranialis; 5, V. ileocolica; 6, V. gastrica sin.; 7, V. gastroepiploica dextra; 8, V. pancreaticoduodenalis cran.

phisch. Von bräunlich-roter Normalfarbe, zeigt die frische Leber eine weiche, dennoch charakterisch-schneidbare Konsistenz.

Die Leber des Erwachsenen liegt zwischen dem kranialen Zwerchfell und dem kaudalen Magen bzw. dem Darmkonvolut. Obwohl sie die Medianebene überschreitet, liegt ihr Hauptteil bei allen Arten in der rechten Körperhälfte (Abb. 3-49). Beim Hund ist sie nicht so auffällig asymmetrisch, das Verhältnis von den rechts bzw. links der Medianebene gelegenen Anteilen beträgt etwa 3:2. Bei den meisten Arten (so auch beim Hund) wird die Leber durch eine Reihe von Fissuren, die sich vom Ventralrand nach innen erstrecken, in größere Lappen unterteilt. Diese Lappung zeigt viele Anhaltspunkte für Ähnlichkeiten zwischen den verschiedenen Säugetieren, und viel Mühe ist darauf verwendet worden, um die Homologien der einzelnen Lappen und Fissuren festzustellen. Das theoretische Muster – nach dem die Hundeleber einen linken lateralen, einen linken medialen, einen rechten lateralen und einen rechten medialen Lappen sowie je einen Lobus quadratus und Lobus caudatus hat, wobei letzterer durch einen Processus papillaris und einen Processus caudatus noch erweitert wird – ist auf Abb. 3-47 dargestellt. Das Ganze sollte lediglich als eine Hilfskonstruktion angesehen werden, die uns die Beschreibung erleichtert. Neuere Forschungen haben die Bedeutung der äußeren Unterteilung relativiert und stützen sich bei der Herstellung von Homologien mehr auf die inneren Verzweigungen der Gefäße. Beim Menschen haben vergleichbare Studien sozusagen als nützliche Nebenprodukte den Chirurgen mit detaillierten Kenntnissen über die Gefäßarchitektur versorgt, die er für die sichere Entfernung erkrankter Leberteile benötigt.

Intra vitam paßt sich die Leber in ihrer Form den Nachbarorganen an, und wenn sie in situ fixiert wird, zeigt sie diese Form und die Impressionen, die die Nachbarorgane auf ihr hinterlassen. Die vergleichsweise große Leber des Hundes sieht dann aus wie ein stumpfer Kegel, dessen Kranialfläche sich in die Zwerchfellkuppel einpaßt, gegen die er gedrückt wird. Die Kaudalfläche ist konkav; auf der linken Seite zeigt sie eine große Vertiefung für den Magen, die sich über die Medianebene in eine schmale Rinne für das Duodenum fortsetzt. Der Dorsalrand reicht weiter caudal und rechts auch weiter dorsal, wo er eine Fortsetzung durch den Processus caudatus erhält, der seinerseits eine tiefe Impression für den Kranialpol der rechten Niere bildet. Nahe der Medianebene zeigt der stumpfe Dorsalrand eine Rinne für die Vena cava caudalis und weiter links einen Einschnitt für den Durchtritt des Oesophagus. Die Gallenblase liegt zwischen dem Lobus quadratus und dem Lobus dexter medialis. Sie ist zum Teil befestigt, zum Teil frei und bei einigen Hunden so tief eingebettet, daß sie die Facies partietalis erreicht und damit Kontakt zum Zwerchfell hat (Abb. 3-47).

Die Leber ist von Peritoneum überzogen mit Ausnahme relativ kleiner Bezirke an der Porta hepitis (dem Hilus der Leber), in der Fossa vesicae felleae und am Ursprung peritonealer Umschlagstellen. Die Leberbänder, Ligamentum triangulare dextrum et sinistrum, Lig. coronarium und Lig. falciforme, die von der Facies parietalis zum Zwerchfell ziehen, haben eine bindegewebsfaserige Grundlage und befestigen die Leber straff; das kleine Netz dagegen, das von der Viszeralfläche zu Magen und Duodenum zieht, ist aus empfindlicherem Material. Unter der Serosa wird das Leberparenchym von Bindegewebe umhüllt; es tritt an der Leberpforte in das Organ ein und zieht mit den darin verlaufenden Blutgefäßen nach innen, deren Verzweigungsmuster es folgt, wobei es mit jeder Abzweigung weniger wird. Zarte Trabekel durchziehen das gesamte Organ und unterteilen die Leber in zahllose kleine Einheiten, die Leberläppchen der klassischen Einteilung. Obwohl beim Schwein besonders gut demarkiert, ist die Lobulierung auch in der Hundeleber recht gut erkennbar, wo die Lobuli als hexagonale Bereiche (mit ca. 1 mm Durchmesser) auf der intakten Oberfläche sowie auf makroskopischen und mikroskopischen Schnitten erscheinen.

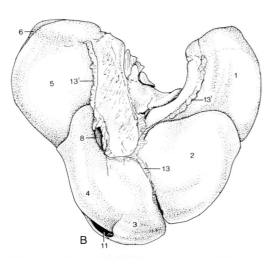

Abb. 3-47 Viszeralfläche (A) und Zwerchfellfläche (B) der Leber des Hundes.

1, Lobus sinister lateralis; 2, Lobus sinister medialis; 3, Lobus quadratus; 4, Lobus dexter medialis; 5, Lobus dexter lateralis; 6, Processus caudatus (des Lobus caudatus); 7, Processus papillaris (des Lobus caudatus); 8, V. cava caudalis; 9, V. portae; 10, A. hepatica; 11, Gallenblase; 12, Ligamentum triangulare sinistrum; 13, Lig. falciforme; 13', Lig. coronarium; 14, kleines Netz.

Die Leber erhält eine reichhaltige *Blutversorgung* durch die A. hepatica, ein Ast der A. coeliaca, und durch die V. portae. Die relative Bedeutung dieser beiden Versorgungsbereiche variiert zwischen den Tierarten. Die genauen Anteile sind beim Hund nicht hinreichend bekannt; beim Menschen liefert die A. hepatica nur ein Fünftel des Blutes, aber etwa drei Fünftel des Sauerstoffs. Die Äste der Leberarterie, die in die Leber selbst eintreten, sind Endarterien. Es wird jedoch außerhalb der Leber ein Kollateralkreislauf zwischen der A. hepatica und den anderen Ästen der A. coeliaca gebildet, die den Magen und das Duodenum versorgen (Abb. 3-38). Die intrahepatischen Arterien teilen sich gemeinsam mit den Ästen der Pfortader und den Gallengängen auf. Sie versorgen die Bindegewebsstrukturen auf ihrem Weg zu den Leber-Sinusoiden, in welche sie ebenso wie die interlobulären Äste der V. portae ihr Blut schließlich entlassen.

Die *Pfortader* wird durch den Zusammenfluß von Venen-Stämmen gebildet, die das Blut aus dem Verdauungstrakt, dem Pankreas und der Milz abführen (Abb. 3-46). Sie verbindet sich mit den kleinen Systemvenen des cardio-oesophagealen und des recto-analen Bereichs in der Peripherie ihres Einzugsgebietes. Diese Verbindungen stellen alternative Abflüsse für das Portalblut dar, falls der Blutstrom durch die Leber versperrt oder beeinträchtigt ist. Die Auswirkungen derartiger Hindernisse sind bei den verschiedenen Tierarten unterschiedlich und zeigen die effektiven Unterschiede der Sauerstoffversorgung durch die A. hepatica. Beim Hund wirkt der völlige Pfortaderverschluß sehr schnell tödlich.

Das gesamte, in die Leber gelangte Blut wird durch eine einzige Gruppe von Venen gesammelt, deren kleinste Wurzeln die Zentralvenen der Leberläppchen darstellen. Sie alle bilden schließlich einige wenige größere Vv. hepaticae, die in die V. cava caudalis münden, während diese durch das Lebergewebe hindurchzieht. Der Blutstrom in der Leber besitzt zahlreiche Anastomosen – interarterielle, intervenöse und arteriovenöse; er wird außerdem durch verschiedene Verschlußmechanismen kontrolliert, wobei all diese Einrichtungen zusammen einen sehr empfindlichen Regulationsapparat darstellen.

Die Leber erhält sympathische und parasympathische Nerven sowohl aus den periarteriellen Geflechten wie aus den Vagusstämmen.

Das Lebergangsystem („Gallengänge") beginnt innheralb der Leberläppchen mit mikroskopisch kleinen Kanälchen. Diese münden in grö-

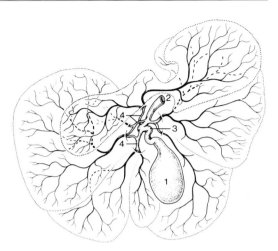

Abb. 3-48 Das Gallengangsystem.
1, Gallenblase; 2, Ductus choledochus; 3, Ductus cysticus; 4, Lebergallengänge.

ßere Gänge, die durch immer weitergehende Vereinigungen, eingebettet in das Bindegewebe zwischen den Läppchen, schließlich einige größere Gallengänge bilden („Ductus hepatici"). Unmittelbar bevor oder kurz nachdem sie die Leber an der Porta hepatis verlassen, vereinigen sie sich zu einem Hauptgang, der dem Duodenum zustrebt (Abb. 3-48). Ein gewundener Seitenast (Ductus cysticus) verbindet den Hauptgang mit der birnförmigen Gallenblase. Distal der Einmündung des Ductus cysticus wird der gemeinsame Ausführungsgang der Leber als Ductus choledochus bezeichnet. Es treten immer wieder Variationen im Gangsystem auf; einige Lebergallengänge können direkt in die Gallenblase einmünden, andere verbinden sich mit dem Hauptgang distal der Einmündung des Ductus cysticus. Die Gallenblase speichert die Gallenflüssigkeit nicht nur, sie dickt sie durch Resorptionsvorgänge ihrer gefalteten Schleimhaut auch ein. Es ist hinlänglich bekannt, daß die Gallenblase nicht lebenswichtig ist. Sie fehlt dem Pferd, der Ratte, den Cerviden und anderen Arten, die das durch Erweiterung ihres Gangsystems kompensieren (Abb. 3-49).

Die Muskelschicht der Gallenblase und ihres Ganges, einschließlich des Sphincters an der Mündung in das Duodenum, wird von parasympathischen Nerven versorgt. Die Schmerzen, die häufig beim Menschen im Gangsystem entstehen, können nach Durchtrennung der (sympathischen) Nn. splanchnici beseitigt werden.

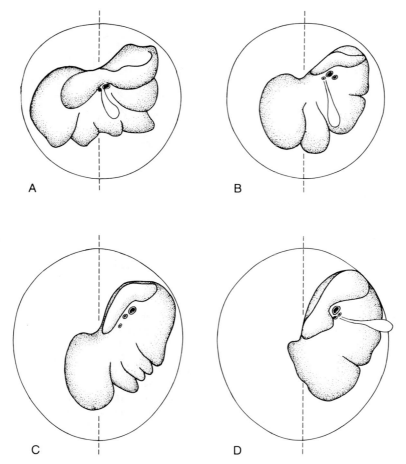

Abb. 3-49 Die Kaudalfläche der Leber des Hundes (A), des Schweines (B), des Pferdes (C) und des Rindes (D). Die Medianebene ist gestrichelt. Die Leber ist asymmetrisch, am wenigsten beim Hund, stärker bei Schwein und Pferd und am extremsten beim Rind, wo der größte Teil des Organs nach rechts verlagert ist. Beachte das Fehlen der Gallenblase an der Leber des Pferdes.

Die Bauchspeicheldrüse

Das Pankreas ist eine kleinere Drüse, die im Dorsalbereich der Bauchhöhle enge Beziehungen zum Duodenum besitzt. Es ist von rötlichgelber Farbe und besitzt eine gewisse Ähnlichkeit mit den Kopfspeicheldrüsen, obwohl es weicher und lockerer strukturiert ist als diese. Es hat sowohl exokrine wie endokrine Funktionen.

Der exokrine Anteil ist bei weitem der größere; er produziert einen Verdauungssaft, der über einen oder zwei Gänge in den proximalen Abschnitt des Duodenum (Pars cranialis) entlassen wird. Der Saft enthält Enzyme, die Eiweiß, Kohlenhydrate und Fette spalten. Der endokrine Anteil besteht aus den Pankreasinseln, zwischen den exokrinen Acini unregelmäßig verteilte Zellhaufen, in denen Insulin, Glukagon und Gastrin gebildet wird; der Inselapparat ist daher von größter Bedeutung für den Kohlenhydratstoffwechsel (S. 237).

Herkömmlicherweise unterscheidet man am Pankreas ein Corpus und zwei Lobi, eine Beschreibung, die wohl auf den Hund zutrifft, für die Bauchspeicheldrüsen anderer Arten aber weniger paßt (Abb. 3-50). Wenn das Hundepankreas in situ fixiert wird, zeigt es einen scharfen Knick, wobei die Spitze des V-förmigen Organs sich in die Flexura cranialis des Duodenum einschmiegt. Der schmale Lobus dexter verläuft im Mesoduodenum; der dickere, aber kürzere Lobus sinister erstreckt sich über die Kaudalfläche des Magens bis zur Milz und liegt im großen Netz (Abb. 3-32/7). Das Pankreas entwickelt sich aus zwei Anlagen, die Sprosse des proximalen Teils des Duodenums sind. Diese Epithelsprosse vereinigen sich später, doch bei vielen Tierarten läßt sich der doppelte Ursprung des Pankreas an seinem Gangsystem nachweisen. Der Ductus pancreaticus major leitet im allgemeinen das Sekret aus der Ventralanlage ab und mündet zusammen oder unmittelbar neben dem Hauptgallengang ins Duodenum. Der kleinere Ductus pancreaticus accessorius tritt aus dem Drüsenteil aus, der der Dorsalanlage des Pankreas entstammt und er mündet auf der gegenüberliegenden Seite des Zwölffingerdarms. So jedenfalls sind die Verhältnisse normalerweise beim Hund, obwohl manchmal die Endstrecke eines der beiden Gänge verkümmert; da aber die Gangsysteme beider Lappen innerhalb der Drüse miteinander kommunizieren, bleibt das Fehlen der einen oder der anderen Mündung ohne Bedeutung. Bei einigen Arten erhält sich stets nur ein Ausführungsgang.

Die üppige Blutversorgung erfolgt über die Aa. pancreatico-duodenalis cranialis bzw. caudalis, wobei erstere von der A. coeliaca und letztere von der A. mesenterica cranialis abzweigt. Alle Venen münden in die V. portae. Die Drüse erhält sowohl sympathische wie parasympathische Nerven.

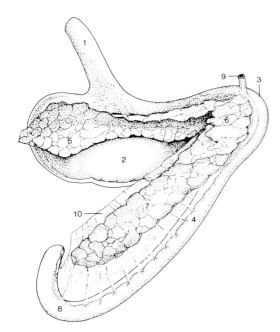

Abb. 3-50 Das Pankreas des Hundes (Kaudalansicht).

1, Oesophagus; 2, Magen; 3, Flexura cranialis duodeni; 4, Duodenum descendens; 5, linker Pankreaslappen; 6, Corpus; 7, rechter Lappen; 8, Flexura caudalis duodeni; 9, Ductus choledochus; 10, Mesoduodenum.

Die Entwicklung des Verdauungsapparates

Es ist nunmehr erforderlich, die kurze Übersicht zu vertiefen, die am Anfang dieses Kapitels gegeben wurde. Die bildliche Darstellung (Abb. 3-2), die der Übersicht beigefügt wurde, sollte hier erneut studiert werden.

Der Mundbereich

Das Stomadaeum (Mundbucht), jene Vertiefung welche die Position des künftigen Mundes anzeigt, wird bei der Einfaltung ventral verschoben und liegt danach zwischen dem Vorderhirnwulst (dorsal) und dem Herzwulst (ventral). Diese Einbuchtung ist noch immer vom blinden Rostralende des Vorderdarmes durch die Rachenmembran getrennt, aber diese löst sich wenig später auf; nach ihrem Verschwinden ist es nicht mehr möglich, den Anteil des Ektoderms an der Auskleidung der Mundbucht abzugrenzen. Ein kleines dorsales Diverticulum des Ektoderms wächst unmittelbar vor der Rachenmembran aus in Richtung auf die Unterseite des Gehirns. Diese Aussackung (Saccus hypophysialis) vereinigt sich mit einem Auswuchs des Vorderhirns, verliert seine Verbindung zum Mundhöhlen-Ektoderm und wird später in den Vorderlappen der Hypophyse (Hirnanhangsdrüse; s. S. 231) umgewandelt.

Die Mundhöhle wird durch das nach vorn gerichtete Wachstum einiger Fortsätze gebildet, die rings um den Rand der Mundbucht erscheinen; dorsal tritt als Ergebnis eines ergußähnlichen, rapiden Zellwachstums im paraxialen Mesoderm um das Vorderhirn herum der Stirnfortsatz auf. Lateral und ventral wird die Begrenzung durch den Mandibularbogen gebildet, die erste jener später beschriebenen Verdickungen, die sich im Mesoderm um den späteren Pharynx entwickeln, dem am weitesten rostral gelegenen Teil des Vorderdarmes.

Der Stirnfortsatz ist anfänglich nur ein einfacher Wulst. Bald erscheinen im Deckepithel (Ektoderm) bilaterale Verdickungen, die Riechgruben (Plakoden), die unmittelbar an die Mundbucht grenzen. Die Riech-Plakoden versinken in der Tiefe, nachdem das umgebende Mesoderm zunächst Randwülste um sie gebildet hatte. Dieser Randwulst erhält die Form eines Hufeisens, dessen ventrale Unterbrechung in eine Rinne führt, die sich bis zum Mund erstreckt. Diese Unterbrechung trennt die lateralen von den medialen Anteilen des Randwulstes, die danach als die lateralen und medialen Nasenwülste bezeichnet werden. Die Mandibularbögen dehnen sich ebenfalls aus und wachsen zu diesem Zeitpunkt aufeinander zu; wenig später vereinigen sie sich ventral der Mundbucht und bilden so die einheitliche Platte des Unterkiefers und des Mundhöhlenbodens. Außerdem separiert sich vom oberen Teil jedes Mandibularbogens je ein Maxillarwulst, der sich nach vorn zwischen den Stirn- und Unterkieferwulst einschiebt und die Mundspalte lateral begrenzt. Diese verschiedenen Wülste gehen allmählich ineinander über.

Die Vereinigung des Mandibularwulstes mit dem Maxillarwulst an den Mundwinkeln ermöglicht die Ausbildung der Backen. Die einzelnen Abläufe der Vereinigung der Oberkiefer- und der Nasenwülste sind äußerst kompliziert und tierartlich unterschiedlich. Es heißt, daß die beiden Maxillarwülste sich bei einigen Arten einander nähern und direkt miteinander verschmelzen, wobei die Nasenwülste aus dem dorsalen Rand des Mundes ausgeschlossen werden; daß bei anderen Arten die Maxillarwülste über die medialen Nasenwülste hinwegwachsen und sie in die Tiefe versenken und daß sie sich bei einer dritten Gruppe von Tieren überhaupt nicht vereinigen, wodurch die medialen Nasenwülste den gesamten Zentralbereich der Oberlippe bilden können. Es wird manchmal behauptet, daß die Sonderbildungen der Haut um die Nasenlöcher (Flotzmaul Nasenspiegel etc.) ihre Herkunft vom Ektoderm über den Nasalwülsten belegen, während die normale, behaarte Haut sich ursprünglich von der Bedeckung der Maxillarwülste herleitet. Eine Erklärung der verschiedenen Beiträge zur endgültigen Ausgestaltung des Gesichts wird auf Abb. 3-51 dargestellt.

Die Gruben, in denen die Riechfelder enthalten sind, stehen ursprünglich mit der Mundhöhle in Verbindung, werden aber von ihr getrennt, wenn die Plakoden tiefer in die blind endenden Gruben, die Nasalgruben einsenken, die nunmehr den Oberkiefer aushöhlen. Das zwischen diesen Gruben und der Mundhöhle verbleibende Gewebe (Membrana oronasalis) stellt die Grundlage des primären Gaumens dar. Eine Verbindung zwischen Nasen- und Mundhöhle wird wiederhergestellt, sobald die Nasengruben in die Mundhöhle durchbrechen und damit zwei Öffnungen schaffen, die als primitive Choanen bezeichnet werden (Abb. 3-52). Die Durchbruchsöffnung ist von beträchtlicher Ausdehnung und schließlich bleibt nur der am weitesten rostral gelegene Teil des ursprünglichen Daches der Mundhöhle, des primären Gaumens, erhalten.

Die bleibenden Nasenhöhlen entwickeln sich aus einer neuentstehenden Unterteilung der zeitweilig vereinten Nasen- und Mundräume. Von der Innenseite beider Oberkieferwülste wächst

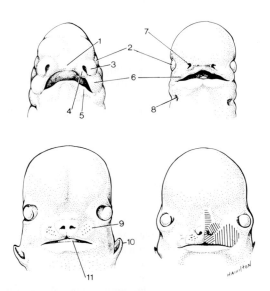

Abb. 3-51 Die Entwicklung des Gesichts (Hund).

1, Stirnfortsatz; 2, Auge; 3, lateraler Nasenfortsatz; 4, medialer Nasenfortsatz; 5, Mandibularbogen; 6, Maxillarfortsatz; 7, Nasenloch; 8, äußerer Gehörgang; 9, Tasthaar-Papillen; 10, Ohr; 11, Zunge.

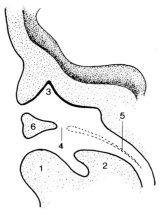

Abb. 3-52 Sagittalschnitt durch Mund- und Nasenhöhle eines jungen Embryos.

1, Unterlippe; 2, Zunge; 3, Nasenhöhle; 4, primitive Choane (künftiger Ductus incisivus); 5, Lage des künftigen sekundären Gaumens; 6, primärer Gaumen.

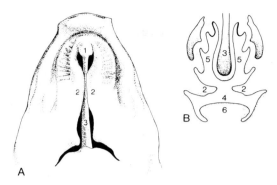

Abb. 3-53 A, Ventralansicht der Gaumenentwicklung (Schwein); B, Querschnitt durch Mund- und Nasenhöhle vor dem Verschluß des sekundären Gaumens.

1, primärer Gaumen; 2, Gaumenfortsätze (sekundärer Gaumen); 3, Nasenseptum; 4, Mundhöhle; 5, Nasenhöhle; 6, Zunge.

medial je ein zunächst simsartiger Fortsatz aus, der Gaumenfortsatz, der anfänglich jederseits der sich entwickelnden Zunge ventral herabhängt. In einem bestimmten Stadium macht er jedoch eine sehr schnelle Reorientierung durch, bei der beide Fortsätze nach innen und nach oben geschwungen werden, um sich miteinander zu vereinigen (Abb. 3-53); außerdem verschmelzen sie mit dem Rest des primären Gaumens und mit dem unteren Rand des Septums, das die beiden Fossae nasales trennt. Damit wird eine horizontale Trennwand zwischen den Nasengruben und der Mundhöhle gebildet. Die Verschmelzung des restlichen Primär-Gaumens (der Region der Papilla incisiva) mit den Gaumen-Fortsätzen ist weitgehend vollständig, läßt jedoch jene kleinen Öffnungen frei, die zu den Ductus incisivi werden. Die Wand, die nunmehr die Nasenhöhle von der Mundhöhle trennt, stellt somit den sekundären (definitiven) Gaumen dar, der sich später in einen rostral gelegenen harten Gaumen und einen kaudalen weichen Gaumen differenziert. Der Mechanismus seiner Bildung ist kompliziert und nicht vollständig klar; ein kritischer Faktor ist dabei der Zeitablauf, denn dem Zeitpunkt der Gaumenbildung folgt normalerweise sehr rasch eine deutliche Verbreiterung des Kopfes. Wenn sich die Reorientierung der Gaumenfortsätze verzögert, sind sie zu schmal, um den Abstand vollständig zu überbrücken. Sie verschmelzen dann nicht miteinander und mit dem Ventralrand des Nasenseptums, wodurch der sekundäre Gaumen durch einen medianen Spalt geteilt bleibt, über welchen Nasen- und Mundhöhle verbunden bleiben. Die Folgen dieser Mißbildung („Wolfsrachen") können schwerwiegend sein, nicht zuletzt durch die Schwierigkeiten, die sich beim Milchsaugen an der Zitze ergeben.

Das Gesichts- und Kieferskelett wird durch desmale Ossifikation innerhalb des Mesoderms gebildet. Die Mandibula hat als Vorläufer eine Knorpelspange, die jedoch sehr schnell durch desmalen Deckknochen überlagert und von ihm eingeschlossen wird; dadurch ist die Knorpelspange kein wesentlicher Bestandteil des endgültigen Unterkiefers.

Die Aufteilung der Mundhöhle in Vorhof- und Zentralbereich wird erstmalig angedeutet durch das Erscheinen ektodermaler Verdickungen, die sich parallel zu den Rändern sowohl der Oberkiefer- wie auch der Unterkieferfortsätze ausbilden. Diese Verdickungen werden bald zu Rinnen umgestaltet (Sulci labiogingivales), die eine Aufteilung in Lippen und Zahnfleischaußenrand markieren. Die anschließende Vertiefung dieser Rinnen bildet und vergrößert den Vestibularraum. Eine weitere, ähnliche Bildung vom Sulcus labiogingivalis des Unterkiefers nach innen trennt die Innenseite des Zahnfleisches von der Zunge, die sich jetzt am Boden der Mundhöhle entwickelt. Die fortgesetzte Verschmelzung der Oberkiefer- und Unterkieferfortsätze am Mundwinkel vergrößert den Teil des Vorhofes, der von den Bakken begrenzt wird, auf Kosten des Vestibulum labiale.

Alle Speicheldrüsen, die großen wie die kleinen, entwickeln sich aus soliden Epithelsprossen, die in das umgebende Mesenchym vorstoßen. Sie verzweigen sich wiederholt und werden später kanalisiert, um dann Drüsen-Acini und -Gänge zu bilden. Man ist versucht anzunehmen, daß ihre Aussprossungsstellen mit den jeweiligen Mündungsstellen der Ausführungsgänge beim Erwachsenen übereinstimmen. Es gibt jedoch einige Hinweise darauf, daß diese Mündungsstellen verschoben werden, wenn Rinnen im Mundhöhlenepithel überbrückt und damit die Gänge verlängert werden.

Die *Zunge* entwickelt sich auf dem Boden der Mundhöhle. Ihr Ursprung ist komplex, denn sie entsteht aus der Verschmelzung mehrerer Gewebshöcker (Abb. 3-54). Einer, das Tuberculum impar, erhebt sich median vom Rachenboden zwischen den hinteren Enden der Mandibularbögen und verschmilzt später mit den Tubercula lateralia, die sich zunächst über den angrenzenden Teilen der Bögen erheben. Ein weiterer kaudal (proximal) auftretender Höcker (Copula) er-

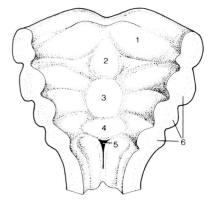

Abb. 3-54 Entwicklung der Zunge auf dem Boden der Mundhöhle.

1, Tuberculum laterale; 2, Tuberculum impar; 3, proximaler Zungenwulst (Copula) 4, Anlage der Epiglottis; 5, Aditus laryngis; 6, Kiemenbögen.

streckt sich vom Mundhöhlenboden auf die Ventralteile des zweiten, dritten und möglicherweise auch vierten Kiemenbogens. Dieser kaudale Höcker teilt sich auf, wobei sein kaudaler Teil zur Epiglottis wird, während der rostrale Teil mit den anderen Primordia verschmilzt und zur Zungenbildung beiträgt. Die Schilddrüse entwickelt sich aus dem Mundhöhlenboden zwischen dem Tuberculum impar und den proximalen Höckern. Ursprünglich ist sie über den Ductus thyreoglossus mit dem Schlundtaschenepithel verbunden; obwohl dieser später verloren geht, kann ein Grübchen (Foramen caecum) manchmal die Grenze zwischen den rostralen und kaudalen Primordia der Zunge bei erwachsenen Menschen markieren, nicht aber bei unseren Haustieren. Die muskulöse Grundlage der Zunge soll sich vor allem aus Myotomen okzipitaler Somiten herleiten. Man sagt, daß Zellmaterial aus diesen Myotomen nach vorn unter den Mundhöhlenboden wandert, und wenn auch die Beweise nicht vollständig überzeugen, erklärt diese Theorie jedoch in zufriedenstellender Weise die Innervation der Zungenmuskulatur durch den N. hypoglossus, der den okzipitalen Somiten zugeordnet ist. Die sensorische und sensible Versorgung des Zungenepithels erfolgt über die Nn. mandibularis, facialis, glossopharyngeus und vagus, d. h. die Nerven der Kiemenbögen I, II, III und IV. Erst allmählich löst sich die Zunge vom Mundhöhlenboden ab. Die Trennung ist vollständiger in den Bereichen, die sich aus dem Tuberculum impar und dem ersten Kiemenbogen entwickeln (Apex und Corpus) als im Bereich der Radix linguae, die vom proximalen Höcker abstammt.

Die ersten Anzeichen für die *Zähne* stellen bandartige Verdickungen des Mundhöhlen-Epithels auf der Innenseite jener bereits beschriebenen labiogingivalen Randwülste dar. Sie vergrößern sich rasch zu Platten oder Leisten, Laminae dentales, die sich in das darunterliegende Mesenchym einsenken (Abb. 3-55). Unmittelbar danach entsteht eine lineare Reihe knopfartig aufgetriebener Sprosse am unteren Rand der Zahnleiste. Sie stellen die Schmelzorgane der permanenten Zähne dar, ihre Anzahl entspricht der Zahnformel der betreffenden Art. Gelegentlich sind es mehr; die Abweichung entsteht beim Auftreten von Zahnanlagen, die sich manchmal weiter entwickeln, sich meist später aber zurückbilden, ohne durchzubrechen. Die oberen Schneidezähne der Wiederkäuer sind Beispiele für Zähne, deren Entwicklung auf diese Weise abbricht.

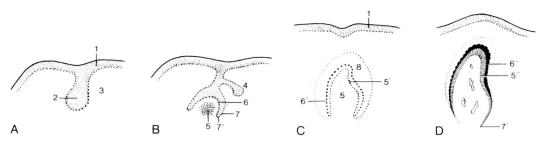

Abb. 3-55 A, Entwicklung der Zahnleiste. B, Entwicklung eines Schmelzorgans. C, Schmelzorgan. D, Milchzahn vor dem Durchbruch.

1, Mundhöhlenepithel; 2, Zahnleiste; 3, Mesenchym; 4, Knospe eines bleibenden Zahns; 5, Zahnpapille; 5′, Odontoblasten (differenziert aus der peripheren Zellschicht der Papille); 5″, Dentin; 6, inneres Schmelzepithel (künftige Ameloblasten); 6′, Ameloblasten; 6″, Schmelz; 7, äußeres Schmelzepithel; 7′, Übergang vom inneren ins äußere Schmelzepithel (wo die Wurzelbildung einsetzt).

Gegenüber der freien Oberfläche jeder Epithelknospe verdichtet sich das Mesenchym, und dellt sie ein. Dieses sich verdichtende Mesoderm bildet die Zahnpapille, die nunmehr den Schmelzbecher ausfüllt. Die gesamte Zahnanlage – das Schmelzorgan mit seiner Zahnpapille – wird von einer Mesenchymverdichtung eingehüllt, die an deren Basis in die Papille übergeht, wodurch das Zahnsäckchen entsteht, aus dem sich später das Periodontium und der Wurzelzement entwickeln.

Das Schmelzorgan besteht aus dem inneren Schmelzepithel (auf der konkaven, der Papille zugewendeten Fläche) und dem äußeren Schmelzepithel (auf der konvexen, dem Zahnsäckchen zugewendeten Fläche) und einem zwischen diesen beiden gelegenen lockeren, zellarmen Gewebe (der retikulär erscheinenden Schmelzpulpa), das der Whartonschen Sulze im Nabelstrang ähnelt (Abb. 3-55). Die Zellen des inneren Schmelzepithels werden zu Ameloblasten, die die Schmelzprismen abscheiden. Die Schmelzbildung setzt über dem Zentrum der Zahnkrone ein, von wo sie sich nach außen fortsetzt. Mit zunehmender Dicke dieser Schicht ziehen die Ameloblasten sich in zentrifugaler Richtung zurück, bis sie schließlich mit den Zellen des äußeren Schmelzepithels verschmelzen und die epitheliale Kutikula (Schmelzoberhäutchen) bilden. Dieses bedeckt die schmelzüberzogene Krone und wird nach dem Zahndurchbruch abgerieben.

Inzwischen haben sich Zellen der mesodermalen Papille, die an die Ameloblasten stoßen, in einer gleichmäßigen Schicht angeordnet. Auch das erste Dentin erscheint im Zentralbereich der Krone, wenig später als die erste Ablagerung von Schmelz. Danach setzt sich die Dentinbildung nach allen Seiten hin fort. Mit der Verdickung dieser Schicht ziehen sich die Odontoblasten in zentripetaler Richtung zurück und nachdem die Dentinbildung abgeschlossen ist, verbleiben sie als Deckschicht der Zahnpulpa, die als undifferenzierter Teil der ursprünglichen Papilla dentis überlebt.

Die Zahnwurzel entwickelt sich etwas später als die Krone. Sie wird eingehüllt von einer Verlängerung des Schmelzorgans, einfacher gebaut durch das Fehlen der Schmelzpulpa und ohne die Fähigkeit, Schmelz zu bilden. Diese Hülle löst sich später auf, wenn das Zahnsäckchen den Zement bildet, der das Wurzeldentin umschließt.

Nachdem sich die Schmelzorgane der Milchzähne gebildet haben, wird die Zahnleiste weitgehend aufgelöst. Ihr freier Rand jedoch bleibt erhalten und bildet eine zweite Serie von Knospen, die Schmelzorgane der Ersatzzähne; diese verbleiben eine zeitlang im Ruhestadium, doch sobald sie aktiviert werden, läuft die gleiche Sequenz der Entwicklungsstadien ab, wie sie für die Milchzähne beschrieben wurde.

Der Rachen

Zahlreiche Einzelheiten zur Entwicklung der Rachenregion werden sinnvollerweise in den Kapiteln 2 und 6 berücksichtigt. Der Schlundkopf ist anfänglich dorsoventral abgeplattet und am breitesten unmittelbar hinter der Rachenmembran, aber seine einfache Ausgangsform wird durch ungleichmäßiges Wachstum des Mesoderms verändert, das das Entodermrohr flankiert (Abb. 3-56). Dieses Mesoderm bildet eine Serie von Verdickungen – die Kiemenbögen – die in das Schlundkopf-Lumen vorspringen und die Halsoberfläche

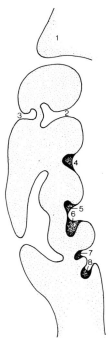

Abb. 3-56 Horizontalschnitt durch die linke Pharynxwand, der die Entwicklung der Kiemenbögen und der Schlundtaschen zeigt.

1, Maxillarfortsatz; 2, Tuba pharyngotympanica (künftige Hörtrompete); 3, äußerer Gehörgang; 4, Tonsilla palatina (im Sinus tonsillaris); 5, Epithelkörperchen III; 6, Thymus; 7, Epithelkörperchen IV, 8, Ultimobranchialer Körper.

vorwölben. Die innere Ausgestaltung des Lumens ergibt eine Reihe von Schlundtaschen, denen an der Außenseite gleichgelagerte Kiemenfurchen entsprechen (Abb. 3-56). Die Anzahl der Bögen (folglich auch der Taschen) steht nicht fest und variiert höchstwahrscheinlich bei den verschiedenen Säugetieren. Im allgemeinen nimmt man an, daß es fünf Kiemenbögen gibt und daß sie die ersten vier und den sechsten aus einer etwas längeren Reihe darstellen, wie sie bei anderen Wirbeltieren auftritt; offensichtlich wird der fünfte stets unterdrückt. Jeder Kiemenbogen entwickelt ein inneres Skelett und Muskulatur, der ein bestimmter Kopfnerv zugeordnet ist; deren weiteres Schicksal wurde an anderer Stelle erörtert (S. 65). Jede Aussackung des Kopfdarmes hat ebenfalls ihre spezifische Bestimmung (Abb. 6-4). Von besonderem Interesse sind dabei die Beteiligung der ersten und wahrscheinlich auch der zweiten Schlundtasche an der Höhle des Mittelohrs – eine Bestimmung, die sich beim Erwachsenen durch den Sitz der Eintrittsstelle der Hörtrompete in den Atmungsrachen (Nasopharynx) enthüllt. Die Ventralportion der zweiten Tasche bildet den Sinus tonsillaris der Gaumenmandel, eine auffällige Stelle, die beim Erwachsenen einen Hinweis auf die Lage der Grenze zwischen den ektodermalen und entodermalen Anteilen der Mundhöhlenauskleidung gibt.

Das Auswachsen des hinteren Repirationstraktes an der kaudalen Begrenzung des Pharynx wird im folgenden Kapitel erörtert.

Der Kaudalteil des Vorderdarmes

Eine spindelförmige Erweiterung läßt den Magen bereits im frühen Stadium erkennen. Der Abschnitt des Vorderdarmes, der zwischen dieser Erweiterung und der kaudalen Begrenzung des Pharynx liegt, wird zum Oseophagus, der anfänglich sehr kurz ist, sich aber mit dem Abstieg des Herzens vom Hals in den Thorax verlängert. Der Oesophagus ist am Ursprung des distalen Respirationstraktes beteiligt (S. 182), bleibt abgesehen davon aber ohne besondere Entwicklungsmerkmale. In einem bestimmten Stadium wird durch überschießende Zellvermehrung in seiner entodermalen Auskleidung das Lumen völlig verlegt, aber später wird er wieder durchgängig.

Die Entwicklung des *Magens* schließt Lageverschiebung, Umorientierung und unterschiedliche Vergrößerung ein. Bei der Lageverschiebung wird der Magen aus seiner ursprünglichen Position im Halsbereich in eine neue, ventral der kaudalen Brustsegmente, gebracht. Obwohl die Umorientierung eine Drehung um zwei Achsen einzuschließen scheint, ist sie möglicherweise eher das Ergebnis ungleichmäßigen Wachstums der Magenwand. Es ist jedoch üblich und auch einfacher, von einer Magendrehung zu sprechen. Die Rotation um die Längsachse der Magenspindel bringt die ursprünglich dorsal gelegene Seite nach links und ventral, wo sie später als die konvexe große Kurvature erkennbar wird. Das dorsale Mesogastrium, das zum großen Netz wird, beteiligt sich an diesem Vorgang. Die zweite Drehung, die um die dorsoventrale (vertikale) Achse stattfindet, schiebt das kraniale Ende (die Cardia) nach links und das kaudale Magenende (den Plyorus) nach rechts (Abb. 3-57). Beim Hund ist die auffälligste Formenveränderung eine asymmetrische Vergrößerung links der Cardia, deren Ergebnis der Fundus ist. Eine viel radikalere Umgestaltung wird bei den Wiederkäuern notwendig, um die vier Abteilungen ihres Magens auszubilden.

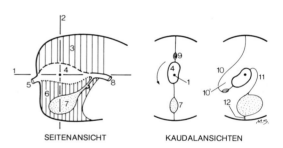

SEITENANSICHT KAUDALANSICHTEN

Abb. 3-57 Die Drehungen des sich entwickelnden einfachen Magens. Er dreht sich, entgegen dem Uhrzeigersinn (bei Ansicht von hinten), um eine Längsachse (Kaudalansichten [1]) und dreht sich gleichsinnig weiter (bei Ansicht von oben) um eine dorsoventrale Achse (drei Dorsalansichten [2]).

1, Längsachse; 2, dorsoventrale (vertikale) Achse; 3, Mesogastrium dorsale; 4, Magenanlage; 5, Oesophagus; 6, Mesogastrium ventrale; 7, sich entwickelnde Leber; 8, Duodenum; 9, sich entwickelnde Milz; 10, großes Netz; 10', Netzbeutel; 11, kleines Netz; 12, sich entwickelnde Bänder der Leber.

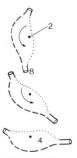

DREI DORSAL-
ANSICHTEN

ERWACHSEN

Die verschiedenen Schichten der Magenwand differenzieren sich relativ früh; bei menschlichen Foeten sind die Magendrüsen bereits um die Mitte der Schwangerschaft ausgebildet und sekretionsfähig.

Der kurze Abschnitt des Vorderdarmes zwischen der Magenspindel und dem Mitteldarm bildet den Anfangsteil des Duodenum, der mit der Einmündung der Leber- und Pankreasgänge endet. Die Ursprungsstellen der Leber- und Pankreasanlagen sind auffällige Orientierungspunkte beim frühen Embryo. Dieser Teil des Duodenum wird bei der Magendrehung auf die rechte Seite verlagert.

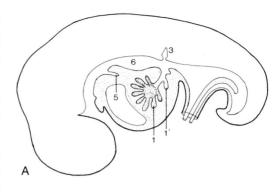

Leber und Pankreas

Die Leber erscheint zuerst als eine entodermale Ausbuchtung an der Grenze zwischen Vorder- und Mitteldarm. Sie teilt sich rasch in einen Kranialsproß, der das Drüsengewebe und die Lebergallengänge bildet, und in einen Kaudalast, der die Gallenblase mit ihrem Ductus cysticus bildet (Abb. 3-58). Der Kranialsproß entsendet fingerartige Fortsätze in das viszerale Mesoderm des angrenzenden Septum transversum, das bei der Abfaltung des Kopfteils dorthin gelangt war. Beim Einwachsen der Epithelfortsätze ins Mesenchym nehmen sie Verbindung zu den vitello-umbilicalen Venen auf, die von den extraembryonalen Membranen (foetalen Hüllen) ausgehen. Auf diese Weise bildet sich rasch ein dreidimensionales Netz von Leberzellsträngen und -platten, das allseitig von dünnwandigen Blutgefäßen umgeben ist – eine frühzeitige Ausgestaltung der Verhältnisse wie beim Erwachsenen. Die sich entwickelnde Leber beschränkt sich auf den Dorsalteil des Septum transversum, da ihr schnelles Wachstum eine Verlagerung aus dem Ventralbereich bedingt (der dann größtenteils das Material für das Zwerchfell liefert). Die Verbindung zu den dorsalen und ventralen Abschnitten des Septum bleibt in abgewandelter Form durch die parietalen Bänder der Leber erhalten. Eine ähnliche Verdünnung der Verbindung zwischen Leber und Magendarmrohr wird zum kleinen Netz.

Die Kanalisierung des Kaudalsprosses der Anlage ergibt die Gallenblase und das distale Gangsystem, dessen Mündung in den Darm durch unterschiedliches Wachstum der Duodenalwand dorsal verschoben wird.

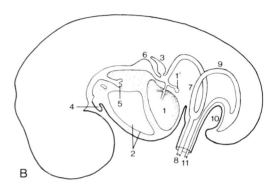

Abb. 3-58 Die Entwicklung der Leber. A, Frühentwicklung: ein Kranialsproß (1) der entodermalen Ausbuchtung wächst in das Septum transversum ein; ein Kaudalsproß (1') bildet die Gallenblase und den Ductus cysticus. B, ein späteres Stadium, in dem sich die Leber kaudal in die Bauchhöhle ausdehnt.

1, Leber; 1', Gallenblase; 2, Perikard und Herz; 3, dorsale Anlage des Pankreas; 4, Zunge; 5, Tracheobronchialdivertikel; 6, Magen; 7, Mitteldarmschleife; 8, Dottersackgang; 9, Enddarm; 10, Kloakenmembran; 11, Allantoisstiel.

Das Wachstum der Leber, das im frühen Embryonalstadium sehr rasch erfolgt, ist ein wesentlicher Faktor bei der Kaudalverlagerung des Magens und dem temporären Nabelbruch im Mitteldarmbereich (siehe später). Obwohl sich ihr Wachstum später verlangsamt, bleibt die Leber bis lange nach der Geburt disproportional groß (im Vergleich mit der Leber des Erwachsenen). Ein wichtiger Grund dafür ist die vorgeburtliche Blutbildungs-Aktivität, die später eingestellt wird. Die Drüsen- und Stoffwechselfunktionen werden beim menschlichen Foetus bereits in der Mitte der Schwangerschaft aufgenommen.

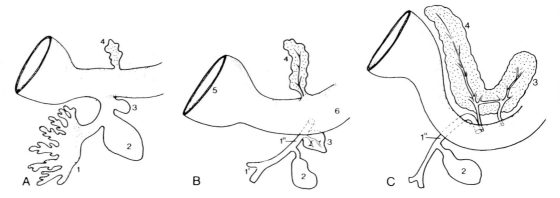

Abb. 3-59 Entwicklung des Pankreas. A, Frühstadium. B, ein späteres Stadium, das getrennte Gangsysteme in den beiden Anlagen zeigt. C, die beiden Anlagen sind nach der Aufwärtsbewegung des Ventralteils miteinander verschmolzen. Die dorsale Pankreasanlage führt ihr Sekret jetzt hauptsächlich über das Gangsystem der Ventralanlage ab.

1, Leberanlage; 1', Lebergänge; 1'', Ductus choledochus; 2, Gallenblase; 3, Ventralanlage des Pankreas; 4, Dorsalanlage des Pankreas; 5, Magen; 6, Duodenum.

Die Bauchspeicheldrüse sproßt aus dem gleichen Abschnitt des Vorderdarmes wie die Leber. Die anfängliche Entwicklung erfolgt in Form zweier Anlagen, einer dorsalen und einer ventralen, die beide mit dem Lebersproß in enger Verbindung stehen (Abb. 3-59). Die Vergrößerung der Ventralanlage führt zu einer Kontaktaufnahme und später zur Verschmelzung mit der Dorsalanlage. Dabei verbinden sich normalerweise auch die beiden Gangsystem, woraufhin das eine oder andere seine ursprüngliche Verbindung zum Darm verlieren kann. Das Inselgewebe entwickelt sich durch Sprossung aus den Gängen, von denen es sich später ablöst. Sowohl die endokrinen wie die exokrinen Anteile sind längst vor der Geburt funktionsfähig.

Die A. coeliaca ist dem postpharyngealen Teil des Vorderdarms zugeordnet.

Der Mitteldarm

Der Mitteldarm bildet den Hauptteil des Intestinum, vom Eintritt des Lebergallengangs bis zur Grenze zwischen Colon transversum und Colon descendens. Seine anfängliche weite Verbindung mit dem Dottersack wird etwa in der Mitte seiner Gesamtlänge rasch auf einen engen Dottergang reduziert. Schließlich geht auch diese Verbindung verloren und nur ein kleines Divertikel (Meckelsches D.) am Jejunum des Erwachsenen zeigt gelegentlich diese Verbindungsstelle an.

Das frühe Wachstum des Mitteldarms läuft sehr schnell ab, wodurch es in einer langen Schleife am stark verlängerten Mesenterium hängt, in der die Mitteldarm-Arterie (A. mesenterica cranialis) verläuft. Die Leber, die sich ebenfalls rasch ausdehnt, beansprucht einen so großen Teil der Bauchhöhle, daß für den Darm zu wenig Platz bleibt. Das lange Gekröse erlaubt es dem Mitteldarm jedoch, aus der Bauchhöhle hinaus in den Nabelstrang zu gleiten – dieser Vorgang wird als physiologischer Nabelbruch bezeichnet – wo er weiterwächst. Der vordere Schenkel der so ausgetretenen Schleife (mit der Befestigung des Dotterganges an der Spitze) wird zum Dünndarm. Das Auftreten einer Aussackung, dem künftigen Blinddarm, zeigt die Unterteilung des hinteren Schenkels in den Endabschnitt des Dünndarmes und den Anfangsteil des Colons an. Der vordere Schenkel wächst nunmehr viel schneller und bildet zahlreiche Windungen. Das Schlüsselereignis ist jedoch die Drehung der Darmschleife um die Arterie als Achse (Abb. 3-60). Dabei wird der ursprünglich kaudale Schenkel über links nach vorn verlagert, zieht dann quer durch das Abdomen, ehe er sich auf der rechten Seite wieder kaudal wendet und damit eine Rotation von etwa 270° vollzieht – dreiviertel einer vollen Umdrehung. Diese Dre-

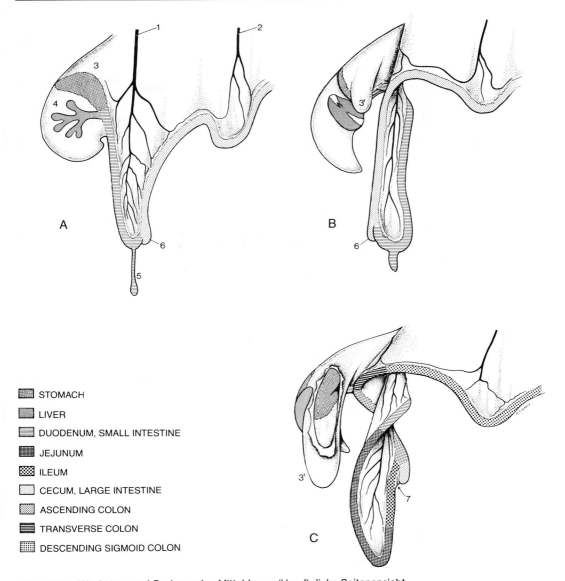

Abb. 3-60 Wachstum und Drehung des Mitteldarms (Hund), linke Seitenansicht.

1, A. mesenterica cranialis; 2, A. mesenterica caudalis; 3, Mesogastrium dorsale; 3′, großes Netz, das in C zur Freilegung des Magens fenestriert wurde; 4, Mesogastrium ventrale; 5, Dottersackstiel; 6, Blinddarm-Anlage; 7, Plica ileocaecalis. (Aus Horowitz, 1970.)

hung, die bei Ansicht von oben im Uhrzeigersinn erfolgt, bringt die Darmteile mehr oder weniger in die endgültige Lage wie beim Erwachsenen, wenn der Darm schließlich in die Bauchhöhle zurückkehrt (Abb. 3-61). Diese Reposition wird möglich, sobald sich das Wachstum der Leber verlangsamt und damit hinter dem allgemeinen Wachstum des Embryos zurückbleibt. Die endgültige artspezifische Anordnung beruht auf lokalen Verkürzungen des Gekröses und auf Verschmelzungen aneinandergelagerter, von Peritoneum überzogener Flächen.

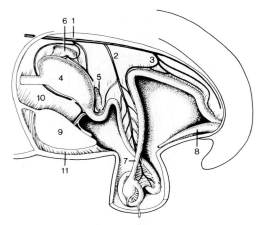

Abb. 3-61 Entwicklung des Darmtrakts während des Drehungsvorganges. Die Mitteldarmschleife ist in das extraembryonale Coelom vorgefallen (physiologische Hernie).

1, A. coeliaca; 2, A. mesenterica cran.; 3, A. mesenterica caud.; 4, Magen; 5, Pankreas; 6, Milz; 7, Mitteldarmschleife; 8, Harnblasenerweiterung des Sinus urogenitalis; 9, Leber; 10, kleines Netz; 11, Ligamentum falciforme.

Der Enddarm

Der Enddarm entwickelt sich zum Colon descendens und zum Rectum, die beide beim Erwachsenen von der A. mesenterica caudalis versorgt werden. Anfänglich endet dieser Abschnitt des Darmrohres blind an der Kloakenmembran, die gleichzeitig den Boden des Proctodaeum bildet, jener hinteren Bucht analog zur Mundbucht. Mit Ausnahme des Pferdes, bei dem das Colon descendens eine beträchtliche sekundäre Verlängerung erfährt, finden wesentliche Veränderungen nur im Endabschnitt des Enddarms statt. Ein Sproß, die Allantois, wächst aus seinem Ventralbereich hin zur und durch die Nabelöffnung in der Bauchwand; nach Verlassen des Embryos vergrößert er sich und bildet den umfangreichen Allantois-Sack, ein wichtiger Teil der foetalen Hüllen. Ein Gewebskeil (Septum urorectale), der sich im Winkel zwischen dem Darmrohr und seinem Anhang vergrößert, stößt bis zur Kloakenmembran vor (Abb. 3-62). Sobald er dort auftrifft, teilt er den Enddarm in zwei völlig getrennte Rohr; das dorsale ist mit dem Colon descendens verbunden; das ventrale setzt sich in die Allantois fort und ist determiniert, den hinteren Urogenitaltrakt zu bilden (S. 186). Inzwischen hat die Vermehrung des Mesoderms unter dem Ektoderm rings um das Proctodaeum die Bucht vertieft. Sobald der Dorsalteil (die Analmembran) der Kloakenmembran einreißt, wird diese Vertiefung dem Darm zugeordnet, der nunmehr ein Analrohr besitzt, das nach außen führt.

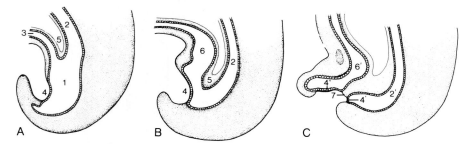

Abb. 3-62 Aufteilung des distalen Enddarmabschnitts in Rectum und Sinus urogenitalis. A, Allantoisbildung und Einsetzen des Kaudalwachstums des Septum urorectale (5). B. das Septum urorectale nähert sich der Kloakenmembran. C, vollständige Trennung in Sinus urogenitalis und Canalis anorectalis.

1, Kloake; 2, Enddarm; 2', Canalis anorectalis; 3, Allantois; 4, Kloakenmembran; 4', Analmembran; 4", Urogenitalmembran; 5, Septum urorectale; 6, primitiver Sinus urogenitalis; 6', Sinus urogenitalis; 7, Gewebsbrücke ventral vom künftigen Anus.

Kapitel 4

Der Atmungsapparat

Die eigentlichen Atmungsorgane sind die Lungen, in welchen der Gasaustausch zwischen der eingeatmeten Luft und dem Blut stattfindet. Zusätzliche Organe vervollständigen den Atmungsweg, durch welchen den Lungen Luft zu- und von ihnen abgeführt wird. Zu ihnen gehört die Nase, obwohl diese auch zu den speziellen Sinnesorganen gezählt werden kann, weil sie als Riechorgan fungiert. Der Pharynx, in welchem sich Luft- und Speiseweg kreuzen, wird zweckmäßigerweise mehr den Verdauungsorganen zugerechnet, obwohl sein oberer Anteil (Nasopharynx) ausschließlich als Luftweg dient. Ein kurzer Überblick über die Entwicklung folgt im Anschluß an die Beschreibung der Anatomie beim Adulten.

Die Nase

Die Nase* (Nasus) im weitesten Sinne besteht aus der äußeren Nase, den paarigen Nasenhöhlen und den Sinus paranasales. Es mag Argumente geben, auch den Nasopharynx hinzuzurechnen.

Eine *äußere Nase*, wie sie im Gesicht des Menschen als hervorstechendes Merkmal vorkommt, ist unter den Haussäugetieren in dieser Form nicht ausgeprägt. Bei diesen ist sie vielmehr in die Kontur der Schnauze (Maul) integriert (Abb. 4-1). Ihr Ausmaß kann eher durch Palpation bestimmt werden, da sie mehr oder weniger mit der Reichweite der knorpeligen und daher biegsamen Skelettanteile der Schnauze (bzw. des Maules) übereinstimmen. Die Nase ist innen in zwei Räume, die Nasenvorhöfe, unterteilt, die über die Nüstern zugänglich sind und hinter einer Verengung in die viel größeren, kaudal anschließenden Nasenhöhlen führen. Form und Größe der Nüstern, ihre Ausrichtung und die Modifikationen des Hautüberzuges weisen beträchtliche artspezifische Unterschiede auf. Die äußere Haut in der Umgebung der Nüstern ist – mit Ausnahme beim Pferd – bei allen Tieren unbehaart und scharf von der nicht modifizierten Haut abgegrenzt. Entsprechend ihrer Ausdehnung wird die modifizierte Region speziesbezogen Planum nasale (Fleischfresser, kleine Wiederkäuer), Planum nasolabiale (Rind) oder Rüsselscheibe (Schwein) genannt. Das Planum nasale kann durch eine mediane Furche oder Philtrum (/2) geteilt sein. Bei Rind, Schwein und Hund wird der modifizierte Hautüberzug feuchtgehalten. Bei den erstgenannten beiden Species stammt die Feuchtigkeit von dicht gepackten unterlagernden Drüsen, während sie beim Hund von Drüsensekreten der Nasenschleimhaut, hauptsächlich der lateralen Nasendrüsen, befeuchtet wird.

Die Knorpel, die die äußere Nase stützen, sind variabel in Form, relativer Größe und auch in der Anzahl. Das rostrale Ende der Nasenscheidewand bildet das mediane Septum zwischen dem rechten und linken Nasenvorhof und schließt beim Schwein einen kleinen Knochen (Os rostrale) mit ein. Das Rostralende des Septums bietet Befestigung für weitere Knorpel, die den dorsalen und lateralen Rand der Nüster stützen und die Form der Nasenöffnung bestimmen. Einer von ihnen, der Flügelknorpel, ist beim Pferd besonders groß und prägt die merkwürdige Kom-

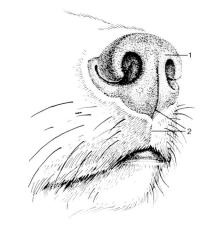

Abb. 4-1 Die Schnauze eines Hundes.
1, Planum nasale; 2, Philtrum.

---

* Das griechische Wort für Nase, Rhin, bildet den Stamm für viele medizinische Begriffe wie z. B. Rhinitis.

maform der Nüster, die bei dieser Species über einen ventralen Teil, die sogenannte echte Nüster, zur Nasenhöhle führt und über einen dorsalen Teil, die sogenannte falsche Nüster, in ein behaartes Divertikulum führt, das die knöcherne Incisura nasoincisiva ausfüllt (Abb. 18-3). Die Nüster ist beim Schwein rund, bei den meisten anderen Species durch eine schlitzförmige Ausweitung lateral verlängert. Die Form der Nüster ist veränderbar, hauptsächlich durch Anheben des lateralen „Nasenflügels", und zwar aktiv durch bestimmte Gesichtsmuskeln oder passiv, wenn der Luftstrom bei angestrengter Atmung oder beim Schnüffeln erhöht wird. Diese Veränderungen können beim Pferd sehr auffällig sein. Sie führen zur Kompression und möglicherweise zur vollständigen Obliteration des Nasendivertikulums.

Die äußere Haut setzt sich über eine bestimmte Distanz in das Vestibulum nasi fort, wo sie an einer ziemlich scharf gezogenen Linie in die Nasenschleimhaut übergeht. Nahe dieser Linie können sich mehrere Gänge öffnen. Beim Pferd gehört zu diesen Gängen der Ductus nasolacrimalis, dessen Öffnung bei der Untersuchung des Nasenvorhofbodens am lebenden Tier gut erkennbar ist. Bei anderen Species ist diese Öffnung weniger leicht auffindbar, entweder weil das umgebende Gewebe weniger leicht verschieblich ist (Rind), oder weil die Öffnung tiefer liegt (Hund). Die viel kleineren Öffnungen der langen Gänge der serösen lateralen Nasendrüsen liegen ebenfalls in dieser Region. Diese Anordnung trägt zur Befeuchtung der einströmenden Atemluft bei, weil an der Verengung die hier beschleunigte Luft die Verdunstung der Tränenflüssigkeit und der anderen wäßrigen Ausscheidungen begünstigt.

Die beiden *Nasenhöhlen* beanspruchen einen großen Teil des Gesichts, da sie sich kaudal bis zum transversalen knöchernen Septum am Rostralende der Schädelhöhle ausdehnen (Abb. 4-2). Ihre Größe kann an der Form des Kopfes abgeschätzt werden, obwohl der erste Eindruck in den meisten Fällen irreführend ist. Mehrere Merkmale reduzieren die Ausmaße der Nasenhöhlen stärker als zunächst erwartet. Erstens sind bestimmte angrenzende Knochen durch lufthaltige Sinus paranasales verdickt, die zwar mit den Nasenhöhlen in Verbindung stehen, aber nicht

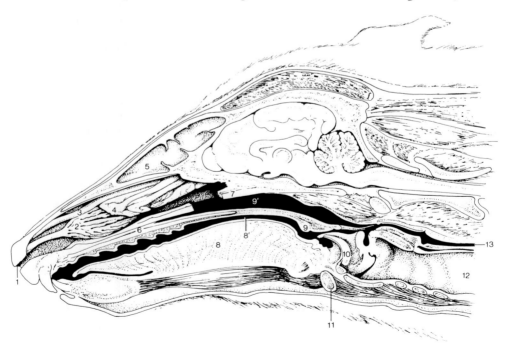

Abb. 4-2 Paramedianschnitt durch den Kopf des Hundes; das Septum nasi wurde entfernt.

1, rechte Nüster; 2, Concha nasalis ventralis; 3, Concha nasalis dorsalis; 4, Conchae ethmoidales; 5, Sinus frontalis; 6, harter Gaumen; 7, Vomer, abgetragen; 8, Zunge; 8′, Oropharynx; 9, weicher Gaumen; 9′, Nasopharynx; 10, Epiglottis; 11, Basihyoideum; 12, Trachea; 13, Oesophagus.

deren Anteil sind. Zweitens füllen die hineinragenden Abschnitte der oberen Backenzähne einen erstaunlichen Anteil des Raumes aus, besonders beim Pferd. Der verbleibende Raum der Nasenhöhlen wird noch durch zarte schleimhautbedeckte muschelförmige Knochen (Conchae) reduziert, die von der Dorsal- und Lateralwand in das Innere hineinragen. Schließlich sind die Wände mit Schleimhaut bedeckt, die durch Gefäßplexus lokal verdickt ist (Abb. 4-3/A, 4-3/B und 4-4).

Die rechte und linke Nasenhöhle werden durch das Nasenseptum getrennt. Dieses ist weitgehend knorpelig, aber an seinem Kaudalende verknöchert (perpendikuläre Platte des Os ethmoidale). Das Septum grenzt an die Dorsalfläche des harten Gaumens, der Nasen- und Mundhöhle trennt. Im Detail existieren große Unterschiede unter den Species (Abb. 4-4). Beim Pferd grenzt das Septum nasi an die gesamte Länge des harten Gaumens, so daß jede Nasenhöhle über eine separate Öffnung (Choana, Abb. 18-10) mit dem Pharynx in Verbindung steht. Bei anderen Species (z. B. Rind) reicht das Septum nicht soweit kaudal, so daß hier eine einzige Öffnung die Ver-

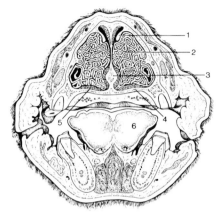

Abb. 4-3A Querschnitt durch den Kopf des Hundes in Höhe von P².

1, Concha nasalis dorsalis; 2, Concha nasalis ventralis; 3, Septum nasi; 4, harter Gaumen; 5, Venenplexus in der Nasenschleimhaut; 6, Zunge.

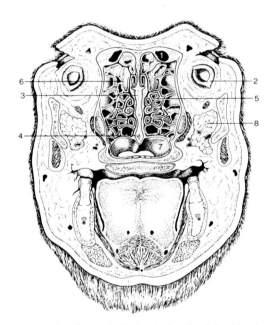

Abb. 4-3B Querschnitt durch den Kopf des Hundes in Höhe des Augapfels.

1, Sinus frontalis; 2, Augapfel; 3, Os ethmoidale; 4, Vomer; 5, Concha nasalis ventralis; 6, Conchae ethmoidales; 7, Choana; 8, Gl. zygomatica.

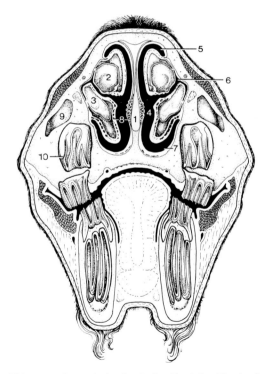

Abb. 4-4 Querschnitt durch den Kopf des Pferdes in Höhe von P⁴.

1, Septum nasi; 2, Concha nasalis dorsalis; 3, Concha nasalis ventralis; 4, Meatus nasi communis; 5, Meatus nasi dorsalis; 6, Meatus nasi medius; 7, Meatus nasi ventralis; 8, Venenplexus in der Nasenschleimhaut; 9, Sinus maxillaris rostralis; 10, P⁴.

bindung zum Pharynx herstellt (Abb. 4-3/B,7 und 25-10).

Die in die Nasenhöhlen hineinragenden Conchae weisen ein sehr kompliziertes und variables Muster auf. Sie bestehen aus einem kaudalen System (ethmoidale Conchae, die die laterale Masse oder das Labyrinth des Os ethmoidale ausmachen) und einem rostralen System (nasale Conchae), in welchem eine große dorsale und eine große ventrale – sowie eine viel kleinere mittlere – Concha dominieren (Abb. 4-2 und 25-9). Die zahlreichen ethmoidalen Conchae werden durch enge Spalten (Meatus ethmoidales) voneinander getrennt, und ihre Anordnung ist komplizierter bei solchen Species, deren Geruchssinn gut ausgeprägt ist (Abb. 4-3/B,6). Die dorsale und ventrale Nasenmuschel dominieren im mittleren und rostralen Drittel der Nasenhöhle. Sie bestehen aus zarten aufgerollten Lamellen, die in Abhängigkeit von Species und Lokalisation variabel sind. Rostral rollt sich die Lamelle nicht vollständig auf, sondern bildet einen Recessus der Nasenhöhle. Kaudal trifft die Lamellenspirale wieder auf ihren Anfang oder auf die laterale Nasenwand und umschließt einen Raum, der als Anteil des Nasennebenhöhlensystems gilt.

Die Conchae reduzieren die Nasenhöhle zu mehreren Gängen (Meatus) in einer Weise, die auf dem Querschnitt an ein E erinnert (Abb. 4-4). Mit anderen Worten, die großen Nasenmuscheln begrenzen dorsale, mittlere und ventrale Nasengänge, die mit dem gemeinsamen Nasengang zum Septum nasi hin kommunizieren. Der dorsale Nasengang führt direkt zum Grund der Nasenhöhle und leitet der Riechschleimhaut Luft zu. Der mittlere Nasengang gewährt gewöhnlich Zugang zum Sinussystem. Der ventrale Nasengang ist der Hauptluftweg und führt zum Pharynx. Der weiteste Raum, der Übergangsbereich zwischen ventralem und gemeinsamem Nasengang, wird als Zugang für die Einführung von Instrumenten, z. B. einer Nasenschlundsonde, gewählt.

Die Schleimhaut ist mit der unterlagernden Knochenhaut verbunden und von variabler Dicke. An einigen Stellen ist sie dünn, anderswo, besonders ventral, ist sie erheblich verdickt durch die Einlagerung kavernöser Bluträume, die sie zum semi-erektilen Gewebe modifizieren (/8). Die Dicke der Schleimhaut variiert mit dem Ausmaß an Gefäßstauung. Starke Gefäßstauung beeinträchtigt in höchstem Maße die Nasenatmung (Verschnupfung beim Menschen).

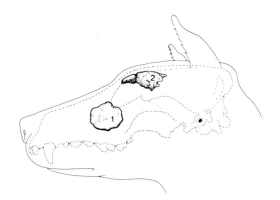

Abb. 4-5 Sinus paranasales des Hundes.
1, Recessus maxillaris; 2, Sinus frontalis.

Abgesehen von der Riechfunktion, hat die Nasenhöhle die wichtige Aufgabe, die einströmende Luft zu verändern, bevor sie in die tieferen Atemwege weitergeleitet wird. Die Luft wird bei der Passage der sehr gefäßreichen Schleimhaut erwärmt, durch die Verdunstung von Tränenflüssigkeit und serösen Nasensekreten angefeuchtet und durch den Kontakt mit dem Sekret der zahlreichen, verstreut liegenden Schleimhautdrüsen gereinigt. Diese Drüsen sezernieren die Schleimbedeckung der Mukosa, die Partikel und Tröpfchen bindet, sofern diese mit ihr in Kontakt kommen. Die Schleimbedeckung wird durch den Flimmerschlag des auskleidenden Epithels in Richtung Pharynx transportiert und dann abgeschluckt. Es wird berichtet, daß der Mensch täglich etwa einen halben Liter Schleim unbewußt herunterschluckt.

Die *Nasennebenhöhlen (Sinus paranasales)* sind Divertikel der Nasenhöhle, die die Schädelknochen noch lange über die Geburt hinaus aushöhlen (Abb. 4-5). Die Separierung der inneren und äußeren Knochenlamellen verändert die Schädelform und ist bei Schwein und Rind besonders auffällig (Abb. 4-6 und 25-11), bei denen sich bestimmte Sinus bis oberhalb der Schädelhöhle ausdehnen. Die Sinus behalten ihre Verbindung mit der Nasenhöhle, da aber die Öffnungen gewöhnlich eng sind, existiert nur ein geringer Luftaustausch. Durch ihre Enge und ihre Lage neigen die Öffnungen zum Verschluß, wenn die Schleimhaut durch Entzündung oder Stauung verdickt ist. Nicht alle Nasennebenhöhlen sind klinisch gleichermaßen bedeutsam. Die Oberflächenprojektionen jener Sinus, die gewöhnlich bei bestimmten Erkrankungen eine Rolle spielen,

Der Atmungsapparat 167

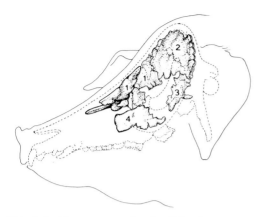

Abb. 4-6 Sinus paranasales des Schweines.

1, Sinus frontalis rostralis; 2, Sinus frontalis caudalis; 3, Sinus sphenoidalis; 4, Sinus maxillaris.

Der Kehlkopf (Larynx)

Der Kehlkopf bildet die Verbindung zwischen Pharynx und Tracheobronchialbaum. Er liegt ventral des Schlundkopfes und kaudal der Mundhöhle. An der Schädelbasis wird er durch den Zungenbeinapparat gehalten. Bei den meisten Species liegt er mit seinen Anfangsanteilen zwischen den Ästen des Unterkiefers und ragt mit seinen Kaudalanteilen in den Hals hinein, wo sein knorpeliges Skelett beim Lebenden leicht palpiert werden kann (Abb. 4-7). Wegen seiner Verbindung mit der Zunge und zum Zungenbeinapparat verändert der Kehlkopf beim Schlucken seine Position.

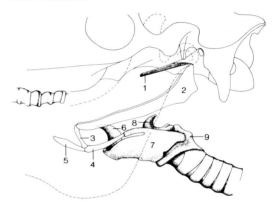

Abb. 4-7 Apparatus hyoideus, an welchem der Kehlkopf an der Schädelbasis aufgehängt ist (Pferd). Die unterbrochene Linie deutet den Unterkiefer (Mandibula) an.

1, Cartilago tubae auditivae; 2, Stylohyoideum; 3, Keratohyoideum; 4, Thyrohyoideum; 5, Proc. lingualis des Basihyoideum; 6, Cart. epiglottica; 7, Cart. thyroidea; 8, Cart. arytenoidea; 9, Cart. cricoidea.

werden in den topographischen Kapiteln abgehandelt. Bei allen Species kommen Stirn- und Kieferhöhlen vor, die niemals mit ihrem kontralateralen Konterpart kommunizieren. Der Sinus frontalis ist innerhalb der Knochen des Grenzbereiches zwischen Nasen- und Schädelhöhle einheitlich oder unterteilt. Bei den meisten Species öffnen sich die verschiedenen Anteile des Sinus frontalis in den Meatus nasi medius im Nasengrund. Beim Pferd hingegen kommuniziert der Sinus frontalis über den Sinus maxillaris caudalis indirekt mit der Nasenhöhle.

Der Sinus maxillaris nimmt den Kaudalteil des Oberkiefers ein, und zwar oberhalb der hinteren Backenzähne. Bei einigen Species reichen Ausweitungen, unterschiedlich bezeichnet als separate Sinus oder Divertikel, in den harten Gaumen, in das Keilbein, in die Medialseite der Augenhöhle und in die ventrale Nasenmuschel hinein. Beim Pferd ist der Sinus maxillaris in einen kaudalen und einen rostralen Abschnitt unterteilt, und beide sind separat mit dem mittleren Nasengang verbunden. Beim Hund kommuniziert der Raum weit offen mit der Nasenhöhle und ist als Rec. maxillaris bekannt.

Die Funktion der Sinus ist nicht ganz geklärt; sie bieten in gewissem Sinne thermalen und mechanischen Schutz für die Orbita, die Nasen- und Schädelhöhlen. Sie vergrößern die Schädelbereiche für die Muskelansätze ohne übermäßige Gewichtszunahme und beeinflussen als Resonanzräume die Stimmbildung. Die artspezifischen Unterschiede sind von erheblicher klinischer Bedeutung und werden in späteren Kapiteln ausführlicher abgehandelt.

Die Kehlkopf-Knorpel

Die Form der Kehlkopfknorpel und selbst die Anzahl der kleineren Anteile variieren unter den Species, aber nur wenige Unterschiede sind von größerer praktischer Bedeutung. Die großen, konstant vorkommenden Knorpel sind der unpaare Kehldeckelknorpel (Cart. epiglottica), der Schildknorpel (Cart. thyroidea) und der Ringknorpel (Cart. cricoidea) sowie der paarige Gießkannenknorpel (Cart. arytenoidea) (Abb. 4-8/A und 4-8/B).

Der *Kehldeckelknorpel (Cart. epiglottica)* liegt am weitesten rostral. Er besteht aus einem kleinen Stiel und einer großen blattförmigen Platte.

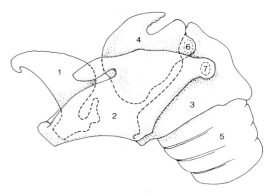

Abb. 4-8A Seitenansicht des Kehlkopfskelettes des Pferdes. Die Umrisse jener Knorpelanteile, die von anderen verdeckt werden, sind durch unterbrochene Linien angedeutet.

1, Cart. epiglottica; 2, Cart. thyroidea; 3, Cart. cricoidea; 4, Cart. arytenoidea; 5, Trachea; 6, Art. cricoarytenoidea; 7, Art. cricothyroidea.

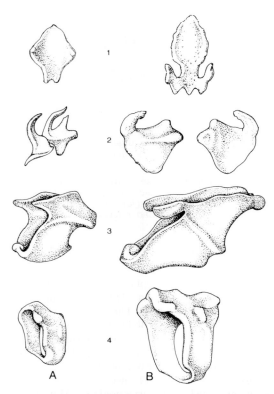

Abb. 4-8B Kehlkopfknorpel des Hundes (A) und des Pferdes (B).

1, Cart. epiglottica; 2, Cart. arytenoidea; 3, Cart. thyroidea; 4, Cart. cricoidea. (Nach Nickel, Schummer, Seiferle, 1979.)

Der Stiel befindet sich zwischen der Zungenwurzel, dem Basihyoideum und der Cart. thyroidea und ist an allen diesen Strukturen befestigt. Im Ruhezustand ist die Platte dorsorostral, kaudal vom weichen Gaumen (retrovelar) ausgerichtet; wenn das Tier schluckt, wendet sie sich rückwärts, um den Eingang zum Larynx (unvollständig) zu verlegen. Die Cart. epiglottica ist ein elastischer und daher flexibler Knorpel.

Der *Schildknorpel (Cart. thyroidea)* ist der größte Knorpel. Er besteht aus zwei lateralen Laminae, die ventral in unterschiedlichem Maße verschmelzen, um den Hauptteil des Kehlkopfbodens zu bilden (Abb. 4-8/B,3). Der durch die ventrale Verschmelzung gebildete Anteil ist beim Pferd nur ein schmaler Steg. Das Pferd weist ventral einen großen, kaudal offenen Einschnitt auf, der einen bequemen chirurgischen Zugang zum Larynxinneren bietet. Der rostroventrale Teil zwischen den verschmolzenen Laminae ist meistens verdickt und entspricht dem „Adamsapfel", der beim Menschen auffälliger ist als bei Haussäugetieren. Die dorsorostralen und dorsokaudalen Enden der Laminae artikulieren über das Cornu rostrale bzw. caudale mit dem Thyrohyoideum bzw. dem Bogen der Cart. cricoidea. Die Cart. thyroidea besteht aus hyalinem Knorpel und ist Altersveränderungen unterworfen, die das Gewebe beeinflussen. Verkalkte Inseln oder gar Verknöcherungen führen mit höherem Alter zur zunehmenden Zerbrechlichkeit.

Der *Ringknorpel (Cart. cricoidea)* erinnert formal an einen Siegelring. Er besteht aus einer ausgeweiteten dorsalen Lamina („Siegel") und einem engen ventralen Bogen (/4). Der Dorsalteil trägt eine mediane Leiste und an seinem Rostralrand zwei Gelenkflächen für die Artikulation mit den Cartt. arytenoideae. Der Bogen trägt auf jeder Seite eine Gelenkfläche zur Artikulation mit der Cart. thyroidea. Der Ringknorpel besteht auch aus hyalinem Knorpel und unterliegt ebenfalls Altersveränderungen.

Die *Gießkannenknorpel (Cartt. arytenoideae)* haben eine sehr unregelmäßige Form, die am besten als pyramidal beschrieben wird (/2). Die Details sind jedoch von geringer Bedeutung und es genügt für die meisten Zwecke, nur einige Merkmale zu kennen. Eine kaudale Gelenkfläche artikuliert mit dem Rostralrand der Lamina cartilaginis cricoideae. Vom Gießkannenknorpel strahlen drei Fortsätze aus: Ein Stimmfortsatz, an welchem die Stimmfalte befestigt ist, zeigt ventral. Ein Muskelfortsatz dehnt sich lateral aus. Ein hornförmiger Fortsatz dehnt sich dorsomedial aus und bildet, zusammen mit seinem Konterpart auf der anderen Seite, den Kaudalrand des Kehlkopfeinganges. Die Cart. arytenoidea ist überwiegend hyalin, aber der *hornförmige Fortsatz* (Proc. corniculatus) ist elastisch.

Unter den kleinen, weniger prominenten Knorpeln kommt der paarige elastische *Proc. cuneiformis* vor, der beiderseits eine Schleimhautfalte zwischen dem Kehldeckel und dem Gießkannenknorpel stützt. Dieser paarige Fortsatz kommt nicht bei allen Species vor und bei seiner Ausbildung kann er frei oder mit der Cart. epiglottica oder arytenoidea verschmolzen sein. Ein kleiner hyaliner Knorpel, Cart. interarytenoidea, kann dorsal zwischen den Cartt. arytenoideae vorkommen.

Verbindungen, Bänder und Membranen

Bei den meisten Säugetieren (aber nicht beim Menschen) kommt ein Gelenk zwischen dem Thyrohyoideum und dem dorsorostalen Winkel des Schildknorpels vor, das eine Rotation um eine transversale Achse zwischen rechtem und linkem Gelenk ermöglicht. Die Gelenke zwischen den dorsokaudalen Winkeln des Schildknorpels und den lateralen Gelenkflächen des Ringknorpels gestatten ebenfalls eine Rotation um eine (beide Gelenke verbindende) transversale Achse. Das dritte Gelenkpaar wird zwischen den Gießkannenknorpeln und dem Ringknorpel gebildet (Abb. 4-8/A und 4-9). Es ist komplizierter und gestattet eine Rotation sowohl um eine sagittale als auch um eine transversale Achse und außerdem auch Gleitbewegungen, die beide Gießkannenknorpel näher zusammen- oder weiter auseinanderbringen. Die Bewegung in der Art. cricoarytaenoidea ist der wichtigste Faktor für die Größenregulierung der Stimmritze, die das Kehlkopflumen einengt. Alle diese Gelenke weisen die üblichen Merkmale synovialer Gelenke auf.

Die Knorpel werden zusätzlich durch verschiedene Membranen und Bänder verbunden, die die Kehlkopfmuskulatur ausbalancieren und bei Inaktivität die Ruheposition des Kehlkopfes bestimmen. Elastische Membranen verbinden den Kehldeckelknorpel mit dem Schild- und den Gießkannenknorpeln, den Schildknorpel mit dem Ringknorpel sowie den Ringknorpel mit der ersten Trachealspange. Weitere, weniger elastische Bänder bilden die Grundlage der Stimmfalten (und der Vorhofsfalten, sofern vorhanden), die zwischen den Gießkannenknorpel und dem Boden des Kehlkopfes verkehren.

Die Muskulatur

Zusätzlich zu den (äußerlichen) Kehlkopfmuskeln, die zwischen diesem Organ und dem Pharynx, der Zunge, dem Zungenbein und dem Sternum verkehren, kommt eine Anzahl kleiner paariger (intrinsischer) Eigenmuskeln vor, die die Kehlkopfknorpel verbinden und deren wechselseitige Lagebeziehungen beeinflussen (Abb. 4-10).

Einer dieser Muskeln, der *M. cricothyroideus* (/1), weicht etwas von den übrigen durch seine oberflächliche Lage und seine Innervation durch den N. laryngeus cranialis des N. vagus ab. Er verkehrt ventral der Art. cricothyroidea zwischen der Lateralfläche der Lamina des Schildknorpels und dem Bogen des Ringknorpels. Durch seine Kontraktion nähern sich seine Insertionen, wodurch der Dorsalteil des Ringknorpels samt den verbundenen Gießkannenknorpeln kaudal verlagert werden und somit die Stimmfalten anspannen.

Die übrigen Muskeln liegen tiefer, inserieren an der Cart. arytenoidea und werden durch den R. laryngeus caudalis des N. laryngeus recurrens n. vagi innerviert. Der *M. cricoarytenoideus dorsalis* (/2) entspringt an der dorsalen Oberfläche der Lamina cricoidea. Seine Fasern konvergieren rostrolateral, um auf dem Muskelfortsatz des Gießkannenknorpels zu inserieren. Bei seiner

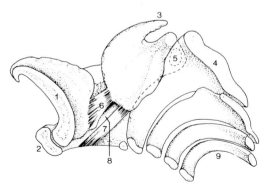

Abb. 4-9 Medianschnitt durch den Kehlkopf des Pferdes nach Entfernung der Schleimhaut.

1, Cart. epiglottica; 2, Cart. thyroidea (Anschnitt); 3, Proc. corniculatus der Cart. arytenoidea; 4, Lamina der Cart. cricoidea (Anschnitt); 5, Art. cricoarytenoidea; 6, M. ventricularis; 7, M. vocalis; 8, Ventriculus laryngis; 9, Trachealspangen.

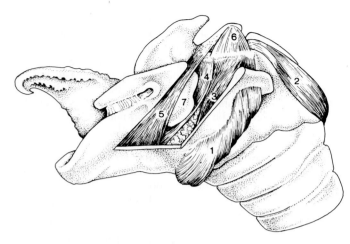

Abb. 4-10 Eigenmuskeln des Kehlkopfes des Pferdes.

1, M. cricothyroideus; 2, M. cricoarytenoideus dorsalis; 3, M. cricoarytenoideus lateralis; 4, M. vocalis; 5, M. ventricularis (4 + 5 = M. thyroarytenoideus); 6, M. arytenoideus transversus; 7, Ventriculus laryngis.

Kontraktion spreizt er den Proc. vocalis des Gießkannenknorpels und dadurch auch die Stimmfalten, wodurch die Stimmritze erweitert wird. Der *M. cricoarytenoideus lateralis* (/3) entspringt am rostroventralen Teil des Ringknorpelbogens und zieht dorsal zum Muskelfortsatz des Gießkannenknorpels. Er ist somit ein Adduktor der Stimmfortsätze und verengt daher die Stimmritze.

Der *M. thyroarytenoideus* entspringt am Kranialteil des Kehlkopfbodens (hauptsächlich am Schildknorpel) und zieht dorsokaudal zu seiner Insertion auf dem Muskelfortsatz und benachbartem Teil des Gießkannenknorpels. Bei einigen Species (einschließlich Pferd und Hund) ist er in zwei Einzelmuskeln unterteilt, und zwar in den rostralen *M. ventricularis* (/5) und den kaudalen *M. vocalis* (/4), die in der Vorhofs- bzw. Stimmfalte liegen. Diese Muskeln regulieren die Spannung der Falte(n) und bilden einen Anteil der Sphincter-Muskelformation. Der *M. arytenoideus transversus* (/6) zieht vom Muskelfortsatz des Gießkannenknorpels zu einer medianen Raphe (manchmal die Cart. interarytenoidea enthaltend). Einige Fasern können die Mediane kreuzen, um den Gießkannenknorpel der Gegenseite zu erreichen. Dieser Muskel führt die Gießkannenknorpel näher zusammen und gehört somit zu den Stimmritzenverengern.

Die Kehlkopfhöhle

Die Kehlkopfhöhle kann in drei hintereinanderliegende Abschnitte – Vorhof, Stimmritze und Cavum infraglotticum – unterteilt werden (Abb. 4-11 und 18-25). Der Vorhof erstreckt sich vom Kehlkopfeingang zum Rostralrand der Gießkan-

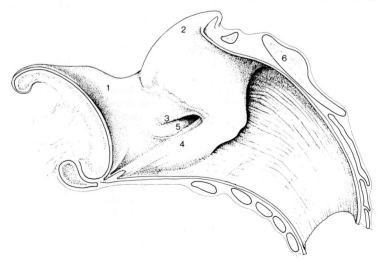

Abb. 4-11 Mediansschnitt durch den Kehlkopf des Pferdes.

1, Epiglottis; 2, Proc. corniculatus der Cart. arytenoidea; 3, Plica vestibularis; 4, Plica vocalis; 5, Ventriculus laryngis; 6, Lamina der Cart. cricoidea.

nenknorpel bis hin zu den Stimmfalten. Die Stimmritze variiert in ihrer Größe und wird dorsal durch die Gießkannenknorpel und ventrolateral durch die Stimmfalten begrenzt. Die dritte Höhle, das Cavum infraglotticum, ist von konstanter Größe und führt allmählich ins Tracheallumen.

Die Strukturen, die den Kehlkopfeingang (Aditus laryngis) abgrenzen, ragen in das Schlundkopflumen hinein. Sie können durch das Ostium intrapharyngeum in den Nasenrachen vordringen. Der Rostralteil der Eingangswand wird durch den Kehldeckel gestellt, die Lateralteile durch die Plicae aryepiglotticae, die sich zwischen Epiglottis (Kehldeckel) und den Gießkannenknorpeln erstrecken, und der Kaudalteil durch die hornförmigen Fortsätze der Gießkannenknorpel. Das Innere des *Vorhofs (Vestibulum)* kann eine Anzahl wichtiger Merkmale aufweisen, aber keines davon kommt bei jeder Species vor. Bei einigen Tierarten kommt eine Vorhofsfalte vor, die ungefähr parallel, jedoch weiter rostral als die Stimmfalte verläuft (Abb. 4-11/3). Diese Falte ist mit einer Ausbuchtung der Schleimhaut kombiniert. Diese Ausbuchtung (Ventriculus) hat ihren Eingang zwischen Vorhofs- und Stimmfalten. Diese Merkmale kommen besonders auffällig beim Pferd vor und werden später eingehender beschrieben (S. 529). Der Schleimhautüberzug des Vorhofs ist fest mit der Cart. epiglottica und den Cartt. arytenoideae verbunden, während sie an anderen Stellen lokker auf Fettgewebe ruht.

Die *Stimmritze (Rima glottidis)* ist enger als der Vorhof; der Dorsalteil wird durch die Stimmfortsätze und benachbarte Anteile der Gießkannenknorpel, und der Ventralteil durch die Stimmfalten begrenzt (Stimmfalten und Gießkannenknorpel bilden den Stimmapparat, Glottis). Die Stimmritze, lateral komprimiert und rhombenförmig, variiert in ihren Dimensionen und verschwindet, wenn die Glottis geschlossen ist. Die Stimmfalten verlaufen vom Rostralteil des Kehlkopfbodens kaudodorsal zu ihren Befestigungen an den Gießkannenknorpeln. Jede Falte enthält in ihrem freien Rand ein Band (Lig. vocale) und lateral dazu der M. vocalis, der fast vollständig von Fett umgeben ist. Die Vorhofsfalten, sofern vorhanden, sind ähnlich gebaut, bilden aber keinen Glottisanteil im eigentlichen Sinne. Die Schleimhaut ist an den Gießkannenknorpeln und entlang des freien Randes der Stimmfalten fest verhaftet, während sie anderen Stellen sehr viel lockerer aufliegt.

Das *Cavum infraglotticum* weist wenig interessante Merkmale auf. Seine Form ist der Form des Ringknorpels angepaßt. Am Übergang in die Trachea kann es leicht in seiner Größe reduziert sein. Die Schleimhaut ist ziemlich fest mit der Unterlage verhaftet.

Die *Kehlkopfschleimhaut* enthält zahlreiche Schleimdrüsen (besonders massiert innerhalb der Ventrikel, sofern diese vorhanden sind) und ebenso Anhäufungen lymphatischer Strukturen (besonders im Cavum infraglotticum). Die Epithelbedeckung ändert sich in den verschiedenen Bereichen je nach Erfordernis. Mehrschichtiges Plattenepithel liegt am Kehlkopfeingang vor, wo das Risiko der Abschürfung durch die Nahrungspassage besteht, und ebenso am freien Rand der Falten (Stimm- und Vorhofsfalten), die manchmal ziemlich heftig aneinanderstoßen. An anderen Stellen ist das Epithel schein-geschichtet und mit Zilien besetzt und entspricht dem typischen Atemwegsepithel. Die sensible Innervation erfolgt durch die Nn. laryngeus cranialis und -caudalis (recurrens), deren Versorgungsgrenze in Höhe der Rima glottidis liegt.

Der Mechanismus des Kehlkopfes

Die eigentliche Funktion des Kehlkopfes besteht darin, die hinteren Atemwege vor Verlegung durch Flüssigkeiten zu schützen. Diese Schutzfunktion bleibt seine primäre Aufgabe, obwohl gewöhnlich zuerst an die Phonation – Lautbildung – gedacht wird.

Der Schutz der hinteren Atemwege gegen Eintritt von Nahrung und Flüssigkeit wird durch zwei Vorgänge bewerkstelligt: Bei der ersten Schutzvorrichtung wird der Kehlkopf beim Schlucken nach vorne (oben) gezogen und die Epiglottis durch Andrücken durch die Zungenwurzel rückwärts gekippt, wodurch der Kehlkopfeingang partiell verlegt wird. Die Ähnlichkeit der äußeren Umrisse des Kehldeckels und des Kehlkopfeinganges läßt eine sehr viel dichtere Abdeckung vermuten, als sie tatsächlich vorhanden ist. Feste Nahrungsbestandteile werden durch die Pharynxmuskeln schnell über den Larynxeingang hinwegtransportiert, während Flüssigkeiten von der Epiglottis beiderseits durch einen Recessus piriformis des Schlundkopfbodens umgeleitet werden. Es ist bekannt, daß eine Entfernung des größeren Kehldeckelanteils den normalen Schluckakt beim Menschen nicht beeinträchtigt. Eine zweite, aktive Schutzvorrichtung wird auf einem tieferen

Niveau durch die Glottis übernommen, die sich bei Adduktion der Stimmfalten schließt (Abb. 18-25). Durch Vermeiden von Schlucken und Einatmen zur gleichen Zeit wird das Risiko, daß Nahrung in den Kehlkopf gelangt, erheblich reduziert. Tatsächlich gerät Nahrung wirklich selten in die „falsche Kehle", aber wenn es doch geschieht, löst der Kontakt mit der Vorhofsschleimhaut den Hustenreflex aus.

Während normaler Atmung kann es beim Einatmen zu einer leichten Abduktion der Stimmfalten kommen, wodurch die Glottis leicht erweitert wird. Diese Bewegung wird aber nur bei heftigem Atmen auffällig. Die Abduktion geht vom M. cricoarytenoideus dorsalis aus und die anschließende Adduktion wird vom M. cricoarytenoideus lateralis ausgeführt (Abb. 4-12/5, 6). Es ist anzumerken, daß diese beiden Antagonisten – in Abweichung von der Norm – vom selben Nerven versorgt werden.

Der Verschluß der Glottis erfolgt auch im Zusammenhang mit anderen Funktionen, bei welchen die freie Passage von Luft zu und aus den Lungen verhindert werden muß. Der Aufprall des exspiratorischen Luftstromes gegen die geschlossene Glottis führt zu deren Öffnung und zur forcierten Austreibung der Luft. Dieser Mechanismus wird bei einem Hustenstoß ausgelöst, um die hinteren Luftwege von Schleimansammlungen oder Fremdkörpern zu reinigen. Glottisverschluß mit gleichzeitiger Erhöhung des intrathorakalen Druckes erfolgt auch bei gewissen Anstrengungen, z. B. Defäkation, Miktion und Geburt. Die Blockierung der Exspirationsluft trägt zur Herbeiführung eines gewissen intrathorakalen Druckes bei, wodurch das Diaphragma zur Unterstützung der Bauchmuskelkontraktion stabilisiert wird.

Der knöcherne Thorax kann ebenfalls durch den Glottisschluß wirkungsvoller stabilisiert werden, um so eine feste Basis für die Muskeln zu schaffen, die an den Rippen inserieren. Diese Kombination von Aktivitäten lassen sich gut überprüfen, wenn man beispielsweise versucht, ein schweres Gewicht zu heben, oder auch beim Klimmzug.

Die Stimmbildung ist eine weitere wichtige Funktion des Kehlkopfes. Die Laute der menschlichen Sprache sind komplexer als jene anderer Species, obwohl der Kehlkopf des Menschen keine größere strukturelle Komplexität aufweist. Tatsächlich ist erwiesen, daß der komplizierte Kehlkopfmechanismus nicht essentiell für die Stimmbildung ist, da menschliche Patienten lernen können, durch Ausnutzung der Luftaustreibung aus dem Oesophagus eine Stimme zu bilden, nachdem der Kehlkopf nach malignen Kehlkopferkrankungen operativ entfernt werden mußte. Selbst unter normalen Umständen wird die Stimme in ihrer endgültigen Form nicht allein durch den Kehlkopf geformt, sondern wird durch Resonanzräume anderer Höhlen des Kopfes stark modifiziert und „gefärbt". Es bestehen kontroverse Ansichten darüber, wie der Grundlaut im Kehlkopf gebildet wird. Der Luftstrom wird bei der Passage durch die Glottis zur Vibration gebracht. Die Tonhöhe wird durch Stärke, Länge und Spannung der Stimmfalten kontrolliert und ist daher einerseits in einem gewissen Maße variabel und andererseits in einem gewissen Maße durch permanente (oder semi-permanente, da die Stimme eines Jungen mit der Pubertät bricht) und individuelle Baueigentümlichkeiten des Kehlkopfes festgelegt. Die Spannung der Stimmfalten, oder eines Teiles von ihnen, wird durch den M. cricothyroideus im Sinne einer Grobeinstellung verändert, während der M. vocalis für die Feineinstellung zuständig ist. Viele Untersucher betrachten die Vibration des Stimmbandes als passive Begleiterscheinung des Luftstromes,

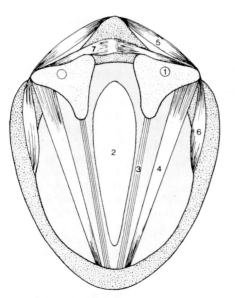

Abb. 4-12 Schematischer Querschnitt durch den Kehlkopf.

1, Lage der Art. cricoarytenoidea; 2, Rima glottidis; 3, M. vocalis in der Plica vocalis; 4, M. ventricularis; 5, M. cricoarytenoideus dorsalis; 6, M. cricoarytenoideus lateralis; 7, M. arytenoideus transversus.

üblicherweise wird hier ein Vergleich zu den Lippen eines Trompeters gezogen. Eine alternative Theorie besagt, daß sich die Muskeln im geeigneten Zeitmaß anspannen und entspannen. Da jedoch einige Töne der menschlichen Stimme 200 Schwingungen pro Sekunde überschreiten und sich die Stimuli zur tonischen Kontraktion des M. vocalis maximal nur 67mal pro Sekunde wiederholen, scheint diese Theorie nicht haltbar zu sein.

Elektromyographische Untersuchungen zeigen, daß das Schnurren der Katzen durch ein schnelles Zucken der Kehlkopfmuskeln und des Diaphragma ausgelöst wird. Die Kehlkopfmuskeln verengen und weiten die Glottis in schneller Folge, wodurch die Atemluft vibriert und Töne verursacht.

Die Luftröhre (Trachea)

Trachea und Bronchen bilden ein kontinuierliches Gangsystem, durch welches Luft zwischen Larynx und den kleineren Passagen (Bronchiolen) in die Lungen geleitet wird. Die Gänge sind ähnlich gebaut und können zusammen als Tracheobronchalbaum bezeichnet werden.

Die Trachea führt vom Larynx durch das Spatium viscerale colli und tritt danach an der Apertura thoracis cranialis in das Mediastinum ein, wo sie sich bis zur Bifurcatio tracheae dorsal des Herzens fortsetzt. Die zwei Hauptbronchen divergieren von der Trachea und treten an der Lungenwurzel in die rechte bzw. linke Lunge ein. Bei Wiederkäuer und Schwein entspringt ein separater Trachealbronchus proximal der Bifurcatio tracheae und belüftet separat den Kraniallappen der rechten Lunge. Der Halsteil der Trachea behält eine mehr oder weniger mediane Position bei, wenngleich sich seine Lagebeziehung zum Oesophagus auf der Höhe verschiedener Transversalebenen sowie bei unterschiedlicher Kopf- und Halshaltung ändert (Abb. 3-29 und 4-13/1). Andere topographische Verhältnisse im Hals betreffen die ventralgelegenen langen Zungenbeinmuskeln (Mm. sternohyoideus und -thyroideus) und die Karotisscheide samt Inhalt. Die A. carotis communis beginnt ventrolateral, steigt aber allmählich dorsolateral bis zur Grenze zwischen Kehlkopf und Trachea an.

Der Thorakalteil der Trachea neigt sich leicht nach rechts, wo er den Aortenbogen kreuzt. Ventral steht er in Beziehung zur V. cava cranialis, zu den abzweigenden Hauptarterien des Aortenbogens samt deren Verästelungen sowie bei

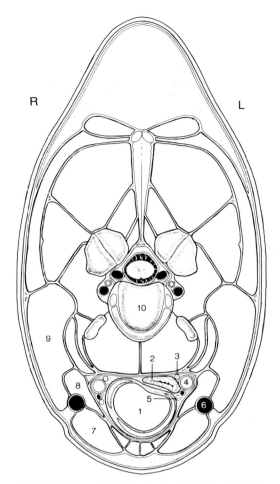

Abb. 4-13 Querschnitt durch den Hals (Pferd) in Höhe des vierten Halswirbels.

1, Trachea; 2, Oesophagus; 3, Truncus vagosympathicus; 4, A. carotis communis; 5, N. laryngeus caudalis; 6, V. jugularis externa; 7, M. sternocephalicus; 8, M. omohyoideus; 9, M. brachiocephalicus; 10, Körper des vierten Halswirbels.

jungen Tieren zum Thymus. Dorsal bestehen topographische Beziehungen zum Oesophagus und variable Relationen zu den Mediastinallymphknoten. Die Bifurkation befindet sich – variabel nach Tierart und Atemphase – in Höhe des 4. bis 6. Interkostalraumes.

Die *Hauptbronchen* erreichen die Lungen auf kurzem Wege. Hier verzweigen sie sich nach einem Muster, das für jede Species ziemlich konstant ist und im folgenden Abschnitt beschrieben wird (Abb. 4-14).

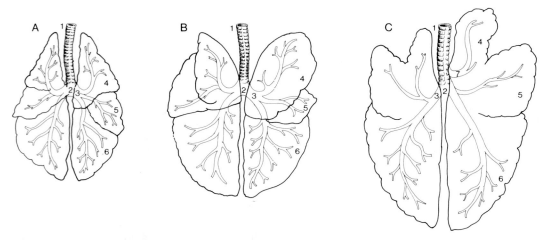

Abb. 4-14 Dorsalansichten des Bronchalbaumes und der Lungen der Katze (A), des Hundes (B) und des Schweines (C), schematisch dargestellt.

1, Trachea; 2, Bifurcatio tracheae; 3, Hauptbronchus; 4, Kraniallappen; 5, Mittellappen; 6, Kaudallappen; 7, Bronchus trachealis.

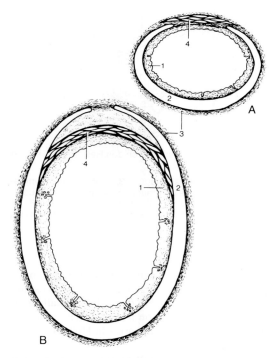

Abb. 4-15 Querschnitt durch die Trachea des Hundes (A) und des Rindes (B).

1, Schleimhaut; 2, tracheale Knorpelspange; 3, Adventitia; 4, M. trachealis (beim Hund außen, beim Rind innen an der Knorpelspange gelegen).

Die Wand der Trachea besteht aus einer inneren Schleimhaut, einer fibrokartilaginen Mittelschicht und einer Adventitia (im Halsbereich) oder einer Serosa (im Thorakalbereich, Abb. 4-15). Die Schleimhaut setzt sich kontinuierlich vom Cavum infraglotticum laryngis fort und kann bei verengtem Lumen eine leichte Längsfaltung aufweisen. Sie enthält sowohl uni- als auch multizelluläre Schleimdrüsen, die eine lumenauskleidende Schleimschicht produzieren, die durch den Zilienschlag des Epithels kontinuierlich in Richtung Kehlkopf transportiert wird. Sofern der Schleim den Schlundkopf erreicht, wird er unbewußt abgeschluckt. Übermäßige Schleimansammlungen können die Schleimhaut irritieren und den reinigenden Hustenreflex auslösen. Der fibrokartilagine Mantel besteht aus zahlreichen Knorpelstreifen, die zu dorsal offenen Spangen gebogen sind, deren Enden sich in variabler Weise entweder nicht ganz erreichen oder überlappen. Die Enden der Knorpelspangen sind durch den glatten M. trachealis verbunden (/4), der bei den meisten Species die Lücke innerhalb der Spange überbrückt, aber bei Hund und Katze außerhalb der Spange plaziert ist. Die Ränder der aufeinanderfolgenden Knorpelspangen sind durch Bänder (Ligg. anularia) aus ziemlich elastischem Bindegewebe verbunden, das mit dem Perichondrium verschmilzt.

Der Bau der Trachea verhindert ihr Zusammenfallen und gestattet eine notwendige Längenanpassung, wenn der Hals gestreckt und das Diaphragma kontrahiert ist. Die Trachea ist indirekt am Diaphragma befestigt, und zwar durch das paarige Lig. pulmonale und das mediastinale Bindegewebe und, besonders wirkungsvoll, durch den pleuralen Unterdruck, der die Lungen an die Brustwand samt Diaphragma bindet. Der variable Durchmesser wird durch den M. trachealis reguliert. Zusätzlich zu diesen funktionellen Veränderungen gibt es permanente, speziesbezogene und regionale Unterschiede in Form und Quer-Anschnitt der Trachea.

Die Struktur der größeren Bronchen ist nahezu identisch mit der Struktur der Trachea, sofern Unterschiede zwischen der äußeren trachealen Oberfläche und dem bronchalen Bindegewebe (und dessen Verbindung mit dem Stroma der Lunge) unberücksichtigt bleiben. An den kleineren Bronchen sind die Knorpelspangen allmählich durch unregelmäßige Platten ersetzt, und der Übergang zum Bronchiolussystem ist per definitionem durch den vollständigen Verlust der Knorpel gekennzeichnet. Variationen im Durchmesser der Bronchen und Bronchiolen sind relativ größer und bedeutsamer als Variationen im Durchmesser der Trachea.

Zum Verständnis der nachfolgenden Ausführungen erscheint es ratsam, den Abschnitt über Form und Funktion der Thoraxhöhle noch einmal zu wiederholen (S. 59).

Die Pleura

Jede Lunge ist von einer serösen Haut, der Pleura, umhüllt, die gleichsam die entsprechende „Hälfte" der Thoraxhöhle bis zum Zwerchfell auskleidet. Es kommen also zwei Pleurae vor, jede als geschlossener invaginierter Sack. Zwischen dem rechten und linken Pleurasack liegt das Mediastinum, eine mehr oder weniger mediane Trennung im Thorax, welche das Herz und andere thorakale Organe beherbergt (Abb. 4-16/ 7). Der Teil der Pleura, der die Lunge direkt bekleidet, ist als Pleura visceralis oder Pleura pulmonalis bekannt (/4). Die Pleura visceralis schlägt sich an und kaudal der Lungenwurzel in die Pleura mediastinalis um, die ihrerseits ein Kontinuum mit der Pleura costalis und – diaphragmatica bildet; diese letztgenannten drei Anteile werden zusammen Pleura parietalis genannt.

Beim gesunden Tier liegt eher ein potentieller als ein tatsächlicher Raum vor, der nur eine kleine Menge (wenige Milliliter) seröser Flüssig-

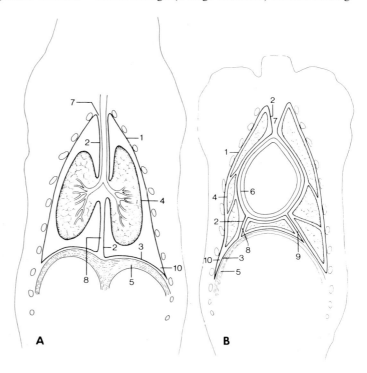

Abb. 4-16 Schematische Darstellungen von Dorsalschnitten durch die Pleurahöhlen (Hund) in Höhe der Bifurcatio tracheae (A) und in Höhe des Herzens (B).

1, Pleura costalis; 2, Pleura mediastinalis; 3, Pleura diaphragmatica; 4, Pleura visceralis; 5, Diaphragma; 6, Parietalblatt des Herzbeutels; 7, Mediastinum craniale; 8, Mediastinum caudale; 9, Plica venae cavae; 10, Rec. costodiaphragmaticus.

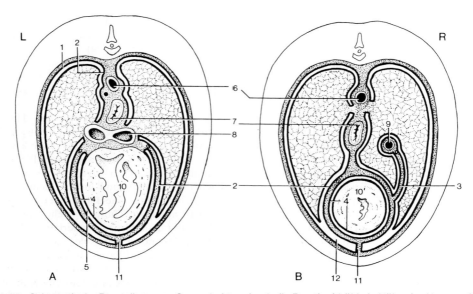

Abb. 4-17 Schematische Darstellung von Querschnitten durch die Brustkorbhöhle in Höhe des Herzens (A) und am Übergang vom Herzen zum Mediastinum caudale (B).
1, Pleura costalis; 2, Pleura mediastinalis; 3, Plica venae cavae; 4, parietales und viszerales Blatt des Herzbeutels; 5, Herzbeutelhöhle; 6, Aorta; 7, Oesophagus; 8, Bifurcatio tracheae; 9, V. cava caudalis; 10, Herz; 10', Herzspitze; 11, Lig. sternopericardiacum; 12, Rec. costomediastinalis.

keit enthält, die die sich gegenüberliegenden Pleuraoberflächen benetzt. Dieser Flüssigkeitsfilm gewährleistet ein reibungsloses Gleiten der Lunge gegen die Brustwand und zwischen den Lungenlappen. Der Druck innerhalb der Pleurahöhle, der normalerweise und bei neutraler Ruheposition minus 5 cm H$_2$O beträgt, verdeutlicht die Unterschiede zwischen den Kräften, die dahin tendieren, die erweiterte Lunge in Richtung Lungenwurzel zusammenzuziehen, und jenen, die dahin tendieren, den Brustkorb zu weiten. Es herrschen keine einheitlichen Druckverhältnisse in der gesamten Pleurahöhle. Zusätzlich zum verständlichen dorsoventralen Gradienten treten lokale und teilweise unerklärliche Unterschiede auf. Diese Abweichungen des intrapleuralen Druckes sind der Grund für örtliche Abweichungen in Ausdehnung und Belüftung der Lungen. Der vorherrschende negative Druck erklärt, warum eine operative oder traumatische Öffnung in der Brustwand ein Einströmen von Luft in die Pleurahöhle verursacht, was ein Kollabieren der Lungen und einen Pneumothorax herbeiführt.

Der Pleuralsack ist stets umfangreicher als die Lungen, und in bestimmten Regionen legen sich Abschnitte der parietalen Pleura mit ihrer inneren Oberfläche direkt aneinander. Das überzeugendste Beispiel für eine derartiges Arrangement findet sich kaudal der basalen Lungenränder, wo der periphere Teil der Pleura diaphragmatica (im Rec. costodiaphragmaticus; /10) der Pleura costalis anliegt, die die Brustwand innen auskleidet. Obwohl die Ausdehnung des Recessus je nach Atmungsphase variiert, bleibt er selbst bei tiefer Einatmung ziemlich gleichmäßig, so daß das Potential dieses Anteils des Pleuralsackes niemals voll genutzt wird (Abb. 4-19/6). Es kommt ein ähnlicher, aber kleinerer Rec. costomediastinalis ventral der Lunge vor (Abb. 4-17/12).

Kranial gehen die Pleura costalis und Pleura mediastinalis ineinander über und bilden zusammen eine Kuppel, die Cupula pleurae, die sich über die 1. Rippe hinaus kranial ausdehnt, wo sie offensichtlich verletzbar ist (Abb. 4-18/8'). Das Mediastinum liegt nicht überall median, sondern weicht an bestimmten Stellen nach links aus. Die beachtliche Verlagerung des Mediastinum caudale wird durch den größeren Umfang der rechten Lunge verursacht (/9).

Eine spezielle Pleurafalte (Plica venae cavae) des rechten Pleuralsackes erstreckt sich zwischen Diaphragma und Pericardium und führt an ihrem freien Dorsalrand die V. cava caudalis (Abb. 4-17/3, 9). Diese dreieckige Abspaltung erleichtert

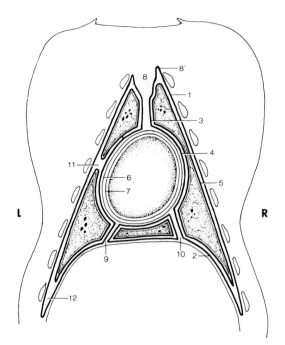

Abb. 4-18 Die Reichweite von Pleura und Pericardium (schematisch). Die dicken Linien repräsentieren die Pleura.

1–4, Pleura parietalis; 1, Pleura costalis; 2, Pleura diaphragmatica; 3, Pleura mediastinalis; 4, Pleura pericardiaca; 5, Pleura pulmonalis; 6, Pericardium fibrosum; 7, Pericardium serosum, Lamina parietalis; 8, Mediastinum craniale; 8', Cupula pleurae; 9, Mediastinum caudale; 10, Plica venae cavae; 11, Incisura cardiaca pulmonis sinistra; 12, Rec. costodiaphragmaticus.

die Bestimmung einer Bucht, in welche sich der Lobus accessorius der rechten Lunge einfügt (Abb. 4-18).

Die Festigkeit des Mediastinums ist von erheblicher praktischer Bedeutung und variiert unter den Species. Bei einigen Tierarten, z. B. Wiederkäuern, ist das Mediastinum dick und widersteht erheblichen Druckdifferenzen zwischen den beiden Pleurahöhlen, wodurch ein Kollabieren einer Lunge kompensiert wird. Bei anderen Tierarten, z. B. Pferd, ist das Mediastinum sehr zart und reißt leicht. Tatsächlich gehört das Pferd zu jenen Tieren, bei denen das Mediastinum postmortal stets zahlreiche kleine Öffnungen aufweist, mittels derer die rechte und linke Pleurahöhle miteinander kommunizieren. Obwohl das Vorhandensein dieser Öffnungen im intakten Thorax angezweifelt wird, können Pleuraergüsse aus einer Seite in die andere fließen.

Die Lungen

Die rechte und linke Lunge (Pulmones*, pl.) sind jeweils in dem entsprechenden Pleuralsack freibeweglich invaginiert, mit Ausnahme der Lungenwurzel, die im Mediastinum befestigt ist. Die Lungen haben keine feste Größe oder Form, da sie den atmungsbedingten Dimensionsschwankungen des Thorax formal folgen. Sie werden normalerweise durch den Luftdruck im Atmungstrakt entfaltet, und da sie elastisch sind, ziehen sie sich wieder zusammen oder kollabieren, sobald Luft infolge Traumen, Operationen oder Sektionen in die Pleurahöhlen eingedrungen ist. Die Lungen bestehen aus einem weichen spongiösen Gewebe und die Restluftmenge, die sie selbst nach einem Kollaps noch enthalten, verursacht beim Komprimieren knirschende Geräusche. Bei der Schwimmprobe bleiben sie auf der Wasseroberfläche. Im Gegensatz hierzu fühlen sich die noch nicht entfalteten Lungen eines Fötus oder Totgeborenen solide an. Bei der Schwimmprobe erreicht das Lungengewebe nach dem Eintauchen die Oberfläche nicht wieder, und damit ist dem Pathologen ein einfaches Mittel für die Entscheidung in die Hand gegeben, ob das betreffende Tier geatmet hat oder nicht. Die Farbe der gesunden Lungen variiert in ihrer Intensität je nach Blutgehalt und damit je nach Tötungsmethode. Sie ist frisch rosarot in vielen Schlachttierkörpern, aber dunkelrot bei nicht ausgebluteten Tieren. Die häufig fleckige Verfärbung entsteht postmortal durch die Gravitation, also durch unregelmäßige Verteilung des Blutes. Die Tiere, die in einer sehr verunreinigten Atmosphäre lebten, weisen gräulich verfärbtes Lungengewebe auf, was auf Ablagerungen von Ruß oder anderen eingeatmeten Partikeln zurückzuführen ist.

Anatomische Beschreibungen beziehen sich generell auf Präparate, die vor Eröffnung des Brustkorbs *in situ* fixiert wurden. So behalten diese Lungen nach dem Tode eine Größe, die einer mittleren Lungengröße zwischen tiefer Inspirations- und totaler Exspirationsgröße entspricht (Abb. 4-19). Beide Lungen sind weitgehend gleich und ähneln sich in ihrer Form, obwohl die rechte Lunge stets etwas größer ist. Diese Asymmetrie, teilweise durch die Schräg-

---

* Sowohl der lateinische Begriff Pulmo als auch das griechische Äquivalent Pneumon bilden den Wortstamm für Ableitungen, z. B. Pulmonitis oder Pneumonia, die beide gleichermaßen die Lungenentzündung bezeichnen.

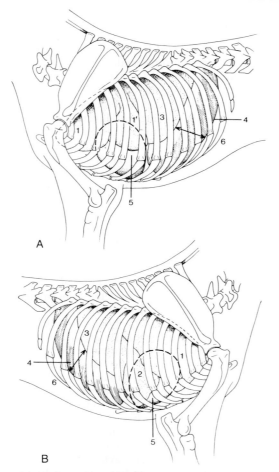

Abb. 4-19 Halbschematische Darstellungen der Thorakalorgane des Hundes (A, linke Körperseite und B, rechte Körperseite). Die Umrisse des Herzens werden durch die unterbrochene Linie angezeigt.

1, Lobus cranialis; 1', Kaudalteil des linken Lobus cranialis; 2, Lobus medius; 3, Lobus caudalis; 4, Diaphragma; 5, Herz; 6, Rec. costodiaphragmaticus (Pfeil).

lage des Herzens verursacht, ist am deutlichsten beim Rind. Jede Lunge hat eine gewisse Ähnlichkeit mit der Hälfte eines Kegels, und das ermöglicht die Bestimmung folgender Merkmale: Die Lungenspitze ist dem Thoraxeingang zugewandt und eine konkave umfangreiche Basis liegt dem Diaphragma an. Eine konvexe Rippenfläche paßt sich der lateralen Brustwand an und eine unregelmäßige Medialfläche modelliert sich am Inhalt des Mediastinums. Eine verdickte dorsale Kontur grenzt an Wirbel und Rippen und ein scharfer ventralgelegener Lungenrand grenzt an den Rec. costomediastinalis. Ein basaler (kaudoventraler) Abschnitt grenzt an den Rec. costodiaphragmaticus (Abb. 4-17 und 4-19). Der ventrale Lungenanteil weist über dem Herzen die Incisura cardiaca auf.

Auf bestimmte Merkmale der mediastinalen Oberfläche und Lungenbasis soll nun näher eingegangen werden. Zu den vielen Impressiones an der mediastinalen Fläche gehört die große und tiefe Impressio cardiaca, die durch das Herz gebildet wird und naturgemäß an der linken Lunge größer ist, da das Herz selbst zu dieser Seite geneigt ist. Die Impressio erstreckt sich zur Ventralgrenze, die an dieser Stelle bei den meisten Species tief eingeschnitten ist und dem Herzen (oder präziser dem Pericardium) einen direkten Kontakt zur Brustwand gewährt (Abb. 4-19). Die Lungenwurzel, die sich dorsal der Impressio cardiaca befindet, wird durch die Bündelung der Hauptbronchen und der A. pulmonalis sowie der Vv. pulmonales, der Lymphgefäße und Nerven innerhalb einer Pleurabedeckung gebildet, die wiederum durch das Umschlagen der Pleura mediastinalis auf die Lungen entsteht. Dieser Umschlag erstreckt sich von der Lungenwurzel (spitz auslaufend) kaudal, wobei der Lungenbereich von der Pleurabedeckung ausgespart bleibt, der direkt an das mediastinale Bindegewebe grenzt und mit dem entsprechenden Bereich der anderen Lunge verbunden wird. Bei einigen Species, einschließlich Hund und Katze, erstreckt sich dieser vom Lungengewebe ausgesparte Teil des Umschlages, das Lig. pulmonale, auf die Lungenbasis und dient der Lunge als zusätzliche Befestigung an das Diaphragma (Abb. 4-20/10). Bei Wiederkäuer und Schwein bildet der Bronchus, der aus der Trachea kranial der Bifurkation entspringt, zusammen mit den zugehörigen Gefäßen eine kleinere sekundäre rechte Lungenwurzel.

Von der Basis der rechten Lunge grenzt sich der kleine Lobus accessorius ab, der von der medialen Oberfläche des Kaudallappens durch eine Fissura abgetrennt ist. Diese Fissura erweitert sich an ihrem Dorsalende zu einem Durchlaß für die V. cava caudalis auf ihrem Weg vom For. venae cavae des Diaphragma zum rechten Vorhof des Herzens. Der Lobus accessorius sitzt der Vene rittlings auf (Abb. /5, 6).

Bei den meisten Species reichen einzelne oder mehrere Fissuren in das Lungengewebe in Richtung Lungenwurzel hinein, wodurch jede Lunge in Lungenlappen unterteilt wird. Die Lappen werden eindeutig durch die Zugehörigkeit zu bestimmten Aufzweigungen des Bronchalbaumes definiert (Versorgung eines Lungenlappens

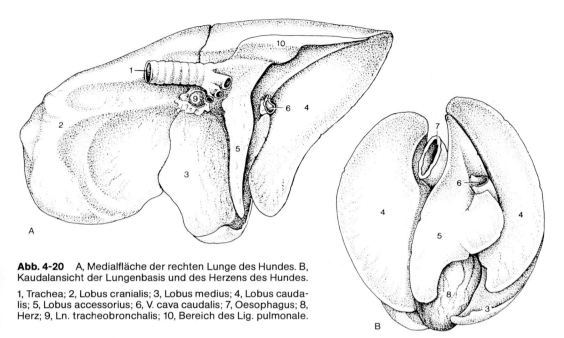

Abb. 4-20 A, Medialfläche der rechten Lunge des Hundes. B, Kaudalansicht der Lungenbasis und des Herzens des Hundes.

1, Trachea; 2, Lobus cranialis; 3, Lobus medius; 4, Lobus caudalis; 5, Lobus accessorius; 6, V. cava caudalis; 7, Oesophagus; 8, Herz; 9, Ln. tracheobronchialis; 10, Bereich des Lig. pulmonale.

durch einen Lappenbronchus). Verwirrung stiften ältere Texte, da äußere Umrißlinien und Fissuren zur Abgrenzung der einzelnen Lungenlappen herangezogen wurden. Nach dem nun geltenden Einteilungsprinzip besitzt die linke Lunge einen kranialen und einen kaudalen Lappen und die rechte Lunge einen kranialen, mittleren, kaudalen und akzessorischen Lappen. Der Kraniallappen der rechten Lunge ist gewöhnlich durch einen äußeren Einschnitt unterteilt. Dem Pferd fehlt ein mittlerer rechter Lappen. Bei Hund und Katze sind die Spalten sehr viel tiefer als bei anderen Species; es ist aber nicht leicht, eine einleuchtende funktionelle Bedeutung in diesen Unterschieden zu finden. Die tieferen Einschnitte mögen das Vorbeigleiten der einzelnen Lungenabschnitte und die Anpassung an die prägnanten Formveränderungen des Thorax erleichtern, was besonders für Tierarten gilt, die sich im springenden Galopp fortbewegen.

Die Masse der Lungensubstanz wird von den Bronchen, Lungengefäßen und vom peribronchalen wie perivaskulären Bindegewebe gestellt. Der rechte und linke Hauptbronchus zweigen sich von der Bifurcatio tracheae oberhalb des Herzens ab, und nach Eintreten in die Lunge an deren Wurzel entläßt jeder einen Bronchus zum kranialen Lungenlappen, bevor er sich kaudal fortsetzt (Abb. 4-14 und 4-23). Die beiden folgenden Teilungsgenerationen haben ein ziemlich konstantes Ursprungsmuster, aber die darauffolgenden Aufzweigungen sind weniger konstant. Die Anzahl der Bronchus-Generationen bis zum Übergang der kleineren Bronchen in die Bronchiolen, variiert unter den Species und ebenso in den verschiedenen Lungenabschnitten. Bei der Maus und anderen Kleintieren kommen nur vier oder fünf Bronchus-Generationen vor, während bei größeren Tieren mehr als ein Dutzend notwendig sein dürften. Die Konstanz der ersten Verzweigungsmuster gestattet die Bestimmung sogenannter bronchopulmonaler Segmente. Dies sind spezifische Lungenportionen, die durch spezielle Bronchen belüftet und teils durch bestimmte Bindegewebssepten umgrenzt werden, die vom peribronchalen und perivaskulären Gewebe ausgehen (und dort, wo sie mit der bindegewebigen Unterlage der Pleura pulmonalis in Verbindung stehen, für die Marmorierung – Läppchenzeichnung – der Oberfläche verantwortlich sind). Obwohl die bronchopulmonale Segmentierung bei Haustieren untersucht wurde, ist sie bis jetzt von untergeordneter angewandter Bedeutung. Eine Resektion von krankhaft veränderten Lungenabschnitten gehört noch immer nicht zu den Behandlungsmethoden in einer üblichen veterinärmedizinischen Praxis. Die Elastizität des Stromabindegewebes gewährleistet die Expansion der Lungen bei der Inspiration und die Volumenabnahme bei der folgenden Exspira-

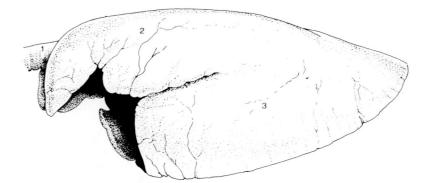

Abb. 4-21 Linke Seitenansicht der Lungen des Pferdes. Beachtenswert ist die geringe Lappung und Läppchenzeichnung.

1, Trachea; 2, Lobus cranialis; 3, Lobus caudalis.

tion. Der Verlust an Elastizität, der naturgemäß mit der Alterung einhergeht (aber ebenso unter bestimmten pathologischen Umständen auftreten kann), verringert die respiratorische Effizienz.

Die vergleichend-anatomische Zuordnung der Lungen zu einzelnen Species basiert vorzugsweise auf der Lappengliederung und Läppchenzeichnung. Die Lungen des Pferdes weisen fast keine Lappung und nur eine sehr undeutliche äußere Läppchenzeichnung auf (Abb. 4-21). Die Lungen von Wiederkäuer (Abb. 4-22) und Schwein sind deutlich lobiert und lobuliert (obwohl bei Schaf und Ziege nicht einheitlich). Die Lungen der Fleischfresser sind durch sehr tiefe Fissuren lobiert, aber lassen nur eine undeutliche Lobulierung erkennen (Abb. 4-20).

Die *Aa. pulmonales* folgen gewöhnlich dem Verlauf der Bronchen (Abb. 4-23), während die Venen manchmal getrennt verlaufen, und zwar in alternierender Position zur bronchoarteriellen Verlaufsstrecke. Das Verlaufsmuster variiert nicht nur unter den Species, sondern auch in den verschiedenen Lungenabschnitten. Diese Unterschiede könnten klinische Bedeutung erlangen, sofern sich die Lungenchirurgie mehr und mehr in der tierärztlichen Praxis durchsetzt. Dann wäre es wichtig, die Gefäßanordnung zu kennen und auch die interarteriellen sowie intervenösen Anastomosen zu beachten, welche die bindegewebigen Septen durchdringen. Bei den meisten Species entspringen Bronchalarterien aus der Aorta, um die Bronchen samt umgebendem Bindegewebe unabhängig von den Lungenarterien zu versorgen (Abb. 4-24). Hin und wieder kommen entsprechende Bronchalvenen vor, die in die V. azygos münden, aber häufig gelangt der bronchale Blutfluß über die Lungenvenen zurück zum Herzen. Arteriovenöse Anastomosen scheinen zu fehlen und deshalb wirkt die Lunge (im Kapillarbett) als ein wirkungsvolles Filterorgan gegen die Verbreitung von Embolien und Tumorzellen. Hieraus resultiert auch die Häufigkeit von Abszessen und Metastasen in der Lunge, die als Sekundärerscheinungen von Erkrankungen anderer Organe ausgehen.

Die Lymphe fließt zu den Lnn. tracheobronchales und mediastinales, entweder direkt oder nach vorheriger Passage durch kleine Lnn. pul-

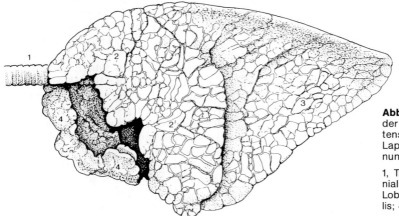

Abb. 4-22 Linke Seitenansicht der Lungen des Rindes. Beachtenswert ist die ausgeprägte Lappung und Läppchenzeichnung.

1, Trachea; 2, linker Lobus cranialis; 2', Pars caudalis des linken Lobus cranialis; 3, Lobus caudalis; 4, rechter Lobus cranialis.

Der Atmungsapparat 181

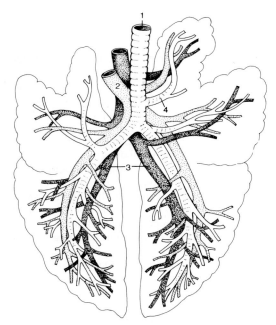

Abb. 4-23 Dorsalansicht des Bronchalbaumes mit begleitenden Blutgefäßen der Lunge des Schweines (Korrosionspräparat).

1, Trachea; 2, Truncus pulmonalis; 3, Vv. pulmonales; 4, Bronchus trachealis.

monales, die sich auf dem Bronchalbaum innerhalb der Lunge befinden. Die Details sind kompliziert und variieren unter den Species. Sie werden später im Zusammenhang mit ihrer pathologischen Relevanz abgehandelt.

Die Nerven, die zur Lunge ziehen, stammen aus dem mediastinalgelegenen Plexus pulmonalis, an dem sich sowohl sympathische als auch parasympathische (vagale) Fasern beteiligen. Die efferenten Fasern ziehen zu den Bronchaldrüsen und -muskeln sowie zu den Blutgefäßen. Afferente Fasern kommen von der Bronchalschleimhaut (Hustenreflex), von Gefäßen und von Dehnungsrezeptoren. Es hat sich herausgestellt, daß beim Menschen eine Vagotomie die Schmerzen bei Erkrankungen an einem inoperablen Bronchalkarzinom lindert.

Die Lungenprojektion auf die Körperoberfläche und die radiographische Darstellung sind von größter klinischer Bedeutung. Die Oberflächenprojektionen variieren unter den Species und werden später beschrieben. Hier soll lediglich erwähnt werden, daß sie sich offensichtlich mit den Atmungsphasen verändern und daß die zur Auskultation und Perkussion geeigneten Lungenfelder kleiner sind als zunächst vermutet werden könnte. Dies liegt teils daran, daß Proximalteile der Schultergliedmaße den Zugang zum kranialen Teil des Lungenfeldes verhindern und zum anderen daran, daß die Ventralbereiche der Lunge für den Erhalt brauchbarer Informationen zu dünn sind. Auf dem Röntgenbild sind die strahlendichten Blutgefäße die auffälligsten anatomischen Strukturen, die von der Hilusregion an den Lungenwurzeln ausstrahlen. Die luftgefüllten Bronchen grenzen sich weniger deutlich vom respiratorischen Gewebe ab und sind meistens an der größeren Dichte ihrer Wände erkennbar. Sie lassen sich als dünne Streifen darstellen, die das dunklere Lumen begrenzen, sofern sie lateral von den Röntgenstrahlen getroffen werden, oder erscheinen als hellere Ringe mit dunklerem Inhalt, sofern die Röntgenstrahlen orthograd auf einen Bronchus treffen. Das subpleurale Bindegewebe in Begrenzung der Fissuren kann bei tan-

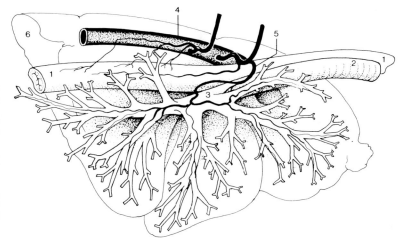

Abb. 4-24 Korrosionspräparat der Lungen und eines Teiles der Aorta des Hundes. Auf der rechten Seite wurden Ausgüsse der Bronchiolen und kleinere Bronchen entfernt, um nur den großen Tracheobronchalbaum darzustellen.

1, Oesophagus; 2, Trachea; 3, Bifurcatio tracheae; 4, Aorta; 5, A. bronchalis; 6, Lobus caudalis der linken Lunge.

gentialem Strahlengang ebenfalls fein-linear erscheinen. Da Röntgendarstellungen der Lungen am häufigsten bei Hund und Katze Anwendung finden, werden die betreffenden Abbildungen im Kapitel 13 dargeboten.

Die Entwicklung des Atmungsapparates

Die Entwicklung der Nase wurde im vorhergehenden Kapitel zusammen mit der Entwicklung des Mundes und des Gesichtes beschrieben (S. 154). Kehlkopf, Trachea und Lungen gehen gemeinsam aus einem Ventralfortsatz des Kopfdarmes hervor, und zwar unmittelbar kaudal der zweiten von jenen Anschwellungen, die sich an der Zungenentwicklung beteiligen (Abb. 4-25). Die Anlage erstreckt sich kaudal als eine (tracheobronchale) Rinne im Boden des Übergangsbereiches zwischen Schlundkopf und Speiseröhre. Diese Rinne wird später durch Einfaltung und Verbindung ihrer Lippen zu einer Röhre umgeformt. Die Fusion der Lippen beginnt kaudal und schreitet voran, bis sich Pharynx und Oesophagus mit Ausnahme einer kleinen kranialen Öffnung vom Atmungstrakt separiert haben. Die kraniale Öffnung bleibt als Zugang zum Larynx bestehen. Die Tatsache, daß der Atmungsapparat im Initialstadium seiner Entwicklung eher die Form einer Rinne als einer Röhre besitzt, bietet eine Erklärung für die weitreichende Varianz von Kommunikationsmöglichkeiten zwischen Oesophagus und Trachea, die als kongenitale Anomalien vorkommen, wenn die Separierung stellenweise ausbleibt.

Die weitere Differenzierung des Kehlkopfes geht einher mit der Ausbildung separater Knorpel und Muskeln durch Verdichtung und Differenzierung des Mesoderms der benachbarten Kiemenbögen. Die Epiglottis hat einen abweichenden Ursprung, da sie kaudal aus der zweiten jener beiden medianen Anschwellungen hervorgeht, die sich an der Zungenentwicklung beteiligen.

Nach der Separierung vom Oesophagus wächst das Kaudalende des Atmungstraktes in den Hals hinunter und liegt dann im medianen Mesoderm, welches die beiden Kranialausweitungen des Zöloms separiert, die später die Pleurahöhlen bilden. Der Atmungstrakt spaltet sich an seinem Kaudalende in zwei Lungenknospen (/B), deren weitere Aufspaltungen zunächst den Bronchalbaum und danach die kleineren Atemwege liefern, die sich an die Bronchen anschließen. Beim Menschen folgen der Aufspaltung in Stammbronchen bis zum Zeitpunkt der Geburt ungefähr 18 weitere Aufspaltungen. Dieser Prozeß ist aber dann noch nicht abgeschlossen, sondern setzt sich während der Kindheit weiter fort. Die Zweige der Lungenknospen werden vom Eingeweidemesoderm umkleidet, in das sie vordringen. Dieses Mesoderm liefert das Lungengewebe mit Ausnahme der Epithelauskleidung der Atemwege, die selbstverständlich vom entodermalen Kopfdarm stammt. Die histologische Entwicklung der Lungen vollzieht sich in drei Phasen, die nach ihren dominierenden mikroskopischen Merkmalen bezeichnet werden. In der ersten (glandulären) Phase wird der Bronchalbaum angelegt; in der zweiten (kanalikulären) Phase entsteht der respiratorische Lungenanteil und in der dritten, also letzten (alveolären) Phase entwickeln sich die Alveolen.

Die Sekretion von Surfactant erfolgt ziemlich spät. Dieses Produkt bestimmter alveolärer Zellen dient der Verringerung der Oberflächenspannung und damit der Ausweitung der Alveolen beim Einsetzen der Atmung. Das Atemnotsyndrom bei Neugeborenen hängt mit der Unreife der Surfactant bildenden Zellen zusammen.

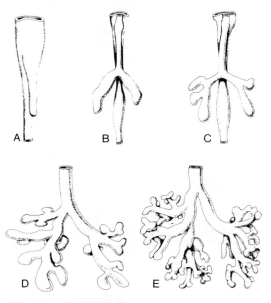

Abb. 4-25 Fünf Entwicklungsstadien der Trachea und der Lungen (Ventralansicht). A, Kaudalwachstum der Tracheobronchalanlage. B, ihre Aufteilung in zwei Lungenknospen. C, weitere Aufteilung in drei Bronchen auf der rechten und zwei Bronchen auf der linken Seite. D, E, weitere Entwicklung des Bronchalbaumes.

Kapitel 5

Das Urogenitalsystem (Apparatus urogenitalis)

In der gültigen Nomenklatur werden die Harn- und Geschlechtsorgane unter dem gemeinsamen Oberbegriff Apparatus urogenitalis aufgeführt. Als Rechtfertigung für diese Konvention gilt der gemeinsame embryonale Ursprung wesentlicher Elemente beider Organkomplexe aus dem intermediären Mesoderm und aus benachbarten Anteilen des Zölomepithels. Hinzu kommt, daß sich beim Adulten die Endabschnitte der Ausführungsgänge beider Systeme vereinigen und die

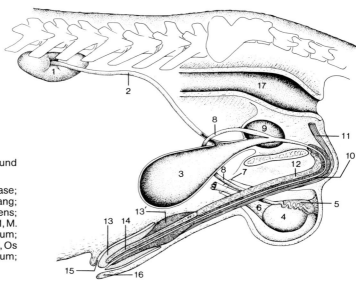

Abb. 5-1 Die männlichen Harn- und Geschlechtsorgane (Hund).

1, rechte Niere; 2, Ureter; 3, Harnblase; 4, Hoden; 5, Epididymis; 6, Samenstrang; 7, Anulus vaginalis; 8, Duct. deferens; 9, Prostata; 10, Corpus spongiosum; 11, M. retractor penis; 12, Corpus cavernosum; 13, Glans penis; 13', Bulbus glandis; 14, Os penis; 15, Präputiumhöhle; 16, Präputium; 17, Rectum.

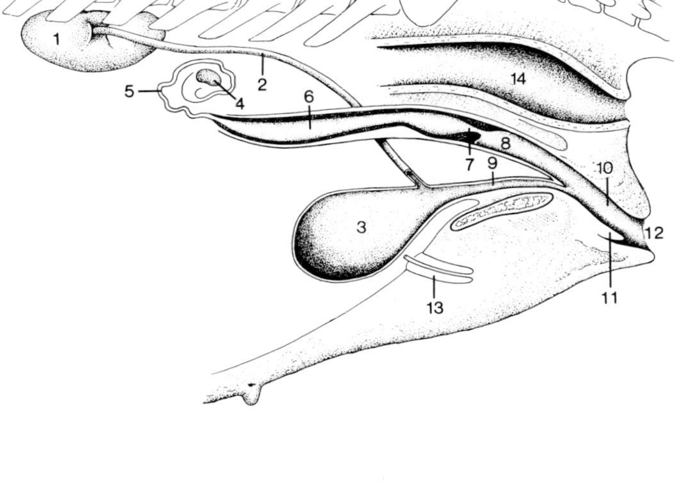

Abb. 5-2 Die weiblichen Harn- und Geschlechtsorgane (Hündin).

1, rechte Niere; 2, Ureter; 3, Harnblase; 4, Ovarium; 5, Tuba uterina; 6, Cornu uteri; 7, Cervix uteri; 8, Vagina; 9, Urethra; 10, Vestibulum vaginae; 11, Clitoris; 12, Vulva; 13, Proc. vaginalis; 14, Rectum.

Produkte nach außen befördern. Beim männlichen Geschlecht ist dieser gemeinsame Endabschnitt auf die Harnröhre beschränkt und beim weiblichen Geschlecht auf das Vestibulum vaginae. Aufgrund der engen Beziehungen bei der Entwicklung des Harn- und Geschlechtssystems haben wir uns entschlossen, der Anatomie des Adulten eine Übersicht über die Entwicklung voranzustellen. Der unvorbereitete Leser möge vor der Lektüre dieses Kapitels die Abbildungen 5-1 und 5-2 zu Rate ziehen, die einen Überblick über das Urogenitalsystem beider Geschlechter bieten.

Die Entwicklung des Urogenitalapparates

Die Harnorgane

Das intermediäre Mesoderm reflektiert in modifizierter Form die Segmentation der benachbarten Somiten. Schon bald bildet es in seinem kaudalen Bereich eine kontinuierliche, solide, längliche (nephrogene) Verdickung, aus welcher (in kraniokaudaler und zeitlicher Reihenfolge) drei Generationen eines exkretorischen Harnorgans hervorgehen. In der ersten Phase bildet sich in der späteren Halsregion eine Vorniere (Pronephros). Diese nur kurzfristig existierende Struktur hat bei Säugetieren keine funktionelle Bedeutung. Die zweite Nierengeneration bildet sich in der Thorakal- und Lendenregion als längerlebige Urniere (Mesonephros) aus. Diese ist über eine längere Zeitspanne des Embryonallebens von funktioneller Bedeutung. Die dritte Nierengeneration bildet sich in der Lendenregion als Nachniere (Metanephros) aus, die als adulte Niere erhalten bleibt (Abb. 5-3).

Alle drei Generationen weisen als wesentliches histologisches Merkmal eine Reihe von Ausführungsgängen auf.

Im *Pronephros* wendet sich ein Ende jedes Querkanälchens kaudal, um so Anschluß an das Nachbarkanälchen zu finden; auf diese Weise wird ein durchgehender (longitudinaler) Vornierengang geschaffen (Abb. 5-4/6), dessen kaudales Ende zur Kloake wächst und sich hier öffnet. Dieser Vornierengang überdauert die Regression der (transversalen) Vornierenkanälchen und wird von den sich nun entwickelnden Urnieren-Querkanälchen als Ausführungsgang benutzt

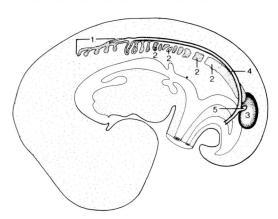

Abb. 5-3 Differenzierung des intermediären Mesoderms.

1, Pronephros; 2, Mesonephros, kranial segmentiert, aber kaudal durchgehend; 3, Metanephros; 4, Vornierengang (später Urnierengang); 5, Ureterknospe.

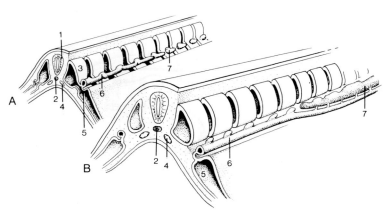

Abb. 5-4 Entwicklung des Vornierenganges (später Urnierenganges). A, jeder, vom segmentierten intermediären Mesoderm geformter Tubulus neigt sich kaudal und verbindet sich mit dem entsprechenden Nachbartubulus, um so einen kontinuierlichen, kaudal ziehenden Kanal zu bilden, den Vornierengang. B, der Vornierengang nimmt jetzt die Urnierenkanälchen auf.

1, Neuralrohr; 2, Chorda dorsalis; 3, paraxiales Mesoderm, in Somiten unterteilt; 4, dorsale Aorta; 5, Cölom; 6, Vornierengang; 7, segmentierte Urnierenanteile (A), einheitliche Urniere (B).

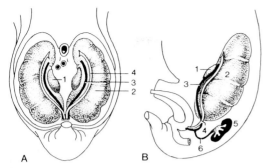

Abb. 5-5 Ventral- (A) und Lateral-Ansicht (B) des Abdomen eines Schweine-Embryo (2,5 cm). Der Vornierengang fungiert nun als Urnierenausführungsgang und wird besser Urnierengang genannt.

1, sich entwickelnde Gonaden; 2, Urniere; 3, Urnierengang; 4, paramesonephrischer (Müllerscher) Gang; 5, Nachniere; 6, Ureter.

(Abb. 5-5 und 5-6). Da die Vornieren-Kanälchen ohne Funktion sind, werden ihre strukturellen Besonderheiten nicht beschrieben.

Die Urnieren-Querkanälchen sind weitaus zahlreicher. Jedes ähnelt in Struktur und Funktion einer vereinfachten Version des Nephrons der adulten Niere. Das blinde Ende ist durch ein Kapillarknäuel invaginiert, wodurch ein Filterapparat entsteht, während das andere Ende die Verbindung zum Vornierengang aufweist, der nun besser *Urnierengang* heißt und den Abfluß des produzierten Harns gewährleistet (Abb. 5-6).

Der *Mesonephros* kann auf dem Höhepunkt seiner Entwicklung ein sehr prominentes Organ sein, das von der dorsalen Bauchwand in die Bauchhöhle hineinragt. Seine relative Größe variiert unter den Species und steht in umgekehrtem Verhältnis zur Permeabilität und somit zur exkretorischen Effizienz der Plazenta. Wenn die Rückbildung der Urniere beginnt, wird sie durch die Nachniere ersetzt. Dieser Vorgang vollzieht sich in kraniokaudaler Richtung. Einige Anteile der Urniere bleiben jedoch erhalten und übernehmen im männlichen Genitalsystem neue Funktionen (Abb. 5-7).

Der *Metanephros* geht aus zwei Anlagen hervor. Eine entsteht als Auswuchs der Ureterknospe, aus dem Kaudalende des Urnierengangs dicht vor dessen Mündung in die Kloake. Diese Knospe wächst kranial in das metanephrogene Blastem ein, das aus dem Kaudalteil des nephrogenen Stranges hervorgeht (Abb. 5-7). Das Ende der Ureterknospe ist einer vielfachen (ca. 12fachen) dichotomen Teilung unterworfen. Zweige

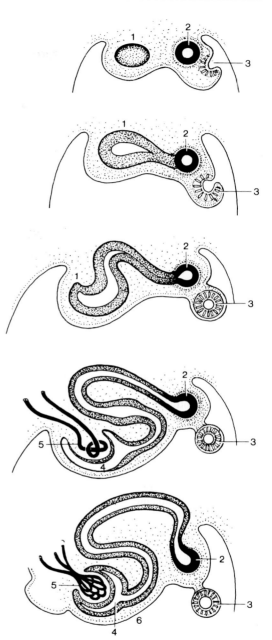

Abb. 5-6 Aufeinanderfolgende Entwicklungsstadien der Urniere im Querschnitt, schematische Darstellung. Beachtenswert sind die Verbindungen, die sich zwischen den Urnieren-Querkanälchen und dem Urnierengang entwickeln.

1, Urnierenstrang (spätere Kanälchen); 2, Urnierengang; 3, paramesonephrischer (Müllerscher) Gang; 4, Lumen im eingestülpten blinden Ende eines Urnieren-Querkanälchens; 5, Kapillarnetz (Glomerulus); 6, Cölom.

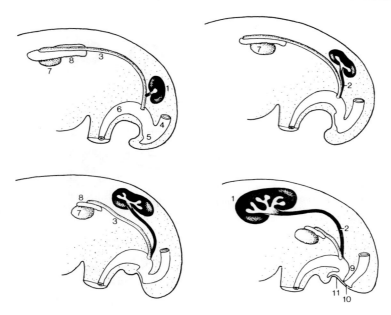

Abb. 5-7 Die Entwicklung der Nachniere aus zwei Anlagen (metanephrogenes Blastem und Ureterknospe). Berücksichtigt wurde die allmähliche Rückbildung der Urniere.

1, Nachniere; 2, Ureterknospe (zukünftiger Ureter); 3, Urnierengang; 4, Rectum; 5, Kloake; 6, Sinus urogenitalis; 7, Gonade; 8, Urnierenreste (zukünftiger Nebenhoden); 9, Septum urorectale; 10, Analmembran; 11, Urogenitalmembran.

höherer Ordnung werden zu Sammelröhrchen der Niere, während jene der ersten Ordnung später wieder in die Enderweiterungen des Ureters integriert werden, und zwar nach einem variablen Muster, das die spezifische Form des Nierenbeckens und der Nierenkelche prägt (Abb. 5-8). Der äußere Teil des metanephrogenen Blastems bildet die Kapsel und das Interstitium der Niere, während Zellverdichtungen im Innern des Blastems Zellstränge hervorbringen, die zu Nephronen transformieren. Ein Ende jedes Zellstranges nimmt Kontakt zu einem Sammelröhrchen auf und sobald eine Kanalisation entstanden ist, wird eine durchgehende Passage hergestellt (Abb. 5-9). Das andere Ende des Nephrons wird durch einen Gefäßknäuel invaginiert, welches aus einem Ast der Aorta hervorgeht. Auf diese Weise wird der Glomerulus gebildet.

Die unteren (kaudalen) Harnwege gehen aus einer horizontalen Teilung des Enddarms hervor. Die Teilung erfolgt durch das Kaudalwachstum eines Mesodermkeils im Winkel zwischen dem Enddarm und der Allantoisknospe (Abb. 5-7/9).

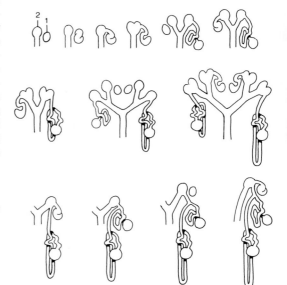

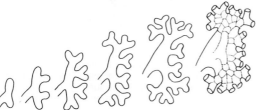

Abb. 5-8 Dichotome Verästelung der Ureterknospe bei späterer Aufnahme der Äste erster Ordnung in das Nierenbecken. Die Äste höherer Ordnungen wurden aus Gründen der Übersichtlichkeit nicht dargestellt.

Abb. 5-9 Diese Reihe schematischer Darstellungen veranschaulicht die Verbindungen zwischen entstehenden Nephronen (1) und Ästen (2) der Ureterknospe. Beachtenswert sind die dichotomen Teilungen des Abflußsystems (Ureterknospe).

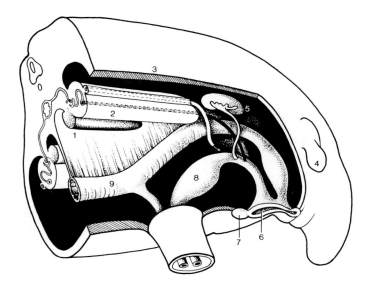

Abb. 5-10 Schematische Darstellung eines Zwischenstadiums in der Entwicklung des Urogenitalapparates. Der Ureter (von der Nachniere) hat sich nun vom Urnierengang separiert und öffnet sich selbständig in die Harnblase (vergleiche Abb. 5-7).

1, Mesenterium; 2, Mesonephros; 3, laterale Körperwand; 4, Beckengliedmaßenknospe; 5, Metanephros; 6, Kloake; 7, Genitalhöckerchen; 8, Harnblase; 9, Darm.

Dieser Keil, das Septum urorectale, erreicht möglicherweise die Kloakenmembran, welche so in einen dorsalen (analen) und ventralen (urogenitalen) Abschnitt gegliedert wird. Die Fusionsstelle entspricht dem Dammkörper. Wenn die Analmembran durchbricht, entsteht dorsal ein durchgehender Canalis anorectalis. Ein entsprechender Durchbruch der Urogenitalmembran schafft eine ventrale Passage zu einer separaten Öffnung zur Körperoberfläche. Dieser urogenitale Gang differenziert sich zu einem Kranialteil, der künftigen Harnblase und Allantois, und zu einem Kaudalteil, der künftigen Harnröhre.

Die Harnblase erscheint als eine Ausweitung, die kranial durch den Allantoisgang und kaudal durch die enge Harnröhre fortgesetzt wird. Der Allantoisgang oder *Urachus* kann durch die Nabelöffnung bis zu einer extraembryonalen Ausdehnung (der Allantois) verfolgt werden, in welcher sich der Urin sammelt und bei der Geburt durch Platzen der Allantoisblase frei wird. Der Ganganteil innerhalb des Fötus schrumpft sodann und wird schließlich nur noch durch eine Narbe an der Blasenspitze repräsentiert. Der Kaudalteil der Anlage transformiert zur Harnröhre – und zwar zur gesamten Harnröhre beim weiblichen Geschlecht, aber nur zum kurzen Beckenteil der Harnröhre beim männlichen Geschlecht (bei welchem sich der Penisteil der Harnröhre aus dem Genitalsystem entwickelt). Die endgültige Lage der Öffnungen des Urnieren- und Nachnierenganges resultiert aus der Inkorporation ihrer unteren (kaudalen) Enden in eine größere Passage. Durch die Neuordnung verlagert sich die Öffnung des Nachnierenganges (Ureter) in die Harnblase, während die des Urnierenganges (Ductus deferens) kaudal in den Sinus urogenitalis verlagert (Abb. 5-7 und 5-10) wird. Bei diesem Prozeß liefert das Mesoderm des Urnierenganges das Epithel des dorsalgelegenen Trigonum vesicae (S. 204), während das Epithel der restlichen Harnblase aus dem Entoderm des Enddarmes hervorgeht. Die äußeren Schichten der Harnblasenwand differenzieren sich aus lokalem Mesoderm.

Die männlichen Geschlechtsorgane

Obwohl das genetische Geschlecht des Embryo bestimmt ist, sobald sich männliche und weibliche Gameten vereinigt haben, unterliegen die frühen Stadien der morphologischen Differenzierung der Geschlechtsorgane einem indifferenten Stadium, das beiden Geschlechtern gemeinsam ist. Bei beiden erscheint die Gonadenanlage als eine Verdickung des Zölomepithels an der Medialseite der Urniere. Es wölbt sich als eine Umfangsvermehrung in die Bauchhöhle vor, wenn das unterlagernde Mesenchym proliferiert (Abb. 5-11/A,5). Zellstränge, die aus dem bedeckenden Zölomepithel hervorgehen, dringen in das Innere der Umfangsvermehrung ein (/B,5). Diese Stränge nehmen alsbald die Urgeschlechtszellen auf, die – ziemlich überraschend – einen entferntgelegenen Ursprung im Entoderm eines begrenz-

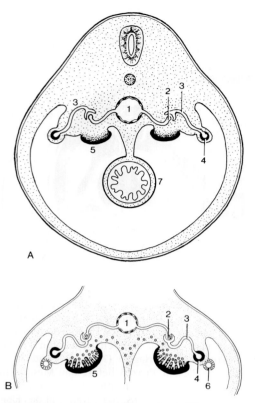

Abb. 5-11 A, Frühentwicklung der indifferenten Gonade. B, Besiedelung der Gonade mit Epithelsträngen, welche die primordialen Keimzellen aufnehmen.

1, Aorta; 2, Kapillarnetz (im Nephron); 3, Nephron (Tubulus); 4, Urnierengang; 5, Gonade; 6, paramesonephrischer (Müllerscher) Gang; 7, Darm.

ten Abschnitts des Dottersacks haben, wo sie aufgrund ihres beträchtlichen Umfanges identifiziert werden können (Abb. 5-12). Es besteht noch keine Klarheit darüber, ob sie die Gonaden durch Einwanderung über die Darmwand und das Darmgekröse oder über den Blutstrom oder auf beiden Wegen erreichen.

Ein frühes Anzeichen für die Umformung der Gonadenanlage zum Hoden ist eine auffällige Verdichtung des Mesenchyms (Tunica albuginea) unterhalb des Zölomepithels. Die Zellstränge, nun isoliert vom oberflächlichen Zölomepithel, nehmen an Größe und Komplexität zu (Abb. 5-13/3). Sie stellen innerhalb des Hodens eine Verbindung zu den Anfangsabschnitten der Retestränge her. Dieses Geflecht stellt an seinem Ende Verbindung zu den blinden Enden der wenigen Urnierenquerkanälchen her, die die Regression des Mesonephros überlebt haben (/B,3-5). Die Differenzierung innerhalb der Zellstränge läßt zwei Zellinien erkennen. Die eine liefert die Sertolistützzellen der Tubuli seminiferi und die andere, von den Urgeschlechtszellen herstammend, bildet das Keimepithel. Zwischen den Strängen kommt ein dritter Zelltyp vor, die Leydigschen Zwischenzellen. Diese Zellen sind in ein Interstitium mesenchymaler Herkunft eingebettet (Abb. 5-14).

In einem späteren Stadium führt die Kanalisation von Zellsträngen zur Bildung von Gangsystemen, die schließlich zum Urnierengang führen. Die peripheren Anteile der Stränge transformieren zu Tubuli seminiferi, die zentralen Anteile entwickeln sich zum Rete testis und die Ur-

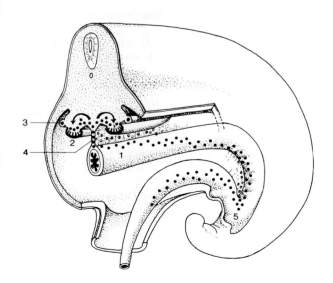

Abb. 5-12 Wanderung der primordialen Keimzellen aus dem Dottersack über den Allantoisstiel und den Hinterdarm zur indifferenten Gonade.

1, Darm; 2, Gonade; 3, Urnierengang; 4, Mesenterium; 5, Kloake.

Das Urogenitalsystem   189

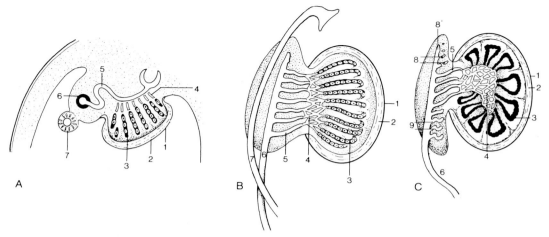

Abb. 5-13 Drei Entwicklungsstadien des Hodens. A, die Epithelstränge sind durch die Ausbildung einer Tunica albuginea vom Oberflächenepithel isoliert. B, die Epithelstränge, Rete testis und Urnieren-Querkanälchen haben sich miteinander verbunden. C, die Epithelstränge werden zu Tubuli seminiferi und Urnierenanteile werden allmählich zu Nebenhodenanteilen transformiert.

1, Zölomepithel; 2, Tunica albuginea; 3, Epithelstränge, Tubuli seminiferi; 4, Rete testis; 5, Urnieren-Querkanälchen, Ductuli efferentes; 6, Urnierengang (späterer Ductus deferens); 7, paramesonephrischer (Müllerscher) Gang; 8, kraniale Reste der Urnieren-Querkanälchen (Ductuli aberrantes); 8', Rest von 6 (Appendix epididymidis); 9, Kaudalrest von 6 (Paradidymis).

nieren-Querkanälchen formen sich zu Ductuli efferentes um (Abb. 5-13/C). Der Anfangsabschnitt des Urnierengangs wird zunehmend gewunden und formt sich zum Nebenhodengang um, der innerhalb des dichten Bindegewebes des Nebenhodens liegt. Der übrige Teil wird zum Ductus deferens, der seinen gestreckten Verlauf beibehält und in den Teil der Kloake mündet, der sich zum Sinus urogenitalis formiert (Abb. 5-15). Unweit vom Gangende führt eine glanduläre Proliferation der Epithelauskleidung zur ampullenartigen Verdickung. Außerdem führt bei den

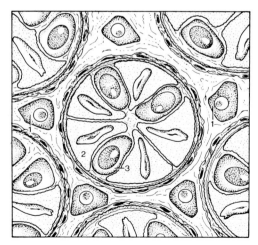

Abb. 5-14 Die drei Hauptzelltypen im sich entwickelnden Hoden.

1, Leydigsche Zwischenzellen; 2, Sertolizellen; 3, Keimzellen.

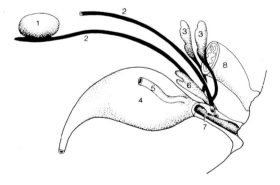

Abb. 5-15 Transformation des Urnierenganges in den Ductus deferens. Beachtenswert sind die Mündungen des Ureter und des Ductus deferens in den Sinus urogenitalis.

1, Hoden; 2, Urnierengang (Ductus deferens); 3, Gl. vesicularis; 4, Harnblase; 5, Ureter; 6, Reste der paramesonephrischen (Müllerschen) Gänge; 7, Sinus urogenitalis (Urethra); 8, Rectum.

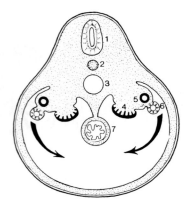

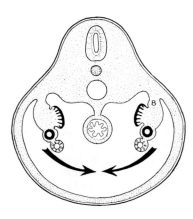

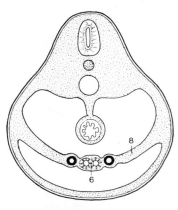

Abb. 5-16 Querschnitte (von kranial nach kaudal) durch den Kaudalabschnitt des Abdomen. Bildung der Genitalfalte beim männlichen Embryo.

1, Neuralrohr; 2, Chorda dorsalis; 3, Aorta; 4, Gonade; 5, Urnierengang; 6, paramesonephrischer (Müllerscher) Gang (sich zurückbildend); 7, Darm; 8, Genitalfalte.

meisten Species, außer bei Fleischfressern, kurz vor der Mündung des Ductus deferens eine Aussprossung zur Bildung der Samenblasendrüse (Gl. vesicularis, /3).

Bei einigen Species bleibt ein letzter kurzer Abschnitt, der Ductus ejaculatorius, bestehen, während sich bei anderen der Ductus deferens und der Ausführungsgang der Samenblasendrüse infolge späterer Anpassung separat öffnen. Das Gonadenwachstum führt dazu, daß der Hoden in einer Falte (Mesorchium) hängt, die sich aus der zurückgebildeten Urniere entwickelt hat. Der Urnierengang liegt kaudal anschließend in dieser stützenden Falte, die bei ihrem kaudalen Verlauf medial strebt, um mit ihrem Gegenpart die Genitalfalte des Peritonäums zu bilden, welche im Becken zur Unterteilung der Peritonäalhöhle beiträgt (Abb. 5-16). Später steigt der Hoden aus dem Abdomen ab (S. 195).

Die Teilung der Kloake wurde auf S. 162 beschrieben. Der Kaudalteil des Sinus urogenitalis formt sich zum Beckenteil der Harnröhre um. Auswüchse ihrer epithelialen Innenauskleidung differenzieren sich zur Prostata und Gl. bulbourethralis, und zwar nach einem artspezifischen Muster (Abb. 5-17). Der längere Teil der männlichen Harnröhre liegt innerhalb des Penis und weist einen abweichenden Ursprung auf. Zunächst treten in einem indifferenten Stadium um den Rand der Urogenitalmembran Verdickungen auf (Abb. 5-18). Eine davon, die ventromediangelegene, stellt das *Genitalhöckerchen* (Phallusanschwellung) (/1) dar, aus dem sich später der größere Anteil des Penis entwickelt. Die übrigen, mehr lateralgelegenen Wülste, beteiligen sich an der Bildung des Scrotum. Eine weitere, die paarige *Urogenitalfalte*, tritt medial beider Skrotalwülste auf und beteiligt sich ebenfalls an der Bildung des Penis. Eine Furche erstreckt sich entlang der ursprünglichen Dorsalfläche des *Genital*höckerchens; sie wird mehr und mehr geschlossen durch die Annäherung und Verschmelzung beider *Urogenital*falten. Dieser Vorgang ist ziemlich komplex, da die Innenauskleidung des Penisteils der Harnröhre eine entodermale Fortsetzung des Sinus urogenitalis ist, während die Urogenitalfalten ursprünglich eine Ektodermbedeckung besitzen.

Das Corpus spongiosum (Schwammkörper) des Penisteils der Harnröhre setzt sich kontinuierlich in den Becken-Harnröhrenschwellkörper fort, während das Corpus cavernosum penis sich innerhalb des Genitalhöckerchens bildet. Die lateralen Skrotalwülste wachsen und vereinigen

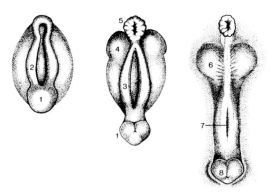

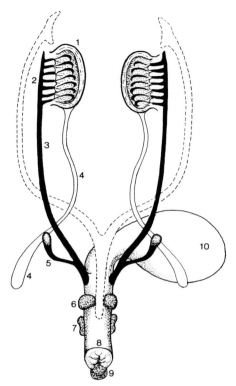

Abb. 5-17 Differenzierung des Sinus urogenitalis. Beachtenswert sind die Knospe der Prostata und der Gll. bulbourethrales sowie die Vergrößerung des Genitalhöckerchens. Der sich zurückbildende paramesonephrische (Müllersche) Gang ist durch unterbrochene Linien angedeutet.

1, Hoden; 2, Epididymis; 3, Duct. deferens; 4, Gubernaculum; 5, Gl. vesicularis; 6, Prostata; 7, Gll. bulbourethrales; 8, Sinus urogenitalis (Urethra); 9, Genitalhöckerchen; 10, Harnblase.

sich zur Bildung des Hodensacks, dessen bilateraler Ursprung durch die mediane Raphe und das Septum angezeigt ist.

Die weiblichen Geschlechtsorgane

Die Anfangsstadien der Gonadenentwicklung gleichen denen beim männlichen Geschlecht. Später zerfallen die Zellstränge in Eiballen mit meist einer eingewanderten Urgeschlechtszelle. Die Stränge dringen in das Gonadeninnere vor, wo die Primordialfollikel gebildet werden. Das Rete ovarii ist (im Ovar) schwächer als das Homologon im Hoden ausgebildet, und da keine Verbindung mit Urnierenkanälchen entsteht,

Abb. 5-18 Entwicklung der männlichen äußeren Geschlechtsorgane.

1, Genitalhöckerchen; 2, Kloakenfalte; 3, Urogenitalfalte; 4, laterale skrotale Schwellung; 5, Anus; 6, Scrotum; 7, sich schließende Furche zur Formung des Penisanteils der Harnröhre; 8, Glans penis.

wird auch kein durchgehender Ausführungsgang für die Geschlechtszellen geschaffen (Abb. 5-19).

Demzufolge werden die weiblichen Gameten an der Eierstocksoberfläche durch Follikelsprung freigesetzt. Dieser Vorgang wird durch Fehlen einer dicken Tunica albuginea erleichtert. Nach dem oben genannten Modus kommt es während einer beträchtlichen Zeitspanne des vorgeburtlichen Lebens zur Bildung weiterer Geschlechtsstränge mit der Bildung zusätzlicher Follikel. Bei einigen Species setzt sich dieser Vorgang eine zeitlang auch noch nach der Geburt fort. Genauso plötzlich kann er aber auch zum Stillstand kommen und die Anzahl der weiblichen Gameten hat dann ihr Maximum erreicht. Danach kommt es zur Abnahme durch Follikelatresie oder – zu einem viel kleineren Anteil – durch Ovulation. Ein Ovarienabstieg ist bei den meisten Species sehr limitiert; bei Wiederkäuern ist er am ausgeprägtesten, da hier die Ovarien bis zur Bauch-Beckengrenze kaudal absteigen.

Das Gangsystem des weiblichen Geschlechts entsteht weitgehend aus den *Müllerschen Gängen* (*Ductus paramesonephrici*), die beim männlichen Tier nur eine untergeordnete Bedeutung haben. Diese Gänge entstehen initial durch Invaginationen des Zölomepithels lateral der Urniere und sekundär durch aktives Kaudalwachstum in den Genitalfalten zum Sinus urogenitalis (Abb. 5-20/A). Im Gegensatz hierzu bilden sich die Urnieren-Querkanälchen in kraniokaudaler Reihenfolge zurück (Abb. 5-20/B), und lediglich Überbleibsel bleiben innerhalb des breiten Mutterbandes und in der Wand der Vagina zurück (Ductuli

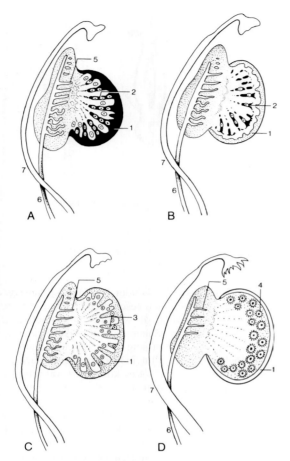

Abb. 5-19 Aufeinanderfolgende Entwicklungsstadien des Ovars.

1, Zölomepithel; 2, Epithelstränge, penetrierend (A) oder sich zurückbildend (B); 3, sekundäre Formation der Geschlechtsstränge (C); 4, Primordialfollikel; 5, Reste der Urnieren-Querkanälchen; 6, Urnierengang; 7, paramesonephrischer (Müllerscher) Gang.

epoöphori longitudinales, Gartnersche Gänge), wo sie gelegentlich zu abnormen Veränderungen neigen. Der Kranialteil jedes Müllerschen Ganges verläuft lateral zum Urnierengang, überquert diesen jedoch im weiteren Kaudalverlauf medial und nähert sich zunehmend seinem Gegenpart, um sich schließlich mit diesem zu vereinigen (Abb. 5-21/6). Das Kranialende jedes Müllerschen Ganges bleibt zur Peritonäalhöhle hin offen (Ostium abdominale tubae uterinae), während die vereinigten Kaudalenden anfangs blind an einem soliden Auswuchs der Dorsalwand des

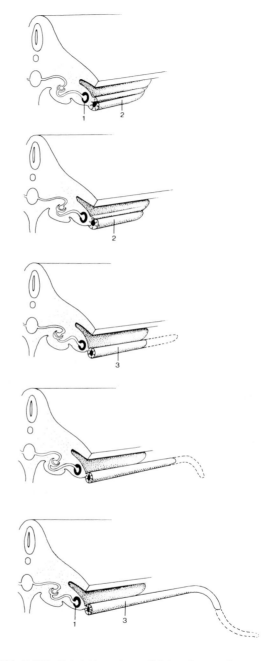

Abb. 5-20A Entwicklung des weiblichen Gangsystems. Der paramesonephrische (Müllersche) Gang formt sich zunächst durch Einstülpung des Zölomepithels und dehnt sich durch aktives Kaudalwachstum aus.

1, Urnierengang; 2, Einstülpung des Zölomepithels und allmähliches Schließen der Furche mit Ausnahme des kranialen Zuganges; 3, paramesonephrischer (Müllerscher) Gang.

Das Urogenitalsystem 193

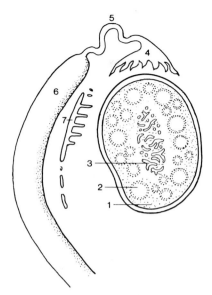

Abb. 5-20B Differenzierung des paramesonephrischen (Müllerschen) Ganges und Rückbildung des Urnierenganges.

1, Interstitialgewebe des Ovars; 2, Primordialfollikel; 3, Rete ovarii; 4, Infundibulum; 5, Tuba uterina; 6, Cornu uteri (4, 5 und 6 differenzieren sich aus dem paramesonephrischen [Müllerschen] Gang); 7, Reste der Urnieren-Querkanälchen und des Urnierenganges (Epoöphoron und Paroöphoron).

Sinus urogenitalis enden (Abb. 5-22). Die Eileiter und Uterushörner, der Uteruskörper und -hals entwickeln sich aus den Müllerschen Gängen, deren Kaudalabschnitte fusionieren, wobei das Ausmaß der Verschmelzung unter den Species variiert und für die sehr unterschiedliche Form des Uterus ausgewachsener Tiere verantwortlich ist (S. 219) (Abb. 5-23). Die stützenden Genitalfalten formen sich zum breiten Mutterband mit allen seinen verschiedenen Anteilen um. Das Lumen der Vagina erscheint innerhalb des soliden Auswuchses aus dem Sinus urogenitalis. Eine Gewebegrenze, das Hymen, kann nahe der Verbindungsstelle der vereinigten Abschnitte der Müllerschen Gänge mit dem Sinus urogenitalis bestehen bleiben. Ein Hymen (Jungfernhäutchen) ist nur im Jungfernstadium vorhanden und ist unter den Haussäugetieren selten gut ausgebildet. Es bestehen Meinungsverschiedenheiten hinsichtlich der Beteiligung des Epithels des Sinus urogenitalis und der Müllerschen Gänge an der Epithelauskleidung der Vagina beim Adulten. Einer Auffassung zufolge, soll die Grenze dort verlaufen, wo verschiedene Bereiche unterschiedlich auf hormonelle Einflüsse reagieren, wie dies bei einigen Species beobachtet wurde.

Der Sinus urogenitalis entwickelt sich zum Vestibulum vaginae mit relativ geringfügigen Veränderungen. Epitheliale Wucherungen formen sich zu Vorhofsdrüsen um, die unter den Species in variabler Form auftreten. Die äußeren Geschlechtsorgane entstehen aus den gleichen Strukturen wie beim männlichen Geschlecht, wobei das Genitalhöckerchen und die lateralen Wülste (Schwellungen) zuerst in Erscheinung treten (Abb. 5-24). Aus dem ersteren entsteht die Clitoris, während sich die lateralen Wülste, die sich beim Menschen zu den Labia majora umformen, zurückbilden – aber möglicherweise bei der Hündin erhalten bleiben (S. 478). Die Labia vulvae der Haustiere entwickeln sich aus den *Urogenitalfalten* (/3), die medial der lateralen Schwellungen auftreten und den Labia minora des Menschen entsprechen.

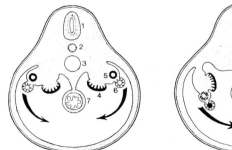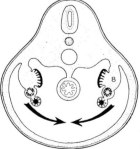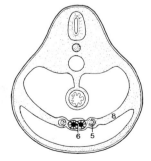

Abb. 5-21 Querschnitte (von kranial nach kaudal) durch den Kaudalabschnitt des Abdomen, die Bildung der Genitalfalte bei einem weiblichen Embryo darstellend.

1, Neuralrohr; 2, Chorda dorsalis; 3, Aorta; 4, Gonade; 5, Urnierengang (sich zurückbildend); 6, paramesonephrische (Müllersche) Gänge (im Kaudalabschnitt verschmolzen); 7, Darm; 8, Genitalfalte.

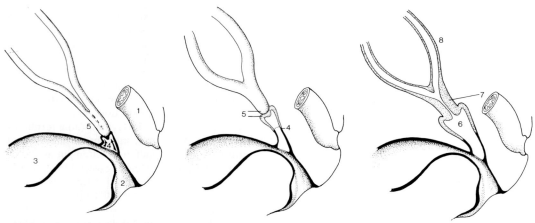

Abb. 5-22 Fusion der beiderseitigen paramesonephrischen (Müllerschen) Gänge mit einer Knospe des Sinus urogenitalis zur Bildung der Vagina.

1, Rectum; 2, Kaudalteil des Sinus urogenitalis (Vestibulum vaginae); 3, Kranialteil des Sinus urogenitalis (Harnblase, Urethra); 4, Knospe aus dem Sinus urogenitalis; 5, Vereinigung der paramesonephrischen (Müllerschen) Gänge; 6, Vagina; 7, Cervix uteri; 8, Cornu uteri.

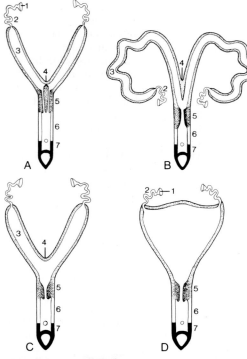

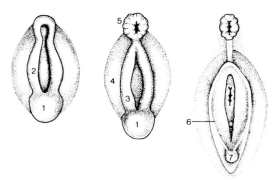

Abb. 5-24 Entwicklung der weiblichen äußeren Geschlechtsorgane.

1, Genitalhöckerchen; 2, Kloakenfalte; 3, Urogenitalfalte; 4, laterale Schwellung; 5, Anus; 6, Labia vulvae; 7, Clitoris.

Abb. 5-23 Verschiedene Vereinigungsstadien der paramesonephrischen (Müllerschen) Gänge (grau). A, Uterus duplex (Kaninchen). B, Uterus bicornis (kleiner Körper: Sau, Kuh). C, Uterus bicornis (großer Körper: Stute). D, Uterus simplex (Mensch).

1, Infundibulum; 2, Tuba uterina; 3, Cornu uteri; 4, Vereinigungsstelle der beiden Müllerschen Gänge; 5, Cervix; 6, Vagina; 7, Vestibulum vaginae.

Der Hodenabstieg

Der Descensus testiculorum in eine skrotale Lage ist für die meisten Säugetiere zur Erlangung einer normalen Zeugungsfähigkeit notwendig. Der Vorgang hängt von dem Vorkommen einer Mesenchymverdichtung, dem *Gubernaculum testis* ab. Es handelt sich hierbei um eine Abspaltung der Genitalfalte, die vom Hoden zum und durch den Leistenkanal führt (Abb. 5-25). In einem bestimmten kritischen Stadium der Entwicklung (der Zeitpunkt variiert unter den Species) kommt es zu einer enormen und rapiden Vergrößerung

Das Urogenitalsystem

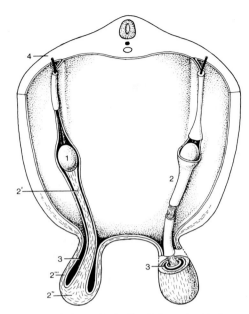

Abb. 5-25 Schematische Darstellung des Hodens und Gubernaculum testis innerhalb der Peritonäalfalte, in welcher der Abstieg stattfindet.

1, Hoden; 2, Gubernaculum; 2′, Pars propria; 2″, Pars infravaginalis; 2‴, Pars vaginalis; 3, Proc. vaginalis; 4, A. testicularis.

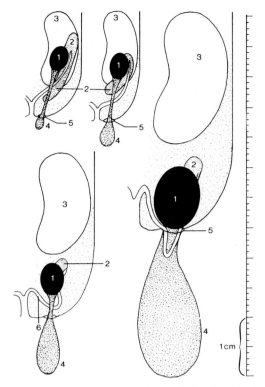

Abb. 5-26 Vier aufeinanderfolgende Stadien (45, 52, 63, 80 Tage alter Schweinefetus) in der Entwicklung des Gubernaculum testis. Beachtenswert ist die Vergrößerung des extra-abdominalen Anteils des Gubernaculum. Gezeichnet nach Präparaten.

1, Hoden; 2, Urniere; 3, Nachniere; 4, Gubernaculum; 5, tiefer (innerer) Leistenring; 6, Duct. deferens.

des Distalteils des Gubernaculum testis, welcher sich durch den Leistenkanal in die Leistengegend ausdehnt (Abb. 5-26). Das Gubernaculum dringt in einen Fortsatz der Peritonäalauskleidung der Bauchhöhle ein (Abb. 5-25/3). Auf diese Weise entsteht der Processus vaginalis, der den Raum bietet, in welchen der Hoden herabgezogen wird. Durch die Lage des Processus vaginalis wird das Gubernaculum testis in drei Abschnitte gegliedert. Der Proximalteil (Pars propria) wird umschlossen von der inneren Peritonäalauskleidung des Processus vaginalis; der zweite Abschnitt (Pars vaginalis) umgibt die äußere Peritonäalauskleidung des Processus vaginalis und der dritte Abschnitt (Pars infravaginalis) liegt distal zum Processus vaginalis. Die Schwellung des Gubernaculum beginnt distal und führt zu einer Druckausübung auf die Körperwand rund um den oberflächlichen Leistenring herum (Abb. 5-26). Hierdurch wird der Hoden distal zum bauchhöhlenseitigen Eingang des Leistenkanals verlagert. Die Schwellung des Gubernaculum testis dehnt sich allmählich proximal aus, und bei Erreichung seines Maximalumfanges ist sein hodennaher Teil (innerhalb des Leistenkanals) genauso dick wie

der Hoden selbst. In diesem Stadium reicht eine geringe Zunahme des intraabdominalen Druckes aus, um den Hoden aus dem Abdomen in den Leistenkanal gleiten zu lassen. Ein Zurückgleiten des Hodens ins Abdomen ist zu diesem Zeitpunkt immer noch möglich. Der Hodenabstieg ist dann irreversibel vollzogen, wenn sich der Kern des Gubernaculum testis zurückgebildet hat (Abb. 5-27). Für einen normalen Hodenabstieg ist daher die rechtzeitig erfolgende Rückbildung des Gubernaculum testis genauso notwendig wie die vorausgehende Schwellung des Gubernaculum testis. Weil der Zeitablauf so kritisch und der ganze Vorgang so störungsanfällig ist, ist es nicht verwunderlich, daß eine abdominale Retention und ein abnormer Abstieg des Hodens relativ häufig vorkommen. Einen Teilabstieg mit Steckenbleiben des Hodens im Leistenkanal

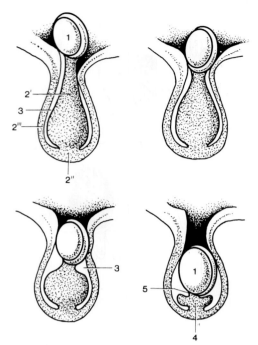

Abb. 5-27 Aufeinanderfolgende Stadien der Rückbildung des Gubernaculum testis beim Schweinefetus mit rückbildungsbedingter Hodenverlagerung.

1, Hoden mit Nebenhoden; 2, Gubernaculum testis; 2′, Pars propria; 2″, Pars infravaginalis; 2‴, Pars vaginalis; 3, Proc. vaginalis; 4, Lig. caudae epididymidis; 5, Lig. testis proprium.

nennt man Kryptorchismus (verborgener Hoden). Kryptorchismus tritt in verschiedenen Formen auf: Einseitig oder beidseitig, wobei der Hoden im Abdomen oder im Inguinalkanal steckengeblieben sein kann. Wie auch immer handelt es sich um einen eindeutig unerwünschten Zustand, wenn auch Tiere mit einseitigem Kryptorchismus fertil sind, sollten sie von der Zucht ausgeschlossen werden, da Kryptorchismus vererblich ist.

Ähnliche Strukturen werden auch beim weiblichen Geschlecht angelegt, aber sie zeigen keine signifikante Weiterentwicklung. Unter den Haustieren stellt die Hündin eine Ausnahme dar, deren mögliche Ausbildung eines Processus vaginalis gelegentlich Probleme verursacht (S. 478).

Die Harnorgane

Zum Harnapparat gehören die paarigen Nieren, die den Harn aus dem Blut herausfiltern, und die Harnleiter, die den Harn aus den Nieren abtransportieren, sowie die Harnblase, in welcher der Harn so lange gesammelt wird, bis er durch die Harnröhre nach außen gelangt. Da fast die gesamte männliche Harnröhre zusätzlich zum Transport der Geschlechtssekrete dient, wird sie üblicherweise zusammen mit den männlichen Geschlechtsorganen beschrieben.

Die Nieren

Die wichtigste Aufgabe der Nieren besteht in der Aufrechterhaltung eines *inneren Milieus*. Diese Aufgabe erfüllen sie durch Filtern des Blutplasmas, indem sie anfangs ein enormes Flüssigkeitsvolumen extrahieren, bevor sie dieses Ultrafiltrat weiter verändern, z. B. durch selektive Reabsorption verwertbarer Substanzen und Konzentration der Abfallprodukte für deren Eliminierung, sowie durch Zurückhaltung von ausreichend Wasser, um so die Zusammensetzung des Blutplasmas in physiologischen Normen zu halten. Einige Zahlen mögen einen Eindruck von der Dimension dieser Aufgabe vermitteln: Bei großen Hunden (und anderen Tieren vergleichbarer Größe) durchströmen täglich 1000 bis 2000 Liter Blut die Nieren; von dieser Menge werden 200 bis 300 Liter Primärharn herausgefiltert und später durch Reabsorption bis auf 1 bis 2 Liter Harn reduziert, die ausgeschieden werden.

Die Nieren sind feste, rötlich-braune Organe, deren Erscheinungsbild unter Säugetieren beträchtlich variiert (Abb. 5-28). Die vertrauteste Form bei Säugetieren, die zur Einführung der gebräuchlichen Bezeichnung „nierenförmig" Anlaß gab, kommt bei Hund, Katze und kleinen Wiederkäuern vor. Beim Schwein sind die Nieren mehr abgeflacht, beim Pferd sind sie eher herzförmig (/C). Im Gegensatz hierzu weisen die Nieren des Rindes oberflächlich tiefe Furchen auf, die viele Lappen der Niere (Lobi) umgrenzen (/D). Noch auffälliger gefurcht sind die Nieren einiger Meerestiere (/E), deren Lobi sich nur leicht berühren, die Niere traubenförmig erscheinen lassen und hauptsächlich durch einen verzweigten „Stiel" zusammengehalten werden.

Gewöhnlich sind die Nieren beidseitig der Wirbelsäule der dorsalen Bauchwand angelagert, und zwar primär in der Lendenregion, aber oft mit einer Reichweite bis unter die letzten Rippen. Ihre Lage wechselt mit der Bewegung des Zwerchfells, und sie werden – etwa um eine halbe Wirbellänge – bei jedem Atemzug verschoben. Die Lage ist kaum symmetrisch, denn bei

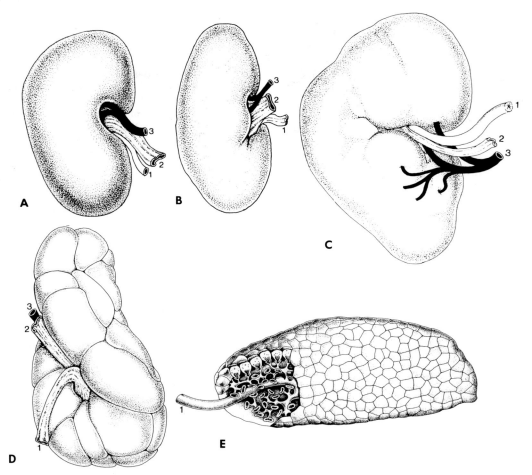

Abb. 5-28 Linke Niere des Hundes (A), Schweines (B), Pferdes (C), Rindes (D) und beim Delphin (E). 1, Ureter; 2, V. renalis; 3, A. renalis.

Haussäugetieren, mit Ausnahme des Schweins, ist die rechte Niere etwa um eine halbe Nierenlänge vorverlagert. Das Kranialende der rechten Niere paßt sich in eine Leberbucht ein und gewinnt damit zusätzlichen Halt. Die linke Niere, die eine solche zusätzliche Haltevorrichtung nicht besitzt, ist mobiler und hängt mehr in den Bauchraum hinein. Die pendelnde linke Niere der Wiederkäuer wird durch die enormen Ausmaße des Magens in die rechte Bauchraumhälfte gedrängt. Sonst befinden sich die gegen die dorsale Bauchwand gelagerten Nieren weitgehend retroperitonäal, während die in die Bauchhöhle hineinhängenden Nieren eine umfassende Peritonäalbedeckung aufweisen (Abb. 5-29 und 28-17/8). Jede Niere liegt innerhalb einer Aufspaltung der sub-lumbalen Faszie, die eine beträchtliche Menge Fettgewebe bindet, manchmal genug, um die Niere darin zu verbergen. Das Fettgewebe schützt die Niere vor schädigendem Druck durch Nachbarorgane. Die Oberfläche einer Niere ist normalerweise glatt und konvex, mit Ausnahme der Einbuchtung an der Medialkontur. Diese Einbuchtung führt zu einem inneren Hohlraum (Sinus renalis, Abb. 5-30/6), der den dilatierten Anfang (Pelvis renalis) des Ureter samt ein- und austretender Gefäße sowie Fettgewebe beherbergt.

Der allgemeine Aufbau der Niere wird am besten auf einem Schnitt sichtbar, der das Organ in eine dorsale und ventrale Hälfte teilt (Abb. 5-30). Solch ein Schnitt zeigt, daß das Parenchym

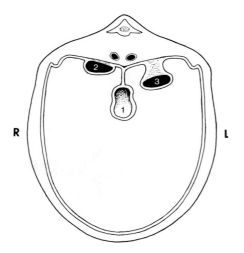

Abb. 5-29 Schematische Darstellung der Lage der Nieren in Relation zur Peritonäalhöhle.

1, Darm; 2, rechte Niere (retroperitonäal); 3, linke Niere (intraperitonäal – „pendelnd" oder „fließend").

von einer kräftigen fibrösen Kapsel umgeben ist (Abb. 36-14). Die Kapsel schränkt das Ausdehnungsvermögen der Niere ein. Schwellungen, die bei bestimmten Krankheitszuständen auftreten, neigen daher zur Komprimierung des Nierengewebes und Einengung der inneren Harnwege. Von der gesunden Niere läßt sich die Kapsel leicht abziehen, aber an vernarbten Stellen infolge früherer Läsionen ist sie mit dem unterlagernden Gewebe verhaftet.

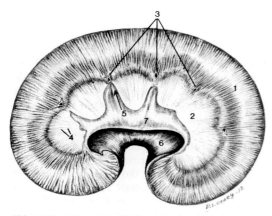

Abb. 5-30 Längsschnitt (Dorsal-) durch eine unipyramidale (einwarzige) Niere (Hund).

1, Cortex; 2, Medulla; 3, Aa. arcuatae; 4, Sammelröhrchen; 5, Recessus des Nierenbeckens; 6, Sinus renalis; 7, Crista renalis. (Aus Horowitz, unveröffentlicht.)

Das Parenchym weist eine äußere Rinde und ein inneres Mark auf. Die Rinde (/1) unterscheidet sich durch ihre rötlich-braune Farbe und ein feingranuliertes Aussehen. Das Mark (/2) besteht aus einer dunkelpurpur-farbigen äußeren Zone, von welcher Streifen (Markstrahlen) in die Rinde einstrahlen, und einer blasseren, gräulich-roten und radiär gestreiften inneren Zone, die sich zum Sinus renalis audehnt. Die makroskopische Anordnung der Medulla (Mark) enthüllt sehr markante artspezifische Unterschiede. Bei vielen Species ist das Mark in mehrere (oder sogar zahlreiche) annähernd pyramidenförmige Massen gegliedert. In Nieren dieses Typs ist eine Rindenportion jeweils mit einer Pyramide assoziiert und bedeckt deren Basis, d. h. die der äußeren Oberfläche zugewandte Seite. Die Pyramidenspitze weist zum Sinus renalis und bildet eine Papille aus (/3), die in eine kelchförmige Ausweitung (Calix) des Nierenbeckens hineinreicht. Jede Markpyramide mit assoziiertem Rindenanteil stellt einen Nierenlappen (Lobus renalis) dar. Nieren, die eine solche Anordnung aufweisen, werden *multipyramidal* oder multilobar (mehrwarzig) genannt. An einigen multipyramidalen Nieren, z. B. vom Rind (Abb. 28-25), werden die Grenzen zwischen den einzelnen Lappen durch Furchen verdeutlicht, die von der Oberfläche eindringen. An anderen multipyramidalen Nieren, z. B. von Mensch und Schwein, tritt die Lobierung nicht an der Oberfläche in Erscheinung (Abb. 5-28/B).

Alle Säugetier-Nieren durchlaufen in ihrer Entwicklung eine multipyramidale Phase, wenn auch bei den meisten Species die Anzahl der Lappen später drastisch reduziert ist. Bei einigen Species einschließlich Hund, Pferd und Schaf fusionieren schließlich alle Pyramiden und formen so eine einheitliche Mark-Masse. Die Rinde ist auf die Nierenperipherie beschränkt, wo sie eine durchgehende Schale um das Mark herum bildet. Selbst dieser *unipyramidale* oder unilobare (einwarzige) Nierentyp behält einige Anzeichen seiner komplexen Ontogenese; die leichten Bögen an der Mark-Rinden-Grenze sind durch Arterien dort unterbrochen, wo die Pyramiden verschmolzen sind. Die Papillen vereinigen sich zu einer einheitlichen Crista renalis (Abb. 5-30/7 und 5-31), die beim Hund ihren komplexen Ursprung erkennen läßt, was für das Pferd nicht zutrifft.

Die Funktionseinheiten innerhalb der Niere werden *Nephrone* genannt. Diese Nephrone werden durch ein bindegewebiges Interstitium gestützt. Beim Hund soll ihre Anzahl einige Hunderttausend oder sogar eine Million betragen. Die Struktur und Funktion der Nephrone werden vorteilhafter in der mikroskopischen Anatomie und Physiologie abgehandelt. Hier sollen nur einige wenige, hauptsächlich mit bloßem Auge erkennbare Gegebenheiten erwähnt werden. Jedes Nephron beginnt mit einer blinden Erweiterung, die durch ein Kapillarknäuel, den *Glomerulus* (Abb. 5-32/1), eingestülpt ist. Der Glomerulus samt Epithelumhüllung stellt ein *Corpusculum renis* (/1') dar, eine Struktur, die gerade groß genug für die Erkennung mit dem bloßen Auge ist, insbesondere bei Füllung ihrer Kapillaren. Die Nierenkörperchen sind über die ganze Rinde verstreut und verleihen ihr ein feingranuliertes Aussehen.

Der übrige Teil eines Nephrons besteht aus langen, mehrfach unterteilten Tubuli. Das erste Segment, der proximal gewundene Abschnitt, liegt dem Nierenkörperchen dicht an, aus welchem er hervorgeht (/2). Dieser Tubulus nimmt allmählich einen gestreckten Verlauf und geht

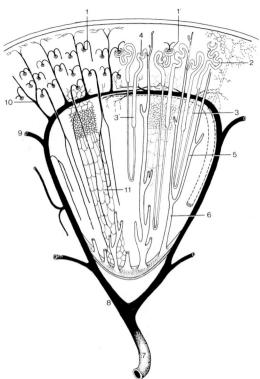

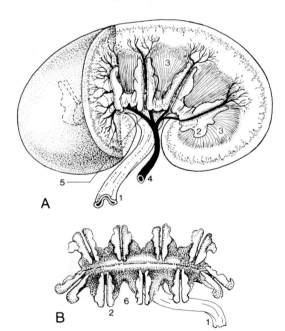

Abb. 5-32 Schematische Darstellung eines Lobus renalis.

1, Glomerulus; 1', Corpusculum renis; 2, proximaler gewundener Nierentubulus; 3, absteigender Schenkel des Nephrons; 3', aufsteigender Schenkel; 4, distaler gewundener Nierentubulus; 5, Sammelröhrchen; 6, Ductus papillaris; 7, A. renalis; 8, A. interlobaris; 9, A. arcuata; 10, A. interlobularis; 11, Kapillarnetz.

Abb. 5-31 Halbschematische Darstellung einer Hundeniere (A). Die Papillen haben sich zu einer unregelmäßigen gemeinsamen Crista renalis vereinigt. Verdickungen der Crista renalis alternieren mit Recessus des Nierenbeckens, wie das Korrosionsmodell des Nierenbeckens veranschaulicht (B).

1, Ureter; 2, Recessus pelvinus; 3, Medulla mit Ductus papillares; 4, A. renalis; 5, Aa. interlobares an den Pyramidengrenzen; 6, Einziehungen der Crista renalis.

schließlich in einen engen Abschnitt über, der von der Rinde in das Mark eindringt und umgekehrt. Der Tubulus formt im Mark eine lange enge Schleife (ehemals als Henlesche Schleife bekannt). Der erste Teil der Schleife, der absteigende Schenkel, ist relativ eng und zieht zentral in das Mark, um bei Annäherung an die Papilla renalis im Schleifenscheitel wieder peripher aufzusteigen.

Der aufsteigende Schenkel der Schleife ist generell weit – obwohl der Wechsel im Kaliber nicht notwendigerweise mit der Richtungsänderung zusammenfällt – und zieht wieder im Markstrahl zurück. Wenn er diesen aufs neue verläßt, verläuft der Tubulus in einem zweiten, (distal) gewundenen Abschnitt weiter, der ebenfalls dicht an dem Nierenkörperchen liegt (/4), aus dem der erste gewundene Abschnitt hervorgegangen ist. Ein kurzes Verbindungsstück zieht sodann zu einem Sammelrohr innerhalb eines Markstrahls. Jedes *Sammelrohr* (/5) dient mehreren Nephronen als Abfluß und zieht durch das Mark, bevor es sich in einen großen Gang, den *Ductus papillaris,* an der Pyramidenspitze öffnet (/6). Viele Ductus papillares münden in das Nierenbecken (Pelvis renalis). Das perforierte Areal (Area cribrosa), wo die Freisetzung des Harns erfolgt, liegt auf der Spitze eigenständiger Papillen oder auf einer speziellen Region der verschmolzenen Papillen, der Crista renalis.

Variationen in der Lage der Nierenkörperchen, der Gesamtlänge und der Proportionen der Tubuli sind von funktioneller Bedeutung, die hier jedoch nicht diskutiert werden kann.

Jede Niere wird von einer *A. renalis* (Nierenarterie), einem Ast der Bauchaorta, versorgt, die mehr als ein Zehntel der Gesamtausstoßmenge des Blutes aus dem linken Herzventrikel transportiert. Die A. renalis teilt sich in mehrere *Aa. interlobares* (/8), die den ehemaligen oder noch vorhandenen Grenzen zwischen den Nierenpyramiden bis zur Mark-Rinden-Grenze folgen. Diese Gefäße heben sich makroskopisch auf Nierenschnitten deutlich ab. Sie geben mehrere Äste ab, die als *Aa. arcuatae* bogenförmig über die Basisabschnitte der Markpyramiden ziehen (/9). Die Aa. arcuatae entlassen ihrerseits zahlreiche *Aa. interlobulares* (/10) zur Versorgung der Läppchen, in welche die Rinde durch die Markstrahlen unterteilt ist. Jede A. interlobularis gibt viele Ästchen (Arteriolae afferentes) zur Versorgung der einzelnen Glomeruli ab. Die Kapillaren der Glomeruli fließen wieder zu einer Arteriola efferens zusammen, die das Nierenkörperchen verläßt und sich danach in ein Kapillarnetz rund um die Nierentubuli verzweigt (/11). Die Richtung des Blutstroms in diesem zweiten Kapillarbett ist der Richtung des Harnflusses entgegengesetzt (Gegenstromprinzip). Die Arteriolen, die von den juxtamedullären Nierenkörperchen (von jenen der innersten Rindenschicht) entlassen werden, sind für die Versorgung des Marks von besonderer Bedeutung. Der Nierenkreislauf ist in Wirklichkeit wesentlich komplizierter als er hier beschrieben wird und bietet Möglichkeiten für Kollateralkreisläufe; jedoch sind die Aa. interlobulares mit Sicherheit und die Aa. interlobares möglicherweise funktionelle Endarterien.

Die Venen, die letztlich zur Vena cava caud. führen, sind weitgehend Begleitgefäße der Arterien. Lymphgefäße gelangen zu den Lnn. lumbales aortici. Die sympathischen Nerven erreichen die Nieren über den Solarplexus und verlaufen danach als Begleitung der Nierenarterien. Die Synapsen liegen innerhalb der großen prävertebralen Ganglien oder innerhalb kleinerer (aorticorenaler) Ganglien der peripheren Anteile der Nervengeflechte. Der N. vagus übernimmt die parasympathische Versorgung.

Pelvis renalis und Ureter

Beim Rind wird der Harnleiter durch Zusammenfluß kurzer Gänge aus den Nierenkelchen gebildet, welche die einzelnen Nierenpapillen umschließen (Abb. 28-25). Bei den meisten Species beginnt der Harnleiter jedoch mit einer einheitlichen Ausweitung, dem Nierenbecken (Pelvis renalis), in welches alle Ductus papillares münden, was bei den verschiedenen Species in unterschiedlicher Weise geschieht (Abb. 5-31

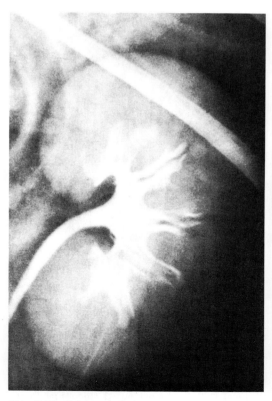

Abb. 5-33 Röntgenaufnahme vom Pelvis renalis des Hundes. Beachtenswert sind die Recessus pelvis.

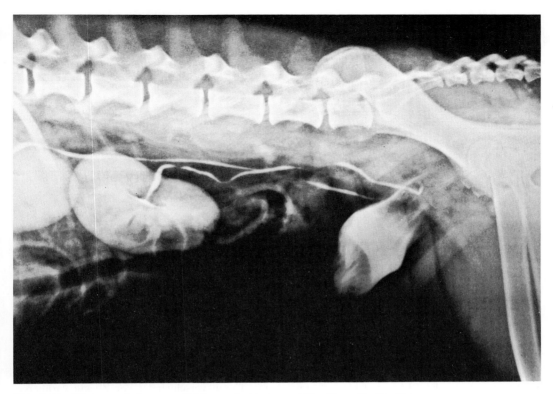

Abb. 5-34 Röntgenaufnahme von Pelvis renalis, Ureter und Harnblase des Hundes.

und 21-20). Nur wenige Unterschiede in der Anatomie des Nierenbeckens sind von praktischer Bedeutung. Bei Hund und Katze gewinnt die Form des Nierenbeckens auf Röntgenbildern allerdings besondere Signifikanz. Bei diesen Tieren stößt das Nierenbecken auf die Crista renalis und entsendet dorsal und ventral flügelförmige Fortsätze. Jeder Fortsatz repräsentiert einen Recessus pelvis, der durch hineinragendes Nierengewebe von benachbarten Recessus getrennt ist (Abb. 5-31 und 5-33). Benachbarte Recessus werden auch durch die interlobaren Gefäße abgegrenzt.

Der anschließende Ureter hat ein nahezu gleichmäßiges Kaliber. Er verläuft weitgehend sagittal an der dorsalen Bauchwand, wobei sporadisch scharfe Richtungsänderungen vorkommen können. Vor Erreichen der Beckenhöhle wendet er sich medial und tritt beim männlichen Geschlecht in die Genitalfalte (Mesoductus deferens) und beim weiblichen Geschlecht in das breite Mutterband ein. Diese führen den Harnleiter über die Dorsalfläche der Harnblase, in welche er sich nahe der Cervix vesicae öffnet (Abb. 5-34). Beim männlichen Geschlecht überquert der Harnleiter dorsal den entsprechenden Ductus deferens.

Der Harnleiter durchdringt schräg die Harnblasenwand. Die lange intramurale Verlaufsstrecke verhindert ein Zurückfließen des Harns in den Harnleiter, wenn der Druck im Innern der Blase ansteigt (Abb. 5-35). Ein weiteres Füllen der Harnblase wird dadurch nicht verhindert, weil der zufließende Harn durch die peristaltischen Kontraktionen der Harnleiterwand den Widerstand der Harnblasenwand überwindet. Die Wand des Nierenbeckens und des Harnleiters besitzen eine außengelegene Adventitia, eine mittlere Muskelschicht und eine innengelegene Schleimhaut. Der Muskelmantel ist gut entwickelt und seine Peristaltik wirkt beim Transport des Harns zur Harnblase mit. Bei lokalen Irritationen, z. B. durch Harnsteine, kann es jedoch zum Spasmus kommen.

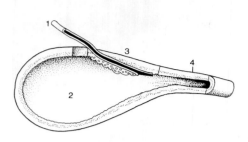 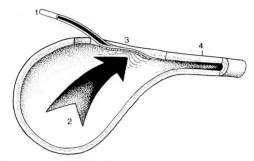

Abb. 5-35 Übergang vom Ureter zur Harnblase. Wegen seiner schrägen Passage durch die Wand wird der Ureter verschlossen, wenn der Binnendruck der Harnblase ansteigt.

1, Ureter; 2, Harnblasenlumen; 4, Harnblasenwand; 4, Harnblasenhals.

Die Harnblase

Die Harnblase ist ein dehnungsfähiges Speicherorgan und hat daher keine konstante Größe, Lage und Nachbarschaftsbeziehung. Sie ist klein und kugelförmig in völlig kontrahiertem Zustand mit bemerkenswert dicken Wänden und fast fehlendem Lumen. Die kontrahierte Blase ruht auf dem Schambein. Sie ist bei größeren Species auf die Beckenhöhle beschränkt, aber dehnt sich bei Fleischfressern in den Bauchraum aus. Bei Vergrößerung nimmt die Blase eine birnenförmige Gestalt an mit einer kranialgelegenen Spitze – eigentlich Scheitel – (Vertex), einem anschließenden Körper und einem kaudalgelegenen Hals. Bei kontinuierlicher Ausdehnung verlagert die sich vergrößernde Blasenportion in den Bauchraum, während der Blasenhals durch seine Kontinuität mit der Harnröhre im Becken fixiert bleibt (Abb. 5-36/11).

Mit beginnender Blasenfüllung steigt der innere Blasendruck nicht sofort an. Erst wenn ein bestimmtes, recht beträchtliches Volumen erreicht ist, erfolgt ein plötzlicher Druckanstieg. Dieser plötzliche Druckanstieg zwingt zur Blasenentleerung, und viele Species gehorchen diesem Zwang ohne Verzögerung. Bei hausgewöhnten Tieren verschwindet der Zwang vorübergehend durch antrainiertes Zurückhalten, obwohl eine Überdehnung Unbehagen und später Schmerz verursacht. Bei gut dressierten Hunden kann das Dehnungsvermögen der Harnblase sehr

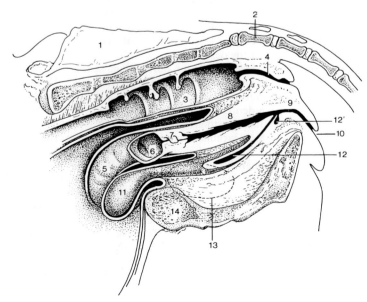

Abb. 5-36 Medianschnitt durch das Becken einer Kuh.

1, Os sacrum; 2, erster Schwanzwirbel; 3, Rectum; 4, Canalis analis; 5, rechtes Uterushorn; 6, Stumpf des linken Uterushorns; 7, Cervix uteri; 8, Vagina; 9, Vestibulum vaginae; 10, Vulva; 11, Harnblase; 12, Urethra; 12', Diverticulum suburethrale; 13, For. obturatum; 14, Symphysis pelvina.

groß sein und die Spitze der Blase wird kranial zum Bauchnabel verlagert, ihre Wände werden papierdünn, wobei die Gefahr des Zerreißens besteht. Die Umrisse einer stark gedehnten Blase sind regelmäßig, die einer weniger gefüllten Blase unregelmäßig, weil der geringe Innendruck Eindrücke durch festere Nachbarorgane zuläßt (Abb. 5-34).

Bei größeren Species liegt die entleerte Harnblase stets retroperitonäal; aber sobald das Organ nur mäßig gefüllt ist, geht es in eine intraperitonäale Position über. Der peritonäale Überzug setzt sich über drei Falten auf Bauch- und Beckenwand fort (Abb. 5-37). Die paarigen *lateralen Harnblasenbänder* (Falten) enthalten je ein Lig. teres vesicae. Diese Überbleibsel der Nabelarterien können ein enges Lumen beibehalten, durch welches etwas Blut den Kranialteil der Harnblase erreicht. Die dritte Falte, das *Lig. vesicae medianum* führt nur beim Fetus den Urachus, die enge Kranialfortsetzung der Harnblase, die sich nach außen in die Allantois ausdehnt und den Bauchraum durch die Nabelöffnung verläßt. Urachus und Nabelarterien zerreißen bei der Geburt; der Urachus überdauert lediglich als Narbe auf dem Blasenscheitel, während die Nabelarterien zu den runden Bändern obliterieren. Beim Adulten begrenzen die lateralen Harnblasenbänder die ventralen Exkavationen, in welche die Peritonäalhöhle des Beckens unterteilt ist (Abb. 5-37).

Die Harnblase unterhält eine konstante dorsale Beziehung zu den Geschlechtsorganen und deren Haltebändern, und zwar zu Uterus und Vagina innerhalb des breiten Mutterbandes beim weiblichen Geschlecht und zu Ductus deferens (sowie gegebenenfalls den Samenblasendrüsen) samt Mesoductus deferens beim männlichen Geschlecht. Die Harnblase kann durch diese Falten auch indirekten Kontakt zum Rectum aufweisen. Die Ventralfläche der Harnblase tangiert den Beckenboden und die ventrale Bauchwand. Weitere Lagebeziehungen des intraabdominalen Blasenteils zu Nachbarorganen sind bei der entleerten Harnblase schwer feststellbar und mögen bei stark vergrößerter Blase vielseitig sein.

Die Verschieblichkeit der Innenauskleidung (Harnblasenschleimhaut) und ihr Dehnungsvermögen führen bei unterschiedlichen physiologischen Zuständen zu markanten Veränderungen der Innenoberfläche. Diese ist bei kleinem Lumen stark gefaltet und glättet sich mit zunehmender Füllung. Zwei spezielle Falten verstreichen

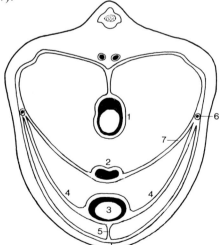

Abb. 5-37 Peritonäalverhältnisse im Kaudalabschnitt des Abdomen.

1, Rectum; 2, Uterus; 3, Harnblase; 4, laterale Harnblasenbänder; 5, medianes Harnblasenband; 6, Ureter; 7, breites Muttterband (Mesometrium).

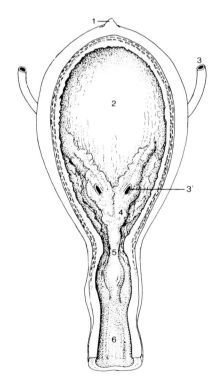

Abb. 5-38 Das Innere der Harnblase.

1, Narbe des Urachus; 2, Harnblase; 3, Ureter; 3', Uretermündung; 4, Trigonum vesicae; 5, Crista urethralis; 6, Urethra.

jedoch nicht. Sie verlaufen von der schlitzförmigen Ureteröffnung und konvergieren zum Blasenausgang, um sich schließlich zur *Crista urethralis* zu vereinigen, die sich in das Beckenstück der Harnröhre fortsetzt (Abb. 5-38/5). Ein dreieckiges Areal mit Begrenzung durch die Öffnungen von Harnleiter und Harnröhre wird Trigonum vesicae genannt. Wahrscheinlich hat es einen anderen embryonalen Ursprung als die restliche Blasenwand (S. 187) und verfügt über erhöhte Sensibilität (/4). Das Harnblasenepithel wird als Übergangsepithel klassifiziert.

Der *Harnblasenmuskel* ist in drei Schichten angeordnet, zwischen denen ein Muskelfaseraustausch stattfindet. Der Muskel ist wahrscheinlich – zum Pressen und Entleeren der Harnblase – vollständig verschieblich und bildet keinen M. sphincter internus aus, obwohl ein solcher oft beschrieben wird. Es wird vielfach angenommen, daß stattdessen die Muskelfaserbündel bogenförmig hintereinander angeordnet sind, wobei die Bogenscheitel zum Blasenausgang gerichtet sind und bei ihrer Kontraktion die Öffnung eher weiten als verschließen. Sofern dies zutrifft, hängt die Kontinenz von der Spannung ab, die von den elastischen Elementen innerhalb der Mukosa passiv ausgeübt wird, und außerdem von der Kontraktion des M. sphincter externus, der zum quergestreiften M. urethralis gehört. Diese Interpretation stimmt mit der neuerlichen Demonstration überein, daß bei bestimmten Species, z. B. Hund und Ziege, der Proximalabschnitt der Urethra ein Harnreservoir bildet, das sich bei Blasenfüllung ausdehnt. Die funktionsbezogene Grenze zwischen Harnblase und Harnröhre läge somit am Kranialrand des M. urethralis.

Autonome Nervenfaserqualitäten erreichen die Blase über den sympathischen N. hypogastricus und die parasympathischen Nn. pelvini. Die letzteren innervieren den Harnblasenmuskel, Sensible Fasern gelangen über den N. pudendus zur Harnblase. Der größte Teil der Blutversorgung erfolgt über die A. vesicalis caudalis (aus der A. vaginalis sive prostatica). Wie schon er-

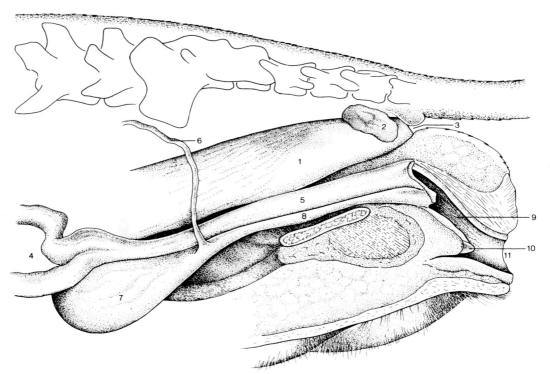

Abb. 5-39 Beckenorgane der Hündin. Die laterale Beckenwand und die laterale Wand des Vestibulum vaginae wurden entfernt.

1, Rectum; 2, Analbeutel; 3, Anus; 4, Uterus; 5, Vagina; 6, Ureter; 7, Harnblase; 8, Urethra; 9, Vestibulum vaginae; 10, Clitoris; 11, Vulva.

wähnt, beteiligt sich auch die mehr oder weniger vollständig obliterierte A. umbilicalis an der Vaskularisation.

Die weibliche Harnröhre

Die weibliche Harnröhre zieht auf dem Beckenboden unterhalb des Geschlechtstraktes kaudal. Sie durchsetzt schräg die Vaginalwand und öffnet sich ventral an der Grenze zwischen Vagina und Vestibulum vaginae (Abb. 5-39). Länge und Breite variieren beträchtlich unter den Species. Bei der Stute ist sie auffallend kurz und weit. Bei einigen Tieren, z. B. Kuh und Sau, öffnet sie sich zusammen mit dem Diverticulum suburethrale (Abb. 5-36/12′). Bei anderen Species, z. B. Hündin, mündet sie auf einem Hügel. Beide morphologischen Gegebenheiten erschweren die Katheterisierung der Harnblase.

Ein vorhandenes *Diverticulum* liegt innerhalb des M. urethralis, der die Urethra auf fast ganzer Länge umgibt. Die kranialen Bündel dieses Muskels umkreisen die Urethra, während die kaudalen Bündel in U-förmigen Schleifen die Harnröhre unterstützen und aus der Wand der Vagina hervorgehen und wieder hineinstrahlen. Kontraktionen dieses Muskelabschnitts verschließen die Harnröhre durch Aneinanderpressen beider Organe; außerdem verengen sie die Vagina. Der M. urethralis erhält eine somatische Innervation durch den N. pudendus und außerdem wird eine Beteiligung sympathischer und parasympathischer Nerven beschrieben.

Die Submucosa urethrae ist venenreich und bildet eine Art erektilen Gewebes, welches die Schleimhaut bei der Aufrechterhaltung der Kontinenz unterstützt. Abgesehen von diesen Merkmalen, besteht eine strukturelle Kontinuität zwischen Harnröhre und Harnblase.

Die männlichen Geschlechtsorgane

Zu den männlichen Geschlechtsorganen gehören die paarigen Gonaden, und das sind beim männlichen Geschlecht die Hoden, die sowohl männliche Gameten (Spermien) als auch Hormone produzieren, und das paarige Ausführungssystem aus Nebenhoden und Ductus deferens, das den Samen der Hoden zur Harnröhre leitet. Weiter gehören dazu eine Reihe von akzessorischen Drüsen, die den Großteil des Samens liefern, und außerdem die männliche Harnröhre, die sich von der Harnblase zum freien Ende des Penis erstreckt und der Passage von Harn und Samen dient, sowie der Penis, das männliche Kopulationsorgan, welches den Samen in den weiblichen Geschlechtstrakt transportiert. Schließlich gehören dazu die Hautanhänge, nämlich Scrotum und Praeputium, die sich in Relation zum Penis entwickeln.

Die Hoden und ihre Anhänge

Der Hoden (Testis)

Der Hoden weist innerhalb einer gemeinsamen Kapsel endokrine und exokrine Komponenten auf. Die endokrine Komponente funktioniert normalerweise bei Körperkerntemperatur, aber die erfolgreiche Produktion männlicher Gameten erfordert Temperaturen, die wenige Grade unter der Abdominaltemperatur liegen. Obwohl sich die Hoden im Abdomen entwickeln, verlassen sie dieses, indem sie durch den Leistenkanal in das Scrotum absteigen (siehe S. 194), ein Sack aus Haut und unterlagernden Faszien, der (variierend unter den Species) zwischen Leiste und Perineum liegt. Die plausible und auch einfache Erklärung für den Hodenabstieg, nämlich als Erfordernis für eine funktionierende Spermiogenese, gilt nicht für die Tiere (z. B. Elefant und Hyracoidea), bei denen die Hoden zeitlebens im Abdomen verbleiben und die Spermiogenese somit bei Körperkerntemperatur stattfindet. Sie gilt nur bedingt für jene vielen kleinen Tiere (z. B. Nagetiere, Insektenfresser und Fledermäuse), bei denen eine periodische Hodenverlagerung vorliegt, d. h. die Hoden steigen nur zur Brunstzeit in das Scrotum ab, um danach wieder in das Abdomen zurückzugelangen.

Die Hoden sind solide ellipsenförmige Organe, deren Größenrelation nicht proportional an die Körpergröße gebunden ist. Unter den Haustieren sind sie bemerkenswert klein bei der Katze und beeindruckend groß bei Schaf und Ziege. Ihre Lagebeziehung variiert ebenfalls. Bei Wiederkäuern liegt ihre Längsachse vertikal (Voraussetzung hierfür ist ein tiefes pendelndes Scrotum), bei Pferd und Hund horizontal und bei Schwein und Katze zum Anus hin ausgerichtet. Diese Verschiedenartigkeiten korrelieren weitgehend mit der Lage des Scrotum, das bei Wiederkäuern inguinal, bei Schwein und Katze perineal und bei Pferd und Hund dazwischen liegt (Abb.

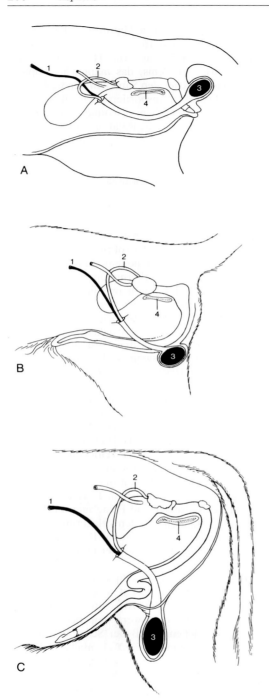

Abb. 5-40 Die perinealen; intermediären und inguinalen Positionen des Skrotum von Kater (A), Hund (B) und Rind (C).

1, A. testicularis; 2, Duct. deferens; 3, Testis; 4, Symphysis pelvina.

5-40). Jeder Hoden ist im Scrotum einzeln durch einen Samenstrang aufgehängt. Zum Samenstrang gehören mehrere Strukturen einschließlich Ductus deferens und versorgende Blut- und Lymphgefäße sowie Nerven, die innerhalb einer doppelten Peritonäalumhüllung liegen.

Der direkte Peritonäalüberzug verschafft dem Hoden eine glatte Oberfläche, mit Ausnahme an den Polen und entlang des Randes, an dem der Nebenhoden befestigt ist. Der Nebenhoden besteht aus dem stark gewundenen Anfangsabschnitt des Ausführungsgangsystems. Unter dem Peritonäum schließt sich eine dicke Kapsel *(Tunica albuginea)* an, die hauptsächlich aus straffem Bindegewebe besteht und manchmal glatte Muskulatur enthält. Die größeren Äste der A. und V. testicularis verlaufen innerhalb der Kapsel, wo sie ein spezies-charakteristisches Muster formen. Das Parenchym wird unter mäßigen Druck gehalten, wodurch es bei Durchschneidung der Kapsel leicht hervorquillt. Möglicherweise kann eine geringe Schwellung des Parenchyms vom Hoden aufgefangen werden, der dadurch eine abgerundete Form annimmt, aber jegliche größere Umfangsvermehrung erhöht den intratestikulären Druck und verursacht einen Schmerz, der bei einer vorliegenden Hodenentzündung (Orchitis*) sehr stark werden kann. Von der Kapsel gehen Septen und Trabekel ab, durch welche das Parenchym in Läppchen gegliedert wird. Die Septen sind nicht immer deutlich, aber bei Species mit guter Ausbildung konvergieren sie zu einer erheblichen Verstärkung (Mediastinum testis). Das Mediastinum testis kann axial liegen oder nebenhodenseitig verlagert sein.

Das weiche, gelbliche oder bräunliche Parenchym besteht aus Tubuli seminiferi und interstitiellem Gewebe. Das letztere enthält zusammengelagerte Zwischenzellen (Leydigsche Zwischenzellen), die durch ein feines Bindegewebsnetz gestützt werden, in welchem kleine Blut- und Lymphgefäße verlaufen. Die Zwischenzellen sind die Hauptproduzenten der männlichen Geschlechtshormone (Abb. 5-14). Der größere Anteil des Parenchyms (60% bei Eber und Hengst, 90% bei Böcken und Bullen) besteht aus Hodenkanälchen, in welchen die Spermiogenese abläuft. Jeder *Tubulus seminiferus* (Abb. 5-41/3) ist innerhalb einer Schleife stark gewunden, deren beide Enden in das lumenhaltige Hodennetz

---

* Viele Begriffsherleitungen basieren auf dem alternativen griechischen Namen „Orchis".

Das Urogenitalsystem 207

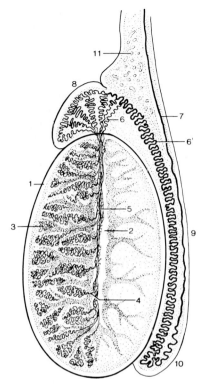

Abb. 5-41 Längsschnitt eines Hodens und Nebenhodens (schematisch).

1, Tunica albuginea; 2, Mediastinum; 3, Tubuli seminiferi (contorti); 4, Tubuli recti; 5, Rete testis; 6, Ductuli efferentes; 6', Ductus epididymidis; 7, Ductus deferens; 8, Nebenhodenkopf; 9, Nebenhodenkörper; 10, Nebenhodenschwanz; 11, Plexus pampiniformis. (Nach Nickel et al., 1979.)

tur befestigt, und zwar dorsal beim Hund, kaudomedial beim Bullen und überragt gewöhnlich beide Hodenpole. Der Nebenhoden wird herkömmlicherweise in drei Teile, Kopf, Körper und Schwanz, unterteilt. Hierbei handelt es sich aber eher um eine willkürliche Einteilung, die mit funktionellen Gliederungen nicht immer übereinstimmt.

Der Kopf (/8) ist mit der Hodenkapsel fest verbunden. Er enthält die Ductuli efferentes, die unmittelbar oder nach einigen Schlängelungen in den umfangreicheren *Ductus epididymidis* (/6') einmünden. Der Nebenhodenkörper kann weniger vollständig an der Hodenoberfläche befestigt sein, und in diesem Fall liegt ein Zwischenraum (Bursa testicularis) zwischen beiden Organen (Abb. 5-42/2', 3). Der Nebenhodenschwanz ist

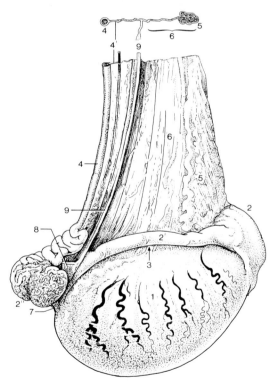

Abb. 5-42 Seitenansicht eines rechten Hoden des Hengstes.

1, Testis; 2, Nebenhodenkopf; 2', Nebenhodenkörper; 2", Nebenhodenschwanz; 3, Bursa testicularis; 4, Duct. deferens; 4', Mesoduct. deferens; 5, Plexus pampiniformis (Bildeinsatz); 6, Mesorchium; 7, Lig. testis proprium; 8, Band des Nebenhodenschwanzes; 9, angeschnittene Falte, die das Viszeral- mit dem Parietal-Blatt der Tunica vaginalis verbindet.

(Rete testis, /5) übergehen, das sich im Mediastinum befindet. Die Zellen, die die Wände der Hodenkanälchen bilden, bestehen einmal aus Stützzellen (Sertolizellen) mit Fähigkeit zur Hormonproduktion und andererseits aus den Keimepithelzellen. Das Rete testis wird durch ca. 12 *Ductuli efferentes* (/6) fortgesetzt, welche die Kapsel durchsetzen und in den Nebenhodenkopf eintreten.

Der Nebenhoden (Epididymis)

Der Nebenhoden ist ein festes Organ, das überwiegend aus dem stark gewunden verlaufenden Ductus epididymidis mit umgebendem Bindegewebe besteht. Er ist entlang der Hodenlängskon-

fest durch ein Band (Lig. testis proprium) am Hoden einerseits und andererseits auch innen am Grund des Proc. vaginalis durch das Lig. caudae epididymidis (/7, 8) befestigt. Der Nebenhodenschwanz verjüngt sich schließlich und der hervortretende Gang setzt sich in den Ductus deferens (/4) fort. Der Nebenhoden erscheint auf dem Schnitt spongiös, da der stark gewundene Gang unvermeidlich vielfach angeschnitten wird.

Der Ductus deferens

Der Ductus deferens ist anfangs gewellt und nimmt allmählich auf dem Wege zum Abdomen einen gestreckten Verlauf an. Zuerst zieht er medial am Nebenhoden und liegt danach kranial der Hodengefäße, die hodennah die umfangreichste Komponente des Samenstranges ausmachen. Die Bestandteile des Samenstranges bleiben bis zu ihrer Passage durch den Leistenkanal zusammen und nehmen am Anulus vaginalis einen divergierenden Verlauf. Der Ductus wendet sich hier kaudomedial, überkreuzt den Harnleiter und erreicht danach die dorsale Harnblasenoberfläche (Abb. 5-40). Er durchdringt die Prostata und mündet schließlich in die Urethra wenig kaudal ihres Hervorgehens aus der Harnblase. Der abdominale Abschnitt weist weiterhin eine Peritonäalfalte (Mesoductus deferens) auf, die sich mit jener der Gegenseite vereinigt und dorsal der Harnblase eine horizontale Genitalfalte bildet. Der größere Teil des Ductus ist in Aussehen und Struktur einheitlich. Sein Lumen ist ziemlich eng im Verhältnis zur dicken Muskelwand. Bei den meisten Species weist der gestreckte Endabschnitt vor seiner Mündung eine spindelförmige Umfangsvermehrung, die *Ampulla ductus deferentis* oder Gl. ampullae, auf (Abb. 5-48/4), die der Harnblase anliegt. Wenngleich die Bezeichnung Ampulla eine Lumenausweitung vermuten läßt, ist die Umfangsvermehrung hauptsächlich die Folge einer Drüsenproliferation in der lokal gefalteten Schleimhaut.

Bei den meisten Haustieren entwickelt sich eine zweite akzessorische Drüse am Ende des Ductus deferens. Diese Drüse, die Gl. vesicularis, wird in einem späteren Abschnitt beschrieben, aber es sollte hier schon erwähnt werden, daß der kurze Endabschnitt (bei bestimmten Gegebenheiten) *Ductus ejaculatorius* genannt wird.

Processus vaginalis und Samenstrang

Der peritonäale Fortsatz (Proc. vaginalis), der den Hoden umschließt, ist eine Ausstülpung der abdominalen Innenauskleidung durch den Leistenkanal. Der enge Proximalteil, der den Samenstrang umgibt, weitet sich distal innerhalb des Scrotum flaschenförmig aus und umschließt Hoden und Nebenhoden. Das Parietal- und Viszeralblatt des Proc. vaginalis sind durch eine Peritonäalfalte verbunden, die sich vom Anulus vaginalis bis zum Nebenhodenschwanz erstreckt (Abb. 5-42/9)*. Der Spalt zwischen dem Parietal- und Viszeralblatt (5-43/9) enthält normalerweise nur eine winzige Menge seröser Flüssigkeit. Er kommuniziert mit der abdominalen Peritonäalhöhle über den Anulus vaginalis, einem engen Ring in der inneren Öffnung des Leistenkanals. Manchmal tritt eine Schleife des Dünndarms oder ein anderer Anteil des Bauchhöhleninhalts durch den Anulus vaginalis in den Proc. vaginalis ein. Diese Komplikation wird häufig bei der Kastration beobachtet. Es ist erwähnenswert, daß der Hals des Proc. vaginalis beim Menschen ge-

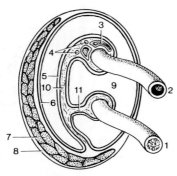

Abb. 5-43 Querschnitt durch den Samenstrang und seine unmittelbaren Hüllen.

1, Duct. deferens; 2, A. testicularis (geschlängelt); 3, Plexus pampiniformis; 4, Nerven und Lymphgefäße des Hodens; 5, Viszeralblatt der Tunica vaginalis; 6, Parietalblatt der Tunica vaginalis; 7, M. cremaster; 8, Fascia spermatica externa; 9, Cavum vaginale; 10, Mesorchium; 11, Mesoductus deferens.

---

* Das Mesorchium ist das viszerale Blatt zwischen der Falte zum parietalen Blatt (Abb. 5-42/9) und der nebenhodenseitigen Hodenkontur und schließt auch die lange peritonäale Falte (/6) ein, welche die testikulären Gefäße und Nerven von ihrem Ursprung an der dorsalen Bauchwand bis zum Hoden führt; es stellt somit eine beträchtliche Portion des Samenstranges dar. Die kleine Falte, die den Ductus deferens an Becken- und Bauchwänden und (weiter distal) am Mesorchium befestigt, ist der Mesoductus deferens (/4').

ren. Der distale Arterienverlauf ist außerordentlich geschlängelt – nicht weniger als 7 m Arterienlänge sind auf 10 cm Länge des Samenstranges untergebracht (Abb. 5-44). Diese Zahlen übertreiben vielleicht das tatsächliche Arrangement, aber sie betonen seine Besonderheit. Die Hodenvenen sind zu einem sehr ausgeprägten, engmaschigen *Plexus pampiniformis* modifiziert, in dessen Maschen die Arterienwindungen eingebettet sind (Abb. 5-45).

Aus dem Plexus pampiniformis geht schließlich die einzelne V. testicularis hervor, die zur V. cava caudalis zieht. Arteriovenöse Anastomosen kommen zwischen der geschlängelten A. testicularis samt Nebenhodenästen und den Venenästen des Plexus pampiniformis vor. Ein sehr leistungsfähiger Lymphabfluß erfolgt zu Lymphknoten, die um die Endaufteilung der Aorta gruppiert sind. Bei einigen Species kommt ein Lymphknoten nahe am Leistenkanal vor. Die Lymphe

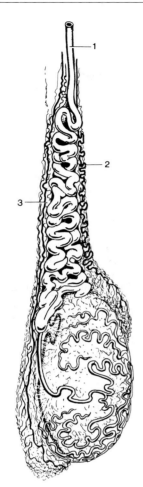

Abb. 5-44 Die arterielle Blutversorgung des Hodens und Nebenhodens des Rindes. Hervorgehoben sei der Verlauf der Arterienäste auf der Hodenoberfläche.

1, A. testicularis (weist bei Annäherung an den Hoden einen stark gewundenen Verlauf auf); 2, kranialer Nebenhodenast; 3, kaudaler Nebenhodenast.

wöhnlich kurz nach der Geburt obliteriert und dadurch das peritestikuläre Spatium vaginale isoliert.

Der Samenstrang variiert in Länge und Form entsprechend der Lage und Ausrichtung des Hodens. Er ist kompakt und am kürzesten bei Species mit vertikal in der Leistengegend hängenden Hoden. Der Großteil des Samenstranges wird durch die *A. und V. testicularis* gestellt, die beide auffallend modifiziert sind. Die Arterie ist ein Ast der Bauchaorta und zieht auf ziemlich direktem Wege zum Anulus vaginalis, wo die einzelnen Bestandteile zum Samenstrang konvergie-

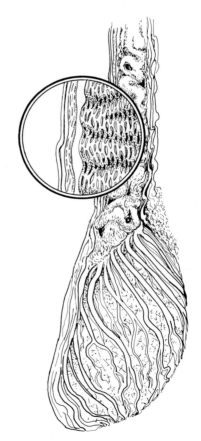

Abb. 5-45 Vv. testiculares auf der Hodenoberfläche und Plexus pampiniformis (Bildeinsatz vergrößert).

transportiert einen beträchtlichen Anteil der im Hoden produzierten Hormone. Die unscheinbaren testikulären Nerven sind weit überwiegend sympathischen Ursprungs.

Das Scrotum

Das Scrotum variiert in Lage und Form (Abb. 5-40). Äußerlich markiert eine mittlere Furche die Unterteilung des Scrotum in ein rechtes und linkes Kompartiment. Diese Furche verrät häufig eine auffällige Asymmetrie der Hoden. Der untere Teil des Scrotum ist formal den Hoden und ihrer Position angepaßt, die von der Umgebungstemperatur abhängt (siehe S. 211).

Die relativ dünne Skrotalhaut ist reichlich mit Schweiß- und Talgdrüsen versorgt. Sie ist manchmal weitgehend unbehaart, aber das ist kein konstantes Merkmal. Tatsächlich ist das Scrotum bei der Katze im Fell verborgen und bei bestimmten Schafrassen vom Fließ bedeckt. Ist das Scrotum weder verborgen noch bedeckt, liegt häufig eine Pigmentierung vor. Die Skrotalhaut ist mit einer festen fibromuskulären Schicht *(Tunica dartos)* verbunden, die sich auch als Septum zwischen beiden skrotalen Kompartimenten fortsetzt und so die Hoden voneinander trennt. An der Innenseite der Tunica dartos befinden sich mehrere Lagen der Fascia spermatica. Ihre Lagen sollen den Bauchwandschichten entsprechen. Die dominierende Lage ist die *Fascia spermatica externa,* die von der Tunica dartos abgelöst werden kann (Abb. 5-46/3). Die lockere intermediäre Lage gewährt dem Proc. vaginalis eine gewisse Verschieblichkeit innerhalb des Hodensackes. Zusätzlich zu seiner eigentlichen funktionellen Bedeutung (siehe später) erleichtert der verschiebliche Proc. vaginalis die Kastration bei bedeckender Scheidenhaut (bei welcher der Hoden mit seiner Umhüllung durch den Proc. vaginalis freigelegt wird, bevor der Strang proximal durchtrennt wird). Die feste Fascia spermatica externa unterstützt den Proc. vaginalis und umhüllt auch den *M. cremaster,* ein Muskelstreifen, der nach Separierung vom Kaudalrand des M. obliquus internus abdominis aus dem Abdomen auf den Samenstrang zieht.

Die Hodenfunktion

Bei den meisten wildlebenden Tieren ist die Brunstperiode saisonal und bewirkt bei beiden Geschlechtern Veränderungen in Morphologie und Aktivität der Geschlechtsorgane. Von diesem saisonalen Verhalten ist bei den männlichen Haustieren nur noch wenig erhalten geblieben, bei denen das Samenepithel das ganze Jahr über aktiv ist und lediglich geringe jahreszeitliche Schwankungen des Spermienausstoßes erkennen läßt. Obwohl der Prozeß der Spermatogenese hier nicht beschrieben wird, soll der Leser jedoch daran erinnert werden, daß die zyklisch aufeinanderfolgenden Zellteilungen und Wachstumsvorgänge nicht synchron in allen Teilen des Samenepithels ablaufen. Stattdessen können benachbarte Segmente lückenlos aneinandergereihte Stadien aufweisen, so daß ein gelungener Längsschnitt durch ein Hodenkanälchen die verschie-

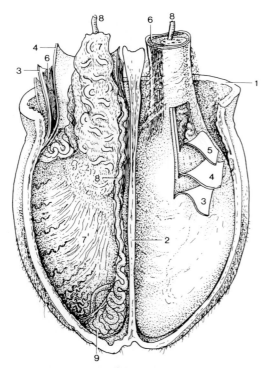

Abb. 5-46 Kranial-Ansicht des eröffneten Scrotum des Bullen; die Hodenhüllen wurden teilweise angeschnitten.

1, Skrotalhaut und Tunica dartos; 2, Skrotalseptum; 3, Fascia spermatica externa; 4, Parietalblatt der Tunica vaginalis; 5, Viszeralblatt der Tunica vaginalis (auf der Hodenoberfläche angeschnitten und abgehoben); 6, M. cremaster; 7, Viszeralblatt der Tunica vaginalis, die Strukturen des Samenstranges bedeckend; 7′, Viszeralblatt auf dem Hoden; 8, Duct. deferens; 9, Nebenhodenschwanz.

denen Stadien der Spermatogenese wie eine sich ausbreitende Welle erkennen läßt.

Der Vorgang der Spermatogenese wird durch die Temperatur beeinflußt und kann nicht, wie bereits erwähnt, bei Körperkerntemperatur normal ablaufen. Das Samenepithel ist in solchen Hoden beeinträchtigt, die nicht in das Scrotum abgestiegen sind (ein „kryptorchider Zustand"), und diese Hoden produzieren keine Spermien. Ähnliche Veränderungen treten in Hoden auf, die zunächst normal abgestiegen, aber später wieder in den Bauchraum zurückgelangt sind sowie in abgestiegenen Hoden, die aufgrund dicker Haar- oder Fließbedeckung überhitzt sind. Da das interstitielle Hodengewebe weniger temperaturempfindlich ist, kann vermutet werden, daß Libido und Potenz bei kryptorchiden infertilen Tieren normal entwickelt sind.

Viele Faktoren tragen zur Aufrechterhaltung einer geeigneten intratestikulären Temperatur bei. Die exponierte Lage im Scrotum, die Abwesenheit von Fett in der Skrotalfaszie und der Verlauf der großen testikulären Gefäße in der Hodenkapsel, alle diese Faktoren begünstigen eine Wärmeabstrahlung. Die großzügige Ausstattung mit Schweißdrüsen trägt zusätzlich zur Wärmeverminderung durch Wasserverdampfung auf der Hautoberfläche bei. Vielleicht noch wichtiger ist die Vorkühlung des arteriellen Blutes durch innigen Kontakt der gewundenen Arterie mit den venösen Verästelungen des Plexus pampiniformis. Die Möglichkeiten zur Wärmeverminderung sind derart, daß sie die Hodentemperatur bei kälteren klimatischen Bedingungen extrem senken können. In solchem Falle sind Gegenmaßnahmen erforderlich. Die Kontraktion der Tunica dartos, die empfindlich auf Temperaturschwankungen reagiert, zieht das Scrotum zusammen, wodurch die der Kälte ausgesetzte Oberfläche reduziert wird und gleichermaßen der Hoden gegen den wärmeren Rumpf gezogen wird. Die Hoden können auch einzeln innerhalb des Scrotum hochgezogen werden, und zwar durch die Kontraktion des M. cremaster, der dem Proc. vaginalis außen anliegt. Dieser quergestreifte Muskel reagiert schnell und hebt den Hoden von möglichen gefährdenden Stimuli ab.

Die vom interstitiellen Hodengewebe produzierten Hormone haben sowohl androgene als auch anabolische Effekte. Sie fördern die Entwicklung der Geschlechtsorgane, die Libido und das aggressive männliche Temperament. Sie beeinflussen auch Körperbau sowie Wachstumsproportionen und Wachstumsraten. Die Kastration der von der Zucht ausgeschlossenen männlichen Tiere wird seit langem praktiziert, um sie gefügiger zu machen oder um die Schlachttierqualität zu verbessern. Moderne Tierhaltung, die Auswirkungen selektiver Züchtung und die veränderten Verbraucheransprüche machen es möglich, Tiere in einem immer früheren Reifestadium zu schlachten, und die Notwendigkeit sowie der wirtschaftliche Nutzen von Routinekastrationen beginnen bereits wieder fraglich zu werden. Der direkte Einfluß der Kastration auf die Geschlechtsorgane wird im Detail auf der Seite 743 beim Rind beschrieben, das in dieser Hinsicht am besten bekannt ist.

Die Fortpflanzungsorgane des Beckens

Die männliche Harnröhre (Urethra)

Die männliche Harnröhre erstreckt sich vom Ostium urethrae internum am Harnblasenhals bis zum Ostium urethrae externum an der äußeren Penisspitze. Sie kann somit in einen inneren oder Becken-Abschnitt und einen äußeren oder spongiösen Abschnitt unterteilt werden, wobei sich das Adjektiv spongiös auf den Schwellkörper bezieht, welcher die Harnröhre beim Verlassen der Beckenhöhle umgibt. Der spongiöse Abschnitt liegt überwiegend innerhalb des Penis und wird daher sinnvollerweise als ein Anteil dieses Organs betrachtet. Der Beckenabschnitt nimmt kurz nach seinem Beginn am Harnblasenhals den Ductus deferens und den Ductus excretorius der Samenblase (oder den gemeinsamen Ductus ejaculatorius) auf, d. h., der größte Teil der Harnröhre dient sowohl der Harn- als auch der Samenableitung.

Obwohl das Beckenstück der Harnröhre regionale und spezifische Variationen aufweist, besteht sie doch im wesentlichen aus einer Schleimhautröhre, die nacheinander von einer gefäßreichen Submucosa und einer Tunica muscularis umgeben ist. Die Schleimhaut ist im passiven Zustand in Längsfalten geworfen. Der Anfangsteil trägt auch eine dorsale Crista urethralis, die sich vom Ostium urethrae internum fortsetzt und in einer Verdickung *(Colliculus seminalis)* endet. Der Colliculus weist seitlich die schlitzförmigen Öffnungen des Ductus deferens und die viel kleineren Öffnungen der Ductuli prostatici auf (Abb. 5-47/7). Ähnliche, weiter kaudalgelegene Öffnungen markieren die Mündung von Gängen einer weiteren akzessorischen Geschlechtsdrüse,

mische Kontraktionen ihres Muskels auslösen kann.

Die akzessorischen Geschlechtsdrüsen

Zu der Gesamtheit dieser Drüsen zählen Ampullen-, Samenblasen-, Prostata- und Bulbourethraldrüsen, auch wenn nicht alle bei jeder Species zusammen vorkommen (Abb. 5-48). Die *Ampullendrüsen* wurden bereits auf der Seite 208 beschrieben.

Die paarigen *Samenblasendrüsen* (/5) sind mit Ausnahme von Hund und Katze bei allen Haussäugetieren vorhanden. Sie sprossen beim Embryo aus dem Distalteil des Ductus deferens, und diese Beziehung bleibt auch weiterhin bestehen. Beim Schwein verursacht die spätere Rückbildung (Mündung) des Ductus ejaculatorius in die Harnröhre eine separate Öffnung der Samenblasendrüse. Diese Drüsen variieren beträchtlich in ihrem Erscheinungsbild. Beim Pferd sind sie groß, äußerlich glatt und – ähnlich wie beim Menschen – blasenförmig. Sie wurden daher früher auch Samenbläschen genannt. Diese Benennung ist unpassend, da die Drüsen bei den meisten Species knotig und dickwandig sind und ein ziemlich enges und verzweigtes Lumen aufweisen. Die Samenblasendrüsen liegen ganz oder teilweise in der Genitalfalte, jede lateral vom entsprechenden Ductus deferens.

Eine *Prostata* (/6) kommt bei allen Haussäugetieren vor. Bei manchen besteht sie aus zwei Anteilen, einer davon ist diffus in der Wand des Beckenstücks der Harnröhre verstreut und der andere ist als kompakter Körper außerhalb des M. urethralis gelegen. Beide Anteile führen ihre Sekrete über viele kleine Ausführungsgänge ab. Bei kleinen Wiederkäuern kommt nur die diffus verstreute Pars disseminata, beim Pferd nur der kompakte Anteil vor. Die Pars disseminata ist bei Hund und Katze nur angedeutet vorhanden, der kompakte Anteil ist jedoch sehr groß und rundlich und so gut entwickelt, daß er die Harnröhre gänzlich (Hund) oder fast gänzlich (Katze) umgibt.

Paarige *Bulbourethraldrüsen* (/7) liegen an der Dorsalseite der Harnröhre dicht am Beckenausgang. Sie kommen bei allen Species mit Ausnahme des Hundes vor (bei der Katze sind sie angedeutet vorhanden). Sie sind von mittlerer Größe bei Pferd und Wiederkäuer, aber beim Schwein bilden sie sehr umfangreiche unregelmäßige Zylinderformationen, die beiderseits die

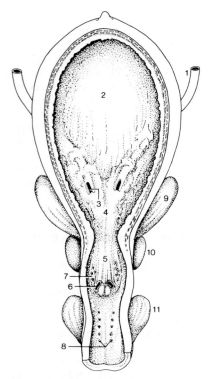

Abb. 5-47 Ventral-Ansicht der eröffneten Harnblase und Harnröhre des Hengstes.

1, Ureter; 2, Harnblase; 3, Uretermündung; 4, Trigonum der Harnblase; 5, Crista urethralis und Colliculus seminalis; 6, Öffnung des Duct. ejaculatorius; 7, multiple Öffnungen der Prostatagänge; 8, multiple Öffnungen der Bulbourethralgänge; 9, Gl. vesicularis; 10, Prostata; 11, Gl. bulbourethralis.

der Gl. bulbourethralis (/8). Die Submucosa enthält ein ziemlich undeutliches Schwellkörpersystem miteinanderverbundener Kavernen, welches kontinuierlich in den wesentlich besser entwickelten spongiösen Schwellkörper des Penisstücks der Harnröhre übergeht. Die Hauptkomponente des Muskelmantels ist der quergestreifte *M. urethralis,* der die Harnröhre ringförmig umgibt.

Die Harnröhre ist am Beckenboden in Fett- und lockeres Bindegewebe eingebettet. Die Dorsalfläche ist dem Rectum zugewandt und tangiert dieses in artspezifischem Ausmaß je nach Ausbildung der akzessorischen Geschlechtsdrüsen. Gewöhnlich ist nur ein schmaler medianer Streifen, der direkt der Excavatio rectogenitalis anliegt, vom Peritonaeum bedeckt. Die Harnröhre ist rektal leicht palpierbar, eine Prozedur, die rhyth-

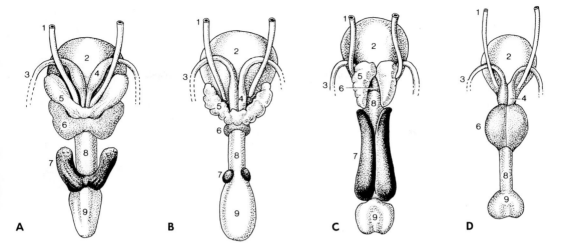

Abb. 5-48 Akzessorische Geschlechtsdrüsen vom Hengst (A), Bullen (B), Eber (C) und Hund (D).

1, Ureter; 2, Harnblase; 3, Duct. deferens; 4, Gl. ampullaris; 5, Gl. vesicularis; 6, Prostatakörper; 7, Gl. bulbourethralis; 8, Urethra; 9, Bulbus penis.

Harnröhre flankieren. Sie führen ihre Sekrete über einen oder mehrere Ausführungsgänge ab.

Alle größeren Drüsen besitzen gut entwickelte Kapseln und innere Septen, die reichlich glatte Muskulatur beherbergen, die zur gegebenen Zeit das Sekret auspressen.

Penis und Präputium

Der Penis ist unterhalb der Bauchwand, teilweise zwischen den Oberschenkeln befestigt. Im entspannten Zustand befindnet sich sein freies Ende innerhalb einer Invagination der Bauchhaut, im Präputium, welches sich tierartlich unterschiedlich auf verschiedener Höhe kaudal des Nabels öffnet. Das Organ weist drei säulenförmige erektile Schwellkörper auf (Abb. 5-49). Diese sind kaudal separiert, wo sie die Peniswurzel darstellen, aber ihre Hauptanteile sind im Peniskörper miteinander verbunden.

Die paarigen dorsalen Schwellkörper weisen weit voneinander getrennte Ursprünge am Arcus ischiadicus auf und werden *Crura penis* (/1) genannt. Sie konvergieren, neigen sich kranial und liegen vor ihrer Vereinigung unterhalb des Beckenbodens. Jeder Schwellkörper besteht aus einem Kern aus kavernösem erektilem Gewebe und ist von einer dicken Bindegewebsumhüllung (Tunica albuginea) umgeben. Diese Konfiguration wird *Corpus cavernosum* (/4) genannt. Zwischen beiden Corpora cavernosa befindet sich proximal im Peniskörper ein Septum, das aber bei den meisten Species zunehmend schwächer wird, bis es schließlich vor der Penisspitze verlorengeht. Bei Fleischfressern ist das Septum vollständig. Die vereinigte Struktur ist ventral rin-

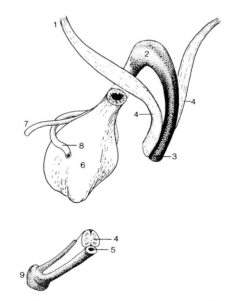

Abb. 5-49 Schematische Darstellung der Komponenten, aus denen Peniswurzel und -spitze bestehen.

1, Crus penis; 2, Bulbus penis; 3, Corpus spongiosum; 4, Corpus cavernosum; 5, Urethra; 6, Harnblase; 7, Ureter; 8, Ductus deferens; 9, Glans penis.

nenförmig ausgehöhlt, um den (dritten) unpaaren Schwellkörper aufzunehmen, das *Corpus spongiosum* (/3), das die Harnröhre umhüllt. Die Police Bluträume kommunizieren innerhalb der Crura und im Corpus cavernosum frei miteinander.

Das Corpus cavernosum reicht nicht bis zum Ende der Penisspitze, die durch eine Umfangsvermehrung des Corpus spongiosum gebildet wird. Das Corpus spongiosum beginnt am Beckenausgang mit einer unmittelbaren Vergrößerung des bis dahin kümmerlichen spongiösen Gewebes der pelvinen Harnröhre. Diese Umfangsvermehrung ist der *Bulbus penis* (/2), eine zweigelappte Struktur, die sich verjüngend als einheitliche Hülle der Urethra fortsetzt. Das Corpus spongiosum ist von feinerer Struktur als das Corpus cavernosum und besitzt größere Bluträume, die durch dünnere Septen voneinander getrennt sind. Seine kraniale Umfangsvermehrung über dem Distalende des Corpus cavernosum ist als *Glans* (/9) bekannt und bildet die Spitze des gesamten Organs. Da das Corpus spongiosum die Harnröhre umgibt, liegt die Harnröhrenöffnung am äußersten Ende des Penis und bei kleinen Wiederkäuern verlängert ein freier Harnröhrenfortsatz die Harnröhre noch darüber hinaus.

Es kommen noch weitere artspezifische Unterschiede in der Penisstruktur vor. Bei Hund und Katze ist der Distalteil des Corpus cavernosum zum *Os penis* verknöchert. Die Glans hat unterschiedliche Formen. Sie ist wenig entwickelt bei Schwein und Wiederkäuer, aber groß und pilzförmig beim Pferd. Sie ist am weitesten beim Hund spezialisiert, der einen proximalen Bulbus glandis und eine zylindrische Pars longa glandis aufweist. Der Penis der Katze ist einzigartig unter allen Haussäugetieren, da er vom Sitzbein kaudal gerichtet ist. Die Beibehaltung der embryonalen Position beeinflußt Art und Weise der Kopulation.

Der Aufbau des Corpus cavernosum läßt ebenfalls große Unterschiede erkennen. Bei einigen Species enthält es kleine Bluträume, eingeschlossen und unterteilt durch reichliche Mengen fibroelastischen Gewebes. Verhältnismäßig geringe zusätzliche Blutmengen müssen gestaut werden, um einen solchen *fibroelastischen Penistyp* zur Erektion zu bringen (Abb. 5-50/A). Der fibroelastische Penistyp kommt beim Eber, Bullen und Bock vor. Bei diesen Tieren weist das entspannte Organ eine S-förmige Flexur an dem Teil seines Peniskörpers auf, der zwischen den Oberschenkeln plaziert ist. In anderen Penistypen sind die Bluträume relativ größer und die umgebenden

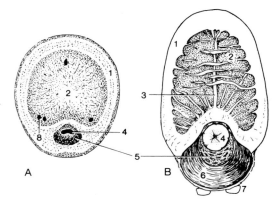

Abb. 5-50 Querschnitt durch den fibroelastischen Penistyp des Bullen (A) und durch den muskulokavernösen Typ des Hengstes (B).

1, Tunica albuginea; 2, Corpus cavernosum; 3, Septum; 4, Urethra; 5, Corpus spongiosum; 6, M. bulbospongiosus; 7, M. retractor penis; 8, große dickwandige Venen.

und separierenden Septen feiner und muskulöser (Abb. 5-50/B). Eine vergleichsweise viel größere Blutmenge ist erforderlich zur Herbeiführung einer Erektion, die mit deutlicher Zunahme an Länge und Umfang des Penis einhergeht. Ein solcher *musculocavernöser Penistyp* kommt beim Hengst und (in atypischer Form) beim Hund vor.

Das Präputium (Vorhaut) besteht aus einem Wandblatt, das an der Präputialöffnung aus dem Integumentum commune hervorgeht, und aus einem Viszeralblatt, das dem Distalteil des Penis direkt aufliegt. Beide Blätter sind unbehaart und häufig mit Smegma-absondernden Drüsen und lymphatischem Gewebe gut versorgt. Beim männlichen Neugeborenen sind Penis und Präputium verhaftet, und ihre schrittweise Trennung erfolgt erst in der vorpubertären Phase (S. 744). Die Befestigung des Präputiums ist beim Adulten relativ locker und ermöglicht ein Umschlagen des Wandblattes auf den erigierten Penis, wenn dieser durch die Präputialöffnung heraustritt.

Bestimmte Muskeln sind mit dem Penis assoziiert. Der *M. bulbospongiosus* ist außerhalb des Beckens die mächtige Fortsetzung des viel schwächeren M. urethralis. Er beginnt unvermittelt und dehnt sich distal auf die Oberfläche des Corpus spongiosum aus, und zwar unterschiedlich weit über die Stelle hinaus, an welcher dieser Schwellkörper in den Penis inkorporiert wird.

Der mächtige paarige *M. ischiocavernosus* entspringt am Arcus ischiadicus und umgibt die Crura fast vollständig bis zu ihrer Vereinigung.

Der *M. retractor penis* ist ebenfalls ein paariger Muskel. Er entspringt von den Schwanzwirbeln und gelangt durch das Perineum abwärts, wobei er lateral um den Analkanal verläuft, um schließlich den Penis zu erreichen. Abweichend von anderen Penis-assoziierten Muskeln, besteht der M. retractor penis hauptsächlich aus glatter Muskulatur.

Schmale Streifen quergestreifter Muskulatur (M. praeputialis caud. und cran.) ziehen zum Präputium und endigen nahe seiner Öffnung. Die kaudalen Präputialmuskeln werden weniger häufig angetroffen und dienen dazu, das Präputium zurückzuziehen und die Penisspitze freizulegen. Die kranialen Muskeln ziehen das Präputium vor. Sie kommen bei allen Haussäugetieren mit Ausnahme des Pferdes vor. Sowohl kaudale als auch kraniale Muskeln müssen als Abkömmlinge des M. sphincter marsupii angesehen werden, und der kraniale Präputialmuskel ist zudem eine Abspaltung des M. cutaneus trunci. Der Penis verfügt über eine eigene (beim Pferd hauptsächliche) Blutversorgung durch die A. penis, ein Endast der A. pudenda interna. Die Penisarterie hat einen kurzen Verlauf und teilt sich am Arcus ischiadicus sehr bald in ihre Verzweigungen: A. bulbi penis, die in die Harnröhrenzwiebel eindringt und das Corpus spongiosum versorgt; A. profunda penis, welche die Tunica albuginea durchsetzt, um das Corpus cavernosum zu versorgen und die A. dorsalis penis, welche kranial zieht und sich an der Dorsalkontur des Penis apikal fortsetzt, um sein freies Ende zu versorgen. Die A. dorsalis penis kann durch Anastomosen mit der A. obturatoria (beim Pferd) oder generell durch Anastomosen mit der A. pudenda externa, die das Präputium versorgen, verstärkt werden. Die Venen sind weitgehend Begleitgefäße. Artspezifische Details werden in späteren Kapiteln berücksichtigt, sofern sie bedeutsam sind.

Die Nerven des Penis begleiten die Gefäße. Die autonomen Qualitäten sind überwiegend parasympathischer Natur und stammen von den Nervi pelvini.

Spermatransport im Samengang und Erektion des Penis

Die Spermien sind unbeweglich, wenn sie in das Lumen der Tubuli seminiferi entlassen werden, wo sie mit der Flüssigkeit abgeschwemmt werden, die von den Stützzellen des Keimepithels ausgeschieden wird. Der Transport durch das Rete testis in den Nebenhodenkopf wird hauptsächlich durch drei Faktoren bewerkstelligt, und zwar durch den Hodensekretionsdruck sowie durch den Flimmerschlag und die Resorption der Flüssigkeit durch die Epithelauskleidung der Ductuli efferentes. Der Weitertransport durch den Nebenhoden scheint von mehreren Faktoren abzuhängen, von denen die spontane Peristaltik des muskelzellhaltigen Nebenhodengangs der wichtigste ist. Der hydrostatische Druck kann weiterhin eine Rolle spielen, und bei einigen Species haben die Spermien selbst die Fähigkeit zur koordinierten Bewegung erworben, sobald sie den Nebenhodenschwanz erreicht haben. Viele Aspekte des Spermientransports sind noch unbeleuchtet, und es ist noch ungeklärt, ob die physiologische Reifung des Samens – der einen mehrtägigen Transport durch den Nebenhoden benötigt – bloß das Ergebnis des Älterwerdens ist, oder ob sie auf spezifische Milieu-Umstände zurückzuführen ist. Die sekretorische Aktivität der Epithelauskleidung des Nebenhodengangs wird durch Androgene aufrechterhalten und es ist möglich, daß diese Hormone auch einen direkten Einfluß auf das Sperma ausüben. Der Ductus deferens verfügt ebenfalls über eine Peristaltik, durch welche das Sperma kontinuierlich in Richtung der Samenleiterampullen befördert wird. Bei sexuell inaktiven Tieren geht hier Sperma durch Einsickern in die Harnröhre verloren, von wo es dann mit dem Urin ausgeschwemmt wird. Wenig Sperma mag durch die Epithelauskleidung des Gangsystems resorbiert werden.

Dieses reguläre, wenn auch langsame Ausströmen von Samen steht in Kontrast zur kraftvollen Ejakulation während des Koitus. Die Erektion des Penis ist hierfür eine notwendige Voraussetzung und kommt durch die Vergrößerung der spongiösen und kavernösen Räume zustande. Diese Vergrößerung bewirkt, daß der Penis sowohl an Festigkeit als auch an Umfang zunimmt und mit seinem freien Ende aus dem Präputium herausgleitet, damit eine Immissio – Einführung des Penis in die Vagina – möglich ist. Die Einzelheiten dieses Vorgangs, die unter den Species signifikant differieren, sind weitgehend vom Bau des Penis abhängig. Bei Species mit „fibroelastischem" Penistyp muß wenig zusätzliches Blut gestaut werden, um die kavernösen Räume völlig zu erweitern. Ein solcher Penistyp nimmt nicht sehr an Größe zu, und sein Heraustreten aus dem Präputium wird weitgehend durch Verstreichen der zuvor bestehenden sigmoiden Flexur bewirkt. Darüber hinaus wird wegen des geringen

Bedarfs an zusätzlichem Blut sehr schnell eine vollständige Erektion erreicht. Im »muskulokaverösen« Penistyp (des Pferdes und Hundes) sind die kavernösen Räume sehr viel größer und dehnungsfähiger. Bei diesem Typ ist die Zunahme an Länge und Umfang beträchtlich, und bis zur vollständigen Erektion wird wesentlich mehr Zeit benötigt.

Zwei deutliche Erektionsphasen sind zu unterscheiden. In der ersten Phase der sexuellen Erregung verstärkt sich der Blutfluß im Penis in dem Maße wie sich die Wände der versorgenden Arterien entspannen. Zur gleichen Zeit wird der Venenabfluß gedrosselt. Der Druck in den kavernösen Räumen steigt rapide und gleicht sich schnell dem Druck innerhalb der Arterien an, die das Corpus cavernosum über die Crura bzw. das Corpus spongiosum über den Bulbus penis versorgen.

Der venöse Abfluß ist auf den Proximalabschnitt des Organs beschränkt, wo die Venen gegen den Arcus ischiadicus gepreßt werden. Dieser Vorgang übt größere Wirkung auf die Drainage des Corpus cavernosum als auf die des Corpus spongiosum aus, dessen mehr distalgelegener Abfluß bis zu diesem Stadium der Erektion unbeeinflußt blieb (Abb. 15-13).

Im weiteren Verlauf wird die Erektion nach der Immissio aufrechterhalten und intensiviert. Rhythmische Kontraktionen der Mm. ischiocavernosus und bulbospongiosus setzen nun ein und pumpen Blut vorwärts durch das Corpus cavernosum und Corpus spongiosum. Der Innendruck schwankt entsprechend der Muskelaktivität. Das zusätzlich distal in das Corpus cavernosum gepumpte Blut kann nicht entweichen, da die Abflußvenen komprimiert sind; der Druck erhöht sich daher weiter. Im Gegensatz hierzu verursachen die Kontraktionen des M. bulbospongiosus nur intermittierende Druckerhöhungen, da etwas Blut am freien Penisende entweichen kann. Der Effekt dieses Blutflusses liegt in einer Massage der Harnröhre und somit in der Bereitstellung eines weiteren Impulses zum Ausstoß des Samens während der Ejakulation.

Bei den meisten Species fällt der Druck nach erfolgter Ejakulation rapide ab, und zwar zunächst auf das Druckniveau innerhalb der Arterien und dann auf das Druckniveau der Ruhephase (auf lediglich 15 bis 20 mmHg). Sobald das Blut entweicht, verkleinert sich der Penis, wird schlaffer und zieht sich in das Präputium zurück. Dieses Zurückziehen wird unterstützt durch die aktive Beteiligung des M. retractor penis.

Volumen und Zusammensetzung des Ejakulats variieren unter den Species in Abhängigkeit von den Intervallen der sexuellen Aktivität. Nur ein kleiner Teil des Samens wird von der spermienreichen Fraktion gebildet, die aus Hoden und Nebenhoden ausströmt. Der größere Anteil stammt aus den akzessorischen Geschlechtsdrüsen. Da das Samenvolumen von der Größe dieser Drüsen abhängt, kann man das größte Volumen beim Eber erwarten. Die verschiedenen Komponenten des Samens sind fast ungemischt, wenn sie in die Harnröhre entlassen werden. Der Kenntnisstand über die Reihenfolge der Abgabe und über die spezifischen Proportionen und die Funktion der verschiedenen Drüsensekrete ist aber unzureichend. Der Samenfluß durch die Harnröhre erfolgt durch die Kontraktion der quergestreiften Muskeln (M. urethralis und M. bulbospongiosus), die auch die Ejakulation des Samens in die Vagina oder Cervix uteri (je nach Species) forcieren.

Die weiblichen Geschlechtsorgane

Zu den weiblichen Geschlechtsorganen gehören die paarigen weiblichen Gonaden, Ovarien, die sowohl weibliche Gameten (Eizellen) als auch Hormone produzieren, weiterhin die paarigen Eileiter, welche die Eizellen nach dem ovariellen Follikelsprung aufnehmen und zum Uterus geleiten, dazu gehören auch der Uterus, in welchem das befruchtete Ei aufbewahrt und bis zum Abschluß der pränatalen Entwicklung ernährt wird, und die Vagina, die sowohl als Kopulationsorgan als auch als Geburtsweg dient, schließlich zählt dazu das harntransportierende Vestibulum vaginae, welches die Vagina kaudal fortsetzt, um sich mit der Vulva nach außen zu öffnen (Abb. 5-2).

Alters- und Funktionsveränderungen sind an den weiblichen Geschlechtsorganen besonders offensichtlich. Erstere betreffen das rapide Wachstum samt Reifung im Zusammenhang mit der Pubertät, und ebenso die Rückbildung im Zusammenhang mit dem Schwinden der Reproduktionsfähigkeit bei zunehmendem Alter. Funktionsveränderungen sind einerseits kurzfristig und wiederholen sich mit jedem Zyklus und andererseits langdauernd, wenn sie mit einer Schwangerschaft und Geburt einhergehen. Um unnötige Verwirrung zu vermeiden, konzentriert sich die Beschreibung zunächst auf die Organe eines geschlechtsreifen, nichtgraviden Tieres. Wachstums- und Funktionsveränderungen werden später kommentiert. Die Einführung einiger weniger allgemeingültiger Begriffe zu diesem Thema mag hier zunächst hilfreich sein.

Weibliche Säugetiere sind nur zum Zeitpunkt der Ovulation gattungsbereit, einer Zeit, die durch viele strukturelle Veränderungen und allgemeine Erregung sowie durch spezifische Verhaltensmerkmale charakterisiert ist. Diese Zeit wird vom Laien als „Hitze" oder „Brunst" bezeichnet; der wissenschaftliche Begriff hierfür ist „Oestrus". Der Oestrus wiederholt sich in unterschiedlichen Zeitabständen nach einem artspezifischen Programm; gleichwohl ist es durch Umwelteinflüsse modifiziert. Bei bestimmten wildlebenden Säugetieren ist die Brunst auf eine bestimmte Zeit im Jahr beschränkt und Gattungsbereitschaft mit den begleitenden Struktur- und Verhaltensveränderungen tritt nur einmal (monoestrische) oder möglicherweise mehrmals (saisonal polyoestrische Species) innerhalb eines Jahres auf. Bei anderen (uneingeschränkt polyoestrischen) Species wiederholt sich der Zyklus das ganze Jahr hindurch. Die Umstellung auf einen polyoestrischen Zyklus unterscheidet Haus- und Versuchstiere von ihren wildlebenden Vorfahren. Eine kontinuierliche und ovulationsunabhängige Gattungsbereitschaft kommt nur bei der Frau und bei höheren Primaten vor. Bei den letztgenannten ist dieses Verhalten hauptsächlich, wenn nicht ausschließlich, bei Käfighaltung ausgeprägt.

Der Zyklus verläuft in mehreren Phasen. Dem Oestrus geht ein Prooestrus voraus, eine Periode der Follikelentwicklung. Dem Oestrus folgt eine Periode der Gelbkörperaktivität, die in einen Metoestrus und einen Dioestrus unterteilt wird. Bei monoestrischen Species folgt hierauf eine längere Phase der sexuellen Inaktivität (Anoestrus), bevor ein neuer Zyklus mit der vorbereitenden Periode des Prooestrus beginnt. Bei polyoestrischen Species folgt der Prooestrus unmittelbar auf den Dioestrus.

Prooestrus und Oestrus zusammen sind die Stadien der follikulären Phase mit stetiger Zunahme des Gehalts an Oestrogen, das in den sich entwickelnden Eifollikeln produziert wird, die schnell bis zur Reifung und zum Follikelsprung kommen.

Metoestrus und Dioestrus sind die Stadien der lutealen Phase, in welcher das Progesteron einen dominierenden hormonellen Einfluß ausübt. Dieses Gelbkörperhormon wird vom Corpus luteum produziert, einer zeitweilig funktionierenden endokrinen Drüse, die sich aus dem Follikel nach der Ovulation entwickelt.

Sinnvolle Begriffe informieren darüber, ob ein weibliches Tier Junge geboren hat oder nicht. Im positiven Fall wird der Begriff Para und bei noch nicht erfolgter Geburt Nullipara verwendet. Unipara und Multipara sind entsprechende Ableitungen.

Diese Begriffe werden manchmal mit anderen verwechselt, die sich auf die Anzahl der Nachkommen beziehen. Eine Stute ist unipar (monotocous), weil sie (generell) ein einziges Fohlen austrägt und eine Sau ist multipar (polytocous), weil sie viele Ferkel austrägt. Der Zustand der Jungen zum Zeitpunkt der Geburt wird mit einem weiteren Paar gegensätzlicher Begriffe charakterisiert: Die frühreifen Jungen sind Nestflüchter und in der Lage, für sich selbst zu sorgen. Die spätreifen Jungen sind Nesthocker und zunächst vollständig von der elterlichen Fürsorge abhängig.

Die Ovarien

Jedes Ovar ist ein solides, ellipsenförmiges Organ, das durch die Vorwölbung großer Follikel und Corpora lutea eine unregelmäßige Oberfläche aufweist. Die Unregelmäßigkeiten sind bei multiparen Species ausgeprägter, bei denen viele Follikel simultan zur Ovulation heranreifen. Die Ovarien sind kleiner als die Hoden des männlichen Partners derselben Species und stehen wie diese nicht in einem proportionalen Verhältnis zur Körpergröße. Bei der Stute sind die Ovarien verhältnismäßig groß, und ihre nierenförmige Gestalt ist eine Besonderheit (Abb. 5-51/4). Die Ovarien befinden sich gewöhnlich im Dorsalbereich der Bauchhöhle, dicht an den Uterushornspitzen. Sie entfernen sich nicht sehr weit von ihrem Entstehungsort. Der ausgeprägteste Descensus ovarii liegt bei Wiederkäuern vor, deren Ovarien dicht am Beckeneingang liegen. Jedes Ovar hängt am Kranialabschnitt (Mesovarium) des breiten Mutterbandes, der gemeinsamen Aufhängung des weiblichen Geschlechtstraktes.

Ein Schnitt durch das Ovar eines ausgewachsenen Tieres zeigt die Gliederung des Ovars in einen zentralen lockeren und gefäßreichen Markteil und einen dichteren äußeren Rindenteil. Die *Zona parenchymatosa ovarii* wird unter dem Peritonäalüberzug von einer Tunica albuginea bedeckt und ist mit Follikeln unterschiedlicher Ent-

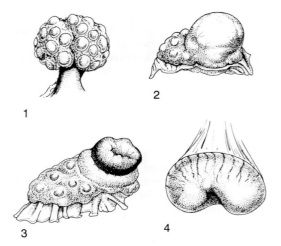

Abb. 5-51 Spezifische und funktionelle Variationen der Morphologie des Ovars.

1, Ovar eines multiparen (polytocous) Tieres (Sau); 2, Ovar eines uniparen (monotocous) Tieres (Kuh) mit reifenden Follikeln; 3, Ovar einer erstmals trächtigen Kuh mit vollständig entwickeltem Corpus luteum; 4, nierenförmiges Ovar einer Stute.

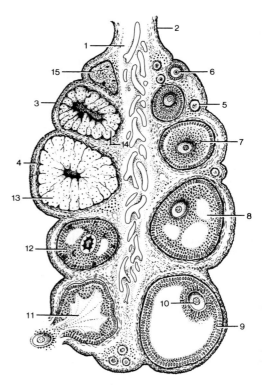

Abb. 5-52 Schematische Darstellung der verschiedenen Funktionsstadien der ovariellen Aktivität.

1, Medulla; 2, Mesovarium; 3, Oberflächenepithel; 4, Tunica albuginea (spärlich entwickelt); 5, Primordialfollikel; 6, Primärfollikel; 7, Sekundärfollikel; 8, früher Tertiärfollikel; 9, reifer Follikel; 10, Eizelle; 11, gesprungener Follikel; 12, atretischer Follikel; 13, Corpus luteum (Blütestadium); 14, Corpus luteum (Rückbildungsstadium); 15, Corpus albicans.

wicklungs- und Rückbildungsstadien durchsetzt. Jeder *Follikel* enthält eine einzelne Eizelle. Die Entwicklungsstadien des Follikels sind in Abb. 5-52 schematisch dargestellt. Die rapide Größenzunahme der Follikel, die innerhalb eines Zyklus zur Reifung gelangen, resultiert in erster Linie aus einer Flüssigkeitsfüllung, mit der die Eizelle zum Zeitpunkt der Ovulation herausgeschwemmt wird. Nach dem Follikelsprung wird die Höhle nach anfänglicher Füllung mit Blut sehr bald durch Proliferation der umgrenzenden Zellen ausgefüllt. Dadurch entsteht ein solider Zellkörper (Corpus luteum), der nach seiner Farbe benannt ist. Die Corpora lutea sind zeitlich begrenzt vorhandene Strukturen, die zwischen zwei Oestrusphasen gebildet und zurückgebildet werden (Abb. 5-51/3). Obwohl nur vorübergehend in Funktion, sind die Corpora lutea wichtige Produzenten von Progesteron, ebenso wie die reifenden Follikel die Synthese von Oestrogen vornehmen. Die sich rückbildenden Corpora lutea werden durch bindegewebige Narben, Corpora albicantes (Weißkörper), ersetzt. Der alternierende Oestrogen- und Progesteronspiegel bestimmen die Veränderungen im Verhaltensmuster sowie in Morphologie und Aktivität des Geschlechtstraktes.

Tuba uterina

Die Eileiter* sind englumig und normalerweise stark gewunden. Sie nehmen nach der Ovulation die Eizellen vom Ovar auf und transportieren sie zur Gebärmutter (Uterus). Da sie auch den Samen passieren lassen, findet normalerweise die Befruchtung in den Eileitern statt.

Das freie Kranialende hat die Form eines dünnwandigen Trichters *(Infundibulum)* (Abb.

---

* Die obsoleten Bezeichnungen Falloppius-Tuben oder Ovidukt werden noch immer angetroffen, vorzugsweise in medizinischen Fachschriften. Eine andere Bezeichnung, Salpinx, ist offiziell anerkannt, wird aber weniger häufig gebraucht, mit Ausnahme der Begriffsableitungen wie Mesosalpinx und Salpingitis (Entzündung des Eileiters).

5-53/2), der dicht am Kranialpol des Eierstocks liegt. Der freie Rand des Trichters ist mit Fransen (Fimbriae) besetzt, die mit der Eierstocksoberfläche in Kontakt stehen und manchmal mit ihr verhaftet sind. Eine kleine (abdominale) Öffnung in der Tiefe des Trichters führt zum längeren tubulären Abschnitt, der in zwei mehr oder weniger gleiche Segmente unterteilt ist. Das proximale, die *Ampulla,* wird vom engeren, stärker geschlängelten *Isthmus* fortgesetzt, wenngleich eingeräumt werden soll, daß die Unterscheidung dieser beiden Abschnitte nicht bei allen Species und nicht in allen Zyklusphasen gleichbleibend eindeutig ist (/3, 4). Der Isthmus endet am uterotubulären (salpingouterinen) Übergang an der Spitze des Uterushorns, einer Übergangsstelle mit sehr variablem Erscheinungsbild. Bei Wiederkäuer und Schwein erfolgt der Übergang allmählich; bei Pferd und Fleischfresser abrupt. Tatsächlich wird bei der Stute und im geringeren Maße auch bei der Hündin und Katze das Endstück des Eileiters gewissermaßen zur Uterushornspitze hingeschoben, wodurch eine kleine Papille mit enthaltenem Ostium uterinum tubae gebildet wird. Diese Unterschiede sollten nicht überbewertet werden, da unabhängig vom Erscheinungsbild, der Übergang stets eine echte Barriere darstellt, die sowohl den Samenaufstieg als auch den Eiabstieg beeinträchtigt. Die Wand des Eileiters besteht aus einem äußeren serösen, mittleren muskulösen und inneren mukösen Mantel. Die Schleimhaut ist über die gesamte Ausdehnung vom Infundibulum bis zum Isthmus längsgefaltet; sekundäre und sogar tertiäre Falten reduzieren das Lumen der Ampulle zu einer Vielzahl engverzweigter Spalten. Der Eileiter hängt an einer lateralen Abspaltung (Mesosalpinx) des Mesovariums, das ist der Teil des breiten Mutterbandes, der den Eierstock trägt.

Der Uterus

Der Uterus*, der Schoß in veraltetem Sprachgebrauch, ist der erweiterte Teil des Geschlechtstrakts, wo die Entwicklung der Embryonen und deren physiologischer Stoffaustausch mit dem mütterlichen Blutstrom stattfinden und wo auch deren Schutz und Versorgung bis zur Geburt erfolgt. Der Uterus ist der Teil des Geschlechtstrakts, der die auffälligsten artspezifischen Unterschiede aufweist (obwohl die extremsten Formen gar nicht unter den Haustierspecies zu finden sind). Diese Unterschiede lassen sich leicht damit erklären, daß sich der Geschlechtstrakt (S. 193) hauptsächlich aus dem paarigen (paramesonephrischen) Müllerschen Gängen entwickelt, die kaudal miteinander und mit dem medianen Sinus urogenitalis fusionieren, der aus dem Ventralabschnitt der embryonalen Kloake hervorgeht (Abb. 5-22 und 5-23). Bei einigen Species, einschließlich vieler Nagetiere, ist die Fusion der Müllerschen Gänge auf die am weitesten kaudalgelegenen Portionen beschränkt, die sich zur Vagina entwickeln. Die weiter kranialgelegenen Portionen bleiben separiert, und der daraus hervorgehende Uterus bleibt paarig (Uterus duplex) mit separaten Öffnungen (doppelte Cervix) in die Vagina. Im Gegensatz hierzu ist die Fusion bei Menschen und bei den meisten Primaten wesentlich weitreichender und nur die Eileiter bleiben paarig. Der entstehende mediane Uterus weist ein einfaches ungeteiltes Lumen auf. Die intermediäre Variante mit dem Uterus bicornis kommt bei allen großen Haussäugetieren vor und ist durch eine kaudale Medianportion charakterisiert, von welcher die paarigen Uterushörner kranial divergierend abgehen und sich in den Eileiter fortsetzen.

Bei allen Haussäugetieren weist die mediane Uterusportion zwei Abschnitte auf, Cervix und Corpus uteri. Der kaudale, sehr dickwandige Ab-

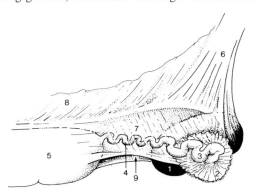

Abb. 5-53 Lateralansicht der Haltevorrichtung des rechten Ovars, des Eileiters und der Uterushörner einer Stute.

1, Ovar; 2, Infundibulum tubae uterinae; 3, Ampulla tubae uterinae; 4, Isthmus tubae uterinae; 5, Uterushorn; 6, Mesovarium; 7, Mesosalpinx; 8, Mesometrium; 9, der Pfeil weist auf den Eingang in die Bursa ovaria.

---

* Zusammengesetzte Begriffe werden generell von alternativen Namen abgeleitet, z. B. Metrium: Mesometrium und Metritis; chirurgische Entfernung des Uterus wird jedoch Hysterektomie genannt (Griechisch: Hystera, Uterus).

schnitt, die *Cervix uteri* (Abb. 5-54/8), fungiert als Verschluß zur Regulierung des Zugangs zur und aus der Vagina. Ein Teil der Cervix uteri (/9), die Portio vaginalis, ragt gewöhnlich in das Lumen der Vagina hinein, mit welcher der Uterus über den äußeren Muttermund (Ostium uteri externum) kommuniziert. Das Lumen der Cervix uteri (Canalis cervicis) ist eng und oft durch Schleimhautfalten fast geschlossen. Es öffnet sich in den *Uteruskörper* (/6) am inneren Muttermund (Ostium uteri internum). Bei den Haustierspecies ist der Uteruskörper bei variablen Proportionen generell ein ziemlich kleiner Abschnitt (Abb. 5-23). Unter diesen Species ist er bei der Stute am größten. Die innere Teilung des Uterus in Körper und Hörner ist von außen nicht immer bestimmbar, da ein inneres Septum den scheinbar einheitlichen Raum partiell unterteilen kann. Bei visueller Inspektion kann die Reichweite der Cervix uteri fast nie richtig erfaßt werden, wohl aber durch Palpation, da die Cervix uteri sehr viel fester ist als die benachbarten Strukturen.

Die *Hörner* (Cornua) variieren deutlich in ihrer Länge und sind erwartungsgemäß bei multiparen Species am längsten. Auch ihre Anordnung und Form sind variabel. Sie sind charakteristisch gewunden bei Wiederkäuern, gerade und divergierend bei Stute und Hündin und bei der Sau zu dünndarmähnlichen Schlingen modelliert. Die Cervix uteri liegt generell innerhalb der Beckenhöhle zwischen Rektum und Harnblase (Abb. 5-36/7), aber Uteruskörper und -hörner liegen typischerweise innerhalb des Abdomens den Darmschlingen auf.

Der Uterus besteht aus einer serösen, muskulösen und mukösen Hülle, die in der genannten Reihenfolge *Perimetrium, Myometrium und Endometrium* heißen. Das Perimetrium setzt sich vom breiten Mutterband (Mesometrium, Abb. 5-37/7) auf den Uterus fort. Das Myometrium weist eine schwache äußere Längsschicht und eine dickere innere Zirkulärschicht auf. Beide Schichten sind durch ein bindegewebiges und gefäßreiches Stratum vasculare voneinander getrennt. Das Muskelgewebe, besonders die äußere Längsschicht, dehnt sich über das Parametrium in das breite Mutterband aus. Dichtes Bindegewebe vermischt sich mit der Muskulatur der Cervix uteri und ist so dafür verantwortlich, daß dieser Teil des Geschlechtstrakts für die meiste Zeit wenig dehnungsfähig ist.

Das Endometrium ist dick. Sein Oberflächenrelief variiert unter den Species und ist am ausgeprägtesten bei Wiederkäuern, wo zahlreiche permanente Erhöhungen (Karunkeln) die Orte markieren, wo sich die Eihäute während der Trächtigkeit fest anheften (Abb. 5-54/7). Zahlreiche tubuläre Drüsen münden an der Oberfläche, die generell mit einem einfachen Zylinderepithel ausgestattet ist. Die Schleimhaut der Cervix uteri fällt durch Längs- und Ringfalten auf, deren Ineinandergreifen zum Verschluß des Canalis cervicis beiträgt (/8). Die Zervikaldrüsen sondern einen Schleimpfropfen in den Zervikalkanal ab und verhelfen so in der überwiegenden Zeit zu einem Verschluß zwischen Uterus und Vagina.

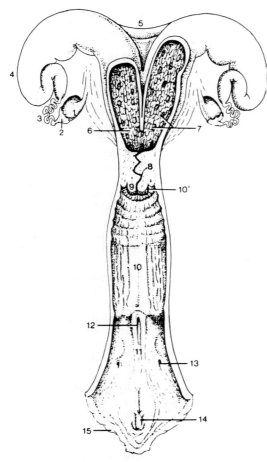

Abb. 5-54 Der Geschlechtstrakt einer Kuh, dorsal eröffnet.

1, Ovar; 2, Infundibulum; 3, Eileiter; 4, Uterushorn; 5, Lig. intercornuale; 6, Uteruskörper; 7, Karunkeln; 8, Cervix uteri; 9, Portio vaginalis uteri; 10, Vagina; 10', Fornix vaginae; 11, Vestibulum vaginae; 12, äußere Urethraöffnung; 13, Öffnung der Gl. vestibularis major; 14, Clitoris; 15, Vulva.

Der Zugang ist nur zur Zeit der Brunst und unmittelbar davor, sowie während und kurze Zeit nach der Geburt offen.

Die Vagina

Der Restabschnitt des weiblichen Geschlechtstrakts, gelegentlich nicht ganz korrekt Vagina genannt, besteht aus zwei Anteilen. Der Kranialteil, die Vagina im engeren Sinne (Abb. 5-54/10), ist ein reiner Geschlechtstrakt, der von der Cervix uteri bis zur Harnröhrenöffnung reicht. Der Kaudalteil, das Vestibulum vaginae (/11), erstreckt sich von der Harnröhrenöffnung zur Vulva und ist zusätzlich auch harnleitend. Beide Anteile zusammen bilden das weibliche Kopulationsorgan und den Geburtsweg.

Die *Vagina* ist relativ lang, dünnwandig und in Länge und Weite dehnungsfähig. Sie nimmt innerhalb der Beckenhöhle (Abb. 5-36/8) eine mediane Position ein, und zwar ventral des Rektums und dorsal der Harnblase samt Harnröhre. Sie liegt überwiegend retroperitonäal, obwohl das Peritonäum die Kranialanteile sowohl dorsal als auch ventral in variablen Ausmaßen bedeckt. Eine Schnittführung in diesem Bereich des dorsalen Scheidengewölbes – bei größeren Species eine relativ einfache vaginal ausgeführte Prozedur – schafft einen bequemen Zugang in die Peritonäalhöhle (S. 578). Ein entsprechender ventraler Zugang verbietet sich wegen eines hier befindlichen Venenplexus, der zum venösen Abflußsystem aus Uterus und Vagina gehört.

Die Muskulatur der Vagina hat eine ähnliche Anordnung wie die des Uterus, ist aber schwächer entwickelt. Die Schleimhaut ist mit einem mehrschichtigen Plattenepithel ausgekleidet, das bei den verschiedenen Species unterschiedlich auf Änderungen des Hormonspiegels während des Brunst-Zyklus reagiert. Drüsen kommen nur im Kranialteil der Vagina vor, und die Feuchthaltung stammt aus anderen Teilen des Geschlechtstrakts. Die Oberfläche ist glatt, aber Längs- und Ringfalten können entstehen, wenn die Wände des inaktiven Organs sich innen aneinanderlagern. Das Vordringen der Cervix uteri in den Kranialteil der Vagina reduziert das Lumen in diesem Bereich auf einen (generell) ringförmigen Raum, der als *Fornix vaginae* (Abb. 5-54/10') bezeichnet wird.

Der Übergang von Vagina und Vestibulum vaginae ist bei virginellen Tieren erwartungsgemäß durch eine Schleimhautfalte (Hymen) markiert. Dieses ist am besten bei Füllen und bei der Jungsau entwickelt, aber auch bei diesen ist es selten auffällig. Es verliert sich durch den Koitus. Die Übergangsregion ist weniger dehnungsfähig als die kranial und kaudal davon gelegenen Abschnitte des Geschlechtstrakts.

Vestibulum vaginae und Vulva

Das Vestibulum vaginae, viel kürzer als die Vagina, liegt größtenteils kaudal vom Sitzbeinausschnitt, wodurch eine Ventralneigung bis zur Öffnung an der Vulva ermöglicht wird. Der Grad der Neigung ist variabel, sowohl in artspezifischer als auch individueller Hinsicht (Abb. 5-55). Die daraus resultierende Einknickung in der Achse des Geschlechtstrakts ist zu beachten, wenn ein Vaginalspekulum oder ein anderes Instrument eingeführt wird.

Die Wände des Vestibulum vaginae sind weniger elastisch als die der Vagina. Im Ruhestadium nähern sie sich und reduzieren das Lumen zu einem vertikalen Spalt. Am Boden des Vestibulum öffnet sich die Harnröhre unmittelbar kaudal des Hymen oder eventuell noch vorhandener Hymenalreste. Bei einigen Tieren, z. B. Hündin, ragt die Harnröhrenöffnung über das umgebende Niveau des Vorhofbodens hervor (Abb. 5-39); bei

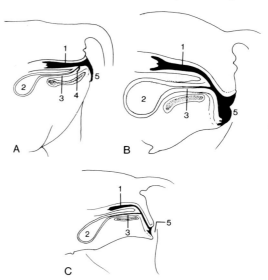

Abb. 5-55 Variation der Position des Vestibulum vaginae in Beziehung zum Arcus ischiadicus (A, Kuh), (B, Stute), (C, Hündin).

1, Vagina; 2, Harnblase; 3, Urethra; 4, Diverticulum suburethrale; 5, Vulva.

anderen, z. B. Kuh, weist sie ein *Diverticulum suburethrale* auf (Abb. 5-36/12'). Im Kaudalbereich lassen die Wände des Vestibulum vaginae Mündungsöffnungen der *Gll. vestibulares* erkennen. Bei bestimmten Species, z. B. Hündin, sind diese Drüsen klein aber zahlreich und die Mündungsöffnungen bilden lineare Reihen. Bei anderen, z. B. Kuh, geht aus einer großen paarigen Drüsenmasse ein einziger Ausführungsgang hervor (Abb. 5-54/13). Bei wenigen Species, z. B. Schaf, kommen sowohl kleine als auch große Drüsen vor. Diese Drüsen produzieren eine muköse Flüssigkeit, die beim Koitus und bei der Geburt die Gleitfähigkeit ermöglicht. Bei der Brunst wirkt das Sekret sexuell geruchsstimulierend auf den männlichen Partner. Die Wände des Vestibulums sind außergewöhnlich gut vaskularisiert und ein dichtes Venennetz formt lateral einen Schwellkörper, den Bulbus vestibuli, der als Homologon des Bulbus penis gewertet wird.

Das Vestibulum öffnet sich an der Vulva nach außen. Die vertikale Vulvaöffnung wird von den paarigen Labia begrenzt, die an der dorsalen und ventralen Kommissur zusammentreffen. Die Kommissuren sind spitz, mit Ausnahme der Abrundung an der ventralen Kommissur der Stute. Die ventrale Kommissur ragt über das umgebende Hautniveau hinaus. Die Labia entsprechen den (inneren) kleinen Schamlippen der menschlichen Anatomie. Die (äußeren) Labia majora sind bei Haustierspecies nicht entwickelt.

Die *Clitoris,* das weibliche Homologon des Penis, liegt innerhalb der ventralen Kommissur (/14). Sie wird in der gleichen Weise wie das sehr viel größere männliche Homologon von zwei Schenkeln, einem Körper und einer Glans gebildet. Ohne Präparation ist die Glans nur dort sichtbar, wo sie aus der Fossa clitoridis am Boden des Vestibulum vaginae hervortritt. Teilweise ist sie von einer Schleimhautfalte, Praeputium clitoridis, umhüllt.

Adnexa

Das *breite Mutterband,* die Hauptbefestigung des weiblichen Geschlechtstrakts, ist ein bilaterales Blatt mit weit ausgedehntem Ursprung an der dorsolateralen Bauch- und Beckenwand. Der Kranialabschnitt jeden Blattes hängt vertikal und trägt Eierstock, Eileiter und Uterushorn (Abb. 22-8/17). Der Kaudalteil orientiert sich mehr horizontal, um sich am Uteruskörper, Uterushals und am Kranialteil der Vagina zu befestigen. Der rechte und linke Kaudalabschnitt mit umschlossenen Eingeweiden teilen so die Beckenhöhle in dorsoventral übereinanderliegende Räume (Excavationes, Abb. 5-37/2, 22-7A und 29-8). Verschiedene Abschnitte des breiten Mutterbandes sind spezifisch benannt wie Mesovarium, Mesometrium etc. (siehe oben). Diese Abschnitte sind typischen Peritonäalfalten wenig ähnlich, da die serösen Lamellen durch beträchtliche Gewebemengen, hauptsächlich aus glatter Muskulatur, deutlich voneinander getrennt sind, wodurch es manchmal schwierig ist, die exakte Grenze zwischen Uterus und seinen Anhängen zu ziehen. Die Muskulatur versetzt die Bandabschnitte zusätzlich zur Gefäß- und Nervenführung in die Lage, sich aktiv an Stützung und Lagebeziehung der Geschlechtsorgane zu beteiligen.

Verfolgt man das *Mesovarium,* das den Eierstock trägt, von seiner Befestigung an der dorsalen Bauchwand distal, ist eine laterale Falte (Mesosalpinx) sichtbar, die den Eileiter umgibt (Abb. 5-53/7 und 5-56/2). Mesosalpinx und Mesovarium umschließen eine Tasche, die Bursa ovarica, in welcher sich der Eierstock befindet. Die Bursa kann seicht und unzureichend sein, um den Eierstock zu umschließen (Stute, Abb. 5-53/

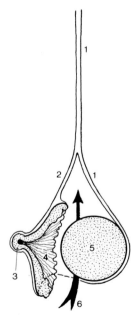

Abb. 5-56 Schematischer Schnitt eines Ovars und seines Haltesystems.

1, Mesovarium; 2, Mesosalpinx; 3, abdominale Öffnung des Eileiters; 4, Infundibulum; 5, Ovar; 6, der Pfeil befindet sich in der Bursa ovarica.

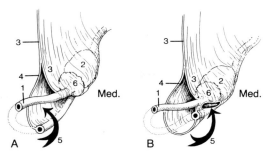

Abb. 5-57 Schematische Darstellung des Haltesystems des Ovars samt Eileiter mit unterschiedlicher Bauweise der Bursa ovarica. A, geräumige Bursa ovarica mit weitem Zugang (Kuh, Stute). B, Bursa ovarica mit verengtem Zugang und eingeschlossenem Ovar (Hündin).

1, Eileiter; 2, Ovar; 3, Mesovarium; 4, Mesosalpinx; 5, Pfeil weist auf den Eingang der Bursa ovarica; 6, Infundibulum.

erinnert werden, daß der Beckenausgang durch eine muskulofasziale Scheidewand komplizierter Form und Struktur verschlossen wird. Der Dorsalteil, das *Diaphragma pelvis*, verschließt den Ausgang um den Anus. Der Ventralteil, das *Diaphragma urogenitale* verschließt den Ausgang um das Vestibulum vaginae. Muskeln bilden hauptsächlich die Grundlage für das Diaphragma pelvis, während im Diaphragma urogenitale Faszien dominieren.

Die Blutversorgung der weiblichen Geschlechtsorgane erfolgt aus mehreren Quellen. Die *A. ovarica*, ein direkter Ast der Aorta, versorgt den Eierstock und entläßt Äste zum Eileiter und Kranialteil des Uterushorns. Das Muster der Verästelung variiert im Detail. Die A. ovarica nimmt einen außergewöhnlich gewundenen Verlauf und steht, speziesabhängig, in mehr oder we-

9) oder tief und derartig von anliegenden serösen Membranfusionen umschlossen sein, daß der Eierstock permanent verborgen ist (Hündin, Abb. 5-57/B). Bei Species, die nicht zu den Haussäugetieren gehören (z. B. Maus), ist die Fusion so vollständig, daß der Raum innerhalb der Bursa ovarica nicht mehr mit der Peritonäalhöhle kommuniziert. Die Wände der Bursa ovarica enthalten soviel Fett, daß der Eierstock äußerlich gar nicht erkannt werden kann. Das Mesovarium trägt außerdem ein fibromuskulöses Band, das Lig. ovarii proprium, welches sich vom Kaudalpol des Eierstocks bis zur benachbarten Uterushornspitze ausdehnt.

Das breite Mutterband zieht mit seinem größten Abschnitt auf Hörner und Körper des Uterus und verleiht dem Organ die Gestalt, die für bestimmte Species typisch ist. Die beiden serösen Lamellen sind dort, wo sie auf die Cervix uteri und besonders auf die Vagina treten, durch Fett weit voneinander getrennt, wodurch der laterale Teil der Vagina eine retroperitonäale Lage einnimmt (Abb. 29-9). Ein Strang aus fibrösem Gewebe und glatter Muskulatur, das *runde Mutterband*, zieht von der Spitze des Uterushorns zum (und bei der Hündin durch den) Leistenkanal. Es wird von einer besonderen Peritonäalfalte gehalten, die sich von der Lateralfläche des breiten Mutterbandes abspaltet.

Die zu den weiblichen Geschlechtsorganen gehörenden Muskeln und Faszien werden am besten im topographischen Zusammenhang mit den Species abgehandelt, bei denen sie von besonderer Bedeutung sind (S. 726). Es soll hier daran

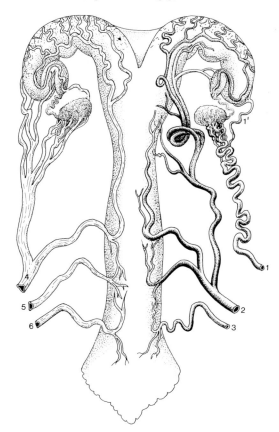

Abb. 5-58 Halbschematische Zeichnung der Blutversorgung des weiblichen Geschlechtstraktes (Kuh). Die Arterien sind rechts, die Venen links dargestellt.

1, A. ovarica; 1', Uterusast; 2, A. uterina; 3, A. vaginalis; 4, V. ovarica; 5, V. uterina; 6, V. vaginalis.

niger engem Verhältnis zur V. ovarica. Der R. uterinus anastomosiert im breiten Mutterband mit der A. uterina (Abb. 5-58/1', 2).

Die *A. uterina* entspringt als direkter Ast von der A. iliaca interna (mit Ausnahme der Stute) und zieht im breiten Mutterband kranial. Sie entläßt eine Reihe anastomosierender Zweige zum Körper und Horn des Uterus. Der am weitesten kranialgelegene Zweig anastomosiert mit der A. ovarica und der am weitesten kaudalgelegene mit der A. vaginalis. Auf diese Weise entstehen arterielle Arkaden, die sich über die Länge des Uterus ausdehnen und von beiden Enden gespeist werden (Abb. 5-59).

Die Bedeutung dieser Arkaden bezüglich einer intensiven Blutversorgung der unterschiedlichen Anteile des Uterus und folglich der speziellen Implantationsstellen im trächtigen Tier ist oft in unschlüssiger Weise diskutiert worden. Einigen Auffassungen zufolge sollen durch den unterschiedlichen arteriellen Druck bestimmte Versorgungsgebiete benachteiligt werden, was wiederum zur Ausbildung von Kümmerlingen führt, die gerade bei multiparen Species häufig sind.

Die mehr kaudalen Anteile des Geschlechtstrakts verfügen über eine variable Blutversorgung durch die A. pudenda interna und A. vaginalis. Einige wichtige artspezifische Unterschiede sollen an anderer Stelle erwähnt werden.

Die Venen, überwiegend Begleitgefäße der Arterien, entsprechen diesen nicht in ihrer relativen Bedeutung. Die plexiforme *V. ovarica* ist sehr viel größer, die V. uterina sehr viel kleiner als die begleitende Arterie (Abb. 5-58). Ein auffallender und vielgestaltiger Plexus venosus an der Ventralseite des Uterus und der Vagina drainiert beide Organe. Er ermöglicht den Blutabfluß durch jede der paarigen Vv. ovarica, uterina und vaginalis. Die engen Beziehungen zwischen A. und V. ovarica, am deutlichsten ausgeprägt bei Wiederkäuer und Schwein, scheinen wichtig für einen Hormonaustausch vom venösen zum arteriellen Schenkel des Blutkreislaufs zu sein (S. 226).

Die Lymphgefäße von den Eierstöcken und den mehr kranialen Anteilen des Geschlechtstrakts ziehen zu den Lnn. lumbales aortici und zu den Lnn. iliaci mediales, jene von den mehr kaudalen Anteilen ziehen zu den Lnn. iliaci mediales und zu anderen Lymphknoten, die im Becken liegen.

Die *Innervation* der weiblichen Geschlechtsorgane erfolgt über sympathische und parasympathische Fasern, deren Verlauf jedoch noch nicht vollständig geklärt ist. Sympathische Fasern ziehen zusammen mit der A. ovarica zu den Eierstöcken, und obwohl sie reifende Follikel erreichen, ist ihre Bedeutung ungeklärt, da eine Denervation die Eierstocksfunktion kaum beeinträchtigt. Die Fasern, die zu Eileiter, Uterus und Vagina ziehen, folgen überwiegend den entsprechenden Arterien und bilden autonome Nervenplexus entweder im breiten Mutterband oder in den Geschlechtsorganen selbst. Im Kaudalteil des breiten Mutterbandes werden die sympathischen Qualitäten durch andere sympathische Fa-

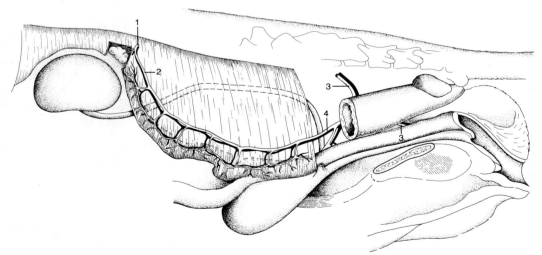

Abb. 5-59 Halbschematische Zeichnung der Blutversorgung des weiblichen Geschlechtstraktes (Hündin). 1, A. ovarica; 2, Uterusast der A. ovarica; 3, A. vaginalis; 4, A. uterina.

sern vermehrt, die über autonome Plexus des retroperitonäalen Beckengewebes herantreten.

Die parasympathischen Fasern zweigen von Nn. pelvini ab und erreichen die Geschlechtsorgane über den Plexus pelvinus. Ein großer Teil dieser Fasern zieht zum erektilen Schwellkörpergewebe.

Sowohl sympathische als auch parasympathische Fasern scheinen an der Uterusaktivität beteiligt zu sein, obwohl ihre genaue Rolle bei Stimulation und Hemmung noch immer kontrovers diskutiert wird. Auch nach Denervation ist der Uterus in der Lage, Kontraktionen zu koordinieren und eine normale Geburt zu gewährleisten.

Alters- und Funktionsveränderungen der weiblichen Geschlechtsorgane

In diesem Kapitel sollen nur allgemein die wichtigsten Alters- und Funktionsveränderungen beleuchtet werden. Die vielen artspezifischen Unterschiede mit allen Aspekten sollen nur kurz gestreift, und ganz besonders sollen Zeitpunkt und Dauer der Funktionsvorgänge hervorgehoben werden. Die Steuerung, u. a. durch Hormone des Hypothalamus, der Hypophyse und der Eierstöcke mit ihren komplexen Wechselwirkungen werden ebenfalls nur beiläufig abgehandelt, da hervorragende Spezialliteratur existiert.

Die *juvenilen* Geschlechtsorgane sind unproportional klein. Eizellen werden viel spärlicher produziert als Spermien, und zur Geburt enthalten die Eierstöcke wahrscheinlich die endgültige Anzahl an Follikeln. Diese Anzahl verringert sich dann stetig durch Follikelatresie und, sobald die Pubertät erreicht ist, durch Reifung und Follikelsprung. Es steht fest, daß bis dahin keine Follikel reif werden, keine beträchtliche Größe erreichen und keine Corpora lutea vorhanden sind. Der Geschlechtstrakt ist zart, dünnwandig und schlaff. Er ist ziemlich gefäßarm, die Arterien sind unauffällig und verlaufen relativ gestreckt. Der Uterus ist symmetrisch, die Wandschichten sind wenig differenziert und die Cervix uteri erscheint weich, dehnungsfähig und frei von Torsionen, wie sie nach Geburten häufig vorkommen. Das breite Mutterband ist dünn und durchscheinend, da es wenig parametrisches Gewebe enthält. Ein Hymen kann vorhanden sein, aber hiervon abgesehen, weisen Vagina, Vestibulum vaginae und Vulva keine Besonderheiten von spezieller Bedeutung auf.

Das *Wachstum* erfolgt anfänglich isometrisch und hält mit dem allgemeinen somatischen Wachstum Schritt. Nach der Pubertät erfolgt durch Einwirkungen der Eierstockshormone, die in den ersten Zyklen kumulieren, eine rapide Vergrößerung und eine bessere Differenzierung der Gewebekomponenten. Follikel aller Entwicklungsstadien können nun zusammen mit Corpora lutea und deren narbigen Resten in den Eierstöcken gefunden werden.

Im adulten Eierstock findet ein langsames und kontinuierliches Wachstum vieler Follikel statt. Der Beginn der Brunst ist durch eine rapide Entwicklung einiger Follikel angezeigt, die nach bislang noch ungeklärten Kriterien aus der großen Follikelpopulation ausgewählt werden. Die für die Reifung vorgesehenen Follikel vergrößern sich beträchtlich unter dem Einfluß des follikelstimulierenden Hormons (FSH) der Hypophyse. Ihr Wachstum erfolgt durch Proliferation der Granulosaepithelzellen und die Zunahme der Follikelflüssigkeit. Die Flüssigkeitszunahme weitet zunehmend ein zentrales Bläschen (Antrum) aus, in welches die Eizelle hineinragt, die, auf einem Zellhügel (Cumulus oophorus) liegend, von einer Zellbedeckung (Corona radiata) bogenförmig überlagert wird. Der Follikel wird von einem zweischichtigen Bindegewebsmantel (Theca interna und externa) umgeben, der sich aus dem umgebenden Stroma ovarii differenziert hat (Abb. 5-52/9). Im Zuge seines Wachstums wird jeder Follikel an die Eierstocksoberfläche verlagert, wo sich ein zunehmend höher werdender Vorsprung bildet. Die Zellen der reifenden Follikel produzieren Östrogen, und bei Erreichen der höchsten Hormonkonzentration werden Verhaltensmuster und Strukturveränderungen induziert, die für die Brunst („Hitze") charakteristisch sind. Östrogen hat einen epitheliotropen Effekt, der durch die Proliferation des Vaginalepithels und die bloße Verlängerung der uterinen Drüsen zum Ausdruck kommt. Östrogen erzeugt auch Ödeme und Hyperämie im Gewebe des Geschlechtstraks. Ödeme können eine sichtbare Schwellung der Vulva hervorrufen, während Congestio des Endometriums bei einigen Species (vorzugsweise bei der Hündin) zu Blutaustritt führen kann. Wie beim Eingehen in den Uterus feststellbar, erhöht Östrogen auch die Erregbarkeit des Myometriums, und zwar auch in der Cervix uteri, die dann verstärkt auf Berührungsreize reagiert.

Die *Ovulation* tritt spät im Oestrus oder kurz danach auf und wird durch das luteinisierende Hormon (LH) der Hypophyse stimuliert. Die

Ovulation erfolgt bei den meisten Species spontan, aber bei einigen Species, einschließlich Katze, ist ein mechanischer Stimulus durch den Koitus notwendig, um den Ovulationsvorgang in Gang zu setzen, der mit dem Follikelsprung seinen Höhepunkt findet. Ist die Eizelle erst einmal in die Peritonäalhöhle gelangt, wird sie über das Infundibulum tubae schnell in den erweiterten Anfangsabschnitt des Eileiters transportiert. Wie dieses vonstatten geht, ist ungeklärt, wenngleich unbestritten ist, daß die bewegungsunfähige Eizelle selbst nicht aktiv daran beteiligt sein kann. Die wahrscheinlichsten Mechanismen dürften ein gerichteter Flüssigkeitsstrom durch Zilienschlag des Eileiterepithels sowie die Greifbewegungen der muskulären Fimbrien sein, die um diese Zeit auf der Eierstocksoberfläche einsetzen. Beide Mechanismen dürften durch die oberflächlichen Unregelmäßigkeiten der Eizelle unterstützt werden, die durch anhaftende Zellen der Corona radiata geschaffen werden. Jedoch erklärt weder das eine noch das andere überzeugend, wie die Eizellen nach transversaler (transperitonäaler) Migration aufgefangen werden. Daß dies möglich ist, wird dadurch bewiesen, daß Tiere manchmal nach Entfernung eines Eierstocks und des kontralateralen Eileiters trächtig werden.

Die Follikelhöhle füllt sich mit Blut, wenn der Follikelsprung mit beträchtlichen Blutungen begleitet wird, aber der Blutpfropf wird schnell durch die Proliferation der erhaltengebliebenen Granulosa- und Thekazellen ersetzt, wodurch ein solider Körper, das Corpus luteum, entsteht. Dieser Gelbkörper wächst rapide und hat bald die Größe des ehemaligen Follikels erreicht, aus dem er hervorging. Das Corpus luteum produziert Progesteron, ein Hormon, das den Uterus auf die Nidation und das Austragen des Embryos vorbereitet. Bei Tieren, die trächtig werden, bleibt das Corpus luteum in der Anfangsphase oder (je nach Species) über die gesamte Schwangerschaft bestehen. Bei Ausbleiben einer Befruchtung bildet sich der Gelbkörper recht bald zurück und das bewirkt ein „luteolytisches Hormon" (Prostaglandin), das im nichtgraviden Uterus produziert wird. Bei einigen Species (z. B. Wiederkäuer) erreicht das Hormon den Eierstock nach einem Transfer zwischen venösem und arteriellem Blut, der dort abläuft, wo die Eierstocksgefäße in sehr enger Nachbarschaft verlaufen. Bei anderen Species erreicht das „luteolytische Hormon" den Eierstock erst nach der Zirkulation durch den Körperkreislauf. Andererseits kann auch der trächtige Uterus ein Hormon produzieren, das die luteale Aktivität stimuliert. Die Wirkung von Progesteron verstärkt die Wirkung des zuvor produzierten Oestrogens und stimuliert das weitere Wachstum der Uterindrüsen, die sich nun verzweigen, spiralisieren und durch Sekretion der sogenannten Uterinmilch aktiver werden, die den Embryo vor seiner Implantation ernährt. Progesteron dämpft auch die Aktivität des Myometriums.

Der Transport der Eizelle durch den Eileiter erfolgt durch die Kombination aus Zilien- und Muskelaktivität. Wenn die Paarung stattgefunden hat, treffen in der Ampulla Eizellen und Spermien zusammen. Obwohl die Spermien diese Stelle wenige Minuten nach dem Koitus erreicht haben, ist ihr längeres Verbleiben im weiblichen Geschlechtstrakt notwendig, um befruchtungsfähig zu werden. Je nach Species wird der Samen zunächst in der Vagina oder Cervix uteri abgesetzt, wo sich ein Coagulum bildet, aus welchem bald einige Spermien heraustreten. Selbst wenn der Samen in die Vagina abgesetzt wird, kommen einige Spermien durch ihren Flimmerschlag bald mit dem Schleim der Cervix uteri in Kontakt, wodurch sie in ein geeigneteres Milieu gelangen, als es im sauren Sekret der Vagina vorliegt. Die physikalisch-chemischen Eigenschaften des Zervixschleims tragen zu diesem Zeitpunkt dazu bei, die Spermien in die aufsteigende Richtung zu weisen. Alleine auf die eigenen Bewegungen angewiesen, vollzöge sich der Spermientransport sehr langsam. Hauptsächlich wird der Transport durch Muskelkontraktionen beschleunigt, die durch Prostaglandine des Samens und durch Oxytocin hervorgerufen werden, das während des Koitus reflektorisch ins Blut entlassen wird. Obwohl Spermien in großen Mengen gebildet werden, überwindet nur ein sehr kleiner Anteil die Zervikalbarriere, sozusagen 1 oder 2% von vielen Millionen eines in der Vagina deponierten Ejakulats. Der Übergang zwischen Uterus und Eileiter ist das nächste große Hindernis und wird von noch weniger Spermien (und nur von solchen mit normaler Beweglichkeit) überwunden. Bei Species mit intrauteriner Besamung ist dieser Übergang die erste Barriere. Der Transport in den Eileitern ist unberechenbar, da die hier erfolgenden Muskelkontraktionen unkoordiniert sind. Bei den meisten Species bleiben die Spermien für einen oder zwei Tage nach dem Koitus fertil und viele finden offensichtlich vorübergehend Zuflucht in Zervikaldrüsen oder in anderen Nischen des Geschlechtstrakts.

Die *Befruchtung* aktiviert die Eizelle und die

mitotische Teilung nach kurzer Zeit. Die Passage durch den Eileiter dauert einige Tage und die größte Verzögerung liegt im Endabschnitt des Isthmus tubae uterinae vor. Wenn sich dieser schließlich entspannt und die Passage der Eizellen in den Uterus zuläßt, haben diese meistens bereits das Morula- oder Blastozystenstadium erreicht und werden nun treffender Embryonen genannt. Sie müssen in kürzester Zeit eine feste Beziehung zum Endometrium eingehen, um zu überleben. Bis dahin liegen sie frei im Uteruslumen und werden mit Uterinmilch ernährt. Diese Verzögerung vor der Implantation verschafft ihnen die Möglichkeit, die günstigsten Orte für ihre endgültige Nidation zu finden. Embryonen von multiparen Species werden später gewöhnlich in mehr oder weniger gleichmäßigen Abständen in den Uterushörnern gefunden. Diese Anordnung gewährleistet die intensivste und gleichmäßigste Ausnutzung der endometralen Oberfläche durch die sich entwickelnden Plazenten. Die gleichmäßigen Abstände sind das Ergebnis von peristaltischen Kontraktionen, die sich von der Position jedes Embryos in beide Richtungen und von den Enden der Uterushörner in einer Richtung ausbreiten. Jeder Embryo ist von den ausgelösten Kontraktionen seines Nachbarembryos in seiner Lage betroffen und ist daher solange in mobiler Position, bis er durch gleichstarke Gegenkräfte aus allen Richtungen stabilisiert wird. Einzelne Embryonen bevorzugen einen ganz bestimmten Platz innerhalb des Uterus, z. B. siedelt sich ein Fohlenembryo immer in dem Teil des Uterushorns an, der dem Uteruskörper am nächsten liegt.

Eine *Implantation* (Einnistung) ruft Reaktionen an den aneinanderliegenden Epithelien der Blastozysten und des Endometriums hervor, und es kommt manchmal zu beträchtlichen Erosionen am mütterlichen Gewebe, wenn der Einnistungsprozeß fortschreitet. Dieses erfolgt hauptsächlich bei den Species, deren Blastozyste vor der Implantation klein ist und sich entweder in einer Spalte des Uteruslumens einnistet oder sich ins Endometrium einsenkt. Die Blastozysten der Haussäugetiere erreichen vor ihrer Implantation schon eine beträchtliche Größe, bleiben zentral im Uteruslumen und so im Kontakt zum adluminalen Gesamtumfang des Uterus. Bei diesen Species ist es nicht immer leicht zu entscheiden, wann der Kontakt in einer Implantation gipfelt, die generell ca. zwei Wochen nach dem Koitus stattfinden soll. Zwei Umstände gehen mit einer verzögerten Implantation einher. Bei bestimmten Species, einschließlich Ratte und Maus, wird das Vor-Implantationsstadium durch die Laktationsperiode etwas verlängert. Eine erheblich längere Verzögerung findet regelmäßig bei bestimmten Wildtieren statt (z. B. Reh, Hirsch und Dachs), deren Paarung und Geburt saisonal gebunden sind. Eine Entwicklungsruhe über mehrere Monate und der Zeitpunkt der Weiterentwicklung stellen sicher, daß der Entwicklungsabschluß und die Geburt zu einer Jahreszeit erfolgen, in welcher die Bedingungen für die Aufzucht der Jungen am günstigsten sind.

Wir wollen die Formation der extraembryonalen (fetalen) Fruchthüllen nicht beschreiben, sondern eine schematische Darstellung soll lediglich an die Hauptschritte ihrer Bildung erinnern (Abb. 5-60). Die Fruchthüllen treffen mit dem Endometrium zur Bildung der Plazenta zusammen, ein Organ, das als Aneinanderlagerung (oder Fusion) fetalen und maternalen Gewebes zum Zwecke des physiologischen Stoffaustausches und der Hormonproduktion definiert werden kann. Wenngleich eine vorläufige Plazenta durch den Dottersack als funktionsfähiges Austauschorgan im frühen Trächtigkeitsstadium gebildet wird, wird bei Eutheria eine endgültige allantochoriale Plazenta gebildet, deren Chorion in enge Beziehung zum Endometrium tritt und von Gefäßen versorgt wird, die entlang der Allantois (Auswuchs aus dem Enddarm) vordringen.

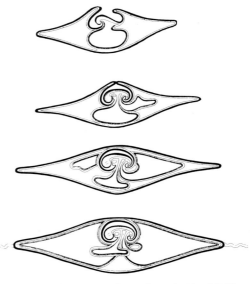

Abb. 5-60 Schematische Darstellung der Fruchthüllen.

Die *allantochoriale Plazenta* weist viele Formvarianten auf und kann durch verschiedene, einander ergänzende Kriterien klassifiziert werden. Das erste Kriterium betrifft die makroskopisch wahrnehmbare Verteilung der Chorionzotten, das sind winzige Auswüchse der Chorionoberfläche, die in entsprechende Vertiefungen der endometralen Oberfläche hineinragen und so Austauschareale schaffen. Bei einigen Species (z. B. Pferd und Schwein) sind die Zotten über die gesamte (tatsächliche) Oberfläche des Chorion verteilt und deshalb wird von einer *Placenta diffusa* gesprochen (Tafel 1/A). Bei anderen Species (z. B. Wiederkäuer) sind die Zotten auf verstreute Kotyledonen beschränkt, die den maternalen Karunkeln anliegen. Die Kotyledonen und die zugehörigen Karunkeln bilden separate Einheiten oder Plazentome und sind typisch für eine *Placenta cotyledonaria* (/B). Bei einer dritten Gruppe (Hund und Katze) entwickeln sich die Zotten in einem Choriongürtel, der den Rumpf des Embryo umgibt und so eine *Placenta zonaria* (/C) charakterisiert. Der vierte und letzte Typ kommt bei Haussäugetieren nicht vor, wohl aber bei Primaten und Nagern. Bei diesen Species konzentrieren sich die Zotten auf ein scheibenförmiges Areal und bilden so eine *Placenta discoidalis* (/D).

Das zweite Einteilungskriterium betrifft die Gewebsschichten zwischen fetalem und maternalem Blutstrom. Anfänglich trennen sechs Schichten das fetale und maternale Blut. Dabei handelt es sich um das choriale Kapillarendothel, embryonales Bindegewebe und choriales Epithel, sowie um das endometrale Epithel, Bindegewebe und Kapillarendothel. Die Gewebebarriere der Austauschareale wird später in jedem Fall reduziert. Das erfolgt entweder nur durch Annäherung der fetalen und maternalen Kapillaren oder durch Gewebeverlust. Theoretisch überdauern die sechs Gewebsschichten in der Placenta epitheliochorialis bei Stute und Sau; reduziert auf vier Schichten (durch Verlust des mütterlichen Epithels und mütterlichen Bindegewebes) werden sie in der Placenta endotheliochorialis bei Hund und Katze; und schließlich auf eine Schicht (fetales Endothel) reduziert werden sie in der Placenta haemoendothelialis der Fledermäuse. Bei Wiederkäuern wurde lange von einer Placenta syndesmochorialis gesprochen, bei welcher nur das Uterusepithel verloren ging. Moderne Arbeiten stellen jedoch diesen Verlust in Frage, und es wird angenommen, daß Wiederkäuer ebenfalls eine Placenta epitheliochorialis besitzen. Tatsächlich ist die syndesmochoriale „Lücke" innerhalb der Klassifizierung gegenwärtig unbesetzt, da kein Beispiel einer derartigen Anordnung durch die Elektronenmikroskopie bestätigt worden ist.

Das dritte Einteilungskriterium betrifft den Verlust an maternalem Gewebe zum Zeitpunkt der Geburt. Bei einigen Species trennen sich die fetalen und maternalen Schichten ohne Substanzverlust, kein maternales Gewebe wird abgestoßen und die Bezeichnung „Nondeciduata" ist für die betreffenden Species zutreffend. Wenn es sich um eine interstitielle Implantation handelt, kommt es zu einem beträchtlichen Verlust maternalen Gewebes. Die menschliche Plazenta gehört zu diesem „decidualen" Typ. Ein ganz geringer Verlust an Uterusgewebe kommt bei einem Zwischentyp vor und erfordert eine geringfügige postnatale Heilung des Endometriums; dieser „semideciduale" Typ wird bei Wiederkäuern gefunden (Tab. 5-1).

Dieses histologische Einteilungsprinzip erfreut sich großer Beliebtheit, da es verschiedene Grade einer Plazentapermeabilität zu berücksichtigen scheint, die beim „primitiven" epitheliochorialen Typ vermutlich geringer als beim „weiterentwickelten" haemoendothelialen Typ sei. Seine Bedeutung ist überschätzt worden und inzwischen ist erkannt worden, daß die Barriere nicht so exakt dem entspricht, was die Beschreibung impliziert. Die Plazenta entwickelt sich und verändert ihre Struktur während der Trächtigkeit und zu jeder Zeit können tatsächliche regionale Unterschiede bestehen.

Tabelle 5-1 Klassifizierung der Plazenta.

	Fleischfresser	Pferd	Wiederkäuer	Schwein
Makroskopische Form	Placenta zonaria	Placenta diffusa	Placenta cotyledonaria	Placenta diffusa
Histologischer Typ	Placenta endotheliochorialis	Placenta epitheliochorialis	Placenta epitheliochorialis	Placenta epitheliochorialis
Ablösung der Placenta	Semideciduata	Nondeciduata	Semideciduata	Nondeciduata

Die Plazenta ist auch ein bedeutendes endokrines Organ, dessen Potential als Lieferant mehrerer Eiweiß- und Steroidhormone erst in jüngster Zeit richtig eingeschätzt wird.

Die Veränderungen im *trächtigen Uterus* sind enorm und betreffen seine Größe, Lage, Form und Beziehungen zu Nachbarorganen. Die Größenveränderungen gelten prinzipiell für alle Tiere, aber die anderen Aspekte sind sehr variabel und werden am besten nach Species getrennt berücksichtigt.

Die Größenzunahme kann das Hundertfache betragen (wie bei der Kuh), aber der Hauptanteil dieser Größenzunahme resultiert aus der Zunahme des Uterusinhalts, und das sind Embryonen, Fruchthüllen (Eihäute) sowie die Amnion- und Allantoisflüssigkeit. Die Flüssigkeit nimmt bei größeren Species mengenmäßig während der ganzen Gravidität hindurch zu, aber bei kleineren Species wird sie gegen Trächtigkeitsende wieder zunehmend resorbiert. Die Gewichtszunahme des Uterus selbst resultiert aus dem allgemeinen Wachstum aller seiner Anteile. Das Endometrium wird hyperämisch und ödematös, und das Myometrium vergrößert sich aufgrund erheblicher Umfangsvermehrung der einzelnen Muskelzellen (auch eine zahlenmäßige Vermehrung kann bei einigen Species nicht ausgeschlossen werden). Trotz dieser Hypertrophie ist die Uteruswand nicht in der Lage, mit der Größenzunahme des Uterusinhalts Schritt zu halten. Die Wandausdehnung ist vielmehr so deutlich, daß bei Ratten (und anderen Tieren ähnlicher Größe) die Gebärmutter transparent erscheint. Die breiten Mutterbänder beteiligen sich auch an der Größenzunahme und enthalten bald große Muskelmassen. Die Arterien werden umfangreicher, um den beträchtlich gestiegenen Bedarf an Blut transportieren zu können. Die Aktivität der Uterushalsdrüsen erneuert ständig den Schleimpfropf, der den Canalis cervicis verschließt.

Bestimmte Veränderungen, die gegen Ende der Trächtigkeit auftreten, signalisieren die baldige Geburt. Auslöser ist hauptsächlich das Relaxin, ein Eierstockshormon, das synergistisch zu Oestrogen und Progesteron wirkt. Der Haupteffekt zielt auf die kollagenen Strukturen des Beckens und Perineum, die aufgrund des Anstiegs an Gewebsflüssigkeit und des Zusammenbruchs der größeren Kollagenansammlungen aufweichen. Bei der Kuh sind die deutlich sichtbaren äußeren Anzeichen dieser Veränderungen das Einsinken der breiten Beckenbänder beiderseits der Schwanzwurzel (aufgrund der Entspannung des Lig. sacrotuberale latum) und das Anschwellen der Vulva einschließlich der umgebenden Haut. Ähnliche innere Veränderungen erweichen das Bindegewebe der Cervix uteri und des kaudalen Geschlechtstrakts. Bei einigen Species kommt eine Dehnung in der Symphysis pelvis vor, die beim Meerschweinchen zu einer vollständigen Loslösung beider Beckenhälften führen kann. Bei den Haussäugetieren sind jedoch signifikante Gelenkveränderungen auf die Lockerung des Iliosakralgelenks beschränkt.

Einengungen sowohl des knöchernen als auch des weichen Geburtsweges erschweren eine *Geburt*. Einengungen des knöchernen Geburtsweges sind bedeutender bei größeren Tieren, deren (meist) einziger Fetus im Verhältnis zum Geburtskanal groß ist; sie werden in späteren Kapiteln abgehandelt. Die hauptsächlichen Komplikationen im weichen Geburtsweg betreffen die Cervix uteri, den verhältnismäßig dehnungsunfähigen Übergang zwischen Vagina und Vestibulum vaginae sowie die Vulva. Alle werden durch hormonelle Einflüsse kurz vor der Geburt aufgelockert und kurz vor Austritt des Fetus durch eine flüssigkeitsgefüllte Fruchtblase wie durch einen Keil geweitet. Nach der Geburt neigen die Organe dazu, in ihre ursprüngliche Form zurückzukehren, obgleich die erste Trächtigkeit dauerhafte Spuren wie Größenzunahme und Verdickung des gesamten Geschlechtstrakts, den Verlust der virginellen Symmetrie und, häufig, eine Veränderung der Cervix uteri und Vulva hinterläßt. Die gedehnten Uteruswände kontrahieren sich unmittelbar nach der Geburt. Das Organ verliert innerhalb von wenigen Tagen wieder viel von seiner graviditätsbedingten Gewichtszunahme. Obwohl sich die Uterusinvolution danach verlangsamt, kann sie sich doch bei anhaltender Laktation kontinuierlich fortsetzen, bis die ursprüngliche Größe unterschritten wird (Superinvolution).

Es ist schwierig, die altersbedingten Involutionserscheinungen von graviditätsbedingten Veränderungen abzugrenzen, wenn das Tier ein aktives Reproduktionsleben führt. Der Geschlechtstrakt der älteren Tiere ist häufig auffällig wegen seines vergrößerten Umfangs, größerer Zähigkeit, Asymmetrie, Endometriumverfärbung (aufgrund von Diapedesis des Blutes bei Hyperämie), seiner stärker gewundenen und mehr hervortretenden Arterien sowie des Nachweises von Zervikal- oder Vaginaltraumen. Obwohl die Eierstöcke keine Verletzungen während der Trächtigkeit erleiden, lassen sie im Alter oft

Torsionen erkennen, und viele ältere Tiere weisen zusätzliche Verklebungen zwischen den Eierstöcken und ihren Gekrösen auf.

Bevor dieses Kapitel beendet wird, mag es sinnvoll sein, an die stets gültige Erkenntnis von Short zu erinnern, daß nämlich Trächtigkeit bei wildlebenden Säugetieren generell auf den Oestrus folgt. Dies ist ein natürliches Geschehen und kein besonderes oder gar ungewöhnliches Ereignis, wie viele Berichte scheinbar suggerieren. Die Aufeinanderfolge von Zyklen, die unter den Umständen der Haustierhaltung zwangsläufig ist, stellt eine Abweichung vom Normmuster im Fortpflanzungsgeschehen dar. Das Ausbleiben oder die relative Unregelmäßigkeit von Trächtigkeiten mag zumindest teilweise die steigende Tendenz zu Fortpflanzungsstörungen unter den Haustieren erklären. (Auf die menschliche Species rückschließend könnte man von einer noch stärkeren Tendenz zu Fortpflanzungsstörungen sprechen.)

Kapitel 6

Die endokrinen Drüsen

Die endokrinen Drüsen besitzen keinen Ausführungsgang und geben ihre Inkrete (Hormone) an Blut, Lymphe oder Gewebsflüssigkeit ab, die sie dann zu jenen Zielorganen transportieren, die Hormon-Rezeptoren besitzen. Jede Drüse hat ihre besondere und abgegrenzte Funktion. Im Zusammenwirken mit dem Nervensystem halten die Hormone das innere Milieu aufrecht und antworten mit geeigneten allgemeinen oder spezifischen Reaktionen auf äußere und innere Einwirkungen.

Das Studium der Anatomie der Hormondrüsen, die Produktion und Chemie der Hormone, die Antwort der Zielorgane und das komplizierte Zusammenwirken der vielfältigen endokrinen Gewebe untereinander sowie mit dem Nervensystem werden unter dem Begriff Endokrinologie zusammengefaßt. Endokrinologie ist eine der wichtigsten und gegenwärtig forschungsintensivsten Teilgebiete der Biologie. In Anbetracht der Mannigfaltigkeit auftretender Störungen und der enormen medizinischen Bedeutung der endokrinen Drüsen ist die Kürze dieses Kapitels unangemessen, das zudem vorrangig die makroskopische Anatomie dieser Drüsen behandelt.

Einige Autoren fassen diese Organe unter dem Begriff „endokrines System" zusammen. Obwohl es keine ernsthaften Einwände gegen dieses Vorgehen gibt, muß beachtet werden, daß die verschiedenen Anteile, abweichend von den anderen Körpersystemen, ohne direkte Verbindung untereinander weit verstreut liegen und sehr unterschiedliche embryonale Ursprünge aufweisen. Eine gewisse Einheitlichkeit besteht nur in der Ähnlichkeit der Einflußnahme auf andere Organe sowie in bezug auf einige gemeinsame strukturelle Eigentümlichkeiten. Letztere betreffen den epitheloiden Charakter der inkretorischen Zellen, das Fehlen von Ausführungsgängen, das spärliche interstitielle Stützwerk, die großzügige Vaskularisation und die enge Beziehung zu Blutgefäßen und anderen Leitungsstrukturen.

Nach pragmatischen Gesichtspunkten unterscheidet man drei Typen von endokrinen Organen. Zum ersten Organtyp gehören die wenigen Einzelorgane primärer endokriner Natur, und zwar die Hypophyse, Epiphyse, Schilddrüse, Nebenschilddrüse und Nebenniere. Zum zweiten Organtyp zählen solche Organe, die bedeutende endokrine Aufgaben mit anderen wichtigen Funktionen gemeinsam aufweisen, und zwar Pancreas, Hoden, Eierstock und Placenta. Zum dritten Organtyp gehören Organe mit einer recht unterschiedlichen Primärfunktion, die aber mit einer unauffälligen endokrinen Sekundärfunktion kombiniert ist. Dabei handelt es sich um die Nieren und den Magen-Darmtrakt als treffende Beispiele, aber weitere sind bekannt und noch mehr werden vermutet.

Der bestehende Kenntnisstand über die endokrinen Funktionen wurde zum Teil aus Beobachtungen von Patienten mit Störungen dieser Drüsen gewonnen und zum Teil aus experimentellen Studien. Obwohl noch vieles der weiteren Aufklärung bedarf, steht außer Zweifel, daß bemerkenswerte artspezifische Unterschiede bestehen.

Die Hypophyse

Die Hypophyse oder Gl. pituitaria wird manchmal als das eigentliche übergeordnete endokrine Organ beschrieben, weil sie bestimmte Hormone produziert, die unmittelbar die Aktivitäten anderer endokriner Drüsen beeinflussen. Die Lage der Hypophyse als Anhang des Gehirns weist auch auf ihre Bedeutung als Relais zwischen nervösen und humoralen Mechanismen hin, die gemeinsam bestimmte Funktionen steuern. Die Hypophyse ist ein dunkler ellipsoider Körper, der beim mittelgroßen Hund durchschnittlich 1 × 0,75 × 0,5 cm groß ist. Sie hängt unterhalb des Hypothalamus an einem dünnen schwachen Stiel und senkt sich in eine Vertiefung (Fossa hypophysialis) der Schädelbasis ein, die von rostralen und kaudalen Knochenleisten begrenzt wird. Die Dura mater umhüllt die Hypophyse und bedeckt mit dem Diaphragma sellae die Fossa hypophysialis, indem sie von deren Rand ausgehend lediglich eine enge Durchlaßöffnung für den Hypophysenstiel freiläßt. Diese Anordnung erschwert bei Autopsien die Herausnahme des Gehirns mit intakter Hypophyse. Bestimmte andere topographische Gegebenheiten sind von klinischem oder experimentellem Interesse. Ein großer Blutsinus (Sinus cavernosus) stellt beiderseits der Hypophyse eine Längsverbindung zwischen dem rostralgelegenen Plexus ophthalmicus (und somit zu den Gesichtsvenen) und der kaudalgelegenen V. jugularis externa sowie dem venösen Plexus vertebralis her (S. 343). Querverlaufende Sinus intercavernosi vervollständigen vor und hinter der Hypophyse einen Ring aus modifizierten Venen. Die A. carotis interna (oder die abfließende Arterie aus dem Rete mirabile, die bei Katze, Wiederkäuer und Schwein diese Arterie vertritt, S. 341) zieht durch den Sinus cavernosus, um den Arterienring an der Gehirnbasis zu erreichen. Das Chiasma opticum liegt unmittelbar rostral der Hypophyse (Abb. 8-29/24, 21), während lateral vom Sinus cavernosus die Gehirnnerven für die Organa oculi accessoria ziehen (Nn. oculomotorius, trochlearis, ophthalmicus und abducens). Eine physiologische Größenzunahme der Hypophyse, wie sie während der Schwangerschaft vorliegt, oder pathologische Veränderungen können Druck auf diese Strukturen ausüben, insbesondere auf den N. opticus. Die spezifischen topographischen Gegebenheiten sind in doppelter Hinsicht bedeutsam, und zwar erstens für den Expansionsmodus und zweitens für einen geeigneten chirurgischen Zugang. Dieser Zugang erfolgt beim Menschen durch die Nase und den Sinus sphenoidalis (innerhalb der Schädelbasis, rostroventral der Fossa hypophysialis) und beim Hund unmittelbar von unten durch Mund, Pharynx und Keilbein. Ein temporaler Zugang wird beim Schwein gewählt.

Die Hypophyse ist nur scheinbar ein solides einheitliches Organ. Tatsächlich besteht sie aus Anteilen unterschiedlichster Herkunft und Funktion und umschließt bestimmte Hohlräume. Ein Anteil, die Neurohypophyse (Lobus posterior), entsteht durch Herunterwachsen aus dem Hypothalamus. Der Stiel, eine bleibende Verbindung zum Gehirn, umschließt eine Ausbuchtung des dritten Hirnventrikels (Recessus neurohypophysialis). Der andere Hypophysenanteil, die Adenohypophyse (Lobus anterior), entsteht aus einem epithelialen Auswuchs des Rachendaches. Dieser Teil enthält ein abgeflachtes Restlumen, den Hypophysenspalt. Das Gewebe kaudal dieses Spaltes liegt der Neurohypophyse direkt an und wird als die Pars intermedia (Lobus intermedius) bezeichnet. Die topographischen Beziehungen der drei „Lobi" weisen unter den Haussäugetieren einige Unterschiede auf, die allerdings nur wenige Leser interessieren dürften (Abb. 6-1).

Die Adenohypophyse produziert mehrere Hormone, die unter folgenden Kurzbezeichnungen bekannt sind: Wachstumshormon (somatotropes Hormon = STH); gonadotrope Hormone: follikelstimulierendes Hormon (FSH) und luteinisierendes Hormon (LH); Nebennierenrindenhormon (adrenocorticotropes Hormon = ACTH); schilddrüsenstimulierendes Hormon (TSH); und Prolactin. Der intermediäre Teil produziert Intermedin, ein Melanophorenstimulierendes Hormon (MSH). Die Produktion aller dieser Hormone ist gesteuert durch regulierende hypophysiotrope Hormone (releasing oder inhibiting factors), die durch neurosekretorische Zellen bestimmter Hypothalamusareale produziert werden. Diese Produkte werden entlang der Zellaxone transportiert und in die hypophysialen Pfortadergefäße entlassen, über die sie zu einem sekundären Kapillarnetz innerhalb der Adenohypophyse gelangen (Abb. 6-2).

Zu den Hormonen, die zunächst in der Neurohypophyse gelagert und später in den Kreislauf entlassen werden, gehören Oxytocin und Vasopressin. Oxytocin stimuliert die Kontraktion der

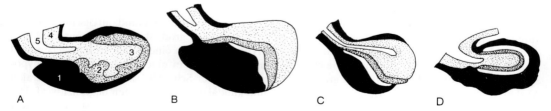

Abb. 6-1 Medianschnitte durch die Hypophyse des Pferdes (A), Rindes (B), Schweines (C) und Hundes (D).
1, Adenohypophyse; 2, Pars intermedia; 3, Neurohypophyse; 4, Hypophysenstiel; 5, Recessus des dritten Hirnventrikels.

durch den Hypophysenstiel zu einem 2. Kapillarnetz der Adenohypophyse geleitet wird. Von hier erfolgt der Blutabfluß zum Sinus cavernosus.

Die Epiphyse

Die Epiphyse wird auch Gl. pinealis (Zirbeldrüse) genannt, weil das Organ des Menschen bei einiger Phantasie an den Zapfen der Zirbelkiefer erinnert. Es handelt sich um einen kleinen dunkelpigmentierten Auswuchs aus der Dorsalfläche des Gehirns, der kaudal am Dach des dritten Ventrikels und direkt rostral vom Colliculus rostralis vorkommt (Abb. 8-29/11 und 8-38/11). Bei bestimmten Species steht sie in Beziehung zum Rec. suprapinealis (Rec. epiphysialis), einer großen Ausbuchtung der Pia mater mit anliegendem Ependym, das den Ventrikel überdacht. Beim intakten Gehirn ist sie zwischen den Großhirnhemisphären und dem Cerebellum verborgen.

Die Epiphyse ist solide, aber nicht immer homogen, weil sich Verkalkungsherde („Gehirnsand") häufig mit fortschreitendem Alter entwickeln. Die Funktion der Epiphyse war lange unklar und ist noch nicht in allen Einzelheiten erklärt. Bekannt ist, daß sie Melatonin produziert, ein mit Serotonin verwandtes Hormon, das einen antigonadotropen Effekt hat. Das wurde nach der Beobachtung postuliert, daß tumoröse Zerstörung von Drüsengewebe häufig mit verfrühter Pubertät einhergeht. Die Epiphyse funktioniert auch als „biologische Uhr", indem sie sowohl Langzeit- (saisonale) als auch Kurzzeit- (tageszeitliche) Veränderungen in der Gonadenaktivität reguliert.

Die Glandula thyroidea

Die Schilddrüse (Gl. thyroidea) liegt an der Trachea unmittelbar kaudal vom Kehlkopf, den sie manchmal überlappt. Ihre Form variiert beträchtlich. Bei Hund und Katze besteht das Drüsengewebe aus separaten paarigen Lappen, die selten durch einen Isthmus glandularis verbunden sind (Abb. 6-3/A). Beim Pferd sind die paarigen weit auseinandergelegenen Lobi durch einen fibrösen Isthmus verbunden (B). Beim Rind werden die Lobi durch einen breiten Isthmus glandularis verbunden (/C) und bei kleinen Wiederkäuern kommt ein inkonstanter fibrös-fadenförmiger Isthmus vor. Bei anderen Species (z. B. Schwein) ist die Schilddrüse kompakter und weist zusätz-

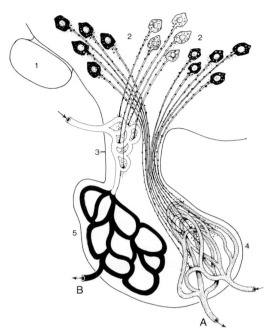

Abb. 6-2 Die Verbindungen zwischen Hypothalamus und Hypophyse. A, neurosekretorische Produkte der Hypothalamuskerne werden zur Hypophyse transportiert und von dort in den großen Kreislauf entlassen. B, neurosekretorische Produkte werden von Axonen der hypothalamischen Neurosekretionszellen über einen Pfortaderkreislauf zur Adenohypophyse transportiert.

1, Chiasma opticum; 2, Hypothalamuskerne; 3, Hypophysenstiel; 4, Neurohypophyse; 5, Adenohypophyse.

glatten Muskulatur des Uterus und der Myoepithelzellen der Milchdrüsen. Vasopressin stimuliert die Vasokonstriktion und fördert die Flüssigkeitsreabsorption durch die Nieren. Diese Substanzen werden von neurosekretorischen Zellen des Nucleus supraopticus und Nucleus paraventricularis des Hypothalamus produziert und gelangen entlang der Axone zur direkten Ausschleusung in das Kapillarbett der Neurohypophyse (/A).

Adeno- und Neurohypophyse werden getrennt vaskularisiert. Die letztere wird durch kleine Äste der A. carotis interna (oder dem entsprechenden Gefäß) und des Circulus arteriosus cerebri versorgt. Die Adenohypophyse wird indirekt durch einen Pfortaderkreislauf versorgt. Die A. hypophysialis rostralis, ebenfalls von der A. carotis interna stammend, geht am Grund des Hypothalamus in ein Kapillarbett über, von wo aus das Blut über die V. portae hypophysialis und

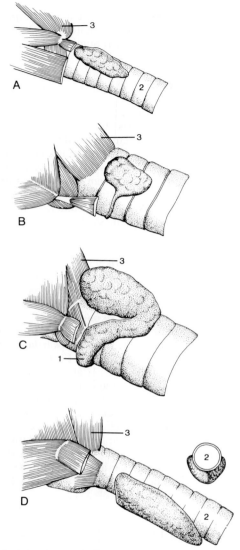

Abb. 6-3 Schilddrüsen des Hundes (A), Pferdes (B), Rindes (C) und Schweines (D). Der Bildeinsatz zu D veranschaulicht die subtracheale, quer angeschnittene Verbindung beider Schilddrüsenanteile.

1, Isthmus; 2, Trachea; 3, M. cricopharyngeus.

lich zu den Laterallappen noch einen relativ großen medianen (pyramidalen) Lappen auf. Diese Anordnung, die auch beim Menschen vorkommt, bedeckt die Trachea ventral und dehnt sich weit thorakal aus (/D). Von dieser Formation wurde der Name der Schilddrüse abgeleitet.*

---

* Griechisch: thyreos, ein Schild.

Die Drüse geht embryonal als mediane Aussprossung aus dem Teil des Pharynxgrundes hervor, der sich auch an der Zungenentwicklung beteiligt (S. 156). Die Schilddrüsenanlage (Ductus thyroglossus) erstreckt sich kaudal bis zur Ventralfläche der Trachea, wo sich das Ende in divergierende Fortsätze aufteilt, die sich dorsolateral bis zur Grenze zwischen Trachea und Oesophagus ausdehnen (Abb. 6-4/2). Bei den meisten Säugetieren ist eine durchgehende Verbindung mit der sich entwickelnden Zunge nicht offenkundig und normalerweise bildet sich der Ductus thyroglossus später in seiner Gesamtheit zurück.

Die ausdifferenzierte Drüse wird von einer bindegewebigen Kapsel umgeben, die locker an den Nachbarorganen befestigt ist. Ihr Parenchym ist normalerweise backsteinrot und aufgrund der vielen enthaltenen Follikel von ziemlich körniger Beschaffenheit. Diese Granula verleihen dem Organ bei einigen Species (z. B. Rind) eine unregelmäßige Oberfläche, während sie bei anderen (z. B. Hund) annähernd glatt erscheint. Das Gewebe ist relativ fest und seine Konsistenz sowie Form, Größe und retrolaryngeale Lage gestatten bei größeren Species eine palpatorische Identifizierung der Lappen. Beim gesunden Hund sind sie nicht palpierbar.

Die Größe der Schilddrüse variiert beträchtlich, und das hängt größtenteils vom Jodgehalt der Nahrung ab. Ein Joddefizit kann zur Vergrößerung (Kropf) führen, und in einigen Teilen der Welt wird dem Tafelsalz als Präventivmaßnahme Jod zugesetzt.

Bei Hunden kann das relative Gewicht der Drüse um das sechsfache variieren. Der steigende Verbrauch von Fertigfutter mit vereinheitlichter Zusammensetzung führt allerdings dazu, diese Gewichtsunterschiede zu verringern. Die Durchschnittsgröße bei mittelgroßen Hunden beträgt $6 \times 1{,}5 \times 0{,}5$ cm. Akzessorisches Schilddrüsengewebe liegt manchmal entlang der Halstrachea und wird gelegentlich im Zusammenhang mit dem embryonalen Herzabstieg in den Brustraum verlagert.

Die Drüse wird hauptsächlich durch die A. thyroidea cranialis versorgt, die aus der A. carotis communis entspringt und bogenförmig um die Kranialkontur herumzieht. Eine zusätzliche Versorgung erfolgt normalerweise durch die A. thyroidea caudalis, die etwas weiter kaudal entspringt. Beim Hund werden beide Gefäße am dorsalen Drüsenrand durch eine kräftige Anastomose verbunden. Der venöse Abfluß erfolgt über die V. jugularis interna. Das Drüsengewebe wird

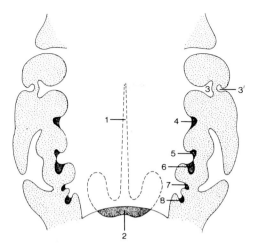

Abb. 6-4 Die Herkunft bestimmter endokriner Strukturen aus dem Kiemendarm und Zungengrund (Dorsal-Ansicht, schematisch).

1, Duct. thyroglossus; 2, Gl. thyroidea; 3, erste Schlundtasche; 3', Meatus acusticus externus; 4, Tonsilla palatina (zweite Schlundtasche); 5, Gl. parathyroidea III; 6, Thymus; 7, Gl. parathyroidea IV; 8, Ultimobranchialkörper.

durch sympathische und parasympathische Nervenfasern versorgt. Die ersteren kommen vom Ganglion cervicale craniale und die letzteren von den Kehlkopfästen des N. vagus. Die Fasern sind überwiegend vasomotorisch und Denervation hat lediglich einen geringen Effekt auf die sekretorische Aktivität der Drüse.

Der Hauptlymphabfluß der Schilddrüse erfolgt beim Hund über die kraniale Gruppe der Lnn. cervicales profundi (manchmal auch über jene der gegenüberliegenden Körperseite).

Die Hormone der Schilddrüse beeinflussen Stoffwechsel und Wachstum. Sie werden von den Epithelzellen der Follikel produziert, die die Masse des Drüsenparenchyms ausmachen. Die Hormone werden in der Follikelflüssigkeit an ein Protein gebunden und hier gespeichert und nach der Proteinverdauung als Endprodukt in den Blutstrom entlassen.

Eine kleine Portion des Parenchyms wird von parafollikulären Zellen (oder C-Zellen) gebildet. Diese Zellen scheinen ihren Ursprung in den Ultimobranchialkörperchen zu haben, die sich aus Epithelanhäufungen der vierten Schlundtasche entwickeln und von Zellen der Neuralleiste besiedelt werden (Abb. 6-4/8). C-Zellen produzieren Calcitonin, bei einigen Species ein antagonistisches Hormon zum Parathormon.

Die Glandula parathyroidea

Es kommen normalerweise vier Nebenschilddrüsen (Gll. parathyroideae) vor. Diese kleinen epithelialen Körper – auch Epithelkörperchen genannt – kommen in enger Nachbarschaft zur Schilddrüse oder eingebettet in deren Parenchym vor. Sie entwickeln sich ebenfalls aus dem Epithel des Kiemendarms. Ein Paar (Gll. parathyroideae III oder Gll. parathyroideae externae) stammt jederseits aus der dritten Schlundtasche und das andere Paar (Gll. parathyroideae IV oder Gll. parathyroideae internae) aus der vierten Schlundtasche (5/7). Bei Hund, Katze und kleinen Wiederkäuern sind die Nebenschilddrüsen entweder in das Schilddrüsenparenchym eingesenkt oder gar eingebettet und werden daher bei der Routinepräparation häufig übersehen. Das Auffinden der Nebenschilddrüsen wird durch ihre Blässe erleichtert, die im Kontrast zum Schilddrüsenparenchym steht. Bei Rind und Pferd befinden sie sich gewöhnlich dicht an der Schilddrüse. Die Gll. parathyroideae III werden durch den sich entwickelnden Thymus kaudal verlagert und erreichen ihre endgültige Lage auf verschiedenen Transversalebenen, meistens nahe der Karotisgabelung. Beim Pferd liegen sie aber sehr viel weiter kaudal (und können sich dem Brustkorb nähern). Sie sind ebenfalls nicht immer leicht zu bestimmen, da sie kleinen Lymphknoten gleichen. Die Nebenschilddrüsen sind aber blasser und haben nicht die für Lymphknoten typische glatte und glänzende Oberfläche. Beim Hund sind diese Epithelkörperchen gewöhnlich am rostralen, bei der Katze am kaudalen Ende der Schilddrüse gelegen. Das Hormon der Nebenschilddrüsen (Parathormon) spielt eine bedeutende Rolle in der Regulierung der vielfältigen Aspekte des Kalziumstoffwechsels, und zwar bezüglich der Absorption im Darm, der Mobilisierung aus dem Skelett und der Absonderung mit dem Urin. Die Hormonproduktion wird weitgehend durch die Kalzium-Plasma-Konzentration gesteuert. Die enge Beziehung der Gll. parathyroideae zur Schilddrüse erfordert die notwendige Vorsicht bei Schilddrüsenoperationen.

Die Nebennieren

Die paarigen Nebennieren befinden sich an der dorsalen Bauchwand nahe am thorakolumbalen Übergang. Sie liegen retroperitonäal und gewöhnlich kraniomedial zur entsprechenden Niere (beim Pferd jedoch eher medial). Obwohl sich ihr Name aus dieser Lagebeziehung herleitet, sind sie tatsächlich doch enger mit den großen Gefäßen des Abdomens verbunden – mit der Aorta links und der V. cava caudalis rechts –, und sie verhaften mit diesen Gefäßen, wenn die Nieren ihre Lage ändern (z. B. die linke „physiologische Wanderniere" des Wiederkäuers, s. S. 709).

Die Drüsen sind normalerweise länglich, aber auch häufig asymmetrisch und ziemlich irregulär und oberflächlich gefurcht durch anliegende Blutgefäße (Abb. 6-5/1). Es ist schwierig, ihre Größe zu spezifizieren, da diese offenbar von verschiedenen Faktoren beeinflußt wird. Sie sind relativ größer bei wildlebenden Species als bei derselben domestizierten Form, und größer bei juvenilen als bei adulten Individuen sowie größer bei trächtigen und säugenden als bei fortpflanzungsinaktiven weiblichen Tieren. Beim mittelgroßen Hund messen sie ungefähr 2,5 × 1 × 0,5 cm.

Die Nebennieren sind feste solide Körper, die bei Biegung leicht brechen. Die gebrochene (oder angeschnittene) Oberfläche läßt die interne Unterteilung in eine äußere Rinde (Cortex) und ein inneres Mark (Medulla) erkennen. Die Rinde, abgegrenzt mit einer fibrösen Kapsel, ist gelblich und radiär gestreift. Das viel dunklere Mark ist von einheitlicherem Aussehen. Beide Teile haben unterschiedliche embryonale Ursprünge, unterschiedliche mikroskopische Strukturen und unterschiedliche Funktionen.

Die Rinde ist mesodermaler Herkunft und entwickelt sich aus dem Zölomepithel nahe der Gonadenfalte. Bei makroskopischer Untersuchung deuten gewisse Farbschwankungen vage auf eine Untereinteilung in mehrere konzentrische Schichten (Zonen) hin, aber deren Unterscheidung läßt sich nur eindeutig durch mikroskopische Untersuchung treffen. Die äußere Zone produziert das Mineralokortikoid. Die darunterliegenden Zonen produzieren Glukokortikoide und bestimmte Geschlechtssteroidhormone.

Das Mark ist ektodermaler Herkunft, und seine Drüsenzellen stammen aus der Neuralleiste, die auch die Neurone der peripheren sympathischen Ganglien bereitstellt. Die Markzellen produzieren die Transmittersubstanzen Noradrenalin und Adrenalin und teilen sich so mit dem sympathischen Nervensystem die Kontrolle der Körperreaktionen bei akuten Streß-Situationen („flight or fight"). Diese Zellen werden wegen ihrer Affinität zu Chromsalzen und anderen Schwermetallen auch chromaffine Zellen genannt.

Die Nebennieren werden variabel, aber immer großzügig durch kleine Äste von mehreren benachbarten Gefäßstämmen vaskularisiert – aus der Aorta und den Aa. renalis, lumbalis, phrenicoabdominalis und mesenterica cranialis. Nach Durchfließen der Drüsen sammelt sich das Blut in einer Zentralvene, von welcher Abflußvenen durch den Hilus zur V. cava caudalis oder zu deren Zuflüssen ziehen. Nicht immer leicht auffindbare zarte Nerven innerhalb der Rinde vermitteln eine Kontrolle durch den Hypothalamus. Innerhalb des Marks sind die Nervenfaserbündel einfacher aufzuspüren. Erwartungsgemäß sind dies überwiegend präganglionäre sympathische Fasern, die zu den Markzellen ziehen, die allge-

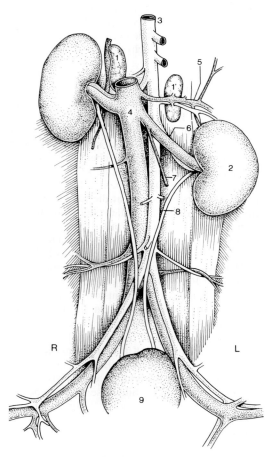

Abb. 6-5 Die Topographie der Nebenniere des Hundes.

1, 1′, rechte und linke Nebenniere; 2, linke Niere; 3, Aorta; 4, V. cava caud.; 5, A. und V. phrenicoabdominalis; 6, A. und V. renalis; 7, V. ovarica; 8, Ureter; 9, Harnblase.

mein als Äquivalent zu allen übrigen postganglionären Neuronen gelten.

Akzessorische Nebennieren aus Rinden- oder Markgewebe oder beiden Anteilen kommen vor. Solche aus Rindengewebe können in verschiedenen anderen Organen liegen, sind aber meistens mit der Kapsel der Nebenniere verhaftet. Akzessorische Ansammlungen chromaffiner Zellen bilden Körper, die als Paraganglien bekannt sind. Es handelt sich um Ansammlungen endokriner Zellen, die mit sympathischen Nerven verbunden sind. Ein prominentes Beispiel, das Zuckerkandlsche Organ, befindet sich im autonomen Plexus aorticus nahe am Ursprung der A. mesenterica cranialis. Ähnliche Ansammlungen nichtchromaffiner Zellen sind der Glomus aorticum und Glomus caroticum (s. Kapitel 7, S. 258).

Andere endokrine Gewebe

Andere endokrine Gewebe befinden sich in Organen verschiedenster Funktionen. Das bekannteste Beispiel sind die Langerhansschen Inseln, die endokrine Komponente der Bauchspeicheldrüse. Die allgemeine Anatomie des Pankreas wurde bereits beschrieben (S. 152). Seine endokrine Komponente umfaßt viele hundert (oder tausend) Langerhanssche Inseln unterschiedlichster Größe, die ungleichmäßig im weit überwiegend vorkommenden exokrinen Gewebe verstreut sind. Die einzelnen Langerhansschen Inseln sind mit bloßem Auge nicht zu sehen, aber die größeren von ihnen sind stecknadelkopfgroß und können nach intravitaler Anfärbung sichtbar gemacht werden. Das Inselgewebe hat denselben embryonalen Ursprung wie der exokrine Pankreasanteil und sproßt in einem frühen Stadium aus den Epithelsträngen. Es bleibt solide, wenn die übrigen Anteile der „baumartig" angeordneten Epithelstränge kanalisieren. Die Langerhansschen Inseln bestehen aus mehreren Zelltypen (die genaue Anzahl ist umstritten). Die Alpha- und Beta-Zellen sind am zahlreichsten und produzieren Glukagon bzw. Insulin. Diese Hormone beeinflussen den Kohlehydrat-Stoffwechsel, und ihre Rolle wird am Beispiel der Zuckerkrankheit (Diabetes) deutlich, die bei unzureichender Insulinsynthese auftritt. Andere, weniger zahlreiche Zellen produzieren Gastrin. Abgrenzung und Funktion noch weiterer Zelltypen sind umstritten. Die relative Verteilung der verschiedenen Zelltypen ist nicht in allen Teilen der Bauchspeicheldrüse gleich, und es gibt einige Anzeichen dafür, daß unterschiedliche Verhältnisse in den Teilen vorliegen, die aus der dorsalen oder ventralen Pankreasanlage stammen.

Die endokrinen Komponenten und Funktionen der Hoden (S. 210), Eierstöcke (S. 217) und Placenta (S. 228) wurden in Kapitel 5 erwähnt.

Die endokrinen Komponenten anderer Organe sind sogar noch unscheinbarer. Da sie bei der makroskopischen Betrachtung nicht in Erscheinung treten, sollen sie hier nicht näher beschrieben werden. Die wichtigsten Beispiele sind die Renin produzierenden Zellanhäufungen innerhalb der Nieren und die Vielfalt der enteroendokrinen Zellen im Magen-Darm-Epithel. Das Wissen über Abgrenzung, Anzahl und Funktion der enteroendokrinen Zellen ist unzureichend. Obwohl überwiegend einzeln verstreut vorkommend, sind diese Zellen insgesamt so zahlreich, daß sie zusammen eine beachtliche Drüse ergäben. Es wird angenommen, daß sie zum sogenannten APUD-Zellsystem gehören, das entgegen früherer Vermutungen nicht neuroektodermaler, sondern entodermaler Herkunft ist und wahrscheinlich Gastrin, Sekretin, Glukagon, vasoaktive intestinale Peptide, magenhemmende Peptide und verschiedene weitere Hormone produziert.

Kapitel 7

Das Herz-Kreislaufsystem (Systema cardiovasculare)

Das Blut- und Lymphgefäßsystem wird in der offiziellen Terminologie unter dem Oberbegriff der Angiologie abgehandelt. Angiologie bedeutet streng genommen die Lehre von den Gefäßen, aber der Begriff ist allmählich erweitert worden und umfaßt nun neben den Arterien, Venen und anderen Gefäßen auch das Herz, die Milz und verschiedene lymphatische Organe.

Ein Kreislaufsystem ist für jeden Organismus notwendig, der jene relativ geringe Größe überschreitet, in welcher die Bereitstellung metaboler Brennstoffe oder anderer Substanzen und die Exkretion oder Weiterleitung von Stoffwechselprodukten noch auf dem Weg der Diffusion geschieht. Offensichtlich muß das kritische Gewicht mit dem Niveau der Stoffwechselaktivität variieren. Dieses wird in dem sich rasch entwickelnden Säugetierembryo schon frühzeitig erreicht, hier ist das Blutkreislaufsystem, obgleich nicht zuallererst angelegt, das erste System des Körpers, das ein arbeitsfähiges Stadium erreicht.

Die Kreislauforgane und die Blutzellen haben ihren gemeinsamen Ursprung in Ansammlungen von Mesenchymzellen, die zuerst in der Wand des Dottersacks erscheinen. Die äußersten Zellen dieser „Blutinseln" flachen ab, fügen sich zu einer Endotheltapete zusammen und kleiden Räume aus, in welchen sich die verbliebenen Mesenchymzellen als Hämozytoblasten oder Blutstammzellen zusammen mit Plasma befinden. Die zuerst gebildeten Blutinseln werden bald durch andere ergänzt, welche im Mesenchym der Chorioallantois und innerhalb des Embryos auftauchen; die verschiedenen Blutinseln nehmen Verbindung zueinander auf und bilden so ein diffuses System untereinander verbundener Kanälchen; dieses System breitet sich dann durch Verzweigung der vorhandenen Kanäle weiter aus. Die Hauptgefäße bilden sich auf diese Weise unabhängig voneinander und in Verbindung mit dem Entstehen und dem Wachstum der einzelnen Regionen und Organe des Embryos.

Da innerhalb dieses primitiven Blutgefäßsystems keine richtige Zirkulation möglich ist, bevor nicht ein Pumpmechanismus vorhanden ist, muß das Herz notwendigerweise schon sehr früh gebildet werden. – Das Herz beginnt sich am Kopfende der Embryonalscheibe – in der sog. kardiogenen Zone – wo durch Spaltbildung im Mesoderm die hufeisenförmige primäre Perikardhöhle entstanden ist, zu entwickeln. An dieser Stelle bilden sich beiderseits im Bereich der Splanchnopleura längsgerichtete Zellstränge, aus denen je ein Endothelschlauch hervorgeht. Die kardiogene Zone, welche sowohl die Herz- als auch Perikardanlage enthält, wird während des Vorgangs, der die Embryonalscheibe in einen zylindrischen Körper umwandelt, ventral eingefaltet und nach kaudal verschoben (S. 110). In diesem Stadium besteht das Herz aus einem paarigen Endothelschlauch, der ventral des Vorderdarms liegt; die beiden Endothelschläuche verschmelzen rasch und bilden ein median gelegenes Organ, das sich allmählich nach kaudal bis auf die Höhe der Thorakalsomiten schiebt. (Abb. 7-1/5, 7).

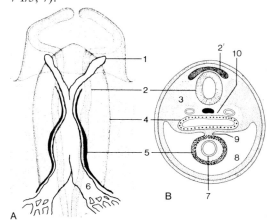

Abb. 7-1 A, Ventralansicht des Kranialendes eines 15 Tage alten Schweineembryos nach Verschmelzen der Endokardröhren. B, Querschnitt eines 7–8 Somitenembryos in Höhe von 5.

1, erster Aortenbogen; 2, Neuralrohr; 2′, Neuralleiste; 3, Somit; 4, Vorderdarm; 5, Epimyokardmantel der beiden Endothelröhren; 6, V. vitellina; 7, Endokardröhre; 8, Perikardhöhle; 9, dorsales Mesokard; 10, Chorda dorsalis und dorsale Aorta.

Das Herz ist vom Beginn seiner Entwicklung an einem Ende mit den Gefäßen verbunden, aus denen später die Aorta entsteht. An dem anderen Ende steht es mit jenen Gefäßen in Verbindung, aus denen sich drei verschiedene Venengruppen entwickeln: die Dottersackvenen (Vv. omphalomentericae), welche die abführenden Gefäße des Dottersacks darstellen, die Nabelvenen (Vv. umbilicales), die den Chorioallantoiskreislauf der Plazenta venös versorgen und die Kardinalvenen (Vv. cardinales), welche das venöse Blut des Embryonalkörpers ableiten. Die ventrale Aorta, die mit dem Herzen in Verbindung steht, nimmt über ein System von Gefäßbögen, das innerhalb der Kiemenbögen lateral des Pharynx liegt, Verbindung zu einer selbständig entwickelten dorsalen Aorta auf (Abb. 7-2). Man kann die Herkunft bestimmter Arterien in der Anatomie des Erwachsenen noch auf die sechs Paare von Aortenbögen, die zwar angelegt werden aber nicht alle bestehen bleiben, zurückverfolgen. Der Studierende sollte für weitere Details der Entwicklung und besonders für die noch komplizierteren Vorgänge der Venenentwicklung Lehrbücher der Embryologie zu Rate ziehen. Es sei hier daran erinnert, daß eine Besonderheit des sich entwickelnden Kreislaufsystems die Fähigkeit ist, auf wechselnde funktionelle Veränderungen zu reagieren, indem es das Gefäßmuster umbaut, wobei entbehrlich werdende Teile solange erhalten bleiben bis deren Ersatz funktionstüchtig ist.

Die Beschreibung der Herzentwicklung selbst (S. 231) und der besonders einschneidenden Veränderungen, welche im Kreislaufsystem zur Zeit der Geburt (S. 274) geschehen, wird weiter unten in diesem Kapitel abgehandelt.

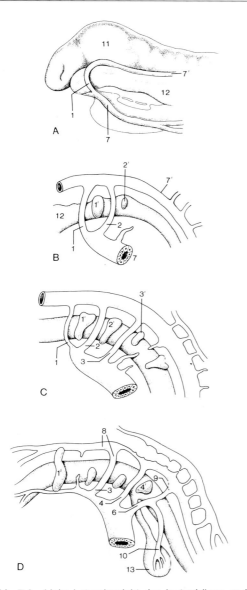

Abb. 7-2 Linke Lateralansicht der Aortenbögen und ihre Umgestaltung. A, dorsale und ventrale Aorta sind durch die ersten Aortenbögen miteinander verbunden. B, erster und zweiter Aortenbogen ausgebildet. C, der erste Bogen beginnt zu verschwinden, der dritte ist vollständig ausgebildet und der vierte und sechste Bogen sind im Begriff sich zu entwickeln. D, der dritte Bogen und der kraniale Teil der dorsalen Aorta sind nun zur A. carotis interna geworden, aus dem sechsten Bogen entsteht der Truncus pulmonalis und der Ductus arteriosus.

1–6, Aortenbögen; 1′–4′, Schlundtaschen; 7, 7′, ventrale und dorsale Aorta; 8, A. carotis interna; 9, Ductus arteriosus; 10, linke A. pulmonalis; 11, Gehirnbläschen; 12, Vorderdarm; 13, Lungenknospe (umgezeichnet nach Noden und De Lahunta, 1985).

Das Herz (Cor)

Das Herz ist das zentrale Organ, das mittels rhythmischer Kontraktionen ununterbrochen Blut durch die Blutgefäße pumpt. Beim Erwachsenen besteht es aus vier Hohlräumen: rechter Vorhof (Atrium dextrum), linker Vorhof (Atrium sinistrum), rechte Kammer (Ventriculus dexter), linke Kammer (Ventriculus sinister) (Abb. 7-3). Die zwei Vorhöfe sind genauso wie die beiden Kammern durch ein Septum voneinander getrennt, Vorhof und Kammer jeder Seite stehen durch eine große Öffnung miteinander in Verbindung. Das Herz vereinigt daher in sich zwei, hintereinander geschaltete Pumpsysteme

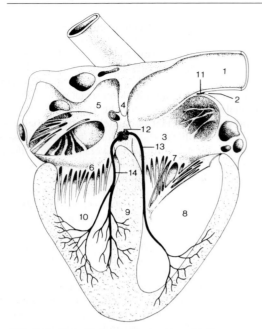

Abb. 7-3 Schnitt durch die vier Herzabteilungen.

1, V. cava cranialis; 2, Sulcus terminalis; 3, Atrium dextrum; 4, Septum interatriale; 5, Atrium sinistrum; 6, Valva atrioventricularis sinistra; 7, Valva atrioventricularis dextra; 8, Ventriculus dexter; 9, Septum interventriculare; 10, Ventriculus sinister; 11, Nodus sinuatrialis; 12, Nodus atrioventricularis; 13, 14, Crus dexter et sinister des His'schen Bündels.

schiede nur von theoretischer Bedeutung sind, werden sie in diesem Kapitel nur wenig Beachtung finden. Unterschiede in der Herztopographie sind von praktischer Bedeutung, weil sie die Methoden für die klinische Untersuchung und deren Interpretation modifizieren. Diese Gesichtspunkte sollen in einem späteren Kapitel abgehandelt werden.

Das Herz wird fast vollständig vom Herzbeutel (Pericardium) (Abb. 7-5) eingehüllt. Dieser liegt so eng an, daß man von dessen Lage auf die des Herzens selbst schließen kann. Der Herzbeutel ist in das Mediastinum, die Scheidewand, welche rechte und linke Pleurahöhle voneinander trennt (Abb. 4-17/A) – eingeschlossen. Das Herz ist konisch und liegt asymmetrisch im Thorax, d. h. der größte Teil (ca. 60%) liegt links der Medianebene (Abb. 13-8 und 20-9). Die Herzbasis (Ba-

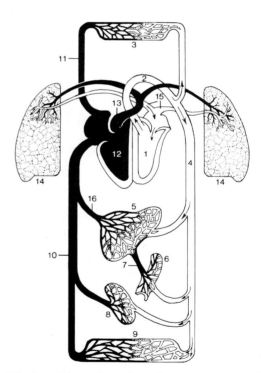

Abb. 7-4 Schematische Darstellung des Lungen- und Körperkreislaufs.

1, linke Herzkammer; 2, Aorta; 3, Kapillarnetz des Kopfes, Nackens und der Vordergliedmaße; 4, Aorta abdominalis; 5, Leber; 6, Kapillarnetz der Darmeingeweide; 7, Vena portae; 8, Kapillarnetz der Niere; 9, Kapillarnetz des kaudalen Körperabschnitts; 10, Vena cava caudalis; 11, Vena cava cranialis; 12, rechte Herzkammer; 13, Truncus arteriosus; 14, Kapillarnetz der Lunge; 15, Lungenvene; 16, Lebervenen.

innerhalb eines Organs. Die rechte Pumpe erhält sauerstoffarmes (venöses) Blut aus dem Körper und befördert es über den Truncus pulmonalis in die Lungenflügel zum Zwecke des Gasaustauschs. Die linke Pumpe erhält das sauerstoffreiche (arterielle) Blut von den Lungen und befördert es über die Aorta zurück in den Körper (Abb. 7-4).

Die Größe des Herzens variiert sowohl tierartlich als auch individuell beträchtlich, bei kleineren Tierarten bzw. kleineren Individuen ist das Herz relativ größer, jedoch kann es durch anhaltendes Training deutlich hypertrophieren. Als Faustregel mag gelten: Das Herzgewicht beträgt 0,75% des Körpergewichts. Diese Relation ist bei abgetriebenen Tieren verringert und bei Vollblutpferden oder bei im Rennen eingesetzten Greyhounds beträchtlich vergrößert.

Topographie des Herzens. Herzbeutel

Aufbau, Form und Lage des Herzens ist bei allen Säugetieren ähnlich. Da die meisten Unter-

Das Herz-Kreislaufsystem 241

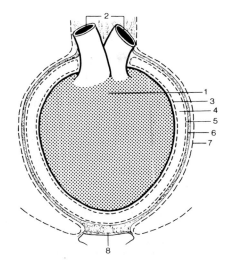

Abb. 7-5 Schematische Darstellung des Herzbeutels.
1, Herz; 2, große Gefäße; 3, viszerales Perikard (Epicardium); 4, Herzbeutelhöhle (übermäßig groß dargestellt); 5, parietales Perikard; 6, Bindegewebsschicht des parietalen Perikards; 7, Pleura mediastinalis; 8, Lig. sternopericardiacum.

liegt dicht über dem Sternum auf der Höhe des sechsten Rippenknorpels. Die Längsachse, welche das Zentrum der Herzbasis mit der Herzspitze verbindet, fällt daher kranioventral ab, wobei eine geringe Verschiebung nach links erfolgt (Abb. 7-6). Das in dem Herzbeutel eingeschlossene Herz ist zwischen der dritten und sechsten Rippe gelegen, daraus folgt, daß es zu einem großen Teil von der Vordergliedmaße bedeckt wird. Dies ist insbesondere bei Großtieren von Nachteil für die klinische Untersuchung (Abb. 20-2 und 27-1).

Obgleich im allgemeinen konisch, zeigt das Herz bei zahlreichen Quadrupeden entsprechend der Form des Thorax ein bilateral abgeplattetes Erscheinungsbild. Dies ermöglicht eine bessere Beschreibung der rechten und linken Oberfläche, welche gegen die der Herzform angepaßten Lungenflügel gerichtet sind. Die Incisura cardiaca pulmonis am Ventralrand des rechten und linken Lungenflügels ermöglicht dem Herzen einen umschriebenen Kontakt zur Brustwand, dieser ist normalerweise links – wegen der asymmetrischen Herzlage – breitflächiger (Abb. 13-4). Beide Seitenflächen des Herzens werden von einem N. phrenicus überquert. Der Kranialrand des Herzen (Margo ventricularis dexter) steht beim jungen Tier in breiter Verbindung zum Thymus. Der Kaudalrand des Herzens (Margo ventricularis sinister) hat Kontakt mit dem Zwerchfell und ist daher den kranialen Bauchorganen eng benach-

sis cordis) ist dorsal gerichtet und erreicht in etwa eine Horizontalebene, welche auf halber Höhe der ersten Rippe liegt. Bei einigen Tierarten (z. B. Hund) ist die Herzbasis in unterschiedlichem Maße gekippt, um dann mehr kraniodorsal gerichtet zu sein. Die Herzspitze (Apex cordis)

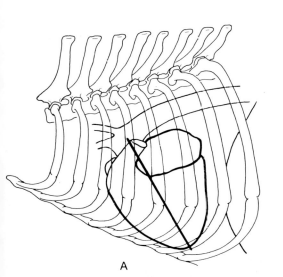
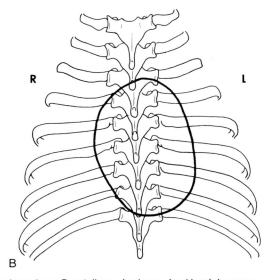

Abb. 7-6 Schemazeichnung (basierend auf Röntgenaufnahmen) zur Darstellung der Lage des Hundeherzens. A, linke Seitenansicht: die kaudoventral abfallende Längsachse des Herzens (gerade Linie) ist eingezeichnet. B, Ventrodorsalansicht: zeigt die asymmetrische Herzlage.

bart (Abb. 27-7), das kann bei einigen Tierarten von klinischer Bedeutung sein (S. 682).

Der Herzbeutel (Pericardium) ist im Grunde ein geschlossener seröser Sack, der durch das Herz so tief eingestülpt ist, daß sein Lumen zu einem bloßen kapillaren Spalt reduziert ist (Abb. 7-5/4). Der Spaltraum enthält eine kleine Menge seröser Flüssigkeit, die normalerweise ausreicht, um die Reibung des Herzens mit seiner Hülle herabzusetzen. Im Bereich der Herzbasis geht die viszerale Schicht des Herzbeutels in dessen parietale Schicht über. Bei dieser komplizierter Umfaltung werden auch die Vorhöfe und die großen Gefäßstämme von Serosa überzogen. Die Viszeralschicht des Herzbeutels liegt der Herzwand so dicht an, daß sie als Bestandteil dieser (Epicardium) betrachtet werden kann. Die parietale Schicht enthält einen dicken äußeren Faseranteil (/6), welcher dorsal mit der Adventitia der großen Gefäße verschmilzt und ventral an der Herzspitze in ein Band übergeht. Dieses setzt gewöhnlicherweise am Sternum an (*Lig. sternopericardiacum* /8). Bei den Tierarten bei welchen die Herzachse mehr geneigt ist, setzt das Band am Zwerchfell an (*Lig. phrenicopericardiacum*). Diese Befestigungen bewirken eine starke Beeinträchtigung der Herzbeweglichkeit, dennoch verursacht jede Atembewegung eine leichte Herzverschiebung.

Obgleich sich das Perikard während des Herzzyklus etwas verzieht und sich damit an die verändernde Form des Herzmuskels anpaßt, verhindert dessen Faserschicht eine Überdehnung während der Diastole. Der Herzbeutel vermag sich bei Herzvergrößerung durch anhaltende körperliche Belastung oder Krankheit und bei Ansammlung von Eiter in der Perikardhöhle über längere Zeit zu dehnen.

Allgemeine Anatomie des Herzens

Die Basis des Herzens (Basis cordis) wird durch dessen dünnwandige Vorhöfe (Atria cordis) gebildet, die von den Kammern (Ventriculi cordis) durch eine Furche *(Sulcus coronarius)* getrennt sind, diese enthält – eingehüllt in Fettgewebe – die Hauptstämme der Herzkranzgefäße. Rechter und linker Vorhof verbinden sich zu einer fortlaufenden U-förmigen Konfiguration, welche den Ursprung der Aorta umfaßt; die Anordnung wird auf der linken Seite kranial unterbrochen,

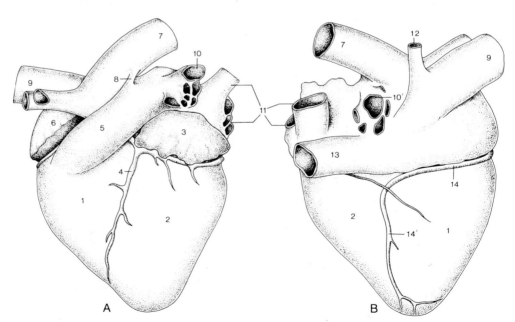

Abb. 7-7 Linke (A) und rechte (B) Ansicht des Pferdeherzens.

1, rechte Herzkammer; 2, linke Herzkammer; 3, linkes Herzohr; 4, Ramus interventricularis paraconalis; 5, Truncus pulmonalis; 6, rechtes Herzohr; 7, Aorta; 8, Lig. arteriosum; 9, Vena cava cranialis; 10, 10', linke und rechte A. pulmonalis; 11, Vena pulmonalis; 12, rechte V. azygos; 13, Vena cava caudalis; 14, rechte Koronararterie; 14', Ramus interventricularis subsinuosus der rechten Kranzarterie.

wo jeder Vorhof in einem freien blind endenden Anhängsel, dem Herzohr (Auricula atrii) endet (Abb. 7-7/A6, 3), welches den Ursprung des Truncus pulmonalis überlappt. Die Ränder der Herzohren sind häufig eingekerbt.

Die Herzkammern (Ventriculi cordis) stellen den größeren Teil des Herzens dar, dieser ist auf Grund der größeren Wanddicke auch viel stärker ausgebildet als der Vorhofbereich. Obgleich die Herzkammern äußerlich verschmolzen sind, werden ihre unterschiedlichen Ausmaße dennoch durch flache Rinnen, die zur Herzspitze absteigen, gekennzeichnet. Die linke Rinne *(Sulcus paraconalis)* verläuft mehr in Richtung auf den kranialen Rand (Margo ventricularis dexter) (/A,4); die rechte Rinne *(Sulcus subsinuosus)* ist mehr nach kaudal gerichtet (/B,14); beide Rinnen enthalten wichtige Gefäße, welche den Rändern des interventrikulären Septum (Septum interventriculare) folgen, sie demonstrieren so die asymmetrische Anordnung der Herzventrikel. Die rechte Kammer liegt kranial der linken und umgreift dieselbe von rechts und links (Abb. 7-10). Zusätzliche Äste der Kranzgefäße erstrecken sich über eine kurze Strecke auf der Kammeroberfläche, sie bilden ein weniger regelmäßiges Verteilungsmuster, abgesehen davon ist jedoch die Ventrikeloberfläche glatt und eben. Obgleich von außen nicht sichtbar, trennt ein bindegewebiges Gerüst die atriale Muskulatur von der der Ventrikel.

Der rechte Vorhof (Atrium dextrum): Dieser Herzabschnitt liegt hauptsächlich auf der rechten Seite, obgleich sein Herzohrende die Kranialfläche des Truncus pulmonalis bedeckt und sich so auch bis auf die linke Seite erstreckt. Der größte Teil des Atriums bildet eine Ausbuchtung (Sinus venarum cavarum) in welche die großen Venen münden (Abb. 7-8/1). Die kaudale Hohlvene (Vena cava caudalis) öffnet sich in den kaudodorsalen Abschnitt dieser Ausbuchtung, oberhalb der wesentlich kleineren Öffnung des *Sinus coronarius* (/7), der das venöse Herzeigenblut abführt. Die Vena cava cranialis mündet kraniodorsal an der *Crista terminalis* (/8). Hier mündet in tierartlich unterschiedlicher Weise auch eine Vena azygos. Wenn eine *Vena azygos dextra* vorhanden ist (Pferd, Hund, Wiederkäuer), mündet diese dorsal, entweder zwischen den Mündungen der beiden Hohlvenen oder indem sie Kontakt zur V. cava cranialis aufnimmt. In Fällen, in denen eine *Vena azygos sinitra* ausgebildet ist (Wiederkäuer, Schwein), mündet diese in den Si-

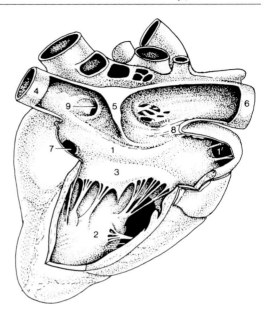

Abb. 7-8 Überblick über das Innere des rechten Atriums und Ventrikels.

1, rechtes Atrium; 1', rechtes Herzohr; 2, rechter Ventrikel; 3, rechte Atrioventrikularklappe; 4, kaudale Hohlvene; 5, Tuberculum intervenosum; 6, kraniale Hohlvene; 7, Sinus coronarius; 8, Crista terminalis; 9, Fossa ovalis.

nus coronarius kurz vor dessen Ende, nachdem sie sich um den kaudalen Rand des Herzens, von links kommend, gewunden hat (Abb. 7-9/A,12).

Das Innere des Atriums ist zwischen den Einmündungen der Venen, welche keine Klappen aufweisen, glatt. Sein Dach senkt sich zwischen den Öffnungen der beiden Hohlvenen kammartig ein (Tuberculum intervenosum), es wird durch die Venae pulmonales auf deren Weg zum linken Atrium eingekerbt. Das Tuberculum intervenosum (Abb. 7-8/5) verhindert das direkte Aufeinandertreffen zwischen die beide Hohlvenenströmen, indem es beide nach ventral gegen das Ostium atrioventriculare (/3), das den größten Teil des Vorhofbodens ausmacht, umlenkt. Kaudal des Tuberculums findet sich die sog. *Fossa ovalis* (/9), eine flache Grube in der Wand zwischen den Vorhöfen, es entspricht dem Foramen ovale des fetalen Lebens. In deutlichem Gegensatz hierzu weist das Innere der Herzohren (/1') durch das Vorhandensein von Leisten (Musculi pectinati) eine unregelmäßige Oberfläche auf. Diese Leisten zweigen von der Crista terminalis ab, welche die Grenzlinie zwischen Herzohr und Hauptteil des Vorhofs bildet.

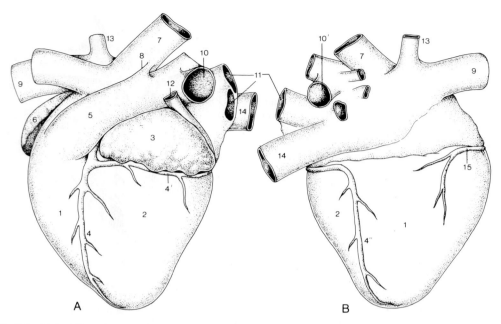

Abb. 7-9 Linke (A) und rechte (B) Ansicht des Rinderherzens.

1, rechter Ventrikel; 2, linker Ventrikel; 3, linkes Herzohr; 4, Ramus interventricularis paraconalis der linken Koronararterie; 5, Truncus pulmonalis; 6, rechtes Herzohr; 7, Aorta; 8, Lig. arteriosum; 9, kraniale Hohlvene; 10, 10′, linke und rechte A. pulmonalis; 11, Venae pulmonales; 12, linke Vena azygos; 13, rechte V. azygos; 14, kaudale Hohlvene; 15, rechte Koronararterie.

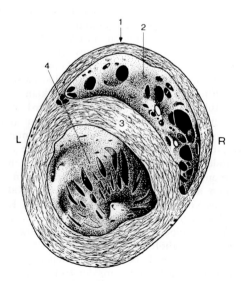

Abb. 7-10 Querschnitt durch die Herzventrikel: Beachte die unterschiedliche Wanddicke der rechten bzw. linken Kammer.

1, kranialster Punkt des Herzens; 2, rechte Kammer; 3, Kammerseptum; 4, linke Kammer.

Der linke Vorhof (Atrium sinistrum) besitzt grundsätzlich eine ähnliche Form wie der rechte. Er nimmt die Venae pulmonales auf, die einzeln oder in Gruppen an zwei oder drei Stellen: links kranial, rechts kranial und bei manchen Tieren kaudal (Abb. 7-7/11 und 7-9/11) einmünden. Die Wand zwischen den Atrien weist u. U. eine Narbe auf, welche die Stelle markiert, an der im Fetus die Klappe des Foramen ovale lag. Das linke Herzohr ähnelt dem des rechten Atriums.

Die rechte Kammer (Ventriculus dexter) ist im Querschnitt halbmondförmig, sie legt sich von kranial links und rechts dem linken Ventrikel an (Abb. 7-10). Sie wird durch einen kräftigen Muskelbalken (Crista supraventricularis), der kranial des ostium atrioventriculare vom Dach des Atriums vorspringt, unvollständig unterteilt (Abb. 7-11/7). Unter dieser großen, langgezogenen Öffnung liegt der Hauptteil des rechten Ventrikels. Der *Conus arteriosus* (/6), eine nach links gerichtete Ausbuchtung führt direkt durch die wesentlich kleinere runde Öffnung in den Truncus pulmonalis.

Die *rechte Atrioventrikularklappe (Valva tricuspidalis)* besteht aus drei Lappen oder Zipfeln, die an einem bindegewebigen Ring, der das Ostium atrioventriculare umgibt, befestigt sind. Die Zipfel sind im Bereich ihrer Befestigung miteinander verschmolzen; sie trennen sich gegen das Zentrum der Öffnung voneinander, dort sind ihre freien Enden, insbesondere bei älteren Tieren, dick und unregelmäßig. Jeder Zipfel steht mit Gruppen von Sehnenfasern (Chordae tendineae) in Verbindung, diese inserieren an den aus der Wandmuskulatur herausragenden Warzenmuskeln *(Mm. papillares)*. Es gibt im allgemeinen drei dieser Muskeln und die Chordae tendineae sind solcherart angelegt, daß sie jeden Klappenzipfel mit zwei Papillarmuskeln und jeden Muskel mit zwei Klappenzipfeln verbinden (Abb. 7-12/2, 3). Eine solche Anordnung verhindert das Durchschlagen der Klappenzipfel in den Vorhof während der Kammerkontraktion (Systole). Das Lumen des Ventrikels wird von einem dünnen Muskelstrang *(Trabecula septomarginalis)*, der vom Kammerseptum zur Außenwand zieht, durchquert (Abb. 7-11/8). Dieser stellt ei-

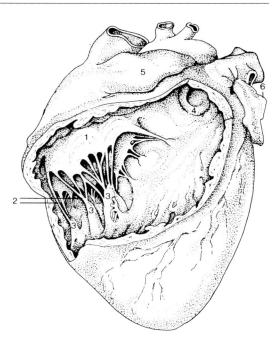

Abb. 7-12 Kranioventrale Innenansicht des rechten Ventrikels.

1, Zipfel der rechten Atrioventrikularklappe; 2, Chordae tendineae; 3, Papillarmuskeln; 4, Valva trunci pulmonalis; 5, rechtes Herzohr; 6, linkes Herzohr.

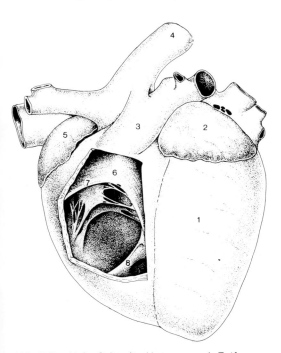

Abb. 7-11 Linke Seite des Herzens, nach Entfernung eines Teils der rechten Kammerwand.

1, linker Ventrikel; 2, linkes Herzohr; 3, Truncus pulmonalis; 4, Aorta; 5, rechtes Herzohr; 6, Conus arteriosus; 7, Crista supraventricularis; 8, Trabecula septomarginalis.

nen Abkürzungsweg für ein Bündel des Reizleitungssystems dar. Auf diese Weise wird eine annähernd simultane Kontraktion aller Kammerteile bewirkt (Abb. 7-3). Die Vielzahl unregelmäßiger Muskelbälkchen (Trabeculae carneae), welche dem unteren Teil der Herzwand ein schwammartiges Aussehen verleiht, stellt eine weitere Modifikation der Herzmuskulatur dar. Die Trabeculae carneae werden der Einströmungsbahn der Herzkammer zugerechnet; man vermutet, daß durch sie Turbulenzen im Blutstrom verringert werden.

Die Öffnung in den Truncus pulmonalis liegt etwas mehr dorsal als das Ostium atrioventriculare und ist dem Aortenursprung links und kranial benachbart (Abb. 7-13/4). Sie wird während der Kammererschlaffung (Diastole) durch den Rückstrom des Blutes, der die drei Anteile der *Valva trunci pulmonalis* füllt, geschlossen. Die Valvulae der Valva trunci pulmonalis schmiegen sich schwalbennestartig der Gefäßwand an, ihre Öffnung ist gegen den Truncus pulmonalis gerichtet und ihre freien Enden legen sich bei Klappenschluß dicht aneinander. Verdickungen an den Kontaktzonen (Noduli valvularum semilunarum), die bei älteren Tieren gelegentlich stärker ausgebildet sind, verbessern den Gefäßschluß.

Die linke Kammer (Ventriculus sinister) ist im Querschnitt rund (Abb. 7-10) und bildet die Spitze des Gesamtherzens. Abgesehen vom Bereich der Herzspitze ist die Wand der linken Kammer wesentlich dicker als die der rechten, was auf deren größere Pumparbeit zurückzuführen ist; jedoch ist der Eindruck, daß die linke Kammer wegen ihrer starken Wandmuskulatur kleiner als die rechte sei, trügerisch. Die *linke Atrioventrikularklappe (Valva atrioventricularis sin.; Valva bicuspidalis, mitralis)* welche das Ostium atrioventriculare verschließt, hat nur zwei Zipfel, ist jedoch ansonsten mit der rechten Klappe zu vergleichen. Sie liegt größtenteils links der Medianebene (Abb. 7-13/2). Die Austreibungsbahn zur Aorta hin nimmt eine mehr zentrale Position ein (/3).

Die *Valva aortae* ähnelt der *Valva trunci pulmonalis,* doch sind deren Valvulae in unterschiedlicher Weise angeordnet. Die knötchenförmigen Verdickungen an ihren freien Rändern sind in der Aorta allgemein stärker entwickelt.

Die Struktur des Herzens

Die dicke mittlere Schicht der Herzwand *(Myocardium)* besteht aus der sog. Herzmuskulatur, einer Variante der quergestreiften Muskulatur. Sie wird nach außen vom viszeralen Perikard *(Epicardium)* überzogen und nach innen von Endokard *(Endocardium),* einer dünnen glatten Schicht bedeckt, welche in die Intima der Blutgefäße übergeht.

Der Vorhof- und Kammeranteil der Herzmuskulatur sind durch ein bindegewebiges Gerüst (Herzskelett) voneinander getrennt. Dieses wird hauptsächlich durch das Zusammentreffen der Faserringe, welche die vier Herzöffnungen umgeben, gebildet. Das Skelett enthält Inseln von Faserknorpel, in denen sich Knochengewebe bilden kann *(Ossa cordis)* (Abb. 7-13/5). Obgleich diese Knochen vorwiegend im Herzen des Rindes beobachtet werden, ist deren Vorkommen nicht alleine auf diese Tierart beschränkt, wie gelegentlich behauptet wird. Das bindegewebige Gerüst ist an einer Stelle perforiert (in der Nähe des Sinus coronarius), um dem His'schen Bündel *(Fasciculus atrioventricularis)* den Durchtritt zu ermöglichen. Dieses Bündel spezialisierter Herzmuskelfasern leitet die Impulse für die Muskelkontraktion und stellt die einzige Verbindung zwischen der Vorhof- und der Kammermuskulatur dar. Feine Abspaltungen des Herzskeletts liefern übrigens die bindegewebige Grundlage der verschiedenen Herzklappen.

Die Vorhofmuskulatur ist dünn – tatsächlich kann die Herzohrwand zwischen den Mm. pectinati durchsichtig sein. Sie ist in oberflächlichen und tiefen Bündeln angelegt; ein Teil der ersteren ist beiden Vorhöfen gemeinsam, aber der Rest und alle tiefen Bündel beschränken sich auf jeweils einen Vorhof. Es besteht die Vermutung, daß die Bindegewebszüge, welche die Mündungen sowohl der Hohlvenen als auch der Lungenvenen umgeben als Drosseleinrichtungen (Drosselklappen) wirken, die den Blutrückfluß in die Venen während der Vorhofsystole verhindern.

Die wesentlich dickere Muskulatur der Herz-

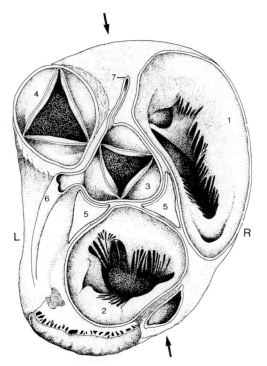

Abb. 7-13 Dorsalansicht der Herzbasis eines Rindes, nach der Entfernung der Vorhöfe. Beiderseits der Valva aortae sind die Herzknochen freigelegt. Die Pfeile weisen auf die Medianebene.

1, rechte Atrioventrikularklappe; 2, linke Atrioventrikularklappe; 3, Aortenklappe; 4, Klappe des Truncus pulmonalis; 5, Herzknochen; 6, linke Koronararterie; 7, rechte Koronararterie.

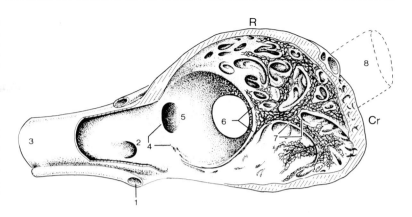

Abb. 7-14 Das Innere des rechten Vorhofs eines Pferdes von ventral. Die spezialisierten Fasern des Reizleitungssystems sind injektionsmarkiert; sie liegen hauptsächlich subendokardial im Bereich der Mm. pectinati der Herzohren.

1, Sinus coronarius; 2, Fossa ovalis; 3, Vena cava caudalis; 4, Tuberculum intervenosum; 5, Vena azygos; 6, Crista terminalis; 7, Mm. pectinati; 8, Vena cava cranialis. (Nach Ter Borg, Diss. Utrecht.)

kammern besteht ebenfalls aus oberflächlichen und tiefen Faserbündeln. Einige oberflächliche Bündel schlingen sich in Achtertouren um beide Kammern, indem sie das Kammerseptum mit einbeziehen. Andere umgeben genauso wie die tiefen Bündel nur eine Kammer. Die Anordnung der Muskulatur ist in der Tat sehr kompliziert und die Analyse des Kontraktionsmechanismus läßt noch viele Fragen offen.

Der dem Herzen innewohnende Rhythmus wird durch einen Schrittmacher kontrolliert. Es handelt sich dabei um den kleinen *Sinusknoten (Nodus sinuatrialis)*, der aus denselben modifizierten Muskelzellen aufgebaut ist wie auch das Herzreizleitungssystem und der sehr intensiv innerviert ist. Der Sinusknoten liegt unter dem Endokard der rechten Vorhofwand, ventral der Mündung der Vena cava cranialis (Abb. 7-3/11), er läßt sich makroskopisch jedoch nicht darstellen. Bei Ungulaten findet man subendokardial im Vorhof spezialisiertes reizleitendes Gewebe und zwar hauptsächlich im Bereich der Mm. pectinati (Abb. 7-14). Ein zweiter Knoten *(Nodus atrioventricularis)* ähnlicher Konstruktion ist im Septum interatriale lokalisiert, er liegt kranial der Mündung des Sinus coronarius und ist ebenfalls reichlich innerviert. Aus diesem Knoten entspringt der *Fasciculus atrioventricularis*, welcher das bindegewebige Stützgerüst durchdringt, um sich dann in einen rechten und linken Schenkel (Crus dextrum et sinistrum) aufzuteilen; die beiden Crura fächern sich im Septum interventriculare weiter auf (Abb. 7-15). Jeder Schenkel verläuft weiter nach ventral dicht unter dem Endokard und verzweigt sich, um alle Abschnitte des Herzmuskels zu erreichen. Ein Teil des rechten Leitungsbündels zieht zur Außenwand über die Trabecula septomarginalis. Die Hauptreizleitungsstrukturen können im Rinderherzen relativ leicht präparatorisch dargestellt werden.

Herzgefäße und -nerven

Das Herz wird verschwenderisch mit Blut versorgt, indem es etwa 15% des Ausstoßes des linken Ventrikels zur Eigenversorgung erhält. Die Versorgung erfolgt über die Koronararterien, die aus zwei der drei Sinus, die über den Semilunar-

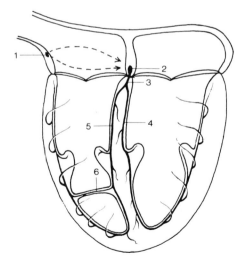

Abb. 7-15 Schematische Zeichnung des Reizleitungssystems des Herzens. Die unterbrochene Linie deutet die Passage der Erregungsleitungswelle über die Vorhofwand an.

1, Nodus sinuatrialis; 2, Nodus atrioventricularis; 3, Fasciculus atrioventricularis; 4, Crus sinister; 5, Crus dexter; 6, Ast des Crus dexter, der über die Trabecula septomarginalis verläuft.

klappen der Aorta liegen, entspringen (Abb. 7-16).

Die *Arteria coronaria sinistra* ist gewöhnlich das größere Gefäß. Sie entspringt oberhalb der Valvula semilunaris sinistra und zieht zur Koronarrinne, indem sie zwischen dem linken Herzohr und dem Truncus pulmonalis hindurchzieht; sie teilt sich fast unmittelbar nach ihrem Ursprung auf. Der linke Ramus interventricularis (paraconalis) folgt dem Sulcus interventricularis bis gegen die Herzspitze (Abb. 7-17/2′). Der Stamm der A. coronaria zieht weiter als Ramus circumflexus (/2″) und folgt dabei dem Sulcus coronarius bis zur Kaudalfläche des Herzens, wo er in der Nähe des Ursprungs des Sulcus interventricularis (subsinuosus) auslaufen kann (Pferd und Schwein) oder in die Rinne hineinzieht (Carnivoren und Wiederkäuer) (Abb. 7-18/A, B).

Die *A. coronaria dextra* entspringt oberhalb der Valvula semilunaris intermedia (Abb. 7-16/6) und erreicht den Sulcus coronarius nachdem sie zwischen dem rechten Herzohr und dem Truncus pulmonalis durchgetreten ist. Sie verfolgt einen bogenförmigen Kurs, läuft dann gegen den Ursprung des Sulcus subsinuosus aus oder zieht bei solchen Tierarten, bei denen die linke Arterie das eingeschränkte Verzweigungsmuster aufweist

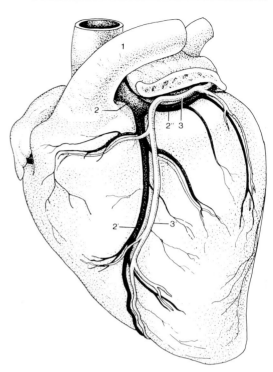

Abb. 7-17 Aufzweigung der linken Koronararterie, Ansicht von links. Das linke Herzohr ist zum Teil entfernt.

1, Truncus pulmonalis; 2, A. coronaria sinistra; 2′, R. interventricularis paraconalis; 2″, R. circumflexus; 3, V. cordis magna (fortgesetzt durch den Sinus coronarius auf der rechten Herzseite); 3′, Ramus interventricularis paraconalis von 3.

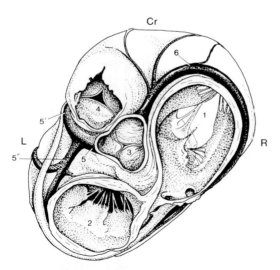

Abb. 7-16 Dorsalansicht des Herzens nach Entfernung der beiden Vorhöfe. Die Koronararterien sind freigelegt.

1, Valva atrioventricularis dextra; 2, Valva atrioventricularis sinistra; 3, Valva aortae; 4, Valva pulmonalis; 5, A. coronaria sinistra; 5′, Ramus interventricularis paraconalis; 5″, Ramus circumflexus; 6, A. coronaria dextra.

in diesen hinein. Beide Koronararterien geben weitere Äste unterschiedlicher Größe und Lage, an umliegende Abschnitte der Vorhof- und Kammerwände ab. Sehr kleine Äste erstrecken sich über eine kurze Distanz im bindegewebigen Kern der Klappenzipfel.

Während zwischen den Hauptästen der Herzkranzarterien keine Gefäßanastomosen vorhanden sind, gibt es diese in großer Zahl zwischen den kleineren Ästen. Dennoch kann der plötzliche Verschluß eines der kleinen Gefäße gewöhnlicherweise nicht kompensiert werden, was zu einem lokalen Infarkt der Herzmuskulatur führt.

Der Blutrückfluß erfolgt prinzipiell über die große Herzvene *(Vena cordis magna)*, die über den Sinus coronarius separat in den rechten Vorhof mündet (Abb. 7-18/4, 3). Erstaunlicherweise münden sehr viel kleinere Venen (Vv. cordis minimae s. thebesii) direkt in die Herzkammern.

Die Innervation des Herzens ist topographisch

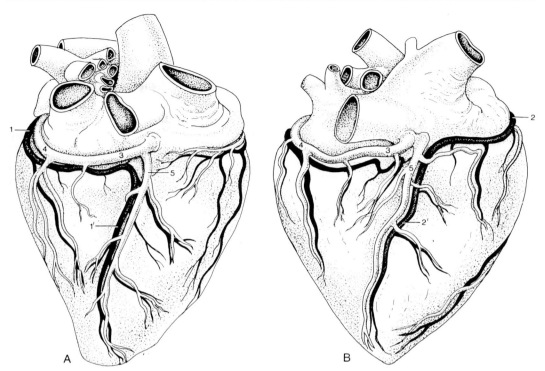

Abb. 7-18 Muster der Herzkranzgefäße von rechts gesehen. Verhältnisse bei den Wiederkäuern und Fleischfressern (A), der rechte Ramus interventricularis (subsinuosus) (1') stellt die Fortsetzung der linken Koronararterie dar. Lage der Gefäße beim Pferd und Schwein (B), der rechte Ramus interventricularis (subsinousus) (2') stellt die Fortsetzung der rechten Koronararterie dar.

1, R. circumflexus der linken Koronararterie; 1', rechter R. interventricularis (subsinousus); 2, rechte Koronararterie; 2', rechter R. interventricularis (subsinuosus); 3, Sinus coronaris; 4, V. cordis magna; 5, V. cordis media.

sehr kompliziert, glücklicherweise ist es hauptsächlich die Aufgabe der Physiologen, sich mit solchen Details zu befassen. Ein Innervationsbeitrag des sympathischen Systems wird über das kaudale Zervikalganglion und die ersten Thorakalganglien des Truncus sympathicus an das Herz geleitet. Die postganglionären Fasern bilden innerhalb des kranialen Mediastinums Geflechte (Plexus cardiaci), bevor sie in die Herzwand einstrahlen (Abb. 7-19). Parasympathische Fasern zweigen entweder direkt von den Vagusnerven ab oder treten nach kurzer Passage innerhalb der Nn. laryngei recurrentes in Erscheinung. Sie enden an Nervenzellen in der Herzwand und zwar besonders innerhalb oder in der Umgebung des Nodus sinuatrialis bzw. Nodus atrioventricularis, viele der postganglionären Fasern ziehen zu den Herzknoten, andere erreichen die Peripherie des Herzens, indem sie dem Fasciculus atrioventricularis und seinen Ästen folgen.

Funktionelle Anatomie

Für eine wirksame Pumpleistung ist eine koordinierte Kontraktion die Voraussetzung; asynchrone Kontraktion von Muskelfasern (Herzflimmern) ist ineffektiv und kann rasch fatal werden, wenn die Kammermuskulatur betroffen ist. Der Sinusknoten stellt den Schrittmacher dar, von dem die Erregungswelle normalerweise ausgeht und sich über alle Teile der Herzmuskulatur ausbreitet; er besitzt den höchsten Grad an spontaner Aktivität, wenn er keinerlei externe Stimuli empfängt, im Normalfall wird sein Impulsausstoß jedoch durch den Einfluß beschleunigender sympathischer und verlangsamender parasympathischer Impulse bestimmt. Die Erregungswelle, welche sich vom Sinusknoten über die Vorhofmuskulatur ausbreitet, erreicht rasch den Atrioventrikularknoten (7-15/2). Dieser reagiert nicht sofort auf den Reiz und ermöglicht dadurch die

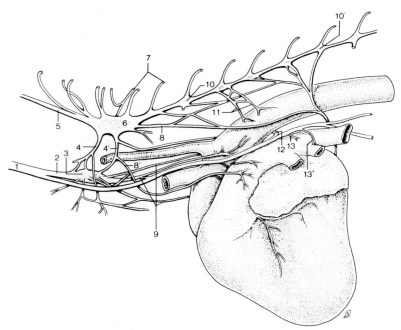

Abb. 7-19 Herznerven und dazugehörige Ganglien eines Hundes; linke Seitenansicht.

1, N. vagus; 2, Truncus sympathicus; 3, mittleres Halsganglion; 4, 4′, kranialer und kaudaler Schenkel der Ansa subclavia; 5, N. vertebralis; 6, Ganglion cervicothoracicum (stellatum); 7, Verbindungsäste, 8, 8′, kaudodorsale und kaudoventrale Nn. cardiaci cervicales und thoracici; 9, Nn. cardiaci vertebrales; 10, 10′, drittes und siebtes Grenzstrangganglion; 11, Nn. cardiaci thoracici; 12, linker N. laryngeus recurrens; 13, 13′, kraniale und kaudale Rr. cardiaci des N. vagus.

Beendigung der Vorhofkontraktion. Der Impuls wird sodann über das atrioventrikuläre Reizleitungsgewebe zur Kammermuskulatur geleitet. Obgleich sich die Kammermuskulatur annähernd synchron kontrahiert, hat die subendokardiale Muskelschicht, welche auch die Papillarmuskeln umfaßt, dennoch einen geringen Vorsprung.

Der Blutfluß paßt sich an diese Aktivitäten an. Blut strömt so lange in die Vorhöfe wie der Druck in den Venen größer ist als der, welcher im Herzen herrscht. Der Venendruck wird durch einige Faktoren von unbekannter und variierender Größe bestimmt. Die Kraft, die stromaufwärts aufgebracht wird (Vis a tergo) ist die Summe aus: Restdruck, der dem Blut aus der Kammerkontraktion erhalten geblieben ist, den Kräften, die durch Muskelkontraktion, Eingeweideaktivität und arterielle Pulsation ausgeübt werden, und der sog. Bauchpumpe, welche durch Kontraktion des Zwerchfells Blut aus der V. cava caudalis und deren großen Ästen treibt. Die stromabwärts wirkende Kraft (Vis a fronte) schwankt zwischen einem negativ ansaugenden Effekt (hervorgerufen durch die Expansion des Thorax und Erschlaffung des Vorhofs) und einem positiven Druck, der im Verlauf der Vorhofsystole entsteht. Ein lateraler Druck wird möglicherweise durch die Kontraktion der Muskelschicht der großen Venen bewirkt. Auch die Schwerkraft spielt je nach Körperhaltung entweder eine blutflußfördernde oder eine hemmende Rolle. Eine große Menge Blut fließt direkt durch die offenen Ostia atrioventricularia in die Kammern, die Vorhofkontraktion, welche mit dem letzten Stadium der Kammererschlaffung zusammenfällt, trägt nur einen kleinen Teil zur Kammerfüllung bei. Während der Vorhofkontraktion kann etwas Blut in die Venen zurückströmen (trotz des bereits erwähnten vermutlichen Drosselmechanismus); ein Puls an der Vena jugularis ist das sichtbare Zeichen dafür.

Während der Kammererschlaffung sind die Klappen des Truncus pulmonalis und der Aorta geschlossen und der Druck in den Arterien übersteigt den der Herzkammern. Die Kammerkontraktion bewirkt den Schluß der Atrioventrikularklappe, wobei ein Durchschlagen der Klappenzipfel durch die gleichzeitige Kontraktion der Papillarmuskeln verhindert wird. Wenn der Kammerdruck zunimmt, öffnet das ausströmende Blut die ableitenden Arterien, deren Wände werden durch den plötzlichen Blutausstoß gedehnt. Die beiden Herzkammern kontrahieren nicht gleichzeitig. Das Lumen der rechten Kammer wird wie ein Blasebalg zusammengepreßt, hierbei wird die äußere Wand gegen die Kammerscheidewand gedrückt (Abb. 7-20). Der mehr zylindrische linke Ventrikel kontrahiert sich radiär und in Längsrichtung; die radiäre Kontraktion ist vermutlich die wirkungsvollere.

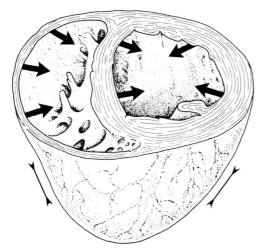

Abb. 7-20 Schematische Darstellung der Kontraktionsweise des linken und rechten Ventrikels. Die Wand des linken Ventrikels kontrahiert radiär, das Lumen des rechten Ventrikels wird nach Blasebalgart zusammengedrückt.

Der Schluß der Herzklappen erzeugt typische Töne, die bei der Auskultation zu hören sind. Die Qualität dieser Töne gibt wertvolle Informationen über den Zustand der Klappen. Aufgrund der Unwägbarkeiten der Schallfortpflanzung in unterschiedlichen Gewebsarten, gibt die Schallprojektion der Herzklappen auf die Brustwand nicht zwingend die Stellen (Puncta maxima) wieder, an denen die Herzklappentöne am deutlichsten zu hören sind. Unter Nichtberücksichtigung von Spezies- und Rasseneigentümlichkeiten, kann als grober Anhaltspunkt gelten, daß die Klappen des Truncus pulmonalis, der Aorta sowie der linken Vorhof-Kammeröffnung am besten ungefähr über der dritten, vierten und fünften Rippe der linken Brustwand und die rechte Atrioventrikularklappe über der vierten rechten Rippe auskultiert werden können. Die Klappen des Truncus pulmonalis und der Aorta liegen etwas dorsal der Atrioventrikularklappen; bei diesem Detail muß allerdings die Neigung der Herzachse berücksichtigt werden.

Als Mittel für die Beurteilung der Herzgröße verwendet man die Perkussion. Die Erscheinung eines dumpfen Klopfschalls über dem Herzen („Herzdämpfung") steht im Gegensatz zu dem hellen Ton der bei der Perkussion der Lunge entsteht. Die Grenze des Herzschallfeldes läßt sich nicht exakt festlegen, weil das Lungengewebe in der Umgebung der Incisura cardiaca pulmonis allmählich an Dicke zunimmt.

Die Herzentwicklung

Das primitive Herz, ein median gelegenes Gebilde, das aus der Verschmelzung einer ursprünglich paarigen Anlage entstanden ist, wird bei der Einkrümmung des embryonalen Kopfendes an die Ventralfläche des Vorderdarms verlagert. Das Herz besteht ursprünglich aus einer einfachen Endothelröhre, erhält aber schon sehr früh eine Mesodermhülle aus welcher die Myokard- und Epikardanteile seiner Wand entstehen. Der Kranialteil der primitiven Röhre, welcher später den Truncus arteriosus und die beiden Herzkammern bildet, liegt in diesem Stadium innerhalb der Perikardhöhle und wird durch eine Falte (Mesocardium dorsale), welche sich zwischen dem Myokard und dem Perikard erstreckt, befestigt (Abb. 7-1/B,9). Der kaudale Abschnitt, der die Vorhöfe und den Sinus venosus bildet, liegt zentral kaudal der Perikardhöhle, eingebettet in das Septum transversum. Der vom Perikard umhüllte Teil des Herzens wächst rascher, als sich die Perikardhöhle entwickeln kann und wird daher gezwungen eine Schleife zu bilden, deren Spitze nach ventrokaudal und etwas nach rechts gerichtet ist. Während die paarigen Vorhofausstülpungen zu einem einheitlichen Vorhof verschmelzen, stellt der Sinus venosus einen nicht unterteilten, querliegenden Abschnitt dar, der in zwei deutliche Hörner auswächst, in welche die Venen münden (Abb. 7-21/A und 7-21/B).

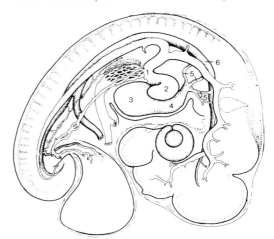

Abb. 7-21A Das sich entwickelnde Herz, nach Verschmelzung der anfänglich bilateralen Endothelröhren. Der Truncus arteriosus ist über einige Aortenbögen mit der einzigen dorsalen Aorta verbunden.

1, Sinus venosus; 2, Atrium; 3, Ventriculus; 4, Truncus arteriosus; 5, Aortenbögen; 6, dorsale Aorta.

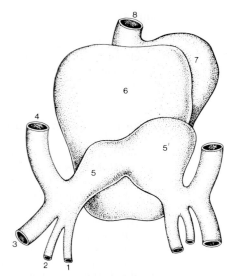

Abb. 7-21B Dorsalansicht des sich entwickelnden Herzens.

1, Dottersackvene; 2, Nabelvene; 3, kaudale Kardinalvene; 4, kraniale Kardinalvene; 5, 5′, linkes und rechtes Horn des Sinus venosus; 6, Atrium; 7, Ventrikel; 8, Truncus arteriosus.

zwischen Atrium und Ventrikel wird Atrioventrikularkanal (Ohrkanal) genannt und der Übergang zwischen Ventrikel und Truncus arteriosus formt den Conus arteriosus. Der Truncus arteriosus setzt sich nach rostral in die Aortenbögen fort, welche im Mesoderm beiderseits des Pharynx erscheinen (Abb. 7-2/B und 7-21/A). Der Sinus venosus erhält Anschluß an die Systeme der Kardinal-Dottersack- und Nabelvenen, die vom Körper des Embryo, dem Dottersack und der Chorioallantois ausgehen (Abb. 7-21/B). Der zweigeteilte Charakter des Sinus venosus bleibt für eine Zeit bestehen, jedoch verschiebt sich dessen breite Öffnung zum Atrium allmählich in dem Maße nach rechts, wie der Blutstrom nach Obliteration der linken Nabel- und Dottersackvene zum linken Horn abnimmt. Bei der Eingliederung des Sinus in das Atrium entsteht der Sinus venarum cavarum aus dem ungeteilten Sinus und dem rechten Horn; das linke Horn bildet sich zum Sinus venosus zurück. In diesem Stadium sind nun auch der Sinus venosus und das Atrium in die Perikardhöhle eingeschlossen, wo sie dorsal des Ventrikels liegen.

In diesem Stadium gibt es vier Herzkammern – Sinus venosus, Atrium, Ventriculus, Truncus arteriosus. Letztere drei sind durch Einschnürungszonen voneinander abgesetzt; die Einschnürung

Die Unterteilung des einheitlichen Vorhofs in eine rechte und linke Abteilung wird zuerst durch das Auftreten und anschließende Wachstum einer halbmondförmigen Leiste offenbar (Abb. 7-22/2). Diese Leiste ragt ventral in das Lumen vor, an ihren Enden wächst sie auf Verdickungen in

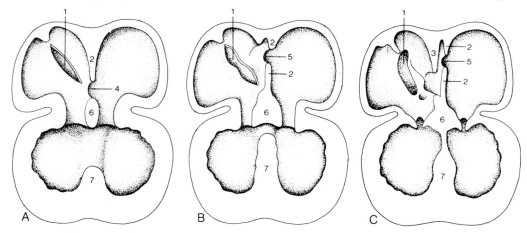

Abb. 7-22 Die Entwicklung der Vorhof- und Kammerscheidewand (schematisch). A, das Septum primum des Atriums hat sich gebildet und die Entstehung des Septum interventriculare hat begonnen. B, das Septum primum des Atriums ist mit dem Endokardkissen verwachsen und das Foramen secundum (5) hat sich gebildet. C, das Septum secundum des Atriums und eine Passage (Foramen ovale) zwischen primärem und sekundärem Septum verbindet den rechten mit dem linken Vorhof. Beachte die Verschmelzung des Septum interventriculare mit dem Endokardkissen.

1, sinuatriale Öffnung; 2, primäres Vorhofseptum; 3, sekundäres Vorhofseptum; 4, Ostium primum; 5, Ostium secundum; 6, verschmolzene Endokardkissen; 7, Septum interventriculare. (Nach Moore, 1982 umgezeichnet.)

Abb. 7-23 Unterteilung des Atrioventrikularkanals durch Endokardkissen. Der einheitliche Atrioventrikularkanal wird allmählich in eine rechte und linke Atrioventrikularöffnung unterteilt.

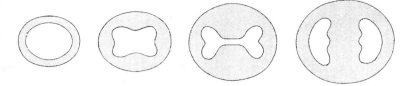

der Wand des Atrioventricularkanals (Endokardkissen) zu (/6). Die Leiste stellt das Septum primum dar, die Öffnung zwischen ihrem freien Ende und dem Endokardkissen wird *Ostium primum* (/4) genannt. Das Ostium primum wird durch die größer werdenden Endokardkissen allmählich verschlossen. Bevor jedoch der Verschluß vollständig ist, entstehen im Septum eine Reihe von Perforationen, diese fließen zusammen und bilden eine neue Verbindung (/5), zwischen den beiden Atrien, das *Ostium secundum*. Die endgültige Teilung der Vorhöfe wird durch eine zweite Leiste (/3), welche nun rechts der ersten Trennwand erscheint, bewirkt. Der konkave, freie Ventralrand dieser zweiten Leiste überlappt das Ostium secundum. Die Verbindung zwischen den beiden Vorhöfen wird auf einen engen Spalt zwischen dem sekundären Septum und den Überresten des primären Septum reduziert (/C). Dieser wird *Foramen ovale* genannt; die Überreste des Septum primum bilden die Klappe des Foramen ovale. Der endgültige Verschluß dieser Verbindung zwischen beiden Vorhöfen erfolgt nach der Geburt durch Aneinanderlagerung und anschließende Verschmelzung von Klappe und Septum secundum (S. 276).

Weiteres Wachstum und abschließendes Verschmelzen der Endokardkissen teilt den Atrioventrikularkanal in zwei Öffnungen, welche später zum rechten und linken Ostium atrioventriculare werden (Abb. 7-23 und 7-24/B).

Die Trennung von Truncus arteriosus und Bulbus wird durch das Auftreten, Wachstum und Verschmelzen zweier Endokardleisten bewirkt, diese verlaufen entlang der Längsachse des Truncus arteriosus. Die linke Leiste wird als septumständige, die rechte als die dorsale bzw. wandständige bezeichnet (Abb. 7-25/1, 2). Die Verschmelzung der Leisten beginnt am distalen Ende des Truncus und läuft allmählich nach proximal, hierbei entsteht eine Scheidewand, welche in einem freien Rand, der sich über den rechten Ventrikel spannt, endet (Abb. 7-24/B,2, 3). Das untere Ende der wandständigen Leiste dehnt sich in der Kammer aus und trägt zum Schluß des Ostium atrioventriculare bei (Abb. 7-26/4). Die septumständige Leiste verschmilzt mit dem kranialsten Teil des Septum interventriculare, welches in der Zwischenzeit entstanden ist (Abb. 7-25/2, 5).

Das Septum interventriculare entsteht aus einer lokalen Verdickung des Myokards an der Herzspitze, es erscheint zunächst als sichelförmige Falte; in dem Maße wie diese aufwächst, teilt sie die gemeinsame Höhle in eine rechte und linke Kammer (Abb. 7-22/7). Obgleich die äußere Form des Herzens in diesem Stadium sich schon allmählich seiner endgültigen Gestalt nä-

Abb. 7-24 Teilung des Truncus arteriosus. A, Ventralansicht des sich entwickelnden Herzens. B, der ventrale Teil des Herzens ist entfernt worden, um die sich entwickelnden Leisten (2) im Truncus arteriosus darzustellen.

1, Truncus arteriosus; 2, Leisten des Truncus; 3, rechte Herzkammer; 3', linke Herzkammer; 4, interventrikuläres Septum; 5, rechter Atrioventrikularkanal; 6, linker Atrioventrikularkanal; 7, Atrium.

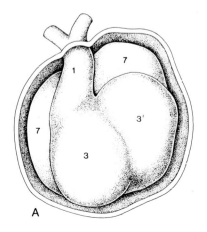
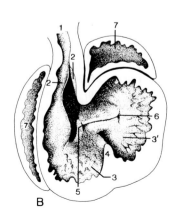

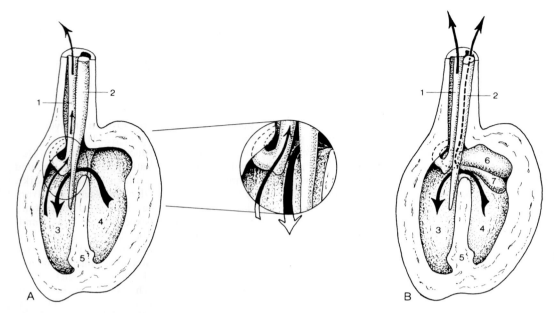

Abb. 7-25 Kranialansicht eines aufgeschnittenen Herzens. Der linke (4) und der rechte (3) Ventrikel ist freigelegt, und die Verschmelzung der Leisten innerhalb des Truncus arteriosus ist schematisch dargestellt. A, der Truncus arteriosus ist fast völlig durch die Verwachsung der wandständigen und der septumständigen Leisten geteilt. Das kraniale und kaudale Endokardkissen ist in der Zeichnung weggelassen worden, was den Eindruck erweckt, als bestünde eine breite Verbindung zwischen der rechten und der linken Kammer bzw. den beiden Trunkusteilen (Inset). B, alle Komponenten, die bei der Entstehung der Trennwand im Truncus arteriosus und in den Ventrikeln beteiligt sind, sind hier dargestellt.

1, wandständige Leiste; 2, septumständige Leiste; 3, rechte Herzkammer; 4, linke Herzkammer; 5, interventrikuläres Septum; 6, kraniales Endokardkissen; 7, kaudales Endokardkissen. (Nach v. d. Linde-Sipman; Diss. Utrecht.)

hert, hat es den Anschein als würde der Truncus arteriosus (obgleich nun im Inneren bereits aufgeteilt) alleine aus dem rechten Ventrikel entstehen (Abb. 7-24/A). Die beiden Herzkammern stehen noch immer am freien Rand des Septum interventriculare miteinander in Kontakt (Abb. 7-25); die Verbindung mit den Vorhöfen erfolgt jedoch über eine paarige schlitzförmige Öffnung, diese wird durch die Unterteilung des atrioventrikulären Kanals gebildet. Die rechte atrioventrikuläre Öffnung wird hauptsächlich von dem rechten Teil des kaudalen Endokardkissens begrenzt, in geringem Maße durch das kraniale Endokardkissen und zum Teil, wie schon erwähnt, durch die wandständige Leiste des Truncus arteriosus (Abb. 7-26). Diese drei Anteile bilden je einen Zipfel der rechten Herzklappe, wobei die Leiste des Truncus arteriosus zum wandständigen Zipfel wird.

Die linke Atrioventrikularklappe entsteht hauptsächlich aus dem kranialen und kaudalen Endokardkissen, ein kleines zusätzliches (laterales) Endokardkissen bildet den wandständigen Klappenzipfel. Die Teilung des Ventrikels geschieht annähernd durch Verschmelzung des interventriculären Septums mit dem kaudalen Endokardkissen. Sie wird schließlich durch Verwachsung des unteren Randes des Septum trunci mit dem rechten Teil des kaudalen Endokardkissens und mit dem Septum interventriculare vollzogen (Abb. 7-25 und 7-26). Da der gleiche Vorgang auch die Entstehung der Aorta aus dem Truncus vervollständigt, wird nun der Blutausstoß aus dem Herzen in einen Strom, der vom linken Ventrikel in die Aorta führt und in einen anderen Strom, der vom rechten Ventrikel in den Truncus pulmonalis führt, unterteilt (Abb. 7-26/ 1, 2).

Ein solch komplizierter Prozeß, der das Zusammentreffen und die Verschmelzung so verschiedener Elemente am genau richtigen Ort und zur richtigen Zeit erfordert, ist besonders anfällig für Pannen; es ist von daher nicht erstaunlich, daß Herzmißbildungen zu den am häufigsten vor-

Das Herz-Kreislaufsystem 255

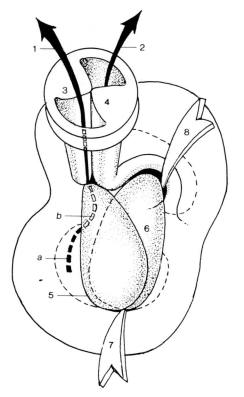

Abb. 7-26 Kaudodorsale Ansicht des sich entwickelnden Herzens. Pfeil 1 weist auf die Verbindung zwischen dem linken Ventrikel und der Aorta, Pfeil 2 markiert die Verbindung zwischen dem rechten Ventrikel und dem Truncus pulmonalis. Teil a von Pfeil 1 liegt im linken Ventrikel, Teil b in der Aortenöffnung des linken Ventrikels (zwischen dem Septum interventriculare und dem kranialen Endokardkissen.

1, Ausflußöffnung der Aorta; 2, Ausflußöffnung des Truncus pulmonalis; 3, septumständige Leiste; 4, wandständige Leiste; 5, kraniales Endokardkissen; 6, kaudales Endokardkissen; 7, Pfeil führt in den linken Atrioventrikularkanal; 8, Pfeil weist in den rechten Atrioventrikularkanal. (Nach v. d. Linde-Sipman; Diss. Utrecht.)

kommenden vererbten Anomalien gehören. In verschiedenen Untersuchungen hat sich gezeigt, daß beim Menschen solche Mißbildungen bei annähernd 1% aller Neugeborenen festgestellt werden. Obgleich es keine zuverlässigen Zahlen gibt, sind Herzmißbildungen auch bei Tieren häufig zu beobachten. Bei den bekannteren Mißbildungen handelt es sich um Defekte der Herzscheidewände, Atresie oder Stenose des Truncus pulmonalis oder der Aorta oder Kombination aus diesen Anomalitäten (z. B. Fallotsche Tetralogie: Pulmonalstenose, partielle Transposition der Aorta nach rechts, reitende Aorta über einem Kammerscheidewanddefekt und Hypertrophie der rechten Kammer). Ausbleibender Schluß des Foramen ovale ist in der Regel ohne funktionelle Bedeutung, aber die meisten der anderen Mißbildungen stehen einem normalen Leben nach der Geburt im Wege. Eine chirurgische Behandlung ist auch bei solchen Tieren, die nicht sofort sterben weder empfehlenswert noch praktikabel.

Die Blutgefäße

Die Arterien, Kapillaren und Venen stellen ein zusammenhängendes System von Gefäßen dar, das von einer lückenlosen Endotheltapete ausgekleidet ist. Diese weist einen nur geringen Reibungswiderstand auf. Die übrigen Schichten der Gefäßwand variieren stark hinsichtlich Aufbau, Dicke und sogar hinsichtlich ihres Vorhandenseins und augenscheinlicher oder vermuteter Anpassung an verschiedene funktionelle Erfordernisse.

Die Arterien

Die Arterienwand besteht aus drei konzentrisch angeordneten Gewebsschichten (Abb. 7-27). Das Endothel der innersten Schicht *(Tunica intima)* wird von einer dünnen Lage von spezialisiertem Bindegewebe unterlagert, dieses wird nach außen hin von einer gut entwickelten, fenestrierten elastischen Schicht, der Membrana elastica interna begrenzt (/2). Die subendotheliale Bindegewebsschicht wird häufig durch arteriosklerotische Veränderungen („Arterienverkalkung") befallen, dies ist hauptsächlich, jedoch nicht ausschließlich, beim Menschen zu beobachten. Die mittlere Schicht *(Tunica media)* ist die dickste und strukturell vielseitigste Zone. Sie ist aus einem kompliziert zusammengesetzten Gemisch von elastischem Gewebe und glatter Muskulatur aufgebaut (/3). Die äußerste Schicht *(Tunica adventitia)* ist vorwiegend bindegewebig und geht allmählich in das sog. fibroareoläre Gewebe über, in welches viele Arterien eingebettet sind (/4). Die Bedeutung dieses Gewebes als Schutzeinrichtung gegen Arterienüberdehnung und plötzliche Ruptur wird nicht immer ausreichend gewürdigt.

Ein unterschiedlicher Aufbau der Tunica media ermöglicht es, drei Klassen von Arterien zu erkennen, womit nicht gesagt sein soll, daß diese auch grobsinnlich deutlich voneinander zu unter-

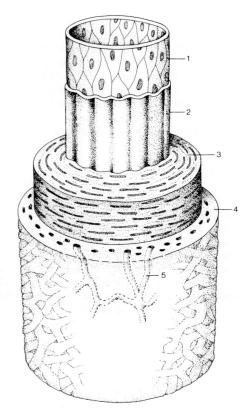

Abb. 7-27 Die Bestandteile der Arterienwand.

1, 2, Tunica intima; 1, Endothel; 2, Membrana elastica interna; 3, Tunica media; 4, Tunica adventitia; 5, Vasa vasorum.

scheiden sind. Einige wenige große Arterien – es handelt sich dabei um solche, die in der Lage sein müssen, sich beträchtlich zu erweitern, wenn sie den systolischen Blutausstoß der Kammern aufnehmen – besitzen eine Media, die vorwiegend aus konzentrisch verlaufenden, fenestrierten elastischen Membranen mit relativ wenig glatten Muskelzellen aufgebaut ist. Das elastische Gewebe dehnt sich und nimmt die Energie, welche in dem sich fortbewegenden Blutstrom enthalten ist auf und speichert sie. Später, während des Druckabfalls wird die gespeicherte Energie frei, sie hilft den Blutstrom in Richtung Peripherie weiter zu befördern. Zu solchen Arterien „vom elastischen Typ" gehört der Anfangsabschnitt der Aorta, sowie einige ihrer Hauptäste und der Truncus pulmonalis.

Die Mehrzahl der benannten Arterien aber auch viele nicht benannte kleine Arterien besitzen eine Media, die größtenteils aus glatten Muskelzellen besteht. Die Muskelzellen sind in Spiraltouren angelegt. Die Weite dieser Arterien vom „muskulären Typ" wird intensiv durch eine autonome Nervenversorgung kontrolliert.

Die kleinsten Arterien *(Arteriolen)* regulieren im Prinzip den Widerstand gegen den Blutfluß und damit den peripheren Blutdruck. Die Muskelschicht dieser Gefäße ist auf einige wenige Lagen, die sich allmählich verlieren, beschränkt. Obgleich Arteriolen einen nicht viel größeren Durchmesser haben als die Kapillaren, in welche sie übergehen, unterscheiden sie sich von diesen durch das Vorhandensein einiger Wandmuskelzellen. Die Sphinkter am Übergang der Arteriolen in die Kapillaren, stellen den Regulationsmechanismus für den bestimmten Abschnitt eines Kapillargebiets, der ständig für den Blutfluß offen ist, dar (Abb. 7-28).

Die Kapillaren und Sinusoide

Die Kapillaren bestehen aus engen Endothelschläuchen, die von einer sehr feinen bindegewebigen Hülle gestützt werden. Sie stellen die Austauschgefäße dar, aus deren arterienseitigem Ende Blutflüssigkeit in die Gewebsinterstitien sickert und deren venenseitiges Ende etwas Gewebsflüssigkeit aufnimmt (Abb. 7-28). Sie durchziehen fast jedes Gewebe, allerdings variiert die Dichte ihres Maschenwerks beträchtlich. Das Endothel wird als lückenlose Zelltapete beschrieben, doch gibt es in sog. fenestrierten Kapillaren winzige Poren. Typische Orte des Vorkommens

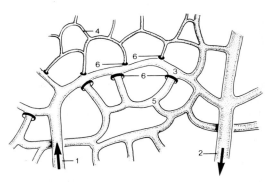

Abb. 7-28 Schematische Zeichnung eines Kapillargeflechts.

1, Arteriole; 2, Venole; 3, Verbindungskanal (niedriger Widerstand); 4, geschlossene Kapillaren; 5, offene Kapillaren; 6, präkapilläre Sphinkter.

fenestrierter Kapillaren sind die Dünndarmzotten und die Nierenkörperchen.

Sinusoide stellen einen besonderen Kapillartyp dar, welcher in bestimmten Organen wie der Leber, Milz und dem Knochenmark vorkommt. Die Sinusoide haben ein größeres Kaliber, eine unregelmäßigere Gestalt und sind in der Lage kolloidale Substanzen aus dem Blut aufzunehmen.

Die Venen

Obgleich dünnwandiger, sind die größeren Venen ähnlich aufgebaut wie die Arterien. Die kleinsten, die sog. Venolen, besitzen keine glatten Muskelzellen, erst nach Passage mehrerer Venenzusammenflüsse, können sie diesen Wandbestandteil aufweisen. Die Tunica intima ist stets dünn und besitzt keine elastische Membran; ihr Hauptmerkmal ist die Beteiligung an der Bildung von Klappen, deren Form, Lage und Funktion schon erwähnt worden ist (S. 30). Die Tunica media ist relativ schwach, sie besteht hauptsächlich aus glatten Muskelzellen, mit einigen wenigen elastischen Elementen. Die Adventitia enthält etwas mehr elastische Fasern.

Die Struktur der Venen ist weniger einheitlich als die der Arterien. Obgleich schon viele strukturelle Besonderheiten beschrieben worden sind, ist es bisher noch nicht gelungen, diesen eine spezifische funktionelle Bedeutung zuzuordnen. Longitudinale Bündel glatter Muskelzellen innerhalb der Adventitia einiger Venen können möglicherweise mit der Fähigkeit in Verbindung gebracht werden, die Gefäßlage entsprechend der wechselnden Anforderungen zu verändern. Es gibt deutliche Hinweise darauf, daß die Muskelschicht als Reaktion auf erhöhten Venendruck in der Stärke zunehmen kann (z. B. die Digitalvenen des Pferdes).

Arteriovenöse Anastomosen

Wie schon erwähnt (S. 115), bestehen in verschiedenen Teilen des Körpers direkte Verbindungen zwischen kleinen Arterien und Venen, die dazu dienen ein Kapillargebiet zu umgehen (Abb. 7-29). Eine Aufgabe dieser Kurzschlußverbindungen ist es, Blut an Geweben mit wechselnder Aktivität zu Zeiten der Ruhe vorbeizuführen. Als Beispiele seien hier die Schilddrüse und die Magenschleimhaut genannt. Arteriovenöse Anastomosen spielen auch bei der Temperaturregulation eine Rolle. So findet man sie häufig in den exponierten Bereichen des Körpers – den Zehen, Ohrmuscheln und der Nase. Paradoxerweise scheinen sie auf zwei verschiedenen Weisen genutzt zu werden. In einer kalten Umgebung öffnen sie sich, um eine örtliche Unterkühlung zu verhindern; sie öffnen sich ebenfalls, wenn der Körper überhitzt ist und beschleunigen die Wärmeabgabe durch verstärkte Durchblutung an der Körperoberfläche. Ein Beispiel hierfür ist der hechelnde Hund. Das durch die vielen arteriovenösen Anastomosen in der Zunge zirkulierende Blut beschleunigt die Verdunstung von Speichel an der Oberfläche und kompensiert somit bis zu einem gewissen Grad die geringe Zahl an Schweißdrüsen in der Haut des Hundes.

Die Verwendung von radioaktiv markierten Mikrokügelchen hat es ermöglicht, eine Blutmenge zu schätzen, die an einem Kapillargebiet vorbeifließt. Beim Schwein strömt zeitweise 30% des gesamten Blutausstoßes des Herzens durch arteriovenöse Anastomosen.

Die Struktur dieser zwischengeschalteten Kanäle ist nicht einheitlich. Einige zeichnen sich durch eine starke muskelhaltige Wand aus, andere besitzen Muskelzellen, die einen epitheloiden Charakter haben. Man vermutet, daß diese epitheloiden Zellen als Reaktion auf spezifische chemische Reize anschwellen und dadurch das Gefäß verschließen.

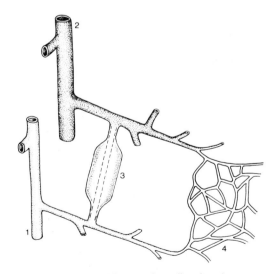

Abb. 7-29 Präkapilläre arteriovenöse Anastomose. 1, Arterie; 2, Vene; 3, arteriovenöse Anastomose; 4, Kapillarnetz.

Erektiles Gewebe

Erektiles oder kavernöses Gewebe ist eine Gefäßbesonderheit, welche aus dicht gepackten endothelausgekleideten Räumen, die mit dem Blutstrom in Verbindung stehen, aufgebaut ist. Diese Räume sind gewöhnlicherweise geschlossen, aber da sie direkt von Arterien gespeist werden, entfalten sie sich rasch nach entsprechender nervöser Stimulation. Erektiles Gewebe ist in Verbindung mit dem Genitalapparat am besten bekannt; es ist zu einem großen Teil am Aufbau des Penis beteiligt (S. 213), auch die Klitoris enthält eine – allerdings wesentlich geringere Menge – erektilen Gewebes. Eine modifizierte Form des erektilen Gewebes ist auch in der Zitzenwand, der Nasenschleimhaut, dem Jakobsonschen Organ und verschiedenen anderen Körpergegenden anzutreffen. Eine Simultanreaktion des erektilen Gewebes im Genitale bzw. der Nasenschleimhaut auf bestimmte äußere Reize ist allgemein bekannt und hat Anlaß zu merkwürdigen Spekulationen gegeben. Diese Assoziation ist allerdings weniger überraschend als sie auf den ersten Blick wirken mag, die Wahrnehmung von Düften spielt nämlich im Sexualverhalten der Tiere eine bedeutende Rolle.

Durch Ansammlungen von Venen gebildete Venenpolster können streng genommen nicht zu erektilem Gewebe gerechnet werden, sollen hier aber erwähnt werden. Einige dieser Einrichtungen sind im Magendarmtrakt vorhanden. So ist z. B. die Papilla ilealis des Pferdes in der Lage, eine beträchtliche Menge Blut zu speichern (S. 559). Ein anderes, weniger relevantes Beispiel, stellt die Analschleimhaut des Menschen dar; hier vermutet man, daß unter der Schleimhaut liegende Venenpolster zum Verschluß der Analöffnung beitragen, und man hat behauptet, daß die postnatale Ausformung dieser Venen mit der Entwicklung des Kotverhaltens bei Kindern einhergeht.

Gefäß- und Nervenversorgung der Gefäßwand

Wie andere Gewebe müssen auch die Wände der Blutgefäße ernährt werden. Der Bedarf kleinerer Gefäße kann mittels Diffusion vom Lumen aus gedeckt werden, größere Gefäße brauchen eine eigene Wandzirkulation. Die hierzu nötigen Versorgungsgefäße (Vasa vasorum) entspringen oft etwas abseits des betreffenden Wandstücks, das sie versorgen, häufig zweigen sie von Kollateralgefäßen ab. Sie durchdringen die Adventitia von außen und verzweigen sich in dieser bzw. dem angrenzenden Teil der Media (Abb. 7-30/1). Sie dringen in Arterien nur bis zur Mitte der Media vor, vermutlich deswegen, weil ihre Kapillaren im inneren Wandabschnitt durch den Radiärdruck des arteriellen Blutstroms abgeklemmt würden.

Arterien und Venen werden motorisch und sensorisch innerviert. Die vasomotorischen Nerven der Arterien sind besonders wichtig, da sie den Durchmesser der Lumina und damit den peripheren Gefäßwiderstand regulieren. Die meisten Nervenfasern sind vasokonstriktorisch und sympathischen Ursprungs. Einige der Nervenfasern ziehen direkt vom sympathischen Plexus im Mediastinum zu den großen Arterien; die meisten ziehen jedoch zuerst innerhalb lokaler Nervenstämme, diese verlassen sie dann später, um die peripheren Arterien zu umspinnen. Die afferente Nervenversorgung ist für lokale und allgemeine Gefäßreflexe von Bedeutung; einige vermitteln die Schmerzempfindung, die bei arteriellen Verletzungen wahrgenommen werden.

Außerdem gibt es noch ganz bestimmte Gefäßbereiche, die wesentlich stärker mit Nerven, deren Endigungen auf Druck oder chemische Stimuli ansprechen, versorgt sind. Solche Ansammlungen von Baro- und Chemorezeptoren, sind von großer Bedeutung für die Kreislaufregulation, sie sind auf Arterien beschränkt, die aus Kiemenbogenarterien entstanden sind – wie etwa die A. carotis interna, der Aortenbogen, die rechte A. subclavia und den Truncus pulmonalis. Die am besten bekannten Vertreter dieser Rezeptorenkonzentration, nämlich der Sinus caroti-

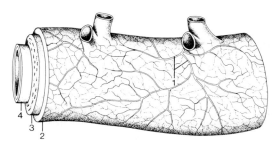

Abb. 7-30 Vasa vasorum in der Wand einer großen Arterie.

1, Vasa vasorum; 2, Tunica adventitia; 3, Tunica media; 4, Tunica interna.

Das Herz-Kreislaufsystem 259

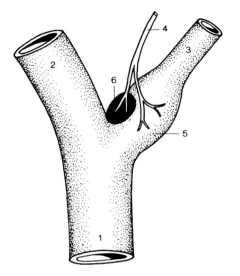

Abb. 7-31 Baro- und Chemorezeptoren am Ursprung der A. carotis interna.

1, A. carotis communis; 2, A. carotis externa; 3, A. carotis interna; 4, R. sinus carotici des N. glossopharyngeus; 5, Sinus caroticus (Barorezeptor); 6. Glomus caroticum (Chemorezeptor).

Arterielles Gefäßmuster

Wir haben bereits einige mehr ins Auge fallende Besonderheiten der arteriellen Gefäßversorgung beschrieben – etwa die Zunahme der Gesamtquerschnittsfläche an jeder Aufzweigung, die unterschiedliche Winkelbildung bei Gefäßabgängen, die Vorliebe für geschützten Verlauf an den Gliedmaßen und die Fülle an interarteriellen Anastomosen (S. 30). Einige Besonderheiten erfordern jedoch eine etwas ausführlichere Darstellung.

Kollateralkreislauf. Nur wenige Arterien enden im Kapillargebiet ohne zuvor Seiten- oder Kollateraläste abgegeben zu haben. Die meisten großen oder kleinen Kollateraläste verbinden sich mit Nachbargefäßen, obgleich der Reichtum an Anastomosen möglicherweise während der Prä-

cus und das Glomus caroticum, liegen dicht nebeneinander am Ursprung der A. carotis interna (Abb. 7-31).

Der Sinus caroticus kann am toten Tier im Ursprungsbereich der A. carotis interna als leicht ausgebuchteter und besonders dehnbarer Bezirk erkannt werden. Seine Rezeptoren werden durch Druckveränderungen, welche die mechanische Spannung in seiner Wand verändern, stimuliert. Das Glomus caroticum (Glomusorgan) ist ein in der Nachbarschaft gelegenes (manchmal palpierbares) Knötchen, das aus einer reich vaskularisierten Masse epitheloider Zellen aufgebaut ist. Die Chemorezeptoren sprechen auf Änderungen in der Sauerstoff- und Kohlendioxidspannung und auf Ionenkonzentrationen des strömenden Blutes an. Die afferenten Nervenfasern beider Rezeptortypen verlaufen im Ramus sinus carotici (den Physiologen als Hering-Nerv bekannt) des N. glossopharyngeus, um auf Zentren im Bereich des Gehirnstammes zu wirken.

Die weniger bekannten Rezeptorgebiete in den o. g. anderen Arterien sind ähnlich gebaut, jedoch weniger wichtig. Es gibt artspezifische Unterschiede und bei einigen Tieren scheinen sie mit dem Erreichen der Geschlechtsreife an Bedeutung zu verlieren.

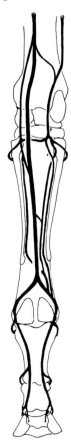

Abb. 7-32 Diese Abbildung des arteriellen Gefäßmusters einer Pferdegliedmaße zeigt den Reichtum an interarteriellen Gefäßanastomosen.

paration gar nicht bemerkt wird, weil sie in Muskeln oder anderen Organen verborgen sind (Abb. 7-32). Die Anastomosen vergrößern sich, wenn der Blutstrom durch den Schluß eines Hauptgefäßstammes von seiner normalen Route abgelenkt wird. Anfänglich ist die Erweiterung des Gefäßes auf Entspannung und Streckung der Gefäßwand, später auf die Wiederherstellung anastomotischer Verbindungen zurückzuführen. Auf diese Weise, vorausgesetzt, daß in der Zwischenzeit genügend Blut passieren kann, können Gewebe, die von den normalen Versorgungsquellen abgeschnitten wurden, gewöhnlicherweise überleben, allerdings mit einem temporären Funktionsverlust in dem blutleeren Gebiet. Untersuchungen haben ergeben, daß bei gesunden Hunden sogar die Aorta (kaudal des Ursprungs der Nierenarterien) unterbunden werden kann, wobei bei ca. 50% eine günstige Überlebenschance besteht. Das bedeutet jedoch nicht, daß eine jede Arterie ungestraft ligiert werden kann. Die Chance für die Bildung einer angemessenen Kollateralzirkulation ist größer, wenn die Gefäßblockierung sich allmählich entwickelt; sie wird bei plötzlichem Gefäßschluß und bei altersbedingten oder pathologischen Veränderungen der Gefäßwand verringert.

Es gibt einige Arterien, deren Durchgängigkeit stets gewährleistet sein muß, eine Unterbrechung des Blutflusses würde hier die Entstehung eines Infarkts und damit den Untergang eines Gewebeabschnitts (mit der typischen konischen Verdickung um die Längsachse des Gefäßes) bedeuten.

Diese sog. Endarterien kommen paradoxerweise häufiger bei kleineren Arterien vor als bei den zugehörigen großen Gefäßstämmen, die für gewöhnlich mehr extensive Kollateralverbindungen aufweisen. Streng genommen ist die Endarterie eine Rarität, doch kommen funktionelle Endarterien – in denen die Kollateralverbindungen ein nicht ausreichendes Kaliber haben – häufiger vor (Abb. 7-33). Es ist nicht möglich allein von der Morphologie auf die Zulänglichkeit der Kollateralzirkulation zu schließen; obgleich beispielsweise intramuskuläre Arterien scheinbar frei anastomosieren, führt der Verschluß einer Anastomose häufig zu einer örtlichen Nekrose. Andere Beispiele für schwach mit Anastomosen ausgerüstete Arterien sind die Zentralarterien der Retina und viele kleine Gefäße im Gehirn. Die Folge einer Gefäßverlegung kann augenblicklich eintreten und katastrophal sein – Zerstörung der Retina oder Absterben eines Kerngebiets oder einer Nervenbahn mit permanenten sensorischen oder motorischen Schädigungen. Einen Gegensatz hierzu bildet der Circulus arteriosus cerebri, der an der Ventralfläche des Gehirns aus Anastomosen der großen Gefäße gebildet wird. Anastomosen zwischen den feineren Ästen der Koronararterien sind schwach ausgebildet und in der Regel nicht in der Lage, eine funktionstüchtige Kollateralzirkulation aufrecht zu erhalten; dennoch sind nicht alle Koronarembolien fatal; viel hängt von der Größe und Lage des Infarkts sowie von der sofortigen medizinischen Betreuung ab.

Anastomosen zwischen kleinen Gefäßen kommen in den Gliedmaßen häufig im Bereich der Gelenke vor und bilden dort gelegentlich sichtbare Netze (Retia); ein hervorragendes Beispiel dieser Art ist dorsal am Karpus (Rete carpi dorsale) des Pferdes anzutreffen.

Diese Netzwerke dürfen allerdings nicht mit den sog. Retia mirabilia, die wesentlich seltener vorkommen, verwechselt werden. Retia mirabilia werden dort gefunden, wo sich ein Hauptgefäß mehr oder weniger schlagartig in eine Reihe von Parallelgefäßen aufzweigt. In einigen Fällen vereinigen sich die Parallelgefäße wieder zu einer „bipolaren" Anordnung, diese findet man bei einigen Tierarten an Arterien, die zum Gehirn führen (Abb. 7-34/7) und in geringem Maße in den Nierenkörperchen (Abb. 5-32/1). In anderen

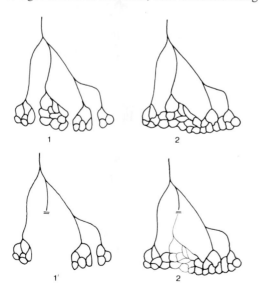

Abb. 7-33 Echte (1) und funktionelle (2) Endarterien. Verschluß einer Endarterie führt zur Nekrose des von ihr versorgten Gewebes (1'). Im Falle einer funktionellen Endarterie (2) gibt es eine mögliche, jedoch nicht ausreichende Alternativversorgung (2').

Dinge die langweiliger sind. Es erscheint uns daher vorteilhafter, dieses Sachgebiet einfach aufzuteilen, indem wir die Gefäße im Zusammenhang mit einzelnen Organen oder Körperregionen in anderen Kapiteln abhandeln, dort ist es einfacher einzelne Besonderheiten, die von funktioneller oder klinischer Bedeutung sind, herauszuheben. Dennoch ist es ratsam an irgend einer Stelle eine kurze Übersicht über die arteriellen und venösen Gefäßverzweigungen zu geben. Da es zahlreiche Speziesunterschiede gibt, und da die Beschreibung dieser viel Raum in Anspruch nehmen würde, soll der Hund als Modell verwandt werden; nur einige ganz besonders wichtige Merkmale sollen vergleichend dargestellt werden.

Der Lungenkreislauf

Die Aa. pulmonales

Der *Truncus pulmonalis* entspringt aus dem Ostium trunci pulmonalis (Pulmonalisöffnung) der rechten Herzkammer im linken kranialen Bereich des Herzens. Er ist an seinem Ursprung leicht ausgebuchtet, hier liegt oberhalb jedes Zipfels der Pulmonalisklappe ein kleiner Sinus. Der Truncus verläuft (Abb. 7-9/A,5) zwischen den zwei Herzohren, biegt dann über der Herzbasis kaudal, dort verbindet er sich über seine rechte Fläche mit dem Lig. arteriosum, dem bindegewebigen Überrest des Ductus arteriosus (S. 275). Nachdem er durch das Perikard getreten ist, teilt er sich in eine rechte und linke *A. pulmonalis*, beide verlaufen nun zusammen mit dem Hauptbronchus und den *Vv. pulmonales* in Richtung auf den *Hilus* des entsprechenden Lungenflügels (/10,10′). Die rechte A. pulmonalis verläuft ventral der Trachea.

Die *Aa. pulmonales* zeigen ihre erste Aufzweigung kurz vor ihrem Eintritt in die Lunge (Abb. 4-23); ihre weitere Aufzweigung ist schon kurz erwähnt worden (S. 180).

Die Venae pulmonales

Die Vv. pulmonales münden in unterschiedlicher Weise in das Dach des linken Vorhofs. Sie bilden beim Hund zwei Gefäßbüschel, je eines pro Lungenflügel. Bei manchen Tierarten weisen die Venen der kaudalen Lappen beider Lungenflügel noch ein drittes Büschel auf. Diese Pulmonalvenen sind klappenlos.

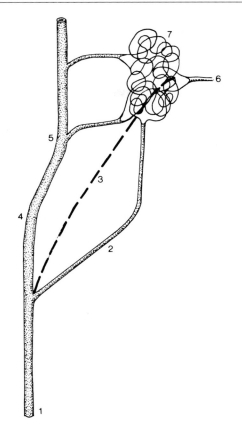

Abb. 7-34 Rete mirabile, eingeschaltet in die Blutgefäßversorgung des Rindergehirns.

1, A. carotis communis; 2, A. occipitalis; 3, A. carotis interna (degeneriert nach der Geburt); 4, A. carotis externa; 5, A. maxillaris; 6, Ast vom Rete zum Circulus arteriosus cerebri; 7, rostrales, epidural gelegenes Rete mirabile.

Fällen sind Gefäße „unipolar" – d. h. die Äste bleiben getrennt. Beispiele hierfür werden in den Gliedmaßen sich langsam fortbewegender Baumbewohner (Faultier, Lemure) und in der Brusthöhle von Walen und anderen tauchenden Säugetieren gefunden. Es gibt keine überzeugende Erklärung für den adaptiven Wert der meisten dieser morphologischen Besonderheiten, wobei die Nierenkörperchen die einzige echte Ausnahme darstellen (S. 198).

Systematische Angiologie

Es ist nicht unser Wunsch nur an einer Stelle eine zusammengefaßte Beschreibung aller Blutgefäße vorzunehmen. Es gibt sicherlich nur wenige

Der Körperkreislauf

Die Körperarterien

Der Aortenbogen und seine Äste: Der Ursprung der Aorta ähnelt dem des Truncus pulmonalis, er liegt über dem linken Ventrikel. Der Anfangsabschnitt der Aorta (Bulbus aortae), ist zwischen den Vorhöfen verborgen, er bildet drei Sinus, welche über den Zipfeln der Aortenklappe liegen; aus dem kranialen Sinus entspringt die rechte Koronararterie, die linke Koronararterie kommt aus dem kaudalen linken Sinus (Abb. 7-16/6,5). Jenseits dieser Stelle biegt die Aorta nach kranial, dorsal und kaudal, dabei durchdringt sie das Perikard, steigt dann innerhalb des Mediastinums auf, um die linke, ventrale Seite der Wirbelsäule etwa in der Höhe des siebten Brustwirbels zu erreichen (Abb. 7-35). Zusätzlich zu den *Koronararterien* (S. 247) entspringen aus dem ersten Teil der Aorta die zwei Aa. subclaviae und die paarige A. carotis communis. Diese Gefäße verschmelzen an ihren Ursprüngen und bilden bei den größeren Tierarten den kranial gerichteten *Truncus brachiocephalicus* (Abb. 7-36/3). Beim Hund und Schwein bleibt die linke A. subclavia selbständig und entspringt separat etwas weiter distal (Abb. 7-35/4). Die Aa. carotides communes versorgen die Gewebe des Kopfes (S. 265).

Die *A. subclavia* (/4) versorgt die Vordergliedmaße und die Strukturen im Bereich des Halses und des Übergangs vom Hals zum Thorax. Sie windet sich um den Kranialrand der ersten Rippe und tritt durch die Achselhöhle an die Gliedmaße; sie wechselt ihren Namen und wird ab hier A. axillaris genannt. Die A. subclavia gibt auf ihrem Weg zum Thorax vier Äste ab. Der erste, die *A. vertebralis* (/6) läuft kraniodorsal, verschwindet zwischen dem M. scalenus und longus colli und zieht dann durch die aufeinander folgenden Foramina transversaria des 6. bis 1. Halswirbels. Nach Abgang der A. occipitalis tritt sie in den Wirbelkanal innerhalb des Atlas und teilt sich in eine A. basilaris für das Gehirn und eine A. spinalis ventralis für das Rückenmark (S. 340). Auf dem Weg zur Wirbelsäule werden Äste für Muskeln und Gewebe des Wirbelkanals abgegeben.

Der zweite, größere Ast, der *Truncus costocervicalis* (/7) liefert die ersten Zwischenrippenarterien und die *A. cervicalis profunda*, welche den Hals innerhalb dessen Muskulatur, die sie auch versorgt, hochsteigt.

Die *A. thoracica interna*, der dritte Ast der A. subclavia, verläuft ventral innerhalb des Mediastinums, um zwischen dem M. transversus thoracis und dem Sternum durchzutreten. Sie folgt dem Sternum und tritt unter dem Zwerchfell hindurch, um als A. epigastrica cranialis auf dem

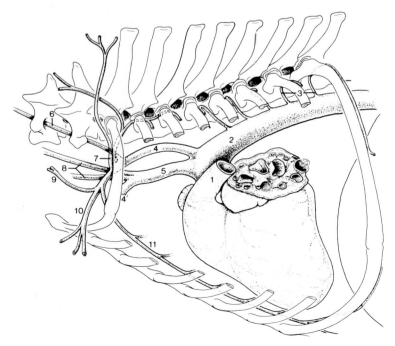

Abb. 7-35 Aufzweigung des Aortenbogens beim Hund.

1, Truncus pulmonalis; 2, Aorta; 3, Aa. intercostales; 4, A. subclavia sinistra; 4', A. subclavia dextra; 5, Truncus brachiocephalicus; 6, A. vertebralis; 7, Truncus costocervicalis; 8, A. carotis communis dextra et sinistra; 9, A. cervicalis superficialis; 10, A. axillaris; 11, A. thoracica interna.

Das Herz-Kreislaufsystem 263

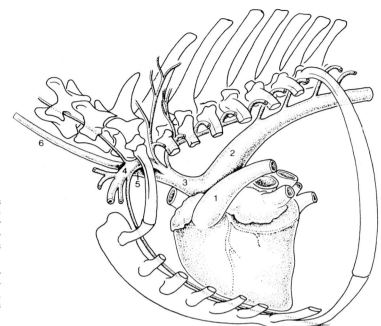

Abb. 7-36 Aufzweigung des Aortenbogens beim Pferd. Die Arterien für Kopf und Hals und für die Vorderextremitäten entspringen aus einem kurzen Truncus brachiocephalicus (3).

1, Truncus pulmonalis; 2, Aortenbogen; 3, Truncus brachiocephalicus; 4, A. subclavia sinistra; 5, Truncus bicaroticus; 6., A. carotis communis sinistra.

Boden der Brusthöhle weiterzuverlaufen. Kollateralgefäße geben Zweige an die Pleura, den Thymus und das Perikard ab, außerdem ziehen perforierende Äste an die Pektoralismuskulatur und an die thorakalen Gesäugeabschnitte, schließlich werden ventrale Zwischenrippenarterien abgegeben. Die mehr kaudal gelegenen ventralen Zwischenrippenäste entspringen einem gemeinsamen Stamm, der A. musculophrenica, welche entlang der lateralen Ansatzlinie des Zwerchfells verläuft. Die *A. epigastrica cranialis* teilt sich in einen oberflächlichen und tiefen Ast; letzterer folgt der tiefen Schicht des M. rectus abdominis und anastomosiert in diesem Muskel mit der A. epigastrica caudalis. Der oberflächliche Ast zieht zur oberflächlichen Rumpffaszie, wo er an der Versorgung der abdominalen Anteile der Milchdrüse mitbeteiligt ist.

Die *A. cervicalis superficialis* (/9), der vierte Ast der A. subclavia entspringt gegenüber dem Ursprung der A. thoracica interna. Sie versorgt Muskeln im Ventralteil des Halses, den kranialen Teil der Schulter und den Oberarm.

Aortenbogen
  Aa. coronariae
  Truncus brachiocephalicus
    A. subclavia dextra
      A. vertebralis

      Truncus costocervicalis
        A. cervicalis profunda
      A. thoracica interna
        Aa. intercostales ventrales
        A. epigastrica cranialis
        A. musculophrenica
      A. cervicalis superficialis
    Aa. carotides communes
  A. subclavia sinistra (ihre Äste entsprechen denen der A. subclavia dextra)

Die Arteria axillaris. Die *A. axillaris* (Abb. 7-37 A/1), der Hauptgefäßstamm der Vordergliedmaße, durchquert die Achsel und läuft dann distal über die Medialfläche des Oberarms, kaudal des Humerus. Auf Höhe der Tuberositas teres major ändert sie ihren Namen und wird zur A. brachialis (/6). Die A. axillaris gibt die *A. thoracica externa* und *lateralis* an die Brustwand sowie einen wichtigen Kollateralast, die *A. subscapularis* ab (/3). Dieser verläuft dorsal entlang des Kaudalarandes der Skapula zwischen dem M. subscapularis und dem M. teres major. Er gibt Äste an die Schultermuskeln ab.

Die *A. brachialis* (/6) läuft schräg über die Medialfläche des Ellbogens; sie zieht weiter zum Unterarm und ändert hier wieder den Namen, jetzt wird sie A. mediana genannt. Einige Seitenäste versorgen die Muskeln des Oberarms, z. B.

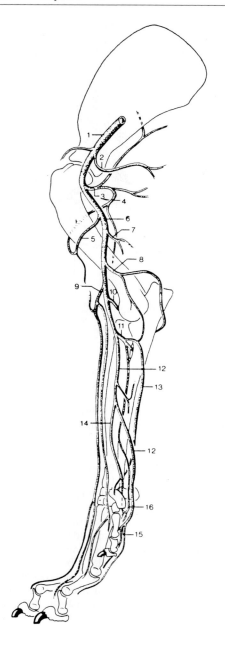

Abb. 7-37A Arterien der Vordergliedmaße (Hund).

1, A. axillaris; 2, A. thoracica lat.; 3, A. subscapularis; 4, A. circumflexa humeri caud.; 5, A. circumflexa humeri cran.; 6, A. brachialis; 7, A. profunda brachii; 8, A. collateralis ulnaris; 9, A. brachialis supf.; 10, A. transversa cubiti; 11, A. interossea communis; 12, A. mediana; 13, A. ulnaris; 14, A. radialis; 15, Arcus palmaris supf.; 16, Arcus palmaris prof. (Nach Simonis et al., ca. 1980 und Budras und Fricke, 1983.)

die *A. profunda brachii* (/7), die zum M. triceps zieht; gegen den Ellbogen gibt die A. mediana die *A. collateralis ulnaris* und *brachialis superficialis* ab (/8.9), diese ziehen zur Kranial- bzw. Kaudalfläche des Unterarms. Äste der A. brachialis superficialis verlaufen subkutan neben der V. cephalica bzw. dem R. superficialis des N. radialis und ziehen zur Dorsalfläche der Pfote. Die *A. transversa cubiti* (/10) wird kurz proximal des Ellbogengelenks abgegeben. Ein wichtiger Ast, die A. interossea communis, entspringt aus dem Hauptgefäß distal des Ellbogengelenks.

Die *A. interossea communis* (/11) gibt die *A. ulnaris* (/13) für die Karpal- und Zehenbeuger ab und die A. interossea caudalis, welche zwischen Radius und Ulna verläuft, um in die proximal am Metakarpus gelegenen Palmarbögen einzumünden. Eine A. interossea cranialis durchdringt das Spatium interosseum und versorgt die Dorsalmuskeln des Unterarms.

Die *A. mediana* (/12) verläuft kaudomedial am Unterarm in Begleitung des *N. medianus* und wird vom M. flexor carpi radialis bedeckt. Sie zieht durch den Canalis carpi und endet indem sie mit Ästen der A. interossea communis zusammen die Palmarbögen (/15, 16), von welchen die Palmarseite der Pfote versorgt wird, bildet.

Die Pfote wird von palmar mit Gefäßen versorgt, dort verlaufen (in der Tiefe) die palmaren Metakarpalarterien und (mehr oberflächlich) die gemeinsamen palmaren Digitalarterien an den Seiten der Metakarpalknochen, bevor sie sich an deren Distalenden in die eigentlichen Digitalarterien aufteilen. Diese liegen an den Axialseiten der Zehen. Die entsprechenden, aber kleineren, dorsalen gemeinsamen und eigentlichen Zehenarterien bilden ein ähnliches Muster. Die Art der Gefäßverzweigung läßt sich leichter in einer Zeichnung veranschaulichen als beschreiben, und die zahlreichen Details sind in Wahrheit von sehr begrenzter praktischer Bedeutung (Abb. 7-37/B).

A axillaris
   A. thoracica ext.
   A. thoracica lat.
   A. subscapularis
A. brachialis
   A. profunda brachii
   A. collateralis ulnaris
   A. brachialis supf.
      A. antebrachialis superficialis cran.
         Aa. digitales dorsales communes
   A. transversa cubiti

A. interossea communis
 A. ulnaris
 A. interossea cran.
 A. interossea caud.
  Arcus palmaris superficialis
   Aa. digitales palm. comm.
  Arcus palmaris profundus
   Aa. metacarpales palm.
 A. mediana
  A. radialis
(Die kleineren Äste der Vorderpfote entspringen aus Anastomosen, die hier nicht aufgeführt sind).

A. carotis communis. Die beiden Aa. carotides communes entspringen beim Hund getrennt (Abb. 7-35/8) und bei Ungulaten aus einem kurzen Truncus bicaroticus (Abb. 7-36/5). Beide Gefäße überqueren, während sie den Hals hochziehen, die ventrolaterale Fläche der Trachea (oder linkerseits, der Speiseröhre). Sie werden auf jeder Seite vom Truncus vagosympathicus begleitet. Die Arterie endet, indem sie sich über dem Larynx in eine A. carotis externa und -interna aufteilt. Die einzigen Äste von Bedeutung gehen dicht in der Nähe ihres kranialen Endes ab; es handelt sich dabei um die kaudale und kraniale A. thyroidea, letztere gibt Äste für den Kehlkopf und den Rachen ab.

Die *A. carotis externa* ist der stärkere der Endzweige und erscheint als die Fortsetzung des Hauptstammes (Abb. 7-38/1). Beim Hund gibt sie gleich die A. occipitalis ab, diese ist übrigens bei anderen Tieren ein Ast der A. carotis interna. Die A. carotis externa läuft als A. maxillaris weiter (/11), wobei der Übergang ziemlich willkürlich an die Stelle des Ursprungs der A. temporalis superficialis gelegt wird.

Die A. carotis externa im engeren Sinn bildet einen kurzen, dorsal konvexen Bogen, der auf dem Pharynx liegt und von der Glandula mandibularis bzw. dem M. digastricus bedeckt wird. Sie hat folgende Äste: A. occipitalis, A. laryngea cranialis, A. pharyngea ascendens, A. lingualis, A. facialis, A. auricularis caudalis, A. parotidea und A. temporalis superficialis.

Die *A. occipitalis* (/4) zieht zur Fossa condylaris ventralis, dort teilt sie sich in verschiedene Äste, welche unter anderem das Mittelohr, das Innenohr und den kaudalen Teil der Gehirnhäute versorgen. Der größte Ast, der im Grunde die Fortsetzung des Hauptgefäßes darstellt, zieht zur Fossa atlantis und anastomosiert mit der A. vertebralis. Auf diese Weise beteiligt sich die A. occipitalis an der Versorgung des Gehirns (S. 340).

Die *A. laryngea cranialis* und die *A. pharyngea ascendens* (/5, 6) versorgen den Larynx und den Phyrynx. Die starke *A. lingualis* (/7) verläuft rostroventral über den Pharynx und tritt zwischen M. genioglossus und M. hyoglossus in die Zunge ein. Sie versorgt hauptsächlich die Zunge

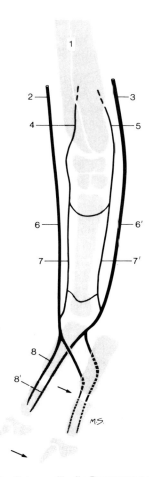

Abb. 7-37B Schema für die Benennung der Arterien des Metakarpus und der Zehe, Lateralansicht (Hund). Die gemeinsamen Digital- und Metakarpal(-tarsal)gefäße (und -nerven) werden entsprechend den medial davon gelegenen Digiti benannt.

1, Radius und Ulna; 2, 3, oberflächliche Arterien, die die Pfote versorgen sind Fortsetzungen der A. brachialis supf. bzw. A. mediana; 4, 5, tiefe Pfotenarterien, sie stellen die Fortsetzung der A. interossea cran. bzw. caud. dar; 6, 6', dorsale und palmare gemeinsame Zehenarterie – gemeinsam für zwei benachbarte Zehen – (Pfeile); 7, 7', dorsale und palmare Metakarpalarterien, verbunden durch proximale und distale perforierende Äste; 8, 8', dorsale und palmare eigentliche Digitalarterie.

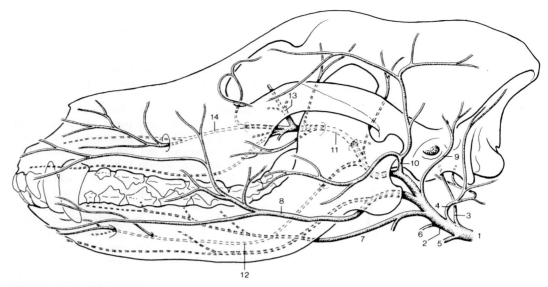

Abb. 7-38 Arterien des Kopfes (Hund).

1, A. carotis communis; 2, A. carotis externa; 3, A. carotis interna; 4, A. occipitalis; 5, A. laryngea cranialis; 6, A. pharyngea ascendens; 7, A. lingualis; 8, A. facialis; 9, A. auricularis caud.; 10, A. temporalis superficialis; 11, A. maxillaris; 12, A. alveolaris inferior; 13, A. ophthalmica ext.; 14, A. infraorbitalis.

aber sie gibt auch Äste ab, von denen einer an die Tonsilla palatina zieht, das ist u. U. von chirurgischer Bedeutung.

Die *A. facialis* (/8) entspringt in der Nähe des Unterkieferwinkels und verläuft im Spatium intermandibulare, bevor sie sich um den Ventralrand der Mandibula nach lateral windet; an dieser Stelle kann bei größeren Tierarten der Puls gemessen werden. Danach verzweigt sich das Gefäß in verschiedene Äste für die Lippen, die laterale Nasenwand und den Mundwinkel. Die relativ große *A. auricularis caudalis* (/9) versorgt großflächig das äußere Ohr und dessen Muskulatur. Die *A. parotidea* ist für die Ohrspeicheldrüse zuständig.

Die *A. temporalis superficialis* (/10) zieht in Richtung Gesicht und tritt in den M. masseter. Beim Hund verzweigt sie sich im unteren und oberen Augenlid und im Nasenrücken. Die Lage und der feste Untergrund eines ihrer Äste (*A. transversa faciei*) ermöglichen bei größeren Tierarten auch hier das Pulsmessen.

Die *A. maxillaris* (/11) verläuft in Richtung Canalis alaris, welchen sie passiert, um danach in die Fossa pterygopalatina einzutreten. Vor Eintritt in den Kanal wird die *A. alveolaris inferior* (/12) abgegeben, diese zieht in die Mandibula und versorgt dort die Alveolen und Zähne und – durch Kinnäste, welche aus dem Knochen austreten – die Unterlippe und die Kinnregion. Andere Äste der A. maxillaris ziehen in die Paukenhöhle, die Kaumuskeln und die kranialen Meningen (der zugehörige Gefäßast zieht hierfür durch das Foramen ovale). Innerhalb des Kanals werden keine Äste abgegeben, jedoch entsteht ein Gefäßbündel an der Stelle wo das Gefäß in die Fossa pterygopalatina eintritt. Der bedeutendste von allen Ästen ist die *A. ophthalmica externa* (/13), welche den Inhalt der Orbita mit Blut versorgt (S. 377). Als weitere Äste sind zu erwähnen: die *A. ethmoidea* für die Nasenhöhle, die *A. palatina major* und *-minor* für den harten bzw. weichen Gaumen, die Fortsetzung des Hauptgefäßes (*A. infraorbitalis*) ist für den Canalis alaris superior zuständig (/14).

Die *A. carotis interna* (/3) gelangt in die Schädelhöhle über den Canalis caroticus (nachdem sie beim Hund einen sehr unregelmäßigen Verlauf genommen hat). Sie teilt sich in der Schädelhöhle in einen rostralen und kaudalen Ast, welcher jeweils mit dem betreffenden Gefäß der anderen Seite und mit der A. basilaris verläuft und auf diese Weise den Circulus arteriosus cerebri bildet, von dem das Gehirn versorgt wird (S. 340).

A. carotis communis
  A. thyreoidea caud.
  A. thyreoidea cran.
  A. carotis ext.
    A. occipitalis
    A. laryngea cran.
    A. pharyngea ascendens
    A. lingualis
    A. facialis
    A. auricularis caud.
    A. parotidea
    A. temporalis supf.
    A. maxillaris
      A. alveolaris inferior
      A. ophthalmica ext.
      A. ethmoidalis
      Aa. palatinae
      A. infraorbitalis
  A. carotis interna

Die Aorta thoracica verläuft unter dem Dach des Thorax nach kaudal, um durch den Hiatus aorticus des Zwerchfells in die Bauchhöhle zu gelangen. In Begleitung der Vena azygos und des Ductus thoracicus zieht sie als Aorta abdominalis weiter. Die Äste der *Aorta thoracica* sind die dorsalen Zwischenrippenarterien (ausgenommen diejenigen für die ersten Interkostalräume), welche in verschiedener Weise entspringen, und die häufig für das betreffende rechte und linke Gefäß je einen gemeinsamen Stamm haben; ein weiterer Ast ist die A. bronchooesophagea mit einem lokal unregelmäßigen Ursprung (Abb. 7-35 und 7-36).

Trotz ihres Namens, der auf ein recht eingeschränktes Versorgungsgebiet weist, geben die *dorsalen Interkostalarterien* Äste für die Wirbelsäule und mit dieser in Zusammenhang stehenden Strukturen ab. Sie enden, indem sie mit ventralen Interkostalarterien anastomosieren. Letztere kommen aus der A. thoracica interna und der A. musculophrenica, auf diese Weise werden die Gefäßschleifen in den Zwischenrippenräumen vervollständigt. Die entsprechende Arterie hinter der letzten Rippe wird als A. costoabdominalis bezeichnet. Die A. bronchooesophagea steigt bis zur Lungenwurzel ab und entläßt hier die Äste für die Lunge bzw. für einen großen Teil des Thorakalabschnitts der Speiseröhre.

Aorta thoracica
  Aa. intercostales dorsales
  A. bronchooesophagea
    Rr. bronchales
    Rr. oesophageales
  A. costoabdominalis dors.

Die Aorta abdominalis. Die Aorta abdominalis folgt der dorsalen Bauchwand, auf ihrer rechten Seite ist sie der Vena cava caudalis und auf der linken den Psoasmuskeln benachbart. Beim Hund endet sie unter den letzten Lendenwirbeln indem sie die Aa. iliacae internae abgibt und dann als sehr feine *A. sacralis mediana* bis zum Schwanz weiter zieht (Abb. 7-39). Die Aorta gibt viszerale und parietale Äste ab.

Die Viszeraläste sind schon im Zusammenhang mit den von ihnen versorgten Organen abgehandelt worden. Es handelt sich dabei um die unpaarige A. coeliaca (S. 142), die A. mesenterica cranialis (S. 146) und die A. mesenterica caudalis (S. 146) sowie um die paarige A. renalis (S. 199) und die A. testicularis (S. 208) bzw. die A. ovarica (S. 224). Die unpaarigen Gefäße stellen beim Embryo die Arterien des kaudalen Vorderdarms, Mitteldarms und Enddarms dar (S. 162).

Die Parietaläste beginnen mit den kaudalen Zwerchfellarterien und den kranialen Baucharterien, die beim Hund einen gemeinsamen *phrenicoabdominalen* Ursprung haben. Zu den Parietalästen gehören auch die paarigen *Aa. lumbales*, welche Gewebe und Bauelemente des Rückens versorgen, die *A. circumflexa ilium profunda* für die Flanke, die *A. iliaca externa* für die Hintergliedmaße und die *A. iliaca interna*, die sowohl für die Organe der Beckenhöhle als auch für die Bauchwände zuständig ist.

Aorta abdominalis
  Aa. phrenicoabdominales
  Aa. lumbales
  A. coeliaca
    A. gastrica sinistra
    A. hepatica
      Rr. hepatici
      A. gastrica dextra
      A. gastroduodenalis
      A. pancreaticoduodenalis cran.
      A. gastroepiploica dextra
    A. lienalis
      Rr. pancreatici
      Aa. gastricae breves
      A. gastroepiploica sin.
  A. mesenterica cran.
    A. pancreaticoduodenalis caud.
    Aa. jejunales
    Aa. ilei
    A. ileocolica

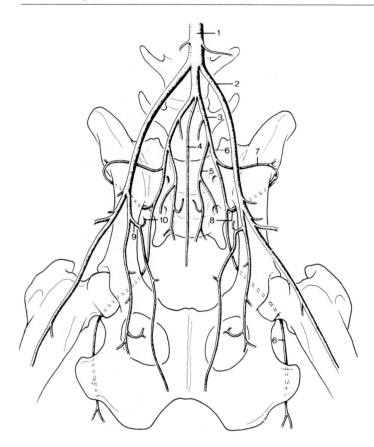

Abb. 7-39 Endaufzweigung der Aorta abdominalis (Hund, Ventralansicht).

1, Aorta; 2, A. iliaca ext.; 3, A. iliaca int.; 4, A. sacralis mediana; 5, A. pudenda int.; 6, A. glutaea caud.; 7, A. ileolumbalis; 8, A. glutaea cran.; 9, A. profunda femoris; 10, Truncus pudendoepigastricus; 11, A. femoralis. (Nach Evans und De Lahunta, 1980.)

    A. colica media
    A. colica dextra
    Aa. caecales
Aa. renales
A. testicularis (A. ovarica)
A. mesenterica caudalis
    A. colica sin.
    A. rectalis cran.
Aa. circumflexae ilium profundae
Aa. iliacae externae
Aa. iliacae internae
A. sacralis mediana
    A. lumbalis VI
A. mediana caudalis

Es lohnt sich hier die Existenz einiger durch Anastomosen ermöglichter Gefäßumwege zu betrachten, welche die Auswirkungen einer Aortenkonstriktion bzw. -blockade – z. B. durch Thrombose, die besonders bei Katzen häufig ist – abschwächen. Die Kollateralgefäße umfassen Gefäße, welche entlang des Rückenmarks durch Anastomosen zwischen aufeinanderfolgenden Lendenarterien, oder entlang des Darmrohrs durch Verbindungen zwischen den Haupteingeweidearterien oder auf dem Boden der Bauchhöhle durch die A. epigastrica cranialis und caudalis gebildet werden.

Die A. iliaca externa stellt das Hauptgefäß der Hintergliedmaße dar. Sie entsteht kurz vor dem kaudalen Ende der Aorta und verläuft schief über die Dorsalwand der Bauchhöhle, um diese über die Lacuna vasorum, welche oberhalb des kaudodorsalen Randes der Flanke liegt, zu verlassen (Abb. 7-40/3). Die A. iliaca externa gibt im Abdomen einen Ast, die *A. profunda femoris*, ab (/12), aus welcher der Truncus pudendoepigastricus und ein wichtiger Ast für die Adductoren des Oberschenkels entspringt. Der *Truncus pudendoepigastricus* (/13) entläßt die *A. pudenda externa* und *die A. epigastrica caudalis*. Die A. pudenda externa zieht durch den Leistenkanal und gibt sodann die A. epigastrica caudalis superficialis ab, welche die Gewebe der Leistengegend, u. a. das Präputium des männlichen Tiers bzw. die kaudalen Abschnitte des Gesäuges der Hündin versorgt.

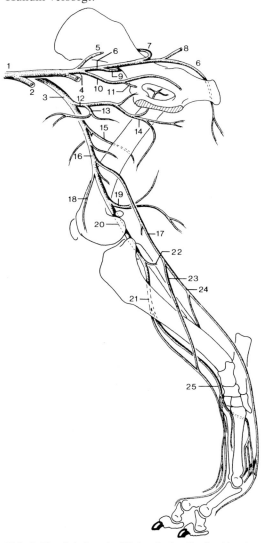

Abb. 7-40 Arterien der Hintergliedmaße des Hundes.

1, Aorta abdominalis; 2, A. iliaca externa sin.; 3, A. iliaca externa dext.; 4, Aa. iliacae internae dext. et sin.; 5, A. sacralis mediana; 6, A. glutaea caud.; 7, A. glutaea cran.; 8, A. caudalis lat.; 9, A. ileolumbalis; 10, A. pudenda interna; 11, A. vaginalis (prostatica); 12, A. profunda femoris; 13, Truncus pudendoepigastricus; 14, A. circumflexa femoris med.; 15, A. circumflexa femoris lat.; 16, A. femoralis; 17, A. saphena; 18, A. genus descendens; 19, A. caudalis femoris dist.; 20, A. poplitea; 21, A. tibialis cran.; 22, A. tibialis caud.; 23, R. cranialis der A. saphena; 24, R. caudalis der A. saphena; 25, A. dorsalis pedis. (Nach Simonis et al., ca. 1980 und Budras und Fricke, 1983.)

Die A. iliaca externa verläßt die Bauchhöhle und zieht als *A. femoralis* (/16) weiter. Der erste Abschnitt dieses Gefäßes liegt oberflächlich im Spatium femorale zwischen dem M. sartorius und M. pectineus und bildet einen sichtbaren Kamm, der sich ideal für die Pulsmessung eignet. Danach tritt sie tiefer in die Muskeln ein, überquert die Medialfläche des Femur, um die Kaudalfläche des Oberschenkels zu erreichen. Sodann läuft sie als A. poplitea über die Kapsel des Kniegelenks. Die A. femoralis hat viele benannte und unbenannte Äste, welche die Schenkelmuskeln versorgen. Die meisten dieser Äste haben keine große Bedeutung. Ein Ast – die *A. saphena* (/17) – verdient Beachtung, sie wird in der Mitte des Oberschenkels abgegeben. Dieses Gefäß ist bei Carnivoren von größerer Bedeutung als bei großen Tierarten; es steigt über die Medialfläche der Gliedmaße ab, um sich dann in einen kranialen und kaudalen Ast aufzuteilen. Der kraniale Ast (/23) versorgt die dorsalen Unterschenkelmuskeln und überquert dann die Dorsalfläche des Sprunggelenks als *dorsale gemeinsame Zehenarterie*. Der kaudale Ast (/24) verläuft in der Tiefe zwischen den kaudal gelegenen Schenkelmuskeln, er überquert sodann die Kaudalfläche des Sprunggelenks und geht in die plantaren gemeinsamen Zehenarterien über, welche den entsprechenden Gefäßen der Vordergliedmaße vergleichbar sind.

Die *A. poplitea* (/20) teilt sich in eine kraniale und kaudale A. tibialis. Die *A. tibialis cranialis* (/21) zieht durch das Spatium interosseum zwischen Tibia und Fibula und verläuft distal zusammen mit dem N. fibularis profundus. Sie überquert die Dorsalfläche des Sprunggelenks (als A. dorsalis pedis; /25) und entläßt zusammen mit anderen Ästen die dorsalen Metatarsalarterien. Eine dieser Metatarsalarterien verstärkt den kaudalen Ast der A. saphena im Plantarbereich der Gliedmaße nachdem sie zwischen dem zweiten und dritten Metatarsalknochen durchgezogen ist. Die *A. tibialis caudalis* (/22) hat beim Fleischfresser nur geringe Bedeutung. Die folgende Liste enthält verschiedene Muskeläste, die im Text nicht erwähnt worden sind.

A. iliaca externa
  A. profunda femoris
    Truncus pudenoepigastricus
      A. epigastrica caud.
      A. pudenda ext.
A. femoralis
  A. circumflexa femoris lat.

A. caudalis femoris proximalis, – media, – distalis
A. saphena
  R. cranialis
    Aa. digitales dorsales communes
  R. caudalis
    Aa. digitales plantares communes
A. poplitea
  A. tibialis cranialis
    A. dorsalis pedis
      Aa. metatarsales dorsales
      Aa. metatarsales plantares
  A. tibialis caudalis

Die A. iliaca interna ist das Versorgungsgefäß der Beckenorgane und der Beckenwand, sowie der Muskeln der Glutäealgegend und des proximokaudalen Teils des Oberschenkels. Die A. iliaca interna zieht von ihrem Ursprung nach kaudoventral. Sie besitzt beim Hund einen einzigen Kollateralast, die *A. umbilicalis* (Abb. 7-41/5), ein ziemlich unbedeutendes Überbleibsel der plazentaren Blutversorgung des Fetus (S. 276). Der proximale Teil der A. umbilicalis führt etwas Blut zur Versorgung des Kranialabschnitts der Harnblase; der distale Teil ist in das Lig. teres, welches innerhalb des lateralen Haltebandes der Harnblase liegt, umgewandelt.

Die A. iliaca interna endet indem sie sich in die A. glutaea caudalis und die A. pudenda interna aufteilt. Der parietale Ast, die *A. glutaea caudalis* (/6) tritt zusammen mit dem N. ischiadicus aus dem Becken aus. Dieser Gefäßstamm mit seinen Ästen, der A. iliolumbalis und A. glutaea cranialis (/7) versorgt die Muskeln des Lumbosakralbereichs und der Glutealgegend bzw. des proximalen Femurabschnitts; zu den Strukturen der letztgenannten Region gehört auch die „Hinterbakkenmuskulatur" in welcher die A. glutaea caudalis endet.

Der zweite Endzweig der A. iliaca interna, die *A. pudenda interna* (/8) versorgt die Beckenorgane (siehe S. 580 und 715). Ihre Äste haben geschlechtsbedingt eine unterschiedliche Lage bzw. Bezeichnung. Die erste Abzweigung ist die A. prostatica beim männlichen und die A. vaginalis beim weiblichen Hund (/9). Die *A. prostatica* versorgt den mittleren und den vorletzten Teil des Rektums und über verschiedene kleinere Äste die Kaudalabschnitte des Ureters und der Harnblase, die Prostata und den ersten Teil der Harnröhre. Die *A. vaginalis* versorgt neben dem Uterus und der Vagina ebenfalls das Rektum und die Harnorgane. Die A. uterina bildet den kaudalen Teil des Arterienbogens innerhalb des Lig. latum uteri (S. 224).

Das nächste Gefäß, die *A. urethralis* ist bei beiden Geschlechtern gleichermaßen vorhanden. Sie versorgt den Kaudalteil der Beckenurethra. Die Endäste der A. pudenda interna werden A. perinealis ventralis und A. penis oder clitoridis genannt. Die *A. perinealis ventralis* (/11) versorgt über die A. rectalis caudalis das letzte Stück des Rektums und verzweigt sich dann im Skrotum

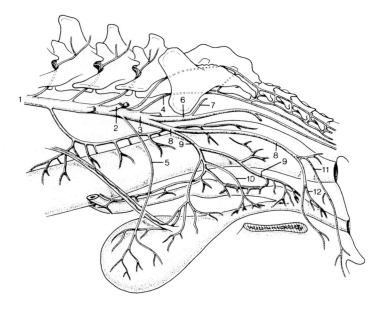

Abb. 7-41 Arterien des weiblichen Beckens, linke Seitenansicht (Hund).

1, Aorta abdominalis; 2, A. iliaca ext.; 3, A. iliaca int.; 4, A. sacralis mediana; 5, A. umbilicalis; 6, A. glutaea caud.; 7, A. glutaea cran.; 8, A. pudenda int.; 9, A. vaginalis; 10, A. urethralis (häufig ein Ast der A. vaginalis); 11, A. perinealis ventralis; 12, A. clitoridis (teilweise nach Evans und De Lahunta, 1980 und Budras und Fricke, 1983).

(oder in den Schamlippen). Die *A. penis* verläuft dorsal über den Penis in die Gegend des Bulbus glandis; nach Abgabe eines Astes an den Bulbus penis, wird sie A. dorsalis penis genannt, sie versorgt das Corpus spongiosum, die Pars longa und, über einen tiefen Ast das Corpus cavernosum penis. Die *A. clitoridis* (/12) hat einen ähnlichen Verlauf, aber natürlich ein weniger umfangreiches Versorgungsgebiet.

A. iliaca int.
  A. umbilicalis
  A. glutea caud.
    A. iliolumbalis
    A. glutea cran.
  A. pudenda int.
    A. prostatica (vaginalis)
      A. ductus deferens (A. uterina)
        A. vesicalis caud.
    A. rectalis media
    A. urethralis
    A. perinealis ventralis
    A. penis (clitoridis)
      A. bulbi penis
      A. profunda penis
      A. dorsalis penis

Die Venen des großen Kreislaufs

Die Venen des großen Kreislaufs befördern das Blut über die Vena cava cranialis und caudalis und den Sinus coronarius zum Herzen*. Der *Sinus coronarius* leitet das gesamte Blut aus der Herzwand zurück in das Herz (S. 248); beim Wiederkäuer und Schwein wird hier auch noch das Blut aus der Vena azygos sinistra aufgenommen. Pferd und Hund besitzen nur eine Vena dextra, die aber für die gleichen Gebiete zuständig ist wie die Vena azygos sinistra der anderen Tiere (Abb. 7-9/12 und 7-7/12).

Die Vena cava cranialis. Die V. cava cranialis entsteht kurz vor dem Eingang in die Brusthöhle durch die Vereinigung der Vena jugularis externa und der V. subclavia, die das Blut aus dem Kopf, Hals und der Vordergliedmaße sammeln. Beim Hund vereinigen sich V. subclavia und V. jugularis zu einem Stamm, der sodann mit dem Stamm der anderen Seite ein gemeinsames Gefäß bildet. Häufiger zu beobachten ist jedoch die Vereinigung der beiden Jugularvenen zu einem gemeinsamen Stamm in welchen dann die beiden Venae subclaviae münden (Abb. 7-42). Die kraniale Hohlvene zieht ventral und rechts der Trachea liegend durch das kraniale Mediastinum, sie steht dabei mit der A. brachiocephalica in engem Kontakt (im Ursprungsbereich dorsal, später auf der linken Seite). In die kraniale Hohlvene münden verschiedene Zuflüsse, die im großen und ganzen den Ästen der A. subclavia entsprechen sowie die größere rechte Vena azygos (/3) – wenn sie nicht wie beim Hund direkt in die rechte Vorkammer mündet.

Die *Vena azygos* (/3) entsteht durch die Vereinigung der ersten Lendenvenen, sie gelangt über den Hiatus aorticus in die Brusthöhle, wo sie durch Zwischenrippenvenen der kaudalen und mittleren Zwischenrippenräume verstärkt wird. Im Embryonalzustand ist noch eine rechte und linke V. azygos angelegt, später wird diese Einrichtung jedoch vereinfacht: bei Pferd und Hund bleibt die rechte V. azygos als Hauptstamm erhalten, beim Wiederkäuer und Schwein bleibt die linke bestehen. Bei Wiederkäuern sind jedoch häufig beide Azygosvenen ausgebildet. Die Vena azygos dextra biegt nach ventral, zieht vor der rechten Lungenwurzel vorbei, um das Endstück der kranialen Hohlvene oder den anschließenden rechten Teil des rechten Atriums zu erreichen. Die linke V. azygos biegt links vor der Lungenwurzel ab und muß dann nach kaudal über den linken Vorhof verlaufen, um mit dem Sinus coronarius zusammenzufließen (Abb. 7-9/A, 12). Die kranialen Vv. intercostales, welche nicht in dieses System abfließen, ziehen zu verschiedenen Gefäßzweigen der V. subclavia oder direkt zur V. cava cranialis. Die besondere Rolle, die das Azygossystem bei der Drainage des Gefäßgeflechts innerhalb des Wirbelkanals spielt, wird anderswo dargestellt (S. 343).

Die *Vena subclavia* entspricht in ihrem Verlauf im allgemeinen der A. subclavia und die meisten der Zuflüsse im oberen Teil der Gliedmaße verlaufen parallel zu Arterienästen. Im distalen Bereich der Gliedmaße ist das Gefäßmuster anders, dort gibt es unbegleitete oberflächliche Venen; obgleich diese mit tieferen Venen verschiedener Ebenen verbunden sind, münden sie auch in die *V. cephalica* (Abb. 7-42/13), welche im Oberarmbereich zwischen den Pektoralis- und Brachiocephalikusmuskeln verläuft, um in die V. jugularis im unteren Halsbereich zu münden.

---

* Da wir nicht die Absicht haben, die gesamte Systematik der Venen darzustellen, wollen wir von der üblichen Art der Darstellung abweichen und hier die Venen entsprechend der Richtung des Blutstroms beschreiben.

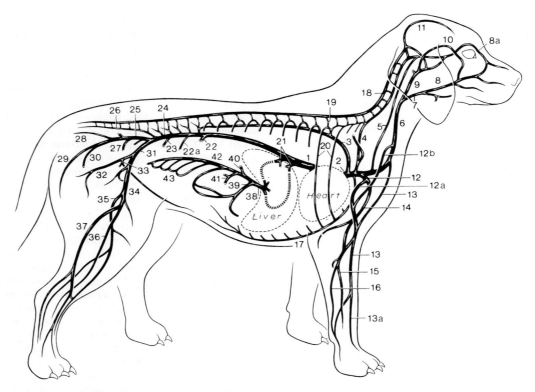

Abb. 7-42 Schematische Darstellung des Venensystems (Hund).

1, Vena cava caudalis; 2, V. cava cranialis; 3, V. azygos; 4, V. vertebralis; 5, V. jugularis int.; 6, V. jugularis ext.; 7, V. linguofacialis; 8, Vena facialis; 8a, V. angularis oculi; 9, V. maxillaris; 10, V. temporalis superficialis; 11, Sinus sagittalis dors.; 12, V. axillaris; 12a, V. axillobrachialis; 12b, V. omobrachialis; 13, V. cephalica; 13a, V. cephalica accessoria; 14, V. brachialis; 15, V. radialis; 16, V. ulnaris; 17, V. thoracica int.; 18, Plexus vertebralis dext.; 19, V. intervertebralis; 20, Vv. intercostales; 21, Vv. hepaticae; 22, Vv. renales; 22a, V. testicularis (ovarica); 23, V. circumflexa ilium prof.; 24, V. iliaca communis; 25, V. iliaca int. dext.; 26, V. sacralis mediana; 27, V. vaginalis (prostatica); 28, V. caudalis lat.; 29, V. glutaea caud.; 30, V. pudenda int.; 31, V. iliaca ext.; 32, V. profunda femoris; 33, Truncus pudendoepigastricus; 34, V. femoralis; 35, V. saphena med.; 36, V. tibialis cran.; 37, V. saphena lat.; 38, V. portae; 39, V. gastroduodenalis; 40, V. lienalis; 41, V. mesenterica caud.; 42, V. mesenterica cran.; 43, Vv. jejunales (aus Evans und De Lahunta, 1980).

Es gibt zwei Paare von Jugularvenen im Hals. Die (tiefe) *V. jugularis interna* (/5) verläuft mit der A. carotis communis im Viszeralraum des Halses; dennoch ist sie außer bei Katze und Hund bei ausgewachsenen Tieren stark zurückgebildet oder überhaupt nicht mehr vorhanden. Aber auch bei Katze und Hund hat sie nur wenig Bedeutung. Die *V. jugularis externa* (/6) wird in der Nähe des Unterkieferwinkels durch die Vereinigung der V. linguofacialis und V. maxillaris gebildet. Sie verläuft in der Drosselrinne (Sulcus jugularis), welche dorsal vom M. brachiocephalicus und ventral vom M. sternooccipitalis begrenzt wird, den Hals abwärts. Die V. jugularis externa läßt sich leicht stauen und wird daher beim Großtier hauptsächlich für intravenöse Injektionen oder zur Blutentnahme herangezogen. Die Einzugsgebiete ihrer Zuflüsse (V. linguofacialis und V. maxillaris) überlappen sich beträchtlich, auch gibt es Speziesvariationen. Die V. linguofacialis stellt im allgemeinen das Hauptabflußgefäß für die mehr oberflächlich und rostral gelegenen Kopfstrukturen dar, die V. maxillaris ist für die tieferen und mehr kaudalen (die Schädelhöhle eingeschlossen), Gewebe zuständig (Abb. 11-21).

Die Vena cava caudalis. Die V. cava caudalis bildet sich im Dorsalbereich der Bauchhöhle in der Nähe des Beckeneingangs durch die Vereinigung der *Vv. iliacae internae,* welche das Blut aus der Beckenwand sowie aus einem großen Teil der Eingeweide der Beckenhöhle abführen und den *Vv. iliacae externae,* die für die Hintergliedmaßen zuständig sind (Abb. 7-42/25, 31). Die V. iliaca externa und der Großteil ihrer Zuflüsse sind Begleitgefäße der Arterien. Die V. saphena lateralis und medialis verlaufen ohne Arterienbegleitung (/35, 37), sie führen das Blut der oberflächlichen Fußvenen ab.

Während ihres intraabdominalen Verlaufs treffen weitere Zuflüsse, welche aus dem Dachbereich der Bauchhöhle kommen, auf die Vena cava caudalis, hierzu gehören auch die großen *Vv. renales.* Danach wendet sich die kaudale Hohlvene nach ventral, um durch die Leber und kurz darauf durch das Foramen venae cavae im Zwerchfell zu ziehen. Die Vena cava caudalis gelangt auf einem relativ ventralen Niveau in die Brusthöhle und zieht innerhalb des freien Randes der Plica venae cavae zwischen dem kaudalen und akzessorischen Lappen der rechten Lunge hindurch (Abb. 4-17/B,9). Sie mündet in den rechten Herzvorhof dorsal des Sinus coronarius.

Die Vena cava caudalis nimmt während ihres Verlaufs durch die Leber die *Vv. hepaticae* auf (Abb. 7-42/21).

Die *Vena portae* führt das Blut aus der Milz, den intraabdominalen Verdauungsorganen, dem kaudalen Abschnitt der thorakalen Speiseröhre und dem größten Teil des Rektums ab. Sie wird in unterschiedlicher Weise aus drei Zuflüssen gebildet (Abb. 3-46). Der Zufluß aus der Milz entspricht der A. coeliaca (ohne deren Leberäste) und sammelt daher das Blut aus dem kaudalsten Abschnitt des Ösophagus, dem Magen, Dünndarmteilen, der Bauchspeicheldrüse und der Milz. Die V. mesenterica cranialis und caudalis leiten das Blut aus den Gebieten, die von entsprechend benannten Arterien versorgt werden, ab; sie vereinigen sich normalerweise zu einem gemeinsamen Stamm, bevor sie in die V. lienalis münden.

Der letzte Abschnitt des Rektums und der Analregion unterscheiden sich von dem übrigen Darmtrakt dadurch, daß sie ihr Blut in die V. iliaca interna abführen. Die Venen dieses Bereichs bilden eines der Pfortader-Kreislaufverbindungssysteme, die (wenn auch wenig ergiebig) alternative Abflußwege aus dem Pfortadereinzugsgebiet schaffen, wenn die intrahepatische Zirkulation, z. B. bei Leberzirrhose, gestört ist.

Das fetale Kreislaufsystem und dessen Veränderungen nach der Geburt

Während des fetalen Lebens übernimmt die Plazenta die Aufgaben, die später von den Lungen, dem Verdauungstrakt und den Nieren übernommen werden. Über die Plazenta wird das Blut mit Sauerstoff und sonstigen Nährstoffen angereichert bzw. von Stoffwechselabfallprodukten befreit. Es gelangt über zwei große Nabelvenen, die innerhalb des Nabelstrangs einen gewundenen Verlauf nehmen und sich in der Nabelpforte zu einem Gefäß vereinigen, zurück in den Fetus (Abb. 7-43/11). Die intraabdominale Nabelvene verläuft nach kranial, um an der Fissura umbilicalis in die Leber einzudringen und sich aufzuzweigen. Sie gibt Kollateraläste ab, die den linken Leberlappen (umbilicale Leberhälfte) versorgen, ein weiterer Ast biegt nach rechts ab, um eine Verbindung mit der Pfortader (/12) herzustellen, die den rechten Lappen (portale Leberhälfte) versorgt. Eine direkte Fortsetzung der Nabelvene, der Ductus venosus (/10), durchquert das Leberparenchym, indem er den Leberkreislauf umgeht und Anschluß an die V. cava caudalis findet. Der Ductus venosus, der in allen jungen Embryonen vorhanden ist, wird bei Pferd und Schwein schon früh zurückgebildet. Bei anderen Tierarten bleibt er bestehen, allerdings variiert er dabei im Kaliber und hinsichtlich seiner funktionellen Bedeutung, er hat die Neigung sich gegen das Ende der Trächtigkeit zurückzubilden. Die Aufteilung der Leber in eine umbilikale und eine portale Hälfte ist offensichtlich von funktioneller Bedeutung. Die portale Hälfte ist weniger üppig mit Sauerstoff versorgt, dies ist ein Stimulus für eine aktivere Blutbildung; die umbilikale Hälfte leidet möglicherweise häufiger unter *intrauterin* erworbenen Infektionen.

Die kaudale Hohlvene (/8) nimmt das Nabelblut nach dessen Leberpassage auf und vermischt es mit dem sauerstoffarmen Blut, welches von den hinteren Körperabschnitten zurückströmt. Der Sauerstoffgehalt des Hohlvenenblutes ist daher schon unter den des plazentaren Rückstroms gesunken, bevor dieser das Herz erreicht und auf den kranialen Rand des Foramen ovale trifft (Abb. 7-44/2, 4). Dieser Rand teilt den Blutstrom in zwei Abschnitte: einer davon strömt weiter in das rechte Atrium (/3), der andere tritt durch das Foramen ovale in das linke Atrium (/8). Die relative Stärke dieser Ströme wechselt mit fortschrei-

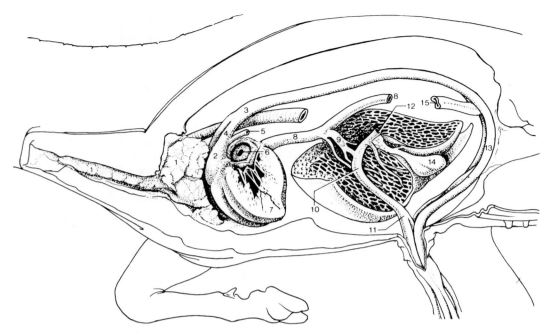

Abb. 7-43 Halbschematische Darstellung des fetalen Blutkreislaufs (Kalb).

1, Thymus; 2, Truncus pulmonalis; 3, Aortenbogen; 4, Ductus arteriosus; 5, A. pulmonalis; 6, Foramen ovale; 7, Wand des linken Ventrikels; 8, V. cava caudalis; 9, Lebervenen; 10, Ductus venosus; 11, Vena umbilicalis; 12, Stumpf der Vena portae; 13, linke Nabelarterie; 14, Gallenblase; 15, Colon descendens.

tender Entwicklung, wobei eine andauernde Verschiebung des Foramens nach links den Blutstrom in das rechte Atrium anwachsen läßt. Dieser Blutstrom vermischt sich mit dem Blut, das aus der V. cava cranialis kommt (/1). Auf diese Weise wird der Sauerstoffgehalt des Blutes, das in die rechte Herzkammer fließt, weiter verringert. Das Kammerblut wird in den Truncus pulmonalis getrieben (/6), der über einen weiten Kanal, den Ductus arteriosus mit der Aorta in Verbindung steht (/7). Der Ductus arteriosus mündet jenseits des Ursprungs des Truncus brachiocephalicus in die Aorta, er hat dieselbe Weite wie der Truncus pulmonalis (und ist im Grund dessen direkte Fortsetzung – die rechte und linke A. pulmonalis [/7] sind seine Äste). Der Ductus arteriosus nimmt den größten Teil des Blutausstoßes des rechten Ventrikels auf, da das Gefäßsystem der noch nicht entfalteten Lungen dem Blutstrom einen wesentlich größeren Widerstand entgegenstellt.

Die geringe Menge Blut, welche von den Lungen in das linke Atrium strömt, mischt sich dort mit dem größeren Blutvolumen, das durch das Foramen ovale tritt. Das Blut, das in die Aorta gelangt (/10), ist daher relativ sauerstoffreich; ein Teil dieses Stroms fließt in die Herzkranzgefäße bzw. in die Aa. carotides. Kopf und Gehirn erhalten daher ein sauerstoffreicheres Blut und sind damit gegenüber anderen Organen, deren Versorgungsgefäße distal des Ductus arteriosus aus der Aorta abgehen und nur Mischblut aus beiden Herzkammern erhalten, im Vorteil. Die Plazenta empfängt über die Nabelarterien den Löwenanteil des durch die Aorta descendens fließenden Blutstroms (/10′) (/11). Die Nabelarterien zweigen von den Aa. iliacae internae ab und verlassen den Fetus mit dem Allantoisgang (Abb. 7-43/13). Der fetale Blutstrom tritt in der Plazenta mit dem mütterlichen Blut in engen Kontakt; allerdings ist die zwischen mütterlichem und fetalem Gefäßsystem gelegene Gewebsschicht hinsichtlich Dicke und Permeabilität bei den einzelnen Tierarten unterschiedlich aufgebaut (S. 227).

Die Veränderungen im Blutkreislauf, die nach der Geburt erfolgen, sind nicht so pünktlich abgeschlossen, wie man meinen sollte, es vergehen immerhin noch einige Stunden, gelegentlich sogar Tage, bis der Funktionsmechanismus des er-

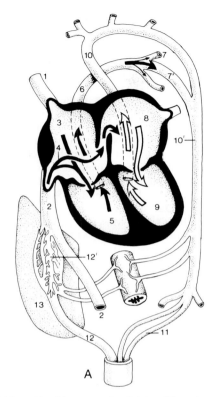
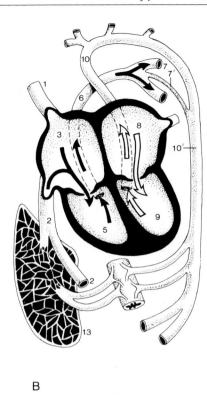

Abb. 7-44 Diagramm des fetalen (A) und postnatalen (B) Blutkreislaufsystems.

1, Vena cava cranialis; 2, Vena cava caudalis; 3, rechtes Atrium; 4, Pfeil deutet auf das Foramen ovale; 5, rechte Herzkammer; 6, Truncus pulmonalis; 7, A. pulmonalis; 7', Ductus arteriosus (in B, Überrest); 8, linkes Atrium; 9, linker Ventrikel; 10, Aortenbogen; 11, A. umbilicalis; 12, V. umbilicalis; 12', Ductus venosus; 13, Leber.

wachsenen Organismus eingerichtet ist. Der vollständige Verschluß der jetzt überflüssig gewordenen fetalen Gefäße nimmt noch wesentlich mehr Zeit in Anspruch. Das Ende des Plazentarkreislaufs kann je nach dem Ablauf der Geburt dem Beginn der Lungenventilation vorausgehen oder nachfolgen. Die Umbilikalgefäße werden von dem Muttertier entweder durchgebissen (z. B. beim Welpen) oder reißen, bedingt durch das große Gewicht des Neugeborenen (z. B. Kalb), einfach ab; in letzterem Fall erfolgt die Trennung an einer vorgesehenen Rißstelle. In beiden Fällen kommt es nur zu einer geringen Blutung, da diese rohe Art der Behandlung die Wandmuskulatur der Gefäße zur Kontraktion anregt. Die arteriellen Stümpfe ziehen sich normalerweise in die Bauchhöhle zurück und werden langsam in die runden Bänder der Harnblase umgeformt. Die V. umbilicalis schrumpft ein, ihr in der Bauchhöhle gelegener Abschnitt wird in das

runde Leberband umgeformt. Der freiliegende Stumpf des Nabelstranges stellt eine potentielle Eintrittstelle für Infektionen dar (Nabelentzündung), da der Allantoisgang und die thrombosierte Vene bequeme Wege für eine Keimausbreitung darstellen.

Der Ductus venosus verschließt sich innerhalb einer kurzen Zeit, doch wie dies geschieht und ob die Rückbildung sich in Stunden oder Tagen abspielt ist noch nicht geklärt. Seine Ausschaltung aus dem Kreislauf erlaubt es der Vena portae alle Teile der Leber mit funktionellem Blut zu versorgen.

Der Verlust des Blutrückstroms nach erfolgter Abnabelung reduziert sowohl Blutvolumen als auch den Druck in der kaudalen Hohlvene. Diese Erscheinung, verbunden mit dem gleichzeitigen Druckanstieg im linken Atrium, bringt den Blutstrom durch das Foramen ovale zum Stillstand. Die Kontraktion der Muskelwand des Ductus arteriosus wird durch die erhöhte Sauerstoffspannung des durchströmenden Blutes stimuliert; jedoch kommt es hier nicht sofort zum Schluß und das Blut kann einige Stunden oder Tage lang entsprechend des relativen Drucks in der Aorta bzw. in dem Truncus pulmonalis in beide Richtungen hin und her fließen. Die Entfaltung der Lunge reduziert den Widerstand ihres Gefäßnetzes, und das Absinken des Blutdrucks in der A. pulmonalis bewirkt, daß das Blut nicht mehr über den Ductus arteriosus in die Aorta fließt. Die Passage des Blutes durch das sich kontrahierende Gefäß bewirkt eine Vibration seiner Wand, was bei der Auskultation während des ersten oder zweiten Tages als fortwährendes Murmeln wahrgenommen werden kann (Kalb und Fohlen). Anhaltende Umbauprozesse verschließen schließlich das Lumen und verwandeln den Kanal in eine bindegewebige Struktur (Lig. arteriosum); der Ductus arteriosus kann sich gelegentlich nach der Geburt noch einmal aufweiten, was zur Hypoxie führt. Bei Sektionen von Frühgeborenen kann in solchen Fällen ein weit offener Ductus arteriosus gefunden werden.

Der verstärkte venöse Rückstrom von den Lungen erhöht den Druck innerhalb des linken Atriums, wodurch die Klappe des Foramen ovale gegen das Vorhofseptum gedrückt und damit das Foramen selbst geschlossen wird (Abb. 7-22 und 7-44). Die Klappe ist bei Fleischfressern ein einfacher Gewebslappen, bei Ungulaten ist sie komplizierter gebaut, sie enthält Muskulatur, welche die Klappe zur Kontraktion veranlassen kann und damit den Verschluß verbessert. Obgleich die Klappe, bedingt durch eine Fibrosis, schließlich festwächst, was einige Zeit in Anspruch nimmt, ist es nicht ungewöhnlich, daß die Öffnung monatelang oder sogar jahrelang für eine Sonde durchgängig bleibt. Solch eine Öffnung ist selten von klinischer Bedeutung.

Hypertrophie der linken Ventrikelwand ist die langsam sich einstellende Reaktion auf die erhöhte Belastung, die nun von der linken Herzkammer gefordert wird. Bei den meisten Tierarten gibt es nur wenig Information über diesen Entwicklungsvorgang.

Die Organisation des Lymphgefäßsystems

Das lymphatische System hat eine ganze Anzahl von Aufgaben zu erfüllen, welche, obgleich in Wechselbeziehung zueinander stehend, dennoch ausgeprägt genug sind, um Schwierigkeiten bezüglich der Definition und Terminologie hervorzurufen. Die kurze Einführung in das System in Kapitel 1 hebt die Rolle der Lymphkapillaren und der größeren Gefäße bei der Zurückführung eines bedeutenden Teils der Gewebsflüssigkeit in den Blutstrom hervor. Diese Rolle rechtfertigt die Zugehörigkeit dieser Gefäße und der Lymphknoten, durch welche die Lymphe fließt, zu einem Gesamtkonzept des Kreislaufsystems. Die Lymphknoten enthalten Lymphfollikel mit Keimzentren, in welchen Lymphozyten produziert werden; sie stellen daher einen Teil des hämopoetischen oder blutbildenden Systems dar (Abb. 1-31). Das Netzwerk, das die Follikel stützt, enthält in seinen Maschen Zellen, welche ganz bestimmte Fremdkörper, Mikroorganismen eingeschlossen, aus dem durchfließenden Lymphstrom entfernen; dieses Gewebe muß zu dem weit verbreiteten Retikuloendothelialen System gezählt werden, welches auch die Gewebsmakrophagen und das Endothel der Leber, Milz und Knochenmarksinusoide umfaßt. Schließlich rechtfertigt die Rolle, die die Zellen des lymphatischen Systems bei der Herstellung von Antikörpern als Reaktion auf körperfremde Substanzen (Antigene) – Stoffe mikrobiellen Ursprungs eingeschlossen – spielen, deren Zuordnung zum Immunsystem. Die lebenserhaltende Aufgabe dieser Zellen ist die humorale und zelluläre Abwehr einer Invasion des Körpers durch fremde Substanzen. Da einige dieser Aufgaben sich makroskopisch nicht bemerkbar machen, konzentriert sich die vorliegende Beschreibung auf Lymphgefäße und Lymphknoten in ihrer Eigenschaft als Drainage- und Filtermechanismen.

Bevor wir uns der Topographie des lymphatischen Systems widmen, müssen die sog. lymphoepithelialen Strukturen, welche Ansammlungen nicht eingekapselter Lymphfollikel verschiedener Schleimhäute darstellen, erwähnt werden. Diese werden praktischerweise allgemein *Tonsillen* (Tonsillae) genannt, obgleich eine solche Bezeichnung eigentlich nur für die entsprechenden Einrichtungen im Pharynxbereich, deren Aufgabe es ist, die tieferen Abschnitte des Atmungs- und Verdauungstrakts vor dem Eindringen von Infektionen zu schützen, zutrifft (Abb. 7-45/2). Rachen- und Gaumentonsillen wurden auf S. 130 bereits erwähnt. Andere Tonsillen sind in der Schleimhaut des Larynx, Darmtrakts, Präputiums, der Vagina und anderen Teilen des weiblichen Geschlechtsapparats anzutreffen. Folgende Merkmale unterscheiden Tonsillen von Lymphknoten: die Abwesenheit einer Bindegewebskapsel, die enge Beziehung zu einer feuchten Schleimhautoberfläche und die Lage am Beginn eines lymphatischen Drainagewegs.

Zusätzlich zu den herkömmlichen Lymphknoten existiert ein zweites System ähnlicher Bauweise, welches in Kontakt mit dem Blutstrom steht. Diese sog. *Hämallymphknoten* werden nicht bei allen Spezies gefunden. Sie sind häufig beim Schaf anzutreffen, wo sie sich durch ihre dunkle Farbe (bedingt durch darin enthaltenes Blut) von dem umgebenden weißen Fettgewebe abheben. Sie werden hauptsächlich im Dorsalbereich der Brust- und Bauchhöhle gefunden. Eine dritte Variante, der sog. Hämolymphknoten, ist möglicherweise nur ein Lymphknoten, welcher rote Blutkörperchen als Ergebnis einer Blutung in seinem Einzugsgebiet aufgenommen hat.

Es ist noch nicht sicher bekannt, ob Lymphgefäße sich selbständig entwickeln und später Anschluß an Venen finden, von vorhandenen Venen ausknospen, oder aus einer Kombination dieser beiden Möglichkeiten entstehen. Beide Möglichkeiten sprechen für die Existenz lymphovenöser Verbindungen zwischen den Hauptlymphgefäßstämmen und den großen Venen am Thoraxeingang. Bei einigen (nicht domestizierten) Säugetieren werden zusätzliche Verbindungen zu Nierenvenen beschrieben. Solche zusätzlichen Übergänge in das Venensystem können sich auch allgemein im Organismus ausbilden, wenn der normale Lymphfluß blockiert ist.

Lymphknoten entstehen anfänglich aus Mesenchymkondensationen, welche entlang eines Lymphkapillarplexus angelegt sind. Sie werden später durch Lymphozyten besiedelt, die vom zentralen Lymphorgan, dem Thymus, stammen. Alle lymphoiden Strukturen sind besonders gut in jungen Organismen entwickelt.

Die Topographie der Lymphdrainage

Die praktische Bedeutung der Lymphdrainage ist bereits hervorgehoben worden und die Beschreibung ihres tierartlich unterschiedlichen Aufbaus wird später erfolgen. Da diese Beschreibung in späteren Kapiteln, bedingt durch deren spezifische Aussage, notwendigerweise nur unvollständig abgehandelt werden können, ist es sicherlich nützlich hier eine kurze allgemeine Übersicht zu geben, in welcher Speziesvariationen und klinische Belange zugunsten der Darstellung des Gesamtsystems weniger ausführlich behandelt werden sollen.

Die Lymphknoten des Kopfes

Es gibt drei Lymphzentren im Kopfbereich. Das *Lc. parotideum* besteht aus einem oder mehreren Lymphknoten, welche auf dem M. masseter in der Nähe des Kiefergelenks liegen und meistens von der Ohrspeicheldrüse bedeckt sind (Abb. 7-46/2). Diese Lymphknoten empfangen Lymphe aus dem dorsalen Kopfbereich, die Haut eingeschlossen, den dorsalen Schädelabschnitten, den Augenhöhlen und den Kaumuskeln (z. Teil).

Das *Lymphocentrum mandibulare* (/1) umfaßt eine Gruppe von Lymphknoten, die im Spatium intermandibulare oder mehr kaudal am Unterkieferwinkel gelegen sind. Sie führen die Lymphe aus dem Bereich der Schnauze, der Speicheldrüsen, dem Spatium intermandibulare (die Zunge einbegriffen) und einem Teil der Kaumuskeln ab.

Das *Lymphocentrum retropharyngeum* umfaßt zwei Gruppen von Lymphknoten, mediale und laterale; erstere (/4) liegen auf dem Rachendach, letztere (/3) befinden sich in der Atlasgrube. Ihr

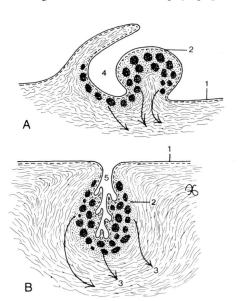

Abb. 7-45 Schematische Zeichnung der Gaumentonsillen des Hundes (A) und des Rindes (B). Die Tonsillen des Hundes liegen in der Umgebung einer Grube, ragen aber in das Lumen des Mundrachen hinein. Die Tonsillen des Rindes umgeben einen Sinus tonsillaris innerhalb des Mundrachen.

1, Epithel; 2, Gaumenmandel; 3, abführende Lymphgefäße (Pfeile); 4, Mandelgrube; 5, Mandelsinus.

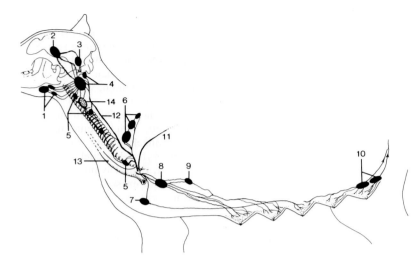

Abb. 7-46 Lymphabfluß aus dem Kopf, Hals und dem Gesäuge des Hundes.

1, Lnn. mandibulares; 2, Ln. parotideus; 3, Ln. retropharyngeus lat.; 4, Ln. retropharyngeus med.; 5, Lnn. cervicales profundi craniales et caudales; 6, Lnn. cervicales superficiales; 7, Ln. sternalis; 8, Ln. axillaris; 9, Ln. axillaris accessorius; 10, Lnn. inguinales superficiales; 11, Ductus thoracicus; 12, Truncus trachealis; 13, V. jugularis externa; 14, Glandula thyreoidea. (Nach Getty, 1975.)

Einzugsgebiet sind die tiefer gelegenen Strukturen des Kopfes und die angrenzenden Teile des Halses, Rachen und Kehlkopf eingeschlossen; der eine oder der andere nimmt auch Lymphe auf, die schon durch mehr peripher gelegene Zentren geflossen ist. Bei zahlreichen Tierarten dient die mediale Gruppe der Lymphknoten als Sammelstelle für den Kopf, in welcher der Lymphfluß von lateralen Retropharyngeal-, Parotis- und Unterkieferlymphknoten aufgenommen wird (Abb. 25-27).

Die Lymphknoten des Halses

Das *Lymphocentrum cervicale superficiale* (Abb. 7-46/6) liegt vor dem Schultergelenk, es wird von den oberflächlichen Halsmuskeln lateral bedeckt; es besteht aus einem oder mehreren Lymphknoten, zu welchen ein großes aber hauptsächlich oberflächliches tributäres Gebiet gehört. Dieses erstreckt sich vom Nacken bis zur Mitte des Rumpfes und umfaßt auch den proximalen Teil der Vordergliedmaße. Sein Abfluß erfolgt gewöhnlich zu den Lymphgefäßen am Thoraxeingang (/12).

Zum *Lc. cervicale profundum* (/5) gehören eine ganze Reihe von Lymphknoten, die gewöhnlich zu kranialen, mittleren und kaudalen Gruppen zusammengefaßt werden, aber auch oft unregelmäßig verteilt sind. Diese Lymphknoten liegen im Bereich des Viszeralraumes des Halses der Luftröhre an und sind hauptsächlich für tiefere und mehr ventral gelegene Strukturen zuständig; ein Großteil der Lymphe fließt durch einige aufeinanderfolgende Lymphknoten dieser Kette, bevor sie in einen der großen Lymphkanäle am Brusteingang münden.

Der Halslymphgang (Truncus trachealis)

In vielen Tierarten besteht der Truncus trachealis (/12) aus einem großen, paarigen Gefäß, welches innerhalb des Halses entlang der Trachea zieht. Außer beim Pferd, entspringt er aus den Lnn. retropharyngei, die das Lymphsammelzentrum des Kopfes darstellen. Der Truncus trachealis kann eine Vergrößerung durch Zuflüsse aus tiefen Halsknoten erfahren, bevor er in den Ductus thoracicus (auf der linken Seite) oder in den Ductus lymphaticus dexter mündet. Wechselweise können einer oder alle beide Halslymphgänge in die entsprechende Drosselvene oder in eine andere Vene am Venenzusammenfluß des Brusteingangs münden (Abb. 1-30). Beim Pferd kann der Lymphfluß durch eine Reihe von tiefen Halslymphknoten unterbrochen werden (Abb. 18-32/7).

Die Lymphknoten der Vordergliedmaße

Es ist ein *Lc. axillare* ausgebildet, dessen Hauptlymphknoten innerhalb der Achselhöhle auf den medialen Schultermuskeln liegen; zusätzliche Lymphknoten können in Verbindung mit der ersten Rippe, oder etwas mehr kaudal auf der Brustwand gefunden werden. Nur beim Pferd gibt es eine etwas weiter distal, medial des Ellen-

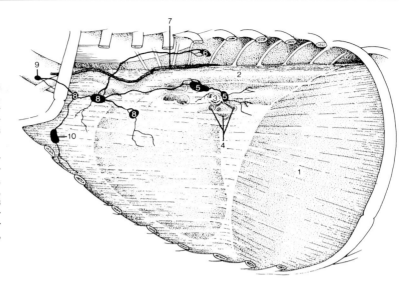

Abb. 7-47 Thorakale Lymphknoten des Hundes. Linker Lungenflügel entfernt; die Umrisse des Herzens sind innerhalb des Mediastinums zu sehen.

1, Zwerchfell; 2, Aorta thoracica; 3, linker Stammbronchus; 4, Lungengefäße; 5, Lnn. tracheobronchales; 6, Ln. intercostalis; 7, Ductus thoracicus; 8, Lnn. mediastinales craniales; 9, Ln. cervicalis profundus caudalis; 10, Ln. sternalis.

bogengelenks gelegene, Gruppe von Lnn. cubiti. Dieses Zentrum sammelt Lymphe aus tieferen Schichten der gesamten Extremität sowie aus den mehr oberflächlich gelegenen Bereichen der distalen Gliedmaßenabschnitte. Die abführenden Gefäße ziehen direkt oder nach Passage einer Reihe von Lymphknoten zu einem der großen Lymphgefäße oder Venen am Brusteingang.

Die Lymphknoten des Thorax

Für den Lymphabfluß der Thoraxwand und der Organe der Brusthöhle sind vier Lymphzentren zuständig. Die Lymphknoten sind gruppenweise ziemlich diffus verteilt und es ist nicht immer leicht, ihre genaue Zugehörigkeit zu bestimmen (Abb. 35-6).

Das *Lc. thoracicum dorsale* umfaßt zwei Gruppen von kleinen, inkonstanten Lymphknoten; eine Ansammlung von Zwischenrippenknoten (Abb. 7-47/6) wird innerhalb des oberen Bereichs einiger Zwischenrippenräume gefunden; die Gruppe der Lnn. thoracici aortici ist entlang der Aorta verteilt. Das Einzugsgebiet dieses Zentrums umfaßt den Rücken und die tieferen Gewebe der Thoraxwand. Sein Abfluß erfolgt vermutlich, nach Passage einiger Lymphknoten, in den Ductus thoracicus oder in die Mediastinallymphknoten (/8).

Das *Lc. thoracicum ventrale* besitzt am Manubrium sterni und am Sternum kraniale Sternallymphknoten (/10). Nur bei Wiederkäuern gibt es kaudale Sternalknoten, welche auf beiden Seiten des M. transversus thoracis zu liegen kommen. Das Lymphzentrum sammelt Lymphe aus den tiefer gelegenen Geweben des Ventralteils der Brustwand, die abfließenden Lymphgefäße ziehen entweder zu den Mediastinallymphknoten oder zu einem der größeren Sammelgefäße.

Das *Lc. medistinale* wird in eine Lymphknotengruppe innerhalb des kranialen Mediastinums (/8), eine mittlere Gruppe über der Herzbasis und eine kaudale Gruppe (fehlt bei Fleischfressern) in der Nähe des Zwerchfelldurchtritts der Speiseröhre (Abb. 27-8/5, 6) unterteilt. Die verschiedenen Lymphknoten sammeln Lymphe aus der Brustwand, meist nach einer ersten Passage durch andere primäre Knoten und Thoraxorgane; sie stellen eine sekundäre Filterstation für Lymphe aus der Lunge dar, die schon die Lnn. tracheobronchales durchflossen hat. Der Abfluß erfolgt zu den großen Sammelgefäßen am Brusteingang, teilweise nach Passage einiger Lymphknoten.

Das *Lc. bronchale* besteht aus Gruppen von Lnn. tracheobronchales, welche im Bereich der Bifurcatio tracheae liegen und aus in Lymphgewebe eingebetteten kleinen Lnn. pulmonales, (Abb. 7-47/5 und 7/48). Erstere werden entsprechend ihrer Beziehung zu großen Bronchen individuell benannt (Lnn. tracheobronchales dextri, medii, sinistri und – bei Wiederkäuern und Schweinen – Lnn. tracheobronchales craniales). Sie sammeln Lymphe aus den Lungen und leiten sie in unregelmäßiger Weise zu mittleren und kaudalen Mediastinallymphknoten, manchmal auch direkt in den Ductus thoracicus.

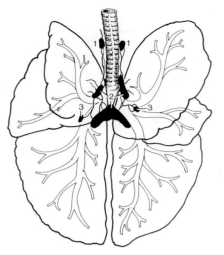

Abb. 7-48 Lymphknoten der Trachea und Lunge des Hundes.

1, Lnn. mediastinales craniales; 2, Ln. tracheobronchalis; 3, Lnn. pulmonales.

Der Milchbrustgang (Ductus thoracicus)

Der Ductus thoracicus ist der Hauptlymphsammelgang. Er entspringt aus der Lendenzisterne (Cisterna chyli), welche die Lymphe aus der Bauchhöhle und den Hintergliedmaßen sammelt (Abb. 1-30/5, 7). Die Zisterne hat eine sehr unregelmäßige, sogar plexiforme Gestalt. Obgleich sie meistens zwischen Aorta und den Wirbeln an der thorakolumbalen Grenze liegt, kann sie sich auch nach ventral rund um die Vena cava und den Ursprung der A. coeliaca ausdehnen. Der Ductus thoracicus zieht durch den Hiatus aorticus in das Mediastinum. Sein weiterer Verlauf geht nach kranial und ventral, er zieht über die linke Seite der Trachea, um in eine der Venen zu münden, die bei ihrem Zusammenfluß die Vena cava cranialis bilden; sehr oft mündet er in die linke Vena jugularis oder direkt in die V. cava cranialis (Abb. 7-49). Der Ductus thoracicus erhält aus den Geweben und den Lymphknoten der linken Seite des Thorax zusätzlich Lymphe. Ein separater rechter Lymphgang sammelt Lymphe aus den kranialen Thoraxgeweben der rechten Seite und verhält sich an seiner Mündung ähnlich wie der Ductus thoracicus. Die Trunci tracheales münden gewöhnlicherweise in einen der beiden Lymphsammelgänge des Thorax.

Die Lymphknoten der Baucheingeweide und der Lendengegend

Der dorsale Bereich der Bauchhöhle gibt seine Lymphe an das *Lymphocentrum lumbale* ab, dieses umfaßt zahlreiche, entlang der Aorta abdominalis aufgereihte und möglicherweise zwischen den Querfortsätzen der Lendenwirbel liegende Lymphknoten (Abb. 7-50). Gewöhnlich sind diese Lymphknoten (/7), die mit den Nieren in Verbindung stehen, größer als die eigentlichen Organlymphknoten. Neben der Lymphe aus den Geweben der Lendengegend, den Nieren und den Nebennieren, erhalten diese Lymphknoten

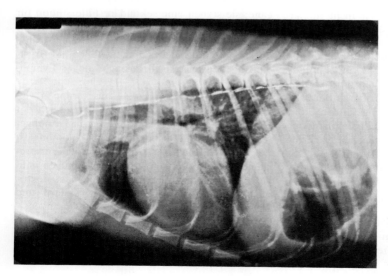

Abb. 7-49 Lymphangiogramm des Ductus thoracicus eines Hundes.

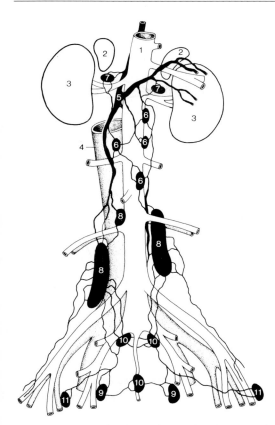

Abb. 7-50 Lymphabfluß aus der Lumbosakralgegend des Hundes. Ansicht von ventral.

1, Aorta; 2, Nebennieren; 3, Nieren; 4, V. cava caudalis; 5, Cisterna chyli; 6, Lnn. lumbales aortici; 7, Lnn. renales; 8, Lnn. iliaci mediales; 9, Lnn. hypogastrici; 10, Lnn. sacrales; 11, Lnn. inguinales profundi. (Nach Baum, 1918.)

len Gekrösewurzel und mehr peripher gelegen, die Leerdarm-, Blinddarm-, und Dickdarmlymphknoten (/5, 6, 7). Zum *Lc. mesentericum caudale* gehören die kaudalen Mesenteriallymphknoten, welche mit dem Colon descendens assoziiert sind (/8). Aus diesen drei Zentren entstehen verschiedene Trunci viscerales, die in Richtung Cisterna chyli konvergieren.

Die Lymphknoten der Hintergliedmaße, des Beckens und der Bauchwand

Obgleich diese Körperbereiche im Grunde viel zu groß sind, um gemeinsam abgehandelt zu werden, kann eine Unterteilung dennoch nicht geschehen, da die Einzugsgebiete einiger Lymphknoten sich nicht nach der üblichen Einteilung in Körperregionen richten. Die Beschreibung beginnt man am besten mit dem am weitesten peripher gelegenen *Lc. popliteum*, das aus einem oder mehreren Knoten besteht, und in der Fossa poplitea kaudal des Kniekehlgelenks liegt (Abb. 7-52/6). Diese Lymphknoten sind für den distalen Teil der Gliedmaße zuständig, ihre Lymphe fließt zum Lc. iliosacrale (außer beim Pferd, wo der Lymphabfluß in die tiefen Leistenlymphknoten erfolgt).

Das *Lymphocentrum ischiadicum* besteht aus dem Ln. ischiadicus, dieser liegt lateral dem Lig. sacrotuberale an (bei Huftieren – Abb. 33-9/6), beim Fleischfresser gibt es an dieser Stelle keinen vergleichbaren Lymphknoten). Das Lymphzentrum sammelt die Lymphe aus der Muskulatur und der Haut des Rumpfes und des proximalen Oberschenkelabschnitts, sein Abfluß geht in Richtung verschiedener Lymphknoten des Lc. iliosacrale.

Das *Lc. inguinale profundum* (iliofemorale) umfaßt Lymphknoten, die entlang der A. iliaca externa oder der A. femoralis aufgereiht liegen (Abb. 7-50/11). Sie nehmen primär Lymphe aus dem Oberschenkel aber auch von den Lnn. poplitei auf, um diese in Richtung Lc. iliosacrale weiterzuleiten.

Das *Lc. inguinale superficiale* liegt mehr peripher. Es umfaßt die Lnn. inguinales superficiales der Leistengengend, die Lnn. subiliaci der Kniefalte (außer beim Hund), den Ln. coxalis, und beim Rind die Lymphknoten der Fossa paralumbalis (Abb. 7-46/10 und 33-9/10, 2). Die Lnn. inguinales superficiales werden auch Lnn. scrotales oder Lnn. mammarii genannt, da sie den Lymphfluß sowohl aus der Leistengegend als auch aus

möglicherweise auch Lymphe aus den Geschlechtsorganen. Der Abfluß erfolgt auf direktem Weg oder nach Passage einiger Lymphknoten zur Cisterna chyli (/5).

Es gibt drei Lymphzentren, die für die Baucheingeweide zuständig sind, ihre Einzugsgebiete entsprechen in etwa den Versorgungsgebieten der A. coeliaca sowie der A. mesenterica cranialis bzw. caudalis. In dieser allgemein gehaltenen Abhandlung soll jedoch die Darstellung der Lymphknoten der betreffenden Lymphzentren auf deren bloße Aufzählung beschränkt bleiben (Abb. 7-51). Das *Lc. coeliacum* umfaßt die Milz-, Magen- (beim Wiederkäuer aufgeteilt), Leber und Pankreaticoduodenalknoten (/3, 2, 1, 4). Das *Lc. mesentericum craniale* umfaßt die kranialen Mesenteriallymphknoten im Bereich der krania-

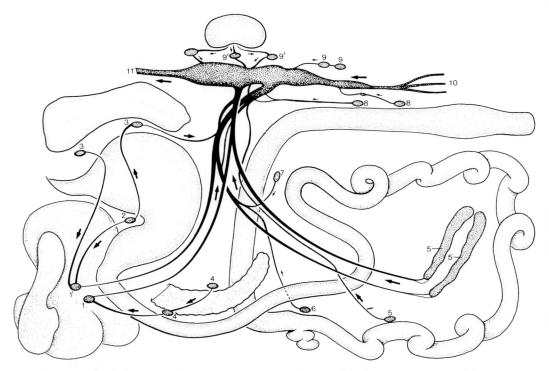

Abb. 7-51 Lymphabfluß aus den Organen der Bauch- und Beckenhöhle des Hundes (schematisiert).
1, 1', Ln. hepaticus dext. et sin.; 2, Ln. gastricus; 3, Lnn. lienales; 4, Lnn. pancreaticoduodenales; 5, Lnn. jejunales; 6, Ln. colicus dext.; 7, Ln. colicus med.; 8, Lnn. mesenterici caudd.; 9, Lnn. lumbales aortici; 9', Ln. renalis; 10, Lymphabflüsse aus der Regio iliosacralis; 11, Ductus thoracicus als Fortsetzung der Cisterna chyli. (Nach Vollmerhaus, 1981, umgezeichnet.)

den äußeren männlichen Geschlechtsorganen bzw. dem Euter (beim Hund aus den kaudalen Gesäugekomplexen) aufnehmen. Die Lnn. subiliaci (Kniefaltenlymphknoten) sind für die Haut und die tiefer gelegenen Gewebe, im Bereich zwischen der Flankenmitte und dem Oberschenkel, zuständig. Die efferente Lymphe fließt zum Lc. iliosacrale, auf direktem Wege oder nach Passage der tiefen Leistenlymphknoten.

Das *Lc. iliosacrale* ist sehr groß, es besteht aus einer weit verstreut liegenden Anzahl von Lymphknoten im Dorsalbereich der Bauchhöhle und in der Beckenhöhle (Abb. 7-50). Seine Hauptbestandteile sind die Lnn. iliaci mediales (/8), die in der Nähe des Abgangs der Aa. iliacae internae bzw. externae liegen und – mit Ausnahme des Hundes – der Ln. iliacus lateralis, der in der Nähe des Abgangs der A. circumflexa ilium prof. liegt. Weitere Lymphknoten werden innerhalb der Beckenhöhle, im Bereich der Wand (Lnn. sacrales) und der Eingeweide (Lnn. hypogastrici, Lnn. anorectales) gefunden. Diese kleinen Lymphknoten stellen die primären Filterstationen für die umliegenden Gewebe dar, gleichzeitig sind sie ein Sekundärfilter für den Lymphabfluß aus den Hintergliedmaßen, den Geschlechtsorganen und anderen Organen der Beckenhöhle. Die Lymphe wird in Richtung Lnn. iliaci mediales gelenkt, aus diesen entstehen die Trunci lumbales.

Die Trunci lumbales

Die *Trunci lumbales* entstehen im wesentlichen aus efferenten Gefäßen der Lnn. iliaci mediales. Sie bilden an der Dorsalwand der Bauchhöhle einen Plexus, dort werden sie zum Teil durch Abflüsse aus der Lendengegend vergrößert, um dann die Lendenzisterne zu bilden (/5). Diese nimmt auch die Trunci viscerales aus den Verdauungsorganen auf.

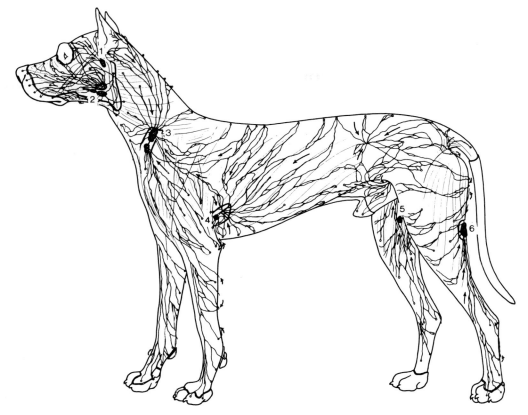

Abb. 7-52 Oberflächlicher Lymphabfluß beim Hund.

1, Ln. parotideus; 2, Lnn. mandibulares; 3, Lnn. cervicales superficiales; 4, Ln. axillaris accessorius; 5, Ln. femoralis; 6, Ln. popliteus (Getty, 1975).

Die Milz (Lien)*

Die Milz liegt im linken kranialen Teil der Bauchhöhle, wo sie, eingeschlossen in das große Netz, mit der Curvatura major des Magens Kontakt aufnimmt. Hierdurch wird bis zu einem gewissen Grad ihre Position, die wegen der Abhängigkeit des Organs vom Füllungszustand des Magens bzw. dem Blutgehalt im Grunde nicht exakt definiert werden kann, festgelegt. Die Grundform ist tierartlich unterschiedlich, Hund und Katze haben eine hantelförmige Milz, beim Schwein ist das Organ riemenförmig, beim Rind längsoval und beim Pferd sensenblattförmig (Abb. 7-53). Die bindegewebige Organkapsel sendet Trabekel in das Milzinnere. Bei einigen Tierarten (Flfr.) enthalten die Trabekel mehr, bei anderen (Wdk.) weniger glatte Muskelzellen. Diese Unterschiede bestimmen das Ausmaß der physiologischen Größenvariation. Wenn die Milz des Hundes erschlafft ist, kann sie auf das vierfache ihrer Größe im kontrahierten Zustand anschwellen. Auf diese Weise stellt dieses Organ einen besonders wirksamen Speicher dar, aus dem in Streßsituationen rote Blutzellen aktiviert werden können.

Das weiche Gewebe zwischen den Maschen des Stützgewebes wird in rote und weiße Pulpa unterteilt. Die rote Pulpa besteht aus Spalträumen (Sinusoiden), die an die Blutgefäße angeschlossen sind und zelluläre Elemente des Blutes enthalten. Die weiße Pulpa, welche durch kleine weiße, mit dem bloßen Auge gerade noch sichtbare Stipchen (die sog. Milzfollikel) gekennzeichnet ist, wird durch Lymphfollikel, die in

---

* Die offizielle Bezeichnung, Lien, dient als Stammwort für viele deskriptive Termini, z. B. A. lienalis.

einem retikuloendothelialen Maschenwerk liegen, gebildet. Dieses Gewebe besitzt lymphogene und phagozytäre Eigenschaften.

Die Aufgaben der Milz sind folgende: Blutspeicherung, Beseitigung von Fremdkörpern aus dem Blutkreislauf, Abbau ausgedienter Erythrozyten und Herstellung von Lymphozyten. Die zuerst genannte Funktion ist demjenigen geläufig, der schon einmal unter dem sog. Seitenstechen gelitten hat, man versteht darunter den Schmerz, der während plötzlicher körperlicher Anstrengung auftritt und der durch eine Kontraktion der Milzkapsel bewirkt wird.

Die Milz wird durch die Milzarterie, einem im Verhältnis zur Organdimension großen Ast der A. coeliaca versorgt (Abb. 3-38/4). Der venöse Abfluß erfolgt über die V. lienalis und V. portae (Abb. 3-46/2, 1). Im Hinblick auf die Gefäßverzweigung gibt es wichtige tierartliche Unterschiede. Die Arterie und die Vene können unverzweigt durch einen umschriebenen Hilus ziehen (Wdk; Abb. 7-53/B), entlang des ganzen Organs verlaufen und in Abständen Äste abgeben (Pfd., Schw., /A) oder sich kurz vor dem Organ in Äste aufzweigen, die einzelne Milzabschnitte versorgen, die normalerweise unabhängig voneinander sind, obgleich sie dicht nebeneinander liegen (Hund, Katze, /C). Die in der Kapsel und den Trabekeln gefundenen Lymphgefäße erstrecken sich nicht in die Pulpa. Die vegetativen Nerven treten zusammen mit den Arterien in das Organ.

Die Milz entwickelt sich aus einer mesodermalen Gewebsverdichtung im dorsalen Mesogastrium (aus letzterem entsteht das große Netz) (Abb. 3-61/6). Der Teil des großen Netzes, der zwischen dem Magen und der Milz verläuft, wird als Lig. gastrolienale bezeichnet.

Der Thymus

Der Thymus (Bries) stellt ein Organ dar, dessen Bedeutung beim jungen Tier am größten ist. Er bildet sich um die Zeit der Pubertät zurück und kann nach und nach fast vollständig verschwinden; auch wenn ein relativ großer Überrest zu erkennen ist, so besteht dieses größtenteils aus Fettgewebe und sonstigen bindegewebigen Elementen, die das eigentliche Thymusgewebe verdrängen.

Der Thymus entsteht paarig aus den dritten Schlundtaschen (Abb. 6-4/6) (S. 235), allerdings

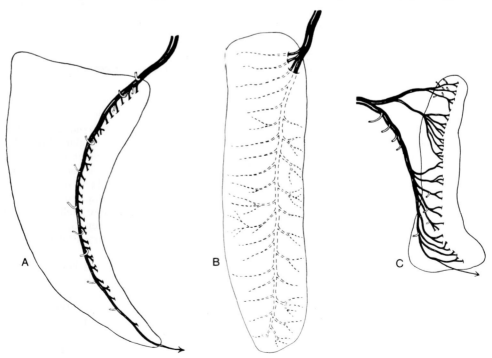

Abb. 7-53 Eingeweidefläche der Milz eines Pferdes (A), Rindes (B) und Hundes (C) zur Darstellung der Aufzweigung der Milzarterien. Äste, die zu anderen Geweben führen sind weiß eingezeichnet. (Nach Steger, 1939.)

besteht bei einigen Tierarten eine gewisse Unsicherheit, hinsichtlich des Umfangs der Beteiligung des Entoderms und des darunter gelegenen Ektoderms an der Organogenese. Die Organknospen wachsen, seitlich der Trachea anliegend, den Hals abwärts, und dringen in das Mediastinum ein, in welchem sie sich bis zum Perikard erstrecken. Der Halsabschnitt bildet sich bei vielen Tierarten (den Hund eingeschlossen) schon vor der Geschlechtsreife zurück und der ganze Thymus stellt sich dann als einzelnes, median gelegenes Organ dar, dessen ursprüngliche Paarigkeit kaum mehr zu erkennen ist. Auf dem Höhepunkt seiner Entwicklung besitzt der Thymus eine Läppchenstruktur (an eine Speicheldrüse erinnernd), welche den ventralen Teil des kranialen Mediastinums ausfüllt und sich hierbei den übrigen Organen dieses Raums anpaßt.

Mikroskopisch kann der Thymus in eine Rindenzone und in eine Markzone unterteilt werden. Die Rinde produziert die immunkompetenten T-Lymphzyten, die in den Blutstrom gelangen und sich auf die peripheren lymphatischen Organe (Lymphknoten, verstreute Lymphfollikel) verteilen, wo sie sich festsetzen und sich vermehren. Die Markzone wird aus epitheloiden Zellen gebildet, deren Funktion noch nicht absolut geklärt ist. Wegen seiner Bedeutung für die postnatale Entwicklung und für die Aufrechterhaltung der immunologischen Kompetenz, hat der Thymus eine, besonders beim jungen Tier, lebenswichtige Funktion zu erfüllen.

Kapitel 8

Das Nervensystem

Einleitung

In Zusammenarbeit mit Dr. G. J. Molenaar

Jeder lebende Organismus muß in der Lage sein, angemessen auf Veränderungen seiner Umwelt zu reagieren, wenn er überleben will. Die Regulation dieser Reaktionen ist die spezifische Aufgabe des Nervensystems, des zweifellos kompliziertesten Systems des Körpers.

Seine rein deskriptive Darstellung sagt über den Wirkungsmechanismus, besonders des Gehirns sehr wenig aus. Seine rein funktionelle Darstellung stößt auf gewisse spezifische Probleme. Viele Strukturen und Bahnen des Zentralnervensystems sind mit den gebräuchlichen morphologischen Methoden weder darstell- noch feststellbar. Die Mehrzahl der „funktionellen Einheiten" hat vielfältige und komplexe Verbindungen mit anderen funktionellen Einheiten. Es gibt Bereiche, denen man keine spezifischen Funktionen zuschreiben kann, da sie keine signifikanten Strukturen aufweisen oder eine Vielzahl von Verbindungen besitzen.

In diesem Kapitel wird der Kompromiß gemacht, daß zunächst eine morphologische und dann eine kurze funktionelle Darstellung der ausgewählten Systeme erfolgt, um die Verbindung zwischen Struktur und Funktion aufzuzeigen.

Bauelemente des Nervensystems

Jede Veränderung der Umwelt bewirkt einen Stimulus (Reiz), der von einem Empfangsorgan (Rezeptor) erkannt wird.
Die Reaktion oder Antwort, die durch einen Reiz hervorgerufen wird, erfolgt am Effektor (Fig. 8-1). In einem vielzelligen Organismus liegen die Rezeptor- und Effektor-Organe voneinander getrennt und sind durch eine Neuronenkette miteinander verbunden. Sie enthalten hoch spezialisierte Zellen, in denen die allgemeinen zytoplasmatischen Eigenschaften der Erregbarkeit und Leitfähigkeit äußerst hoch entwickelt sind. Wie auch immer der Stimulus beschaffen sein mag, das Rezeptor-Neuron übersetzt ihn in elektrisches Potential, so daß die Botschaft in kodierter Form übermittelt werden kann. Der Impuls läuft an der ganzen Länge des Neurons entlang, ehe er in die nächste Zelle der Neuronenkette übergeht. Am Ende der Kette ist schließlich eine Effektorzelle (Muskel- oder Drüsenzelle). Die Neuronen liefern die Basiseinheiten, aus denen das Nervensystem zusammengesetzt ist.

Das typische Neuron ist eine längliche Zelle, die aus dem Zellkörper mit einem Nucleus, bekannt als das Perikaryon, und aus verschiedenen Fortsätzen besteht (Fig. 8-2). Die Fortsätze, die in Anzahl, Länge und Form stark variieren, sind die Dendriten und Neuriten. Sie unterscheiden sich dadurch, daß die Dendriten die Impulse zum Perikaryon leiten und meistens mehrfach ausgebildet sind. Der Neurit oder das Axon ist an seinem Ursprung in der Einzahl und leitet den Impuls vom Zellkörper zur Peripherie. Es kann sich in einiger Entfernung vom Perikaryon teilen. Die Nervenzelle ist somit klar polarisiert.

Die Anordnung der Fortsätze erlaubt eine einfache morphologische Klassifikation der Neuronen. Die meisten sind multipolar und besitzen eine oft sehr große Anzahl von sich verzweigenden Dendriten, die an verschiedenen Stellen auf das Perikaryon zulaufen (Fig. 8-2). In einem zweiten, dem bipolaren Typ vereinigen sich die Dendriten in einem gemeinsamen Stamm, der gegenüber dem Axonursprung (Axonkegel) das Perikaryon erreicht.

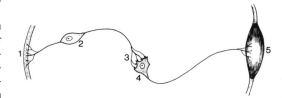

Abb. 8-1 Einfaches Rezeptor-Effektor-System.
1, Hautrezeptor; 2, afferentes Neuron; 3, Synapse; 4, efferentes Neuron; 5, quergestreifte Muskulatur.

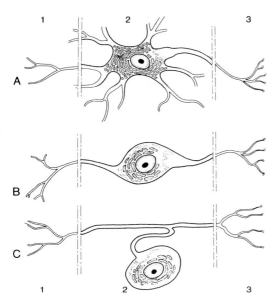

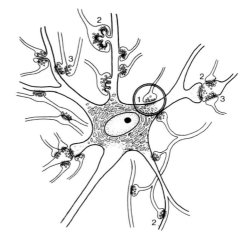

Abb. 8-2 Multipolares (A), bipolares (B) und pseudounipolares (C) Neuron.

1, Rezeptorteil (Dendriten); 2, Zellkörper (Perikaryon); 3, Effektorteil (Axon).

Abb. 8-3 Verschiedene Synapsentypen an einem Interneuron. Der eingekreiste Teil ist vergrößert in Abbildung 8-4/B.

1, axosomatische Synapse; 2, axodendritische Synapse; 3, axoaxonale Synapse.

Bei dem dritten, unipolaren Zelltyp verbinden sich der Dendritenbaum und das Axon zunächst zu einem einzigen Fortsatz am Perikaryon und zweigen erst später auf. Solche Neuronen werden auch als pseudo-unipolare beschrieben, da sie ursprünglich aus bipolaren Nervenzellen entstehen. Dendriten und Axone sind oberflächlich betrachtet gleich, und sie werden beide als Nervenfasern beschrieben. Als allgemeine Regel, von der es viele Ausnahmen gibt, gilt, daß Dendriten relativ kurz und Axone relativ lang sind.

Die spezifische Verteilung der verschiedenen Neuronentypen richtet sich nach ihren besonderen Funktionen. So befähigt ein stark verzweigter Dendritenbaum das Neuron, Impulse von vielen Rezeptoren zu empfangen. Umgekehrt verbindet und stimuliert das stark verzweigte Axon viele Effektoren. Die erste Anordnung bewirkt eine Konvergenz der Impulse unterschiedlichen Ursprungs; die zweite sorgt für die diffuse Ausstrahlung einer Botschaft.

Die Verbindungen zwischen den Neuronen sind als Synapsen bekannt, ein Begriff, der im allgemeinen auch noch die neuromuskulären Verbindungen einschließt. Ein Axon kann synaptische Verbindungen mit den Zellkörpern, Dendriten oder Axonen anderer Neurone aufnehmen

– man unterscheidet danach axosomatische, axodendritische und axoaxonale Synapsen (Abb. 8-3). Die meisten Neuronen bilden viele Synapsen – manche besitzen mehrere tausend Synapsenkontakte, obwohl sie selbst nicht mit ebensovielen anderen Zellen verbunden sind. Synapsen haben einen variablen und komplizierten Bau. Die beteiligten Zellen sind weder in ständigem noch direktem Kontakt, sondern sie sind immer durch einen sehr schmalen Spalt getrennt (Abb. 8-4/A und 8-4/B). Ein Nervenimpuls (Aktionspotential), der am präsynaptischen Teil eines Axons ankommt, springt nicht von Zelle zu Zelle, sondern bewirkt die Ausschüttung einer spezifischen chemischen Transmittersubstanz, die sich am Synapsenspalt ausbreitet. Wenn diese Substanz an der postsynaptischen Membran der nachfolgenden Zelle ankommt, kann sie zwei Wirkungen hervorrufen: Entweder depolarisiert sie die Membran und bewirkt einen neuen Impuls, der über die Länge der postsynaptischen Zelle läuft, oder sie hyperpolarisiert die Membran und hat eine blockierende oder hemmende Wirkung. Die Existenz beider, sowohl der anregenden (exzitatorischen) als auch der hemmenden (inhibitorischen) Synapsen in manchmal ein und derselben Zelle bewirkt eine große Vielfalt von Antworten. Es gibt viele Transmittersubstanzen. Am häufigsten kommt Acetylcholin vor.

Die Neuronen werden von anderen spezialisierten Zellen unterstützt, die als Neuroglia das

Stützgewebe des Gehirns und Rückenmarks bilden. Ihre verschiedenen Zelltypen sollen hier nicht weiter unterschieden werden.

Die Neurogliazellen stützen und ernähren die Neuronen. Außerdem umgeben sie die Nervenfasern innerhalb des Gehirns und Rückenmarks mit zytoplasmatischen Hüllen. Sie isolieren sie von ihrer Umgebung und verhindern so ein Durchdringen der Impulse, die die Nervenfasern übermitteln. Das Isoliermaterial, Myelin verleiht den Nervenfasern, en masse gesehen, die ihnen eigene weiße Farbe. Die peripheren Nervenfasern außerhalb von Gehirn und Rückenmark besitzen eine ähnliche Isolierung von sehr verschiedener Dicke. Sie wird von einem besonderen Typ von Stützzellen, den Schwannschen Zellen (Lemnozyt, Neurolemmocytus; Abb. 8-5) gebildet. Periphere Nervenstämme sind weiterhin geschützt und unterteilt durch Bindegewebshüllen und Septen. Das Gehirn und Rückenmark jedoch, die auch von Bindegewebshüllen (Meningen) umschlossen sind, werden im Inneren nicht in der gleichen Art von Bindegewebe durchdrungen.

Gruppen von Nervenzellen sind an ihrer dunkleren Farbe erkennbar, besonders wenn sie sich von den weißen angrenzenden Faserbündeln abheben.

Dadurch ist eine klare Unterscheidung von grauer und weißer Substanz in Gehirn und Rückenmark möglich. Abgegrenzte Anhäufungen von Nervenzellen in Gehirn und Rückenmark werden als Nuclei bezeichnet. Viele sind zu klein, um mit bloßem Auge unterschieden werden zu können.

Faserbündel gemeinsamen Ursprungs, gemeinsamer Bestimmung und Funktion neigen dazu, sich im Gehirn und Rückenmark zu Bündeln (Fasciculi) oder Strängen (Tractus) zusammenzulagern. Ihre Abgrenzungen gegeneinander sind nicht deutlich erkennbar und nur experimentell nachweisbar. Die meisten dieser Stränge werden mit Namen benannt, die ihre Herkunft und den Ort ihrer Bestimmung angeben. Die Bezeichnung mit Namen wie Tractus spinocerebellaris und Tractus cerebellospinalis gibt somit Aufschluß über die Leitungsrichtung des Stranges. Nervenzellansammlungen an peripheren Nerven können sichtbare Anschwellungen bilden, die sich durch dunklere Farbe und festere Struktur an dem peripheren Nerven abheben. Sie sind als Ganglien bekannt.

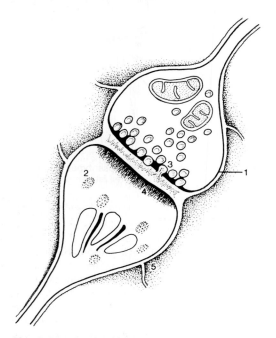

Abb. 8-4A Axodendritische Synapse.

1, Endkolben des afferenten Neurons; 2, Dendrit des Inter- oder Motorneurons; 3, synaptische Vesikel die sich in den synaptischen Spalt entleeren; 4, subsynaptisches Netzwerk; 5, Glia.

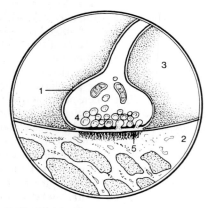

Abb. 8-4B Details einer axosomatischen Synapse.

1, Endkolben des Axons; 2, Cytoplasma des Interneurons; 3, Glia; 4, synaptische Vesikel; 5, subsynaptisches Netzwerk.

Rezeptor-Effektor-Apparat (Reflexbogen)

Nachdem das Wesentliche über die Bauelemente behandelt wurde, kann der Rezeptor-Effektor-Apparat (Reflexbogen) betrachtet werden. Die

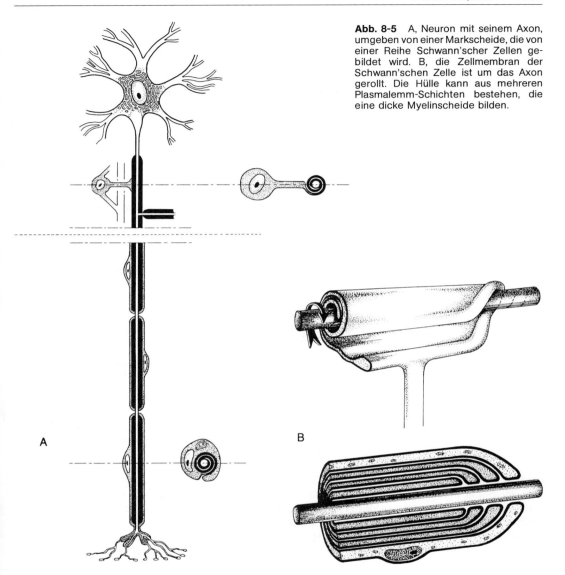

Abb. 8-5 A, Neuron mit seinem Axon, umgeben von einer Markscheide, die von einer Reihe Schwann'scher Zellen gebildet wird. B, die Zellmembran der Schwann'schen Zelle ist um das Axon gerollt. Die Hülle kann aus mehreren Plasmalemm-Schichten bestehen, die eine dicke Myelinscheide bilden.

einfachste Form dieses Apparates besteht beim Säuger aus fünf Bestandteilen, die der Reihe nach folgendermaßen angeordnet sind: eine Rezeptor-Region, die an die besondere Reizmodalität angepaßt ist* (Klang, Berührung etc.); ein afferentes Neuron, das einen Impuls zentral an das Gehirn oder Rückenmark leitet; eine Synapse; ein efferentes Neuron, das einen Impuls vom Zentrum an die Peripherie leitet; und eine Effektor-Region, die eine Muskel-, Drüsen- oder neurosekretorische Zelle sein kann (Abb. 8-1 und 8-6). Diese Aufeinanderfolge bildet einen einfachen, elementaren oder monosynaptischen Reflexbogen.

Der einfache oder monosynaptische Reflexbogen bildet zum Beispiel die Grundlage für den Patellar- oder Kniescheibenreflex (Abb. 8-7). Dieses ist ein Streck- (myotaktischer) Reflex, hervorgerufen durch einen kurzen Schlag auf das Patellar-Band, das die funktionelle Fortsetzung des M. quadriceps femoris ist. Hierbei wird der Muskel gestreckt; die Muskelspindeln und an-

---

* Es können Stimuli an gewissen Neuronen in verschiedener Weise, die abhängig sind von Intensität, Dauer und Frequenz der Erregung, wahrgenommen werden.

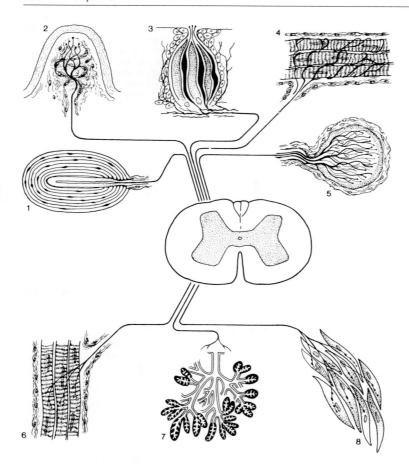

Abb. 8-6 Verschiedene Rezeptoren und Effektoren.

1, Lamellenkörperchen (druckempfindlich); 2, Meniskuskörperchen (Berührung); 3, Geschmacksknospe; 4, Muskelspindel (innerhalb eines Skelettmuskels); 5, Endkörperchen (Temperatur); 6, motorische Endplatte an einer quergestreiften Muskelfaser; 7, motorische Faserendigungen an Drüsenendstücken; 8, motorische Faserendigungen an glatten Muskelzellen.

dere Rezeptoren innerhalb des Muskelbauches und der Sehne werden stimuliert. Der Impuls läuft an den afferenten Fasern des N. femoralis entlang, bis er das Rückenmark erreicht, wo er auf efferente motorische Neuronen übertragen wird. Die Axone dieser Neuronen verlaufen innerhalb des N. femoralis zurück, und der Impuls wird dann auf die Muskelfasern übertragen, wodurch sie sich kontrahieren und eine abrupte Streckung des Kniegelenks bewirken.

Bei den meisten Reflexbögen sind ein oder mehrere zusätzliche Neuronen in die Kette zwischen den afferenten und efferenten Neuronen eingefügt (Abb. 8-8). Diese sind als Interneuronen bekannt. Der Reflexbogen kann noch als einfach bezeichnet werden, solange es sich um eine unverzweigte Neuronenkette handelt. Die meisten Reflexbögen haben jedoch kompliziertere Abläufe, bei denen zusätzliche Neuronen angeregt oder gehemmt werden.

Kollaterale Verzweigungen bewirken eine verfeinerte Kontrolle und möglicherweise eine Wahrnehmung der Impulse im Bewußtsein.

Als Beispiel für einen zusammengesetzten Reflex sei die Reaktion an der Gliedmaße eines stehenden Tieres genannt, das einem Stich oder einem anderen schädlichen Stimulus unterzogen wird. Die Gliedmaße wird durch eine koordinierte Aktion der Beugemuskeln der verschiedenen Gelenke zurückgezogen. Diese Bewegungen werden durch ein Entspannen der vorher aktiven, antagonistischen Streckmuskeln erleichtert. Die verzweigten Bahnen, die diesen Reflex gewährleisten, erstrecken sich durch mehrere Segmente des Rückenmarks, um die efferenten Neuronen, die die verschiedenen Muskeln versorgen, zu erreichen. Gleichzeitig muß sich das Tier an den Ausfall einer seiner tragenden Stützen anpassen, indem es sein Gewicht auf die anderen Gliedmaßen verteilt. Die Leitungsbahnen, die für diese Anpassung notwendig sind, verlaufen über beträchtliche Strecken des Rückenmarks;

Das Nervensystem 291

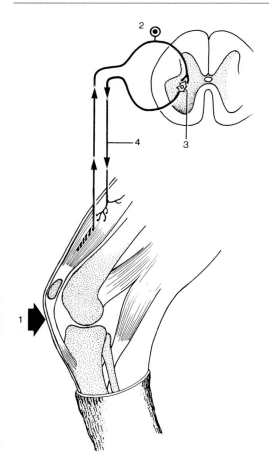

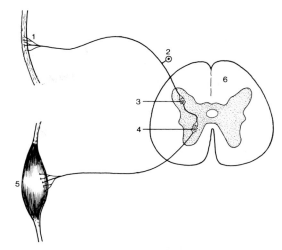

Abb. 8-8 Schematische Darstellung einer Reflexkette, in die ein Interneuron eingeschoben ist.

1, Hautrezeptor; 2, afferentes Neuron; 3, Synapse am Interneuron; 4, Synapse am efferenten Neuron; 5, Muskel; 6, Rückenmark.

Abb. 8-7 Monosynaptischer Patellar-Reflex. Der Dehnungsimpuls an der Sehne (1) verläuft durch das afferente Neuron (2) zum Rückenmark. Der Impuls wird dann auf das efferente Neuron (3) übermittelt, das den M. quadriceps femoris anregt (4).

einige kreuzen auf die kontralaterale Seite (Abb. 8-9). Zur Erhaltung des Gleichgewichts ist die Integration zwischen Rückenmark und Gehirn erforderlich. Ist außerdem das Bewußtsein einbezogen, erfolgen über Leitungsbahnen Verbindungen zum Cortex des Großhirns, so daß das Tier abschätzen kann, ob die Antwort Flucht oder Angriff heißen soll.

Diese Reaktion unterscheidet sich wesentlich von dem einfachen, monosynaptischen und monosegmentalen Kniescheibenreflex und benötigt integrierte Apparate von unterschiedlichen Komplexitätsstufen, die sich im Rückenmark und Ge-

Abb. 8-9 Faserverlauf im Rückenmark. Einige afferente Fasern im Funiculus dorsalis ziehen direkt zum Gehirn (1), andere enden an Interneuronen im Dorsalhorn. Von hier können Impulse direkt auf efferente Neuronen (2) oder andere Interneuronen übertragen werden. Sie übermitteln im Rückenmark kaudal oder kranial (3) Impulse, einige gehen sogar bis zum Gehirn (4).

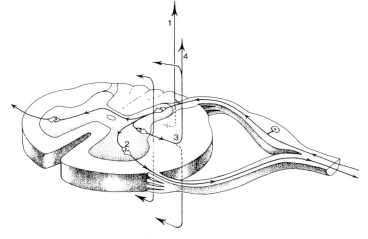

hirn befinden. Eine solche Reaktion läuft in jenen höheren Zentren ab, an die Gedächtnis und Urteilsfähigkeit gebunden sind.

Unterteilung des Nervensystems

Obwohl das Nervensystem ein einheitliches integriertes Ganzes bildet, ist es aus verschiedenen Gründen angebracht, es in mehrere Abschnitte zu untergliedern. Topographisch läßt sich das Zentralnervensystem (Gehirn und Rückenmark) vom peripheren Nervensystem (Gehirn- und Rückenmarksnerven und autonome Nerven sowie deren Ganglien) unterscheiden. Diese Unterteilung erleichtert die Beschreibung, bewirkt jedoch, daß verschiedene Teile ein und desselben Neurons den zwei verschiedenen Systemen zuzuordnen sind – wie z. B. die Perikaryen und Axone der efferenten Neuronen des Patellarreflexbogens. Die Unterteilung nach der Funktion basiert auf der Richtung, in der die Impulse verlaufen und auf der Art der Information, die diese Impulse vermitteln. Diese Unterteilung unterscheidet afferente von efferenten Systemen. Die ersteren leiten Impulse zum Rückenmark und zu Abschnitten des Gehirns, die zweiten leiten die Impulse von diesen Gebieten weg. Afferente Leitungsbahnen innerhalb der peripheren Nerven werden als sensibel oder sensorisch bezeichnet; der Impuls verläuft von der Peripherie zum Gehirn oder Rückenmark. Innerhalb des Rückenmarks werden diese Impulse als aufsteigend beschrieben. Die Impulse verlaufen von den „unteren" (mehr kaudalen) zu den „oberen" (mehr kranialen) Abschnitten. Efferente Leitungsbahnen senden Impulse gewöhnlich von „höher organisierten" zu „nieder organisierten" Kerngebieten des Gehirns und Rückenmarks und von diesen zur Peripherie.

Jedoch sind viele absteigende Faserzüge nicht motorisch und viele aufsteigende nicht sensibel.

Die Art der Informationsübermittlung und die dadurch angeregten Aktivitäten erlauben die weitere Unterscheidung des somatischen vom viszeralen Nervensystem. Das somatische Nervensystem ist für die „animalen" Funktionen (Fortbewegung usw.), die die Beziehung des Organismus zur Umwelt bestimmen, verantwortlich. Das viszerale oder autonome Nervensystem ist für die „vegetativen" Funktionen im Körperinneren zuständig (Regulation des Herzschlages, Kontrolle der Verdauungsvorgänge usw.). In der Regel gilt, daß die somatischen Funktionen stärker und bewußter wahrgenommen werden als die viszeralen. Natürlich besteht ein enges Zusammenwirken zwischen dem somatischen und viszeralen Nervensystem.

Außerdem sind afferente Systeme in somatische und viszerale Abschnitte unterteilbar und diese wiederum in allgemeine und spezielle Untergruppen.

Allgemeine somatische afferente Leitungsbahnen beginnen in den Hautrezeptoren und tieferen somatischen Schichten der Körperwand und Gliedmaßen. Die Leitungsbahnen, die von den Hautrezeptoren aufsteigen, sind für die exterozeptiven Wahrnehmungen zuständig, z. B. Berührung, Druck, Temperatur und Schmerz, die auf Reize außerhalb des Organismus reagieren. Rezeptoren innerhalb der tiefer gelegenen Gewebe schließen eine zusätzliche propriozeptive Wahrnehmung ein, z. B. Wahrnehmungen, die die gerade bestehende Gelenksstellung, den Muskeltonus und die Veränderungen dieser Zustände vermitteln. Allgemeine somatische afferente Fasern liegen in allen Spinal- und bestimmten Gehirnnerven (dazu Tabelle 8-2, Seite 309).

Spezielle somatische afferente Leitungsbahnen bestimmter Sinnesorgane haben einen umgrenzten Ursprung, z. B. die Retina des Auges, die kochlearen und vestibularen Abschnitte des inneren Ohres – Organe also, die für das Sehen, Hören oder das Gleichgewicht zuständig sind. Die für das Sehen und Hören zuständigen Nervenfasern sind exterozeptiv, die für das Gleichgewicht zuständigen dagegen propriozeptiv. Spezielle somatische afferente Fasern findet man demzufolge nur in zwei Gehirnnerven, dem N. opticus und dem N. vestibulocochlearis.

Die allgemeinen viszeralen afferenten Leitungsbahnen entspringen in den (enterozeptiven) Rezeptoren der Blutgefäße und Eingeweide des Kopfes und des Rumpfes. Sie werden hauptsächlich durch mechanische und chemische Impulse erregt. Diese Nervenfasern sind in bestimmten Gehirn- und allen Rückenmarksnerven zu finden. Die speziellen viszeralen afferenten Leitungsbahnen steigen von den Sinnesorganen für den Geruch und Geschmack auf. Fasern, die olfaktorische Informationen übermitteln, sind auf den N. olfactorius begrenzt, Fasern, die Geschmacksinformationen übermitteln, sind auf den N. facialis und N. glossopharyngeus begrenzt.

Die efferenten Nervenfasern sind ähnlich unterteilt, obwohl man nur eine „spezielle" Gruppe unterscheiden kann.

Allgemeine somatische efferente Leitungsbahnen führen zu den quergestreiften Muskeln somatischen Ursprungs – z. B. zu den Augen- und Zungenmuskeln innerhalb des Kopfes und – mit wenigen Ausnahmen – zu den Muskeln der Gliedmaßen und des Rumpfes.

Allgemeine viszerale efferente Leitungsbahnen ziehen außerdem zu den glatten Muskeln der Eingeweide und Gefäße, zum Herzmuskel und zu den Drüsen. Die meisten dieser Organe sind von sympathischen und parasympathischen Fasern des autonomen Nervensystems innerviert (Seite 356). Sie werden als antagonistisch beschrieben, obwohl „ausbalancierend" oder synergistisch eine bessere Bezeichnung für ihr Zusammenwirken wäre. Die viszeralen efferenten Fasern des sympathischen Abschnitts verlassen das Zentralnervensystem über die Spinalnerven der thorakolumbalen Segmente des Rückenmarks. Die viszeralen efferenten Fasern des parasympathischen Abschnitts sind auf einige Gehirnnerven, sowie auf die sakralen Rückenmarksnerven begrenzt. Viele viszerale efferente Fasern vereinigen sich untereinander, so daß sie schließlich eine weitverbreitete periphere Verteilung haben.

Spezielle viszerale efferente Leitungsbahnen führen zu den quergestreiften Muskeln, die vom viszeralen Kiemenbogen (branchiomer) abstammen. Sie sind theoretisch mit den Eingeweidefunktionen gekoppelt. Da diese Muskeln die Eigenschaften der quergestreiften Muskulatur besitzen und ihre motorischen Nervenbahnen ebenfalls ähnlich sind, werden diese Leitungsbahnen von manchen Autoren als „spezielle somatische" Bahnen bezeichnet. Die meisten Autoren übernehmen jedoch die andere Bezeich-

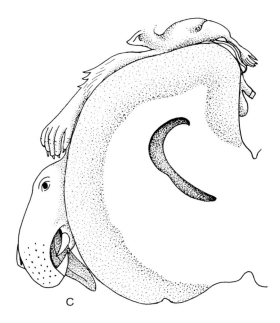

Abb. 8-10 Somatotopische Projektion der Hautsensibilität in verschiedenen Teilen des Rattengehirns. Somatotopische Darstellung des Rumpfes (A) im Nucleus gracilis und cuneatus (1) und des Kopfes im kaudalen Nucleus trigeminus (2); die gleiche Darstellung im Nucleus thalamicus (B) und im somatosensiblen Kortex (C).

nung und nennen sie „spezielle viszerale efferente" Bahnen.

Es ist schade, daß die neutrale Bezeichnung „branchiomotorisch" nicht allgemein übernommen worden ist. Sie hätte alle Schwierigkeiten vermieden, die sich aus dem besonderen Ursprung und der unbestimmten Zuordnung der Muskeln sowie ihrer Nervenversorgung ergeben.

Somatotopie
(Sensible und motorische Projektionsfelder)

Die Fasern und Zellkörper vieler Faserzüge und Relais-Kerngebiete innerhalb der Groß- und Kleinhirnrinde halten eine sehr genaue Punkt-zu-Punkt Anordnung ein. Die Topographie der Körperteile, von denen die afferenten Impulse aufsteigen oder zu denen die efferenten Impulse absteigen, wird in entsprechenden Projektionsfeldern des Gehirns widergespiegelt. Diese geben nicht immer die genauen Proportionen wieder, sondern stellen die Teile des Körpers in Bezug zur Dichte ihrer Innervation dar. Die Projektionsfelder im Gehirn nehmen deswegen die Form grotesker Karikaturen an – bekannt als Homunculi, die in der Veterinärmedizin besser als Animalcula zu bezeichnen sind. In ihnen sind die sehr intensiv versorgten sensiblen Teile wie z. B. Lippen und Maul des Pferdes oder die Teile, die zu äußerst verfeinerter und genauer Bewegung befähigt sind wie z. B. die Finger des Menschen oder der Greifschwanz des Affen, durch übertrieben große Projektionsfelder repräsentiert (Abb. 8-10). Das Konzept der Somatotopie ist von großer Wichtigkeit bei pathologischen Veränderungen, in der Neurochirurgie und bei neuro-physiologischen Stimulationen.

Allgemeine Morphologie und Embryologie des Zentralnervensystems

Einführender Überblick

Gehirn (Encephalon*) und Rückenmark (Medulla spinalis**) gehen ohne klare Begrenzung ineinander über. Das Gehirn ist ungleichmäßig gebaut und seine Form entspricht der Innenfläche der Schädelhöhle, wohingegen das schlanke Rückenmarksrohr gleichmäßig und einheitlich gebaut ist.

Die Größe des Gehirns ist nicht proportional zur Größe des Tieres, sondern es ist relativ kleiner bei größeren Tierarten und proportional größer bei höher entwickelten Säugern. Die Gehirngewichte betragen 1200 g bis 1500 g beim Menschen, 70 g bis 150 g beim Hund und 400 g bis 700 g beim Pferd. Das Verhältnis von Gehirngewicht zu Körpergewicht ist 1:48 beim Menschen, 1:100 bis 400 beim Hund und 1:800 beim Pferd. Die weite Variationsbreite beim Hundegehirn, die sich durch die Vielzahl der Züchtungen ergibt, zeigt die Schwierigkeit der Interpretation solcher Zahlen. Für die relative Entwicklung verschiedener Teile des Gehirns sind spezifische tierartliche Funktionen bestimmend. Es kommt phylogenetisch zu einem relativen Übergewicht

---
* Der Terminus „Encephalon" wird selten gebraucht, ist jedoch als Wortstamm oft zu finden wie bei Encephalitis und Elektroenzephalographie.
** Der offizielle Terminus ist Medulla spinalis. Leider wird Medulla (Mark) in verschiedenen Kontexten benutzt. Der Terminus Medulla allein bedeutet Medulla oblongata, der hinterste Teil des Hirnstammes.

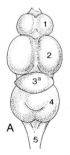 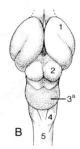 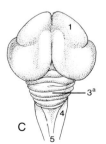 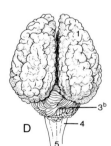 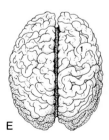

Abb. 8-11 Gehirne von Wirbeltieren in phylogenetischer Sicht. Die Zunahme an Volumen und Komplexität des Telencephalon und Cerebellum ist auffallend. A, Fisch (Karpfen); B, Reptil (Python); C, Vogel (Ente); D, Säuger (Rind); E, Säuger (Mensch).

1, Telencephalon; 2, Mesencephalon; 3a, 3b, Metencephalon; 3a, Palaeocerebellum; 3b, Neocerebellum; 4, Myelencephalon; 5, Rückenmark.

der jüngeren Gehirnteile beim Säuger, insbesondere beim höher entwickelten Säuger.

Der große Umfang und die Komplexität der menschlichen Gehirnhemisphären stellen ein klares Beispiel für diesen Trend dar (Abb. 8-11).

Der detaillierten Beschreibung des Zentralnervensystems sollen ein einführender Überblick über das Gehirn als Ganzes und ein kurzer Abriß über seine Entwicklung vorangestellt werden. Dabei sollen die Abbildungen helfen, die erwähnten Strukturen zu lokalisieren und zu identifizieren.

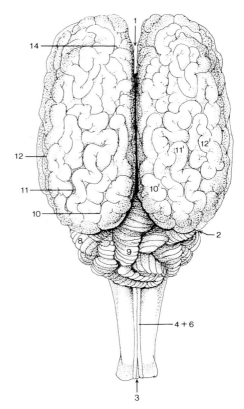

Abb. 8-13 Dorsalansicht des Pferdegehirns. (Beschreibung siehe Abbildung 8-12.)

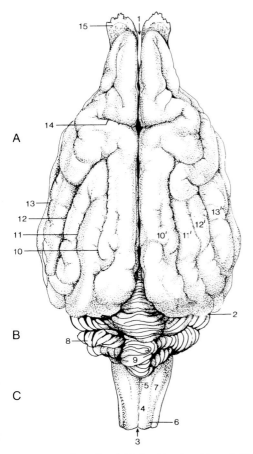

Abb. 8-12 Dorsalansicht des Hundegehirns. A, Telencephalon; B, Cerebellum; C, Medulla oblongata.

1, Fissura longitudinalis; 2, Fissura transversa; 3, Sulcus medianus dorsalis; 4, Fasciculus gracilis; 5, Nucleus gracilis; 6, Fasciculus cuneatus; 7, Nucleus cuneatus; 8, Kleinhirnhemisphäre; 9, Vermis cerebellaris; 10, Sulcus marginalis; 10', Gyrus marginalis; 11, Sulcus ectomarginalis; 11', Gyrus ectomarginalis; 12, Sulcus suprasylvius; 12', Gyrus suprasylvius; 13, Sulcus ectosylvius; 13', Gyrus ectosylvius; 14, Sulcus cruciatus; 15, Bulbus olfactorius.

In dorsaler Ansicht des Gehirns dominieren die Großhirnhemisphären und das Kleinhirn. Von der Medulla oblongata ist nur ein kleiner Teil als Fortsetzung des Rückenmarks sichtbar (Abb. 8-12). Die ovalen Großhirnhemisphären sind voneinander durch einen tiefen, longitudinalen und vom Kleinhirn durch einen transversalen Einschnitt getrennt. Bei dem Gehirn in situ sind beide Einschnitte von Falten der harten Gehirnhaut ausgefüllt, die die Schädelhöhle auskleidet. Jede Hemisphäre ist an ihrer Oberfläche zu einem Muster von Windungen (Gyri) und Furchen (Sulci) geformt, die tierartlich stark variieren (Abb. 8-13 und 8-14). Die Kleinhirnrinde zeigt eine noch wesentlich feinere Musterung.

In ventraler Ansicht ist das Gehirn insgesamt flacher und läßt Unterteilungen deutlich erkennen. Den kaudalen Teil bildet die Medulla oblongata, die sich rostral bis zu dem hervorgewölbten Querwulst, der Brücke erstreckt. Von der late-

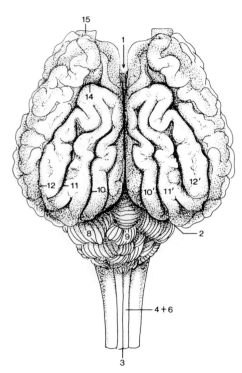

Abb. 8-14 Dorsalansicht des Rindergehirns. (Beschreibung siehe Abbildung 8-12.)

entfernt, bleibt der Hirnstamm (Truncus cerebri, Abb. 8-30) übrig. Dieser ist eine direkte, wenn auch hoch modifizierte Fortsetzung des Rückenmarks.

Entwicklung

Zum besseren Verständnis der Anatomie des Gehirns sei eingangs eine allgemeine Übersicht zur Entwicklung des Nervensystems vorangestellt.

Das Nervensystem entwickelt sich sehr früh. Schon im Zustand der embryonalen Keimscheibe

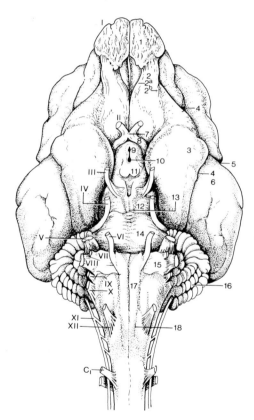

Abb. 8-15 Ventralansicht des Hundegehirns. Die römischen Ziffern bezeichnen die Gehirnnerven.

1, Bulbus olfactorius; 2, Tractus olfactorius; 2a, Tractus olfactorius medialis; 2b, Tractus olfactorius lateralis; 3, Lobus piriformis; 4, Sulcus rhinalis; 5, Fissura pseudosylvia; 6, Gyrus ectosylvius; 7, Chiasma opticum; 8, Tractus opticus; 9, Tuber cinereum; 10, Infundibulum (die Hypophyse wurde entfernt); 11, Mamillarkörper; 12, Crus cerebri; 13, Fossa interpeduncularis; 14, Pons; 15, Corpus trapezoideum; 16, Kleinhirnhemisphäre; 17, Tractus pyramidalis; 18, Pyramidenkreuzung; 19, Plexus chorioideus; I–XII bezeichnet die Gehirnnerven.

ralen Seite ist die Vereinigung des Pons mit dem Cerebellum sichtbar (Abb. 8-15 und 8-16).

Das Mittelhirn, das bei dorsaler Ansicht verborgen ist, stellt sich ventral vor dem Pons in zwei divergierenden Säulen (Crura oder Pedunculi cerebri) (/12) dar. Diese verlaufen rostral bis sie in der Tiefe der Hemisphären verschwinden. Sie werden durch die Fossa interpeduncularis getrennt. Davor liegt das Zwischenhirn mit dem von ventral sichtbaren Hypothalamus, an dem die Hypophyse (Glandula pituitaria) mit einem Stiel (Infundibulum) befestigt ist, und die Sehnervenkreuzung (Chiasma opticum), die die vordere Abgrenzung bildet. Der größte Teil des Endhirns wird durch die paarigen Großhirnhemisphären repräsentiert, deren ventral erkennbare Teile der birnenförmige Lobus piriformis (/3) seitlich an den Crura cerebri und der Tractus olfactorius (/2) sind. Dieser entspringt rostral am Bulbus olfactorius (/1). Die Gehirnnervenabgänge – mit Ausnahme des N. trochlearis (IV) – sind ebenfalls an der ventralen Oberfläche sichtbar. Die Großhirnhemisphären und das Kleinhirn entwickeln sich nach dorsal; werden beide

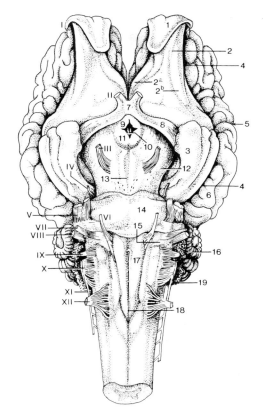

Abb. 8-16 Ventralansicht des Pferdegehirns. (Beschreibung siehe Abbildung 8-15.)

erscheint es als längliche Verdickung des Ektoderms dorsal der Chorda dorsalis und des paraxialen Mesoderms (Abb. 8-17/A). Die lateralen Teile der Neuralplatte erheben sich bald durch Wachstum des darunterliegenden Mesoderms über die umgebende Oberfläche und bilden beiderseits Neuralfalten, die die axiale Neuralrinne begrenzen. Die Ränder der Neuralfalten vergrößern sich immer weiter, um sich schließlich zum Neuralrohr zu vereinigen (Abb. 8-17/A). Dieses Rohr, aus dem Gehirn und Rückenmark hervorgehen, schnürt sich von der Oberfläche ab, und das ursprüngliche Ektoderm schließt sich wieder. Zur gleichen Zeit wandern Zellen aus den Neuralfalten ab, um fortlaufende Zellbänder, die Neuralleisten zu bilden. Diese sind fast an der gesamten Länge des Neuralrohres dorsolateral ausgebildet. Von ihnen stammen die peripheren somatischen und autonomen Ganglien, der Markanteil der Nebennieren und verschiedene Zellen des Bindegewebes im Kopfbereich.

Die Schließung des Neuralrohres beginnt an der künftigen Hinterhauptregion, breitet sich sodann rostral und kaudal aus, bis nur zwei kleine Öffnungen (Neuroporen; Abb. 8-17/B,3, 5) verbleiben. Über sie wird das Lumen des Neuralrohres mit der Amnionhöhle verbunden. Diese Öffnungen bestehen nicht lange. Der rostrale Neuroporus schließt sich zuerst, der kaudale bleibt für weitere ein oder zwei Tage offen, während das Neuralrohr sich kaudal durch Ausdehnung und anschließende Einfaltung der Neuralplatte verlängert. Das Persistieren dieser Öffnungen führt zu Defekten des Gehirns und Rückenmarks, bei denen das Nervengewebe auf die Oberfläche des Körpers verlagert werden kann. Ein Ausfall des rostralen Endes führt zu einer Mißbildung des End- und Mittelhirns mit entsprechenden Anomalien des Schädels, der sogenannten Anencephalie. Obwohl dieser Terminus einen vollkommenen Ausfall der Gehirnentwicklung beinhaltet, kann die Schwere der Anencephalie beachtlich variieren. Die meisten dieser Mißbildungen sind nach der Geburt nicht lebensfähig. Ein Ausfall am kaudalen Ende kommt häufiger vor und ist als Spina bifida bekannt. Diese Mißbildung ist mit einem fehlerhaften Verschluß der Wirbelbögen verbunden. Kinder und junge Tiere mit dieser Mißbildung zeigen schwerwiegende Funktionsstörungen, sind jedoch nach der Geburt lebensfähig. Betroffene Tiere läßt man in der Regel nicht überleben.

Der Gehirnteil des Neuralrohres ist von Anfang an weiter und zeigt lokalisierte Ausbuchtungen, noch bevor das Neuralrohr geschlossen ist. Diese bilden die 3 primären Gehirnbläschen: das Prosencephalon (Vorderhirn), das Mesencephalon (Mittelhirn) und das Rhombencephalon (Hinterhirn) (Abb. 8-18/A). Der restliche, gleichförmige Teil des Neuralrohres wird zum Rückenmark. Anfangs ist im gesamten Neuralrohr die Differenzierung der Wand einheitlich. Sie wird jedoch später in dem Teil modifiziert, der zum Gehirn wird, insbesondere in dem Teil des Endhirns (/B). Zuerst soll die Differenzierung des Rückenmarks betrachtet werden.

Ein Querschnitt am Beginn der Entwicklung des Neuralrohres zeigt 3 verschieden konzentrierte Schichten an den beiden Seitenwänden (Abb. 8-19). Diese sind dorsal durch eine dünne Deckplatte und ventral durch eine dünne Bodenplatte miteinander verbunden. Die innerste, an das Lumen grenzende Schicht wird durch eine einzige Lage von Neuroepithelzellen gebildet, die als Ependymauskleidung im Zentralkanal

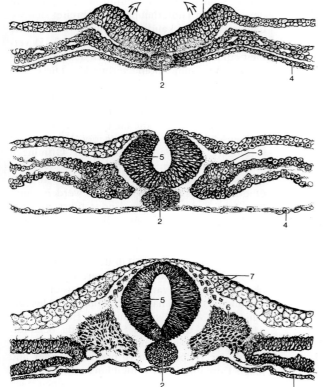

Abb. 8-17A Drei Stadien der Neuralrohrbildung.

1, Neuralplatte; 2, Chorda dorsalis; 3, paraxiales Mesoderm; 4, Entoderm; 5, Neuralrohr; 6, Somit; 7, Neuralleiste.

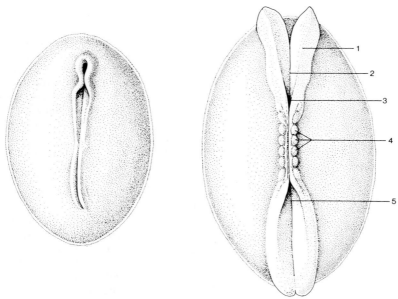

Abb. 8-17B Dorsalansicht der Embryoentwicklung. Es werden zwei Stadien der Bildung und Schließung der Neuralfalten dargestellt.

1, Neuralfalte; 2, Neuralrinne; 3, rostraler Neuroporus; 4, Somiten; 5, kaudaler Neuroporus.

Das Nervensystem 299

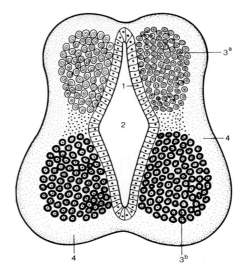

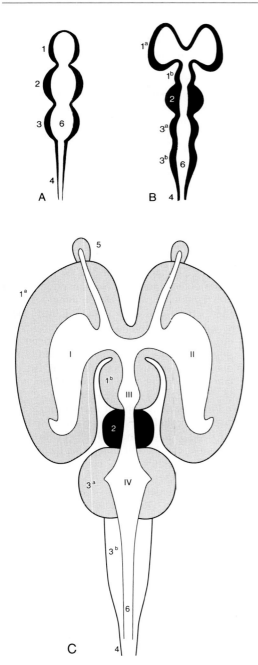

Abb. 8-19 Differenzierung des Neuralrohrs.

1, neuroepitheliale (ependymale) Schicht; 2, Zentralkanal; 3a, 3b, Mantelschicht; 3a, Dorsalsäule (Lamina alaris); 3b, Ventralsäule (Lamina basalis); 4, Randschicht.

Abb. 8-18 Drei Stadien der Gehirnentwicklung (schematisch). A, 3-Vesikelstadium. B, 5-Vesikelstadium. C, Bildung des Telencephalon mit Anhängen.

1, Prosencephalon; 1a, Telencephalon; 1b, Diencephalon; 2, Mesencephalon; 3, Rhombencephalon; 3a, Metencephalon; 3b, Myelencephalon; 4, Rückenmark; 5, Bulbus olfactorius; 6, Canalis centralis; I, II, III und IV bezeichnet die Ventrikel.

und Ventrikelsystem des erwachsenen Rückenmarks und Gehirns fortbesteht. Diese Zellen vermehren sich schnell. Einige Tochterzellen verbleiben als Ependymschicht, die meisten jedoch wandern in die mittlere Mantelschicht der lateralen Wand. Dieses sind die Neuroblasten, die Vorläufer der Neuronen.

Die Mantelschicht wird zur grauen Substanz, in ihr liegen die Zellkörper der Neuronen. Ihre Fortsätze erstrecken sich von der Mantelschicht nach außen und bilden die äußere Randschicht, die aus Dendriten und Axonen besteht. Die Randschicht wird zur weißen Substanz des Rückenmarks, in der die Nervenfasern unterschiedlich weit auf- oder absteigen.

Die Zellen der Mantelschicht ordnen sich dann in dorsalen und ventralen Säulen an, die das Lumen des Neuralrohres einengen. Sie werden durch eine Längsrinne (Sulcus limitans, Abb. 8-20/4) getrennt. Die dorsale Ausbuchtung (Alarplatte) bildet die graue Substanz des Dorsalhorns oder der Dorsalsäule. Die Neuronen in ihr gehören zum afferenten System. Die ventrale Ausbuchtung (Basalplatte) wird zum Ventralhorn oder zur Ventralsäule, dem Sitz der efferenten Neuronen. Die Neuronen mit somatischen Funktionen lassen sich von denen mit viszeralen Funktionen abgrenzen. Es sind vier Gruppen von Neuronen in dorsoventraler Folge angeordnet:

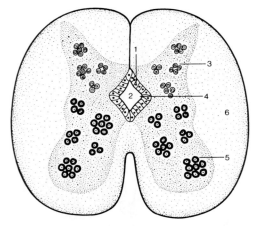

Abb. 8-20 Weitere Differenzierung des Neuralrohrs (Rückenmark).

1, Neuroepitheliale Schicht; 2, Zentralkanal; 3, Dorsalsäule der Mantelschicht; 4, Sulcus limitans; 5, Ventralsäule der Mantelschicht; 6, Randschicht.

die somatisch afferenten, die viszeral afferenten, die viszeral efferenten und die somatisch efferenten Neuronen (Abb. 8-21). Die Deck- und Bodenplatten liefern Stränge, die als Kommissurenbahnen von einer Seite des Rückenmarks zur anderen gelangen. Ein weiteres Wachstum der Alar- und Basalplatte bewirkt eine Ausdehnung der lateralen Neuralrohrwand in alle Richtungen. Die Deck- und Bodenplatten werden dadurch in die Tiefe gedrängt, wodurch dorsale und ventrale Spalten entstehen, die das erwachsene Rückenmark in zwei symmetrische Hälften teilen. Eine zunehmende Segmentierung wird durch das Erscheinen der Wurzeln der Spinalnerven bewirkt.

Die dorsalen Wurzeln werden von Neuronen innerhalb der Spinalganglien gebildet, die aus segmentalen Verdichtungen der Ganglienleiste hervorgegangen sind. Die axonalen Fortsätze dieser Neuronen erstrecken sich medial, bis sie die Randschicht erreichen und durchdringen. Dort teilen sie sich. Zweige dieser Axone verbreiten sich über mehrere Segmente, bevor sie in die Mantelschicht eintreten, um dann an den Zellen der Dorsalsäule zu enden. Einige längere Zweige verlaufen zu übergeordneten Gebieten des Gehirns (Abb. 8-9). Die ventralen Wurzeln werden durch Axone efferenter Neuronen innerhalb der Ventralsäule gebildet. Diese wachsen durch die Randschicht, bis sie an der Oberfläche des Rückenmarks austreten und aufeinander zulaufen. Die Anordnung der dorsalen und ventralen Wurzeln teilt die weiße Substanz in dorsale, laterale und ventrale Stränge (Abb. 8-22/7, 8, 9).

Von der Histogenese des Nervensystems seien nur zwei Punkte erwähnt. Die Teilung der Nervenzellen ist gewöhnlich vor der Geburt abgeschlossen. Mit zunehmendem Alter vermindert sich ihre Zahl allmählich. Die Schätzungen des Neuronenschwundes beim Menschen sind unterschiedlich. Eine häufig zitierte Wertung ist, daß ungefähr 20% der neonatalen Anzahl im Alter von 65 bis 70 Jahren verlorengegangen ist. Der zweite Punkt bezieht sich auf die Myelinisierung der Fasern innerhalb des Zentralnervensystems. Verschiedene Tractus innerhalb des Gehirns und Rückenmarks erhalten in unterschiedlichen Stufen ihrer Entwicklung eine Isolierung, die für ihre Funktion wesentlich ist. Dieser Prozeß läuft tierartlich verschieden ab.

Die 3 primären Gehirnbläschen sind vor der Schließung des Neuralrohres sichtbar. Zu dieser

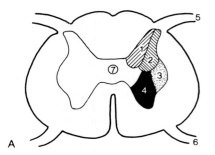 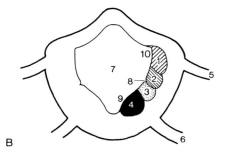

Abb. 8-21 Anordnung der grauen Substanz im Rückenmark (A) und in der Mandulla oblongata (B).

1, somatisch afferente Säule; 2, viszeral afferente Säule; 3, viszeral efferente Säule; 4, somatisch efferente Säule (Vorläufer der motorischen Neuronen); 5, Dorsalwurzel; 6, Ventralwurzel; 7, Zentralkanal oder vierter Ventrikel; 8, Sulcus limitans; 9, Lamina basalis (Basalplatte); 10, Lamina alaris (Flügelplatte). (Nach Romer, 1962).

Das Nervensystem 301

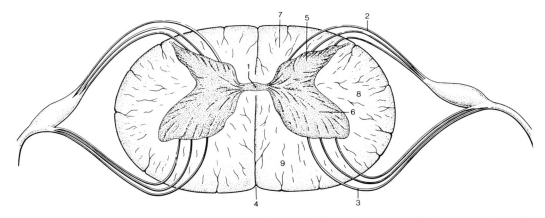

Abb. 8-22 Querschnitt des Rückenmarks mit Unterteilung der weißen Substanz durch die dorsalen und ventralen Wurzeln der Spinalnerven.

1, Zentralkanal; 2, Fasern der Dorsalwurzel; 3, Fasern der Ventralwurzel; 4, Fissura mediana ventralis; 5, Dorsalhorn; 6, Ventralhorn; 7, Funiculus dorsalis; 8, Funiculus lateralis; 9, Funiculus ventralis.

Zeit hat das Prosencephalon schon die Ausstülpungen, die zum Augenbecher werden, erreicht (Seite 375). Das Gehirn wächst schneller als die umgebenden Gewebe, und Druckverschiebungen bewirken eine Umgestaltung seiner Form. An drei Stellen erscheinen Abknickungen. Die kaudale Abknickung ist beim Menschen auffallender als beim Vierfüßler. Sie beugt das Gehirn an dessen Verbindungsstelle mit dem Rückenmark ventral. Eine zweite Abknickung liegt ungefähr in Mittelhirnhöhe. Sie ist so stark ausgebildet, daß die ventralen Oberflächen des Vorder- und Hinterhirns dicht zusammenliegen. Diese Verlagerung wird später durch eine dritte Abknickung umgekehrt, die das Hinterhirn von dorsal einfaltet (Abb. 8-23). Die paarigen latera-

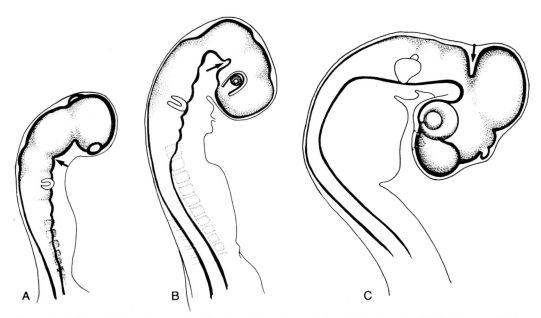

Abb. 8-23 Bildung der kaudoventralen (A), der rostroventralen (B) und der dorsalen (C) Abknickung (Pfeil).

Tab. 8-1 Derivate des Neuralrohrs.

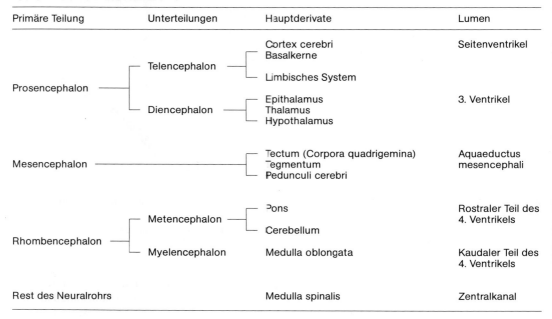

len Vorwölbungen der Alarplatte des Prosencephalon entwickeln sich zu den späteren Großhirnhemisphären, die das Telencephalon repräsentieren. Der unpaarige mediane Teil des Prosencephalon wird zum Diencephalon, aus dem sich der Thalamus und verwandte Strukturen differenzieren (Abb. 8-18). Die Endhirnbläschen breiten sich in alle Richtungen aus und umfassen bogenförmig das Diencephalon von dorsal und kaudal (Abb. 8-44).

Die Entwicklung des Cerebellum beginnt ebenfalls bilatertal an den Alarplatten des Metencephalon.

Die Entwicklung der Hauptabschnitte und Ventrikel des Gehirns ist in Tabellenform zusammengefaßt (Tafel 8-1).

Das Neuralrohr erhält eine frühe, direkte Umhüllung durch Mesodermzellen. Im Bereich des Vorderhirns wandern außerdem Zellen von den Neuralleisten ein. Es entstehen zwei Bindegewebshüllen, die Pia mater und die Arachnoidea (Seite 337), die durch einen Zwischenraum getrennt sind. Eine äußere Hülle, die Dura mater wird durch eine Verdichtung des umgebenden Mesoderms gebildet. Sie ist von der Arachnoidea durch einen sehr viel engeren Zwischenraum getrennt.

Deskriptive Anatomie des Zentralnervensystems

Rückenmark

Das Rückenmark (Medulla spinalis) hat eine längliche, mehr oder weniger zylindrische Gestalt mit einigen dorsoventralen Abflachungen und gewissen regionalen Variationen in Form und Größe. Die wichtigsten sind die Verdickungen (Intumeszentien) der Abschnitte, an denen die Nerven für die Vorder- und Hintergliedmaße entspringen und die kaudale Verjüngung (Conus medullaris, Abb. 8-24). Das Rückenmark ist in Segmente geteilt, die in etwa den Somiten entsprechen. Diese beginnen jeweils in Höhe der Wurzeln der paarigen Spinalnerven. Die Art des Ursprungs dieser Nerven wurde schon beschrieben (Seite 33); die Beziehung der Segmente zu den Wirbeln wird in anderen Kapiteln berücksichtigt.

Am Rückenmarksquerschnitt ist zentral die graue Substanz zu erkennen, die in der Mittellinie von dem kleinen Zentralkanal perforiert ist, dem Überbleibsel des Lumens des embryonalen Neuralrohrs (Abb. 8-22). Die graue Substanz ist schmetterlings- oder H-förmig und wird in dor-

Das Nervensystem 303

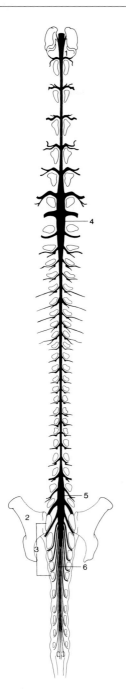

Abb. 8-24 Dorsalansicht des Rückenmarks der angeschnittenen Wirbelbögen beim Pferd. Das Rückenmark ist kürzer als der Wirbelkanal (Ascensus medullae spinalis).

1, Atlas; 2, Os ilium; 3, Sacrum; 4, Intumescentia cervicalis; 5, Intumescentia lumbalis; 6, Cauda equina.

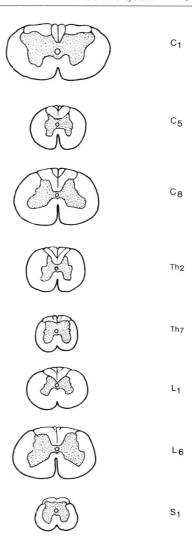

Abb. 8-25 Querschnitte des Hunderückenmarks in verschiedener Schnitthöhe. Der Durchmesser des Rückenmarks und der Anteil von grauer und weißer Substanz ist sehr unterschiedlich.

sale und ventrale Hörner oder Säulen unterteilt, wobei die Bezeichnung „Hörner" ziemlich irreführend ist, da die „Hörner" sich über die gesamte Länge des Rückenmarks erstrecken (Abb. 8-25). Die graue Farbe entsteht durch Zusammenlagerung von Nerven- und Gliazellen. Das Dorsalhorn entspricht der Alarplatte. Es enthält dorsomedial somatische afferente Neuronen und ventrolateral viszerale afferente Neuronen (Abb. 8-26). Das Ventralhorn entspricht der Basalplatte. Es enthält ventral somatische efferente

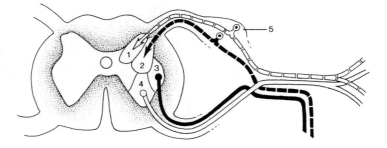

Abb. 8-26 Unterteilung der grauen Substanz im Rückenmark.

1, somatische afferente Neuronen; 2, viszerale afferente Neuronen (1 und 2 bilden das Dorsalhorn); 3, viszerale efferente Neuronen; 4, somatische efferente Neuronen (3 und 4 bilden das Ventralhorn); 5, Spinalganglion in der Radix dorsalis.

Neuronen. Die viszeralen efferenten Neuronen liegen im Lateralhorn, das nur im thorakolumbalen Teil des Rückenmarks vorkommt.

Die Neuronen innerhalb des Horns zeigen eine spezifische Anordnung nach Funktion und Topik, was jedoch nicht immer sehr deutlich ist.

Die weiße Substanz umhüllt die graue und ist an jeder Seite in drei Funiculi geteilt (Abb. 8-27/ I, II, III). Der Funiculus dorsalis ist zwischen dem flachen Sulcus medianus dorsalis, der sich in einem Gliaseptum tief fortsetzt, und der Ursprungslinie der dorsalen Wurzeln der Spinalnerven eingeschlossen (Abb. 8-22). Der Funiculus lateralis ist zwischen den dorsalen und ventralen Wurzeln der Spinalnerven eingeschlossen. Der Funiculus ventralis liegt zwischen der Ventralwurzel und der Fissura mediana ventralis, die weit in die weiße Substanz eindringt und die rechte und linke Rückenmarkhälfte unterteilt. Die Ventralfissur ist von Pia-Gewebe ausgefüllt und erscheint als glänzender Streifen.

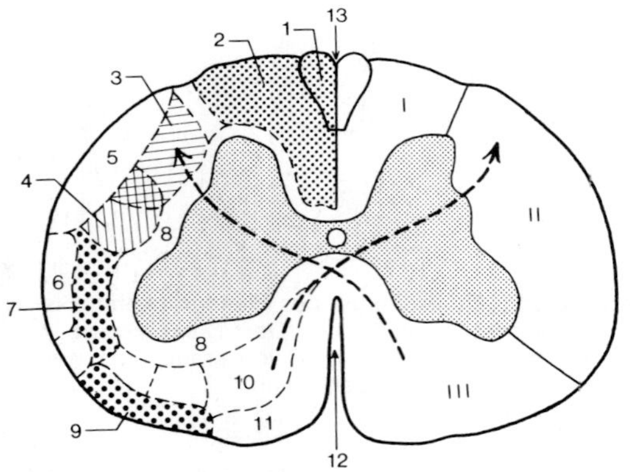

Die Funiculi sind aus aufsteigenden und absteigenden Nervenfasern zusammengesetzt; viele sind in Bündeln (Fasciculus oder Tractus) gemeinsamen Ursprungs, gemeinsamer Bestimmung und Funktion angeordnet (Abb. 8-27). Einige dieser Bündel werden später erwähnt.

Hinterhirn

Das Hinterhirn (Rhombencephalon) umfaßt die Medulla oblongata, den Pons und das Cerebellum. Diese Teile differenzieren sich aus dem kaudalen Gehirnbläschen kurz nach der Schließung des Neuralrohrs (Abb. 8-23). Eine Verdünnung der Deckplatte bewirkt, daß sich das Bläschen abflacht, wenn die Abknickung in Höhe des Pons entsteht. Bei dieser Abflachung werden die Seitenwände nach außen und die innere Oberfläche des Ventrikels dorsomedial verschoben, so daß die Alarplatten nun lateral zu den Basalplatten verlagert werden (Abb. 8-31). Der kaudale Teil der Krümmung (Myelencephalon) wird zur Medulla oblongata und der rostrale Teil zum Metencephalon, das aus Pons und Cerebellum besteht. Die Teile der Deckplatte kaudal und rostral vom Cerebellum bleiben dünn und bilden das Marksegel, Velum medullare, das die Rautengrube und den 4. Ventrikel dorsal abschließt (Abb. 8-30).

Medulla oblongata und Pons

Medulla oblongata und Pons sind aufeinanderfolgende Abschnitte des Hirnstammes. Der Pons erscheint als breiter Querwulst ventral und lateral am Hirnstamm und setzt sich als Pedunculus ce-

Abb. 8-27 Schematischer Querschnitt des Hunderückenmarks mit einigen Hauptfaserzügen. Die geschwungenen Pfeile zeigen die Pyramidenkreuzung.

I, Funiculus dorsalis; II, Funiculus lateralis; III, Funiculus ventralis. 1, Fasciculus gracilis; 2, Fasciculus cuneatus; 3, Tractus corticospinalis lateralis; 4, Tractus rubrospinalis; 5, Tractus spinocerebellaris dorsalis; 6, Tractus spinocerebellaris ventralis; 7, Tractus spinothalamicus lateralis; 8, Fasciculi proprii; 9, Tractus spinothalamicus ventralis; 10, Tractus corticospinalis ventralis; 11, Tractus vestibulospinalis; 12, Fissura mediana ventralis; 13, Sulcus medianus dorsalis.

rebellaris medius (/9) in das Kleinhirn fort. Trotz der klaren äußeren Abgrenzung sind Medulla oblongata und Pons nach der inneren Struktur nicht gegeneinander abgrenzbar. Die Medulla oblongata bildet die kraniale Fortsetzung des Rückenmarks und flacht sich zum Pons ab.

An ihrer ventralen Fläche setzt sich die Fissura mediana ventralis des Rückenmarks als Sulcus medianus ventralis fort. Weitere Längsfurchen grenzen die Pyramidenbahn und die Olivenkerne ab. Den Übergang zum Rückenmark begrenzt die Pyramidenkreuzung. Kaudal des Pons hebt sich das Corpus trapezoideum als flacher Querwulst ab.

An der ventrolateralen Oberfläche von Pons und Medulla oblongata entspringen der 5.–12. Gehirnnerv. Der N. trigeminus (V) entspringt lateral an dem Pons, der N. abducens (VI) tritt medial und kaudal am Trapezkörper aus. Der N. facialis (VII) und N. vestibulocochlearis (VIII) entspringen lateral und direkt kaudal des Trapezkörpers. Lateral an der Medulla oblongata sind die Abgänge vom N. glossopharyngeus (IX) und N. vagus (X) sowie vom N. accessorius (XI). Der N. hypoglossus (XII), der N. abducens und die ventralen Wurzeln der Spinalnerven haben einen mehr ventralen Ursprung (Abb. 8-15 und 8-28). Es ist sinnvoll, den Medianschnitt des Gehirns (Abb. 8-29) vor der Dorsalansicht von Medulla oblongata und Pons zu betrachten. Der Medianschnitt (/27''') zeigt, daß der Zentralkanal im kaudalen Teil der Medulla oblongata an die Oberfläche des Hirnstammes rückt und sich zum 4. Ventrikel erweitert.

Dieser Ventrikel ist von einem zeltförmigen Dach bedeckt, das vom Cerebellum und vom Velum medullare caudale und rostrale (/15) gebildet wird. Dieses erstreckt sich vom Cerebellum zu dem geschlossenen kaudalen Teil der Medulla oblongata und ebenfalls zum Mittelhirn. Das Freilegen der dorsalen Oberfläche von Medulla oblongata und Pons erfordert die Entfernung des Cerebellum durch eine Durchtrennung der Pedunculi cerebellares. Dabei werden die dünnen Vela medullaria mit zerstört (Abb. 8-30).

Der 4. Ventrikel ist rautenförmig und wird treffend als Fossa rhomboidea bezeichnet. Er ist am Übergang zum Pons am weitesten. Seine Ränder sind mit drei Paaren von Kleinhirnschenkeln verbunden. Der Boden ist unregelmäßig und durch eine mediane Rinne und paarige laterale (Grenz-)Rinnen gekennzeichnet. Vor dem

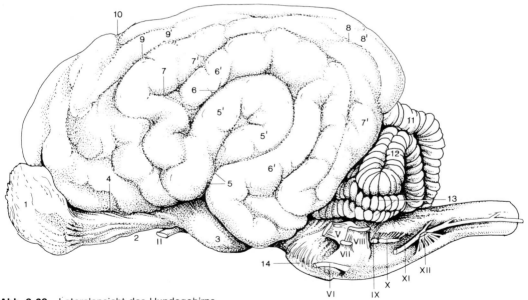

Abb. 8-28 Lateralansicht des Hundegehirns.

1, Bulbus olfactorius; 2, Tractus olfactorius; 3, Lobus piriformis; 4, Sulcus rhinalis; 5, Fissura pseudosylvia; 5', Gyrus intersylvius; 6, Sulcus ectosylvius; 6', Gyrus ectosylvius; 7, Sulcus suprasylvius; 7', Gyrus suprasylvius; 8, Sulcus ectomarginalis; 8', Gyrus ectomarginalis; 9, Sulcus marginalis; 9', Gyrus marginalis; 10, Sulcus cruciatus; 11, Vermis cerebellaris; 12, Kleinhirnhemisphäre; 13, Paraflocculus; 14, Pons.

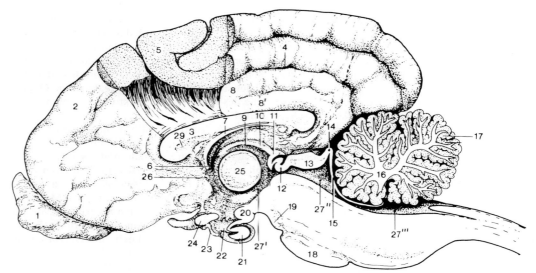

Abb. 8-29 Medianschnitt des Hundegehirns. Ein Teil der medialen Hemisphärenwand wurde entfernt. (Zum Vergleich Abb. 8-38.)

1, Bulbus olfactorius; 2, Hemisphäre; 3, Corpus callosum; 4, Sulcus splenialis; 5, Cortex cerebri; 6, Foramen interventriculare; 7, Fornix; 8, Gyrus cinguli; 8', Gyrus supracallosus; 9, Thalamus; 10, Epithalamus; 11, Epiphyse; 12, Commissura caudalis; 13, Colliculus rostralis; 14, Colliculus caudalis; 15, Velum medullare rostrale; 16, Corpus medullare; 17, Cortex cerebelli; 18, Pons; 19, Crus cerebri; 20, Corpus mamillare; 21, Hypophyse; 22, Infundibulum; 23, Tuber cinereum; 24, Chiasma opticum; 25, Massa intermedia; 26, Commissura rostralis; 27', 3. Ventrikel; 27'', Aquaeductus mesencephali; 27''', 4. Ventrikel; 27'''', Recessus supraspinalis; 28, Plexus choroideus; 29, Septum telencephali (pellucidum).

Velum medullare rostrale entspringt der N. trochlearis. Er ist der einzige Nerv, der dorsal am Gehirn austritt.

Der geschlossene Teil der Medulla oblongata zeigt kaudal vom 4. Ventrikel flache Erhebungen, den Nucleus gracilis und die Nuclei cuneati. Sie bilden das Ende der gleichnamigen Faszikel innerhalb des Funiculus dorsalis des Rückenmarks.

Die inneren Strukturen von Medulla oblongata und Pons sind folgende: die Nuclei der Gehirnnerven, die Oliven- und Brückenkerne, die Nuclei der Formatio reticularis und die Kerne bestimmter auf- und absteigender Leitungsbahnen, die das Rückenmark mit höheren Ebenen innerhalb des Gehirns verbinden. Diese verschiedenen Kernsysteme werden der Reihe nach beschrieben, ohne jedoch ihren genauen topographischen Beziehungen besondere Bedeutung beizumessen.

Kerne der Gehirnnerven

Die Kerne der Gehirnnerven stellen eine Fortsetzung der vier funktionellen Komponenten (somatisch afferent, viszeral afferent, viszeral efferent und somatisch efferent) dar, die die graue Substanz des Rückenmarks zusammensetzen (Abb. 8-21). Sie werden durch drei zusätzliche Komponenten (speziell somatisch afferent, speziell viszeral afferent und speziell viszeral efferent) ergänzt. Diese kommen in der Medulla oblongata in Verbindung mit der Innervation des Kopfes vor, besitzen jedoch keine Gegenstücke im Rumpf oder in den Gliedmaßen (Abb. 8-31 und 8-32). Die vier „allgemeinen" Komponenten sind in der grauen Substanz des Rückenmarks konzentriert und setzen sich in der Medulla oblongata als parallele Säulen fort (Abb. 8-21). Diese liegen in der abgeflachten Medulla oblongata nebeneinander am Boden des 4. Ventrikels, wobei die somatische afferente Säule am weitesten lateral und die somatische efferente Säule am weitesten medial liegt (Abb. 8-31). Diese Zellsäulen können in Nuclei zerfallen, die sich mit anderen Nuclei zusammenlegen, so daß je nach der Anzahl der Faserqualitäten einem Nerven mehrere Kerne zugeordnet sein können. Umgekehrt können aus einer Zellsäule auch mehrere Nerven entspringen. Die allgemeine Anordnung der sieben Komponenten ist schematisch in Abbildung 8-32 dargestellt.

Das Nervensystem 307

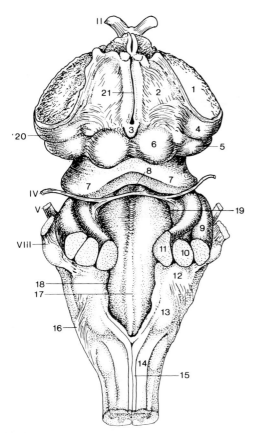

Abb. 8-30 Dorsalansicht des Hirnstammes des Hundes.

1, durchtrennte Fasern der Capsula interna; 2, dorsaler Teil des Thalamus; 3, Epiphyse; 4, Corpus geniculatum laterale; 5, Corpus geniculatum mediale; 6, Colliculus rostralis; 7, Colliculus caudalis; 8, überkreuzende Fasern der Nervi trochleares im Velum medullare rostrale; 9, Pedunculus cerebellaris medius; 10, Pedunculus cerebellaris caudalis; 11, Pedunculus cerebellaris rostralis; 12, Nucleus cochlearis dorsalis; 13, Tuberculum cuneatum; 14, Fasciculus cuneatus; 15, Fasciculus gracilis; 16, Fibrae arcutae superficiales; 17, Sulcus medianus dorsalis; 18, Eminentia medialis; 19, Sulcus limitans; 20, Tractus opticus; 21, Rand des Daches des 3. Ventrikels.

ducentis und hypoglossi treten ventral am Hirnstamm, nahe an der Mittellinie aus und sind mit den ventralen Wurzeln der Spinalnerven vergleichbar (Abb. 8-15). Die Fasern des N. trochlearis treten nach einer Überkreuzung im Velum medullare rostrale dorsal am Gehirn aus (Abb. 8-30/IV). Für diesen abweichenden Verlauf gibt es keine zufriedenstellende Erklärung.

Die spezielle viszerale efferente Säule (Abb. 8-32/12) versorgt die quergestreifte Muskulatur, nämlich die Kaumuskeln, die mimische Muskulatur, die Larynx- und Pharynxmuskeln, die ihre Nervenfasern über die Kiemenbogennerven erhalten. Dazu gehören der N. trigeminus, N. facialis, N. glossopharyngeus, N. vagus und N. accessorius. Diese Zellsäule liegt zwischen der allgemeinen somatischen und allgemeinen viszeralen efferenten Säule (Abb. 8-31/5). Sie sinkt später nach ventral ab und liefert die motorischen Nuclei für den N. trigeminus, N. facialis (Abb. 8-32/24, 23) und für den Nucleus ambiguus (/21), aus dem der N. glossopharyngeus, N. vagus und N. accessorius entspringen (/19). Die Nerven treten an der ventrolateralen Oberfläche des Hirnstammes aus, nehmen jedoch innerhalb des Hirnstammes nicht immer den direkten Weg.

Die allgemeine viszerale efferente Säule versorgt den autonomen (parasympathischen) motorischen Anteil einiger Gehirnnerven. Sie ist die am weitesten lateral liegende der efferenten Säulen (Abb. 8-31/4). Sie besteht aus dem parasympathischen Nucleus des N. vagus (Abb. 8-32/20), dem Nucleus salivatorius caudalis des N. glossopharyngeus und dem Nucleus salivatorius rostralis des N. facialis (/22) und dem parasympathi-

Die allgemeine somatische efferente Säule versorgt die Muskeln, die ihren Ursprung in den Somiten des Kopfes haben. Dieses ist die mediale Säule (/13). Sie teilt sich in einen langen Nucleus motorius n. hypoglossi und einen kleineren Nucleus motorius n. abducentis innerhalb des Tegmentum und in Höhe des Mittelhirns in Kerne für den N. trochlearis und N. oculomotorius. Die Fasern des Nucleus motorius n. oculomotorii, ab-

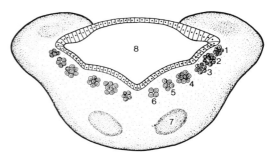

Abb. 8-31 Schematischer Querschnitt des Metencephalon. Die speziellen somatischen afferenten Nuclei werden nicht dargestellt.

1, allgemeine somatische afferente Säule; 2, allgemeine viszerale afferente Säule; 3, spezielle viszerale afferente Säule; 4, allgemeine viszerale efferente Säule; 5, spezielle viszerale efferente Säule; 6, allgemeine somatische efferente Säule; 7, Nuclei pontis; 8, 4. Ventrikel.

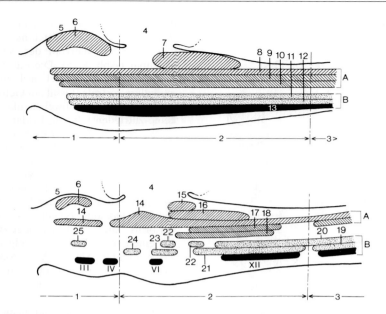

Abb. 8-32 Schematische Darstellung des Hirnstammes mit den Kernsäulen beim Fetus (obere Abbildung) und beim erwachsenen Säuger (untere Abbildung). Die römischen Ziffern kennzeichnen die Nuclei einiger Gehirnnerven. A = afferente Kernsäulen; B = efferente Kernsäulen.

1, Mesencephalon; 2, Rhombencephalon; 3, Rückenmark; 4, Cerebellum; 5, Tectum mesencephali; 6, Colliculus rostralis (s.s.a.); 7, Nuclei vestibulocochleares (s.s.a.); 8, allgemeine somatische afferente (a.s.a.) Säule; 9, allgemeine viszerale afferente (a.v.a.) Säule; 10, spezielle viszerale afferente (s.v.a.) Säule; 11, allgemeine viszerale efferente (a.v.e.) Säule; 12, spezielle viszerale efferente (s.v.e.) Säule; 13, allgemeine somatische efferente (a.s.e.) Säule; 14, Nuclei trigemini (a.s.e.); 15, Nuclei cochleares (s.s.a.); 16, Nuclei vestibulares (s.s.a.); 17, Nucleus solitarius des VII, IX, X (a.v.a.); 18, Nuclei gustatorii von VII, IX (s.v.a.); 19 Nucleus motorius von XI (s.v.e.); 20, Nucleus motorius von X (a.v.e.); 21, Nucleus ambiguus von IX, X (s.v.e.); 22, Nuclei salivatorii von VII, IX (a.v.e.); 23, Nucleus motorius von VII (s.v.e.); 24, Nucleus motorius von V (s.v.e.); 25, Nucleus parasympathicus von III (a.v.e.). (Nach Romer, 1962.)

schen Nucleus des N. oculomotorius (/25) im Mittelhirn. Die parasympathischen Vagusfasern versorgen die zervikalen, thorakalen und abdominalen Eingeweide mit Ausnahme der Beckeneingeweide. Die parasympathischen Fasern des N. glossopharyngeus und N. facialis versorgen die Drüsen des Kopfes, und die parasympathischen Fasern des N. oculomotorius versorgen am Auge die Muskeln von Iris und Ziliarkörper.

Die viszerale afferente Säule (Abb. 8-31/3, 2) besteht aus allgemeinen und speziellen viszeralen afferenten Neuronen. Sie bildet ein einziges, sehr langes Kerngebiet, den Nucleus tractus solitarii (Abb. 8-32/17). Zu ihm gelangen Faserzüge des N. facialis, N. glossopharyngeus und N. vagus.

Viele Neuronen dieser Zellsäule sind für die allgemeine Eingeweidewahrnehmung aus dem kaudalen Teil der Mundhöhle und aus den zervikalen, thorakalen und abdominalen Eingeweiden zuständig. Die Nervenfasern, die besonders für den Geschmack zuständig sind, verlaufen in den drei genannten Nerven.

Die allgemeine somatische afferente Säule (Abb. 8-31/1) setzt sich vom Halsteil des Rückenmarks durch die Medulla oblongata und den Pons bis zum Mesencephalon fort. Sie zerfällt in 3 Kerngebiete. Der Mittelhirnkern ist für die propriozeptiven, die Eigenwahrnehmungen im Körper zuständig. Die zwei exterozeptiven Kerne, von denen der eine im Bereich des Rückenmarks und verlängerten Marks und der andere im Bereich der Brücke liegt, nehmen die gesamte Oberflächensensibilität im Kopfbereich auf. An sie gelangen auch sensible Impulse aus den Versorgungsgebieten des 3.–12. Gehirnnerven mit Ausnahme des N. vestibulocochlearis.

Die spezielle somatische afferente Säule ist den optischen und vestibulokochlearen Nerven zugeordnet und deshalb zuständig für den Seh-, Gehör- und Gleichgewichtssinn (Abb. 8-32/6, 16,

Tab. 8-2 Komponenten der Gehirnnerven*

Nerven	Komponenten						
	ASE	SVE	AVE	ASA	SSA	AVA	SVA
I. N. olfactorius	−	−	−	−	−	−	+
II. N. opticus	−	−	−	−	+	−	−
III. N. oculomotorius	+	−	+	+	−	−	−
IV. N. trochlearis	+	−	−	+	−	−	−
V. N. trigeminus	−	+	−	+	−	−	−
VI. N. abducens	+	−	−	+	−	−	−
VII. N. facialis	−	+	+	+	−	+	+
VIII. N. vestibulocochlearis	−	−	−	−	+	−	−
IX. N. glossopharyngeus	−	+	+	+	−	+	+
X. N. vagus	−	+	+	+	−	+	+
XI. N. accessorius	−	+	+	+	−	+	−
XII. N. hypoglossus	+	−	−	+	−	−	−

* Gewisse Punkte sind kontrovers; besonders bei den Nervenstämmen, deren Fasern propriozeptive Informationen von den verschiedenen Muskeln des Kopfes erhalten, und bei der genauen Aufteilung des N. accessorius in der Medulla oblongata.

15). Es gibt 4 Vestibularkerne, die sich durch die ganze Medulla oblongata erstrecken und 2 kochleare Kerne, die rostral in der Medulla oblongata liegen. Die Anordnung der Faseranteile kann der Tabelle 8-2 entnommen werden.

Weitere Innenstrukturen

Das Olivenkernsystem liegt im kaudalen Teil der Medulla oblongata dorsolateral vom Pyramidenstrang und hebt sich manchmal als leichte Oberflächenvorwölbung ab (Abb. 8-33/10). Es besteht aus verschiedenen Anteilen und variiert bei den verschiedenen Tierarten beachtlich in seiner Form. Im allgemeinen erscheint es als gefaltete Nervenzellschicht in Tabaksbeutelform. Es ist eine wichtige Umschaltstelle für den motorischen Rückkopplungs-Mechanismus. Verschiedene andere Kerngebiete innerhalb der Brücke (Abb. 8-34) sind ebenfalls für die motorische Kontrolle zuständig.

Die Formatio reticularis ist ein diffuses System aus Kerngebieten und Fasersträngen (Abb. 8-33/8 und 8-35/13), das sich vom Rückenmark bis zum Endhirn erstreckt und in der Medulla oblongata und im Pons bis zur Hälfte der Querschnittsfläche einnimmt. Dieses System wird später beschrieben.

Die Hauptfaserzüge, die durch diesen Teil des Hirnstammes verlaufen, werden ebenfalls später erwähnt. Der große absteigende Faserzug, der an der Oberfläche die Pyramide formt (Abb. 8-35/10), und der aufsteigende Faserzug, der den Lemniscus medialis bildet (Abb. 8-35/9), sind auf Querschnitten deutlich erkennbar.

Der Lemniscus medialis wird von Fasern gebildet, die vom Nucleus gracilis und cuneatus ausgehen, ventral als Fibrae arcuatae profundae verlaufen und die Mittellinie im ventralen Teil der kaudalen Medulla oblongata überqueren, bevor sie sich rostral zu einem großen medialen Lemniskusbündel vereinigen. In diesem Gebiet heben sich auch die Faserzüge des Tractus trigeminothalamicus, der am sensiblen Hauptkern des N. trigeminus entspringt, und die Faserzüge des Tractus cervicothalamicus ab, der aus dem Halsteil des Rückenmarks hervorgeht. Andere auffällige Faserzüge sind die drei Kleinhirnschenkel, deren Zusammensetzung, Ursprung und Verlauf später besprochen werden.

Cerebellum

Das Cerebellum ist kugelförmig, stark gefurcht und liegt über dem Pons und der Medulla oblongata. Es ist durch drei Pedunculi an jeder Seite mit dem Hirnstamm verbunden (Abb. 8-30/9, 10, 11). Von den Großhirnhemisphären ist es durch eine Querfurche getrennt, die beim Gehirn in situ durch das Tentorium cerebelli membranaceum ausgefüllt ist.

Das Cerebellum besteht aus zwei großen lateralen Hemisphären und einer schmalen medianen Windung, dem Vermis, so genannt nach seinem wurmähnlichen Aussehen. Eine Reihe von Querfurchen ermöglicht eine Einteilung nach

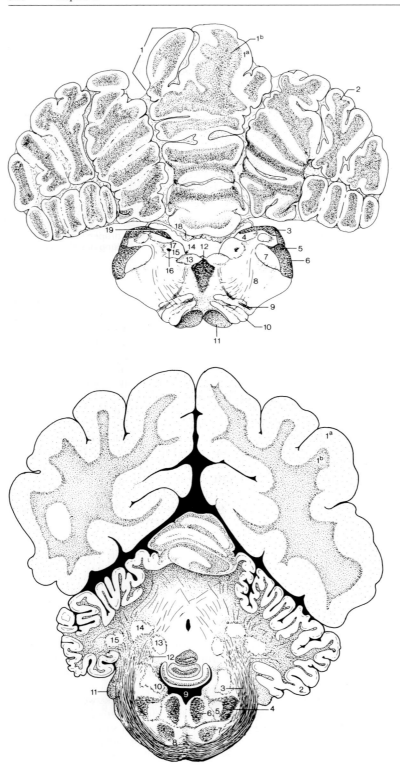

Abb. 8-33 Querschnitt des Hundegehirns in Höhe des N. hypoglossus (XII).

1, Kleinhirnwurm; 1a, Cortex; 1b, Medulla; 2, Kleinhirnhemisphäre; 3, Fasciculus gracilis und cuneatus; 4, Nucleus gracilis und cuneatus; 5, Pedunculus cerebellaris caudalis; 6, Tractus spinalis des N. trigeminus; 7, Nucleus tractus spinalis nervi trigemini; 8, Formatio reticularis; 9, Wurzel des N. hypoglossus; 10, Olivenkern; 11, Tractus pyramidalis; 12, Fasciculus longitudinalis medialis; 13, Nucleus motorius von XII; 14, Sulcus limitans; 15, Nucleus motorius von X; 16, Tractus solitarius (spezielle viszerale afferente Zellsäule von VII, IX und X); 17, Nucleus solitarius; 18, Plexus choroideus; 19, 4. Ventrikel.

Abb. 8-34 Querschnitt des Hundegehirns in Höhe des Pedunculus cerebellaris medius.

1a, 1b, Großhirnhemisphäre; 1a, Neocortex; 1b, Fasern; 2, Paraflocculus lateralis; 3, Pedunculus cerebellaris medius; 4, Tractus spinalis nervi trigemini; 5, Nucleus tractus spinalis nervi trigemini; 6, Fasciculus longitudinalis medialis; 7, Tractus pyramidalis; 8, Nuclei pontis; 9, 4. Ventrikel; 10, Nuclei des N. vestibulocochlearis (VIII); 11, Wurzel von VIII; 12, Pedunculus cerebellaris rostralis; 13, Nucleus fastigii; 14, Nucleus interpositus; 15, Nucleus lateralis cerebelli.

funktionellen und phylogenetischen Kriterien. Ein kleiner kaudaler Lobus flocculonodularis ist von dem größeren Lobus rostralis und Lobus caudalis abgeteilt (Abb. 8-28). Kleine Fissuren unterteilen die Lobi in Lobuli und diese in noch kleinere Einheiten, die Folia. Phylogenetisch ist der Lobus flocculonodularis der älteste Teil (Palaeocerebellum), der Lobus rostralis (Archicerebellum) etwas jünger, und der Lobus caudalis (Neocerebellum) ist der jüngste Teil. Bei höheren Lebewesen wie den Primaten ist der kaudale Lobus besonders gut entwickelt. Jeder Lobulus hat einen Namen, aber weder dieser noch die genaue Form sind funktionell von Bedeutung.

Die Anordnung der grauen und weißen Substanz unterscheidet sich deutlich von der im Rückenmark und in der Medulla oblongata. Im Cerebellum ist der größte Teil der grauen Substanz als äußerer Cortex, der die weiße Substanz oder Medulla (Abb. 8-29) umschließt, angeordnet. Die Medulla steigt von den Pedunculi auf und zieht strahlenförmig durch die Lobi, Lobuli und Folia und gewinnt so das Aussehen einer baumartigen Struktur. Wegen dieses Erscheinungsbildes und wegen eines alten Glaubens, daß sich hier der Sitz der Seele befinde, spricht man auch vom Arbor vitae – dem Lebensbaum. Zusätzliche graue Substanz erscheint in Form der Basalkerne, die im Mark eingebettet sind. Die wichtigsten sind die Nuclei fastigii (Abb. 8-34/13) nahe der Mittellinie, der Nucleus lateralis cerebelli (Nucleus dentatus) und die Nuclei interpositi cerebelli (/14).

Das Cerebellum ist mit drei Kleinhirnschenkeln beiderseits am Hirnstamm befestigt und mit dem Velum medullare caudale und rostrale verbunden (Abb. 8-30). Der Pedunculus cerebellaris caudalis (/10) verbindet sich mit der Medulla oblongata und besteht weitgehend aus afferenten Fasern. Einige davon entspringen im Rückenmark, andere kommen von den Nuclei vestibulares, dem Nucleus olivaris und der Formatio reticularis. Der Pedunculus cerebellaris medius (Brachium pontis /9) besteht ebenfalls aus afferenten Fasern. Diese steigen von den Nuclei pontis auf. Der Pedunculus cerebellaris rostralis (Brachium conjunctivum /11) ist am Mittelhirn befestigt. Er besteht hauptsächlich aus efferenten Fasern, die zum Nucleus ruber, zur Formatio reticularis und zum Thalamus ziehen. Er besitzt jedoch auch afferente Fasern, die den Tractus spinocerebellaris ventralis fortsetzen. Am Eintritt in das Cerebellum liegen die Pedunculi dicht zusammen. Das Cerebellum ist für das Gleichgewicht, die Koordination der Körperhaltung und die locomotorischen Bewegungen zuständig. Der Gleichgewichtssinn ist im Lobus flocculonodularis lokalisiert. Der Lobus caudalis ist für die Rückkopplung der motorischen Funktionen zuständig. Er erhält direkte Faserverbindungen von den Nuclei pontis und Nuclei olivares und indirekt von anderen Teilen des Cerebellum. Der Lobus rostralis erhält propriozeptive Informationen, die zum Lobus caudalis gelangen. Die somatotopische Repräsentation des Körpers ist an die Kleinhirnrinde gebunden.

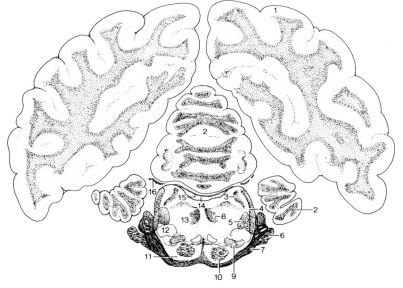

Abb. 8-35 Querschnitt des Hundegehirns in Höhe des N. trigeminus.

1, Großhirnhemisphäre; 2, Cerebellum; 3, Pedunculus cerebellaris rostralis; 4, Lemniscus lateralis; 5, Tractus rubrospinalis; 6, Wurzel von V; 7, Pedunculus cerebellaris medius; 8, Fasciculus longitudinalis medialis; 9, Lemniscus medialis; 10, Tractus pyramidalis; 11, Nuclei pontis; 12, Nuclei lemnisci lateralis; 13, Formatio reticularis; 14, 4. Ventrikel; 15, Velum medullare rostrale; 16, Wurzel von IV.

Mittelhirn

Das Mittelhirn (Mesencephalon) ist ein kurzer, eingeengter Abschnitt, in dem der ursprüngliche Bau des Neuralrohres noch besser erhalten ist als in anderen Abschnitten des Hirnstammes.

Am Gehirn in situ ist das Mittelhirn an der ventralen Oberfläche sichtbar. Es sind die divergierenden Crura cerebri, die Fossa interpeduncularis und der Austritt des N. oculomotorius erkennbar. Dorsal ist es zwischen den überhängenden Großhirnhemisphären und dem Cerebellum verborgen. Sein Lumen, der Aquaeductus mesencephali bildet ein einfaches Ependymrohr zwischen dem 3. und 4. Ventrikel. Das Mesencephalon besitzt auf Querschnitten Querstrukturen. Es besteht aus dem dorsalen Tectum, dem mittleren Tegmentum und den ventralen Pedunculi cerebri (Abb. 8-36). In den Pedunculi cerebri sind die Faserzüge somatotopisch geordnet. In der Praxis werden die Pedunculi cerebri auch als Crura cerebri ventral des Tegmentum angesprochen.

Das Tectum liegt dorsal vom Aquaeductus mesencephali; es besteht aus vier halbrunden Oberflächenvorwölbungen (Abb. 8-30 und 8-37/6, 7). Die paarigen kaudalen Erhebungen, die Colliculi caudales, sind weiträumig und durch eine Kommissur verbunden. Sie sind die Integrationszentren für die akustischen Leitungsbahnen (S. 329). Sie sind mit dem Corpus geniculatum mediale, einer Verdickung am Thalamus, verbunden.

Die Colliculi rostrales liegen dichter zusammen und sind mit dem Corpus geniculatum laterale verbunden.

Die Colliculi rostrales sind Umschaltstellen für die visuellen Leitungsbahnen. Sie bewirken die Reflexe des Auges, z. B. auch den Pupillen- und den Zwinkerreflex. Sie sind auch räumliche Integrationszentren. Das Tegmentum bildet das Innere des Mesencephalon und setzt die entsprechende Struktur des Mesencephalon fort (Abb. 8-38). Ein großer Teil des Tegmentum wird von der Formatio reticularis eingenommen. Die wesentlichen Mittelhirnkerne sind die Nuclei nervi trigemini (V), der Nucleus nervi trochlearis (IV), die parasympathischen und motorischen Nuclei oculomotorii (III), der Nucleus ruber (sogenannt nach dem Vorkommen von eisenhaltigem Pigment) und das „zentrale Höhlengrau", ein Kernsystem über dem Aquaeductus mesencephali. Die Substantia nigra ist in auffallenden Schichten geordnet, die auf Querschnitten wegen der dunkleren Farbe auffallen. Diese entsteht durch eine allmähliche altersbedingte Pigmentansammlung

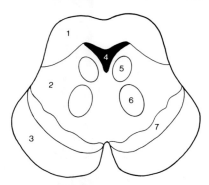

Abb. 8-36 Schematischer Querschnitt des Mesencephalon.

1, Tectum; 2, Tegmentum; 3, Crus cerebri; 4, Aquaeductus mesencephali; 5, Nuclei oculomotorii (III); 6, Nucleus ruber; 7, Substantia nigra.

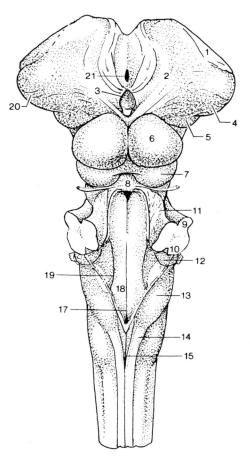

Abb. 8-37 Dorsalansicht des Hirnstammes des Pferdes. (Beschreibung siehe Abb. 8-30.)

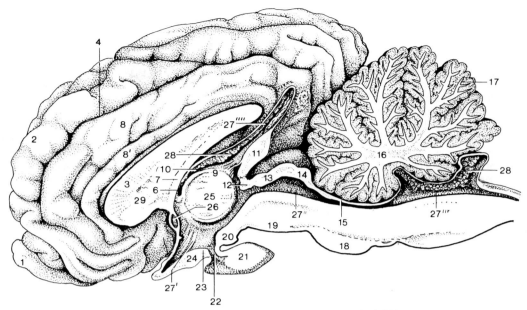

Abb. 8-38 Medianschnitt durch das Pferdegehirn. (Beschreibung siehe Abb. 8-29.)

in den Neuronen. Wie der Nucleus ruber übt die Substantia nigra zusammen mit den Basalkernen die Kontrolle über die willkürlichen Bewegungen aus.

Die Crura cerebri sind an der ventralen Oberfläche des Gehirns sichtbar. Sie umfassen die Faserzüge, die als Leitungsbahnen vom Telencephalon zu dem kaudalen Hirnstamm verlaufen (Abb. 8-39). Sie sind durch die dreieckige Fossa interpeduncularis getrennt (Abb. 8-15/13). Die Wurzelfasern des N. oculomotorius (III) treten direkt rostral vom Pons an den Pedunculi cerebri aus.

Vorderhirn

Das Vorderhirn umfaßt das mediane Diencephalon und die paarigen Großhirnhemisphären (Telencephalon). Die Hemisphären überlappen dorsolateral das Diencephalon und sind durch Kommissurenbahnen, das Corpus callosum, miteinander verbunden.

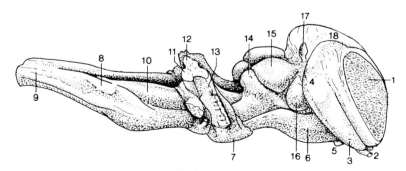

Abb. 8-39 Lateralansicht des Hirnstammes des Pferdes.

1, angeschnittene Fasern der Capsula interna; 2, N. opticus; 3, Tractus opticus; 4, Corpus geniculatum laterale; 5, Corpus mamillare; 6, Crus cerebri; 7, Pons; 8, Nuclei cuneati; 9, Fasciculus cuneatus; 10, Nuclei vestibulocochleares; 11, Pedunculus cerebellaris caudalis; 12, Pedunculus cerebellaris rostralis; 13, Pedunculus cerebellaris medius; 14, Colliculus caudalis; 15, Colliculus rostralis; 16, Corpus geniculatum mediale; 17, Epiphyse; 18, Thalamus.

Diencephalon

Das Diencephalon bildet den rostralen Teil des Hirnstammes. Am Gehirn in situ ist nur der ventrale Teil, der Hypothalamus sichtbar (Abb. 8-15). Am Medianschnitt (Abb. 8-29) sind die Details jedoch besser erkennbar. Das Diencephalon besteht aus drei Teilen: dem Epithalamus, dem Thalamus einschließlich des Subthalamus und dem Hypothalamus. Diese drei Teile bilden das Dach, die Seitenwände und den Boden des dritten Ventrikels (Abb. 8-40).

Der Epithalamus, der dorsale Anteil, besteht aus der Zirbeldrüse (Epiphysis cerebri), dem Recessus pinealis, den Habenulae und der Commissura habenularis (Abb. 8-41). Die Zirbeldrüse (6) ist ein kleiner medianer Körper, der dorsal am Hirnstamm hinter einer Ausbuchtung des Daches des 3. Ventrikels hervortritt. Er ist nur aus Gewebe der Pia mater und des Ependyms zusammengesetzt. Die Zirbeldrüse ist für die jahreszeitliche Regulation der Eierstockstätigkeit in Bezug auf die sich verändernde Tageslänge zuständig (S. 233). Die Stria habenularis ist ein Faserbündel, das die olfaktorischen Zentren mit den Nuclei habenulares verbindet (5'). Die Habenulae sind Kernkomplexe mit ungeklärter Funktion. Sie entwickeln sich in den dorsalen Teilen der Ventrikelwände. Sie empfangen Fasern (Striae habenulares) vom Hippocampus und anderen Teilen des Telencephalon. Sie senden ihrerseits Fasern zu den mesenzephalen Nuclei. Die linken und rechten Nuclei habenulares sind über die Commissura habenularis miteinander verbunden.

Der Thalamus nimmt den größten Teil des Diencephalon ein. Er bildet die lateralen Wände des dritten Ventrikels. Bei vielen Tierarten einschließlich der Haustiere buchtet er sich in den 3. Ventrikel aus und bildet eine Brücke. Diese, die Massa intermedia oder Adhaesio interthalamica reduziert den 3. Ventrikel auf einen ringförmigen Raum (Abb. 8-42/3). Wegen seiner tiefen Lage und seiner schwierigen Abgrenzung von benachbarten Strukturen läßt sich der Thalamus nur schwer beschreiben. Rostral erstreckt er sich bis zu der Lamina terminalis grisea und kaudal bis

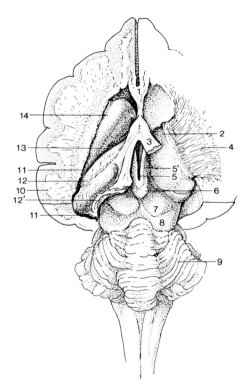

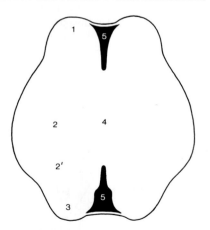

Abb. 8-40 Schematischer Querschnitt des Diencephalon.

1, Epithalamus; 2, Thalamus; 2′, Subthalamus; 3, Hypothalamus; 4, Adhaesio interthalamica (Massa intermedia); 5, 3. Ventrikel.

Abb. 8-41 Dorsalansicht des Hundegehirns. Ein Teil der linken Hemisphäre ist entfernt und der laterale Ventrikel eröffnet. Rechts sind der Hippocampus und die Basalkerne entfernt. Der Thalamus und die Capsula interna sind freigelegt.

1, Nuclei septi; 2, dorsale Oberfläche des Thalamus; 3, Fornix (aufgeschnitten); 4, Capsula interna; 5, dorsaler Teil des 3. Ventrikels; 5′, Habenularkerne (im Dach des 3. Ventrikels); 6, Epiphyse; 7, Colliculus rostralis; 8, Colliculus caudalis; 9, Cerebellum; 10, angeschnittene Lateralwand der Hemisphäre; 11, Lumen des lateralen Ventrikels; 12, Hippocampus; 13, Ende des Nucleus caudatus; 14, Kopf des Nucleus caudatus.

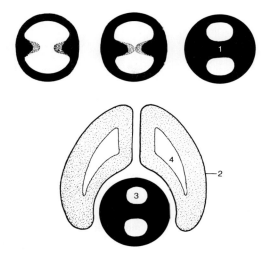

Abb. 8-42 Entstehung der Adhaesio interthalamica durch mediane Fusion der Verdickung der lateralen Wände des Diencephalon.

1, Adhaesio interthalamica (Massa intermedia); 2, Telencephalon; 3, 3. Ventrikel; 4, Ventriculus lateralis.

zum Mittelhirn. Seine dorsale Oberfläche grenzt an den Fornix und den Boden des lateralen Ventrikels. Seine ventrale Oberfläche liegt über dem Hypothalamus. An seiner lateralen Fläche grenzt die Capsula interna mit Fasern, die vom Cortex cerebri auf- und absteigen (Abb. 8-41).

Der Thalamus besitzt mehrere Nuclei, die nach ihrer topographischen Lage zueinander benannt sind. Sie haben spezifische Funktionen und bilden zusammen das wichtigste Umschalt- und Integrationszentrum des Hirnstammes. Die ventrale Gruppe ist für die meisten afferenten Systeme zuständig, ausgenommen für die olfaktorischen Leitungsbahnen. Außerdem bildet die ventrale Gruppe Umschaltstellen für die Rückkopplungs-Kontrollsysteme der motorischen Leitungsbahnen (Abb. 8-44).

Der Subthalamus enthält die subthalamischen und endopedunkularen Nuclei und die Zona incerta. Diese subthalamischen Nuclei sind Umschaltstationen für die extrapyramidalen motorischen Leitungsbahnen.

Der Metathalamus, der kaudolaterale Teil des Thalamus, enthält die medialen und lateralen Genikularkörper (Abb. 8-43/5,3), die schon beim Mittelhirn erwähnt wurden. Das undeutlich abgegrenzte Corpus geniculatum laterale verbindet sich mit dem Tractus opticus und umfaßt den Thalamus kaudodorsal. Das Corpus geniculatum mediale liegt ventromedial vom lateralen Kniekörper. Über den Colliculus caudalis erhält er akustische Fasern. Die Nuclei innerhalb dieser Kniekörper schalten visuelle und akustische Informationen auf die Hirnrinde um.

Der Hypothalamus bildet den Boden des 3. Ventrikels. Er liegt an der ventralen Gehirnoberfläche zwischen der präoptischen Region, die sich rostral vom Chiasma opticum befindet, und den Pedunculi cerebri und der Fossa interpeduncularis (Abb. 8-16). An der ventralen Oberfläche hebt sich das Tuber cinereum ab. Aus dieser Region entspringt ein Stiel, das Infundibulum, an dem die Hypophyse unterhalb des Gehirns aufgehängt ist, und die halbkugeligen Mamillarkörper (Abb. 8-29). Außerdem enthält der Hypothalamus eine Anzahl von Kernen, die für das viszerale Nervensystem und die Hormonregulation zuständig sind.

Die Hypophyse ist ein dunkles, festes Gebilde. Sie liegt in einer Bodenvertiefung der Schädelhöhle. Wenn das Gehirn entfernt wird, verbleibt die Hypophyse gewöhnlich in der Schädelhöhle, da das durch eine Verengung des 3. Ventrikels ausgehöhlte Infundibulum leicht abgerissen wird. Außerdem wird sie von einer Lage der Dura mater umgeben. Die Hypophysenfunktionen werden an anderer Stelle beschrieben.

Telencephalon (Cerebrum)

Das Telencephalon besteht aus den paarigen Hemisphären und der Lamina terminalis grisea. Diese ist eine dünne Platte an der rostralen Wand des 3. Ventrikels. Da sich die Hemisphären als Auswüchse aus den Wänden und dem Ventrikel des Diencephalon heraus entwickeln, bleibt die direkte Verbindung zu ihren Wänden und zum lateralen Ventrikel bestehen. Die vollentwickelten Hemisphären sind halbovale Gebilde, die den größten Teil des Gehirns formen. Während ihres Wachstums breiten sie sich kaudal über dem Hirnstamm aus, um mit einem nur schmalen Abstand bis an das Cerebellum zu reichen. Sie rücken nahe aufeinander zu, und ihre abgeflachten medialen Oberflächen sind sich an der schmalen Fissura longitudinalis zugewandt. Beim Gehirn in situ schiebt sich die Falx cerebri in diese Fissur. Die restliche äußere Wand ist in die konvexe dorsolaterale und in die flache ventrale oder basale Oberfläche aufgeteilt (Abb. 8-43 und 8-44).

Die Wände der Hemisphären verdicken sich ungleichmäßig. Ein großer Abschnitt der medialen Wand jeder Hemisphäre bleibt besonders

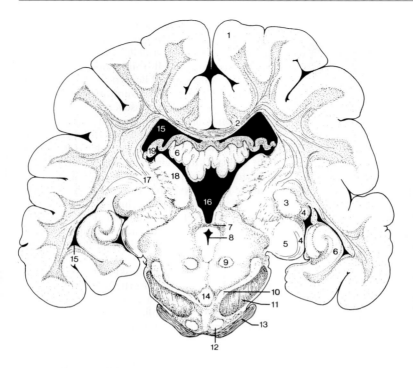

Abb. 8-43 Querschnitt des Hundegehirns an der Grenze zwischen Mesencephalon und Diencephalon.

1, Großhirnhemisphäre; 2, Corpus callosum; 3, Nucleus geniculatus lateralis; 4, Tractus opticus; 5, Nucleus geniculatus medialis; 6, Hippocampus; 7, Commissura caudalis; 8, Aquaeductus mesencephali; 9, Nucleus ruber; 10, Substantia nigra; 11, Crus cerebri; 12, rostrale Ausdehnung der Nuclei pontis; 13, Pedunculus cerebellaris medius; 14, Nucleus interpeduncularis; 15, lateraler Ventrikel; 16, 3. Ventrikel; 17, Capsula interna; 18, Thalamuskerne; 19, Fornix.

dünn und stülpt sich beim Fetus nach innen. Mit dieser Einstülpung wird auch die Pia mater und die Ependymauskleidung bis in den Ventrikel geschoben, wo sich der Plexus choroideus entwickelt. Der ventrolaterale gestreifte Teil der Wand verdickt sich, sobald sich eine Anzahl großer Kerngebiete – die Basalkerne – in ihr entwickeln. Die alternierende Schichtung von Faseransammlungen und dazwischen eingebetteten Kerngebieten verleiht dieser Region ein gestreiftes Ausse-

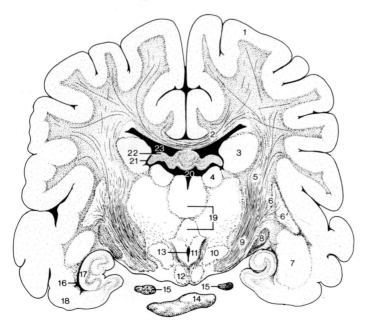

Abb. 8-44 Querschnitt des Hundegehirns am Übergang zwischen den Crura cerebri und der Capsula interna.

1, Großhirnhemisphäre; 2, Corpus callosum; 3, Nucleus caudatus; 4, Thalamuskerne; 5, Capsula interna; 6, 6', Nucleus lentiformis; 6, Globus pallidus; 6', Putamen und Nucleus amygdalae (3, 5, 6 und 7 sind Teile des Corpus striatum); 8, Tractus opticus; 9, Crus cerebri; 10, hypothalamische Kerne; 11, Tractus mamillothalamicus; 12, Corpus mamillare; 13, ventraler Teil des 3. Ventrikels; 14, Hypophyse; 15, N. oculomotorius; 16, ventraler Teil des lateralen Ventrikels; 17, Hippocampus; 18, Lobus piriformis; 19, Adhaesio interthalamica (Massa intermedia); 20, dorsaler Teil des 3. Ventrikels; 21, Foramen interventriculare; 22, Fornix; 23, lateraler Ventrikel.

Das Nervensystem 317

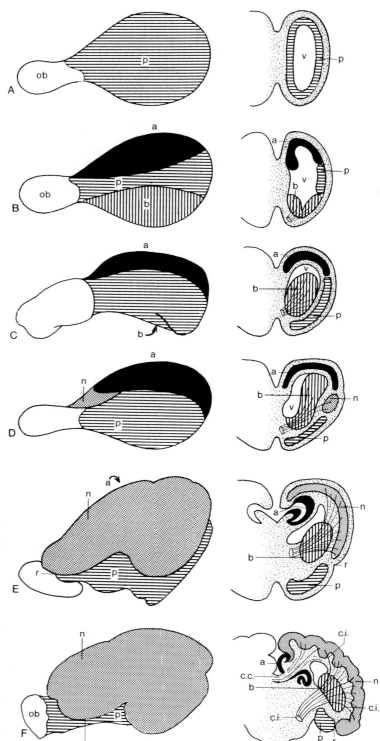

Abb. 8-45 Evolution des Vorderhirns. Links = laterale Ansichten, rechts = Querschnitte.

A, A hypothetisches primitives Wirbeltier; die Hemisphäre ist hauptsächlich für den Geruch zuständig. B, Amphibien; das Pallium und die Basalkerne entwickeln sich unabhängig voneinander. C, primitives Reptil; kranial palliale Strukturen. Die Basalkerne haben sich medial vergrößert und ragen in den lateralen Ventrikel. D, fortgeschrittenes Reptil; das Neopallium ist entstanden. E, primitiver Säuger; das Neopallium hat sich stark entwickelt. Es setzt sich vom Archipallium und Palaeopallium ab. Fasern verlaufen durch die Basalkerne. F, hochentwickelter Säuger; das Neopallium nimmt die gesamte äußere Oberfläche ein. Beachtenswert sind die kommissuralen Fasern (c.c).

a, Archipallium; b, Basalkerne; o.b., Riechkolben; c.c., Corpus callosum; c.i., Capsula interna; n, Neopallium; p, Palaeopallium; r, Fissura rhinalis; v, lateraler Ventrikel. (Nach Romer, 1962.)

hen, was an Schnitten deutlich sichtbar wird (Abb. 8-44). Man bezeichnet diese Region als Corpus striatum (/3, 5, 6). Der restliche Teil der Wand ist ursprünglich als Pallium bekannt. Wenn dieses durch Zelleinwanderung einen äußeren Überzug aus grauer Substanz erhalten hat, wird es meistens als Cortex bezeichnet, obwohl dieser Begriff strenggenommen nur für die äußere graue Substanz zutrifft.

Die drei Regionen des Pallium (oder Cortex) unterscheiden sich durch ihre Evolution, Struktur und Funktion. Der erste und älteste Teil, das Palaeopallium, besaß ursprünglich eine rein olfaktorische Funktion. Diese ist auch bei höher entwickelten Säugern noch erhalten. Der nächste Teil, das Archipallium, war anfangs ebenfalls für den Geruch zuständig, hat diese Funktion aber weitgehend verloren. Das Neopallium, der jüngste Teil, hat nach bescheidenen Anfängen in der Wirbeltierentwicklung eine sensationelle Vergrößerung bei den Säugern durchgemacht. Hier ist das Neopallium der größte und funktionell wichtigste Teil des Telencephalon (Abb. 8-45). Diese Teile werden später, jedoch in anderer Reihenfolge einzeln beschrieben werden. Der Begriff Rhinencephalon (Riechhirn) sollte nicht mehr benutzt werden, obwohl es richtig ist, daß das Telencephalon niederer Wirbeltiere sich in Richtung des Geruchsinnes entwickelt hat. Während der Entwicklung hat dieser Gehirnabschnitt seine ursprünglichen Funktionen weitgehend verloren und neue Aufgaben übernommen. Daher beschreibt der Begriff Rhinencephalon die Funktionen dieses Abschnittes nicht mehr genau, und da er heute oft widersprüchlich benutzt wird, sollte man ihn nicht länger beibehalten.

Palaeopallium

Das Palaeopallium beschränkt sich auf den basalen Teil des Gehirns. Es ist vom Neopallium an der lateralen Oberfläche durch den Sulcus rhinalis getrennt (Abb. 8-46/4). Die Abgrenzung vom Archipallium auf der medialen Seite ist weniger deutlich. Sein rostrales Ende besitzt einen Fortsatz, den Bulbus olfactorius (/1), der in die Fossa ethmoidalis des Siebbeins paßt. Die Lamina cribrosa erscheint durch den Eintritt zahlreicher Fila olfactoria, die zusammen den N. olfactorius (I) bilden, siebartig durchlöchert. Die Riechfäden steigen von Rezeptoren in der Nasenschleimhaut auf und verlaufen durch die Lamina cribrosa zum Riechkolben, wo die olfaktorischen Impulse auf Zweitneuronen übertragen werden. Der Riechkolben setzt sich kaudal im Pedunculus olfactorius fort (Abb. 8-15/2). Dieser teilt sich in den Tractus olfactorius medialis und lateralis, die durch das Trigonum olfactorium getrennt sind. Der Tractus olfactorius medialis verläuft medial

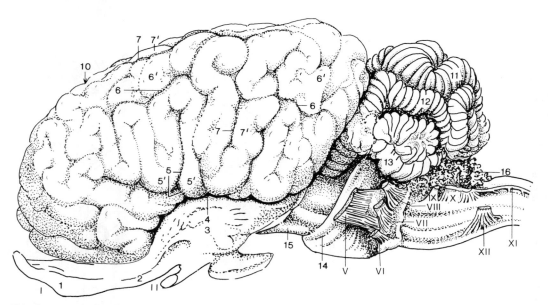

Abb. 8-46 Lateralansicht des Pferdegehirns. (Beschreibung siehe Abb. 8-28.)

zum präkommissuralen Gebiet der Hemisphäre, wo die Information auf Drittneuronen übertragen werden. Einige der fortlaufenden Fasern enden in bestimmten Gyri des Cortex, andere ziehen durch die schmale Commissura rostralis in der rostralen Wand des 3.Ventrikels, um die entsprechende Region auf der gegenüberliegenden Seite zu erreichen. Der Tractus olfactorius lateralis setzt sich kaudal fort und vereinigt sich mit dem Lobus piriformis (/3), dem auffallendsten Teil an der basalen Oberfläche der Hemisphäre. Nicht alle Fasern dieses Tractus erreichen den Lobus piriformis, einige verlaufen zum Corpus amygdaloideum.

Basalkerne

Die großen Kerne, die unter diesem Namen bekannt sind, liegen dorsal vom Palaeopallium. Dort vereinigen sich einige von ihnen mit der weißen Substanz zum Corpus striatum (Abb. 8-44). Ursprünglich mag dieser Komplex eine Bedeutung für den Geruchsinn gehabt haben, beim höher entwickelten Gehirn koordiniert er die eintretenden sensiblen Impulse und reguliert zusätzlich den Ablauf der motorischen Funktionen. (Man sollte davon absehen, die Basalkerne mit dem Rhinencephalon in Zusammenhang zu bringen).

Die Kerne, die zum Corpus striatum gehören, sind folgende: der Nucleus caudatus, der Nucleus lentiformis und das Claustrum. Der Nucleus caudatus (/3) besitzt die Form eines Kommas mit einem großen Kopf, der sich am Boden des Hauptteils des lateralen Ventrikels vorbuchtet. Sein Körper umgibt die kaudale Krümmung des Seitenventrikels, und der Schwanz zieht zum Dach der ventralen Ausbuchtung des Ventrikels (Abb. 8-41/13). Der Nucleus lentiformis liegt weiter lateral und ist durch Faserzüge in zwei Teile, den medialen Globus pallidus und das laterale Putamen geteilt (Abb. 8-44/6, 6′). Der Nucleus lentiformis ist vom Nucleus caudatus durch einen Teil der Fasermasse, die als Capsula interna (/5) bekannt ist, getrennt. Vom Thalamus wird er durch den kaudalen Teil derselben Fasermasse getrennt. Die anderen Basalkerne sind das kleinere Corpus amygdaloideum (7), das nahe am Schwanz des Nucleus caudatus liegt, und das Claustrum, das zwischen dem Nucleus lentiformis und dem Neopallium eingeschoben ist. Von diesem wird es durch eine weitere Faserschicht, die Capsula externa, getrennt.

Neopallium

Das Neopallium bildet den größten Teil des Telencephalon. Es ist von dorsal ganz und von lateral und medial zu einem großen Teil sichtbar. Wenn vom „Cortex" oder auch Cerebrum ohne nähere Angaben gesprochen wird, handelt es sich meist um das Neopallium. Auf der lateralen Seite der Hemisphäre ist es durch den Sulcus rhinalis vom Palaeopallium getrennt (Abb. 8-28/4) und medial vom Archipallium durch den Sulcus splenialis (Abb. 8-29/4). Bei manchen, besonders bei kleineren Säugern ist die äußere Oberfläche des Neopallium glatt, jedoch bei größeren Säugern, einschließlich der Haustiere zeigt es eine komplizierte alternierende Anordnung von Windungen (Gyri) und Furchen (Sulci) (Abb. 8-12). Die Annahme, daß diese verfeinerte Modellierung als Zeichen größerer Intelligenz und Aufnahmefähigkeit zu werten ist, trifft nicht zu. Diese besondere Anordnung scheint physikalisch begründet zu sein. Die Windungen, die meist länglich sind, entstehen durch Einengung des sich ausdehnenden Endhirnbläschens, da das große Corpus striatum und Corpus callosum von fester Konsistenz sind. Bei größeren Gehirnen ist eine zusätzliche Faltung nötig, um die Relation zwischen dem Volumen (es vergrößert sich kubisch) und dem Cortexgebiet (es nimmt quadratisch zu) in Einklang zu bringen.

Innerhalb einer Tierart ist das Muster der Gyri verhältnismäßig konstant, es variiert jedoch bei den verschiedenen Tierarten. Ähnlichkeit an der Oberfläche bedeutet nicht die Lokalisation von ähnlichen Funktionen. Fast immer vorhanden sind der Sulcus cruciatus, der von rostrodorsal gesehen quer verläuft, ein paar Sulci und Gyri

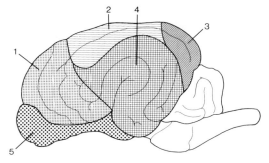

Abb. 8-47 Lobi corticales des Hundegehirns. Lateralansicht.

1, Lobus frontalis; 2, Lobus parietalis; 3, Lobus occipitalis; 4, Lobus temporalis; 5, Lobus olfactorius.

entlang dem dorsomedialen Rand und der Sulcus Sylvii an der lateralen Seite.

Obwohl noch andere Charakteristika für den Spezialisten wichtig sind, um die funktionelle Bedeutung besonderer Cortexabschnitte zu bestimmen, sind die meisten Namen dieser Formationen für den Studenten von geringer Bedeutung. Eine einfachere, ziemlich willkürliche Unterteilung unterscheidet vier Regionen oder Lobi, die nach den darüberliegenden Knochen benannt sind. Danach unterscheidet man frontale, parietale und occipitale Lobi in rostrokaudaler Folge und einen temporalen Lobus, der lateral von den beiden letzteren liegt. Nur der frontale Lobus ist klar umrissen, da er kaudal vom Sulcus cruciatus begrenzt wird (Abb. 8-12/14 und 8-47).

Die Struktur des Neopallium ist verfeinerter als die der anderen Cortexgebiete, und sie ist bemerkenswert uniform. Sie besteht aus sechs übereinanderliegenden Schichten, in denen Neuronen dicht angehäuft sind, und die durch zellfreie Bezirke voneinander getrennt werden. Es treten zwei Typen von Neuronen auf. Die mehr runden (granulären) Neuronen sind mit Fortsätzen von sehr geringer Reichweite ausgestattet. Die anderen pyramidenförmigen Neuronen besitzen Fortsätze, die tiefer in die darunterliegende weiße Substanz reichen. Die pyramidenförmigen Neuronen können durch ihre Verbindungen klassifiziert werden. Assoziationsfasern liegen direkt unter dem Cortex und verbinden Gyri und Teile derselben Hemisphäre. Kommissurenfasern verbinden die zwei Hemisphären miteinander, indem sie zur anderen Seite kreuzen und äquivalente kontralaterale Teile vereinigen.

Sie verlaufen am Dach des lateralen Ventrikels und überkreuzen im Corpus callosum, das die größte Kommissur des Gehirns darstellt. Es besteht aus dem rostralen Knie, dem mittleren Stamm und dem kaudalen Splenium (Abb. 8-29/3). Die Projektionsfasern steigen vom Cortex ab und stellen Verbindungen zu den unteren Teilen des Zentralnervensystems her. Die meisten dieser Fasern liegen dicht aneinander und bilden die Capsula interna, die sich zwischen den Basalkernen und dem Thalamus einschiebt (Abb. 8-48/7 und 8-49/1). Bei ihrem Verlauf zu, von und inner-

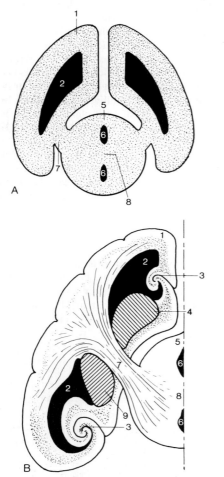

Abb. 8-48 A, Verbindung zwischen Gehirnhemisphäre und Diencephalon über die Capsula interna (7). B, lateraler Ventrikel, Basalkerne und Hippocampus bilden konzentrische Bögen über der Capsula interna.

1, Gehirnhemisphäre; 2, lateraler Ventrikel; 3, Hippocampus; 4, Nucleus caudatus; 5, Diencephalon; 6, 3. Ventrikel; 7, Capsula interna; 8, Adhaesio interthalamica (Massa intermedia); 9, Globus pallidus und Putamen.

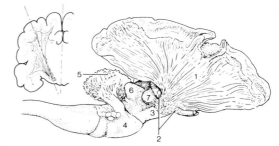

Abb. 8-49 Capsula interna im Hundegehirn. Teile des Cortex cerebri und des Cortex cerebelli wurden entfernt. Das Inset zeigt die Lage der ausgeschnittenen Teile des Telencephalon.

1, Fasern der Capsula interna; 2, Tractus opticus, teilweise entfernt; 3, Crus cerebri; 4, Pons; 5, Corpus medullare des Cerebellum; 6, Colliculus caudalis; 7, Corpus geniculatum mediale.

halb der Capsula interna sind die Projektionsfasern nach ihren funktionellen Verbindungen und somatotopischen Beziehungen angeordnet.

Archipallium

Die Aufgabe dieses Teils des Cortex war ursprünglich, die olfaktorischen mit anderen Sinneswahrnehmungen in Korrelation zu bringen. Bei den höher entwickelten Säugern hat das Archipallium jedoch andere Funktionen. Es gehört zum limbischen System, das aus dem Gyrus cinguli, supracallosus und geniculi sowie aus der Hippocampusformation und dem Gyrus dentatus besteht.

Das Archipallium ist nicht mehr ein auffallender Teil des Telencephalon. Die relativ reduzierte Bedeutung des Geruchssinnes und die enorme Entwicklung des Neopallium haben dazu geführt, daß das Archipallium an die mediale Wand der Hemisphäre verdrängt wurde. Außerdem wurde es weiter dadurch reduziert, daß sich ein großer Teil nach innen einrollte und auf den Boden des lateralen Ventrikels verlagert wurde. Topographisch wird das Archipallium durch das Corpus callosum in einen dorsalen Abschnitt, der an der Oberfläche der Hemisphäre verbleibt, und in einen ventralen Abschnitt unterteilt. Der dorsale Abschnitt bildet den Gyrus cinguli und supracallosus zwischen dem Sulcus splenialis und dem Corpus callosum (Abb. 8-29/8, 8'). Der ventrale eingerollte Teil ist als Hippocampus bekannt (Abb. 8-50/2). Das Archipallium paßt sich in seiner Form dem Seitenventrikel an und umgibt dorsal, kaudal und ventral den Thalamus. Diese Anordnung macht deutlich, daß das Archipallium zwischen dem Bulbus olfactorius und dem Hypothalamus eingeschoben ist.

Durch die Ausweitung der Hemisphäre ist diese Verbindung und Leitungsbahn in Form einer haarnadelförmigen Schleife beibehalten. Ihr proximaler Teil, der ventral ausgehöhlt ist, verläuft kaudal bis zum Scheitelpunkt der Schleife. Von dort kehrt der distale Teil, der spiralförmig eingerollt ist, zur Spitze parallel zurück (Abb. 8-51).

Die longitudinalen Verbindungsfasern vom Tractus olfactorius medialis zum Hippocampus bilden das Cingulum. Die Fasern dieser multisynaptischen Leitungsbahnen führen zum kaudalen Ende des Hippocampus und überdecken ihn. Die aus dem Hippocampus ventral austretenden Fasern verlaufen rostral und vereinigen sich allmäh-

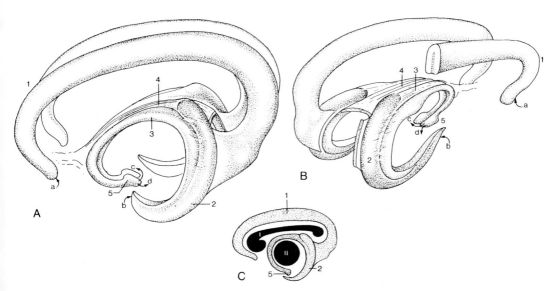

Abb. 8-50 Dreidimensionale Darstellung des Archipallium. A, linke laterale Ansicht. B, rechte kaudolaterale Ansicht. C, Lage des Corpus callosum (I) und des Thalamus (II) in lateraler Ansicht.

1, Gyrus supracallosus und cinguli; 2, Hippocampus; 3, Fornix; 4, Commissura fornicis; 5, Hypothalamus mit Corpus mamillare.

a, Input vom medialen Tractus olfactorius; b, Input vom Lobus piriformis; c, Output zum Tractus mamillothalamicus; d, Output zum Hirnstamm.

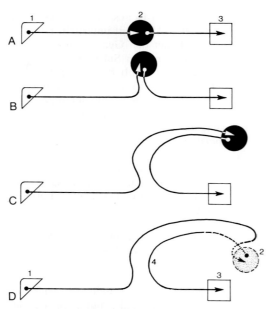

Abb. 8-51 Diagramm der zum und vom Hippocampus führenden Fasern. Wegen des unterschiedlichen Wachstums der verschiedenen Gehirnteile weitet sich der Hippocampus zuerst dorsal (B), dann kaudal (C) und schließlich lateral (D) aus.

1, Bulbus olfactorius; 2, Hippocampus; 3, Hypothalamus; 4, Fornix.

lich zu einem dicken Bündel, dem Fornix. Zunächst liegt der Fornix direkt unter dem Corpus callosum, biegt jedoch dann nach ventral ab. Er formt eine Kurve um das rostrale Ende des Thalamus, tritt dann in den Hypothalamus ein, wo er am Corpus mamillare endet (Abb. 8-50 und 8-52). Der rechte und linke Hippocampus sind durch die Commissura fornicis verbunden. Somit gibt es im Telencephalon drei Kommissuren: im Neopallium das Corpus callosum, im Palaeopallium die Commissura rostralis und im Archipallium die Commissura fornicis auch als Commissura hippocampi bekannt. Der Fornix ist mit dem Corpus callosum durch ein dünnes Septum verbunden. Dieses Septum telencephali oder pellucidum bildet einen Teil der medialen Wand des Seitenventrikels (Abb. 8-29/29). Zwischen den Septa pellucida beider Seiten befindet sich ein enger, vollkommen geschlossener Spalt, das Cavum septi pellucidi. Das Septum enthält in seinem ventrorostralen Teil die Nuclei septi, an denen die Fasern des Tractus olfactorius medialis enden.

Funktionelle Morphologie des Zentralnervensystems

In diesem Kapitel sollen einige fundamentale Strukturen und Leitungsbahnen nach ihrer funktionellen Bedeutung herausgestellt werden.

Allgemeine somatische afferente Leitungsbahnen

Die Bezeichnung „allgemein somatisch afferent" bezieht sich auf die Leitungsbahnen jener Faserstränge und auf die dazwischengeschalteten Nuclei, die Informationen von einer großen Anzahl von Rezeptoren verschiedenen Typs aus der gesamten Haut und aus den tieferen somatischen Geweben weiterleiten. Ausgenommen sind die speziellen somatischen afferenten Leitungsbahnen des Auges und Innenohrs und die Leitungsbahnen von den viszeralen Rezeptoren.

Das allgemeine somatische afferente System ist für eine Vielzahl von sensiblen Wahrnehmungen zuständig, z. B. für Berührung, Druck, Vibra-

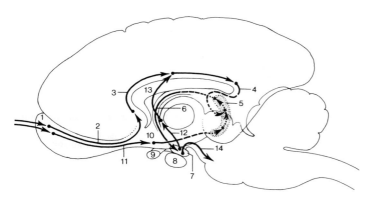

Abb. 8-52 Vereinfachtes Schaltschema des limbischen Systems. Die mit punktierten Linien angegebenen Faserzüge sind lateral nach außen gebogen.

1, Bulbus olfactorius; 2, Tractus olfactorius medialis; 3, Cingulum, aus Gyrus supracallosus und cinguli; 4, Gyrus dentatus; 5, Hippocampus; 6, Fornix; 7, Corpus mamillare; 8, Hypophyse; 9, Chiasma opticum; 10, Lobus piriformis; 11, Tractus olfactorius lateralis; 12, Tractus mamillothalamicus; 13, Projektionsfasern, die zum Cingulum ziehen; 14, Projektionsfasern zur Formatio reticularis.

tionsempfindung, Wärme, Schmerz und Bewegungswahrnehmungen, die sich auf die Gelenkabwinklung und die Muskelspannung beziehen. Die Primärneuronen für alle diese Wahrnehmungen liegen in den dorsalen Wurzelganglien der Spinalnerven oder im Ganglion des N. trigeminus, soweit es sich um das Kopfgebiet handelt. Ihre Axone gelangen über die dorsalen Wurzeln der Spinalnerven und die afferenten Wurzelfasern des N. trigeminus in das Zentralnervensystem. Die Axone verzweigen sich, sobald sie ins Zentralnervensystem eintreten. Einige Zweige enden an Interneuronen in der grauen Substanz des Eintrittssegments oder eines angrenzenden Segments. Diese Neuronen projizieren ihrerseits auf Ventralhornzellen desselben oder des benachbarten Segments und vervollkommnen so die kurze Neuronenkette, die die anatomische Grundlage für lokale Reflexantworten darstellt. Beim einfachsten Reflexbogen, z. B. dem Kniescheibenreflex, ist das Interneuron nicht beteiligt (Abb. 8-7). Das Ventralhornneuron, dessen Axon direkt an dem Effektor endet, heißt unteres motorisches Neuron.

Andere Zweige der Primäraxone verbinden sich direkt oder durch Interneurone mit höheren Zentren. Sie stellen Leitungsbahnen dar, die komplexere und integriertere Antworten auslösen. Die aufsteigenden Leitungsbahnen, die für die meisten Sinneswahrnehmungen zuständig sind (z. B. für die Wahrnehmung der Gelenkstellung), erreichen schließlich die somatosensible Zone der Hirnrinde und führen zur bewußten Wahrnehmung. Keine dieser aufsteigenden Leitungsbahnen ist vollkommen von den anderen Teilen des Gehirns getrennt. Alle sind vielfach durch kollaterale Zweige auf den verschiedenen Ebenen mit den anderen Zentren verbunden.

Schleifenbahnsysteme (Lemniskales System)

Zwei große aufsteigende Leitungsbahnen erreichen das Bewußtsein. Die eine, hier Schleifenbahn genannt, obwohl auch andere Namen dafür bekannt sind, reagiert auf Impulse, die die räumliche Unterscheidung von Berührung, die genaue Einschätzung von Druckintensität, wiederholte Vibrationsempfindung und die Propriozeption eines Gelenkteils auslösen. Die erste Verbindung in dieser Leitungsbahn wird durch die Hauptzweige der Axone der sensorischen Primärneuronen, die zum Rückenmark gehen, hergestellt (Abb. 8-9). Diese Zweige setzten sich im Funiculus dorsalis des Rückenmarks fort und erhalten hier eine sehr genaue Anordnung (Abb. 8-27). Diejenigen, die durch die Sakralnerven ins Rückenmark eintreten, liegen am weitesten medial, während die, die mehr kranial eintreten, eine laterale Lage einnehmen. Ein Gliaseptum im Funiculus dorsalis in Höhe der mittleren Brustsegmente teilt die Leitungsbahn in zwei Abschnitte. Der mediale Abschnitt, der den Fasciculus gracilis bildet, enthält Fasern, die von der Hintergliedmaße und dem kaudalen Teil des Rumpfes kommen. Der laterale Abschnitt, der Fasciculus cuneatus, enthält Fasern, die von der Vordergliedmaße, dem kranialen Teil des Rumpfes und vom Hals kommen. Beide Stränge enden in den gleichnamigen Nuclei des dorsalen Teils der Medulla oblongata. Dort heben sie sich als leichte Oberflächenerhebungen ab und bilden das Tu-

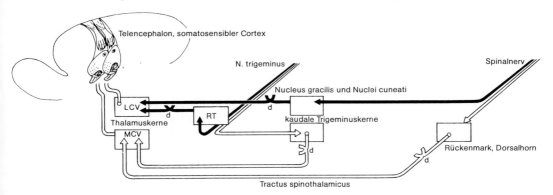

Abb. 8-53 Projektion der Schleifenbahn (schwarz) und der extralemniskalen Bahn (weiß) vom Rückenmark und Kopf zum Telencephalon.

d, Überkreuzung; LCV, lateraler Teil; MCV, medialer Teil des kaudoventralen Thalamuskernes; RT, rostraler Trigeminuskern.

berculum gracile und cuneatum, die unmittelbar rostral vor dem Ende des Rückenmarks liegen (Abb. 8-30/13). Die Axone der Zweitneuronen verlassen ventral den Nucleus gracilis und den Nucleus cuneatus medialis und kreuzen auf die gegenüberliegende Seite, bevor sie sich als großer Faserstrang, bekannt als Lemniscus medialis, nach rostral wenden. Der Lemniscus medialis verläuft im ventralen Teil der Medulla oblongata, dorsal von der Pyramide und neben der Medianebene, bis er den spezifischen Teil des kaudoventralen Kernkomplexes des Thalamus erreicht (Abb. 8-53). Im Anschluß an Synapsen im Thalamus projizieren Drittneuronen vom Thalamus auf die somatosensible Zone der Hirnrinde (Neopallium) aus, und zwar hauptsächlich auf eine Region kaudal vom Sulcus cruciatus. Bei seinem Verlauf durch den Hirnstamm trifft der Lemniscus medialis mit äquivalenten Fasern des sensiblen Nucleus des N. trigeminus zusammen und kreuzt innerhalb des Metencephalon zur anderen Seite (Abb. 8-53 und 8-54).

Die somatotopische Beschaffenheit dieser Leitungsbahn bleibt während ihres Verlaufes und bei ihrer Passage durch die thalamischen Kerne bis zum Cortex erhalten. An die Rindenareale gelangen die Fasersysteme aus der gegenüberliegenden Seite des Körpers. Die sensible Innervation ist an bestimmte Rindenfelder gebunden, wobei allerdings Überlappungen zu benachbarten Rindenfeldern bestehen (Abb. 8-10).

Extralemniskales System

Dieses System enthält eine zweite Gruppe von allgemeinen somatischen afferenten Nervenfasern, die durch langsamere Erregungsleitung und weniger präzise Lokalisation der Reizwahrnehmung gekennzeichnet sind. Als Informationen werden gröbere Varianten von Berührung und Druck, Temperaturwahrnehmung und Schmerz vermittelt. Die Primäraxone dieses Systems enden an Neuronen des Dorsalhorns in einem oder zwei Segmenten des Wurzeleintritts (Abb. 8-9). Die Information läuft über einige Interneuronen, ehe sie das Dorsalhorn verläßt. Die Axone von Zweitneuronen ziehen in die weiße Substanz des Rückenmarks und steigen in höhere Zentren des Gehirns auf. Besonders die Übermittlung von Schmerzsignalen vom Rückenmark zum Gehirn vollzieht sich über vielfältige aufsteigende Systeme, die auf Grund ihrer Projektion (und vielleicht ihrer mutmaßlichen Funktion) in eine mediale und eine laterale Gruppe unterteilt werden können (Pennis und Melzack, 1983).

Die Bahnen der medialen Gruppe neigen dazu, in Höhe des limbischen Systems in das Innere des Thalamus zu projizieren. Diese Gruppe umfaßt (1) den Tractus palaeospinothalamicus, der in mediale und intralaminare Thalamuskerne zieht; (2) den Tractus spinoreticularis, der aus Faserbündeln besteht, die beidseitig in der ventralen und ventrolateralen Substantia alba des Rückenmarks liegen und die in der Formatio reticularis des Hirnstammes rostral am Diencephalon enden; (3) gibt es eine locker angeordnete Gruppe von propriospinalen Leitungsbahnen, die in der grauen Rückenmarksubstanz entspringen und enden und ein multisynaptisches aufsteigendes Fasersystem bilden.

Im Gegensatz zu der lateralen zeigt die mediale Gruppe bei den Vertebraten wenig Variationen. Die laterale Gruppe enthält ebenfalls Bahnen, die zum Thalamus und von dort zum Neocortex verlaufen. Dieses sind (1) der Tractus neospinothalamicus, (2) das spinocervicothalami-

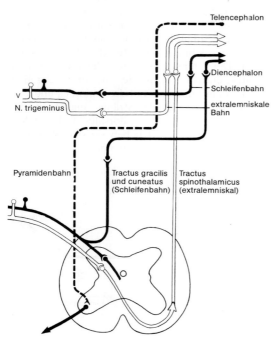

Abb. 8-54 Vereinfachtes Schema von Projektionen der Schleifenbahn und der extralemniskalen Bahn vom Kopf und Rumpf zum Telencephalon. Zum Vergleich ist auch die Pyramidenbahn (gestrichelte schwarze Linie) angegeben.

sche System und (3) eine Zweitleitungsbahn der Dorsalsäule.

1. Dieses Netz bildet beim Primaten einschließlich Mensch die klassische Schmerzleitung. Sie ist vollständig gekreuzt und steigt ventrolateral vom Ventralhorn zum Thalmus auf.
2. Das spinocervicothalamische System ist bei Säugern außer den Primaten gut entwickelt, besonders beim Fleischfresser. Zweitaxone steigen ipsilateral als Tractus spinocervicalis auf. Er nimmt den dorsolateralen Quadranten der weißen Substanz ein und endet im Nucleus lateralis cervicalis, der am Übergang vom Rückenmark zum Hirnstamm liegt. Die Axone, die von diesem Nucleus ausgehen, kreuzen die Mittellinie, folgen dem Lemniscus medialis und enden im Thalamus, wo sie das Projektionsfeld von (1) überlappen.
3. Das dritte System kommt bei Katzen vor. Es setzt sich aus Zweitaxonen zusammen, die überraschenderweise in der Dorsalsäule aufsteigen. Die postsynaptischen schmerzleitenden Axone enden in ipsilateralen dorsalen Kernen der Säule. Drittaxone, die die Mittellinie kreuzen, verlaufen ebenfalls zum Thalamus.

Es gibt Erklärungsmodelle für die wahrscheinliche Rolle des lateralen und medialen Schmerzleitungssystems in bezug auf die Entstehung des Schmerzgefühls und das Verhalten. Man vermutet, daß das laterale und das mediale System unterschiedlich auf psychische Dimensionen der Schmerzerfahrung wirken. Es wird angenommen, daß das laterale System sensibel unterscheidbare Schmerzdimensionen vermittelt, während das mediale System über die Formatio reticularis, den medialen Thalamus und das limbische System für die effektiv motivierende Schmerzdimension zuständig ist. Außerdem wird angenommen, daß das laterale System vorwiegend auf plötzlich einsetzende schädliche Stimuli reagiert und so drohenden Schmerz anzeigt. Im Gegensatz dazu reagiert das mediale System auf anhaltende Schmerzkomponenten und ist somit besser geeignet, Signale über bestehende Gewebeschäden zu vermitteln.

Propriozeptive Leitungsbahnen

Andere große aufsteigende Leitungsbahnen übermitteln ohne bewußte Wahrnehmung Informationen von Muskel- und Sehnenrezeptoren. Wie üblich beginnt die Leitungsbahn mit Primär-

axonen, die am Dorsalhorn in dem Ursprungs- oder angrenzenden Segment enden. Die Axone der Zweitneuronen bilden den Tractus spinocerebellaris dorsalis und ventralis (Abb. 8-27/5, 6). Sie verlaufen auf getrennten Wegen bis zur Kleinhirnrinde. Der dorsale Strang ist eine ipsilaterale Leitungsbahn, die durch den Pedunculus cerebellaris caudalis ins Cerebellum eintritt. Die Information, die sie vermittelt, stammt von der Stimulation der Muskelspindeln. Im Gegensatz dazu ist der Tractus spinocerebellaris ventralis für die Übermittlung von Informationen von den Sehnenrezeptoren zuständig. Kurz nach ihrem Ursprung kreuzen die Fasern dieses Stranges im Rückenmark zur anderen Seite. Sie steigen dann zur Mittelhirnebene auf, bevor sie ihre Richtung ändern, um durch den Pedunculus cerebellaris rostralis ins Cerebellum zu gelangen. Eine zweite Überkreuzung in der Medulla cerebellaris führt die Fasern zur gleichen Seite zurück, an der der Stimulus entstanden ist, bevor sie in der Kleinhirnrinde enden. Beide Stränge gewährleisten eine ipsilaterale, somatotopische Repräsentation in der Kleinhirnrinde. Diese zwei Stränge sind nur für Informationen vom Rumpf und den Hintergliedmaßen zuständig. Die Versorgung der Vordergliedmaße geht über eine andere Leitungsbahn und soll hier nicht beschrieben werden.

Eine weitere diffuse aufsteigende Leitungsbahn liegt im Retikularsystem. Diese Leitungsbahn integriert Informationen der vorher beschriebenen Leitungsbahnen mit Informationen von anderen afferenten Systemen, somatischen und viszeralen, allgemeinen und speziellen.

Formatio reticularis

Das Retikularsystem erstreckt sich vom Rückenmark durch den Hirnstamm als eine diffuse Anordnung von Kerngebieten durchsetzt mit Fasersträngen. Nach der Evolution handelt es sich um ein altes System. Trotz des Eindrucks von Streuung und Organisationsmangel läßt eine nähere Analyse zahlreiche Kernanhäufungen verschiedener Größe und Bauart erkennen. Einige sind so spezifisch, daß ihre funktionellen Entsprechungen für bestimmte Tierarten erkennbar sind.

Das Retikularsystem ist mit allen Projektionssystemen im Zentralnervensystem verbunden, ob afferent oder efferent, und es besitzt wechselseitige Verbindungen mit den Hauptintegrationszentren im Gehirn. Unter den vielen aufsteigen-

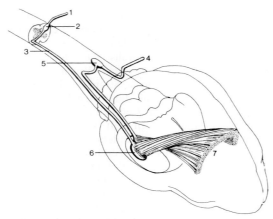

Abb. 8-55 Dreidimensionale Darstellung der zum extralemniskalen Schleifenbahnsystem gehörigen Projektion beim Hund.

1, N. spinalis; 2, Dorsalhorn des Rückenmarks; 3, Tractus spinothalamicus; 4, N. trigeminus; 5, Nucleus tractus spinalis nervi trigemini; 6, medialer Teil des kaudoventralen Thalamuskernes; 7, somatosensibler Cortex.

den, absteigenden und transversalen Verbindungen gibt es den reticulocerebellaren, den cerebelloreticularen, den reticulothalamocorticalen und den corticoreticularen Strang. Das bedeutet, daß das Retikularsystem eine wichtige Rolle bei der Regulierung der Aktivitäten dieser Integrationszentren spielt.

Im Rückenmark ist das Retikularsystem zum ersten Mal in der Mitte des Halsmarks deutlich erkennbar. Es liegt lateral an der Basis des Dorsalhorns. Es nimmt im Hirnstamm den größten Flächenanteil eines Querschnittes ein. Beim Erreichen des Thalamus sind einige Kerngruppen eingelagert. Es erstreckt sich bis zum Corpus striatum.

Das Retikularsystem kann in morphologisch verschiedene Teile unterteilt werden. Der mediale Teil, das sogenannte Höhlengrau, steht mit dem Zentralkanal des Rückenmarks und dem Ventrikelsystem des Gehirns in Verbindung. Es kann im Detail nicht analysiert werden, aber es besteht aus multisynaptischen Leitungsbahnen, die sich aus einer unbegrenzten Zahl von Neuronen mit kurzen und weitverzweigten Fortsätzen zusammensetzen.

Der zweite Anteil zeigt eine deutlichere Anordnung mit besser identifizierbaren Kernen und Strängen. Er beschränkt sich auf den Hirnstamm und erstreckt sich vom Boden der Medulla oblongata durch das Mittelhirn zu den „Reticular"-Nuclei des Thalamus (und ebenfalls, wie vorher erwähnt, zum Corpus striatum). Die Retikularkerne des Thalamus erhalten einen Input von allen unteren Teilen des Retikularsystems und projizieren diesen diffus auf das gesamte Neopallium. Der spinoreticulothalamische Strang, eine wichtige Komponente des Retikularsystems, stellt einen alternativen und zusätzlichen Weg zu dem spinothalamischen System dar. Er wird als Leitungsbahn für andauernden, brennenden oder stechenden Schmerz angesehen. Der spinothalamische Weg dagegen ist für schneidende Schmerzen kurzer Dauer verantwortlich. Der spinoretikulothalamische Strang beginnt mit der Projektion der primären afferenten Neuronen auf Neuronen im Dorsalhorn. Er folgt dann einer multisynaptischen und deshalb langsamen Leitungsbahn durch das Retikularsystem zu seinem thalamischen Bestimmungsort.

Eine extensive aufsteigende Leitungsbahn, die über den Thalamus hinaus auf den Cortex projiziert, ist als aufsteigendes retikular-aktivierendes System bekannt. Es empfängt über kollaterale Zweige einen Input von allen sensiblen Systemen, sowohl den exterozeptiven als auch den enterozeptiven (Abb. 8-56). Seine Aktivierung erregt das Tier. Es wird sich seines Zustandes und seiner Umwelt bewußter. Eine Verminde-

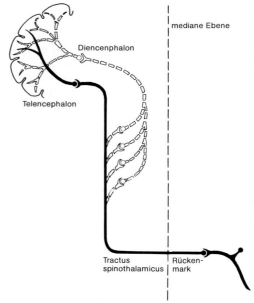

Abb. 8-56 Multisynaptischer aufsteigender Strang (weiße gestrichelte Linie) zum Telencephalon über die Formatio reticularis. Der kollaterale Strang stellt bei diesem Beispiel die extralemniskale Projektion (schwarz) dar.

rung der Aktivität führt zu Lethargie und Schlaf. Das retikular-aktivierende System ist mehrfach als Sitz des Bewußtseins angesehen worden; die Neurologen stellen jedoch klar: „Es gibt keinen Raum noch Ort, an dem das Bewußtsein lokalisiert ist."

Für absteigende Leitungsbahnen, die sich vom Telencephalon zu den tieferen motorischen Neuronen des Hirnstammes und Rückenmarks erstrecken, spielt das Retikularsystem ebenfalls eine wichtige Rolle für die motorische Kontrolle. Die Projektion ist diffus, multisynaptisch und von Umschaltstationen in allen Teilen des Hirnstammes unterbrochen. Dieses System wird später behandelt.

Spezielle somatische afferente Leitungsbahnen

Visuelle Leitungsbahnen

Visuelle Information wird durch den N. opticus über die Retina vermittelt. Nachdem der N. opticus durch das Foramen opticum in die Schädelhöhle eingetreten ist, trifft er den Nerven der Gegenseite im Chiasma opticum an der ventralen Oberfläche des Gehirns. Hier kommt es zu einer teilweisen Überkreuzung der Fasern. Die sich überkreuzenden Anteile stehen in Wechselbeziehung zu dem Grad des binokularen Sehens, zu dem eine Tierart fähig ist. Bei den Vögeln, bei denen das Sehen im wesentlichen monokular ist, überkreuzen alle Fasern, wobei es bei manchen Vögeln Ausnahmen durch ein sehr gutes binokulares Sehen gibt. Bei den Huftieren, deren binokulares Sehen sehr begrenzt ist, sind es 85 bis 90%. Bei den Fleischfressern gibt es eine 75%ige Überkreuzung und bei den Primaten, bei denen das binokulare Sehen am besten entwickelt ist, eine 50%ige.

Die Nervenfasern beider Retinae gelangen in den jeweiligen Tractus opticus, der sich über die laterale Oberfläche des Thalamus wölbt (Abb. 8-30/20). Der längere Abschnitt endet im Nucleus geniculatus lateralis, der sich als Vorwölbung am oberen Ende des Stranges abhebt, oder medial davon im Nucleus pulvinaris. Die primäre Sehbahn endet hier. Die Fasern der Zweitneuronen projizieren über die Radiatio optica in der Capsula interna auf den visuellen Cortex, der innerhalb des Lobus occipitalis des Cerebrum liegt. Dieser ist der Sitz der bewußten visuellen Wahrnehmung (Abb. 8-57/6).

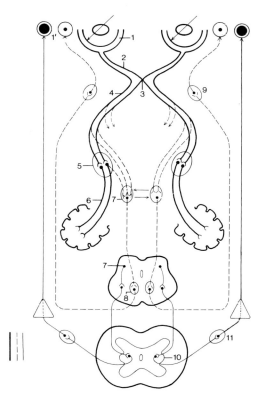

Abb. 8-57 Visuelle Leitungsbahnen für den Pupillarreflex.
1, Retina; 1', erweiterte und verengte Pupillen; 2, N. opticus; 3, Chiasma opticum; 4, Tractus opticus; 5, Nucleus geniculatus lateralis; 6, Radiatio optica; 7, Colliculus rostralis; 8, Nuclei parasympathici n. oculomotorii; 9, Ganglion ciliare; 10, laterale viszerale efferente Zellsäule; 11, Ganglion cervicale craniale.

Eine kleinere Anzahl von Fasern projiziert auf verschiedene mesencephale Nuclei, teilweise nach einer Umschaltung im Nucleus geniculatus lateralis. Die vordersten dieser mesencephalen visuellen Integrationszentren und Nuclei sind die Colliculi rostrales und das zentrale Höhlengrau. Hier findet die Umschaltung auf die verschiedenen Neuronenketten statt, wodurch die unterschiedlichen visuellen und optischen Reflexe für Blickrichtung, Akkommodation und Pupillendurchmesser bewirkt werden.

Vestibulare Leitungsbahnen

Die vestibularen Nervenfasern gelangen im N. vestibulocochlearis, der den Trapezkörper durch-

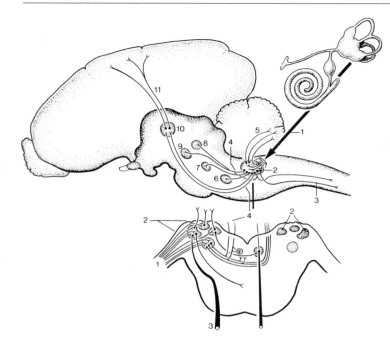

Abb. 8-58 Vereinfachtes Schema der vestibulären Leitungsbahnen.

1, Vestibularfasern im N. vestibulocochlearis; 2, Vestibularkerne; 3, Tractus vestibulospinalis; 4, Fasciculus longitudinalis medialis; 5, Tractus vestibulocerebellaris; 6, Nucleus motorius n. abducentis; 7, Nucleus motorius n. trochlearis; 8, Nucleus motorius n. oculomotorii; 9, Nucleus ruber; 10, Tractus vestibulothalamicus (im Lemniscus lateralis); 11, Thalamuskerne; 12, thalamokortikale Projektionsfasern.

dringt, in den Hirnstamm. Sie enden an Neuronen der Vestibularkerne oder geben kollaterale Zweige zu ihnen ab (Abb. 8-58/2). Die Fasern, die ohne Unterbrechung weiterlaufen, erreichen über den Pedunculus cerebellaris caudalis das Cerebellum. Die von den Vestibularkernen ausgehenden Sekundärfasern sind geteilt in solche, die ebenfalls zum Cerebellum gehen, und andere, die über den Tractus vestibulospinalis und den Fasciculus longitudinalis medialis ins Rückenmark gelangen. Im Rückenmark projizieren sie über eine Reihe von Interneuronen auf die unte-

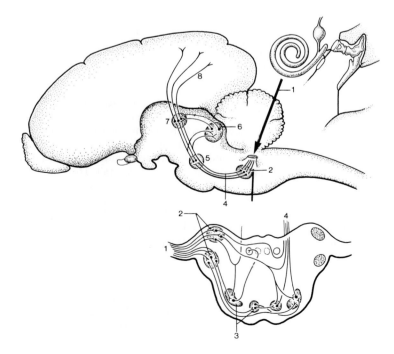

Abb. 8-59 Vereinfachtes Schema der Hörbahnen.

1, kochleare Nervenfasern im N. vestibulocochlearis; 2, Nucleus cochlearis dorsalis und ventralis; 3, kochleare Nuclei im Trapezkörper; 4, Lemniscus lateralis; 5, Nucleus lemnisci lateralis; 6, Colliculus caudalis; 7, Nucleus geniculatus medialis; 8, Projektionsfasern für die bewußte Wahrnehmung.

ren motorischen Neuronen der Ventralsäule. Andere Fasern ziehen zu den Nuclei der Gehirnnerven weiter, die die äußeren Augenmuskeln versorgen. Sie verlaufen im Fasciculus longitudinalis medialis (/4) und im Retikulärsystem.

Die Fasern, die zur bewußten Wahrnehmung der vestibularen Impulse führen, verlaufen über den Fasciculus longitudinalis medialis und die Thalamuskerne zu einer bestimmten Region der Hirnrinde im Lobus temporalis.

Leitungsbahnen des Gehörs

Die Nervenfasern des cochlearen Anteils des N. vestibulocochlearis gelangen ebenfalls durch den Trapezkörper in den Hirnstamm, bevor sie in dem Nucleus cochlearis dorsalis und ventralis Synapsen bilden (Abb. 8-59/1, 2). Zweitfasern ziehen vom Nucleus cochlearis ventralis zu einer weiteren Synapse in einem ipsi- oder kontralateralen Nucleus des Trapezkörpers (/3). Die Leitungsbahn setzt sich dann mit Fasern von Drittneuronen im Lemniscus lateralis fort. Der erste Teil dieser Fasern bildet eine Synapse im Nucleus lemnisci lateralis, der zweite Teil setzt sich zum Colliculus caudalis (/6) fort, während ein dritter Teil, der für die bewußte Wahrnehmung von Geräuschen zuständig ist, in dem Nucleus geniculatus medialis umgeschaltet wird, bevor er zur Hörrinde im Lobus temporalis gelangt.

Die Fasern, die aus dem Nucleus cocleraris dorsalis hervorgehen, vereinigen sich mit dem ipsi- oder kontralateralen Lemniscus lateralis. Danach nehmen sie denselben Verlauf wie die Fasern, die aus dem Nucleus cochlearis ventralis hervorgehen.

Somatische motorische Leitungsbahnen

Die somatische motorische Aktivität wird im Zentralnervensystem auf zwei Ebenen geregelt, und zwar durch unterschiedliche Gruppen von Nervenzellen, die als untere und obere motorische Neuronen bezeichnet werden.

Die unteren motorischen Neuronen liegen in der Ventralsäule der grauen Substanz des Rückenmarks (Abb. 8-21/4) und in den somatischen motorischen Nuclei derjenigen Gehirnnerven, die somatische efferente Bestandteile enthalten. Über die spinalen und die relevanten Gehirnnerven verlaufen ihre Axone zu den Skelettmuskeln, wo jedes an einer Gruppe von Muskelfasern (Abb. 8-60) endet. Die Größe der Gruppe variiert je nach Funktion des Muskels. Untere motorische Neuronen versorgen die Gliedmaßen efferent mit einfachen Reflexen. In allen anderen Fällen werden sie jedoch durch die oberen motorischen Neuronen versorgt.

Die oberen motorischen Neuronen sind für komplizierte Reflexe und auch für die bewußten Bewegungen zuständig. Sie liegen im Neopallium, teilweise in der primären motorischen Zone, aber auch in anderen Gebieten, wie z. B. in der Formatio reticularis und dem Nucleus ruber. Das diesen Neuronen zugeordnete Rindenfeld variiert in der Größe je nach der Wichtigkeit und Komplexität der Bewegungen, die für eine Tierart typisch sind. So ist für die Hand ein relativ größeres Gebiet im menschlichen Cortex zuständig als bei den Huftieren für eine ganze Gliedmaße. Die Axone der oberen motorischen Neuronen verlaufen nicht direkt zu den Muskelfasern, sondern sie üben ihre Kontrolle entweder durch Erregung oder Hemmung der unteren motorischen Neuronen aus.

Die Verbindungen der unteren mit den oberen motorischen Neuronen folgen verschiedenen Leitungsbahnen, die sich in ihrer relativen Entwicklung und Zusammensetzung beachtlich bei den einzelnen Tierarten unterscheiden. Die erste Unterscheidung kann zwischen dem pyramidalen und dem extrapyramidalen System gemacht werden, obwohl beide Systeme koordiniert sind und eng zusammenarbeiten. Die Pyramidenbahn ist hauptsächlich für die fein abgestimmten Bewegungen zuständig, während das extrapyramidale System gröbere Bewegungen kontrolliert, besonders bei stereotypen locomotorischen Abläufen. Daraus folgt, daß das pyramidale System bei den Primaten besser entwickelt sein muß als bei den

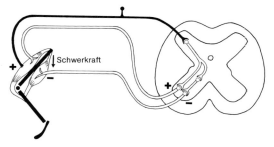

Abb. 8-60 Myotaktischer Reflexbogen. Schwerkraft (Pfeil) dehnt den Streckmuskel und stimuliert seine Kontraktion über den Reflexbogen. Der Beugemuskel wird durch kollaterale Fasern und durch ein hemmendes Interneuron gehemmt.

Haustieren. Das erklärt auch die verschiedenen Konsequenzen bei Verletzungen der Pyramidenbahn. Wird die Pyramidenbahn schwer beschädigt, entsteht eine völlige und dauernde Lähmung der kontralateralen willkürlich bewegbaren Muskulatur des Menschen, während beim Haustier nur eine Störung in den kontralateralen Haltungsreaktionen eintritt, von der sich das Tier nach einigen Tagen teilweise wieder erholt. Beide, das pyramidale System und das extrapyramidale System besitzen hochentwickelte Rückkopplungsmechanismen, die eine ständige Überwachung der motorischen Aktivität gewährleisten.

Pyramidales System

Die Pyramidenbahn entspringt an den Neuronen verschiedener Gebiete des Neopallium, vor allem jedoch im primären motorischen Rindenfeld. Bei ihrem Austritt aus dem Neopallium nähern sich die Axone dieser Neuronen einander und bilden einen wichtigen Teil der Capsula interna. Auf ihrem Weg behalten sie die genaue Punkt-zu-Punktanordnung wie im Cortex bei. Sie verlaufen lateral über den Thalamus und gelangen an der ventralen Oberfläche des Gehirns in das Crus cerebri (Abb. 8-44/9). Nachdem sie den ventralen Teil des Pons durchzogen haben, erscheinen sie wieder an der Oberfläche als die Pyramiden der Medulla oblongata (Abb. 8-15/17). Im pyramidalen System können drei Fasergruppen unterschieden werden. Die corticospinalen Fasern verlaufen durch die Medulla oblongata ins Rückenmark. Die corticobulbären Fasern zweigen in entsprechender Höhe im Hirnstamm ab und ziehen zu den verschiedenen Nuclei der kontralateralen Gehirnnerven. Die corticopontinen Fasern gehen zu den verschiedenen Nuclei im Pons (Abb. 8-61/a, b, c).

Von den corticospinalen Fasern überkreuzen einige in der Medulla oblongata, während andere sofort ins Rückenmark ziehen und erst kurz vor ihren Endpunkten zur anderen Seite kreuzen. Die Fasern mit einer medullären Überkreuzung bilden im Funiculus lateralis den lateralen corticospinalen Strang (Abb. 8-27/3, 10). Die Fasern beider Stränge projizieren schließlich auf Zellen der Ventralsäule auf der Seite, die kontralateral zu ihrem Ursprung in der Großhirnrinde liegt. Bei den Haustieren, sowie bei den Säugern im allgemeinen ist immer ein kurzes Interneuron dazwischengeschaltet. Dieses Interneuron fehlt bei

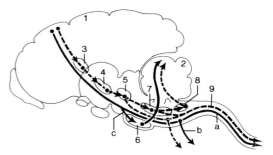

Abb. 8-61 Umschaltdiagramm des pyramidalen Systems (durchgehende Linie) und des extrapyramidalen Systems (gestrichelte Linie).

1, motorischer Cortex; 2, Cerebellum; 3, Basalkerne; 4, Substantia nigra (Mesencephalon); 5, Nucleus ruber (Mesencephalon); 6, Nuclei pontis (Metencephalon); 7, Formatio reticularis; 8, Olivenkern; 9, Tractus rubrospinalis.

a, corticospinale Fasern; b, corticobulbäre Fasern; c, corticopontine Fasern.

bestimmten Verbindungen im pyramidalen System der Primaten.

Es bestehen noch andere Unterschiede unter den Tierarten. Bei den Primaten und Fleischfressern erreichen die Fasern der Pyramidenbahn alle Ebenen des Rückenmarks. Beim Hund enden 50% in den Halssegmenten, 30% in den Brustsegmenten und 20% in den Lenden-, Kreuz- und Schwanzsegmenten. Im Gegensatz dazu scheint die Pyramidenbahn der Huftiere auf der Ebene des Ursprungs des Plexus brachialis zu enden, obwohl es Hinweise für eine diffuse Fort-

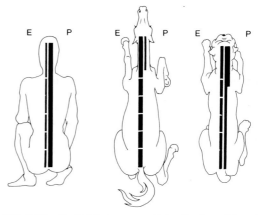

Abb. 8-62 Vergleich des pyramidalen Systems (P) und des extrapyramidalen Systems (E) bei Mensch, Pferd und Hund. Die multisynaptische Zusammensetzung des extrapyramidalen Systems ist durch Unterbrechungen in dieser Säule gekennzeichnet. Die Breite der Säule ist ein Hinweis auf ihre Wichtigkeit.

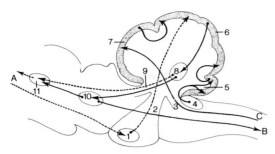

Abb. 8-63 Einige wichtige Faserverbindungen des Cerebellum. Die Verbindungen mit dem Neocortex sind durch gestrichelte Linien dargestellt. A, Stränge zu und vom Neocortex; B, Stränge zum Ventralhorn des Rückenmarks (extrapyramidal); C, propriozeptive Stränge.

1, Nuclei pontis; 2, Pedunculus cerebellaris medius; 3, Pedunculus cerebellaris caudalis; 4, Nuclei cochleares; 5, Lobus flocculonodularis des Cerebellum; 6, Neocerebellum; 7, Lobus cerebellaris rostralis; 8, Nuclei cerebellares; 9, Pedunculus cerebellaris rostralis; 10, Nucleus ruber; 11, Thalamuskerne.

führung zu den unteren Ebenen über den Funiculus dorsalis gibt. Den gleichen Weg nimmt die Pyramidenbahn bei den Nagern. Der Anteil der Fasern, die sich in der Medulla oblongata überkreuzen, variiert ebenfalls. Bei den Huftieren sind es 50%, bei den Primaten 75% und bei Hund und Katze sind es fast alle Fasern.

Das pyramidale Rückkopplungssystem vollzieht sich über den Pons, das Cerebellum und den Thalamus. Die corticopontinen Fasern enden in den Nuclei des ventralen Pons. Die Axone der Zweitneuronen überkreuzen sich und bilden die Fibrae pontis transversae, die dann über den Pedunculus cerebellaris medius ins Cerebellum ziehen. Es bilden sich weitere Synapsen im Cortex und in den Nuclei des Cerebellum, bevor die Rückkopplungsfasern, die in den Nuclei ventrales des Thalamus noch einmal umgeschaltet werden, wieder zur Großhirnrinde gelangen.

Extrapyramidales System

Das extrapyramidale System ist kompliziert und umfaßt verschiedene multisynaptische Leitungsbahnen, deren Umschaltstationen in einer Reihe von Nuclei liegen, die über das Gehirn vom Telencephalon bis zur Medulla oblongata verteilt sind. Einige dieser Nuclei sind große, grob sichtbare Strukturen. Andere sind klein und diffus und bilden ein absteigendes retikuläres System in der Formatio reticularis des Hirnstammes.

Dieses extrapyramidale System entspringt ebenfalls in verschiedenen Teilen der Großhirnrinde, einschließlich des primären motorischen Gebietes. Zu den Umschaltstationen in den Basalkernen gehören der Nucleus caudatus, kleine subthalamische Nuclei, die Substantia nigra und der Nucleus ruber des Mesencephalon, die Formatio reticularis und die Olive in der Medulla oblongata (Abb. 8-61). Nur die Formatio reticularis und der Nucleus ruber enthalten Neuronen, die direkt über Interneuronen auf die unteren motorischen Neuronen des Hirnstamms und Rückenmarks projizieren. Die anderen Nuclei und ebenfalls einige Neuronen im Nucleus ruber projizieren nur auf Zellen des nächsten Kernes in der Schaltserie.

Die Fasern des Nucleus ruber überkreuzen sich, bevor sie durch den ventrolateralen Teil der Medulla oblongata absteigen. Sie bilden den Tractus rubrospinalis, der im Funiculus lateralis des Rückenmarks an den Tractus corticospinalis lateralis angrenzt (Abb. 8-27/4). Dieser Strang erreicht den kaudalsten Teil des Rückenmarks und projiziert unterwegs über kurze Interneuronen auf Zellen der Ventralsäule, die die unteren motorischen Neuronen bilden. Dieser Strang ist bei den Fleischfressern wichtig. Bei den Huftieren ist er die am besten entwickelte von allen motorischen Leitungsbahnen (Abb. 8-62). Dieser Strang kontrolliert die Haltung und das locomotorische Verhalten. Der Tractus reticulospinalis ist weniger deutlich, da seine Fasern als kleine Bündel im Funiculus lateralis verstreut sind.

Die Aktivitäten der verschiedenen Nuclei und Verbindungsstränge des extrapyramidalen Systems sind so eng koordiniert und fein ausgewogen, daß eine Verletzung irgendeines Teils zu Schwierigkeiten bei der Aufrechthaltung oder bei der Ausübung gezielter Bewegungen führen kann. Die verschiedenen Teile des Systems haben unterschiedliche Funktionen; manche wirken anregend, andere hemmend und noch andere wirken erst anregend, nachdem sie andere hemmende Einflüsse beseitigt haben.

Die zahlreichen Rückkopplungsvorgänge des extrapyramidalen Systems sorgen für das notwendige Gleichgewicht zwischen den anregenden und hemmenden Einflüssen. Alle diese Abläufe stehen unter der Kontrolle des Cerebellum, zu dem alle Nuclei dieses Systems mit Hilfe des Olivenkernkomplexes projizieren (Abb. 8-61). Dieser Komplex projiziert über den Pedunculus cerebellaris caudalis zur kontralateralen Kleinhirnrinde, bevor die Impulse vom Cerebellum zu den verschiedenen Kernen zurückkehren. Das wichtigste Verbindungsglied auf dem Rückweg verläuft vom Cerebellum zu den Nuclei des Thalamus und von dort zur motorischen Großhirnrinde und zu den Basalkernen. Andere Leitungsbahnen nehmen einen kürzeren Verlauf, um auf den Nucleus ruber und die Formatio reticularis zu projizieren.

Kleinhirnfunktion

Obwohl das Cerebellum selbst keine Bewegungen initiiert, sorgt es dafür, daß die beabsichtigten Bewegungsabläufe ausgeführt werden, indem es sowohl das pyramidale als auch das extrapyramidale System kontrolliert. Hierzu erhält es kontinuierlich Informationen, die von der pyramidalen und extrapyramidalen Leitungsbahn zum Lobus caudalis, vom Gleichgewichtsapparat über die Vestibularkerne zum Lobus flocculonodularis und von Propriozeptoren zum Lobus rostralis verlaufen.

Die verschiedenen Informationen von der Kleinhirnrinde werden in den Nuclei cerebellares umgeschaltet, ehe sie durch die verschiedenen Pedunculi zu dem kontralateralen Nucleus ruber und den Thalamuskernen, zu der Formatio reticularis und zu den Vestibularkernen (für die Koordination von Gleichgewichtsreflexen) gelangen.

Viszerales Nervensystem

Das viszerale oder autonome Nervensystem ist für die viszeralen Funktionen zuständig. Es besteht aus vielen Teilen mit verschiedenen Zuständigkeitsbereichen, die insgesamt für die Erhaltung eines inneren Gleichgewichts innerhalb bestimmter Grenzen verantwortlich sind. Die vorrangige Berücksichtigung der peripheren (sympathischen und parasympathischen) motorischen Leitungsbahnen führt im allgemeinen zur Vernachlässigung der zentralen Kontrollstrukturen und der afferenten Leitungsbahnen, die die notwendigen Informationen für entsprechende Antworten vermitteln.

Hypothalamus

Der Hypothalamus ist ein wichtiges Integrationszentrum. Sein rostraler Teil liegt verborgen; sein kaudaler Teil, der aus dem Tuber cinereum und dem Corpus mamillare besteht, liegt an der Gehirnoberfläche (Abb. 8-15/9, 11 und 8-29). Der Hypothalamus enthält viele Abschnitte mit spezialisierten Funktionen und Zuständigkeiten. So ist er zuständig für die Kontrolle des Hungergefühls, für den Wasserhaushalt, die Körpertemperatur, das kardiovaskuläre Geschehen, das Sexualverhalten und die Emotionen. Da fast jede Körperfunktion viszeral beeinflußt ist, erhält der Hypothalamus Informationen von fast allen Gebieten des Nervensystems, einschließlich von den Gebieten mit somatischer sensibler Funktion. Informationen über somatische Aktivitäten werden zu den Basalkernen, die mit den extrapyramidalen motorischen Leitungsbahnen verbunden sind, und zu den Thalamuskernen, zu denen die somatischen afferenten Leitungsbahnen führen, projiziert. Informationen über viszerale Funktionen kommen von den Mittelhirnkernen und von der Formatio reticularis. Weitere wichtige Informationen kommen vom Telencephalon, besonders vom Hippocampus über den Fornix. Letzterer sorgt dafür, daß olfaktorische und emotionale Inputs auf andere Informationen bezogen und mit ihnen koordiniert werden.

Der Hypothalamus regelt die Körperaktivitäten sowohl durch nervöse als auch durch humorale Mechanismen, manchmal in einer Kombination von beiden. Die nervösen Leitungsbahnen erstrecken sich zum Hirnstamm und Rückenmark, entweder direkt oder über multisynaptische Leitungsbahnen in der Formatio reticularis. Letztlich erfolgt die Integration in der Formatio reticularis.

Andere Projektionsfasern sind über die rostralen Thalamuskerne mit dem Endhirn rückgekoppelt.

Die humoralen Leitungsbahnen funktionieren über neurosekretorische Zellen, die ihre Wirkstoffe entweder direkt ins Blut geben und damit für eine diffuse Ausbreitung im Körper sorgen, oder die über das venöse Pfortadersystem zur Hypophyse befördert werden (Abb. 6-2).

Hypophyse

Die Hypophyse (Glandula pituitaria; Hirnanhang), die mit dem Infundibulum am Hypothalamus befestigt ist, besteht aus zwei Teilen. Der eine, die Neurohypophyse (Lobus posterior), ist eine Ausstülpung des Diencephalon; der andere, die Adenohypophyse stammt aus dem Ektoderm der Rachenhöhle und umfaßt den Lobus anterior und intermedius. Tierartliche Unterschiede in der topographischen Beziehung der Lobi zueinander sind hier nicht von Bedeutung (Abb. 6-1).

Die drei Lobi produzieren oder speichern verschiedene Hormone. Die Hormone des Lobus posterior werden durch neurosekretorische Zellen in den Nuclei supraoptici und paraventriculares des Hypothalamus produziert und an den Axonen entlang in das neurohypophysäre Kapillargebiet geleitet (Abb. 6-2).

Viszerale afferente Leitungsbahnen

Es gibt sowohl allgemeine als auch spezielle Leitungsbahnen. Die letzteren sind für den Geschmack und Geruch zuständig. Die Rezeptoren für die allgemeinen viszeralen afferenten Leitungsbahnen befinden sich in den Eingeweiden und Blutgefäßen. Die meisten sind mechanische Rezeptoren, die auf Druck, Biegung und unterschiedliche „Strömung" reagieren. Eine geringere Anzahl sind Chemorezeptoren, die auf Stimuli wie z. B. auf den Kohlendioxydgehalt im Blut reagieren. Die Fasern, die die Impulse dieser Rezeptoren übertragen, benutzen den entsprechend günstig gelegenen Nervenstrang, und zwar sowohl solche mit somatischen als auch solche mit viszeralen afferenten Komponenten. Die Primärneuronen liegen in den dorsalen Wurzelganglien aller Spinalnerven (und in äquivalenten Ganglien gewisser Gehirnnerven). Die Axonen projizieren auf Interneuronen und Projektionsneuronen in der viszeralen afferenten Zellsäule des Rückenmarks und Hirnstammes (Abb. 8-21/2 und 8-32/9, 17). Kurze Neuronenketten bewirken einfache viszerale Reflexe. Ihre letzten beiden Umschaltstellen liegen in der viszeralen efferenten Zellsäule und in den peripheren autonomen Ganglien. Die Projektionsneuronen bilden aufsteigende Leitungsbahnen, die den somatischen Systemen, dem Schleifenbahnsystem und dem extralemniskalen System folgen. Sie enden wie diese in den ventrokaudalen Thalamuskernen. Eine Endprojektion auf den Cortex mag zum bewußten Wahrnehmen führen, obwohl die meisten viszeralen Aktivitäten nicht wahrgenommen werden (Völlegefühl von den Verdauungsorganen und der Blase werden am ehesten wahrgenommen). Starke Kontraktion und Überdehnung der viszeralen Organe können als Schmerz bewußt werden. Schmerz viszeralen Ursprungs gelangt wahrscheinlich an die Körperoberfläche infolge eines Zusammentreffens der kutanen somatischen und der viszeralen afferenten Leitungsbahnen in einem Neuron, das irgendwo in dem Leitungssystem liegt.

Die spezielle viszerale afferente Leitungsbahn, die für den Geschmack zuständig ist, nimmt einen ähnlichen Verlauf wie die allgemeine viszerale sensible Leitungsbahn. Sie beginnt an den Geschmacksknospen und verläuft durch den N. facialis, glossopharyngeus und vagus und endet im Nucleus tractus solitarii.

Die komplizierten olfaktorischen Leitungsbahnen werden an anderer Stelle beschrieben (Abb. 8-52).

Viszerale efferente Leitungsbahnen

Anders als bei den afferenten bestehen die efferenten Komponenten aus zwei Arten von Fasern, den sympathischen und den parasympathischen Leitungsbahnen. Sie unterscheiden sich in ihrer Morphologie, Pharmakologie und Physiologie. Der letzte Abschnitt dieser Leitungsbahn enthält im Gegensatz zum somatischen System zwei hintereinander geschaltete motorische Neuronen. Das erste liegt im Zentralnervensystem und das zweite in einem peripheren Ganglion (Abb. 8-64). Sie werden als präganglionäres und postganglionäres Neuron bezeichnet. Sie sind äquivalent mit den unteren motorischen Neuronen des somatischen Systems.

Die präganglionären Neuronen des sympathischen Anteils bilden die laterale (viszerale efferente) Zellsäule im Cornu laterale des Rückenmarks zwischen dem ersten Brust- und den mittleren Lendensegmenten (mit einigen tierartlichen Abweichungen) (Abb. 8-85). Die postganglionären Neuronen befinden sich in den paravertebralen Ganglien des sympathischen Grenzstranges oder in den prävertebralen Ganglien an der Aorta. Beide Gruppen liegen relativ nahe am Rückenmark.

Die parasympathischen präganglionären Neuronen sind auf Nuclei beschränkt, an denen die parasympathischen Fasern des N. oculomotorius, facialis, glossopharyngeus und vagus im Hirnstamm entspringen. Außerdem entspringen parasympathische Fasern an der lateralen Zellsäule in den Sakralsegmenten des Rückenmarks (Abb. 8-84). Die postganglionären Neuronen liegen in kleinen Ganglien, die dicht an oder in den Erfolgsorganen selbst anzutreffen sind, wie z. B. in der Magen- oder Darmwand.

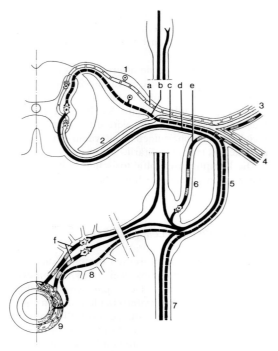

Abb. 8-64 Vergleich der Anordnung des viszeralen (schwarz) und des somatischen (hell) Nervensystems in Höhe des thorakolumbalen Bereichs des Rückenmarks. Afferente Fasern werden als unterbrochene Linien angegeben, efferente Fasern als durchgehende Linien. Die postganglionären sympathischen Fasern sind abwechselnd als schwarze und getüpfelte Linien eingezeichnet.

1, dorsales Wurzelganglion; 2, Ventralwurzel; 3, Ramus dorsalis des Spinalnerven; 4, Ramus ventralis des Spinalnerven; 5, Ramus communicans albus (präganglionär); 6, Ramus communicans griseus (postganglionär); 7, sympathischer Stamm mit Ganglien; 8, prävertebrales Ganglion; 9, Darm.

a, somatische afferente Fasern; b, viszerale afferente Fasern; c, somatische efferente Fasern; d, viszerale efferente Fasern; e, postganglionäre sympathische Fasern (zu den peripheren Strukturen); f, postganglionäre sympathische Fasern (zu den Bauchorganen).

Die Transmitter-Substanz der letzten sympathischen Umschaltstelle ist Noradrenalin, die der parasympathischen Acetylcholin. Beide Stellen reagieren autonom und unterschiedlich auf stimulierende und sedierende Medikamente. Sympathicus und Parasympathicus haben weitgehend das gleiche Versorgungsgebiet und das gleiche Verzweigungsprinzip und werden oft als Antagonisten angesehen. Der eine hemmt, während der andere aktiviert. Diese vereinfachte Regel ist überholt, da das Zusammenwirken beider Systeme als wesentliches Merkmal, das heißt im Sinne von Synergisten, gesehen wird. Die periphere Aufzweigung der sympathischen Nerven ist extensiver (sie werden später beschrieben), und das Noradrenalin als Transmitter läßt auf eine allgemeine Wirkungsbreite der sympathischen Aktivitäten schließen, während die parasympathischen Nerven mehr lokalisiert sind und nur einige spezielle Funktionen beeinflussen.

Die zentrale Kontrolle wird durch Neuronen im Hypothalamus ausgeübt. Die für den sympathischen Teil zuständigen Neuronen liegen im allgemeinen kaudal von denen des parasympathischen Abschnitts. Die Leitungsbahnen beider Abschnitte verlaufen verschieden, manche direkt, andere über multisynaptische Ketten in der Formatio reticularis. Einige verbinden sich mit Zentren im verlängerten Mark, z. B. mit dem Atemzentrum, das spezifische viszerale Aktivitäten kontrolliert.

Limbisches System

Das limbische System ist eine komplexe Anordnung aus limbischem Cortex und vielen subkortikalen Kernen. Der kortikale Teil bildet einen Ring an der medialen Oberfläche der Gehirnhemisphäre, zu dem u. a. der Gyrus cinguli und supracallosus, der Lobus piriformis und der Hippocampus gehören. Der subkortikale Teil besteht aus dem Hypothalamus, den Nuclei septi, den Nuclei rostrales thalami, den Nuclei intralaminares thalami, dem Nucleus caudatus, dem Putamen, der Amygdala, den Nuclei habenulares und dem dorsalen Teil des Tegmentum mesencephali. Zwischen diesen Strukturen und anderen Gehirnregionen besteht ein reger Austausch. Das limbische System wird meist als vorwiegend viszeraler Gehirnteil angesehen, weil seine Hauptfunktionen durch viszerale motorische Aktivität ausgedrückt werden.

Über den Lobus piriformis können olfaktorische Impulse viele Strukturen des limbischen Systems beeinflussen. Von allen sensorischen Inputs übt der Geruch den größten Einfluß auf viszerale motorische Aktivitäten aus. Diese sind mit emotionalem Verhalten gekoppelt, z. B. Essen, Wut, sexuelle Aktivität, Furcht und Trinken.

Fast alle subkortikalen Kerne des limbischen Systems liegen in den efferenten Leitungsbahnen der kortikalen Gebiete. Ein Hauptteil der Einflüsse des Cortex limbicus wird durch die efferenten Kernsysteme der Amygdala vermittelt. Elektrische Stimulation der Amygdala ruft eine weite Palette von viszeralen und somatischen und einige Verhaltensreaktionen hervor. Die Verhaltensmuster, die von den Amygdala beeinflußt werden, dienen hauptsächlich der Lebens- und Arterhaltung.

Von allen Funktionen des limbischen Systems spielt wahrscheinlich der Hippocampus die Schlüsselrolle in der Kontrolle emotionalen Verhaltens. Man glaubt, daß er kurzzeitig aufgenommene Erinnerungen verarbeitet. Die Gesamtaktivität des limbischen Systems übernimmt durch Veränderung der autonomen, endokrinen und somatischen Funktionen die Kontrolle über emotionale Verhaltensweisen und spielt eine wichtige Rolle bei der Langzeitgedächtnisbildung im Gehirn. Es besteht eine enge Verbindung zwischen dem limbischen System und der Formatio reticularis des Hirnstammes.

Topographie, Umfeld und Vaskularisation von Gehirn und Rückenmark

Topographie

Das Gehirn und Rückenmark gehen ineinander über und liegen in der Schädelhöhle und im Canalis vertebralis der Wirbelsäule.

Die Schädelhöhle befindet sich direkt hinter den Nasenhöhlen. Sie ist kleiner, als man von außen vermutet, da in diesem Teil des Kopfes auch die Nasennebenhöhlen, die Hörner, die Muskelvorwölbungen und andere Fortsätze des Schädels und die Musculi temporales Platz einnehmen. Bei Neugeborenen aller Tierarten besteht die größte Übereinstimmung zwischen den äußeren Konturen und der Größe der Schädelhöhle. Bei erwachsenen Tierarten ist diese Übereinstimmung noch am ehesten bei der Katze und bei Hunden der brachycephalen Rassen zu finden. Die genaue Lage des Gehirns ist von geringer Bedeutung außer für die Betäubung bei einigen Schlachtmethoden, worauf in späteren Kapiteln eingegangen wird. Die kaudale Wand der Schädelhöhle bildet oft nicht die kaudale Wand des Schädels. Bei Rindern ist die Wand noch durch die Ausdehnung des Sinus frontalis verdickt. Die rostrale Abgrenzung dagegen ist sehr unterschiedlich. Sie endet bei Hund und Katze in Höhe des kaudalen Randes des Processus zygomaticus und bei Pferd und Rind in Höhe des rostralen Randes dieses Fortsatzes; beim Schwein und bei kleinen Wiederkäuern dehnt sich die Schädelhöhle bis zur Mitte der Augenhöhle aus.

Das Innere der Schädelhöhle ist den Konturen des Gehirns angepaßt, obwohl genügend Raum für die Meningen, die das Gehirn umgeben, für die Zwischenräume der Meningen und für die geräumigen intrakranialen Venensinus gelassen wird. Während das Dach (Calvaria) der Schädelhöhle weitgehend ungeteilt bleibt, ist der Boden in drei Fossae unterteilt (Siehe Abbildung 8-65). Die Fossa cranii rostralis wird vom Keilbein und Siebbein gebildet. Sie liegt in Höhe des Canalis opticus. Die Riechkolben schieben sich in die Fossa ethmoidalis und nehmen die Fila olfactoria auf (/1). Die Fossa cranii media erstreckt sich vom Canalis opticus bis in Höhe des Felsenbeins und wird vom Keilbein gebildet (/9). An ihr hebt sich die mediane Fossa hypophysialis ab, deren kaudale Begrenzung der Türkensattel (Sella turcica) bildet. Am Boden der Fossa cranii media sind mehrere Austrittsöffnungen für die Gehirnnerven vorhanden, z. B. die Fissura orbitalis, das Foramen rotundum und das Foramen ovale. Diese wurden alle schon bei der Beschreibung des Schädels erwähnt. Der weiteste Teil der

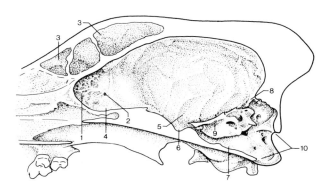

Abb. 8-65 Sagittalschnitt des Hundeschädels.

1, Lamina cribrosa; 2, Foramen ethmoidale; 3, Sinus frontalis; 4, Fossa cranii rostralis; 5, Fossa cranii media; 6, Hypophysengrube; 7, Fossa cranii caudalis; 8, Tentorium cerebelli osseum; 9, Crista petrosa; 10, Foramen occipitale magnum.

Schädelhöhle enthält den Lobus temporalis und parietalis der Gehirnhemisphären. Die Fossa cranii caudalis erstreckt sich von der Fossa hypophysialis bis zum Foramen occipitale magnum. Die Hauptstrukturen werden von den lateralen Wänden gebildet. Hierzu gehören die Pars petrosa des Os temporale, an dem der Meatus acusticus internus, das Foramen jugulare und das Foramen nervi hypoglossi auffallen. Die Fossa cranii caudalis beherbergt das Mittelhirn, den Pons und die Medulla oblongata.

Die kaudale, dorsale und laterale Wand der Schädelhöhle gehen ineinander über. Im Inneren ist das Tentorium cerebelli osseum am auffallendsten (8). Es ist ein großer Vorsprung an der Verbindungsstelle der dorsalen und kaudalen Wände. Diese bilden den mittleren Teil des Tentorium cerebelli osseum, das in der Fissura transversa cerebri liegt. Es besitzt Rinnen und Kanäle, durch die der Abfluß aus dem dorsalen intrakranialen Venensinus erfolgt.

Der Wirbelkanal ist im Atlas am breitesten, im Sacrum ist er spitz zulaufend. Er ist dort am weitesten, wo er die Intumescentia cervicalis und lumbalis des Rückenmarks enthält. Von hier gehen die Nerven aus, die die Gliedmaßenplexus bilden (Abb. 8-66). Die Topographie des Rückenmarks ist sehr wichtig, da häufig Injektionen von lokalen Betäubungsmitteln in den Wirbelkanal vorgenommen werden, um bestimmte Spinalnerven zu blockieren. Außerdem ist sie notwendig, wenn eine Verletzung des Zentralnervensystems in einer bestimmten Wirbelhöhe lokalisiert werden soll. Es können spezielle sensible und motorische Ausfallserscheinungen mit einer entsprechenden Segmenthöhe im Rückenmark assoziiert werden.

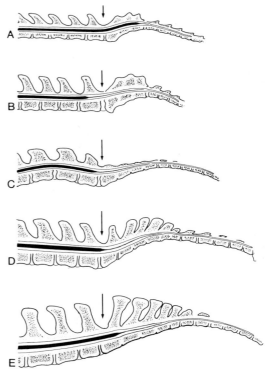

Abb. 8-67 Medianschnitt durch den Wirbelkanal und das Rückenmark der Katze (A), des Hundes (B), des Schweines (C), des Rindes (D) und des Pferdes (E). Das Spatium interarcuale lumbosacrale zeigt der Pfeil. Zu beachten ist der Unterschied in der kaudalen Ausdehnung des Rückenmarks bei den verschiedenen Tierarten. Die dünne Fortsetzung am Rückenmarksende ist das Filum terminale, das an den Schwanzwirbeln endet (auf der Zeichnung nicht angegeben).

Selbst mit seinen meningealen Hüllen ist das Rückenmark beachtlich kleiner als der Wirbelkanal (Abb. 8-66). Es ist außerdem viel kürzer. Das hängt mit dem ungleichen Wachstum des Rückenmarks und der Wirbelsäule zusammen; eine Ungleichheit, die schon vor der Geburt beginnt und danach noch andauert, wodurch es zu einer kranialen Verlagerung (Ascensus medullae spinalis) der Rückenmarkssegmente gegenüber der Wirbelsäule kommt. Diese Verlagerung ist an den mehr kaudalen Segmenten am auffälligsten und erklärt die besondere Anordnung der dazugehörigen Spinalnerven. Diese müssen länger im

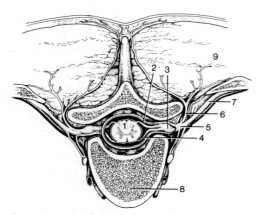

Abb. 8-66 Querschnitt durch die Wirbelsäule, um die Anordnung eines Spinalnerven zu zeigen.

1, Rückenmark; 2, Dorsalwurzel; 3, Spinalganglion; 4, Ventralwurzel; 5, Spinalnerv; 6, dorsaler Zweig des Spinalnerven; 7, ventraler Zweig des Spinalnerven; 8, Wirbelkörper; 9, Stamm-Muskeln.

Wirbelkanal verlaufen, um durch ihre ursprünglichen Foramina intervertebralia austreten zu können.

Das Rückenmarksende verjüngt sich zum Conus medullaris, der mit den beidseitig austretenden Spinalnerven die Cauda equina bildet. (Diese Bezeichnung weist auf die Ähnlichkeit mit einem Pferdeschweif hin [Abb. 12-8/9].)

Die Wirbelhöhe, in der das Rückenmark endet, variiert bei den einzelnen Tierarten und mit dem Alter. Beim Schwein endet es zwischen L5 und L6, beim Wiederkäuer bei L6, beim Hund bei L6 oder L7, beim Pferd bei S2 und bei der Katze zwischen L6 und S3 (Abb. 8-67).

Meningen und Liquorräume

Gehirn und Rückenmark sind von drei fortlaufenden Häuten oder Meningen umgeben, die gewisse topographische Unterschiede aufweisen.

Die harte, äußere Hirn- und Rückenmarkshaut, die Dura mater ist mit dem inneren Periosteum der Schädelknochen verbunden. Sie spaltet sich von diesem am Rand des Foramen occipitale magnum ab, um ein freies Rohr zu bilden, das von der Wand des Wirbelkanals durch den weiten Epiduralraum getrennt ist. Der Epiduralraum ist mit Fett, das bei lebenden Tieren weicher ist als bei toten, und mit dem inneren vertebralen Venenplexus gefüllt. Das Fett und die Gefäße betten das Rückenmark ein, so daß es sich den Bewegungen des Halses und Rückens anpassen kann (Abb. 8-66). Das Duralrohr ist an seinem kaudalen Ende befestigt. Dort vereinigen sich die Meningen zu einem Faserstrang (Filum terminale), der sich dorsal an den Wirbelkörpern der Schwanzwirbel befestigt. Im Schädelbereich läßt die Verschmelzung von Dura mater und Endosteum den Epiduralraum verschwinden. Die venösen Sinussysteme liegen in den verschmolzenen Schichten. Neben der Auskleidung der Schädelhöhle bildet die Dura mater besondere Falten, die sich in das Gehirn einstülpen und erschütternde Bewegungen auf das Gehirn mildern. Sie bilden ein beachtliches Hindernis bei der Entnahme des intakten Gehirns zur Autopsie. Eine sagittale Falte, die Falx cerebri erstreckt sich von der dorsalen und rostralen Schädelwand tief zwischen die beiden Großhirnhemisphären. Sie verbindet sich kaudal mit einer zweiten, der transversalen Falte, dem Tentorium cerebelli membranaceum, das das Cerebellum vom Cerebrum trennt (Abb. 8-68/7). Das Tentorium ist in seinem medianen Teil verknöchert. Eine dritte Spezialbildung der Dura mater ist das Dach über der Fossa hypophysialis, das auch als Diaphragma bezeichnet wird. Es läßt nur den Stiel des Infundibulum durchtreten und grenzt die Hypophyse darunter ab.

Ein kapillarer Spalt trennt die Dura mater von der Arachnoidea (/4), die erste der zwei feineren inneren Häute. Dieser subdurale Spalt enthält normalerweise nur eine geringe Menge klarer, lymphähnlicher Flüssigkeit. Er kann jedoch bei Blutverlust nach einer Verletzung vergrößert sein. Der spinale Teil des subduralen Spaltes wird beidseitig von einer Reihe dreieckiger Ligamenta denticulata durchzogen, die jeweils zwischen den Ursprüngen von zwei Spinalnerven zu finden sind. Diese befestigen die inneren Meningen am Duralrohr und umgeben somit das Rückenmark direkt (Abb. 8-69/6). Der äußere Teil der Arachnoidea bildet eine fortlaufende Mem-

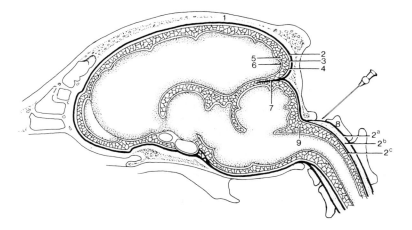

Abb. 8-68 Schematische Darstellung der Meningen des Gehirns. Die Kanüle zeigt auf den atlanto-okzipitalen Spalt und die Cisterna cerebellomedullaris.

1, Calvaria; 2, Dura mater (als Periosteum mit dem Knochen verbunden); 2a, Periosteum des Wirbelkanals; 2b, Epiduralraum (mit Fett); 2c, Dura mater des Rückenmarks; 3, Subduralspalt; 4, Arachnoidea; 5, subarachnoidealer Spalt; 6, Pia mater; 7, Tentorium cerebelli membranaceum; 8, Atlas; 9, Cisterna cerebellomedullaris.

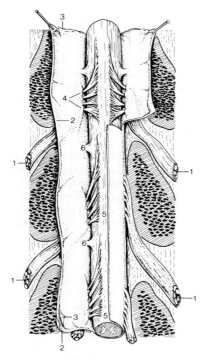

Abb. 8-69 Dorsalansicht des geöffneten Wirbelkanals. Die Dura mater wurde aufgeschnitten und ist teilweise geöffnet zu sehen.

1, Spinalnerven; 2, Dura mater; 3, äußere Schicht der Arachnoidea; 4, dorsale Wurzelfasern eines Spinalnerven; 5, Rückenmark (von der Pia mater bedeckt); 6, Ligamentum denticulatum.

bran, die sich an die durale Hülle anschmiegt. Ihre innere Oberfläche ist mit der Pia mater durch zahlreiche Trabeculae und Filamente verbunden, die mit einem Spinnennetz verglichen werden können, weshalb die Arachnoidea auch als Spinngewebehaut bezeichnet wird. Die Pia mater liegt dem Gehirn und Rückenmark direkt an und folgt jeder Veränderung in den Konturen. Das heißt, sie setzt sich in alle Sulci und Fissurae fort. Der subarachnoidale Spalt enthält den klaren, wässerigen Liquor cerebrospinalis. Er ist breiter als der subdurale Spalt und weniger einheitlich, besonders im Gehirnbereich besitzt er starke Erweiterungen (Abb. 8-68). Von diesen ist die Cisterna cerebellomedullaris die weiteste. Sie liegt in dem Winkel zwischen dem Cerebellum und dem dorsalen Teil der Medulla oblongata. Ihre dorsale Erweiterung ist besonders groß und wird beim lebenden Tier erreicht, indem man eine Nadel zwischen dem Atlas und dem Schädel einführt (Abb. 8-68). Die Punktierung dieser Cisterna ist sowohl in der klinischen als auch in der experimentellen Arbeit notwendig, um Liquor cerebrospinalis zu gewinnen. Der spinale subarachnoideale Spalt ist einheitlich, erweitert sich jedoch um den Conus medullaris. Das ist sehr günstig, da man durch das Spatium interarcuale lumbosacrale am einfachsten in den Wirbelkanal gelangt (Abb. 8-70).

Die Pia mater liegt fest an der äußeren Oberfläche des Gehirns und Rückenmarks. Aus der Pia mater dringen viele Arterienzweige in die Gehirn- und Rückenmarkssubstanz ein. Die Gefäße sind anfangs in Piascheiden eingehüllt, aber diese verschmelzen bald mit den Wänden der Blutgefäße. Eine Verdickung der Pia mater füllt die Fissura mediana ventralis des Rückenmarks aus und erscheint dort als glitzernder Silberstreifen. Alle drei Meningen bilden kurze Scheiden, die wie Manschetten die Ursprungswurzeln der Gehirn- und Spinalnerven umhüllen.

Der Liquor cerebrospinalis im subarachnoidealen Spalt bildet ein Flüssigkeitskissen, das aufschwillt und das weiche Gehirn und Rückenmark schützt. Der Liquor ist weitgehend ein Produkt der Ependymauskleidung des Ventrikelsystems im Gehirn. Er entsteht an den Plexus cho-

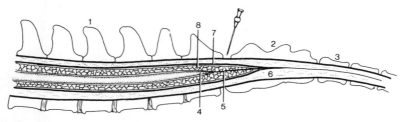

Abb. 8-70 Schematischer Medianschnitt des Wirbelkanals und seines Inhalts. Die Kanüle zeigt auf das Spatium interarcuale lumbosacrale.

1, Vertebra lumbalis; 2, Sacrum; 3, Vertebra caudalis; 4, Conus medullaris; 5, Filum terminale; 6, Epiduralraum; 7, Dura mater; 8, subarachnoidealer Spalt mit Liquor cerebrospinalis.

Das Nervensystem 339

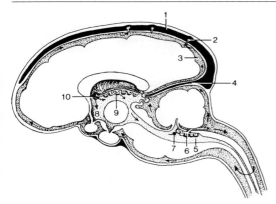

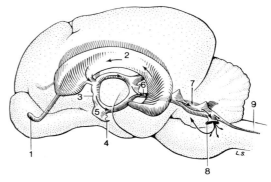

Abb. 8-71 Produktion und Zirkulation des Liquor cerebrospinalis (Sagittalschnitt). Die Blutgefäße sind schwarz, die subarachnoidealen Räume sind stark punktiert, die Ventrikel sind schwach punktiert und das Nervengewebe ist weiß. Die Fließrichtung des Liquor cerebrospinalis ist durch Pfeile gekennzeichnet. Der Liquor cerebrospinalis wird am Plexus choroideus (6, 9) des lateralen, des 3. und 4. Ventrikels abgesondert. Er fließt in den subarachnoidealen Spalt über Öffnungen des 4. Ventrikels (7). Zur vollständigen Zirkulation wird der Liquor cerebrospinalis zu den Granulationes arachnoideales transportiert (2).

1, Sinus sagittalis dorsalis; 2, Granulationes arachnoideales; 3, subarachnoidealer Spalt; 4, Tentorium cerebelli membranaceum; 5, 4. Ventrikel; 6, Plexus choroideus des 4. Ventrikels; 7, Öffnung des 4. Ventrikels; 8, 3. Ventrikel; 9, Plexus choroideus des 3. Ventrikels; 10, Foramen interventriculare, es verbindet den Seitenventrikel und den 3. Ventrikel.

Abb. 8-72 Lateralansicht der Ventrikelanordnung im Hundegehirn.

1, Höhle des Bulbus olfactorius; 2, Seitenventrikel; 3, 3. Ventrikel; 4, Recessus infundibularis; 5, Recessus opticus; 6, Aquaeductus mesencephali; 7, 4. Ventrikel; 8, Recessus lateralis; 9, Zentralkanal. (Nach de Lahunta, 1983.)

roidei, den Kapillarknäuelen, die sich in die Ventrikel einstülpen (Abb. 8-71/6, 9). Die Gefäße der Pia mater steuern ebenfalls zu der Flüssigkeitsbildung bei.

Die Ventrikel sind lokale Modifikationen des Neuralrohrlumens. Sie sind kompliziert gebaut. Da sie in Abbildung 8-72 dargestellt sind und die Details wenig Bedeutung für die Tiermedizin haben, sollen sie nicht weiter beschrieben werden. Es ist wichtiger, ihre Beziehung zu den Plexus choroidei zu verstehen. Die Plexus des lateralen und dritten Ventrikels, die über das Foramen interventriculare verbunden sind, entwickeln sich in einer Duplikatur der Pia mater. Diese liegt zwischen den sich ausdehnenden Endhirnbläschen und am Dach des Diencephalon (Abb. 8-73). Die Plexus des 4. Ventrikels entwickeln sich selbständig in der Pia mater über dem Velum medullare caudale. Im Laufe ihrer Entwicklung schieben sich diese Plexus in das Lumen des 4. Ventrikels vor. Einige Teile gelangen später in den subarachnoidealen Spalt, indem sie sich

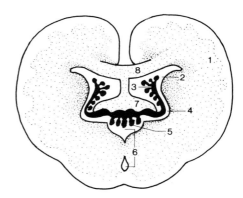

Abb. 8-73 Schematischer Schnitt durch das Gehirn. Es werden die Beziehung des dritten und lateralen Ventrikels zu ihren Plexus choroidei dargestellt.

1, Großhirnhemisphäre; 2, lateraler Ventrikel; 3, Plexus choroideus des lateralen Ventrikels; 4, Foramen interventriculare; 5, Plexus choroideus des 3. Ventrikels; 6, 3. Ventrikel; 7, Fornix; 8, Corpus callosum.

durch die paarigen lateralen Öffnungen des Dachs des 4. Ventrikels hindurchschieben (Abb. 8-74/7).

Der klare, farblose Liquor cerebrospinalis entsteht aus dem Blutplasma, das durch die Blut-Liquor-Schranke gefiltert wird. Diese Schranke wird von den Endothelzellen der Blutgefäße gebildet. Der Liquor besitzt eine höhere Konzentration an Kalium- und Calciumionen und eine geringere Konzentration an Natrium-, Magne-

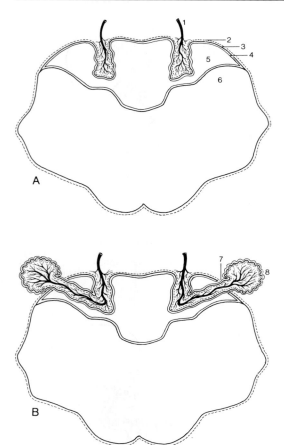

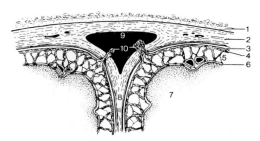

Abb. 8-75 Querschnitt des Sinus sagittalis dorsalis und der angrenzenden Meningen. Liquor cerebrospinalis wird über Granulationes arachnoideales vom subarachnoidealen Spalt zum Sinus gebracht.

1, Dach der Schädelhöhle; 2, verschmolzene Dura mater und Periosteum; 3, Subduralspalt; 4, Arachnoidea; 5, subarachnoidealer Spalt; 6, Pia mater; 7, Großhirnhemisphäre; 8, Falx cerebri; 9, Sinus sagittalis dorsalis; 10, Granulationes arachnoideales.

Abb. 8-74 Lage des Plexus choroideus im Dach des 4. Ventrikels (A) und seine spätere Ausweitung in den subarachnoidealen Spalt (B).

1, Blutgefäßversorgung; 2, Pia mater; 3, Velum medullare caudale; 4, Ependym; 5, 4. Ventrikel; 6, Myelencephalon; 7, Öffnung des 4. Ventrikels; 8, Plexus choroideus, der sich in den subarachnoidealen Spalt erstreckt.

sium- und Chlorionen als das Blutplasma. Sie enthält wenig Glukose und vor allem wenig Protein, da die Schranke für größere Moleküle undurchlässig ist; das betrifft natürlich auch viele Antibiotika und andere Medikamente.

Zusätzlich zu seiner rein mechanischen Funktion schützt der Liquor cerebrospinalis das Gehirn als chemischer Puffer, der für ein stabiles Milieu sorgt. Er transportiert Nährstoffe, beseitigt Stoffwechselprodukte und dient als Medium für die Verteilung von neuroendokrinen und Neurotransmittersubstanzen.

Der Liquor cerebrospinalis wird kontinuierlich produziert; beim Hund sind es etwa 30 ml pro Stunde. Er zirkuliert zuerst durch das Ventrikelsystem, indem er durch den Filtrationsdruck und die Bewegung der Zilien der Ependymauskleidung bewegt wird. Dann verläßt er das Gehirninnere durch die lateralen Öffnungen des 4. Ventrikels (Abb. 8-71/7; bei einigen Tierarten gibt es eine dritte mediane Öffnung, die nicht in Beziehung zum Plexus steht). Der Liquor reinigt Gehirn und Rückenmark, bevor er zur Blutbahn zurückkehrt. Das geschieht hauptsächlich durch die Granulationes arachnoideales, die eine Fortsetzung des arachnoidealen und subarachnoidealen Spaltes sind. Sie durchdringen die Dura mater und liegen im Sinus sagittalis dorsalis des Gehirns (Abb. 8-75/10). Diese Bildungen werden mit zunehmendem Alter immer auffälliger. Ein kleiner Teil des Liquors umfließt die „Meningenmanschetten" am Ursprung der Gehirn- und Spinalnerven und wird schließlich von perineuralen Lymphgefäßen absorbiert. Man glaubt, daß es hier zur retrograden Verbreitung von Infektionen (z. B. zu den Meningen und zum Nervengewebe) kommen kann.

Arterielle Blutversorgung

Die Blutversorgung des Gehirns erfolgt hauptsächlich durch den Circulus arteriosus cerebri (früher auch bekannt als C. a. Willisi). Er liegt ventral am Hypothalamus und bildet in einiger Entfernung vom Stiel des Infundibulum einen Kreis. Beim Säuger sind diese kreisförmige Anordnung und die Aufzweigung in seine Hauptäste bemerkenswert konstant, obwohl der Zufluß zu diesem Circulus arteriosus und die Richtung, in der das Blut fließt, variieren. Aus diesem Grund soll der Circulus arteriosus des Hundes als Beispiel dienen. Er ist relativ einfach und repräsentiert das am häufigsten vorkommende Aufzweigungsmuster.

Der Circulus arteriosus cerebri des Hundes wird aus drei Quellen versorgt: Lateral von der paarigen A. carotis interna und kaudal von der A. basilaris ventralis (Abb. 8-76). Die A. carotis interna (/5) ist der Endzweig der A. carotis communis, aus der sie in Höhe des Pharynx entspringt. Sie verläuft dann auf einem komplizierten Weg zur Schädelbasis, bevor sie durch das Foramen caroticum in die Schädelhöhle eintritt. Die Arterie durchdringt die äußeren Meningen und teilt sich in divergierende Zweige. Der rostrale Zweig vereinigt sich mit dem der anderen Seite und vervollständigt so die rostrale Hälfte des Circulus, von dem die großen rostralen und mittleren Hirnarterien aufsteigen. Der kaudale Zweig anastomosiert mit einem Zweig der A. basilaris ventralis und vervollkommnet den Circulus (/11). Die A. cerebri caudalis und die A. cerebellaris rostralis verlassen die kaudale Hälfte des Circulus. Die fünfte, die A. cerebellaris caudalis verläßt die A. basilaris direkt. Das Blut in der A. basilaris ist unterschiedlichen Ursprungs. Die Arterie scheint eine direkte Fortsetzung der kleinen A. spinalis ventralis zu sein, aber sie wird durch eine Anastomose mit der A. vertebralis (/13) verstärkt, die durch den Atlas in den Wirbelkanal gelangt. Die A. vertebralis selbst erhält anastomotische Zweige von der A. occipitalis (ein anderer Zweig der A. carotis), bevor sie in den Wirbelkanal eintritt. Es scheint, daß die A. occipitalis ebenfalls zur Blutversorgung des Gehirns beiträgt. Die A. vertebralis ist nicht der einzige, wohl aber der Hauptzufluß für die Lobi occipitales der Großhirnhemisphären und anderer kaudaler Teile des Gehirns.

Bei anderen Tierarten als dem Hund ist die Anordnung komplizierter. Dort verbindet sich die A. carotis interna mit anderen Arterien des Kopfes, besonders mit den Arteriae maxillares, bevor sie in den Circulus eintritt. Die Anastomose ist anfänglich klein, vergrößert sich jedoch bei vielen Tierarten später und sendet viele verschlungene Zweige aus, die dann zusammen den ursprünglich einheitlichen Kanal ersetzen. Diese Anordnung, die etwas verworren erscheint, ist als Rete mirabile bekannt und hat eine ziemlich rätselhafte Bedeutung, obwohl es dazu verschiedene, jedoch wenig überzeugende Theorien gibt. Bei manchen Tierarten verschwindet das Lumen des Teils der A. carotis interna, das proximal vom Rete mirabile liegt, erst spät nach der Geburt. Wenn das geschieht, liefern Arterien aus dem Rete mirabile Blut, das nicht von der A. carotis stammt (Abb. 7-34). Eine solche Anordnung findet man bei Schaf und Rind. Diese beiden Tierarten weisen auch noch andere abweichende Züge in der arteriellen Versorgung des Gehirns auf.

Das Gehirn, besonders seine graue Substanz hat einen regen Stoffwechsel, und die arterielle Versorgung ist dementsprechend intensiv, nämlich 15 bis 20% vom Herzoutput. Trotzdem sind die Gefäße, die tatsächlich ins Gehirn eindringen, ziemlich klein, wahrscheinlich deshalb, um

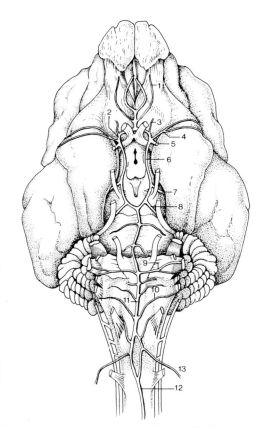

Abb. 8-76 Arterien der ventralen Oberfläche des Hundegehirns.

1, A. ethmoidalis interna; 2, A. cerebri rostralis; 3, A. ophthalmica interna; 4, A. cerebri media; 5, A. carotis interna; 6, A. communicans caudalis; 7, A. cerebri caudalis; 8, A. cerebellaris rostralis; 9, A. labyrinthi; 10, A. cerebellaris caudalis; 11, A. basilaris ventralis; 12, A. spinalis ventralis; 13, A. vertebralis.

große pulsierende Arterien von dem empfindlichen Gehirngewebe fernzuhalten. Außerdem sind im Gegensatz zu den weiten Anastomosen zwischen den Ernährungsgefäßen die interzerebralen Anastomosen eng und verbinden meist funktionelle Endarterien. Deshalb und ebenfalls wegen der geringen Regenerationsfähigkeit des Gehirngewebes entstehen schwerwiegende Folgen bei Verschluß oder Ruptur eines der kleinen Gefäße, da die gesamte Versorgung eines wichtigen Nucleus oder Stranges unterbrochen werden kann. Bekannte Beispiele dafür sind die kleinen Arterien im menschlichen Corpus striatum, wo eine Blutung einen Schlaganfall verursachen kann.

Die Durchlässigkeit der Blutkapillaren des Nervengewebes wird durch die „Blut-Hirn-Schranke", die vor allem von den Endothelzellen dieser Kapillaren gebildet wird, reduziert.

Das Rückenmark wird von drei an ihm entlanglaufenden Arterien versorgt. Die größte, die A. spinalis ventralis folgt der Oberfläche der Fissura mediana ventralis des Rückenmarks. Paarige dorsolaterale Spinalarterien verlaufen nahe an der Furche, an der die dorsalen Wurzeln der Spinalnerven eintreten. Alle drei werden von den Zweigen regionaler Arterien verstärkt; im Hals durch Zweige der A. vertebralis, im Rumpf durch interkostale, lumbale und sakrale Zweige. Diese treten durch die Foramina intervertebralia ein, oft in Form von engen Gefäßen, die die Wurzeln der Spinalnerven begleiten. Sie bilden Plexus an der Oberfläche des Rückenmarks, mit denen sich die longitudinalen Hauptarterien verbinden. Dieses theoretisch regelmäßige Muster hat sowohl tierartlich als auch individuell viele Variationen, z. B. wenn zu erwartende Verstärkungsarterien fehlen, ein Plexus schlecht entwickelt ist oder Abschnitte des longitudinalen Stammes vermindert sind.

Zweige der A. spinalis ventralis versorgen die graue Substanz des Rückenmarks und die angrenzende Schicht weißer Substanz durch die Fissura mediana ventralis (Abb. 19-6). Der größte Teil der weißen Substanz wird durch radiale Ästchen von den dorsolateralen Arterien und dem Oberflächenplexus versorgt. Innere Anastomosen zwischen den Gefäßen sind häufig, jedoch von geringer funktioneller Bedeutung.

Venöse Drainage

Ein kompliziertes System von Venensinus innerhalb der Schädelhöhle und des Wirbelkanals ist in Abständen mit außen liegenden regionalen Venen verbunden. Die Sinus craniales in der Dura mater sind in ein dorsales System und ein ventrales System geteilt, zwischen denen es nur umgrenzte Verbindungen gibt (Abb. 8-77). Das dorsale System sammelt Blut von den dorsalen Teilen des Gehirns und der Diploë der Knochen des Schädelgewölbes. Ein Sinus sagittalis dorsalis in der Falx cerebri gehört zu diesem System. Der Sinus sagittalis dorsalis erhält direkt von den Großhirnhemisphären zahlreiche Nebenvenen und vereinigt sich an seinem kaudalen Ende mit dem Sinus rectus aus dem ventralen Teil der Falx cerebri. Er sammelt Blut von der Hauptvene, die die tieferen Teile des Gehirns drainiert. Der dorsale Sinus spaltet sich im Tentorium cerebelli

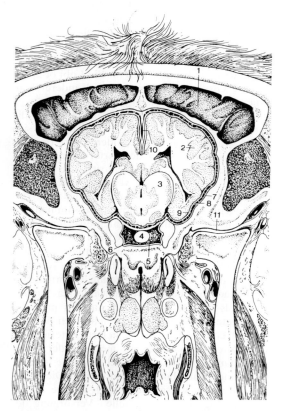

Abb. 8-77 Lage des Gehirns in Relation zum Schädeldach beim Rind. Einige Ausschnitte der Meningen sind ebenfalls zu sehen.

1, Sinus frontalis; 2, Cortex cerebri; 3, Diencephalon; 4, Hypophyse; 5, Sella turcica; 6, Sinus cavernosus; 7, Dura mater; 8, Arachnoidea; 9, Pia mater; 10, Falx cerebri mit dem Sinus sagittalis dorsalis; 11, Articulatio temporomandibularis.

membranaceum in bilaterale Sinus transversi. Jeder von diesen teilt sich noch einmal. Ein Zweig verläßt den Schädel durch ein Foramen, der andere verbindet sich mit dem ventralen System.

Das ventrale Abflußsystem oder der Sinus basilaris drainiert den ventralen Teil des Gehirns und erhält seinen Hauptzufluß von einer Vene, die aus der Orbita in die Schädelhöhle gelangt, nachdem sie einen Teil des Gesichts, einschließlich der Nasenhöhle drainiert hat. Der rostrale Teil des longitudinalen Stammes des ventralen Systems, der Sinus cavernosus (/6) ist mit dem der Gegenseite vor und hinter der Hypophyse verbunden. Er geht kaudal in den Sinus basilaris über, der sich durch das Foramen occipitale magnum als Hauptabschnitt des Plexus venosus vertebralis internus fortsetzt. Rostral erhält er einen Verbindungszweig von dem dorsalen System, bevor er durch ein ventrales Foramen zur V. maxillaris zieht.

Der Blutstrom vom Gesichtsbereich in die Schädelhöhle ist aus zwei Gründen bemerkenswert. Erstens bildet er einen potentiellen Weg für Infektionen vom Gesicht zum Gehirn. Zweitens sorgt er für die Kühlung der arteriellen Blutversorgung des Hypothalamus, der für die Regulierung der Körpertemperatur zuständig ist. Für die Kühlung ist die A. carotis interna (oder Rete mirabile) verantwortlich, die durch den Sinus cavernosus läuft.

Der vertebrale Venenplexus ist wahrscheinlich klinisch von größerer Wichtigkeit. Er läuft an der gesamten Wirbelsäule entlang und drainiert das Blut der Wirbel, der angrenzenden Muskulatur und der Strukturen innerhalb des Wirbelkanals. In ihm liegen Venensegmente, die den Kanal durch die Foramina intervertebralia verlassen, um sich mit den Hauptvenenkanälen des Halses und Rumpfes zu vereinigen. Es sind die Vena vertebralis, die Vena cava cranialis, die Vena azygos und die Vena cava caudalis (Abb. 7-42/18). Der Hauptteil des Plexus besteht aus paarigen Kanälen im Epiduralraum ventral vom Rückenmark. Diese setzen sich aus halbmondförmigen Segmenten zusammen, die sich zwischen den Foramina intervertebralia erstrecken (Abb. 26-5/1). Der vergrößerte Mittelteil jedes Segments vereinigt sich über der Mitte der Wirbelsäule mit dem der anderen Seite und schafft so ein leiterartiges Muster von Gefäßen. Die Verbindungen der Venensegmente durch die Foramina intervertebralia bilden einen Plexus um die Spinalnerven und schützen sie so vor Verletzungen.

Die Venen, die den Plexus bilden, sind dünnwandig. Da sie keine Venenklappen besitzen, kann das Blut in jede Richtung fließen. Diese Venen sind geräumig und anpassungsfähig und kompensieren so Unregelmäßigkeiten des intrathorakalen Drucks bei der Atmung. Da das System alternative Verbindungen zu den Hauptvenen besitzt, kann die Wirkung von Verengungen der V. jugularis (Zusammenpressen des Halses) oder von Verengungen der V. cava caudalis (erhöhter Druck im Abdomen) gemildert werden. Der stoßweise Blutfluß, der durch verschiedene Faktoren verursacht wird, erleichtert die Ausbreitung septischer und neoplastischer Krankheiten im Bereich der Wirbelsäule, auch wenn man eigentlich annehmen müßte, daß die Lungen befallen würden. Blut, das in den vertebralen Plexus abgeleitet wird, weil der Durchfluß durch die anderen Kanäle beeinträchtigt ist, kann zeitweise stagnieren, was oft dazu führt, daß sich „Tumorsaaten" und Mikroorganismen in den Nebengefäßen der Knochen ansiedeln.

Ein weiterer klinisch wichtiger Punkt ist die Gefahr einer Blutung bei der epiduralen oder arachnoidealen Punktion. Das Risiko ist am Spatium atlanto-occipitale am größten, da hier häufig Nebenzweige des Plexus das Duralrohr umgeben.

Es gibt keine Lymphgefäße im Gewebe des Zentralnervensystems.

Gehirnnerven, Nervi craniales

Die Namen und die Reihenfolge der Gehirnnerven sind inzwischen bekannt. Obwohl nicht so einheitlich gestaltet wie die Spinalnerven, können die Gehirnnerven in drei Gruppen unterteilt werden: die reinen Sinnesnerven (Nervus olfactorius, opticus und vestibulocochlearis); die Nerven, welche die aus den Urwirbeln hervorgehenden Kopfmuskeln versorgen (Nervus oculomotorius, trochlearis, abducens und hypoglossus) und die Kiemenbogennerven (Nervus trigeminus, facialis, glossopharyngeus, vagus und accessorius). In herkömmlicher Weise sollen sie jedoch in rostrokaudaler Reihenfolge dargestellt werden.

Nervus olfactorius (I)

Die Fasern, aus denen sich der Riechnerv zusammensetzt, sind die zentralen Fortsätze der Riechzellen der Nasenschleimhaut. Sie sammeln sich in einer Vielzahl von Nervenfaserbündeln (Fila olfactoria), die einzeln durch die Öffnungen der Lamina cribrosa treten und in den angrenzenden Bulbus olfactorius ziehen (Abb. 8-15/1). Der weitere Verlauf der Riechbahn ist bereits beschrieben worden (Seite 318).

Durch seinen kurzen Verlauf und die tiefe Lage ist der Nervus olfactorius weitgehend vor Verletzungen geschützt. Obwohl Infektionen oder Neoplasmen auftreten können, resultieren Störungen des Geruchssinnes meistens aus einer Verlegung der Luftwege, die zur Riechschleimhaut führen. Die Fila olfactoria sind von Durascheiden umgeben, die Ausweitungen des Subarachnoidalraumes einschließen; diese bilden potentielle Verbreitungswege von Infektionen von der Nasen- zur Schädelhöhle.

Nervus opticus (II)

Der Nervus opticus übermittelt die durch Lichtstrahlen ausgelösten Reize. Er ist eine Ausstülpung des Gehirnes, welche die Retina mit dem Diencephalon verbindet. Der in der Schädelhöhle liegende Teil des Nerven reicht vom Chiasma opticum (/7), wo ein Teil der Fasern auf die Gegenseite kreuzt, bis zum Foramen opticum in der Orbita; der weitere Verlauf wird später beschrieben (Seite 378; Abb. 9-11/9). Der Nervus opticus liegt ebenfalls in einer Durascheide. An der Eintrittstelle des Nerven in den Augapfel verschmilzt die Dura mater mit der Sclera. Durchtrennung des Nerven führt zum Erblinden des betreffenden Auges.

Nervus oculomotorius (III)

Der Nervus oculomotorius besteht aus somatomotorischen efferenten Fasern des Nucleus motorius und aus viszero-motorischen efferenten Fasern des Nucleus parasympathicus (Edinger-Westphal'scher Kern), die beide im Tegmentum des Mittelhirns liegen (Abb. 8-32). Die Fasern treten ventral, nahe der Mittellinie aus dem Mittelhirn aus und liegen in einer Reihe mit anderen, vorwiegend somato-motorischen Gehirnnerven und mit den Ventralwurzeln der Spinalnerven (Abb. 8-15 und 8-16). Während seines intrakranialen Verlaufs wird er von dem Nervus trochlearis, abducens, ophthalmicus und dem Sinus cavernosus begleitet, mit denen er durch die Fissura orbitalis beziehungsweise das Foramen orbitorotundum (Wiederkäuer, Schwein) verläuft. In der Orbita teilt er sich auf und versorgt den Musculus rectus dorsalis, medialis und ventralis, den Musculus obliquus ventralis und den Musculus levator palpebrae superioris (nach einigen Autoren auch Teile des Musculus retractor bulbi). Die präganglionären parasympathischen Fasern werden in dem kleinen Ganglion ciliare, das auf einem Nervenast liegt, umgeschaltet (Abb. 8-57/9 und 8-80/1,6). Postganglionäre Fasern verlaufen in den Nervi ciliares breves und versorgen den intraokulär liegenden Musculus ciliaris und den Musculus sphincter pupillae. Der Nervus oculomotorius wird kaum von Verletzungen oder Krankheiten betroffen; Auswirkungen zeigen sich an den Aktionen der Muskeln, die er versorgt.

Nervus trochlearis (IV)

Der Nervus trochlearis ist der dünnste Gehirnnerv und versorgt den Musculus obliquus dorsalis. Sein im Tegmentum des Mittelhirns liegender Ursprungskern entläßt Wurzelfasern, die auf die Gegenseite kreuzen, bevor sie dorsal aus dem Hirnstamm austreten (Abb. 8-30/8). Anschließend verläuft der Nervus trochlearis vom Tentorium cerebelli zum Boden der Schädelhöhle. Bei manchen Spezies besitzt er einen separaten Zugang zur Orbita, nimmt aber gewöhnlich seinen Weg durch die Fissura orbitalis. Nach Durchtrennung kommt es zur Lähmung des Musculus obliquus dorsalis (S. 371).

Nervus trigeminus (V)

Der Nervus trigeminus ist der größte Gehirnnerv; er ist für die sensible Innervierung der Haut und tieferer Anteile des Kopfes sowie für die motorische Innervierung der vom ersten Kiemenbogen stammenden Muskeln zuständig. Die propriozeptiven Fasern (einschließlich jener von Muskeln, die ihre motorische Innervation von anderen Kranialnerven erhalten) enden in dem rostralen, im Mittelhirn liegenden, sensiblen Trigeminuskern; alle anderen afferenten Fasern ziehen zu dem sensiblen Hauptkern in der Brücke und zum spinalen Trigeminuskern; die efferenten Fasern entspringen im Nucleus motorius der Brücke (Abb. 8-32/14,24). Der Nervus trigeminus entsteht durch die Vereinigung der sensiblen und motorischen Wurzeln, die ventrolateral an der Brücke liegen (Abb. 8-16/V). Die größere sensible Wurzel enthält das mächtige Ganglion trigeminale und teilt sich direkt danach in drei Äste, denen der Nerv seinen Namen verdankt. Der Ramus mandibularis vereinigt sich mit der motorischen Wurzel zu dem gemischten Nervus mandibularis; der Nervus ophthalmicus und maxillaris bleiben in dieser Höhe rein sensibel, obwohl periphere Verbindungen mit anderen Gehirnnerven somatische und viszerale efferente Fasern in einige Nervenäste einbringen. Der Nervus mandibularis tritt durch das Foramen ovale aus. Der Nervus ophthalmicus und maxillaris verlassen die Schädelhöhle über die Fissura orbitalis und das Foramen rotundum (bei Wiederkäuer und Schwein sind diese Öffnungen zum Foramen orbitorotundum verbunden).

Jeder der drei Primäräste verläuft während der Embryonalentwicklung zu einem bestimmten Fortsatz am Kopf, woraus sich das unregelmäßig begrenzte Versorgungsgebiet beim Erwachsenen erklären läßt (vergleichbar mit den Dermatomen des Stammes.) Der Nervus ophthalmicus versorgt den Stirn-Nasenfortsatz, das Primordium der Stirn- und Nasenregion; der Nervus maxillaris versorgt den Oberkieferfortsatz, das Primordium des Oberkiefers mit allen Anteilen. Der Nervus mandibularis zieht zum Unterkieferfortsatz, dem Primordium des Unterkiefers und den zugehörigen Strukturen einschließlich den Kaumuskeln und anderen Muskeln, die aus dem ersten Kiemenbogen hervorgehen (Abb. 8-78).

Der *Nervus ophthalmicus* (/1), der gewöhnlich als V-1 bezeichnet wird, teilt sich kurz nach Eintritt in die Orbita in drei divergierende Äste. Der *Nervus lacrimalis* (/3) verläuft zum lateralen Teil der Orbita, gibt Äste zur Tränendrüse und anderen tieferliegenden Strukturen ab und zieht zum oberen Augenlid, um die Haut im Bereich des lateralen Augenwinkels zu versorgen. Das weiterreichende Innervationsgebiet des *Nervus frontalis* (/2) umfaßt das obere Augenlid, die Stirn und über Äste, die in die Stirnhöhle eindringen, deren Schleimhaut.

Der *Nervus nasociliaris* (/4) zieht zur medialen Wand der Orbita. Ein Ast, der Nervus infratrochlearis (/4′) verzweigt sich in der Haut am Nasenrücken, nachdem er den Bereich des medialen Augenwinkels versorgt hat; er innerviert den lateralen Teil der Schleimhaut des Sinus frontalis und entläßt bei kleinen Wiederkäuern den Hauptnerv zu den Hörnern. Andere Zweige des Nervus nasociliaris sind die Nervi ciliares longi und der Nervus ethmoidalis. Die *Nervi ciliares longi* (/4″) durchdringen die Sklera im hinteren Teil des Augapfels und innervieren sensibel Aderhaut, Ziliarkörper, Iris und Kornea. Der *Nervus ethmoidalis* kehrt durch das Foramen ethmoidale in die Schädelhöhle zurück und tritt durch die Siebbeinplatte in die Nasenhöhle ein, wo er mit medialen und lateralen Ästen die Schleimhaut sensibel versorgt.

Der *Nervus maxillaris* (V-2) verläuft zur Fossa pterygopalatina (/5). In ihm oder an ihm liegt das Ganglion pterygopalatinum, diese Beziehung ist aber rein topographisch. Er tritt am Foramen maxillare in den Canalis infraorbitalis, heißt nun Nervus infraorbitalis (/6) und tritt an dem Foramen infraorbitale wieder in Erscheinung.

Vor Eintritt in die Fossa pterygopalatina gibt er den *Nervus zygomaticus* (/7) ab, der das untere Augenlid und die angrenzende Haut versorgt. Beim Rind entläßt er den kräftigen Ramus cornualis für die Hörner.

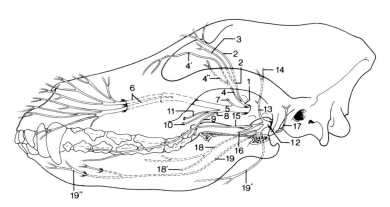

Abb. 8-78 Verteilungsmuster des N. trigeminus beim Hund.

1, N. ophthalmicus; 2, N. frontalis; 3, N. lacrimalis; 4, N. nasociliaris; 4′, N. infratrochlearis; 4″, Nn. ciliares longi; 5, N. maxillaris; 6, N. infraorbitalis; 7, N. zygomaticus; 8, N. pterygopalatinus; 9, N. palatinus minor; 10, N. palatinus major; 11, N. nasalis caudalis; 12, N. mandibularis; 13, N. masticatorius; 14, N. temporalis profundus; 15, N. buccalis; 16, N. pterygoideus; 17, N. auriculotemporalis; 18, N. lingualis; 18′, N. sublingualis; 19, N. alveolaris mandibularis; 19′, N. mylohoideus; 19″, N. mentalis.

Der zweite Ast des Nervus maxillaris, der *Nervus pterygopalatinus* (/8) entläßt folgende Nerven: den schwächeren *Nervus palatinus minor* (/9) für den weichen Gaumen; den *Nervus palatinus major* (/10), der über den Canalis palatinus den harten Gaumen erreicht und dessen Schleimhaut und die des Nasenhöhlenbodens versorgt und den kräftigen *Nervus nasalis caudalis* (/11). Dieser tritt durch das Foramen pterygopalatinum in die Nasenhöhle und innerviert deren Schleimhaut im ventralen Bereich sowie die Schleimhaut des Sinus maxillaris und des Gaumens.

Im Canalis infraorbitalis entläßt der *Nervus infraorbitalis* (/6) kurze Äste zu den Alveolen der Backenzähne und zur Nasenschleimhaut; längere rostrale Äste setzen sich im knöchernen Canalis maxilloincisivus über das Foramen infraorbitale hinaus fort und gelangen zu den Alveolen der Eck- und Schneidezähne. Nach Verlassen des Foramen infraorbitale versorgt der Nervus infraorbitalis mit Ästen die Schleimhaut und Haut der Nase und der Oberlippe, einschließlich einiger Zweige, die über die Nase zurück zum Versorgungsgebiet des Nervus infratrochlearis verlaufen. Obwohl an seiner Austrittsstelle von Muskeln bedeckt, kann der Nervus infraorbitalis hier palpiert, durch Druck stimuliert oder durch Injektion eines Lokalanästhetikums blockiert werden.

Unmittelbar nach seinem Austritt aus der Schädelhöhle gibt der *Nervus mandibularis* (V-3) in dichter Folge mehrere Nerven ab, die zum Musculus masseter, temporalis, dem Musculus pterygoideus medialis und lateralis, dem Musculus tensor veli palatini und dem Musculus tensor tympani (/12) ziehen. Es gibt geringe Abweichungen, bei denen die Äste zum Musculus masseter und temporalis häufig zu einem kurzen *Nervus masticatorius* (/13) vereinigt sind. Der *Nervus massetericus* verläuft zwischen dem Processus coronoideus und condylaris mandibulae lateral und tritt in den Musculus masseter ein. Die *Nervi temporales profundi* (/14) ziehen dorsomedial und verzweigen sich im Musculus temporalis. Nahe am Ursprung der *Nervi pterygoidei* (/16) liegt das Ganglion oticum.

Der *Nervus buccalis* (/15) ist für die sensible Innervierung der Backenschleimhaut zuständig. Er erreicht sie, indem er zuerst zwischen dem Musculus pterygoideus und temporalis und dann zwischen Tuber maxillare und dem Muskelfortsatz der Mandibula rostralwärts verläuft. Der *Nervus auriculotemporalis* (/17) schlägt sich um den Kaudalrand der Mandibula und tritt etwas ventral vom Kiefergelenk an die Oberfläche. Er versorgt die Haut der Regio temporalis und von einem Großteil der Ohrmuschel und entsendet Äste zum äußeren Gehörgang und zum Trommelfell. Sein fortlaufender Ramus transversus faciei innerviert ein Hautfeld, das sich bis zum Mundwinkel erstreckt.

Der *Nervus mandibularis* verläuft zwischen dem Musculus pterygoideus medialis und lateralis weiter rostral, bis er sich in seine Endzweige, den Nervus lingualis und den Nervus alveolaris mandibularis aufteilt.

Der *Nervus lingualis* (/18) entläßt feine Äste zur Schleimhaut der Rachenenge, bevor er sich in einen tiefen Ast, der in die Zunge geht, und in den oberflächlichen *Nervus sublingualis* (/18') teilt. Dieser liegt unter der Schleimhaut der Zungenseitenfläche und zieht zum präfrenulären Mundboden, wo er sich verteilt. Der Nervus lingualis proprius vereinigt sich mit der *Chorda tympani*, einem Zweig des Nervus intermediofacialis. Über die Chorda tympani werden viszerale efferente Fasern nach Umschaltung in dem angrenzenden Ganglion mandibulare zu den Speicheldrüsen und Geschmacksfasern (spezielle viszerale afferente) zu den Geschmacksknospen der vorderen zwei Drittel der Zunge geführt. Der Nervus lingualis versorgt das gleiche Gebiet mit sensiblen Fasern.

Der *Nervus alveolaris mandibularis* (/19) entläßt den Nervus mylohyoideus (/19') für den Musculus mylohyoideus und den rostralen Bauch des Musculus biventer mandibulae und tritt am Foramen mandibulare in den Unterkieferkanal ein. Er versorgt die unteren Backen- und Schneidezähne, bevor er als *Nervus mentalis* (/19'') am Foramen mentale wieder austritt und die Haut- und Schleimhaut der Unterlippe und des Kinns versorgt. Bei einigen Spezies treten mehrere Zweige durch die Foramina mentalia aus. Obwohl ebenfalls von Muskeln bedeckt, kann der Nervus mentalis (die Nervi mentales) am Foramen mentale palpiert, komprimiert oder anästhesiert werden.

Verletzungen oder Erkrankungen der Äste des Nervus trigeminus führen zu sensiblen Ausfällen in den Versorgungsgebieten und manifestieren sich gelegentlich als chronische Entzündungen; einige Zweige werden häufig bei kleineren kopfchirurgischen Eingriffen anästhesiert. Zerstörende Verletzungen des Nervus mandibularis führen zu Lähmungen der Muskeln, die den Unterkiefer bewegen. Bei unilateraler Verletzung ist die entstehende Atrophie deutlicher als jegliche motorische Schwäche. Eine zeitweilig auftretende idiopathische bilaterale Lähmung der Trigeminusmuskulatur mit herunterhängendem Kiefer ist beim Hund beschrieben worden.

Nervus abducens (VI)

Die Fasern des VI. Gehirnnerven entspringen im kaudalen Hirnstamm, treten wie alle somatischen efferenten Wurzelfasern nahe an der Mittellinie aus (Abb. 8-15) und verlassen die Schädelhöhle durch die Fissura orbitalis (oder das Foramen orbitorotundum). In der Orbita verzweigt sich der Nerv und zieht zum Musculus rectus lateralis sowie zum Musculus retractor bulbi, obwohl dessen exakte Innervation noch immer umstritten ist. Eine Verletzung verhindert Bewegungen des Augapfels nach lateral (S. 371).

Nervus intermediofacialis (VII)

Der VII. Gehirnnerv ist als Nervus intermediofacialis bekannt, ein Terminus, der auf seine gemischte Natur hinweist. Der Intermediusanteil ist ein viszeraler Nerv mit sensorischen gustatorischen und efferenten parasympathischen Funktionen; der Fazialisanteil versorgt als zweiter Kiemenbogennerv die mimische Muskulatur.

Der Nervus intermediofacialis entspringt zusammen mit dem Nervus vestibulocochlearis am äußeren Rand des Trapezkörpers (Abb. 8-28/VII,VIII) und zieht in einer gemeinsamen Durascheide zum Meatus acusticus internus, wo sich die beiden Nerven trennen. Der Nervus intermediofacialis tritt in den Canalis facialis des Felsenbeins, bildet das kaudal gekrümmte Fazialisknie und zieht zum Foramen stylomastoideum, wo er an der Schädeloberfläche erscheint. Im Fazialisknie ist das *Ganglion geniculi* in den Nerven eingebaut. Mit Ausnahme des kleinen Astes zum Musculus stapedius stellen die innerhalb des Knochens abgehenden Äste den Intermediusanteil und die außerhalb des Knochens den Nervus facialis (Abb. 8-79/1).

Der *Nervus petrosus major* geht aus dem Ganglion geniculi hervor und verläßt das Felsenbein durch eine eigene Öffnung. Er ist anfangs parasympathisch, erhält aber bald sympathische Fasern und wird ein zusammengesetzter autonomer Nerv; als Nervus canalis pterygoidei (VIDIscher Nerv) zieht er durch den Flügelkanal und erreicht das in der Fossa pterygopalatina liegende Ganglion pterygopalatinum (Abb. 8-80/12, 7). Er wird später ausführlicher besprochen. Der nächste Nervenabgang, der *Nervus stapedius* versorgt den Musculus stapedius des Mittelohres mit motorischen Fasern (S. 381). Der folgende Ast ist die *Chorda tympani* (/14). Sie zieht durch die Paukenhöhle, verläßt diese über die Fissura petrotympanica und vereinigt sich mit dem Nervus lingualis des Nervus mandibularis.

Die ersten Äste des nach Austritt aus dem Foramen stylomastoideum überwiegend motorischen Nervus facialis sind der *Nervus auricularis internus* und *caudalis*. Sie versorgen die äußeren Ohrmuskeln und einige Zungenbeinmuskeln einschließlich des kaudalen Bauches des Musculus biventer mandibulae. Der Hauptstamm tritt außen auf das Gesicht, indem er sich um die Mandibula schlägt und zunächst zwischen dem Musculus masseter und der Glandula parotis liegt. Hier teilt er sich – mit artspezifischen Unterschieden – in drei Endzweige.

Bei einigen Spezies löst sich der Nervus auriculopalpebralis (Abb. 8-79/2) vom Hauptstamm, bevor dieser die Außenfläche des Gesichtes er-

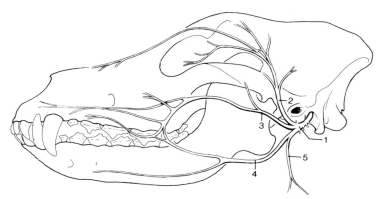

Abb. 8-79 Verteilungsmuster des N. facialis beim Hund.

1, N. facialis; 2, N. auriculopalpebralis; 3, Ramus buccalis dorsalis; 4, Ramus buccalis ventralis; 5, Ramus cervicalis.

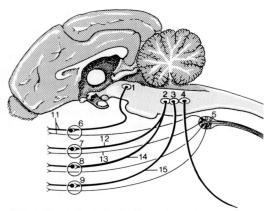

Abb. 8-80 Schematische Darstellung der vegetativen Versorgung des Kopfes.

1, Nucleus parasympathicus nervi oculomotorii (III); 2, Nucleus parasympathicus nervi facialis (VII); 3, Nucleus parasympathicus nervi glossopharyngei; 4, Nucleus parasympathicus nervi vagi; 5, Ganglion cervicale craniale; 6, Ganglion ciliare; 7, Ganglion pterygopalatinum; 8, Ganglion mandibulare; 9, Ganglion oticum; 11, Nn. ciliares breves; 12, N. petrosus major; 13, N. petrosus profundus; 14, Chorda tympani; 15, Plexus tympanicus, N. petrosus minor.

reicht und ist dann weniger verletzlich bei oberflächlichen Wunden seitlich am Kopf. Er überquert den Jochbogen, verläuft zwischen oberem Augenlid und äußerem Ohr und teilt sich in Äste, welche die Muskeln der Augenlider (außer dem Musculus levator palpebrae superioris) und die vor dem äußeren Ohr liegenden Muskeln versorgen.

Der *Ramus buccalis dorsalis* (/3) überquert den Masseter und zieht zur Schnauze; er kann die Form einer Leine mit zwei Zügeln annehmen.

Bei einigen Arten verläuft der *Ramus buccalis ventralis* (/4) ähnlich, nur liegt er etwas weiter ventral. Bei anderen jedoch nimmt er folgenden Verlauf: er zieht zuerst am hinteren und unteren Rand der Mandibula entlang und gelangt am Gefäßausschnitt mit dem Ductus parotideus und der Arteria und Vena facialis an die Außenfläche des Gesichtes. Die Rami buccales innervieren die Muskeln der Backen, der Lippen und der Nüstern. Ihre Endäste vereinigen sich mit denen des Nervus trigeminus, und zahlreiche kleinere Äste enthalten motorische (Facialis) und sensible (Trigeminus) Fasern.

Die Folgen einer Verletzung oder Erkrankung hängen vom Ort der Läsion ab. Zentrale Läsionen beeinträchtigen den gesamten Versorgungsbereich am Kopf und führen zum Verlust der Tätigkeit der Tränen- und Speicheldrüsen (mit Ausnahme der Ohrspeicheldrüse) und zusätzlich zu Muskellähmungen. Verletzungen des Hauptstammes nahe an seinem Austritt aus dem Knochen lähmen die gesamte mimische Muskulatur, während periphere Läsionen einzelne Muskelgruppen abhängig von der Lage der Verletzung und abhängig von der individuellen Aufzweigung des Nerven lähmen. Verletzungen des Nervus auriculopalpebralis verursachen ein Herabhängen der Ohrmuschel, eine Verengung der Lidspalte und verhindern das Schließen der Augen. Schädigungen der Rami buccales lähmen die Lippen- und Backenmuskeln, wobei sich Futter im Vestibulum oris ansammelt. Außerdem verformt sich die Schnauze durch unkoordinierte Muskelaktivitäten auf der gesunden Seite. Die Aussehensveränderung ist nicht immer auffallend, und manchmal erscheint die unverletzte Seite verzerrter als die betroffene.

Der Nervus auriculopalpebralis wird gelegentlich anästhesiert, um Augenuntersuchungen zu erleichtern.

Nervus vestibulocochlearis (VIII)

Der Nervus vestibulocochlearis teilt sich am Meatus acusticus internus in den Nervus vestibularis und cochlearis, die getrennt durch die Felsenbeinpyramide ziehen, um zu dem Gleichgewichts- und Hörorgan im häutigen Labyrinth des Innenohres zu gelangen. Sie werden bei den speziellen Sinnesorganen ausführlicher besprochen.

Nervus glossopharyngeus (IX)

Der Nervus glossopharyngeus ist ursprünglich der dritte Kiemenbogennerv und führt wichtige viszerale efferente (parasympathische) und afferente Fasern. Er innerviert motorisch einen Teil der palatopharyngealen Muskulatur, parasympathisch einige Speicheldrüsen und sensibel beziehungsweise sensorisch die Schleimhaut der Zungenwurzel, des Gaumens und des Pharynx. Außerdem entläßt er einen wichtigen Ast zum Sinus caroticus und zum Glomus caroticum.

Der Nervus glossopharyngeus entspringt ventrolateral aus der Medulla oblongata mit Wurzelfasern, die sich von den Ursprungsfasern des kaudal folgenden Nervus vagus und accessorius (Abb. 8-15 und 8-28) nicht trennen lassen. Er tritt mit diesen Nerven durch das Foramen jugulare aus der Schädelhöhle und enthält hier zwei kleine, ziemlich undeutliche Ganglien. Die erste Abspaltung, der *Nervus tympanicus*, tritt in die Paukenhöhle ein, wo er mit Ästen des Nervus facialis und des sympathischen Nervus caroticus internus einen Plexus bildet, von dem aus ein Nerv zum Ganglion oticum zur Versorgung der Ohrspeicheldrüse zieht (Abb. 8-80/3, 15).

Der Hauptstamm bleibt eine Strecke mit dem Nervus vagus und accessorius verbunden und spaltet dann den dünnen *Ramus sinus carotici* ab, der zu den Pressorezeptoren in der Wand des Sinus caroticus und zu den Chemorezeptoren des Glomus caroticum verläuft. Der Nervus glossopharyngeus wendet sich dann rostroventral, verläuft parallel mit dem Zungenbeinast und teilt sich in einen Ramus pharyngeus und Ramus lingualis. Einer der *Rami pharyngei* führt zum Musculus stylopharyngeus caudalis; die anderen verteilen sich im Plexus pharyngeus, an den der Nervus vagus ebenfalls Äste abgibt. Obwohl die meisten Fasern die Schleimhaut sensibel innervieren, werden vermutlich auch einige Muskeln des Pharynx versorgt.

Der größere *Ramus lingualis* verläuft parallel mit der Arteria lingualis, dem Nervus lingualis des Nervus mandibularis und dem Nervus hypoglossus und tritt in die Zunge ein. Er versorgt die Schleimhaut der Zungenwurzel (einschließlich der Geschmacksknospen in diesem Gebiet) sensorisch und den Musculus levator und tensor veli palatini sowie die Drüsen des weichen Gaumens. Schädigungen des Nerven – beim Pferd häufig nach Luftsackentzündungen – können zu Schluckbeschwerden führen. Da der Nervus vagus ebenfalls betroffen sein kann, ist es schwer zu beurteilen, ob eine Parese des Gaumens und Pharynx von einem Defekt des Nervus glossopharyngeus oder des Nervus vagus herrührt. Neuere Forschungsergebnisse zeigen, daß der Nervus glossopharyngeus eine wichtigere Rolle spielt, als bisher angenommen worden ist.

Nervus vagus (X)

Der Nervus vagus entspricht dem vierten Kiemenbogennerven. Er enthält die parasymapthischen Fasern, welche die Organe des Halsbereiches, der Brust- und der Bauchhöhle innervieren und besitzt daher von allen Kranialnerven das größte Versorgungsgebiet (Abb. 8-84/5).

Der Nervus vagus ist ein Teil des Nervenbündels, das die Schädelhöhle durch das Foramen jugulare verläßt. Er enthält zwei kleine Ganglien in und unmittelbar außerhalb der Öffnung, und verläuft eng verbunden mit dem Nervus glossopharyngeus und accessorius halswärts. Der Nervus glossopharyngeus wendet sich rostral; der Nervus vagus dagegen bleibt mit dem Nervus accessorius in Verbindung und zieht mit ihm in die Gegend des Ganglion cervicale craniale. Ab hier nimmt er engen Kontakt mit dem Halssympathikus auf, mit dem er in einer gemeinsamen Bindegewebshülle dorsolateral der Trachea und dorsal der Arteria carotis communis den Hals hinab Richtung Brusthöhle verläuft. Der linke Truncus vagosympathicus besitzt zusätzlichen Kontakt mit dem Oesophagus (Abb. 8-86/5). Die beiden Nerven trennen sich beim Eintritt in die Brusthöhle. Der Nervus vagus läuft nun mehr oder weniger horizontal durch den Mediastinalspalt. Oberhalb der Bifurcatio tracheae teilt er sich in dorsale und ventrale Äste, die sich vor dem Durchtritt durch das Zwerchfell zu dem Truncus vagalis dorsalis und ventralis vereinigen und dorsal und ventral des Oesophagus in das Abdomen gelangen. In der Bauchhöhle verzweigen sich die beiden Nerven und bilden mit sympathischen Fasern Nervengeflechte, von denen aus die Organe der Bauchhöhle versorgt werden (S. 358).

Die erste größere Abzweigung nach Verlassen der Schädelhöhle ist der *Ramus auricularis*, der die Haut des äußeren Ohres mit innerviert. Ihm folgen *Rami pharyngei*, die sich mit denen des Nervus glossopharyngeus, laryngeus cranialis und sympathicus vereinigen und den Plexus pharyngeus bilden. Teile des Plexus versorgen den Halsteil des Oesophagus. Der *Nervus laryngeus cranialis* zieht zum Larynx, wo er einen Ramus externus zum Musculus cricothyreoideus abspaltet und einen Ramus internus für die Schleimhaut des Larynx vom Aditus bis zur Stimmritze. Dieser Ast verbindet sich mit dem Nervus laryngeus recurrens. Der *Nervus depressor* zum Herzen wird teilweise von Fasern des Nervus laryngeus cranialis und teilweise von Fasern aus dem Hauptstamm des Vagus gebildet. Er läßt sich nur schwer verfolgen, da er bei den meisten Tieren zum Vagus zurückkehrt und mit ihm zum Herzen verläuft.

Der Brustteil des Nervus vagus entsendet *Rami cardiaci*, die zusammen mit sympathischen Herzfasern den Plexus cardiacus bilden. Der kräftige *Nervus laryngeus recurrens* spaltet sich ebenfalls von der Pars thoracica ab. Der Nerv auf der rechten Seite ändert seine Richtung und windet sich um einen Ast der Arteria subclavia, während sich der linke um die Aorta herumschlägt. Der Nervus laryngeus recurrens steigt ventral von der Arteria carotis communis am Hals hoch und kehrt zum Larynx zurück, wo er alle Kehlkopfmuskeln (außer dem Musculus cricothyreoideus) motorisch und die Schleimhaut kaudal der Stimmritze sensibel innerviert. Noch in der Brusthöhle entsendet der Nervus recurrens kleine Äste zum Plexus cardiacus, zur Trachea und zum Oesophagus. Die beiden Vagusstämme entlassen Rami bronchales, die sich mit sympathischen Fasern zu einem gemeinsamen Plexus pulmonalis vereinigen.

Schädigungen des Nervus vagus und seiner Abzweigungen äußern sich auf verschiedenste Art. Es können Schluckbeschwerden und Veränderungen der Funktionen des Herzens und von anderen Organen auftreten. Schädigungen des Nervus laryngeus recurrens kommen besonders häufig bei Pferden vor und verursachen das Kehlkopfpfeifen (S. 529), das auch bei Hunden auftreten kann.

Nervus accessorius (XI)

Der Nervus accessorius besteht kurioserweise aus zwei Wurzeln. Die Radix spinalis wird von Wurzelfasern gebildet, die zwischen der Radix dorsalis und ventralis der fünf ersten Spinalnerven aus dem Halsmark austreten (Abb. 8-15 und 8-28). Diese vereinigen sich zu einem Stamm, der im Subarachnoidealraum verläuft und durch das Foramen occipitale magnum in die Schädelhöhle gelangt. Er erreicht dann die Radix cranialis, die von den kaudalen Wurzelfasern des Glossopharyngeus-Vagus-Komplexes gebildet wird. Es besteht nur ein kurzer Kontakt zwischen den beiden Wurzeln, wobei einige Fasern ausgetauscht werden können. Die Kranialwurzel verschmilzt mit dem Nervus vagus, zu dem sie Fasern abgibt, die möglicherweise die Muskulatur des Larynx über den Nervus laryngeus recurrens erreichen. Die spinale Wurzel bildet in der deskriptiven Anatomie den eigentlichen Nervus accessorius. Dieser läuft durch das Foramen jugulare und teilt sich in der Fossa atlantis in einen dorsalen und in einen ventralen Ast.

Der *Ramus dorsalis* zieht kaudal über den Musculus splenius und serratus ventralis hinweg, bevor er sich in den Musculi brachiocephalicus, omotransversarius und trapezius verteilt. Der *Ramus ventralis* versorgt nur den Musculus sternocephalicus, in den er nahe an seinem Ansatz eintritt.

Nervus hypoglossus (XII)

Der XII. Gehirnnerv ist für die Innervation der inneren und äußeren Zungenmuskeln zuständig, die in den Myotomen der okzipitalen Somiten entstehen. Er tritt ventral aus der Medulla oblongata aus und verläßt die Schädelhöhle durch den Canalis nervi hypoglossi. Anschließend kreuzt er die Nerven der Vagusgruppe und verläuft rostroventral zur Zunge, in die er ventral vom Nervus glossopharyngeus eintritt, um sich in mehrere Ästchen für die Zungenmuskeln aufzuteilen.

Eine Verletzung des Nervus hypoglossus lähmt die ipsilaterale Muskulatur und bewirkt eine Verlagerung der Zunge zu der gesunden Seite. Im Laufe der Zeit entsteht eine deutliche Atrophie.

Spinalnerven

Ein allgemeiner Überblick über die Bildung und Lage der Spinalnerven, über die Verteilung ihrer dorsalen und ventralen Wurzeln, sowie über ihre spätere Aufteilung in die primären Rami dorsales und ventrales, die durch das Foramen intervertebrale laufen, wurde bereits gegeben (Abb. 1-32). Das ziemlich konstante Aufzweigungsmuster der Rami dorsales gilt für den gesamten Körper und braucht somit nur einmal beschrieben werden. Die Rami ventrales dagegen verhalten sich regional sehr unterschiedlich und müssen daher für jeden Körperabschnitt gesondert behandelt werden.

Rami dorsales der Nervi spinales

In der Regel sind die Rami dorsales der Nervi spinales beträchtlich kleiner als die Rami ventrales und einfacher verzweigt. Jeder Ast teilt sich in einen medialen Zweig, der jeweils den entsprechenden lokalen Teil der Stamm-Muskulatur des Halses, Rumpfes oder Schwanzes versorgt, und in einen lateralen Zweig, der zum dorsalen Teil der entsprechenden darüberliegenden Hautsegmente (Dermatome) geht (Abb. 1-33). Diese Areale erstrecken sich von der dorsalen Mittellinie unterschiedlich weit über die Seite des Tieres. Die Hautfelder der ersten Halsnerven erstrecken sich bis zur Hinterhauptgegend und versorgen zusätzlich die Haut des Halses. Die Nerven am Übergang vom Hals- zum Brustbereich innervieren beiderseits die Haut im oberen Teil der Schulter. Die Hautnerven der mittleren und kaudalen Brust- und der Lendenregion versorgen große Hautabschnitte der Brustwand und Flanke. Unauffällige Verbindungen mit Faseraustausch zwischen benachbarten Nerven bilden einen fortlaufenden Plexus, wodurch die Grenzen der von den einzelnen Nerven zu versorgenden Hautfelder verwischt werden. So ist es möglich, daß jedes Hautfeld sensible Fasern von zwei oder sogar von drei Spinalnerven erhält (Abb. 8-81).

Rami ventrales der Nervi spinales

Die größeren Rami ventrales versorgen die Rumpfmuskeln unterhalb der dorsalen Stammmuskulatur und die Muskeln der Gliedmaßen sowie die restliche Haut an Hals, Rumpf und Gliedmaßen. Nur die Schultergürtelmuskeln werden zusätzlich vom XI. Gehirnnerven und der M. rhomboideus von den Rami dorsales versorgt. Außer im Brustbereich, wo eine genauere segmentale Verteilung der Hautfelder vorherrscht, vereinigen sich die Rami ventrales ebenfalls durch Verbindungszweige mit den benachbarten Nerven. An den Ursprungsnerven der Vorder- und Hintergliedmaße sind diese Faserverflechtungen als Plexus brachialis und Plexus lumbosacralis besonders stark ausgebildet (Abb. 1-34).

Rami ventrales der Nervi cervicales

Die Rami ventrales der ersten zwei Halsnerven versorgen die Haut am äußeren Ohr, über dem M. masseter und über der Kehle. Die Rami ventrales der mehr kaudalen Halsnerven verlaufen zum N. phrenicus und zum Plexus brachialis und behalten ihre ortsbezogene Zuständigkeit bei.

Bei den Haustieren wird der N. phrenicus gewöhnlich vom 5., 6. und 7. Halsnerven gebildet. Die einzelnen Zweige verlaufen ventral über den M. scalenus und vereinigen sich zu einem Stamm (Abb. 1-34), der unter diesem Muskel zwischen dem ersten Rippenpaar ins Mediastinum übertritt. Der N. phrenicus verläuft im Mediastinum nach kaudal, überquert die laterale Seite des Pericardium und zieht zum Diaphragma. Der N. phrenicus dexter verläuft kaudal des Herzens in der Plica venae cavae (Abb. 13-10/7). Die Nervi phrenici verzweigen sich im Diaphragma und innervieren es motorisch. Ihre sensiblen Fasern werden durch Äste der Nervi intercostales ergänzt. Es muß betont werden, daß die Nervi

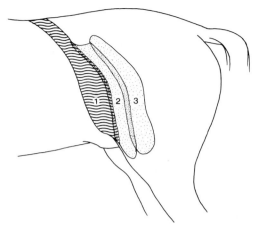

Abb. 8-81 Hautinnervation der Flanke. Zu beachten ist die Überlappung der 3 Zonen.

1, Innervation durch Th.18; 2, Innervation durch den Ramus ventralis von L1 (N. iliohypogastricus); 3, Innervation durch den Ramus ventralis von L2 (N. ilioinguinalis).

phrenici typische Muskelnerven sind. Von der normalen Art des Atmens kann nicht darauf geschlossen werden, daß sie autonom sind. Bilaterale Durchtrennung der Nervi phrenici hat bei verschiedenen Tierarten zu nur geringen Ausfallserscheinungen geführt, dagegen kann es zu deutlichen Atemstörungen kommen, wenn das Tier unter Streß steht.

Plexus brachialis

Der Plexus brachialis versorgt die gesamte Vordergliedmaße mit Ausnahme des M. trapezius, M. omotransversarius, M. brachiocephalicus, M. rhomboideus und der Haut im oberen Schulterbereich. Der Plexus brachialis wird von den letzten drei Hals- und den ersten zwei Brustnerven gebildet. Manchmal ist der fünfte Halsnerv mitbeteiligt, dann ist jedoch meist der zweite Brustnerv nicht beteiligt. Der Plexus brachialis erreicht die Achselhöhle, nachdem er zwischen den Teilen des M. scalenus hindurchgezogen ist und sich in periphere Zweige gespalten hat, die ihrem jeweiligen Bestimmungsort zulaufen (Abb. 8-82). Einige Zweige haben eine örtlich sehr begrenzte Verzweigung und brauchen daher nur kurz erwähnt zu werden, z. B. der N. thoracicus longus (/9) zum M. serratus ventralis, der N. thoracodorsalis (/9′) zum M. latissimus dorsi, die Nn. pectorales craniales und caudales (/3,9′′′) zu den Mm. pectorales (einschließlich des M. subcla-

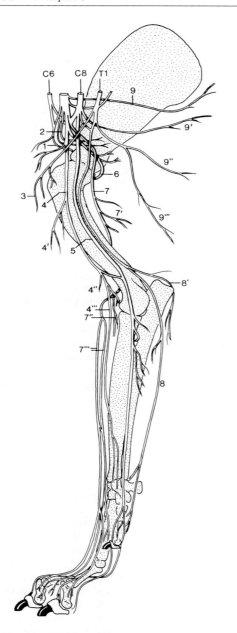

Abb. 8-82 Nerven der rechten Vordergliedmaße beim Hund. Mediale Ansicht.

1, N. suprascapularis; 2, Nn. subscapulares; 3, Nn. pectorales craniales; 4, N. musculocutaneus; 4', proximaler Muskelast; 4'', distaler Muskelast; 4''', N. cutaneus antebrachii medialis; 5, N. medianus; 6, N. axillaris; 7, N. radialis; 7', Muskelast zum M. triceps brachii; 7'', Muskelzweige zu den Extensoren; 7''', N. cutaneus antebrachii cranialis; 8, N. ulnaris; 8', N. cutaneus antebrachii caudalis; 9, N. thoracicus longus; 9', N. thoracodorsalis; 9'', N. thoracicus lateralis; 9''', N. pectoralis caudalis.

vius), der N. subscapularis (/2) zum M. subscapularis und der N. thoracicus lateralis (/9'') zum M. cutaneus trunci in der Haut über dem ventralen Teil der Brust- und Bauchwand. Die anderen Nervenzweige müssen ausführlicher beschrieben werden.

Der N. suprascapularis (/1) verläßt den kranialen Teil des Plexus brachialis (C6-7). Er verläuft zwischen dem M. supraspinatus und M. subscapularis und erreicht den kranialen Rand des Scapula-Halses, um den er sich windet. Wie andere Nerven, die direkt dem Knochen aufliegen, kann auch er leicht verletzt werden, wenn er gegen die Scapula gedrückt wird, z. B. wenn die Vordergliedmaße überdehnt oder gewaltsam nach hinten gezogen wird. Daraus resultiert eine Lähmung der lateralen Schultermuskulatur. Diese beeinträchtigt die stehende Position nicht, führt aber beim Gehen zum Schulterschleifen. Bei Pferden ist dieses öfters zu beobachten und ist als „Schwingen" bekannt. Nach einiger Zeit kommt es zu Muskelschwund neben der Spina scapulae.

Der N. musculocutaneus (/4) entspringt ebenfalls am Halsteil des Plexus brachialis (C7-8). Nach kurzem Verlauf in der Achselhöhle zweigt der Ramus muscularis proximalis (/4') ab, der den M. coracobrachialis und M. biceps brachii am Oberarm versorgt. Beim Hund bleibt der Ramus muscularis proximalis vom N. medianus getrennt, bis im distalen Drittel des Arms ein Verbindungsast kaudodistal zum N. medianus verläuft. Der fortlaufende Nerv verläuft unter dem distalen Teil des M. biceps brachii, wo er sich in einen distalen Muskelast, der den M. brachialis versorgt, und in einen medialen Hautast für den Unterarm teilt, der über die Beugeseite des Ellbogengelenks kreuzt, bevor er in der Haut aufzweigt.

Bei Huftieren bildet der N. musculocutaneus gewöhnlich eine Schleife um die A. axillaris und vereinigt sich mit dem N. medianus. Die Fasern des N. musculocutaneus trennen sich im oberen und unteren Teil des Oberarms wieder vom N. medianus und bilden proximale und distale Rami musculares des N. musculocutaneus. Allein beim Pferd erstreckt sich der Ramus cutaneus über den Carpus hinaus bis zum Fesselgelenk.

Eine Verletzung des Hauptstammes des N. musculocutaneus ist sehr selten. Sie würde die wichtigsten Flexoren des Ellbogengelenks lähmen, was jedoch durch die Karpal- und Zehenstrecker größtenteils ausgeglichen wird.

Der N. axillaris (C8) (/6) verläuft kaudal des Schultergelenks nach lateral. Unterwegs versorgt er den M. teres major, M. teres minor, M. capsularis und M. deltoideus, die eigentlichen Beuger des Schultergelenks. Er versorgt auch den distalen Teil des M. brachiocephalicus, nämlich den M. cleidobrachialis. Sein Ramus cutaneus versorgt die Haut kranial an Ober- und Unterarm.

Die drei verbleibenden Nerven des Plexus brachialis nehmen einen sehr komplizierten Verlauf und haben eine weitreichende Verzweigung. Der N. radialis (/7) geht aus den letzten zwei Hals- und dem ersten Brustnerven hervor (C7-Th1). Er verläuft zuerst medial am Oberarm und kaudal der A. brachialis nach distal, zieht zwischen dem Caput longum und Caput mediale des M. triceps brachii hindurch und gelangt lateral über dem Humerus schließlich an die kraniolaterale Seite der Gliedmaße. Während der N. radialis vom M. triceps brachii verdeckt wird, entsendet er Zweige zu den verschiedenen Köpfen dieses Muskels (/7'), zum M. tensor fasciae antebrachii und zum M. anconeus. Am Unterarm versorgt er mit weiteren Rami musculares (/7") alle Extensoren des Karpalgelenks und der Zehengelenke. Ein (oft doppelter) Ramus cutaneus (/7''') läuft kraniolateral am Unterarm und Carpus nach distal und erreicht die dorsale Oberfläche der Zehen außer beim Pferd, wo dieser Zweig in Höhe des Karpus endet und seine Funktion von dem N. musculocutaneus übernommen wird.

Eine Verletzung des N. radialis kann drei Konsequenzen haben: 1. Lähmung der Ellbogenstrecker; 2. Lähmung der Karpal- und der Zehenstrecker; 3. Unempfindlichkeit der entsprechenden Hautregion. Das Auftreten aller drei Erscheinungen zusammen weist auf eine Verletzung proximal der Oberarmmitte hin, obere Radialislähmung, eine Kombination von 2. und 3. auf eine Verletzung distal der Oberarmmitte. Ein rein sensibler Ausfall läßt auf eine Verletzung unterhalb des Ursprungs der distalen motorischen Zweige schließen. Nervenverletzungen am Arm sind sehr häufig, da der Nerv an vielen Stellen oft nur durch eine dünne Muskelschicht vom Humerus getrennt ist und bei Brüchen und Knochentumoren beeinträchtigt wird. Eine Verletzung des N. radialis proximal vom Ursprung der Nervenabgänge für den M. triceps brachii ist sehr ernst, da eine Feststellung des Ellbogengelenks verhindert wird und die Vordergliedmaße nicht belastbar ist; der Fuß schleift beim Gehen mit seiner dorsalen Fläche am Boden. Läsionen weiter distal sind weniger ernst, da das Ellbogengelenk fixiert werden kann und die meisten Tiere lernen, diese Lähmung zu kompensieren, indem sie die Gliedmaße vorwärts schwingen und aufsetzen, bevor der Schwung verlorengeht.

Der N. medianus (/5) kommt vom letzten Hals- und ersten Brustnerven (C8-ThI). Er zieht kaudal der A. brachialis medial am Oberarm entlang und verläuft über das Ligamentum collaterale mediale des Ellbogengelenks zum Unterarm. Er liegt dann kaudal unter dem M. flexor carpi radialis und behält seine geschützte Lage bei, bis er den Carpus erreicht. Er teilt sich im distalen Teil des Unterarms in zwei Äste, die durch den Karpalkanal gehen und den palmaren Teil des Fußes versorgen. Die Versorgung der Karpal- und Zehenbeuger durch den N. medianus überlappt mit den Versorgungsgebieten des N. ulnaris. Aus diesem Grund zeigt sich bei der Verletzung des N. medianus keine Abnormität der Haltung oder des Ganges.

Der N. ulnaris (/8) verläßt den Plexus brachialis kaudal (C8-Th2). Er läuft am Humerus entlang und ist (wie beim Hund) mit dem N. medianus bis zum Olecranon vereint und zieht dann kaudal über das Ellbogengelenk. In Höhe des Humerus gibt er den N. cutaneus antebrachii caudalis ab. Sein Hauptstamm gibt Zweige zu den Karpal- und Zehenbeugern im proximalen Teil des Unterarms ab. Der N. ulnaris teilt sich proximal vom Os accessorium. Sein dorsaler Zweig läuft zwischen den Sehnen des M. flexor carpi ulnaris und M. extensor carpi radialis entlang und zieht lateral über das Os accessorium hinab, um die Haut lateral am Unterarm zu innervieren. Sein Ramus palmaris zieht durch den Canalis carpi und versorgt den M. interosseus medius und andere kleine Fußmuskeln.

Er gibt ebenfalls sensible Zweige an die Haut und die tieferen Schichten ab. Seine Verzweigung im Fuß besitzt enge Verbindungen mit den Zweigen des N. medianus. Sie bilden gemeinsame Nervenstämme und zeigen ein enges funktionelles Zusammenwirken.

Eine Läsion des N. ulnaris hat keinen Einfluß auf die Lokomotion, und sensible Störungen sind tierartlich verschieden.

Die Innervation des Vorderfußes ist bei Pferd und Rind besonders wichtig und wird im speziellen Teil noch behandelt.

Rami ventrales der Nervi thoracici

Diese Rami zeigen eine segmentale Gliederung genauer als sonst üblich. Die ersten zwei Rami sind an der Bildung des Plexus brachialis beteiligt. Im allgemeinen bilden die Rami ventrales der Nn. thoracici die Interkostalnerven, die in den Interkostalräumen nach ventral verlaufen, entweder direkt unter der Pleura oder zwischen den zwei Schichten der Mm. intercostales externi und interni. Variationen nach Tierart und Brustregion sind möglich. Außer zur Versorgung der interkostalen Muskulatur entsenden die Nn. intercostales laterale und ventrale Rami cutanei, die jeweils ein Hautgebiet lateral und ventral an der Brustwand versorgen. Die Rami der mehr kaudalen Nerven sind für die Versorgung der ventralen Bauchwand zuständig. Außerdem gibt es einige unbedeutendere Verbindungen mit Nerven des Plexus brachialis. Bei der Sau, Hündin und Katze verästeln sich die lateralen Rami cutanei in dem thorakalen Teil des Gesäuges.

Der ventrale Zweig des letzten Brustnerven (Nervus costoabdominalis) verläuft hinter der letzten Rippe und ist mit den ventralen Zweigen der Lendennerven für die Flanke zuständig.

Rami ventrales der Nervi lumbales

Die lumbalen und sakralen Rami ventrales bilden einen fortlaufenden Plexus, der dort am besten entwickelt ist, wo die letzten drei oder vier lumbalen und die ersten zwei sakralen Nerven den Plexus lumbosacralis bilden, der die Hintergliedmaße versorgt. Beim Rind sind die Rami ventrales der vorderen Lendennerven von besonderer Wichtigkeit, da sie oft bei Abdominaloperationen blockiert werden müssen. Sie sind einzeln benannt. Bei Tierarten, die sechs Lumbalnerven besitzen, heißt der erste Ramus ventralis N. iliohypogastricus, der zweite N. ilioinguinalis, der dritte und vierte Ramus ventralis vereinigen sich zum N. genitofemoralis. Bei Tierarten mit sieben Lendennerven werden die ersten zwei Rami ventrales als kranialer und kaudaler N. iliohypogastricus unterschieden; der dritte Ast beteiligt sich am N. ilioinguinalis und genitofemoralis. Der N. genitofemoralis teilt sich in einen femoralen Zweig, der die Haut medial am Oberschenkel versorgt, und in einen genitalen Zweig, der für die Fascia spermatica, den Hodensack und die Vorhaut zuständig ist.

Der kaudoventrale Verlauf der Rami ventrales wird bei den Nn. lumbales noch deutlicher. Die Nerven können leicht örtlich betäubt werden. Die Lage ihrer Dermatome ist weiter kaudal gelegen, als man annehmen würde (Abb. 28-2 A). Die Nerven verlaufen nahe an der Spitze der Processus transversi zwischen dem M. transversus und dem M. obliquus internus abdominis bis zur ventralen Bauchwand (Abb. 1-33). Außerdem versorgen sie die Muskeln der Flanke und den M. rectus abdominis. Sie entsenden laterale und ventrale Rami cutanei.

Plexus lumbosacralis

Die Nerven der Hintergliedmaße entspringen im Plexus lumbosacralis. Dieser beginnt gewöhnlich mit dem Ramus ventralis des vierten Lendennerven und endet mit dem Ramus ventralis des zweiten Kreuznerven (L4-S2). Er besitzt eine zusätzliche Wurzel bei Tieren mit sieben Lendennerven (Abb. 8-83).

Der N. femoralis (/1) geht aus dem kranialen Teil des Plexus (L4-6) hervor und zieht durch die Psoasmuskulatur und die Lacuna vasorum. Er wird von der A. und V. iliaca externa begleitet. Beim Eintritt in den Oberschenkel verläuft er in geschützter Lage zwischen dem M. sartorius und dem M. pectineus. Er entsendet dann den N. saphenus und verläuft zwischen dem M. rectus femoris und dem Vastus medialis des M. quadriceps femoris (/1'). Eine schwere Verletzung des Nerven, die relativ selten vorkommt, hat ernsthafte Folgen, da eine Lähmung des M. quadriceps femoris die Fixation des Kniegelenks verhindert, und die gesamte Gliedmaße somit nicht belastet werden kann. Für diesen Defekt ist keine Kompensation möglich. Der N. saphenus (/1'') gibt einen Zweig zum M. sartorius ab. Sein fortlaufender Hautast versorgt die Gliedmaße medial vom Knie bis zum Metatarsus.

Der N. obturatorius (/2) hat ungefähr den gleichen Ursprung (L4-6) wie der N. femoralis. Er verläuft medial am Corpus des Os ilium und zieht durch das Foramen obturatum zu den Adduktoren des Oberschenkels. Diese Muskelgruppe umfaßt den M. gracilis, M. pectineus, die Mm. adductores und den M. obturator externus – bei Wiederkäuern und beim Schwein auch den M. obturator internus.* Durch die dichte Lage am Knochen kann der N. obturatorius leicht bei Brüchen oder bei Kompression während des Kalbens oder Fohlens verletzt werden. (Das Risiko ist bei den Tierarten geringer, bei denen die Jungen im Verhältnis zur Beckenhöhle relativ klein sind).

---

* Es wurde kürzlich in der Literatur erwähnt, daß der M. obturator internus der Paarzeher in Wirklichkeit ein intrapelviner Schenkel des M. obturator externus ist.

Die Auswirkungen einer Läsion sind unterschiedlich. Bei schweren Tieren sind sie ernsthafter, da beim Laufen über weichen Boden die Gliedmaße seitwärts weggleitet.

Die verbleibenden Nerven des Plexus legen sich zu einem gemeinsamen lumbosakralen Stamm zusammen, der durch den letzten Lenden- und die ersten zwei Kreuznerven gebildet wird. Der Stamm verläßt das Becken durch das Foramen ischiadicum majus und entläßt drei Äste.

Der kurze N. glutaeus cranialis versorgt den M. tensor fasciae latae und den mittleren, tiefen und bei manchen Tierarten den oberflächlichen Glutaeus; eine Muskelgruppe, die Flexor- und Extensorfunktion auf das Hüftgelenk ausübt.

Der N. glutaeus caudalis versorgt den M. glutaeus superficialis und die Wirbelköpfe der Hinterbackenmuskeln (M. biceps femoris, M. semitendinosus und M. semimembranosus). Er ist somit für die Strecker des Hüftgelenks zuständig.

Der N. cutaneus femoris caudalis (/9) innerviert die Haut kaudal am Oberschenkel. Der N. ischiadicus (/5) setzt den lumbosakralen Nervenstamm nach distal fort und zieht zwischen dem M. glutaeus medius und profundus zum Oberschenkel kaudal vom Hüftgelenk, wo er durch den Trochanter major geschützt ist. Er verläuft dann zwischen M. biceps femoris und M. semitendinosus, bevor er sich in seine Endzweige aufspaltet. Diese sind der N. fibularis und der N. tibialis, die sich tierartlich in unterschiedlicher Höhe trennen. In seinem proximalen Verlauf entsendet der N. ischiadicus Äste zu dem kleinen (außer beim Wiederkäuer und Schwein) M. obturator internus, den Mm. gemelli und dem M. quadratus femoris (/4). Weitere Rami musculares, die noch abgehen, werden zu den fibularen und tibialen Aufzweigungen gezählt.

Der einheitliche N. fibularis (/6) ist kleiner als der N. tibialis und entspringt aus den lumbalen Wurzeln des lumbosakralen Stammes. Er ist zunächst mit dem N. tibialis vereinigt, verläßt ihn dann aber und zieht über den lateralen Kopf des M. gastrocnemius zum Unterschenkel. Ein Zweig, der N. cutaneus surae lateralis (/6'), spaltet sich lateral zur Haut ab. Er teilt sich in der Nähe des Fibula-Kopfes in oberflächliche und tiefe Zweige. Der N. fibularis superficialis (/6'') versorgt die Haut dorsal am Unterschenkel und an den Zehen, außer beim Pferd, wo er in Höhe des Fesselgelenks endet. Der N. fibularis profundus (/6''') versorgt die Muskeln dorsolateral am Unterschenkel (die Beuger des Sprunggelenks und die Zehenstrecker). Er ist auch für die sensible Versorgung der Zehen zuständig. Da die sensible Innervation des Fußes artspezifisch ist, wird sie bei den einzelnen Tierarten behandelt.

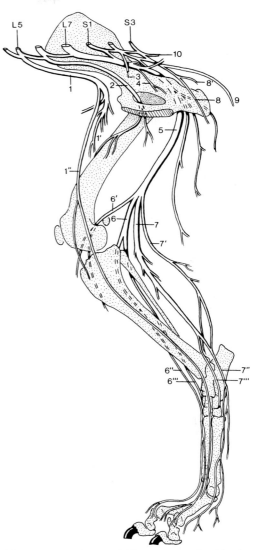

Abb. 8-83 Lenden- und Kreuznerven des Hundes. Mediale Ansicht.

1, N. femoralis; 1', Zweige zum M. quadriceps femoris; 1'', N. saphenus; 2, N. obturatorius; 3, Nn. pelvini; 4, Zweig zum M. obturator internus, zu den Mm. gemelli und zum M. quadratus femoris; 5, N. ischiadicus; 6, N. fibularis; 6', N. cutaneus surae lateralis; 6'', N. fibularis superficialis; 6''', N. fibularis profundus; 7, N. tibialis; 7', N. cutaneus surae caudalis; 7'', N. plantaris medialis; 7''', N. plantaris lateralis; 8, N. pudendus; 8', N. perinealis profundus; 9, N. cutaneus femoralis caudalis; 10, N. rectalis caudalis.

Die Lähmung des einheitlichen N. fibularis bewirkt eine Überdehnung des Fesselgelenks und der Zehenbeugung. Der Fuß kann aber passiv plaziert und belastet werden. Mit der Zeit kann eine Kompensation der Lähmung erfolgen. Es bestehen erhebliche sensible Ausfallserscheinungen.

Der N. tibialis (/7) kommt aus den sakralen Wurzeln des lumbosakralen Nervenstammes. Er gibt wichtige proximale Rami musculares zu den Beckenköpfen der Hinterbackenmuskeln ab, bevor er sich vom Hauptstamm trennt und zwischen den beiden Köpfen des M. gastrocnemius zum Unterschenkel gelangt. Hier entläßt er zunächst den N. cutaneus surae caudalis (/7') zur Haut kaudal am Unterschenkel und danach Rami musculares distales zum M. gastrocnemius, M. soleus, M. popliteus und zu den kaudalen Unterschenkelmuskeln. Der N. tibialis verläuft als fast rein sensibler Stamm (außer Ästen zu den kurzen Zehenmuskeln) in der faszialen Platte zwischen Fersensehnenstrang und den kaudalen Unterschenkelmuskeln. Er teilt sich am Sprunggelenk in den N. plantaris medialis und lateralis. Sie (7", 7'") versorgen die plantaren Gebiete des Fußes mit artspezifischen Variationen.

Durchtrennung oder Verletzung des N. tibialis zeigen sich als Überstreckung des Sprunggelenks und der Zehen. Verletzungen des Ischiadicus-Stammes machen die Gliedmaße weitgehend unbrauchbar, obwohl die Fixation des Kniegelenks durch den intakten M. quadriceps femoris noch geringe Belastbarkeit erlaubt.

Rami ventrales der Nervi sacrales et caudales

Die Rami ventrales der Kreuznerven bilden den kaudalen Teil des Plexus lumbosacralis, aus dem andere wichtige, individuell verschiedene Nerven hervorgehen. Die Nn. pelvini (/3) werden in dem nachfolgenden Abschnitt berücksichtigt werden. Der N. pudendus (/8) entspringt unterschiedlich, beim Hund aus S1-3 und beim Wiederkäuer aus S2-4. Er ist der sensible Nerv für das Rectum, die inneren und äußeren Geschlechtsorgane und die Haut am Perineum. Seine motorischen Fasern versorgen einen großen Teil der quergestreiften perinealen Muskulatur. Er verläuft schräg durch die Beckenhöhle zum ventralen Teil des Beckenausgangs (Abb. 29-5/7,7""). Er gibt den N. perinealis profundus und superficialis und verschiedene Rami cutanei ab und setzt sich schließlich als N. dorsalis penis oder N. dorsalis clitoridis fort. Der N. perinealis superficialis versorgt die Haut des Anus, der Vulva und das ventrale perineale Gebiet.

Der N. perinealis profundus versorgt den ventralen Teil der quergestreiften Muskulatur des Perineum und der Geschlechtsorgane. Der Hauptstamm entsendet auch Zweige zur Haut des Präputium und Scrotum und beim weiblichen Tier zum kaudalen Teil des Euters.

Die Nn. rectales caudales (Abb. 8-83/10) entspringen aus den kaudalen Kreuznerven und überlappen am Ursprung manchmal mit dem N. pudendus. Sie versorgen mit ihren sensiblen Fasern das Rectum, den Anus und die Haut am Perineum und mit ihren motorischen Fasern die quergestreifte Muskulatur dorsal am Perineum einschließlich des M. levator ani. Die Abgrenzung der Versorgungsgebiete dieser Nerven und des N. pudendus ist sehr variabel.

Die Rami ventrales der Nn. caudales sind für die ventralen Schwanzmuskeln, die Niederzieher, zuständig.

Peripheres autonomes Nervensystem

Obwohl für die Regulierung viszeraler Aktivitäten die Existenz von Rezeptoren in den Eingeweiden und Gefäßen angenommen werden muß, wurde das autonome Nervensystem früher als vollkommen efferentes System beschrieben, was manchmal auch heute noch geschieht, weil die viszeralen afferenten Leitungsbahnen von ihren somatischen Gegenstücken oft kaum unterschieden werden können. Die viszeralen efferenten Leitungsbahnen dagegen sind klar unterscheidbar. Ihre Neuronenkette ist durch eine Reihe von peripheren Ganglien hintereinander geschaltet und mit spezifischen Nuclei des Hirnstamms und des Rückenmarks verbunden (Abb. 8-84 und 8-85). Die peripheren afferenten Leitungsbahnen bestehen somit aus präganglionären myelinisierten und daher weißen Fasern und postganglionären wenig myelinisierten und daher grauen Fasern. Auch lassen sich nach dem anatomischen, physiologischen und pharmakologischen Verhalten zwei konträre – sympathische und parasympathische – efferente Systeme unterscheiden. Bei den viszeralen afferenten Fasern ist eine ähnliche Unterscheidung nicht möglich, da sie in allen Gehirn- und Spinalnerven verlaufen. Es wurde bereits darauf hingewiesen (S. 333), daß zerebrospinale (somatische) und autonome (viszerale) Me-

Das Nervensystem 357

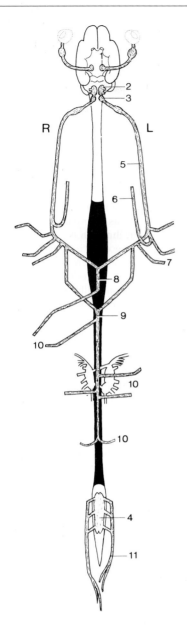
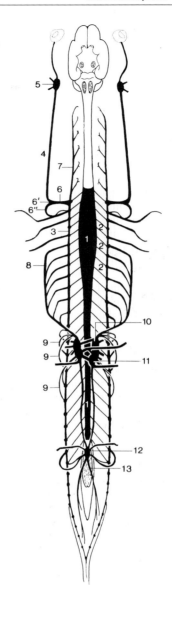

Abb. 8-84 Ursprung und Verzweigung des parasympathischen Nervensystems. Schematische ventrale Ansicht.

1, parasympathischer Nucleus des N. oculomotorius; 2, rostraler und mittlerer parasympathischer Nucleus der Medulla oblongata; 3, parasympathischer Nucleus des N. vagus; 4, parasympathische Kerne des Sakralmarks; 5, N. vagus; 6, N. laryngeus recurrens; 7, parasympathische Fasern zu Herz und Lunge; 8, ventraler Stamm des N. vagus; 9, dorsaler Stamm des N. vagus; 10, parasympathische Fasern zu den Bauchorganen; 11, Nn. pelvini.

Abb. 8-85 Ursprung und Verzweigung des sympathischen Nervensystems. Schematische ventrale Ansicht. Die parasympathischen Nuclei im Gehirn und Rückenmark sind grau gekennzeichnet.

1, sympathische Ursprungskerne von Th1 bis L3; 2, Rami communicantes; 3, 4, sympathischer Grenzstrang; 5, Ganglion cervicale craniale; 6, Ganglion cervicothoracicum (stellatum); 6', Ganglion cervicale medium; 6'', Ansa subclavia; 7, N. vertebralis; 8, N. splanchnicus major; 9, N. splanchnicus minor; 10, Ganglion coeliacum; 11, Ganglion mesentericum craniale; 12, Ganglion mesentericum caudale; 13, N. hypogastricus.

chanismen nicht vollständig voneinander getrennt werden können, da beide von der Großhirnrinde beeinflußt werden.

Einige Kontraste im physiologischen Verhalten beider Systeme werden später zusammengefaßt, aber es kann jetzt schon gesagt werden, daß diese Unterschiede vom Vorkommen von Adrenalin in der letzten Synapse der sympathischen Leitungsbahn und von Acetylcholin in der parasympathischen Leitungsbahn abhängen. Adrenalin wird auch durch das Nebennierenmark produziert und bewirkt eine Reaktion im sympathischen System. Acetylcholin wird freigesetzt und lokal abgebaut. Die Wirkungen des parasympathischen Systems sind spezifischer und lokalisierter als die des symapthischen Systems. Die engere Lokalisierung der parasymapthischen Wirkung wird noch durch die Lage der parasympathischen Ganglien in den Zielorganen unterstützt. Die sympathischen Ganglien hingegen liegen nahe am Zentralnervensystem, und postganglionäre Fasern strahlen weitflächig aus.

Parasympathisches System

Die präganglionären Zellen des parasympathischen Systems sind auf einige Nuclei im Hirnstamm und auf die kurze laterale Säule des Rückenmarks im zweiten, dritten und möglicherweise vierten Sakralsegment beschränkt (Abb. 8-84). In diesem kraniosakralen System treten parasympathische Fasern in folgenden Nerven auf: im N. oculomotorius, N. facialis, N. glossopharyngeus, N. vagus und in den Nn. pelvini.

Die kranialen parasympathischen Leitungsbahnen sind anatomisch nur begrenzt selbständig. Größtenteils liegen sie in Nerven mit vorwiegend somatischem Aufbau. Rein parasympathische Bündel finden sich erst nahe an den Erfolgsorganen. Die Hauptzüge des kranialen parasympathischen Systems sind schon beschrieben worden; nun soll noch eine Vertiefung erfolgen.

Der parasympathische und motorische Kern des N. oculomotorius liegen im Mittelhirn dicht zusammen. Die parasympathischen präganglionären Fasern treten aus dem Hauptstamm in der Orbita hervor und bilden die kurze Wurzel des Ganglion ciliare. Die postganglionären Fasern verlaufen als kurze Ziliarnerven, die auch noch sympathische und sensible Fasern enthalten. Diese Nerven dringen in die Sclera ein und bilden den Plexus ciliaris, von dem parasympathische Fasern zum Muskel des Ziliarkörpers und zum Sphincter der Pupille ziehen (Abb. 8-80/6,11).

Die parasympathischen Fasern des N. facialis entspringen im Nucleus parasympathicus n. facialis (oberer Speichelkern) der Medulla oblongata (/2). Die präganglionären Fasern sind im Hauptstamm des N. facialis eingebettet. Sie verlaufen durch das somatische Ganglion geniculi, dann durch die Chorda tympani und den N. petrosus major (14, 12). Die Chorda tympani tritt in den N. lingualis über, von dem später parasympathische Fasern zum Ganglion mandibulare gehen und eine Synapse bilden. Die postganglionären Fasern versorgen die Glandula mandibularis und Glandula sublingualis.

Der größere N. petrosus major trifft mit dem N. petrosus profundus (sympathisch) (13) zusammen und bildet mit ihm den N. pterygoideus, der zum Ganglion pterygopalatinum (/7) führt. Seine postganglionären Fasern vereinigen sich auf dem Weg zur Tränendrüse mit dem N. lacrimalis und mit Zweigen des N. maxillaris auf dem Weg zu den Drüsen der Nasen- und Gaumenschleimhaut.

Die parasympathische Komponente des N. glossopharyngeus entspringt im Nucleus parasympathicus n. glossopharyngei in der Medulla oblongata (/3). Seine präganglionären Fasern gehen durch das somatische Ganglion dieses Nervs, bevor sie zum Plexus tympani gelangen. Von dort laufen sie zum Ganglion oticum (/9). Die postganglionären Fasern ziehen über den N. pterygoideus und mit einem Zweig über den N. auriculotemporalis zur Ohrspeicheldrüse.

Die parasympathische Komponente nimmt am N. vagus den Hauptteil ein. Distal vom Ursprung des N. laryngeus recurrens ist er rein parasympathisch (Abb. 8-84/5,6). Die präganglionären Fasern gehen zu zahlreichen kleinen Ganglien, die in den Nervenplexus diffus verstreut sind. Diese Plexus sind: der Plexus cardiacus und pulmonalis in der Brusthöhle (/7) und der Plexus gastricus, hepaticus, mesentericus, ovaricus, testicularis und renalis in der Bauchhöhle (/10).

Der dorsale Vagusstamm versorgt den Plexus hepaticus und gastricus und der größere ventrale Vagusstamm den Plexus coeliacus, mesentericus, renalis, ovaricus und testicularis. Besonderheiten über die Verteilung beim Wiederkäuer werden anderweitig erwähnt.

Der sakrale Teil der parasympathischen Ursprungsfasern sind die Nn. pelvini (/11). Sie kommen von den Rami ventrales der entsprechenden Sakralnerven und bilden einen subperitonealen Plexus, in dem sie sich mit sympathischen Fasern des N. hypogastricus mischen. Die postganglionären Neuronen sind in den Wänden des Colon descendens, des Rectum, des Uterus, der Vagina (oder in den männlichen akzessorischen Geschlechtsdrüsen), im genitalen Schwellkörpergewebe und in der Blase zu finden.

Sympathisches System

Die präganglionären Fasern des sympathischen Nervensystems entspringen in der lateralen Zellsäule des Cornu laterale im thorakolumbalen Teil des Rückenmarks (Abb. 8-85/1). Sie verlassen das Rückenmark über die ventralen Wurzeln der Brust- und ersten Lendennerven. Sie gelangen in den gemischten Spinalnerv. Nach kurzem Verlauf zweigen aus diesem die Rami communicantes albi ab, die zu den Ganglien des sympathischen Grenzstranges ziehen (Abb. 8-64/5, 7). Dieser läuft am Hals und Rücken entlang. Er ist in Segmenten angeordnet, obwohl die strenge Übereinstimmung von Ganglien und Spinalnerven nur in den Brust- und vorderen Lendensegmenten zutrifft.

Der Halsteil des Grenzstranges beginnt an dem großen spindelförmigen Ganglion cervicale, das an der Schädelbasis liegt (Abb. 8-85/5). Der Sympathicusstamm ist mit dem N. vagus bindegewebig zum Truncus vagosympathicus verbunden, der am Hals neben der A. carotis externa verläuft. Am Brusteingang trennen sich Sympathicus und Vagus. Im Sympathicus ist oft ein Ganglion cervicale medium in Höhe der ersten Rippe eingelagert (Abb. 8-86/7′). Der Stamm läuft sub-

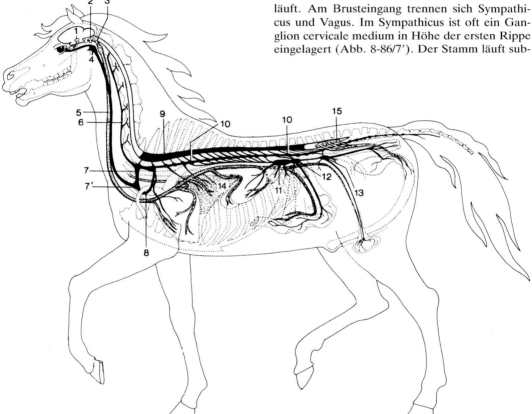

Abb. 8-86 Verteilung des sympathischen (schwarz) und parasympathischen (grau) Nervensystems, halbschematisch.

1, Nucleus parasympathicus n. oculomotorii; 2, Nuclei parasympathici n. facialis et n. glossopharyngei; 3, Nucleus parasympathicus n. vagi; 4, Ganglion cervicale craniale; 5, Truncus vagosympathicus; 6, N. vertebralis; 7, Ganglion cervicothoracicum; 7′, Ganglion cervicale medium; 8, Ansa subclavia; 9, sympathische Ursprungskerne im Rückenmark; 10, sympathischer Grenzstrang mit paravertebralen Ganglien; 11, Ganglion coeliacum; 12, Ganglion mesentericum craniale 13, Ganglion mesentericum caudale; 14, N. vagus mit seiner Verzweigung an den Brust- und Bauchorganen; 15, sakrales Ursprungsgebiet des parasympathischen Nervensystems.

pleural in Höhe der Rippenköpfchengelenke weiter, bevor er dorsal durch das Diaphragma zum Abdomen gelangt. Sein Brustteil zeigt eine regelmäßige Ganglienanordnung, obwohl das erste und zweite Ganglion zum großen Ganglion cervicothoracicum (stellatum) verschmolzen ist, das tief am Kopf der ersten Rippe liegt (/7). Der lumbale Teil des Grenzstranges zwischen der Psoasmuskulatur und den Wirbelkörpern hat anfangs noch eine regelmäßige Ganglienanordnung. Die kaudalen lumbalen Ganglien spalten sich in zwei Teile oder (allerdings weniger häufig) verbinden sich mit dem Ganglion der Gegenseite. Der sakrale Teil ist noch unregelmäßiger angeordnet. Er erstreckt sich bis zum Schwanz (Abb. 8-85/13).

Da der sympathische Ursprung im Rückenmark eng begrenzt ist, gibt es nur im Brust- und vorderen Lendenbereich die Rami communicantes albi zu den Grenzstrangganglien. Aber alle anderen Spinal- und viele Gehirnnerven erhalten postganglionäre Fasern (Rami communicantes grisei), die zu den Gefäßen, Hautdrüsen etc. verlaufen.

Die postganglionären Fasern zu den Halsnerven bilden einen gemeinsamen Stamm, den N. vertebralis, der vom Ganglion cervicothoracicum durch den Canalis transversarius (/7) verläuft. Die postganglionären sympathischen Fasern zu den ersten zwei Halsnerven und zu den Gehirnnerven gehen vom Ganglion cervicale craniale aus. Einige Fasern bilden den N. caroticus internus, der der gleichnamigen Arteria folgt.

Die präganglionären Fasern in der sympathischen Neuronenkette gelangen zu vielen Nervenzellen der Ganglien. Einige Fasern bilden sofort im lokalen Ganglion Synapsen, andere verlaufen kaudal oder kranial im Grenzstrang und bilden Synapsen in Ganglien, die mehr kaudal und kranial liegen, während andere Faserzüge unumgeschaltet zu den zweiten Ganglien (praevertebrale Ganglien) verlaufen, die am Ursprung der Eingeweidenerven neben der Bauchaorta liegen (Abb. 8-85/10,11 und 8-86/11,12). Zur letzten Gruppe gehören die Nn. splanchnici, die sehr unterschiedlich angeordnet sind. Gewöhnlich wird der N. planchnicus major aus präganglionären Fasern gebildet, die den Grenzstrang vom sechsten bis vorletzten Brustsegment verlassen. Der N. splanchmicus minor und lumbalis liegen mehr kaudal (Abb. 8-85/8, 9).

Die Eingeweide und Gefäße des Kopfes erhalten ihre sympathische Innervation über das Ganglion cervicale craniale. Die postganglionären

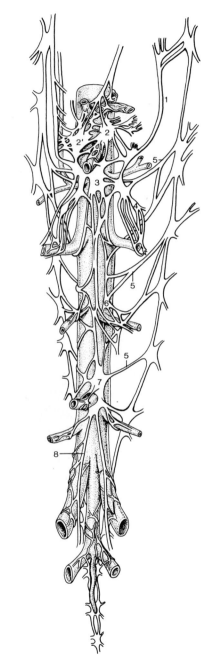

Abb. 8-87 Ganglien und Plexus der Bauchhöhle. Ventralansicht.

1, N. splanchnicus major; 2, Ganglion coeliacum sinistrum; 2′, Ganglion coeliacum dextrum; 3, Ganglion mesentericum craniale; 4, Ganglion renale; 5, Nn. splanchnici lumbales; 6, Ganglion gonadale; 7, Ganglion mesentericum caudale; 8, rechter N. hypogastricus. (Nach Mizeres, 1955.)

Fasern, die von diesem Ganglion ausgehen, strahlen in viele Richtungen bis in die Gebiete der Gehirn- und der ersten zwei Halsnerven. Manche ziehen auch ohne Unterbrechung durch die parasympathischen Ganglien. Die Details sind klinisch von geringer Wichtigkeit (wohl aber für experimentelle Arbeit), deshalb sollen hier nur einige Punkte dargestellt werden (Abb. 8-80).

Ein großer Faseranteil folgt der A. carotis in der Schädelhöhle und schickt perivaskuläre Zweige zu den intrakranialen Gefäßen und Faserbündeln, die zu den verschiedenen Gehirnnerven gehen, besonders zum N. trigeminus und zu den Nerven für die Augenmuskeln. Ein Teil der Fasern bildet die sympathische Wurzel für das Ganglion ciliare, durch das die Fasern zum Aug-apfel ziehen und sich am M. dilatator pupillae aufzweigen. Mehr proximal entläßt der N. caroticus internus den N. petrosus profundus, der sich auf dem Weg durch den Canalis pterygoideus zum Ganglion pterygopalatinum (/7) mit dem N. petrosus major verbindet (/12). Die Endaufzweigung dieser Fasern erfolgt dann gemeinsam mit den Nerven, die die Orbita, die Nasenhöhle, die Nasennebenhöhlen und den Gaumen versorgen.

Andere Zweige vereinigen sich mit parasympathischen Zweigen und bilden im Cavum tympani einen Plexus, von dem die Ohrspeicheldrüse versorgt wird. Noch andere Faserbündel begleiten die A. carotis externa und deren Zweige als perivaskulärer Plexus.

Die Brustorgane Herz, Trachea und Lunge,

Tab. 8-3 Aktionen, die vom autonomen Nervensystem kontrolliert werden.

Sympathische Innervation		Zielorgan	Parasympathische Innervation	
Ursprung	Wirkung		Wirkung	Ursprung
Kraniale Brustsegmente über das Ganglion cervicale craniale	Erweiterung der Pupille	Iris	Verengung der Pupille	N. oculomotorius über das Ganglion ciliare
Kraniale Brustsegmente über das Ganglion cervicale craniale	Entspannung: Akkomodation für Fernsicht	M. ciliaris	Kontraktion: Akkomodation für Nahsicht	N. oculomotorius über das Ganglion ciliare
Kraniale Brustsegmente über das Ganglion cervicale craniale	Gefäßverengung und Kontraktion der Myoepithelzellen	Speicheldrüsen	Gefäßerweiterung und Sekretion	N. facialis über das Ganglion mandibulare, N. glossopharyngeus über das Ganglion oticum
Kraniale Brustsegmente über das Ganglion cervicale craniale	Gefäßverengung	Tränendrüse	Sekretion	N. facialis über das Ganglion pterygopalatinum
Kraniale Brustsegmente	Beschleunigung	Herz	Verlangsamung	N. vagus über die Ganglia cardiaca
Brust- und Lendensegmente	Gefäßverengung in einigen Geweben, z. B. Haut; Gefäßerweiterung in anderen, z. B. Skelettmuskel	Blutgefäße	Gefäßerweiterung und eventuell Verengung in anderen Gefäßen	
Kraniale Brustsegmente	Erweiterung	Bronchien	Verengung	N. vagus
Kaudale Brustsegmente	Sekretion	Nebenierenmark		
Kaudale Brust- und Lendensegmente über die Ganglia abdominalia	verminderte Kontraktion	Magen-Darmtrakt	vermehrte Kontraktion	N. vagus und Nn. pelvini
Lendensegmente über die Ganglia abdominalia	Erweiterung	Blasenwand	Kontraktion	Nn. pelvini
		Schwellgewebe	Gefäßerweiterung	Nn. pelvini

werden von postganglionären Fasern aus dem Plexus cardiacus und pulmonalis im Mediastinum versorgt. Diese Plexus verbinden sich mit den entsprechenden parasympathischen Komponenten (Abb. 8-86).

Die Bauch- und Beckenorgane erhalten ihre sympathische Innervation durch die verschiedenen Nervi splanchnici, die zu dem Ganglion coeliacum, mesentericum craniale, renale, aorticorenale und mesentericum caudale an der ventralen Oberfläche der Aorta führen. Die präganglionären Fasern bilden in diesen Ganglien Synapsen. Die postganglionären Fasern laufen als perivaskuläre Plexus parallel zu den Eingeweidearterien, von denen sie ihre Namen erhalten (Abb. 8-87).

Die Beckenorgane werden mit postganglionären Fasern aus dem Ganglion mesentericum caudale versorgt, die den paarigen N. hypogastricus bilden (/8). Diese Fasern gelangen unter dem Peritoneum in die Beckenhöhle und bilden mit den parasympathischen Nn. pelvini den einheitlichen Plexus pelvicus (Abb. 8-86).

Zusammenfassung der autonomen Innervation

Charakteristische Faserzüge des autonomen Nervensystems werden in Tabelle 8-3 illustriert. Spezielle funktionelle Gebiete, wie z. B. die Innervation der Blase und Urethra, sind der Fachliteratur der Physiologie zu entnehmen.

Kapitel 9

Die Sinnesorgane

Ein aufgestalltes Tier, beispielsweise eine Milchkuh, wird nur gelegentlich von Veränderungen seiner Umgebung beeinflußt, die dann von alltäglicher Art sind. Ganz anders ist es beim wild lebenden Tier, das, um überleben zu können, ständig seine Umwelt überprüfen muß. Es muß Hindernisse sehen, Feinde hören und Tiere am Geruch erkennen können, um Außenstehende von Mitgliedern der eigenen Gruppe zu unterscheiden; es muß schädigende Substanzen im Futter schmecken und mit seiner Umgebung „hautnah" in Verbindung stehen, indem es Reize über Druck-, Schmerz- und Temperaturrezeptoren wahrnimmt. All das wird zum einen durch die spezifischen Sinnesorgane (Auge, Ohr, Geruchs- und Geschmacksorgan) ermöglicht und zum anderen durch Organe, die insbesondere in der Haut diffus verteilt liegen und Empfindungen und Wahrnehmungen als „Hautsinn" vermitteln. Die spezifischen Sinnesorgane sind Ansammlungen von hoch spezialisierten sensorischen Zellen; den „Hautsinn" verkörpern zahlreiche, peripher liegende sensorische Endigungen, deren Zellkörper zentral angeordnet sind. In Nähe des Gehörorganes liegen sensorische Zellen, die auf die Schwerkraft und Bewegungen des Kopfes reagieren und dem Tier den Gleichgewichtssinn vermitteln.

All diese Sinne sind bewußt, das Tier weiß, was es wahrgenommen hat. Es gibt jedoch noch andere Sinneserfahrungen, die Tiefensensibilität und den Eingeweidesinn, die weitgehend unbewußt ablaufen, durch die das Tier aber mit seinem Körperinneren in Beziehung tritt. Die spezifischen Sinnesorgane sollen zuerst beschrieben werden.

Das Auge

Das Auge, Sehorgan, besteht aus dem Augapfel mit seinen verschiedenen Hilfseinrichtungen, nämlich den Augenmuskeln, die den Augapfel bewegen, den schützenden Augenlidern und dem Tränenapparat, der die exponiert liegenden Bereiche anfeuchtet. Die meisten dieser Anteile befinden sich in der Orbita, wo der Augapfel in einem mächtigen Fettpolster liegt. Die Augenlider entspringen an den Knochenrändern der Orbita und werden wie ein Vorhang in Abständen über dem vorderen Teil des Auges bewegt (Wimpernschlag), um die schützende Tränenflüssigkeit zu verteilen. Während des Schlafens verbleiben die Lider über dem Auge.

Die Augen der Haussäugetiere ragen mehr über die Oberfläche des Gesichtes als beim Menschen und anderen Primaten. Die Augenstellung hängt von der Umgebung, den Angewohnheiten und der Art der Nahrungsaufnahme der Tiere ab. Im allgemeinen sind die Augen bei den raubtierartigen Haustieren (Katze, Hund) vorwärts, bei den Beutetieren (Pflanzenfresser: Pferd, Wiederkäuer, Hase) mehr seitlich gerichtet (Abb. 9-1). Die erste Art der Augenstellung vermittelt ein breites binokulares Gesichtsfeld, das die Konzen-

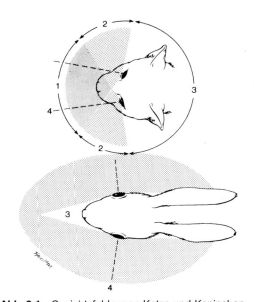

Abb. 9-1 Gesichtsfelder von Katze und Kaninchen.
1, binokulares Sehfeld; 2, monokulares Sehfeld; 3, Blindzone; 4, Sehachse des Auges bei zentraler Stellung.

tration auf nahe liegende Objekte und die Tiefenwahrnehmung ermöglicht. Bei der zweiten Art der Augenstellung überlagern sich das rechte und das linke Gesichtsfeld nur geringfügig; infolgedessen nehmen diese Tiere ein weites Segment ihrer Umwelt wahr, obwohl sie nur in geringem Grad zu binokularem Sehen befähigt sind.

Bei abgemagerten Tieren nimmt das Fett in der Orbita ab und das Auge sinkt in die Augenhöhle zurück, so daß das Gesicht ein hageres und leidendes Aussehen erhält.

Der Augapfel

Der Augapfel (Bulbus oculi) der Haussäugetiere ist nahezu rund; nur bei Pferd und Rind ist er proximodistal leicht komprimiert (distal und proximal, vorne oder korneaseitig und hinten oder gehirnseitig werden bei dem Auge anstatt rostral und kaudal benutzt). Zusätzlich wölbt die Cornea, der durchsichtige Teil des Augapfels, den distalen Augenpol durch ihren geringeren Krümmungsradius hervor (Abb. 9-2).

Der höchste Punkt auf der Cornea ist der *distale Pol* und der höchste Punkt auf der hinteren Oberfläche ist der *proximale Pol* des Augapfels; die Gerade, die durch beide Pole läuft, wird *optische Achse* genannt. Der *Äquator* ist eine gedachte Linie über dem Augapfel, die wie bei der Erdkugel von beiden Polen gleich weit entfernt ist. Ein *Meridian* ist eine von vielen Linien, die über den Äquator von Pol zu Pol verlaufen. Der Sehnerv (/6) verläßt den Augapfel etwas ventral vom hinteren Augenpol.

Der Augapfel besteht aus drei dünnen, dicht aneinander liegenden Häuten, die eine konzentrische Hülle um das teils flüssige, teils gelatinöse Zentrum bilden. Die drei Schichten sind: 1. die äußere Augenhaut, Tunica fibrosa, die dem Augapfel seine Form verleiht und ihn als einzige Schicht vollständig und schützend umgibt; 2. die mittlere Augenhaut, Tunica media – sie setzt sich weitgehend aus Blutgefäßen und glatter Muskulatur zusammen und ist für die Ernährung des Augapfels, die Regulierung der Linsenform und die Weite der Pupille zuständig; 3. die innere Augenhaut, Tunica interna, die vorwiegend aus Nervengewebe besteht – sie stellt die Schicht dar, die für den direkten Sehvorgang verantwortlich ist, nämlich die Umsetzung der Lichtreize in Nervenimpulse für die Weiterleitung zum Gehirn.

Die Tunica fibrosa

Die Tunica fibrosa des Augapfels besteht aus einem dichtgefügten kollagenen Bindegewebe, das dem Binnendruck widersteht und dem Auge Form und Festigkeit verleiht. Sie setzt sich aus der Sclera und der Cornea zusammen, die sich am *Limbus corneae* (/7) vereinigen.

Die *Sclera* ist der undurchsichtige, proximale Teil der Tunica fibrosa. Sie besteht aus einem dichten Fasernetz kollagener und elastischer Fibrillenbündel und ist im allgemeinen weiß („das Weiße im Auge"), manchmal auch bläulich gefärbt. Bei manchen Tierarten enthält die Sclera pigmentierte Zellen, die sie grau erscheinen lassen. Ventral vom hinteren Augenpol befindet sich die kleine Area cribrosa sclerae (Abb. 9-3/13), durch die die Fasern des Nervus opticus treten. Der Sehnerv ist von einer Bindegewebsscheide umgeben, welche die Dura mater mit der Sclera verbindet. Einige kleine Ziliararterien und Nerven sowie größere Venae vorticosae durchdringen ebenfalls die Sclera. Die Sehnen der äußeren Augenmuskeln sind distal vom Äquator an der Sclera befestigt. Im proximalen Bereich, mit Ausnahme der Ansätze des Musculus retractor bulbi, ist die Sclera von einer dünnen Membran (Vagina bulbi; /5) bedeckt, die sie von dem retrobulbären Fettgewebe trennt und dem Augapfel Bewegungsraum verschafft. Nahe am Limbus wird die Sclera von der Conjunctiva bulbi (siehe später) überzogen, die sich von der Innenseite der Augenlider (/19) auf die Sclera umschlägt.

Die *Cornea* nimmt ungefähr ein Viertel der Tunica fibrosa ein und ist vorgewölbt. Sie besteht aus parallel verlaufenden Bündeln kollagener Fasern, die in Form von Lamellen angeordnet sind. Es ist festzuhalten, daß trotz ausgeklügelter Faseranordnung die Durchsichtigkeit der Cornea

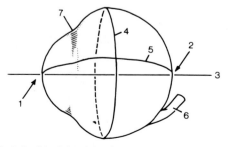

Abb. 9-2 Medialansicht des rechten Augapfels.
1, distaler Pol; 2, proximaler Pol; 3, optische Achse; 4, Äquator; 5, ein Meridian; 6, Sehnerv; 7, Limbus sclerae.

nicht nur ein strukturelles, sondern auch ein physiologisches Phänomen darstellt; sie ist von dem ständigen Abtransport der interstitiellen Korneaflüssigkeit abhängig, der über das hintere Epithel stattfindet. Die dickste Schicht der Cornea, die Substantia propria, geht aus der Sclera hervor (Abb. 9-4/9,6). Sie ist von einer vorderen und einer hinteren Grenzschicht mit darauf folgenden Epithelschichten bedeckt. Das vordere Korneaepithel geht in das Epithel der Bindehaut über, während sich die hintere Epithelschicht mit der vorderen Oberfläche der Iris über den Angulus iridocornealis (/4) vereint. Die Cornea enthält keine Blutgefäße; Nährstoffe für ihre Zellen stammen aus Gefäßen im Limbusbereich und versorgen die Substantia propria durch Diffusion. Die Oberflächenzellen werden über die Tränenflüssigkeit und das Kammerwasser ernährt. Die Oberfläche der Cornea ist mit zahlreichen sensiblen Nervenendigungen ausgestattet, die unter und in dem Hornhautepithel liegen. Sie kommen von den Nervi ciliares longi, Ästen des Nervus ophthalmicus (siehe später). Ihre Axone bilden den afferenten Schenkel des *Kornealreflexes*, der das Schließen der Augenlider bewirkt, wenn die Cornea berührt wird. Dieser Reflex wird zur Überprüfung der Narkosetiefe angewendet.

Tunica vasculosa

Die mittlere Augenhaut, Tunica vasculosa (auch als Uvea bekannt), liegt unter der Sclera und ist eng mit ihr verbunden. Sie besteht aus drei Anteilen, der Chorioidea, dem Ziliarkörper und der Iris (Abb. 9-3). Die Chorioidea überzieht die Sclera vom Sehnerven aus bis fast an den Limbus. Distalwärts folgt der Ziliarkörper als verdicktes Areal in Höhe des Limbus liegend, und die Iris ragt in die vordere Augenkammer hinein. Die Iris kann als einziger Anteil der inneren Strukturen des Auges durch die Cornea hindurch ohne Hilfe von Instrumenten (Ophthalmoskop) besichtigt werden. Obwohl die Blutversorgung die Hauptaufgabe der Tunica vasculosa ist, dient sie der Befestigung der Linse, reguliert ihre Krümmung und steuert das Pupillenspiel mit Hilfe von glatter Muskulatur, die im Ziliarkörper und in der Iris liegt (Abb. 9-4).

Die *Chorioidea* besteht aus einem dichten Netz von Blutgefäßen, die in ein stark pigmentiertes Bindegewebsgerüst eingebettet sind. Das Gefäßnetz wird durch die hinteren Ziliararterien gespeist und über die Venae vorticales drainiert. Ein dichtes Kapillarnetz übernimmt die Ernährung der äußeren Schichten der Tunica interna (Retina), die nach innen auf die Aderhaut folgt.

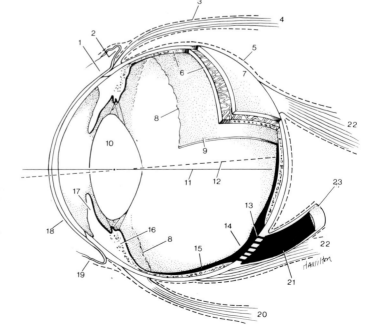

Abb. 9-3 Eröffnetes Auge zur Darstellung der drei Augenhäute, die dicker als in Wirklichkeit gezeichnet sind; schematisiert.

1, Limbus sclerae; 2, Fornix conjunctivae superior; 3, Fascia orbitalis profunda; 4, Musculus rectus dorsalis; 5, Vagina bulbi; 6, Chorioidea; 7, Sclera; 8, Ora serrata; 9, Tunica interna, Retina; 10, Linse; 11, optische Achse; 12, Sehachse; 13, Area cribrosa sclerae; 14, Discus opticus; 15, Retina; 16, Corpus ciliare; 17, Iris; 18, Cornea; 19, Tunica conjunctiva; 20, Musculus rectus ventralis; 21, Nervus opticus; 22, Musculus retractor bulbi; 23, Vagina nervi optici.

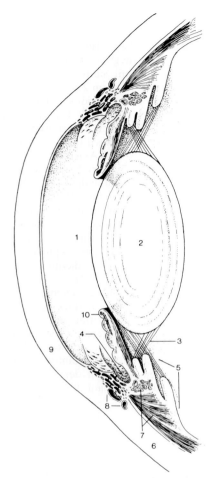

Leuchten der Augen verursachen. Die Anordnung der Faserbündel des Tapetum fibrosum hat die gleiche Wirkung. Durch das Tapetum lucidum kommt es somit zum „Aufleuchten" der Augen, wenn die Tiere ins Licht schauen, beispielsweise in die Scheinwerfer eines entgegenkommenden Fahrzeuges. Das menschliche Auge und das des Schweines besitzen kein Tapetum lucidum und zeigen infolgedessen keine gleichartige Reaktion. Es ist anzunehmen, daß das Tapetum lucidum eine Anpassung an die Nacht darstellt, da durch die Reflexion des einfallenden Lichtes die lichtempfindlichen Rezeptorzellen in der darüberliegenden Retina verstärkt gereizt werden und daß dadurch das Sehen im Dunklen verbessert wird. Die Chorioidea ist so eng mit der äußeren Pigmentepithelschicht der Retina verbunden, daß diese an ihr verbleibt, wenn die Retina während der Sektion entfernt wird. Über dem Tapetum lucidum ist die Retina unpigmentiert.

In der Mitte zwischen Äquator und Limbus verdickt sich die Chorioidea und bildet den *Ziliarkörper* (Abb. 9-4/5). Dieser besteht aus einem ringförmigen Wall mit Fortsätzen, die auf die im Zentrum liegende Linse gerichtet sind; nach vorne geht der Ziliarkörper in die Iris über. Das Corpus ciliare ist am besten in der Gesamtübersicht zu erkennen, wenn man von hinten in den

Abb. 9-4 Vorderer Teil des Augapfels, Vertikalschnitt.

1, vordere Augenkammer; 2, Linse; 3, Zonula ciliaris; 4, Angulus iridocornealis; 5, Corpus ciliare; 6, Sclera; 7, Musculus ciliaris; 8, Plexus venosus sclerae; 9, Cornea; 10, Iris mit Musculus sphincter und dilator pupillae.

Das Blut in diesen Kapillaren bewirkt die Rotfärbung des Augenhintergrundes, die man bei einer Untersuchung mit dem Ophthalmoskop erkennen kann. Im dorsalen Bereich des Augenhintergrundes bildet die Chorioidea ein unterschiedlich gefärbtes lichtreflektierendes Areal, das *Tapetum lucidum* (Tafel 2). Es ist ein gefäßloses Feld (zellulär beim Fleischfresser, bindegewebig bei Wiederkäuer und Pferd), das zwischen den Kapillaren und dem Netz der größeren Blutgefäße liegt. Die Zellen des Tapetum lucidum enthalten Kristallstäbchen, die so angeordnet sind, daß die einfallenden Lichtstrahlen in ihre Farbkomponenten zerlegt werden und das charakteristische

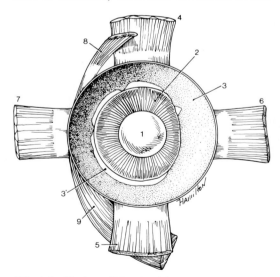

Abb. 9-5 Vordere Hälfte des linken Auges eines Pferdes, Ansicht von hinten.

1, Linse; 2, Corpus ciliare; 3, Chorioidea, von dem Außenblatt (Pigmentepithel) der Retina bedeckt; 3', Reste des Innenblattes der Retina, die entfernt wurde; 4–7, Musculus rectus dorsalis, ventralis, medialis und lateralis; 8, 9, Musculus obliquus dorsalis und ventralis.

vorderen Teil des Auges blickt (Abb. 9-5/2). Die radiären Fortsätze, *Processus ciliares,* entlassen *Zonulafasern* (Abb. 9-4/3), die sich in der Gegend des Äquators an der Linse befestigen. Zwischen dem Ziliarkörper und der Sclera liegt der glatte *Musculus ciliaris* (/7), der für die Akkommodation zuständig ist (die Fähigkeit des Auges, sich durch Veränderung der Linsenform auf Nah- und Fernsehen einstellen zu können) (siehe weiter hinten).

Der dritte und kleinste Teil der Tunica vasculosa ist die *Iris* (/10), die zwischen Cornea und Linse in die Augenkammer ragt. Die Iris ist ein flacher Gewebering, an ihrer Basis ist sie an der Sclera (durch das Ligamentum pectinatum; Abb. 9-8/7) und am Ziliarkörper befestigt; die Öffnung in ihrem Zentrum ist die *Pupille* (Abb. 9-6), durch die das Licht in den hinteren Teil des Auges fällt. Die Größe der Pupille und die auf die Retina treffende Lichtmenge werden durch den Musculus sphincter und dilator in der Iris reguliert. Der Musculus sphincter pupillae liegt nahe am Pupillenrand, während die Fasern des Musculus dilator pupillae radiär angeordnet sind und bei Kontraktion die Pupille vergrößern. Stark pigmentierte Epithelwucherungen mit einem kapillarreichen Stroma treten als Traubenkörner (Granula iridica; /3) am oberen und unteren Pupillenrand bei Huftieren auf. Ihre Bedeutung ist unbekannt. Es wird jedoch vermutet, daß sie das Auge abschirmen.

Die Iris teilt den Raum zwischen Linse und Cornea in die vordere und die hintere Augenkammer, die über die Pupille in Verbindung stehen (Abb. 9-8). Beide sind mit *Humor aquosus,* einer klaren, wäßrigen Flüssigkeit gefüllt (siehe weiter hinten).

Die Iris besteht aus drei Schichten: die vordere Epithelschicht geht im Iriswinkel auf das hintere Epithel der Cornea über, die mittlere Schicht, das Irisstroma, enthält die zwei glatten Muskeln, und die hintere Pigmentepithelschicht, die als distale Fortsetzung des pigmentierten Retinaepithels die Iris überzieht und bereits bei der Beschreibung der Chorioidea erwähnt worden ist. Sie wird daher als Iristeil der Retina bezeichnet und ist eng mit dem Musculus dilatator pupillae verbunden (Abb. 9-4/10).

Die Farbe der Iris bestimmt die „Augenfarbe". Sie hängt von der Zahl der im Stroma vorhandenen Pigmentzellen und von der Art des Pigments ab. Wenn viele pigmentierte (melaninhaltige) Zellen vorkommen, ist die Iris dunkelbraun, sind es weniger, ist sie hellbraun und gelblich und bei einem Minimum an Pigmentzellen ist sie blau. Bei Albinos ist auch im Iristeil der Retina kein Pigment mehr anzutreffen, so daß die Iris vollkommen pigmentfrei ist. Die Augen des Albinos erscheinen rot, da das Blut in den Kapillaren durchschimmert.

Die Tunica interna

Die Tunica interna, innere Augenhaut, enthält die lichtempfindlichen Sinneszellen und wird meist als *Retina* oder Netzhaut (Abb. 9-3/9, 15) bezeichnet. Sie ist als Vorstülpung des Gehirnes aufzufassen, mit dem sie durch den Nervus opticus verbunden bleibt. Die Retina beginnt an der Stelle, wo der Sehnerv die Chorioidea durchdringt; becherartig geformt liegt sie der Chorioidea an und endet am Pupillenrand. Nur die hinteren zwei Drittel der Retina können von dem in die Pupille einfallenden Licht erreicht werden. Aus diesem Grunde ist nur dieser Teil (Pars optica retinae) mit Rezeptorzellen ausgestattet und ist verhältnismäßig dick. Das restliche Drittel ist „blind" (Pars caeca retinae) und besteht hauptsächlich aus der dünnen Pigmentepithelschicht, welche die hintere Oberfläche des Ziliarkörpers und der Iris überzieht. Der Rand, der durch die abrupte Dickenabnahme am Übergang der Pars optica in die Pars caeca retinae entsteht, ist die *Ora serrata* (/8); gleichzeitig grenzt sie die Chorioidea gegen den Ziliarkörper ab. Das dicke, mehrschichtige Nervenblatt und das dünne, einschichtige Pigmentblatt der Retina entwickeln sich aus der inneren und äußeren Schicht des Augenbechers, mit dem die Entwicklung des Auges beginnt (Abb. 9-17/4). Der Spalt zwischen den Schichten des Augenbechers verschwindet zwar

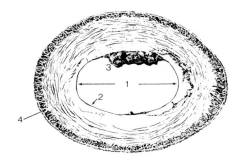

Abb. 9-6 Vordere Oberfläche der Iris des Pferdes.
1, Pupille; 2, Pupillenrand; 3, Granula iridica; 4, Ligamentum pectinatum, das die Iris mit der Sclera im iridocornealen Winkel verbindet.

nach der Geburt, bleibt jedoch eine Schwachstelle, an der eine Netzhautablösung auftreten kann.

Der Pigmentreichtum von Retina und Chorioidea macht das Innere des hinteren Kugelsegmentes des Auges so dunkel wie den Innenraum einer Kamera, so daß die Pupille schwarz erscheint. Die schwarzen Wände absorbieren verstreute und reflektierte Lichtstrahlen und verhindern, daß sie erneut auf die Retina treffen, was zu einer verschwommenen Sicht führen würde.

Beginnend an der Chorioidea lassen sich folgende Schichten der Pars optica retinae unterscheiden: ein einschichtiges Pigmentepithel; eine Neuroepithelschicht mit Rezeptorzellen – Stäbchen und Zapfen sowie deren Nuclei – die Stäbchen sind für Schwarz und Weiß (Dämmerungssicht) und die Zapfen für das farbige Sehen (Tagessicht) zuständig; eine Schicht bipolarer Ganglienzellen und schließlich eine Schicht multipolarer Ganglienzellen, deren myelinfreie Axone zu dem Discus opticus ziehen, wo sie sich ansammeln und den Sehnerven bilden. Das ins Auge fallende Licht muß daher alle Schichten außer der ersten durchdringen, bevor es die Stäbchen und Zapfen erreicht, um sie zu stimulieren (Abb. 9-7).

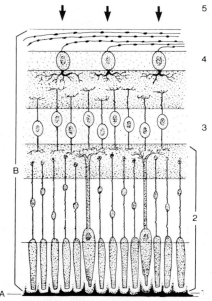

Abb. 9-7 Pigmentepithel des Außenblattes (A) und Stratum cerebrale des Innenblattes (B) der Retina.

1, pigmentierte Zellen; 2, Rezeptorzellen (Stäbchen und Zapfen); 3, bipolare Ganglienzellen; 4, multipolare Ganglienzellen; 5, einfallendes Licht (Pfeile).

Die Austrittsstelle der Axone des dritten Neurons, der *Discus nervi optici*, ist bei einer Untersuchung des Augenhintergrundes mit dem Ophthalmoskop leicht zu erkennen (Tafel 2). Da hier die Axone der Area cribrosa sclerae zustreben, bleibt kein Raum für die Rezeptorzellen; der Discus opticus wird daher zum blinden Fleck. Die Stelle des besten Sehens (Area centralis retinae) hingegen liegt nur wenig entfernt, dorsolateral vom blinden Fleck. Es wird angenommen, daß beim Menschen intensiv betrachtete Objekte hier fokussiert werden; ob das jedoch auch für Tiere zutrifft, kann nur Mutmaßung bleiben. Bei manchen Tierarten ist die Area centralis mit dem Ophthalmoskop schwach sichtbar. Als *Sehachse* wird die Linie bezeichnet, welche die Area centralis über das Linsenzentrum mit dem fixierten Objekt verbindet. Sie fällt nicht mit der optischen Achse zusammen, da die Area centralis etwas dorsal vom proximalen Pol des Augapfels liegt (Abb. 9-3).

Im Discus nervi optici treten Arteriolen und Venolen ein und aus und verteilen sich in unterschiedlicher Anordnung, um die Retina zu versorgen (Tafel 2). Die Arteriolen sind Äste der Arteria centralis retinae, die mit den Fasern des Sehnerven den blinden Fleck erreichen.

Der proximodistal komprimierte Augapfel des Pferdes hat zu der Annahme geführt, daß das Pferd eine rampenartige Retina besitzt, das heißt, nicht alle Teile sind gleich weit vom hinteren Pol der Linse entfernt. Die Entfernung von der Linse wird fortschreitend größer, wenn man der Retina dorsal folgt. Wahrscheinlich werden näher betrachtete Objekte auf den mehr dorsalen Teilen der Retina fokussiert. Die Fokuslänge wird automatisch vergrößert, und es bedarf nur geringer Linsenakkommodation (siehe Seite 531).

Die lichtbrechenden Medien des Augapfels

Nach der Beschreibung der Wandung soll das Innere des Augapfels dargestellt werden, das an der Brechung der in das Auge fallenden Lichtstrahlen beteiligt ist. Das ist leichter verständlich, wenn man dem Weg des Lichtes folgt. Verschiedene Strukturen sind bereits erwähnt worden und brauchen nicht näher ausgeführt werden.

Die *Cornea* ist vollständig in die äußere Tunica fibrosa integriert. Obwohl genauso derb und elastisch, besitzt sie die Eigenschaft, transparent zu sein und ermöglicht es dem Licht, ins Auge einzudringen. Die Cornea spielt eine maßgebliche Rolle bei der Refraktion, das heißt, sie ist wie die Linse fähig, das Licht zu brechen, so daß alles, was das Tier sieht, genügend verkleinert wird, um auf der Retina scharf abgebildet zu werden.

Als nächstes treffen die Lichtstrahlen auf den *Humor aquosus,* der den Raum zwischen Cornea und Linse ausfüllt. Der Humor aquosus ist eine wäßrige Flüssigkeit, die neben ihrer lichtbrechenden Eigenschaft eine wichtige Rolle bei der Aufrechterhaltung des intraokularen Druckes spielt. Das Kammerwasser wird fortlaufend von den Processus ciliares produziert und tritt in der hinteren Augenkammer in das System ein. Von hier fließt es durch die Pupille in die vordere Augenkammer und dann im Iriswinkel durch die Spalträume im Ligamentum pectinatum (Fontanasche Räume). Anschließend gelangt das Kammerwasser zu dem Sinus venosus sclerae und so ins Blut (Abb. 9-8). Beim gesunden Auge gleichen sich Produktions- und Abflußmenge aus und erhalten einen konstanten Augendruck. Eine Abflußstörung führt zum Flüssigkeitsstau und zur Zunahme des Augenbinnendruckes (Glaukom). Dieser schmerzhafte, die Sicht beeinträchtigende Zustand kommt selten beim Tier, häufig jedoch beim Menschen vor.

Die *Linse* (Abb. 9-9) ist ein kompaktes Gebilde, aber elastisch genug, um ihre Form verändern zu können. Sie ist bikonvex und besitzt einen vorderen und hinteren Pol, einen Äquator und eine zentrale Achse, die mit der optischen Achse des Auges zusammenfällt. Der hintere Linsenpol ist gewöhnlich stärker gewölbt als der vordere. Die Linse besitzt eine äußere Kapsel, die vorne verdickt und am Äquator, wo sich die Zonulafasern des Ziliarkörpers befestigen, am stärksten ist. Die Linsenkapsel ist elastisch und steht ständig unter Spannung; die Linse würde zur Kugelform abrunden, wenn nicht an der Peripherie Zug ausgeübt würde. Die Linsensubstanz besteht aus äußerst regelmäßig angeordneten Fasern. Diese bilden konzentrische Schalen, die wie Zwiebelschalen entfernt werden können. In jeder Schale sind die Fasern so angeordnet, daß sie sich von einem Punkt auf der vorderen Oberfläche zu einem anderen auf der hinteren Oberfläche winden. Ihre Enden sind mit den Enden anderer Fasern verbunden und formen sichtbare Nähte, die

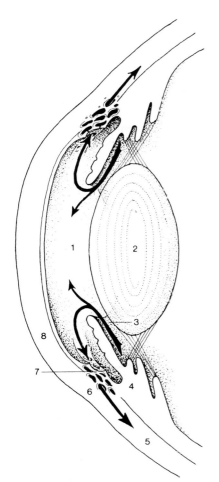

Abb. 9-8 Bildung und Abfluß des Kammerwassers.
1, vordere Augenkammer; 2, Linse; 3, hintere Augenkammer; 4, Ziliarkörper; 5, Sclera; 6, Plexus venosus sclerae; 7, Ligamentum pectinatum; 8, Cornea.

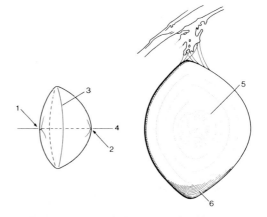

Abb. 9-9 Linse vom Rind, rechts ein Meridionalschnitt.
1, vorderer Pol mit Linsenstern; 2, hinterer Pol mit Linsenstern; 3, Äquator; 4, optische Achse; 5, Linsenkern; 6, Linsenfaserschichten, nur teilweise dargestellt.

wie kleine, dreispitzige Sterne (Radii lentis; /1,2) aussehen. Im peripheren, kortikalen Bereich der Linse sind die Fasern relativ weich; zum Mittelpunkt hin sind sie fester und dünner und lassen den härteren Linsenkern entstehen. Dank ihrer Elastizität kann sich die Rinde verformen, so daß die Linse während der Akkommodation ihre Gestalt verändert. Bei vielen älteren Tieren trübt sich die Linse; es entsteht der Katarakt, der den Sehvorgang beträchtlich erschwert.

Akkommodation. Wie schon erwähnt, neigt die elastische Linse dazu, Kugelform anzunehmen. Dies wird durch die Zonulafasern verhindert, die von den Processus ciliares entspringen und einen ständigen radiären Zug auf den Äquator ausüben, durch den die Linse abgeflacht wird. Dies ist die Ruheform der Linse, in der sie während der Fernsicht und während des Schlafes vorliegt. Wenn das Tier ein nahes Objekt fokussieren will, kontrahiert sich der Muskel an der Oberfläche des Ziliarkörpers, wodurch sich dieser verdickt. Die Processus ciliares verlagern sich gegen die Linse und entspannen die Zonulafasern. Die Linse ist von dem Zug an ihrem Äquator befreit, rundet sich ab und kann das Objekt fokussieren. Verglichen mit dem Menschen ist beim Haustier der Ziliarmuskel und damit die Fähigkeit zur Akkommodation schlechter entwickelt.

Nachdem die Lichtstrahlen durch die Linse gedrungen sind, gelangen sie in den *Glaskörper*. Das Corpus vitreum ist eine gallertige Masse, die hauptsächlich aus Wasser besteht (Humor vitreus), aber auch ein Stroma feiner, transparenter Fasern besitzt, die sich an der Oberfläche zu einer Membran verdichten. Der Glaskörper füllt den Raum zwischen Linse und Retina aus und drückt diese gegen die Chorioidea. Beim Embryo wird die Linse von der Arteria hyaloidea, einem Ast der Arteria centralis retinae versorgt, die durch den Glaskörper zieht. Die Arteria hyaloidea degeneriert gewöhnlich nach der Geburt und die Linse wird dann durch Diffusion ernährt. Anders als beim Humor aquosus wird der Humor vitreus nicht ständig erneuert; sein Volumen bleibt konstant.

Die Hilfsorgane des Auges

Zu den Strukturen, die den Augapfel schützen und bewegen, gehören die Fasciae orbitales, die äußeren Augenmuskeln, die Augenlider, die Tunica conjunctiva und der Tränenapparat. Ein Großteil ist in der *Orbita* untergebracht, einer kegelförmigen Höhle seitlich am Schädel, die nach außen von einem Knochenring (Kegelbasis) begrenzt wird. Beim Fleischfresser und beim Schwein ist der Orbitalring lateral unterbrochen, die Lücke wird durch das *Ligamentum orbitale* überbrückt (Abb. 2-30/1). Beim Menschen ist die gesamte Augenhöhle knöchern begrenzt; beim Haussäuger jedoch wird der laterale und ventrale Teil der Wand durch die bindegewebige Periorbita, einer der Augenhöhlenfaszien, gebildet (siehe weiter hinten).

Die Fasciae orbitales

Der Augapfel wird von drei Faszienblättern umgeben. Die äußerste dieser Schichten ist die oben genannte Periorbita; innerhalb der Periorbita liegen die oberflächliche und die tiefe Fascia muscularis (Abb. 9-10).

Die *Periorbita* ist nahe am Foramen opticum mit der Spitze ihres Kegels befestigt. Am Augenhöhlenrand und an der medialen und dorsalen Wand der Orbita geht sie in das Periost über. Andernorts (hauptsächlich lateral und ventral) liegt sie frei und bildet eine derbe Bindegewebshaut zwischen den Strukturen innerhalb und außerhalb der Augenhöhle (Abb. 9-11/11). Am Au-

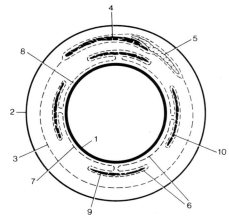

Abb. 9-10 Schematische Darstellung der Fasciae orbitales: Querschnitt durch die Strukturen der Augenhöhle in Höhe des Augapfels. Ein Teil der Fascia profunda (6) bildet die Vagina bulbi (7).

1, Augapfel; 2, Periorbita; 3, Fascia muscularis superficialis; 4, Musculus levator palpebrae; 5, Tränendrüse; 6, Fascia muscularis profunda; 7, Vagina bulbi; 8, episcleraler Raum; 9, Musculus rectus ventralis; 10, Musculus rectus lateralis.

genhöhlenrand spaltet sich die Periorbita. Ein Teil setzt sich als Periost auf die Gesichtsknochen fort; der andere, das *Septum orbitale* (/2), bildet zwei halbmondförmige Bindegewebsplatten mit verdickten, freien Rändern (Tarsi), welche die Kanten des unteren und oberen Augenlids verstärken. Die *Trochlea* (/6), ein flaches Knorpelstück, ist dorsomedial nahe am Augenhöhlenrand in die Periorbita eingebettet. Sie dient als Rolle, um die der Musculus obliquus dorsalis verläuft, wobei er seine Richtung um fast 90 Grad ändert.

Die *Fascia muscularis superficialis* liegt der Periorbita innen an. Sie ist locker strukturiert und umschließt den Musculus levator palpebrae superioris und die Tränendrüse (Abb. 9-10/3). Die *Fascia muscularis profunda* ist etwas derber. Sie entspringt in den Augenlidern und am Limbus des Bulbus oculi, den sie eng umfaßt. Sie gibt Blätter ab für die Muskeln, die am Augapfel befestigt sind, und verschafft jedem Muskel und auch dem Sehnerven eine Faszienhülle. Als Vagina bulbi (/7) überzieht sie den Augapfel, wenn auch durch einen schmalen, episcleralen Spalt von ihm getrennt. Dieses Spatium episclerale erleichtert die Bewegungen des Augapfels. Bei der Enukleation (Entfernung) des Auges nutzt man diese Anordnung; der Augapfel wird herausgelöst, die Vagina bulbi mit den retrobulbären Strukturen verbleiben in der Orbita.

Die Muskeln des Augapfels

Die Muskeln, die das Auge bewegen, sind hinter dem Augapfel angeordnet. Mit Ausnahme von einem, entspringen sie in der Nähe des Foramen opticum an der Spitze des Augenhöhlenkegels. Es gibt vier gerade und zwei schiefe Augenmuskeln, zusätzlich kommt bei Tieren der Musculus retractor bulbi vor.

Die vier geraden Augenmuskeln – der *Musculus rectus dorsalis, ventralis, medialis* und *lateralis* – sind durch platte Sehnen distal vom Äquator am Augapfel befestigt (Abb. 9-5). Der Musculus obliquus dorsalis und ventralis heftet sich in der Nähe des Äquators am Augapfel an; bei Kontraktion lassen sie den Augapfel um die Sehachse rotieren (Abb. 9-12/1, 7). Der Musculus obliquus dorsalis entspringt ebenfalls nahe am Forarmen opticum. Er verläuft an der dorsomedialen Wand der Orbita nach vorne, bevor er fast rechtwinklig um die Trochlea herumgeleitet wird, um auf der dorsolateralen Oberfläche des Augapfels neben der Sehne des Musculus rectus dorsalis zu enden. Der Muskel wird durch eine Synovialscheide geschützt, wenn er um die Trochlea biegt, die seinen funktionellen Ursprung darstellt.

Bei Kontraktion des Muskels wird der dorsale Anteil des Augapfels nach medial gezogen. Der Musculus obliquus ventralis entspringt als einziger nicht in der Nähe des Foramen opticum. Er beginnt in einer Vertiefung der ventromedialen Augenhöhlenwand, verläuft unter dem Augapfel und der Sehne des Musculus rectus ventralis nach lateral und endigt ventrolateral am Augapfel. Bei

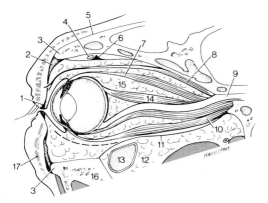

Abb. 9-11 Rechtes Auge eines Rindes, entlang der Augenhöhlenachse geschnitten, Ansicht von vorne.

1, Tarsus; 2, Septum orbitale; 3, Augenhöhlenrand; 4, Musculus obliquus dorsalis; 5, Periost des Gesichts; 6, Trochlea; 7, Musculus rectus dorsalis; 8, Musculus levator palpebrae superioris; 9, Sehnerv im Foramen opticum; 10, Musculus rectus ventralis; 11, Periorbita; 12, extraperiorbitales Fett; 13, Bulla lacrimalia, eine Kaudalbucht des Sinus maxillaris; 14, Musculus retractor bulbi; 15, intraperiorbitales Fett; 16, Arcus zygomaticus; 17, Musculus orbicularis oculi.

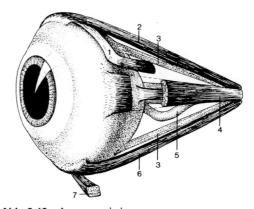

Abb. 9-12 Augenmuskeln.

1, Musculus obliquus dorsalis; 2, Musculus rectus dorsalis; 3, Musculus retractor bulbi; 4, Musculus rectus medialis; 5, Nervus opticus; 6, Musculus rectus ventralis; 7, Musculus obliquus ventralis.

alleiniger Kontraktion ohne Mitwirkung der anderen Muskeln rotiert der Augapfel um die Sehachse, so daß der dorsale Teil des Augapfels sich lateral bewegt. Der *Musculus retractor bulbi* (Abb. 9-11/14) entspringt in der Umgebung des Foramen opticum. Er inseriert an der Hinterfläche des Augapfels und bildet um den Sehnerven (Abb. 9-13/7) einen nahezu vollständigen Muskelkegel. Der Musculus retractor bulbi fehlt dem Menschen, und man kann nur Vermutungen anstellen, warum der Mensch nicht die Fähigkeit besitzt, seine Augen zurückziehen zu können. Vielleicht hat das menschliche Auge den zusätzlichen Schutz nicht so nötig wie das stärker hervortretende Auge der Tiere.

Die Bewegungen des Auges sind viel komplexer als Ursprung und Ansatz der einzelnen Muskeln vermuten lassen. Soweit bekannt ist, bewegt sich keiner der Muskeln alleine. Es scheint, daß der Tonus der gegenüberliegenden Muskelgruppen steigt oder abnimmt, wenn das Auge fließend von einer Stellung in eine andere übergeht. Am schwierigsten sind die Bewegungen der Musculi obliqui zu erklären, da bei keiner Bewegung eine signifikante Rotation um die Sehachse stattfindet. Sie sind jedoch aus folgendem Grund wichtig. Die geraden Augenmuskeln entspringen etwas medioventral von dem Punkt, an dem die kaudal verlängerte Sehachse den Schädel berühren würde. Das bedeutet, daß die Sehachse nicht mit der Achse des Augenhöhlenkegels übereinstimmt. Daher würde beispielsweise der Musculus rectus dorsalis nicht nur einfach den distalen Pol des Augapfels anheben, sondern er würde den Augapfel so drehen, daß sich dessen dorsaler Teil leicht medial bewegt. Dieser geringfügigen Verzerrung wirkt reflektorisch der Musculus obliquus ventralis entgegen, und als Ergebnis wird der vordere Augenpol sanft nach oben gezogen. Das Gegenteil tritt beim Niederziehen des Augapfels ein, bei dem der Musculus ventralis und der Musculus obliquus dorsalis mitwirken.

An dieser Stelle sei ein zusätzlicher quergestreifter, in der Augenhöhle liegender Muskel erwähnt, der *Musculus levator palpebrae superioris* (Abb. 9-11/8). Er ist nicht am Augapfel befestigt, sondern zieht über ihn hinweg in das obere Augenlid, das er anhebt.

Zu diesen quergestreiften Muskeln kommen drei glatte Muskelplatten (Musculus orbitalis), die bei Routinepräparationen kaum wahrnehmbar sind. Einer der Muskeln besteht aus einem Blatt zirkulärer Fasern (im Hinblick auf die Sehachse), die der Periorbita innen anliegen. Eine ventral liegende Längsmuskelplatte erstreckt sich von der Faszienscheide des Musculus rectus ventralis in das untere Augenlid (als Musculus tarsalis inferior) und bis in die Nickhaut (siehe später). Eine medial liegende, ebenfalls längs orientierte Muskelplatte verläuft von dem Faszienblatt des Musculus rectus medialis und von der Trochlea in das obere Augenlid (als Musculus tarsalis superior) und in die Nickhaut. Der Tonus dieser Muskelplatten hält das normalerweise leicht hervorstehende Auge in seiner Stellung und die Augenlider zurückgezogen.

Augenlider und Bindehaut

Die Augenlider (Palpebrae) sind zwei bindegewebig-muskuläre Falten, von denen die obere größer und beweglicher ist. Ihre freien Ränder gehen im medialen und lateralen *Augenwinkel* ineinander über und verbinden eine Öffnung, die *Rima palpebrarum (Lidspalte)* genannt wird. Die Augenlider bestehen aus drei Schichten: der Haut, der bindegewebigen Mittelschicht und der Lidbindehaut, Conjunctiva palpebrae (Abb. 9-14), die dem Auge anliegt. Die *Haut* der Augenlider ist dünn und zart und von kurzen Haaren bedeckt; sie kann auch einige weit vorstehende Tasthaare besitzen.

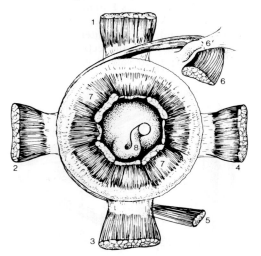

Abb. 9-13 Stümpfe der Augenmuskeln, Ansicht von hinten auf den Augapfel.

1, Musculus rectus dorsalis; 2, Musculus rectus lateralis; 3, Musculus rectus ventralis; 4, Musculus rectus medialis; 5, Musculus obliquus ventralis; 6, Musculus obliquus dorsalis; 6', Trochlea; 7, Musculus retractor bulbi; 8, Nervus opticus.

Die *bindegewebig-muskuläre Mittelschicht* wird durch den Musculus orbicularis oculi, das Septum orbitale, die Aponeurose des Musculus levator palpebrae und den glatten Musculus tarsalis gebildet. Nur das Septum orbitale entspringt am Augenhöhlenrand, die anderen Strukturen entstammen der Orbita. Außer dem Musculus orbicularis oculi, der direkt unter der Haut liegt und wegpräpariert werden kann, sind alle anderen Bestandteile untrennbar miteinander verbunden. Zum freien Rand hin folgt der *Tarsus* (/2), die *Lidplatte*, eine bindegewebige Verdichtung, die den Lidrändern eine gewisse Festigkeit verleiht. Das Ende des Tarsus wird durch das *Ligamentum palpebrale mediale* und *laterale* am Augenhöhlenrand verankert, wodurch die Rima palpebrarum bei geschlossenem Auge (durch den Musculus orbicularis oculi) verlängert wird. Unter der Lidplatte finden sich die am Lidrand mit winzigen Öffnungen mündenden *Tarsaldrüsen* (/6), die ein fettiges Sekret, die Augenbutter, absondern. Genau vor diesen Drüsenöffnungen sitzen die *Cilia* (Wimpernhaare), die am oberen Lid gewöhnlich zahlreicher und länger sind als am unteren; beim Fleischfresser fehlen sie an beiden Augenlidern. Mit den Wurzeln der Augenwimpern stehen kleine Ziliar- und Talgdrüsen in Verbindung; das Gerstenkorn (Hordeolum) ist eine Entzündung einer dieser Drüsen.

Die hintere Lidfläche ist von der Conjunctiva, einer feinen, transparenten Schleimhaut überzogen. Diese *Conjunctiva palpebrarum* schlägt sich an der Augenlidbasis um, bedeckt als *Conjunctiva bulbi* die Sclera und endet am Limbus. Ihr Epithelüberzug setzt sich als Korneaepithel auf der Hornhaut fort. Der Raum zwischen den Augenlidern und dem Augapfel wird *Bindehautsack* genannt, seine dorsale und ventrale Ausbuchtung *Fornix conjunctivae superior* und *inferior* (Abb. 9-3/2). Die Durchsichtigkeit der Conjunctiva läßt die kleinen Blutgefäße durchscheinen, besonders, wenn sie bei Infektionen stark gefüllt sind. Die Blutgefäße der Conjunctiva bulbi bewegen sich zusammen mit dieser locker befestigten Schicht, die tieferen scleralen Blutgefäße dagegen nicht. Daran läßt sich eine Entzündung der Conjunctiva von einer Erkrankung tiefer liegender Strukturen unterscheiden. Eine blasse Conjunctiva läßt Anämie, Schock oder innere Blutungen vermuten.

Im medialen Augenwinkel liegt eine flache Schleimhauterhebung, die *Tränenkarunkel;* bei den großen Tierarten besitzt sie einige feine Haare (Abb. 9-15/2).

Zwischen der Tränenkarunkel und dem Augapfel liegt eine dorsoventral gerichtete Bindehautfalte, das *dritte Augenlid* (/6). Im Gegensatz zum echten Augenlid ist es an beiden Seiten von der Bindehaut bedeckt und bei geschlossenen Augen unsichtbar. Das dritte Augenlid wird durch ein T-förmiges Knorpelstück gestützt (/6), dessen Querbalken im freien Rand der Falte liegt und dessen Längsbalken rückwärts in die Augenhöhle medial vom Augapfel gerichtet ist. Dieser Knorpelstiel wird von der akzessorischen Tränendrüse, der *Glandula palpebrae tertiae*, umgeben. Schwein und Rind besitzen außerdem noch eine zweite, tiefere Drüse. Das Sekret dieser Drüsen mündet an der Bulbusfläche des dritten Augenlides in den Konjunktivalsack. Das dritte Augenlid wird durch einen glatten Muskel (Musculus orbitalis) zurückgehalten, der unter sympathischem Einfluß steht. Es gleitet über den Aug-

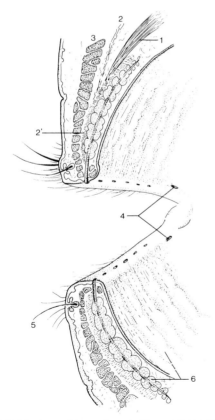

Abb. 9-14 Augenlider, aufgeschnitten und Innenfläche.

1, Musculus levator palpebrae superios; 2, Septum orbitale; 2', Tarsus; 3, Musculus orbicularis oculi; 4, Puncta lacrimalia; 5, Cilium mit Ziliar- und Talgdrüsen; 6, Tarsaldrüsen.

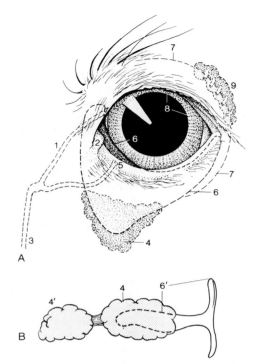

Abb. 9-15 A, linkes Auge des Hundes mit drittem Augenlid und Tränenapparat. B, isolierter Knorpel des dritten Augenlides mit zugehörigen Drüsen vom Schwein.

1, Canaliculus lacrimalis; 2, Caruncula lacrimalis; 3, Ductus nasolacrimalis; 4, oberflächliche und 4′, tiefe Nickhautdrüse; 5, Punctum lacrimale; 6, Nickhaut; 6′, Blinzknorpel; 7, Lage des Fornix conjunctivalis; 8, Pupille; 9, Tränendrüse.

apfel, wenn dieser in die Augenhöhle zurückgezogen oder gedrückt wird. Das dritte Augenlid soll den vorstehenden Augen der Tiere in Verbindung mit dem Musculus retractor bulbi einen zusätzlichen Schutz bieten.

Der Tränenapparat

Der Tränenapparat besteht aus der Tränendrüse, den Nickhautdrüsen, einigen kleinen, akzessorischen Drüsen und einem Gangsystem, das die Tränenflüssigkeit, nachdem sie das Auge umspült hat, in die Nasenhöhle befördert, wo sie verdunstet. Die *Tränendrüse (Glandula lacrimalis)* liegt als abgeplatteter Drüsenkörper zwischen dem Augapfel und der dorsolateralen Wand der Orbita (/9). Ihr Sekret wird durch mehrere kleine Gänge in den Fornix dorsalis des Konjunktivalsackes geleitet, wo es sich mit dem Sekret der kleineren Drüsen vermischt. Durch die Bewegungen der Augenlider wird die Tränenflüssigkeit über den exponierten Anteilen des Auges verteilt und hält es feucht. Zusätzlich werden Fremdkörper weggespült und die Cornea mit Nährstoffen versorgt. Die Flüssigkeit wird am Lidrand durch das fettige Sekret der Tarsaldrüsen aufgehalten und sammelt sich im medialen Augenwinkel in dem sogenannten *Tränensee*. Dieser ist eine flache Vertiefung, welche die Tränenkarunkel umgibt. Durch kapillären Sog wird die Flüssigkeit über die Puncta lacrimalia (Abb. 9-14/4) in das Gangsystem übergeleitet. Nur bei übermäßiger Produktion oder bei Abflußstörungen läuft die Tränenflüssigkeit über das Gesicht.

Die *Puncta lacrimalia* sind winzige schlitzförmige Öffnungen, die am oberen und unteren Lidrand nahe der Karunkel liegen. Jeder Tränenpunkt führt zu einem kurzen, engen *Tränenröhrchen*, durch das die Flüssigkeit in den längeren *Tränenkanal* fließt (Abb. 9-15/3). Der Anfang des Ductus nasolacrimalis ist leicht erweitert und bildet den *Tränensack*, der die trichterförmige Fossa sacci lacrimalis nahe am Orbitalrand ausfüllt. Der Tränenkanal verläuft rostral, zunächst in der Wand der Maxilla, dann an ihrer inneren Oberfläche, wo er mit Nasenschleimhaut bedeckt ist. Bei manchen Tierarten endet er in den Nüstern, bei anderen tiefer in der Nasenhöhle.

Der Tränenfilm, der das Auge benetzt, besteht aus drei Anteilen. Die äußere Lipidschicht entstammt dem Sekret der Tarsaldrüsen; sie hilft, die Tränen gleichmäßig zu verteilen und verzögert das Abreißen des Tränenfilms. Die dicke, wässerige Mittelschicht kommt von den Tränendrüsen; sie befeuchtet und ernährt die Cornea. Die innere, muköse Schicht wird von den Becherzellen der Conjunctiva geliefert und sorgt für ein enges Anhaften des Tränenfilms an der Cornea. Der Tränenfluß kann medikamentös oder reflektorisch durch Stimulation der Conjunctiva, Cornea oder Nasenschleimhaut verstärkt werden. Weinen als Gefühlsausdruck ist nur beim Menschen zu beobachten.

Die Entwicklung des Auges

Eine kurze Darstellung der Entwicklung des Auges soll das Verständnis dieses komplexen Organes erleichtern. Das Auge entwickelt sich aus dem Neuroektoderm des Neuralrohres, aus dem Mesoderm und aus dem Oberflächenektoderm.

Aus dem Neuroektoderm entstehen die Retina und der Sehnerv; das Mesoderm bildet die übrigen Strukturen außer der Linse, den Tränendrüsen und dem Konjunktivalepithel, die aus dem Oberflächenektoderm hervorgehen. Die drei Schichten des Augapfels, die Retina, die Chorioidea und die Sclera, spiegeln die Herkunft des Auges als Ausstülpung des embryonalen Gehirnes wider; die Retina entstammt und bleibt in Zusammenhang mit dem Gehirn, die Chorioidea entspricht der weichen und die Sclera der harten Hirnhaut.

Die Entwicklung beginnt mit einer seitlich gerichteten Ausstülpung (Vesicula optica) am rostralen Ende des Neuralrohres. Diese Augenblase kommt mit dem darüberliegenden Ektoderm in Kontakt und regt es zur Proliferation an (Abb. 9-16/1). Bald danach stülpt sich der distale (vordere) Bereich der Augenblase ein und bildet den doppelwandigen Augenbecher (/6). Die Einstülpung bleibt ventral unvollkommen und hinterläßt die Augenspalte (/8), die sich proximal am Becherstiel, der sich inzwischen gebildet hat, ausdehnt. Die über dem Augenbecher liegende Ektodermverdickung (Linsenplakode) stülpt sich ein, löst sich ab und rundet sich zum Linsenbläschen, das vor dem Augenbecher liegt.

Die zwei Wände des Augenbechers lassen das Stratum pigmentosum und das Stratum nervosum der Retina entstehen (Abb. 9-17/4). Der Raum, der sie ursprünglich trennte, wird zurückgebildet, obwohl sich die Schichten nach der Geburt leicht voneinander lösen. Die äußere Schicht bleibt dünn und wird zur Pigmentepithelschicht. Die innere Schicht verdickt sich, besonders in den hinteren zwei Dritteln (Pars optica retinae). Ihre Zellen bilden Schichten, ähnlich wie die des sich entwickelnden Prosencephalon, von dem der Augenbecher stammt. Die äußeren Zellen, die der Pigmentepithelschicht am nächsten liegen, differenzieren sich zu den Stäbchen und Zapfen. Die nach innen folgenden Zellen werden zu Nerven- und Gliazellen. Die Fortsätze der Ganglienzellschicht liegen ganz innen und streben zu der Augenspalte, die sie zum Gehirn führt. Das vordere Drittel der Innenwand des Augenbechers (Pars caeca retinae) bleibt dünn und kleidet zusammen mit der Pigmentepithelschicht die hintere Oberfläche des später entstehenden Ziliarkörpers und der Iris aus. Der Augenbecher hat sich während dieser Zellveränderungen vergrößert. Seine Ränder wachsen über die vordere Oberfläche des Linsenbläschens und begrenzen die Pupille.

Das Mesenchym (primärer Glaskörper) gelangt mit der durch die Augenspalte vorwachsenden Arteria hyaloidea (/6), die sich in der inneren Schicht und auf der hinteren Fläche des Linsenbläschens ausbreitet, in den Augenbecher. Es ist nicht klar, ob die Retina oder das ihr anliegende Mesenchym den zweiten (definitiven) Glaskörper entstehen lassen; dieser umschließt fortschreitend die Primärsubstanz bis auf den zentralen Canalis hyaloideus, der vom Discus opticus zur Linse läuft. Die Ränder der Augenspalte schließen sich über der Arteria hyaloidea und den Nervenfasern und beziehen sie in den Augenstiel mit ein. Die Arterie bildet sich zurück, während die Nervenfasern zunehmen und der Augenstiel in den Sehnerven umgewandelt wird.

Die vordere Wand des Linsenbläschens bleibt dünn. Sie wandelt sich in das einschichtige Linsenepithel, das zeitlebens die Vorderfläche der Linse bedeckt. Die hintere Wand verdickt sich nach vorne zu und reduziert das Lumen des Linsenbläschens immer mehr, bis es verschwindet

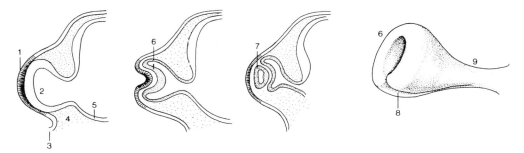

Abb. 9-16 Frühentwicklung des Auges.

1, Linsenplakode; 2, Augenblase; 3, Ectoderm; 4, Mesoderm; 5, Neuroectoderm des Neuralrohrs; 6, Augenbecher; 7, Linsenbläschen; 8, Augenspalte; 9, Augenblasenstiel.

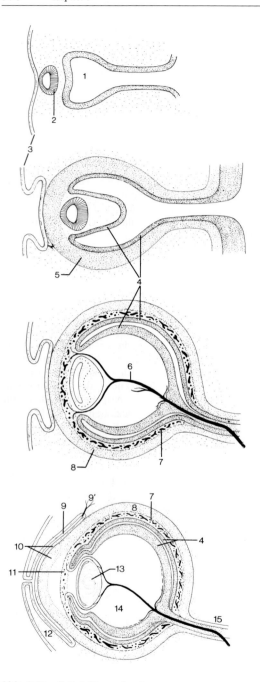

Abb. 9-17 Entwicklung des Auges.

1, Augenblase; 2, Linsenbläschen; 3, Ectoderm; 4, innere und äußere Schicht des Augenbechers, die Retina bildend; 5, verdichtetes Mesoderm; 6, Arteria hyaloidea; 7, Chorioidea; 8, Sclera; 9, Konjunktivalsack; 9′, Sprosse der Tränendrüse; 10, Cornea; 11, Membrana pupillaris; 12, unteres Augenlid; 13, Linse; 14, Glaskörper; 15, Sehnerv.

(/13). Seine Zellen wachsen zu langen Fasern, die eine Rundung und später den Linsenkern bilden. Am Äquator kommen weitere Fasern hinzu. Diese bilden die weichere Substanz, die den Linsenkern umgibt.

Das Mesenchym, das den Augenbecher und den Augenstiel umgibt und das zwischen dem Oberflächenektoderm und dem Linsenbläschen liegt, verdichtet sich und schließt den Augenbecher und die Linse vollkommen ein (/5). Das dem Augenbecher anliegende Gewebe bleibt locker angeordnet und entwickelt sich zur Tunica vasculosa (Chorioidea, Ziliarkörper und Iris). Das außenliegende Mesenchym verdichtet sich zunehmend zur Sclera und zur Mittelschicht der Cornea, deren vordere Epithelschicht vom Oberflächenektoderm geliefert wird. Das Mesenchym zwischen der sich entwickelnden Cornea und der Linse spaltet sich in eine dünne Schicht, die zur hinteren Epithelschicht der Cornea wird, und in eine dickere Schicht, aus der sich die Iris entwickelt. Letztere verbleibt vorübergehend auf der vorderen Oberfläche der Linse als Membrana pupillaris, die anschließend verschwindet (/11). Der durch die Spaltung entstandene Raum stellt den Beginn der vorderen Augenkammer dar. Er steht mit einem ähnlichen Raum zwischen der Linse und der sich entwickelnden Iris in Verbindung, wenn die Pupillarmembran verschwunden ist und freie Pupillenränder hinterlassen hat.

Mit dem Erscheinen der vorderen Augenkammer beginnen sich die Augenlider zu bilden. Sie schieben sich über die entstehende Cornea und verwachsen miteinander, wodurch der entstandene Konjunktivalsack für eine gewisse Zeit verschlossen ist. Das dritte Augenlid entwickelt sich viel später als eine vertikale Falte, die in den medialen Teil des Konjunktivalsackes vorstößt. Sprosse (/9′) des Konjunktivalsackepithels wuchern in das den Augapfel umgebende Mesenchym und lassen die Tränendrüse und die akzessorischen Drüsen einschließlich der Nickhautdrüsen entstehen. Bei den Huftieren trennen sich die Augenlider kurz vor der Geburt. Welpen werden wie Katzen (und Nager) mit noch geschlossenen Augen geboren; ihre Augenlider öffnen sich etwa zehn Tage nach der Geburt. Der Ductus nasolacrimalis bildet sich aus dem Oberflächenektoderm der Rinne, die rostral vom Auge zwischen dem Processus maxillaris und dem Processus nasalis lateralis verläuft. Der Boden der Rinne wird von der Oberfläche getrennt und wird später zum Kanal, der den Konjunktivalsack mit der Nasenhöhle verbindet (Abb. 3-51).

Die Blutversorgung des Auges

Die Blutversorgung des Augapfels und seiner Hilfsorgane ist komplex (Abb. 9-18). Beim Menschen gelangen die Blutgefäße zusammen mit dem Sehnerven in die Augenhöhle. Bei den Haustieren nimmt nur die rudimentäre Arteria ophthalmica interna diesen Weg, die zwar beim Embryo den Augenbecher versorgt, beim erwachsenen Tier aber nur für den Sehnerven zuständig ist. Das Hauptgefäß ist beim Haussäuger die *Arteria ophthalmica externa* (/3), ein Ast der Arteria maxillaris, die ventral der Orbita verläuft, um mehr rostral liegende Strukturen des Oberkopfes zu versorgen. Die Gefäße, die von der Arteria ophthalmica externa und der Arteria malaris (ein weiterer kleiner Ast der Arteria maxillaris) abzweigen, können in drei Gruppen unterteilt werden: 1. Arterien, die den Augapfel versorgen; 2. Arterien für die Augenmuskeln und 3. Arterien, die die Augenhöhle verlassen, um benachbarte Strukturen zu versorgen, ganz gleich, ob diese eine Beziehung zum Auge haben oder nicht.

1. Die für den Augapfel zuständigen Äste der Arteria ophthalmica externa durchdringen die Sclera, um die Tunica vasculosa und die Retina zu erreichen. *Arteriae ciliares posteriores breves* (/6) durchbohren die Sclera in der Nähe des Sehnerven und versorgen naheliegende Bereiche der Chorioidea. Zusätzlich geben sie Äste ab für den Sehnerven. Diese bilden die *Arteria centralis retinae*, das Hauptgefäß, aus dem die Netzhautarterien entspringen (Tafel 2). *Arteriae ciliares posteriores longae* (/8) treten in der Nähe des Äquators durch die Sclera. Die *Arteriae ciliares anteriores* (/9) durchdringen die Sclera nahe am Limbus und versorgen den vorderen Teil der Chorioidea, den Ziliarkörper und die Iris. Sie anastomosieren miteinander und bilden den *Circulus arteriosus iridis major* (10), von dem zahlreiche feine Äste zu der Pupille und in den Ziliarkörper abzweigen. Kapillaren nahe am Limbus ernähren die Cornea durch Diffusion. Zusätzlich entlassen die Arteriae ciliares anteriores Äste für die Conjunctiva. Der größte Teil des venösen Rückflusses vollzieht sich über mehrere *Venae vorticosae* (/14), die in der Nähe des Äquators aus der Sclera hervortreten. Das venöse Blut der Retina verläßt das Auge am Discus opticus durch kleine Venen, welche parallel zu den Arteriae ciliares posteriores breves verlaufen.

2. Über die Arterien, die die Augenmuskeln versorgen, soll lediglich gesagt werden, daß sie proximal in die Muskeln eintreten. Das Fehlen größerer Blutgefäße an den distalen Enden vermindert Blutungen, wenn die Muskeln bei einer Enukleation durchtrennt werden.

3. Nur vier der Arterien, welche die Orbita verlassen, sollen erwähnt werden. Die *Arteria lacrimalis* (/5) verläuft im lateralen Teil des Augenkegels und überquert, nachdem sie die Tränendrüse versorgt hat, den dorsolateralen Teil des Augenhöhlenrandes, um den lateralen Teil der Augenlider und der Conjunctiva zu versorgen. Die *Arteria supraorbitalis* (/2) verläuft nach dor-

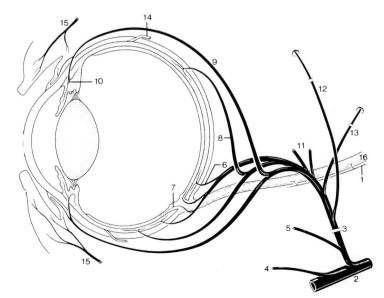

Abb. 9-18 Die Hauptarterien für die Versorgung des Auges.

1, rudimentäre Arteria ophthalmica interna; 2, Arteria maxillaris; 3, Arteria ophthalmica externa; 4, Arteria malaris für die Augenlider; 5, Arteria lacrimalis für Tränendrüse und oberes Augenlid; 6, Arteriae ciliares posteriores breves; 7, Arteria centralis retinae; 8, Arteriae ciliares posteriores longae; 9, Arteriae ciliares anteriores; 10, Circulus arteriosus iridis major; 11, Rami musculares; 12, Arteria supraorbitalis und Foramen supraorbitale; 13, Arteria ethmoidea externa und Foramen ethmoideum; 14, Venae vorticosae; 15, Lidäste, hauptsächlich aus der Arteria malaris und lacrimalis; 16, Nervus opticus.

sal und verläßt die Orbita durch das Foramen supraorbitale. Sie verzweigt sich subkutan medial der Augenhöhle und kann Äste zum oberen Augenlid entsenden (Fleischfresser besitzen weder ein Foramen supraorbitale noch eine Arteria supraorbitalis; die Blutversorgung der Augenlider erfolgt bei ihnen durch Äste der Arteria temporalis superficialis). Die *Arteria malaris* (/4) entspringt direkt aus der Arteria maxillaris und verläuft an der Ventralwand der Orbita zum medialen Augenwinkel, wo sie die Augenlider und zusätzlich benachbarte Anteile des Gesichtes versorgt. Die *Arteria ethmoidalis externa* (/13) nimmt von allen vier Arterien innerhalb der Augenhöhle den kürzesten Weg. Sie verläßt die Orbita durch das Foramen ethmoideum und versorgt das Siebbeinlabyrinth der Nasenhöhle.

Die meisten der beschriebenen Arterien beteiligen sich zusätzlich an der Versorgung des Fettes, der Faszien und der Nerven in der Augenhöhle. Es gibt einige artspezifische Variationen, die aber selten praktische Bedeutung besitzen. Zu erwähnen ist, daß die Arteria ophthalmica externa des Wiederkäuers beim Eintritt in die Orbita in ein Netz kleinerer Arterien, das Rete mirabile ophthalmicum übergeht, aus dem die genannten Gefäße außer der Arteria malaris entspringen.

Die Nervenversorgung des Auges

An der Innervierung des Auges und seiner Nebenorgane sind nicht weniger als sechs Gehirnnerven beteiligt. Die meisten von ihnen treten in den Augenhöhlenkegel ein, einige erreichen die Nebenorgane jedoch direkt.

Der *Nervus opticus* (II) tritt durch das Foramen opticum in die Augenhöhle und verläuft zur Retina. Er ist recht locker, um dem Auge Bewegungsfreiheit zu lassen und ist von Hüllen umgeben, die er im Laufe seiner Entwicklung als Augenbecherstiel erworben hat.

Obwohl der Name des *Nervus oculomotorius* (III) andeutet, daß er die Bewegungen des Bulbus oculi steuert, innerviert er nicht alle Augenmuskeln. Er tritt durch die Fissura orbitalis (Foramen orbitorotundum bei Wiederkäuer und Schwein) in die Orbita und entsendet Zweige zu dem Musculus levator palpebrae, dem Musculus rectus dorsalis, medialis und ventralis, zu dem Musculus obliquus ventralis und zu dem dorsalen, medialen und ventralen Anteil des Musculus retractor bulbi.

Der *Nervus trochlearis* (IV) verläuft zusammen mit dem dritten Gehirnnerven und innerviert den Musculus obliquus dorsalis.

Der Nervus ophthalmicus und maxillaris des *Nervus trigeminus* (V) entsenden Äste, die ebenfalls zum Auge gelangen. Der *Nervus ophthalmicus* zieht durch die Fissura orbitalis und entläßt folgende sensible Äste: die Nervi ciliares longi zum Augapfel, insbesondere zur Cornea; einen Nervus lacrimalis zu Haut und Bindehaut des lateralen Augenwinkels; einen Nervus supraorbitalis, der die gleichnamige Arterie durch das Foramen supraorbitale begleitet und der das obere Augenlid und die Haut medial von der Augenhöhle innerviert; einen Nervus infratrochlearis (nicht bei allen Tierarten vorhanden), der für die Strukturen nahe dem medialen Augenwinkel zuständig ist und einen Nervus ethmoidalis, welcher die Arteria ethmoidea begleitet und den kaudalen Teil der Nasenhöhle innerviert. Der *Nervus maxillaris* besitzt nur einen für das Auge relevanten Ast; dieser, der Nervus zygomaticus, innerviert die Haut und Bindehaut im Bereich des unteren Augenlides durch einen Ramus zygomaticofacialis und die Haut kaudal der Orbita durch einen Ramus zygomaticotemporalis. Dieser liefert den bei horntragenden Rindern klinisch wichtigen Ramus cornualis. Die sensiblen Nerven der Augenhöhle bilden die afferenten Schenkel des Lid- und Kornealreflexes, die den Musculus orbicularis oculi veranlassen, das Auge zu schließen, wenn die Augenlider oder die Cornea berührt werden.

Der *Nervus abducens* (VI) tritt durch die Fissura orbitalis in die Orbita ein. Er innerviert den lateralen Anteil des Musculus retractor bulbi und den Musculus rectus lateralis.

Der Ramus auriculopalpebralis des *Nervus facialis* (VII) verläuft zwischen Auge und Ohr und nähert sich dem Augenlid von hinten. Er innerviert den Musculus orbicularis oculi und kann anästhesiert werden, um die Augenlider unbeweglich zu machen.

Sympathische Nervenfasern, die aus dem Ganglion cervicale craniale entspringen, folgen den Arterien oder dem Nervus ophthalmicus zur Augenhöhle, wo sie den Musculus orbitalis und den Musculus dilatator pupillae innervieren. Der Tonus des Musculus orbitalis bewirkt, daß der Augapfel vorsteht, das dritte Augenlid zurückgezogen bleibt und daß die Lidspalte geöffnet ist. Ein Verlust der sympathischen Innervation verursacht ein Einsinken des Auges und den Vorfall des dritten Augenlides (Horner Syndrom). Eine

Pupillenerweiterung (Mydriasis) ist die Folge von Furcht, Erregung oder Schmerz.

Präsynaptische *parasympathische Nervenfasern* gelangen im Nervus oculomotorius zur Augenhöhle. Im Ganglion ciliare werden sie umgeschaltet, die postsynaptischen Fasern verlaufen mit den Nervi ciliares breves und innervieren den Musculus ciliaris und den Musculus sphincter pupillae. Die Muskeln steuern die Akkommodation der Linse und verursachen die Verengung der Pupille (Miosis).

Das Ohr

Das Ohr wird auch *Organum vestibulocochleare* genannt, da in ihm als Doppelsinnesorgan der Gehör- und Gleichgewichtssinn liegen. Die durch die Schallwellen übertragenen mechanischen Reize werden in der *Schnecke des Gehörorganes* in Nervenimpulse umgesetzt. Die Bewegungen von Flüssigkeit und von mikroskopisch kleinen Kristallen reizen die Neuroepithelzellen im *Gleichgewichtsorgan* und vermitteln dem Tier Informationen über Stellung und Bewegungen des Kopfes in Abhängigkeit von der Schwerkraft. Diese Funktionen sind auf das Inenohr bezogen, das am weitesten medial liegt. Weitere Anteile sind das mittlere und das äußere Ohr. Nur das äußere Ohr ist sichtbar, die beiden anderen Anteile liegen verborgen in der Felsenbeinpyramide des Os temporale (Abb. 9-19).

Das äußere Ohr

Das äußere Ohr besteht aus zwei Teilen, der Auricula, Ohrmuschel, und dem Meatus acusticus externus, dem äußeren Gehörgang (/1, 2). Die Ohrmuschel bedeutet für den Laien das „Ohr" an sich, da es der einzige äußerlich sichtbare Anteil ist. Der äußere Gehörgang ist ein Kanal, der von der Ohrmuschel zum Trommelfell (Membrana tympani) führt, das sich über eine Öffnung des Schläfenbeines spannt.

Die Ohrmuschel ist wie ein Trichter geformt; distal ist sie weit offen, um die Schallwellen aufzunehmen und proximal ist sie zu einem Rohr zusammengerollt, das medial abknickt, um Verbindung mit dem äußeren Gehörgang aufzunehmen. Die Ohrmuschel wird in die Richtung eines Geräusches gedreht, wobei die rechte und die linke unabhängig voneinander einzustellen sind, so daß von jeder ein anderes Geräusch aufgefangen werden kann. Das Tier muß nicht den Kopf drehen, um genau zu hören, wie wir es mit unseren „unbeweglichen Ohren" tun müssen.

Die Form der Ohrmuschel wird durch den *Muschelknorpel, Cartilago auriculae*, bestimmt. Bei den meisten Haustieren ist er fest und hält die Ohrmuschel offen. Bei Hunden kann der Knorpel so weich sein, daß die Ohrmuschel abknickt; dennoch können die meisten Hunde ihre Ohren spitzen und sie in Richtung der Geräuschquelle bewegen. Die Anteile des Muschelknorpels und den selbständigen Cartilago anularis, Küraßknorpel, der den äußeren Gehörgang stützt, zeigt die Abbildung 9-20.

Eine Reihe willkürlicher *Ohrmuskeln* ist für die Beweglichkeit des Ohres zuständig. Sie entspringen an verschiedenen Bereichen des Schädels und an entsprechenden Faszien und enden an der Basis der Ohrmuschel. Ein flacher, tastba-

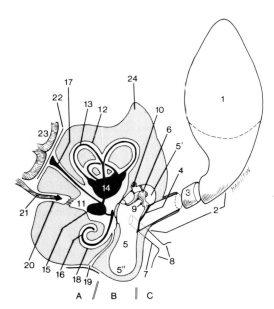

Abb. 9-19 Schematische Darstellung des rechten Ohres, Ansicht von hinten. Die Größenverhältnisse der abgebildeten Strukturen sind unproportional zueinander. A, inneres Ohr. B, Mittelohr. C, äußeres Ohr.

1, Ohrmuschel; 2, äußerer Gehörgang; 3, Ringknorpel; 4, Trommelfell; 5, Paukenhöhle; 5', Recessus epitympanicus; 5", Bulla tympanica; 6, Gehörknöchelchen; 7, Hörtrompete; 8, Rachenhöhle; 9, Chorda tympani; 10, Nervus facialis; 11, Vestibulum; 12, Canales semicirculares ossei; 13, Ductus semicirculares; 14, Utriculus; 15, Sacculus; 16, Ductus cochlearis; 17, Ductus endolymphaticus; 18, Cochlea; 19, Ductus perilymphaticus; 20, innerer Gehörgang; 21, Nervus vestibulocochlearis; 22, Meningen; 23, Gehirn; 24, Pars petrosa der Felsenbeinpyramide.

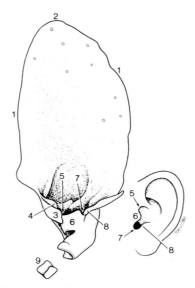

Abb. 9-20 Linker Ohrmuschelknorpel vom Hund und linke Ohrmuschel des Menschen.

1, Muschelrand; 2, Ohrspitze; 3, Crus helicis lateralis; 4, Crus helicis medialis; 5, Incisura anterior; 6, Tragus; 7, Incisura intertragica; 8, Antitragus; 9, Ringknorpel.

rer Knorpel (Scutulum) rostral vom Ohr korrigiert die Bewegung einiger Muskeln.

Der *äußere Gehörgang* beginnt an der Stelle, wo der aufgerollte Teil des Muschelknorpels sich verjüngt und endet am Trommelfell (Abb 9-19/2). Der Gehörgang ist somit teils knöchern, teils knorpelig begrenzt. Er ist von einer feinen Haut ausgekleidet, die Talg- und apokrine Schlauchdrüsen enthält. Sie produzieren das Ohrenschmalz (Cerumen), um zu verhindern, daß Staub das empfindliche Trommelfell erreicht. Das Ohr des Hundes ist von klinischem Interesse. Der äußere Gehörgang ist so abgeknickt, daß es dadurch bei Untersuchungen schwierig ist, mit dem starren Otoskop bis zum proximalen Teil des Gehörganges und bis zum Trommelfell vorzudringen.

Das Mittelohr

Das Mittelohr liegt in der Pars tympanica der Felsenbeinpyramide und ist ein kleiner, luftgefüllter Raum, bekannt als *Cavum tympani* (/5). Es ist von einer dünnen Schleimhaut ausgekleidet und steht durch die Hörtrompete (/7) mit der Rachenhöhle in Verbindung. Der obere Teil der Paukenhöhle ist seitlich eingedrückt und schräg nach außen gerichtet. In der lateralen Wand liegt das *Trommelfell*, die *Membrana tympani* (/4). Die mediale Wand wird durch die Pars petrosa der Felsenbeinpyramide gebildet, die das Innenohr beherbergt. Sie besitzt zwei im Naturzustand verschlossene Öffnungen (Fenestrae), an denen die von Schallwellen erzeugten mechanischen Reize auf das Innenohr übergehen, wo sie in Nervenimpulse umgesetzt werden. Das mehr dorsal liegende *Vorhofsfenster (Fenestra vestibuli)* verbindet das Cavum tympani mit dem Vestibulum des Innenohres. Beim lebenden Tier wird es vom Steigbügel (Stapes), dem am weitesten medial angeordneten Gehörknöchelchen (/6) ausgefüllt. Das *Schneckenfenster (Fenestra cochleae)* führt in die Schneckenhöhle (/18). Es ist durch die dünne Membrana tympani secundaria verschlossen. Ventral von den beiden Öffnungen wölbt sich die mediale Wand über der Schnecke ins Innere vor und bildet das Promontorium.

Das Cavum typmani kann in einen dorsalen, mittleren und ventralen Abschnitt eingeteilt werden. Der dorsale Teil (Recessus epitympanicus) liegt oberhalb der Ebene der Membrana tympani. Er beinhaltet eine Kette von Gehörknöchelchen und die beiden zugehörigen Muskeln. Der mittlere Teil (Mesotympanicum) enthält in seiner lateralen Wand die Membrana tympani und öffnet sich über die Hörtrompete rostral in die Rachenhöhle. Der ventrale Teil ist eine große blasenförmige Auftreibung des Os temporale, die *Bulla tympanica* (/5''). Bei einigen Huftieren ist sie in zahlreiche Knochenkammern unterteilt, ihre Funktion ist nicht mit Sicherheit bekannt. Vermutlich wird durch sie die Wahrnehmung von Geräuschen mit sehr niedrigen und sehr hohen Frequenzen verbessert.

Das *Trommelfell* (Abb. 9-21) ist eine dünne Membran, die das Lumen des äußeren Gehörganges von dem der Paukenhöhle trennt. Wie die Paukenhöhle ist es schräg gestellt und sein dorsaler Teil liegt weiter lateral als sein ventraler; seine Oberfläche wird dadurch vergleichsweise größer als die des äußeren Gehörganges im Querschnitt. Das Trommelfell des Hundes mißt durchschnittlich 10 bis 15 mm und seine Längsachse ist rostrocaudal orientiert. Seine Außenfläche ist mit Epidermis bedeckt, die sich an die des äußeren Gehörganges anschließt. Seine Innenfläche besitzt die gleiche Schleimhautausstattung wie die Paukenhöhle. Eine bindegewebige Eigenschicht zwischen Epidermis und Schleimhaut befestigt die Membrana tympani fest an dem knöchernen Paukenring des Schläfenbeins. Die-

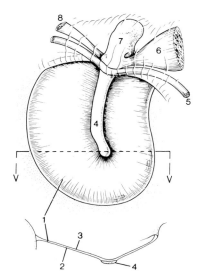

Abb. 9-21 Mediale Oberfläche und Querschnitt (unten) des Trommelfelles vom Hund.

1, straffer Teil des Trommelfelles; 2, Medialfläche; 3, Lateralfläche; 4, Hammerstiel; 5, Chorda tympani; 6, Musculus tensor tympani; 7, Hammerkopf; 8, eines der zum Hammer gehörigen Bänder.

ser Anulus tympanicus ist dorsal durch einen Einschnitt unterbrochen, der sich auf das Dach des knöchernen Gehörganges fortsetzt. Der am Paukenring befestigte Teil des Trommelfelles ist straff; der Teil, der den Einschnitt bedeckt, ist locker.

Der Stiel des Hammers (/4), des am weitesten lateral liegenden Gehörknöchelchens, ist an der Medialfläche in der Eigenschicht des Trommelfelles befestigt. Spannung in der Kette der Gehörknöchelchen zieht das Trommelfell nach medial und buchtet seine Lateralfläche aus. Der Hammerstiel scheint durch das dünne Trommelfell hindurch und ist bei einer Untersuchung mit dem Otoskop als helles Band (Stria mallearis) sichtbar (Abb. 11-18/2).

Die Gehörknöchelchen. Die Übertragung der Schallwellen in der Paukenhöhle wird von drei Gehörknöchelchen übernommen (Abb. 9-19/6), die in lateromedialer Folge Malleus, Incus und Stapes heißen (die lateinischen Namen für Hammer, Amboß und Steigbügel nach ihrer scheinbaren Ähnlichkeit mit diesen Gegenständen).

Der Stiel des *Malleus* (Abb. 9-22/3) ist so in das Trommelfell eingebettet, daß der Hammerkopf ein paar Millimeter über das Trommelfell hinaus-

ragt. Der Hammerkopf artikuliert mit dem Körper des *Incus* und dieser wiederum durch sein Crus longum mit dem Kopf des Steigbügels. Die Basis (Fußplatte) des *Stapes* ist in das in der medialen Wand der Paukenhöhle liegende Vorhofsfenster eingefügt.

Die vom Hammerstiel aufgenommenen Schwingungen des Trommelfelles werden verstärkt und über die Kette der Gehörknöchelchen auf das Vorhofsfenster übertragen. Die Basis des Steigbügels wird in Bewegung gebracht und setzt die Flüssigkeit im Innenohr in Schwingungen. Diese stimulieren die Hörzellen des im Ductus cochlearis liegenden Gehörorganes, und der Ton wird wahrgenommen.

Der Mechanismus der Lautübermittlung von außen zum Innenohr läuft jedoch nicht ganz so einfach ab. Wahrscheinlich können die Schallwellen auch über die Wände der Paukenhöhle und direkt durch das Schneckenfenster auf die Flüssigkeit übertragen werden.

Die Gehörknöchelchen sind durch veschiedene Bänder an der Wand des Recessus epitympanicus befestigt; ihre Beziehung zueinander wird durch zwei kleine Muskeln gesteuert (Musculus tensor tympani und Musculus stapedius). Sie erhöhen die Spannung des Trommelfelles und der Kette der Gehörknöchelchen, um Vibrationen bei niedrigen Frequenzen zu vermindern und das System vor Schäden zu schützen, die bei plötzlichen Überlastungen auftreten könnten.

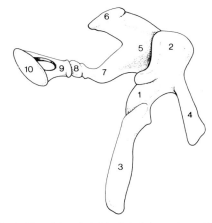

Abb. 9-22 Linke Gehörknöchelchen eines Pferdes, kraniomediale Ansicht.

1, Hammer; 2, Hammerkopf; 3, Hammerstiel; 4, Processus muscularis; 5, Amboß; 6, Crus breve; 7, Crus longum; 8, Os lenticulare; 9, Köpfchen und 10, Basis (Fußplatte) des Steigbügels.

Die Hörtrompete. Die Tuba auditiva (Eustachische Röhre) verbindet die Paukenhöhle mit dem Nasenrachenraum (Abb. 9-19). Sie ist kurz und besitzt ein enges, bilateral komprimiertes spaltförmiges Lumen, das gewöhnlich zusammengefallen ist. Die Ohrtrompete wird von einer ventrolateral offenen Knorpelrinne begrenzt. Die Schleimhaut der Tuba auditiva des Pferdes buchtet sich aus der schlitzförmig geöffneten Rinne des Tubenknorpels hervor und bildet den dorsolateral vom Nasenrachenraum liegenden, dünnwandigen Luftsack (siehe Seite 527).

Die Rachenöffnungen der Ohrtrompete liegen in der Seitenwand des Nasenrachens und sind durch Ansammlungen von Lymphknötchen (Tonsilla tubaria) gekennzeichnet (Abb. 18-10/ 8). Der Tubenknorpel erstreckt sich bis in die mediale Wand der Rachenöffnung und stützt sie ab. Die Ohrtrompete sorgt für die Luftdruckregulation im Mittelohr. Der Druck ist manchmal unausgeglichen, beispielsweise während einer Fahrt im Expreßaufzug, und ein plötzlicher Druckausgleich läßt es in unseren Ohren „knakken". Die Tube öffnet sich kurz bei jedem Schlucken oder Gähnen. Dadurch wird der Abfluß des Sekretes in den Rachenraum ermöglicht, das von Becherzellen und Drüsen in der Schleimhaut der Paukenhöhle gebildet wird.

Das Innenohr

Die durch Schallwellen und Haltungsänderungen des Kopfes ausgelösten mechanischen Reize werden im Innenohr in Nervenimpulse umgesetzt. Das innere Ohr ist ein kompliziert gebautes Organ. Beim Hund ist es im Querschnitt nicht größer als 12 mm und vollständig in die äußerst harte Pars petrosa der Felsenbeinpyramide eingebaut (Abb. 9-19/A). Die Vibrationen der Gehörknöchelchen erreichen deren Lateralfläche, und die umgewandelten Impulse werden in Nervenfasern weitergeleitet, die am inneren Gehörgang an der Medialfläche aus dem Knochen austreten.

Das innere Ohr besteht aus einem geschlossenen System von dünnwandigen Gängen und Höhlen, die wegen ihrer komplexen Anordnung *häutiges Labyrinth* genannt werden (Abb. 9-23/ A). Es ist mit Endolymphe gefüllt, deren Bewegungen die in der Wand liegenden Sinneszellen reizen. Zwei Erweiterungen im Zentrum des häutigen Labyrinths werden Utriculus und Saccu-

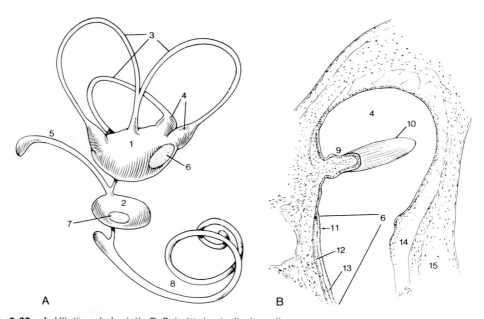

Abb. 9-23 A, Häutiges Labyrinth. B, Schnitt durch die Ampulle.

1, Utriculus; 2, Sacculus; 3, Ductus semicirculares; 4, Ampullen mit Cristae ampullares; 5, Ductus endolymphaticus; 6, 7, Maculae; 8, Ductus cochlearis; 9, Crista ampullaris; 10, Cupula mit Sinneshaaren; 11, Statolithen; 12, Schicht der Sinneszellen; 13, gallertige Deckschicht der Macula; 14, perilymphatischer Raum; 15, Wand des knöchernen Labyrinths.

lus genannt. Der *Utriculus* entläßt drei Ductus semicirculares, die für das Gleichgewicht zuständig sind; den *Sacculus* verläßt der Ductus cochlearis, der das Hörorgan enthält.

Die *Ductus semicirculares* liegen ungefähr im rechten Winkel zueinander und werden als vorderer (transversaler), hinterer (sagittaler) und lateraler (horizontaler) Bogengang bezeichnet. Jeder Gang beginnt mit einer Ampulle, deren Wand eine Erhebung, die Crista ampullaris, besitzt. Die Endolymphe in den Gängen wird durch Lageveränderungen des Kopfes in Bewegung gesetzt, so daß auf die Cristae ampullares Druck ausgeübt wird (/9, 10). Dadurch kommt es zu Ablenkungen der Sinneshaare der Rezeptorzellen, die auf der Crista sitzen. Der ausgelöste Reiz wird in Nervenimpulse umgewandelt und an das Zentralnervensystem weitergeleitet.

Zwei weitere Rezeptorgebiete, die *Maculae* (/6, 7) liegen als Epithelverdickungen in der Wand des Utriculus und des Sacculus. Sie regeln die Haltung des Kopfes in Abhängigkeit von der Schwerkraft. Obwohl die Maculae von Endolymphe umspült sind, werden ihre Sinneszellen von einer gallertigen, mit Kristallen (Statolithen) beladenen Membran gereizt, in die die Sinneshaare hineinragen. Die Statolithen unterliegen der Schwerkraft. Bewegungen in jede Richtung bewirken Verlagerungen der Statolithenmembran, wodurch die Sinneshaare und die Rezeptorzellen gereizt werden. Die Maculae steuern die *Haltung* des Kopfes, während die Cristae für die *Bewegungen* des Kopfes zuständig sind.

Der Sacculus entläßt den Ductus endolymphaticus, der blind unter der Dura mater endet (Abb. 9-19/7). Vermutlich ist seine Aufgabe die Resorption der Endolymphe, die von den das häutige Labyrinth auskleidenden Epithelzellen gebildet wird.

Das häutige Labyrinth liegt in dem etwas größeren *knöchernen Labyrinth*, einem komplexen Hohlraumsystem des Schläfenbeins (Abb. 9-24/4). Der zentrale Raum des knöchernen Labyrinths, das Vestibulum, enthält den Utriculus und den Sacculus. Die Ductus semicirculares liegen in den entsprechenden knöchernen Canales semicirculares. Der häutige Schneckengang, Ductus cochlearis, verläuft in dem knöchernen Schneckengang, Canalis spiralis cochleae der Schnecke (Cochlea), deren Inneres wie ein Schneckenhaus gebaut ist (/6). Im Zentrum der Cochlea befindet sich die Schneckenspindel (Abb. 9-25/2). Um diesen Modiolus windet sich der Spiralkanal – das eigentliche Lumen der Schnecke bildend und en-

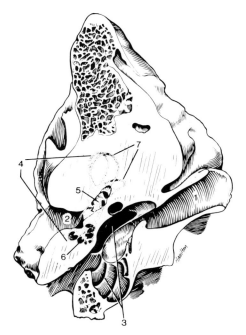

Abb. 9-24 Linke Felsenbeinpyramide eines Pferdes; Schnitt durch den äußeren und inneren Gehörgang.

1, äußerer Gehörgang; 2, innerer Gehörgang; 3, Paukenhöhle; 4, knöchernes Labyrinth; 5, Vestibulum; 6, Cochlea; 7, Canales semicirculares.

det blind an seiner Spitze. Eine Knochenlamelle, die Lamina spiralis ossea (/5), ragt vom Modiolus in den Spiralkanal hinein und reicht bis zur Schneckenspitze. Die Lamina spiralis selbst ist hohl und enthält den Spiralkanal des Modiolus.

Da das knöcherne Labyrinth etwas größer ist als das von ihm umschlossene häutige Labyrinth, entsteht zwischen beiden ein schmaler Raum, der von Perilymphe ausgefüllt ist. Nur die beiden perilymphatischen Räume (Scala tympani und Scala vestibuli), die den Ductus cochlearis innerhalb der Schnecke begleiten, sollen nachfolgend beschrieben werden.

Der Canalis spiralis cochleae wird durch eine sich aufspaltende Membran in drei Gänge geteilt (/6, 7, 8), die sich spiralig um den Modiolus bis zur Schneckenspitze winden. Die Membran entspringt an der Lamina spiralis ossea und befestigt sich nach ihrer Aufspaltung an der äußeren Wand des Spiralkanales. Der obere Gang ist die Scala vestibuli, der mittlere der Ductus cochlearis und der untere die Scala tympani. Die beiden Treppen gehen an der Schneckenspitze im Helicotrema ineinander über. An der Schneckenbasis

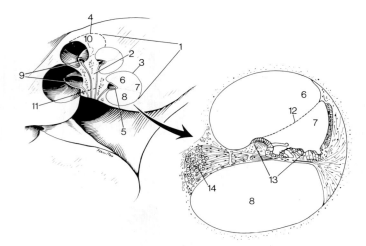

Abb. 9-25 Cochlea und vergrößerter Querschnitt durch einen Ductus cochlearis.

1, Cochlea; 2, Modiolus; 3, 4, Canalis spiralis cochleae; 5, Lamina spiralis ossea; 6, Scala vestibuli; 7, Ductus cochlearis; 8, Scala tympani; 9, 10, Canalis spiralis modioli; 11, Canales longitudinales modioli; 12, Membrana vestibularis; 13, Organum spirale; 14, Ganglion spirale cochleae.

kommuniziert die Scala vestibuli mit dem perilymphatischen Raum des Vestibulum, während die Scala tympani an der Membrana tympani secundaria endet (Abb. 9-19).

Ein vergrößerter Querschnitt durch den Canalis spiralis cochleae zeigt den Aufbau der geteilten Membran, besonders den Teil, der die Wände des dreieckigen Ductus cochlearis bildet (Abb. 9-25/7). Die obere Wand trennt den Ductus cochlearis von der Scala vestibuli und wird Membrana vestibularis (/12) genannt. Die untere Wand bildet den Boden des Ductus cochlearis und ist wegen ihrer großen Sinneszellen (Hörzellen) und verschiedenen Stützzellen komplexer gebaut. Ihre bindegewebige Grundlage ist die Lamina basilaris, die eine wichtige Rolle bei der Wahrnehmung von Geräuschen spielt. Die Zellen bilden das *Organum spirale* (/13), in dem die mechanischen Reize in Nervenimpulse umgewandelt werden.

Die Impulse werden von den dendritischen Axonen weitergeleitet, den peripheren Fasern der bipolaren Ganglienzellen des im Canalis spiralis modioli (/9, 10) liegenden *Ganglion spirale cochleae* (/14). Vom Spiralganglion aus verläuft die Erregungsleitung in den neuritischen Axonen, den zentralen Spiralganglionfasern, in Knochenkanälchen (/11) zur Basis des Modiolus, wo sich die Fasern vereinigen und die Pars cochlearis des Nervus vestibulocochlearis bilden.

Wenn die im Vorhofsfenster eingespannte Basis des Steigbügels zusammen mit den Vibrationen des Trommelfelles in Schwingungen gerät, wird die Perilymphe in dem geschlossenen System der perilymphatischen Räume in Wellenbewegungen versetzt. Diese bringen die obere und untere Wand des Ductus cochlearis in Schwingungen, die sich auf die Lamina tectoria übertragen. Dadurch werden die Sinneshärchen der Hörzellen bewegt und der Erregungsimpuls ausgelöst. Genaueres, wie die mechanischen Stimuli in den schwingenden Flüssigkeitssäulen der knöchernen Schnecke auf die Rezeptorzellen im Cortischen Organ wirken, darzustellen, würde über den Rahmen dieses Buches hinausgehen. Die Breite und der Aufbau der Basilarmembran lassen vermuten, daß zumindest beim Menschen leisere Geräusche von einem relativ kleinen Bereich des Cortischen Organes in der Nähe der Schneckenspitze erfaßt werden. Der übrige Bereich des Cortischen Organes reagiert auf Geräusche höherer Frequenz einschließlich der Sprache.

Die Anatomie des inneren und des Mittelohres wird noch komplizierter, weil der Nervus facialis durch dieses Gebiet hindurchzieht (Abb. 9-19/10). Er gelangt zusammen mit dem Nervus vestibulocochlearis in den inneren Gehörgang, verläuft in dem Canalis facialis quer durch die Felsenbeinpyramide, um am Foramen stylomastoideum auszutreten. Der Fazialiskanal beschreibt eine nahezu rechtwinklige, knieartige Kurve, wo in den Nerven das Ganglion geniculi eingelagert ist. Von diesem entspringt der Nervus petrosus major, der die Tätigkeit der Tränen- und Nasendrüsen steuert. Die Chorda tympani, die für die Glandula sublingualis und mandibularis und zusätzlich für die Geschmacksempfindungen an den rostralen zwei Dritteln der Zunge zuständig ist, verläßt den Nervus facialis etwas weiter distal.

Die Chorda tympani trägt diesen Namen, weil ein kurzer Teil ihres Verlaufs über den oberen Teil des Trommelfelles zieht (Abb. 9-21/5). Beide, der Nervus petrosus major und die

Chorda tympani, treten aus der Felsenbeinpyramide aus durch Öffnungen, die im rostroventralen Bereich des Knochens liegen. Zusätzlich innerviert der Nervus facialis den Musculus stapedius (Der Musculus tensor tympani wird von dem Nervus mandibularis des Nervus trigeminus (V-3) versorgt).

Der Nervus vestibulocochlearis (VIII) trennt sich beim Eintritt in den inneren Gehörgang in die Pars vestibularis und cochlearis. Die Äste der Pars vestibularis verlaufen zu den Neurorezeptorgebieten in Utriculus und Sacculus und vermitteln Impulse für den Gleichgewichtssinn. Die Pars cochlearis dringt in die Basis der Schnecke ein, um Impulse für das Hören zu vermitteln.

Die Entwicklung des Ohres

Das äußere Ohr entsteht aus dem Ektoderm der ersten Kiemenfurche, das Mittelohr aus dem Entoderm der ersten Schlundtasche und das Innenohr aus einer Verdickung des Ektoderms lateral des sich bildenden Nachhirns – es gibt also kein Vorwachsen vom Neuralrohr aus wie bei der Augenentwicklung (Nervenblatt der Retina).

Der äußere Gehörgang wird früher als die Ohrmuschel gebildet. Er entsteht aus der ersten Kiemenfurche, die nach medial vorwächst, sich verjüngt und zu einer blind endenden Röhre wird (Abb. 9-26/3). Das Ende des Ganges liegt lateroventral von dem Dorsalbereich der ersten Schlundtasche (/4), aus der die Paukenhöhle hervorgeht. Die schräg verlaufende Mesenchymverdichtung zwischen Röhre und Tasche weist schon jetzt auf die schräg geneigte Stellung des Trommelfelles hin. Der Gang wächst in die Länge und erhält aus dem benachbarten Mesenchym seine knorpelige Stütze. Die Dorsalwand an seinem Ende wird zum Trommelfell, dessen äußerer Epithelüberzug von dem Ektoderm der Kiemenfurche geliefert wird. Die Ohrmuschel entsteht durch die Vereinigung von sechs Aurikularhöckern, welche die Kiemenfurche begrenzen. Die kaudal liegenden wachsen schneller und lassen die Ohrmuschel entstehen, die rostral vorwächst und den primitiven Gehörgang bedeckt. Die rostral angeordneten Ohrhöckerchen bleiben klein; sie werden zu den Knorpelfortsätzen, die rostral und ventral von der endgültigen Ohröffnung liegen. Der primitive Gehörgang des Hundes ist durch Epithelwucherungen bis zur Zeit der Geburt verschlossen. Erst zehn Tage nach der Geburt soll er wieder frei werden.

Das Mittelohr entwickelt sich aus dem Entoderm der ersten Schlundtasche, wobei die Paukenhöhle aus dem dorsalen Bereich und die Tuba auditiva aus dem proximalen, röhrenförmigen Anteil entstehen. Dieser bleibt offen und wächst in die Tiefe, um die bleibende Verbindung (Tuba auditiva) zwischen der definitiven Paukenhöhle und dem Nasenrachen herzustellen.

Der dorsale Anteil der Schlundtasche erweitert sich. Lateroventral grenzt er an die Anlage des äußeren Gehörganges und dorsomedial an das Labyrinthbläschen, aus dem das Innenohr entsteht (siehe später). Er wird von einem lockeren Mesenchym umgeben, aus dem sich die Gehörknöchelchen (/7) mit ihren Muskeln bilden. Malleus, Incus und Musculus tensor tympani gehen aus dem dorsalen Teil des ersten Kiemenbogens (Mandibularbogen) hervor; der Muskel wird da-

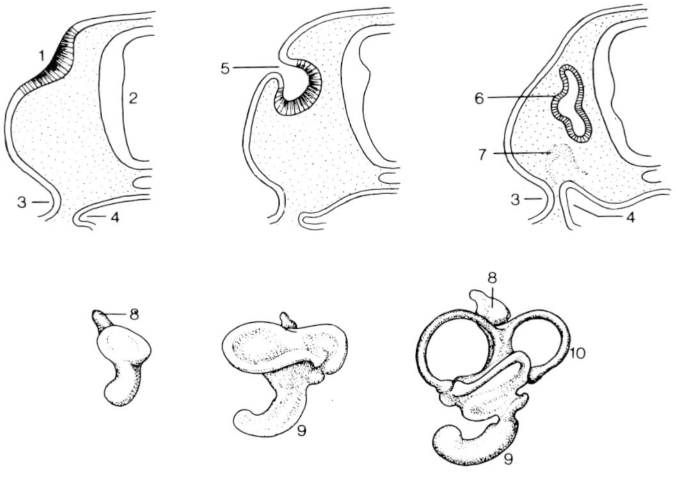

Abb. 9-26 Frühentwicklung des Ohres. Querschnitte in Höhe der Nachhirnanlage und Bildung des häutigen Labyrinthes (unten).

1, Ohrplatte; 2, Nachhirn; 3, erste Kiemenfurche; 4, erste Schlundtasche; 5, Ohrgrube; 6, Labyrinthbläschen; 7, knorpelige Anlage der Gehörknöchelchen; 8, Ductus endolymphaticus; 9, Ductus cochlearis; 10, Ductus semicirculares.

her vom Nervus mandibularis des Nervus trigeminus versorgt. Der Stapes und der Musculus stapedius entstehen aus dem Dorsalteil des zweiten Kiemenbogens, folglich wird der Muskel von dem Nervus facialis innerviert. Der Dorsalteil der Schlundtasche vergrößert sich zusehends und umfaßt die Gehörknöchelchen samt ihrer Muskeln, die dabei von Schleimhaut umhüllt und in die primitive Paukenhöhle einbezogen werden. Reste von Mesenchym lassen die Bänder (und Gelenke) entstehen, welche die Ohrknöchelchen untereinander und mit der Wandung der Paukenhöhle verbinden.

Die Entstehung des Innenohres beginnt mit der Bildung einer ektodermalen Ohrplakode an der Lateralfläche der Nachhirnanlage (/1). Die Plakode senkt sich zur Ohrgrube ein, die sich zum Ohr- oder Labyrinthbläschen schließt. Mit zunehmendem Abstand zwischen Ohrbläschen und Oberflächenektoderm schiebt sich die erste Schlundtasche zwischen das Ohrbläschen und den lateral liegenden primitiven äußeren Gehörgang ein, wodurch die lateromediale Reihenfolge des äußeren, mittleren und inneren Ohres festgelegt ist. Aus dem Labyrinthbläschen entsteht das häutige Labyrinth. Seine Dorsomedialwand buchtet sich frühzeitig zum Ductus endolymphaticus aus (/8). Aus dem Ventralteil des Bläschens entsteht der Sacculus und aus diesem wiederum der Ductus cochlearis, der sich nach rostroventral spiralig aufrollt. Der mittlere und dorsolaterale Anteil des Bläschens bildet den Utriculus und die Bogengänge. Von der Medialfläche lösen sich Neuroblasten aus dem Epithelverband und proliferieren zu bipolaren Neuronen, die sich zu dem Ganglion vestibulare und spiralis cochleae formieren. Lateral ziehende Fortsätze stellen die Verbindung mit den Sinneszellen der Ampullen, der Maculae und des Organum spirale her, während proximale Fortsätze zum Gehirn verlaufen und den Nervus vestibulocochlearis bilden.

Das Mesenchym, welches das entstehende häutige Labyrinth umgibt, differenziert sich zu einer Knorpelkapsel. Das Kapselinnere besitzt die gleiche Form wie das Labyrinth, läßt dazwischen jedoch einen unregelmäßigen Spaltraum frei, der mit einem gallertigen Gewebe ausgefüllt ist. Die Kapsel steht in Zusammenhang mit den anderen Anteilen des Chondrocranium. Während des ersten Drittels der Trächtigkeit (beim Hund) wird das knorpelige in das knöcherne Labyrinth umgewandelt. Malleus und Paukenring (an dem das Trommelfell verankert ist) verknöchern früher, Incus und Stapes später als das Knorpellabyrinth. In den gallertiges Gewebe enthaltenden Räumen zwischen knöchernem und häutigem Labyrinth treten Hohlräume auf und es bildet sich das locker gefügte Gewebe der perilymphatischen Räume; in der Schnecke bleiben Membranen bestehen und teilen den perilymphatischen Raum in die Scala vestibuli und tympani, die den Ductus cochlearis begleiten.

Das Geruchsorgan

Der Geruchsinn ist bei den Haussäugetieren weitaus besser ausgebildet als beim Menschen; dies gilt insbesondere für Hunde, die Substanzen in unbeschreiblich niedrigen Konzentrationen wittern können. Die meisten „Kontakte" mit der Umwelt und mit Artgenossen werden über dieses Sinnesorgan aufgenommen; die aufgeführten Beispiele unterstreichen die Bedeutung des Riechens im Leben der Tiere. Der Mensch nutzt diese Fähigkeit und setzt Hunde ein zum „Vorstehen" (Folgen der Fährte verlorengegangener Personen oder Aufspüren von Drogen und Sprengstoffen) oder Schweine zum Trüffelsuchen. Muttertiere erkennen ihre Jungen hauptsächlich durch den Geruchsinn; Wildtiere identifizieren das Ausmaß ihrer Territorien an Geruchstoffen und Wildwiederkäuer kontrollieren die Luft, um Angreifer an ihrem Geruch zu erkennen.

Das Riechorgan liegt in der Nasenhöhle. Bei Tieren mit ausgeprägtem Geruchsinn besteht es aus einem verhältnismäßig großen Areal von *Riechschleimhaut*, welche die Seitenwand und die Nasen- und Siebbeinmuscheln im Nasenhöhlengrund bedeckt.

Obwohl etwas gelblicher im Aussehen als die rostral von ihr liegende Atmungsschleimhaut, kann die Riechschleimhaut mit dem bloßen Auge nicht identifiziert werden. Histologische Schnitte lassen die Riechzellen erkennen, die wie die lichtempfindlichen Zellen in der Retina bipolare Neurone sind. Ihre Dendriten erreichen die Oberfläche des Epithelverbandes; sie tragen mehrere kleine Riechhärchen (Zilien), die in die Nasenhöhle vorragen. Die Axone bündeln sich zu den Riechfäden, die durch die Öffnungen der Siebbeinplatte ziehen und als I. Gehirnnerv in dem angrenzenden Bulbus olfactorius enden. Seröse *Glandulae olfactoriae* unterhalb des Riechepithels befeuchten die Oberfläche der Epithelzellen, vermutlich um identifizierte Geruchstoffe wegzuspülen.

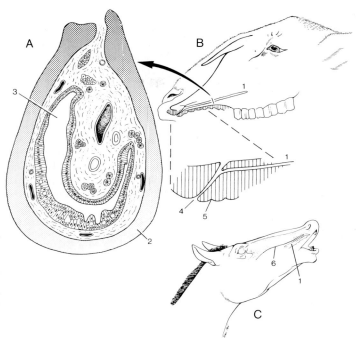

Abb. 9-27 A, Querschnitt durch das Organum vomeronasale vom Schaf. B, Organum vomeronasale des Schafes *in situ*. C, flehmendes Pferd.

1, Organum vomeronasale; 2, Cartilago vomeronasalis; 3, Ductus vomeronasalis; 4, Ductus incisivus; 5, harter Gaumen; 6, Nasenhöhle. (A nach Kratzing, 1971; C nach Houpt, 1980.)

Das ebenfalls in der Nasenhöhle liegende *Organum vomeronasale* ist eng mit Riechvorgängen verbunden. Es besteht aus zwei engen und geradlinig verlaufenden Gängen, die im Winkel zwischen hartem Gaumen und Septum nasi liegen (Abb. 9-27/1). Die Gänge sind zum Teil mit Riechschleimhaut ausgekleidet; kaudal enden sie blind und rostral münden sie in die Ducti incisivi ein, welche die Nasenhöhle mit der Mundhöhle verbinden. Das Vomeronasalorgan steht daher mit beiden Höhlen in Verbindung und über diese mit der Außenwelt. Beim Pferd bricht der Ductus incisivus nicht durch die Mundhöhlenschleimhaut hindurch, so daß das Organum vomeronasale nur mit dem Cavum nasi kommuniziert. Der Ductus vomeronasalis wird ventral, medial und lateral von einem dünnen, rinnenförmigen Knorpel gestützt (/2).

Das Organum vomeronasale findet bei Verhaltensforschern besondere Beachtung. Es scheint eine Rolle im Sexualverhalten und mehr noch beim Flehmen zu spielen, das bei männlichen Tieren zu beobachten ist, wenn sie Urin oder Vaginalsekret von rossigen Stuten riechen. Ob durch das Aufrollen der Oberlippe und das gleichzeitige Strecken des Kopfes die Geruchsstoffe besser an das Vomeronasalorgan herangebracht werden, ist noch nicht sicher.

Das Geschmacksorgan

Die Rezeptoren des Geschmackssinnes sind die *Geschmacksknospen* (Abb. 9-28), mikroskopisch kleine Ansammlungen von Zellen, die hauptsächlich in den Geschmackspapillen der Zunge vorkommen, in geringer Zahl aber auch im weichen Gaumen und in der Nähe der Epiglottis zu finden sind. Geschmacksknospen ragen nicht über den Epithelverband hinaus und stehen mit der Mundhöhle über Geschmacksporen in Verbindung, über die Flüssigkeiten eintreten und die Rezeptorzellen reizen können. Mit unbewaffnetem Auge sind die Geschmacksknospen nicht zu erkennen.

Die Geschmacksknospen setzen sich aus Basal-

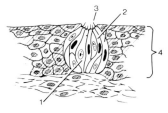

Abb. 9-28 Histologisches Schnittbild einer Geschmacksknospe.

1, Basalzelle; 2, Geschmackszellen; 3, Geschmacksporus; 4, Epithelschicht.

und *Geschmackszellen* zusammen. Diese Rezeptorzellen besitzen längliche Zellkerne und apikale Mikrovilli (Geschmacksstiftchen), die in den Geschmacksporus ragen. Unter den Papillen liegende Drüsen produzieren ein seröses Sekret, das an die Oberfläche abgegeben wird. Vermutlich spült es die Geschmacksporen frei und fördert die Wahrnehmung der Geschmackszellen.

Um unterscheidbar zu sein, müssen die Nahrungsbestandteile in gelöster Form vorliegen. Neben anderen hat das Einspeicheln den Grund, Anteile der Nahrung zu verflüssigen, um sie mittels der Geschmacksknospen probieren zu können. Die wichtigsten Geschmacksempfindungen sind süß, sauer und salzig. Beim Hund werden vermutlich süß und salzig in den rostralen zwei Dritteln der Zunge wahrgenommen, wo die Geschmacksknospen in die Papillae fungiformes eingebaut sind. Sauer schmeckende Substanzen werden auf der gesamten Zunge perzipiert. Das kaudale Drittel der Zunge, wo die Papillae vallatae und foliatae untergebracht sind, scheint daher lediglich für das Schmecken von sauren Substanzen verantwortlich zu sein.

Die ableitenden Nervenfasern, die diese Empfindungen dem Gehirn zuführen, sind ähnlich geteilt. Die Fasern der rostralen zwei Drittel der Zunge verlaufen zunächst in dem Nervus lingualis und gelangen dann über die Chorda tympani und das Ganglion geniculi des siebten Gehirnnerven zur Medulla oblongata. Die afferenten Nervenfasern des kaudalen Zungendrittels ziehen im Nervus glossopharyngeus zur Medulla oblongata.

Oberflächensensibilität

Wie zu Beginn des Kapitels ausgeführt, erhalten Tiere zahlreiche Informationen aus ihrer näheren Umgebung über die Haut. Die wahrgenommenen Empfindungen sind Berührungen, Druck, Schmerz, Hitze und Kälte. Berührung ist ein nur leichter Druck, wie er von einer auf dem Haarkleid sitzenden Fliege verursacht wird. Druck ist ein stärkerer und intensiver Reiz, so wie Pferde ihn durch den Sattel oder den Sattelgurt verspüren. Die entsprechenden Rezeptoren sind sehr unterschiedlich gestaltet und es kommen zahlreiche Zwischenformen vor, so daß eine Einteilung und klare Zuordnung der spezifischen Funktionen schwierig ist. Die hier gewählte, einfache Einteilung genügt der Zielsetzung des Buches.

Die sensiblen Rezeptoren der Haut treten in zwei Formen auf, als freie Nervenendigungen und als solche, die in Endkörperchen liegen. *Freie Nervenendigungen* sind die Endaufzweigungen afferenter Nervenfasern, die punktförmig oder mit knopfartigen Verdickungen auslaufen. Sie liegen hauptsächlich in der Epidermis und werden als Schmerzrezeptoren angesehen (Abb. 9-29/1). Bei den *Endkörperchen* lassen sich kolbenförmige, lamellenartige und scheibenförmige unterscheiden. Die kolbenförmigen Körperchen, im Corium liegende, eingekapselte Endaufzweigungen, sind für Hitze und Kälte empfänglich (/2). Die Lamellenkörperchen sind groß (2 bis 3 mm). Sie bestehen aus zahlreichen konzentrischen Lamellen (abgeplatteter Zellen) und aus der im Zentrum liegenden Nervenendigung; sie sind in der Subkutis zu finden und stellen vermutlich Druckrezeptoren dar (/3). Scheibenförmige Körperchen bestehen aus kleinen, becherförmigen Scheiben an den Nervenendigungen, mit denen sie sich an „Tastzellen" legen. Sie sind gewöhnlich eingekapselt, liegen im Stratum papillare des Corium oder frei in der angrenzenden Epidermis und sind vermutlich Tastrezeptoren (/4).

Eine besondere Art von Oberflächenempfindungen wird von den *Tasthaaren* ausgelöst, langen und weit vom Kopf abstehenden Haaren, die wesentlich kräftiger sind als die Haare der äußeren Decke. Die Schnurrhaare der Katze stellen ein gutes Beispiel dar, sie kommen aber bei allen Haussäugetieren vor, hauptsächlich oberhalb des

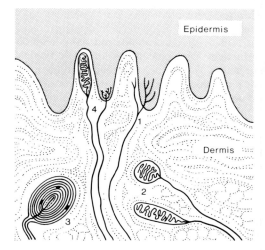

Abb. 9-29 Sensible Nervenendigungen der Haut; schematisiert.

1, freie Nervenendigungen (Schmerz); 2, kolbenförmige Körperchen (Hitze oder Kälte); 3, Lamellenkörperchen (Druck); 4, scheibenförmige Körperchen (Berührung).

Maules und der Augen. In den Wänden der Blutsinus, die ihre Wurzeln umgeben, sind zahlreiche Nervenendigungen zu finden. Beim Berühren der Tasthaare werden diese Endigungen gereizt und die entsprechenden Nervenimpulse zu dem Zentralnervensystem geleitet (siehe auch Seite 396).

Tiefensensibilität

Die Tiefensensibilität wird von zahlreichen Nervenendigungen (Propriozeptoren) übermittelt, die in die Skelettmuskulatur, in Sehnen, Gelenkkapseln und in Bänder eingelagert sind. Die spezifischen Nervenendigungen ähneln in mancher Hinsicht den Rezeptoren der Haut. Sie reagieren auf Zug und Druck und übertragen dem Tier Informationen nicht nur über das Ausmaß von Muskelkontraktionen, Sehnenspannung und Gelenkwinkelung, sondern auch über die Geschwindigkeit, in der diese Änderungen ablaufen. Die Informationen werden über die Zellkörper der sensiblen Spinalganglionzellen zum Zentralnervensystem geleitet und aktivieren reflektorisch Muskelgruppen, die für die aufrechte Haltung und für die Bewegungsabläufe verantwortlich sind (Die Tiefensensibilität ermöglicht es uns, die exakte Haltung und Stellung, beispielsweise unserer Beine zu beschreiben, ohne daß wir auf sie heruntersehen). Wenn die Propriozeption aus irgend einem Grunde gestört ist, werden die Bewegungen ataktisch, die Muskelkoordination ist verloren gegangen. Schmerzrezeptoren, hauptsächlich von Gelenken, liegen den Rezeptoren der Tiefensensibilität dicht benachbart. Ihre Impulse verlaufen in Faserbündeln, die zusammen mit propriozeptiven Fasern zum Rückenmark ziehen und von hier aus zu höheren Zentren.

Eingeweidesensibilität

In der Wand von Hohlorganen liegende Rezeptoren reagieren auf extreme Erweiterungen, auf Kontraktionen, auf Spasmen (Kolik) und auf chemische Reize. Diese Wahrnehmungen werden als Schmerz bewußt und gehen meist mit einer reflektorischen Kontraktion der Muskulatur der Bauchwand und mit flacher Atmung einher, besonders, wenn Organe der Bauchhöhle betroffen sind. Ein angespannter Bauch ist ein wichtiges Begleitsymptom bei der Diagnosestellung.

Übertragener Schmerz, der in der Humanmedizin eine große Rolle spielt, ist bei Tieren von untergeordneter Bedeutung. Die Schmerzimpulse von Organen teilen sich Rückenmarksbahnen mit sensiblen Impulsen von Hautzonen, die nicht immer über diesen Organen liegen, sich allerdings zum gleichen Zeitpunkt entwickeln. Da diese Bahnen viel häufiger von Impulsen der Hautzonen benutzt werden, erstaunt es nicht, daß das Gehirn den Ursprung der weitaus weniger benutzten Schmerzimpulse aus den Eingeweiden falsch interpretiert. Am besten bekannt ist der auf den linken Arm, Ellenbogen und das Handgelenk ausstrahlende Schmerz, der bei Angina pectoris, einem Sauerstoffmangel infolge ungenügender Durchblutung des Herzmuskels, auftritt.

Schmale Hautzonen des Rindes sind über das Nervensystem mit bestimmten Bauchorganen verbunden. Diese Zonen werden hypersensibel, sobald die „zugehörigen" Organe erkranken. Erstaunlicherweise stimmen die Zonen weitgehend mit Akupunkturpunkten überein, die auf von China stammenden „Karten" von Tieren dargestellt und erst vor wenigen Jahren in der westlichen Welt bekannt geworden sind.

Kapitel 10

Die äußere Haut

Der Begriff „Integumentum commune" umfaßt herkömmlich die Haut mit dem bedeckenden Haarkleid, die verschiedenen Hautdrüsen und die Sonderbildungen wie Krallen, Klauen, Hufe und Hörner. Die Haut umhüllt den Körper vollständig und geht an den verschiedenen natürlichen Körperöffnungen in eine Schleimhaut über. In intakter Form schützt sie vor Abnutzung und dem Eindringen von Mikroorganismen, spielt eine wichtige Rolle bei der Thermoregulation (S. 393), und verhindert, da praktisch undurchlässig für Wasser, das Austrocknen des Körpers (und den damit verbundenen Verlust von Elektrolyten und anderen lebensnotwendigen Substanzen); umgekehrt schützt sie bei Meeressäugetieren vor einer übermäßigen Aufnahme von Wasser. Bestimmte lipoidlösliche Substanzen können die Haut durchdringen und werden (in Form von Salben) als Vehikel bei der Verabreichung von Medikamenten verwendet.

Die Farbe der Haut (und der Haare) hängt zum Teil von Pigmentkörnchen in bestimmten Zellen der Haut ab. Sie schützen vor ultravioletten Strahlen und erklären teilweise die Anpassung von Haut- und Haarfarbe der Tiere an das Leben in heißen Klimazonen. Die Farbe von unbehaarten und unpigmentierten Hautzonen wird ebenfalls in verschiedenster Weise durch die Blutfülle in den Gefäßen der tieferen Hautschichten beeinflußt; das Erröten beim Menschen ist das beste Beispiel dafür, die Blässe jedoch bei Anämien oder beim Schock, die Blaufärbung (Cyanose) bei Sauerstoffmangel und die Gelbfärbung (Ikterus) bei Gelbsucht sind von größerer tierärztlicher Relevanz. Außergewöhnliche Farbveränderungen wie bei dem Chamäleon gibt es bei Säugetieren nicht, obwohl dabei an die grelle Hautfärbung von Schnauze und Perineum beim männlichen Mandrill und bei artverwandten Affen zu erinnern ist.

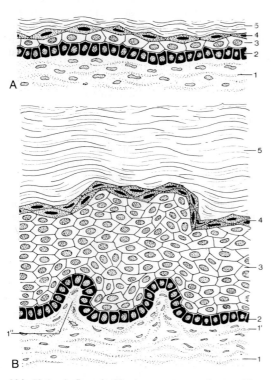

Abb. 10-1 Aufbau der Haut vom ausgewachsenen Tier; schematisch. A, Haut aus der Flanke des Hundes (die Haare sind nicht dargestellt). B, Haut einer stark belasteten Region. Beachte die mächtige Verhornung und die Ausbildung der Koriumpapillen.

1, Corium; 1', Stratum papillare; 1", Koriumpapillen; 2, Stratum basale; 3, Stratum spinosum; 4, Stratum granulosum; 5, Stratum corneum.

Der Aufbau der Haut

Eine Rekapitulation und weiterführende Betrachtungen der bereits geschilderten Strukturen der Haut (S. 8) sind an dieser Stelle erforderlich. Es sei daran erinnert, daß die Haut aus zwei Anteilen besteht: einer oberflächlichen Epithelschicht (Epidermis) und einem dichten Fasergeflecht (Corium), die auf einem locker angeordneten Bindegewebe (Subcutis) liegen (Abb. 1-4).

Die *Epidermis* wird laufend erneuert. Die oberflächlichen Zellen werden als Schuppen

("Kopfschuppen") oder als kleinere Partikelchen (die Anteile vom Putzstaub liefern) abgestoßen; dieser Verlust wird durch Zellteilung in der tiefsten Schicht und anschließende Wanderung der Tochterzellen zur Oberfläche ausgeglichen. Während dieser Wanderung unterliegen die Epidermiszellen fortlaufenden Veränderungen, die kontinuierlich bis zu ihrem Zelltod ablaufen; an der Oberfläche angelangt, sind sie nicht mehr fähig, auf die verschiedenen Einflüsse zu reagieren, denen sie dann ausgesetzt sind. Als Folge dieser Veränderungen baut sich eine mächtige Epitheldecke auf, die die Abbildung 10-1 zeigt. Die tiefste Schicht (Stratum basale) ist dem unregelmäßigen Verlauf der darunter liegenden Lederhaut angepaßt und nimmt einen vergleichsweise größeren Bereich als die Oberfläche des Körpers ein (/2). Während ihres Überganges in das Stratum spinosum schrumpfen die Zellen und weichen auseinander, obwohl sie durch interzelluläre Brücken (Desmosomen) miteinander verbunden bleiben. Nun beginnt der Keratinisierungsprozeß (Verhornung), und in der nächsten Schicht (Stratum granulosum) enthalten die Zellen unregelmäßig angeordnete Keratohyalingranula (/4). In einigen Bereichen folgt dieser Schicht ein schmales Stratum lucidum (in der Abbildung 10-1 nicht dargestellt), in dem die nun abgeflachten Zellen ihre Zellkerne und ihre umschriebenen Zellgrenzen verloren haben und ein homogenes Erscheinungsbild durch das gleichmäßige Zusammenfließen der Granula aufweisen. Die äußerste Schicht (Stratum corneum; /5) schließlich besteht aus Schuppen, prall gefüllt mit dem Faserprotein Keratin, der eigentlichen Hornsubstanz, in die sich das Keratohyalin umgewandelt hat. Diese Keratinsubstanz verleiht den epidermalen Sonderbildungen (z. B. Haaren, Hufen und Hörnern) ihre Härte und Festigkeit.

Die Epidermisschichten sind am dicksten und am deutlichsten in den Bereichen zu unterscheiden, wo die Haut am stärksten belastet wird, wie an den Sohlenballen des Hundes. In weniger belasteten Bereichen wie an behaarten Hautregionen, ist die Epidermis wesentlich dünner und läßt weder das Stratum granulosum noch das Stratum lucidum deutlich in Erscheinung treten. Die Dicke der Epidermis hängt von der Mitoserate des Stratum basale ab, die von einer Substanz gesteuert wird (epidermales Chalon), welche die Zellteilung hemmt.

Obgleich sich Bildung und Untergang der Zellen normalerweise die Waage halten und eine gleichmäßige Dicke der Epidermis gewährleisten, kann diese Wechselwirkung unter gewissen Umständen gestört werden.

Blut- oder Lymphgefäße kommen in der Epidermis nicht vor; ihre Ernährung erfolgt durch Diffusion aus der angrenzenden Lederhaut.

Das *Corium* (Lederhaut) setzt sich hauptsächlich aus Bündeln kollagener Fasern zusammen, die sich in allen Richtungen durchflechten, wie bei aufgerauhtem Leder (gegerbtes Korium) erkennbar ist. Ebenfalls vorhandene elastische Fasernetze machen die Haut geschmeidig und verleihen ihr die Fähigkeit, nach Faltenbildung oder Deformierung wieder ihre ursprüngliche Form anzunehmen. Es sind diese Fasern, die die Wundränder auseinanderziehen und eine Wundspalte bilden (Abb. 10-2). Chronische Zugbeanspruchung zerstört die Struktur der Lederhaut und zerreißt die Faserbündel; anschließend wird das Bindegewebe meist durch lockeres Narbengewebe ersetzt. Ein physiologisches Beispiel dieser Vorgänge sind die weißen Linien (Striae) der Bauchhaut, die insbesondere bei Frauen nach der Schwangerschaft auftreten.

Das Corium ist reichhaltig vaskularisiert und innerviert. In ihm liegen zusätzlich Haarbälge, Schweiß-, Talg- und andere Drüsen, die sich aus der Epidermis entwickeln (Abb. 1-4).

Die Grenzfläche zwischen Epidermis und Corium, durch die Nährstoffe und Stoffwechselprodukte diffundieren, ist durch ein kompliziertes Faltensystem vergrößert. Finger- und leistenförmige Erhebungen (Papillarkörper; Abb. 10-1/1″) der Lederhaut fügen sich eng in entsprechende Vertiefungen der Epidermis ein, und unter normalen Umständen ist die Verbindung zwischen diesen beiden Komponenten nur schwer zu lösen. Verletzungen wie Reibung durch schlecht sitzende Stiefel oder Schuhe trennen sie manchmal mit Gewalt und ermöglichen, daß sich interstitielle Flüssigkeit in einer Blase sammelt. Platzt die Blase, ist die rauhe Oberfläche der Lederhaut

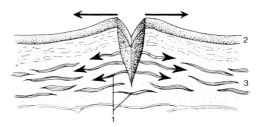

Abb. 10-2 Schnittverletzung der Haut. Die elastischen Fasern im Corium verursachen eine Wundspalte.

1, elastische Fasern; 2, Epidermis; 3, Corium.

zu erkennen; normalerweise wird sie rasch von Epithel bedeckt, das vom Rande der Wunde nach innen wächst.

Größere Koriumleisten und -papillen, die allgemein dort entstehen wo die abdeckende Epithelschicht am dicksten ist, werden von entsprechenden epidermalen Konturen überdeckt. Diese sind dauerhaft und individuell unterschiedlich gestaltet und erlauben eine Identifizierung, hauptsächlich beim Menschen (Fingerabdrücke), weniger häufig bei Tieren (Nasenabdrücke bei Hunden und Rindern; Abb. 25-3).

Die *Subcutis* (Unterhaut) besteht aus einem lockeren Bindegewebe, durchsetzt mit Fett. Sie variiert beträchtlich und ist nur spärlich vorhanden oder fehlt, wo eine Beweglichkeit nicht erforderlich ist (z. B. über den Lippen, Augenlidern und Zitzen). Bei Hunden und Katzen ist die Subcutis mächtig entwickelt und die leicht verschiebliche Haut kann in den meisten Bereichen des Körpers mit großen Falten abgehoben werden (Abb. 10-3). Beim Schwein und beim Menschen enthält die Unterhaut wesentlich mehr Fettgewebe, auch bei relativ schlecht genährten Individuen; es bildet den allgemein als Speck bezeichneten Panniculus adiposus (Abb. 1-7/2).

Auf die klinische Bedeutung von Dehydration oder von Oedemen in der Subcutis ist bereits hingewiesen worden.

Die kutanen Blutgefäße entspringen aus Gefäßen, welche die Faszien und die oberflächlichen Muskeln versorgen. Die Arterien bilden innerhalb des Koriums eine Reihe von Gefäßnetzen. Das oberflächlichste Netz liegt an der Basis der Papillarkörper und entläßt Endarterien, die in die Koriumpapillen eintreten und in zahlreiche

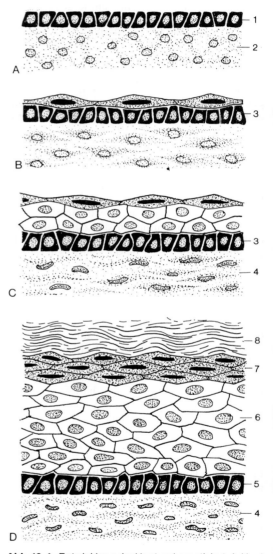

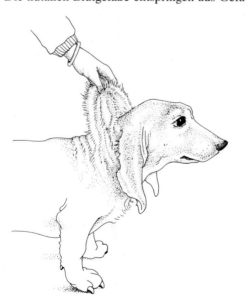

Abb. 10-3 Lockere Haut im Nackenbereich eines Basset. Die mächtige Subcutis erlaubt die Bildung einer Hautfalte.

Abb. 10-4 Entwicklung der Haut; schematisiert. A, Haut im frühen Embryonalstadium. B, Differenzierung von Epidermis und Corium. C, weitere Differenzierung der Epidermis. D, vollständige Differenzierung der Epidermis und des Corium.

1, Ektoderm; 2, Mesoderm (Mesenchym); 3, primitives Stratum basale; 4, Corium; 5, Stratum basale; 6, Stratum spinosum; 7, Stratum granulosum; 8, Stratum corneum.

Kapillaren übergehen, aus denen Gewebsflüssigkeit austritt und die basalen Epidermiszellen umspült. Andere Kapillarnetze sind um die Haarfollikel und die ihnen zugehörigen Drüsen angeordnet (Abb. 1-4). Eine Änderung der Durchblutung der oberflächlichen Gefäße spielt bei der Thermoregulation eine wichtige Rolle. Wenn die Körpertemperatur ansteigt, kommt es durch Gefäßerweiterung zum Wärmeverlust – direkt durch oberflächliche Abgabe und indirekt durch Aktivierung der Drüsen, die Schweiß produzieren, der anschließend verdunstet. Umgekehrt verengen sich die Gefäße bei kalter Umgebung oder wenn die Körpertemperatur sinkt. Die Regulation des Blutflusses wird zum Teil durch Öffnen oder Schließen der zahlreichen arteriovenösen Anastomosen gesteuert, die die Arterien und Venen der Haut verbinden. Die Hautgefäße enthalten normalerweise eine beträchtliche Blutmenge, von der ein Großteil nach Hämorrhagie und nach Schock in die Muskulatur und in die inneren Organe gelangen kann.

Die Haut besitzt eine reichhaltige sensible Innervation. Die Nerven begleiten die Blutgefäße durch die Faszien und bilden innerhalb des Koriums Geflechte. Von diesen verlaufen Nervenfasern zu den zahlreichen sensiblen Rezeptoren, einige dringen sogar zum Teil in die Epidermis ein (Abb. 9-29). Andere (vegetative) Nervenfasern regulieren die Weite der kleineren Blutgefäße, kontrollieren die Sekretion der Hautdrüsen und erregen die Musculi arrectores pili, die an den Haarbälgen ansetzen.

Die Epidermis entwickelt sich aus dem embryonalen Ektoderm. Es ist zunächst eine einreihige Zellage, die auf dem mesenchymalen Bindegewebe ruht, aus dem später das Corium entsteht (Abb. 10-4/A). Lange vor der Geburt setzt die Proliferation der ektodermalen Zellen ein und läßt neue, oberflächenwärts strebende Zellen entstehen, bis sich ein mehrschichtiges Epithellager bildet; örtliche Zellansammlungen wachsen in Richtung Mesenchym als Epithelsprosse vor, aus denen sich Haare und Drüsen differenzieren. Zum Zeitpunkt der Geburt ist die Haut der Haussäugetiere grundsätzlich wie beim Erwachsenen gestaltet (/D).

Die Haare

Die Haare sind Neuerwerbungen der Säugetiere, die als „Haartiere" anderen Tierklassen gegenübergestellt werden können. Bei den meisten Arten ist der größte Teil des Körpers von einem dichten Haarkleid bedeckt. Ausnahmen bilden die Maulöffnung und andere Körperöffnungen sowie die Zehenendorgane; bei einigen, einschließlich des Schweines (nicht aber bei dessen Vorfahren), ist die Bedeckung nur spärlich. Die Haare kommen in zahlreichen Formen vor, hier soll genügen, nur drei Arten zu unterscheiden: gerade, ziemlich starre Deck- oder Fellhaare bilden eine „Oberdecke"; feine, gewellte Flaum- oder Wollhaare bilden eine „Unterdecke" und die sehr langen, kräftigen Tasthaare, die nur an bestimmten Körperstellen vorkommen und mit Tastrezeptoren in Verbindung stehen.

Die *Deckhaare* liegen meist der Haut dicht an und sind gleichmäßig in breiten Haarfeldern angeordnet; sie verleihen dem Fell sein glattes Aussehen bis auf die Stellen, wo Haarwirbel, Haarscheitel oder Haarleisten auftreten, die durch aufeinandertreffende, sich vereinende oder auseinanderweichende Haarfelder entstehen. Die Regelmäßigkeit dieser Anordnung ist von Bedeutung, da sie das Abfließen von Regenwasser fördert und ein Frösteln verhindert, das auftreten würde, wenn Wasser durch das Haarkleid dringt und die Haut erreicht. Gelegentlich werden Tiere mit gestörter Anordnung des Haarkleides geboren und haben dadurch ihre Fähigkeit verloren, kalter Witterung standzuhalten. Wie bei vielen solchen Veränderungen bevorzugen es die Züchter, solche abweichenden Mutationen als rassebedingte Artmerkmale herauszuzüchten, insbesondere bei Hunden, Katzen und Kaninchen.

Jedes Haar geht aus einer winzigen Hauttasche oder dem Haarbalg hervor, von dem aus es über die Oberfläche der Haut emporwächst. Der Haarbalg entwickelt sich aus dem ektodermalen Haarkeim, der während der Embryonalentwicklung in das darunterliegende Mesenchym vorsproßt und zum Haarzapfen wird. Zusätzlich zweigt sich die Epithelknospe auf und läßt die Hautdrüsen entstehen (Abb. 10-5). Das Distalende des Haarzapfens bildet eine knotenförmige Verdickung, in welche die mesodermale Haarpapille vorwächst. Dadurch wird aus dem Haarzapfen der Bulbuszapfen. Die zahlreichen über der Haarpapille liegenden Epithzellen sind die Matrix des Haares; die hier produzierten Zellen bilden ihre Keratinsubstanz und verdichten sich, um das primitive Haar entstehen zu lassen, das im Zentrum der Haarbalganlage emporwächst, bis es die Epidermis an der Hautoberfläche durchdringt. Das Haar schiebt sich dabei an den Talgdrüsen vorbei, die seitlich am Haarbalg ent-

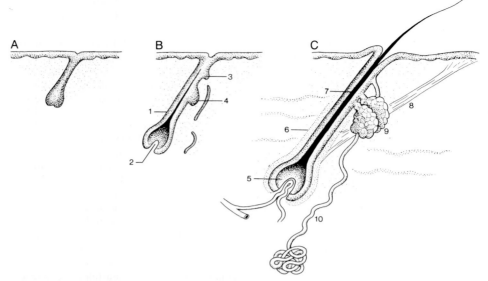

Abb. 10-5 Entwicklung der Haare und der zugehörigen Talg- und Schweißdrüsen; schematisiert. A, ektodermaler Haarkeim, in das Mesenchym vorwuchernd. B, Differenzierung des Haarkeimes; erstes Anzeichen von Drüsen. C, Haarbalg mit zugehörigen Strukturen.

1, primitiver Haarbalg; 2, Haarpapille; 3, Schweißdrüsenanlage; 4, Talgdrüsenanlage; 5, Haarzwiebel (mit Matrixzellen); 6, Haarbalg; 7, Haarwurzel; 8, Musculus arrector pili; 9, Talgdrüse; 10, Schweißdrüse. Bei ausgewachsenen Tieren öffnen sich viele Drüsen an der Hautoberfläche und nicht in die Haarbälge.

stehen und erhält einen fettigen Überzug, der äußerst wichtig für seine Gesunderhaltung im Erwachsenenalter ist. Gleichzeitig mit der ektodermalen Differenzierung verdichtet sich das Mesoderm, so daß die schmale Schicht um den eingebetteten Teil des Haares eine äußere mesodermale Komponente erhält.

Die Abbildung 10-6 zeigt den grundsätzlichen Aufbau der Haare; für nähere Angaben können

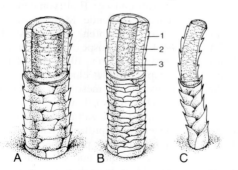

Abb. 10-6 Schematische Darstellung von drei Haararten. A, Deckhaar mit dicker Marksubstanz; B, Deckhaar mit dicker Rinde und dünnem Mark. C, Wollhaar; die Marksubstanz ist nicht ausgebildet.

1, Haarkutikula; 2, Rinde; 3, Mark.

Lehrbücher der Histologie herangezogen werden. Hier soll kurz zusammengefaßt genügen, daß das Haar ein biegsamer Hornfaden ist, der aus dicht gefügten, vollständig verhornten und daher abgestorbenen Epithelzellen besteht. Ihre Anordnung läßt eine Unterteilung in das Haarmark oder den Haarkern, in die Haarrinde, und in die äußere „geschuppte" Haarkutikula zu. Die unterschiedliche Stärke der Schichten und die Besonderheiten ihrer Anordnung ermöglichen eine mikroskopische Differenzierung über die Herkunft eines Haares. Allgemein gilt, daß Haare mit dickem Haarmark gerade stehen und recht brüchig sind, während solche mit dicker Haarrinde widerstandsfähiger und elastischer sind.

Das proximale Ende des Haarbalges wird von dem schwachen Musculus arrector pili begleitet, der in der Nähe der Haarpapille beginnt (Abb. 10-5/8). Die Kontraktion des Muskels ist unwillkürlich und soll von einer niedrigen Umgebungstemperatur stimuliert werden. Sie bewirkt ein Aufrichten des normalerweise schräg gestellten Haares; werden viele Haare aufgerichtet, kann in der vergrößerten Oberfläche des Felles vermehrt Luft gespeichert und die Isolierung des Körpers verbessert werden. Obwohl funktionell ohne Bedeutung, ist dieser Effekt bei der relativ unbehaarten Haut des Menschen recht anschaulich, wenn kleine Erhabenheiten („Gänsehaut") über dem Verlauf der Arrektormuskeln entstehen. Ein ähnlicher Effekt tritt bei dem durch das sympathische Nervensystem gesteuerten „Kampf- oder Fluchtreflex" auf; die Haare des Nackens und des Rückens werden zu der „Bürste" aufgestellt, wodurch die Tiere ein drohendes Aussehen erhalten.

Zahlreiche lokale Besonderheiten kommen im Hinblick auf die Form und die Entwicklung der Deckhaare vor. Bekannte Beispiele sind: die steifen, spärlich verteilten Borstenhaare bei Schweinen; die Lang- oder Roßhaare von Mähne und Schweif bei Pferden; die langen Schwanzhaare bei Rindern; der Kötenzopf bei Pferden und die „Fahne" am Schwanz sowie die „Federn" und „Hosen" an den Gliedmaßen bestimmter Hunderassen. Hormonabhängige Unterschiede treten besonders deutlich beim Menschen auf; es sind dies der Bart des Mannes und die bei beiden Geschlechtern unterschiedlich angeordneten Körperhaare. Die Bildung einer Glatze als Begleiterscheinung fortschreitenden Alters stellt besonders beim Mann ein Problem dar. Die Ursachen sind vielfältig und zum Teil unbekannt; Testosteron, verantwortlich für das Wachstum des Bartes und der längeren Körperhaare, scheint paradoxerweise eine frühzeitige Glatzenbildung bei erblich vorbelasteten Individuen auszulösen; ein erniedrigter Blutspiegel an Tyroxin, welches das Haarwachstum fördert und kontrolliert, spielt ebenfalls eine gewisse Rolle.

Haare besitzen eine eingeschränkte Lebensdauer und fallen früher oder später aus. Beim Menschen erfolgt der Haarersatz fortlaufend und es fallen lediglich einige Haare gleichzeitig aus; bei den meisten anderen Spezies ist der Haarwechsel, jahreszeitlich bedingt, periodisch, und es werden viele Haare zugleich gewechselt (jedoch niemals so viele, daß das Tier haarlos wird). Ein von der Jahreszeit abhängiger Haarwechsel tritt bei den wildlebenden Tieren besonders deutlich in Erscheinung, aber auch die vor extremen klimatischen Bedingungen geschützten domestizierten Tiere wechseln ihr Haarkleid periodisch, besonders im Frühjahr und im Herbst. Der Haarverlust ist bei den Tieren am größten, bei denen die abgestorbenen Haare nicht regelmäßig durch Putzen entfernt werden. Die Kenntnisse über dieses Geschehen sind spärlich und beruhen meist nur auf zufälligen Beobachtungen. Dies trifft besonders bei Herdenhaltung zu und die Tierärzte werden häufig durch intensives Befragen seitens der Tierbesitzer in Verlegenheit gebracht. Obwohl viele Variationen möglich sind, tritt der Haarwechsel bei den meisten Hunden am deutlichsten im Frühjahr und im Herbst auf;

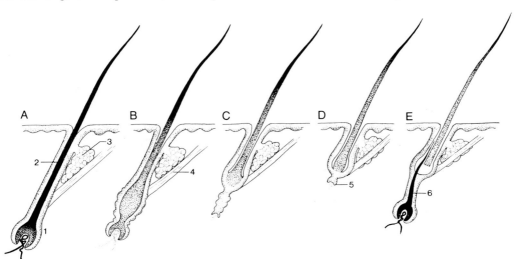

Abb. 10-7 Phasen des Haarzyklus. A, vollständig ausgebildeter Haarbalg, anagene Phase. B, beginnende Atrophie des Haarbalges, frühe catagene Phase. C, fortschreitende Atrophie, späte catagene Phase. D, atrophierter Haarbalg. Das Haar ist nach distal verlagert und die neue Haarmatrix beginnt sich zu bilden, telogene Phase. E, die neue Haarmatrix ist hergestellt und das Haar beginnt zu wachsen, frühe anagene Phase.

1, Haarbalg; 2, Haarwurzel; 3, Talgdrüse; 4, Musculus arrector pili; 5, neugebildete Haarmatrix; 6, neugebildetes Haar.

im Frühling fallen die Haare über einen Zeitraum von annähernd fünf Wochen büschelweise aus. Bei Katzen ist der Haarwechsel im Frühjahr am stärksten; der Haarausfall wird anschließend geringer und setzt sich bis zum Herbst fort; noch vor dem Winter endet er und das Fell ist vollkommen ausgebildet. Aus dem gleichen Grund ist das Winterfell bei den Pelztieren am dichtesten.

Der jahreszeitlich bedingte Ersatz beginnt mit einem verminderten Wachstum des Haares; obwohl vermutlich in der Hauptsache durch steigende Temperaturen bedingt, spielen auch andere Faktoren wie Ernährung und die Verlängerung der Tage eine Rolle. Mit vermindertem Wachstum (in der sogenannten catagenen Phase) kommt es zur Atrophie der Haarmatrix und der Haarpapille (Abb. 10-7/B). In der folgenden (telogenen) Phase sistiert das Wachstum und Haarbalg sowie Haarpapille verkürzen sich; dadurch ragt ein Großteil des Haares über die Hautoberfläche und ein Wachstum wird vorgetäuscht (/D). Mit wieder einsetzendem Wachstum verlängert sich der Haarbalg einschließlich der reaktivierten Matrixzellen; er wächst in das Corium vor und verliert seinen Zusammenhalt mit dem alten Haar, welches ausfällt. In der anschließenden aktiven (anagenen) Wachstumsphase wird das Ersatzhaar gebildet; das neue Haar wächst gleichmäßig vom Grunde des Haarbalges heran, bis es an der Hautoberfläche erscheint.

Wollhaare liefern die weiche Unterdecke. Sie sind fein, gewellt und bei den meisten Arten kürzer als die Deckhaare, von denen sie verborgen werden. Ihre Dichte ist ebenfalls unterschiedlich und nimmt im Winter beträchtlich zu. Bei Schafen, zumindest bei veredelten Rassen, besteht das Vlies ausschließlich aus Wollhaaren; Deckhaare kommen lediglich im Bereich des Gesichtes und an den Gliedmaßenenden vor. Ähnliche Anpassungen des Felles sind bei bestimmten Kaninchen- und Ziegenrassen zu beobachten, aber eine Unterteilung in Woll- und Deckhaare ist nicht immer exakt vorzunehmen.

Bei manchen Arten, einschließlich erwachsener Hunde und Katzen, stecken mehrere Haare in einem einzelnen Haarbalg (Abb. 10-8/B, C). Das zentrale Mittelhaar (Primärhaar) ist am längsten und vom Typ des Deckhaares, während die umgebenden Beihaare (Sekundärhaare) kürzer und weicher sind; sie bilden die Unterdecke und können als Wollhaare bezeichnet werden, da ihr Mark nur gering ausgebildet ist.

Tasthaare sind wesentlich dicker und ragen weit über die benachbarten Deckhaare hinaus. Sie kommen meistens im Gesichtsbereich vor, hauptsächlich an der Oberlippe und über den Augen, einige auch (in tierartlich unterschiedlicher Weise) an der Unterlippe, dem Kinn und an anderen Kopfbereichen. Bei der Katze, deren Schnurrhaare als besonders gutes Beispiel dienen

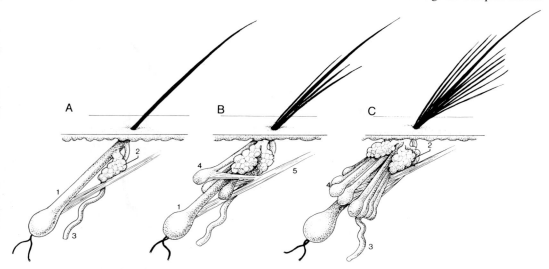

Abb. 10-8 Haarbälge vom Hund. A, einfacher Haarbalg kurz nach der Geburt. B, Haarbalg während der ersten Lebensmonate. C, komplexer Haarbalg des ausgewachsenen Tieres; das Primärhaar ist von einigen Sekundärhaaren umgeben.

1, primärer Haarbalg; 2, Talgdrüse; 3, Ausführungsgang einer Schweißdrüse; 4, sekundärer Haarbalg; 5, Musculus arrector pili.

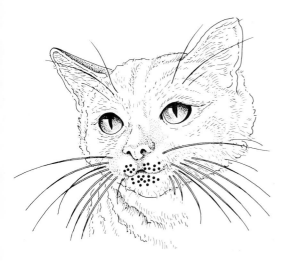

Abb. 10-9 Tasthaare am Kopf der Katze. Die Punkte auf den Lippen geben die Lage der Glandulae circumorales an.

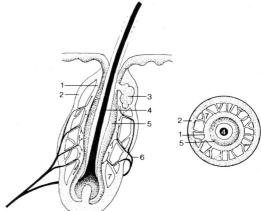

Abb. 10-10 Längs- und Querschnitt eines Sinushaarbalges; schematisch.

1, 2, innere und äußere Begrenzung des Blutsinus; 3, Talgdrüse; 4, Haarwurzel; 5, Epidermalscheide des Haarbalges; 6, Nervenendigungen in der Wand des Blutsinus; 7, Blutsinus.

(Abb. 10-9), ist ein Büschel ähnlich gestalteter Haare im Karpalbereich anzutreffen. Die Bälge der Tasthaare reichen weit in die Subkutis und manchmal sogar bis an die oberflächliche Muskulatur. Jeder Balg ist von einem Blutsinus umgeben, in dessen Wand Nervenendigungen liegen, die auf mechanische Reize reagieren (Abb. 10-10). Der durch Druck auf die Tasthaare hervorgerufene Reiz wird durch die Wellenbewegungen der Blutsinus verstärkt. Die Haarbälge der Tasthaare werden während der Entwicklung früher als die der Deckhaare angelegt, und ihr stufenweises Erscheinen kann als nützliches Kennzeichen für die Altersbestimmung von Embryonen verwendet werden.

In der Haut von Hunden und Katzen treten äußerst kleine, zerstreut liegende Tasterhebungen (Toruli tactiles) gemeinsam mit speziellen (tylotrichen) Haaren auf; ihre Wurzeln werden von Blutsinus umgeben, die denen der Tasthaare gleichen, aber kleiner sind. Diese Erhebungen reagieren ebenfalls auf Druckreize (Abb. 10-11).

Die Ballen

Die Ballen (Tori) sind stoßbrechende Polster, auf denen die Tiere laufen. Sie werden von einer unbehaarten und stark verhornten Epidermis bedeckt. Das Corium ist nur gering ausgebildet; den Hauptanteil der Ballen liefert die mächtig entwickelte und stoßabfangende Subkutis, die aus kollagenen und elastischen Fasern besteht, zwischen denen Fettgewebe eingelagert ist.

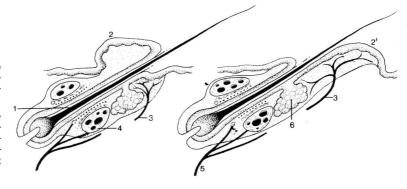

Abb. 10-11 Tylotriche Haare unterhalb (links) und oberhalb (rechts) von Tasterhebungen.

1, Haarwurzel; 2, 2′, Tasterhebungen; 3, Nervenendigungen assoziiert mit Tasterhebungen; 4, Blutsinus; 5, Nervenendigungen assoziiert mit Blutsinus; 6, Talgdrüse.

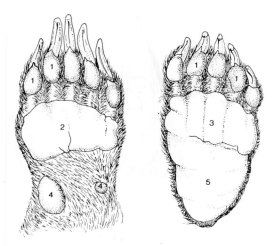

Abb. 10-12 Ballen des Bären, Vordergliedmaße (links), Hintergliedmaße (rechts).

1, Zehenballen; 2, Metakarpalballen; 3, Metatarsalballen; 4, Karpalballen; 5, Tarsalballen, mit dem Metatarsalballen in Verbindung stehend.

Am besten sind die Ballen bei den plantigraden Säugern (zum Beispiel Bären) entwickelt, bei denen Zehenballen (Tori digitales), Sohlenballen (Tori metacarpei bzw. metatarsei) und Fußwurzelballen (Torus carpeus bzw. tarseus) vorkommen (Abb. 10-12). Bei den digitigraden Hunden und Katzen nehmen nur die Zehen- und Sohlenballen Kontakt mit dem Boden auf; es gibt

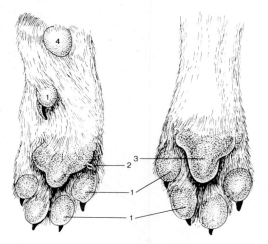

Abb. 10-13 Ballen des Hundes; Vordergliedmaße (links), Hintergliedmaße (rechts).

1, Zehenballen; 2, Metakarpalballen; 3, Metatarsalballen; 4, Karpalballen.

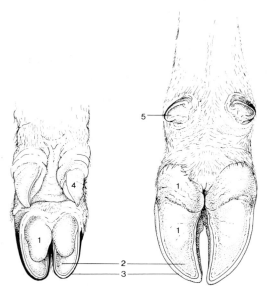

Abb. 10-14 Palmarfläche des Fußes vom Schwein (links) und vom Rind (rechts).

1, Klauenballen (Zehenballen); 2, Klauensohle; 3, Klauenwand; 4, Klaue der Nebenzehe; 5, rudimentäre Klaue der Afterzehe.

zwar einen funktionell unbedeutenden Karpalballen, aber keinen entsprechenden Tarsalballen (Abb. 10-13).

Bei den Ungulaten sind lediglich die Zehenballen in Funktion und berühren den Boden; sie sind (im allgemeinen) in die Hornkapsel integriert und bei Wiederkäuern und Schweinen als Ballen, bei Pferden als der komplex ausgebildete Strahl bekannt. Die Ballen des Schweines sind von weicher Konsistenz und deutlich von der Sohle abgesetzt (siehe später); bei Wiederkäuern sind sie härter, obwohl sie nicht die Festigkeit der anderen Anteile der Klaue besitzen (Abb. 10-14/1).

Beim Pferd besteht das Strahlpolster (Tela subcutanea cunei) als Grundlage des Strahles aus der Spitze und dem Körper. Die Spitze liegt an der Sohlenfläche der Hufkapsel unterhalb des Hornstrahles (Abb. 10-15/4), während der Körper die palmare (plantare) Oberfläche am hinteren Bereich des Hufes vorwölbt und proximal der Trachten Wülste bildet. Diese Ballenpolster nehmen keinen Kontakt mit dem Boden auf und werden von der Ballenlederhaut bedeckt, die am Übergang von der Haut zur Hufkapsel ein weiches Horn produziert. Beim Pferd sind, im Gegensatz zu den anderen domestizierten Ungulaten, zusätzliche rudimentäre Tori metacarpei

(-tarsei) ausgebildet („Sporn"; /2), die an der Palmar- bzw. Plantarfläche des Fesselgelenkes in den Kötenschopf eingebettet sind; zusätzlich besitzen die Pferde einen Torus carpeus bzw. tarseus (Kastanien; /1, 1').

In der Subcutis der Sohlenballen des Hundes, der Ballen des Schweines und des Strahles vom Pferd liegen Schweißdrüsen, deren Ausführungsgänge durch die stark verhornte Epidermis an die Oberfläche treten. Ihr Sekret dient der Markierung des Territoriums oder der Fährte.

Nägel, Krallen und Hufe

Obwohl diese die Endphalangen umgebenden Strukturen auf den ersten Blick recht unterschiedlich erscheinen, sind sie grundsätzlich ähnlich gestaltet. Ihre Herkunft als lokale Modifikation der Haut wird durch das Beibehalten der Schichtung in Epidermis, Corium und Subcutis widergespiegelt (zum Teil in stark veränderter Form). Nägel, Krallen und Hufe stellen primär Schutzeinrichtungen für die darunterliegenden Gewebe dar, können aber auch Verwendung für andere Zwecke finden und werden zum Scharren, Graben und als Waffen gebraucht. Der äußerst komplex gestaltete Huf des Pferdes dient der Stoßbrechung beim Aufsetzen des Fußes und durch seine federnd-elastische Natur wird der Rückfluß des Blutes zum Herzen unterstützt. Die Abbildung 10-16 zeigt die Übereinstimmung zwischen den Zehenendorganen, die in drei Teile gegliedert sind: die Wand, die Sohle und die zugehörigen Ballen. Nur bei den Ungulaten sind die Ballen in die Hornkapsel integriert; sie entsprechen den Fingerballen der Primaten und den Zehenballen der Karnivoren.

Die Hornplatte des *Nagels* der Primaten wird von Epidermiszellen gebildet, die an der Nagelbasis eine halbmondförmige Koriumfalte überlagern. Die unter dem größten Bereich der Nagelplatte liegenden Epidermiszellen bilden nur wenig Horn, das den Zusammenhalt gewährleisten hilft, wenn sich der Nagel kontinuierlich nach distal vorschiebt. Das unter diesem recht unproduktiven Anteil der Epidermis liegende Corium bildet einige niedrige Längsleisten (Koriumblättchen), in die sich die entsprechenden Epidermisblättchen einfügen; durch zunehmenden Kontakt zwischen Corium und Epidermis wird die Verbindung zwischen Nagelplatte und darunterliegendem Gewebe gefestigt. Die an der Unterfläche des freien Randes der Nagelplatte liegenden Epidermiszellen bilden kleine Mengen eines bröckeligen, weichen „Sohlenhornes" (/2).

Die Hornplatte der *Kralle* der Karnivoren kann mit einem Nagel verglichen werden, der seitlich komprimiert ist und dadurch einen hohen Dorsalrand erhält. Der Proximalteil der Hornplatte, und das Stratum germinativum, aus dem er entsteht, sind ähnlich gestaltet; beide sind mit dem zugehörigen Corium in die Krallenleiste des eigenartig geformten Krallenbeines eingefügt (/D). Die Epidermiszellen an der seitlichen Innenfläche der Krallenplatte produzieren nur wenig Horn. Das Corium, das den Krallenfort-

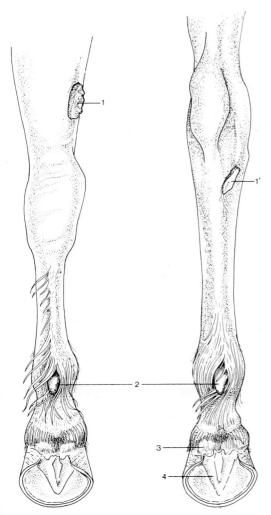

Abb. 10-15 Linke Vordergliedmaße (links) und linke Hintergliedmaße (rechts) des Pferdes, Kaudalansicht.

1, 1', Kastanien proximal des Karpus beziehungsweise distal des Sprunggelenkes; 2, Sporn; 3, Hufballen; 4, Hufstrahl.

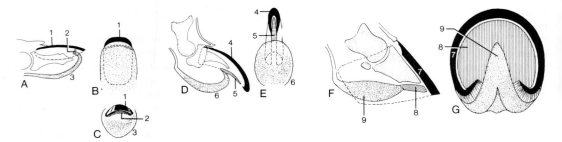

Abb. 10-16 Schematische Darstellung von Nagel, Kralle und Huf. A–C, Längsschnitt, Palmaransicht und Aufsicht der menschlichen Fingerspitze. D, E, Längsschnitt und Palmaransicht der Hundekralle. F, G, Längsschnitt und Sohlenfläche des Pferdehufes.

1, Nagel (Platte); 2, „Sohlenhorn" des Nagels; 3, Fingerballen; 4, Krallenplatte; 5, „Sohle" der Kralle; 6, Zehenballen; 7, Hufplatte; 8, Hufsohle; 9, Hufstrahl (Basierend auf Ellenberger und Baum, 1943).

satz bedeckt, vereinigt sich mit dem Periost, und wie beim Nagel der Primaten verbinden Längsverzahnungen der Korium- und Epidermisblättchen die Kralle fest mit dem Krallenbein. Der Bereich zwischen den freien Rändern der Krallenplatte und der Unterseite des Krallenfortsatzes ist mit einem schuppigen „Sohlen"-Horn ausgefüllt (/5).

Die Hufplatte des *Pferdehufes* ist ebenfalls stark gekrümmt; ihre Seitenteile schlagen sich im Eckstrebenwinkel nach innen und vorne um und bilden die sogenannte Eckstrebe (Abb. 10-17/2″). Der zwischen den Eckstreben liegende Raum wird von dem Strahl eingenommen, jenem Anteil des Zehenballens, der den Boden berührt. Das an der Sohlenfläche zwischen Hufplatte und Strahl liegende Sohlenhorn vereinigt sich mit der Hufplatte an einer Verbindungslinie, die als weiße Linie (Zona alba; /5) bekannt ist. Die nach distal vorwachsende Hufplatte wird von Epidermiszellen gebildet; diese liegen über der mit zahlreichen distal gerichteten Papillen ausgestatteten Kronlederhaut, unter der sich das Kronpolster befindet. Die Epidermis, die diese Papillen bedeckt, produziert Hornröhrchen; sie schieben sich distal in Richtung des Tragrandes der Hufplatte vor. Die Hornröhrchen sind in weniger strukturiertes intertubuläres Horn eingebettet, das von den über den interpapillären Anteilen der Kronlederhaut liegenden Epidermiszellen entsteht; dadurch erhält das Horn ein fein gestreiftes Aussehen. Die Epidermiszellen der (lamellären) Innenfläche der Hufplatte produzieren wiederum wenig Horn. Die Innenwand trägt einige hundert gut ausgebildete Blättchen, die sich dicht in die gleiche Anzahl Lederhautblättchen einfügen (S. 612) und die Hufplatte fest mit dem darunterliegenden Hufbein verbinden. Es sei jedoch daran erinnert, daß keine starre Verbindung besteht und die Hufplatte sich allmäh-

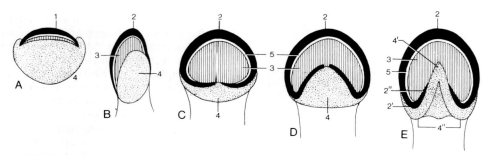

Abb. 10-17 „Interpretation" der phylogenetischen „Entwicklung" der Hornstrukturen des Zehenendorganes. A, Fingerspitze vom Menschen. B, Schwein. C, Rhinozeros. D, Tapir. E, Pferd.

1, Nagel; 2, Plattenteil des Hornschuhes; 2′, 2″, Trachte und Eckstrebe (des Pferdes); 3, Sohlenteil des Hornschuhes; 4, Ballen (Fingerbeere beim Menschen, Klauenballen beim Schwein); 4′, 4″, Hufstrahl und Hufballen (des Pferdes); 5, weiße Linie.

Die äußere Haut 401

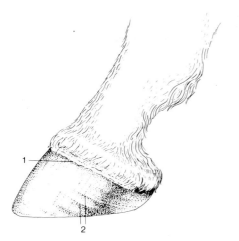

Abb. 10-18 Huf des Pferdes.

1, Hufsaum; 2, Hornringe, die ein ungleichmäßiges Wachstum widerspiegeln.

lich in Richtung Boden vorschiebt, wo ihr Tragrand ständig abgenutzt wird. Ein Saum weichen Hornes (Saumhorn) liegt oberhalb des Proximalrandes der Hufkapsel nahe am Übergang in die Haut (Abb. 10-18/1). Es wächst mit der Hornwand nach distal, wird trocken und bildet die glänzende Deckschicht. Auf der Rückseite des Hufes verbreitert sich das Saumhorn zunehmend und überzieht die Ballen und einen Teil des Strahles.

Die *Klauen der Wiederkäuer und des Schweines* sehen im Prinzip wie die Hufe des Pferdes aus, obwohl sie sich in einigen Punkten unterscheiden: die Klauenplatte ist scharf gebogen und bildet einen Dorsalrand (ähnlich wie bei der Kralle); der Ballen ist relativ groß und nimmt den gesamten kaudalen Bereich der Klaue ein (Abb. 10-17/B, 4); die zwischen Ballen und Klauenplatte liegende Sohle ist schmal und die Verankerung der Lederhaut- mit den Epidermisblättchen ist weniger intensiv (Abb. 10-19/2).

Bei allen Huftieren werden durch Perioden gestörter oder geringerer Hornproduktion an der Außenfläche der Hornplatte Rinnen gebildet, die parallel zu dem hornbildenden Kronrand verlaufen (Wachstumsringe; Abb. 10-18/2).

Weitere Einzelheiten sind in den entsprechenden Kapiteln zu finden.

Hörner

Die Hörner der Hauswiederkäuer besitzen eine knöcherne Grundlage, die durch den Processus cornualis des Os frontale geliefert wird. Im Gegensatz zum Geweih, das jährlich abgeworfen und erneuert wird, bleiben die Hörner zeitlebens bestehen und wachsen kontinuierlich nach ihrem ersten Erscheinen kurz nach der Geburt.

Das Corium ist eng mit dem Hornfortsatz verbunden und trägt zahlreiche kurze, schräg nach oben gerichtete Papillen; dadurch wird sichergestellt, daß das Horn gleichmäßig in die Länge und in die Breite wächst (Abb. 10-20). Die verhornte Epidermis gleicht im Aufbau der des Hufes und besteht ebenfalls aus Röhrchenhorn mit dazwischenliegendem intertubulären Horn. Das von Epidermiszellen an der Basis produzierte Horn (Epicera) ist weich und etwas durchscheinend. Es ähnelt der Deckschicht des Hufes und verleiht dem Horn einen leichten Glanz.

Im allgemeinen kommen die Hörner bei beiden Geschlechtern vor – wenn sie bei hornlosen Rassen nicht vollkommen fehlen – sind bei männlichen Tieren aber meist massiver gebaut. Ihre Form stellt ein charakteristisches Merkmal für die Rasse dar und spiegelt die Form und die Größe des Hornfortsatzes wider. Dieser ist beim Rind vom Sinus frontalis ausgehend pneumatisiert (/1), der deswegen beim Enthornen erwachsener Tiere eröffnet werden kann.

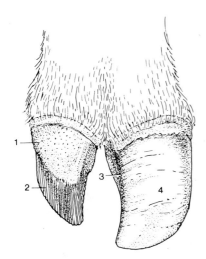

Abb. 10-19 Rinderklaue, Dorsalansicht. Der Hornschuh (Epidermis) einer Zehe ist abgezogen, um die Klauenlederhaut freizulegen.

1, Kronlederhaut – die Wand des Hornschuhes wächst distal und wird von Epidermiszellen über diesem breiten Lederhautsegment gebildet; 2, Wandlederhautblättchen; 3, Zehenteil; 4, Außenwand der Klauenplatte.

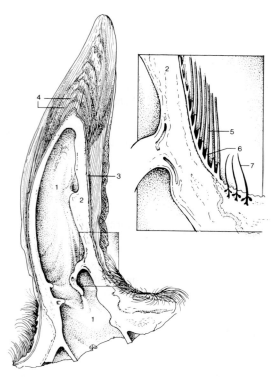

Abb. 10-20 Längsschnitt durch das Horn eines Rindes.
1, kaudaler Anteil des Sinus frontalis, den Hornfortsatz pneumatisierend; 2, Processus cornualis des Os frontale; 3, Periost, Corium und unverhornte Schichten der Epidermis; 4, Hornröhrchen, durch intertubuläres Horn voneinander getrennt; 5, Hornröhrchen (Inset); 6, Koriumzotten; 7, Haar.

Die epidermale Hornscheide löst sich bei der Mazeration von ihrer knöchernen Grundlage; davon leitet sich die zoologische Bezeichnung Cavicornia (hohlhörnige Tiere) ab, die vereinzelt bei Wiederkäuern mit permanenten Hörnern verwendet wird. Hirschartige Wiederkäuer (Cervidae) tragen Geweihe und gehören nicht zu dieser Gruppe. Geweihe sind anfangs von Haut überzogene, kompakte Fortsätze des Schädelknochens, die später, wenn die Haut abstirbt, freigelegt werden. Die abgestorbene Haut, der „Bast", wird durch Fegen an Bäumen oder anderen Gegenständen entfernt. Die knöchernen „Stangen" verlieren mit dem Bast ihre Blutgefäßversorgung, sterben ab und werden abgeworfen; das Tier besitzt keine Möglichkeit zur Verteidigung, bis im nächsten Jahr das neue Geweih herangewachsen ist.

Hautdrüsen

Die Hautdrüsen entwickeln sich aus epidermalen Wucherungen, die in das darunterliegende Mesenchym vordringen. Sie entstehen im allgemeinen als Sprosse der primitiven Haarbälge und bleiben mit diesen weiterhin in Verbindung; bei adulten Tieren wird ihr Sekret über Ausführungsgänge in die Haarbälge abgegeben und gelangt von da aus an die Hautoberfläche neben den Haaren (Abb. 10-5/9, 10). Zwei Grundformen, Schweiß- und Talgdrüsen, können unterschieden werden, die jeweils in verschiedenen Unterformen und als Spezialdrüsenapparate vorkommen.

Die Talgdrüsen

Talgdrüsen produzieren ein fettiges Sekret (Sebum), das die Haut und das Haarkleid einfettet und vor Feuchtigkeit schützt. Zusätzlich fördert es die Ausbreitung von Schweiß, wirkt hemmend auf das Wachstum von Bakterien und dient in bestimmten Fällen zur Markierung des Territoriums sowie zum Erkennen von Artgenossen. Der Geruch von nassen Hunden wird durch diese Drüsen verursacht. Bestimmte im Hauttalg vorkommende Substanzen (Pheromone) sind als sexuell anziehend bekannt; die Produktionsrate des Sebum wird durch Steroidhormone kontrolliert, wobei Androgene im allgemeinen fördernd und Östrogene hemmend auf die Sekretion einwirken. Ein gutes Beispiel dieser selektiven Wirkung von Androgenen ist die sogenannte Akne, die bei heranwachsenden Jugendlichen an bestimmten Körperregionen auftreten kann.

Aus dem Vlies von Schafen kann Sebum gewonnen und weiterverarbeitet werden; kommerziell als Lanolin bekannt, wird es als Grundlage von Salben, von Kosmetika und als Reinigungsmittel in Seifen verwendet. Die Sekrete bestimmter Drüsen (z. B. die Präputialdrüsen vom Moschustier und die Analdrüsen der Zibetkatze) sind früher gesammelt und zur Herstellung von Parfüm verwendet worden.

Die größten mit dem bloßen Auge erkennbaren Talgdrüsen der Haussäugetiere werden nachfolgend aufgeführt; einige treten in Verbindung mit taschenartigen Hautfalten auf.

Glandulae circumorales (Abb. 10-9). Die aus vergrößerten Talgdrüsen bestehenden Zirkumoraldrüsen treten in den Lippen der Katze auf, die sie zum Markieren ihres Territoriums benutzt. Das Sekret wird entweder durch direkten Kontakt abgegeben, indem die Tiere den Kopf an einem Gegenstand oder schmeichelnd an ihrem Besitzer reiben, oder indirekt nach Verbringen auf den Körper während des Putzens.

Glandula cornualis (Abb. 10-21). Diese Moschus- oder Duftdrüsen kommen bei der Ziege beiderlei Geschlechts vor und liegen als Horndrüse caudomedial der Hornbasis (oder bei hornlosen Tieren an der entsprechenden Stelle). Während der Fortpflanzungsperiode sind sie vergrößert und produzieren mehr Sekret; stimuliert durch Testosteron wird von den männlichen Tie-

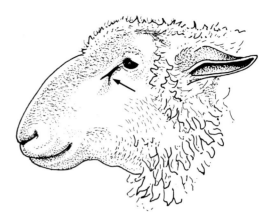

Abb. 10-22 Infraorbitalgrube (Pfeil) des Schafes.

Glandulae carpeae (Abb. 10-23). Nur beim Schwein kommen mediopalmar über dem Karpalgelenk Drüsen vor, die um mehrere Hautsäckchen angeordnet sind. Bei beiden Geschlechtern ausgebildet, dienen sie als Markierungsorgan des Territoriums; beim Eber soll der weibliche Geschlechtspartner vermutlich während des Deckaktes „markiert" werden.

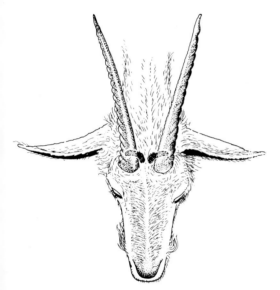

Abb. 10-21 Horndrüsen bei einer Ziege, kaudomedial an der Hornbasis liegend.

ren ein derart übelriechendes Sekret erzeugt, daß einige Tierbesitzer auf einer operativen Entfernung bestehen.

Glandulae sinus infraorbitalis (Abb. 10-22). Die Drüsen des nur beim Schaf vorkommenden Infraorbitalorganes liegen in einer Hauttasche, die sich rostral des Auges befindet und sich ventrolateral zum Gesicht öffnet. Die Wand der Hauttasche enthält Talgdrüsenpakete und schlauchförmige Duftdrüsen, deren Sekret die Haut nach Austritt verfärbt. Die zum Markieren des Territoriums dienenden Drüsen sind bei männlichen Tieren stärker ausgebildet.

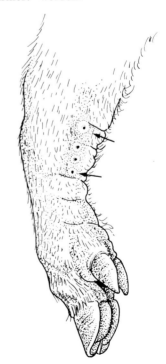

Abb. 10-23 Karpaldrüsen (Pfeile) eines Schweines, Medialansicht.

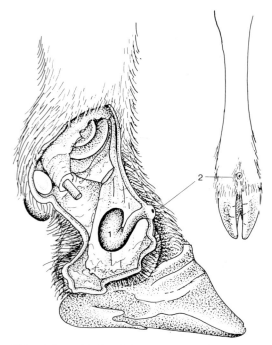

Abb. 10-24 Zwischenklauensäckchen (1) mit seiner Mündungsöffnung (2) bei einem Schaf.

Glandulae sinus interdigitalis (Abb. 10-24). Die Zwischenklauensäckchen werden an den Vorder- und Hintergliedmaßen von Schafen beiderlei Geschlechtes angetroffen. Es sind schlauchförmige Einstülpungen der Haut, in deren Wand verästelte Talg- und Duftdrüsen liegen. Das wachsartige Sekret wird über eine einzelne Öffnung oberhalb der Klauen abgegeben und dient der „Fährtenmarkierung". Zahlreiche in Rudeln lebende Wildtiere besitzen ähnliche Drüsen.

Glandulae sinus inguinalis (Abb. 10-25). Inguinaltaschen sind bei Schafen nahe der Basis des Euters oder des Skrotums zu finden und enthal-

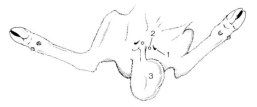

Abb. 10-25 Regio inguinalis eines Schafbockes.
1, Inguinaltasche; 2, rudimentäre Zitze; 3, Scrotum.

ten Talg- und Schweißdrüsen. Das bräunliche, wachsartige Sekret soll dem Lamm erleichtern, das Euter aufzufinden.

Glandulae praeputiales. Talg- und apokrine Schweißdrüsen in der Vorhaut produzieren ein Sekret, das zusammen mit abgestoßenen Zellen eine bröckelige Substanz bildet, die als Smegma bekannt ist. Die Präputialdrüsen sind beim Eber am besten ausgebildet, wo sie in einer dorsalen Aussackung des Präputialschlauches gehäuft zu finden sind (Abb. 37-9/5). Das Sekret verleiht dem Eber seinen charakteristischen Geruch. Die Drüsen kommen, wenn auch mit weniger übelriechendem Sekret, bei anderen Arten (ohne Diverticulum praeputiale) vor.

Glandulae caudae (Abb. 10-26). Ansammlungen großer Talg- und Schweißdrüsen finden sich als dorsales Schwanzorgan bei einigen Karnivoren in einem ovalen Hautfeld an der Dorsalseite des Schwanzes. Die über den Drüsen liegende Haut ist häufig durch eine spärliche Behaarung und einen gelblichen Farbton gegenüber ihrer Umgebung abgegrenzt. Die Sekretion der Drüsen ist während der Fortpflanzungsperiode deutlich erhöht.

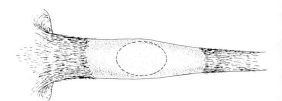

Abb. 10-26 Lage der Schwanzdrüsen beim Hund.

Glandulae circumanales (Abb. 10-27). Die Zirkumanaldrüsen bestehen aus Talgdrüsen, die um die Afteröffnung von Karnivoren gruppiert sind und die ihr Sekret in apokrine Schlauchdrüsen entlassen (und diese vermutlich beeinflussen). Offensichtlich ist es dieses Sekret, das die besondere Aufmerksamkeit der Hunde auf die Analregion lenkt, wenn sie sich gegenseitig beschnüffeln. Vermutlich besitzen einige dieser Drüsen eine endokrine Funktion.

Glandulae sinus paranalis (Abb. 10-28). Talg- und Schweißdrüsen finden sich in der Wand des Analbeutels, eines bei Karnivoren innen am Af-

halt der Beutel kraftvoll austreiben, um Angreifer abzuwehren.

Die Schweißdrüsen

Schweißdrüsen liegen über den gesamten Körper verstreut, bei Karnivoren und beim Schwein allerdings nur spärlich. Zwei Formen können bezüglich (einer vermutlich unrichtigen Interpretation) der Art der Sekretion unterschieden werden. Apokrine Schweißdrüsen geben ein eiweißhaltiges Sekret in die meisten Haarbälge des Körpers ab.* Ekkrine Drüsen produzieren ein mehr wäßriges Sekret und enden direkt an der Oberfläche der Haut von bestimmten schwach- bzw. unbehaarten Körperregionen (z. B. am Flotzmaul des Rindes oder an den Sohlenballen vom Hund). Die apokrine Drüsenform überwiegt; die Bildung des Sekretes und seine anschließende Verdunstung sind wichtig für den Salzhaushalt und die Thermoregulation. Der Schweiß wird durch Bakterien abgebaut und läßt Substanzen entstehen, die den charakteristischen Körpergeruch verursachen. Das Produkt der ekkrinen Drüsen spielt bei der Thermoregulation vermutlich eine weniger wichtige Rolle.

Die meisten Säugetiere besitzen weniger Drüsen und schwitzen nicht so reichhaltig wie der Mensch. Dieser Eindruck kann jedoch täuschen, denn der auftretende Schweiß tendiert, von dem dichten Haarkleid verdeckt zu werden. Pferde bilden eine Ausnahme dieser allgemeingültigen Feststellung, da sie nicht nur beträchtlich schwitzen, sondern ein stark eiweißhaltiges Sekret produzieren, das bei anstrengender Arbeit durch Bewegungen der Haut und des Felles ausflockt („schäumt"). Bestimmte Rinderrassen schwitzen ebenfalls, vor allem seitlich und ventral am Hals und an den Flanken; bei dieser Tierart bestehen deutliche Unterschiede zwischen Rassen in gemäßigten und tropischen Klimazonen hinsichtlich der Anzahl, Größe und Verteilung der Drüsen. Erstaunlicherweise besitzt der asiatische Büffel weniger Schweißdrüsen als das Rind und suhlt sich zum Ausgleich im Wasser. Bei den Haussäugetieren schwitzen Hunde und Katzen am wenigsten, obwohl sich die Haut von kurzhaarigen Individuen gelegentlich feucht anfühlt.

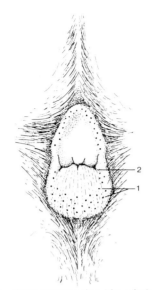

Abb. 10-27 Zona cutanea des Afters beim Hund.
1, Lage der Glandulae circumanales, die ringförmig um den Anus gruppiert sind; 2, Mündung des rechten Analbeutels.

terrand mündenden sackartigen Hohlraumes. Das ziemlich übelriechende Sekret wird beim Absetzen des Kotes ausgepreßt und dient der Individualmarkierung. Stinktiere können den In-

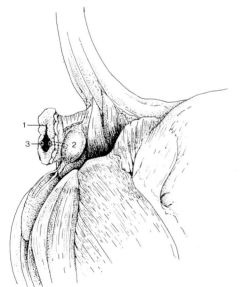

Abb. 10-28 Rechter Analbeutel eines Hundes, freipräpariert.
1, Anus; 2, Analbeutel; 3, Mündung seines Ausführungsganges (überbetont, siehe Abb. 10-27/2).

---

* Es gibt beträchtliche tierartliche Unterschiede. Die Verteilung und anderen charakteristischen Merkmale der Schweißdrüsen von Menschen (und von anderen Primaten) unterscheiden sich signifikant.

Die Milchdrüse

Die Milchdrüsen (Glandulae mammariae) sind stark modifizierte und beträchtlich vergrößerte Schweißdrüsen, deren Sekret der Ernährung der Jungen dient. Sie entwickeln sich aus Epithelsprossen, die von länglichen ektodermalen Verdickungen (Milchleisten) in das darunterliegende Mesenchym vorwachsen. Die Milchleisten können sich von der Achsel- bis in die Leistengegend erstrecken (Karnivoren, Schwein) oder sie bleiben auf die Brustregion (Mensch) beziehungsweise auf die Leistengegend (Wiederkäuer, Pferd) beschränkt (Abb. 10-29). Meistens werden mehr Milchdrüsenanlagen gebildet als beim adulten Tier; während die meisten zusätzlichen Anlagen zurückgebildet werden, können einige persistieren und *überzählige* Zitzen entstehen lassen. Diese können unabhängig sein oder sie sind an anderen, besser entwickelten Drüsen befestigt (Abb. 31-2). Sie sind unansehnlich und werden, da sie beim Melken stören können, bei Kühen und Ziegen häufig vom Euter entfernt.

Proliferation des die Mammarknospe umgebenden Mesenchyms bewirkt die Entstehung der Zitze (Papilla), die über die Oberfläche vorragt (Abb. 10-29/2). Eine oder mehrere Epidermalsprosse wachsen von der Mammarknospe in das Bindegewebe der Zitze ein und ungefähr mit dem Geburtstermin beginnt ihre Kanalisierung. Jeder Sproß bildet ein separates Hohlraumsystem mit dem zugehörigen Drüsengewebe. Ist nur ein Epithelsproß angelegt, erhält die aus ihm entstehende Milchdrüse nur ein einziges Gangsystem, das mit einem Ostium papillare auf der Zitzenspitze endet (Abb. 10-30/A). Sind es mehrere, wie zwei oder vier in unserer Abbildung, entsteht die gleiche Anzahl separater Gangsysteme, jedes mit seinem zugehörigen Drüsengewebe und seinem Ostium papillare. Das Wachstum der Gangsysteme und des Drüsengewebes wird nach der Pubertät und insbesondere während der ersten Trächtigkeit fortgesetzt; die Milchdrüse nimmt an Umfang zu und die Zitze hebt sich deutlich von der Körperwand ab. Die Weiterentwicklung wird durch ein kompliziertes Zusam-

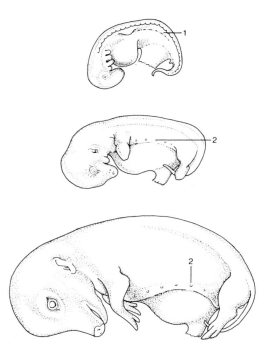

Abb. 10-29 Entwicklung der Milchdrüsen, dargestellt bei 1,5 cm, 2 cm und 3,5 cm großen Schweineembryonen.

1, Milchleiste; 2, Papillen, aus denen die Zitzen entstehen.

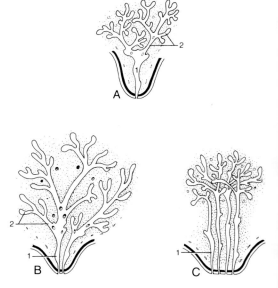

Abb. 10-30 Entwicklung der Gangsysteme, die von der Spitze der embryonalen Zitze nach proximal vorwachsen. A, Rind, Schaf und Ziege. B, Pferd und Schwein. C, Hund und Katze (nur vier Primärsprosse sind dargestellt).

1, Primärsproß, aus dem die Sinus lactiferi entstehen; 2, Sekundär- und Tertiärsprosse, aus denen sich die Milchgänge bilden.

Die äußere Haut 407

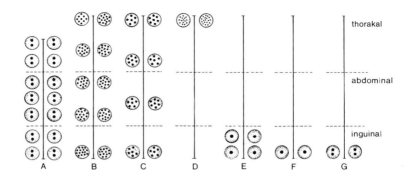

Abb. 10-31 Anordnung der Milchdrüsen der Haussäugetiere. Die Punkte geben die Anzahl der Strichkanalöffnungen auf der Zitze an.

A, Schwein. B, Hund. C, Katze. D, Mensch. E, Rind. F, Schaf und Ziege. G, Pferd (nach Habel).

menwirken mehrerer Hormone aus der Hypophyse, den Ovarien und anderen endokrinen Drüsen gesteuert.

Die Untersuchung einer der zahlreichen ventral am Rumpf liegenden Mammarkomplexe eines laktierenden Schweines (Abb. 35-1) zeigt, daß er aus Drüsengewebe besteht, das von einem Bindegewebsgerüst, in dem die Blutgefäße und Nerven verlaufen, gestützt und umgeben wird. Die gesamte Formation wird von Fettgewebe durchsetzt und von der Haut bedeckt. Manchmal, wie bei Wiederkäuern und beim Pferd, sind die Milchdrüsen so dicht zusammengelagert, daß sie zu einem vereinigten Komplex verschmolzen erscheinen – dem Euter. Obwohl die Drüsen des Schweines, ähnlich wie bei Hunden und Katzen, deutlich voneinander abgesetzt bleiben, besteht die Tendenz einer Zusammenlagerung manchmal auch beim Schwein. Die Anzahl der Mammarkomplexe (und ihrer Gangsysteme) bei den Haussäugetieren ist schematisiert in der Abbildung 10-31 dargestellt.

Der ausführliche Bau soll am Beispiel der Kuh beschrieben werden. Das Drüsengewebe ist in Läppchen gegliedert (Abb. 10-32/1), deren Durchmesser 1 mm oder etwas mehr beträgt und die aus ungefähr 200 Alveolen zusammengesetzt sind. Die Milch geht in den Ductus intralobularis über, der sich mit anderen vereinigt und den größeren Ductus interlobularis (/2′) entstehen läßt. Die Ductus interlobulares führen in ihrem weiteren Verlauf zu einem System von (milchspeichernden) Ductus lactiferi, von denen die Milch in einen relativ großen Sammelraum, den Sinus lactiferi (/4) gelangt. Der Durchmesser der aufeinanderfolgenden Milchgänge nimmt zu, ihre Anzahl jedoch ab, so daß lediglich 10 oder etwas mehr in die Milchzisterne einmünden. Im Gegensatz zu den anderen Gängen besitzen sie enge und erweiterte Teilstücke; durch Kontraktion der muskulösen Wand der engen Abschnitte wird die Milch in den Erweiterungen zurückgehalten, bevor sie beim Säugen oder Melken der Kuh „einschießt". Der Sinus lactiferi erstreckt sich bis in die Zitze und wird durch eine Ringfalte unvollständig in die Pars glandularis und in die Pars papillaris unterteilt. Die Pars papillaris setzt sich in den Ductus papillaris oder den Strichkanal

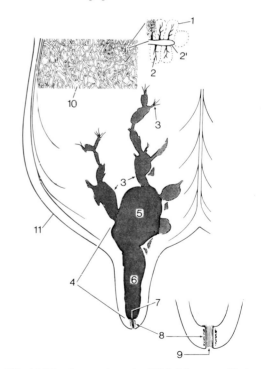

Abb. 10-32 Gangsystem der Milchdrüse vom Rind.

1, Drüsenläppchen; 2, Ductus intralobularis; 2′, Ductus interlobularis; 3, Ductus lactiferi mit unterschiedlicher Weite; 4, Sinus lactiferi; 5, Pars glandularis; 6, Pars papillaris; 7, Ductus papillaris; 8, Musculus sphincter papillae; 9, Ostium papillare; 10, Drüsenparenchym; 11, Haut.

fort, der an der Zitzenspitze mit dem Ostium papillare endet, das von einem Musculus sphincter papillae (/8) umgeben ist.

Die entsprechenden Anteile sind bei den anderen Spezies ebenfalls zu erkennen, einschließlich jener, bei denen jeder Mammarkomplex mehrere kleine Sinus lactiferi enthält, in die jeweils ein eigenes Gangsystem mündet und die mit einem eigenen Ostium papillare enden.

Es ist herauszustellen, daß die Milchdrüsen nur während des Höhepunktes der Laktation in ihrer Entwicklung und Funktion den höchsten Stand erreichen. Sie besitzen dann eine beträchtliche Größe und das gelbliche Drüsengewebe dominiert über das mehr blasse Bindegewebe. Wenn die Muttertiere ihre Jungen absetzen, beginnt die Involution und das Drüsenparenchym bildet sich zurück; das Bindegewebe stellt nun den Hauptanteil des Organes. Die Milchdrüse kehrt jedoch niemals zu ihrer ursprünglichen Größe zurück und wächst mit jeder Trächtigkeit ein wenig mehr.

Auch bei männlichen Embryonen werden Milchdrüsenanlagen gebildet; sie persistieren und lassen rudimentäre Zitzen entstehen, die an der Ventralseite des Rumpfes (Karnivoren und Schwein) oder kranial am Skrotum (Wiederkäuer) liegen (Abb. 10-25/2). Beim Pferd kommen sie nur selten vor, sind aber gelegentlich am Präputium anzutreffen. Andererseits bildet sich das Drüsengewebe bei gewissen Tierarten, wie bei männlichen Ratten, vollständig zurück.

Spezieller Teil

Kapitel 11

Kopf und ventraler Halsbereich der Fleischfresser

Gestalt und Struktur

Bei Hunden variiert die Kopfform sehr viel mehr als bei anderen Haussäugetieren. Die teilweise skurilen Ideen der Hundeliebhaber haben eine Vielzahl von Rassen hervorgebracht, die sich nicht nur untereinander sondern auch von ihrem gemeinsamen Vorfahren, dem Wolf in höchstem Maße unterscheiden. Einige dieser Rassen sind manchmal gar nicht in der Lage ohne menschliche Hilfen ein artgerechtes Leben zu führen. Rassenunterschiede drücken sich am deutlichsten in der Gestalt des Kopfes aus.

Hunde haben relativ große Köpfe, dies ist für die Unterbringung des großen Gehirns und der gut entwickelten Sinnesorgane bei jagenden Tieren von großer Bedeutung. Die Erscheinungsform des Kopfes wird hauptsächlich durch die Struktur des Schädels, die Lage und Größe der Augen und die Stellung der Ohrmuscheln bestimmt. Die Ohren stehen entweder aufrecht, hängen seitlich herab oder zeigen Zwischenstellungen, d. h. sie stehen an der Basis aufrecht und kippen gegen die Ohrspitze um. Einige Positionen der Ohrmuscheln stellen Rasseeigentümlichkeiten dar, andere sind nur der Ausdruck vorübergehender Stimmungen.

Die haarlose Haut in der Umgebung der Nasenlöcher, der sog. *Nasenspiegel* (Planum nasale), wird median durch eine seichte Rinne (Philtrum) unterteilt, diese läuft in der Oberlippe aus (Abb. 4-1). Das Philtrum ist bei einigen Rassen besonders stark ausgebildet. Die Oberfläche des Nasenspiegels ist in unregelmäßige Felder unterteilt, hierdurch entsteht vermutlich ein individuelles Muster, was zum Identitätsnachweis verwendet werden kann („Nasenabdruck").

Der adulte *Schädel* ist bereits beschrieben worden (S. 66). Er zeichnet sich durch einen gut entwickelten Gesichtsteil, große Augenhöhlen und Schläfengruben, einen unvollständigen Augenbogen, die Abwesenheit von Foramina supraorbitalia und stark ausgeprägte Bullae tympanicae aus. Der Schädel besitzt hinter den Augen, wo die beiden Jochbögen weit auseinander laufen, seine größte Breite. Rasseneigentümlichkeiten leiten sich größtenteils von der relativen Länge des Gesichtsschädels ab. Es werden dolichocephale, brachycephale und mesaticephale (lange, kurze und intermediäre Kopflängen) Rassen unterschieden. Ein gutes Beispiel für den dolichocephalen Schädel ist der Greyhound, dieser besitzt einen langen und schmalen Schädel (Abb. 11-1/A). Die Dorsalflächen von Nase und Schä-

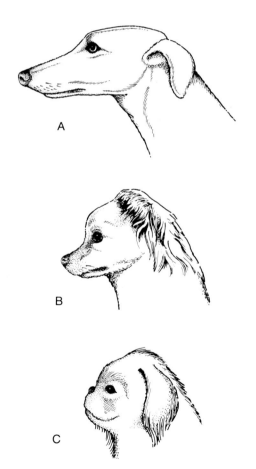

Abb. 11-1 Vertreter dolichocephaler (A), mesaticephaler (B) und brachycephaler (C) Rassen.

del bilden zwei fast parallele Ebenen, welche auf der Höhe der Augen, dort wo der Gehirnschädel auf die Höhe des Nasenschädels abfällt (Stirnabsatz, „Stop") voneinander getrennt sind. Der lange Gesichtsteil ist oft mit einem Unterbiß (Brachygnathia) gekoppelt. Der stark bemuskelte Kopf eines dolichocephalen Hundes besitzt eine deutliche Crista sagittalis externa für den Ursprung der starken Temporalismuskulatur. Beispiele für brachycephale Schädeltypen sind der englische Bulldog und der Pekingese. Bei diesen ist der Gesichtsteil besonders kurz und der Gehirnschädel ausgesprochen breit und kugelig; der „Stop" ist hervorgehoben und die Dorsalfläche des Schädels ist konvex mit einer stark reduzierten Crista sagittalis externa; zahlreiche Hautfalten kennzeichnen das Gesicht, und die Augen liegen weit auseinander. Einige brachycephale Rassen weisen eine Prognathia inferior auf, hier hat das Wachstum des Unterkiefers die Entwicklung des Gesichts übertroffen. Schwierigkeiten beim Nasenatmen und der Zahnokklusion sind in solchen Fällen nicht selten. Die meisten Rassen gehören allerdings dem mesaticephalen Typ an, bei diesem stehen Länge und Breite des Schädels in einem ausgewogeneren Verhältnis zueinander.

Einen Eindruck von der allgemeinen Form eines Schädels gewinnt man mittels des Schädelindex aus folgender Formel: 100 × Schädelbreite : Schädellänge. Beim Hund variiert dieser Index von unter 50 bei langschädeligen Rassen bis annähernd 100 bei extrem kurzschädeligen Rassen. Der Kraniofazialindex ist möglicherweise aussagekräftiger; diesen erhält man aus der Formel Schädellänge : Gesichtslänge, wobei man als Grenze zwischen beiden Strecken die Sutura frontonasalis heranzieht. Der Index kann die Zahl 3 bei Rassen mit extrem kurzen Köpfen („eingedrücktes Gesicht", gut ausgeprägte „Stops") beträchtlich übersteigen. Beim mesaticephalen Beagle beträgt der Index 2.

Das Gesicht des Hundes wird mehr von Emotionen geprägt als das anderer Tierarten und jeder Hundehalter ist mit den Zeichen vertraut, die Aggressivität, Unterwürfigkeit oder Schmerz signalisieren. Einige Leute behaupten sogar, daß sie auch andere, deutliche Zeichen zu interpretieren vermögen. Bei Hunden mit pigmentierter Haut drückt sich auch das Alter im Grauwerden der Gesichtshaare aus. Das Ergrauen beginnt an der Oberlippe und dehnt sich dann später von hier weiter aus, im Alter von 9–10 Jahren ist die Augengegend erreicht („Brillenbildung").

Der *Kopf der Katze* ist im Gesichtsbereich kürzer als bei mesaticephalen Hunden, dies gilt besonders für einige Rassen, bei welchen die Gesichtszüge übertrieben stark ausgebildet sind. Die Köpfe von Katern sind wesentlich massiger und breiter als die weiblicher Tiere. Die Augen und Augenhöhlen sind relativ groß und mehr nach vorne gerichtet als bei Hunden, damit besitzen sie ein breiteres binokuläres Gesichtsfeld. Das Foramen infraorbitale ist klein und kann nicht palpiert werden; es liegt ganz dicht bei der Orbita. Die Ohren sind an ihrer Basis breit, sie sind aufrecht gestellt. Die Tasthaare (Bart) sind sehr ausgeprägt.

Oberflächliche Strukturen

Die Schädeloberfläche kann größtenteils abgetastet werden, da sie entweder unmittelbar subkutan liegt oder nur von einer dünnen Muskelschicht bedeckt ist. Zu den im Gesichtsbereich tastbaren Strukturen gehören die Foramina supraorbitalia und die Foramina mentalia sowie die Erhabenheit über der langen Wurzel des oberen Hakenzahns. Die Kaumuskeln sind mächtig entwickelt. Der M. temporalis und M. masseter entziehen das Stirnbein und die Scheitelbeine sowie den Unterkieferast einer direkten Palpation. Bei Schoßhündchen bleiben die Fontanellen oft palpierbar. Der Gesichtsschädel wird durch die Crista sagittalis und die Crista nuchae überragt, letztere verbindet das Kaudalende der Crista sagittalis mit der Ohrmuschelbasis und stellt die dorsale Grenze der dreieckigen Nackenfläche des Schädels dar. Beide Kämme sind tastbar, von der Nackenfläche ist allerdings nur wenig erkennbar. Beim Welpenkopf übertrifft der Hirnschädel den Gesichtsschädel an Größe, da er im Verhältnis viel breiter ist als der des Erwachsenen; die Crista sagittalis muß noch gebildet werden und die Crista nuchae kann – obgleich am mazerierten Schädel schon sichtbar – noch nicht palpiert werden.

Andere an der Oberfläche gelegenen Strukturen – ein Teil davon ist palpierbar – kann mit Hilfe der Abb. 11-2, in welcher einige weniger wichtige Muskeln weggelassen worden sind, identifiziert werden. Der dorsale R. buccalis des N. facialis (/7) verläuft über die dorsale Hälfte des M. masseter; der Ventralast zieht über den etwas geschützteren Ventralrand des Kaumuskels; am Kranialrand des letzteren stehen die beiden Nervenäste durch feine Zweige miteinander in Verbindung. Der R. auriculopalpebralis (/6)

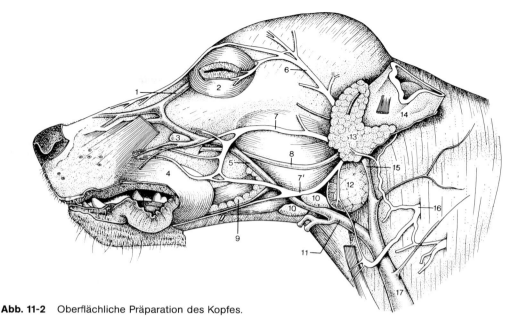

Abb. 11-2 Oberflächliche Präparation des Kopfes.

1, V. angularis oculi; 2, M. orbicularis oculi; 3, Ln. facialis; 4, M. orbicularis oris; 5, V. facialis; 6, N. auriculopalpebralis; 7, 7', dorsale und ventrale Äste des N. facialis; 8, Ductus parotideus; 9, Glandulae buccales; 10, Lnn. mandibulares; 11, Vena linguofacialis; 12, Glandula mandibularis; 13, Glandula parotis; 14, Ohrmuschelgrund; 15, V. maxillaris; 16, zweiter Halsnerv; 17, Vena jugularis.

zieht über den Jochbogen, er kann an dieser Stelle blockiert werden, um während der Augenuntersuchung das Blinzeln (M. orbicularis oculi) zu unterbinden. Der *Ductus parotideus* (/8) überquert in der Mitte zwischen den zwei Fazialisästen ebenfalls den M. masseter; er kann gelegentlich palpiert werden bevor er zwischen den Nervenstämmen und Blutgefäßen auf Höhe des 4. Backenzahns in der Tiefe der Wange verschwindet. Der Gang kann von akzessorischen Drüsenläppchen begleitet werden. Das Ende des Ductus parotideus wird gelegentlich in den Konjunktivalsack transplantiert, wenn der Tränenfluß zur Befeuchtung der Konjunktiva nicht ausreicht.

Der Ventralrand der Mandibula und der gut entwickelte Processus angularis können leicht palpiert werden. Die beiden Unterkieferhälften sind untereinander mittels eines Knorpelstreifens, welcher das ganze Leben über erhalten bleibt, verbunden. Ein Zerreißen dieser Knorpelnaht und Frakturen stellen die häufigsten, meist durch Verkehrsunfälle bedingten Verletzungen des Unterkiefers dar. Die Gl. parotis und Gl. mandibularis sowie die Lnn. mandibulares können kaudal des Unterkieferastes ebenfalls getastet werden. Die *Gl. mandibularis* (/12) wird durch die V. maxillaris und die V. linguofacialis eingerahmt, beide Venen fließen zusammen und bilden die V. jugularis. Die V. linguofacialis ist kurz, da ihr Einzugsgebiet aus der Zunge nur klein ist, sie steht über eine subkutane Anastomose, welche auf Höhe des palpierbaren Basihyoids verläuft, mit der entsprechenden Vene der anderen Seite in Verbindung. Die *V. facialis* verläuft, wenn man sie rostral verfolgt, zuerst über die Lnn. mandibulares, dann entlang dem Ventralrand des M. masseter, bevor sie das Gesicht schräg überquert. Sie entsteht aus der Vereinigung einer gut ausgebildeten dorsalen Nasenvene und der Augenwinkelvene rostral des Auges. Diese Venen können bei einer chirurgischen Öffnung der Nasenhöhle bzw. der Stirnhöhlen leicht verletzt werden. Die V. angularis oculi, welche aus der Orbita kommt, kann bei der Entfernung eines Auges ebenfalls beschädigt werden. Die A. facialis und ihre begleitende Vene versorgt Lippen, Wangen und Schnauze; die Seitenwand der Nase wird von einer Arterie versorgt, welche aus dem For. infraorbitale tritt.

Die Aufzweigung der Hautvenen folgt dem allgemeinen Muster (Abb. 8-78).

Nasenhöhle und Nasennebenhöhlen

Die Nasenhöhle erstreckt sich nach kaudal bis zur Gegend der Augen. Ihr rostraler Abschnitt ist leicht röhrenförmig, kaudal des For. infraorbitale wird sie breiter und gewinnt allmählich an Höhe (Abb. 11-3). Nur der kaudale und dorsale Abschnitt des Nasenseptums verknöchert. Das rostrale Ende, welches über den Schädel hinausragt, bleibt knorpelig, dies ist die Voraussetzung für die leichte Beweglichkeit der Nasenspitze. Die Nasenhöhle ist mehr als bei anderen Spezies mit Nasen- bzw. Stirnbeinmuscheln angefüllt und die zwischen den Muscheln gelegenen Gänge sind entsprechend eng. Die rostrale Hälfte beherbergt die dorsale und die ventrale Nasenmuschel. Letztere (/3) stellt da, wo sie Kontakt mit dem Nasenbein hat, eine einfache Platte dar, sie wird jedoch gegen das Siebbein hin breiter. Die ventrale Concha, welche kurz und dick ist, entsteht aus der Maxilla, sie spaltet sich in zahlreiche nach oben und unten eingerollte Lamellen auf, hierdurch wird die Fläche der reich vaskularisierten Nasenschleimhaut vergrößert (Abb. 4-3/A). Die ventrale Nasenmuschel setzt sich nach rostral in die Plica alaris fort, die mit einer blasigen Auftreibung endet. Diese kann man durch das Nasenloch an der lateralen Wand des Nasenvorhofs sehen. Bei manchen brachycephalen Hunden ist diese Auftreibung so groß, daß sie die Atmung behindert, sie muß daher entfernt werden.

Der *Ductus nasolacrimalis* (Tränennasengang) (Abb. 11-4) mündet an der Stelle, wo die Plica alaris auf den Boden des Nasenvorhofs trifft, man kann ihn bei aufgespreizter Nasenöffnung erkennen. Gelegentlich ist noch eine zweite Öffnung auf Höhe des Hakenzahns zu beobachten. Der Ausführungsgang der *Gl. nasalis lateralis* mündet unmittelbar kaudal der Öffnung des Tränennasengangs an der Lateralwand dorsal der Plica alaris. Die Drüse liegt in der lateralen Nasenwand in der Nähe des Eingangs in den Recessus maxillaris (siehe weiter unten). Das wäßrige Sekret der Tränendrüse, der lateralen Nasendrüse und einiger verstreut liegender kleiner Nasendrüsen befeuchtet den Nasenspiegel, welcher selbst drüsenlos ist. Wie allgemein bekannt, ist eine feuchte Schnauze das Zeichen für ein gesundes Tier. Die Sekretion der lateralen Nasendrüse ist außerdem möglicherweise von sozialer Bedeutung, da Hunde während der Begrüßung sich auch gegenseitig an der Nase beschnüffeln.

Die kaudale Hälfte der Nasenhöhle wird nahezu vollständig von Siebbeinmuscheln, die mit

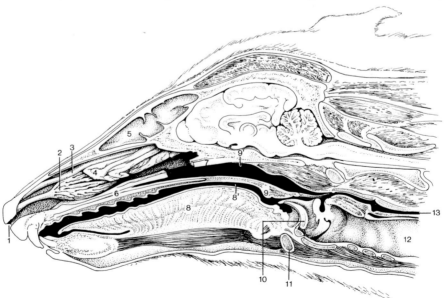

Abb. 11-3 Paramedianschnitt durch den Kopf, das Nasenseptum ist entfernt worden.

1, rechtes Nasenloch; 2, ventrale Nasenmuschel; 3, dorsale Nasenmuschel; 4, Conchae ethmoidales; 5, Sinus frontalis; 6, harter Gaumen; 7, Vomer, teilweise entfernt; 8, Zunge; 8', Mundrachen; 9, weicher Gaumen; 9', Nasenrachen; 10, Epiglottis; 11, Basihyoid; 12, Trachea; 13, Oesophagus.

Kopf und ventraler Halsbereich der Fleischfresser   415

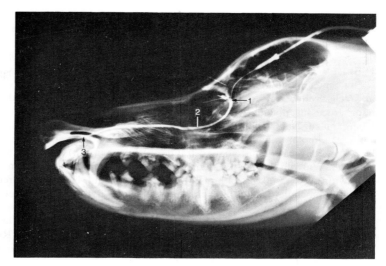

Abb. 11-4 Röntgenaufnahme des Tränennasengangs.

1, Position des ventralen Punctum lacrimale; 2, Ductus nasolacrimalis; 3, Mündung des Tränennasengangs im Bereich des Nasenlochs.

Riechschleimhaut bedeckt sind, eingenommen; die Muscheln sind so mächtig ausgebildet, daß sie sogar in den unteren Teil der Stirnhöhlen hineinragen. Zusammengenommen sind die Siebbeinmuscheln großflächiger als die Nasenmuscheln – ein Hinweis auf den sehr ausgeprägten Geruchssinn des Hundes (Abb. 11-5/11).

Das *System der Nasennebenhöhlen* ist sehr schwach entwickelt. In die drei Abschnitte der Stirnhöhle, welche alle in die Nasenhöhle über spezielle Siebbeingänge münden, können Siebbeinmuscheln hineinragen. Der laterale Abschnitt ist der größte und nimmt einen Großteil

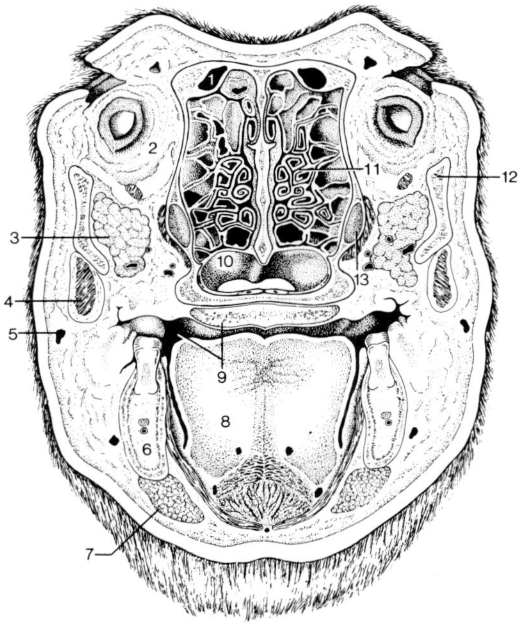

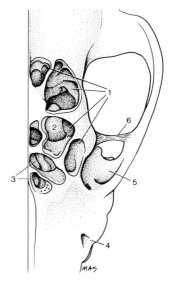

Abb. 11-5 Querschnitt des Kopfes im Bereich des Rostralabschnitts der Orbita; rostrale Ansicht.

1, Sinus frontalis; 2, Strukturen der Orbita; 3, Gl. zygomatica; 4, M. masseter; 5, Vena facialis; 6, Mandibula; 7, M. digastricus; 8, Zunge; 9, Mundhöhle und harter Gaumen; 10, Choane; 11, Siebbeinmuscheln; 12, Jochbogen; 13, Recessus maxillaris.

Abb. 11-6 Die Stirnhöhlen, dorsale Ansicht.

1, Sinus frontalis lateralis; 2, Siebbeinmuschel, in den Sinus ragend; 3, Sinus frontalis medialis und rostralis; 4, Foramen infraorbitale; 5, Orbita; 6, Lig. orbitale.

des Stirnbeins und dessen Processus zygomaticus ein; er kann sich in größeren Tieren (besonders bei langschädeligen Rassen) bis in die Gegend des Kiefergelenks erstrecken (besonders Abb. 11-6).

Der Sinus maxillaris steht mit der Nasenhöhle in solch breiter Verbindung, daß die Bezeichnung Recessus maxillaris vorzuziehen ist. Der Übergang zur Nasenhöhle liegt auf der Höhe des vierten Prämolaren und ist nach rostral gerichtet. Der Recessus liegt unmittelbar rostral der Orbita über den Wurzeln der letzten drei Backenzähne. Zahnwurzelabszesse können in den Recessus und von hier manchmal bis auf die Schädeloberfläche durchbrechen. Chirurgisch kann eine Drainage am bequemsten durch die Extraktion des Reißzahns erzielt werden, hierdurch schafft man eine Öffnung in die Mundhöhle. Die unmittelbare Nachbarschaft des Canalis infraorbitalis würde einen Eingriff von lateral unnötig riskant machen (Abb. 4-5).

Mundhöhle und Mundrachen

Das weite Öffnen des Mundes wird beim Hund durch die weit kaudal liegenden Mundwinkel und die entsprechend kurzen Wangen ermöglicht. Von daher ist die Mundhöhle und der Mundrachen für eine Untersuchung leicht zugänglich.

Der freie Rand der Unterlippen trägt stumpfe Papillen. Die Oberlippe ist frei beweglich und überlappt die Unterlippe teilweise, letztere ist bei manchen Rassen, wie z. B. beim Spaniel, der eine locker anliegende Kopfhaut besitzt, in der Nähe des Mundwinkels zum Teil nach außen gefaltet (Abb. 11-2). Dies stellt eine Prädispositionsstelle für Infektionen dar. Die lose anliegenden Lippen bewirken ein geräumiges Vestibulum oris – was für die Verabreichung von flüssiger Medizin zum Vorteil ist. Flüssigkeit gelangt vom Vorhof hinter dem letzten Backenzahn leicht in die eigentliche Mundhöhle. Die Ausführungsgänge der Glandula parotis und der Glandula zygomatica münden beide in das Vestibulum oris, entweder mittels einer einzigen Öffnung (Gl. parotis) auf einer kleinen Papille gegenüber dem vierten Oberkieferprämolaren oder über eine Reihe kleinerer Öffnungen (Gl. zygomatica) auf einer leistenförmigen Erhabenheit in Höhe des letzten Molaren. Die Ausführungsgänge der Gl. mandibularis und sublingualis (monostomatica) öffnen sich auf der Caruncula sublingualis am Boden der Mundhöhle, sie verlaufen unter der Schleimhautoberfläche, welche die Zunge mit den Zahnfächern verbindet. Wenn ein solcher Ausführungsgang beschädigt wird, kann Drüsensekret in die Submukosa gelangen und dort eine Schwellung verursachen („Ranula"). Die größeren Speichelgänge müssen gelegentlich sondiert werden, um Hindernisse zu beseitigen oder um ein Kontrastmittel für Röntgenuntersuchungen zu injizieren (Abb. 11-7).

Die eigentliche Mundhöhle (Cavum oris proprium) wird genau wie die darüber gelegene Nasenhöhle von vorne nach hinten zunächst breiter, auf Höhe des Arcus palatoglossus wird sie sodann schlagartig enger, jenseits dieser Linie geht sie in den Mundrachen über.

Am harten Gaumen sind querverlaufende Gaumenstaffeln (Rugae palatinae) und eine ausgeprägte Papilla incisiva (Abb. 3-5) ausgebildet. Der enge Ductus incisivus, welcher dicht bei der Papille mündet, stellt eine Verbindung zwischen der Mundhöhle und der Nasenhöhle bzw. dem Organum vomeronasale dar. Die normalerweise rosafarbene Mundschleimhaut kann bei dunkelfarbigen Hunden örtlich pigmentiert sein. Die breite und flache *Zungenspitze* wird bei der Aufnahme von Flüssigkeiten zentral etwas eingedellt (löffelartiges Aussehen). Dicht unter der Schleimhaut der ventralen Zungenfläche liegt ein kurzes wurmförmiges Gebilde (Lyssa), das aus Binde-, Muskel- und Knorpelgewebe besteht. Eine Funktion dieser Struktur ist nicht bekannt, in früheren Zeiten hat man einen Zusammenhang mit der Tollwuterkrankung vermutet („Tollwurm"). Die Unterzungenvenen, die auf der glatten Unterfläche der Zungenspitze zu sehen sind, können während der Anästhesie als letzte Möglichkeit für eine intravenöse Injektion herangezogen werden. Die Dorsalfläche der Zunge wird durch *Papillen* profiliert. Es dominieren die Papillae filiformes, die jedoch gegen die Zungenwurzel hin durch kräftigere Papillae conicae ersetzt werden; beide Typen haben schützende und mechanische Funktionen und dienen als Hilfsmittel bei der Körperpflege. Die übrigen Papillen sind für die Aufnahme von Geschmackseindrücken verantwortlich. Zwischen den Papillae filiformes befinden sich vereinzelte runde Papillae fungiformes. Papillae foliatae liegen – in Form flacher Gräben – am seitlichen Zungenrand in der Nähe des Arcus palatoglossus; im Bereich der Zungenwurzel befinden sich vier bis sechs Papillae vallatae, die in Form eines rostral offenen „V" angeordnet sind (Abb. 3-8).

Die Zunge der Neugeborenen ist mit fransen-

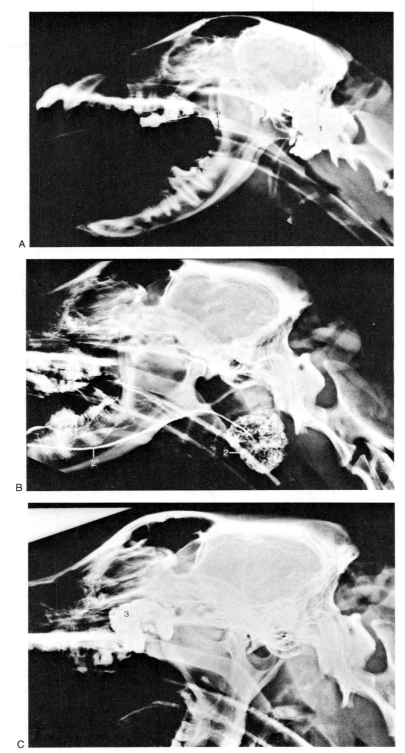

Abb. 11-7 Kontrastaufnahme zur Darstellung der Gl. parotis (A), Gl. mandibularis (B) und Gl. zygomatica (C).

1, Gl. parotis; 1', Ductus parotideus; 2, Gl. mandibularis; 2', Ductus mandibularis; 3, Gl. zygomatica.

förmigen Randpapillen (Papillae marginales) bestückt. Diese sind nur in den ersten Lebenswochen anzutreffen, man vermutet, daß sie beim Saugakt eine Rolle spielen.

Der *Mundrachen* ist dorsoventral abgeflacht, er beginnt am Arcus palatoglossus, welcher nicht ohne weiteres gesehen werden kann, es sei denn, man bringt ihn durch Nachvorneziehen der Zunge zum Hervortreten. Bei normaler Atmung liegt der weiche Gaumen auf dem Zungengrund, wobei sein freier Rand rostral der Epiglottis liegt. (Farbtafel 3). Bei vielen brachycephalen Hunden ist der weiche Gaumen unverhältnismäßig lang, er liegt über dem Eingang zum Kehlkopf und verursacht so Atembeschwerden.

Die *Tonsilla palatina* liegt in einer Grube in der Seitenwand des Mundrachens und ist medial durch eine halbmondförmige Falte, welche vom lateralen Teil des weichen Gaumens ausgeht, bedeckt (Abb. 3-8/8 und 11-8/1). Die Tonsillen sind bei jungen Hunden relativ groß und treten oft aus den Gruben hervor; bei erwachsenen Tieren deuten solche großen Mandeln auf pathologische Vorgänge. Die Dorsalwand der Grube wird von rötlichem lymphoiden Gewebe ausgekleidet und muß bei einer Tonsillektomie ebenfalls entfernt werden. Der N. lingualis und N. mandibularis, sowie die großen Gänge der Glandula sublingualis liegen lateral der Tonsille und müssen bei Operationen beachtet werden.

Die Berührung der Mundrachenwand während der Untersuchung bewirkt bei Hunden einen Brechreiz; die Abwesenheit dieses Reflexes deutet auf die Schädigung des N. glossopharyngeus und N. vagus. Das Epihyoid liegt quer zur Seitenwand des Mundrachens und stellt einen wichtigen Orientierungspunkt dar. Die A. lingualis und der N. hypoglossus sind dem Epihyoid benachbart, beide verlaufen in diesem Bereich rostroventral der Zungenwurzel.

Die *Mundhöhle der Katze* ist kurz und breit und kann bei ruhigen Tieren leicht untersucht werden (Farbtafel 3). Die Papillae filiformes auf dem Zungenrücken sind nach kaudal gerichtet und hakenförmig ausgezogen; dies ist für die Hautpflege eine sehr hilfreiche Einrichtung, macht aber das Ausspeien von fadenförmigen Objekten schwierig. Daher sammeln sich Haare, die während des Putzens aus dem Fell gezogen worden sind, im Magen („Haarknäuel"); sie vermischen sich mit dem Kot oder werden durch den Mund ausgeworfen. Die Lippendrüsen (Putzdrüsen) kommen in großen Mengen vor, man vermutet, daß sie während des Putzens, welches Katzen bekannterweise hingebungsvoll betreiben, eine das Fell pflegende Substanz absondern. Die Sekretion spielt sicherlich auch eine gewisse Rolle beim Sozialverhalten.

Zähne und Gebiß

Vieles, was in der allgemeinen Darstellung über die Zähne geschrieben worden ist (S. 124), basiert auf den Gebißverhältnissen des Hundes; bei dieser Tierart sind die Eckzähne und die deutliche Spezialisierung der übrigen Zähne besonders hervorzuheben (Abb. 3-18). Der obere Zahnbogen ist, obgleich er weniger Zähne trägt, geringfügig breiter als der untere, daher gleiten die Zähne des Oberkiefers, nach Art einer Schere, bukkal über diejenigen des Unterkiefers. Diese Besonderheit verhindert Seitwärtsbewegungen des Unterkiefers und macht so eine Mahlbewegung unmöglich. Es gibt nur wenig Berührungszonen zwischen Oberkiefer- und Unterkieferzähnen, mit Ausnahme des Kaudalbereichs, wo ein Kauen des Futters bis zu einem gewissen Grad möglich ist. Die ersten Prämolaren berühren sich überhaupt nicht. Hierdurch entsteht eine Lücke, die das Tragen von Gegen-

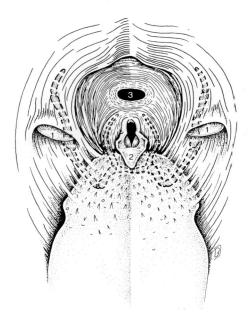

Abb. 11-8 Der Mundrachen des Hundes. Beachte die Tonsillae palatinae (1), die Epiglottis (2) und den Eingang in die Speiseröhre (3). Die Position des Zungenbeins ist mittels gestrichelter Linien dargestellt. (Aus Venker-van Haagen et al., 1986.)

ständen begünstigt. Hunde und Katzen verschlingen ihr Futter mehr als sie es kauen.

Die Formel des Milchgebisses lautet $\frac{3-1-3}{3-1-3}$ und die des bleibenden Gebisses $\frac{3-1-4-2}{3-1-4-3}$. Brachygnathe Rassen haben oft eine geringere Anzahl von Zähnen, P1 des Oberkiefers und P1 und M1 des Unterkiefers sind häufig nicht ausgebildet. Die Backenzähne dieser Rassen können schiefer gestellt sein als dies normalerweise der Fall ist, um so in die verkürzten Kiefer zu passen.

Die Welpen werden zahnlos geboren. Die Milchzähne beginnen 2–4 Wochen nach der Geburt durchzubrechen. Mit zwei Monaten etwa (Tabelle 11-1) ist das gesamte Gebiß ausgebildet. Die ersten bleibenden Zähne erscheinen einen Monat später und mit 6–7 Monaten hat das Tier sein vollständiges Gebiß, dies ist ein bemerkenswert früher Termin. Allerdings gibt es hinsichtlich Durchbruch und Wechsel der Zähne viele individuelle und rassespezifische Variationen, was eine zuverlässige Altersbestimmung schwierig macht.

Die kleinen bleibenden *Schneidezähne* sitzen ziemlich lose in ihren Alveolen, sie werden zum Knubbern bei der Fellpflege bzw. zur Aufnahme kleiner Bissen verwendet. Die Kronen der oberen Schneidezähne besitzen einen zentralen Haupthöcker, der von je einem kleineren Nebenhöcker flankiert wird. An den Schneidezähnen des Unterkiefers fehlt der mesiale Höcker. Die Schmelzhöcker werden mit zunehmendem Alter

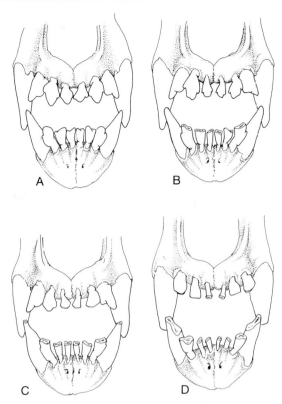

Abb. 11-9 Altersbedingte Veränderungen an Schneidezähnen. A, sechs Monate. B, ca. 2½ Jahre. C, ca. 6 Jahre. D, ca. 10 Jahre. (Nach Habel, 1981, umgezeichnet.)

allmählich abgenutzt, so daß schließlich nur noch prismatische Stummel übrig bleiben. Man kann diese Erscheinung zur groben Altersbestimmung der Hunde heranziehen. Diese Methode ist nicht immer zuverlässig, weil sie individuell sehr stark von der Schädelgröße, der Art und Weise der Ernährung und von eventuellen Kieferanomalien abhängig ist (Abb. 11-9).

Die Wurzel des *Hakenzahns* (Caninus) ist besonders mächtig ausgebildet – sie ist wesentlich länger als die Zahnkrone – und nach kaudal gerichtet, sie liegt dorsal (oder ventral) des ersten Prämolaren (Abb. 11-10). Die Eckzähne werden gelegentlich bei besonders aggressiven Hunden entfernt (in den USA, Anm. des Übersetzers), wobei die feste Implantation der Wurzel einer normalen Extraktion im Wege steht; beim Versuch, einen solchen Zahn einfach zu ziehen, riskiert man einen Kieferbruch, von daher ist es nötig, die Zahnfachwand über der lateralen Seite der Wurzel zu resezieren, um den Zahn aus der

Tab. 11-1 Durchbruchszeiten der Zähne im Gebiß des Hundes.

	Durchbruch der Milchzähne	Durchbruch der bleibenden Zähne*
Incisivus 1	4–6 Wochen	3–5 Monate
Incisivus 2	4–6 Wochen	3–5 Monate
Incisivus 3	4–6 Wochen	4–5 Monate
Caninus	3–5 Wochen	5–7 Monate
Praemolar 1		4–5 Monate
Praemolar 2	5–6 Wochen	5–6 Monate
Praemolar 3	5–6 Wochen	5–6 Monate
Praemolar 4	5–6 Wochen	4–5 Monate
Molar 1		5–6 Monate
Molar 2		5–6 Monate
Molar 3		6–7 Monate

* Bleibende Zähne brechen bei großen Rassen etwas früher durch. Tab. 11-1 beruht zum Teil auf Erkenntnissen von Schummer et al., 1979 und Evans and Christensen, 1979.

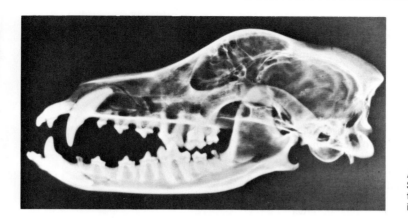

Abb. 11-10 Röntgenbild einer Schädelhälfte zur Demonstration der bleibenden Zähne und ihrer Wurzeln.

Alveole entfernen zu können. Abszesse am oberen Hakenzahn können in die Nasenhöhle fisteln.

Die vier *Prämolaren* nehmen in beiden Kiefern von rostral nach kaudal an Größe und Komplexität zu. Die lateral komprimierten Kronen haben ein dreieckiges Profil, sie besitzen mesial und distal des Haupthöckers einen schwachen Nebenhöcker. Der letzte obere Prämolar(P4) ist sehr massig ausgebildet und hat einen kleinen medialen Teil mit eigener Wurzel, welche im harten Gaumen verankert ist.

Die *Mahlzähne* nehmen vom ersten bis zum letzten an Größe ab. Die zwei Molaren des Oberkiefers haben trotz ihrer noch gut ausgebildeten Schmelzhöcker flachere Kronen als die der Prämolaren. Sie besitzen drei Wurzeln und sind im Vergleich zu den Prämolaren mehr transversal als rostrokaudal orientiert (Abb. 11-11/A). Der erste Unterkiefermolar (Reißzahn, Sectorius) ist der größte Zahn im Unterkiefer. Er ist lateromedial abgeplattet und weist zwei große divergierende Wurzeln auf, die fast die ganze Breite der Mandibula einnehmen. Extraktionen müssen vorsichtig vorgenommen werden, um Kieferfrakturen zu vermeiden. M2 und M3 sind wesentlich kleiner; sie stehen mit dem letzten Oberkiefermolar in Kontakt und haben wie dieser flachhöckerige Kronen.

Die meisten Backenzähne besitzen mehr als eine Wurzel. Es ist wichtig, das Muster der Zahnfächer genau zu kennen, um bei einer Zahnextraktion sicher zu gehen, daß kein Zahnstück zurückgeblieben ist (Abb. 11-10 und 11-11). Mehrfachwurzeln divergieren immer und es ist häufig nötig, einen Zahn vor der Extraktion zu spalten, um unnötige Traumen zu vermeiden.

Die *Milchzähne* gleichen prinzipiell den bleibenden Zähnen, jedoch sind sie kleiner und schärfer. Sie haben lange, schmale Wurzeln. Milchhakenzähne bleiben manchmal nach dem Durchbruch des bleibenden Zahnes stehen, die Ursache dafür ist, daß der bleibende Zahn sich seitlich von seinem Vorläufer nach distal schiebt und dadurch ein asymmetrischer und gelegentlich ungenügender Resorptionsdruck erzeugt wird. In solchen Fällen sitzt der Milchzahn im Oberkiefer

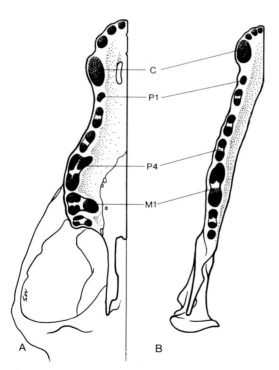

Abb. 11-11 Die Zahnfächer des Oberkiefers (A) und des Unterkiefers (B) eines Hundes zur Darstellung der Anzahl der Wurzeln der einzelnen Zähne.

Tab. 11-2 Durchbruchszeiten der Zähne im Gebiß der Katze.

	Durchbruch der Milchzähne	Durchbruch der bleibenden Zähne
Incisivus 1	3–4 Wochen	3½–5½ Monate
Incisivus 2	3–4 Wochen	3½–5½ Monate
Incisivus 3	3–4 Wochen	3½–5½ Monate
Caninus	3–4 Wochen	5½–6½ Monate
Praemolar 2	5–6 Wochen	4–5 Monate
Praemolar 3	5–6 Wochen	4–5 Monate
Praemolar 4	5–6 Wochen	4–5 Monate
Molar 1		5–6 Monate

kaudal und im Unterkiefer lateral des bleibenden Zahns. Nicht abgestoßene Milchzähne sollten entfernt werden, um dem nachfolgenden Zahn eine normale Position zu ermöglichen. Die drei Milchprämolaren werden p2–p4 bezeichnet. Der erste Prämolar bricht sieben Wochen nach den übrigen Prämolaren – bereits als bleibender Zahn – durch (Tafel 11-1).

Die Zähne des Oberkiefers werden durch den N. infraorbitalis innerviert, sie können durch das Setzen einer Anästhesie im Bereich des For. infraorbitale desensibilisiert werden. Die Zähne des Unterkiefers werden durch den N. alveolaris inferior versorgt, dieser Nerv kann durch Anästhesie direkt im Alveolarkanal oder an einer Stelle 1 cm kaudal des letzten Backenzahns, vor seinem Eintritt in das For. mandibulare, blokkiert werden.

Die Zahnformel des *Milchgebisses der Katze* lautet: $\frac{3-1-3}{3-1-2}$ und für das bleibende Gebiß: $\frac{3-1-3-4}{3-1-2-1}$. Die Reduktion der Backenzähne geht auf die Abwesenheit von P1 und M1 im Oberkiefer und von P1, P2, M2 und M3 im Unterkiefer (Abb. 3-19) zurück. Der Verlust der Backenzähne bedeutet für das Katzengebiß, daß es nur noch eine rein schneidende Funktion hat. Der vierte obere Prämolar (Reißzahn) hat drei Wurzeln, welche nur wenige Millimeter unterhalb der Orbita liegen. Sein Antagonist im Unterkiefer ist der M1. Die Durchbruchszeiten der Katzenzähne sind in Tab. 11-2 aufgeführt.

Das Kiefergelenk

Die Gelenkflächen des Unterkiefergelenks sind annähernd kongruent. Die transversal gelagerte Gelenkswalze der Mandibula paßt in eine trogförmige Grube an der Unterseite des Proc. zygomaticus des Schläfenbeins. Der Trog wird kaudal durch einen mächtigen Proc. retroauricularis vergrößert, welcher die Gelenkwalze umfaßt und diese an einer Luxation in kaudaler Richtung hindert. Der Discus articularis ist sehr flach ausgebildet. Die Gelenkkapsel wird durch ein laterales Band stabilisiert.

Das Kiefergelenk ist ein fast reines Scharniergelenk, mit einer geringen Verschiebungsmöglichkeit nach vorne, bei extrem geöffneten Kiefern. Lateralbewegungen können traumatisch bedingt sein, dies kann in einem solchen Ausmaß geschehen, daß der Proc. coronoideus sich am Proc. jugularis verkantet und so der Kiefer in einer geöffneten Position fixiert wird.

Das Gelenk wird vom kaudalen Teil des M. masseter an der Stelle bedeckt, wo der R. buccalis dorsalis des N. facialis den Muskelrand kreuzt. Dieser Bereich liegt kranial der Ohrspeicheldrüse.

Die Kaumuskeln sind bereits ausführlich beschrieben worden (S. 127).

Die Speicheldrüsen

Die *Glandula parotis* (Abb. 11-2/13) ist annähernd dreieckig, relativ dünn und umfaßt den proximalen Abschnitt des Ohrmuschelknorpels, gegen diesen kann sie bei der Palpation verschoben werden. Die Drüse liegt in einer Vertiefung zwischen dem M. masseter, dem Atlasflügel und dem Ohrmuschelknorpel. Ventral des Knorpels grenzt die Drüse mit ihrer Medialseite an den M. digastricus, den N. facialis und die V. maxillaris. Sie hat außerdem ventral Kontakt mit dem Ln. parotideus und kaudal mit dem Kiefergelenk.

Die *Glandula mandibularis* (/12) ist groß, oval und liegt in einer derben Kapsel, welche ihr eine klare Form verleiht. Im Gegensatz zu den benachbarten Mandibularlymphknoten, welche unter den tastenden Fingern weggleiten, ist die Gl. mandibularis leicht zu palpieren (/10). Die Drüse grenzt kranial an die Lnn. mandibulares, die Gl. sublingualis, den M. masseter und den M. digastricus; medial an den M. digastricus, die A. carotis externa und den Ln. retropharyngeus medialis, kaudal an die Halsmuskeln. Ihre Organkapsel erstreckt sich nach kranial über die Gl. sublingualis monostomatica, mit der sie in fester Verbindung steht (Abb. 3-14).

Die schmale *Glandula sublingualis monostomatica* zieht von der Gl. mandibularis nach rostral. Sie folgt dem Ductus mandibularis zwischen dem M. digastricus ventral und dem M. pterygoideus dorsal, um kurz darauf eine Position lateral der Zungenwurzel einzunehmen, sie endet in Höhe der Backenzähne. Ihr Ausführungsgang folgt dem der Gl. mandibularis bis in die Caruncula sublingualis. Die diffuse *Glandula sublingualis polystomatica* besteht aus einer Kette kleiner Läppchen entlang der beiden Ausführungsgänge. Die Läppchen münden mit einzelnen Gängen am Boden des Recessus sublingualis in der Nähe der Zunge.

Es gibt auch dorsale und ventrale Backendrüsen. Letztere bilden eine kurze Kette lateral der Mandibula, erstere stellen eine Masse von Drüsenläppchen dar, die wegen ihrer Position medial des rostralen Endes des Arcus zygomaticus (Abb. 11-5/3 und 11-7/3) auch *Glandula zygomatica* genannt werden. Diese große Drüse steht medial mit der A. maxillaris, dem N. maxillaris und M. pterygoideus medialis und dorsal mit der Periorbita in Kontakt. Eine Anschwellung dieser Drüse kann das Vortreten des Augapfels oder der Mundschleimhaut im Bereich des letzten Oberkieferbackenzahns, wo ihre Ausführungsgänge ins Vestibulum oris münden, bewirken.

Der Kehlkopf

Der Kehlkopf liegt kaudal des Spatium intermandibulare und ventral der ersten zwei bis drei Halswirbel. Seine kranialen Abschnitte können am sedierten Hund bei angehobenem Gaumensegel durch den Mund beobachtet werden (Farbtafel 3). Bei der Palpation durch die Haut findet man in kaudodorsaler Richtung den Ringknorpel (besonders dessen Bogen), die runde Ventralfläche des Schildknorpels und die deutlichen Thyreohyoide, welche die Rostralhörner des Schildknorpels mit dem Basihyoid verbinden. Die übrigen Anteile des Zungenbeins, ausgenommen das Stylohyoid, sind ebenfalls tastbar(Abb. 2-33 und 11-12 A).

Die Epiglottis ist spitz auslaufend. Ihre Seitenränder sind kaudal mit den Aryknorpeln über die Plicae aryepiglotticae verbunden; letztere bilden die lateralen Grenzen des Vestibulum laryngis. Die Plicae beherbergen die bemerkenswert großen Processus cuneiformes der Cartilagines arytaenoideae, welche deren freie Enden verstärken (Abb. 11-8). Das kaudale Ende des Vestibulum laryngis wird durch die Processus corniculati der Aryknorpel, die in Form paramedianer Tuberkel sichtbar werden, bestimmt (Abb. 3-8). Die Stimmfalten können durch den Kehlkopfeingang gesehen werden. Sie werden von den mehr rostral gelegenen Plicae vestibulares durch die Ventriculi laryngis – lateralen Schleimhautausstülpungen, welche sich bis an den Schildknorpel ausdehnen – getrennt. Solitärlymphknötchen werden in den Ventrikelwänden und manchmal auch auf der Kehlkopfseite der Epiglottis gefunden.

Die Abschnitte des Larynx, welche dessen Eingang umgeben, ragen in den Pharynx hinein. Außer während des Abschluckens oder Mundatmens, ist der freie Rand des weichen Gaumens

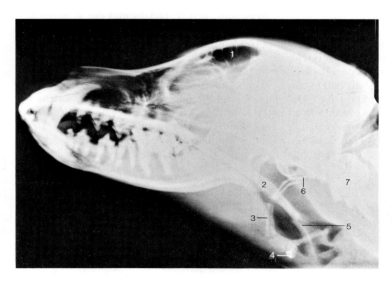

Abb. 11-12 A Röntgenbild eines Hundekopfes. Man beachte den weichen Gaumen in seiner Beziehung zur Epiglottis und zum Zungenbeinapparat.

1, Sinus frontalis; 2, weicher Gaumen; 3, Zungenbeinapparat; 4, Basihyoid; 5, Epiglottis; 6, Bulla tympanica; 7, Atlas.

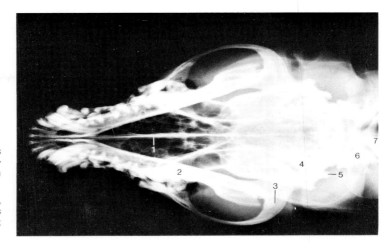

Abb. 11-12 B Röntgenbild eines Hundekopfes, ventrodorsale Ansicht. Man beachte die Position des Gehirnschädels.

1, Nasenseptum; 2, Mandibula; 3, Kiefergelenk; 4, Pars petrosa des Os temporale; 5, Proc. jugularis; 6, Atlas; 7, Axis.

unter der Epiglottis eingekeilt, um so die Verbindung zwischen Nasenrachen und Kehlkopfeingang herzustellen (Abb. 3-26/A).

Der Kehlkopf wird ventral von dem subkutan liegenden M. sternohyoideus bedeckt (Abb. 11-19). Lateral steht er mit dem Ln. retropharyngeus medialis, der A. carotis communis und dem Truncus vagosympathicus (/6), der V. linguofacialis und den Lnn. mandibulares in Verbindung. Er hat dorsal Kontakt mit dem kaudalen Ende des Kehlrachens, der in den Ösophagus führt (/10).

Der Larynx wird vom N. laryngeus cranialis und caudalis (recurrens) innerviert. Idiopathische Lähmung, vergleichbar mit dem Kehlkopfpfeifen des Pferdes (S. 528), kommt bei einigen Rassen, besonders dem Bouvier vor.

Der *Kehlkopf der Katze* ist im Röntgenbild und einem Medianschnitt dargestellt (Abb. 11-13; 11-14 und 11-15). Die Gießkannenknorpel besitzen weder Processus cuneiformes noch Processus corniculati. Die Plicae aryepiglotticae überspannen die Gießkannenknorpel und verbinden die Seitenränder des Kehldeckels unmittelbar mit der Ringknorpelplatte. Die Stimmfalten sind dick und wulstig; im Gegensatz hierzu sind die Plicae vestibulares dünn und weisen scharfe Ränder auf. Es gibt keine Ventrikel, doch erstrecken sich Taschen lateral vom Vestibulum laryngis ausgehend bis zu den Processus vocales

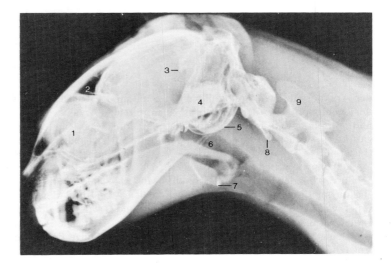

Abb. 11-13 Röntgenaufnahme des Kopfes einer Katze.

1, Siebbeinlabyrinth; 2, Stirnbeinhöhle; 3, Tentorium cerebelli osseum; 4, Pars petrosa des Os temporale; 5, Bulla tympanica; 6, Nasopharynx; 7, Basihyoid; 8, Atlasflügel; 9, Processus spinosus des Axis.

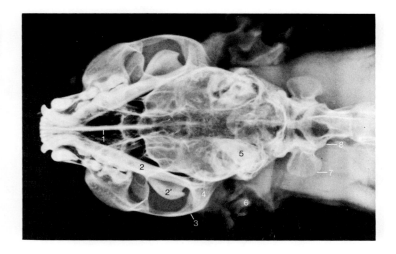

Abb. 11-14 Ventrodorsale Röntgenaufnahme des Kopfes einer Katze.

1, Nasenscheidewand; 2, Mandibula; 2', Proc. coronoideus; 3, Arcus zygomaticus; 4, Kiefergelenk; 5, Pars petrosa des Os temporale; 6, Ohr; 7, Atlasflügel; 8, Axis.

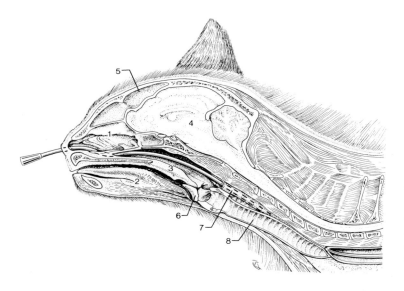

Abb. 11-15 Paramedianschnitt durch Kopf und Hals der Katze. Eine Nasenschlundsonde ist eingeführt.

1, Nasenhöhle; 2, Zunge; 3, weicher Gaumen; 4, Gehirn; 5, Stirnhöhle; 6, Epiglottis; 7, Ösophagus; 8, Trachea.

der Aryknorpel. Lymphonoduli solitarii sind auf der Kehlkopffläche der Epiglottis anzutreffen und Lymphonoduli aggregati (Tonsillae paraepiglotticae) verdicken die Plicae aryepiglotticae (Farbtafel 3).

Elektromyografische Studien zeigen, daß das Schnurren bei der Katze durch schnelles Muskelzucken im Larynx aber auch im Zwerchfell erzeugt wird. Die Kehlkopfmuskeln verengen und erweitern in schneller Folge die Glottis, dies bewirkt eine Vibration der Atemluft und damit das Entstehen von Tönen.

Augen und Augenhöhle

Die Ränder der *Orbita* (Augenhöhle) sind leicht zu palpieren, sie werden im wesentlichen durch das Stirnbein, Nasenbein und Jochbein gebildet, die dorsolaterale Lücke wird durch das Lig. orbitale überbrückt (Abb. 11-6/6). Nur das mediale Drittel der Orbitawand ist knöchern, der Rest wird aus dem Bindegewebe der Periorbita gebildet. Die Achse der Orbita ist ausgehend von der Spitze des Augenkegels nach dorsal, lateral und nach vorne gerichtet. Bei brachycephalen Hunden, besonders bei solchen mit breiten Schädeln, sind die Achsen mehr lateral gerichtet, das wirkt sich auf das binokuläre Sehen einschränkend aus.

In die Orbita öffnen sich der Canalis opticus, die Fissura orbitalis, die Forr. ethmoidalia und die Fossa sacci lacrimalis. Der Canalis opticus führt den N. opticus und die A. ophthalmica interna; durch die Fissura orbitalis ziehen die Nn. oculomotorius, trochlearis, abducens und die A. ethmoidalis. Die Fossa sacci lacrimalis beherbergt eine schwach trichterförmige Erweiterung am Beginn des Ductus lacrimalis.

Die knöcherne Wand der Orbita steht dorsomedial mit dem Sinus frontalis und rostromedial mit dem Recessus maxillaris in Kontakt; Infektionen in diesen Höhlen können sich von daher leicht auf die Gewebe der Orbita ausbreiten. Die Periorbita ist folgenden Organen benachbart: ventral einem kaudal des Orbitarandes gelegenen Fettgewebspolster, der Glandula zygomatica und dem tiefen Venensystem, lateral dem Jochbogen und kaudodorsal dem Lig. orbitale sowie dem M. temporalis. Der dorsolaterale Teil der Orbita ist ohne Knochenresektion chirurgisch leicht zugänglich. Die für das Gesicht und den Gaumen wichtige A. und V. maxillaris und deren Äste liegen ventral der Orbita zwischen dem M. pterygoideus medialis und der Glandula zygomatica (Abb. 11-16). Die A. maxillaris gibt die A. ophthalimica externa ab, welche die Periorbita im Apexbereich durchdringt und die Strukturen innerhalb des Augenkegels versorgt. Die A. temporalis, die den Proc. coronoideus der Mandibula umkreist, drückt beim Öffnen des Fangs auf die Orbita, dadurch können im Falle krankhafter Veränderungen in der Orbita – z. B. bei einem retrobulbären Abszeß – Schmerzen entstehen. Die Nähe zur Mundhöhle erlaubt bei einem solchen Abszeß eine Drainage hinter dem letzten Backenzahn.

Die Dimensionen der Orbita variieren zwischen großen und kleinen Hunden zu einem geringeren Maße als man annehmen sollte; da der Durchmesser des Augapfels noch wesentlich weniger variiert, ist der Raum zwischen Orbitarand und Augapfel für chirurgische Eingriffe bei großen Hunden allgemein schmäler als bei kleinen. Die Lage des Augapfels in der Orbita ist sehr unterschiedlich. Bei den dolichocephalen Hunden, z. B. beim Colli, ist der Augapfel tief gelagert und die Lidspalte ist klein. Die Augen eines brachycephalen Hundes stehen vor, sie sind daher für Verletzungen der Kornea wesentlich anfälliger.

Die *Tränendrüse* ist flach, gelappt und hat einen Durchmesser von 12–15 mm. Sie liegt zwischen dem Augapfel und dem Lig. orbitale, dorsal des lateralen Augenwinkels (/7). Die Tränendrüse muß bei einer Enukleation ebenfalls entfernt werden. Der freie Rand des dritten Augenlides ist normalerweise im medialen Augenwinkel zu erkennen. Man kann vom dritten Augenlid

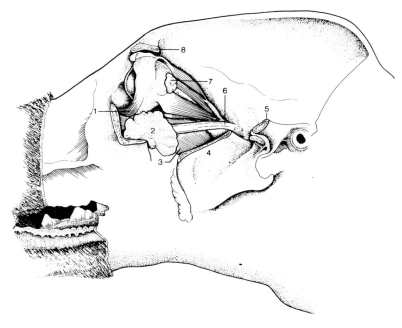

Abb. 11-16 Präparation der linken Orbita. Lateralansicht.

1, M. obliquus ventralis; 2, Gl. zygomatica; 3, M. pterygoideus medialis; 4, Proc. coronoideus mandibulae (Stumpf); 5, kaudaler Stumpf des Arcus zygomaticus; 6, N. maxillaris; 7, Glandula lacrimalis; 8, Proc. zygomaticus des Os frontale.

mehr sehen, wenn man das Ober- und Unterlid mit den Fingern zurückschiebt; einen Vorfall des dritten Augenlids erzeugt man durch leichten Druck auf den Augapfel bei heruntergezogenem Oberlid (Abb. 9-15/6). Die oberflächliche Nickhautdrüse, welche den Blinzknorpel umgibt, ist normalerweise nicht sichtbar, sie tritt allerdings zu Tage, wenn der Augapfel zurückgezogen wird und dadurch der retrobulbäre Druck ansteigt. Abnorm hoher Retrobulbärdruck kann bewirken, daß die Drüse in den medialen Augenwinkel vorgelagert wird, sie ist dann als runde Schwellung unter einer Bindehautdecke zu erkennen. Die auf der Bulbusseite des dritten Augenlids subepithelial gelegenen Lymphfollikel können sich entzündlich verändern.

Die Puncta lacrimalia (/5) liegen 2–4 mm vom medialen Augenwinkel entfernt an der Grenze zwischen pigmentiertem und nicht pigmentiertem Epithel. Obgleich die Tränenpunkte meist schwer zu finden sind und einer derselben sogar fehlen oder an die Bulbusseite des Augenlids verlagert sein kann, ist es möglich eine Kanüle in diese einzuführen, um die Tränengänge zu spülen (Abb. 11-4). Wimpern sind nur an den Oberlidern vorhanden. Gelegentlich wird die Kornea durch Haare irritiert, welche aus dem Bereich der Tarsaldrüsenöffnungen hervorragen (Farbtafel 4).

Der *Augapfel* ist annähernd kugelig. Die Kornea ist leicht oval, sie paßt sich der Form des Augapfels an, von daher liegt ihr größter Durchmesser in der mediolateralen Richtung (Farbtafel 4). Die Kornea ist an ihrem vorderen Pol geringfügig dicker als an der Peripherie. Die Iris des Hundes ist braun, goldgelb oder bläulich. Die Pupille ist im kontrahierten und im entspannten Zustand rund. Es wird behauptet die Pupille wäre bei älteren Hunden unter normalen Lichtverhältnissen kleiner als bei jungen Tieren. Überreste der Pupillarmembran können bei jungen Welpen (bis zur fünften Woche) am oberen freien Rand der Pupille beobachtet werden. Der Augenhintergrund ist in Farbtafel 2/A, B, C dargestellt. Das dreieckige Tapetum lucidum, das die dorsale Hälfte des Augenhintergrundes fast vollständig bedeckt, umgreift bei großen Hunden auch den Discus opticus. Die Retinagefäße strahlen vom Discus opticus aus; gut ausgebildete Venolen können einen annähernd vollständigen Ring bilden, von welchem Äste nach dorsal, ventral, lateral und medial abgehen. Schwächere Arteriolen strahlen in alle Richtungen, wobei viele zusammen mit den Venolen verlaufen.

Bei der *Katze* ist der Raum zwischen Augapfel und Rand der Orbita für chirurgische Eingriffe sehr schmal. Das dritte Augenlid ist groß und leicht beweglich – es vermag die Kornea fast vollständig zu bedecken – und spricht auf die Retraktion des Augapfels an.

Die Kornea ist relativ groß und ermöglicht ein weites Gesichtsfeld. Die Farbe der Iris bewegt sich zwischen blau über grün nach gold. Der Goldton entsteht vermutlich auf Grund von Pigmentzellen, welche Phaeomelanin, ein modifiziertes Melanin, enthalten. Bei einigen Rassen ist die Irisfarbe als Zuchtstandard streng vorgeschrieben. Katzen werden in der Regel mit blauen Augen geboren, diese Farbe ändert sich später. Die Pupillen der Hauskatzen sind während der Dilatation rund und bei der Kontraktion vertikal schlitzförmig (die Pupillen der großen Wildkatzen sind stets rund). Die vertikale Pupillenform entsteht auf Grund der dorsoventralen Anordnung der Muskelfasern, welche in der Peripherie der Iris entspringen und an ihrem freien Ende sich überkreuzend inserieren. Der Augenhintergrund zeichnet sich durch ein großes Tapetum lucidum aus, das den Discus opticus umgibt. Das Tapetum lucidum ist gelblich grün gefärbt, wegen seiner starken Helligkeit vermutet man eine größere Effektivität bei der Lichtreflexion als beim Hund. Davon profitiert die Katze bei ihren nächtlichen Aktivitäten.

Das Ohr

Die Ohrmuschel, bei Hundeliebhabern Ohrleder genannt, besitzt die Form eines schiefen Trichters. Der über der Ohröffnung liegende Teil der Muschel wird durch relativ weiche Knorpel gestützt, deshalb vermag die Ohrmuschel schlaff herunterzuhängen. Dennoch können manche Hunde die Ohren aufrechtstellen. Am Kaudalrand der Muschel (Helix), kurz über der Ohröffnung, befindet sich eine kleine Hauttasche (Abb. 11-17/5). Die Haut liegt dem Knorpel an dessen konkaver Seite fester an. Die großen Blutgefäße, welche auf der äußeren konvexen Knorpelfläche liegen, sind Äste der A. auricularis caudalis, die wiederum ein Ast der A. carotis externa ist; diese Äste entlassen über kleine Poren im Knorpel feine Zweige in die Haut über der konkaven Knorpelfläche. Heftiges und wiederholtes Schütteln des Kopfes oder Ohrkratzen, das in den meisten Fällen durch Parasiten oder Infektionen des Ohrkanals hervorgerufen wird, kann Gefäßschä-

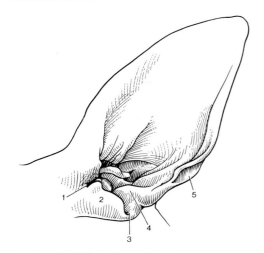

Abb. 11-17 Linkes Ohr, enthaart.

1, Incisura praetragica; 2, Tragus; 3, Incisura intertragica; 4, Antitragus; 5, Hauttasche.

den und damit, besonders bei sog. Hängeohren, Hämatome erzeugen.

Die rostrale Kante der Ohrmuschel teilt sich gegen die Ohröffnung in zwei Schenkel; der mediale Schenkel bildet eine deutliche Leiste im Inneren der Ohrmuschel, und der laterale Schenkel endet an der Incisura praetragica (/1) in der Nähe des rostralen Endes der Ohröffnung. Zwei benannte Teile des aufgerollten Ohrmuschelknorpels, der Tragus und der Antitragus, liegen kaudal der Incisura praetragica. Der Tragus ist rechteckig und wird vom Antitragus durch die Incisura intertragica getrennt (/3). Incisura praetragica und intertragica sind wichtige chirurgische Anhaltspunkte. Der Antitragus bildet den Kaudalteil der Ohröffnung und läuft aufwärts gegen das Ende der lateralen Helix aus.

Die Ohröffnung ist der Beginn des Meatus acusticus externus oder Ohrkanals, welcher an dieser Stelle durch den aufgerollten Teil des Ohrmuschelknorpels gestützt wird. Der Ohrmuschelknorpel knickt gegen den Schädel ab, er wird über einen kleinen ringförmigen Knorpel am Schädel befestigt. Der Ohrkanal ist zunächst ventral und dann rostromedial gerichtet, diese Bauweise behindert die Untersuchung des proximalen Kanalabschnittes und des Trommelfells mit dem Otoskop. Der Kanal kann durch Ziehen an der Ohrmuschel zuerst nach kaudal und dann nach ventral gerade gestreckt werden, gleichzeitig muß das Otoskop vorgeschoben werden. Der Ohrkanal ist etwa 7 cm lang. Normalerweise enthält er nur einige wenige feine Haare; bei manchen Rassen, z. B. Pudeln, sind in diesem Bereich so viele Haare vorhanden, daß sie regelmäßig ausgezogen werden müssen. Abb. 11-18 zeigt das Erscheinungsbild des Trommelfells in einem Otoskop.

Eine chirurgische Behandlung von Infektionen des äußeren Ohrkanals (Otitis externa) bedeutet die Entfernung der Lateralwand der trichterförmigen Grube an der Basis der Ohrmuschel. Dadurch wird der Krümmungsbereich aus dem Ohrkanal entfernt; Eiter kann sodann durch den mehr medial gerichteten intakt gebliebenen Teil des Kanals nach außen abfließen.

Die Basis der Ohrmuschel und der Ohrkanal stehen lateral und ventral mit der Ohrspeicheldrüse in Kontakt. Der N. facialis zieht ventral, tief unter der Gl. parotis über den Kanal, bevor er sich in den N. auriculopalpebralis und die beiden Rr. buccolabiales aufzweigt. Ersterer zieht vor der Ohrmuschel nach dorsal, wobei er von den oberflächlichen Temporalgefäßen begleitet wird. Hier gibt der N. facialis auch einen Ast an das Innere des Ohrkanals ab. Die Venen dieser Gegend münden in die V. maxillaris, welche – nachdem sie die V. auricularis caudalis und cranialis (teilweise durch die Gl. parotis ziehend) und die V. temporalis superficialis abgegeben hat – gegen die Gl. mandibularis absteigt (Abb. 11-21). Die Arterien liegen tiefer. Die A. carotis

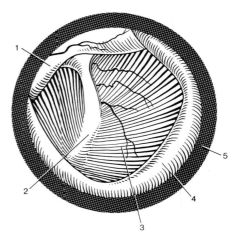

Abb. 11-18 Lateralfläche des Trommelfells vom Hund, wie es durch das Otoskop gesehen wird.

1, Pars flaccida der Membrana tympani; 2, Hammerstiel, durch die Membrana tympani scheinend; 3, Pars tensa der Membrana tympani; 4, Haut des Meatus acusticus externus durch das Otoskop gesehen; 5, Tubus des Otoskops. (Umgezeichnet nach Habel, 1981.)

externa geht, nachdem sie die A. auricularis caudalis an den konvexen Teil der Ohrmuschel abgegeben hat, rostroventral des Ohrkanals in die A. maxillaris und A. temporalis superficialis über. Letztere liegt mit der zugehörigen Vene tief unter der Gl. parotis in der Nähe der Rostralseite des Ohrkanals.

Das Mittel- und Innenohr zeigt nur wenige strukturelle Besonderheiten. Die tubae auditivae sind eng und münden in der Dorsolateralwand des Nasenrachens, in Höhe des Hamulus des Os pterygoides, welcher kaudomedial des letzten Backenzahns von der Mundhöhle aus palpiert werden kann. Die Bullae tympanicae sind relativ groß, ventral konvex und, abgesehen von einem gezackten Septum in der rostralen Hälfte, ungeteilt (Abb. 11-12 A/6). Mittelohrvereiterungen können über die Bulla, die durch den Mundrachen, kaudal des Hamulus, palpiert werden kann, in den Nasenrachen drainiert werden.

Die röntgenologische Erscheinungsform des Schädels von Katze und Hund ist in der Abb. 11-12 A bis 11-14 dargestellt.

Der Ventralteil des Halses

Es bietet sich an, zusammen mit dem Kopf auch den Teil des Halses zu beschreiben, der ventral der Wirbelsäule liegt. Der Dorsalteil des Halses wird im nächsten Kapitel (S. 436) abgehandelt werden. Die Haut liegt in diesem Bereich des Halses locker an und bildet in einigen Rassen Längsfalten. Wenn subkutanes Fettgewebe vorkommt, so ist dieses im kaudalen Drittel, besonders in der Vertiefung dorsolateral des Manubrium sterni, konzentriert.

Die *Vena jugularis externa* verschwindet in dieser Vertiefung, nachdem sie zunächst auf der Lateralfläche des M. sternocephalicus (Abb. 11-20/ 12) verlaufen ist. Sie verläuft nicht in einer deutlichen Drosselrinne, wie dies bei den größeren Tierarten der Fall ist. Obgleich die V. jugularis externa das bedeutendste Gefäß für den Blutabfluß aus dem Kopf ist, wird sie dennoch durch kleinere Gefäße aus der Wirbelsäule (V. vertebralis, Plexus vertebralis internus) bzw. der V. jugularis interna, welche die A. carotis communis begleitet, unterstützt; diese Venen sind hauptsächlich für tiefer gelegene Strukturen zuständig. Die V. jugularis externa wird aus Zuflüssen gebildet, die die Glandula mandibularis umgreifen. Diese Gefäße kann man durch Druck auf die V. jugularis zum Anschwellen bringen, damit hat man eine gute Möglichkeit, die Gl. mandibularis von den Lnn. mandibulares zu unterscheiden (Abb. 11-2). Für den Fall, daß größere Mengen Blutes gewonnen werden müssen, stellt die V. jugularis wegen ihres großen Durchmessers eine gute Alternative für die V. cephalica dar.

Der ventral der Halswirbel gelegene Viszeralraum wird durch vier oberflächliche und zwei tiefe Muskeln begrenzt. Der *M. sternohyoideus*, ventral der Trachea gelegen, erstreckt sich vom Manubrium sterni bis zum Basihyoid; seine beiden links und rechts der Medianebene gelegenen Anteile stehen lose miteinander in Verbindung. Der *M. sternothyroideus*, genauso dünn und gurtförmig wie der M. sternohydoideus, liegt lateral der Trachea, er endet auf der Lateralfläche des Schildknorpels. Diese beiden Muskeln stellen in der kranialen Halshälfte die einzige Struktur dar, welche zwischen Haut und Trachea liegt (Abb. 11-19). Sie werden in der kaudalen Halshälfte vom *M. sternocephalicus* bedeckt. Letzterer besteht aus zwei Teilen, dem M. sternomastoideus und dem M. sternooccipitalis, die gegen den Kopf hin divergieren. Der dorsal gelegene M. sternooccipitalis endet am Hinterhauptsbein. Der *M. brachiocephalicus* besteht im Halsbereich ebenfalls aus zwei Teilen, dem M. cleidomastoideus und dem M. cleidocervicalis. Ersterer liegt tief unter dem M. sternooccipitalis und inseriert zusammen mit dem M. sternomastoideus am Proc. mastoideus des Os temporale. Letzterer zieht über die Lateralfläche des Halses und trifft mit dem Muskel der anderen Halsseite in der dorsalen Mittellinie zusammen (Abb. 2-48/2). Die Mm. sternocephalicus und brachiocephalicus sind bis auf den kaudalen Halsbereich miteinander verschmolzen, dort trennen sie sich voneinander und ermöglichen es so der V. jugularis externa, in eine subkutane Lage zu gelangen (Abb. 11-20).

Zu den tiefen Muskeln gehören der ventral der Halswirbel gelegene *M. longus capitis* und der *M. longus colli*, welcher direkt ventral der Halswirbelsäule anliegt (Abb. 11-19/5, 4). Die Faszie, die diese Muskeln bedeckt, gibt ventral ein oberflächliches Blatt ab, welches die Strukturen des Viszeralraums umgibt.

Bei diesen Strukturen handelt es sich um die Speiseröhre, Trachea, Schilddrüse und Nebenschilddrüse, die Aa. carotides communes, Trunci vagosympathici, Vv. jugulares internae, Nn. recurrentes und die Trunci tracheales (Abb. 11-20). Es fehlt jedoch ein Halsteil des Thymus.

Der *Ösophagus* geht aus dem Kehlrachen her-

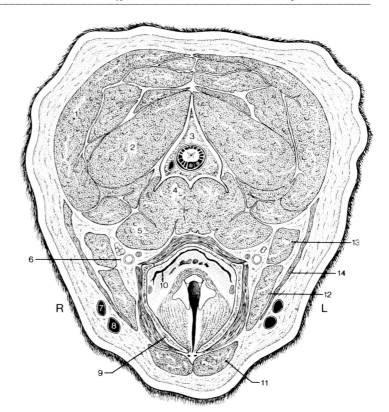

Abb. 11-19 Querschnitt durch den Hals auf Höhe des Axis.

1, M. splenius; 2, M. obliquus capitis caudalis; 3, Axis; 4, M. longus colli; 5, M. longus capitis; 6, A. carotis communis, Truncus vagosympathicus und Ln. retropharyngeus medialis; 7, V. maxillaris; 8, V. linguofacialis; 9, Cartilago thyroidea; 10, Kehlrachen in die Speiseröhre übergehend; 11, M. sternohyoideus; 12, M. sternomastoideus; 13, M. cleidomastoideus; 14, M. sternooccipitalis.

vor. Er liegt zunächst dorsal der Trachea, wendet sich jedoch in der Mitte des Halses auf dessen linke Seite und zieht in dieser Position durch die Apertura thoracis cranialis. Daher stehen Speiseröhre und Trachea in der kaudalen Halshälfte mit dem M. longus colli in Kontakt. Die Speiseröhre kann mit den Fingerspitzen als weicher Schlauch links dorsal der Trachea getastet werden. Die Eigenart der Hunde, ihr Futter hinunterzuschlingen, führt häufig zu Ösophagusobstruktionen. Große Fleischstücke, Knorpel oder Knochen – und nicht selten Steine – haben die Neigung, sich am Brusteingang, wo die Speiseröhre nicht optimal ausgedehnt werden kann, zu verfangen.

Die *Trachea* geht aus dem Kehlkopf hervor, sie kann wegen ihrer festen Konsistenz leicht palpiert werden. Im Gegensatz zur Speiseröhre kann die Trachea durch die Mundhöhle gefaßt werden, so daß man ihre Dorsalfläche zwischen den Enden der Trachealspangen untersuchen kann. Die tiefe Faszie ventral der Trachea umscheidet die (unpaare) V. thyroidea caudalis, welche für den Blutabfluß der Schilddrüse und der umliegenden Gewebe verantwortlich ist.

Die *Glandula thyroidea* besteht aus zwei bilateralsymmetrischen, auf den ersten Trachelspangen liegenden, purpurroten Lappen, zwischen diesen liegen die Mm. sternothyroidei (Abb. 6-3/A). Beide Lappen sind flach und können nur bei Anschwellung des Organs getastet werden. In die Drüse treten aus der unmittelbaren Umgebung zahlreiche Blutgefäße. Die Hauptgefäßversorgung erfolgt jedoch über die A. thyroidea cranialis, welche zusammen mit dem N. laryngeus recurrens dorsal über die Drüse zieht und an deren kranialem Ende eintritt. Die *Glandulae parathyroidea interna* und *externa* liegen am kranialen Ende bzw. an oder in der Medialseite des betreffenden Drüsenlappens. Sie haben einen Durchmesser von ca. 3 mm und unterscheiden sich von der Schilddrüse durch ihre hellere Farbe.

Die *A. carotis communis* verläuft dorsolateral der Trachea (die linke A. carotis communis ist allerdings in der kaudalen Hälfte durch den Ösophagus in der Regel nach der Seite abgedrängt). Das Gefäß entspringt aus dem Truncus brachiocephalicus innerhalb der Brusthöhle und überquert die laterale Seite der Trachea (links davon

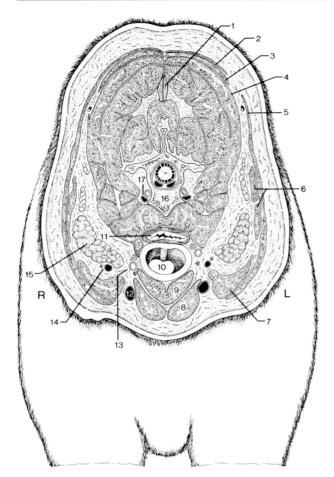

Abb. 11-20 Querschnitt durch den Hals auf Höhe des fünften Halswirbels.

1, Lig. nuchae; 2, M. trapezius; 3, M. rhomboideus; 4, M. splenius; 5, M. cleidocervicalis; 6, M. omotransversarius; 7, M. cleidomastoideus; 8, M. sternocephalicus; 9, M. sternohyoideus; 10, Trachea; 11, Ösophagus; 12, V. jugularis externa; 13, A. carotis communis, Truncus vagosympathicus und V. jugularis interna; 14, oberflächliche Halsgefäße; 15, oberflächliche Halslymphknoten; 16, fünfter Halswirbel; 17, Vertebralgefäße.

liegt der Ösophagus) in schräger Weise, um sodann im Hals eine dorsolaterale Position einzunehmen. Die A. thyroidea cranialis, welche auf Höhe des Kehlkopfs entspringt, ist der einzige Gefäßast von Bedeutung im Halsbereich. Die A. carotis communis endet auf Höhe des Atlantooccipitalgelenks, sie teilt sich hier in die A. carotis interna und externa. Erstere tritt in die Schädelhöhle durch die Fissura tympanooccipitalis, letztere zieht als Hauptblutgefäß des Kopfes weiter (Abb. 11-21/1, 5, 6 und 7-38/3, 2), (S. 266).

Der *Truncus vagosympathicus* liegt unmittelbar dorsal der A. carotis communis; der N. recurrens und die V. jugularis interna begleiten die Arterie ventral. Der *Ductus trachealis* bildet sich aus den Vasa efferentia des Ln. retropharyngeus medialis, er öffnet sich in ein größeres Lymphsammelgefäß oder direkt in eine Vene am Brusthöhleneingang.

Die Verschiebbarkeit der Strukturen des Viszeralraumes (und der ventralen Halsmuskeln) erleichtert deren Darstellung im mittleren Halsbereich, man wendet hierfür einen medianen Hautschnitt an, dem eine stumpfe Präparation folgt. Halszwischenwirbelscheiben werden gelegentlich auf diese Weise freigelegt (zum Zwecke ihrer Fensterung, was der Verringerung des Drucks auf das Rückenmark dient).

Die Lymphknoten von Kopf und Hals

Abgesehen von den unbedeutenden Lnn. faciales, sind sämtliche Kopflymphknoten auf ein Gebiet kaudal der Mandibula konzentriert. Die Lymphknoten des Halses liegen auf der Höhe der

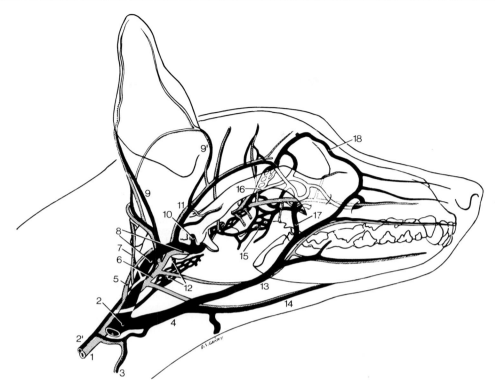

Abb. 11-21 Die großen Arterien (grau) und Venen (schwarz) des Kopfes des Hundes. Der Unterkieferast ist entfernt worden.

1, A. carotis communis; 2, V. jugularis externa; 2', V. jugularis interna; 3, A. und V. thyroidea cran.; 4, A. linguofacialis; 5, A. carotis interna; 6, A. carotis externa; 7, A. und V. occipitalis; 8, A. und V. maxillaris; 9, 9', A. und V. auricularis caudalis und rostralis; 10, V. emissaria dorsalis; 11, A. und V. temporalis superficialis; 12, V. emissaria ventralis und Plexus pharyngeus; 15, Plexus pterygoideus; 16, Plexus orbitalis; 17, A. facialis profunda; 18, A. angularis oculi. (Modifiziert nach Horowitz, 1970.)

Schulter, sie kommen inkonstant entlang der Trachea verstreut vor (Abb. 11-22).

Der *Ln. parotideus* liegt auf dem Kaudalrand des M. masseter, kranial des Ohrgrunds, sein Einzugsgebiet liegt dorsal des Gaumens und Ohrs. Er ist nicht immer palpierbar (/6).

Die *Lnn. mandibulares* sind im Bereich des Angulus mandibulae um die V. facialis herum gruppiert. Sie sammeln die Lymphe aus oberflächlichen Strukturen des Gesichts und des Spatium intermandibulare. Sie sind stets palpierbar (Abb. 11-2/10).

Der große *Ln. retropharyngeus medialis* liegt medial der Gl. mandibularis und des M. sternomastoideus zwischen dem Atlasflügel und dem Kehlkopf. Er ist für die tiefen Kopfbereiche zuständig und nimmt die Lymphe der übrigen Kopflymphknoten auf. Seine efferenten Lymphgefäße bilden den Truncus trachealis. Dieser Knoten liegt zu tief, um palpiert werden zu können (Abb. 11-19/6).

Der inkonstant vorkommende *Ln. retropharyngeus lateralis* kann am Kaudalrand der Gl. pa-

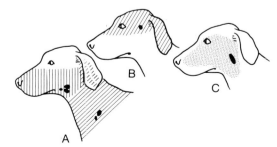

Abb. 11-22 Einzugsgebiete der Lnn. mandibulares (A), parotidei (B) und retropharyngei (C). Der Ln. cervicalis superficialis und sein Einzugsgebiet im Halsbereich ist in (A) dargestellt.

rotis bzw. mandibularis getastet werden. Er sammelt ebenfalls Lymphe aus tiefen Kopfregionen.

Die *Lnn. cervicales superficiales,* welche manchmal ziemlich groß sind, liegen auf dem Kranialrand des M. supraspinatus. Sie werden vom M. omotransversarius bedeckt und nehmen die Lymphe aus der Halshaut, der Schultergegend und der Vordergliedmaße auf. Die Lymphknoten können getastet werden (Abb. 11-20/15). (Kleine Lnn. cervicales profundi können gelegentlich in der Nachbarschaft der Schilddrüse und der Trachea gefunden werden.)

Ausgewählte Literatur

Adams, D. R., D. W. Deyoung, and *R. Griffith:* The lateral nasal gland of dog: its structure and secretory content. J. Anat. 132: 29–37, 1981

Dubielzig, R. R., J. W. Wilson, and *A. A. Seireg:* Pathogenesis of canine aural hematomas. JAVMA 185: 873–875, 1984.

Dyce, K. M.: The muscles of the pharynx and palate of the dog. Anat. Rec. 127: 497–508, 1957.

Evans, H. E., and *G. C. Christensen:* Miller's Anatomy of the Dog, 2nd ed. Philadelphia, W. B. Saunders Company, 1979.

Fike, J. R., et al.: Canine anatomy as assessed by computerized tomography. Am. J. Vet. Res. 41: 1823–1832, 1980.

Frewein, J.: Zur topographischen Anatomie der Tonsilla palatina des Hundes. Schweiz. Arch. Tierheilkd. 118: 265–270, 1976.

Habel, R. E.: Applied Veterinary Anatomy, 2nd ed. Ithaca, 1981. Published by the author.

Habermehl, K.-H.: Die Alterbestimmung bei Haus- und Labortieren. 2nd ed. Berlin, Paul Parey, 1975.

Hallstrom, M.: Surgery of the canine mouth and pharynx. J. Small Anim. Pract. 11: 105–111, 1970.

Hamon, M. A.: Atlas de la Tête du Chien. Thesis, University of Toulouse, 1977.

Harvey, C. E.: Ear canal disease in the dog: medical and surgical management. JAVMA 177: 136–139, 1980.

Horowitz, A.: The fundamental principles of anatomy; dissection of the dog. Saskatoon, University of Saskatchewan, 1970. Published by the author.

Keller, H.: Die topographische Anatomie der ventralen Seite des Hundehalses unter spezieller Berücksichtigung chirurgischer Eingriffe. Zentralbl. Vet. Med. A, 10: 513–535, 1963.

Lantz, G. C., and *H. D. Cantwell:* Intermittent openmouth jaw locking in five dogs. JAVMA 188: 1403–1405, 1986.

Martin, C. L., and *B. G. Anderson:* Ocular anatomy. In Gelatt, K. N. (ed.): Textbook of Veterinary Ophthalmology, Philadelphia, Lea & Febiger, 1981, pp. 12–121.

McCarthy, P. H.: The anatomy of the parotid duct (ductus parotideus) of the Greyhound as appreciated by the sense of touch. Anat. Histol. Embryol. 7: 311–319, 1978.

Nickel, R., and *R. Schwarz:* Vergleichende Betrachtung der Kopfarterien der Haussäugetiere (Katze, Hund, Schwein, Rind, Schaf, Ziege, Pferd). Zentralbl. Vet. Med. A, 10: 89–120, 1963.

Purtscher, E., and *G. Hager:* Zur anatomischen und funktionellen Struktur der Iris des Hundes. Zentralbl. Vet. Med. A, 10: 227–244, 1963.

Radinski, L. B.: Basicranial axis length versus skull length in analysis of carnivore skull shape. Biol. J. Linn. Soc. 22: 31–41, 1984.

Remmers, J. E., and *H. Gautier:* Neutral and mechanical mechanisms of feline purring. Respir. Physiol. 16: 351–361, 1972.

Schummer, A., R. Nickel, and *W. O. Sack:* The Viscera of the Domestic Mammals, 2nd ed., New York, Springer, 1979.

Siemering, G. H.: Resection of the vertical ear canal for treatment of chronic otitis externa. JAAHA 16: 753–758, 1980.

Spreull, J. S. A.: Treatment of otitis media in the dog. J. Small Anim. Pract. 5: 107–122, 1964.

Spreull, J. S. A., and *J. Archibald:* Glands of the head and neck. In Canine Surgery, 2nd Archibald ed. Santa Barbara, American Veterinary Publications, 1974, pp. 360–375.

Stogdale, L., and *J. B. Delack:* Feline purring. Comp. Contin. Vet. Ed. 7: 551–553, 1985.

Testoni, F. J., C. L. Lohse, and *R. J. Hyde:* Anatomy and cannulation of the parotid duct in the dog. JAVMA 170: 831–833, 1977.

Venker-van Haagen, A. J., W. Hartmann, and *W. Th. C. Wolvekamp:* Contributions of the glossopharyngeal nerve and the pharyngeal branch of the vagus nerve to the swallowing process in dogs. Am. J. Vet. Res. 47: 1300–1307, 1986.

Wissdorf, H.: Beitrag zur klinischen Anatomie des Verdauungstraktes der Carnivoren. Kleintierpraxis 21: 260–270, 1976.

Zontine, W. J.: Canine dental radiology: Radiographic technic, development and anatomy of the teeth. Am. Vet. Radiol. Soc. 16: 75–83, 1975.

Kapitel 12

Hals, Rücken und Wirbelsäule der Fleischfresser

Struktur und Oberflächenanatomie

Länge und Proportionen des Halses sind rassebedingt; sein Querschnitt ist bei kleineren Hunden kreisförmig, bei größeren Rassen ist er seitlich etwas abgeplattet und wird gegen den Rumpf, in den er kontinuierlich übergeht, etwas breiter. Nur einige wenige Hunde zeigen eine deutlich sichtbare Erhabenheit im Bereich des Widerrists. Bei den meisten Rassen fällt der Rücken gegen den Schwanz hin leicht ab, bei anderen ist die Rückenlinie gleichbleibend hoch, und einige wenige (den Greyhound eingeschlossen) haben nach kurzem Absinken im Thoraxbereich einen gegen die Lendengegend ansteigenden Rücken. Die Schwanzhaltung ist sehr variabel, die jeweilige Erscheinungsform entspricht der augenblicklichen Stimmungslage. Der Rücken des sitzenden Hundes ist fast gerade, bei der Katze ist er vergleichsweise stark gekrümmt.

Von der Wirbelsäule ist auch bei ziemlich mageren Tieren überraschend wenig zu ertasten. Die Protuberantia externa (des Schädels) ist ein deutlicher Orientierungspunkt am kranialen Ende des Halses, dahinter sind die Atlasflügel und der Spinalfortsatz des Axis leicht wahrzunehmen, womit die extrem dorsale Position dieser beiden Wirbel dokumentiert ist. Die übrigen Halswirbel liegen tiefer und nur selten – wenn überhaupt – kann man ihre Quer- und Spinalfortsätze fühlen. Relativ gut ist der Proc. spinosus des 6. Halswirbels zu ertasten. In den übrigen Abschnitten der Wirbelsäule können nur die Spitzen der Spinalfortsätze mit Sicherheit palpiert werden. Die Dorsalabschnitte der beiden Schulterblätter und die Cristae iliacae stellen weitere markante Punkte im Bereich des Widerrists bzw. der Kruppe dar. Die Dorsalränder der Schulterblätter sind sehr markant, sie begrenzen die über dem Wirbelsäulenabschnitt dieses Bereichs gelegene Mulde. Bei der Katze vertieft sich diese Mulde und die Skapularänder treten noch deutlicher hervor, wenn beim Anpirschen der Rumpf zwischen die Vordergliedmaßen abgesenkt wird.

Die Wirbelsäule

Der Hund besitzt in der Regel 7 Hals-, 13 Brust-, 7 Lenden- und 3 Kreuzwirbel; die häufigste Abweichung hiervon ist das Vorhandensein von nur 6 Lendenwirbeln (Abb. 2-1). Katzen haben dasselbe Wirbelmuster, bei ihnen sind die einzelnen Knochen allgemein feiner, sie unterscheiden sich von denen des Hundes durch Geringfügigkeiten, die leicht zu erkennen, doch schwer zu beschreiben sind (Abb. 12-1). Die Disci intervertebrales sind relativ breiter als die der meisten Tierarten und machen zusammengenommen etwa ein Sechstel der Länge der Wirbelsäule aus. Das Längenwachstum dauert ungefähr bis zum 12. Lebensmonat, zu diesem Zeitpunkt verschmelzen – mit Ausnahme des Kreuzbeins, wo ein gewisser Verzug zu beobachten ist – die letzten Epiphysen mit den Wirbelkörpern. Die Konturen der Wirbelsäule decken sich nicht mit dem Dorsalprofil des stehenden Tiers. Auf den konvexen Nacken folgt ein relativ gerader Halsabschnitt (Abb. 12-1). Eine ausgeprägte, jedoch verdeckte Richtungsänderung der Wirbel an der Hals-Brustgrenze bringt die Wirbelsäule bezogen auf die Rückenkontur wieder in eine ansteigende Linie. Das kaudale Brust- und das Lendensegment sind ziemlich gerade (rasseabhängig), im Beckenbereich jedoch schließt die Wirbelsäule mit einer Ventralkrümmung an den Schwanz an.

Das Kaudalende des Halssegments ist der beweglichste Teil der Wirbelsäule, dadurch ist der Hund in der Lage, fast jeden Bereich des Rumpfes und der Gliedmaßen mit dem Fang zu erreichen. Das Absenken des Kopfes auf den Boden ist eine Bewegung, die hauptsächlich in den kranialen Brustwirbelgelenken abläuft, und die Halswirbel werden nur in eine gerade Linie gebracht. Eine beträchtliche Mobilität in den Gelenken der kaudalen Brust- und Lendenwirbel ist für die alternierende sagittale Beugung und Streckung des Rückens im Verlauf des Sprunggalopps, den sowohl der Hund als auch die Katze im schnellen Lauf anwenden, erforderlich. Im Verlauf dieser Gangart können die Hinterglied-

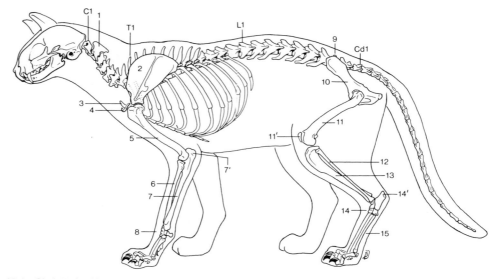

Abb. 12-1 Skelett der Katze.

1, Axis (C2); 2, Scapula; 3, Manubrium sterni; 4, Clavicula; 5, Humerus; 6, Radius; 7, Ulna; 7', Olecranon; 8, Karpalknochen; 9, Os sacrum; 10, Os coxae; 11, Femur; 11', Fatella; 12, Fibula; 13, Tibia; 14, Tarsalknochen; 14', Calcaneus; 15, Metatarsalknochen; C1, T1, L1, Cd1, 1. Hals-, Brust-, Lenden- und Schwanzwirbel.

maßen seitlich von oder sogar vor den Vordergliedmaßen aufgesetzt werden. Danach werden die Gelenke der Hintergliedmaßen und der Wirbelsäule gestreckt und so der ganze Körper nach vorne geworfen. Eine Lateralflexion der Gelenke der Brust- und Lendensegmente ist erstaunlich leicht möglich, sie erlaubt es dem Hund bzw. der Katze sich während des Schlafs einzurollen; die Wirbelsäule der Katze ist sogar noch biegsamer.

Für die klinische Untersuchung ist es wichtig, mit der Erscheinungsform der Wirbelsäule im Röntgenbild vertraut zu sein. Die Atlantooccipital-, Atlantoaxial- und Lumbosakralgelenke verdienen eine besondere Aufmerksamkeit.

Der Ventralbogen des *Atlas* ist (in kraniokaudaler Richtung) wesentlich schmäler als der dorsale Bogen. Das Foramen vertebrale laterale, Austrittsöffnung für den ersten Halsnerv, liegt dicht an der kranialen Grenze des Arcus dorsalis; eine Kerbe im Kranialrand des Atlasflügels ersetzt das For. alare anderer Tierarten und stellt die Durchtrittsstelle für den Ventralast des ersten Halsnerven dar. Der Flügel neigt sich nach kaudal und überlappt das Atlantoaxialgelenk, er wird an seiner Wurzel von dem Foramen transversarium durchbohrt. Beide Bögen sind an der Bildung der Gelenkgruben, welche die Condyli occipitales aufnehmen, beteiligt. Die Gelenkkapseln sind dorsal weit voneinander getrennt, sie stehen jedoch ventral miteinander in offener Verbindung. Das Spatium atlantooccipitale wird durch die Membrana atlantooccipitalis dorsalis abgedeckt, diese erstreckt sich vom Dorsalrand des Foramen magnum zum Arcus dorsalis des Atlas und ist lateral mit den Gelenkkapseln verschmolzen. Diese Membran wird zur Gewinnung von Zerebrospinalflüssigkeit und für die Injektion von strahlenundurchlässigem Kontrastmittel in den Subarachnoidalraum, zum Zweck der Darstellung der Oberflächenstruktur des Rückenmarks, punktiert (Kontrastmyelographie) (Abb. 12-2/A, B).

Der *Axis* ist durch seine Länge und seinen besonders großen Processus spinosus, welcher den Dorsalbogen des Atlas und den Bogen des folgenden Wirbels überspannt, charakterisiert. Der kraniale Überhang des Processus spinosus verdeckt den Dens axis, welcher auf der Dorsalfläche des Arcus ventralis atlantis liegt (Abb. 12-3/ 4', 2'). Zwischen Processus spinosus und Dens axis liegt die große Incisura vertebralis cranialis, durch welche der zweite Halsnerv zieht. Ein schmaler Processus transversus ragt nach kaudolateral, die Verbindung mit dem folgenden Wirbel überlappend; an seiner Basis trägt er das For. transversarium. Das Atlantoaxialgelenk ist in einer einzigen Gelenkkapsel eingeschlossen. Die zwei Wirbel sind miteinander durch ein dünnes

Hals, Rücken und Wirbelsäule der Fleischfresser   435

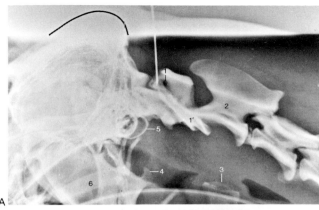

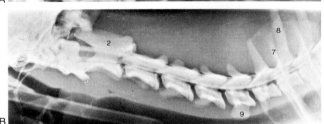

Abb. 12-2 A, laterolaterale Röntgenaufnahme der Hals-Kopfverbindung eines intubierten Hundes. Beachte die Nadel im Spatium atlantooccipitale zur Punktion von Zerebrospinalflüssigkeit. Die Dorsalkontur des Schädels ist markiert. B, Myelogramm eines intubierten Hundes.

1, For. vertebrale laterale des Atlas; 1′, Atlasflügel; 2, Axis; 3, Cartilago cricoidea; 4, Proc. angularis mandibulae; 5, Bulla tympanica; 6, weicher Gaumen; 7, Spina scapulae; 8, Proc. spinosus von Th1; 9, Tuberculum ventrale von C6.

medianes Band (Lig. apicis dentis), welches von der Spitze des Dens axis zum Ventralrand des Foramen magnum zieht (Abb. 2-11) und durch ein paariges Lig. alare, das schräg vom Dens zu den ventrolateralen Rändern des Foramen läuft, verbunden. Der Dens wird außerdem durch das Lig. transversum atlantis, welches die inneren Wände des ventralen Atlasbogens mit seiner Dorsalfläche verbindet, gesichert. Eine Membrana atlantoaxialis verschließt das Spatium interarcuale; der Mittelabschnitt dieser Membran ist durch elastische Fasern, welche vom Kranialende des Processus spinosus des Axis zum Tuberculum dorsale des Atlas ziehen, verstärkt (Lig. atlantoaxiale dorsale; Abb. 12-3/3).

Die Processus spinales der übrigen *Halswirbel* nehmen an Höhe und Kranialneigung zu. Die Cristae ventrales sind an den Kaudalenden der Wirbel sehr stark ausgebildet, sie markieren die Lage der unmittelbar kaudal davon gelegenen

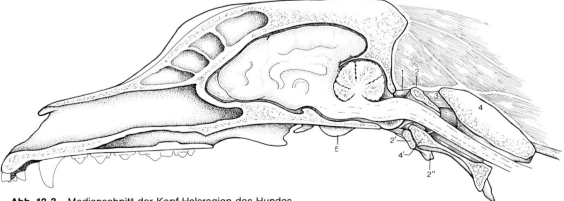

Abb. 12-3   Medianschnitt der Kopf-Halsregion des Hundes.

1, Membrana atlantooccipitalis; 2, Arcus dorsalis des Atlas; 2′, Arcus ventralis des Atlas; 2″, Ala atlantis; 3, Lig. atlantoaxiale dorsale; 4, Processus spinosus axis; 4′, Dens axis; 5, Bulla tympanica.

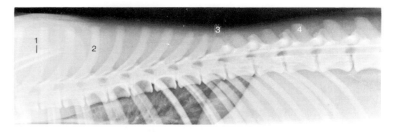

Abb. 12-4 Laterolaterales Röntgenbild der Brust- und Lendenwirbel eines Hundes während eines Myelogramms.

1, Spinae scapulae; 2, Processus spinosus von Th5; 3, antiklinaler Wirbel (Th11); 4, Proc. spinosus des ersten Lendenwirbels (L1).

Disci intervertebrales. Die Querfortsätze haben ausgeprägte kraniale und kaudale Fortsätze (Tuberculum dorsale und ventrale). Das Tuberculum ventrale des sechsten Halswirbels stellt eine fast sagittale Platte dar, welche die untere Kontur des Wirbelkörpers beträchtlich überragt (Abb. 12-2/9). Der Processus transversus des siebten Halswirbels stellt einen stäbchenförmigen lateralen Knochenvorsprung dar, welcher den Wirbelkörper ventral nicht überragt. Die flachen Gelenkflächen der Processus articulares sind fast horizontal gestellt. Die kranialen Gelenkfortsätze engen die großen Foramina intervertebralia von dorsal ein.

Die Körper der *Brustwirbel* sind relativ kurz, nehmen aber vom zehnten Wirbel an nach kaudal an Länge zu (Abb. 12-4). Diese Längenzunahme geht auch im Lendenbereich weiter, hier sind die Wirbelkörper etwa doppelt so lang wie die ersten Brustwirbel. Die langen Spinalfortsätze der ersten Hälfte der Brustgegend besitzen alle etwa die gleiche Länge; in der zweiten Hälfte nehmen sie allmählich an Höhe ab. Ihre Kaudalneigung endet am elften, dem sog. antiklinalen Wirbel (/3). Ein auffallender Wechsel geschieht mit der Ausrichtung der Gelenkfläche der Processus articulares. An den ersten zehn Wirbeln liegen die Fortsätze grob gesagt horizontal (wie bei den Halswirbeln), weiter kaudal stehen sie fast sagittal, wobei die kranialen Fortsätze die kaudalen Fortsätze der jeweils vorausgehenden Wirbel umfassen (Abb. 2-8). Die Gelenkspalte der zuerst genannten Gelenke können am besten in laterolateralen, die der zuletzt genannten in ventrodorsalen Röntgenaufnahmen dargestellt werden. Die mehr kranial gelegenen Brustwirbel begünstigen die Seitwärtsbewegung und die mehr kaudal gelegenen Wirbel die sagittalen Beugung und Streckung der Wirbelsäule. Die Processus accessorii und mamillares stellen weitere Besonderheiten der Katzen- und Hundewirbel dar. Die Processus mamillares sind kurze, dorsale Knochenvorsprünge der Querfortsätze, sie sind frühestens ab dem dritten Brustwirbel zu finden, ab dem elften Brustwirbel verschieben sie sich nach dorsal und überragen nun die kranialen Gelenkfortsätze. Die Processus accessorii entspringen aus dem Kaudalrand der Pedunculi des Arcus vertebralis, sie sind von der mittleren Thorax- bis zur mittleren Lendengegend zu beobachten; bei Katzen sind sie nur in den letzten drei Brustwirbeln vorhanden (Abb. 2-9/1, 2).

Die *Lendenwirbel* besitzen einige von den Brustwirbeln her bekannte Besonderheiten. Sie zeichnen sich durch lange Querfortsätze aus, die kranioventral geneigt sind, und die die vorausgehenden Wirbel etwas überlagern (Abb. 12-5/1). Die Spatia interarcualia sowohl des Lenden- als

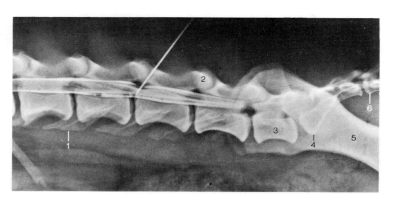

Abb. 12-5 Laterolaterales Röntgenbild der Lendengegend während eines Myelogramms. Eine Kanüle liegt im Spatium interarcuale zwischen L4 und L5.

1, Querfortsätze von L4; 2, Gelenkfortsätze; 3, letzter Lendenwirbel (L7); 4, Promontorium (des Os sacrum); 5, Corpus ossis ilium; 6, erster Schwanzwirbel (Cd1).

auch des Brustsegments sind sehr schmal, dadurch ist es in diesem Bereich schwierig, mittels einer Kanüle in den Vertebralkanal zu gelangen. Das Spatium lumbosacrale ist für diesen Zweck wesentlich besser geeignet. Es mißt ca. 1 Zentimeter im Durchmesser (bei einem mittelgroßen Hund) und liegt ca. 2 Zentimeter unter einer Querebene zwischen den beiden am weitesten dorsal gelegenen palpierbaren Punkten der Darmbeinflügel.

Die drei Segmente des kurzen *Sakrums* (/4) verschmelzen im Alter von eineinhalb Jahren. Das Sakrum liegt tief eingebettet zwischen den Darmbeinflügeln, so daß nur die Spinalfortsätze (Crista sacralis mediana) durch die Haut tastbar sind; jedoch können der kaudoventrale Teil des Os sacrum und die ersten *Schwanzwirbel* digital durch das *Rektum* getastet werden. Eine morphologische Besonderheit einiger Schwanzwirbel (gewöhnlich der vierten bis sechsten) sind die sog. Hämalbögen, kleine V-förmige Knochenspangen, welche am Kaudalende der Ventralfläche des Wirbels angefügt sind (Abb. 2-10/9). In weiter kaudal gelegenen Wirbeln werden kurze Hämalfortsätze an ähnlichen Stellen gefunden.

Die meisten Wirbel stehen über Zwischenwirbelscheiben, paarigen Articulationes synoviales und kurzen bzw. langen Bändern miteinander in Verbindung (S. 45). Die *Disci intervertebrales* und das Nackenband des Hundes verdienen eine ausführlichere Beschreibung. Die Zwischenwirbelscheiben erscheinen im Röntgenbild als strahlendurchlässige Lücken zwischen den Wirbelkörpern; es ist hierbei nötig, sich an die Geometrie der Entstehung einer Röntgenaufnahme zu erinnern (S. 7), bevor man sich entscheidet, die pathologische Reduktion eines bestimmten Spaltes zu diagnostizieren. Bandscheiben degenerieren im Alter; faseriges Bindegewebe ersetzt allmählich das gelatinöse Material des Nucleus pulposus. Die bindegewebigen Lamellen, aus denen der Anulus fibrosus aufgebaut ist, beginnen, sich voneinander zu trennen und zu zerreißen. Der Nucleus pulposus wird weniger elastisch und der Anulus fibrosus wird schwächer; letzteres kann entweder durch Überdehnung oder totale Ruptur des Anulus zu einem Bandscheibenvorfall (in den Wirbelkanal, wo er auf das Rückenmark drückt) führen. Der geringe Durchmesser des Dorsalsegments des Anulus fibrosus ist vermutlich ein Faktor für die Verlagerung des Nucleus nach dorsal, in Richtung auf den Wirbelkanal. Chondrodystrophe Rassen wie Dachshund und Pekingese, bei denen der Degenerationsprozeß besonders häufig vorkommt, sind für solche Krankheitsfälle besonders prädestiniert.

Das *Lig. nuchae* (bei Katzen fehlend) ist ein elastisches Band, welches zwischen dem Proc. spinosus des Axis und dem Proc. spinosus des ersten Brustwirbels ausgespannt ist. Es setzt sich in dem Lig. supraspinale fort, welches auf den Spitzen der übrigen Spinalfortsätze verläuft. Das Nackenband spielt eine große Rolle bei der Verankerung des Kopfes und muß bei chirurgischen Eingriffen geschont werden (Abb. 2-14/3).

Die Muskeln der Wirbelsäule

Die Muskeln, die direkt mit der Wirbelsäule in Verbindung stehen, erstrecken sich hauptsächlich zwischen Punkten auf den Wirbeln (und Rippen), einige jedoch setzen auch am Schädel, dem Darmbeinflügel und dem Femur an. Sie werden im Hals und Thorax von Muskeln, die vom Sternum entspringen oder an der Vordergliedmaße ansetzen, und im Beckenbereich von der Glutäalmuskulatur bedeckt. Diese Muskeln sind auf den Seiten 90 und 104 beschrieben worden.

Die *epaxialen Muskeln* (Abb. 2-21/B, 12) müssen voneinander getrennt und zur Seite geschoben werden, wenn man zum Zwecke der Verringerung des Drucks, der durch eine vorgefallene Bandscheibe auf dem Rückenmark lastet, an die Wirbelsäule gelangen will. Eine solche Situation tritt recht häufig am Übergang vom Thorax zum Lendenbereich auf. Obgleich Details dieser Muskeln *nicht* von besonders großem Interesse sind, erscheint es doch zweckmäßig, die bisherige Darstellung (S. 52) wegen der Relevanz für die Rückenmarkschirurgie zu rekapitulieren.

Die epaxialen Muskeln umfassen drei longitudinale Systeme: M. iliocostalis, M. longissimus und M. transversospinalis. Der *M. iliocostalis* ist relativ dünn (Abb. 2-22/B, 17), seine Bündel überspannen mehrere Wirbelsegmente und laufen generell von kaudomedial und dorsal nach kraniolateral und ventral. Der Muskel ist auf den Rippen liegend durch seine glänzenden Sehnen leicht zu identifizieren. Er entspringt kaudal am Darmbeinflügel und über die Fascia thoracolumbalis an den Spinalfortsätzen der Lendenwirbel. Er setzt an den Querfortsätzen der Lendenwirbel und den Rippenwinkeln und mit seiner kranialen Portion am Querfortsatz des letzten Halswirbels an. Der M. iliocostalis liegt lateral des M. longissimus, im thorakolumbalen Bereich ist er durch den M. serratus dorsalis und die Ursprungszakken des M. latissimus dorsi bzw. der schiefen Bauchmuskeln verdeckt.

Der *M. longissimus* ist wesentlich stärker als der zuvor beschriebene Muskel (Abb. 2-22/B, 16''). Seine Portionen haben einen ähnlichen Verlauf, sie sind aber größtenteils miteinander verschmolzen, wodurch in der Lenden- und der Brustgegend ein einheitliches Muskelbild entsteht. Der Muskel entspringt kaudal am Darmbeinflügel und an den Spinalfortsätzen der Lendenwirbel, an die er sich auch seitlich anlagert, er zieht mit seiner kranialsten Portion (M. longissimus capitis) zum Kopf. Am Hals (M. longissimus cervicis) sind seine Muskelbündel lang und verlaufen isoliert (/16'); sie verbinden die Querfortsätze der Brustwirbel und die Gelenkfortsätze der Halswirbel mit den Querfortsätzen der mehr kranial gelegenen Halswirbel. Die Brust-Lendenportion (M. longissimus dorsi) ist am stärksten und wirkt als mächtiger Strecker der Wirbelsäule während der ausholenden Phase des Galopps. Er steht medial mit dem Multifidussystem in Verbindung, über den Brustwirbeln wird er dorsal von den Mm. spinales et semispinales bedeckt, er ist von diesen jedoch durch bindegewebige Septen getrennt. Er teilt den Ventralrand des vertikalen Septums mit den Multifidusenden in der Nähe der Wirbelquerfortsätze; diese Stelle wird auch als ein Orientierungspunkt für das chirurgische Freilegen der Disci intervertebrales verwandt (Abb. 12-6/2, 1).

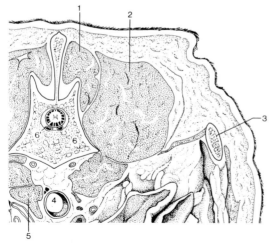

Abb. 12-6 Querschnitt durch den Rücken auf Höhe des ersten Lendenwirbels.

1, Mm. multifidi und M. spinalis; 2, Mm. longissimus und iliocostalis; 3, letzte Rippe; 4, Aorta; 5, rechter Zwerchfellspfeiler; 6, erster Lendenwirbel; 6', Plexus vertebralis internus.

Das mehr komplexe *System des M. transversospinalis* ist sehr eng mit den Wirbeln verbunden (Abb. 2-21/C, 21). Einige Faserbündel verbinden einen Wirbel mit dem nächstfolgenden, andere überspannen mehrere Wirbel; die meisten weisen, im Gegensatz zu den zuvor beschriebenen Muskeln, einen von kaudoventral und lateral nach kraniodorsal und medial gerichteten Faserverlauf auf. Das Transversospinalissystem umfaßt den M. spinalis et semispinalis thoracis et cervicis, M. semispinalis capitis und einige weniger wichtige und deutlich segmental angeordnete Muskeln (Mm. multifidi, intertransversarii, interspinales und rotatores), welche direkt auf den Wirbeln liegen.

Der *M. spinalis et semispinalis thoracis et cervicis* erstreckt sich von der Mitte des Lumbalgebietes bis zum Processus spinosus des Axis und liegt der Lateralfläche sämtlicher Processus spinosi (Abb. 2-23/A, 2'''') an. Seine Faserbündel verbinden Processus spinosi und Processus mamillares mit den mehr kranial gelegenen Processus spinosi; der *M. semispinalis capitis* ist ein mehr unabhängiger Halsmuskel, der zwischen M. splenius und den Halsportionen der oben abgehandelten Muskeln liegt (Abb. 2-22/B, 15'). Er ist in den M. biventer cervicis und M. complexus unterteilt, die Muskeln beider Körperseiten berühren sich gegenseitig sowie das Lig. nuchae in der Medianebene. Der M. biventer cervicis liegt mehr dorsal und mehr kaudal als der M. complexus. Er entspringt an und in der Umgebung der Querfortsätze der ersten Brustwirbel und endet am Os occipitale ventral der Protuberantia occipitalis. Man kann diesen Muskel anhand seiner Inscriptiones tendineae identifizieren. Der M. complexus entspringt an den Gelenkfortsätzen der weiter kaudal gelegenen Halswirbel und endet an der Crista nuchae.

Zu den *hypaxialen Muskeln* gehören im Hals- und kranialen Thoraxbereich der M. longus colli, M. longus capitis und im Lendenbereich die Psoasmuskeln. Erstere sind bereits dargestellt worden (S. 57), letztere bestehen aus dem M. psoas major und minor, sie werden von einer dünnen Muskelplatte, dem M. quadratus luborum, begleitet, dieser liegt unmittelbar unter den Procc. transversi der Lendenwirbel. Der *M. psoas major* entspringt an den Körpern der Lendenwirbel und verläuft nach kaudal, er liegt medial der Darmbeinflügel, wo er mit dem M. iliacus verschmilzt, um den M. iliopsoas zu bilden (Abb. 2-23/B, 12). Der *M. iliopsoas* inseriert am Trochanter minor des Femur; er beugt die Lendenwirbelsäule und führt die Hintergliedmaße nach vorn. Der M. *psoas minor* hat einen ähnlichen Ursprung, er liegt medial des M. psoas major und inseriert an der Eminentia iliopubica des Beckeneingangs. Er beugt die Lendenwirbelsäule.

Die vier geraden und zwei schiefen Muskeln, die für die Bewegung des Atlantooccipitalgelenks und Atlantoaxialgelenks zuständig sind, bilden eine eigene Gruppe, obgleich auch sie in eine epaxiale und hypaxiale Abteilung getrennt werden können. Der M. *rectus capitis dorsalis major* (Abb. 12-7/2) kommt vom Proc. spinosus des Axis und zieht zur Nackenfläche des Schädels, ventral der Insertion des M. semispinalis capitis. Der M. *rectus capitis dorsalis minor* (/8) liegt unter dem M. rectus capitis dorsalis major, er entspringt am dorsalen Atlasbogen und setzt am Schädel an. Der M. *rectus capitis ventralis* (/6) kommt vom ventralen Atlasbogen und zieht zur Ventralfläche des Hinterhauptbeins. Er liegt dorsal des wesentlich größeren M. longus capitis, welcher an derselben Stelle des Schädels ansetzt aber von mehr kaudal liegenden Halswirbeln entspringt (/7). Der M. *rectus capitis lateralis* kommt vom Ventralbogen des Atlas und zieht zum Processus paracondylaris des Os occipitale. Die geraden Muskeln bewegen den Kopf nach oben, nach unten und zur Seite. Der M. *obliquus capitis cranialis* (/5) entspringt an der Kranialseite des Atlasflügels und inseriert an der Nackenfläche des Schädels. Der größere M. *obliquus capitis caudalis* (/4) hat seinen Ursprung an der Lateralfläche des Spinalfortsatzes des Axis und inseriert an der Kaudalfläche des Atlasflügels. Die schiefen Muskeln sind verantwortlich für die Rotation des Kopfes im Atlantoaxialgelenk.

Der Wirbelkanal

Die Dura mater steht an den ersten beiden Halswirbeln mit dem Periost in Verbindung, danach kommt es zur Trennung, wodurch ein Epiduralraum entsteht, der beim Hund relativ enger ist als bei den großen Haustieren (Abb. 12-4). Die Meningen und auch das Rückenmark liegen dadurch dem Vertebralkanal dichter an. Das Rückenmark hat seinen größten Durchmesser im Atlas, hier mißt es 1 cm. Anderswo, ausgenommen die Intumescentia cervicalis bzw. lumbalis, ist es etwa nur halb so stark. Die Intumescentia cervicalis umfaßt die Segmente C6–Th1; die Lendenschwellung erstreckt sich über die Rückenmarksabschnitte L5–S1. Der Ascensus spinalis (S. 336) innerhalb der Wirbelsäule erklärt die Topographie seiner Segmente. Die meisten Halssegmente liegen etwa eine halbe und die meisten Thoraxsegmente eine ganze Wirbellänge kranial der zugehörigen Halswirbel. Die kaudalen Thorakal- und kranialen Lumbalsegmente liegen innerhalb der jeweils entsprechenden Wirbel. Hinter diesem Bereich sind die Rückenmarkssegmente wesentlich kürzer, was zu einer Kranialverlagerung des Rückenmarksendes des letzten lumbalen Zwischenwirbelgelenks führt (Abb. 12-8 und 8-67/B). Die zervikalen und lumbosakralen Rückenmarksschwellungen liegen im sechsten und siebten Hals- bzw. vierten und fünften Lendenwirbel. Der Aszensus des Rückenmarks ist bei kleineren Hunden weniger deutlich, hier kann der Rückenmarksstrang das Kreuzbein erreichen. Der Sakralkanal beherbergt nur Spinalnerven und die Durascheide, welche ca. 2 cm über das Rückenmarksende hinausragt. Das Ende des Rückenmarks ist bei Katzen sehr unterschiedlich,

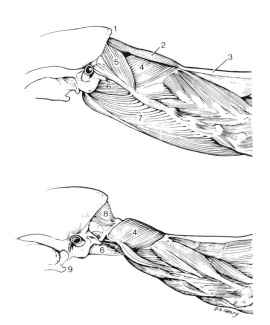

Abb. 12-7 Muskeln der Atlanto-occipital und Atlantoaxialgelenke, laterale Ansicht.

1, Protuberantia occipitalis externa; 2, M. rectus capitis dorsalis major; 3, Lig. nuchae; 4, M. obliquus capitis caudalis; 5, M. obliquus capitis cranialis; 6, M. rectus capitis ventralis; 7, M. longus capitis; 8, M. rectus capitis dorsalis minor; 9, Proc. angularis mandibulae. (Nach Horowitz, 1970.)

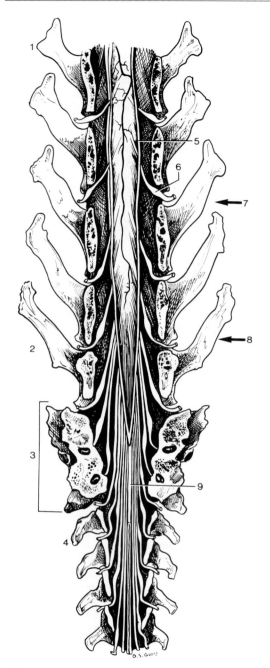

Abb. 12-8 Kaudales Ende des Hunderückenmarks in situ, Dorsalansicht.

1, dritter Lendenwirbel; 2, letzter (7.) Lendenwirbel; 3, Sacrum; 4, erster Schwanzwirbel; 5, Dura mater; 6, Dorsalwurzelganglion; 7, ungefähre Höhe des letzten (7.) Lendensegments; 8, Ende des Rückenmarks; 9, Cauda equina. (Umgezeichnet nach Linser, 1935.)

es kann in jeder Höhe zwischen den letzten Lendenwirbeln und dem Kaudalende des Os sacrum angetroffen werden (/A).

Die Cisterna cerebellomedullaris kann durch das Spatium atlantooccipitale punktiert werden. Hierbei wird der Kopf stark gegen den Hals gebeugt und es wird in der Mitte zwischen kranialem Ende des Processus spinosus des Axis und der Protuberantia occipitalis externa eingestochen. Diese Bezugspunkte sind vor der Beugung sehr leicht zu identifizieren (Abb. 12-2/A und 12-3). Epiduralanästhesien werden im normalen Fall im Bereich des Spatium lumbosakrale, für das Schwanzkupieren jedoch im Spatium sacrocaudale gesetzt.

Wie bei anderen Tieren besteht der Plexus vertebralis internus aus zwei in Fettgewebe gebetteten klappenlosen Venen am Boden des Vertebralkanals (Abb. 12-6/6). Die Venen anastomosieren häufig und nehmen Blut aus den Wirbelkörpern auf; sie sind mit den ausgeprägten, aber weniger regelmäßig vorkommenden Plexus vertebrales externi und mit benachbarten großen Venen (V. cava cranialis, V. azygos) durch Venae intervertebrales verbunden; sie können doppelt oder dreifach angelegt sein und polstern die Spinalnerven an den Stellen, wo sie den Wirbelkanal verlassen, ab.

Am Foramen magnum laufen die zwei Venen des Plexus vertebralis internus als rechter und linker Sinus basilaris weiter, beide führen zu dem System der Venensinus am Boden der Schädelhöhle.

Ausgewählte Literatur

Hansen, H. J.: A pathologic-anatomical study on disc degeneration in the dog, with special reference to the socalled enchondrosis intervertebralis. Acta Orthop. Scand. (Suppl.) 11: 1–117, 1952.

Horowitz, A.: The fundamental principles of anatomy; dissection of the dog. Saskatoon, University of Saskatchewan, 1970. Published by the author.

Linsert, H.: Über die Topographie des Rückenmarkendes und seiner Hüllen beim Hunde. Vet. med. Diss., Tierärztl. Hochschule, Hannover, 1935.

Pettit, G. D., (ed.): Intervertebral disc protrusion in the dog, New York, Appleton-Century-Crofts, 1966.

Slijper, E. J.: Comparative biological-anatomical investigations on the vertebral column and spinal musculature of mammals. Verh. Koninkl. Nederl. Akad. Wetensch. 42: 1–128, 1946.

Yturraspe, D. J., and *W. V. Lumb:* A dorsolateral muscleseparating approach for thoracolumbar intervertebral disc fenestration in the dog. JAVMA 162: 1037–1040, 1973.

Kapitel 13

Der Thorax der Fleischfresser

Struktur und Oberflächenanatomie

Die Form des Thorax variiert stark. Er ist bei manchen Rassen schmal und tief, hierfür ist der Barsoi ein gutes Beispiel. Bei anderen, wie dem Bulldog, ist er breit und faßähnlich. Diese Unterschiede drücken sich in der Form der Rippen aus, die nämlich beim Barsoi lang und ziemlich gerade und beim Bulldog relativ kurz und stark gebogen sind. Die geringe Größe des Kranialteils des knöchernen Thorax wird durch die langen Spinalfortsätze der ersten Brustwirbel und durch den Einschluß der oberen Teile der Vordergliedmaßen unter der Haut des kranialen Rumpfbereichs verschleiert (Abb. 13-1).

Trotz der Länge der thorakalen Spinalfortsätze gehen die Dorsalkonturen des Halses und des Thorax ohne nennenswerte Erhabenheit im *Widerrist* ineinander über. Die Haut liegt hier ihrer Unterlage lose auf. Diese Besonderheit ermöglicht die subkutane Injektion einer größeren Menge Flüssigkeit für den Fall, daß ein krankhafter Wasserverlust des Körpers ausgeglichen werden muß. Die Spitzen der Spinalfortsätze sind, zusammen mit der Spina sowie den Anguli craniales bzw. caudales der Skapula beider Seiten, einzeln zu palpieren. Beim stehenden Hund liegen die Schulterblattwinkel auf der Höhe des Proc. spinosus des ersten bzw. der Körper des vierten, fünften und sechsten Brustwirbels. Das Schultergelenk liegt auf Höhe des Ventralendes der ersten Rippe, wobei der kranialste Punkt der Schulter geringfügig hinter dem Manubrium sterni liegt. Das Olekranon liegt direkt unter dem ventralen Ende des fünften Interkostalraums. Das leicht gebogene *Sternum* beginnt im Bereich zwischen den Vordergliedmaßen und dem Eingang in die Brusthöhle, hier ist das Manubrium

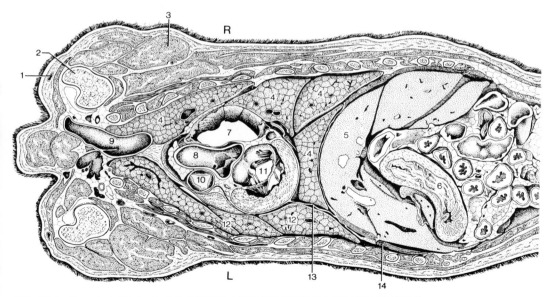

Abb. 13-1 Dorsalschnitt durch den Rumpf in Höhe der Herzbasis, Ansicht von dorsal.

1, Vena cephalica; 2, proximales Ende des Humerus; 3, M. triceps; 4, kranialer, mittlerer, kaudaler und akzessorischer Lappen der rechten Lunge; 5, Leber; 6, Magen; 7, rechtes Atrium; 8, Aortenbogen; 9, V. cava cranialis; 10, Valva pulmonalis; 11, linke Atrioventrikularklappe; 12, geteilter kranialer und kaudaler Lappen der linken Lunge; 13, kaudales Mediastinum; 14, Zwerchfell.

sterni leicht zu tasten. Das Manubrium sterni überragt das erste Rippenpaar um einige Zentimeter nach kranial (Abb. 13-4). Bedingt durch individuelle Unterschiede ist bei solchen Knochenvorsprüngen immer nur eine ungefähre Maßangabe möglich.

Die epaxialen Muskeln decken in Form einer breiten Schicht die Wirbel und dorsalen Abschnitte der Rippen ab. Der Winkel zwischen Skapula und Humerus ist durch den fleischigen M. triceps ausgefüllt. Dagegen sind die lateralen Flächen der Rippen hinter der Gliedmaße nur durch eine dünne Muskelschicht, bestehend aus den Mm. serratus ventralis, latissimus dorsi, scalenus und obliquus externus abdominis, bedeckt. Die Umrisse einiger dieser Muskeln können palpiert werden und, da sie besonders flach sind, kann man gewöhnlicherweise die Rippen durch diese ertasten (Abb. 2-48). Obgleich die Ventralfläche des Thorax von der Pektoralismuskulatur bedeckt wird, ist die Achselhöhle dennoch tief ausgebildet, sie erlaubt die Palpation der ersten fünf Rippen sowie der Lnn. axillaris und axillaris acessorii (/10) falls diese vergrößert sind. Wenn die Gliedmaße nach vorn gezogen wird, was bei einer solch relativ kooperativen Tierart wie dem Hund leicht möglich ist, wird der größte Teil der lateralen Brustwand sichtbar.

Der Brustkorb junger Hunde und Katzen gibt einem von außen einwirkenden Druck beträchtlich nach, auf diesem Phänomen beruht das erstaunlich seltene Vorkommen stärkerer Verletzungen bei Verkehrsunfällen. Im Bereich vor dem Herzen können einige Rippen-Rippenknorpelverbindungen durch manuelle Kompression einander genähert werden.

Die Thoraxwand und die Pleurahöhlen

Der Hund hat allgemein 13 Rippenpaare, wovon neun sternal sind. 12 oder 14 Rippenpaare sind außergewöhnlich, und das Vorkommen einer ungleichen Rippenzahl stellt eine äußerst seltene Anomalie dar. Die ersten drei oder vier Rippen stehen fast vertikal; danach neigen sie sich allmählich kaudoventral (Abb. 13-4). Die Rippen sind relativ schmal. Zwischen den einzelnen Rippen liegen weite Interkostalräume; dies ist von Vorteil für die Thoraxchirurgie. Die Rippenknorpel besitzen zunächst noch die Richtung der zugehörigen Rippen, knicken dann aber im rechten Winkel kraniomedial ab und bilden so das sog. „Rippenknie". Die Knorpel der vier asternalen Rippen sind durch Faszien und Muskeln miteinander verbunden und bilden auf diese Weise den Rippenbogen, welcher leicht palpiert werden kann und bis zum Cartilago xiphoidea zu verfolgen ist. Die Sternebrae sind zylindrisch und schmal; an den Stellen, wo die Rippenknorpel ansetzen, sind sie allerdings leicht verdickt. Die Knochenspongiosa wird nur von einer dünnen Compacta umgeben, diese Tatsache, verbunden mit der oberflächlichen Lage der Rippen, erleichtert die Durchführung von Knochenmarksbiopsien (Abb. 13-11/11).

Die Interkostalräume haben die bereits be-

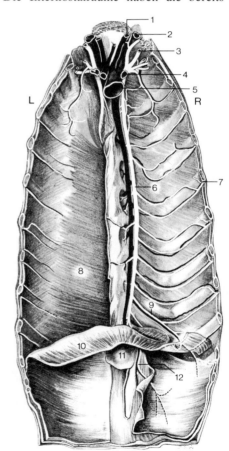

Abb. 13-2 Gefäße auf dem Boden des Rumpfs; der M. transversus thoracis ist auf der rechten Seite entfernt.

1, V. jugularis interna; 2, V. jugularis externa; 3, A. vertebralis; 4, A. subclavia dextra; 5, V. cava cranialis; 6, A. thoracica interna; 7, A. intercostalis; 8, M. transversus thoracis; 9, A. musculophrenica; 10, Zwerchfell; 11, Cartilago xiphoidea; 12, A. epigastrica cranialis. (Nach Marthen, 1939.)

kannte Struktur. Die Hauptzwischenrippengefäße und -nerven liegen kaudomedial der Rippen, unter der Fascia endothoracica. Zusätzliche Gefäße, die aus den großen inneren Thorakalstämmen entspringen, folgen dem Kranialrand der Rippen in die Ventralabschnitte der Zwischenrippenräume. An solche Gefäße muß man denken, wenn man in diesem Bereich einen Einschnitt oder eine Punktion plant (Abb. 13-2).

Das *Zwerchfell* entspringt mittels eines linken und rechten Schenkels an den ersten Lendenwirbeln und setzt an der Medialfläche der Rippen, in der Nähe des Arcus costalis und am Sternum an. Seine starke Konvexität bewirkt, daß es sich bis in die Höhe der sechsten oder siebten Rippe ausdehnt. Das Zwerchfell ist größtenteils muskulös; das Centrum tendineum ist klein und Y-förmig und beherbergt die Durchtrittsstelle der V. cava caudalis (For. venae cavae), ein wenig rechts der Medianebene. Die Öffnung für den Ösophagus (Hiatus oesophageus) und die Aorta (Hiatus aortae) liegen im muskulösen Lendenteil. Der Hiatus oesophageus befindet sich in der Nähe des oberen palpierbaren Teils der zehnten Rippe (Abb. 13-3). Die Hauptkonvexität des Ventralteils des Zwerchfells setzt sich nach dorsal durch längliche paarige Erhabenheiten fort, diese ergeben auf laterolateralen Röntgenbildern getrennte Schatten (Abb. 13-6/A, 4), wobei die rechte Erhabenheit ein wenig kranial der linken liegt. Radiologen schreiben diese Erscheinung den Zwerchfellspfeilern zu. Ein plötzlicher Anstieg des abdominalen Drucks, gewöhnlicherweise durch Verkehrsunfälle hervorgerufen, kann das Zwerchfell zum Zerreißen bringen und Baucheingeweide in die Brusthöhle eindringen lassen (Hernia diaphragmatica).

Das kraniale Ende jedes Pleurasacks (Cupula pleurae, Abb. 13-4/1) ragt ein wenig über die er-

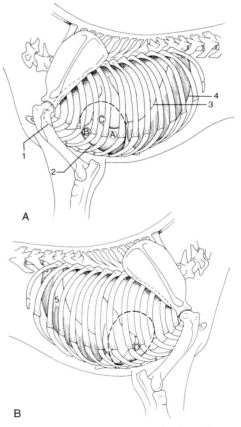

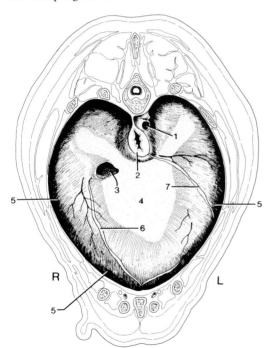

Abb. 13-3 Kranialansicht des Zwerchfells eines Hundes.

1, Aorta; 2, Ösophagus; 3, V. cava caudalis; 4, Centrum tendineum; 5, Pars sternalis und pars costalis des Zwerchfells; 6, Ansatzlinie der Plica venae cavae; 7, Ansatzlinie des kaudalen Mediastinums.

Abb. 13-4 Projektion der linken und rechten Herz- und Lungenoberfläche.

1, linke Lungenspitze (gestrichelte Linie) in der Cupula pleurae; 2, Herz; 3, Basalgrenze der Lunge; 4, Linie des Pleuraumschlags; 5, Zwerchfell. Buchstaben auf dem Herzen: Puncta maxima der Valva atrioventricularis sinistra (A); Valva trunci pulmonalis (B); Valva aortae (C) und Valva atrioventricularis dextra (D).

sten Rippen hinaus und zwar links etwas stärker als rechts. Die Pleurasäcke können bei perforierenden Wunden im unteren Halsbereich verletzt werden, dadurch kann ein Lungenkollaps (Pneumothorax) entstehen.

Der Übergang zwischen Pleura costalis und Pleura diaphragmatica, die Pleuraumschlagslinie (/4), stellt die kaudalste Position der Pleurahöhlen dar. Sie verläuft vom Sternum ausgehend, entlang dem achten Rippenknorpel, überquert die Mitte des neunten Rippenknorpels und geht dann in einen Bogen über, welcher vom Rippen-Rippenknorpelgelenk der elften Rippe zum Dorsalende der dreizehnten Rippe zieht. Die niedrigste Stelle für die Punktion der Pleurahöhle liegt in der Mitte des siebenten oder achten Interkostalraums, direkt über der Rippen-Rippenknorpelverbindung. Bei der Katze ist der achte Interkostalraum für diesen Zweck der optimalste (Abb. 13-5).

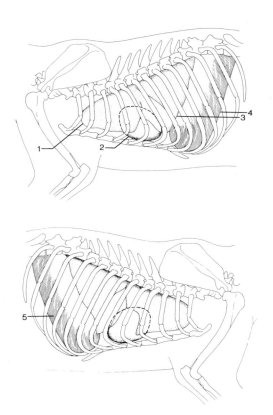

Abb. 13-5 Linke und rechte Projektion des Herzens und der Lunge der Katze.

1, rechte Lungenspitze; 2, Herz; 3, basale Lungengrenze; 4, Linie des Pleuraumschlags; 5, Zwerchfell.

Die Lungen

Der rechte Lungenflügel ist größer als der linke, er besitzt einen kranialen, einen kaudalen und einen akzessorischen Lappen; der linke Lungenflügel hat einen geteilten kranialen und einen ungeteilten kaudalen Lappen (Abb. 13-1/4, 12). Die einzelnen Lappen sind durch Fissuren so tief voneinander getrennt, daß sie nur über die Bronchi und Blutgefäße miteinander in Verbindung stehen. Diese Tatsache kann zu gelegentlichen Lappentorsionen im Zusammenhang mit einer Zwerchfellshernie oder anderen Verletzungen führen. Entsprechend der unterschiedlichen Größe der beiden Lungenflügel ist die Impressio cardiaca auf der Medialfläche der linken Lunge flach und auf der rechten Lunge tief. Obgleich auf der Höhe des ventralen Drittels des dritten Interkostalraums eine kleine Incisura cardiaca zwischen den beiden Teilen des Kraniallappens ausgebildet ist, bedeckt der linke Lungenflügel dennoch den Teil der lateralen Herzfläche, der für die tierärztliche Untersuchung von Bedeutung ist. Die Incisura cardiaca dextra (zwischen dem kranialen und dem mittleren Lappen), ist größer aber immer noch auf die Gegend des ventralen Endes des vierten Interkostalraums beschränkt; dies ist die für eine Herzpunktion empfohlene Stelle (rechter Ventrikel; Abb. 13-4/bei D).

Die Lobi pulmonales sind durch die sie bedeckende Pleura, welche am Lungenhilus mit der Pleura parietalis über das Lig. pulmonale in Verbindung steht, mit dem bloßen Auge nicht zu erkennen. Das linke Lig. pulmonale verbindet die mediale Fläche der Lunge kaudal des Hilus mit der Aorta. Das rechte zieht zum Ösophagus und erstreckt sich bis zu dessen Hiatus im Zwerchfell.

Die Strukturmerkmale der Lunge, wie sie in Röntgenaufnahmen der Brust gesehen werden, wurden bereits in Kapitel 4 (S. 181) beschrieben. Zusätzlich kann die Morphologie des Bronchialbaums mit Kontrastmedien dargestellt werden (Bronchogramm, Abb. 13-6).

Die Projektion der Lunge auf die seitliche Thoraxwand ergibt für die Auskultation und Perkussion ein dreieckiges Feld. Die kraniale Grenze dieses Dreiecks wird durch die fünfte Rippe repräsentiert (Kaudalrand des M. triceps und teres major); der palpierbare Lateralrand der Rückenmuskeln (von der fünften Rippe bis zum elften Interkostalraum) stellt die dorsale Grenze dar; die kaudoventrale (basale) Grenze (Abb. 13-4/3) verläuft von der Rippen-Rippenknorpelverbin-

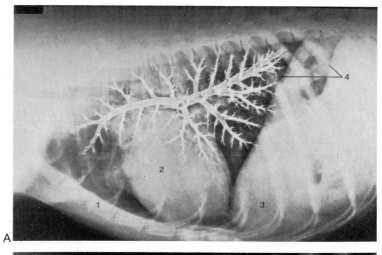
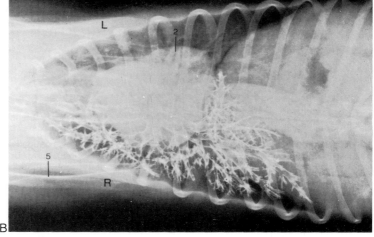

Abb. 13-6 Laterale (A) und ventrodorsale (B) Bronchographie der rechten Lunge des Hundes.

1, Sternum; 2, Herz; 3, Leber hinter dem Zwerchfell; 4, paarige Schatten der kranialen Ausdehnung des Zwerchfells; 5, Skapula.

dung der sechsten Rippe durch die Mitte der achten Rippe zum Dorsalende des elften Interkostalraums. Die Vordergliedmaße kann zur Vergrößerung des Feldes um etwa die Fläche zweier Rippen nach vorne gezogen werden.

Das Mediastinum

Das mit den Thoraxorganen in Verbindung stehende, und auch zwischen den Pleurasäcken gelegene Bindegewebe ist so spärlich ausgebildet, daß das Mediastinum an manchen Stellen auf eine ganz zarte Membran, welche nur aus den beiden rechten und linken Pleuralamellen besteht, reduziert ist.

Das kraniale Mediastinum ist dorsal breit, hier beherbergt es die Trachea und die Speiseröhre, welche dicht aneinander liegend durch den Brusteingang ziehen; ventral von diesen liegt die V. cava cranialis und der Truncus brachiocephalicus mit den zugehörigen Gefäßästen, beide sind in große Mengen von Fettgewebe eingebettet. Der Ventralteil des kranialen Mediastinums enthält Lymphknoten, Fettgewebe, die inneren Thoraxgefäße und beim jungen Tier die Thymusdrüse. Dieser Ventralabschnitt verschmälert sich nach der Rückbildung des Thymus, dadurch entsteht mehr Platz für die Kraniallappen der Lungen (Abb. 13-7).

Der Dorsalabschnitt des mittleren Mediastinums ist etwas schmäler als das Herz (Abb. 13-

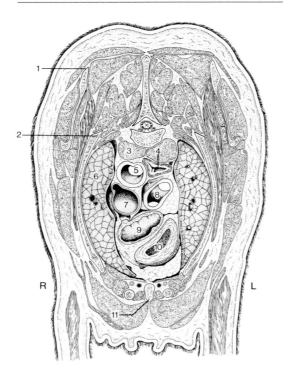
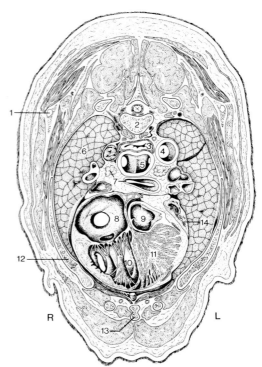

Abb. 13-7 Querschnitt durch den Rumpf auf Höhe des vierten Brustwirbels.

1, Dorsalrand der Skapula; 2, vierte Rippe; 3, M. longus colli; 4, Ösophagus; 5, Trachea; 6, Kraniallappen der rechten Lunge; 7, Vena cava cranialis; 8, Aortenbogen; 9, rechtes Herzohr; 10, rechter Ventrikel; 11, Sternum.

Abb. 13-8 Querschnitt durch den Rumpf auf Höhe des sechsten Brustwirbels.

1, Angulus caudalis scapulae; 2, sechster Brustwirbel; 3, Ösophagus; 4, Aorta; 5, Bifurcatio tracheae; 6, rechte Lunge; 7, tracheobronchale Lymphknoten und A. pulmonalis; 8, rechtes Atrium; 9, Ursprung der Aorta; 10, rechter Ventrikel; 11, Septum interventriculare; 12, fünfte Rippe; 13, Sternum; 14, linkes Herzohr.

8). Er enthält das letzte Stück der Trachea, den Ösophagus, den Aortenbogen, die Gewebe im Bereich der Lungenwurzel und Lymphknoten. Seine rechte Oberfläche ist ziemlich eben, die linke wird durch die Aorta (/4) nach lateral ausgebuchtet, dadurch entsteht an der benachbarten Lungenoberfläche eine Vertiefung. Der mittlere Abschnitt des Mediastinums enthält in diesem Bereich das Herz und das Perikard. Der Ventralabschnitt zwischen Perikard und Sternum ist für den Raum, den es einnimmt, zu groß, es ist daher in Falten gelegt und erinnert entfernt an das große Netz.

Der dreieckige Dorsalteil des kaudalen Mediastinums enthält die Aorta, die rechte Vena azygos und, mehr ventral, die Speiseröhre (Abb. 13-9). Der dünne Ventralteil (/13) ist an der Kaudalfläche des Herzbeutels und des Zwerchfells entlang einer Linie, welche so weit nach links verlagert ist, daß das Mediastinum die laterale Thoraxwand in der Nähe der neunten Rippen-Rippenknorpelverbindung (Abb. 13-3/7) berührt, befestigt. Das Mediastinum läßt mit dem bloßen Auge keine Fenestrierung erkennen, die zwei Pleurasäcke können daher als abgeschlossene unabhängige Höhlen betrachtet werden.

Das rechteckige Cavum mediastini serosum (Abb. 13-10/2) liegt zwischen dem Zwerchfell und der Wurzel der rechten Lunge auf der rechten Seite des Ösophagus. Teile von den Organen der Bauchhöhle können als Folge einer angeborenen Anomalie oder eines Traumas in diesen Raum eintreten.

Die Plica venae cavae hat die schon bekannte Lage und hilft den großen Raum (Recessus mediastini), welcher durch den Lobus accessorius der Lunge eingenommen wird, zu begrenzen (Abb. 13-11).

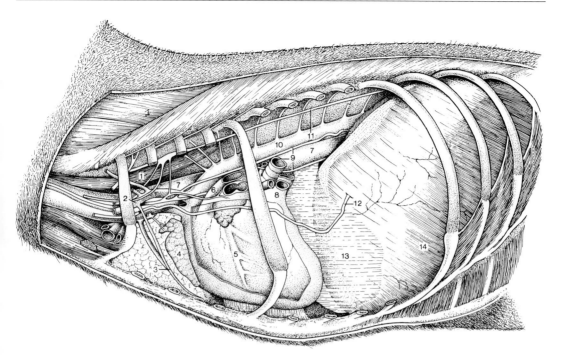

Abb. 13-9 Linke Lateralansicht der Thoraxhöhle; die Lunge und der größte Teil des Perikards sind entfernt.
1, M. longus colli; 2, A. subclavia dextra; 3, A. und V. thoracica interna; 4, Thymus; 5, Gefäße innerhalb des Sulcus interventricularis paraconalis; 6, Truncus pulmonalis; 7, Ösophagus; 8, Venae pulmonales in das linke Atrium mündend; 9, linker Bronchus principalis und dorsale und ventrale Vagusstämme; 10, Aorta; 11, Truncus sympathicus; 12, N. phrenicus; 13, kaudales Mediastinum; 14, Zwerchfell.

Das Herz

Das Herz des Hundes ist ovoid. Seine Längsachse bildet mit dem Sternum einen Winkel von 45°; daher ist die Herzbasis nach kraniodorsal gerichtet, die stumpfe Spitze liegt in der Nähe der Verbindung zwischen Sternum und Zwerchfell, etwas links der Mittelebene (Abb. 13-12). Der Winkel variiert mit der Form des Thorax; er ist in tiefen Brustkörben größer als in faßförmigen. Das Herz ist bei Rassen mit tiefer Brust mehr konisch geformt. Es ist etwas nach links geneigt. Da in diesem Bereich nur wenig Lungengewebe angelagert ist, sind Herztöne deutlicher zu hören.

Das relative Herzgewicht beträgt durchschnittlich 0,7% des Körpergewichts; aber sowohl das absolute als auch das relative Herzgewicht variieren beträchtlich. Hunde, die für die Jagd oder für Rennen trainiert werden, haben Herzen, die dreimal schwerer sind als die von fetten und weniger sportlich aktiven Individuen vergleichbarer Größe.

Das Perikard weist, abgesehen von einem langen und relativ starken Lig. phrenicopericardiacum, welches mit der Pars sternalis des Zwerchfells in Verbindung steht, keine Besonderheiten auf. Dieses Band ermöglicht der Spitze des Hundeherzens eine im Vergleich zu größeren Hunderassen, bei denen das Perikard fest an das Sternum geheftet ist, größere Bewegungsfreiheit.

Die linke Fläche des Herzens ist durch die Herzohren, welche den Truncus pulmonalis umfassen, und durch den Sulcus interventricularis paraconalis unterhalb der Kranzfurche gekennzeichnet (Abb. 13-9). Die rechte Fläche zeigt die Atrien und den Sulcus interventricularis subsinuosus. Keine der beiden Flächen ist exakt auf die betreffende Körperseite hin gerichtet; so ist die linke Herzfläche ein wenig gegen das Sternum und die rechte mehr gegen die Brustwirbel gedreht. Auf einem laterolateralen Röntgenbild zeigt die Peripherie des Herzschattens daher gegen den Uhrzeigersinn betrachtet: rechtes Herzohr, rechter Ventrikel, linker Ventrikel und

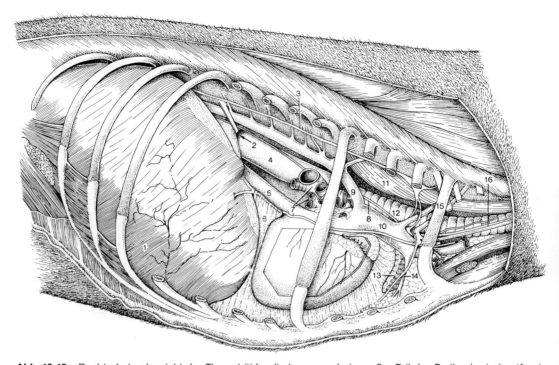

Abb. 13-10 Rechte Lateralansicht der Thoraxhöhle; die Lunge und ein großer Teil des Perikards sind entfernt.
1, Zwerchfell; 2, Cavum mediastini serosum; 3, Truncus sympathicus; 4, Ösophagus; 5, V. cava caudalis; 6, Plica venae cavae; 7, Radix pulmonis und N. phrenicus; 8, N. vagus dexter; 9, Vena azygos dextra; 10, V. cava cranialis; 11, M. longus colli; 12, Trachea; 13, Thymus; 14, A. und V. thoracica interna; 15, erste Rippe; 16, Truncus vagosympathicus.

linkes Atrium (Abb. 13-12/1–4); ein dorsoventrales Röntgenbild (umgekehrt betrachtet) läßt folgendes erkennen: rechtes Atrium, rechter Ventrikel, linker Ventrikel und Truncus pulmonalis (/5, 2, 3, 6). Die Herzspitze wird nur von der Wand des linken Ventrikels gebildet.

Es ist von großer Bedeutung, die Beziehung der einzelnen Teile des Herzens zu markanten Punkten auf der Körperoberfläche zu kennen. Das Herz erstreckt sich von der dritten Rippe zum sechsten Interkostalraum, letztere Begrenzungslinie trifft ungefähr mit dem kranialsten Punkt des Zwerchfells zusammen (/A). Die Projektion der Herzbasis trifft auf die Mitte der vierten Rippe und der dorsale Teil des Herzens erreicht ungefähr die Linie, welche das Akromion mit dem Ventralende der letzten Rippe verbindet. Die Herzspitze liegt auf der linken Seite der zweitletzten Sternebra (Abb. 13-4). Der Herzschlag ist am stehenden Hund auf beiden Seiten im unteren Drittel des fünften oder sechsten Interkostalraums zu fühlen. Die Hauptkontraktionen sollen am stärksten im unteren Drittel oder Viertel des vierten oder fünften Interkostalraums sein und zwar links etwas stärker als rechts. Das Lig. arteriosum, welches an der Stelle liegt, wo der Truncus pulmonalis vom linken Vagus überquert wird, läßt sich im Bereich der vierten Rippe lokalisieren (Abb. 13-9). Dieses Detail ist für die Diagnose und die chirurgische Behandlung der am häufigsten vorkommenden Anomalien des kardiovaskulären Systems des Hundes, dem Ductus arteriosus persistens, von Bedeutung. Unter anderem weist sich diese Mißbildung durch ein charakteristisches, sog. Maschinengeräusch, aus. Dieser Fehler kann durch die Ligatur des Ductus arteriosus beseitigt werden.

Das Herz steht im Bereich einer dreieckigen Fläche mit der ventralen Thoraxwand in Verbindung. Die kraniale Basis dieses Dreiecks überquert das Sternum auf der Höhe der vierten Rippenknorpels, die Herzspitze liegt in der Nähe des linken siebten Rippenknorpels. Die dünnwandige rechte Herzkammer kann auf der Höhe der Rippen-Rippenknorpelverbindung im rechten vierten oder fünften Interkostalraum punktiert

Der Thorax der Fleischfresser   449

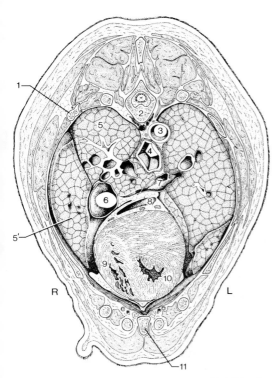

Abb. 13-11 Querschnitt durch den Rumpf in Höhe des siebten Brustwirbels.

1, sechste Rippe; 2, siebter Brustwirbel; 3, Aorta; 4, Ösophagus; 5, kranialer Lappen; 5', mittlerer Lappen der rechten Lunge; 6, Vena cava caudalis; 7, Venae pulmonales zum linken Atrium ziehend; 8, große Herzvene; 9, rechter Ventrikel; 10, linker Ventrikel; 11, Sternum.

werden. Jedoch sollte hierbei beachtet werden, daß bei gut genährten Hunden das Herz im ventralen Mediastinum durch Fettgewebe vom Sternum weggedrängt sein kann.

Das Herz des Hundes kann leicht auskultiert werden, weil es in wesentlich geringerem Maße von der Vordergliedmaße bedeckt wird als bei den meisten anderen Tierarten, außerdem kann das Phonendoskop in die Achselhöhle geschoben werden. Die Puncta maxima, Orte für die optimale Wahrnehmbarkeit der Herzklappentöne, können folgendermaßen zusammengefaßt werden: Valva atrioventricularis sinistra – tief (an der Rippen-Rippenknorpelverbindung) im linken fünften Interkostalraum; Valva trunci pulmonalis – tief, im linken dritten Interkostalraum; Valva aortae – hoch (unmittelbar unter der Horizontalebene durch das Schultergelenk) im linken vierten Interkostalraum; Valva atrioventricularis dextra – tief, im rechten dritten oder vierten Interkostalraum. Diese Erkenntnisse wurden mit Hilfe von Obduktionsbefunden von Hunden mit Klappenschäden bestätigt. Die Auskultationsbefunde stimmen möglicherweise nicht exakt mit den wirklichen Projektionen der Klappen auf die Brustwand überein (Abb. 13-4/A–D).

In Nordamerika sind viele Hunde vom großen Herzwurm (*Dirofilaria immitis*) befallen, dieser schädigt den Truncus pulmonalis und in schweren Fällen den rechten Ventrikel, das Atrium und die V. cava caudalis.

Das *Herz der Katze* erstreckt sich von der dritten und vierten bis zur sechsten und siebten Rippe. Beim stehenden Tier wird nur eine kleine Fläche des Herzens von der Vordergliedmaße bedeckt, da der M. triceps nicht weiter als bis zur vierten Rippe reicht. Die Längsachse des Herzens bildet mit dem Sternum einen steileren Winkel als beim Hund, dies rührt von einer größeren Kontaktzone mit dem Sternum her. Die Herzkontraktionen sind in der Nähe der Ventralenden der vierten bis sechsten Rippe auf der linken Seite, und der fünften Rippe auf der rechten Seite am stärksten wahrzunehmen (Abb. 13-13). Die entsprechenden Puncta maxima sind folgendermaßen definiert: Valva atrioventricularis sinistra – über dem linken sechsten Rippenknorpel; Valva trunci pulmonalis und Valva aortae – hoch, im linken vierten Interkostalraum; und für die Valva atrioventricularis dextra – tief, im rechten fünften Interkostalraum; eine Herzpunktion ist schwierig, weil das Organ so klein ist; eine Kanüle, die von rechts auf jeder Seite der fünften Rippen-Rippenknorpelverbindungen eingeschoben wird, sollte einen Ventrikel treffen.

Ösophagus, Trachea und Thymus

Die *Speiseröhre* mündet links der Trachea in die Brusthöhle und nimmt allmählich eine mehr mediane Position ein, indem sie innerhalb des Mediastinum craniale auf die Dorsalfläche der Luftröhre zu liegen kommt. Sie steht hier mit der A. subclavia sinistra in Verbindung, welche zwischen ihr und der linken Lunge liegt (Abb. 13-9/ 7, 2). Der Ösophagus überquert das Herz, indem er zuerst der Trachea und dann dem linken Stammbronchus dorsal anliegt, zwischen dem Aortenbogen (auf der linken) und der Vena azygos (auf der rechten Seite). Seine Fähigkeit sich auszudehnen ist örtlich durch diese Gefäße ein-

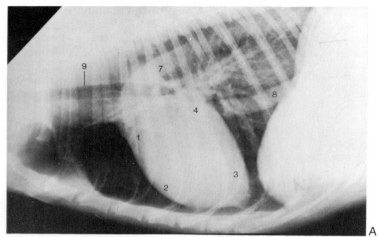

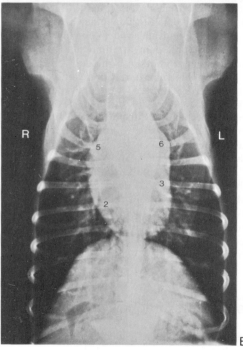

Abb. 13-12 Laterale (A) und ventrodorsale (B) Ansicht der Position des Hundeherzens.

1, rechtes Herzohr; 2, rechter Ventrikel; 3, linker Ventrikel; 4, linkes Atrium; 5, rechtes Atrium; 6, Truncus pulmonalis; 7, Aorta; 8, V. cava caudalis; 9, Trachea.

geschränkt und der leichte Knick, den er über der Bifurcatio tracheae macht, prädisponiert diesen Teil für eine Obstruktion durch Fremdkörper. Eine schwerwiegendere Funktionsstörung des Ösophagus (und der Trachea) ergibt sich aus einer Anomalie, in welcher der rechte Aortenbogen als ein Teil eines einschnürenden Gefäßringes – zusammengesetzt aus der rechts dorsal gelegenen Aorta sowie dem Lig. arteriosum auf der linken Seite und dem Truncus pulmonalis bzw. der rechten A. pulmonalis auf der ventralen Seite – bestehen bleibt (Abb. 7-2/D). Kaudal der Bifurcatio tracheae liegt der Ösophagus eingeschlossen zwischen den Kaudallappen beider Lungenflügel, zunächst auf dem linken Atrium und dann auf dem Lobus accessorius (Abb. 13-11/4). Er zieht durch den Hiatus im Zwerchfell, welcher ventral des zehnten Brustwirbels liegt; die Einengung des Lumens läßt hier eine weitere Prädilektionsstelle für Obstruktionen entstehen.

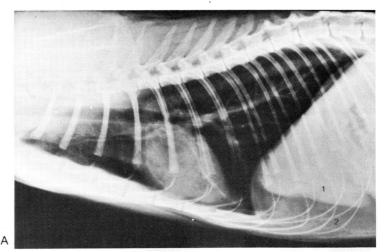

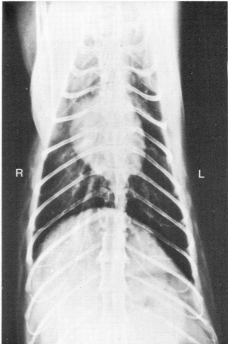

Abb. 13-13 Laterale (A) und ventrodorsale (B) Ansicht der Lage des Katzenherzens. Die Ventralenden der fünften und sechsten Rippe liegen auf dem Herzschatten in A.

1, Leber; 2, von Fettgewebe umgebenes Lig. falciforme.

Die Speiseröhre ist nur kaudal des Herzens von einer regelmäßigen Serosa überzogen. Kranial des Herzens kann die Speiseröhre chirurgisch leichter von der linken Seite erreicht werden; kaudal des Herzens ist dies von beiden Seiten möglich. Ein Eingriff von rechts wird mit Vorliebe oberhalb der Herzbasis vorgenommen, weil man hier die Vena azygos, im Gegensatz zur rechts gelegenen Aorta unterbinden kann, ohne Schaden anzurichten. Die Tunica muscularis der Speiseröhre besteht aus quergestreifter Muskulatur; über die gesamte Länge der Speiseröhre des Hundes (nicht der Katze) sind Submukosadrüsen verteilt. Die Schleimhaut ist in longitudinale Falten gelegt; bei der Katze sind anstatt dieser, kaudal des Herzens kurze schräge Falten zu sehen. Die Longitudinalfalten sind für die charakteristischen Linien verantwortlich, die auf Röntgenbildern im Anschluß an die Verabreichung von Bariumbrei zu sehen sind. Die schrägen Falten bewirken ein Fischgrätenmuster (Abb. 13-14). Die Blutversorgung der Pars thoracica der Speiseröhre erfolgt über die A. bronchooesophagea und außerdem über Äste, die direkt aus der Aorta kommen; der Kaudalabschnitt erhält zusätzlich Blut von der A. gastrica sinistra.

Über die *Trachea* braucht nicht viel gesagt zu werden. Am Eingang in die Brusthöhle liegt sie dem M. longus colli an und verlagert sich dann in Höhe des Aortenbogens auf die Ventralseite der Speiseröhre (Abb. 13-8). Dieser Positionswechsel bewirkt einen spitzen Winkel zwischen Luftröhre und Wirbelsäule, der nach kaudal offen ist und der in latero-lateralen Röntgenbildern (Abb. 13-12/9 und 13-13) deutlich zu sehen ist. Veränderungen an diesem Winkel verraten Abnormalitäten in den benachbarten mediastinalen Strukturen. Kranial des Herzens steht die Trachea über ihre Ventralfläche mit den großen Gefäßen in Verbindung, hauptsächlich mit dem Truncus brachiocephalicus, den Aa. carotides communes und der kranialen Hohlvene. Die Bifurcatio tracheae liegt ventral des fünften Brustwirbels über der Herzbasis. Der linke Bronchus principalis liegt geringfügig weiter dorsal als der rechte, obgleich er von der Speiseröhre überlagert wird.

Beim Hund liegt der *Thymus* im ventralen Abschnitt des kranialen Mediastinums, er dehnt sich vom Brusteingang bis zum Perikard, durch welches er eingedellt wird (Abb. 13-9/4). Zu einem Teil erstreckt er sich bis auf die linke Fläche des Perikards, was in dorsoventralen Röntgenbildern von Hunden, die jünger als ein Jahr sind, zu einem charakteristischen Schatten (segelförmig) führt. Der Thymus besteht aus einem rechten und einem linken Lappen, er ist in lebensfri-

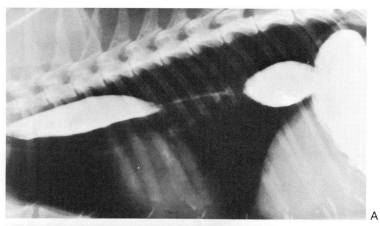

A

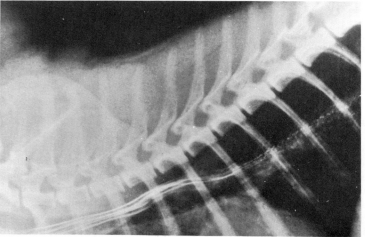

B

Abb. 13-14 Kontrastmittel im Ösophagus des Hundes (A) und der Katze (B). Beachte das Fischgrätenmuster, welches durch die schrägen Schleimhautfalten im Kaudalteil des Ösophagus der Katze hervorgerufen wird.

schem Zustand rosarot und deutlich lobuliert. Am stärksten entwickelt ist er im Alter von 6–8 Wochen; die Rückbildung setzt um den vierten Monat ein (wenn die bleibenden Zähne durchbrechen), sie wird jedoch nie abgeschlossen. Thymusneoplasmen können auf die kraniale Vena cava und den Ösophagus am Brusteingang drücken.

Die großen Gefäße und Nerven im Thorax

Die *Aorta* entspringt aus dem Zentrum der Herzbasis zwischen dem Truncus pulmonalis auf der linken und dem Atrium dextrum auf der rechten Seite. Sie ist auf dieser Höhe leicht erweitert (Bulbus aortae) und schafft damit den nötigen Raum für die Valva aortae in ihrem Inneren (Abb. 13-15/4).

Die Aorta verläuft kraniodorsal bevor sie sich nach kaudal wendet, um dann der Wirbelsäule in Richtung Zwerchfell zu folgen (Abb. 13-9/10). Aus der Konvexität des Bogens entspringt der *Truncus brachiocephalicus* und kurz danach die linke A. subclavia (/2). Der Truncus liegt ventral des Ösophagus und der Trachea, er gibt die beiden Aa. carotides communes ab, welche diese Organe durch die Thoraxöffnung begleiten und läuft sodann als A. subclavia dextra weiter. Diese zieht allmählich auf die rechte Seite hinüber, bevor sie sich um den kranialen Rand der ersten Rippe windet, um als A. axillaris in die Vordergliedmaße einzutreten. Der Arcus aorticus ist auf laterolateralen Röntgenbildern ein gut sichtbares Strukturmerkmal (Abb. 13-12/7).

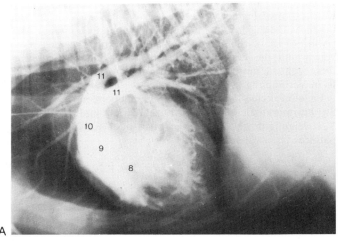

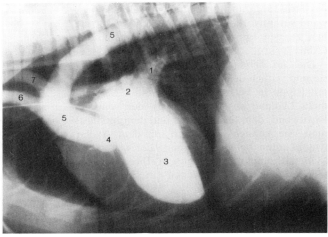

Abb. 13-15 Kontrastmittel im rechten (A) und linken (B) Ventrikel und in den großen Gefäßen. Der Katheter ist in die V. cava cranialis eingeführt.

1, Vv. pulmonales; 2, Atrium sinistrum; 3, Ventriculus sinister; 4, Position der Valva aortae; 5, Aorta; 6, Truncus brachiocephalicus; 7, A. subclavia sinistra; 8, Ventriculus dexter; 9, Position der Valva pulmonalis; 10, Truncus pulmonalis; 11, Aa. pulmonales.

Der *Truncus pulmonalis* entspringt aus dem linksgelegenen kranialen Bereich der Herzbasis, links der Aorta. Er verläuft dorsokaudal bevor er sich in die divergierenden beiden Aa. pulmonales aufteilt (Abb. 13-15/A,10, 11). Kurz vor seiner Verzweigung ist er mit der Aorta über das Lig. arteriosum verbunden.

Die *Vena cava cranialis* verläuft ventral der Trachea, rechts des Truncus brachiocephalicus. Sie wird durch die Vereinigung der zwei Venae subclaviae gebildet, welche ihrerseits Zuflüsse aufnehmen, die entsprechend der sie begleitenden Arterien benannt sind (Abb. 13-10/10).

Die *Vena cava caudalis* überbrückt die kurze Distanz zwischen dem rechten Atrium und dem Zwerchfell innerhalb der Plica venae cavae. Sie stellt ein auffallendes Strukturmerkmal auf laterolateralen Röntgenbildern der Brust dar (Abb. 13-12/8).

Der Hund besitzt eine *Vena azygos dextra*, welche dorsal in die V. cava cranialis kurz vor deren Mündung in den rechten Vorhof mündet (Abb. 13-10/9). Sie nimmt dorsale Interkostalvenen und die ersten Lumbalvenen auf, über diese steht sie mit dem Plexus vertebralis ventralis in Verbindung (S. 343).

Es sind keine besonders hervorzuhebenden Strukturmerkmale hinsichtlich Lage, Verlauf und Verzweigung des N. phrenicus, vagus oder sympathicus zu erwähnen.

Lymphstrukturen des Thorax

Unter der Pleura kann am Dorsalende des fünften Interkostalraums ein einziger *Ln. intercostalis* gefunden werden. Er ist für die Drainage der Strukturen im Bereich der dorsalen Thoraxwand verantwortlich. Die efferenten Gefäße ziehen zu den kranialen Mediastinallymphknoten (Abb. 7-47/6).

Die *Lnn. sternales* sind groß – bis zu 2 cm lang –, sie sind seitlich des Sternums auf Höhe der zweiten Rippe in Fettgewebe eingebettet. Sie sammeln Lymphe aus den Muskeln der ventralen Brustwand, dem Diaphragma und dem Mediastinum. Sie können zusammen mit dem Axillarlymphknoten bei der Drainage der ersten drei Mammarkomplexe beteiligt sein. Ihre efferenten Gefäße ziehen zu den Venen am Brusteingang (/10).

Die *Lnn. mediastinales craniales* sind in unterschiedlicher Weise mit den großen Blutgefäßen kranial des Herzens verbunden. Sie sind für die Lymphdrainage der Organe des Mediastinums (die Tracheobronchalknoten inbegriffen) und der tiefen Muskeln an der Basis des Halses zuständig. Ihr Abfluß erfolgt in die Venen am Brusteingang (/8).

Die *Lnn. tracheobronchales* (Abb. 13-8/7 und 7-48) verbreiten sich über die Endaufzweigung der Trachea und die Bronchi principales. Ihr tributäres Gebiet umfaßt die Lunge und auch die Gewebe des Mediastinums sowie einen Teil des Zwerchfells. Ihre Vasa efferentia ziehen zu den kranialen Lnn. mediastinales.

Der dünnwandige *Ductus thoracicus* entsteht zwischen den Pfeilern des Zwerchfells als Fortsetzung der Cisterna chyli. Er begleitet die Aorta und die V. azygos nach kranial und zieht auf Höhe des Herzens schräg nach links, indem er den Ösophagus überquert, um im kranialen Mediastinum auf dessen linke Seite zu gelangen. Er folgt nun dem Ösophagus zum Brusteingang, wo er in eine der großen Venen einmündet. Der Gang, der beim mittelgroßen Hund einen Durchmesser von 2–3 mm aufweist, kann auch plexiform sein (Abb. 7-49).

Ausgewählte Literatur

Ammann, K.: Zur Thoraxchirurgie des Hundes und der Katze und deren anatomischen Grundlagen. Schweiz. Arch. Tierheilkd. 111: 615–621, 1969.

Douglas, S. W.: Radiology of the normal canine thorax. J. Small Anim. Pract. 11: 669–678, 1970.

Grandage, J.: The radiology of the dog's diaphragm. J. Small Anim. Pract. 15: 1–17, 1974.

Habel, R. E.: Applied Veterinary Anatomy, 2nd ed. Ithaca, 1981, p. 183. [Published by the author.]

Habermehl, K.-H.: Die Verlagerungen der Bauch- und Brustorgane des Hundes bei verschiedenen Körperstellungen. Zentralbl. Vet. Med. 3: 1–43; 172–204, 1956.

Marthen, G.: Über die Arterien der Körperwand des Hundes. Morph. Jb. 84: 187–219, 1939.

Myer, W.: Radiographic review: The mediastinum. Am. Vet. Radiol. Soc. 19: 197–202, 1978.

Reed, J. H.: Esophagus. In: Archibald, J. (ed.): Canine Surgery, 2nd Archibald ed. Santa Barbara, American Veterinary Publications, 1974, pp. 481–504.

Schummer, A., H. Wilkens, B. Vollmerhaus, and *K.-H. Habermehl:* The Circulatory System, the Skin, and the Cutaneous Organs of the Domestic Mammals. New York, Springer, 1981, pp. 43–45.

Spencer, C. P., N. Ackermann, and *J. K. Burt:* The canine lateral thoracic radiograph. Vet. Radiol. 22: 262–266, 1981.

Suter, P. F.: Thoracic Radiography: A Text Atlas of Thoracic Diseases of the Dog and Cat. Davis, California, Stonegate Publishing, 1984.

Toombs, J. P., and *P. N. Ogburn:* Evaluating canine cardiovascular silhouettes: Radiographic methods and normal radiographic anatomy. Comp. Contin. Ed. 7: 579–587, 1985.

Kapitel 14

Das Abdomen der Fleischfresser

Struktur und Oberflächenanatomie

Die Kranialgrenze der von außen sichtbaren Bauchwand kann leicht durch Palpation der letzten Rippe und des Rippenbogens bestimmt werden, dagegen ist die Kaudalgrenze schwieriger zu finden, da nur der Ventralteil (Pecten ossis pubis) des knöchernen Rings, welcher den Eingang zur Beckenhöhle umgibt, zwischen den Oberschenkeln ertastet werden kann. Die Darmbeinflügel, die zwar deutliche morphologische Bezugspunkte darstellen, liegen über dem Niveau der Bauchwand und sind schon als Teil des Rückens anzusehen. Die starken Muskelportionen über den Lendenquerfortsätzen sind palpierbar, nicht jedoch die Fortsätze selbst. Die Spitzen der Procc. spinosi stellen ein Hilfsmittel für die Identifizierung einzelner Wirbel dar.

Die Bauchhöhle ist natürlich geräumiger als die o. a. Grenzlinien vermuten lassen, da das Zwerchfell mit seinem Kranialende sich bis weit in den Brustkorb vorwölbt. Die Organe dieses intrathorakalen Teils der Bauchhöhle sind nicht nur durch die Rippen geschützt sondern werden auch zum Teil von den Kaudallappen der Lunge überlagert. Die Bauchhöhle ist relativ weniger voluminös als bei den großen Haustieren und hat hin und wieder die Form eines Kegels mit einer knollenförmigen kranialen Basis (Abb. 2-2). Die Längsachse des Kegels ist nach kranioventral geneigt, wobei der Neigungswinkel beträchtlich variiert; er ist bei den Rassen mit tiefer Brust am steilsten. Ausgenommen bei dicken Individuen und hochträchtigen oder laktierenden Hündinnen, verläuft die ventrale Bauchwand vom Sternum zum Pecten ossis pubis in einer geraden oder leicht konkaven Linie. Hundezüchter benutzen den Ausdruck „aufgezogen", um Tiere mit einer im Lendenbereich besonders flachen Bauchhöhle zu beschreiben. Die Hautfalte, welche die Flanke mit dem Kniegelenk verbindet (Kniefalte), neigt dazu, diesen flachen Teil des Bauches zu verbergen. Oberflächliche Lymphknoten können in der Leistengegend lateral des Bulbus glandis des Penis bzw. in einer vergleichbaren Position auch bei der Hündin getastet werden (Abb. 14-1/B,10).

Fortgeschrittene Trächtigkeit vergrößert das Abdomen sowohl in der Tiefe als auch in der Breite und läßt es eher zylindrisch als faßförmig erscheinen. Die *Milchdrüsen* tragen während dieser Zeit ihren Teil zur Konturbildung bei. Auf der Ventralfläche des Rumpfes sind 5 Paare von Mammarkomplexen – gelegentlich können vier oder manchmal sechs Drüsenpaare ausgebildet sein – angelegt. Bei der Katze sind normalerweise vier Drüsenpaare vorhanden (Abb. 10-31/B, C). Von den Mammarkomplexen liegen jederseits zwei thorakal, zwei abdominal und einer inguinal. Die Milchdrüseneinheiten sind oft alternierend angeordnet, so daß bei Seitenlage der Hündin jede Zitze von den Welpen leicht erreicht werden kann. Die Mammarkomplexe sind bei der noch nicht trächtig gewesenen Hündin sehr klein, sie sind bei Hündinnen, die geworfen haben bzw. die nicht trächtig oder nicht laktierend sind, stark zurückgebildet. Sie sind mit Haaren bedeckt, die so lang sein können, daß sie die Zitzen verdecken. Die Zitzen bleiben bei trächtig gewesenen Tieren vergrößert, sie werden bei ventrodorsalen Röntgenaufnahmen auf die Organe der Bauchhöhle projiziert. Die Zitzen, die in rudimentärer Form auch beim Rüden vorkommen, sind haarlos, sie besitzen an ihren Spitzen ca. 10 feine Öffnungen, durch welche die Milch gesaugt wird.

Das Gesäuge ist um die Zeit der Geburt und während des Säugens sehr groß ausgebildet; wenn die einzelnen Mammarkomplexe funktionsbedingt angeschwollen sind, schwingen sie bei jeder Körperbewegung mit, sie sind äußerlich mit den jeweils benachbarten Gesäugeabschnitten verschmolzen.

Die Blutgefäßversorgung des Gesäuges variiert zwar im Detail, stammt jedoch hauptsächlich aus den Aa. thoracicae laterales und internae und aus der A. pudenda externa; zusätzlich können auch kleinere Gefäße anderer Herkunft beteiligt sein. In den meisten Fällen werden die drei kranialen Drüsenkomplexe jederseits kraniolateral von der

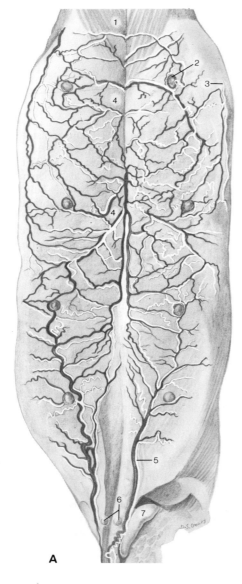

A

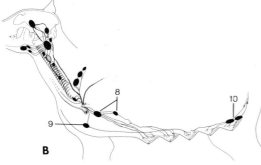

B

A. thoracica lateralis (aus der A. axillaris) und in der Tiefe durch die A. epigastrica cranialis superficialis sowie von Ästen der Aa. intercostales (beide aus der A. thoracica interna stammend) versorgt. Für die kaudalen zwei Mammarkomplexe sind die A. epigastrica caudalis superficialis (aus der A. pudenda externa kommend) und die Äste der A. abdominalis cranialis bzw. der A. circumflexa ilium profunda zuständig. Die Venen haben den gleichen Verlauf wie die Arterien. Arterien und Venen anastomosieren ständig und bilden so arterielle bzw. venöse Gefäßplexus. (Abb. 14-1/A).

Die Lymphe der drei kranialen Mammarkomplexe fließt zu den Lnn. axillares, axillares acessorii und sternales, die der kaudalen zwei (gelegentlich auch drei) Mammarkomplexe fließt zu den Lnn. inguinales superficiales, die dorsokaudal des inguinalen Mammarkomplexes liegen. Die Lymphbahnen sind unregelmäßig, einige können über die Mittellinie wechseln. Die Lnn. inguinales supff. und die kaudalen Mammarkomplexe sind dem Proc. vaginalis benachbart (/7), dieser kann bei Operationen verletzt werden, was zu einer unbeabsichtigten Öffnung der Peritonealhöhle führen kann.

Die Bauchwand

Die ventrolaterale Bauchwand ist, abgesehen von einigen wenigen Besonderheiten, so aufgebaut, wie dies im allgemeinen Teil dargestellt worden ist. Da bei Hunden und Katzen sehr häufig die Bauchchirurgie durchgeführt wird, ist es wichtig, mit Details der Bauchhöhle vertraut zu sein, es ist außerdem empfehlenswert, die weiter oben abgehandelte allgemeine Beschreibung der Bauchorgane (S. 59) zu wiederholen. Die wichtigsten Unterscheidungsmerkmale betreffen die Linea alba und die Rektusscheide; diese sollen

Abb. 14-1 Blut- und Lymphgefäßversorgung der Mammarkomplexe (Gesäuge). A, Ventralansicht; das inguinale Drüsenpaar ist zum Teil entfernt worden, um Gefäße und den Proc. vaginalis darzustellen. B, Lateralansicht regionaler Lymphknoten.

1, M. pectoralis profundus; 2, erste Zitze der linken Seite; 3, Äste der A. thoracia lateralis; 4, Äste der A. epigastrica cranialis superficialis; 5. Aa. epigastricae caudales superficiales; 6, Zitzen der inguinalen Drüsenkomplexe; 7, Processus vaginalis; 8, Ln. axillaris und Lnn. axillares accessorii; 9, Ln. sternalis; 10. Lnn. inguinales superficiales. (A. nach Marthen, 1939.)

hier nun etwas ausführlicher dargestellt werden, weil die meisten Schnitte zur Öffnung der Bauchhöhle median oder paramedian dieser Linie angelegt werden müssen. Auch der Inguinalkanal muß noch einmal beschrieben werden.

Die *Linea alba* ist die bindegewebige Naht, in der die Aponeurosen der rechten und linken schiefen Bauchmuskeln sowie der querverlaufenden Bauchmuskeln zusammentreffen. Sie erstreckt sich vom Proc. xiphoideus zum Schambeinkamm und umfaßt etwa auf Höhe des dritten Lendenwirbels den Nabel. Der M. rectus abdominis ist beiderseits so locker in die Rektusscheide eingefügt, daß sein Medialrand leicht von der Linea alba weg zur Seite geschoben werden kann. Die Linea alba ist kranial des Nabels (Abb. 14-12/11) ca. 1 Zentimeter breit, wird kaudal dieser Stelle allmählich schmäler und geht schließlich in ihrem kaudalen Drittel in eine kaum mehr sichtbare Linie über (Abb. 2-25). Schnitte im Bereich der Linea alba treffen weder Muskeln noch Gefäße und Nerven; ein weiterer Vorteil für die Eröffnung der Bauchhöhle in diesem Bereich ist der, daß das Peritoneum sich nicht von den medianen Kanten der Schnittfläche zurückzieht, wie das anderswo der Fall ist. Das Lig. falciforme und das mediane Harnblasenband sind an der Dorsalfläche der Linea alba befestigt und zwar kranial bzw. kaudal des Nabels. Das Lig. falciforme, welches das Lig. teres (als Überbleibsel der V. umbilicalis) in seinem freien Rand enthält, weist oft eine Menge Fettgewebe auf, dieses erstreckt sich bis zum Zwerchfell und erschwert damit das Heilen von Schnitten im Bereich der Bauchmittellinie. Nabelbrüche, die oft mit einer überbreiten Linea alba und mit hyperplastischer Rektusmuskulatur assoziiert sind, kommen häufig vor.

Die *Rektusscheide* wird durch die Aponeurosen der schiefen und querverlaufenden Bauchmuskeln gebildet. Die einfachsten Verhältnisse werden bei Großtieren beobachtet, hier bilden

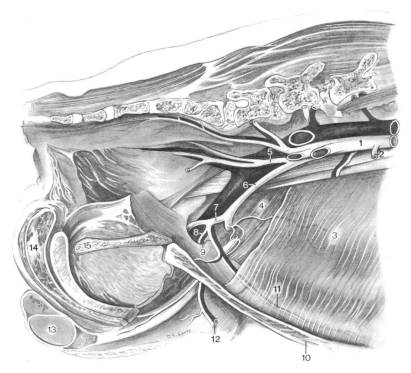

Abb. 14-2 Bauchwand und Beckenhöhle eines männlichen Tieres; Darstellung der Aortenaufzweigung; Medialansicht.

1, Aorta; 2, A. mesenterica caudalis; 3, M. transversus abdominis; 4, M. obliquus internus abdominis; 5, A. iliaca interna; 6, A. iliaca externa; 7, A. profunda femoris; 8, Truncus pudendoepigastricus; 9, Anulus inguinalis profundus; 10, M. rectus abdominis; 11, A. epigastrica caudalis; 12, A. pudenda externa; 13, linker Hoden; 14, Bulbus penis; 15, Symphysis pelvis. (Umgezeichnet nach Marthen, 1939.)

die miteinander verschmolzenen Sehnenplatten der schiefen Bauchmuskeln das äußere Blatt und die Sehnenplatte des M. transversus abdominis das innere Blatt der Rektusscheide. Beim Hund gibt der kraniale Abschnitt der Aponeurose des M. obliquus abdominis internus eine zusätzliche Sehnenplatte an das tiefe Blatt der Rektusscheide ab (Abb. 2-22/A). Am kaudalen Bauchende zieht die kaudalste Portion der Aponeurose des M. transversus abdominis zum Außenblatt der Rektusscheide, das bedeutet, daß die Dorsalfläche des geraden Bauchmuskels nur von der Fascia transversalis und dem Peritoneum bedeckt wird (Abb. 2-22/B und 14-2). Der M. rectus abdominis ist nur an den Intersectiones tendineae mit seiner Scheide verbunden.

Die ventrale Bauchwand wird jederseits von vier *Arterien* versorgt. Zwei kommen von der Gegend des Brustbeins, zwei aus der Umgebung des Beckens. Die kranialen zwei Arterien sind Äste der A. thoracica interna; die A. epigastrica cranialis supf. verläuft zwischen Bauchmuskeln und Haut und versorgt das Gebiet kranial des Nabels (dieses Gefäß ist bei der säugenden Hündin vergrößert); die A. epigastrica caudalis verläuft in der Tiefe zwischen dem M. rectus abdominis und der Rektusscheide. Die A. epigastrica caudalis superficialis, ein Ast der A. pudenda externa, verzweigt sich in der Subkutis und versorgt auch das Präputium; die A. epigastrica caudalis entspringt aus dem Truncus pudendoepigastricus und zieht nach vorne, zuerst entlang der lateralen Grenze und dann auf der Dorsalfläche des M. rectus abdominis (Abb. 2-25). Die kranialen und kaudalen Gefäße anastomosieren miteinander. Die Bauchwand kann am gefahrlosesten eine kurze Strecke kaudolateral des Nabels punktiert werden (Paracentesis); an dieser Stelle umgeht man das verfettete Lig. falciforme und vermeidet das Risiko einer Verletzung der vollen Harnblase.

Der *Canalis inguinalis* ist ein wichtiger Raum zwischen dem äußeren und inneren schiefen Bauchmuskel, er liegt zwischen dem Anulus inguinalis superficialis und dem Anulus inguinalis profundus. Der Anulus inguinalis profundus stellt den Übergang zwischen dem Kanal und der Bauchhöhle dar; der Anulus inguinalis superficialis führt in das subkutane Gewebe der Leistengegend. Bei beiden Geschlechtern enthält der Kanal die A. pudenda externa und den N. genitofemoralis; beim Rüden beherbergt er den Samenstrang und bei der Hündin den Proc. vaginalis. Diese Strukturen treten alle am Anulus inguinalis superficialis, einem fast sagittal gestellten Schlitz, welcher in der Aponeurose des äußeren schiefen Bauchmuskels 3 cm lateral der Linea alba in der Nähe des Os pubis liegt (Abb. 2-26/A,4'), nach außen. Nur das kaudale Ende des Rings ist palpierbar. Der schmale Aponeurosenstreifen, der lateral des Anulus gelegen ist, bildet die einzige Grenze zwischen den Geweben, die aus dem Kanal treten und den großen Gefäßen, die zum Oberschenkel ziehen.

Der Anulus inguinalis profundus kann nur von der Bauchhöhle aus gesehen werden (Abb. 14-2/9). Er ist kaudolateral durch die kaudale Grenze der Aponeurose des M. obliquus externus abdominis, kranial durch den freien Rand des M. obliquus internus abdominis und medial durch den M. rectus abdominis (Abb. 2-26/B) begrenzt. Keiner dieser Ränder ist bei einem gesunden Tier zu tasten. Das Peritonaeum parietale, welches den Anulus bedeckt, stülpt sich durch den Inguinalkanal und begleitet den Samenstrang als Tunica vaginalis in das Skrotum. Bei der Hündin schließt dieser Peritonaealabschnitt das Lig. teres ein und wird als Proc. vaginalis bezeichnet; letzterer ist bei weiblichen Tieren anderer Haussäugetiere nicht vorhanden, er enthält gelegentlich Bauchorgane, die im Zusammenhang mit einer Hernie aus der Bauchhöhle getreten sind (S. 477).

Die Milz

Obgleich der Dünndarm die Topographie der Beckenhöhle bestimmt, ist er bei Eröffnen der Bauchhöhle nicht immer zu sehen, weil er von der Bauchwand durch ein besonders gut entwickeltes großes Netz getrennt ist. Bei den Organen, die gewöhnlich nach Eröffnen der Bauchhöhle zu sehen sind, handelt es sich um den Ventralteil der Milz, der über den linken Rippenbogen nach kaudal reicht, um einen schmalen Streifen der Leber hinter dem Proc. xiphoideus und um die Harnblase, die unmittelbar vor dem Schambein liegt (Abb. 3-40). Um leichter vergleichend anatomisch vorgehen zu können, werden wir uns – trotz der Tatsache, daß sich die Bauchorgane während der Präparation in einer anderen Reihenfolge darstellen – an die bisher übliche Art der Beschreibung halten. Die Milz soll zuerst beschrieben werden.

Die Milz des Hundes ist ein längliches hantelförmiges Organ, das mehr oder weniger vertikal der linken Bauchwand anliegt (Abb. 14-3/A,4).

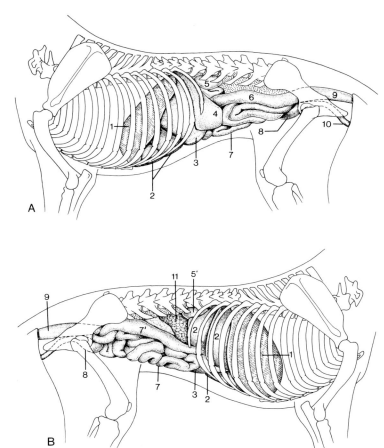

Abb. 14-3 Projektion der Eingeweide auf die linke (A) und rechte (B) Bauchwand (Zwerchfell eingeschlossen).

1, Zwerchfell; 2, Leber; 3, Magen; 4, Milz; 5, 5′, linke und rechte Niere; 6, Colon descendens; 7, Dünndarm; 7′, Duodenum descendens; 8, Harnblase; 9, Rektum; 10, weiblicher Urogenitaltrakt; 11, Pankreas.

Ihre Lage wird durch die Ausdehnung des Magens (und durch ihre Fähigkeit, während der Blutspeicherung anzuschwellen) stark beeinflußt, im allgemeinen liegt sie unter den Rippen. Das dorsale Ende reicht bis zum linken Zwerchfellspfeiler, es liegt zwischen dem Fundus ventriculi und dem kranialen Pol der linken Niere und ist normalerweise von den letzten zwei Rippen bedeckt. Das größere Ventralende befindet sich unter dem Rippenbogen und kann die ventrale Mittellinie überqueren, um unter den Rippenknorpeln der rechten Seite zu liegen zu kommen. In laterolateralen Röntgenaufnahmen erzeugt das Organ einen dichten, dreieckigen Schatten auf dem Boden der Bauchhöhle (Abb. 14-4/A,3). In ventrodorsalen Aufnahmen kann ein ähnlicher Schatten zwischen Magen und linker Niere die Position der Milz anzeigen. Die Parietalfläche berührt (in dorsoventraler Reihenfolge) das Zwerchfell, den Rippenbogen und die Bauchmuskeln. Die Viszeralfläche wird durch eine Leiste im Hilusbereich in einen kranialen Streifen, welcher mit dem Magen verbunden ist, und einen kaudalen Streifen, welcher Kontakt zum Darm auf der linken Niere hat, unterteilt.

Das breite Lig. gastrolienale befestigt die Milz an der Curvatura major des Magens. Obgleich das Organ durch dieses eine gewisse Eigenbeweglichkeit hat, folgt die Milz dennoch den Bewegungen des Magens, und wenn dieser sich vergrößert, wird die Milz nach kaudal und ventral verschoben, so daß sie durch die Bauchwand getastet werden kann. Andere, die Bewegungen des Organs einchränkende Einflüsse, werden durch seine kurzen Blutgefäße verursacht.

Die Milzarterie und -vene ziehen (in Form einiger auseinanderstrebender Äste) zum Dorsalende des Organs. Die A. und V. gastroepiploica sinistra zweigen etwa in der Mitte des Milzhilus ab und ziehen zur großen Kurvatur des Magens

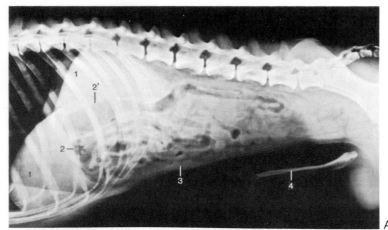
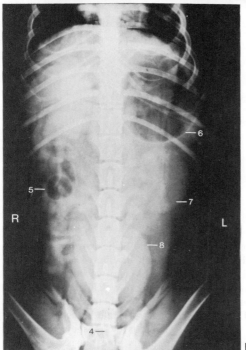

Abb. 14-4 Laterolaterale (A) und ventrodorsale (B) Röntgenaufnahme der Bauchhöhle des Hundes.

1, Leber; 2, Pylorusteil des Magens; 2′, Duodenum descendens; 3, Milz; 4, Os penis; 5, Caecum; 6, Fundus ventriculi; 7, linke Niere; 8, Harnblase.

innerhalb des Lig. gastrolienale (Abb. 14-8/3, 11). Die Lnn. lienales liegen in der Nähe der Milzgefäße, einige Zentimeter vom Organ entfernt.

Die Milz dient dem Hund als wichtiges Blutreservoir, daher variiert ihre Größe und das Gewicht enorm. Milzrupturen sind bei Verkehrsunfällen nicht selten, doch kann dieses Organ glücklicherweise ohne Schaden für das Leben des betreffenden Tieres entfernt werden. Die relativ lockere Befestigung der Milz am Magen erleichtert es, bei einer Splenektomie die Versorgungsgefäße zu ligieren.

Der Magen

Der Hund besitzt einen einfachen Magen, dessen typische Form nur bei mäßiger Füllung zu erkennen ist (Abb. 3-36). Fundus und Korpus gehen allmählich ineinander über, sie sind zu großer Expansion fähig, der zylindrische und mit einer dickeren Wand ausgestattete Pylorusteil hingegen kann sich nur wenig erweitern. Der Fundus überragt die Kardia nach links und ist gegen die Leber gerichtet; er enthält gewöhnlicherweise eine Gasblase, die auch im leeren Magen vorhanden ist, dieses Phänomen stellt bei Röntgenuntersuchungen ein gutes Hilfsmittel zur Positionsbestimmung dar (Abb. 14-4/B,6). Die Kardia ist im allgemeinen sehr breit und besitzt ein weites Lumen, dies ist sicher einer der Gründe, warum sich Hunde so mühelos erbrechen können. Der Pylorus auf der anderen Seite ist eng; beim Jungtier sind daher Pylorusstenosen nicht selten. Wenn das Organ fast leer ist, wird auch der Magenkörper mehr oder weniger zylindrisch, wobei der Fundus eine blasige dorsale Aufweitung bildet (Abb. 14-5/5 und 14-6/3). Bei starker Füllung des Organs verschmelzen alle Teile mit Ausnahme des Canalis pylori zu einem gemeinsamen Sack. Die Magenkapazität bewegt sich zwischen 0,5 und 6 Litern, durchschnittlich faßt er 2,5 Li-

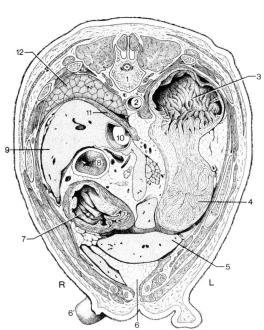

Abb. 14-6 Querschnitt durch den Rumpf auf Höhe des zwölften Brustwirbels.

1, zwölfter Brustwirbel; 2, Aorta; 3, Fundus ventriculi; 4, Corpus ventriculi; 5, Leber; 6, Lig. falciforme mit Fettgewebe; 6′, Zitze; 7, Pars pylorica ventriculi; 8, Duodenum; 9, Processus caudatus der Leber; 10, V. cava caudalis; 11, Zwerchfell; 12, rechte Lunge.

ter; von daher ist der Magen in bezug auf die Körpergröße relativ groß.

Die Lage des Magens und seine Beziehungen zu Nachbarorganen hängen offensichtlich vom Grad seiner Füllung ab, wobei die Kardia eine gleichbleibende Lage im Bereich des neunten Interkostalraums einnimmt. Fundus und Korpus liegen hauptsächlich links der Medianebene, in Verbindung mit dem Zwerchfell bzw. der Leber; der Ventralteil des Korpus ragt allerdings nach rechts, bevor er in den Pylorusteil, welcher ebenfalls der Leber anliegt, übergeht; die Curvatura ventriculi minor ist über das Omentum minus mit der Leberpforte verbunden (Abb. 14-6/3,4, 7). Die Curvatura ventriculi major ist größtenteils nach links gegen die Milz und nach ventral gerichtet, wo sie gewöhnlicherweise auf dem Ventralrand der Leber und dem Lig. falciforme liegt (/6); sie erreicht den Boden der Bauchhöhle nur dann, wenn der Magen sehr stark gefüllt ist; unter diesen Umständen kann der Magen durch die Bauchwand getastet werden. Ansonsten ist der Magen nicht zu palpieren, er liegt etwa auf Höhe

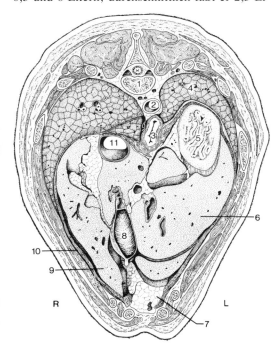

Abb. 14-5 Querschnitt durch den Rumpf auf Höhe des elften Brustwirbels.

1, elfter Brustwirbel; 2, Aorta; 3, Ösophagus; 4, linke Lunge; 5, Fundus ventriculi; 6, linker Laterallappen der Leber; 7, Lig. falciforme mit Fettgewebe; 8, Gallenblase; 9, rechter Mediallappen der Leber; 10, Zwerchfell; 11, V. cava caudalis.

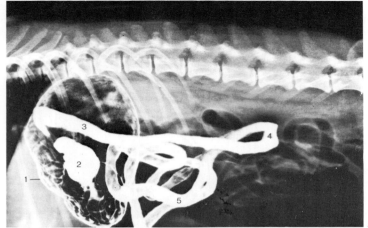

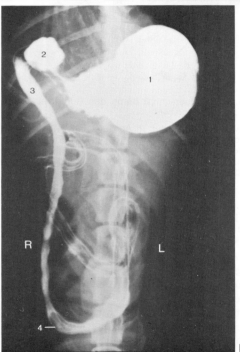

Abb. 14-7 Laterolaterale (A) und ventrodorsale (B) Röntgenaufnahmen der Bauchhöhle eines Hundes nach einer Bariummahlzeit.

1, Magen; 2, Pars pylorica; 3, Duodenum descendens; 4, Flexura duodeni caudalis; 5, Jejunum.

der neunten bis zwölften Rippe (Abb. 14-7/A). Wenn sich der Magen ausdehnt, bewegen sich seine Ventralabschnitte (hauptsächlich der Korpus) kaudoventral und kommen mit dem Boden der Bauchhöhle und dem rechten Rippenbogen in breiten Kontakt, dabei drängt er das Jejunum von der Leber ab. Übermäßige Ausdehnung, die bei dieser gefräßigen Tierart nicht außergewöhnlich ist, kann eine Verschiebung des Magens bis kaudal des Nabels bewirken. Eine solch starke Vergrößerung verändert auch die kranialen Kontakte, indem die Leber nach rechts und das Zwerchfell nach vorne verschoben wird; dabei wird das Volumen der Brusthöhle reduziert.

Der Fundus ist unmittelbar mit dem rechten Zwerchfellspfeiler verbunden (Lig. phrenicogastricum); Kardia und Zwerchfell, Curvatura ventriculi minor und Leber (Omentum minus), sowie die Curvatura ventriculi major und die Milz (Omentum majus) sind wesentlich lockerer miteinander verbunden. Der Magen ist vollständig von Serosa bedeckt, ausgenommen die Stellen, an denen Bänder ansetzen.

Seine Blutgefäßversorgung erhält der Magen über alle drei Äste der A. coeliaca. Diese entspringt unmittelbar kaudal des Hiatus aorticus aus der Aorta. Die den Magen versorgenden Gefäße treten von rechts an den Fundus und von dorsal an die Kardia (Abb. 14-8). Die A. lienalis gibt auf ihrem Weg zur Milz kurze Äste an die Kaudalfläche des Fundus ab. Ein etwas stärkerer Ast (A. gastroepiploica sinistra; /11) folgt der Curvatura ventriculi major und anastomosiert mit der A. gastroepiploica dextra (ein Ast der A. hepatica). Die linke A. gastrica sinistra (/5) versorgt den Fundus und die Gegend der Kardia, sie gibt außerdem einen Ast an den Ösophagus ab, bevor sie entlang der Curvatura minor zieht, um mit der A. gastrica dextra (/8), einem Ast der A. hepatica, zu anastomosieren. Die arteriellen Gefäßbögen, die entlang der beiden Magenkrümmungen ziehen, geben deutliche Äste an entsprechende Teile beider Magenflächen ab. An den Zonen auf halbem Weg zwischen den Kurvaturen fehlen große Gefäße, sie sind von daher die bevorzugten Orte für operative Eingriffe. Die Facies parietalis des Magens kann durch einen Mittellinien- oder Parakostalschnitt (eine häufig angewandte Technik zur Entfernung von Fremdkörpern) darstellt und dann geöffnet werden, dagegen ist die Viszeralfläche für einen chirurgischen Eingriff unerreichbar, es sei denn die Bursa omentalis würde zuvor geöffnet (siehe S. 136).

Eine Magenverdrehung kommt relativ häufig vor, besonders bei großen Rassen. Bei dieser Erkrankung dreht sich der Magen um die Speiseröhre (gewöhnlich im Uhrzeigersinn, von kaudal gesehen), dies führt zu einem Verschluß des Ösophagus im Bereich der Kardia. Der Pylorus des Magens, durch das Omentum minus und den Gallengang weniger fest in seiner Position gehalten, bewegt sich nach ventral und links, indem er den kranialen Teil des Duodenums über die Ventralfläche der Kardia zieht. Die Drehung preßt die Venen zusammen, was zu einer Magenanschoppung und zur Milzstauung führt.

Das *große Netz* (Omentum majus) ist besonders gut entwickelt, es stellt ein flaches, sackförmiges Gebilde dar, das aus einem oberflächlichen und einem tiefen Blatt besteht, und das sich zwischen Eingeweide und ventrale Bauchwand schiebt (Abb. 3-32). Demzufolge sind, wenn die Bauchhöhle während der Präparation oder Obduktion eröffnet wird, nur Teile der Leber, Milz und Harnblase zu erkennen. Zwischen den Blättern der Bursa omentalis besteht ein feiner Spaltraum.

Das oberflächliche Blatt des großen Netzes entspringt an der großen Kurvatur des Magens, das tiefe an einer Linie, welche am Hiatus oesophageus beginnt, entlang des linken Zwerchfellpfeilers zur A. coeliaca verläuft und dann über den linken Pankreasschenkel zieht, um das For. epiploicum auf der rechten Seite zu erreichen. Die Ansatzlinien des oberflächlichen und tiefen Blattes treffen links an der Stelle, wo die große Kurvatur des Magens den linken Zwerchfellpfeiler berührt und auf der rechten Seite in der Nachbarschaft des Duodenums zusammen. Das oberflächliche Blatt (/14) zieht von seinem Ursprung in direktem Kontakt zur ventralen Bauchwand nach kaudal bis zur Harnblase, hier schlägt es sich nach dorsal ins tiefe Blatt um (/13). Dieses zieht zwischen dem oberflächlichen Blatt und den Jejunalschlingen nach kranial; am Kranialende des Jejunums wendet es sich nach dorsal, der kaudalen (viszeralen) Fläche des Magens anliegend, zum linken Pankreasschenkel. Diesen schließt es ein und erreicht schließlich das Dach der Bauchhöhle. Der rechte Rand des Omentum majus liegt ventral des Duodenum descendens; der linke Rand reicht weiter dorsal bis zur Höhe der Nieren und der inneren Lendenmuskulatur,

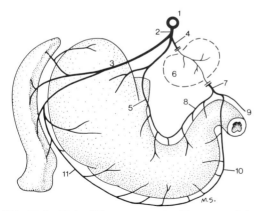

Abb. 14-8 Blutgefäßversorgung des Magens und der Milz. Kaudalansicht. Schema.

1, Aorta; 2, A. coeliaca; 3, A. lienalis; 4, A. hepatica; 5, A. gastrica sinistra; 6, Hinweis auf die Leber; 7, A. gastroduodenalis; 8, A. gastrica dextra; 9, A. pancreaticoduodenalis cranialis; 10, A. gastroepiploica dextra; 11, A. gastroepiploica sinistra.

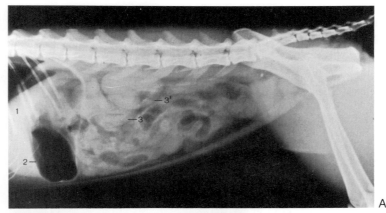
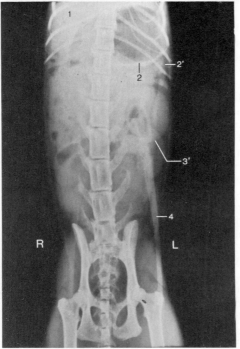

Abb. 14-9 Laterolaterale (A) und ventrodorsale (B) Röntgenaufnahme der Bauchhöhle der Katze.

1, Leber; 2, Luftblase im Magen; 2′, Milz; 3, rechte Niere; 3′, linke Niere; 4, Kniefalte.

er steht mit dem Milzhilus in Verbindung. Der Teil des großen Netzes, welcher zwischen linkem Zwerchfellspfeiler und dem Milzhilus liegt, wird auch Lig. phrenicolienale genannt; der Abschnitt zwischen Magen und Hilus bildet das Lig. gastrolienale. Über das sog. Segelnetz, einer sagittalen Falte mit freiem Kaudalrand, wird das tiefe Blatt des großen Netzes mit der linken Seite des Mesocolon descendens verbunden.

Das Omentum majus enthält stets Fettgewebe. Dieses liegt hauptsächlich entlang der kleinen Netzgefäße, wodurch das Aussehen einer Spitzendecke entsteht; bei gut genährten Hunden, weniger bei Katzen, ist das Fettgewebe gleichmäßig über das ganze Netz verteilt.

Das *kleine Netz* ist beträchtlich breiter als der schmale Spalt zwischen der Curvatura ventriculi minor und der Porta hepatis, den es zu überbrücken hat. Es verschmilzt rechterseits mit dem Mesoduodenum, wobei der Gallengang die Grenzlinie zwischen beiden Gekrösen darstellt.

Der *Magen der Katze* ähnelt dem des Hundes;

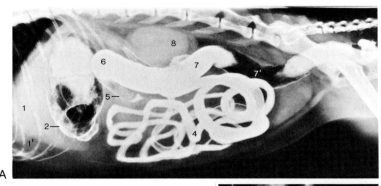

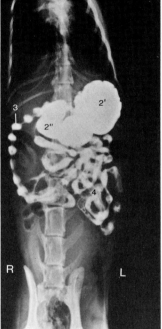

Abb. 14-10 Laterolaterale (A) und ventrodorsale (B) Röntgenaufnahme der Bauchhöhle der Katze nach einem Bariummahl.

1, Leber; 1', Lig. falciforme, von Fettgewebe umgeben; 2, Luftblase und Barium im Magen; 2', Fundus; 2'', Pylorusteil des Magens; 3, Duodenum descendens, die Perlschnurerscheinung (typisch für die Katze) ist durch segmentale Peristaltik verursacht; 4, Jejunum; 5, Colon ascendens; 6, Colon transversum; 7, Colon descendens; 7', Gasblase im Colon descendens; 8, Nieren (überlagert).

seine Topographie ist zusammen mit den Darmeingeweiden in zwei Röntgenaufnahmen (Abb. 14-9 und 14-10) dargestellt.

Die Darmeingeweide

Da die allgemeinen Strukturmerkmale des Darmtrakts bereits beschrieben worden sind (S. 143), soll nun auf dessen Beziehungen zu anderen Organen und zu markanten Punkten auf der Körperoberfläche, auf seine Aufhängevorrichtungen sowie auf die Blutgefäßversorgung näher eingegangen werden.

Der Dünndarm ist relativ kurz, seine Länge entspricht der drei- bis vierfachen Körperlänge. Davon nimmt das Duodenum durchschnittlich ca. 25 cm ein. Der kurze kraniale Teil des *Duodenums* verläuft dorsal und nach rechts, er liegt auf der Höhe des neunten Interkostalraums der Viszeralfläche der Leber an und zieht jenseits der Leberpforte als Pars descendens nach kaudal. Die Pars descendens des Duodenums folgt der rechten Bauchwand bis zu einem Bereich, der etwa zwischen viertem und sechstem Lendenwirbel (Abb. 14-3/B,7') liegt. Während ihres Verlaufs steht es dorsal mit dem rechten Pankreasschenkel, ventral mit den Jejunalschlingen und medial mit dem Colon ascendens und Caecum in Verbindung (Abb. 14-11/5). Das Gekröse des Duodenum descendens ist zunächst relativ lang, wird dann gegen die Flexura duodeni caudalis kürzer, hier ist der Darm sehr dicht am Dach der Bauchhöhle befestigt. Eine zusätzliche Falte (Plica duodenocolica), die einen freien Kaudalrand aufweist, befestigt das Duodenum mit dem Mesocolon descendens. Die Pars ascendens duodeni (/6), welche an der Flexura duodeni caudalis beginnt, ist stärker als die vorhergegangenen Abschnitte befestigt, sie zieht, dicht an der Medianebene liegend, zwischen dem Colon descendens auf der linken Seite und der kranialen Gekrösewurzel nach kranial. Am kranialen Ende der Gekrösewurzel wendet sie sich nach ventral und geht in das Jejunum über. An dieser Stelle liegt das Duodenum dorsal dem Medialrand der linken Niere und ventral den Dünndarmschlingen an (Abb. 14-4/A und 14-7/B).

Der Hauptteil der *Jejunalschlingen* und das kurze *Ileum* füllen den Ventralteil des Bauches zwischen Magen und Harnblase (Abb. 14-12). Die Schlingen des Jejunums sind leicht beweglich und auf den ersten Blick erscheint ihre Verteilung in der Bauchhöhle völlig zufällig; eine genauere Betrachtung zeigt, daß es in der Art der Anordnung eine gewisse Regelmäßigkeit gibt. Die hauptsächlich sagittal liegenden Schlingen des proximalen Teils befinden sich vorwiegend kranial der mehr quer verlaufenden Schlingen des distalen Teils (Abb. 14-4/A). Das Gekröse ist relativ lang und wirkt auf die Bewegungen des Darms kaum einschränkend, es erlaubt den Darmschlingen im Zusammenhang mit respiratorischen und anderen Bewegungen, sich frei auf dem Boden der Bauchhöhle zu verschieben. Diese Erscheinung ermöglicht es dem Chirurgen,

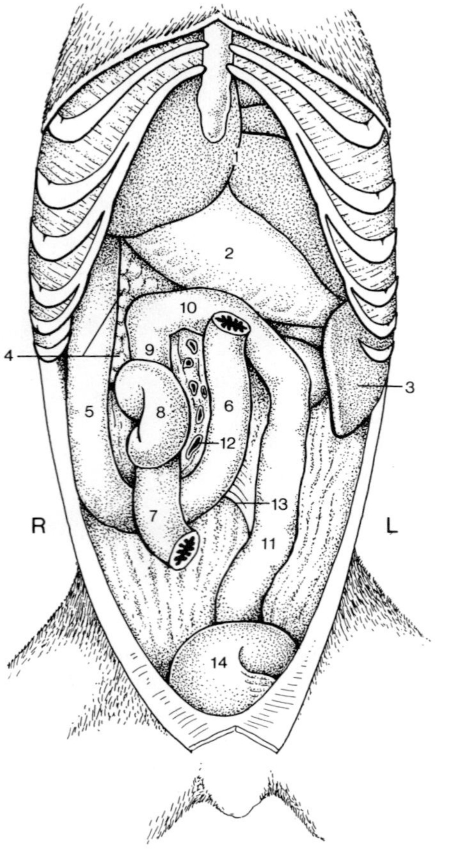

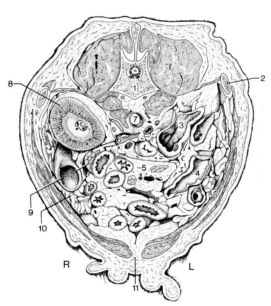

Abb. 14-11 Das Duodenum, Caecum und Colon in Situ. Ventralansicht.

1, Leber; 2, Magen; 3, Milz; 4, Pankreas; 5, Pars descendens duodeni; 6, Pars ascendens duodeni; 7, Ileum; 8, Caecum; 9, 10, 11, Colon ascendens, transversum und descendens; 12, Gefäße in der kranialen Gekrösewurzel; 13, Plica duodenocolica; 14, Harnblase.

Abb. 14-12 Querschnitt durch das Abdomen auf Höhe des ersten Lendenwirbels.

1. erster Lendenwirbel; 2, letzte Rippe; 3, Colon descendens; 4, Colon transversum; 5, Lymphknoten und Blutgefäße im Gekröse, ventral davon liegt das Leerdarmkonvolut; 6, V. cava caudalis; 7, Aorta zwischen den Zwerchfellspfeilern; 8, rechte Niere; 9, Pars descendens duodeni und Pankreas; 10, Omentum majus; 11, Linea alba.

einen Großteil des Jejunums nach außen zu verlagern, um leichter an die mehr dorsal gelegenen Organe heranzukommen. Dorsal erstrecken sich die Jejunalschlingen bis zum rechts gelegenen Duodenum descendens sowie zur links gelegenen Niere und den inneren Lendenmuskeln. Die Jejunalschlingen liegen im allgemeinen ventral dem großen Netz vollständig auf; kranial ist zwischen diesen und dem Magen nur das tiefe Blatt des großen Netzes eingeschoben. Das *Ileum* geht aus dem Kaudalende des Leerdarmkonvoluts hervor, es zieht nach kranial und rechts, um unterhalb des ersten oder zweiten Lendenwirbels in das Colon ascendens einzumünden. Kleinere Areale von Lymphonoduli aggregati unterschiedlicher Größe sind im gesamten Dünndarm anzutreffen, die größten sollen im Ileum vorkommen.

Das Darmkonvolut ist im lebenden Zustand nicht gleichmäßig mit Inhalt angefüllt. Die meisten Teile sind ständig durch den Druck benachbarter Eingeweide abgeflacht oder sonstwie modelliert. Das Lumen kann örtlich obliteriert sein; wenn eine Passage erhalten geblieben ist, so beschränkt sich diese häufig auf einen engen einseitigen Kanal (die sog. Schlüssellochform). Dies erklärt die dünnen Streifen, die den Dünndarm nach Verabfolgung eines Bariumbreis kennzeichnen. Segmentale und peristaltische Bewegungen verändern intra vitam ständig das Aussehen der Darmabschnitte.

Der Übergang des Ileums in den Dickdarm stellt insofern eine Besonderheit dar, als das Ileum und das Kolon gemeinsam einen geraden Darmabschnitt bilden, in den von der rechten Seite das *Zäkum* einmündet (bei anderen Tierarten bilden Zäkum und Kolon eine solche End-zu-Endverbindung). Das *Zäkum* (Caecum) ist generell kurz – variiert aber in der Länge – und ist spiralig aufgedreht (Abb. 14-11/8 und 14-13/4). Es ist mit dem Ileum durch eine kurze Plica ileocaecalis verbunden. Das Zäkum ist insgesamt nach kraniodorsal gerichtet, sein rundes Ende kann alerdings in jede beliebige Richtung zeigen. Die Verbindung mit dem Colon ascendens erfolgt durch das Ostium caecocolicum, welches sich unmittelbar neben dem Ostium ileale befindet. Das Zäkum liegt rechts der kranialen Gekrösewurzel und steht dorsal mit der rechten Niere, seitlich mit dem Duodenum descendens und dem Pankreas und ventral mit dem Jejunum in Kontakt. Es liegt unter dem zweiten Lendenwirbel auf Höhe des kaudalsten Teils des Rippenbogens.

Der Blinddarm der Katze ist klein und kommaförmig. Erstaunlicherweise ist er fast immer palpierbar – und zwar auf Höhe des vierten Lendenwirbels –, er kann mit einem Tumor oder einer Darmeinstülpung verwechselt werden (Abb. 14-15/4).

Das *Kolon* hat eine durchschnittliche Länge von 65 cm; es besitzt ein geringfügig weiteres Lumen als der Dünndarm. Es ist leicht anhand seiner Lage kranial der Gekrösewurzel und anhand seines nahezu gerade verlaufenden absteigenden Teils, der dorsal der Harnblase (und des Uterus) ins Becken übergeht, zu erkennen (Abb. 14-11 und 14-13). Der kurze ansteigende Teil liegt rechts zwischen der Pars descendens duodeni und der Gekrösewurzel, er steht gewöhnlicherweise mit der Pars pylorica des Magens in Verbindung.

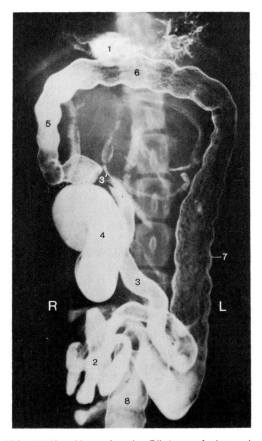

Abb. 14-13 Ventrodorsale Röntgenaufnahme der Bauchhöhle des Hundes, nach einer Bariummahlzeit.

1, Reste des Bariumbreis im Magen; 2, Jejunum; 3, Ileum; 3′, Übergang vom Ileum zum Colon; 4, Caecum; 5, 6, 7, Colon ascendenc, transversum und descendens; 8, Rektum.

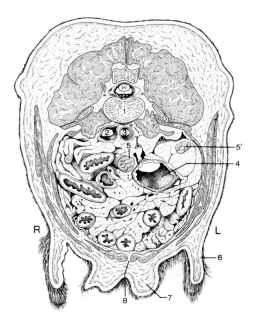

Abb. 14-14 Querschnitt durch die Bauchhöhle auf Höhe des vierten und fünften Lendenwirbels.

1, Lendenwirbel; 2, V. cava caudalis; 3, Aorta; 4, Colon descendens; 5, 5′, rechtes und linkes Uterushorn; 6, Kniefalte; 7, Gesäuge; 8, Linea alba.

Die *Blutversorgung* der Darmeingeweide wird hauptsächlich über die kraniale und kaudale Gekrösewurzel bestritten. Ein Teil des Duodenums wird von der A. pancreaticoduodenalis, einem Ast der A. gastroduodenalis, versorgt. Details sind in Abb. 14-16 zu erkennen.

Im Winkel zwischen Colon ascendens und Colon transversum liegen einige *Lnn. colici.* Die stärker ausgeprägten Jejunallymphknoten liegen hoch in der Gekrösewurzel; einer davon, der besonders groß ist (ca. 20 cm bei großen Hunden), begleitet die Aa. jejunales (Abb. 14-12/5). Diese Lymphknoten können, wenn sie vergrößert sind, getastet werden. Einige kleinere Lnn. mesenterici caudales liegen im Mesocolon descendens. Sie liegen verstreut zwischen den Ästen der A. mesenterica caudalis.

Sein kurzes Gekröse erlaubt nur wenig Bewegungsfreiheit. Das Colon transversum zieht kranial der kranialen Gekrösewurzel und ventral des linken Pankreasschenkels von rechts nach links. Es ist locker befestigt und kann in die Bauchhöhle absinken. Es stellt in laterolateralen Röntgenbildern normalerweise den am weitesten ventral gelegenen Teil des Kolons dar. Sein relativ langes Gekröse erlaubt ihm gelegentlich, sich selbst einzufalten, um dann nur noch als einfache Flexur zu erscheinen, die das Colon ascendens mit dem Rektum verbindet. Das Colon descendens ist bei weitem der größte Grimmdarmabschnitt. Es verläuft links der kranialen Gekrösewurzel nach kaudal bis zur Beckenhöhle, wo es dann ins Rektum übergeht (Abb. 14-3/A,6). Das Colon descendens hat dorsal Kontakt mit der linken Niere und den inneren Lendenmuskeln und ventral mit dem Leerdarmkonvolut; es kann an der linken Bauchwand liegen (Abb. 14-14/4). Das Colon descendens ist der einzige Darmabschnitt, der beim Hund leicht durch die Bauchwand getastet werden kann und zwar besonders gut, wenn es einen festen Kot enthält.

Das Kolon der Katze ist in Abb. 14-15 (Röntgenbild) dargestellt.

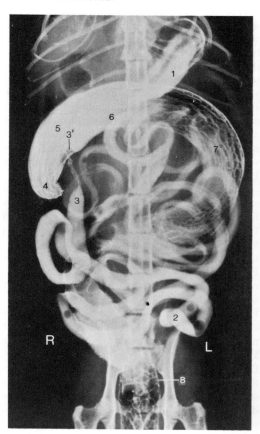

Abb. 14-15 Ventrodorsale Röntgenaufnahme des Abdomens einer Katze nach einer Bariummahlzeit.

1, Überrest des Bariumbreis im Magen; 2, Jejunum; 3, Ileum; 3′, Papilla ilealis; 4, Caecum; 5–7, Colon, die lange Pars ascendens (7) hat sich zum Teil nach rechts verlagert; 8, Rektum.

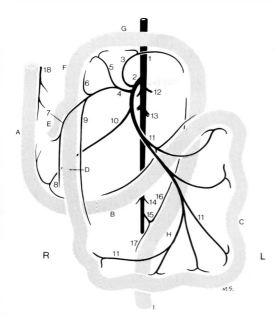

Abb. 14-16 Blutgefäßversorgung des Darmtrakts. Ventralansicht. Schematisch. A, Pars descendens duodeni; B, Pars ascendens duodeni; C, Jejunum; D, Ileum; E, Caecum; F, Colon ascendens; G, Colon transversum; H, Colon descendens; I, Rectum.

1, Aorta abdominalis; 2, A. mesenterica cranialis; 3, A. colica media; 4, A. ileocolica; 5, A. colica dextra; 6, R. colicus der A. ileocolica; 7, A. caecalis; 8, R. ilei antimesenterialis; 9, R. ilei mesenterialis; 10, A. pancreaticoduodenalis caudalis; 11, Aa. jejunales; 12, Aa. phrenicoabdominales; 13, Aa. renales; 14, Aa. ovaricae (testiculares); 15, A. mesentrica caudalis; 16, A. colica sinistra; 17, A. rectalis cranialis; 18, A. pancreaticoduodenalis cranialis.

Die Leber

Die Leber ist relativ groß, sie wiegt durchschnittlich etwa 450 g, was etwa 3–4% des Körpergewichts entspricht. Sie liegt fast vollständig intrathorakal und nimmt hier eine zentrale Position mit einer geringen Verschiebung zur rechten Seite ein (Abb. 14-3/2 und 14-5). Diese geringe Asymmetrie wird durch den vergrößerten Processus caudatus, welcher unter den letzten Rippen liegt und in Kontakt mit der rechten Niere steht, bewirkt (Abb. 14-6/9). Der Margo ventralis ragt über den Rippenbogen hinaus und könnte getastet werden, gäbe es nicht den Panniculus adiposus im Lig. falciforme und die straff gespannten geraden Bauchmuskeln. Dennoch kann der ventrale Leberrand bei starker Vergrößerung des Organs ertastet werden. Die Leber des Hundes ist durch die tiefen Fissuren, die vom Margo ventralis ausgehen, stark gegliedert; das Muster und die Bezeichnung der Leberlappen sowie deren relative Größe können aus Abb. 3-47 entnommmen werden.

Die Kranialfläche der Leber paßt sich in ihrer Form der Zwerchfellskuppel an. Sie ist mit dem Zwerchfell durch die Vena cava caudalis, welche in ihren Dorsalrand eingebettet ist, befestigt. Die Befestigung der Leber am Centrum tendineum des Zwerchfells wird durch das rechte und linke Lig. coronarium, welche beide kaudolateral der Vena cava liegen, vervollständigt. Bei Operationen am Zwerchfell kann deshalb der größte Teil der Leber zur Seite gezogen werden. Die Gallenblase ist unmittelbar rechts der Medianebene auf Höhe des achten Interkostalraums tief zwischen den Leberlappen eingebettet; gewöhnlicherweise steht sie mit dem Zwerchfell in Kontakt; auf der Viszeralfläche ist sie immer zu erkennen, dennoch ist sie zu kurz, um den Ventralrand der Leber zu erreichen (Abb. 14-5/8).

Die Facies visceralis, obgleich schon konkav, wird durch den Druck verschiedener Nachbarorgane zusätzlich modelliert. Die größte dieser „Impressiones" wird links der Medianebene durch den Magenkörper hervorgerufen; die Pars pylorica und das Duodenum erzeugen eine schmalere Rinne, die nach rechts ausläuft (Abb. 14-6/7). Eine andere Vertiefung, die den rechten lateralen Lappen und den Lobus caudatus mit einbeziehen, wird durch die rechte Niere erzeugt. Andere Organe – ausgenommen das Pankreas – die die Leber, insbesondere bei leerem Magen, berühren könnten, hinterlassen keinen Abdruck an der Eingeweidefläche. Biopsiematerial aus der Leber kann durch Punktion kaudal des Proc. xiphoideus gewonnen werden; das Instrument wird hierbei in Richtung auf den großen linken Leberlappen geführt, um eine Verletzung der Gallenblase zu vermeiden.

Die Bauchspeicheldrüse

Das schlanke Pankreas besteht aus zwei Schenkeln, die von der Gegend des Pylorus aus divergieren. Der linke Schenkel ist kaudomedial gerichtet, er überquert hinter dem Magen die Medianebene und endet kurz vor der linken Niere (Abb. 3-50/5). Er trennt die Äste der A. coeliaca von denen der A. mesentrica cranialis und ist im tiefen Blatt des großen Netzes eingeschlossen; er liegt dorsal des Colon transversum. Seine Dorsalfläche wird von der Vena portae überquert; hier steht das Pankreas mit der Porta hepatis rechts und links der Medianebene in Verbindung.

Der längere rechte Schenkel ist kaudodorsal gerichtet und folgt der Dorsalfläche des Duodenum descendens innerhalb des Mesoduodenums. Dieser Pankreasteil steht dorsal mit der Facies visceralis der Leber und dahinter mit der Ventralfläche der Niere (Abb. 14-12/9) in Kontakt. Lateral berührt er das Colon ascendens und dorsal den Dünndarm.

An der Stelle, wo die beiden Pankreasschenkel auseinander streben, öffnen sich zwei Ausführungsgänge in das Duodenum. Der kleinere und unregelmäßiger vorkommende Ductus pancreaticus geht kurz vor der Mündung auf der Papilla duodeni major, 3–6 cm distal des Pylorus, in den Ductus choledochus über. Der Ductus accessorius, der den Hauptausführungsgang darstellt, mündet auf der Papilla duodeni minor, 3–5 cm distal der Papilla duodeni major. Beide Papillen können mit dem bloßen Auge gesehen werden. Das Ausführungsgangsystem der beiden Pankreasteile kommuniziert innerhalb des Organs.

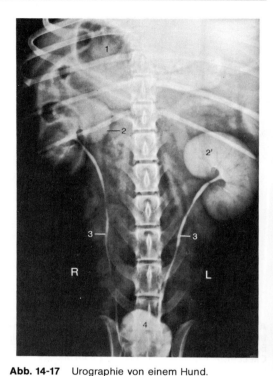

Abb. 14-17 Urographie von einem Hund.
1, Luftblase im Magen; 2, 2′, rechte und linke Niere; 3, Ureteren; 4, Harnblase.

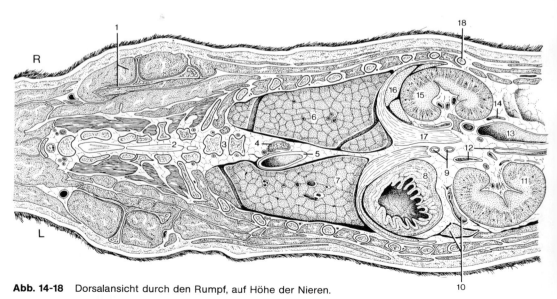

Abb. 14-18 Dorsalansicht durch den Rumpf, auf Höhe der Nieren.

1, M. supraspinatus und Skapula; 2, Rückenmark; 3, sechster und siebenter Brustwirbel; 4, V. azygos dextra; 5, Aorta thoracica; 6, 7, rechte und linke Lunge; 8, Fundus ventriculi; 9, A. mesenterica cranialis und A. coeliaca; 10, Milz und Milzvenen; 11, linke Niere; 12, linke Nebenniere und Aorta abdominalis; 13, Vena cava caudalis; 14, rechter Ureter; 15, rechte Niere; 16, Leber; 17, rechter Zwerchfellpfeiler; 18, letzte Rippe.

Nieren und Nebennieren

Die Nieren sind kurz, dick und bohnenförmig. Sie liegen an der inneren Lendenmuskulatur, die rechte unter den ersten drei Lendenwirbeln, die linke mehr kaudal auf Höhe des zweiten bis vierten Lendenwirbels (Abb. 14-17). Obgleich retroperitoneal gelegen, ändern sich die Positionen (besonders die der linken Niere) je nach Körperhaltung und Atmungszyklus. Die rechte Niere ist weniger deutlich zu sehen, da sie tief in das Lebergewebe hineinragt (Impressio renalis). Bei gutgenährten Tieren sind die Nieren zwar in großen Mengen Fettgewebe eingebettet, werden jedoch durch dieses nur schwach verdeckt.

Die rechte Niere hat medial Kontakt zur rechten Nebenniere und der V. cava caudalis, lateral zur letzten Rippe und der Bauchwand, ventral zur Leber und dem Pankreas (Abb. 14-18). Die linke Niere steht kranial mit der Milz (oder dem Magen, wenn gefüllt), medial mit der linken Nebenniere und der Aorta, lateral mit der Bauchwand und ventral mit dem Colon descendens in Verbindung. Bei der Hündin sind die kaudalen Nierenpole den stark fettgewebehaltigen Mesovarien bzw. den Ovarien benachbart. Die linke Niere kann bei den meisten, die rechte nur bei mageren Tieren getastet werden.

Die Nierenarterien und -venen kommen direkt aus der Aorta bzw. der Vena cava caudalis. Die Arterien können sich aufzweigen, bevor sie in die Niere eintreten; es können auch kleine Arterien unterschiedlichen Ursprungs beobachtet werden (Abb. 14-19).

Die Nieren der Katze sind relativ groß und besitzen durch Kapselvenen, welche vom Hilus radiär in die Oberfläche einstrahlen, ein charakteristisches Aussehen. Sie sind verschieblicher als die Nieren des Hundes. Dies gilt besonders für die linke Niere, die von ihrer normalen Position unterhalb des 5. Lendenwirbels nach kranial oder kaudal verschoben werden kann (Abb. 14-9/3, 3'); gelegentlich wird eine solche verlagerte Niere für eine pathologische Schwellung gehalten. Die Nebennieren älterer Katzen sind hin und wieder kalzifiziert und daher auf Röntgenbildern zu erkennen.

Zur Entnahme einer Biopsie ist es vermutlich klüger, eine Laparatomie vorzunehmen, anstatt „blind" zu punktieren. Bei der Kastration weiblicher Tiere besteht die Gefahr, daß die Ureteren verletzt werden. Die Ureteren laufen auf der Psoasmuskulatur 1–2 cm lateral der Medianebene nach kaudal und liegen von daher näher bei der Aorta (oder Vena cava) als beim Ursprung des Lig. latum uteri (Abb. 14-17/3 und 14-19/11). Sie überkreuzen die Eierstocksgefäße dorsal und die V. und A. circumflexa ilium profunda sowie die großen Endaufzweigungen der Aorta bzw. V. cava caudalis ventral. In der Beckenhöhle ziehen die Ureter an die Basis des Lig. latum bzw. Plica genitalis; die Ureteren des Rüden ziehen dorsal über die Ductus deferentes bevor sie in die Harnblase münden. Das Nierenbecken und die Ureteren können röntgenologisch sichtbar gemacht werden, wenn sie mit kontrastmittelangereichertem Urin gefüllt sind (Urographie, Abb. 5-34).

Die gelblich-weißen *Nebennieren* (Abb. 14-19/

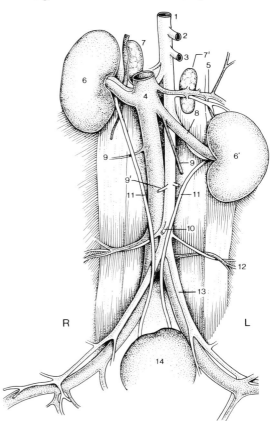

Abb. 14-19 Harnorgane und benachbarte Blutgefäße des Hundes in Situ.

1, Aorta; 2, A. coeliaca; 3, A. mesenterica cranialis; 4, V. cava caudalis; 5, A. und V. phrenicoabdominalis; 6, 6', rechte und linke Niere; 7, 7', rechte und linke Nebenniere; 8, linke Nierengefäße; 9, Vv. ovaricae; 9', Aa. ovaricae; 10, A. mesenterica caudalis; 11, Ureteren; 12, A. und V. circumflexa ilium profunda; 13, A. und V. iliaca externa; 14, Harnblase.

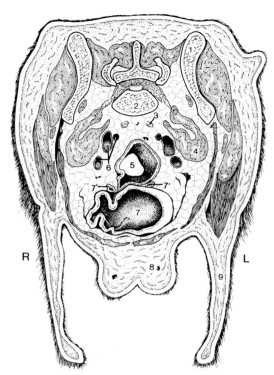

Abb. 14-20 Querschnitt durch den Bauch in Höhe des siebten Lendenwirbels.

1, Darmbeinflügel; 2, siebter Lendenwirbel; 3, Lnn. sacrales; 4, M. iliopsoas; 5, Colon descendens; 6, A. iliaca interna (ganz dorsal), V. und A. iliaca externa; 7, Harnblase; 7', Uterushörner; 8, Gesäuge; 9, Kniefalte.

7, 7') sind dorsoventral abgeplattet, sie sind ungefähr zwei bis drei Zentimeter lang und einen Zentimeter breit. Beide liegen medial der Niere, kranial der Nierengefäße und dorsolateral der Aorta (oder Vena cava caudalis). Ihre Ventralflächen werden durch Vv. phrenicoabdominales überkreuzt und modelliert. Die linke Nebenniere, die mit dem Pankreas Kontakt hat, ist leichter zu finden als die rechte, weil diese zwischen der Niere, dem Proc. caudatus der Leber und der Vena cava eingezwängt ist.

Die Nebennieren werden diffus über Äste benachbarter Gefäße (Aorta, Aa. renalis, phrenicoabdominalis, lumbalis und mesenterica cranialis) versorgt. Die Nervenversorgung erfolgt über ein dichtes, auf der Dorsalfläche gelegenes Netzwerk, welches mit dem benachbarten Plexus coeliacus und mesentericus in Verbindung zu stehen scheint. Die Nervenfasern, die tatsächlich in die Drüsen eintreten, sind präganglionär, sie stammen aus den Splanchnikusnerven, die unweit dieser Stelle in die Bauchhöhle ziehen.

Die Lymphknoten, welche an der Endaufzweigung der Aorta liegen, können rektal getastet werden (Abb. 14-20/3).

Obgleich die Ovarien und andere Teile des Geschlechtsapparates ebenfalls in der Bauchhöhle liegen, sollen sie erst im folgenden Kapitel beschrieben werden.

Ausgewählte Literatur

Baumberger, A.: Die Magendrehung des Hundes. Schweiz. Arch. Tierheilkd. 121: 179–185, 1979.

Bunch, S. E., D. M. Polak, and *W. E. Hornbuckle:* A modified laparoscopic approach for liver biopsy in dogs. JAVMA 187: 1032–1035, 1985.

Christensen, G. C.: Circulation of blood through the canine kidney. Am. J. Vet. Res. 13: 236–245, 1952.

Feuquer, J.: Anatomic Topographique du Peritoine et des Organes abdominaux chez le Chien. Thèse, Ecole Nationale Vétérinaire de Lyon, 1948.

Fike, J. R., et al.: Canine anatomy as assessed by computerized tomography. Am. J. Vet. Res. 41: 1823–1832, 1980.

Grandage, J.: Some effects of posture on the radiographic appearance of the kidneys of the dog. JAVMA 166: 165–166, 1975.

Habermehl, K.-H.: Die Verlagerungen der Bauch- und Brustorgane des Hundes bei verschiedenen Körperstellungen. Zentralbl. Vet. Med. 3: 1–43; 172–204, 1956.

Hathcock, J. T.: Radiographic view of choice for the diagnosis of gastric volvulus: the right lateral recumbent view. J. Am. Anim. Hosp. Assoc. 20: 967–969, 1984.

Kleine, L. J.: Interpreting radiographic signs of abdominal disease in dogs and cats (4 parts). Vet. Med. 79: 1489–1495, 1984; 80: 39–47, 50–64, 73–85, 1985.

McCarthy, P. H.: The anatomy of the superficial inguinal ring and its contained and adjacent structures in the live Greyhound – a study by palpation. J. Small. Anim. Pract. 17: 507–518, 1976.

Marthen, G.: Über die Arterien der Körperwand des Hundes. Morph. Jb. 84: 187–219, 1939.

Morgan, J. P.: The upper gastrointestinal examination in the cat: Normal radiographic appearance using positive contrast medium. Vet. Radiol. 22: 159–169, 1981.

Rauch, R.: Beitrag zur arteriellen Versorgung der Bauch- und Beckenhöhle bei Katze und Hund. Zentralbl. Vet. Med. A, 10: 397–406, 1963.

Rhodes, W. H.: Radiography of the normal canine abdomen. Small. Anim. Clin. 1: 103–108, 1961.

Wissdorf, H.: Beitrag zur klinischen Anatomie des Verdauungstraktes der Carnivoren. Kleintierpraxis 21: 260–270, 1976.

Kapitel 15

Das Becken und die Geschlechtsorgane der Fleischfresser

Allgemeine Anatomie des Beckens und Perineums

Das knöcherne Becken setzt sich aus dem Beckengürtel, dem Kreuzbein und den ersten Schwanzwirbeln zusammen, wobei die exakte Kaudalgrenze des Beckenhöhlendachs schwierig zu definieren ist. Diese Skeletteile sind in Kapitel 2 beschrieben worden und die oberflächlich sichtbaren Knochenpunkte werden in Kapitel 17 erwähnt werden. Es genügt daher, einige allgemeine Strukturmerkmale kurz zu erwähnen.

Die *Beckenhöhle* ist kleiner als es der äußere Anschein beim lebenden Tier oder am isolierten Becken vermuten läßt. Die Diskrepanz zwischen äußerer Erscheinung und Realität hängt mit dem flachen Kaudalteil des Bauches und dem spitzen Winkel (ca. 20°) zwischen den Darmbeinen und der Wirbelsäule (Abb. 15-1) zusammen. Die deutliche Schrägstellung des Beckeneinganges plaziert den Schambeinrand auf oder sogar hinter die Linie des Kaudalendes des Kreuzbeins. Die Darmbeinkörper sind nicht vollständig parallel und der Beckeneingang ist in seinem Mittelabschnitt am breitesten und dorsal am schmälsten. Abweichend von den übrigen Haussäugern ist beim Hund der Beckenausgang weniger deutlich begrenzt als der Eingang und außerdem kann er durch Anheben des Schwanzes hinter dem extrem kurzen Kreuzbein noch zusätzlich erweitert werden. Nur ein kleiner Teil der seitlichen Beckenwand ist knöchern, da weder die Spina ischiadica noch die Tubera ossis ischii sehr mächtig ausgebildet sind. Bei Hunden ist das Lig. sacrotuberale zu einem schmalen Band reduziert, es erstreckt sich (verdeckt durch die oberflächliche Glutäalmuskulatur) zwischen dem Tuber ossis ischii und dem kaudolateralen Winkel des Os sacrum (Abb. 2-19/A); bei der Katze fehlt dieses Band vollständig.

Die Achse der kurzen Beckenhöhle ist annähernd gerade und im allgemeinen scheint die Beckenstruktur einen leichten Geburtsvorgang zu begünstigen. Ein Sexualdimorphismus ist nicht deutlich ausgebildet und es wird in der Kleintiergeburtshilfe den Beckendurchmessern nicht sehr viel Bedeutung zugemessen. Bei Schoßhündchen und solchen Rassen, wo das Ausmaß der Störung des Knorpelwachstums (Achondroplasie) als ein Strukturmerkmal anzusehen ist, besteht, besonders bei kleiner Wurfgröße mit relativ großen Welpen, sehr häufig ein Mißverhältnis zwischen den Proportionen der Feten und der Ausdehnung des Perineums. Bei der Rektaluntersuchung erscheint die Beckenhöhle junger Hunde wie ein Stundenglas, diese Form kann irrtümlicherweise als Symptom einer Beckenfraktur gesehen werden.

Das Perineum fällt kaudal etwas ab, es wird bei niedrig gehaltenem Schwanz größtenteils verdeckt. Beim Anheben des Schwanzes werden in der Gegend des Anus eine haarlose Stelle und weiter ventral die Vulva oder die Peniswurzel sichtbar; diese Strukturmerkmale werden später noch detaillierter dargestellt werden. Die *Fossa ischiorectalis*, zwischen Anus und Tuber ischiadicum gelegen, variiert in ihren Ausmaßen, je nach Beschaffenheit des Haarkleides und dem Grad der Fettleibigkeit. Die Grube wird durch das Lig. sacrotuberale und die tiefe Schicht des M. glutaeus superficialis nach lateral und durch die Oberfläche des M. coccygeus nach medial begrenzt. Sie wird von den großen kaudalen Glutäalgefäßen, welche entlang der Lateralwand ziehen, so-

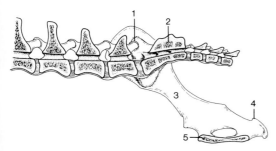

Abb. 15-1 Die rechte Hälfte des knöchernen Beckens vom Hund. Medialansicht.

1, Articulatio sacroiliaca; 2, Os sacrum; 3, Corpus ossis ilii; 4, Tuber ossis ischii; 5, Symphysis.

wie den Hauptstämmen und einigen Ästen der A. und V. pudenda interna bzw. des N. pudendus, welche mehr medial gegen den Boden hin gelegen sind, durchquert (Abb. 15-8/2, 3).

Das *Diaphragma pelvis* zeigt den üblichen Aufbau. Der M. coccygeus entspringt sehnig an der Spina ischiadica und inseriert am Lateralrand des Schwanzes zwischen dem zweiten und fünften Wirbel (Abb. 3-43/1). Der tiefer gelegene und dünnere M. levator ani (/2) hat einen breiteren Ursprungsbereich, der sich vom Darmbeinkörper zum Beckenboden erstreckt, von hier aus zieht er direkt zur Symphysis (Abb. 15-2/7). Der M. pubocaudalis umfaßt auf dem Weg zu seinem Ansatzpunkt am Schwanz die Beckeneingeweide; er erstreckt sich bis zum siebten Schwanzwirbel. Die Fasern des M. levator ani haben einen schieferen Verlauf als die des M. coccygeus, ein Teil dieses Muskels tritt oberflächlich hinter dem M. coccygeus hervor. Der M. levator ani steht nur über eine Faszienverbindung mit dem M. sphincter ani externus in Verbindung, er wirkt wie der M. coccygeus hauptsächlich als Schwanzniederzieher. Sein bindegewebiger Kontakt zum Sphincter ani externus hilft den Anus während der Defäkation zu fixieren. Der Tonus beider Muskeln hält die Beckeneingeweide in ihrer angestammten Position; eine Perinealhernie – bei welcher Beckenorgane verlagert werden und dadurch seitlich des Afters eine Schwellung hervorgerufen wird – kann ein Hinweis auf die Atrophie oder Lähmung dieser Muskeln sein. Die chirurgische Behebung eines solchen Schadens geschieht durch Annähen des M. sphincter ani externus an den M. coccygeus, den M. obturatorius und das Lig. sacrotuberale im Bereich der Ränder der Bruchpforte.

Die Blutgefäße und Nerven der Beckenhöhle sind im allgemeinen Teil (S. 270–355) bereits ausreichend dargestellt worden. Da es im Bereich des Sakrums nur drei Spinalnerven gibt, liegen die Ursprünge des N. pudendus, N. rectalis caudalis und der Nn. pelvini dicht beieinander; Variationen im Verzweigungsmuster der ersten beiden Nerven sind häufig. Die Nn. pudendus und rectalis caudalis versorgen das Perineum mit efferenten und afferenten Fasern, ihre Integrität ist Voraussetzung für die Auslösung des Perinealreflexes, welcher ein Hilfsmittel für die Beurteilung der Tiefe einer Narkose darstellt. Die Haut in der Umgebung des Anus ist besonders empfindlich, und schon die kleinste Berührung ruft beim vollbewußten oder leicht anästhesierten Tier eine heftige Kontraktion des M. sphincter ani hervor.

Rektum und Anus

Das *Rektum* geht in Höhe des zweiten oder dritten Schwanzwirbels in den Canalis analis über. Sein kranialer Abschnitt liegt intraperitoneal, er ist mit dem Dach der Beckenhöhle durch ein kurzes Mesorectum verbunden (Abb. 15-2/4); der kaudale Abschnitt liegt, nachdem sich die Serosalamellen auf die Beckenwand und die Dorsalfläche des Geschlechtstrakts (Hündin) oder die Prostata (Rüde) umgeschlagen haben, vollständig retroperitoneal. Dorsal steht das Rektum mit den ventralen Schwanzmuskeln und einigen glatten Muskelfaserbündeln (M. rectococcygeus), welche von der Rektumwand nach kaudal zur Schwanzunterfläche laufen, in Verbindung; diese Muskelbündel helfen möglicherweise dabei den Anus nach kaudal zu ziehen, wenn ein Kotstrang vom Kolon nach hinten transportiert werden soll. Ventral steht das Rektum der Hündin mit der Cervix uteri, der Vagina und dem Corpus uteri in Verbindung; beim Rüden hat das Rektum Kontakt mit der Prostata und der Urethra. Lateral ist das Rektum mit dem M. levator ani verbunden, es wird von der A. und V. pudenda interna, den Nn. ischiadicus, pelvini, pudendus und rectalis

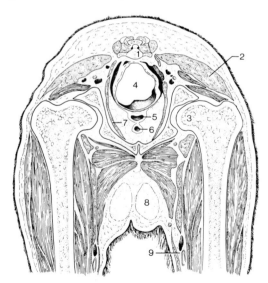

Abb. 15-2 Querschnitt durch das Becken des Hundes auf Höhe des Hüftgelenks.

1, Schwanzwirbel; 2, M. glutaeus superficialis; 3, Femurkopf im Azetabulum; 4, Rektum an einem kurzen Gekröse befestigt; 5, Vagina; 6, Urethra; 7, M. levator ani; 8, Inguinalteile des Gesäuges; 9, A. und V. femoralis.

caudalis überquert. Ein Fettgewebspolster ermöglicht dem Rektum, sich von seiner normalen medianen Position etwas wegzubewegen.

Bei den meisten Rassen ist das Lumen des Rektums weit genug, um eine digitale Untersuchung der Organe und der Wände des Beckens zu ermöglichen. Zu den Strukturen, die identifiziert werden können, gehört ein Großteil des knöchernen Beckens, die Prostata und der weibliche Geschlechtstrakt. Die Rektalschleimhaut zeigt eine mit zahlreichen Vertiefungen ausgestattete Oberfläche, da die zahlreich in sie eingestreuten Lymphfollikel mit je einer Krypte versehen sind.

Die Schleimhaut der kurzen (ca. 7 mm) Zona columnaris des *Canalis analis* wird durch submukös verlaufende Gefäße mit longitudinalen Leisten ausgestattet. Die gegenseitige Verzahnung dieser Leisten unterstützt das Kotverhalten (Abb. 3-42/2). Die Schleimhautleisten enden an einer ausgezackten Linie, hier geht das einschichtige Zylinderepithel des Mastdarms in das mehrschichtige Plattenepithel der kutanen Schleimhaut des Anus über. Die äußere kutane Schleimhautzone des Canalis analis hat ganz unterschiedliche Ausmaße; die Schleimhaut dieses letzten Abschnitts des Darmtrakts kann insbesondere kurz vor Beginn des Kotabsatzes umgestülpt werden, um als purpurrote Fläche im Dammbereich sichtbar zu werden. Zu diesem Zeitpunkt nimmt die Analöffnung im Gegensatz zu dem normalerweise sichtbaren transversalen Schlitz eine dreieckige Form an (Abb. 10-27).

Alle Carnivoren (die Bären ausgenommen) besitzen paarige *Analbeutel* (Sinus paranales), welche zwischen dem M. sphincter ani externus und internus eingeschlossen sind. Beim Hund haben sie einen Durchmesser von ca. 1 cm, sie werden durch kurze Gänge, welche ventrolateral an der Analöffnung münden, entleert, wobei sie je nach der physiologischen Situation (Kotabsatz) verborgen oder sichtbar sind (Abb. 3-42/1). Die Analbeutel, die beim Hund oft verstopft oder infiziert sind, können durch Palpation – entweder von außen oder vom Rektum aus – untersucht werden. Auch Katzen besitzen Analbeutel, sie werden bei diesen aber oft nicht weiter beachtet, weil sie nur selten erkranken. Die Analbeutel sind der Sammelort für ein Sekret, das aus Knäueldrüsen, die in großer Zahl im Fundusbereich der Beutelwand liegen, abgegeben wird. Das übelriechende Sekret des Analbeutels wird in der Regel im Endstadium des Kotabsatzes ausgeschieden und dient als Markierungssubstanz,

mit deren Hilfe sich Tiere als Angehörige derselben Spezies erkennen. Es gibt innerhalb der Zona columnaris noch kleinere Analdrüsen und in der Zona cutanea zahlreiche Gll. circumanales; letztere nehmen im Alter zahlenmäßig stark zu.

Die Harnblase und die weibliche Urethra

Nach Eröffnen der Bauchhöhle wird ein großer Teil der Harnblase sichtbar, da er vom großen Netz nicht bedeckt wird. Der Hals des Organs ragt eine kurze Strecke in die Beckenhöhle hinein. Die Größe der Harnblase variiert stark, sie kann bei „stubenreinen" Hunden, denen keine Gelegenheit zum Harnabsatz gegeben wird, so extrem gefüllt sein, daß sie bis zum Nabel oder noch darüber hinaus reichen kann. Bei Hunden, die nach Belieben ihren Harn absetzen können, ist die Harnblase selten so groß. Häufiger Harnabsatz erfüllt neben der ausscheidenden Funktion auch eine soziale Aufgabe (Setzen von Duftmarken).* Die Harnblase kann bei mäßiger Füllung durch Palpation des Bauches identifiziert werden. Die Palpation sollte vorsichtig gehandhabt werden, weil bei starker Füllung die stark

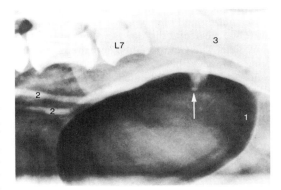

Abb. 15-3 Harnblase des Hundes durch Lufteinblasen sichtbar gemacht. Beachte die dorsal ins Lumen ragenden Ureteren (Pfeil).

1, kaudales Ende der Harnblase; 2, Ureter; 3, Darmbeinkörper.

---

* Neben der Markierung kann das ostentative „Heben" des Beines beim Rüden auch Überlegenheit symbolisieren. Katzen verwenden den Harnabsatz ebenfalls für soziale Belange (siehe weiter unten).

gedehnte Wand reißen kann. Eine mäßige Füllung des Organs geht ohne vermehrte Spannung einher und Röntgenaufnahmen an der kontrastmittelgefüllten Blase zeigen in diesem Stadium Konturen, welche durch den Druck von benachbarten Organen hervorgerufen werden (Abb. 5-34). Bei vollständiger Kontraktion ist das Organ kugelig.

Die Bauchfellabdeckung der Harnblase, welche den kranialen Teil der Urethra mit einschließt, bildet zwei laterale und eine ventromediane Falte.

Die *weibliche Urethra* ist relativ lang. Sie entspringt innerhalb des kranialen Teils der Beckenhöhle und folgt der Symphysis, um sich schließlich unmittelbar kaudal der vestibulovaginalen Grenzlinie am Boden des Vestibulum vaginae zu öffnen. Die Öffnung liegt über einem kleinen Hügel, der sich über eine kurze Strecke des Vestibulumbodens ausdehnt, und der von deutlich sichtbaren Einsenkungen flankiert ist. Diese morphologische Besonderheit macht eine blind versuchte Katheterisierung schwierig.

Die weiblichen Geschlechtsorgane

Ovar und Eileiter

Das distale Mesovarium und die Mesosalpinx verschmelzen und bilden eine Tasche, in welcher das Ovar liegt und die der Befestigung des Organs dient. Die Gekrösefalten enthalten bei Hündinnen (weniger bei der Katze) viel Fettgewebe, welches das Ovar größtenteils der Sicht entzieht (Abb. 5-57/B). Wenn man das Ovar freilegt, so stellt es sich als festes, abgeflachtes elliptisches Organ dar, welches bei Hündinnen in Beaglegröße 15 × 10 × 6 mm mißt. Seine Konturen sind zu Zykluszeiten, wo große Follikel oder Gelbkörper ausgebildet sind, weniger regelmäßig.

Die Eierstöcke liegen dicht an den kaudalen Nierenpolen oder stehen sogar im Kontakt mit diesen; wegen der leicht asymmetrischen Lage der Nieren liegt das linke Ovar geringfügig weiter kaudal als das rechte. Obgleich die meisten Ovariohistorektomien (Entfernung der Eierstöcke und der Uterushörner) heutzutage mittels eines Schnittes in der Linea alba durchgeführt werden, wird bei Katzen alternativ oft ein Flankenschnitt angewandt. Dieser wird dicht bei der Crista iliaca angelegt, im Vertrauen darauf, daß das Ovar in Reichweite des Schnittes liegt. Das rechte Ovar ist gewöhnlich dorsal oder dorsolateral des Colon ascendens zu finden, das linke zwischen dem dorsalen Ende der Milz und dem Colon descendens. Das Längerwerden der Haltebänder bei älteren Tieren, besonders bei solchen, die trächtig waren, erlaubt den Ovarien eine größere Bewegungsfreiheit.

Das Ovar ist zusätzlich an einem Lig. suspensorium ovarii und Lig. ovarii proprium aufgehängt. Das Lig. suspensorium ist eine an ihrem freien Ende verdickte Peritonealfalte, die an der Medialfläche der letzten Rippe befestigt ist (Abb. 15-4/6); das Lig. ovarii proprium zieht als dessen Verlängerung nach kaudal und verbindet den Eierstock mit der zugehörigen Uterushornspitze. Das Lig. suspensorium erschwert die chirurgische Entfernung des Ovars.

Der Zugang zur Bursa ovarica ist auf einen Schlitz in der Medialwand reduziert; dieser wird gewöhnlich durch das Herausragen einiger dunkel getönter Fimbrien des Eileitertrichters gekennzeichnet. Das Infundibulum geht in den engen Teil der Tuba uterina über, welche nur un-

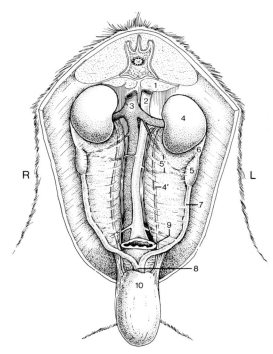

Abb. 15-4 Ovarien und Uterus einer Hündin in Situ. Ventralansicht.

1, Psoasmuskulatur; 2, Aorta; 3, V. cava caudalis; 4, 4', linke Niere und Ureter; 5, Ovarium; 5', Ovarialgefäße; 6, Lig. suspensorium ovarii; 7, Uterushorn; 8, Körper des Uterus; 9, Rektum; 10, Harnblase nach kaudal umgeklappt.

deutlich in Ampulle und Isthmus zu unterteilen ist. Der Eileiter verläuft in Form von Schleifen und Bögen, die ihrerseits zu einem weiten Bogen gefügt sind, der sich zuerst nach kranial in das distale Mesovarium wendet und dann jenseits des Ovars hinüberwechselt, um in der Mesosalpinx weiter nach kaudal zu ziehen. Der Eileiter endet abrupt am Uterushorn. Obgleich bei den meisten Hunden ein Großteil des Eileiters durch Fetteinlagerungen verborgen ist, ist dessen Endabschnitt gewöhnlich sichtbar.

Der Uterus

Der Uterus liegt größtenteils dorsal des Dünndarms, er besteht aus einem sehr kurzen (ca. 2–3 cm) Körper, von welchem zwei lange und schmale (ca. 12 × 1 cm) Hörner divergierend entspringen (/8, 7). Der Uteruskörper liegt in der Nähe des Schambeinkammes, kann aber auch in der Bauchhöhle oder in der Beckenhöhle gefunden werden. Er ist sogar noch kürzer, als er von außen erscheint, da in seinem Inneren vom Punkt des Zusammentreffens der beiden Hörner ein Septum nach kaudal zieht. Die Cervix uteri ist ebenfalls sehr kurz – der Zervikalkanal ist knapp 1 cm lang –, doch wird sie durch eine in der Dorsalwand der Scheide liegende Schleimhautfalte, die als Fortsetzung der Zervixwand anzusehen ist, über das Ostium uteri externum hinaus verlagert (Abb. 15-5/4). Das Ostium uteri externum ist kaudoventral gerichtet. Diese Position, verbunden mit der Asymmetrie des Fornix vaginae und der dorsalen Zervixverlängerung gestaltet dessen Auffinden sogar mit Hilfe eines Spekulums sehr schwierig.

Die *Ligamenta lata* erhalten ebenfalls normalerweise viel Fettgewebe. Sie sind in den Mittelabschnitten breiter als gegen die Enden zu, sie ermöglichen den Uterushörnern eine beträchtliche Bewegungsfreiheit. Ein außergewöhnliches Strukturmerkmal ist die Abspaltung einer Peritonealfalte von der Lateralfläche, welche sich bis zum Inguinalkanal erstreckt und durch diesen zieht, um an unterschiedlichen Punkten zwischen der Leistengegend und der Vulva zu enden. Diese Falte ist an ihrem freien Ende verdickt (Lig. teres uteri), dadurch kommt es zu einer leichten Erweiterung des Inguinalkanals. Die Erweiterung stellt eine Prädispositionsstelle für eine Inguinalhernie dar. (Inguinalhernien kommen bei anderen Tierarten fast nur beim männlichen Geschlecht vor.) Da das Uterushorn am ehesten

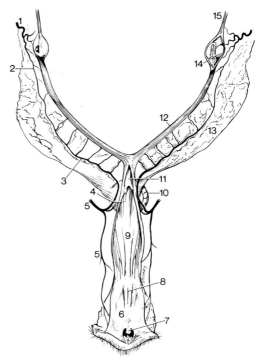

Abb. 15-5 Die Geschlechtsorgane einer Hündin, Dorsalansicht. Die rechte Bursa ovarica und die Kaudalteile des Geschlechtstrakts sind eröffnet worden.

1, A. ovarica; 2, R. uterinus der A. ovarica; 3, R. uterinus der A. vaginalis; 4, dorsomediane Falte, die Zervix verlängernd; 5, A. vaginalis; 6, Vestibulum; 7, Clitoris; 8, Ostium urethrae externum; 9, Vagina; 10, Harnblase; 11, Zervix; 12, rechtes Uterushorn; 13, Lig. latum uteri; 14, rechtes Ovar; 15, Lig. suspensorium ovarii. (Nach Horowitz.)

durch die Bruchpforte tritt, kann sich gelegentlich während der Trächtigkeit eine bizarre Situation ergeben, indem ein Teil des Uterus subkutan eingeklemmt wird; ein sich in dieser Lage entwickelnder Fetus muß, wenn sich derselbe nicht rechtzeitig in die Bauchhöhle zurückverlagert, chirurgisch entfernt werden.

Scheide, Scheidenvorhof und Scham

Die Scheide ist sehr lang (ca. 12 cm), sie verläuft zunächst gerade durch die Beckenhöhle, sodann senkt sie sich kaudal des Arcus ischiadicus nach ventral ab und geht in das Vestibulum über (Abb. 5-39/5, 9). Abgesehen von der gut ausgebildeten dorsomedianen Schleimhautfalte, welche die Zervix für eine kurze Strecke fortsetzt, wird das nicht dilatierte Innere der Vagina durch unregelmäßige Wandfalten verlegt. Diese enden am Übergang der Vagina in das Vestibulum vaginae. Das Vestibulum setzt den abwärtsgerichteten Verlauf der Vagina fort. Diese morphologische Besonderheit muß man vor Augen haben, wenn man beabsichtigt, mit einem Scheidenspekulum oder einem anderen Instrument zu arbeiten (Abb. 5-2). Ein Vaginalspekulum muß zunächst in kraniodorsaler Richtung geschoben werden, um den Arcus ischiadicus zu überwinden, sodann kann es horizontal weiter geführt werden. Während solcher Untersuchungen kann die Dorsalfalte zusammen mit den lateralen und ventralen Vaginalfalten eine Zervix vortäuschen (Pseudocervix).

Der kraniale Abschnitt des Vestibulumbodens enthält den kleinen Hügel und die beiden flankierenden Einsenkungen, welche mit dem Ostium urethrae in Verbindung stehen, im kaudalen Teil befindet sich eine Grube, in welcher die Glans clitoridis liegt (Abb. 15-5/8, 7). Dunklere Stellen an den Lateralwänden kennzeichnen die Position der Bulbi vestibuli, welche bei der Hündin gut entwickelt sind, bei der weiblichen Katze sind dieselben schwächer ausgebildet und kommen mehr diffus verstreut vor. Gll. vestibulares gibt es nur bei der Katze.

Die dicken Labia vulvae treffen sich in einer runden dorsalen und einer spitzen ventralen Kommissur. Die lateral der Labien gelegenen Hautfalten entsprechen vermutlich den Labia majora des Menschen. Die Crura und das Corpus clitoridis besitzen eine geringe Menge erektilen Gewebes; die Glans besteht größtenteils aus Fettgewebe, enthält jedoch gelegentlich einen kleinen Knochen, das Os clitoridis.

Die Vaskularisierung des Uterus erfolgt über Äste der A. ovarica und der A. uterina, einem Ast der A. vaginalis (Abb. 15-5/1, 5). Diese Gefäße liegen den Hornspitzen dicht an, im mittleren Bereich des Lig. latum aber begleiten sie den Uterus in größerem Abstand. Da die A. uterina dicht an der Zervix liegt, ist es im Verlauf der chirurgischen Entfernung des größten Teils des Uterus möglich, die Gefäßligatur im Uterusstumpf so sicher zu verankern, daß dieselbe nicht abrutschen kann. Fast der gesamte Uterus gibt sein Blut an einen großen Ast der V. ovarica ab.

Funktionelle Veränderungen

Es wird oft behauptet, daß Hunde zweimal pro Jahr läufig werden – im Frühjahr und im Sommer. Tatsächlich sind drei Hitzen nicht außergewöhnlich. Dennoch, selbst wenn dies so sein sollte, befindet sich das weibliche Genitale während der meisten Zeit des Zyklus im Anöstrus. Katzen sind in dieser Hinsicht noch weniger verläßlich, es können durchaus vier Zyklen pro Jahr anstatt der herkömmlichen zwei ablaufen. Die erste Läufigkeit der Hündin tritt ungefähr im Alter von 6–9 Monaten auf. Bei der Katze erfolgt die erste Raunzigkeit zwischen dem 6. und dem 12. Lebensmonat, je nachdem in welcher Jahreszeit das Tier geboren worden war.

Die Geschlechtsorgane, welche sich während des Anöstrus im Stadium der Ruhe befinden, entwickeln sich im Proöstrus rasch; im Ovar reift innerhalb einer einer Woche ein ganzer Schub von Follikeln heran. Der Uterus nimmt nun an Länge und Stärke zu; sein Endometrium proliferiert und der gesamte Genitaltrakt wird hyperämisch. Aus der verdickten ödematösen Vulva fließt die seröse Uterussekretion, welche mit Blut, das per Diapedesem aus den erweiterten Endometriumgefäßen abgegeben wird, durchsetzt ist. Der Östrus dauert etwa eine Woche. Die Hypertrophie und Hyperämie des Endometriums schreitet fort, das Sekret der Uterindrüsen enthält aber weniger Blut. Der Ovulation, welche etwa während des zweiten Tages eintritt, folgt die rasche Entwicklung der Corpora lutea, diese können schon am Ende der Brunst in Blüte sein*. Eine genaue Trennung zwischen Met- und Diöstrus ist nur schwer vorzunehmen, weil oft eine Periode der Pseudogravidität (zwei bis acht Wochen) auftritt, während welcher die Hündin die für eine Trächtigkeit typischen Merkmale erkennen läßt; Pseudogravidität kann möglicherweise zu einem stark verlängerten Metöstrus führen. Die Zervix ist während des Met- und Diöstrus dicht geschlossen und das Sekretionsprodukt der Uterindrüsen, welches normalerweise für die Ernährung des Embryo gebraucht worden wäre, kann sich in solchen Mengen ansammeln, daß der Uterus anschwillt. Häufig kommt in solch einem Zustand noch eine Infektion hinzu, aus der sich eine Pyometra entwickeln kann, die dann eine Hysterektomie erforderlich werden läßt.

Die Reaktion des Vaginalepithels auf den Wechsel im Hormonspiegel ist ausgeprägter als bei anderen Haustieren und Abklatschpräparate, die aus der Vagina entnommen werden, geben

---

* Die Ovulation erfolgt bei der Katze nicht spontan, sie wird durch den Geschlechtsakt provoziert.

Aufschluß über das betreffende Stadium innerhalb des Sexualzyklus. Während des Proöstrus sind sowohl verhornte Epithelzellen als auch Erythrozyten in großer Zahl festzustellen. Während jedoch die Epithelzellen auch im ganzen Östrus vorhanden sind, nehmen die roten Blutkörperchen allmählich in dem Maße ab wie Leukozyten aufzutreten beginnen.

Die Zyklusstadien drücken sich auch in der makroskopischen Erscheinungsform der Vaginalschleimhaut, die dorsomediane Falte eingeschlossen, aus. Im Proöstrus wird die Schleimhaut ödematös und bildet deutliche weiche Falten aus. Da der Östrogenspiegel während der Brunst rasch absinkt, erleidet die Vaginalwand einen Wasserverlust und die Schleimhaut macht bis etwa vier Tage nach der Ovulation einen Schrumpfungsprozeß durch; die Schleimhautoberfläche erinnert dabei an Krepppapier. Einige Tage danach wird die Mukosa wegen des Abschuppens verhornter oberflächlicher Epithelschichten flach und fleckig und man kann die Blutgefäße durchscheinen sehen.

Eizellen gelangen etwa sechs Tage nach dem Follikelsprung in den Uterus. Wenn sie befruchtet worden sind, werden sie nach weiteren 10 Tagen implantiert; in dieser Zeit hat sich die Schleimhaut für eine Implantation optimal entwickelt. Zunächst entsteht eine Dottersackplazenta; obgleich in der frühen Zeit der Trächtigkeit sehr effektiv, wird diese später durch die definitive Allantochorionplazenta (Abb. 15-6/6) ersetzt. Diese entwickelt sich in der Weise, daß aus einem breiten Choriongürtel, der den Rumpf des Feten umgibt, Zotten in das Endometrium einwachsen, dabei wird ein Erosionsprozeß fortgeführt, der schon früher in den nicht vaskularisierten Zonen (Amniochorion) und im Bereich des Dottersackkontakts begonnen hat. Die Erosion führt zu einer Verzahnung von dünnen Platten fetalen Gewebes mit endometralen Lamellen, deren Gewebe praktisch bis auf das mütterliche Gefäßendothel reduziert wird. Die Gewebsbarriere dieser Placenta endotheliochorialis wird am Rande des Choriongürtels weiter abgebaut, hier tritt Blut, das aus mütterlichen Gefäßen stammt, in direkten Kontakt mit fetalem Gewebe. Abbau von Hämoglobin ist für die kräftig grüne Farbe dieses Randbereichs, welche mit dem tiefen Rot des übrigen Teils der Plazenta kontrastiert, verantwortlich (Farbtafel 1/C). Nur eine bestimmte Menge der Antikörper des Muttertiers durchdringt die Plazenta. Der größte Teil (über 75%) der passiven Immunisierung eines Neugeborenen erfolgt über das Kolostrum.

Anfänglich vergrößert sich der Uterus lokal, wobei die einzelnen befruchteten Eizellen in kugeligen Anschwellungen (Ampullen), welche durch Einschnürungen gegeneinander abgesetzt sind, liegen. Die einzelne Ampulle bleibt etwa bis zum vierzigsten Tag (bei einer Trächtigkeitsdauer von 63 Tagen) erhalten, dann beginnen die Einschnürungen zu verschwinden und es entsteht ein mehr gleichförmig ausgedehnter Uterus. Die Position der einzelnen Feten ist nach wie vor erkennbar, weil die Uteruswand an den Stellen der Plazentation sehr stark vaskularisiert ist. Die Uterushörner sind an ihren Enden ziemlich fest verankert und wenn sie sich verlängern, sind sie gezwungen, Schleifen zu bilden, welche sich zuerst von der Anheftung am Ovar nach kranial, dann ventral und schließlich kaudal wenden, um dann in den Uteruskörper überzugehen. Das Schlingenmuster ist noch komplizierter, wenn der Wurf groß ist. Röntgenaufnahmen, die im späteren Trächtigkeitsstadium (der Verkalkungsprozeß des Primordialskeletts hat schon eingesetzt) gemacht werden, zeigen manchmal die Welpen in einem heillosen Durcheinander (Abb. 15-7).

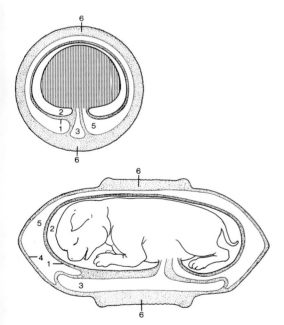

Abb. 15-6 Die Fruchthüllen der Katze im Quer- und Längsschnitt; schematisch.

1, Amnion; 2, Amnionhöhle; 3, Dottersack; 4, Chorioallantois; 5, Allantoishöhle; 6, Placenta zonaria.

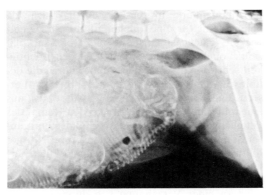

Abb. 15-7 Hündin, trächtig mit mehreren Feten. Beachte die Gasansammlung im Rektum.

Der Geburtsvorgang wird durch Rotation des Beckens im Hüft-Kreuzbeingelenk und durch Anheben des Schwanzes erleichtert, mit diesen Bewegungen wird eine bedeutende Vergrößerung des Beckens erreicht. Während der Austreibungsphase ist der Fetus noch an der Plazenta befestigt, das Muttertier befreit ihn davon, indem sie die Nabelschnur durchbeißt. Die „Nachgeburt", welche auch eine ganze Menge mütterliches Gewebes enthält, wird normalerweise von der Hündin gefressen.

Die Tabellen 15-1 und 15-2 geben eine Aufstellung über Entwicklungsstadien der Hunde- und Katzenfeten, sie dienen gleichzeitig als kurzer Leitfaden für die Altersbestimmung. Detaillierte Informationen hierzu muß man sich natürlich aus der Spezialliteratur besorgen. Die obigen Tabellen geben einen kurzen Leitfaden für die Altersbestimmung der Feten.

Tab. 15-1 Leitfaden zur Altersbestimmung von Hundefeten.

Wochen	Scheitel-Steiß-Länge (cm)	äußere Erscheinungsmerkmale
3	ca. 1	Embryo C-förmig, Extremitätenknospen bilden sich.
4	ca. 2	Handplatte vorhanden; flache Gruben zwischen den Zehen.
5	ca. 3	Augenlider decken zum Teil die Augen; Gehörgangsplatte bedeckt den Meatus acusticus. Äußere Geschlechtsorgane differenziert; Zehen distal getrennt.
6	ca. 7	Augenlider verschmolzen; Haarfollikel vorhanden, Zehen gespreizt; Krallen ausgebildet.
7	ca. 11	Fast vollständiges Haarkleid; Spuren der Fellfärbung vorhanden. Zeit der Geburt: etwa nach 63–64 Tagen.

Tab. 15-2 Leitfaden für die Altersbestimmung von Katzenfeten.

Wochen	Scheitel-Steiß-Länge (cm)	äußere Erscheinungsmerkmale
3	ca. 1	Meatus acusticus bildet sich; Auge ausgebildet und pigmentiert; Handplatte der Vordergliedmaße eingekerbt.
4	ca. 3	Alle Zehen gespreizt; Gehörgangsplatte verdeckt den Meatus acusticus fast vollständig. Augenlider bedecken die Augen teilweise.
5	ca. 5	Augenlider verschmolzen; Tasthaare im Gesicht.
6	ca. 7	Feine Haare erscheinen auf dem Körper; Krallen werden hart.
7	ca. 10,5	Feine Haare bedecken den ganzen Körper, Krallen weiß und hart; Spuren von Fellfärbung vorhanden. Zeit der Geburt (vom ersten Tag des Paarungszeitpunkts gerechnet) ca. 65 Tage.

Die männlichen Geschlechtsorgane

Skrotum und Hoden

Der relativ frei hängende Hodensack des Hundes ist kugelig und liegt zwischen Perineum und Leistengegend (Abb. 15-8/11). Er kann, da er spärlich behaart ist, leicht von hinten inspiziert werden. Das Skrotum liegt eng an und gibt die Form des Hodens wieder. Eine tiefe Rinne stellt die Grenze zwischen den inneren Abteilungen des Skrotums, in welchen die im allgemeinen asymmetrischen Hoden liegen, dar. Die dünne Haut des Skrotums und die darunter liegenden Faszien stehen einer Palpation nicht im Wege. Das Skrotum des Katers liegt dem Perineum breit an und ist gewöhnlich in einer dichten Haardecke verborgen (Abb. 15-9/5).

Die Hoden sind bei beiden Tierarten relativ klein, sie liegen beim Hund horizontal, beim Kater ist das kaudale Hodenende gegen den Anus

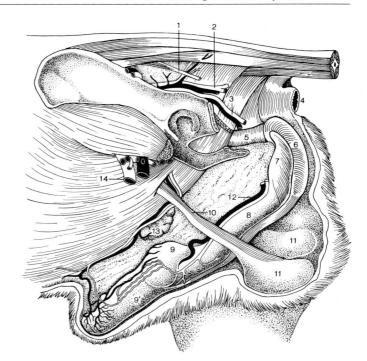

Abb. 15-8 Tiefe Präparation der äußeren Geschlechtsorgane des Hundes.

1, Lig. sacrotuberale; 2, A. und V. glutaea caudalis; 3, A. und V. pudenda interna; 4, Anus; 5, Beckenstück der Urethra; 6, Bulbus penis; 7, linkes Crus penis; 8, Penisschaft; 9, 9', Bulbus und Pars longa der Glans penis; 10, Samenstrang; 11, Hoden im Skrotum; 12, A. und V. dorsalis penis; 13, Lnn. inguinales superficiales und A. und V. epigastrica superficialis caudalis; 14, A. und V. femoralis. (Umgezeichnet nach Vaerst, 1937.)

gerichtet. Jeder Hoden ist oval, lateral komprimiert und steht entlang seines dorsalen (bei Katern kraniodorsalen) Randes mit dem Nebenhoden in Verbindung. Kopf und Schwanz des Nebenhodens sind am Hoden befestigt, sein Körper ist teilweise frei, wodurch die Bursa testicularis entsteht. Die Bestandteile des kompakten Samenstrangs streben am inneren Leistenring auseinander. Der Ductus deferens weitet sich kurz vor seinem Eindringen in die Prostata zu einer drüsenhaltigen Ampulle aus. Beim Kater fehlt eine solche Ampulle.

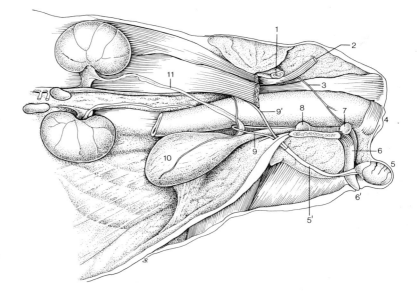

Abb. 15-9 Die Geschlechtsorgane des Katers in Situ; linke Seitenansicht.

1, Corpus ossis ilii; 2, N. ischiadicus; 3, N. pudendus; 4, Anus; 5, linker Hoden und Skrotum; 5', Samenstrang; 6, Penis; 6', Präputium; 7, Gl. bulbourethralis; 8, Prostata; 9, Ductus deferens; 9', Hodengefäße; 10, Harnblase; 11, linker Ureter.

Die Urethra und die akzessorischen Geschlechtsdrüsen

Der erste Abschnitt der Urethra des Hundes ist vollständig von der Prostata umgeben (Abb. 5-1/9). In ihr Lumen ragt von dorsal ein Schleimhautkamm, der den Colliculus seminalis bildet, dieser besitzt jederseits die enge Öffnung des Ductus deferens, sowie zahlreiche Poren, welche Ausführungsgänge der Prostata darstellen. Der übrige Teil des Beckenstücks der Urethra wird von einer dünnen Manschette von Schwellgewebe, welches im M. urethralis liegt, umgeben. Das Lumen der Urethra weitet sich kaudal der Prostata auf, wird aber gegen den Beckenausgang hin wieder allmählich enger.

Die Glandulae ampullae und die Prostata stellen die einzigen akzessorischen Geschlechtsdrüsen des Hundes dar. Der Kater, welcher keine Gll. ampullae besitzt, hat kleine Bulbourethraldrüsen, die der Urethra auf Höhe des Arcus ischiadicus aufsitzen; jedoch sind diese von geringer Bedeutung. In beiden Tierarten produziert die Prostata den größten Teil der Samenflüssigkeit. Die Prostata besteht aus einem großen kompakten Anteil (Corpus prostatae), der die Urethra und den Harnblasenhals umgibt und einer kleinen sog. Pars disseminata, die in der Schleimhaut der Urethra liegt. Der Prostatakörper zeigt eine starke Größenvariation, was offensichtlich seine Lage und die Beziehung zu Nachbarorganen beeinflußt. Er kann, wenn er von geringer Größe ist, vollständig in der Beckenhöhle liegen, bei geschlechtsreifen und erwachsenen Tieren liegt er häufig größtenteils oder vollständig intraabdominal (Abb. 15-10/2). Eine dorsale Rinne und ein inneres Septum teilen den Prostatakörper in einen rechten und einen linken Lappen, beide Lappen sind durch feine Septen, welche radiär gegen die Organkapsel verlaufen, in Läppchen unterteilt. Die Prostata reagiert extrem sensibel auf hormonelle Einflüsse und es ist schwierig, ein Maß für die normale Organgröße festzusetzen. Hyperplasie des parenchymatösen Teils entwickelt sich gewöhnlich bei mittelalten Tieren, Fibrosis und Schrumpfung sind typische Altersmerkmale. Die Hyperplasie erfaßt die verschiedenen Lappen in unterschiedlichem Maße. Eine vergrößerte Prostata kann auf den Dickdarm drücken und damit zu einer Stuhlverstopfung bzw. zu Schwierigkeiten beim Kotabsatz führen; im Gegensatz zu den Verhältnissen beim Menschen wird hier der Harnabsatz normalerweise nicht beeinträchtigt, es sei denn, die Prostataschwellung ist besonders stark. Der Zustand der Prostata – ihre Größe, Festigkeit und Regelmäßigkeit der Form – kann durch eine *rektale Digitaluntersuchung* festgestellt werden. Die Untersuchung kann dadurch erleichtert werden, daß man die Blase durch Druck auf die Bauchdecke in Richtung Becken schiebt. Bei Autopsiematerial kann das Verhältnis zwischen Parenchym und Stützgewebe anhand von Dickschnitten beurteilt werden. Bei sehr jungen Tieren ist der bindegewebige Anteil vermehrt ausgebildet, bei mittelalterlichen Tieren überwiegt das Drüsengewebe und bei alten Tieren ist das Verhältnis zwischen Binde- und Drüsengewebe inkonstant.

Eine Prostatavergrößerung wird manchmal durch Kastration behandelt. Alternativ, oder wenn die Kastration keine Besserung bringt, kann das Organ auch chirurgisch entfernt werden. Hierbei ist es wichtig zu beachten, daß im allgemeinen nur die Kraniodorsalfläche der Drüse von Peritoneum überzogen ist, und daß die Seitenfläche von verschiedenen Nerven und Gefäßen, welche geschont werden müssen, über-

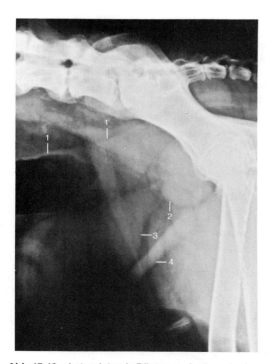

Abb. 15-10 Laterolaterale Röntgenaufnahme des kaudalen Teils der Beckenhöhle vom Hund, zur Demonstration der Lage der Prostata.

1, 1', Colon descendens, Gas und Fäzes enthaltend; 2, Prostata; 3, Harnblase; 4, Boden der Bauchhöhle.

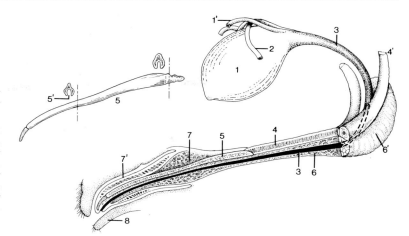

Abb. 15-11 Harnblase, Urethra und Penis (angeschnitten) eines Hundes.

1, Harnblase; 1', linker Ureter; 2, linker Ductus deferens; 3, Urethra; 4, Corpus cavernosum; 4', linkes Crus penis; 5, Os penis; 5', Sulcus urethralis; 6, Corpus spongiosum; 6', Bulbus penis; 7, Bulbus glandis; 7', Pars longa glandis; 8, Präputium.

quert wird. Der Stamm der A. prostatica zieht, nachdem er Rr. prostaticovesiculares und prostaticourethrales abgegeben hat, als Versorgungsgefäß für die Harnblase weiter. Eine morphologische Besonderheit ist der von autonomen Fasern der Nn. pelvini und hypogastricus gebildete Plexus pelvinus. Dieser stellt bei Operationen ein gewisses Risiko dar.

Beim Kater ist der Harnblasenhals in die Bauchhöhle verlagert. Zwischen diesem Bereich und der Prostata liegt eine realtiv lange Pars praeprostatica der Urethra. Bei dieser Tierart umgibt die Prostata die Urethra nur unvollständig, der Ventralrand bleibt frei. Über Altersveränderungen ist beim Kater, wo die Vergrößerung des Organs kein klinisches Problem darstellt, wenig bekannt (Abb. 15-9/8).

Der Penis und das Präputium

Der Penis des Hundes weist mehrere außergewöhnliche Merkmale auf. Die Unterschiede zwischen Rüde und Kater machen bei diesem Organ eine tierartlich getrennte Beschreibung notwendig.

Der Penis des Hundes liegt zwischen den Schenkeln, wo er in seiner ganzen Länge abgetastet werden kann. Die Peniswurzel wird von zwei schlanken Crura gebildet, diese strahlen von ihrem Ursprungsgebiet am Sitzbein in den gemeinsamen Peniskörper, welcher nur wenig größer als die beiden Crura penis ist, ein (Abb. 15-11, 4'). Die Urethra gelangt auf derselben Höhe in den Peniskörper und läuft an dessen Ventralfläche nach kranial (Abb. 15-12). Sie wird von erektilem Gewebe umgeben, welches auch die Glans

penis bildet. Die Glans ist ungewöhnlich mächtig ausgebildet und läßt sich innerlich und äußerlich deutlich in einen proximalen expandierten Teil (Bulbus glandis; Abb. 15-11/7) und einen zylindrischen distalen Teil (Pars longa glandis; /7') unterteilen, letzterer bildet die Penisspitze. Etwa die Hälfte des Bulbus und die gesamte Pars longa liegen in der Präputialhöhle. Der proximale Teil des Corpus penis bildet ein Corpus cavernosum (/4) mit einer derben äußeren Membran und einem kräftigen medianen Septum; zusätzlich sind noch eine Reihe radiär verlaufender Trabekel ausgebildet, welche kleinere Spalträume abgrenzen bzw. umgeben. Das Corpus cavernosum endet abrupt, da sein Distalende im Zentrum des Penis in Knochengewebe (Os penis) übergeht (/5). Dieser Knochen stellt eine ventral offene Rinne dar, welche die von Schwammgewebe umgebene Urethra beherbergt. Der Penisknochen läuft gegen das Penisende spitz zu, er wird von

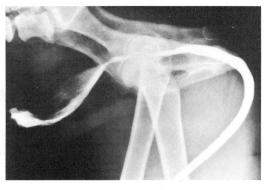

Abb. 15-12 Kontrastmedium auf dem Boden der Harnblase und in der Urethra des Hundes.

einem kurzen nach ventral gebogenen Faserknorpelstäbchen überragt, das sich fast bis zur Penisspitze erstreckt. Der Faserknorpel bleibt auch bei alten Tieren biegsam. Der teilweise Einschluß der Urethra in der Rinne des Os penis verhindert die Passage von Blasensteinen, diese lagern sich daher öfters am Kaudalende des Knochens ab.

Der kaudale (proximale) Teil der Glans penis, der Bulbus glandis, ist auch im Ruhezustand beträchtlich groß. Er ist fest am Knochen verankert und wird von der elongierten distalen Portion, welche das Ostium urethrae externum trägt, beträchtlich überlappt. Die Pars longa ist etwas lockerer mit dem Knochen verbunden. Beide Teile enthalten große Blutkavernen, welche zwischen relativ schwachen Trabekeln liegen.

Der Bau und die Befestigung der verschiedenen Schwellkörper sowie deren Beziehung zu den versorgenden Gefäßen erfordern eine große Aufmerksamkeit, wenn man den Mechanismus der Erektion verstehen will (Abb. 15-13). Der Penis wird von der Fortsetzung der A. pudenda interna, welche jenseits des Abgangs ihres R. perinealis zur A. penis wird, versorgt (/1'). Die A. penis teilt sich in drei Äste. Ein Ast, die A. bulbi penis (/2) versorgt den Bulbus penis und verläuft sodann innerhalb des Organs nach distal, um das Corpus spongiosum über der Urethra und später die Pars longa glandis zu versorgen. Der zweite Ast, die A. profunda penis (/3), ist mit mehreren Ästen für die Versorgung des Corpus cavernosum zuständig. Der dritte Ast, die A. dorsalis penis (/4), kann als die Fortsetzung des Hauptstammes angesehen werden; sie verläuft zunächst auf der Dorsalseite des Penis, bevor sie dann auf die Seite absinkt, um sich sodann an der Kaudalgrenze des Bulbus glandis aufzuteilen; ein oberflächlicher Ast zieht unter der Haut über die Glans bis fast zur Penisspitze; ein tiefer Ast dringt in den Bulbus ein, um auf dem Os penis nach apikal verlaufend die Pars longa zu versorgen; ein Präputialast teilt sich in einen Zweig, der über die Dorsalseite des Bulbus in die Pars longa zieht und in einen zweiten, tiefen Zweig, der im Präputium verläuft und mit einem Ast der A. pudenda externa anastomosiert.

Die Venen begleiten prinzipiell die Arterien. Die V. dorsalis penis kommt lateral aus dem Bulbus glandis und zieht nach kaudal, indem sie allmählich zur Dorsalseite des Penis gelangt, wo sie in einen gemeinsamen Venenstamm fließt, der aus Gefäßen entstanden ist, welche der A. profunda penis bzw. A. bulbi entsprechen. Die vergrößerte Vena dorsalis penis biegt dann um den Arcus ischiadicus, um ins Becken zu gelangen, wo sie zum Hauptzufluß der V. pudenda interna

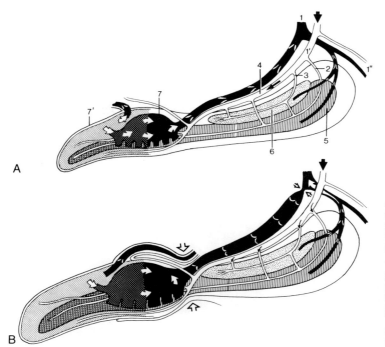

Abb. 15-13 Schematische Darstellung der Blutgefäßversorgung der Blutsinus und des Penis vom Rüden, im Ruhezustand (A) und während der Erektion (B).

1, A. und V. pudenda interna; 1', A. penis; 1", Rami perinei; 2, A. bulbi penis; 3, A. profunda penis; 4, A. dorsalis penis; 5, Corpus spongiosum; 6, Corpus cavernosum; 7, Bulbus glandis; 7', Pars longa glandis. (Umgezeichnet nach Christiansen, 1954.)

wird. Andere Venen sind bei der Drainage der Glans penis behilflich. Eine oberflächliche Vene tritt aus der Pars longa, windet sich um den Fornix praeputialis, und fließt dann in die V. pudenda externa. Eine tiefe Vene innerhalb der Glans penis führt Blut aus der Pars longa zum Bulbus glandis; sie ist mit Klappen ausgestattet, so daß der Blutrückfluß unmöglich ist. Sie ist so angelegt, daß sie entweder eine Passage zur Vena dorsalis penis ermöglicht oder sich in die Bluträume des Bulbus ergießt, von wo das Blut dann in die Vena dorsalis penis gelangt.

Die bereits bekannten Muskeln sind auch hier vorhanden. Der M. retractor penis, größtenteils aus glatter Muskulatur bestehend, verläuft beiderseits des Canalis analis, bevor er mit seinem Partner zusammentrifft, um ein Band zu bilden, welches entlang der Urethraseite des Penis bis zum Cavum praeputiale zieht. Einige wenige kleine Faserbündel werden an das Skrotum abgegeben. Kurze aber kräftige Mm. ischiocavernosi bedecken die Crura penis. Der M. bulbospongiosus bildet mit querverlaufenden Muskelfasern eine Deckschicht über der Urethra vom Bulbus bis zur Einmündung in den Penis. Ein kleiner M. ischiocavernosus zieht vom Tuber ischiadicum zu einem bindegewebigen Ring, welcher die dorsalen Penisvenen bei ihrem Eintritt in die Beckenhöhle umgibt.

Das Präputium des Hundes ist gegen sein kraniales Ende, wo es durch eine Hautfalte am Bauch aufgehängt ist, ziemlich frei beweglich. Es ist einfach gebaut, seine Lamina interna ist mit zahlreichen Lymphfollikeln ausgestattet, was dieser ein ziemlich unregelmäßiges Aussehen verschafft. Es gibt auch kleine verstreut liegende Präputialdrüsen. Paarige Präputialmuskeln, Abspaltungen vom Rumpfhautmuskel, ziehen von der Gegend des Xiphosternums in die Haut kaudal der T-förmigen Präputialöffnung, wo sie zusammentreffen bzw. sich teilweise überkreuzen.

Der *Penis des Katers* ist einmalig (unter den Haussäugetieren), indem er seine embryonale Position mit der nach kaudoventral gerichteten Penisspitze und der nach dorsal gerichteten Facies urethralis beibehält (Abb. 15-9/6). Er ist relativ kleiner als der Penis des Hundes, hat aber einen ähnlichen Aufbau, eingeschlossen die Umformung des distalen Corpus cavernosus in einen Knochen. Die Glans penis des Katers ist besonders klein und ihre freie Oberfläche ist mit kleinen verhornten Papillen ausgestattet; diese entwickeln sich in den ersten Monaten nach der Geburt, sie bilden sich beim kastrierten Tier zu unbedeutenden Höckerchen zurück. Das Präputium ist dick aber kurz und oft von Fellhaaren bedeckt; seine Öffnung ist nach kaudal gerichtet. Urin wird in diese Richtung gespritzt. Das Versprühen von Urin durch den Kater ist von sozialer Bedeutung, es dient der Markierung des Territoriums. Die Orte der Markierung werden nicht immer diskret ausgesucht und sind für den Tierbesitzer oft recht unpassend. Das Markierungsverhalten ist oft einer der Gründe für die Kastration des Tiers*.

Alter und funktionelle Veränderung

Obgleich es noch wenige Untersuchungen über die postnatale Entwicklung der Hoden gibt, ist bekannt, daß diese bis drei Tage nach der Geburt in der Bauchhöhle bleiben. Dann beginnt ihr Abstieg durch den Inguinalkanal; während dieser Vorgang innerhalb weniger Tage abgeschlossen ist, vergehen weitere vier bis fünf Wochen, bis die Hoden schließlich ihre definitive Position im Hodensack eingenommen haben. Das samenproduzierende Gewebe nimmt während dieser Zeit deutlich zu, doch beginnt die Spermatogenese selbst nicht vor dem sechsten Lebensmonat.

Das Paarungsverhalten der Hunde ist besonders außergewöhnlich. Der Rüde bespringt die Hündin auf die bekannte Weise. Kurz nach der Einführung des Penis in die Scheide rutscht der Hund seitlich an dem weiblichen Tier ab und dreht sich dann um, so daß das Paar für den Rest des „Hängens", das 45 min. und länger dauern kann, in der Position „Hinterteil an Hinterteil", verharrt. Es gibt erstaunlich wenig Untersuchungen über die anatomischen Voraussetzungen dieses Vorgangs. Grandage (1972) hat sich zum ersten Mal mit diesen Dingen befaßt, und die vorliegende Beschreibung beruht hauptsächlich auf seinen Untersuchungen.

Obgleich das gesamte Schwellgewebe des Penis bei vollständiger Erektion gestaut ist, zeigt es doch unterschiedliche Grade der Schwellung.

---

* Weibliche Katzen verspritzen gelegentlich auch Urin, obgleich sie normalerweise hocken, wenn sie Urin abgeben. Sie versuchen den Urin sodann zu verbergen, indem sie Erde darüber scharren. Es scheint so, als würden weibliche Tiere sehr oft weit weg von ihrem Zuhause an den Grenzen eines Territoriums, welches sie anderen Katzen streitig machen wollen, ihren Harn verspritzen; von daher ist dieses Verhalten für den Katzenhalter weniger von Bedeutung. Bei beiden Geschlechtern spielt das Harnsprühen eine Rolle im Sexualverhalten.

Das Corpus cavernosum schwillt am wenigsten stark an, und seine Bauweise erlaubt ihm in der Vertikalebene, nicht aber in der Horizontalebene flexibel zu bleiben. Der Bulbus glandis kann sich am stärksten ausdehnen und vergrößert sich auf das zweifache des Ruhestadiums, dabei wird er sehr straff. Die Pars longa wird am wenigsten steif, verlagert sich jedoch beträchtlich, was ihre Verschiebung auf dem Os penis, mit welchem sie nur lose verbunden ist, nach apikal bewirkt; im Endeffekt überragt die Pars longa den faserknorpeligen Fortsatz des Penisknochens deutlich und läßt, auf Grund der festeren Verankerung dieses Abschnitts, eine Eindellung in der Gegend des Ostium urethrae externum erkennen.

Das Einführen des Penis geschieht notwendigerweise, bevor derselbe deutlich vergrößert ist. Die Schamlippen schieben, in dem Augenblick wo der Rüde die Glans penis in die Scheide einführt, das Präputium nach kaudal. Das Gefälle im weiblichen Geschlechtsgang erfordert ein dorsokraniales Eindringen, und die relativ weiche Eichelspitze wird beim Auftreffen auf die weichen Gewebe des Dachs der Beckenhöhle nach ventral verlagert. Dieses Abbiegen erlaubt es dem Penis, gegen den Fornix vaginae vorgeschoben zu werden und erklärt vielleicht die Notwendigkeit einer weichen Beschaffenheit der Pars longa und das relativ abrupte Ende des Penisknochens. Wenn der begattende Rüde absteigt und sich um 180 Grad dreht, wird das Corpus penis nach lateral und kaudal gebogen; das Zurückziehen des Penis wird einerseits durch den angeschwollenen Bulbus glandis und andererseits durch die gestauten Bulbi vestubulares bzw. die Muskeln des weiblichen Geschlechtstrakts, die auf den Bulbus glandis einwirken, verhindert. Durch die Positionsveränderung des Rüden wird das Präputium verdreht, dabei werden die Präputialmuskeln zu einem Strang geschnürt, welcher auf die abführenden Eichelvenen drückt. Die dorsalen Penisvenen, welche durch die Penisflexion schon am Abfließen gehindert wurden, werden nun durch die Kontraktion des M. ischiourethralis gegen den Arcus ischiadicus gepreßt und dadurch noch mehr verschlossen. Ein Nachlassen der Schwellung wird möglicherweise gelegentlich durch Relaxation des M. bulbospongiosus bewirkt, dadurch können die Blutkavernen im Corpus spongiosum zu alternativen Abflußkanälen des angestauten Penis werden.

Die erste spermienreiche Fraktion des Ejakulats wird während des ersten Stadiums des Begattungsaktes, wenn der Rüde in der für Quadrupeden typischen Art aufgesprungen ist, abgegeben. Im zweiten Stadium wird die wesentlich größere Flüssigkeitsmenge – vermutlich 30 ml – die aus der Prostata stammt, ausgepumpt; diese „Flut" spült den spermienreichen Teil durch die Zervix in den Uterus. Es ist bekannt, daß eine kurze Paarung, in welcher das erste Stadium des Koitus abläuft, fruchtbar sein kann.

Der *Penis des Katers* nimmt bei der Erektion beträchtlich an Länge zu und biegt sich abwärts und kranial. Dieser Richtungswechsel, verbunden mit der Ventralflexion der Beckengegend, macht einen Koitus möglich, der in seiner Art sich nicht groß von dem der übrigen Quadrupeden unterscheidet.

Ausgewählte Literatur

Ackerman, N.: Radiographic evaluation of the uterus: A review. Vet. Radiol. 22: 252–257, 1981.

Allen, W. E., and *C. France:* A contrast radiographic study of the vagina and uterus of the normal bitch. J. Small Anim. Pract. 26: 153–166, 1985.

Archibald, J., and *E. J. Bishop:* Radiographic visualization of the canine prostate glands. JAVMA 128: 337–342, 1956.

Baumans, V., G. Dijkstra, and *C. J. G. Wensing:* Testicular descent in the dog. Zentralbl. Vet. Med. C, 1: 97–110, 1981.

Budras, K.-D.: Leistenband, Leistenkanal und M. cremaster ext. der Katze. Anat. Anz. 121: 148–165, 1967.

Christensen, G. C.: Angioarchitecture of the canine penis and the process of erection. Am. J. Anat. 95: 227–262, 1954.

Concannon, P., and *V. Rendano:* Radiographic diagnosis of canine pregnancy: Onset of fetal skeletal radiopacity in relation to times of breeding, preovulatory luteinizing hormone release, and parturition. Am. J. Vet. Res. 44: 1506–1512, 1983.

Del Campo, C. H., and *O. J. Ginther:* Arteries and veins of uterus and ovaries in dogs and cats. Am. J. Vet. Res. 35: 409–415, 1974.

Evans, H. E., and *W. O. Sack:* Prenatal development of domestic and laboratory animals. Growth curves, external features and selected references. Anat. Histol. Embryol. 2: 11–45, 1973.

Fricke, E.: Topographische Anatomie der Beckenorgane bei Haussäugetieren (Pferd, Rind, Schaf, Ziege, Schwein, Hund, Katze). Diss. Med. Vet. Berlin, 1968.

Gerber, H.: Zur funktionellen Anatomie der Prostata des Hundes unter Berücksichtigung verschiedener Altersstufen. Schweiz. Arch. Tierheilkd. 103: 537–561, 1961.

Gordon, N.: Surgical anatomy of the bladder, prostate gland, and urethra in the male dog. JAVMA 136: 215–221, 1960.

Gordon, N.: The position of the canine prostate gland. Am. J. Vet. Res. 22: 141–146, 1961.

Grandage, J.: The erect dog penis: A paradox of flexible rigidity. Vet. Rec. 91: 141–147, 1972.

Hart, B. L., and *R. L. Kitchell:* External morphology of the erect glans penis of the dog. Anat. Rec. 152: 193–198, 1965.

König, H. E., J. Klawiter-Pommer, and *B. Vollmerhaus:* Korrosionsanatomische Untersuchungen an der Harnröhre und den Penisschwellkörpern des Katers. Kleintierpraxis 24: 351–362, 1979.

MacDonald, D. W.: Carnivores. In: *Brown, R. E.*, and *D. W. MacDonald* (eds.): Social Odours in Mammals. Oxford, Clarendon press, 1985, pp. 619–722.

Nitschke, Th.: Diaphragma pelvis, Clitoris und Vestibulum vaginae der Hündin, 1. Teil. Das Diaphragma pelvis, 2. Teil. Clitoris und Vestibulum vaginae. Anat. Anz. 127: 76–125, 1970.

Pineda, M. H., R. A. Kainer, and *L. C. Faulkner:* Dorsal median postcervical fold in the canine vagina. Am. J. Vet. Res. 34: 1487–1491, 1973.

Redlich, G.: Das Corpus penis des Katers und seine Erektionsveränderungen, eine funktionell-anatomische Studie. Gegenbaur's Morph. Jb. 104: 561–584, 1963.

Sokolowski, J. H., R. G. Zimbelman, and *L. S. Goyings:* Canine reproduction: reproductive organs and related strctures of the nonparous, parous, and postpartum bitch. Am. J. Vet. Res. 34: 1001–1013, 1973.

Tanaka, K.: Morphological study on the canine ovary. Jpn. J. Vet. Res. 10: 80–81, 1962.

Vaerst, L.: Über die Blutversorgung des Hundepenis. Morph. Jahrb. 81: 307–352, 1938.

Wrobel, K.-H.: Morphologische Untersuchungen an der Glandula bulbourethralis der Katze. Z. Zellforsch. 101: 607–620, 1969.

Kapitel 16

Die Schultergliedmaße der Fleischfresser

Der größte Teil der der zur klinischen Behandlung kommenden Verletzungen der Vordergliedmaße von Hunden und Katzen stammt aus durch Verkehrsunfälle bedingten Frakturen und Luxationen. Knochen und Muskulatur sind bereits ausreichend beschrieben worden (S. 82–89), es muß daher in diesem und dem folgenden Kapitel genügen, sich auf die Oberflächen- und Röntgenanatomie bzw. auf Gefäße und Nerven, die von besonderer klinischer Bedeutung sind, zu konzentrieren.

Schulterregion und Arm

Die Skapula und der Humerus bilden die knöcherne Grundlage für die Schulter, den Arm und das Schultergelenk. Die am leichtesten zu identifizierenden Knochenpunkte sind das Akromion am Distalende der Spina scapulae und das Tuberculum majus humeri, das unmittelbar dorsal des Akromions liegt. Bei tieferem Durchtasten findet man den übrigen Teil der Spina scapulae, den Margo cranialis, Angulus cranialis und den Margo dorsalis; weiterhin sind zu tasten: die Ursprungssehne des M. biceps brachii, die Tuberositas deltoidea und die Medial- und Lateralfläche des Corpus humeri (indem man den Knochen zwischen die Finger einer Hand nimmt). Die Insertion der Pektoralismuskulatur kranial am Humerus, in der Nähe des Schultergelenks verhindert die Palpation der Medialfläche des Gelenks und des oberen Teils des Humerus. Die kranial der Skapula gelegenen oberflächlichen Halslymphknoten können bei zurückgesetzter Gliedmaße leicht palpiert werden (Abb. 2-48/4). Die Axillarlymphknoten können nur wenn sie vergrößert sind, an der Thoraxwand, kaudal des Schultergelenks und bei vorgezogener Gliedmaße, getastet werden. Beide Lymphknotengruppen sind für die Drainage der Vordergliedmaße verantwortlich. Dorsal des Olekranon ist gelegentlich an der Brustwand noch ein Ln. axillaris accessorius ausgebildet. Sein Einzugsgebiet erstreckt sich auf die Haut und die Muskeln dieses Gebiets sowie auf die thorakalen Mammarkomplexe (/10).

Die Skapula wird lateral vom M. trapezius sowie vom M. supra- und infraspinatus bedeckt (Abb. 16-1/A,4, 7). Die Endsehnen der Mm. spinati überqueren das Schultergelenk, um am Humerus anzusetzen; der M. infraspinatus eignet sich für die intramuskuläre Injektion. Die Beugeseite des Gelenks wird vom M. deltoideus, der die Spina scapulae mit der Tuberositas deltoidea verbindet, bedeckt. Der Schaft des Humerus wird lateral vom lateralen Kopf des M. triceps brachii und M. brachialis, kranial vom M. biceps brachii, (der selbst vom M. brachiocephalicus überlagert wird) und kaudal vom M. brachialis (der sich um den Schaft windet) und den übrigen

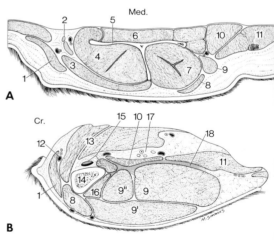

Abb. 16-1 Querschnitt durch die linke Vordergliedmaße des Hundes auf der Höhe der Skapula (A) und unmittelbar distal des Schultergelenks (B).

1, M. brachiocephalicus; 2, Ln. cervicalis superficialis; 3, M. omotransversarius; 4, M. supraspinatus; 5, Skapula; 6, M. subscapularis; 7, M. infraspinatus; 8, M. deltoideus; 9, 9', 9'', Caput longum, laterale und accessorium des M. biceps brachii; 10, M. teres major; 11, M. latissimus dorsi; 12, V. cephalica; 13, Mm. pectorales; 14, Humerus; 15, Sehne des M. biceps brachii und M. coracobrachialis; 16, M. brachialis; 17, Armgefäße und Nerven; 18, kräftige intermuskuläre Faszie.

Teilen des M. triceps brachii bedeckt. Im Gegensatz hierzu ist die Medialfläche distal des Ansatzes der Pektoralismuskulatur relativ muskelfrei; daher liegen die Gefäße und Nerven im Distalteil des Oberarms dem Knochen dicht an (Abb. 16-2).

In kraniokaudalen Röntgenbildern des gestreckten Schultergelenks überlagert das Tuberculum supraglenoidale den Humeruskopf; in lateralen Aufnahmen ist dieses Tuberculum über dem Tuberculum majus des Humerus zu sehen (Ab. 16-3). Bei Hunden, die jünger als fünf Monate sind, ist das Tuberculum supraglenoidale durch einen Knorpelstreifen von der übrigen Skapula getrennt. Die proximale Epiphyse, distal der Tubercula und des Caput humeri, verschmilzt gewöhnlicherweise im Alter von ca. 10 Monaten mit dem Schaft (bei größeren Rassen kann dies drei Monate später geschehen). Ein kleiner Knochen, der die rudimentäre Klavikula darstellt, befindet sich kranioventral des Schultergelenks. Bei Katzen liegt das wenig entwickelte Schlüsselbein in Form eines dünnen, ca. 2 cm langen Stäbchens an derselben Stelle; es ist regelmäßig in Röntgenaufnahmen zu erkennen und kann an der Kranialfläche des Schultergelenks palpiert werden. Das Akromion der Katze wird durch einen flachen, nach kaudal gerichteten Proc. hamatus verbreitert; der Proc. coracoideus auf der Medialseite des Tuberculum supraglenoidale ist bei diesen Tierarten ebenfalls sehr stark entwickelt.

Die Kapsel des Schultergelenks umhüllt die Sehne des M. biceps brachii in dem Bereich, wo sie die Kranialfläche des Gelenks überquert. Die Sehne wird durch ein Lig. transversum, welches zwischen den beiden Tubercula des Humerus ausgespannt ist, in ihrer Lage gehalten. Das Gelenk kann auf halber Strecke zwischen Akromion und Tuberculum majus punktiert werden, indem man in medialer Richtung eine Kanüle durch den M. deltoideus führt. Man sollte sich hierbei erinnern, daß das Distalende des Akromions auf Höhe des Gelenkspalts liegt, und daß die Cavitas glenoidalis des Schulterblatts beträchtlich kleiner ist als das Caput humeri. An sedierten oder anästhesierten Hunden ist es möglich, in diesem relativ lockeren Gelenk den Humerus zu abduzieren. Schultergelenksluxationen und Frakturen der Skapula sind relativ selten; da der Klavikula eine funktionelle Verbindung zum Rumpf fehlt, weicht das gesamte Gelenk, wenn es plötzlicher Gewalt ausgesetzt ist, einfach aus. Humerusfrakturen sind wesentlich häufiger und geschehen hauptsächlich in der Schaftmitte.

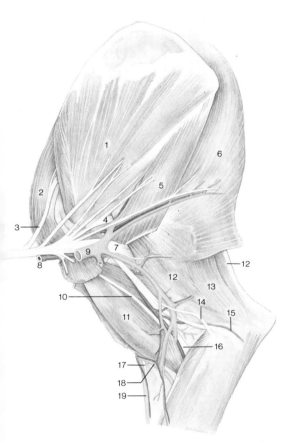

Abb. 16-2 Medialfläche der rechten Schulter und des Unterarms vom Hund.

1, M. subscapularis; 2, M. supraspinatus; 3, N. suprascapularis; 4, N. axillaris; 5, M. teres major; 6, M. latissimus dorsi; 7, N. radialis; 8, A. axillaris; 9, V. axillaris; 10, N. musculocutaneus; 11, M. biceps brachii; 12, Caput longum des M. triceps brachii; 13, M. tensor fasciae antebrachii; 14, N. cutaneus antebrachii caudalis; 15, N. ulnaris und A. collateralis ulnaris; 16, N. medianus und A. brachialis; 17, medialer Ast des N. radialis superficialis; 18, V. mediana cubiti; 19, V. cephalica. (Horowitz, unveröffentlicht.)

Ellbogen und Unterarm

Sowohl die mediale als auch die laterale Seite des Ellbogengelenks sind bequem zugänglich, da der Unterarm freier liegt und die Achselhöhle vergleichsweise tiefer ist als bei großen Tierarten; bei diesen kommt man nur schwierig von medial an das Gelenk heran. Der Ellbogenhöcker, der den am besten palpierbaren Knochenpunkt die-

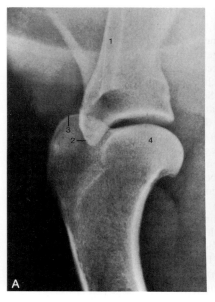
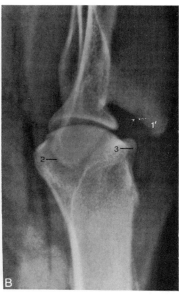

Abb. 16-3 Laterale (A) und kraniokaudale (B) Röntgenansichten des Schultergelenks vom Hund.

1, Spina scapulae; 1', Acromion; 2, Tuberculum supraglenoidale; 3, Tuberculum majus des Humerus; 4, Caput humeri.

ser Gegend darstellt, liegt bei einem aufrecht stehenden Hund genau unter dem Ventralende des fünften Interkostalraums. Der mediale und laterale Epicondylus und die angrenzenden Teile des Humerus lassen sich leicht tasten. Das Bündel aus Armgefäßen und dem N. medianus kann medial auf dem darunter gelegenen Knochen zwischen M. biceps brachii und M. triceps brachii palpiert werden. Ein kleineres Bündel, bestehend aus der A. u. V. collateralis ulnaris und dem N. ulnaris kann auf der Tricepssehne und dem Olekranon (Abb. 16-12/5, 6) gefühlt werden. Die Ligg. collateralia, welche vom Epicondylus ausgehen, sind ebenfalls leicht zu tasten. Obgleich der Condylus humeri deutlich über die Längsachse des Knochens hinausragt, ist er wegen einer beträchtlich starken Muskelschicht kaum palpierbar.

Die gesamte Medialfläche des Radius liegt direkt unter der Haut; die Kranialfläche kann di-

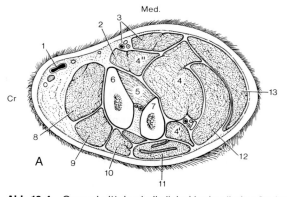
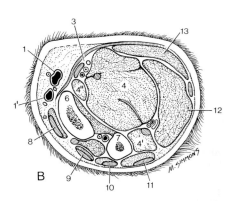

Abb. 16-4 Querschnitt durch die linke Vordergliedmaße des Hundes unmittelbar distal des Ellenbogengelenks (A) und unmittelbar proximal des Karpus (B).

1, Vena cephalica und Äste des N. radialis superficialis; 1', V. cephalica accessoria; 2, M. pronator teres; 3, A., V. mediana und N. medianus und M. flexor carpi radialis; 4, 4', 4", Caput humerale, ulnare und radiale des M. flexor digitalis profundus; 5, M. pronator quadratus; 6, Radius; 7, Ulna; 8, M. extensor carpi radialis; 9, M. extensor digitalis communis; 10, M. extensor digitalis lateralis; 11, M. extensor carpi ulnaris; 12, M. flexor carpi ulnaris; 13, M. flexor digitalis superficialis.

stal, wo sie nur schwach vom M. abductor digiti I und den Sehnen der anderen Extensoren (Abb. 16-4/6) bedeckt ist, getastet werden. Die Ulna liegt etwas tiefer, ausgenommen an ihrem distalen Ende, wo ihr Proc. styloideus sich mit den Karpalknochen verbindet. Hinter diesem Fortsatz liegt eine tiefe Einsenkung, sie wird von der kräftigen Sehne des M. flexor carpi ulnaris und dem Os carpi accessorium begrenzt.

Die *Vena cephalica* (/1) wird sehr häufig für intravenöse Injektionen herangezogen. Sie verläuft entlang dem Kranialrand des Unterarms und kann hier palpiert werden, wenn sie über dem Ellbogen gestaut wird; sie bildet manchmal auch ohne Stauung einen Wulst. Da die Vena cephalica mit dem tiefen Venensystem (über die V. mediana cubiti) im Bereich des Ellbogens anastomosiert, bevor sie dann lateral am Arm weiterzieht, wird eine Stauung am besten distal dieser Anastomose angelegt (Abb. 16-5/2). Die Vene liegt auf dem M. extensor carpi radialis, dem größten der Streckmuskeln, dieser entspringt am Epicondylus lateralis humeri und an der mehr proximal gelegenen Crista epicondyli. Die Karpal- und Zehenbeuger entspringen am medialen Epicodylus des Humerus, sie liegen kaudal am Radius und bedecken die Medial- und Kaudalfläche der Ulna (Abb. 16-4). Die V. mediana cubiti (/3) (Fortsetzung der V. brachialis) und der N. medianus sind dicht am Medialrand des Radius zwischen diese Muskeln eingebettet (Abb. 16-6).

Laterale Röntgenbilder zeigen einen tief in der Incisura trochlearis der Ulna liegenden Condylus humeri (Abb. 16-7/A). Der markante Epicondylus medialis (/1′) überlagert das Olekranon. Der Proc. anconeus am proximalen Ende der Incisura trochlearis (/4) ist über dem medialen Epicondylus gelegen. Der Proc. anconeus besitzt ein eigenes Ossifikationszentrum, welches im Alter von fünf Monaten mit dem übrigen Teil des Knochens verwächst. Wenn diese Verwachsung nicht erfolgt oder wenn der Proc. anconeus abgesprengt wird, ruft das freie Knochenstück eine starke Lahmheit hervor; dieser Defekt (nicht angewachsener Proc. anconeus) wird hauptsächlich bei größeren Hunderassen beobachtet. Eine Abtrennung des Proc. coronoideus medialis am Distalende der Incisura trochlearis (/5) kommt weniger häufig vor. In lateralen Röntgenaufnahmen des normal ausgebildeten Gelenks ist der Proc. coronoideus medialis dem proximalen Radiusende aufgelagert.

Das Ellbogengelenk kann kranial des lateralen Lig. collaterale sehr leicht punktiert werden. Im Lig. collaterale laterale ist gelegentlich ein Sesambein eingelagert. Bei Katzen ermöglicht ein markantes, medial gelegenes Foramen supracondylare im Distalende des Humerus der A. brachialis und dem N. medianus den Durchtritt in

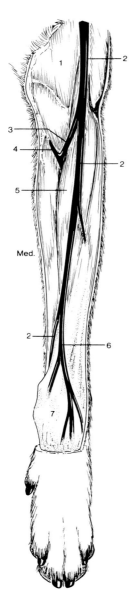

Abb. 16-5 Oberflächliche Venen am linken Unterarm des Hundes; Kranialansicht.

1, M. brachiocephalicus; 2, V. cephalica; 3, V. mediana cubiti; 4, V. brachialis; 5, M. extensor carpi radialis; 6, V. cephalica accessoria; 7, Carpus.

kaudokranialer Richtung. Die Arterie und der Nerv sind daher bei Frakturen in diesem Bereich sehr anfällig für Verletzungen.

Um Luxationen des Ellbogengelenks besser verstehen zu können, sollte man die drei beteiligten Knochen (in Gedanken) zusammenfügen. Dabei wird man feststellen, daß das Gelenk am leichtesten während der Beugung (durch laterale Verschiebung des Radius und der Ulna) luxiert wird, weil dann der Proc. anconeus aus der Fossa olecrani des Humerus gezogen wird. Eine mediale Luxation ist weniger häufig, vermutlich weil es für den Proc. anconeus schwieriger ist, über dem größeren Epicondylus medialis einzurasten. Daraus folgt, daß eine Dislokation sehr leicht behoben werden kann, wenn das Gelenk stark gebeugt wird, dadurch kann sich der Proc. anconeus vom Humerus lösen.

Die distale Epiphyse des Humerus verschmilzt mit dem Corpus humeri im Alter von fünf bis acht Monaten, beträchtliche Zeit vor dem proximalen Epiphysenfugenschluß. Der proximale Epiphysenknorpel des Radius und der des Tuber olecrani verschwinden etwa gleichzeitig. Die breiteren distalen Fugenknorpel der Unterarmknochen bilden sich später – etwa zwischen dem sechsten und neunten Lebensmonat – zurück. Das Längenwachstum des Radius ist hauptsächlich auf die Aktivität des distalen Knorpels zurückzuführen; das Wachstum der Ulna distal des Ellbogengelenks ist vollständig von der Entwicklung ihres distalen V-förmigen Knorpels abhängig. Deformationen, die manchmal im Anschluß an ungleichmäßiges Längenwachstum dieser Knochen zu finden sind, resultieren aus dem vorzeitigen Verschwinden eines Epiphysenfugenknorpels. Der bekannteste Effekt einer solchen Unregelmäßigkeit ist die Verlagerung der Pfote. Dies führt zur Anspannung der Bandverbindungen zwischen den Knochen, hiervon ist besonders das Lig. radioulnare betroffen.

Unterarmfrakturen sind relativ häufig. Sie ereignen sich meistens in der distalen Hälfte und betreffen, wie erwartet, in der Regel beide Knochen. Ein Bruch des Olekranon ist ebenfalls ziemlich häufig.

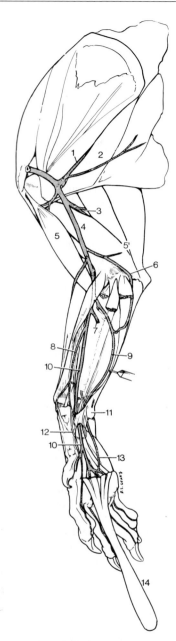

Abb. 16-6 Topographie der großen Arterien des rechten Unterarms des Hundes; Medialansicht. Die kaudomedialen Muskeln des Unterarms sind entfernt worden.

1, A. brachialis; 2, M. teres major; 3, A. brachialis profunda; 4, A. brachialis; 5, M. biceps brachii; 5', M. triceps brachii; 6, A. collateralis ulnaris; 7, A. profunda antebrachii; 8, A. radialis; 9, A. ulnaris; 10, A. mediana; 11, Os carpi accessorium; 12, Arcus palmaris profundus; 13, Arcus palmaris superficialis; 14, M. flexor digitalis profundus, zurückgeklappt. (Nach Horowitz, 1970.)

Karpus und Vorderpfote

Die Karpal- und Metakarpalknochen und die Phalangen sollten hauptsächlich im Hinblick auf deren Erscheinungsform im Röntgenbild studiert werden.

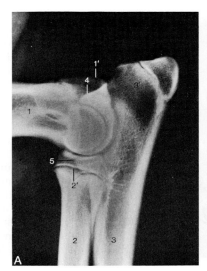
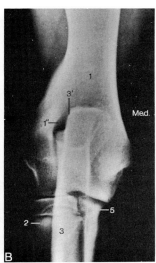

Abb. 16-7 Laterale und kraniokaudale (B) Röntgenaufnahme des Ellenbogengelenks des jungen Hundes.

1, Humerus; 1', Epicondylus medialis; 1'', Foramen supratrochleare; 2, Radius; 2', proximaler Epiphysenknorpel; 3, Ulna; 3', Olecranon; 4, Proc. anconeus; 5, Proc. coronoideus medialis.

Die augenfälligsten äußeren Strukturmerkmale sind die Zehen-, Metakarpal- und Karpalballen sowie die Krallen, diese sind bereits beschrieben und abgebildet worden (S. 398). Zum Zeitpunkt der Geburt ist im allgemeinen eine rudimentäre erste Zehe oder „Afterkralle" distal des Karpus auf der Medialseite der Pfote sichtbar. Die Afterkralle wird oft routinemäßig entfernt, sogar bei Stadthunden, obgleich diese Verstümmelung eigentlich nur bei solchen Hunden gerechtfertigt ist, welche sich bei der Bewegung im freien Gelände (Gestrüpp) eine Verletzung der Kralle zuziehen können. Die Kralle muß bei den Welpen solcher Rassen, die eventuell später auf Ausstellungen gezeigt werden sollen, erhalten bleiben. Der Karpalballen, der unmittelbar distal des palpierbaren Os accessorium liegt, hat außer bei solchen Tieren, die mit großer Geschwindigkeit eine Kurve nehmen, keinen Kontakt mit dem Boden. Bei Windhunden (Greyhound) kann daher dieser Ballen gelegentlich verletzt werden. Die Metakarpal- und die Zehenballen haben stets Bodenkontakt. Die kleinen Papillen, welche normalerweise die Ballenoberfläche profilieren, können bei solchen Tieren, die sich ständig auf harten Unterlagen (Straßen etc.) bewegen, abgelaufen werden. Der Metakarpalballen kann über der Beugefläche der Metakarpophalangealgelenke eingedellt sein (Abb. 16-9/8). Die Zehenballen liegen über den Beugeflächen der distalen Interphalangealgelenke (/7). Die zwischen den Zehen proximal der Ballen ausgebildeten Hautfalten sind häufig der Ort für interdigitale Infektionen und Zysten.

Die Wand der Kralle paßt sich in der Form der Dorsal- und Lateralfläche des gebogenen Proc. unguicularis der Phalanx distalis, mit der sie über eine lamelläre Dermis verbunden ist, an (Abb. 16-8/B, C). Die Krallensohle (/4) bedeckt die Ventralfläche des Proc. unguicularis und tritt als eine bröckelige weißliche Masse zwischen den Rändern der Wand zu Tage. Die Krallen, besonders jene von schweren Stadthunden, sind allgemein bis auf die Höhe der Zehenballen, abgelaufen. Falls die Krallen nicht ausreichend abgenutzt werden, müssen sie geschnitten werden, weil sonst die Gefahr besteht, daß sie in die Zehenballen einwachsen. Es sollten hierzu Spezialzangen verwendet werden, weil normale Nagelscheren bzw. -zangen durch den seitlichen Druck Schmerzen verursachen. Die Kralle sollte auf das Niveau der Zehenballenoberfläche getrimmt werden, dabei muß eine Verletzung der hochempfindlichen Krallenlederhaut vermieden werden (/A). Die rosafarbene Lederhaut kann bei nichtpigmentierten Krallen gut gesehen werden. Für den Fall, daß das Krallenhorn jedoch pigmentiert ist, sollte das Erscheinen eines dunklen Punktes an der Schnittfläche ein Warnsignal dafür sein, daß man sich unmittelbar distal der Dermis befindet. Elastische Dorsalbänder (/5) ziehen vom proximalen Ende der mittleren Phalanx zur Crista unguicularis der distalen Phalanx, sie halten die Krallen in der Schwebe. Der M. flexor digitalis profundus ist der Wirkung der breiten Bänder entgegengesetzt, er zieht die Krallen zum Kratzen und Graben nach vorn.

Die *Krallen der Katze* sind lateral zusammen-

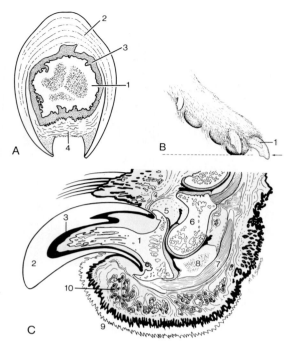

beugers (welcher die distalen Interphalangealgelenke beugt) und der Zehenstrecker (welche die mehr proximal gelegenen Zehengelenke stabilisieren) ausgefahren. Katzen benutzen ihre ausfahrbaren Krallen zum Klettern auf Bäumen und außerdem für das Erfassen der Beute, im Gegensatz zu den Hunden, die hierzu ihre Kiefer gebrauchen. Das charakteristische Zerkratzen von Holzklötzen, Teppichen oder Möbeln, das, wie allgemein vermutet, zum Schärfen der Krallen dient, hat in Wirklichkeit etwas mit der Markierung des Territoriums zu tun, wobei der im Bereich der Zehenballen abgegebene Schweiß eine Rolle spielt. Bei Katzen mit Zerstörungswut kann man die Krallen mittels Durchschneiden der Phalanx distalis entfernen (Anm. des Übersetzers: wird nur in Amerika durchgeführt); hierbei erhält man die Basis des Knochens mit dem Ansatzpunkt des tiefen Zehenbeugers, wohingegen man die Crista unguicularis, welche die Krallenbasis einschließt, entfernt (B). Das heftige Kratzen der Hunde nach erfolgtem Kot- oder

Abb. 16-8 Querschnitt durch die Hundekralle. B, korrektes Schneiden der Kralle. C, Axialschnitt der Zehe des Hundes.

1, Proc. unguicularis der Phalanx distalis; 2, Krallenwand; 3, lamelläre Dermis; 4, krümelige Krallensohle; 5, dorsales elastische Band; 6, Phalanx media; 7, Sehne des tiefen Zehenbeugers; 8, distales Sesambein; 9, Zehenballen; 10, Schweißdrüsen.

gepreßt, stark gebogen und zu scharfen Spitzen ausgezogen. Sie können völlig in die Haut der Pfote zurückgezogen werden, dadurch sind diese Tiere befähigt, leise aufzutreten, außerdem wird auch verhindert, daß die Krallenspitzen durch Bodenkontakt stumpf werden. Die elastischen Dorsalbänder besitzen eine unterschiedliche Länge, zwischen dem proximalen Interphalangealgelenk und den Seiten der Phalanx distalis sind lange Bänder ausgebildet und ein einzelnes kurzes Band zieht vom Distalende der Phalanx zum höchsten Punkt der Crista unguicularis (Abb. 16-9/3, 12). Diese Einrichtung in Verbindung mit der Schräge der Gelenkfläche ermöglicht es, daß die Krallenbasis bis an die Lateralfläche der entsprechenden Phalanx media gezogen werden kann. Die Bänder halten die Krallen so fest, daß die Zehenbeuger nur die Metakarpophalangeal- und die proximalen Interphalangealgelenke bewegen können. Die Krallen werden durch simultane Kontraktion des tiefen Zehen-

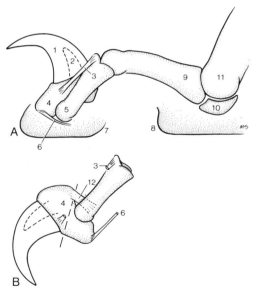

Abb. 16-9 Kralle einer Katze vollständig eingezogen (A) und ausgefahren (B) zur Demonstration der Aufteilung (unterbrochene Linie) der distalen Phalanx, während des Ausfahrens der Krallen. Die Anordnung der elastischen Bänder ist stark vereinfacht dargestellt.

1, Kralle; 2, Proc. unguicularis der Phalanx distalis; 3, mediales dorsales elastisches Band; 4, Phalanx distalis; 5, Phalanx media; 6, Sehne des M. flexor digitalis profundus; 7, Zehenballen; 8, Metakarpalballen; 9, Phalanx proximalis; 10, proximales Sesambein; 11, Os metacarpale; 12, laterales dorsales elastisches Band.

Harnabsatz dient möglicherweise ebenso der Markierung, auch hier wird das Sekret der Ballenschweißdrüsen verteilt.

Die einzelnen Karpalknochen können, abgesehen vom Os accessorium, nicht palpiert werden. Eine Gelenksbeugung bewirkt, daß der dorsale Gelenksspalt auf Höhe des Antebrachio-Karpalgelenks erweitert wird, und daß die Sehne des M. extensor carpi radialis und M. extensor digitalis communis deutlicher wahrgenommen werden können. Die Gelenkhöhle kann durch das Einschieben einer Kanüle zwischen diese Sehnen punktiert werden. Das Antebrachio-Karpalgelenk kommuniziert nicht mit den unteren Gelenksetagen. Distal des Karpus können alle Knochen durch Palpation identifiziert werden, sie liegen zwar proximal dicht beisammen, divergieren aber nach distal. Die Strecksehnen können auf den Metakarpalknochen hin und her gerollt werden, hingegen bilden die Sehnen der Mm. flexores digitales zusammen mit den Mm. interossei auf der Palmarfläche ein weiches plattes Bündel. Die paarigen Sesambeine auf der Palmarfläche der Metakarpophalangealgelenke sind in den Metakarpalballen eingelagert (/10, 8).

Dorsopalmare Röntgenbilder zeigen die Karpalknochen mit nur geringfügigen Überlagerungen (Abb. 16-10). Das große Os carpi radiale (/3) liegt distal des Radius; das unregelmäßig geformte Os carpi ulnare (/4) ragt nach distal (auf der Palmarfläche) und überlagert das Os carpale IV (sogar auch einen Teil des entsprechenden Os metacarpale). Das Os accessorium (/5) liegt über dem Bereich der Gelenkverbindung zwischen Radius, Ulna und dem Os carpi ulnare. Auf der Medialseite liegen das Os carpale I und II in der Projektion übereinander; das in den M. abductor digiti I eingelagerte Sesambein ist hier auf Höhe des Vorderfußmittelgelenks (Articulatio mediocarpea) zu sehen. Der Karpalballen erzeugt einen schwächeren Schatten. Die distale Epiphyse des Radius ist gelegentlich für einen Karpalknochen gehalten worden. – Es sollte beachtet werden, daß in leichten Schrägprojektionen des Katzenkarpus ein breiter Spalt zwischen den Distalenden von Radius und Ulna gesehen werden kann; diese Erscheinung kann fälschlicherweise für eine Subluxation gehalten werden.

Die Epiphysis des Os carpi accessorium verschmilzt mit den Restknochen zwischen dem 4. und 4½. Lebensmonat. Die drei Ossifikationszentren des Os carpi radiale verwachsen ca. einen Monat früher. Die distalen Epiphysen der Metakarpalknochen verschmelzen mit den Knochen-

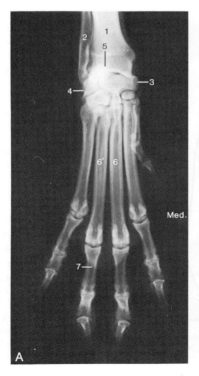
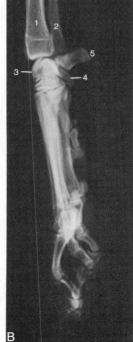

Abb. 16-10 Dorsopalmare (A) und laterale (B) Röntgenaufnahme der Vorderpfote.

1, Radius; 2, Ulna; 3, Os carpi radiale; 4, Os carpi ulnare; 5, Os carpi accessorium; 6, 6', Os metacarpale III und IV; 7, Metakarpalballen.

körpern im Alter von 5 oder 7 Monaten (die proximalen Metakarpalepiphysen verschmelzen schon pränatal).

Die Hauptgefäße der Vordergliedmaße sind schon beschrieben worden (S. 264), ihre Lage ist in Abb. 16-6 dargestellt.

Die wichtigsten Nerven der Vordergliedmaße

Diese Darstellung befaßt sich nur mit den Nerven im freien Teil der Gliedmaße. Da die Hauptmerkmale dieser Nerven mit dem allgemeinen Muster (S. 352) übereinstimmen, reicht es jetzt aus, auf deren Lagebeziehungen und die Hautäste einzugehen. Die Äste des Plexus brachialis entspringen bei ca. 60% aller untersuchter Hunde aus den Segmenten C6–Th1; in 20% aus C5–Th1; aus C6–Th2 in weiteren 20% und schließlich in einer kleineren Anzahl (weniger als 3%) aus C5–Th2. Die Ursprünge der verschiedenen Nerven sind daher der Gegenstand erheblicher Variationen. Es bestehen auch beträchtliche Überlappungen zwischen den einzelnen Hautgebieten der betreffenden Nerven, diese können nur andeutungsweise dargestellt werden. Abb. 16-11 zeigt die wesentlich kleineren Innervationsareale des autonomen Nervensystems, die für die Unversehrtheitsprüfungen *einzelner* Nerven herangezogen werden. Der Verlauf und die Verzweigung der Nerven in der Pfote sind von geringer praktischer Bedeutung, können daher summarisch abgehandelt werden.

Der *N. musculocutaneus* (C6–7) innerviert den M. biceps brachii und brachialis. Er zieht an der Medialseite des Oberarms, zwischen M. biceps brachii und der A. brachialis nach distal, im Bereich des Ellenbogengelenks gibt er einen Verbindungsast an den mehr kaudal gelegenen N. medianus ab. Er setzt sich in den Unterarm über einen Hautast (N. cutaneus antebrachii medialis) fort, dieser tritt zwischen dem M. biceps brachii und M. brachialis hindurch, er liegt sodann kraniomedial des Ellenbogens unter der Haut, danach versorgt er die Medialfläche des Unterarms (Abb. 16-11/1 und 16-12/1, 11). Obgleich eine Dysfunktion dieses Nerven sich höchstens geringfügig in der Gangart bemerkbar macht, kann ein betroffenes Tier der Aufforderung „Pfötchen zu geben" nicht nachkommen, da zur Beugung des Ellbogens die Aktivität mindestens des M. biceps brachii oder des M. brachialis erforderlich ist.

Der *N. axillaris* (C7-8) versorgt die wichtigsten Beuger des Schultergelenks. Er verläßt die Achselhöhle, indem er dorsal des M. teres major in der Tiefe nach lateral verschwindet (Abb. 16-2/4, 5), dann läuft er um die Kaudalfläche des Gelenks herum in den M. deltoideus, seine über diesen Punkt hinaus weiterziehenden Äste versorgen die Haut kraniolateral am Oberarm und zum Teil am Unterarm (Abb. 16-11/2). Eine Paralyse dieses Nerven zeigt nur eine geringe Wirkung, da der M. latissimus dorsi und das Caput longum des M. triceps brachii in der Lage sind, den Verlust des primären Schulterbeuger zu kompensieren.

Der *N. medianus* (C8–Th1) innerviert die Karpal- und Zehenbeuger; er verläuft an der Medialfläche des Oberarms kaudal der A. brachialis und passiert den Ellenbogen kranial des Lig. collaterale mediale, bevor er unter dem M. pronator teres und flexor carpi radialis verschwindet (Abb.

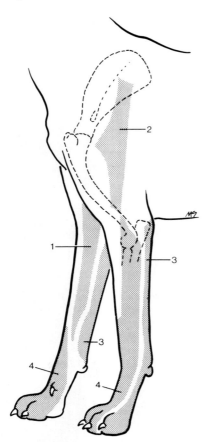

Abb. 16-11 Die autonomen Hautgebiete des N. musculocutaneus (1), N. axillaris (2), N. ulnaris (3) und N. radialis (4). (Nach Kitchell et al., 1980.)

16-12/7). Er gibt seine Muskeläste ab und verläuft dann (von den zuletzt genannten Muskeln bedeckt) in der Nähe des Medialrandes des Radius hauptsächlich als sensibler Nerv weiter. Dieser begleitet die Sehnen der Zehenbeuger und die A. mediana durch den Karpalkanal, bevor er sich aufteilt, um die Lateral- und Medialseite der Pfote zusammen mit dem N. ulnaris zu versorgen. Eine Dysfunktion beeinflußt den Gang des Tieres nur wenig, jedoch kann der Karpus überstreckt werden, wenn das Tier steht, was man an den gegenüber dem Normalzustand leicht angehobenen Krallen erkennnen kann.

Der *N. ulnaris* (C8–Th1) innerviert die verbleibenden Karpal- und Zehenbeuger. Er zieht zunächst zusammen mit dem N. medianus, nimmt dann aber im Distalteil des Oberarms einen mehr kaudalen Verlauf, dabei liegt er zusammen mit der A. und V. collateralis ulnaris auf dem Epicondylus medialis des Humerus, an dieser Stelle ist er zu tasten (/6). Der vom N. ulnaris abgehende Hautast (N. cutaneus antebrachii caudalis, /5), der an der Medialfläche des Olekranon subkutan zu liegen kommt, versorgt die Kaudalfläche des Unterarms. Der fortlaufende Nervenstamm senkt sich sodann zwischen die kaudomedialen Unterarmmuskeln. Nachdem er diese versorgt hat, taucht er an der Lateralseite wieder auf, wo er mit der A. und V. ulnaris zusammentrifft, bevor er kaudal zur Ulna zieht. Er teilt sich in der Distalhälfte des Unterarms in einen dorsalen und palmaren Ast. Der Dorsalast tritt in der großen Rinne zwischen den M. extensor und M. flexor carpi ulnaris an die Oberfläche und innerviert die Haut an der kaudolateralen Pfotenfläche. Der Palmarast überquert den Karpus und die Beugesehnen sowie den N. medianus, um danach die Kaudalfläche der Pfote zu versorgen. Eine Lähmung dieses Nerven hat keinen sichtbaren Effekt auf den Gang und die Körperhaltung.

Der bedeutende *N. radialis* (C7–Th1) versorgt die Extensoren des Ellbogen- und Karpalgelenks sowie der Digitalgelenke. Er verläßt die Achsel-

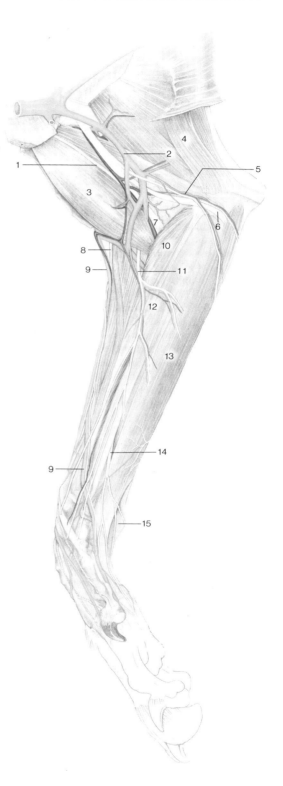

Abb. 16-12 Oberflächliche Präparation der rechten Vordergliedmaße. Medialansicht.

1, N. musculocutaneus; 2, V. brachialis; 3, M. biceps; 4, M. tensor fasciae antebrachii; 5, N. cutaneus antebrachii caudalis und A. und V. collateralis ulnaris; 6, N. ulnaris; 7, N. medianus und A. brachialis; 8, R. medialis des N. radialis superficialis; 9, V. cephalica; 10, M. pronator teres; 11, N. cutaneus antebrachii medialis; 12, M. flexor carpi radialis; 13, M. flexor digitalis superficialis; 14, inkonstanter Hautast des N. ulnaris; 15, Os accessorium. (Horrowitz, unveröffentlicht.)

höhle, indem er sich in den M. triceps brachii etwa in der Mitte des Oberarms senkt (Abb. 16-2/7). Nach Abgabe von Ästen an den M. triceps brachii begleitet er den M. brachialis rund um die Lateralfläche des Humerus, um an die Beugeseite des Ellbogengelenks zu gelangen. In diesem Bereich seines Verlaufs ist er besonders Verletzungen ausgesetzt, die durch Frakturen oder Tumoren des Humerus verursacht werden. Bevor er den Oberarm verläßt, teilt er sich in einen oberflächlichen und einen tiefen Ast. Der erstere zieht distal weiter, zuerst zwischen dem M. brachialis und dem M. extensor carpi radialis und danach zwischen dem M. supinator und der Gelenkkapsel, um die Karpal- und Zehenstrecker im Bereich des Unterarms zu innervieren. Der tiefe Ast teilt sich in einen medialen und lateralen Ast; diese Äste treten am Kranialrand des Caput laterale des M. triceps brachii hervor und gehen dann subkutan beiderseits der V. cephalica accessoria auf die Pfoten über (Abb. 16-4/1,1'). Der oberflächliche Ast innerviert die Haut auf der Dorsalseite des Unterarms und der Pfote, wobei er die Versorgung des proximalen Teils dieser Region mit dem N. axillaris teilt (Abb. 16-11/4).

Wenn der Nerv proximal des Abgangs der Tricepsäste ernstlich verletzt wird, kann das Ellbogengelenk nicht fixiert werden und die Gliedmaße, die jetzt nicht belastet werden kann, wird in gebeugtem Zustand getragen, wobei die Zehen eingeknickt sind und mit den Dorsalflächen auf dem Boden schleifen. Verletzungen, die weiter distal liegen, sind weniger ernst zu nehmen, da Hunde sehr rasch lernen, die fehlenden Zehenextensoren zu kompensieren, indem sie ihre Pfote nach vorne schlenkern und damit auf den Sohlenballen landen.

Ausgewählte Literaturstellen

Allam, M. W., D. G. Lee, F. E. Nulsen, and *E. A. Fortune:* The anatomy of the brachial plexus of the dog. Anat. Rec. 114: 173–180, 1952.

Brambell, F. W. R.: Pre-natal transference of antibodies. Vet. Rec. 70: 1060–1063, 1958.

Chalman, J. A., and *B. Slocum:* The caudolateral approach to the canine elbow joint. J. Am. Anim. Hosp. Assoc. 19: 637–641, 1983.

Fox, S. M.: Premature closure of distal radial and ulnar physes in the dog. Part I. Pathogenesis and diagnosis. Comp. Contin. Ed. 6: 128–140, 1984.

Gonyea, W., and *R. Ashworth:* The form and function of retractile claws in the Felidae and other representative Carnivorans. J. Morphol. 145: 229–238, 1975.

Hare, W. C. D.: Radiographic anatomy of the canine pectoral limb. JAVMA 135: 264–271, 1959. Also Part II: Developing limb. JAVMA 135: 305–310, 1960.

Henry, W. B.: Radiographic diagnosis and surgical management of fragmented medial coronoid process in dogs. JAVMA 7: 799–805, 1984.

Henschel, E.: Zur Anatomie und Klinik der wachsenden Unterarmknochen. Arch. Exp. Vet. Med. 26: 741–787, 1972.

Horowitz, A.: The fundamental principles of anatomy: dissection of the dog. University of Saskatchewan. Saskatoon, 1970. [Published by the author.]

Horvath, I.: Röntgenanatomische Untersuchungen zur postnatalen Entwicklung des Vordergliedmaßenskeletts der Hauskatze (*Felis catus*), Tierärztl. Inaugural Dissertation, München, 1983.

Kitchell, R. L., L. R. Whalen, C. S. Bailey, and *C. L. Lohse:* Electrophysiological studies of cutaneous nerves of the thoracic limb of the dog. Am. J. Vet. Res. 41: 61–76, 1980.

Kolata, R. J., and *D. E. Johnston:* Motor vehicle accidents in urban dogs: a study of 600 cases. JAVMA 167: 938–941, 1975.

Künzel, W.: Topographische Anatomie intramuskulärer Injektionsstellen beim Hund. Inaugural Dissertation, Veterinärmedizinische Universität Wien, 1979.

Nickel, R., and *H. Wissdorf:* Vergleichende Betrachtung der Arterien an der Schultergliedmasse der Haussäugetiere. Zentralbl. Vet. Med. A, 11: 265–292, 1964.

Olson, N. C., C. B. Carrig, and *W. O. Brinker:* Asynchronous growth of the canine radius and ulna: Effects of retardation of longitudinal growth of the radius. Am. J. Vet. Res. 40: 351–355, 1979.

Wenzel, U.: Zur Klinik und Extirpation des isolierten Processus anconaeus bei der Ellbogengelenksdysplasie des Hundes. Kleintierpraxis 20: 55–63, 1975.

Wissdorf, H.: Arterien an der Schultergliedmasse der Katze und des Löwen. Kleintierpraxis 8: 159–166, 1963.

Wood, A. K. W., P. H. McCarthy, and *C. R. Howlett:* Anatomic and radiographic appearance of a sesamoid bone in the tendon of origin of the supinator muscle of dogs. Am. J. Vet. Res. 46: 2043–2047, 1985.

Worthman, R. P.: Demonstration of specific nerve paralyses in the dog. JAVMA 131: 174–181, 1957.

Wünsche, A., and *F. Preuss:* Zur Mechanik des Krallengelenks der Katze. Berlin, Duncker & Humboldt's Zool. Beiträge, 18: 91–100, 1972.

Kapitel 17

Die Beckengliedmaße der Fleischfresser

Kruppe, Hüfte und Oberschenkel

Die natürliche Körperhaltung ist bei den einzelnen Rassen sehr verschieden. Die Hauptunterschiede lassen sich sehr gut beim deutschen Schäferhund erkennen. Dieser neigt dazu, mit gegen den Schwanz abfallender Rückenpartie und Kruppe in die Hockstellung zu gehen (Hüft-, Knie- und Sprunggelenke sind hierbei deutlich gebeugt). Der deutsche Boxer bevorzugt eine steifere, mehr aufrechte Körperhaltung (wobei die Hauptgelenke, besonders das Sprunggelenk auffallend mehr gestreckt sind). Beim Greyhound und anderen schlanken kurzhaarigen Hunden können die Konturen der Kruppe die Form der unter der Haut liegenden Muskelgruppen, wie z. B. die der oberflächlichen Glutäalmuskeln wiedergeben; solche Details werden oft durch subkutanes Fettgewebe oder eine dicke Haut verdeckt. Die wichtigsten Knochenpunkte sind stets palpierbar und lassen den kleinen Winkel erkennen, den das Darmbein mit der Wirbelsäule bildet.

Die Spinae iliacae dorsales und ventrales des Os ilium sind sehr deutlich ausgebildet. Die konvexe Crista iliaca, welche diese beiden Knochenpunkte miteinander verbindet, kann in ihrem Verlauf abgetastet werden und verkörpert eine Stelle, an der man bei größeren Rassen Knochenmarksbiopsien vornehmen kann. Zwischen den beiden deutlich vorspringenden Sitzbeinhöckern kann gewöhnlich ein schmaler Bereich des Beckenbodens, der an den Arcus ischiadicus grenzt, getastet werden. Auch die strangartigen Ligg. sacrotuberalia können von ihrem Ursprung am Os sacrum bis zum Ansatz an den Sitzbeinhöckern palpiert werden. Der Trochanter major des Femur ist kranial des Tuber ischiadicum zu finden, und da er mit dem Femurkopf annähernd auf einem Niveau liegt, stellt er ein gutes Hilfsmittel zum Aufsuchen des Hüftgelenks, das selbst nicht zu tasten ist, dar. Die räumliche Zuordnung der markanten Knochenpunkte des Darmbeins, Sitzbeins und des Oberschenkelbeins sollte im Hinblick auf eine zu diagnostizierende Luxation des Hüftgelenks besonders beachtet werden. Die Hüftgelenksluxation ist ein relativ häufig auftretender Schaden; der Femurkopf wird hierbei sehr oft dorsokranial verlagert (was zur Erweiterung des Hüftgelenksspalts führt), er kann aber auch dorsokaudal oder, wenn auch sehr selten, nach ventrokaudal rutschen, wo er im Foramen obturatum einrasten kann. Die Diagnose einer Luxation kann durch Auswärtsdrehen des Schenkels gesichert werden, wobei der Daumen zwischen Trochanter major und Tuber ischiadicum gedrückt wird; eine solche Bewegung schiebt normalerweise den Daumen aus der Vertiefung zwischen den beiden Knochenpunkten, im Falle einer Luxation ist dies jedoch nicht möglich.

Obgleich das Hüftgelenk nach dem allgemeinen Bauplan aufgebaut ist, sind hier bei Katze und Hund doch wesentlich vielseitigere Bewegungsmöglichkeiten gegeben als bei anderen Haustieren. Das vergrößerte Abduktionsvermögen wird in der Leichtigkeit, mit der Hunde beim Urinieren ihre Beine verdrehen, offenbar. Die Vielseitigkeit der Bewegungen, verbunden mit der Geschmeidigkeit des Rumpfes, ermöglicht es den beiden Geschlechtern, sich mit der Hinterpfote an den meisten Stellen des Kopfes, Halses und Brustkorbs zu kratzen. Die Gelenkflächen spiegeln diese Fähigkeiten wieder. Der Femurkopf stellt eine annähernd vollständige Halbkugel dar, deren Oberfläche nur durch die kleine Fovea centralis, die dem Lig. capitis ossis femoris als Ansatzpunkt dient, beeinträchtigt wird; der Gelenkkopf sitzt tief in der Gelenkgrube des Azetabulums, diese ist durch das Labrum acetabulare geringfügig vergrößert (Abb. 2-55). Es gibt keine peripheren Bänder, welche die Bewegungsfreiheit des Gelenks einschränken könnten. Das Lig. capitis ossis femoris, obgleich von unterschiedlicher Länge und Stärke, ist im allgemeinen schlaff genug, um bei Femurkopfluxationen unbeschädigt zu bleiben.

Der einfachste Zugang zum Gelenk zum Zwecke der Punktion oder des chirurgischen Eingriffs erfolgt von kraniolateral. Wenn man zwischen M. tensor fasciae latae und dem M. biceps femoris eingeht, wird der proximale Teil des M. vastus lateralis (der direkt unter dem Trochanter major entspringt) und die Mm. glutei, welche das Gelenk unmittelbar bedecken, freigelegt. Unter den wichtigsten Strukturen, die bei einem solchen Eingriff u. U. gefährdet sein können, sind der N. ischiadicus und die A. und V. glutea caudalis. Da diese auf ihrem Weg in den Oberschenkel über die dorsokaudale Fläche des Gelenks ziehen, ist das Risiko allerdings relativ gering.

Die Röntgenanatomie spielt eine große Rolle bei der Diagnose der Luxation und der Dysplasie, welche die beiden wichtigsten Defekte des Hüftgelenks darstellen. Für ventrodorsale Standardaufnahmen (Abb. 17-1/A) muß das Tier auf den Rücken gelegt werden und seine Hintergliedmaßen müssen gleichmäßig nach hinten gezogen werden, um sicher zu gehen, daß man eine symmetrische Abbildung bilateraler Strukturen erhält. Zwar sind die meisten Orientierungspunkte des Beckens zu auffallend, als daß man sie erwähnen müßte, doch sollte man die leichte Lateralbiegung der Darmbeine des Hundes (im Gegensatz zu dem parallelen Verlauf dieser Knochen bei der Katze) beachten. Das Verhältnis zwischen dem Femurkopf und dem darübergelagerten Dorsalrand des Azetabulums ist von größter Bedeutung für die Beurteilung der Unversehrtheit des Gelenks (/3). Die relativ gute Strahlendurchlässigkeit im Bereich zwischen Trochanter minor und major des Femur (Fossa trochanterica) wird manchmal fehlinterpretiert. Die weniger nützliche Laterolateralansicht zeigt die Position der Hüftgelenke unter den ersten zwei Schwanzwirbeln (Abb. 15-10).

Das Skelettwachstum kann in Röntgenaufnahmen junger Tiere verfolgt werden. Bei Welpen sind primäre Ossifikationszentren im Darmbein, Sitzbein und Azetabulum vorhanden, Sekundärzentren sind in der Crista iliaca, dem Tuber ischiadicum und dem Rand des Arcus ischiadicus zu erkennen. Das Os acetabulare verliert am frühesten seine Selbständigkeit, ihm folgt die Verschmelzung der anderen Primärzentren in einem relativ frühen Stadium (vier bis sechs Monate); die Sekundärzentren bleiben wesentlich länger selbständig (15 Monate bis 5 Jahre die Crista iliaca und 8 bis 14 Monate das Tuber ischiadicum).

Eine Spezialposition, bei der die Hintergliedmaßen des auf dem Rücken gelagerten Tieres einwärts gedreht werden bis die Trochlea femoris und die Patella genau nach oben gekehrt sind, wird für die bessere Darstellung der Konturen des Caput femoris bei einer vermuteten Hüftgelenksdysplasie angewendet. In dieser Position ist es leichter, die Kongruenz des Caput femoris mit dem Azetabulum zu messen und jede Art von Abflachung oder Distorsion seiner Konturen festzustellen. Fortschreitende Verformung des Gelenkkopfes und zunehmende Verschlimmerung der Lahmheitsanfälle kennzeichnen das Fortschreiten des Leidens.

Die Ätiologie der Hüftgelenksdysplasie, die bei bestimmten großen Hunderassen und mit familiärer Disposition vorkommt, ist unsicher.

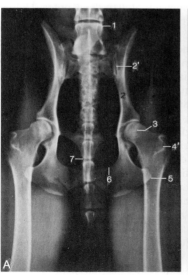
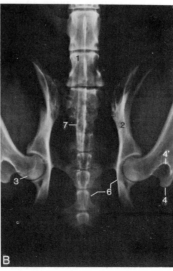

Abb. 17-1 Ventrodorsale Röntgenaufnahme des Beckens eines Hundes mit gestreckten (A) und gebeugten (B) Hüftgelenken.

1, letzter Lendenwirbel (L7); 2, Darmbeinkörper; 2', Kreuz-Darmbeingelenk; 3, Dorsalrand des Azetabulums, den Femurkopf überlagernd; 4, Trochanter major; 4', Fossa trochanterica; 5, Tuber ischiadicum; 6, Foramen obturatum; 7, Os penis, den Wirbeln aufgelagert.

Eine ältere Theorie besagte, daß die krankhafte Veränderung des Caput femoris durch die Beeinträchtigung der Gefäße, die über das Lig. capitis ossis femoris an das Caput herangeführt werden, verursacht wird; man hat aber inzwischen festgestellt, daß das Band zwar bestens mit Blutgefäßen versorgt wird, daß aber diese Gefäße nur in geringem Maß in die Knochensubstanz eintreten (zumindest nicht bei Welpen und Jungtieren, den für die Entwicklung der Krankheit relevanten Altersgruppen). Eine neuere Theorie postuliert als Ursache die Schädigung der Gefäße, die den Gelenkskopf über den Oberschenkelhals erreichen; diese Gefäße kommen aus einer Arterie, die unter dem M. pectineus verläuft. Die Konstriktion dieser Gefäße soll die Folge der Dystrophie des M. pectineus (verursacht durch eine Motoneuronabnormalität) sein. Die Frage bleibt offen.

Der Femurschaft ist so tief in die Oberschenkelmuskulatur eingebettet, daß man bei der Palpation nur einen ganz vagen Eindruck seiner Position bekommen kann (Abb. 17-2/9). Trotz dieses Schutzmantels ist der Femur der am häufigsten gebrochene Knochen. Die meisten Brüche erfolgen ober- oder unterhalb der Schaftmitte. Solche Frakturen werden häufig durch beträchtliches Überlagern der Knochenenden kompliziert; das untere Knochenfragment wird gewöhnlich durch die Wirkung des M. gastrocnemius nach kaudal gezogen. Diese Art von Brüchen wird oft durch Marknagelung – einer Prozedur, bei der die Freilegung der Bruchstelle vonnöten ist – behandelt. Man beginnt eine solche Operation am einfachsten von lateral: nach Durchtrennen der Fascia lata wird der M. biceps femoris, dessen Kranialrand oft durch die Haut getastet werden kann, umgeklappt, damit wird der M. vastus lateralis freigelegt; entlang der Kaudalgrenze dieses Muskels ist nun der Weg zum Knochen frei (/8, 10, 9).

Die für die Palpation wichtigste Struktur des Schenkels, die A. femoralis (/2), liegt subkutan im Schenkeldreieck an der Medialfläche des Oberschenkels in der Nähe der Leistengegend. Das Schenkeldreieck wird nach distal durch die Konvergenz des M. sartorius und des M. pectineus begrenzt, letzterer stellt sich als eine vorstehende spindelförmige Schwellung dar. Die A. femoralis eignet sich für die Untersuchung des Kreislaufsystems besonders gut, ihre Pulsation kann über eine relativ lange Strecke, auch dann noch, wenn sie schon zwischen die Oberschenkelmuskulatur getreten ist, verfolgt werden; sie verläuft über die Medialfläche des Femur, um in die Fossa poplitea zu gelangen, ab hier wird sie A. poplitea genannt (Abb. 17-6/1, 2). Die begleitende Vene ist weniger auffallend, jedoch kann man dieselbe aufgrund ihrer Nachbarschaft zum Kaudalrand der Arterie leicht auffinden, um beim anästhesierten, auf dem Rücken gelagerten Tier eine intravenöse Injektion vorzunehmen. Die A. saphena (/4) zweigt aus dem zwischen den Muskeln gelegenen Abschnitt der A. femoralis ab, tritt aber kurz darauf unter die Haut und verläuft sodann über die Medialfläche des Oberschenkels in Richtung auf das Kniegelenk. Die A. saphena und ein großer, etwas mehr proximal verlaufender Ast (der kaudal in Richtung M. gracilis zieht) können getastet werden.

Hund und Katze besitzen, abweichend von den Verhältnissen bei den Großtieren keine Lnn. subiliaci. Doch kann der Ln. popliteus gewöhnlicherweise in der Fossa poplitea zwischen den Distalenden des M. biceps femoris und M. semitendinosus an der Stelle, wo die Muskeln auseinanderweichen, um am Kniegelenk zu inserieren,

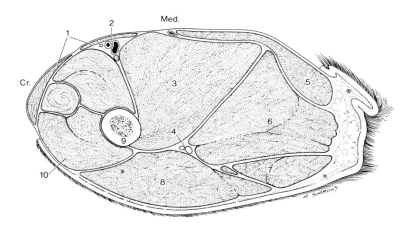

Abb. 17-2 Querschnitt durch den linken Oberschenkel.

1, M. sartorius; 2, A. und V. femoralis; 3, M. adductor; 4, N. ischiadicus; 5, M. gracialis; 6, M. semimembranosus; 7, M. semitendinosus; 8, M. biceps femoris; 9, Femur; 10, M. vastus lateralis (quadriceps femoris).

getastet werden (Abb. 17-5/6). Dieser Muskelbereich kann für die intramuskuläre Injektion herangezogen werden. Da in der Tiefe zwischen den beiden Muskeln der N. ischiadicus verläuft, ist es wichtig, den Daumen in die Fossa poplitea zu drücken, um sicher zu sein, daß die Injektionskanüle am Nerven vorbei geführt wird.

Das Kniegelenk und der Unterschenkel

Das Kniegelenk ist beim stehenden Tier gebeugt. Obgleich das Gelenk in manchen Phasen der Bewegung etwas mehr gestreckt ist, sind Femur und Tibia niemals auf eine gerade Linie zu bringen; bei Hunden ist der kaudale Winkel des Kniegelenks niemals größer als 150° (bei Katzen sind wesentlich stärkere Streckbewegungen möglich). Wenn die Gliedmaße von vorne oder von hinten betrachtet wird, kann oft eine leichte Winkelbildung nach lateral bzw. medial beobachtet werden. Bei den O-Beinen einiger Schoßhündchen stimmt der Zug des M. quadriceps nicht mit der Achse der Trochlea ossis femoris überein, dadurch entsteht eine Neigung zur Medialluxation der Patella. Diese Luxation, die intermittierend oder permanent vorkommen kann, führt zu einer Hangbeinlahmheit. Wenn die Luxation nicht behandelt wird, führt dies zur Deformierung anderer Gliedmaßenabschnitte.

Die Palpation des Kniegelenks ergibt folgende Knochenpunkte: die Patella, die Trochleakämme und die äußeren Flächen der Femurkondylen, die Sesambeine im Ursprungsgebiet des M. gastrocnemius, der Kopf der Fibula, der Rand des Condylus lateralis neben der Fibula, die Tuberositas tibiae; der Sulcus extensorius und die Medialfläche der Tibia. Das Lig. patellae sowie die medialen und lateralen Kollateralbänder können ebenfalls unterschieden werden, nicht jedoch das Lig. femoropatellare laterale und mediale. Diese werden von den Aponeurosen des M. sartorius und M. semitendinosus medial und von der des M. biceps (der im oberen Abschnitt des Unterschenkels den M. tibialis cranialis verdeckt) lateral überlagert.

Das charakteristischste Merkmal der Kniegelenkshöhlen ist die freie Verbindung der verschiedenen Synovialräume untereinander. Diese Besonderheit ermöglicht es, daß eine einzige Injektion alle Teile der Gelenkhöhle erreicht. Am leichtesten ist eine Gelenkinjektion von der lateralen Seite möglich, kaudal des Fettpolsters, welches zwischen dem Lig. patellae (und dem benachbarten Retinaculum patellae) und der Gelenkkapsel liegt. Die gekreuzten Bänder liegen etwas nach kaudal versetzt (Abb. 2-56, 15, 16). Sie unterstützen die Kollateralbänder in ihrer Funktion, eine Gelenksrotation bzw. eine mediale oder laterale Verlagerung des Unterschenkels zu verhindern. Diese Bänder sind allerdings, wenn sie straff gespannt sind, sehr anfällig für Verletzungen. Das Lig. cruciatum craniale, welches entsprechend der kranialen Lage seines Ansatzes an der Tibia so benannt ist (/16), ist am stärksten gefährdet, wenn es bei Überextension des Gelenks gezerrt wird. Eine Ruptur des Lig. cruciatum craniale wird dadurch sichtbar, daß die Tibia gegenüber dem Femur abnorm weit nach kranial verschoben werden kann (kraniales „Schubladenphänomen"). Das Lig. cruciatum caudale ist in der Beugeposition für eine Beschädigung am anfälligsten, seine Ruptur bewirkt eine übermäßige Kaudalverlagerung der Tibia (kaudales „Schubladenphänomen"). Für die Wiederherstellung dieser Bänder werden, unter Anwendung verschiedener chirurgischer Techniken, Faszien oder andere künstliche Ersatzmittel herangezogen. Die Menisken, die zusätzlich zu der üblichen Befestigung kranial über das Lig. transversum genus miteinander verbunden sind, sind ebenfalls für Verletzungen anfällig. Sie werden besonders leicht beschädigt, wenn der Unterschenkel bei gestrecktem Kniegelenk und fixiertem Fuß gedreht wird – eine Kombination, die eintritt, wenn ein schnell laufender Hund plötzlich versucht, einen Richtungswechsel vorzunehmen.

Für die röntgenologische Diagnose von Kniegelenksverletzungen werden gewöhnlich sowohl laterale als auch kraniokaudale Strahlengänge angewendet (Abb. 17-3). In kraniokaudalen Röntgenaufnahmen ist die Patella dem Distalende des Femur aufgelagert, sie wird von den Patellarkämmen der Trochlea, die als dünne strahlendurchlässige Linien erscheinen, flankiert. Die Kondylen der Tibia erscheinen relativ flach, da sie nicht durch deutliche Tubercula intercondylaria (die bei den größeren Species sehr ausgeprägt vorkommen) voneinander getrennt werden. Das Caput fibulae liegt etwas unter dem Niveau des Condylus lateralis tibiae. Von lateral ist zu erkennen, daß die Kondylen von Femur und Tibia nur eine sehr beschränkte, ziemlich weit kaudal gelegene, Berührungszone aufweisen. Da die Menisken, die die Kongruenz des Gelenks bewirken, im Röntgenbild nicht sichtbar sind, erscheint das-

Die Beckengliedmaße der Fleischfresser 503

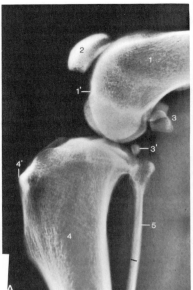
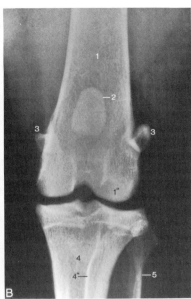

Abb. 17-3 Laterale (A) und kraniokaudale (B) Röntgenaufnahme des Kniegelenks vom Hund.

1, Femur; 1', Fossa extensoria; 1'', Condylus lateralis des Femur; 2, Patella; 3, Sesambeine im M. gastrocnemius; 3', Sesambein des M. popliteus; 4, Tibia; 4', Tuberositas tibiae; 4'', Kranialrand der Tibia; 5, Fibula.

selbe insgesamt instabil. Das Lig. patellae, das trotz seiner bindegewebigen Struktur im Röntgenbild einen recht deutlichen Schatten erzeugt, ist vom Femur durch den subsynovialen Fettkörper getrennt. Eine Röntgenaufnahme dieser Gegend zeigt auch die Sesambeine sehr gut. Die in den beiden Köpfen des M. gastrocnemius gelegenen Sesambeine sind groß und heben sich deutlich ab (/3), sie artikulieren über kleine Facetten mit dem oberen Bereich der zugehörigen Femurkondylen. Das in der Sehne des M. popliteus gelegene Sesambein ist kleiner und weniger scharf begrenzt, gelegentlich ist es doppelt angelegt; es steht mit dem Tibiarand in Verbindung (/3'). Eine relativ strahlendurchlässige Zone zwischen der Trochlea und dem Condylus lateralis femoris kennzeichnet die Lage der Fossa extensoria (/1'); gelegentlich ist diese für eine osteolytische Schädigung gehalten worden.

Bei Hunden verschmelzen im Alter von sechs bis zwölf Monaten die distalen Femurepiphysen und die proximalen Epiphysen der Tibia mit den zugehörigen Knochenschäften. Das Verknöcherungszentrum der Tuberositas tibiae verschmilzt zwischen dem sechsten und neunten Monat mit dem Rest der Tibia; der Knorpelstreifen zwischen diesem Ossifikationszentrum und dem Tibiaschaft ist sehr breit und unregelmäßig begrenzt, diese Erscheinung kann im Röntgenbild eine Absprengungsfraktur der Tuberositas tibiae vortäuschen. Der Verschluß dieser Knorpelfuge geht bei Katzen etwas langsamer vonstatten.

Einige Strukturmerkmale des Unterschenkels erfordern weitere Anmerkungen: Die unmittelbar unter der Haut gelegene Tibiafläche grenzt medial die kranialen von den kaudalen Unterschenkelmuskeln ab; die Fibula bewirkt dasselbe auf der Lateralseite (Abb. 17-4). Während bei mageren Tieren die Fibula über ihre gesamte Länge getastet werden kann, ist bei dickeren und

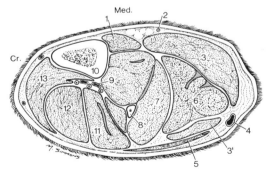

Abb. 17-4 Querschnitt durch den linken Unterschenkel.

1, M. popliteus; 2, A. saphena; 3, 3', Caput mediale und laterale des M. gastrocnemius; 4, V. saphena lateralis; 5, M. biceps femoris; 6, M. flexor digitalis superficialis; 7, M. flexor digitalis profundus; 8, Fibula; 9, A. und V. tibialis cranialis; 10, Tibia; 11, M. fibularis longus; 12, M. extensor digitalis longus; 13, M. tibialis cranialis.

besonders bei gut bemuskelten Tieren nur der Fibulakopf und die distale Hälfte des Schafts mit Sicherheit palpierbar. Die Anteile des M. flexor digitalis superficialis und M. gastrocnemius an dem gemeinsamen Fersensehnenstrang können distal der zugehörigen Muskelbäuche einzeln getastet werden. Die Vena saphena lateralis stellt eine sehr auffallende Oberflächenstruktur der Lateralfläche des Unterschenkels dar (Abb. 17-5/9). Sie verläuft proximokaudal über den unteren Teil des Unterschenkels, bevor sie den M. gastrocnemius an dessen Kaudalrand begleitet; sie zieht in die Fossa poplitea, um schließlich in die V. femoralis einzumünden. Die Vena saphena lateralis wird häufig zur intravenösen Injektion herangezogen, da ihr proximaler Teil wegen seines geraden Verlaufs und seiner besseren Fixierung im umgebenden Gewebe hierfür besser geeignet ist; der etwas verschieblichere distale Teil hat einen mehr geschlängelten Verlauf, er senkt sich zwischen die kaudalen Unterschenkelmuskeln und den Tendo calcaneus communis ein.

Die Gefäßversorgung des Unterschenkels und der weiter distal gelegenen Gewebsteile erfolgt

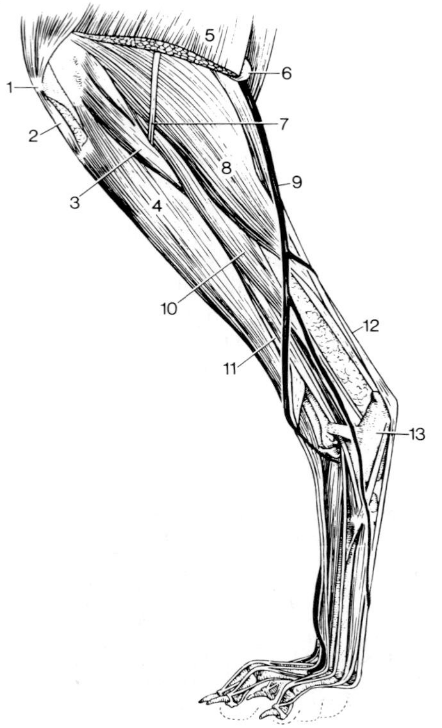

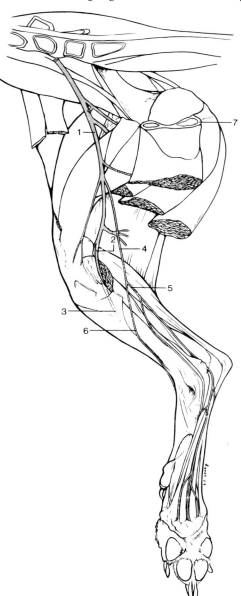

Abb. 17-5 Linke Hintergliedmaße, Seitenansicht.

1, Patella; 2, Lig. patellae; 3, M. fibularis longus; 4, M. tibialis cranialis; 5, M. biceps femoris; 6, Ln. popliteus; 7, N. fibularis communis; 8, Caput laterale des M. gastrocnemius; 9, V. saphena lateralis; 10, M. flexor digitalis profundus; 11, N. fibularis superficialis; 12, Tendo calcaneus communis; 13, Calcaneus. (Modifiziert nach Taylor, 1970.)

Abb. 17-6 Die wichtigsten Arterien der (rechten) Hintergliedmaße. Medialansicht.

1, A. femoralis; 2, A. poplitea; 3, A. tibialis cranialis, zwischen Tibia und Fibula durchtretend; 4, A. saphena; 5, 6, Rr. cranialis und caudalis der A. saphena; 7, Beckenboden. (Nach Horowitz, 1970.)

über die A. tibialis cranialis und die A. saphena; die A. tibialis caudalis ist von nur geringer Bedeutung (Abb. 17-6/3, 4). Die A. tibialis cranialis ist die Fortsetzung der A. poplitea, welche tief unter dem M. popliteus auf der Kaudalseite des Kniegelenks verläuft. Dieses Gefäß zieht im proximalen Unterschenkelbereich zwischen der Tibia und der Fibula hindurch, bevor es in die dorsalen Muskeln eindringt. Die Arterie wird gegen das Sprunggelenk hin wieder sichtbar und verläuft dann entlang der Sehne des M. extensor digitalis longus über das Gelenk in die Pfote. Die A. saphena, welche in vielen Tierarten zur Versorgung des kaudalen Unterschenkelbereichs dient, überquert die Medialseite des Kniegelenks und teilt sich in einen kranialen und einen kaudalen Ast auf. Der Kranialast bleibt oberflächlich (/6) und zieht weiter in die Pfote, wo er die A. tibialis cranialis bei der Versorgung der dorsalen Strukturen unterstützt; der Kaudalast (/5) begleitet den N. tibialis und folgt, nachdem er kaudale Unterschenkelmuskeln versorgt hat, den Beugesehnen in die Sohlenflächen der Pfote.

Sprunggelenk und Hinterpfote

Eine Betrachtung des Distalteils der Gliedmaße zeigt die charakteristische Bauweise des Sprunggelenks, läßt aber, abgesehen vom Fehlen einer dem Karpalballen entsprechenden Struktur, wenig äußere Unterscheidungsmerkmale zwischen Vorder- und Hinterpfote erkennen. Eine Afterkralle ist allgemein bei der Geburt vorhanden, wird aber bei Welpen vieler Rassen schon in einem sehr frühen Alter chirurgisch entfernt. Bei Katzen sind keine Afterkrallen vorhanden.

Obgleich die Knochen des Sprunggelenks vollständig vorhanden sind – es gibt keine Wachstumshemmung oder Verschmelzung der einzelnen Fußwurzelknochen – können dieselben nicht einzeln palpiert werden. Der einzige, leicht erkennbare Knochen, ist das schmale Fersenbein, welches als Hebelarm für eine wirkungsvolle Extension des Sprunggelenks dient; dieser Mechanismus birgt in sich die Gefahr eines durch die Kraft der anheftenden Muskulatur bewirkten Bruchs des Fersenbeins. Der Kalkaneus weist einen nach medial gerichteten Fortsatz (Sustentaculum tali) auf, dieser kann trotz der ihn bedeckenden tiefen Beugesehne getastet werden (Abb. 17-7/3). Die mehr distal gelegenen Tarsalknochen zeigen keine markante Oberflächenstruktur, sie können jedoch durch den Vergleich mit

Röntgenaufnahmen bzw. dem Skelett bestimmt werden. Die anderen, deutlich erkennbaren Strukturmerkmale sind der Malleolus medialis (tibiae) bzw. lateralis (fibulae) am unteren Ende des Unterschenkels und die ebenfalls deutlichen Verdickungen am Proximalende des Os metatarsale II bzw. IV. Ein langes Kollateralband kann zwischen dem Malleolus und dem proximalen Ende des Metatarsalknochens sowohl lateral als auch medial gefunden werden. Auf der Dorsalseite des Sprunggelenks kann der Verlauf der Strecksehnen verfolgt werden; diese und auch die sie fixierenden Retinacula können im Distalbereich der Tibia bzw. im Proximalbereich des Metatarsus bei vielen Hunden getastet werden.

Für eine Punktion am lebenden Tier ist nur das Talokruralgelenk groß genug. Diese führt man von lateral, unmittelbar distal des Malleolus, durch; die Kanüle wird dabei nach distal in Richtung auf die Lateralfläche des lateralen Rollkamms des Talus geführt.

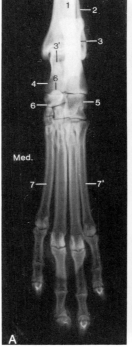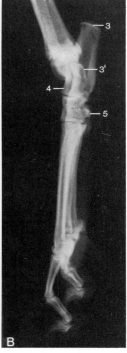

Abb. 17-7 Dorsoplantare (A) und laterale (B) Röntgenaufnahme des Sprunggelenks und der Hinterpfote vom Hund.

1, Tibia; 2, Fibula; 3, Calcaneus; 3′, Sustentaculum tali; 4, Talus; 5, Os tarsale IV; 6, Os tarsi centrale; 7, 7′, Os tarsale II und V.

Ähnlich wie an der Vordergliedmaße können auch hier im Bereich der Pfoten Knocheneindellungen bzw. weiche Strukturen palpiert werden. Zur vollständigen röntgenologischen Darstellung des Sprunggelenks kann ein dorsoplantarer, mediolateraler oder schräger Strahlengang gewählt werden. Die aussagekräftigsten Aufnahmen werden im dorsoplantaren Strahlengang gewonnen, weil dies die Identifizierung aller (bis auf den dritten Tarsalknochen) Knochen ermöglicht: Die einzelnen Knochen sind wegen beträchtlicher Überlagerungen unterschiedlich deutlich zu erkennen (Abb. 17-7/A). Talus und Kalkaneus zeichnen sich mit Ausnahme des Bereichs des Sustentaculum tali deutlich ab. Die zwei Knochen der mittleren Reihe – Os tarsale IV und Os tarsi centrale (/5, 6) – heben sich ebenfalls im allgemeinen deutlich ab. Der mediodistale Teil des Os tarsale IV überlagert das Os tarsale III, dadurch gehen dessen Konturen zum größten Teil verloren. Das Os tarsale II, das vom Os tarsale I überlagert wird, ist klar zu erkennen. Die distalen Enden der Tibia und Fibula erscheinen in dieser Projektion in enger Nachbarschaft. Bei Katzen erscheint die Lücke zwischen den beiden Knochen – in leicht schrägem Strahlengang – erstaunlich weit, eine Besonderheit, die gelegentlich als Luxation mißdeutet wird.

Im lateralen Strahlengang (B) werden der Talus und Kalkaneus deutlich abgebildet, obgleich sie sich gegen das Abbildungszentrum hin überlappen. Die mehr distal gelegenen Knochen sind in dieser Abbildung, abgesehen von dem Os tarsale IV, das sich durch einen plantaren Knochenvorsprung verrät, weniger gut zu identifizieren (Abb. 17-8/4'). Da das Os tarsi centrale gelegentlich verlagert sein kann, ist es wichtig, die normale Kontur der Dorsalgrenze der distal folgenden Knochenreihe zu kennen.

Im Bereich der Metatarsal- und Phalangenknochen sind keine röntgenologischen Besonderheiten zu beobachten.

Die Hauptnervenstämme der Hintergliedmaße

Da eine genaue Beschreibung des Plexus lumbosacralis und dessen Verzweigung schon weiter oben (S. 354) erfolgt ist, wird hier nur noch eine kurze Darstellung des Verlaufs, der nachbarlichen Beziehungen und der distalen Aufteilung der Nerven erforderlich.

Der *N. femoralis* (L4–6) verläuft nur ein kurzes Stück im Oberschenkel bis er sich im M. quadriceps femoris, dem Hauptstrecker des Kniegelenks und Hilfsbeuger des Hüftgelenks, verzweigt. Kurz bevor er in diesem Muskel verschwindet, gibt er den N. saphenus ab, der oberflächlich über die Medialseite der Gliedmaße, begleitet von der tastbaren A. saphena, zieht. Obgleich der *N. saphenus* auch den M. sartorius versorgt, ist er dennoch hauptsächlich ein sensorischer Nerv, welcher für die Haut medial am Oberschenkel, Knie, Unterschenkel und Sprunggelenk zuständig ist. Eine Dysfunktion des N. femoralis lähmt den M. quadriceps, was zum Zusammenbrechen des Kniegelenks und damit zur Lähmung der gesamten Gliedmaße führt. Eine

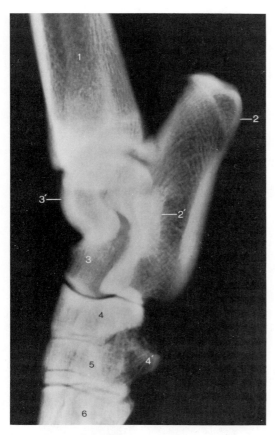

Abb. 17-8 Laterale Röntgenaufnahme des Sprunggelenks vom Hund.

1, Tibia und Fibula; 2, Calcaneus; 2', Sustentaculum tali; 3, Talus; 3', Trochlea tali; 4, übereinander projiziertes Os tarsi centrale und Os tarsale IV; 4', Tuberculum palmare auf dem Os tarsale IV; 5, distale Tarsalknochenreihe; 6, Metatarsalknochen.

Kompensation ist nicht möglich. Die Haut auf der Medialfläche wird in diesem Fall gefühllos.

Der N. ischiadicus (L6–S1) überquert den Dorsalrand des Hüftbeins, um dann zusammen mit den kaudalen Glutäalgefäßen an die Gliedmaße zu treten. Er zieht sodann unter dem Niveau des Trochanter major femoris über die kaudodorsale Fläche des Hüftgelenks. An dieser Stelle ist er besonders anfällig für Schäden, die bei traumatischen Verletzungen oder chirurgischen Eingriffen am Gelenk entstehen. Hier gibt der Nerv auch Äste für die Hinterbackenmuskulatur ab. Der N. ischiadicus verläuft sodann im Zentrum des Oberschenkels kaudal des Femur, eingebettet zwischen dem M. biceps femoris lateral und dem M. adductor und M. semitendinosus medial nach distal (Abb. 17-2/4). An einer nicht genau definierten Stelle teilt er sich in den N. fibularis communis und den N. tibialis. Die beiden Äste ziehen zunächst parallel weiter, bis sie sich schließlich kaudal des Kniegelenks voneinander trennen. Der N. ischiadicus versorgt mittels seiner beiden Äste die Haut der gesamten Gliedmaße distal des Kniegelenks, mit Ausnahme eines medialen Streifens, welcher vom N. saphenus versorgt wird. Das zum N. ischiadicus gehörende autonome Innervationsareal liegt in einem Bereich an der Lateralfläche des proximalen Abschnitts des Fersensehnenstrangs.

Der N. fibularis communis, der laterale der beiden Äste des N. ischiadicus, kann bei mageren Hunden an der Stelle getastet werden, wo er über das Caput laterale des M. gastrocnemius zieht (Abb. 17-5/7). Danach taucht er tief in die kraniale Unterschenkelmuskulatur (Strecker der Zehen, Beuger des Sprunggelenks), welche er versorgt. Er setzt sich in einem oberflächlichen und tiefen Ast fort, beide Äste ziehen über die Dorsalfläche des Sprunggelenks in die Pfote, sie versorgen die Haut der Dorsalfläche dieses Gliedmaßenbereichs. Eine Lähmung des N. fibularis ruft eine leichte Überstreckung des Sprunggelenks und die Unfähigkeit, die Zehen zu strekken, hervor; die Zehen berühren daher mit der Dorsalfläche den Boden. Nach einer gewissen Zeit lernen die Hunde allerdings die Pfote nach vorne zu schleudern, um damit ihr Gewicht abzufangen. Die Dorsalfläche ist gefühllos.

Der N. tibialis zieht zwischen den beiden Gastroknemiusköpfen hindurch, wo er Äste für die kaudal der Tibia liegenden Muskeln (Zehenbeuger und Sprunggelenksstrecker) abgibt. Der Nerv ist danach fast nur noch sensorisch, mit einer schwachen motorischen Komponente für die tiefen Muskeln der Pfote, er zieht zwischen den kaudalen Unterschenkelmuskeln und dem Fersensehnenstrang (dem gemeinsamen Fersenstrang) subkutan nach distal. Er überquert das Sprunggelenk seitlich der Sehne des M. flexor digitalis profundus, bevor er sich aufzweigt, um die plantaren Strukturen der Pfote zu versorgen. Verletzungen des N. tibialis bewirken bei Belastung der Gliedmaße eine Beugung des Sprunggelenks und eine Absenkung desselben zum Boden hin. Die Lähmung der Zehenbeuger bewirkt eine Anhebung der Zehen, ihre Plantarseite ist gefühllos.

Ausgewählte Literatur

Alexander, J. W.: Coxofemoral luxations in the dog. Comp. Contin. Ed. 4: 575–583, 1982.

Ammann, K., E. Seiferle, and *G. Pelloni:* Atlas of Topographical Surgical Anatomy of the Dog. Berlin, Paul Parey, 1978.

Arnoczky, S. P., and *J. L. Marshall:* The cruciate ligaments of the canine stifle: an anatomical and functional analysis. Am. J. Vet. Res. 38: 1807–1814, 1977.

Chapman, W. L.: Appearance of ossification centers and epiphyseal closures as determined by radiographic technique. JAVMA 147: 138–141, 1965.

Dyce, K. M., R. H. A. Merlen, and *F. J. Wadsworth:* The clinical anatomy of the stifle of the dog. Br. Vet. J. 108: 346–354, 1952.

Fletcher, T. F.: Lumbosacral plexus and pelvic limb myotomes of the dog. Am. J. Vet. Res. 31: 35–41, 1970.

Hare, W. C. D.: Radiographic anatomy of the canine pelvic limb. Part I. Fully-developed limb. JAVMA 136: 542–465, 1960.

Hare, W. C. D.: Radiographic anatomy of the canine pelvic limb. Part II. Developing limb. JAVMA 136: 603–611, 1960.

Hare, W. C. D.: The age at which epiphyseal union takes place in the limb bones of the dog. Wien. Tierärztl. Monatsschr. (Festschr. Schreiber) 224–245, 1960.

Horowitz, A.: The fundamental principles of anatomy; dissection of the dog. Saskatoon, University of Saskatchewan, 1970. [Published by the author.]

Horvath, A.: Röntgenanatomische Untersuchungen zur postnatalen Entwicklung der Hintergliedmaßenskeletts der Hauskatze (*Felis catus*), Tierärztl. Inaugural-Dissertation, München, 1983.

Ihemelandu, E. C., G. H. Cardinet, III, M. M. Guffy, and *L. J. Wallace:* Canine hip dysplasia: differences in pectineal muscles of healthy and dysplastic German shepherd dogs when two months od. Am. J. Vet. Res. 44: 411–416, 1983.

Kaderly, R. E., B. G. Anderson, and *W. D. Anderson:* Intracapsular and intraosseous vascular supply to the mature dog's coxofemoral joint. Am. J. Vet. Res. 44: 1805–1812, 1983.

Lust, G., P. H. Craig, G. E. Ross, Jr., and *J. C. Geary:* Studies on pectineus muscles in canine hip dysplasia. Cornell Vet. 62: 628–645, 1972.

Piermattei, D. L., and *R. G. Greeley:* An Atlas of Surgical

Approaches to the Bones of the Dog and Cat, 2nd ed. Philadelphia, W. B. Saunders Company, 1980.

Rivera, L. A., Y. Z. Abdelbaki, C. W. Titkemeyer, and *D. A. Hulse:* Arterial supply to the canine hip joint. J. Vet. Orthop. 1: 20–33, 1979.

Schebitz, H., and *H. Wilkens:* Atlas of Radiographic Anatomy of the Dog and Cat. Berlin, Paul Parey, 1977.

Schlüter, H., H. Wissdorf, and *H. Wilkens:* Beitrag zu den Gelenkkapselverhältnissen und zur Injektionsmöglichkeit am Tarsalgelenk des Hundes. Berl. Münch. Tierärztl. Wochenschr. 83: 360–363, 1970.

Smith, R. N.: The pelvis of the young dog. Vet. Rec. 76: 975–979, 1964.

Smith, R. N.: Fusion of ossification centres in the cat. J. Small Anim. Pract. 10: 523–530, 1969.

Sumner-Smith, G.: Observations on epiphyseal fusion of the canine appendicular skeleton. J. Small Anim. Pract. 7: 303–311, 1966.

Taylor, J. A.: Regional and applied anatomy of the domestic animals. Part 3: Pelvic limb. Edinburgh, Oliver & Boyd, 1970.

Wissdorf, H., and *K. Loeffler:* Das Kniegelenk der Katze: Anatomische Grundlagen und Röntgenbefunde. Kleintierpraxis 9: 104–113, 1964.

Worthman, R. P.: Demonstration of specific nerve paralysis in the dog. JAVMA 131: 174–178, 1957.

Kapitel 18

Kopf und ventraler Halsbereich des Pferdes

Bau und Exterieur

Der Kopf des Pferdes ist nach Alter, Geschlecht und Rasse charakteristisch gestaltet. Beim Fohlen paßt sich das Schädelgewölbe den Umrissen des Gehirns an, und der Gesichtsschädel ist kurz und flach (Abb. 18-1). Die erwachsene Kopfform entwickelt sich, wenn sich das Gesicht verlängert und höher wird, um dem vollständigen Gebiß und den sich erweiternden paranasalen Sinus Platz zu gewähren. Die Vergrößerung des Sinus frontalis vermindert die dorsale Wölbung am Übergang vom Gesichts- zum Hirnschädel. Die Unterschiede nach Geschlecht und Rasse werden im Alter besonders deutlich, da das Gesicht bei größeren Tieren unproportional vergrößert ist. Das längere Gesicht des erwachsenen Tieres im Vergleich zum Fohlen zeigt Unterschiede nach Geschlecht und Art, z. B. Hengst oder Stute; schweres Zugpferd oder Pony. Andere auffällige Rassenmerkmale betreffen das dorsale Profil. Im allgemeinen wird einem geraden Profil der Vorzug gegeben, aber eine gewisse Konvexität (Ramskopf) ist für einige schwere Rassen charakteristisch. Araber oder Pferde mit arabischem Einschlag hingegen haben eine konkave Wölbung des Kopfes (Abb. 18-1).

Die Haut ist dünner und dichter anliegend als an den anderen Körperteilen. Sie liegt direkt über dem Knochen besonders eng an. Das Fell ist gewöhnlich kurz, jedoch kann eine Stirnlocke als Fortsetzung der Mähne vorhanden sein. Ein „Schnurrbart" kommt bei einigen, besonders größeren Rassen vor. Über den Lippen, am Kinn und an den Rändern der Nüstern wachsen verstreut zahlreiche Sinushaare.

Die Nüstern sind groß und weiträumig, besonders beim Vollblut. Ihre auffallende Form entsteht durch den stützenden Flügelknorpel (Abb. 18-2). Der obere Teil der Öffnung führt zu einem blindsackartigen nasalen Diverticulum, das die Incisura nasoincisiva ausfüllt, und das bei anderen Haustieren nicht vorkommt (Abb. 18-3). Der untere Teil führt direkt zur Nasenhöhle. Wenn man eine Nasenschlundsonde einführt, ist es daher wichtig, sie in den unteren Teil zu bringen. Die Ränder der Nüstern sind sehr flexibel und können sowohl aktiv beim Atmen als auch passiv durch Manipulation erweitert werden. Die aufgeblähten Nüstern sind abgerundet. Diese Form-

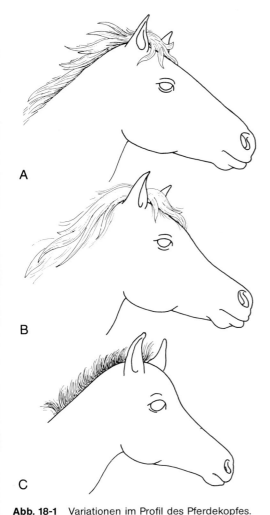

Abb. 18-1 Variationen im Profil des Pferdekopfes.

A, allgemeines gerades Profil; B, konkaves Profil beim Araber; C, gewölbter Umriß beim Fohlen.

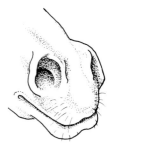
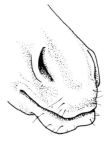

Abb. 18-2 Funktionelle Variationen in der Form der Nüstern.

veränderung wird durch die Wände des Diverticulum bewirkt. Die Nachgiebigkeit dieses Gewebes erleichtert die Untersuchung des Nasenvestibulum, so daß die Öffnung des Ductus nasolacrimalis am Nasenboden, 5 cm vom Eingang entfernt, nahe an der Schleimhautgrenze sichtbar wird. In manchen Fällen besitzt der Ductus nasolacrimalis mehrere Öffnungen.

Der Eingang zur Mundhöhle ist klein und wird von der Commissura etwas vor dem ersten Bakkenzahn (P2) begrenzt. Die Haut der Lippen und der angrenzenden Teile der Mundöffnung ist mit kurzen, feinen, samtartigen Haaren bedeckt. Die Lippen sind sehr beweglich und feinfühlig und werden zur Auswahl und Aufnahme der Nahrung benutzt. Die Sensibilität der Oberlippe wird durch Akupressur bei Behandlungen, z. B. bei Injektionen, verdeutlicht. Das Zusammendrücken bewirkt, daß das Pferd etwas sediert wird, der Herzschlag verringert sich, und es kommt zur Endorphinausschüttung. Man vermutet, daß die Endorphine die schmerzlindernden Mechanismen aktivieren. Die Unterlippe erhebt sich über dem Kinnwulst, der aus faserigem Fettgewebe besteht.

Die Augen sind markant und liegen seitlich am Kopf. Das Pferd besitzt wie andere Pflanzenfresser ein panoramaartiges Gesichtsfeld. So kann das Pferd mit nur der kleinsten Kopfbewegung fast ganz rundum schauen. Diese Fähigkeit zum weiten Überblick von über 330° wird auf Kosten des binokularen Sehens erreicht, das auf ca. 65° begrenzt wird. Das Gesichtsfeld wird weiterhin durch die Länge und Form des Gesichtsschädels reduziert, wodurch nach vorne eine blinde Zone entsteht.

Das obere und untere Augenlid und die angrenzende Haut haben einige verstreut liegende Sinushaare. Die Haut am Augenlid ist dünn, und da sie lose anliegt, wirft sie Falten, wenn das Auge offen ist. Die Lidränder haben Wimpern, die am oberen Augenlid zahlreicher als am unteren sind (Abb. 18-4). Die Tarsaldrüsen, deren Öffnungen am Übergang der Haut zur Konjunktiva liegen, betragen im oberen Augenlid 50. Im unteren Augenlid sind es erheblich weniger. Sie

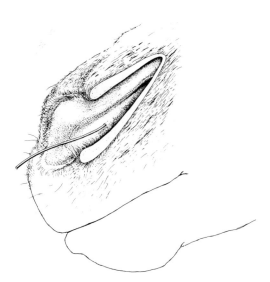

Abb. 18-3 Lateral geöffnete Nüster, um das Diverticulum nasi freizulegen. Die Sonde ist im Ductus nasolacrimalis.

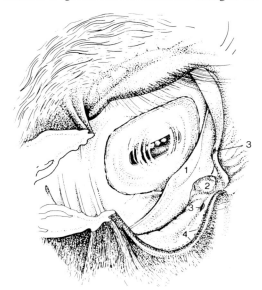

Abb. 18-4 Rechter Bindehautsack.
1, drittes Augenlid; 2, Caruncula lacrimalis; 3, Puncta lacrimalia; 4, Öffnung der Tarsaldrüsen.

sind in ihrer Palisadenformation deutlich sichtbar, wenn die Augenlider nach außen gestülpt werden. Die Lidbindehaut ist gut mit Blutgefäßen versorgt, ihr bulbärer Teil dagegen weniger. Die Bindehaut des Bulbus ist in der korneoskleralen Region stark pigmentiert. Das dritte Augenlid (/1) im medialen Augenwinkel kann gezeigt werden, indem man auf das obere Augenlid und den Augapfel drückt; eine kleine akzessorische Tränendrüse ist mit ihm verbunden. Die Caruncula lacrimalis ist gut ausgebildet. Der Augapfel wird später behandelt werden (S. 530).

Kaudal vom Auge ist eine Vertiefung hinter dem tastbaren oberen Augenbogen im Ruhezustand des Tieres erkennbar. Während der Nahrungsaufnahme verschwindet sie und erscheint wieder im Rhythmus der Kieferbewegungen. Diese Wirkung ergibt sich durch die Verschiebung eines Fettpolsters, das zwischen dem M. temporalis und der Periorbita liegt. Bei Pferden in schlechtem Ernährungszustand schrumpft das Fettpolster, so daß es zu einem ausgemergelten Aussehen des Tieres kommt.

Über das äußere Ohr braucht weniger gesagt werden. Es ist gut ausgebildet und kann gedreht werden, um die Richtung eines Geräusches zu lokalisieren. Seine Stellung drückt außerdem den Gefühlszustand aus.

Oberflächenstrukturen

Gesichtsmuskulatur (Mimische oder Fazialismukulatur)

Sobald die Haut entfernt ist, werden viele klinisch wichtige Strukturen sichtbar. Weite Gebiete des Schädels sind nicht mit Weichteilen bedeckt und daher für Verletzungen sehr anfällig. Zu diesen Gebieten gehören der Nasenrücken, die Stirn, ein Teil der Schläfe und die Kinnlade.

Auffallend ist die Crista facialis, die parallel zum Nasenrücken verläuft. Sie beginnt über dem rostralen Rand des vierten Backenzahnes, geht in den Jochbogen über, der den unteren Rand der Orbita bildet, und dehnt sich bis zum Kiefergelenk aus (Abb. 18-5/4). Das Gelenk selbst ist von lateral durch den Vorsprung des Condylus man-

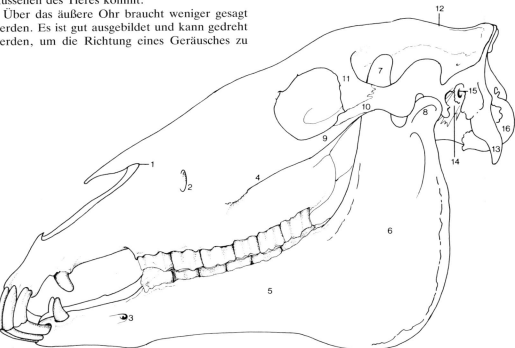

Abb. 18-5 Laterale Ansicht des Schädels.
1, Incisura nasoincisiva; 2, Foramen infraorbitale; 3, Foramen mentale; 4, Crista facialis; 5, Mandibula; 6, Ramus mandibulae; 7, Processus coronoideus; 8, Processus condylaris; 9, Processus temporalis des Os zygomaticum; 10, Processus zygomaticus des Os temporale; 11, Processus zygomaticus des Os frontale; 12, Crista sagittalis externa; 13, Processus paracondylaris; 14, Processus styloideus; 15, Meatus acusticus externus; 16, Condylus occipitalis.

dibularis, direkt vor dem tastbaren kaudalen Rand der Mandibula leicht zu lokalisieren. Die Identifikation wird noch leichter, wenn das Tier zu Kaubewegungen veranlaßt werden kann. Der ventrale Rand der Mandibula ist ebenfalls gut erkennbar, besonders die Hälfte, die rostral vom M. masseter liegt. In der Incisura vasorum direkt vor dem Muskel verlaufen die A. und V. facialis und der Ductus parotideus vom Kehlgang zum Gesicht. Die unvollständige Schicht des Hautmuskels über dem lateralen Teil des Kopfes ist dort am besten entwickelt, wo sie um die Mundöffnung mit dem M. orbicularis oris verschmilzt.

Einige individuelle mimische Muskeln müssen erwähnt werden. Der M. levator labii maxillaris verläuft von der Maxilla dorsorostral, um mit dem Muskel der anderen Seite zu einer einzigen Sehne zu verschmelzen (Abb. 18-7/1'). Die Sehne, die in einer Sehnenscheide liegt, steigt zwischen den Nüstern ab und breitet sich in der Oberlippe aus. Dieser Muskel bewirkt das Lippenschürzen (Flehmen), das unter gewissen Umständen, einschließlich sexueller Erregung, beobachtet werden kann. Der Muskelbauch ist leicht zu ertasten, und da er das Foramen infraorbitale bedeckt, muß er dorsal verschoben werden, wenn man den N. infraorbitalis lokalisieren will (/1).

Der M. depressor labii mandibularis (/3') steigt mit dem M. buccinator vom alveolaren Rand und den angrenzenden Teilen der Mandibula auf und ist teilweise vom M. masseter verdeckt. Er kann als abgerundeter Strang wahrgenommen werden, der rostral über die Mandibula läuft. Die Sehne bedeckt das Foramen mentale, das 2 bis 3 cm kaudal vom Mundwinkel liegt; dieses kann deutlich palpiert werden, wenn der Muskel zur Seite gedrückt wird (/3). Der M. buccinator (/8) hat eine deutliche Fischgrätenmusterstruktur und wird teilweise vom M. masseter bedeckt. Er ist wichtig, da er die Nahrung in die Mundhöhle bringt und verhindert, daß sie sich im Vestibulum oris ansammelt.

Der M. masseter und M. temporalis liegen oberflächlich. Die anderen Kaumuskeln werden später zusammen behandelt.

Oberflächliche Blutgefäße

Die A. und V. facialis gelangen zusammen mit dem Ductus parotideus an die Gesichtsfläche (Abb. 18-6/10). Die Arterie findet man leicht an der Incisura vasorum, wo sie unmittelbar dem Knochen aufliegt und der Puls gut zu fühlen ist. Die Arterie steigt dann am rostralen Rand des M. masseter auf, bevor sie sich aufzweigt. Obwohl das Muster der kollateralen Äste und der Endzweige variiert, ist es gewöhnlich möglich, die A. labialis inferior und superior, die A. lateralis und dorsalis nasi und die A. angularis oculi zu identifizieren.

Die Anordnung der Venen ist ähnlich, und ihr Verteilungsmuster kann bei dünnhäutigen Pferden gut sichtbar sein. Einige Nebenvenen laufen kaudal unter dem M. masseter und anastomosieren mit anderen Venen des Kopfes. Die dorsale V. transversa faciei (Abb. 18-7/5) verbindet sich mit der V. temporalis superficialis. Der rostrale Teil liegt in der Tiefe des M. masseter und durchdringt den Muskel. Im kaudalen Teil ihres Verlaufes liegt die Vene oberflächlich und folgt dem Rand des Jochbogens. Dieser kaudale Teil ist von einer Arterie (eine Alternative, um den Puls zu fühlen) und einem Nerv begleitet.

Eine zweite Verbindung, die V. profunda faciei (/6), liegt unter dem M. masseter und durchläuft die Periorbita, bevor sie durch die Fissura orbitalis zieht, um sich mit dem Sinus venosus in der Schädelhöhle zu vereinigen. Man glaubt, daß zwei Eigenschaften dieser Vene funktionelle Bedeutung haben. Es wird relativ kühles Blut vom harten Gaumen und der Nasenhöhle in den Sinus venosus geleitet. Da der Sinus die A. carotis interna umhüllt, wird das arterielle Blut auf seinem Weg zum Gehirn gekühlt. Im Gehirn wird die Temperatur dann von einem Wärmekontrollmechanismus überprüft. Außerdem bilden Erweiterungen der Vene (Sinus) in der Tiefe des M. masseter die Basis für einen Pumpmechanismus. Die Vene reagiert auf Kompression durch den M. masseter, und man vermutet, daß so eine Stauung des venösen Blutes am gesenkten Kopf des grasenden Tieres verhindert wird.

Eine ähnliche Aussackung besteht bei der dritten Verbindung, der V. buccalis (/7), die ebenfalls in der Tiefe des M. masseter verläuft und sich mit dem oberflächlichen temporalen Nebenast der V. maxillaris verbindet.

Es gibt zwei oberflächliche Lymphknotengruppen. Die Parotisgruppe unter dem rostralen Teil der Ohrspeicheldrüse ist, außer wenn sie vergrößert ist, nicht tastbar. Die zweite Gruppe umfaßt zahlreiche mandibulare Knoten, die spindelförmig im Kehlgang angeordnet sind. Zusammen mit den Lymphknoten der Gegenseite bilden sie ein vorwärts zeigendes V und sind immer sehr deutlich zu fühlen (Abb. 18-29/2).

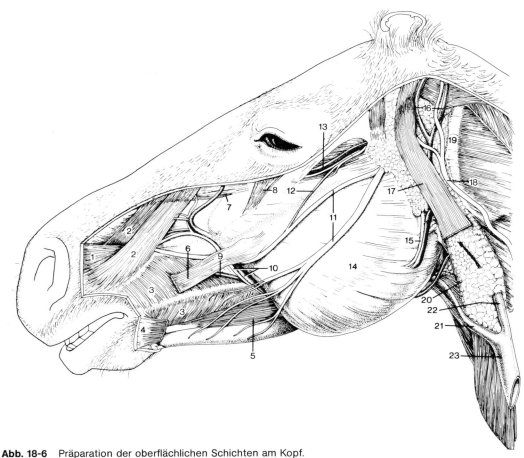

Abb. 18-6 Präparation der oberflächlichen Schichten am Kopf.

1, M. caninus; 2, M. levator nasolabialis; 3, M. buccinator; 4, Stumpf des M. cutaneus faciei et laborium, der sich mit dem M. orbicularis oris verbindet; 5, M. depressor labii mandibularis; 6, M. zygomaticus; 7, M. levator labii maxillaris; 8, M. malaris; 9, Ductus parotideus; 10, A. und V. facialis; 11, Rami buccales des N. facialis; 12, rostraler Verbindungszweig des N. auriculotemporalis; 13, A. und V. transversa faciei und Ramus transversus des N. auriculotemporalis; 14, M. masseter; 15, A. und V. masseterica; 16, Vv. auriculares; 17, M. parotidoauricularis; 18, N. auricularis magnus (C2); 19, Ala atlantis; 20, Glandula parotis; 21, V. linguofacialis; 22, V. maxillaris; 23, V. jugularis.

Auf den Verlauf des Lymphflusses wird später eingegangen.

Oberflächliche Nerven

Von den oberflächlichen Nerven brauchen nur einige Zweige erwähnt werden. Der Ramus auriculopalpebralis verläßt den N. facialis, bevor dieser auf die Gesichtsfläche übertritt (Abb. 18-22/19). Dieser Zweig verläuft dann selbständig über den Jochbogen (wo er tastbar ist) zwischen Auge und Ohr. Durch Injektion kann er zwischen dem kaudalen Ende des Jochbogens und der Basis des Ohrs leicht blockiert werden. Eine Augenuntersuchung kann so erleichtert werden, da das Augenblinken und Schließen des Augenlids ausgeschaltet werden kann.

Der N. facialis teilt sich in Rami buccales dorsales und ventrales, kurz nachdem er unter der Ohrspeicheldrüse hervortritt (Abb. 18-6/11). Diese Zweige und die kleineren Ästchen, in die sich die Zweige bald aufteilen, laufen über den M. masseter, wo sie tastbar und manchmal sogar durch die Haut sichtbar sind. Schlag oder Druck auf den M. masseter kann einige oder alle dieser Ästchen beschädigen. Die Asymmetrie des Gesichts, die durch eine Fazialislähmung an den

514 Kapitel 18

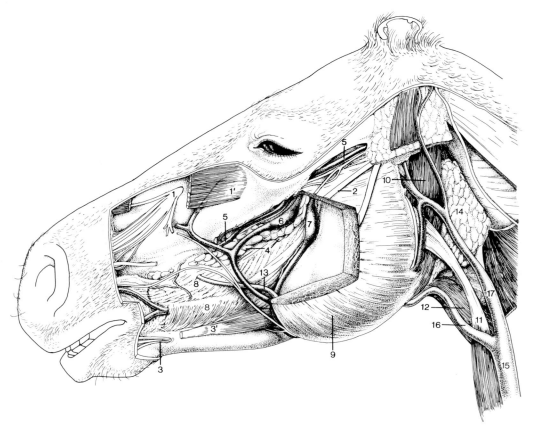

Abb. 18-7 Präparation der tiefen Schichten am Kopf. Teile der oberflächlichen Muskeln, des M. masseter und der Ohrspeicheldrüse wurden entfernt.

1, N. infraorbitalis; 1', M. levator labii maxillaris; 2, Ramus buccalis dorsalis des N. facialis; 3, N. mentalis; 3', M. depressor labii mandibularis; 4, Glandulae buccales; 5, V. transversa faciei; 6, V. profunda faciei; 7, V. buccalis; 8, M. buccinator; 9, M. masseter; 10, M. occipitomandibularis; 11, M. sternocephalicus; 12, vereinigter M. omohyoideus und sternohyoideus; 13, Ductus parotideus; 14, Glandula mandibularis; 15, V. jugularis externa; 16, V. linguofacialis; 17, V. maxillaris.

Lippen-, Backen- und Nasenmuskeln hervorgerufen wird, ist beim Pferd gewöhnlich sehr viel auffälliger als bei irgendeiner anderen Tierart. Da der Ramus auriculopalpebralis schon vorher abzweigt, betrifft ein solches Trauma die Muskeln des Augenlids und des äußeren Ohrs gewöhnlich nicht. Sollten diese ebenfalls betroffen sein, so weist das auf eine schwerwiegende Verletzung im proximalen Bereich des N. facialis hin.

Sensibel wird das Gesicht durch den N. trigeminus innerviert. Es ist leicht, einige seiner Hauptzweige zu lokalisieren, wo sie den Schädel an den entsprechenden Foramina verlassen, z. B. den N. supraorbitalis, den N. infraorbitalis und den N. mentalis (Abb. 18-7/1, 3). Der N. supraorbitalis verläßt das Foramen supraorbitale in einer leicht zu lokalisierenden Vertiefung des Processus zygomaticus des Os frontale. Dieser Nerv versorgt das obere Augenlid und den angrenzenden Teil der Haut über der Stirn (Abb. 18-8/1). Hinweise zum Auffinden des N. infraorbitalis und N. mentalis wurden schon gegeben. Ein Anästhetikum, das am Austritt des N. infraorbitalis injiziert wird, betäubt die Haut der Oberlippe, die Nüstern und die Nase bis kaudal vom Foramen infraorbitale (/4). Eine Blockierung des N. mentalis betäubt die Haut der Unterlippe und Kinnregion (/7). Um bei der Betäubung beide Nervenäste zu erreichen, muß die Spitze der Injektionsnadel durch das Foramen mentale in den Knochenkanal der Mandibula ge-

Kopf und ventraler Halsbereich des Pferdes 515

Abb. 18-8 Hautinnervation des Kopfes. (Nach Ellenberger und Baum, 1943.)

1, N. supraorbitalis;
2, N. infratrochlearis;
3, N. lacrimalis
⎫ V-1 N. ophthalmicus

4, N. infraorbitalis;
5, N. zygomaticus;
5', Ramus zygomaticotemporalis
⎫ V-2 N. maxillaris

6, N. auriculotemporalis;
7, N. mentalis
⎫ V-3 N. mandibularis

8, dorsale Zweige der Nn. cervicales;
9, ventrale Zweige der Nn. cervicales.

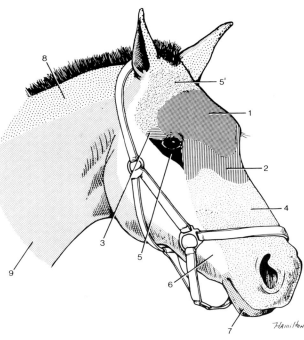

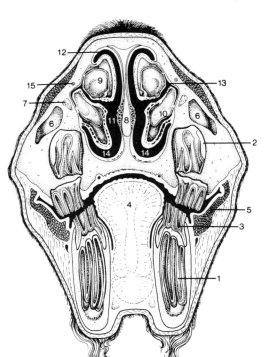

Abb. 18-9 Querschnitt des Kopfes in Höhe des Sinus maxillaris rostralis.

1, P_4; 2, P^4; 3, p_4; 4, Zunge; 5, M. buccinator; 6, Sinus maxillaris rostralis; 7, N. infraorbitalis; 8, Septum nasi; 9, Concha dorsalis nasi; 10, Concha ventralis nasi; 11, Meatus nasi communis; 12, Meatus dorsalis nasi; 13, Meatus medius nasi; 14, Meatus ventralis nasi; 15, Ductus nasolacrimalis.

führt werden; dabei wird es auch zu einer Betäubung der rostralen Zähne kommen (von P2 vorwärts).

Nasenhöhle und Nasennebenhöhle

Der Naseneingang ist schon beschrieben worden. Der ventrale Teil der Nüstern führt über das verengte Vestibulum nasi in die Nasenhöhle, die beachtlich kleiner ist, als man nach dem äußeren Umriß vermutet. Die dafür verantwortlichen Fakten sind für alle Tierarten gleich, jedoch sind sie beim Pferd durch die großen Wurzelanteile der Backenzähne und die übermäßige Entwicklung der Sinus paranasales besonders deutlich.

Die dorsale und ventrale Nasenmuschel sind zarte schleimhautüberzogene Knochenlamellen, die entgegengesetzt aufgerollt und lateral befestigt sind (Abb. 18-9). Der Raum, der von ihnen eingeschlossen ist, wird durch ein Septum in zwei Abteilungen unterteilt. Im kaudalen Teil der dorsalen Nasenmuschel liegt eine rostrale Fortsetzung des Sinus frontalis. Der kaudale Raum der ventralen Nasenmuschel hat Verbindung mit dem Sinus maxillaris rostralis. Zwischen den großen Muscheln im kaudalen Teil der Nasenhöhle liegt eine viel kleinere mittlere Nasenmuschel. Der Raum in ihr hat Verbindung zum Sinus ma-

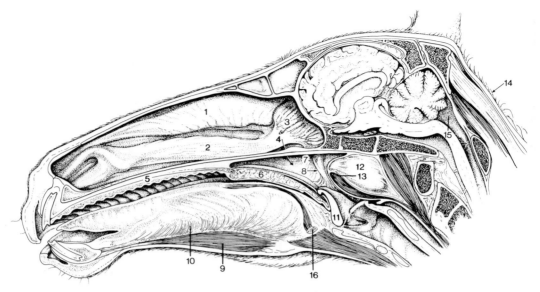

Abb. 18-10 Medianschnitt des Kopfes; das Septum nasi ist entfernt.

1, Concha dorsalis nasi; 2, Concha ventralis nasi; 3, Conchae ethmoidales; 4, rechte Choane (Pfeil); 5, harter Gaumen mit Gaumenstaffeln (Rugae); 6, weicher Gaumen; 7, Pharynx nasalis; 8, Pharynx-Öffnung der Tuba auditiva; 9, M. geniohyoideus; 10, M. genioglossus; 11, Epiglottis; 12, mediale Wand des Luftsacks; 13, Mm. pharyngei; 14, Zugang zur Cisterna cerebellomedullaris; 15, Cisterna cerebellomedullaris; 16, Basihyoid.

xillaris caudalis. Zahlreiche kleine Conchae ethmoidales, die in den Fundus reichen, dienen dazu, die Regio olfactoria zu vergrößern (Abb. 18-10/3).

Die dorsale und ventrale Nasenmuschel teilen die Nasenhöhle in 4 Nasengänge (Abb. 18-9). Es kann angenommen werden (der direkte Beweis fehlt), daß der Meatus nasi dorsalis Luft zur olfaktorischen Schleimhaut und der Meatus nasi medius Luft zu den Nasennebenhöhlen leitet, während der Meatus nasi ventralis und der Meatus nasi communis die Hauptatemwege sind. Die Verbindung beider ist der geeignete Weg zur Einführung der Magensonde, des Endoskops oder anderer Instrumente. Die Brüchigkeit der Concha nasalis ventralis und die Vaskularisierung der sie bedeckenden Schleimhaut erfordern ein sehr vorsichtiges Vorgehen.

Da das Atmen durch die Mundhöhle unmöglich ist, hängt eine größere Luftaufnahme in Streß-Situationen davon ab, daß die Enge der Nasenhöhle verringert wird. Die Nüstern können durch Entfernung des Diverticulum nasi beachtlich erweitert werden (Abb. 18-2), und durch Kontraktion des venösen Schleimhautplexus können die Conchen verdünnt werden (Weißfärbung). Umgekehrt beeinträchtigt eine Erweiterung der Blutgefäße in der Nasenschleimhaut den Luftstrom. Bei Infektionen kann eine Verdikkung des Schleims um den schlitzförmigen Aditus sinus maxillaris den Abfluß des katarrhalischen Exsudats und eine Drainage der Nasennebenhöhlen verhindern. Beim Pferd besitzt das Organon vomeronasale keine Verbindung zur Mundhöhle, es hat jedoch die übliche Verbindung zur Nasenhöhle (Abb. 18-11/2).

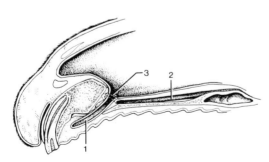

Abb. 18-11 Paramedianer Schnitt des rostralen Endes der Nase.

1, Ductus incisivus; 2, vomeronasales Organ; 3, Öffnung des Ductus incisivus in die Nasenhöhle und des vomeronasalen Organs in den Ductus incisivus.

Nasennebenhöhlen

Das ausgedehnte Sinussystem ist klinisch äußerst wichtig, da es für Infektionen anfällig ist, die sich von der Nase oder einem Abszeß eines Zahnfaches ausbreiten können. Es bietet auch die Möglichkeit, Zugang zu den nicht durchgebrochenen kaudalen Backenzähnen (Abb. 18-12) zu erhalten. Auf jeder Seite sind der Sinus frontalis sowie der Sinus maxillaris caudalis und rostralis wichtig. Der Sinus sphenopalatinus und die ethmoidalen Räume sind von geringerer Bedeutung. Die Anordnung ist kompliziert und beim Pferd in einem Punkt einzigartig unter den Haustieren: der Sinus frontalis hat indirekt über den Sinus maxillaris Verbindung zur Nasenhöhle.

Der Sinus frontalis nimmt den dorsalen Teil des Schädels medial von der Orbita ein. Er überlappt sowohl die Schädel- als auch die Nasenhöhle, und da er sich auch in den geschlossenen Teil der Concha nasalis dorsalis fortsetzt, ist er richtigerweise mehr als Sinus conchofrontalis bekannt. Seine Ausdehnung zeigt Abbildung 18-13/ 1, 1'. Aus der Abbildung ist ersichtlich, daß der frontale Teil unregelmäßig durch Knochenstege unterteilt wird. Der Boden dieses Teils wölbt sich über das Siebbeinlabyrinth. Rostral davon besteht eine weite ovale Verbindung (Apertura frontomaxillaris) mit dem Sinus maxillaris caudalis. Normalerweise gewährleistet diese Öffnung einen leichten, natürlichen Sekretabfluß. Ein di-

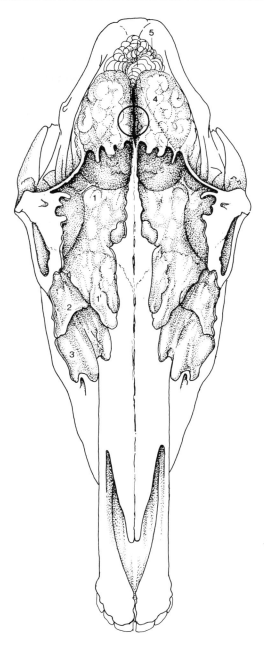

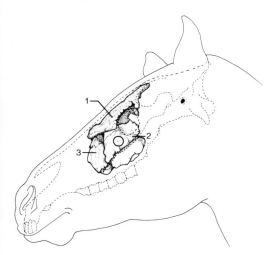

Abb. 18-12 Topographie des Sinus conchofrontalis und maxillaris. Der Kreis zeigt an, wo der Sinus maxillaris caudalis trepaniert werden kann.

1, Sinus conchofrontalis; 2, Sinus maxillaris caudalis; 3, Sinus maxillaris rostralis.

Abb. 18-13 Projektion des Gehirns und des Sinus frontalis und maxillaris auf die dorsale Oberfläche des Schädels. Der Sinus frontalis erstreckt sich kaudal über den rostralen Teil des Gehirns und rostral über die Ebene der Orbita hinaus. Der Kreis zeigt das Zentrum des Gehirns und die Schußstelle für das Pferd.

1, Sinus frontalis; 1', Sinus conchalis dorsalis; 2, Sinus maxillaris caudalis; 3, Sinus maxillaris rostralis; 4, Cerebrum; 5, Cerebellum.

rekter Abfluß in die Nasenhöhle kann erreicht werden, indem man die dünne Wand der Concha nasalis dorsalis durchbohrt. Trepanation – das Ausstanzen eines runden Fensters – des Daches des Sinus ermöglicht die Spülung oder die Entfernung eines Molaren, wenn ein Stemmeisen durch die Apertura frontomaxillaris geführt wird, und der Backenzahn aus dem entsprechenden Zahnfach gemeißelt wird.

Die zwei Kieferhöhlen nehmen einen großen Teil des Oberkiefers ein und haben eine oft kritisch wichtige Beziehung zu den kaudalen Backenzähnen. Sie sind durch eine schlitzartige Öffnung (Apertura nasomaxillaris) mit dem Meatus nasi medius (Sinusgang) verbunden und sind durch ein schräges Septum vollkommen voneinander getrennt. Dieses Septum liegt meist 5 cm hinter dem rostralen Ende der Crista facialis. Der ventrale Teil dieses Sinus ist ebenfalls durch eine aufrechte, longitudinale Knochenplatte in eine mediale und eine laterale Bucht unterteilt. Diese Platte trägt den Canalis infraorbitalis und ist bei jungen Tieren mit den Zahnfächern verbunden, die die Wurzeln und die noch nicht durchgebrochenen Teile der Backenzähne enthalten. Der mediale Teil des Sinus maxillaris caudalis geht in den unregelmäßigen Sinus sphenopalatinus über. Der mediale Teil des Sinus maxillaris rostralis ist mit der Concha nasalis ventralis verbunden.

Es ist unmöglich, die genaue Größe und die Umrisse der Kieferhöhlen festzulegen, da sie sich nach der Geburt mit dem Durchbruch und Nachschieben der Zähne beachtlich erweitern (Abb. 18-14). Ihre Beziehung zu den Zähnen wechselt, da die Zähne während ihrer Entwicklung nach vorne wandern und abgerieben werden. Wie die Abbildung 18-14 zeigt, ist ihr Kontakt zunächst auf den letzten Prämolaren und die ersten Molaren beim neugeborenen Fohlen beschränkt. Später besteht Kontakt zu den letzten vier Zähnen, aber letztlich bleibt im Alter nur Kontakt zu den drei Molaren. Die Variationsmöglichkeiten sind groß, und die unterschiedliche Abwinkelung der Zahnwurzeln in den Alveolen muß berücksichtigt werden (Divergenz der Zahnwurzeln).

Die Projektion der Kieferhöhlen an der Oberfläche ist größer als das verwendbare chirurgische Operationsfeld. Für dieses sind verschiedene Faktoren wichtig, wie der Verlauf des leicht zu verletzenden Ductus nasolacrimalis und N. infraorbitalis. Das verwendbare Operationsfeld ist begrenzt: (1) durch die vertikale Linie tangential zur rostralen Grenze der Orbita; (2) durch die Crista facialis; (3) durch die schräge Linie, die die rostrale Grenze der Crista facialis mit dem Foramen infraorbitale verbindet und (4) durch die Linie parallel zur Crista facialis, die das Foramen infraorbitale kreuzt. Für die Drainage kann der Zugang zum Sinus maxillaris über die natürliche Öffnung – Apertura nasomaxillaris – erreicht werden, die hoch in der Sinuswand liegt. Auf diesem Weg ist auch der Zugang zu den Wurzeln der Backenzähne möglich.

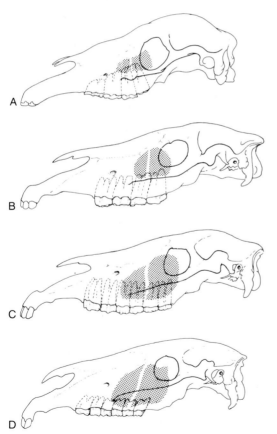

Abb. 18-14 Projektion des Sinus maxillaris in verschiedenen Altersstufen. Bei älteren Pferden liegen die Backenzähne mehr rostral.

A, ein Monat; B, ein Jahr; C, vier bis sechs Jahre; D, über zwölf Jahre.

Mundhöhle

Die geringe Größe der Mundspalte macht es unmöglich, daß die Mundhöhle weit geöffnet werden kann; dieses und die große Tiefe der Mundhöhle erschweren die klinische Untersuchung.

Das Vestibulum vereinigt sich mit der Mundhöhle nur am Margo interalveolaris, dem Diastema, das vom Caninus unterbrochen sein kann, und in kleinen Spalten hinter den letzten Molaren. Der harte Gaumen ist weitgehend durch die Processus alveolares und die Zähne begrenzt. Seine Breite ist gleichbleibend, und er ist durch zwei mehr oder weniger symmetrische Reihen von Gaumenstaffeln gekennzeichnet (Abb. 18-10/5). Die Papilla incisiva liegt direkt hinter den Zangen. Kleine Furchen auf ihr enden blind und haben keine Verbindung zur Nasenhöhle und zum vomeronasalen Organ (Abb. 18-11). Die Schleimhaut des harten Gaumens ist dick, besonders in ihrem rostralen Teil. Sie enthält einen Plexus venosus, der beim Fohlen so stark gefüllt sein kann, daß er die Schleimhaut vorstülpt und als Schleimhautvorfall (Frosch) an der Mundspalte hervortritt. Dieses rein physiologische Phänomen beunruhigt oft Laien. In der Höhe des vorletzten Backenzahnes geht der harte Gaumen in den weichen Gaumen über. Der weiche Gaumen ist beim Pferd bemerkenswert lang und hängt im Ruhestand oft vor der Epiglottis herunter. Sein freier Rand hat Kontakt mit der Basis der Epiglottis (Abb. 18-10/6). Diese Stellung erklärt die Unfähigkeit des Pferdes zur Mundatmung bei Erkrankungen des Nasenrachenraumes, und daß beim Erbrechen die unverdaute Nahrung nicht in die Mundhöhle, sondern in den Nasenrachenraum und von da in die Nasenhöhle gelangt.

Die Schleimhaut der oralen Oberfläche des weichen Gaumens enthält zahlreiche Ausführungsgänge der Gaumendrüsen und unter einer medianen Erhebung die Tonsilla veli palatina impar. Die Zunge ist lang und entspricht der Form der Mundhöhle. An ihrer Spitze ist sie spachtelförmig und durch ein schmales Frenulum am Mundhöhlenboden befestigt. Ihre Oberfläche ist dicht mit zarten Papillae filiformes besetzt, die einen samtartigen Überzug bilden. Größere Papillen mit gustatorischer Funktion sind in geringer Anzahl vorhanden (Abb. 18-15/9, 10, 11).

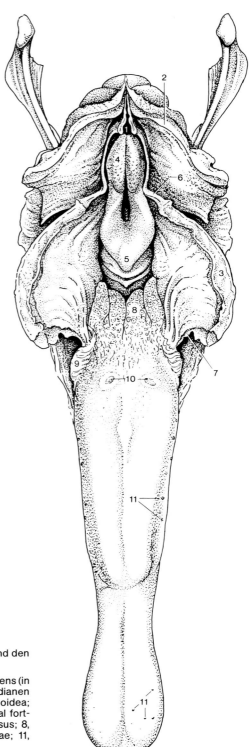

Abb. 18-15 Zunge und Pharynx, der dorsal geöffnet ist und den Eingang zum Larynx zeigt.

1, Eingang zum Ösophagus; 2, dorsale Wand des Nasenrachens (in der Medianen gespalten); 3, weicher Gaumen (in der Medianen gespalten); 4, Processus corniculatus der Cartilago arytaenoidea; 5, Epiglottis; 6, freier Rand des weichen Gaumens, kaudal fortgeführt als Arcus palatopharyngeus; 7, Arcus palatoglossus; 8, Tonsilla lingualis; 9, Papillae foliatae; 10, Papillae vallatae; 11, Beispiele von Papillae fungiformes.

Über der Zungenwurzel bildet diffuses lymphatisches Gewebe die Tonsilla lingualis. Unter der Zungenspitze trägt jede der beiden niedrigen Schleimhautfalten eine Caruncula sublingualis, an der der Ductus mandibularis ausmündet.

Zahnwachstum und Kauapparat

Zahnwachstum

Das Gebiß des Pferdes ist an die Aufnahme von Rauhfutter hervorragend angepaßt. Durch Vergrößerung der Prämolaren entsteht eine zusätzliche Kaufläche, die der Mahloberfläche der Molaren entspricht. Sowohl Backen- als auch Schneidezähne haben hohe Kronen, die eine lange Lebensdauer gewährleisten trotz ständiger Abreibung an den Oberflächen. Eine verzögerte Wurzelbildung läßt die Backenzähne noch einige Jahre wachsen, nachdem sie in Reibung sind. Die Abreibung beträgt an den Backenzähnen jährlich um 2 bis 3 mm. Aus diesem Grunde ist die Zahnkrone anfänglich tief ins Zahnfach eingebettet und wird nur allmählich herausgeschoben, um die Abreibung des Zahnes zu kompensieren. Der Schmelz der Schneide- und Backenzähne ist eingestülpt oder gefaltet, aber bei Schneide- und oberen und unteren Backenzähnen jeweils verschieden. Dadurch wird der Anteil des haltbaren Schmelzes an der Kaufläche vergrößert. Der Wechsel zwischen harter und weicher Substanz macht die Kaufläche zu einem wirksamen Mahlinstrument (Abb. 18-17). Die Formel für die Milchzähne ist $\frac{3-0-3}{3-0-3}$ und für die Ersatzzähne $\frac{3-1-3(4)-3}{3-1-3\ \ -3}$.

Die Schneidezähne bilden in jedem Kiefer einen fortlaufenden Bogen und sind so implantiert, daß ihre Wurzeln konvergieren. Jeder Schneidezahn ist der Länge nach gebogen und paßt sich der Lippenform an. Bei der Okklusion treffen die unteren und oberen Schneidezähne beim jungen Tier wie die Schenkel einer Zange aufeinander (Zangengebiß). Später, mit zunehmender Abreibung treffen die oberen und unteren Schneidezähne in einem zunehmend spitzeren Winkel aufeinander (Winkelgebiß). Die Okklusionsfläche ist breit und queroval (Abb. 18-16/B). Sie besitzt einen äußeren Schmelzüberzug und einen inneren Schmelzring, der den Schmelzbecher (Infundibulum) auskleidet. Dieser ist am Grund größ-

tenteils mit Zement ausgefüllt (Kundenspur) und bildet nach oben eine kleine Höhle, die Kunde (/1). Da der Schmelz widerstandsfähiger ist, überzieht er auch das darumliegende Zahnbein. Veränderungen im Aussehen dieser Oberfläche sind ein wesentliches Kriterium für die Altersbestimmung. Wichtig dabei sind die Tiefe des Infundibulum und sein Überlappen mit der Pulpahöhle. Durch die Abreibung des Zahnes wird die Pulpa jedoch nicht frei gelegt, da sie durch die Bildung von sekundärem Zahnbein verschlossen

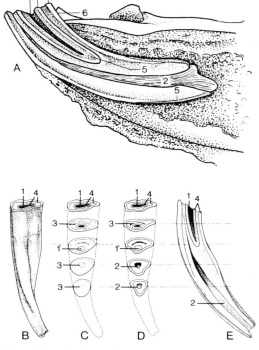

Abb. 18-16 Struktur eines unteren Schneidezahnes. A, in situ, Längsschnitt; die Zahnkrone ist kurz im Vergleich zum Zahnkörper im Zahnfach. B, kaudale Ansicht; die Grenze zwischen Krone und dem Rest des Zahnes ist nicht markiert. C, Änderung der Okklusionsfläche durch Abreibung, die Kunde wird kleiner, erscheint als Kundenspur und verschwindet; das Zahnsternchen erscheint und verändert sich von einem kleinen Punkt zu einem runden Fleck. D, Vergleich zu Querschnitten durch einen jungen Zahn. E, Längsschnitt des Schneidezahns mit Anordnung von Infundibulum und Pulpahöhle zueinander; letztere liegt rostral.

1, Kunde, schwarze Höhle im Zentrum des Infundibulum; 1', Kundenspur, Schmelzfleck am Ende des Infundibulum; 2, Pulpahöhle; 3, Zahnsternchen, Veränderung der Form von einer Linie zu einer gerundeten Form; 4, äußere und innere Schmelzringe; 5, Zement; 6, Facies lingualis.

ist. Dieses unterscheidet sich vom primären Zahnbein durch seine dunklere Farbe. Das sekundäre Zahnbein erscheint an der Reibefläche als Zahnsternchen (/3).

Obwohl die Eckzähne im allgemeinen bei beiden Geschlechtern angelegt werden, sind sie bei Stuten nur rudimentär entwickelt und brechen gewöhnlich nicht durch. Bei männlichen Tieren sind sie niedrige, bilateral zusammengepreßte Kegel, die im Diastema näher an den Schneide- als an den Backenzähnen liegen. Ihre Zahnwurzeln sind gegenüber den äußeren Kronen unproportional groß.

Der erste Prämolar (Wolfszahn, Lückenzahn) ist oft nicht entwickelt oder nur rudimentär aus-

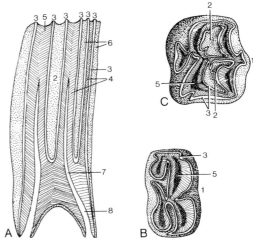

Abb. 18-18 Struktur des Backenzahns im Sagittalschnitt (A) und die Okklusionsfläche des unteren (B) und des oberen (C) Molaren.

1, buccale (labiale) Oberfläche; 2, Infundibulum; 3, Schmelz; 4, Dentin; 5, sekundäres Dentin; 6, Zement; 7, Pulpahöhle; 8, Wurzelkanal.

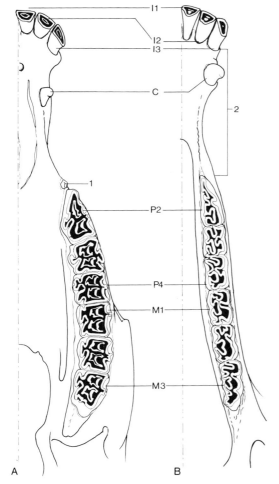

Abb. 18-17 Die bleibenden Zähne des Ober- (A) und des Unterkiefers (B).

1, „Wolfszahn" (P1); 2, Diastema.

gebildet und kommt fast ausschließlich im Oberkiefer vor. Er ist ohne funktionelle Bedeutung, kann unter dem Druck des Bisses wandern und so zu Gaumenverletzungen führen. Er ist leicht zu entfernen. Die übrigen Prämolaren (P2–P4) bilden mit den Molaren eine fortlaufende Reihe. Der erste und der letzte der 6 Backenzähne sind im Querschnitt dreieckig. Die anderen sind rechteckig, sehen gleich aus und können nur vom Experten einzeln unterschieden werden. Zwischen den oberen und unteren Backenzähnen gibt es jedoch deutliche Unterschiede. Die oberen Zähne sind breiter und besitzen einen kompliziert gefalteten Schmelzüberzug mit zwei Schmelzbechern (Infundibula), die mit Zement gefüllt sind. Die unteren Zähne haben ebenfalls einen gefalteten Schmelzüberzug, bilden jedoch keine Infundibula (Abb. 18-17/B). Die meisten Backenzähne okkludieren mit zwei Zähnen der gegenüberliegenden Seite an einer relativ schmalen Kontaktfläche. Diese ist an den oberen Backenzähnen am lingualen Rand und an den unteren Backenzähnen am labialen Rand. Dadurch ist die Okklusionsebene ventrobuccal geneigt (Abb. 18-9).

Die Struktur der Backenzähne ist aus der Abbildung 18-18 ersichtlich. Die oberen Backenzähne sind mit drei oder vier Wurzeln verankert und so implantiert, daß die Zahnkörper verschieden stark nach kaudal abgewinkelt sind (Divergenz). Ihre Beziehung zu den Kieferhöhlen und anderen Strukturen des Schädels ist röntgenologisch gut darstellbar. Die echten Molaren sind vom Sinus nur durch eine dünne Knochenlamelle der Zahnalveole getrennt. Deshalb können sich Infektionen von Abszessen am Zahn oder in der Zahnalveole zum Sinus ausbreiten. Die Beziehung zwischen Zahnalveole und Sinus ändert sich mit zunehmendem Alter, da die Höhe der Zahnalveole abnimmt, der Sinus sich vergrößert und außerdem die Zähne rostral wandern (Abb. 18-14).

Das Extrahieren der oberen Backenzähne ist eine schwierige Operation. Über den Sinus ma-

Tab. 18-1 Übersicht über die Zahnaltersbestimmung beim Pferd.

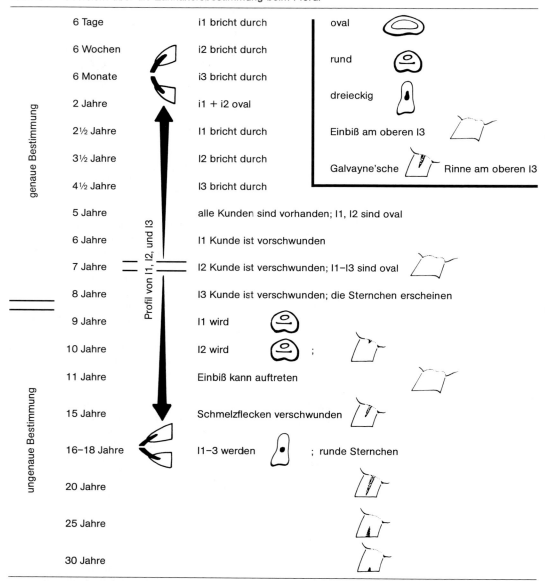

(Ein durchgebrochener Zahn benötigt ungefähr 6 Monate bis zum Beginn seiner Abreibung.)
Erklärung der Symbole: i1, i2, i3 = Milchschneidezähne; I1, I2, I3 = Ersatzschneidezähne.

xillaris caudalis gelangt man an die hinteren Backenzähne. Die Trepanationsstelle des Sinus muß so über der entsprechenden Zahnwurzel liegen, daß man mit Hammer und Meißel den erkrankten Zahn aus der Zahnalveole treiben kann. Dabei ist es wichtig, das Divergieren der Backenzahnwurzel zu berücksichtigen.

Die Milchzähne ähneln den bleibenden Zähnen weitgehend; sie sind jedoch viel kleiner und in Bezug zu ihrer Breite deutlich kürzer. Die Milchschneidezähne sind an ihrem Hals eingeengt und viel weißer als die bleibenden Zähne, da ihr porzellanartiger Schmelz ohne Zement ist, der den bleibenden Zähnen ein leicht gelbliches und poröses Aussehen verleiht. An den Kronen der Milchschneidezähne ist vorübergehend eine Längsstreifung erkennbar.

Zahnaltersbestimmung

Die Bestimmung des Alters erfolgt beim Pferd traditionell und am zuverlässigsten nach den Zahnveränderungen. Dazu gibt es umfangreiche Fachliteratur, die hier jedoch nur kurz berücksichtigt werden soll (Tabelle 18-1). Hauptkriterien für die Altersbestimmung sind der Durchbruch von Milch- und Ersatzzähnen und die Veränderungen an den Okklusionsflächen, und zwar besonders an den unteren Schneidezähnen. Beide Methoden sind nicht ganz zuverlässig; die erste ist bei jungen Tieren anwendbar, die zweite das ganze Leben hindurch, sie wird jedoch zunehmend ungenauer.

Die querovale Okklusionsfläche der Schneidezähne des Jugendalters rundet sich mehr und mehr ab, wird dreieckig und nimmt schließlich längsovale Form an. Die Schmelzhülle bildet in der Entwicklung eine becherförmige Einstülpung (Infundibulum), die an der Okklusionsfläche als zentrale Vertiefung (Kunde) erscheint und bald durch Nahrungsrückstände verfärbt wird. Der Zahnabrieb setzt zuerst am labialen Rand ein, dehnt sich jedoch schnell aus und isoliert den Kundenschmelz vom Schmelz an der Außenfläche des Zahnes. Der Zahn ist dann eben, weitere Abreibung reduziert die Tiefe der Kunde, und vor dem Verschwinden der Kunde erscheint die Kundenspur. Das Zahnsternchen erscheint labial von der Kunde und bleibt auch nach Verschwinden der Kunde bestehen.

Weniger genau für die Altersbestimmung sind der „Einbiß" am oberen J3 (Tabelle 18-1) und die Galvayne'sche Rinne auf der labialen Oberfläche des J3. Der „Einbiß" ist vorhanden, wenn das Pferd ungefähr 9 Jahre alt ist; er kann mit 13 Jahren ein zweites Mal auftreten. Das Erscheinen, die Entwicklung und das Verschwinden der Galvayne'schen Rinne sind auf Tabelle 18-1 dargestellt. Auch wenn beide Erscheinungen alleine unzuverlässig sind, können sie zusammen mit der Beurteilung der Okklusionsoberflächen und dem Profil der Schneidezähne die Genauigkeit vergrößern.

Es muß betont werden, daß die Bestimmungsmethoden eine gewisse Variationsbreite haben und bei einem über 8 Jahre alten Pferd Fehlerquoten von einigen Jahren haben können.

Kaumuskeln und Kiefergelenk

Die Kaumuskeln sind gut entwickelt. Der M. masseter entspringt entlang der Crista facialis und des Arcus zygomaticus und paßt sich in die Mandibula zwischen der Incisura vasorum und dem Caput mandibulae ein (Abb. 18-6/14). Er ist ein stark gefiederter Muskel, der so gebaut ist, daß die Fasern der oberflächlichen Schicht kaudoventral und die tiefer gelegenen Fasern nahezu vertikal verlaufen. Sein kranialer Rand hebt sich deutlich an der Oberfläche ab und markiert die Lage der A. und V. facialis und des Ductus parotideus. Die Ohrspeicheldrüse überlagert seinen kaudodorsalen Teil, weshalb die Ertastbarkeit der Ohrspeichellymphknoten erschwert ist. Lateral ziehen über den M. masseter die buccalen Zweige des Nervus facialis.

Der M. temporalis füllt die Fossa temporalis aus und ist trotz der darüberliegenden, dünnen, äußeren Ohrmuskeln leicht zu ertasten (Abb. 18-19/1). Er entspringt an der Fossa temporalis und der Crista sagittalis, die den medianen Rand bildet, und endet am Processus coronoideus der Mandibula. Bei Kontraktion hebt er die Mandibula.

Der M. pterygoideus medialis und lateralis an der Innenseite der Mandibula entspricht dem Masseter nach Lage, Ausrichtung und Befestigung (/2, 3). Der mediale Muskel ist immer der größere und erstreckt sich vom Processus pterygoideus zum Unterkieferrand. Der laterale Muskel ist klein und verläuft mehr horizontal bis zum Processus condylaris mandibulae. Der Masseter und der kontralaterale M. pterygoideus wirken zusammen und bewirken die Mahlbewegungen beim Kauen.

Der M. occipitomandibularis (/4) und der M.

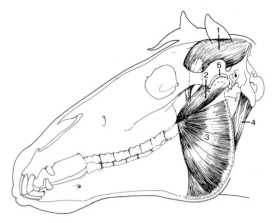

Abb. 18-19 Die tiefen Kaumuskeln sind durch Entfernung des Ramus mandibulae freigelegt.

1, M. temporalis; 2, M. pterygoideus lateralis; 3, M. pterygoideus medialis; 4, M. occipitomandibularis; 5, Discus articularis.

digastricus sind für das aktive Mundöffnen zuständig. Trotz seines Umfangs kann der erstere als Anhängsel des kaudalen Bauches des M. digastricus gesehen werden. Er verläuft vom Processus paracondylaris des Os occipitale zum kaudalen Rand der Mandibula. Der viel schlankere M. digastricus hat den gleichen Ursprung. Zwischen den 2 Muskelbäuchen liegt eine Sehne, die durch einen Spalt des M. stylohyoideus zieht. Der rostrale Bauch setzt ventromedial an der Molarregion des Unterkiefers an (Abb. 18-22/3). Bei geschlossenem Maul hebt sich bei Kontraktion des M. digastricus der Zungenbeinapparat (unterstützt vom M. stylohydeus) und die Zungenwurzel.

Im Kiefergelenk schiebt sich ein dicker Discus articularis zwischen die breiten und ziemlich flachen Flächen des Caput mandibulae und des Tuberculum articulare des Os temporale (Abb. 18-19/5). Gelenkbewegungen erfolgen am unteren Gelenkspalt, der von einer engen Kapsel unterstützt wird. Die lateralen und leicht vorschiebenden Bewegungen finden am oberen Gelenkspalt statt, wo die Gelenkhöhle geräumiger ist. Das ganze Gelenk wird von lateralen fibrösen und kaudalen elastischen Bändern gestützt.

Speicheldrüsen

Die Ohrspeicheldrüse ist deutlich gelappt und von fester Konsistenz mit einer gelb-grauen oder gelb-rosa Farbe. Sie ist die größte Speicheldrüse und erstreckt sich ventral vom Ohrgrund und Atlasflügel bis zu einem Winkel, der zwischen der V. maxillaris und V. linguofacialis gebildet wird. Sie reicht häufig über die V. maxillaris hinaus, die dann einen Tunnel durch die Drüsensubstanz bildet (Abb. 18-6/20). Ihre kraniale Grenze verläuft weitgehend am Kaudalrand der Mandibula entlang. Ein dünner Zipfel zieht jedoch direkt ventral vom Kiefergelenk über den M. masseter und bedeckt die Ohrspeichellymphknoten. Über der lateralen Oberfläche liegt eine gut entwickelte Fascia, in die der M. auricularis ventralis eingelagert ist (/17). Die innere Oberfläche hat Kontakt mit dem Luftsack, dem Stylohyoid und den Kaumuskeln, die zum Kieferwinkel ziehen; außerdem wird sie durch die Sehne des M. brachiocephalicus und M. sternocephalicus von der tiefer gelegenen Mandibulardrüse getrennt (Abb. 18-7).

Das seröse Sekret der Ohrspeicheldrüse fließt durch verschiedene Gänge ab, die sich im rostroventralen Winkel der Drüse zum Ductus parotideus vereinigen. Dieser kreuzt die Sehne des M. sternocephalicus, bevor er nach vorn umbiegt, um medial am Ventralrand der Mandibula entlang zu laufen. Begleitet von der A. und V. facialis wechselt er auf die Gesichtsfläche, wo er am rostralen Rand des M. masseter aufsteigt. Der Ductus parotideus liegt zuerst kaudal von der A. und V. facialis, er unterkreuzt diese, um dann rostral von ihnen zu liegen (Abb. 18-7/13). Er endet in Höhe des dritten oberen Backenzahns mit einer Öffnung an der Papilla parotidea im Vestibulum buccale. Der Gang ist im letzten Teil seines Verlaufs relativ exponiert und kann durch Oberflächenwunden beschädigt werden. Bei der Nahrungsaufnahme wird er reichlich von Speichel durchflossen.

Die viel kleinere, halbmondförmige Unterkieferdrüse erstreckt sich vom Basihyoid zur Atlasgrube und wird teilweise von der Mandibula bedeckt (Abb. 18-7/14 und 18-22/5). Oberflächenverbindungen bestehen zur Ohrspeicheldrüse, zum medialen M. pterygoideus, zum M. sternocephalicus, zum M. digastricus und zum M. occipitomandibularis. Durch ihre tiefe Lage ist die Unterkieferdrüse nicht abtastbar. Der Ductus mandibularis entsteht durch Vereinigung verschiedener kleiner Gänge am rostralen, konkaven Rand der Drüse. Er läuft vom M. mylohyoideus bedeckt rostral und endet medial von der Glandula sublingualis polystomatica am Mundhöhlenboden auf der kleinen Caruncula sublingualis. Das Sekret ist gemischt.

Die Glandula sublingualis polystomatica liegt direkt unter der Mundschleimhaut zwischen der Zunge und der medialen Oberfläche der Mandibula. Sie dehnt sich als dünner Streifen von der Symphyse bis in Höhe des fünften Backenzahns aus (/1). Sie entleert sich durch zahlreiche, kleine Gänge, die sich unterhalb der Zunge öffnen.

Zwei Reihen von buccalen Drüsen sind entlang dem dorsalen und ventralen Rand des M. buccinator verteilt (Abb. 18-7/4). Die dorsalen Drüsen sind größer und treten kaudal gehäuft auf. In den Lippen, dem weichen Gaumen und der Zunge befinden sich kleine Speicheldrüsen.

Pharynx und Luftsack

Pharynx

Der Pharynx liegt unter dem rostralen Drittel der Schädelbasisknochen. Der restliche Teil des Pharynxdaches und die lateralen Wände werden von den Luftsäcken umgeben. Das Cavum pharyngis ist deutlich durch den weichen Gaumen und die Arcus palatopharyngei in einen unteren und oberen Abschnitt unterteilt. Die Arcus palatopharyngei erstrecken sich über die lateralen Wände und vereinigen sich direkt über dem Ösophaguseingang (Abb. 18-10 und 18-20). Die auffallendsten Züge des Nasenrachens sind Schleimhautfalten an den Eingängen zu den Hörtrompeten.

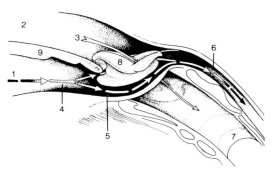

Abb. 18-20 Die Verbindungen des Pharynx: rostral mit der Mund- und Nasenhöhle, kaudal mit dem Ösophagus; schematisch. Die gestrichelten Pfeile markieren den Verdauungstrakt; der nicht unterbrochene Pfeil markiert den Atmungstrakt.

1, Mundhöhle; 2, Nasenhöhle; 3, Nasenrachen; 4, Mundrachen; 5, Laryngopharynx; 6, Ösophagus; 7, Trachea; 8, Epiglottis, laryngealer Eingang; 9, weicher Gaumen.

Jede ist ungefähr 3 cm lang und gegen die Pharynxwand gepreßt mit einem schrägen und ziemlich gewundenen ventralen, freien Rand (Abb. 18-10/8). Er ist durch ein Knorpelstückchen gestützt, das eine Fortsetzung des medialen Knorpels ist, der die Hörtrompete stützt. Die schlitzförmige Öffnung unter der Schleimhautfalte ist normalerweise geschlossen, öffnet sich jedoch, wenn das Tier schluckt. Hierdurch entsteht ein Druckausgleich auf beiden Seiten des Trommel-

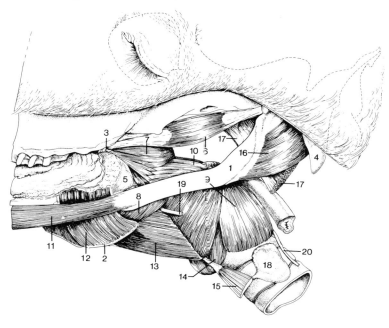

Abb. 18-21 Muskeln des Pharynx, weichen Gaumens und Zungenbeins.

1, Stylohyoid; 2, Thyreohyoid; 3, Hamulus des Flügelbeins; 4, Processus paracondylaris; 5, Fascia buccopharyngea; 6, M. tensor veli palatini; 7, M. constrictor pharyngis rostralis; 8, M. constrictor pharyngis medius; 9, M. constrictor pharyngis caudalis (M. thyreo- und cricopharyngeus); 10, M. stylopharyngeus caudalis; 11, M. styloglossus; 12, M. hyoglossus; 13, M. thyreohyoideus; 14, M. cricothyreoideus; 15, M. sternothyreoideus; 16, M. occipitohyoideus; 17, M. longus capitis (Stumpf); 18, Schilddrüse; 19, N. laryngeus cranialis; 20, N. laryngeus caudalis (N. recurrens).

fells. Diese Erscheinung, die endoskopisch beobachtet werden kann, zeigt eine mediale Bewegung der Schleimhautfalte und eine Bewegung des kaudalen Teils des weichen Gaumens. Sie wird der Aktion des M. tensor veli palatini zugeschrieben. Diese Schleimhautfalte kann auch passiv angehoben werden, wenn ein Endoskop zur Untersuchung des Luftsacks oder ein Katheter zur Drainage eingeführt wird. Der Eingang zur Tuba auditiva liegt auf der Querebene zwischen den beiden lateralen Augenwinkeln, ein nützlicher Hinweis zur Lagebestimmung. Ein Zeichen für das sachgerechte Vordringen des Instrumentes durch den Meatus nasi ventralis und den Nasenrachen ist der Widerstand, auf den es trifft. Die feste Stütze am Eingang des Luftsacks wird durch die Lamina verticalis des Flügelbeins gebildet, die erst kurz vor der Tubenöffnung endet.

Der untere Abschnitt des Pharynx ist in den Mundrachen und den Kehlrachen unterteilt (Abb. 18-20/4, 5). Der enge Mundrachen erstreckt sich zwischen der Anheftung des Arcus palatoglossus an der Zunge und der Epiglottis. Die lateralen Wände und der Boden des Mundrachens enthalten viel diffuses lymphatisches Gewebe und die lange, beetartige Tonsilla palatina. Der Kehlrachen wird weitgehend durch die Vorwölbung des Larynx eingenommen. Neben der Epiglottis ist der Boden des Kehlrachens auf eine enge, flankierende Bucht, den Recessus piriformis reduziert. Der Kehlrachen verengt sich abrupt zum Eingang in den Ösophagus.

Bau und Muskulatur des Kehlrachens zeigen

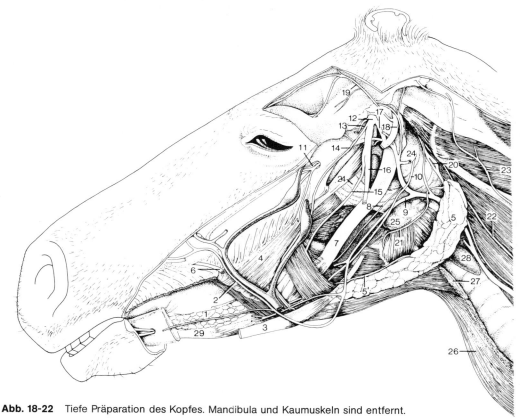

Abb. 18-22 Tiefe Präparation des Kopfes. Mandibula und Kaumuskeln sind entfernt.

1, Gl. sublingualis; 2, A. und V. facialis; 3, rostraler Bauch des M. digastricus; 4, M. buccinator; 5, Gl. mandibularis; 5', Ductus mandibularis; 6, Ductus parotideus; 7, Stylohyoid; 8, N. glossopharyngeus; 9, A. linguofacialis; 10, N. hypoglossus; 11, A. maxillaris und Nerv; 12, N. mandibularis; 13, N. massetericus; 14, N. buccalis; 15, N. lingualis; 16, N. alveolaris mandibularis; 17, N. auriculotemporalis; 18, N. facialis; 19, N. auriculopalpebralis; 20, Truncus vago-sympathicus; 21, N. laryngeus cranialis; 22, dorsaler Ast des N. accessorius spinalis; 23, N. auricularis caudalis; 24, Luftsack; 25, mediale retropharyngeale Lymphknoten; 26, M. sternohyoideus; 27, Stumpf des M. omohyoideus; 28, Schilddrüse; 29, M. genioglossus.

Kopf und ventraler Halsbereich des Pferdes 527

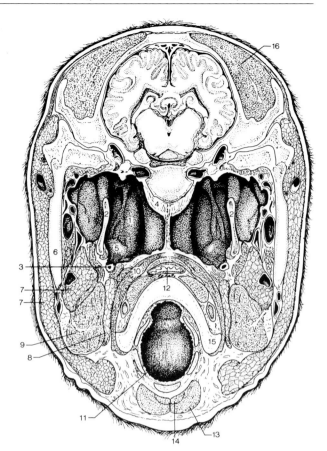

Abb. 18-23 Querschnitt durch den Kopf direkt kaudal vom Kiefergelenk mit kaudaler Blickrichtung.

1, Luftsack; 2, Stylohyoid; 3, A. carotis externa; 4, M. rectus capitis ventralis; 5, mediale retropharyngeale Lymphknoten, die den Luftsack vorwölben; 6, kaudaler Rand der Mandibula; 7, Gl. parotis; 8, Gl. mandibularis; 9, M. occipitomandibularis; 10, M. cricopharyngeus; 11, Larynx; 12, Ösophagus; 13, fusionierter M. sterno- und omohyoideus; 14, M. sternothyreoideus; 15, Cartilago cricoidea; 16, M. temporalis.

die gleiche Anordnung wie bei den anderen Haustieren (Abb. 18-21).

Schluckbeschwerden entstehen manchmal durch eine Unterfunktion der Gaumen- und Schlundkopfmuskeln. Der Grund hierfür sind häufig Lähmungen der zuständigen Nervi glossopharyngei und vagi durch Infektion des Luftsakkes; da diese Nerven zusammen verlaufen, sind sie beide gleichermaßen betroffen (Abb. 18-22/8, 20).

Luftsack

Der Luftsack (Diverticulum tubae auditivae) ist eine Besonderheit des Pferdes (und anderer Einhufer). Er wird durch eine Schleimhautausbuchtung der Tuba auditiva, die sich durch einen ventralen Schlitz zwischen den Stützknorpeln vorschiebt, gebildet und hat ein Fasssungsvermögen von 300 bis 500 ml. Er wird dorsal von der Schädelbasis und der Atlasgrube und ventral vom Pharynx und dem Anfang des Ösophagus begrenzt. Der Luftsack ist lateral von den Mm. pterygoidei, der Glandula parotis und der Glandula mandibularis bedeckt. In der Medianen sind die dorsalen Teile des rechten und linken Luftsacks durch den M. longus capitis und den M. rectus capitis ventralis getrennt; im ventralen Bereich sind beide Luftsäcke nur durch ein dünnes, medianes Septum getrennt (Abb. 18-23). Der Boden des Luftsacks liegt hauptsächlich auf dem Pharynx, überzieht aber auch das Stylohyoid in der Weise, daß ventral eine mediale und laterale Bucht entstehen (Abb. 18-24). Andere wichtige Beziehungen zum Luftsack bilden Strukturen, die von und zu den Foramina im kaudalen Teil des Schädels verlaufen. Es sind der Nervus facialis, glossopharyngeus, vagus, accessorius und hypoglossus; außerdem die Fortsetzung des N. sympathicus vom Ganglion cervicale craniale und die A. carotis interna (Abb. 18-22). Die Schleim-

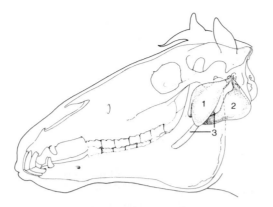

Abb. 18-24 Lage des Luftsacks in Beziehung zum Schädel und Stylohyoid.

1, lateraler Teil des Luftsacks; 2, medialer Teil des Luftsacks; 3, Stylohyoid.

hautauskleidung des Luftsacks bedeckt auch das Kiefergelenk.

Die Funktion des Luftsacks ist nicht bekannt. Man schreibt ihm seit kurzem eine Rolle bei der Regulation des Druckes der A. carotis interna zu. Seine funktionell wichtige Lage und seine zahlreichen Verbindungen haben eine beachtliche Bedeutung. Der Schleim, der durch Sekretion der Schleimhautauskleidung entsteht, entleert sich normalerweise durch die Öffnung der Tuba auditiva in den Pharynx (Abb. 18-10/8). Die Öffnung liegt am rostralen Ende des Luftsakkes, was bei gesenktem Kopf wichtig ist. Die Tuba auditiva öffnet sich, wenn das Pferd schluckt, und das Grasen fördert die Drainage. Wenn der Ausgang verstopft ist und das Sekret sich ansammelt, dehnt sich der Luftsack aus und bildet eine fühlbare, oft sogar sichtbare Schwellung hinter dem Kiefer. Das Sekret kann durch Mikroorganismen infiziert werden, die über die Tuba auditiva eindringen oder die durch Ausbreitung aus den benachbarten pharyngealen Lymphknoten eine Infektion bewirken. Pilzinfektionen sind häufig und entstehen zuerst da, wo die Schleimhaut über dem Gelenk des Zungenbeins liegt und durch eine kleine Bewegung eine Verletzung verursacht werden kann. Infektionen können benachbarte Organe mit einbeziehen; z. B. kann es zu einer Mittelohrentzündung kommen (durch eine Infektionsausbreitung durch die Tuba auditiva), zur Epistaxis (Nasenbluten) durch Erosion der A. carotis interna, zur Gesichtsmuskellähmung durch Lähmung des Nervus facialis, zu Schluckbeschwerden durch Lähmung des Nervus glossopharyngeus und vagus, zur Hemiplegia laryngea (Kehlkopfpfeifen) durch Lähmung des Nervus recurrens des Nervus vagus und zu Nasenschleimhautschwellungen durch Beeinträchtigung des Nervus sympathicus.

Der Luftsack kann durch das Ostium tubae auditivae oder durch einen offenen chirurgischen Eingriff untersucht oder drainiert werden. Der bevorzugte Zugangsweg ist das „Viborg'sche Dreieck". Dieses liegt zwischen der kaudalen Grenze der Mandibula (und dem M. occipitomandibularis), der Sehne des M. sternocephalicus und der V. linguofacialis (Abb. 18-7/10, 11, 16). Die Entfernung zwischen dem Dreieck und dem Luftsack verringert sich, wenn der Luftsack vergrößert ist.

Beim Fohlen kann eine Unterfunktion des Ostium tubae auditivae dazu führen, daß der Luftsack so stark mit Luft gefüllt ist, daß es zu einer sichtbaren äußeren Schwellung kommt. Einseitige Tympanie kann dadurch behoben werden, daß das mediane Septum durchstoßen wird und damit beide Luftsäcke durch eine einzige Öffnung mit dem Pharynx in Verbindung treten. Wenn die Schwellung beidseitig ist, müssen Teile der Schleimhautfalten am Ostium tubae auditivae entfernt werden.

Larynx

Der Larynx schließt an den Zungenbeinapparat an und liegt teilweise innerhalb des Kehlganges (Abb. 4-7). An den Kehlkopfknorpeln sind nur wenige Unterschiede der Form von Bedeutung. Besonders beachtet werden muß jedoch der tiefe Einschnitt im ventralen Teil des Schildknorpels, da durch ihn nach Durchschneiden des Ligamentum cricothyroideum ein günstiger Zugang zum Cavum laryngis möglich ist. Eine Verdickung rostral des Einschnitts und kaudal am ventralen Teil des Arcus cricoideus liefern die notwendigen Orientierungspunkte (Abb. 4-11). Bei gründlicher Untersuchung kann man noch zur genauen Lagebestimmung das Basihyoid identifizieren, bevor der Hauteinschnitt gemacht wird. Die Lage der blattförmigen Epiglottis hinter dem Gaumensegel ist schon erwähnt worden (Abb. 18-10/11).

Die Schleimhaut des Cavum laryngis bildet laterale Ausbuchtungen (Ventriculus lateralis), die sich zwischen der Plica vocalis und der Plica vestibularis einschieben, jedoch innerhalb der Platte des Schildknorpels geschützt liegen. Der Zugang zum Ventriculus lateralis ist groß genug, um mit der Fingerkuppe einzugehen und den Schleimhautsack nach außen zu stülpen. Er wird bei der Operation des Kehlkopfpfeifens abgesetzt (Abb. 18-25/1).

Der Begriff „Kehlkopfpfeifen" wird für das röchelnde Atmen bei betroffenen Tieren gebraucht. Das Geräusch wird durch den Luftstrom, der die erschlaffte Stimmfalte passiv zum Vibrieren bringt, verursacht (Abb. 18-26/4). Die Erschlaffung resultiert aus der Lähmung bestimmter Kehlkopfmuskeln. Aus bisher nicht geklärten Gründen ist die Lähmung fast immer auf die linke Seite begrenzt, und obwohl sie anfänglich nur den M. cricoarytaenoideus dorsalis – Abductor des Arytaenoidknorpels und der Stimmfalte (Abb. 4-12/5) – betrifft, können andere Muskeln später ebenfalls betroffen werden. Es

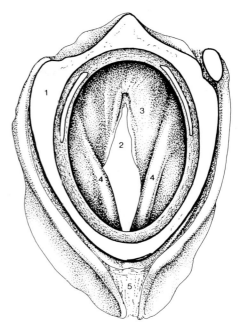

Abb. 18-26 Cavum laryngis, kaudale Ansicht.

1, Cartilago cricoidea; 2, Rima glottidis; 3, Cartilago arytaenoidea; 4, Plica vocalis; 5, Ligamentum cricothyreoideum.

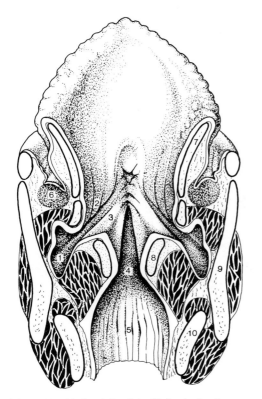

Abb. 18-25 Horizontaler Schnitt durch den Larynx.

1, Ventriculus laryngis lateralis; 2, Plica vestibularis mit dem M. ventricularis; 3, Plica vocalis mit dem M. vocalis; 4, Rima glottidis; 5, Cavum infraglotticum; 6, kaudales Ende der Tonsilla palatina; 7, Epiglottisknorpel; 8, Arytaenoidknorpel; 9, Schildknorpel; 10, Ringknorpel.

gibt verschiedene Theorien zur Erklärung dieser Erscheinung.

Die Asymmetrie des rechten und linken N. laryngeus recurrens wird als Ursache dafür angesehen. Der linke Nerv windet sich um den Aortenbogen und hat eine engere Beziehung zu den tracheobronchialen und anderen Lymphknoten in der Brusthöhle. Da die Lähmung gewöhnlich auf eine Erkrankung des Atmungstraktes folgt, ist die Beziehung zu den Lymphknoten am wahrscheinlichsten. Es gibt jedoch keine Erklärung dafür, da die Atrophie der Kehlkopfmuskeln auch schon bei ungeborenen Fohlen gefunden wurde. Die Atrophie des M. cricoarytenoideus dorsalis verändert die Konturen des Larynx so stark, daß man ihn von außen abtasten kann. Der Raum über dem Arytaenoidknorpel ist ausgehöhlt, so daß der Processus muscularis lateral stark hervortritt. Die Kehlkopfpfeifer-Operation soll durch Bildung von Narbengewebe die Stimmfalte straffen. Da die Falte dann nicht mehr vibrieren kann, kommt es nicht länger zu dem pfeifenden Geräusch. Die Operation stellt jedoch keine ursächliche Heilung der Krankheit dar. Bei Mensch und Hund gibt es keine parallelen Krankheitserscheinungen.

Auge

Die äußere Umgebung des Auges wurde schon beschrieben (S. 510). Die Hilfsapparate sollen nur kurz erwähnt werden. Die Tränendrüse ist relativ groß und liegt dorsolateral über dem Bulbus, wo sie durch den angrenzenden Teil des Augenrandes geschützt ist (Abb. 18-27/1). Eine kleine akzessorische Tränendrüse ist mit dem tiefen Teil des Knorpels des dritten Augenlids verbunden.

Der Ductus nasolacrimalis, der schon im Zusammenhang mit dem Zugang zum Sinus maxillaris erwähnt wurde, ist am deutlichsten dort sichtbar, wo er sich auf dem Boden der Nüstern öffnet (Abb. 18-3). Die Bulbusmuskeln weisen keine Besonderheiten auf. Wie bei Huftieren üblich, ist der M. retractor bulbi relativ groß (Abb. 9-13/7).

Der Augapfel weicht deutlich von der Kugelform ab; er ist von vorne nach hinten zusammengepreßt und höher als breit. Er besteht aus den üblichen Schichten. Die Sclera ist zum Äquator hin ziemlich dünn und erhält dort durch die Pigmentierung der darunterliegenden Chorioidea eine bläuliche Tönung. Die Cornea ist relativ klein und oval mit einer lateralen Zuspitzung.

Die Chorioidea besitzt ein dreieckiges, grünes oder bläulich grünes Tapetum dorsal der Papilla optica (Tafel 2/E). Der M. ciliaris ist schwach entwickelt. Die Iris ist im allgemeinen dunkelbraun; fehlt die Pigmentierung (was häufiger vorkommt), dann hat sie eine ziemlich unschöne bläuliche Farbe. Sowohl die Iris als auch die Pupillenöffnung in ihr sind oval; bei Kontraktion wird die Pupille jedoch runder. Beide Ränder der Pupille, besonders aber der obere, sind unregelmäßig granuliert. Man spricht hier von Granula iridica (Traubenkörner). Durch sie wird der Lichteinfall begrenzt (Abb. 9-6/3).

Der gelbe Fleck, bei ophthalmoskopischer Untersuchung des Fundus sehr auffallend, liegt ventral vom Tapetum und ventrolateral vom hinteren Pol des Bulbus (Tafel 2/E). Das zentrale Gebiet enthält sowohl runde als auch längliche Teile. Die runden sollen für das binokulare Sehen und die länglichen für das monokulare zu-

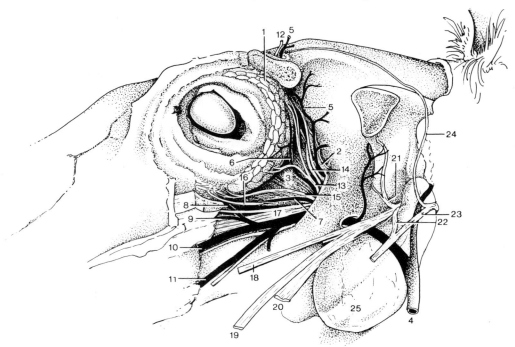

Abb. 18-27 Schnitt durch die Orbita; Jochbogen und Periorbita sind angeschnitten.

1, Tränendrüse; 2, Periorbita; 3, M. rectus lateralis; 4, A. maxillaris; 5, A. supraorbitalis; 6, A. lacrimalis; 7, Muskelzweig der A. ophthalmica externa; 8, A. maxillaris; 9, A. infraorbitalis; 10, A. palatina major; 11, A. buccalis; 12, N. supraorbitalis; 13, N. lacrimalis; 14, N. trochlearis; 15, N. zygomaticus; 16, N. oculomotorius; 17, rostrale Zweige des N. maxillaris; 18, N. buccalis; 19, N. lingualis; 20, N. alveolaris mandibularis; 21, N. masticatorius; 22, N. auriculotemporalis; 23, N. facialis; 24, N. auriculopalpebralis; 25, Luftsack.

ständig sein. Die zentrale Arterie der Retina ist schlecht entwickelt, und die wenigen geraden Zweige, die von den Rändern des gelben Fleckes ausgehen, enden bald. Der größte Teil der Retina wird von Gefäßen der Tunica media versorgt.

Die Unterentwicklung der Ziliarmuskeln beim Pferd führt dazu, daß nur die Verformung des Bulbus die Akkommodation übernimmt. Der obere Teil der Retina, der in größerer Entfernung von der Linse liegt, dient zur Nahsicht. Der untere Teil, der näher an der Linse liegt, dient zur Fernsicht. Das Tier benutzt daher die Haltung des Kopfes – und damit die Lage des Bildes auf der Retina – als Mittel der Scharfstellung. Diese Technik ist manchmal bei einem Pferd zu sehen, das sich einem Hindernis nähert und darüberspringt.

Ventrale Strukturen des Halses

Der ventrale Teil des Halses enthält den viszeralen Raum, in dem der Ösophagus, die Trachea und andere Strukturen zwischen Kopf und Thorax liegen. Dieser Raum ist dorsal von den Muskeln unterhalb der Halswirbel und lateral und ventral von flachen Muskeln begrenzt, die mit kräftigen Faszien verbunden sind. Die oberflächlichen lateroventralen Muskeln sind der M. brachiocephalicus und der M. sternocephalicus, die die Drosselrinne begrenzen, in der die Vena jugularis (externa) liegt (Abb. 18-28/12). Der kaudale Teil dieser Rinne ist vom M. cutaneus colli bedeckt, der am Manubrium sterni entspringt. Der Muskel verjüngt sich, wodurch der kraniale Teil der Vena jugularis stärker hervortritt (Abb. 18-29/9, 11). Der M. brachiocephalicus wird auf Seite 592 beschrieben.

Der rechte und linke M. sternocephalicus steigen beidseitig vom Manubrium auf, trennen sich aber vor ihrem Ansatz an der Mandibula (/8). Dadurch entsteht ein medianer Raum, in dem die Trachea ertastet werden kann, obwohl sie noch von dem dünnen M. sternothyreoideus und dem M. sternohyoideus bedeckt ist (/6). Diese beiden sind an ihrem Ursprung am Sternum vereint, zweigen dann aber in zwei Muskelstreifen auf, die am Schildknorpel und am Basihyoid befestigt sind. Der M. omohyoideus (/7), der medial von der Schulter zum Basihyoid verläuft, bildet den Boden der Drosselrinne. Er kann bei unsachgemäßer Venenpunktion ein Schutz für die A. carotis sein (Abb. 18-28/8). Die Muskeln ventral der

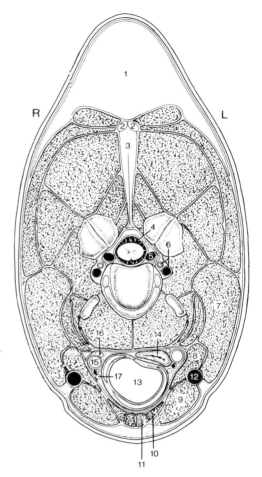

Abb. 18-28 Querschnitt des Halses in Höhe des vierten Halswirbels.

1, Kamm; 2, Funiculus nuchae; 3, Lamina nuchae; 4, subarachnoidealer Raum; 5, Plexus venosus vertebralis; 6, A. und V. vertebralis; 7, M. brachiocephalicus; 8, M. omohyoideus; 9, M. sternocephalicus; 10, M. sternothyreoideus; 11, M. sternohyoideus; 12, Drosselvene; 13, Trachea; 14, Ösophagus; 15, A. carotis communis; 16, Truncus vagosympathicus; 17, N. laryngeus recurrens.

Trachea sind die Zungenbeinmuskeln, die beim Koppen des Pferdes durchschnitten werden (Forsell'sche Operation).

Die Trachea liegt median im Viszeralraum. Ihre Weite hat keine konstante Beziehung zur Körpergröße, was ein wichtiger Punkt bei der Auswahl eines Tracheotubus ist. Auch der Umfang der Glottis bildet keine Begrenzung. Das Lumen der Trachea ist dorsoventral leicht abgeflacht und wird durch Trachealringe offen gehalten (Abb. 18-30). Es ist bei der Tracheotomie üb-

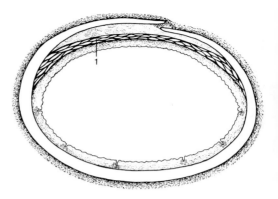

Abb. 18-30 Querschnitt der Trachea.
1, M. transversus tracheae. (Nach Nickel et al.)

lich, Teile von zwei benachbarten Knorpeln zu entfernen, um das Einfallen der Trachealwand zu vermeiden; durch diese Operationen wird das Einatmen bei Kehlkopferkrankungen ermöglicht.

Der Ösophagus liegt anfangs dorsal der Trachea, verschiebt sich aber in der Mitte des Halses zur linken Seite (Abb. 18-28/14). Er rückt am Ende des Halses wieder in die dorsale mediane Lage, obwohl er oft auch seitlich der Trachea liegen bleibt, bevor er in die Brusthöhle eintritt. Bei ausgestrecktem Hals ist der Verlauf des Ösophagus gerader. Der Ösophagus ist zu weich, um ihn leicht ertasten zu können, aber seine Lage ist erkennbar, wenn das Tier schluckt.

Die A. carotis communis liegt kaudal am Hals ventral von der Trachea, steigt jedoch allmählich in eine mehr dorsale Lage auf (/15). Sie teilt sich über dem Pharynx in die A. carotis interna, die A. occipitalis und in die A. carotis externa. Die A. carotis interna versorgt das Gehirn, die A. occipitalis das Gebiet des Nackens. Die klinisch wichtigen Zweige der A. carotis interna wurden bereits behandelt; ihr allgemeines Aufzweigungsmuster zeigt Abbildung 18-31. Der Puls der A. carotis kann manchmal in der Mitte des Halses gefühlt werden, wenn die Arterie gegen die ventralen Halsmuskeln gepreßt wird. Die Arterie ist in eine dicke Faszienscheide gemeinsam mit dem Truncus vagosympathicus gehüllt, der ihrem dorsalen Rand folgt. Ventral von ihr, in der Faszie der Trachea, liegt der Nervus laryngeus recurrens (Abb. 18-28/16, 17).

Die tiefen Halslymphknoten liegen als Pakete – kraniale, mittlere und kaudale – entlang des Ductus lymphaceus trachealis. Die kaudale

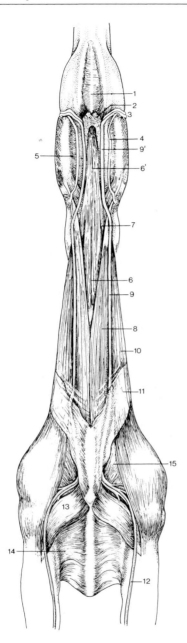

Abb. 18-29 Ventrale Ansicht des Halses und des Kehlganges.

1, M. mylohyoideus; 2, Kehlgangslymphknoten; 3, A. und V. facialis; 4, Ductus parotideus; 5, M. pterygoideus medialis; 6, M. sternohyoideus und M. sternothyreoideus; 7, M. omohyoideus; 8, M. sternocephalicus; 9, V. jugularis (externa); 9', V. linguofacialis; 10, M. brachiocephalicus; 11, M. cutaneus colli; 12, V. cephalica; 13, M. pectoralis descendens; 14, M. pectoralis transversus; 15, M. subclavius.

Kopf und ventraler Halsbereich des Pferdes

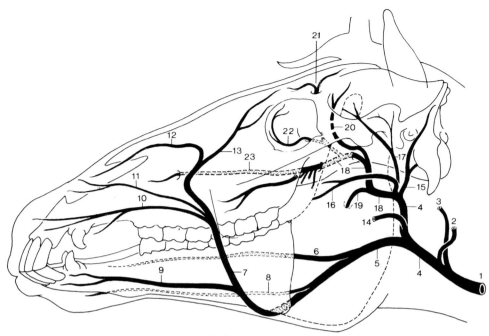

Abb. 18-31 Hauptarterien des Kopfes; schematisch.

1, A. carotis communis; 2, A. occipitalis; 3, A. carotis interna; 4, A. carotis externa; 5, A. linguofacialis; 6, A. lingualis; 7, A. facialis; 8, A. sublingualis; 9, A. labialis inferior; 10, A. labialis superior; 11, A. lateralis nasi; 12, A. dorsalis nasi; 13, A. angularis oculi; 14, A. masseterica; 15, A. auricularis caudalis; 16, A. transversa faciei; 17, A. temporalis superficialis; 18, A. maxillaris; 19, A. alveolaris mandibularis; 20, A. temporalis profunda; 21, A. supraorbitalis; 22, A. malaris; 23, A. infraorbitalis.

Gruppe erhält Zufluß von den oberflächlichen Halslymphknoten (Abb. 18-32).

Die V. jugularis externa wird durch die V. vertebralis und den Plexus venosus innerhalb des Wirbelkanals beim Abfluß aus dem Kopfbereich ergänzt. Die V. jugularis wird am Winkel der Ohrspeicheldrüse durch den Zusammenfluß der V. maxillaris und der V. linguofacialis gebildet. Sie tritt im oberen Halsdrittel auffallend hervor, wenn sie durch Druck auf die Drosselrinne gestaut wird. Hier ist die am besten geeignete Stelle für intravenöse Injektionen beim Pferd.

Die Lobi der Schilddrüse können als weiche, ovale Strukturen dorsolateral an der ersten Tra-

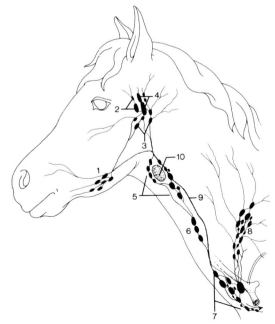

Abb. 18-32 Lymphatische Strukturen des Kopfes und Halses; schematisch.

1, Kehlgangslymphknoten; 2, Ohrspeichellymphknoten; 3, mediale und 4, laterale retropharyngeale Lymphknoten; 5, 6, 7, kraniale, mittlere und kaudale tiefe Halslymphknoten; 8, oberflächliche Halslymphknoten; 9, Ductus trachealis; 10, Schilddrüse.

chealspange ertastet werden (Abb. 18-22/28). Ventral sind sie durch einen engen Isthmus vereinigt.

Obwohl beim Pferd selten so gut entwickelt wie beim Rind, kann sich der Halsteil des Thymus neben der Trachea bis zum kaudalen Teil des Halses erstrecken. Er ist oft vom Brustteil getrennt und kann in verschiedene Lappen aufgeteilt sein.

Lymphatische Strukturen des Kopfes und Halses

Die Lymphknoten der Parotis, des Kehlganges und die tiefen Halslymphknoten sind schon erwähnt worden (S. 512). Die oberflächlichen Halslymphknoten werden auf Seite 621 beschrieben.

Die medialen retropharyngealen Lymphknoten sind in Paketen an der Wand des Pharynx verteilt (Abb. 18-22/25 und 18-23/5). Die laterale Gruppe liegt kaudal vom Luftsack in der Atlasgrube. Infektion und Abszeßbildung dieser Knoten können zur Infektion des Luftsacks mit den schon erwähnten möglichen Folgen führen. Die medialen retropharyngealen Lymphknoten dienen als Sammelzentrum für die gesamte Lymphflüssigkeit aus dem oberen Teil des Kopfes (Abb. 18-32).

Ausgewählte Literatur

American Association of Equine Practitioners: Official Guide for Determining the Age of the Horse. Fort Dodge, Iowa, Fort Dodge Laboratories, 1966.

Anderson, B. G., and *W. D. Anderson:* Vasculature of the equine and canine iris. Am. J. Vet. Res. 38: 1791–1799, 1977.

Anderson, B. G., and *M. Wyman:* Anatomy of the equine eye and orbit: histological structure and blood supply of the eyelids. J. Equine Med. Surg. 3: 4–9, 1979.

Baker, A. J.: Dental disorders in the horse. Comp. Contin. Ed. 4: 507–514, 1982.

Baker, G. J.: Laryngeal hemiplegia in the horse. Comp. Contin. Ed. 5: S61–S66, 1983.

Boles, C. L.: Epiglottic entrapment and follicular pharyngitis: diagnosis and treatment. Proc. Am. Assoc. Equine Pract. 21: 29–34, 1975.

Cook, W. R.: Observations on the aetiology of epistaxis and cranial nerve paralysis in the horse. Vet. Rec. 78: 396–406, 1966.

Cook, W. R.: Clinical observations on the anatomy and physiology of the equine upper respiratory tract. Vet. Rec. 79: 440–446, 1966.

Cook, W. R.: Skeletal radiology of the equine head. J. Am. Vet. Radiol. Soc. 11: 35–55, 1970.

Cook, W. R.: Procedure and technique for endoscopy of the equine respiratory tract and Eustachian tube diverticulum. Equine Vet. J. 2: 137–152, 1970.

Cook, W. R.: Some observations on diseases of the ear, nose and throat in the horse, and endoscopy using a flexible fibreoptic endoscope. Vet. Rec. 94: 533–541, 1974.

Cook, W. R., R. S. F. Campbell, and *C. Dawson:* The pathology and aetiology of guttural pouch mycosis in the horse. Vet. Rec. 83: 422–428, 1968.

Duncan, I. D., I. R. Griffiths, and *R. E. Madrid:* A light and electron microscopic study of the neuropathy of equine idiopathic laryngeal hemiplegia. Neuropathol. Appl. Neurobiol. 4: 483–501, 1978.

Elias, H.: The tonsils of the horse. Am. J. Vet. Res. 7: 343–349, 1946.

Ellenberger, W., and *H. Baum:* Handbuch der vergleichenden Anatomie der Haustiere, 18th ed. Berlin, Springer, 1943.

Evans, L. H.: Regional analgesia in large animals. In: Soma, L. R. (ed.): Textbook of Veterinary Anesthesia. Baltimore, Williams & Wilkins, 1971, pp. 486–488.

Firth, E. C.: Bilateral ventral accessory neurectomy in windsucking horse. Vet. Rec. 106: 30–32, 1980.

Freeman, D. E.: Diagnosis and treatment of diseases of the guttural pouch. Part I. Comp. Contin. Ed. 2: S3–S11, 1980.

Gelatt, K. N., and *E. J. Finocchio:* Variations in the normal equine eye. Vet. Med. [SAC] 65: 569–574, 1970.

Goulden, B. E., and *L. J. Anderson:* Equine laryngeal hemiplegia, Part 3: Treatment by laryngoplasty. N. Z. Vet. J. 30: 1–5, 1982.

Greet, T. R. C.: Windsucking treated by myectomy and neurectomy. Equine Vet. J. 14: 299–301, 1982.

Günther, M., R. Krahmer, and *J. Schneider:* Ein Beitrag zur Festlegung von Trepanationspunkten für die operative Entfernung der Backenzähne bei Pferden. Monatsh. Veterinärmed. 22: 891–895, 1967.

Habermehl, K. H.: Die Altersbestimmung bei Haus- und Labortieren, 2nd ed. Berlin, Paul Parey, 1975.

Heffron, C. J., and *G. J. Baker:* Observations on the mechanism of functional obstruction of the nasopharyngeal airway in the horse. Equine Vet. J. 11: 142–147, 1979.

Heffron, C. J., and *G. J. Baker:* Endoscopic observations on the deglutition reflex in the horse. Equine Vet. J. 11: 137–141, 1979.

Heffron, C. J., G. J. Baker, and *R. Lee:* Fluoroscopic investigations of pharyngeal function in the horse. Equine Vet. J. 11: 148–152, 1979.

Krook, L., and *J. E. Lowe:* Nutritional secondary hyperparathyroidism in the horse, with a description of the normal equine parathyroid gland. Pathol. Vet. (Suppl.) 1: 1–98, 1964.

Lagerweij, E., P. C. Nelis, V. M. Wiegant, and *J. M. van Ree:* The twitch in horses: A varaint of acupuncture. Science 225: 1172–1175, 1984.

Lindsay, F. E., and *H. M. Clayton:* An anatomical and endoscopic study of the nasopharynx and larynx of the donkey *(Equus asinus).* J. Anat. 144: 123–132, 1986.

Magilton, J. H., C. S. Swift, and *N. G. Ghoshal:* Experimental evidence of a reciprocal temperature relationship between the parietofrontal region and the orbital emissary vein in the pony. Am. J. Vet. Res. 42: 1212–1224, 1981.

Manning, J. P., and *L. E. St. Clair:* Palpebral, frontal, and zygomatic nerve blocks for examination of the equine eye. Vet. Med. [SAC] 71: 187–189, 1976.

Marks, D., M. P. Mackay-Smith, L. S. Cushing, et al.: Etiology and diagnosis of laryngeal hemiplegia in horses. JAVMA 157: 429–436, 1970.

Monen, T.: Surgical management of crib-biting in the horse. Comp. Contin. Ed. 4: S69–S74, 1982.

Peiffer, R. L.: Foundations of equine ophthalmology: clinical anatomy and physiology. Equine Pract. 1: 39–46, 1980.

Quick, C. B., and V. T. Rendano: The equine teeth. Mod. Vet. Pract. 60: 561–567, 1979.

Rendano, V. T., and C. B. Quick: Equine radiology – the cervical spine. Mod. Vet. Pract. 59: 921–927, 1978.

Stick, J. A.: Surgery of the esophagus. Vet. Clin. North Am. [LAP] 4: 33–59, 1982.

Todhunter, R. J., C. M. Brown, and R. Stickle: Retropharyngeal infections in five horses. JAVMA 187: 600–604, 1985.

Tritschler, L. G., and L. S. Morrow: Guttural pouch catheterization. Vet. Med. [SAC] 67: 534–535, 1972.

Turner, A. S., N. White, and J. Ismay: Modified Forsell's operation for crib biting in the horse. JAVMA 184: 309–312, 1984.

Wheat, J. D.: Sinus drainage and tooth repulsion in the horse. Proc. Am. Assoc. Equine Pract. 19: 171–176, 1973.

Kapitel 19

Hals, Rücken und Wirbelsäule des Pferdes

Dieses Kapitel behandelt den dorsalen Teil des Halses, den Rücken und die Lenden. Der ventrale Teil des Halses wurde im Zusammenhang mit dem Kopf beschrieben; die Kruppe wird mit der Hintergliedmaße behandelt.

Bau und Oberflächenstrukturen

Die Form von Hals und Rücken variieren beachtlich nach Rasse, Geschlecht und Alter. Die Umrisse des Rückens und der Lenden richten sich nach dem Verlauf der Wirbelsäule; die des Halses jedoch, weil hier die Wirbel tiefer liegen, weitgehend nach dem Verlauf des Nackenbandes.

Der Hals kann in stehender Position gewölbt, gerade oder durchhängend sein. Die gewölbte Form, dem Reiter als Schwanen- oder Pfauenhals bekannt, ist charakteristisch für bestimmte Rassen, wie z. B. für die Lippizaner. Die konkave Form (Schafshals) ist unerwünscht. Bei den meisten Rassen wird der gerade Hals am meisten geschätzt. Der Übergang zwischen Hals und Widerrist kann glatt oder durch eine Senke markiert sein. Bei Reitpferden vertieft sich der Hals deutlich zur Brust hin, während beim schweren Zugpferd der Wechsel weniger auffällig ist. Von oben gesehen ist der Hals relativ schmal und gerade. Unmittelbar vor der Schulter bildet der M. subclavius den allmählichen Übergang zum Rumpf und gleicht die Höhlung entlang dem kranialen Rand der Scapula aus. Der breite Hals des Hengstes ergibt sich hauptsächlich durch die starke Entwicklung des fibrösen Fettgewebes (Kamm) dorsal vom Nackenband.

Der Verlauf der Halswirbel ist bei einfacher Untersuchung oft nicht erkennbar, obwohl der Atlasflügel fast immer sichtbar und tastbar ist. Die Lage des Processus transversus und articularis des dritten bis sechsten Halswirbels kann bei mageren oder bei Pferden in schlechter Verfassung sichtbar sein. Bei gut genährten, muskulösen Pferden läßt sich jedoch der Verlauf der Wirbelsäule meistens nur erahnen (Abb. 19-1). Bei dünnhäutigen Pferden zeichnen sich einige Oberflächenmuskeln bei Kontraktion ab (besonders der M. trapezius und M. rhomboideus (Abb. 19-2/1, 8).

Das charakteristische Hervortreten des Widerristes liegt an der Länge der Processus spinosi des zweiten bis neunten Brustwirbels. Dieses Gebiet umfaßt jedoch auch den Schulterblattknorpel und die dazugehörigen Muskeln. Der Widerrist kann sehr verschieden sein. Bei Reitpferden soll er hoch und lang sein und von mäßiger Breite. Ein zu schmaler Widerrist kann den Sitz des Sattels erschweren.

Hinter dem Widerrist ist der Rücken mehr oder weniger gerade, und obwohl er sich etwas zur Kruppe hin hebt, kann dieses Ansteigen gelegentlich so übertrieben sein, daß das Pferd als „hochkruppig" bezeichnet wird. Es besteht jedoch bei älteren Tieren und solchen in schlechtem Zustand sowie bei Stuten in fortgeschrittener Trächtigkeit das Bild des Senkrückens. Der kraniale Teil des Rückens geht glatt in die laterale Brust- und die Bauchwand über.

Der kaudale Teil (Lenden) ist breiter und flacher und verschmilzt, anders als bei den Wiederkäuern, ohne scharfe Konturen mit den Flanken. Die Processus transversi der Lendenwirbel sind nicht fühlbar. Die Processus spinosi der Lenden- und kaudalen Brustwirbel können ertastet werden, obwohl sie selten einzeln abgegrenzt und gezählt werden können. Eine mediane Rinne zwischen Lendenmuskulatur und Kruppe ist bei Zugpferden sehr auffällig. Der dorsale Umriß der Kruppe ist konvex und neigt sich zur Schwanzwurzel hin – bei Lippizanern und Belgiern gewöhnlich so stark –, daß sich der Vergleich mit einem „Gänsebecken" anbietet.

Wirbelsäule

Die Wirbelsäule hat 7 Hals-, 18 Brust-, 6 Lenden-, 5 Kreuz- und etwa 20 Schwanzwirbel. Variationen in der Anzahl sind nicht ungewöhnlich. Am häufigsten ist die Reduzierung der Lenden-

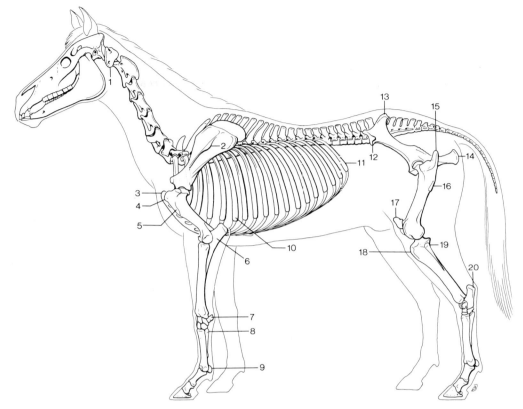

Abb. 19-1 Skelett des Pferdes. Die numerierten Stellen sind normalerweise fühlbar.

1, Ala atlantis; 2, Tuber spinae scapulae; 3, Manubrium; 4, Tuberculum majus; 5, Tuberositas deltoidea; 6, Olecranon; 7, Os carpi accessorium; 8, proximales Ende (Basis) des lateralen Griffelbeins; 9, Ossa sesamoidea proximalia; 10, Rippe; 11, letzte (achtzehnte) Rippe; 12, Tuber coxae; 13, Tuber sacrale; 14, Tuber ischiadicum; 15, Trochanter major; 16, Trochanter tertius; 17, Patella; 18, Tuberositas tibiae; 19, Kopf der Fibula; 20, Tuber calcanei.

wirbel auf 5, besonders beim Araber. Der Eindruck von zu kurzen Lenden liegt oft an einer sehr starken Neigung der letzten kaudalen Rippen.

Die Wirbelsäule neigt sich ventral unter dem Widerrist, um ihren niedrigsten Punkt an der cervicothoracalen Krümmung zu erreichen, obwohl die äußere Erhebung einen gegenteiligen Eindruck vermittelt. Die Wirbelsäule wechselt dann abrupt die Richtung. Während sie zum Hinterhaupt aufsteigt, nähert sie sich dem dorsalen Halsumriß (Abb. 19-1).

Die Länge der Halswirbel ist individuell verschieden. Diejenigen hinter dem Axis haben rudimentäre Processus spinosi, große, geteilte Processus transversi und breite Flächen an den Gelenkfortsätzen. Die Brustwirbel sind unauffällig, abgesehen von den langen Processus spinosi, die die Grundlage des Widerrists bilden. Die Lendenwirbel besitzen lange, horizontal gerichtete Processus transversi. Zwischen den Querfortsätzen des 4. und 5. Lendenwirbels entwickeln sich manchmal Synovialgelenke; sie sind immer zwischen dem 5. und 6. Wirbel vorhanden und zwischen dem 6. Wirbel und den Flügeln des Kreuzbeins.

Die Zwischenwirbelscheiben sind relativ dünn; zusammen machen sie nur 10 bis 11% der Länge der Wirbelsäule aus. Jede besteht aus einem peripheren Anulus fibrosus und einem zentralen Nucleus pulposus. Die Grenze zwischen diesen Teilen ist jedoch weniger deutlich als bei vielen anderen Tierarten. Altersbedingte Veränderungen bewirken Dehydration und Brüchigkeit des äußeren fibrösen Rings, selten jedoch die Verkalkung des Zentrums. Die Scheiben, die am stärksten

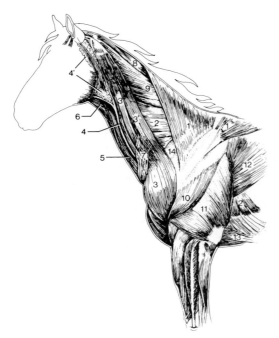

Abb. 19-2 Oberflächliche Schicht der Hals- und Schulterregion.

1, M. trapezius; 2, M. serratus ventralis; 3, M. brachiocephalicus; 3', M. omotransversarius; 4, Drosselvene; 4', Ohrspeicheldrüse; 5, M. sternocephalicus; 6, M. omohyoideus; 7, M. cutaneus colli; 8, M. rhomboideus cervicis; 9, M. splenius; 10, M. deltoideus; 11, M. triceps brachii; 12, M. latissimus dorsi; 13, M. pectoralis profundus; 14, M. subclavius.

zur Abnutzung neigen, sind die des Halses und die zwischen dem letzten Lendenwirbel und dem Kreuzbein – alles Abschnitte, in denen die stärkste Bewegung stattfindet. Solche Veränderungen scheinen aber klinisch wenig Bedeutung zu haben.

Das Nackenband, das die dorsalen Halsmuskeln in rechte und linke Gruppen teilt, ist kräftig entwickelt und unterstützt das Heben des Kopfes, ohne jedoch die Fähigkeit einzuschränken, den Hals beim Grasen beugen zu können (Abb. 18-28/2, 3 und 19-3). Das Nackenband besteht aus zwei deutlich getrennten, paarigen Teilen. Der dorsale Funiculus nuchae ist ein dicker Strang, der sich zwischen den höchsten Dornfortsätzen des Widerrists und der Protuberantia occipitalis externa des Schädels erstreckt. Er ist an seiner kranialen Befestigung abgeflacht, rundet sich kurz dahinter ab und flacht sich am Widerrist wieder ab, um die Widerristkappe zu bilden, die sich fast bis zum Schulterblattknorpel erstreckt.

Hinter dem Widerrist läuft er als schmales Ligamentum supraspinale weiter. Der zweite Teil, die Lamina nuchae, bildet ein durchlöchertes Blatt, das mit dem der Gegenseite dicht zusammenliegt. Es erstreckt sich zwischen dem Funiculus nuchae und den Halswirbeln und besteht aus Bündeln elastischer Fasern, die vom Funiculus und den Dornfortsätzen von Th2 und Th3 kranioventral verlaufen und an C2–C7 ansetzen. Zur Verminderung von Reibung sind zwischen dem Funiculus und den Knochenvorsprüngen Bursae synoviales eingefügt. Die Bursa nuchalis cranialis liegt über dem Arcus dorsalis des Atlas. Die Bursa nuchalis caudalis ist manchmal über dem Kamm des Axis zu finden. Die Bursa supraspinalis liegt über dem längsten Processus spinosus des Widerrists (Abb. 19-3/4). Infektionen der ersten und dritten Bursa, bekannt als Nacken- und Widerristfistel, waren früher häufig. Sie mußten operativ entfernt werden.

Die Muskeln dorsal am Axis sind besonders kräftig und kompliziert in Struktur und Anordnung. Details sind klinisch unwichtig, deshalb genügt ihre Darstellung an Querschnitten des Halses und Rückens (Abb. 18-28 und 19-4).

Die Halswirbelsäule ist sehr beweglich. Durch starke laterale Abbiegung des Halses wird mit dem Maul die Flanke und durch ventrale Abbie-

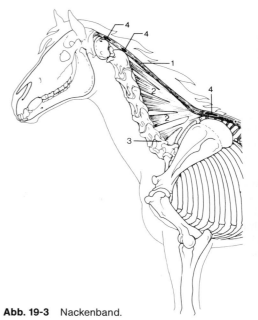

Abb. 19-3 Nackenband.

1, Funiculus nuchae; 2, Lamina nuchae; 3, letzter Halswirbel; 4, Bursae zwischen dem Funiculus nuchae und den Wirbeln.

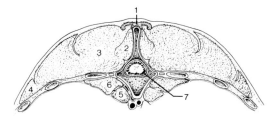

Abb. 19-4 Querschnitt durch den Rücken in Höhe der Hauptmuskelgruppen.

1, Ligamentum supraspinale; 2, tiefe Stamm-Muskeln; 3, M. longissimus dorsi; 4, M. iliocostalis; 5, M. psoas minor; 6, M. psoas major; 7, Wirbelkanal und Inhalt.

gung der Boden zum Grasen erreicht. Die zweite Bewegung ist für Zugpferde nicht immer einfach, da sie relativ kurze Hälse haben. Die Tiere gleichen dies jedoch aus, indem sie die Vorderbeine spreizen und sich beim Grasen vorwärts lehnen. Rücken und Lenden sind wenig beweglich, außer an dem gut beweglichen Lumbosakralgelenk.

Wirbelkanal

Die Beziehungen der Segmente und der Hals- und Lendenanschwellung des Rückenmarks zu den Wirbeln werden in Abbildung 8-24 gezeigt. Die ersten drei Sakralsegmente liegen im letzten Lendenwirbel, und das Rückenmark endet im kranialen Viertel des Kreuzbeins beim erwachsenen Pferd (Abb. 19-5).

Die Meningen bleiben weiter nach kaudal getrennt als bei anderen Tierarten, und am Lumbosakralgelenk bleibt ein beachtlicher subarachnoidaler Raum. Beim Pferd besteht eine Verbindung zwischen dem Lendenteil dieses Raums und einer Erweiterung (Ventriculus terminalis) des Zentralkanals des Rückenmarks. Um eine Epiduralanästhesie zu machen, werden sowohl lumbosakrale als auch kaudale Injektionsstellen benutzt. Man orientiert sich an den divergierenden Processus spinosi des letzten Lenden- und ersten Kreuzwirbels zum Aufsuchen der Injektionsstelle

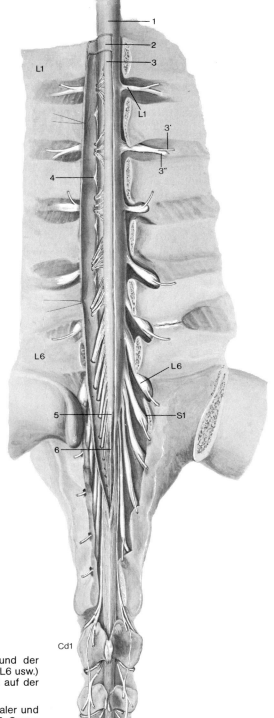

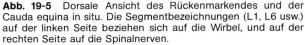

Abb. 19-5 Dorsale Ansicht des Rückenmarkendes und der Cauda equina in situ. Die Segmentbezeichnungen (L1, L6 usw.) auf der linken Seite beziehen sich auf die Wirbel, und auf der rechten Seite auf die Spinalnerven.

1, Dura mater; 2, Arachnoidea; 3, Rückenmark; 3′, dorsaler und ventraler Zweig von L2; 4, Ligamentum denticulatum; 5, Conus medullaris; 6, Filum terminale. (Vereinfacht nach Hopkins, 1937.)

(Abb. 8-67/E). Obwohl das Spatium interarcuale ziemlich weit ist, ist es durch seine Entfernung von der Haut (8 bis 10 cm) relativ leicht zu verfehlen. Die tiefe Epiduralanästhesie wird zwischen dem ersten und zweiten Schwanzwirbel durchgeführt. Das Gelenk zwischen diesen Wirbeln ist sehr beweglich, und man findet die Stelle für die Injektion leicht, wenn man den Schwanz auf und ab bewegt. Die Kanüle wird mit kranialer Neigung eingeführt, so daß ihre Spitze am ersten Schwanzwirbel in den Wirbelkanal eintritt.

Die Vaskularisation des Rückenmarks ist wichtig für die Ätiologie einer häufig vorkommenden Form von Ataxie (Stehunsicherheit) beim Fohlen und jungen Pferd. Sie hat ihre Ursache in einer angeborenen Mißbildung in Form von Exostosen an den Processus articulares der Halswirbel, wobei der Wirbelkanal zwischen den Wirbelbögen eingeengt wird. Sie üben Druck auf das Rückenmark aus, und man vermutet, daß die Rückenmarksläsionen die venöse Drainage beeinflussen.

Hierbei ist es wichtig, daß die Rückenmarksarterien und -venen in zwei Systemen angeordnet sind, die durch relativ ineffektive Anastomosen verbunden sind. Die erste Art von Blutgefäßen gelangt über die Fissura ventralis ins Rückenmark und versorgt (drainiert) die zentrale graue Substanz und eine schmale sie umgebende Zone von weißer Substanz. Die zweite Art von Blutgefäßen entsendet von lateral in Abständen Zweige, die den Hauptteil der weißen Substanz versorgen (drainieren) (Abb. 19-6). Bei dieser zweiten Art kann es zu Venenstaus kommen und einer daraufffolgenden Degeneration des Nervengewebes. Es wird vermutet, daß diese Fehlentwicklung schon beim Fötus beginnt.

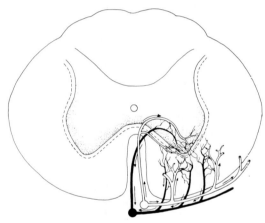

Abb. 19-6 Blutkreislauf im ventralen Teil des Rückenmarks (schematisch). Die Blutversorgung zur grauen Substanz und der benachbarten Schicht der weißen Substanz ist mehr oder weniger unabhängig von der Blutversorgung des größten Teils der weißen Substanz.

Ausgewählte Literatur

Heath, E. H., and *V. S. Myers:* Topographic anatomy for caudal anesthesia in the horse. Vet. Med. [SAC] 67: 1237–1239, 1972.

Hopkins, G. S.: Guide to the dissection and study of the blood vessels and nerves of the horse, 3rd ed. [Ithaca, published by the author, 1937.]

Jeffcott, L. B.: Diagnosis of back problems in the horse. Comp. Contin. Ed. 3: 134–143, 1981.

Jeffcott, L. B., and *G. Dalin:* Natural rigidity of the horse's backbone. Equine Vet. J. 12: 101–108, 1980.

Jeffcott, L. B., and *G. Dalin:* Bibliography of thoracolumbar conditions in the horse. Equine Vet. J. 15: 155–157, 1983.

Mayhew, I. G., et al.: Spinal cord disease in the horse. Cornell Vet. 68 [Suppl.]: 6, 1978.

Seiferle, E.: Zur Rückenmarkstopographie von Pferd und Rind. Z. Anat. 110: 371–384, 1939.

Stecher, R. M.: Anatomical variations of the spine in the horse. J. Mammal. 43: 205–208, 1962.

Townsend, H. G. G., D. H. Leach, and *P. B. Fretz:* Kinematics of the equine thoracolumbar spine. Equine Vet. J. 15: 117–122, 1983.

Kapitel 20

Der Thorax des Pferdes

Gestalt und Oberflächenanatomie

Es ist schwierig, von außen eine zuverlässige Abgrenzung der Brusthöhle des Pferdes festzulegen, da die Höhe des Widerrists und die kaudale Verlängerung des Brustkorbs die Verhältnisse gegenüber anderen Tierarten verschieben. Der enge, kraniale Teil des Brustkorbs ist vollkommen durch Schulter und Arm verdeckt. Die Lage der Scapula am Brustkorb ist variabel. Im allgemeinen gilt, daß der Angulus caudalis der Scapula am oberen Ende der siebten Rippe liegt, während das Tuberculum supraglenoidale vor der ersten Rippe, etwas über dem Manubrium sterni hervorspringt (Abb. 20-1). Der Humerus ist stärker geneigt als bei kleineren Tierarten. Die genaue Lage des Ellenbogengelenks ist nicht sofort erkennbar, kann jedoch von seiner Beziehung zum Olecranon abgeleitet werden, dessen Tuber olecrani über dem tiefsten Teil der 5. Rippe oder dem darauffolgenden Interkostalraum liegt. Das Dreieck zwischen Scapula und Humerus wird vollkommen von dem mächtigen M. triceps brachii eingenommen, was den klinischen Zugang zur Brustwand erheblich behindert.

Es gibt 18 Rippenpaare. Hinter dem M. triceps brachii sind die Rippen kaudal von der 7. Rippe an einzeln abtastbar, obwohl sie in unterschiedlichem Umfang von bestimmten Muskeln bedeckt sind: von dem M. cutaneus trunci, dem M. latissimus dorsi, dem M. serratus ventralis und dem M. obliquus externus abdominis. Die letzten Rippen können sogar sichtbare Orientierungspunkte sein; das trifft besonders für die letzte Rippe zu, deren oberer Teil deutlich die kraniale Grenze der Flanke bildet. Das Abtasten der Rippen läßt ihre unterschiedliche Verlaufsrichtung erkennen. Die letzten zwei oder drei Rippen, die relativ kurz sind, sind deutlich kaudal geneigt. Das ungefähr halbe Dutzend Rippen (R9–15) davor ist länger und untereinander von gleicher Länge und Krümmung. Die mehr kranial gelegenen Rippen sind kürzer und weniger gekrümmt. Die erste Rippe, die kürzeste von allen, ist fast vertikal. Die zunehmende Neigung der Rippen bringt die letzte Rippe auffallend nahe an das Tuber coxae heran (Abb. 19-1).

Zwischen den Vordergliedmaßen ist der Brustkorb von den kräftigen Mm. pectorales bedeckt; die paarigen Vorwölbungen bilden mit einer deutlichen medianen Rinne die mittlere Brustfurche (Abb. 23-4). Der kraniale Teil des Manubrium sterni ragt erkennbar vor. Der kaudale Processus xiphoideus ist ebenfalls, obwohl nicht ganz leicht, fühlbar. Er ist breit und flexibel und zwischen die konvergierenden Rippenbögen eingeschoben. Von außen ist die Schräge des Sternum, das zum Manubrium ansteigt, nicht festzustellen. Dadurch wird, zusammen mit der ventralen Krümmung der kranialen Brustwirbel die Höhe der Apertura thoracis cranialis reduziert.

Für den Kliniker ist die genaue Lagebestimmung des Diaphragma wesentlich. Sein Scheitel liegt auf einer Querebene in der Höhe des sechsten Interkostalraumes (oder sogar in Höhe der sechsten Rippe) und somit in Nähe des Ellenbogens, wenn das Tier auf allen vier Beinen steht (Abb. 20-3).

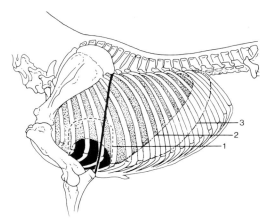

Abb. 20-1 Projektion der Herz- und Lungenfelder auf die linke Brustwand. Die schwarze Linie zeigt die kaudale Grenze des M. triceps brachii.

1, Umriß des Herzens; 2, hintere Lungengrenze; 3, Linie des Pleura-Umschlages.

In der Gestalt gibt es beachtliche Rassen- und individuelle Unterschiede. Ohne auf diese im Detail einzugehen, kann gesagt werden, daß eine tiefe Brust im allgemeinen bevorzugt wird. Bei Reitpferden ist es erwünscht, daß sich die Rippen kaudal ohne starke laterale Biegung neigen, da eine zu starke Wölbung einen unbequemen Sitz mit sich bringt.

Thoraxwand

Nach Absetzen der Vordergliedmaße ist die unterschiedliche Form des kranialen und kaudalen Teiles des Brustkorbes erkennbar. Der kraniale Teil (durch die sternalen Rippen gebildet) ist eng und bilateral zusammengepreßt und wenig beweglich. Der kaudale Teil (durch die asternalen Rippen gebildet) ist weiter und gerundeter und an der Ein- und Ausatmung beteiligt (Abb. 20-9). Im Vergleich zum Brustkorb des Rindes sind

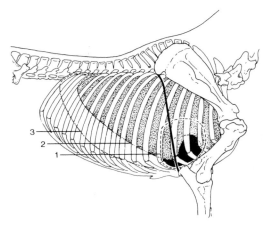

Abb. 20-2 Projektion der Herz- und Lungenfelder auf die rechte Brustwand. Die schwarze Linie zeigt die kaudale Grenze des M. triceps brachii.

1, Umriß des Herzens; 2, hintere Lungengrenze; 3, Linie des Pleura-Umschlages.

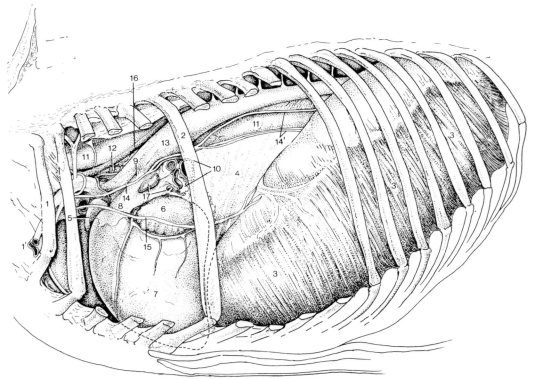

Abb. 20-3 Strukturen innerhalb des Mediastinum. Die Pleura mediastinalis ist kranial vom Herzen entfernt. Der Lobus cranialis der rechten Lunge ist freigelegt.

1, erste Rippe; 1', A. und V. axillaris; 2, sechste Rippe; 3, Diaphragma; 4, Mediastinum caudale, das die rechte Lunge abdeckt; 5, Auriculum dextrum; 6, Auriculum sinistrum; 7, Ventriculus sinister; 8, Truncus pulmonalis; 9, Ligamentum arteriosum (Botalli); 10, Lungenwurzel; 11, Ösophagus; 12, Trachea; 13, Aorta; 14, N. vagus; 14', dorsale und ventrale Vagusäste; 15, N. phrenicus; 16, Ductus thoracicus; 17, tracheobronchiale Lymphknoten.

die Rippen schmal und die interkostalen Räume auffällig weit, besonders in den ventralen Teilen. Die Anordnung der Strukturen in den Interkostalräumen folgt dem allgemeinen Aufbau.

Die kurze, kräftige erste Rippe ist fast unbeweglich, da sie durch straffe Gelenke mit der Wirbelsäule und dem Sternum verbunden und durch den M. scalenus an den Halswirbeln verankert ist. Die Nervenstränge, die den Plexus brachialis bilden, treten durch diesen Muskel hindurch und teilen ihn in den M. scalenus ventralis und den kleinen M. scalenus medius, während die A. und V. axillaris ventral davon hervortreten. Diese Blutgefäße winden sich um den kranialen Rand der ersten Rippe, wo die Arterie auf dem Knochen fühlbar ist. Man punktiert an dieser Stelle, wenn man arterielles Blut braucht (Abb. 20-3/1').

Das Diaphragma ist entsprechend der Länge des Brustkorbes stärker schräg gestellt als bei anderen Haustieren. Es wölbt sich von seiner peripheren Befestigung an den Lendenwirbeln, den Rippen und dem Sternum vor. Sein vorderster Teil, der Vertex, liegt direkt über dem Sternum und ragt bis zu dem unteren Teil des sechsten Interkostalraumes oder bis zu der vorhergehenden Rippe vor. Der dorsale Teil des Diaphragma ist so geformt, daß er rechte und linke Vorwölbungen hat, der mediane Teil bildet die Crura, und seitlich zur Brustwand entstehen Buchten, die Recessus costodiaphragmatici. Der mittlere und ventrale Teil sind von Seite zu Seite einheitlich gekrümmt. Die Öffnungen im Diaphragma weisen keine spezifischen Besonderheiten auf (Abb. 20-4).

Pleurahöhlen

Die Brusthöhle ist durch ein medianes Septum, das Mediastinum, in zwei Pleurahöhlen unterteilt. An ihnen ist das subpleurale Bindegewebe spärlich entwickelt, weshalb das Mediastinum sehr dünn ist.

Die Projektion der Pleurahöhlen auf die Oberfläche der Brustwand ist klinisch wichtig. Die Pleura mediastinalis schlägt sich innerhalb der costovertebralen Bucht auf die Brustwand um und beginnt als Rippenfell (Pleura costalis) an der ventralen Grenze der Wirbelkörper. Es erstreckt sich nach ventral bis zu einer unregelmäßigen Linie über den Rippenknorpeln. Kranial erstreckt sich der Pleurasack bis an die mediale Fläche der ersten Rippe. Auf der rechten Seite buchtet sich der Pleurasack (cupula pleurae) einige Zentimeter in den Hals vor. Diese Erweiterung des rechten Pleurasacks ist von Bedeutung, da bei tiefergehenden Verletzungen die Brusthöhle angestochen werden kann. Der kaudale Umschlag des Rippenfells auf das Diaphragma verfolgt eine ungewöhnliche Linie. Sie beginnt nahe der Brustwirbel an der 17. Rippe, läuft dann kaudal bis zur Mitte der letzten Rippe, bevor sie nach vorn umbiegt und sich entlang dem 8. Rippenknorpel auf das Sternum fortsetzt. Diese Linie zeigt eine leichte dorsokraniale Wölbung (Abb. 20-1 und 20-2/3).

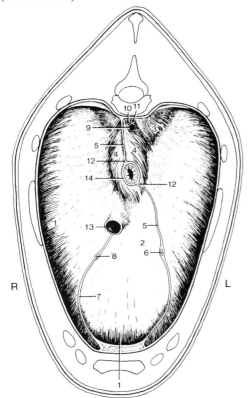

Abb. 20-4 Kraniale Oberfläche des Diaphragma.

1, Pars sternalis und Pars costalis des Diaphragma; 2, Centrum tendineum; 3, Crus sinistrum; 4, Crus dextrum; 5, Mediastinum caudale; 6, N. phrenicus sinister; 7, Plica venae cavae caudalis; 8, N. phrenicus dexter; 9, Aorta; 10, V. azygos dextra; 11, Ductus thoracicus; 12, N. vagus dorsalis und ventralis; 13, Vena cava caudalis; 14, Ösophagus. (Nach Popesko.)

Die Pleurahöhlen sind erheblich größer als die Lungen, selbst wenn diese maximal aufgebläht sind. Entlang der ventralen und kaudalen Ränder der Lunge gibt es noch Reserveräume, die niemals genutzt werden. Die Breite dieser Räume

(Recessus mediastini und costodiaphragmaticus) variiert mit der Atmung. Der Recessus costodiaphragmaticus liegt über dem intrathoracalen Teil der Bauchhöhle und bietet einen möglichen Zugang bei der Punktion bestimmter Bauchorgane. Das Risiko einer Verletzung der Lunge wird vermindert, wenn die Kanüle während der Ausatmung eingeführt wird (Abb. 20-9/13′).

Lungen

Die Lungen sind länglich und flach und entsprechen im allgemeinen der Form der Pleurahöhlen. Die rechte und linke Lunge gleichen einander mehr als bei anderen Tierarten (Abb. 20-5), und da der einzige Unterschied in der größeren Breite der rechten Lunge besteht, kann diese Asymmetrie leicht der Aufmerksamkeit entgehen (Abb. 20-6 bis 20-8). Äußerlich gibt es als einzigen Unterschied in der Lappenbildung den Lobus accessorius, der an der Basis der rechten Lunge hängt. Der Lobus cranialis jeder Lunge ist von dem Lobus caudalis durch eine relativ starke Einengung abgeteilt (Abb. 4-21 und 20-5). Die beiden Lun-

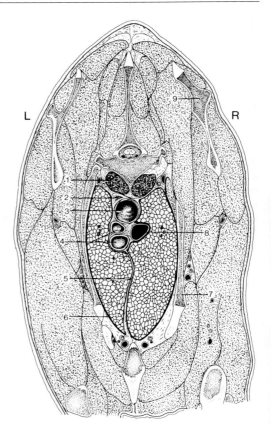

Abb. 20-6 Querschnitt des Thorax in Höhe des zweiten Brustwirbels.

1, M. longus colli; 2, Ösophagus; 3, Trachea; 4, Truncus brachiocephalicus und A. subclavia sinistra; 5, Mediastinum craniale; 6, linke Pleurahöhle; 7, zweite Rippe; 8, Vena cava cranialis; 9, Scapula.

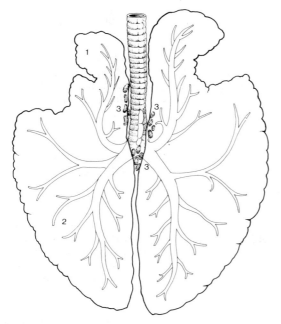

Abb. 20-5 Dorsale Ansicht der Lungen und des Bronchialbaums (schematisch).

1, Apex (Lobus cranialis) der linken Lunge; 2, Basis (Lobus caudalis) der linken Lunge; 3, tracheobronchiale Lymphknoten.

gen sind durch reichliches Bindegewebe kaudal der Bifurcatio tracheae verbunden.

Die linke Lunge besitzt eine tiefe Incisura cardiaca, die dem Pericardium einen breiten Kontakt mit der Brustwand zwischen der dritten und sechsten Rippe ermöglicht (Abb. 20-1). Dieser Einschnitt ist von den verdünnten Lungenrändern begrenzt, so daß die Lungen das Pericardium über ein größeres Gebiet nur spärlich abdecken (Abb. 20-7).

Die Anordnung auf der rechten Seite ist ähnlich, obwohl durch die Asymmetrie des Herzens der Umfang der Incisura cardiaca reduziert ist. Sie erstreckt sich von der dritten Rippe bis zum vierten Interkostalraum (Abb. 20-2). Bei mäßiger Ausdehnung reicht die Basis der Lunge bis zu einer Linie, die durch den obersten Teil der sech-

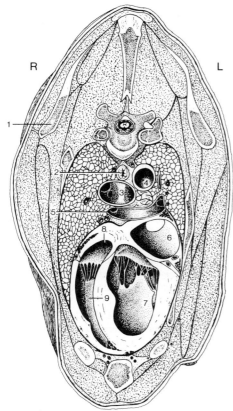 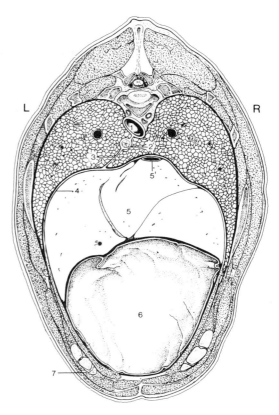

Abb. 20-7 Querschnitt des Thorax in Höhe des fünften Brustwirbels.

1, Angulus caudalis der Scapula; 2, Ösophagus; 3, Bifurcatio tracheae; 4, Aorta; 5, Bifurkation des Truncus pulmonalis; 6, Atrium sinistrum; 7, Ventriculus sinister; 8, Atrium dextrum; 9, Ventriculus dexter.

Abb. 20-8 Querschnitt des Rumpfes in Höhe des zwölften Brustwirbels und der Mitte der neunten Rippe.

1, Aorta; 2, Ösophagus; 3, Mediastinum caudale; 4, Diaphragma; 5, Leber; 5', Vena cava caudalis; 6, Flexura diaphragmatica des Colon ascendens; 7, Arcus costalis.

zehnten, die Mitte der elften und die costochondrale Verbindung der sechsten Rippe geht. Der obere Teil dieser Linie ist fast vertikal, der untere Teil verläuft kranioventral. Der hintere Lungenrand ist von dem Pleuraumschlag dorsal und ventral ungefähr 5 cm und im mittleren Teil sogar 15 cm entfernt (Abb. 20-1 und 20-2). Bei jungen Fohlen ist die Ausdehnung der Lunge geringer, und ihr kaudaler Rand liegt ungefähr an der dreizehnten Rippe.

Die Projektion des Lungenfeldes auf die Brustwand ist beachtlich größer als das klinisch verwendbare Gebiet für Perkussion und Auskultation, da die Untersuchung der dünnen Lungenränder zu keinen wichtigen Informationen führt. Das für diese Untersuchungen geeignete Gebiet ist ein Dreieck zwischen dem kaudalen Winkel der Scapula, dem Tuber olecrani und dem oberen Ende der sechzehnten Rippe. Zwei Seiten dieses Dreiecks sind mehr oder weniger gerade, und die kaudoventrale Seite ist leicht gekrümmt.

Die Punktion zur Gewinnung von Pleuraflüssigkeit ist am sichersten im unteren Teil des siebten Interkostalraums und ventral vom Lungenrand. Es muß vorsichtig vorgegangen werden, um eine Verletzung der V. thoracica superficialis, die diese Stelle kreuzt, zu vermeiden.

Die Lappenbildung der Lungen ist nicht stark ausgebildet, kann jedoch bei sorgfältiger Untersuchung der aufgeblähten Lunge festgestellt werden. Im kollabierten Zustand, wenn die bedeckende Pleura faltig ist, ist die Lappung weniger gut zu erkennen, was auch für die Sektion zutrifft. Außerdem ist sicher, daß das Mediastinum unvollständig ist und eine beidseitige Ventilation zwischen beiden Pleurasäcken besteht.

Der Bronchus principalis, die A. und V. pulmonalis vereinigen sich und bilden die Lungenwurzel, bevor sie am Hilus in ein Gebiet eintreten, das demselben Gebiet der gegenüberliegenden Lunge direkt benachbart ist. Der Hauptbronchus teilt sich in der Lunge in einen kleinen kranialen Bronchus lobaris für den Lobus cranialis und in einen größeren kaudalen Bronchus lobaris für die Ventilation des Restes der Lunge. Es ist schwer, die nachfolgenden Bronchien mit denen anderer Haustiere zu homologisieren. Einzelheiten hierzu sind unwichtig. Lungenchirurgie findet bei Pferden nicht statt.

Es ist möglich, daß die Lungen nicht gleichmäßig ventiliert werden und der Sauerstoffaustausch in den peripheren Teilen überwiegt. Man glaubt, daß bei großen Tieren die Ventilation und die Blutversorgung manchmal örtlich nicht übereinstimmen, so daß die Alveolen in den tieferen Teilen der Lunge nicht funktionieren und daß es durch unzureichenden Druck zu einem Luftstau kommt. Das kann bei betäubten Tieren, die sich länger in einer unnatürlichen Lage befinden, von größter Wichtigkeit sein.

Die A. pulmonalis hat eine ähnliche Aufzweigung wie die Bronchien. Eine einzelne Bronchialarterie versorgt einen Bronchus und das peribronchiale Gewebe, und alles Blut fließt durch eine Gruppe von Pulmonalvenen zurück. Die Lymphdrainage erfolgt zuerst durch die sehr kleinen Pulmonallymphknötchen, die in das Lungenparenchym eingebettet sind, und dann durch die größeren tracheobronchialen Lymphknoten an der Aufgabelung der Trachea (Abb. 20-3/17). Von hier wird die meiste Lymphe über die Lnn. mediastinales craniales drainiert.

Die Nerven, die am Hilus eintreten, kommen vom Plexus pulmonalis, zu dem sowohl sympathische als auch parasympathische Fasern laufen.

Mediastinum

Das Herz teilt das Mediastinum in die bekannten Teile (Abb. 20-9/4,4'). Der kraniale Teil ist deutlich asymmetrisch. Er liegt an der linken ersten Rippe und erreicht dann allmählich eine mehr oder weniger mediane Lage vor dem Herzen. Der dorsale Teil ist dick, der ventrale Teil ist sehr viel dünner, besonders nachdem der Thymus verschwunden ist. Der dorsale Teil nimmt ungefähr die Hälfte des Querdurchmessers des Brustkorbes ein und enthält den Ösophagus, die Trachea, den Truncus brachiocephalicus, die Vena cava cranialis mit entsprechenden Aufzweigungen und Seitenästen, die kranialen mediastinalen Lymphknoten, den Ductus thoracicus, den N. phrenicus, N. vagus und N. sympathicus (Abb. 20-6). Die Räume zwischen diesen Strukturen sind von Fett, manchmal in großen Mengen, ausgefüllt. Der Thymus ist das einzige Organ im ventralen Teil.

Der ventrale Teil des mittleren Mediastinum ist sehr breit, da er das Pericardium und das Herz enthält (Abb. 20-7). Der dorsale Teil ist hauchdünn, außer an den Stellen, wo er den Ösophagus, die Trachea und ihre Bifurcatio, die Aorta und bestimmte Nerven und Zweige des N. vagus enthält.

Das kaudale Mediastinum ist dreieckig (Abb. 20-3/4). Es ist durch Verwachsung beider Lungen kaudal und über deren Wurzeln zweigeteilt. Der linke Teil, in dem der N. phrenicus liegt, weicht weit nach links ab, bevor er sich mit der Pleura diaphragmatica vereint. Der dorsale Teil ist dünn, außer an den Stellen, wo er den Ösophagus und die Aorta umschließt.

Außer beim Fohlen stehen die beiden Pleurahöhlen durch kleine Öffnungen im Mediastinum in Verbindung. Außerdem reißt das Mediastinum sehr leicht ein, was beim Präparieren unvermeidlich ist. Gegen die Annahme, daß das Mediastinum intra vitam perforiert und damit eine unbedeutende Trennungswand ist, spricht, daß ein einseitiger Pneumothorax ohne größere Nebenwirkungen überstanden werden kann. Dieses ist wichtig für manche Techniken in der Thorax-Chirurgie.

Herz

Das Herz liegt im ventralen Teil des Mediastinum, kranial vom Diaphragma und ist größtenteils von den Vordergliedmaßen bedeckt (Abb. 20-1). Es gleicht einem unregelmäßigen, lateral zusammengepreßten Kegel, dessen größerer Teil links von der Medianebene liegt und so angeordnet ist, daß sich die Achse kaudoventral nach links neigt (Abb. 20-3). Es gibt erhebliche Unterschiede in der Herzgröße. Das Herz eines Vollblüters ist größer als das eines Zugpferdes. Der Unterschied ist teilweise erblich und teilweise trainingsbedingt. Solche Variationen beeinflussen natürlich auch die Lage des Herzens. Gewöhnlich erstreckt sich das Herz zwischen den

Der Thorax des Pferdes   547

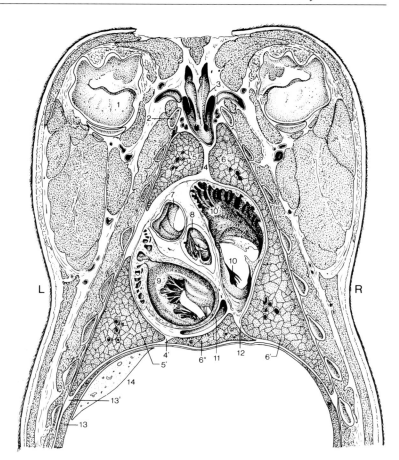

Abb. 20-9 Horizontalschnitt durch den Thorax in Höhe der Atrioventrikularklappen.

1, Kopf des Humerus; 2, erste Rippe; 3, geöffnete Vena cava cranialis; 4, 4', kraniales und kaudales Mediastinum; 5, 5', Lobus cranialis und caudalis der linken Lunge; 6, 6', 6'', Lobus cranialis, caudalis und accessorius der rechten Lunge; 7, Pulmonalklappe; 8, Aortenklappe; 9, linke Atrioventrikularklappe; 10, rechte Atrioventrikularklappe; 10', Auriculum dextrum; 11, Sinus coronarius; 12, Plica venae cavae caudalis; 13, Diaphragma; 13', Recessus costodiaphragmaticus; 14, Teil der Leber.

Querebenen durch den zweiten und durch den sechsten Interkostalraum, so daß der Apex kaudal zur Ebene der Ellenbogenspitze liegt. Der kraniale Rand ist stark gewölbt, sein oberer Teil ist vertikal, während sein unterer Teil der inneren Oberfläche des Sternums folgt. Die kaudale Grenze ist mehr oder weniger gerade (Abb. 20-3). Die abgeflachten lateralen Flächen stehen in Beziehung zu den mediastinalen Oberflächen der Lungen, außer an der Incisura cardiaca, wo das Herz direkten Kontakt zur Brustwand hat. Dieser Kontakt ist an der linken Seite größer. Das Ligamentum sternopericardiacum ist stark und befestigt das Pericardium am Sternum. Dieses und die Verankerung an den großen Blutgefäßstämmen begrenzen die Ausdehnung des Herzens. Eine leichte Bewegung kommt jedoch durch die Bewegung des Diaphragma zustande.

Abgesehen von der allgemeinen Form, gibt es keine Besonderheiten, die das Herz des Pferdes von dem anderer Tierarten unterscheiden. Es sollten jedoch zwei Eigenheiten der Pulmonalklappen erwähnt werden. Die Cuspes entwickeln an den freien Rändern gewöhnlich Knötchen, die bei älteren Tieren sehr auffallend sein können. Außerdem treten im mittleren Gebiet der Cuspes oft Löcher auf. Beide Erscheinungen scheinen aber wenig funktionelle Bedeutung zu haben. Die Puncta maxima, die Stellen, an denen die Klappengeräusche am deutlichsten zu hören sind, stimmen nicht genau mit den Projektionen der Öffnungen an der Brustwand überein. Die linke Atrioventrikularklappe ist am besten im fünften Interkostalraum zu auskultieren, etwas kaudodorsal von der Ellenbogenspitze und die Aortaklappe auf einer etwas höheren Ebene im vierten Interkostalraum. Die Pulmonalklappe hört man am besten im dritten Interkostalraum ab – alle natürlich auf der linken Seite. Die rechte Atrioventrikularklappe hört man am deutlichsten in den unteren Teilen des dritten und vierten rechten Interkostalraums. Diese Hinweise sind vielleicht übergenau, da man die Skelettopographie in der Praxis nicht immer so vor Augen hat. Es ist vielleicht einfacher, die Punkta maxima in einem Band von wenigen Zentimetern Breite zwischen den Horizontalebenen durch Schulter und Ellenbogen aufzusuchen. In diesem Band findet man das Punctum maximum der linken Atrioventrikularklappe am Schnittpunkt mit der Vertikalen, die sich ein paar Fingerbreit hinter dem Ellenbogen befindet. Die anderen Klappen erreicht man, indem man das Stethoskop zwischen Gliedmaße und Brustkorb vorschiebt.

Die Koronararterien versorgen mehr als bei vielen anderen Tierarten die linke und rechte Herzhälfte in gleicher Weise, da die rechte Arterie mit einem absteigendem Ast in dem Sulcus interventricularis dexter (subsinuosus) endet (Abb. 7-18/B).

Ösophagus, Trachea und Thymus

Am Brusteingang liegt der Ösophagus zunächst links und dann wieder dorsal der Trachea, um dann in der Medianen mit einer leichten Biegung um den Aortenbogen bis zum Hiatus oesophagus des Zwerchfells weiter zu verlaufen. Die quergestreifte Muskulatur des kranialen Teils des Ösophagus wird allmählich in der Nähe des Herzens durch glatte Muskulatur ersetzt. Der Farbwechsel macht den Übergang deutlich. Direkt vor dem Diaphragma ist die Muskulatur etwas dicker. Dieser Teil des Ösophagus ist bei toten Tieren gewöhnlich kontrahiert. Es gibt keinen Hinweis für die Annahme, daß das Diaphragma den Ösophagus am Hiatus eng umschließt. Die freie Bewegung des Diaphragma über dem Ösophagus wird auch durch das Peritoneum erleichtert, das auf der rechten und ventralen Seite des Ösophagus eine Aussackung durch den Hiatus bildet.

Die Trachea liegt nach ihrem Eintritt in die Brusthöhle zunächst median, dann an den paarigen Mm. longus colli und tritt anschließend nach ventral ins Mediastinum ein. Hinter dem Atrium sinistrum gabelt sie sich in Höhe der fünften Rippe (oder des 5. Interkostalraumes) auf (Abb. 20-6/3 und 20-7/3). Die Bifurkation ist nicht symmetrisch; der rechte Bronchus ist größer.

Der Thymus ist in der frühen Jugend gut entwickelt, bildet sich jedoch bald zurück. Daß er aus einem rechten und linken Teil besteht, ist schwer zu erkennen, da beide Teile eng verwachsen sind. Beim Fohlen füllt er den ventralen Teil des Mediastinum kranial vom Herzen vollkommen aus und kann sich sogar über die linke Seite des Pericardium erstrecken. Ein Teil des Thymus kann neben der Trachea bis zur Schilddrüse in den Hals reichen. In diesem Zustand ist der Thymus gelappt und hellrosa. Zwei Monate nach der Geburt ist er am größten und bildet sich dann zurück. Nach dem dritten Lebensjahr ist meist nur noch ein Rest vorhanden, der aus fetthaltigem Bindegewebe besteht. Während seiner stärksten Entfaltung hat der Thymus Kontakt mit fast allen Organen im kranialen Mediastinum.

Große Blutgefäße und Nerven der Brusthöhle

Die Anordnung der Arterienverzweigung zeigt Abbildung 7-36 und braucht nicht weiter beschrieben zu werden, da Einzelheiten ohne klinische Bedeutung sind. Rupturen der Aortenwand in der Sinusgegend oder am Ursprung des Truncus brachiocephalicus kommen bei Streßbildungen gelegentlich vor; die sich daraus ergebenden Blutungen führen schnell zum Tod. Diese Stellen scheinen besonders leicht zu reißen, da man selten pathologische Veränderungen findet. Das Vorkommen der V. azygos dextra kann zur Unterscheidung zwischen Pferde- und Rinderherz herangezogen werden.

Der Bau, Verlauf und die Verzweigungen des N. phrenicus, N. sympathicus und N. vagus entsprechen dem üblichen Anordnungsschema. Besondere Details, die jedoch ohne praktische Bedeutung sind, zeigt Abbildung 20-10. Die Bezie-

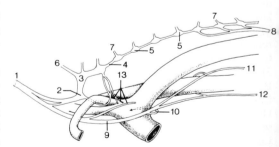

Abb. 20-10 Aufteilung des N. sympathicus und N. vagus auf der linken Seite der Brusthöhle (schematisch).

1, Truncus vagosympathicus; 2, Ganglion cervicale medium; 3, Ganglion cervicothoracicum; 4, Truncus sympathicus; 5, Vertebralganglion des Grenzstranges; 6, N. vertebralis; 7, Rami communicantes; 8, N. splanchnicus major; 9, linker N. vagus; 10, N. laryngeus recurrens; 11, dorsaler Vagusstamm; 12, ventraler Vagusstamm; 13, Nerven für das Herz.

hung des linken N. laryngeus recurrens zum Aortenbogen, obwohl beim Pferd nicht spezifisch, verdient besondere Beachtung, da man in ihr einen wichtigen Faktor für die Ätiologie der laryngealen Hemiplegie (Kehlkopfpfeifen) vermutet. Die enge Beziehung des linken Nerven zu den tracheobronchialen Lymphknoten gilt als zweiter Faktor, der als Ursache für das Kehlkopfpfeifen angenommen wird.

Lymphorgane der Brusthöhle

In der Brusthöhle liegen zahlreiche Lymphknoten. Obwohl sie meist in Gruppen angeordnet sind, gibt es auch verstreut liegende Lymphknoten, deren Herkunft schwer zu bestimmen ist. Es gibt folgende Hauptgruppen.

Im dorsalen Teil einiger Interkostalräume befinden sich kleine interkostale Lymphknoten. Sie erhalten Lymphe von den Wirbeln und den benachbarten Muskeln, vom dorsalen Teil des Diaphragma und von der Pleura costalis und Pleura mediastinalis. Der Lymphabfluß erfolgt zum Ductus thoracicus.

Die kranialen mediastinalen Lymphknoten sind zahlreich um den Ösophagus, die Trachea und die Blutgefäße am Eingang der Brusthöhle verstreut. Gewöhnlich bilden sie eine unregelmäßige Kette, die sich im Hals mit den kaudalen tiefen Halslymphknoten vereint. Die kaudalen Anteile der kranialen mediastinalen Lymphknoten erreichen das Pericardium, wo sie mit den Lymphknoten um die Bifurcatio tracheae überlappen. Diese gehören zu der tracheobronchialen und kaudalen medistinalen Gruppe. Die meisten efferenten Lymphgefäße führen zum Ductus thoracicus. Die Lymphe von den kranialsten Lymphknoten dieser Gruppe durchfließt jedoch zuerst die tiefen Halslymphknoten.

Die tracheobronchiale Gruppe ist um den kaudalen Teil der Trachea und die Hauptbronchien verteilt (Abb. 20-3/17). Man unterscheidet gewöhnlich eine linke, mittlere und rechte Untergruppe. Die kleinen Lymphknoten im peribronchialen Gewebe der Lunge können dieser Gruppe ebenfalls zugerechnet werden. Die meiste Lymphe, die durch diese Gruppe geht, hat ihren Ursprung in den Lungen, kommt aber teilweise auch vom Pericardium, dem Herzen und den kaudalen mediastinalen Lymphknoten.

Eine Anzahl von kleinen mediastinalen Lymphknoten liegt direkt vor dem Diaphragma und zwischen Ösophagus und Aorta. Sie erhalten Lymphe vom Ösophagus, dem Diaphragma, der Leber, der Pleura mediastinalis und Pleura diaphragmatica und offensichtlich auch von den Lungen. Der efferente Lymphfluß ist geteilt. Ein Teil der Lymphe fließt zum Ductus thoracicus und ein Teil zu den tracheobronchialen und kranialen mediastinalen Lymphknoten.

Die wenigen ventralen mediastinalen Lymphknoten sind ohne Bedeutung. Der Ductus thoracicus zeigt keine Besonderheiten. Er führt die Lymphe zu der einen oder anderen der großen Venen, hauptsächlich jedoch in die Vena cava cranialis am Brusteingang.

Ausgewählte Literatur

Beech, J.: Evaluation of the horse with pulmonary disease. Vet. Clin. North Am. [LAP]: 1: 43–58, 1979

Farrow, C. S.: Equine thoracicd radiology. JAVMA 179: 776–781, 1981.

Littlewort, M. C. G.: The clinical auscultation of the equine heart. Vet. Rec. 74: 1247–1259, 1962.

Mackey, V. S., and *J. D. Wheat:* Endoscopic examination of the equine thorax. Equine Vet. J. 17: 140–142, 1985.

Ottaway, C. W.: The anatomical closure of the foramen ovale in the equine and bovine heart. Vet. J. 100: 111–118, 130–134, 1944.

Smetzer, D. L., and *C. R. Smith:* Diastolic heart sounds of horses. JAVMA 146: 937–944, 1965.

Steck, W.: Technik und Ergebnisse der Finger-Finger Perkussion am Thorax bei Großtieren. Schweiz. Arch. Tierheilkd. 102: 641–649, 1960.

Steck, W.: Lungenschallperkussion und Brustwandschallperkussion bei Großtieren. Schweiz. Arch. Tierheilkd. 104: 59–66, 1962.

Kapitel 21

Das Abdomen des Pferdes

Gestalt und Oberflächenanatomie

Wie andere Pflanzenfresser, die hauptsächlich von Rauhfutter leben, besitzt das Pferd einen geräumigen gastrointestinalen Trakt und einen entsprechend massigen Bauch. Das gesamte Ausmaß des Bauches ist jedoch nicht unmittelbar sichtbar, da ein großer Teil unter den Rippen verborgen ist. Das Olecranon und der untere Teil der sechsten Rippe sind die Grenzmarken für die am weitesten nach kranial reichende Ausdehnung des Diaphragma (Abb. 20-3). Die Flanke wird durch die kaudale Neigung der Rippen in ihrer Größe reduziert. Die letzte Rippe ist nur wenige fingerbreit vom Tuber coxae entfernt.

Das Aussehen des Bauches variiert nach Alter, nach Haltung des Tieres und nach Art des Futters. Die ventrale Kontur ist besonders variabel. Sie verläuft bei Tieren mit harten Lebensbedingungen gerade zwischen Sternum und Kamm des Schambeines, während sie bei Tieren mit leichteren Bedingungen, bei trächtigen Stuten und Ponies den tiefsten Punkt hinter dem Processus xiphoideus erreicht. Bei Ponies steigt der kaudale Teil des Bodens sehr steil an. Diese Unterschiede sind nicht immer augenfällig, da der kaudalste Teil des Bauches lateral zwischen Flanke und Oberschenkel von der Kniefalte verdeckt ist und an der ventralen Kontur sich die Vorhaut oder das Euter abhebt.

Der Rumpf ist an den letzten Rippen am breitesten. Der obere Teil der Flanke bildet die Fossa paralumbalis, die aber beim Pferd relativ kurz ist und hinter den Rippen schlechter erkennbar ist als beim Rind. Der untere Teil des Bauches ist von einer zur anderen Seite abgerundet, außer beim Fohlen, bei dem der gesamte Bauch schmal ist. Die normale Symmetrie kann während fortgeschrittener Trächtigkeit oder bei Gasansammlungen in Teilen des Verdauungstraktes verschoben sein.

Die Lage der letzten Rippe ist oft sichtbar, während die Skelettabgrenzungen in der Flanke und am Unterbauch weniger leicht zu finden sind. Die Processus transversi der Lendenwirbel sind gewöhnlich zu tief unter den Muskeln gelegen, um tastbar zu sein. Der dorsale Teil des Tuber coxae ist sehr auffällig, aber der ventrale Teil, an dem der M. obliquus internus abdominis und der M. tensor fasciae latae entspringen, ist nicht sichtbar, jedoch leicht tastbar.

Erkennbar ist ebenfalls das Crus costocoxale des M. obliquus internus abdominis, das vom Tuber coxae zur letzten Rippe zieht und die kaudoventrale Abgrenzung der Fossa paralumbalis bildet (Abb. 21-4/B). Gut sichtbar ist auch die V. thoracica superficialis (Sporader), die über den ventralen Teil der Bauchwand zur Achselhöhle läuft, indem sie der dorsalen Grenze des M. pectoralis profundus folgt. Die Kniefaltenlymphknoten sind gewöhnlich gut auffindbar und können unter den Fingern hin- und hergerollt werden. Sie sind in einem spindelförmigen Paket angeordnet und liegen am kranialen Rand des Oberschenkels in der Mitte zwischen Tuber coxae und Patella. Durch Vorwärtsziehen kann man sie leichter finden. Der oberflächliche Leistenring des Leistenkanals kann durch tiefes Abtasten der Leistengegend gefühlt werden. Bei diesem Vorgehen muß man Vorsicht walten lassen (/4,A/3). Die allgemeinen Kriterien und die Einteilung in abdominale Regionen gelten auch für das Pferd (Abb. 3-34).

Ventrolaterale Bauchwand

Struktur

Die Haut über der Flanke ist dick, verdünnt sich aber ventral, besonders bei schweren Zugpferden. Sie ist in der Kniefalte zwischen Abdomen und Oberschenkel besonders dünn, spärlich behaart und durch die Sekretion der Talgdrüsen, die hier konzentriert sind, glänzend.

Die Schweißdrüsen dagegen liegen in der Flanke. Über dem Tuber coxae befindet sich eine große Bursa subcutanea, eine postnatale Entwicklung. Sonst ist die Haut eng mit dem M.

cutaneus trunci verbunden, der bis zur Flanke reicht, jedoch die ventrale Bauchwand nicht bedeckt. Die obere Grenze dieses Muskels folgt einer Linie vom Widerrist zum Kniegelenk. Der Muskel ist kranial dort am dicksten, wo er sich in eine laterale und mediale Faszie teilt und über Schulter und Arm erstreckt. Kaudal setzt er sich bis zur Kniefalte fort und endet an der Fascia femoralis lateralis. Der M. cutaneus trunci bewirkt, daß die Haut zuckt, um Fliegen oder andere störende Faktoren zu entfernen. Er kann auch sekundär ein Retraktor der Vordergliedmaße sein. Präputialmuskeln fehlen.

Die lockere Fascia superficialis enthält die Hautnerven und die oberflächlichen Blutgefäße und umschließt die Kniefaltenlymphknoten.

Die Fascia profunda besteht weitgehend aus elastischem Gewebe, und da dieses gelblich ist, ist sie auch als Tunica flava bekannt. Die Tunica flava stützt die Eingeweide und ist ventral, wo die Last am größten ist, am dicksten. Der dorsale Teil kann leicht von den darunterliegenden Muskeln abpräpariert werden, der ventrale Teil jedoch tauscht Fasern mit der Aponeurose des M. obliquus externus abdominis aus und liegt eng an. Bänder, die sich von der Tunica flava abspalten, dienen als Aufhängebänder für die Vorhaut oder für das Euter. Diese Schicht muß bei der Abdominaloperation sorgfältig genäht werden, da das elastische Gewebe dazu neigt, die Wundränder auseinanderzuziehen.

Bevor die Muskeln der Bauchwand behandelt

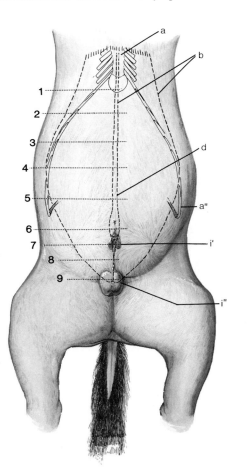
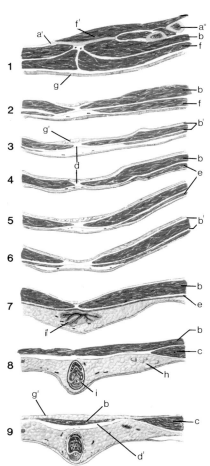

Abb. 21-1 Strukturveränderungen der ventralen Bauchwand in einer Serie von Querschnitten.

a, Sternum; a', Schaufelknorpel; a", Rippenbogen; b, M. rectus abdominis; b', Rectusscheide; c, M. obliquus internus abdominis; d, Linea alba; d', Tendo praepubicus; e, M. cutaneus trunci; f, M. pectoralis profundus; f', Diaphragma; g, Haut; g', Fett; h, oberflächliche Leistenlymphknoten; i, Penis; i', Vorhaut; i", Scrotum.

werden, ist es notwendig, die Linea alba und den Tendo praepubicus zu betrachten, da diese und die benachbarten Strukturen eine besondere Bedeutung für das Pferd haben. Die Linea alba, die hauptsächlich durch die Aponeurosen der Muskeln in der Flanke gebildet wird, wird durch Längsfasern verstärkt. Sie ist, der Länge nach betrachtet, ungleich entwickelt. Der kaudale Teil mit dem Nabel ist am breitesten (Abb. 21-1/d). Die Linea alba vereint sich schließlich mit den Sehnen des rechten und linken M. rectus abdominis und bildet eine breite Querplatte, den Tendo praepubicus (/d'). Dieser spaltet sich unmittelbar am Schambeinkamm in zwei schwache mediane Stränge mit nur wenigen Querfasern, die sich beiderseits an der Eminentia iliopubica befestigen. Ein zusätzliches starkes Band, das die ventrale Fläche des Os pubis überquert, zieht durch eine Rinne ins Acetabulum und gelangt an den Femurkopf. Dieses Band, das Ligamentum accessorium ossis femoris ist eine Besonderheit des Pferdes und verhindert, daß das Pferd zur Seite ausschlägt (Abb. 21-2/5').

Der kaudale Teil der Linea alba verläuft im-

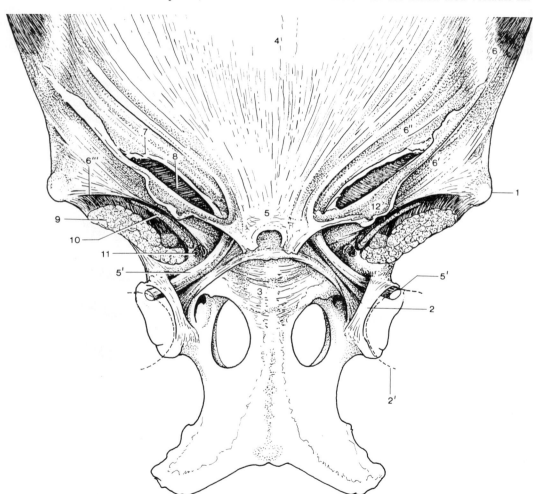

Abb. 21-2 Befestigung der Bauchmuskeln am Becken und Tendo praepubicus.

1, Tuber coxae; 2, Ligamentum transversum acetabuli; 2', Caput ossis femoris; 3, Os pubis; 4, Linea alba; 5, Tendo praepubicus; 5', Ligamentum accessorium; 6, M. obliquus externus abdominis; 6', 6", Becken- und Bauchsehne der Aponeurose des M. obliquus externus abdominis; 6''', Befestigung der Beckensehne des M. obliquus externus abdominis am M. sartorius und M. iliopsoas (Ligamentum inguinale); 7, oberflächlicher Leistenring; 8, M. obliquus internus abdominis; 9, M. iliopsoas; 10, M. sartorius; 11, Lacuna vasorum mit A. und V. femoralis; 12, Lamina femoralis.

Das Abdomen des Pferdes 553

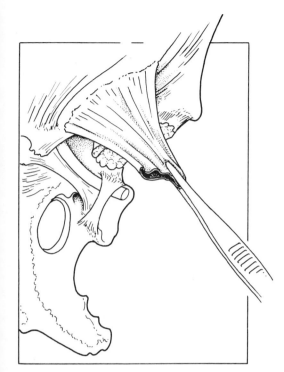

Abb. 21-3 Ursprung der Fascia spermatica externa (und Lamina femoralis) am Rand des Anulus inguinalis superficialis. (Zum Vergleich Abb. 21-2.)

mer vertikal, bevor er vor dem Tendo praepubicus endet. Da sich die Linea alba mit den Aponeurosen der Flankenmuskeln vereint, fängt sie viel von dem Gewicht der Baucheingeweide ab. Ein Bruch in diesem Teil, der glücklicherweise sehr selten vorkommt, würde ernste Folgen haben.

Der M. obliquus externus abdominis (Abb. 21-4/1) ist der größte Muskel der Flanke. Er steigt lateral an der Brustwand auf (kaudal der fünften Rippe) und besitzt eine Reihe von Zacken, die die Zacken des M. serratus ventralis und die Fascia thoracolumbalis treffen. Sein Faserverlauf ist kaudoventral und geht in eine breite Aponeurose über. Der Übergang vom fleischigen Teil des Muskels in die Aponeurose liegt auf einer Linie, die vom Tuber coxae zum ventralen Ende der fünften Rippe zieht. Die Aponeurose spaltet sich in eine größere Bauchsehne, die über dem M. rectus abdominis zur Linea alba zieht, und in eine kleinere Beckensehne, die am Tuber coxae, an der Faszie über dem M. iliopsoas und M. sartorius sowie am Tendo praepubicus inseriert (Abb.

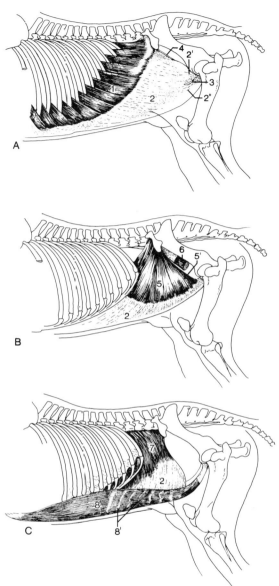

Abb. 21-4 Bauchmuskeln und ihre Befestigung am Skelett.

1, M. obliquus externus abdominis, Muskelteil; 2, aponeurotische Teile von 1, 5 und 7; 2', 2", Becken- und Bauchsehne des aponeurotischen Teils; 3, Anulus inguinalis superficialis; 4, Befestigung der Aponeurose des M. obliquus externus abdominis am M. iliopsoas und M. sartorius (Ligamentum inguinale); 5, M. obliquus internus abdominis, Muskelteil; 5', freier Rand, der den kranialen Rand des Anulus inguinalis profundus bildet; 6, M. iliopsoas, teilweise von der Fascia iliaca umschlossen; 7, M. transversus abdominis, Muskelteil; 8, M. rectus abdominis; 8', Intersectiones tendineae.

21-2/6'). Der Spalt zwischen Bauch- und Beckensehne bildet den Anulus inguinalis superficialis des Leistenkanals (Abb. 21-4/3).

Der unnötige Terminus „Ligamentum inguinale" ist für diese Beschreibung nicht hilfreich. Er wird manchmal für den verdickten kaudodorsalen Rand der Beckensehne verwendet. Das Hervortreten dieses Randes (/4) liegt aber weniger an der Verdickung als an der Spannung in der Verbindung zur Faszie, die den M. iliopsoas und M. sartorius bedeckt.

Der M. obliquus internus abdominis (/5) entspringt am Tuber coxae konzentriert und dehnt sich dann radiär zum dorsokaudalen Rand der Beckensehne des M. obliquus externus abdominis aus. Die meisten Faserbündel verlaufen kraniolateral zu den letzten Rippenknorpeln oder zur Linea alba über eine Aponeurose, die sich mit der Bauchsehne des M. obliquus externus abdominis verbindet. Einige verlaufen ventral und kaudoventral und bedecken die Innenseite des oberflächlichen Leistenrings (Abb. 21-4/5). Kaudal spaltet sich der M. cremaster externus ab, der auf den Samenstrang übergeht. Der Übergang vom fleischigen zum aponeurotischen Teil dieses Muskels liegt in der Mitte der Bauchwand.

Der M. transversus abdominis (Abb. 21-4/7) entspringt an den Lendenwirbeln, medial an den letzten Rippen ventral vom Ursprung des Diaphragma. Der fleischige Teil setzt sich in einer Aponeurose fort, die innen über den M. rectus abdominis zur Linea alba zieht. Der M. transversus abdominis, der kleinste der drei Flankenmuskeln, reicht nicht bis zum Tuber coxae; die Lamina interna der Rektusscheide fehlt somit im kaudalen Bereich.

Der M. rectus abdominis (/8) entspringt am vierten bis neunten Rippenknorpel und an den benachbarten Teilen des Sternum. Er inseriert am Tendo praepubicus. Der Muskel, der über dem Thorax relativ schmal ist, weitet sich über dem Abdomen beachtlich, ehe er wieder schmaler wird (Abb. 21-1/b).

Obwohl die Funktion der Bauchmuskeln bei allen Tierarten gleich ist, ist ihre Unterstützung bei der Exspiration beim Pferd besonders wichtig, weil die Elastizität der Lungen bei älteren Pferden häufig reduziert ist (Dämpfigkeit). Die Kontraktion der Bauchmuskulatur ist dann um so wichtiger, um die Viszera und das Diaphragma aus der inspiratorischen Stellung herauszuführen. Dabei wird der Übergang des fleischigen in den aponeurotischen Teil des M. obliquus externus abdominis als sogenannte Dampfrinne sichtbar.

Die Fascia transversalis unter dem Peritoneum ist oft stark und unregelmäßig von Fett durchsetzt. Diese Schicht kann bei gut genährten Pferden 6 oder mehr cm dick sein und muß bei chirurgischen Eingriffen berücksichtigt werden.

Leistenkanal (Canalis inguinalis)

Der Leistenkanal folgt dem allgemeinen Bauprinzip, muß aber wegen seiner Bedeutung bei der Kastration, die bei der Mehrzahl der Hengste vorgenommen wird, besonders herausgestellt werden. Er ist die Öffnung im kaudalen Teil der Bauchwand, durch die der Hoden auf seinem Weg zum Hodensack absteigt. Beim Pferd ist dieser Prozeß gewöhnlich kurz vor oder kurz nach der Geburt abgeschlossen. Beim Hengst enthält der Kanal den Samenstrang; beim Wallach verbleibt gewöhnlich ein Strangstumpf. Außerdem ziehen die A. pudenda externa und der N. genitofemoralis durch den Kanal.

Der Terminus Kanal läßt einen geräumigen Durchgang vermuten, jedoch ist der Kanal nur der Raum zwischen dem muskulösen Teil des M. obliquus internus abdominis und der Aponeurose des M. obliquus externus abdominis. Der Eingang (der Anulus inguinalis profundus) liegt am freien kaudalen Rand des M. obliquus internus abdominis (Abb. 21-5/5). Der Ursprung des M. obliquus internus abdominis vom M. obliquus externus abdominis und das Zusammenlaufen der beiden Muskeln am lateralen Rand des Tendo praepubicus bestimmen seine Länge (ungefähr 15 cm).

Der Ausgang (der Anulus inguinalis superficialis) zwischen der Bauch- und Beckensehne der Aponeurose des M. obliquus externus abdominis ist mehr oder weniger horizontal ausgerichtet (/4). Der äußere Leistenring ist durch Faseraustausch zwischen Bauch- und Beckensehne an seinem lateralen Winkel deutlich begrenzt. Die Ränder dieser Öffnung sind relativ undeutlich ausgeprägt. Am lateralen (dorsalen) Rand entspringen die Fascia spermatica externa und die Lamina femoralis, die die Beckensehne des M. obliquus externus abdominis direkt fortzusetzen scheinen (Abb. 21-3). Der mediale (ventrale) Rand ist etwas ausgefranst, kann aber durch die Haut hindurch abgetastet werden. Dies ist am besten möglich, wenn man die Handfläche an den Bauch legt und mit den Fingern in den Spalt zwischen Oberschenkel und Bauchwand vordringt. Dabei bleibt der laterale Rand unmerk-

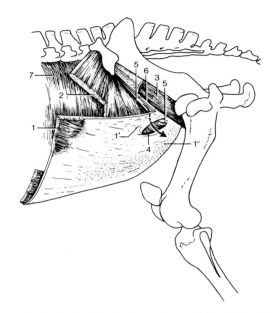

Abb. 21-5 Muskeln der Inguinalgegend. Der Pfeil geht durch den Inguinalkanal.

1, M. obliquus externus abdominis; 1', 1'', Becken- und Bauchsehne der Aponeurose des M. obliquus externus abdominis; 2, M. obliquus internus abdominis; 3, M. iliopsoas, teilweise von der Fascia iliaca umschlossen; 4, Anulus inguinalis superficialis; 5, kraniale Grenze des Anulus inguinalis profundus; 6, Befestigung der Beckensehne der Aponeurose des M. obliquus externus abdominis am M. iliopsoas und M. sartorius (Ligamentum inguinale); 7, M. transversus abdominis.

bar, der mediale Rand ist als straffe Kante wahrnehmbar. Die Finger gelangen bei abgespreiztem Schenkel am leichtesten in den äußeren Teil des Kanals, wenn die Lamina femoralis den lateralen Rand des äußeren Leistenringes nach außen zieht. Im Umriß ist der Kanal zwischen dem äußeren und inneren Leistenring dreieckig. Er ist kranial relativ lang und kaudal, wo die zwei Öffnungen an den Tendo praepubicus stoßen, sehr kurz (Abb. 21-5).

Die Peritonealscheide (Tunica vaginalis) des Samenstranges umschließt eine Höhle, die den Raum um den Hoden in offene Verbindung mit der Peritonealhöhle des Bauches bringt. Die Verbindung erfolgt durch den Vaginalring (ungefähr 3 cm lang), der in der Mitte des tiefen Leistenringes liegt (Abb. 22-17/12). Der Vaginalring kann beim Hengst durch das Rectum ertastet werden. An der Vaginalhöhle kann es zur Hernienbildung kommen, indem Darmteile durch den Leistenkanal in den Hodensack vordringen. Diese indirekte Inguinalhernie kommt nach Kastration relativ häufig vor. Die direkte Inguinalhernie, bei der sich eine Darmschlinge im Leistenkanal neben der Tunia vaginalis vorschiebt, ist beim Pferd selten.

Ein unvollkommener Abstieg eines oder beider Hoden (Kryptorchismus) ist beim Pferd häufig anzutreffen. Der Hoden kann in der Bauchhöhle oder im Leistenkanal verbleiben. Ein chirurgischer Eingriff kann angezeigt sein. Dabei ist zu beachten, daß der Samenstrang eine zentrale Lage im Inguinalkanal einnimmt. Die A. pudenda externa, die besonders zu beachten ist, liegt im kaudomedialen Winkel. Sie wird von dem N. genitofemoralis und einer kleinen Vene begleitet. Die größere V. pudenda externa verläuft getrennt zwischen dem M. pectineus und M. gracilis.

Innervation und Vaskularisation

Die segmentale Innervation der Bauchwand entspricht dem allgemeinen Bauprinzip. Kleine Abweichungen sind von geringer Bedeutung, da beim Pferd selten eine paravertebrale Anästhesie gemacht wird. Im wesentlichen folgt auch die Anordnung der Blutgefäße dem üblichen Verteilungsmuster. Es muß jedoch ein kranialer Zweig der A. circumflexa ilium profunda erwähnt werden, der sich vom Tuber coxae zwischen den Muskeln der Flanke ausdehnt. Er kann bei der Operation in dieser Gegend leicht verletzt werden. Diese Arterie ist auf der rechten Seite beim Trokarieren des tympanisierten Blinddarms besonders zu beachten. Die V. thoracica superficialis verläuft in der oberflächlichen Faszie am ventralen Rand des M. cutaneus trunci zur Achselhöhle. Verbindungen mit Nebenzweigen der V. pudenda externa ermöglichen einen alternativen Abfluß vom Präputium und vom Euter.

Allgemeine Topographie der Bauchhöhle

Das Allgemeine über die Topographie der Bauchhöhle aller Tierarten ist bereits besprochen worden (S. 137). Pathologische Verwachsungen des Peritoneum sind beim Pferd häufig zu finden. Die meisten entstehen durch Wanderung und Einkapselung von Nematodenlarven, die bei fast allen Pferden vorkommen. Arterielle Aneurysmen und Verdickungen sind ebenfalls weit ver-

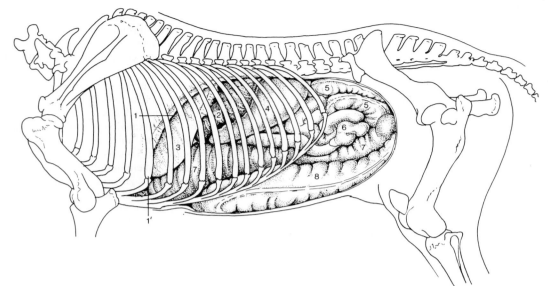

Abb. 21-6A Projektion der Eingeweide auf die linke Bauchwand (einschließlich Diaphragma).

1, Schnittkante des Diaphragma; 1', sechste Rippe; 2, Magen; 3, Leber; 4, Milz; 5, Colon descendens (mit Poschen und Bandstreifen); 6, Jejunum (glatt); 7, linke dorsale Längslage des Colon ascendens; 8, linke ventrale Längslage des Colon ascendens.

breitet und haben dieselbe Ursache. Ist die A. mesenterica cranialis betroffen, dann ist die Erkrankung sehr offensichtlich und ernst.

Außer bei fortgeschrittener Trächtigkeit, wenn der Uterus die Eingeweide verdrängt, wird die Topographie der Pferdebauchhöhle von dem umfangreichen Dickdarm geprägt. Im Blinddarm und im Colon ascendens findet eine mikrobiologische Fermentation statt, die die Zellulose im Futter erschließt. Diese Funktion ist mit den

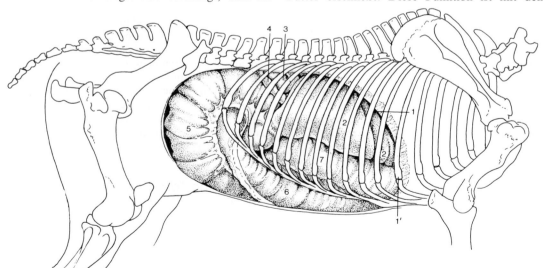

Abb. 21-6B Projektion der Eingeweide auf die rechte Bauchwand (einschließlich Diaphragma).

1, Schnittkante des Diaphragma; 1', sechste Rippe; 2, Leber; 3, rechte Niere; 4, Duodenum descendens; 5, Corpus des Caecum; 6, rechte ventrale Längslage des Colon ascendens; 7, rechte dorsale Längslage des Colon ascendens.

Vormägen der Wiederkäuer vergleichbar. Der Dickdarm ist so umfangreich, daß man beim Öffnen der Bauchwand immer auf ihn trifft, ganz gleich, ob der Schnitt in der Flanke oder am Unterbauch gemacht wird. Die Topographie der Bauchorgane ist kompliziert. Vor ihrer systematischen Beschreibung soll deswegen eine allgemeine Übersicht anhand der Abbildungen 21-6A, 21-6B und 21-10 gegeben werden.

Milz

Die Milz liegt im linken kraniodorsalen Teil der Bauchhöhle, wo sie durch die kaudalen Rippen bedeckt und geschützt wird, von denen sie nur durch das Diaphragma getrennt ist. Ihre breite dorsale Basis liegt unter den letzten drei Rippen, und nur eine kleine Ecke erreicht die Flanke. Ihre ventrale Spitze reicht etwa bis zur neunten oder zehnten Rippe, eine Handbreit über dem Rippenbogen (Abb. 21-6A/4). Der kraniale Rand ist konkav, der kaudale Rand konvex, und das Organ ist dadurch ungefähr sichelförmig. Die parietale Fläche ist im allgemeinen glatt, auch wenn sie manchmal Vertiefungen aufweist, die sich sogar bis zur viszeralen Fläche durchdrücken können. Sie liegt am Diaphragma, ist aber nicht mit ihm verbunden. Die viszerale Fläche hat drei Teile. Ein kleines dorsales Gebiet paßt sich dem linken Zwerchfellpfeiler und der linken Niere an und ist mit dieser durch das Ligamentum renolienale verbunden (Abb. 21-7/1, 6). Der Rest der viszeralen Fläche ist durch einen Kamm geteilt, an dem die A. lienalis entlangzieht und an dem sich das Omentum majus befestigt. Der schmale Streifen kranial von dem Kamm, die Facies gastrica (/3), liegt der Curvatura major des Magens an. Das größere Gebiet kaudal von dem Kamm, die Facies intestinalis, grenzt an verschiedene Darmabschnitte (/2).

Die Lage der Milz variiert mit der Atmung. Gewöhnlich ist nur der kaudale Rand bei der Rektaluntersuchung zu erreichen. Wenn der Magen erweitert ist, wird ein größerer Teil zugänglich. Zu diesem Zweck kann ein Medikament verabreicht werden.

Magen

Am Magen ist der geringe Umfang im Vergleich zur Körpergröße des Tieres und zur aufzunehmenden Futtermenge bemerkenswert. Die allgemein zitierte Magenkapazität von 5 bis 15 Litern ist wahrscheinlich leicht übertrieben. Der Magen ist beim noch säugenden Fohlen relativ größer.

Der Pferdemagen liegt zum größten Teil in der linken Hälfte der Bauchhöhle (Abb. 21-9/2). Wie andere einfache Mägen besteht er aus zwei Abschnitten, die sich am ventralen Winkel treffen. Der linke Abschnitt umfaßt den Fundus (der gewöhnlich breit ist und beim Pferd auch Saccus caecus genannt wird) und das Corpus. Der rechte Abschnitt oder der Pylorusteil ist enger und erstreckt sich über die Mittellinie zum Duodenum (Abb. 21-8/6). Obwohl sich die Lage des Magens nach dem Grad seiner Ausdehnung verändert, verbleibt er immer innerhalb des Brustkorbes, selbst wenn er stark aufgebläht ist. Er ist daher für einfache Methoden der klinischen Untersuchung sowohl über die Flanke als auch per rectum unzugänglich. Überdehnung kann sich durch Anheben der darüberliegenden Rippe an der linken Seite bemerkbar machen, so daß die normale Symmetrie des Rumpfes verändert ist. Wenn der Magen mäßig ausgedehnt ist, erstreckt sich der Fundus unter den oberen Teil der 15. Rippe, und das Corpus reicht bis zum ventralen Teil der 9. und 10. Rippe. Die Cardia stellt einen relativ fixierten Punkt dar, und die Vergrößerung bei der

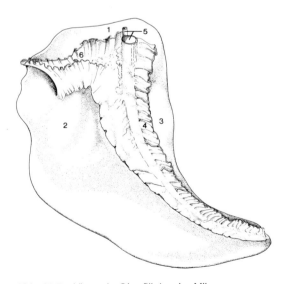

Abb. 21-7 Viszerale Oberfläche der Milz.

1, Impressio renalis; 2, Facies intestinalis; 3, Facies gastrica; 4, Omentum majus (Ligamentum gastrolienale); 5, A. und V. lienalis; 6, Ligamentum renolienale.

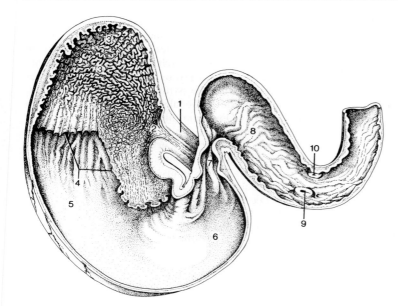

Abb. 21-8 Innenfläche des Magens und des kranialen Teiles des Duodenum.

1, Ösophagus; 2, Cardia; 3, Fundus (Saccus caecus ventriculi); 4, Margo plicatus; 5, Corpus; 6, Pylorusdrüsenzone; 7, Pylorus; 8, kranialer Teil des Duodenum; 9, Papilla duodeni major in der Ampulla hepatopancreatica; 10, Papilla duodeni minor.

Nahrungsaufnahme erfolgt hauptsächlich nach unten und vorwärts (Abb. 21-6A/2).

Die kraniale Fläche des Magens liegt im dorsalen Teil dem Diaphragma und im ventralen Teil dem Lobus sinister der Leber an. Die kaudale Fläche weist in entgegengesetzte Richtung und kommt mit verschiedenen Eingeweiden in Berührung. Dieses sind dorsal die Schlingen des Dünndarms und des Colon descendens und ventral die Flexura diaphragmatica des Colon ascendens. Der linke Teil der Curvatura major liegt dem Hilus und der angrenzenden Facies gastrica der Milz an.

Eine gezackte Linie (Margo plicatus) teilt das Mageninnere in ein großes drüsenloses Gebiet, das einen Teil des Fundus und des Corpus einnimmt, und in ein Gebiet mit Drüsen (Abb. 21-8). Der Teil ohne Drüsen ähnelt der Schleimhaut des Ösophagus, ist schmutzig weiß und rauh. Das weichere Gebiet mit Drüsen besteht aus der Cardia-, Fundus- und Pylorusdrüsenzone. Die Grenzen zwischen diesen Zonen sind schwer erkennbar. Bei frischen Präparaten ist die Fundusdrüsenzone etwas dunkler und rötlich, die Cardia- und Pylorusdrüsenzone dagegen ist gelblich. Der M. sphincter cardiae ist außergewöhnlich gut entwickelt. Dieses und die schräge Einmündung des Oesophagus macht man dafür verantwortlich, daß das Pferd in der Regel nicht erbrechen kann. Der Canalis pylori oder distale Teil des Pylorus ist muskulöser als der Rest des Magens und ist durch proximale und distale Muskelverdickungen begrenzt, die an der Curvatura minor konvergieren. Auch wenn der Sphincter des Pylorus voll entspannt ist, ist der Ausgang bemerkenswert eng (/7).

Darm

Der Darm füllt den größten Teil der Bauchhöhle aus. Der Dünndarm ist unwesentlich, der Dickdarm jedoch ist sehr stark modifiziert und vergrößert. Er ist wichtig für die mikrobielle Fermentation, und er besitzt eine Form und Lage, die eine Homologisierung zum Dickdarm bei anderen Tierarten schwierig machen. Vergleiche lassen sich aufgrund der Entwicklung der arteriellen Versorgung und der Zusammenlagerung ziehen.

Dünndarm

Beim toten Tier mißt der Dünndarm ungefähr 25 m, beim lebenden Tier ist er kürzer. Das Duodenum ist relativ kurz, und da es eng befestigt ist, ist seine Lage mehr oder weniger konstant. Es beginnt ventral an der Leber, wo der Anfangsteil (Pars cranialis) die Flexura sigmoidea bildet, deren erste Krümmung dorsal konvex und deren zweite Krümmung ventral konvex ist. Der zweite Teil (Pars descendens) verläuft kaudal an der Leber, bis er den lateralen Rand der rechten Niere erreicht, dem er bis zu dem kaudalen Pol folgt.

Das Abdomen des Pferdes 559

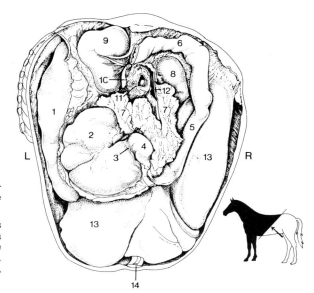

Abb. 21-9 Organe im kranialen Teil der Bauchhöhle eines jungen Pferdes; kaudoventrale Ansicht (siehe Pferd, Pfeil).

1, Milz; 2, Magen; 3, Pylorus; 4, 5, Pars cranialis und Pars descendens des Duodenum; 6, Flexura caudalis des Duodenum; 7, Pankreas; 8, rechte Niere; 9, linke Niere; 10, linke Nebenniere; 11, A. und V. mesenterica cranialis; 12, V. portae; 13, Leber; 14, Ligamentum falciforme.

Hinter der Gekrösewurzel wendet er sich nach medial (Abb. 21-9/6 und 21-10/2, 3). Das Duodenum descendens hat auch zum Lobus dexter des Pankreas Verbindung. Es kreuzt über den letzten Teil der rechten dorsalen Colonlage und über die Basis des Caecum, an denen es befestigt ist. Der dritte Teil (Pars ascendens) verläuft links vom Mesenterium kranial, biegt dann ventral unter die linke Niere und setzt sich dann im Jejunum fort. Das Duodenum ist einheitlich weit außer an seinem Anfang, wo der erste Schenkel der Flexura sigmoidea etwas erweitert ist. Der Ductus choledochus und der Ductus pancreaticus münden gemeinsam auf der Papilla duodeni major, die von einem kreisförmigen Schleimhautwall umgeben ist. Dieser liegt auf dem konvexen Rand der Flexura sigmoidea, während der Ductus pancreaticus accessorius auf der Papilla duodeni minor am vorderen Rand einmündet (Abb. 21-8).

Die Lage und die geringe Beweglichkeit des Duodenum machen den Zugang bei operativen Eingriffen schwierig, die aber auch sehr selten nötig sind.

Der restliche Teil des Dünndarms liegt am freien Rand des Mesenterium, das genügend lang ist und die freie Beweglichkeit der Darmschlingen ermöglicht. Die meisten Dünndarmschlingen sind im linken dorsalen Teil der Bauchhöhle anzutreffen, wo sie mit den Schlingen des Colon descendens vermischt sind. Einige Schlingen drängen sich auch zwischen Dickdarm und Flanken, andere können bis zur ventralen Bauchwand zwischen dem Corpus des Caecum und der ventralen Lage des Colon ascendens reichen. Das Ileum ist sehr kurz, und in den meisten Fällen hebt es sich vom Rest des Dünndarms dadurch ab, daß es eine dickere Wand und eine festere Konsistenz besitzt. Es nähert sich der linken Seite der Basis des Caecum von unten und endet mit der Papilla ilealis, die sich im Inneren des Caecum mit dem Ostium ileale öffnet (Abb. 21-13/1).

Dickdarm

Charakteristisch für den Dickdarm sind sein enormes Fassungsvermögen und die Bildung von Poschen (Haustra) und Bandstreifen (Taeniae). Die Haustra sind säckchenförmige Ausbuchtungen, die durch Verkürzung der Tänien entstehen. Diese sind Bandstreifen, die sich durch eine Konzentration der äußeren longitudinalen Muskulatur und aus elastischen Fasern an der Peripherie bilden. Halbmondförmige Falten (Plicae semilunares) ragen ins Innere, die außen als Furchen die benachbarten Haustren unterteilen (Abb. 21-10). Die haustrale Segmentation ist nicht konstant. Es zeigt sich intra vitam ein gewisser „haustraler Fluß", bei dem das Auftreten und Verschwinden der Haustren entsprechend der veränderten Kontraktionslage ständig wechseln können.

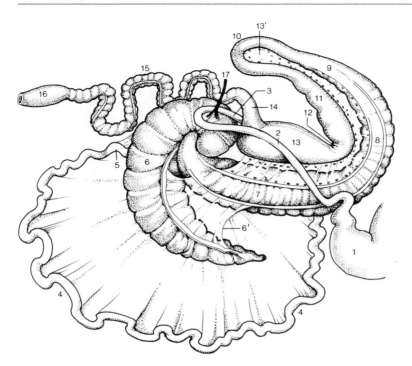

Abb. 21-10 Darm von rechts; schematisch.

1, Magen; 2, 3, Duodenum descendens und Duodenum ascendens; 4, Jejunum; 5, Ileum; 6, Caecum; 6′, Plica caecocolica; 7, rechte ventrale Längslage des Colon ascendens; 8, Flexura diaphragmatica ventralis; 9, linke ventrale Längslage des Colon ascendens; 10, Flexura pelvina; 11, linke dorsale Längslage des Colon ascendens; 12, Flexura diaphragmatica dorsalis; 13, rechte dorsale Längslage des Colon ascendens; 13′, Ligamentum intercolicum; 14, Colon transversum; 15, Colon descendens (kleines Colon); 16, Rectum; 17, A. mesenterica cranialis.

Caecum

Das Caecum schließt den Anfangsteil des Colon ascendens ein, der oberhalb von der Einmündung des Ileum liegt. Daraus folgt, daß das Ostium caecocolicum in Wirklichkeit eine Einschnürung des Colon ascendens ist, die etwas distal von dem eigentlichen Ursprung des Colon ascendens zu finden ist. Die gebräuchliche Terminologie berücksichtigt diese Tatsache jedoch nicht (Abb. 21-12).

Das Caecum besteht aus der breiten dorsalen Basis, dem gebogenen und sich verjüngenden Corpus und dem blind endenden ventralen Apex. Diese Teile sind miteinander verschmolzen, und das Caecum hat insgesamt die Form eines Kommas (Abb. 21-11). Bei großen Pferden kann es ein Fassungsvermögen von 30 Litern haben und einen Meter oder mehr lang sein. Die Basis liegt im rechten dorsalen Quadranten der Bauchhöhle zum Teil an der Flanke und zum Teil unter den kaudalen Rippen. Sie hat breiten Kontakt mit dem Dach der Bauchhöhle und mit den sublumbalen Organen von der 15. Rippe bis zum Tuber coxae. Die dorsale Verklebung der Basis umfaßt die Regionen des Pankreas und der rechten Niere. Diese retroperitoneale Befestigung erstreckt sich kaudal bis in Höhe des zweiten Lendenwirbels. Die Basis verschmilzt medial mit der Gekrösewurzel und kranial mit der rechten dorsalen Längslage des Colon ascendens. Der kraniale Teil der Basis bildet eine überhängende Erweiterung, die auf den ersten Blick ohne Ausgang zu sein scheint. Bei näherem Hinsehen erkennt man jedoch den Ursprung des Colon ascendens in der Mitte der kaudalen Wand dieser

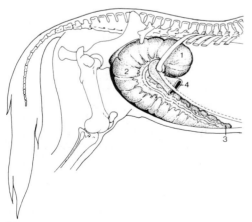

Abb. 21-11 Caecum in situ.

1, Basis caeci; 2, Corpus caeci; 3, Apex caeci; 4, Colon ventrale dextrum.

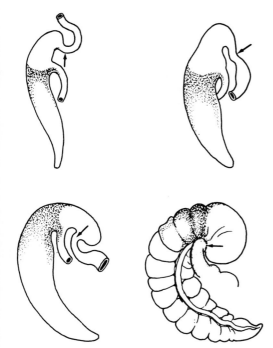

Abb. 21-12 Entwicklung des Caecum equinum; schematisch. Der punktierte Teil des Caecums ist homolog mit dem Caecum anderer Tierarten. Der nicht punktierte Teil ist der annektierte erste Teil des Colon ascendens. Das Ostium caecocolium ist eine Einschnürung des Colon ascendens (Pfeil).

Erweiterung. Der kaudale Teil der Basis verschmilzt ohne Grenze mit dem Corpus des Caecum.

Das Corpus erstreckt sich zuerst ventral und dann kranial. Es liegt zunächst an der rechten Flanke und folgt der kaudalen Grenze der rechten ventralen Längslage des Colon. Beim Absinken in der Bauchhöhle verschiebt es sich medial, und sobald es die ventrale Bauchwand erreicht, liegt es zwischen den beiden ventralen Längslagen des Colon ascendens. Es endet mit dem Apex kaudal vom Schaufelknorpel. Das Caecum besitzt vier Tänien, die aber am Apex auf zwei abnehmen.

Das Innere des Caecum ist mit zahlreichen Falten ausgestattet, die der äußeren Unterteilung der Haustra entsprechen. Diese Falten sind nicht permanent, nur eine größere Falte in Höhe der Papilla ilealis ist permanent und teilt die kraniale Erweiterung vom Rest der Basis (Abb. 21-13). Die Papilla ilealis ist in ihrer Form sehr veränderlich. Nach dem Tode erscheint sie an Präparaten als niedriger, kegelförmiger Zapfen, dessen Kuppel eine schlitzartige Öffnung besitzt, die von lockeren Schleimhautfalten begrenzt ist (/1). Beim lebenden Tier ist dies gewöhnlich ein vorspringender und zylindrischer Zapfen. Er besitzt ein rundes Ostium ileale, das von einem festen, dicken Wulst umgeben ist. Die Erektion dieser Papille hängt von dem Muskeltonus und von der Füllung des Venenplexus ab.

Obwohl der Ausgang des Caecum durch das Ostium caecocolicum (/2) in einiger Entfernung von der Papilla ilealis liegt, bringt die Krümmung der Basis caeci ihn auf dieselbe Querebene. Bei toten Tieren ist der Ausgang ein transversaler Schlitz, der kaum ein paar Finger durchläßt. Beim lebenden Tier paßt jedoch die ganze Hand durch diesen Ausgang.

Colon

Das Colon besteht wie bei anderen Tieren aus einem aufsteigenden, transversalen und absteigenden Teil (Abb. 21-14). Die ersten beiden bilden das „große Colon" und der dritte das „kleine Colon" (Abb. 21-10). Das aufsteigende Colon ist in vier parallelen Abschnitten angeordnet, die durch drei eigens benannte Flexuren getrennt sind. Die Reihenfolge der Colonabschnitte ist: Colon ventrale dextrum (/7), Flexura diaphragmatica ventralis, Colon ventrale sinistrum, Flexura pelvina, Colon dorsale sinistrum, Flexura diaphragmatica dorsalis, Colon dorsale dextrum

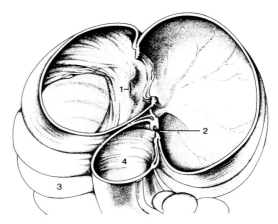

Abb. 21-13 Innenfläche der Basis caeci; rechte laterale Ansicht.

1, Begrenzung des Ileum in Höhe der Papilla ilealis; 2, Ostium caecocolicum; 3, Corpus caeci; 4, Colon ventrale dextrum.

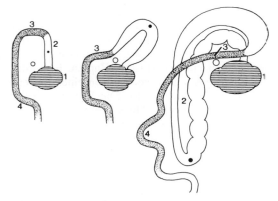

Abb. 21-14 Entwicklung des Colon ascendens; dorsale Ansicht. Der Punkt zeigt die Lage der Flexura pelvina, der Kreis die Lage der A. mesenterica cranialis.

1, Caecum; 2, Colon ascendens; 3, Colon transversum; 4, Colon descendens.

(/13). Das Colon dorsale dextrum geht in das kurze Colon transversum über, dem das Colon descendens folgt. Dieses ist lang und in vielen Schlingen gewunden.

Den Übergang vom Caecum zum Colon bildet eine Flexura sigmoidea. Die konvexe erste Biegung (durch die überhängende Erweiterung der Basis caeci gebildet) ist ventral gerichtet; die zweite Biegung (durch den ersten Teil des Colon gebildet) richtet sich dorsal (Abb. 21-13). Die Anordnung scheint sich durch die lockere Befestigung der medialen und lateralen Tänie in diesem Gebiet zu ergeben. Die Tänien ziehen als Stränge über den bogenförmig verlaufenden Darm. Das Colon ventrale dextrum (/4) ist zunächst schmal, wenn es an der siphonartigen Krümmung aufsteigt. Es weitet sich dann bald zu einem ca. 20 cm breiten, einheitlichen Rohr und zieht ventral an der Bauchwand nach kranial. Es kreuzt über die Mittellinie am Diaphragma (Flexura diaphragmatica ventralis) und wird dann zum linken ventralen Colon. Dieses läuft am Bauchhöhlenboden in Richtung Becken bis zu der scharfen Flexura pelvina, die um 180° in das linke dorsale Colon übergeht. Die Flexura pelvina (Abb. 21-10 und 21-16/4) fällt dadurch auf, daß der Querdurchmesser deutlich abnimmt und nur drei der vier Tänien, wie sie in den anderen ventralen Teilen vorkommen, vorhanden sind. Dadurch verschwinden die Haustren (/5). Obwohl hier kein Sphincter vorhanden ist, bildet die Flexura pelvina jedoch die Grenze zwischen zwei verschiedenen funktionellen Einheiten des Colon. Das Abnehmen der Flüssigkeit des Darminhaltes, die plötzliche Abknickung und Darmverengung erklären die starke Störungsanfälligkeit dieses Abschnittes. Die Lage der Flexura pelvina variiert je nach Ausdehnung des Rektums, der Blase und des Uterus und kann bei Rektaluntersuchungen leicht gefunden werden.

Das Colon dorsale sinistrum ist nach der Flexura pelvina schmal und glattwandig. Es weitet sich allmählich aus. Die Tänien vermehren sich von einer auf drei, und die Bildung der Haustren beginnt wieder. Das Colon dorsale sinistrum verläuft kranial und liegt auf dem Colon ventrale sinistrum und unter den Schlingen des Dünndarms und des Colon descendens. Es erreicht die Leber und geht an der Flexura diaphragmatica dorsalis in das Colon dorsale dextrum über. Vorher hat es Verbindung zur Milz und zum Magen (Abb. 21-6A/7). Das Colon dorsale dextrum ist der kürzeste und an seinem Ende der weiteste Teil (ca. 30 cm) des Colon ascendens (Abb. 21-16/7). Es steigt an der Leber bis zum kranialen Rand der Basis caeci auf, wo es medial abbiegt und zum Colon transversum wird (/8). Das Colon dorsale dextrum ist der am besten befestigte Darmabschnitt. Es ist am Dach der Bauchhöhle,

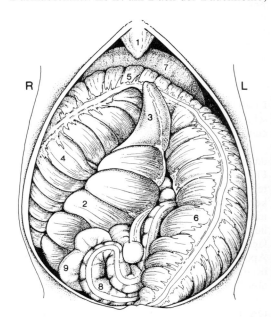

Abb. 21-15 Projektion der Eingeweide auf die ventrale Bauchwand. Die Lage des Apex caeci ist variabel.

1, Schaufelknorpel; 2, Corpus caeci; 3, Apex caeci; 4, Colon ventrale dextrum; 5, Flexura diaphragmatica ventralis; 6, Colon ventrale sinistrum; 7, Flexura diaphragmatica dorsalis; 8, Colon descendens (mit Tänie); 9, Jejunum (glatt). (Nach Schmaltz, 1927.)

an der Basis caeci und an der vorderen Gekrösewurzel in einem Verklebungsbezirk verwachsen. Es besitzt drei Tänien.

Das Colon transversum ist sehr kurz und verläuft wie bei anderen Säugern von links nach rechts vor der vorderen Gekrösewurzel. Es hat zwei Tänien und verjüngt sich rasch in Höhe der linken Niere auf das Kaliber des nachfolgenden Colon descendens (/9). Das Colon transversum besitzt auch einen retroperitonealen Verklebungsbezirk am Dach der Bauchhöhle.

Außer an seinem Anfang und Ende liegt das Colon ascendens frei in der Bauchhöhle. Da es sehr massig ist, wird seine Lage kaum verändert. Zwischen der benachbarten dorsalen und ventralen Colonlage befindet sich das Mesocolon (Abb. 21-10/13'). Das Colon ascendens ist an einem retroperitonealen Verklebungsbezirk gemeinsam mit dem Caecum und dem Colon transversum verankert. Dadurch kann sich gelegentlich der linke Colonabschnitt um die eigene Achse drehen, wodurch eine Darmverschlingung (Volvulus) entstehen kann, die beim Pferd zu den schwersten Erkrankungen der Bauchhöhle gehört. Beim Volvulus wird das Darmlumen verengt oder kann ganz verschlossen sein. Die Blutgefäße zum Darm werden stranguliert, und die Blutversorgung wird unterbrochen.

Das Colon descendens (/15) ist viel enger als die anderen Colonabschnitte. Es ist einige Meter lang und hängt an einem langen Mesenterium. Daher rühren seine beiden Namen, kleines Colon oder bewegliches Colon. Es liegt hauptsächlich im dorsalen, kaudalen und linken Teil der Bauchhöhle, größtenteils dorsal am Dünndarm, und es endet im Rektum (Abb. 21-6A/5). Der Unterschied zwischen dem Colon descendens und dem Rektum wird lediglich durch die Beckenlage des Rektum bestimmt. Veränderungen in Struktur und Aussehen gibt es zwischen beiden Darmabschnitten nicht. Das Colon descendens wird durch zwei hervortretende Tänien in zwei Reihen von Haustren geteilt, in denen sich getrocknete Fäkalien als „Pferdeäpfel" befinden. Das Rektum wird zusammen mit den Beckenorganen behandelt.

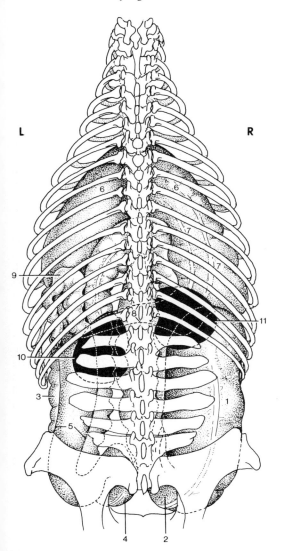

Abb. 21-16 Lage des Dickdarms und der Nieren; dorsale Ansicht.

1, Basis caeci; 2, Corpus caeci; 3, Colon ventrale sinistrum; 4, Flexura pelvina; 5, Colon dorsale sinistrum; 6, Flexura diaphragmatica dorsalis; 7, Colon dorsale dextrum; 8, Colon transversum; 9, proximaler Teil des Colon descendens, abgeschnitten; 10, linke Niere; 11, rechte Niere.

Blutversorgung, Lymphdrainage und Innervation des Magen-Darmtraktes

Die Blutversorgung der Baucheingeweide des Pferdes ist wegen der häufigen Gefäßerkrankungen, verursacht durch wandernde Nematodenlarven, von großer klinischer Bedeutung. Die Tatsache, daß diese Erkrankungen meist nicht zu ernst sind, liegt an der ausgedehnten Ausbildung von Anastomosen zwischen benachbarten Arterien, die zwei aufeinanderfolgende Abschnitte des Magen-Darmtrakts versorgen. Am schwersten betroffen sind oft die A. mesenterica cranialis und ihre Hauptzweige; diese können durch Aneurismenbildung und durch Reaktionen des Bindegewebes so stark vergrößert sein, daß ihre normale Topographie verändert ist. Paradoxerweise kann sich der Verschluß einer großen Arterie weniger ernst auswirken als der einer kleineren. Die Anastomosen der Hauptarterien sind klein und oft gefährlich eng. Insbesondere die A. mesenterica caudalis, die für das Colon descendens zuständig ist, ist häufig befallen.

Abbildung 21-17 zeigt die Verzweigung und Verteilung der zwei Mesenterialarterien. Die A. coeliaca für Magen, Leber und Milz verhält sich genauso wie bei anderen Tierarten. Die Venendrainage verläuft parallel zur arteriellen Versorgung; die Vena portae ist der gemeinsame Abfluß aus den tributären Gebieten der V. mesenterica caudalis, der V. mesenterica cranialis und der V. lienalis.

Die Lymphe der regionalen Lymphknoten des Magens, der Milz, des Pankreas und des Diaphragma fließt in das Lymphzentrum an der A. coeliaca und von dort über den Truncus coeliacus in die Cisterna chyli.

Zahlreiche Lymphknoten, die Lymphe vom Darm erhalten (mit Ausnahme des kaudalen Teils des absteigenden Colon), sind an der Gekrösewurzel und entlang der Arterien des Caecum und Colon verteilt.

Durch den Truncus intestinalis gelangt die Lymphe zur Cisterna chyli. Die Lymphknoten, die am restlichen Colon descendens verteilt sind, entsenden die Lymphe zu einem Zentrum an der kaudalen Gekrösewurzel und von dort zum Truncus lumbalis. Diesen Weg nimmt auch die Lymphe vom Rektum und Anus.

Die Baucheingeweide werden von Nerven versorgt, die durch die Mesenterialganglien verlaufen und Plexus bilden (Abb. 21-21/18, 20). Die Nerven um die A. coeliaca und A. mesenteria cranialis können durch Nematodenlarvenbefall verändert sein und sind außer bei jungen Tieren schlecht darzustellen. Es wird vielfach angenommen, obwohl es nicht bewiesen ist, daß der Kolikschmerz und die funktionelle Störung, die mit der Helmintheninfektion verbunden sind, von der sekundären Einbeziehung der Nerven herrühren und nicht primär von Blutgefäßläsionen.

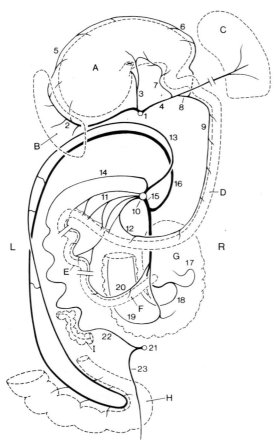

Abb. 21-17 Hauptarterien des Magen-Darmtrakts, schematisch; dorsale Ansicht. Zur besseren Übersicht ist das Präparat kraniokaudal gestreckt.

A, Magen; B, Milz; C, Leber; D, Duodenum; E, Jejunum; F, Ileum; G, Caecum; H, Flexura pelvina; I, Colon descendens.

1, A. coeliaca; 2, A. lienalis; 3, A. gastrica sinistra; 4, A. hepatica; 5, A. gastroepiploica sinistra; 6, A. gastroepiploica dextra; 7, A. gastrica dextra; 8, A. gastroduodenalis; 9, A. pancreaticoduodenalis cranialis; 10, A. mesenterica cranialis; 11, Aa. jejunales; 12, A. pancreaticoduodenalis caudalis; 13, A. colica dextra; 14, A. colica media; 15, A. ileocolica; 16, Ramus colicus der A. ileocolica; 17–18, A. caecalis lateralis; 19, A. caecalis medialis; 20, A. mesenterica ilealis; 21, A. mesenterica caudalis; 22, A. colica sinistra; 23, A. rectalis cranialis.

Leber

Die Leber ist in Form und Größe variabel; sie wiegt beim Reitpferd durchschnittlich ungefähr 5 kg. Das sind 1,5 % des Körpergewichts, ein geringeres Verhältnis als beim Fleischfresser.

Die Leber liegt am weitesten kranial in der Bauchhöhle direkt am Diaphragma. Beim jungen, gesunden Tier, bei dem zwei Drittel rechts von der Medianebene liegen, ist sie ausgesprochen asymmetrisch (Abb. 21-6B/2). Der am weitesten kaudal und dorsal gelegene Teil der Leber ist ventral des vertrebralen Endes der 16. und 17. Rippe auf der rechten Seite zu finden. Der am weitesten kranial und ventral gelegene Teil befindet sich links vom Scheitel des Diaphragma (Abb. 21-6A(3)). Die längste Achse verläuft schräg. Beim neugeborenen Fohlen ist die Leber im Verhältnis viel größer und erstreckt sich auf der ventralen Bauchwand bis hinter den Rippenbogen und ist außerdem symmetrischer. Bei älteren Tieren ist die Leber häufig atrophiert, was besonders am Lobus dexter durch den ständigen Druck vom rechten dorsalen Colon und von der Basis caeci zu beobachten ist. Seltener kommt es durch den Druck des Magens zur Atrophie des Lobus sinister.

Die parietale Oberfläche vereinigt sich mit dem Diaphragma durch ein komplizierteres System von Ligamenta als beim Wiederkäuer. An der viszeralen Oberfläche zeigen sich Eindrücke von Magen, Duodenum, Flexura diaphragmatica des Colon und der Basis caeci (Abb. 21-9). Die Porta hepatis liegt zentral in einem Gebiet, das direkt an das Pankreas angrenzt. Der dorsale befestigte Rand der Leber erstreckt sich zwischen dem rechten und linken Ligamentum triangulare und ist sehr unregelmäßig (Abb. 21-18). Der rechte Teil ist dick und bildet die Impressio renalis für den kranialen Pol der rechten Niere, und medial davon verläuft in einem Sulcus die Vena cava caudalis (/7). Der linke Teil der Leber ist dünner und erstreckt sich nicht so weit dorsal. An ihm ist die Impressio oesophagei direkt neben der Medianebene zu finden. Ihr langer, freier ventraler Rand ist schärfer und von einer Reihe von Fissuren unterbrochen, von denen die größten die Einteilung in Lobi bestimmen. Dieses sind der Lobus sinister, quadratus, dexter und caudatus. Die beiden ersten sind durch die Fissura getrennt, die das Ligamentum teres der Leber (ein Rest der Vena umbilicalis /4) enthält. Die Grenzen der anderen sind willkürlicher und von geringer morphologischer Bedeutung. Am Gallengangsystem des Pferdes gibt es keine Gallenblase, was durch die Weite der Gänge kompensiert wird. Der Gallengang (/9) mündet in das kraniale Duodenum auf der Papilla duodeni major gemeinsam mit dem Ductus pancreaticus (Abb. 21-8/9). Die schräge Einmündung des Ductus durch die Wand des Duodenum wirkt als Ventil und verhindert das Einfließen des Darminhaltes.

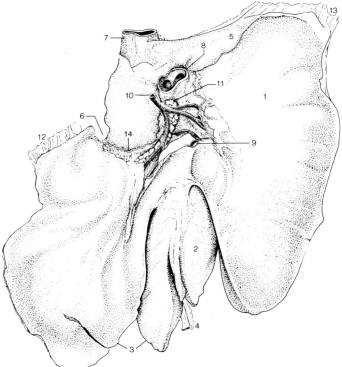

Abb. 21-18 Viszerale Fläche der Leber.

1, Lobus dexter; 2, Lobus quadratus; 3, Lobus sinister; 4, Ligamentum teres; 5, Processus caudatus; 6, Incisura oesophagei; 7, Vena cava caudalis; 8, Vena portae; 9, Gallengang; 10, A. hepatica; 11, Leberlymphknoten; 12, Ligamentum triangulare sinistrum; 13, Ligamentum triangulare dextrum; 14, Omentum minus.

Pankreas

Das Pankreas liegt auf der rechten Seite und ist mit der dorsalen Bauchwand und den Organen der Lendengegend verwachsen (Abb. 21-9/7). Es ist dreieckig und paßt mit seinem Apex in die zweite Biegung der Flexura sigmoidea duodeni. Die rechte Grenze folgt dem Duodenum descendens. Die linke Grenze verläuft schräg zur linken Niere. Die Vena portae (/12) perforiert das Pankreas nahe an der kaudalen Grenze. Die ventrale Fläche ist direkt mit dem Colon dorsale dextrum und der Basis caeci, und die dorsale Fläche ist mit der rechten Niere und der Leber verbunden. Die Ausmündung der zwei Pankreasgänge wurde mit dem Duodenum beschrieben.

Nieren und Nebennieren

Die Nieren grenzen an das Diaphragma und dorsal an die Psoasmuskeln. Jede Niere ist in eine Fettkapsel eingeschlossen. Die rechte Niere liegt ventral von den letzten zwei oder drei Rippen und vom Processus transversus des ersten Lendenwirbels. Die linke Niere liegt ventral von der letzten Rippe und von den Processus transversi der zwei oder drei ersten Lendenwirbel (Abb. 21-16/10, 11). Jede Niere wiegt ungefähr 700 g. Die rechte Niere ist herzförmig, die linke ist bohnenförmig. Beide Nieren sind dorsoventral abgeflacht (Abb. 21-19).

Der kraniale Pol der rechten Niere paßt in die Impressio renalis des Lobus caudatus der Leber; kaudal davon ist die rechte Niere ventral mit dem Prankreas und mit der Basis caeci verwachsen. Das Duodenum windet sich um den lateralen Rand und den angrenzenden Teil der ventralen Oberfläche (Abb. 21-9). Es ist das einzige Gebiet, das manchmal vom Peritonaeum bedeckt ist. Der kurze mediale Rand bildet den Hilus und hat Verbindung zur Vena cava caudalis und zur rechten Nebenniere (Abb. 21-19).

Die ventrale Fläche der linken Niere besitzt einen fast vollständigen Peritonaeumüberzug und steht mit den Schlingen des kleinen Colon und des Dünndarms einschließlich der Duodenojejunalschleife in Verbindung. Kranioventral stößt die linke Niere an die Milz und kann auch Kontakt mit dem erweiterten Magen haben (Abb. 21-9). Ihr medialer Rand hat Beziehung zur Aorta und zur linken Nebenniere (Abb. 21-19).

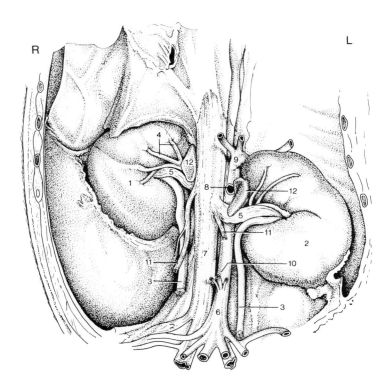

Abb. 21-19 Nieren und Nebennieren in situ; ventrale Ansicht.

1, rechte Niere; 2, linke Niere; 3, Ureter; 4, A. renalis; 5, Vena renalis; 6, Aorta; 7, Vena cava caudalis; 8, A. mesenterica cranialis; 9, A. coeliaca; 10, A. mesenterica caudalis und A. testicularis; 11, V. testicularis; 12, Nebennieren.

Die Nieren sind glatt und einwarzig. Die zahlreich angelegten Renculi sind vollkommen verwachsen; ihre ehemalige Abgrenzung ist nur noch an der Anordnung der interlobaren Arterien erkenntlich. Beim Fohlen findet man eine deutlichere Lobusbildung und einige oberflächliche Furchen. Abbildung 21-20 zeigt diese Strukturen am Längsschnitt. Die starke, äußere fibröse Kapsel kann normalerweise abgezogen werden außer am Nierenbecken, wo sie sich mit der Adventitia der ein- und austretenden Gefäße verbindet. Die Teilung des Parenchyms in Rinde und Mark ist durch einen Farbwechsel und durch die quergeschnittenen Aa. arcuatae sichtbar. Die Rinde ist braunrot und granuliert. Der periphere Teil des Markes ist dunkelrot, der innere Teil ist blaß; beide zeigen eine radiäre Streifung. Die Spitzen der verschmolzenen Renculi bilden eine gemeinsame Crista renalis, die in das Nierenbecken vorragt. Dieses besitzt eine unregelmäßige Form. Das Nierenbecken besteht aus einer zentralen Erweiterung (/4) am Ursprung des Ureters und zwei Recessus terminales gegen die Nierenpole (/5). Die meisten Ductus papillares öffnen sich in diese Recessus. Die Mucosa des Nierenbeckens produziert ein schleimartiges Sekret, weswegen im Pferdeharn normalerweise Proteine enthalten sind (physiologische Albuminurie).

Die Blutgefäße der Niere sind kurz und weit. Die Arterie teilt sich, bevor sie den Hilus erreicht, und einige Seitenäste können unabhängig an die ventrale Oberfläche gelangen (/8).

Die Ureter sind an ihrem Ursprung weit, verengen sich jedoch bald zu einem einheitlichen Rohr. Am Nierenbecken biegen sie kaudal ab und ziehen danach in gewundenem Verlauf am Dach der Bauchhöhle entlang bis zum Becken. Hier verlaufen sie in den Ligamenta vesicae lateralia (Plica urogenitalis, beim männlichen Tier) nach medial zur Blasenwand, die sie nahe dem Blasenhals durchdringen. Die länglichen, unregelmäßig geformten Nebennieren liegen kraniomedial an den entsprechenden Nieren (Abb. 21-19/12). Jede Nebenniere besteht aus der äußeren hellgelben Rinde und dem inneren braunroten Mark. Die Nebennieren sind bei jungen Tieren relativ groß.

Dach der Bauchhöhle

Die Körper der Lendenwirbel, die innere Lendenmuskulatur und das Diaphragma bilden das Dach der Bauchhöhle. Die Aorta und die Vena cava caudalis liegen in der Vertiefung zwischen den zwei kleinen Psoasmuskeln – die Aorta links und die Vena cava caudalis rechts (/6,7). Die Aufzweigung der Aorta und der Vena cava caudalis ist im Prinzip so wie bei den anderen Tierarten.

Die autonomen Nerven und Ganglien weisen einige für das Pferd spezifische Bildungen auf. Die allgemeine Übersicht ist in Abbildung 21-21 zu sehen. Das verschmolzene Ganglion coeliacum und Ganglion mesentericum craniale liegen ventral der Aorta und beidseitig an der A. coeliaca und A. mesenterica cranialis. Das rechte und linke Ganglion sind vor und hinter der A. mesenterica cranialis brückenartig miteinander verbunden. Die Ganglien sind etwa 5 cm lang und verschieden. Das linke ist größer und regelmäßiger in der Form als das rechte (/18). Jedes Ganglion entläßt einen Nervus splanchnicus major, an den parasympathische Fasern des dorsalen Vagusstammes heranziehen. Die Nerven, die die Ganglien verlassen, folgen der Verzweigung der Arterien und bilden einen dichten Plexus, in dem sich sympathische und parasympathische Fasern vermischen. Diese ganze Plexus-Anordnung, die von den Ganglien ausstrahlt, ist als Plexus coelia-

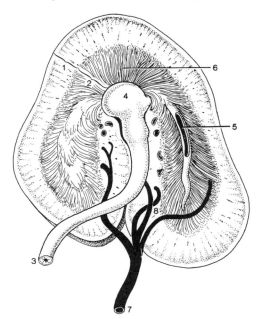

Abb. 21-20 Längsschnitt durch die Pferdeniere; halbschematisch.

1, Cortex renalis; 2, Medulla renalis; 3, Ureter; 4, Pelvis; 5, Recessus terminalis; 6, Ductus papillares; 7, A. renalis; 8, Aa. interlobares.

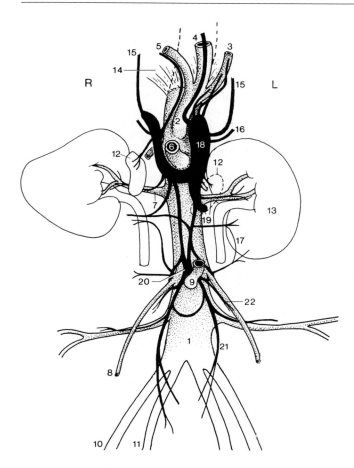

Abb. 21-21 Schema der autonomen Bauchnerven und Zweige der Bauchaorta; ventrale Ansicht.

1, Aorta; 2, A. coeliaca; 3, A. lienalis; 4, A. gastrica sinistra; 5, A. hepatica; 6, A. mesenterica cranialis; 7, A. renalis; 8, A. testicularis (bzw. ovarica); 9, A. mesenterica caudalis; 10, A. iliaca externa; 11, A. iliaca interna; 12, Nebennieren; 13, Nieren; 14, Zwerchfellpfeiler; 15, Nn. splanchnici majores; 16, Nn. splanchnici minores; 17, Nn. splanchnici lumbales; 18, verschmolzenes Ganglion coeliacum und mesentericum craniale; 19, Plexus renalis; 20, Ganglion mesentericum caudale; 21, N. hypogastricus; 22, Plexus testicularis (ovaricus).

comesentericus (Plexus solaris) bekannt. An den Nerven um die A. renalis kommen zusätzliche, kleine renale Ganglien vor.

Der Plexus coeliacomesentericus vereint sich mit dem Plexus mesentericus caudalis durch einen Plexus an der Aorta und durch einen zusätzlichen Faserstrang, der etwas weiter ventral im Mesocolon verläuft.

Das Ganglion mesentericum caudale liegt kranial an der A. mesenterica caudalis (/20,9). Von ihm entspringen Nervenplexus, die dieser Arterie und den Keimdrüsengefäßen zum kleinen Colon und zu den Geschlechtsorganen folgen; sie ziehen insbesondere zu den Nn. hypogastrici (/21), die retroperitoneal am Dach der Beckenhöhle verlaufen. Die Nn. splanchnici lumbales sind mit den größeren Ganglien und dem Plexus aorticus in unregelmäßiger Weise verbunden.

Außerdem besteht die übliche, direkte Verbindung von den präganglionären Fasern der Nn. splanchnici zum Nebennierenmark.

Ausgewählte Literatur

Adams, B.: Surgical approaches to and exploration of the equine abdomen. Vet. Clin. North. Am. 4: 89–104, 1982.

Alexander, F., and D. Benzie: A radiological study of the digestive tract of the foal. Q. J. Exp. Physiol. 36: 213–221, 1951.

Argenzio, R. A.: Functions of the equine large intestine and their interrelationship in disease. Cornell Vet. 65: 303–330, 1975.

Barclay, W. P., J. J. Foerner and T. N. Phillips: Volvulus of the large colon in the horse. JAVMA 177: 629–630, 1980.

Bradley, O. C.: The topographical anatomy of the thorax and abdomen of the horse. Edinburgh; W. Green and Son, 1922.

Byars, T. D., L. W. George, and D. S. Beisel: A laboratory technique for teaching rectal palpation in the horse. J. Vet. Med. Ed. 7: 80–82, 1980.

Campbell, M. L., N. Ackerman, and L. C. Peyton: Radiographic gastrointestinal anatomy of the foal. Vet. Radiol. 25: 194–204, 1984.

Candau, M., and L. Bueno: Motricité caecale et transit chez le poney: influence de l'état de réplétion du caecum et des fermentations microbiennes. Ann. Biol. Anim. Biochim. Biophys. 17: 503–508, 1977.

Collier, M. A.: Equine cryptorchidectomy: surgical considerations and approaches. Mod. Vet. Pract. 61: 511–515, 1980.

de Boom, H. P. A.: Functional anatomy and nervous control of the equine alimentary tract. J. S. Afr. Vet. Assoc. 46: 5–11, 1975.

Dobberstein, J., and *H. Hartmann:* Über die Anastomosenbildung im Bereich der Blind- und Grimmdarmarterien des Pferdes und ihre Bedeutunng für die Entstehung der embolischen Kolik. Berl. Münch. Tierärztl. Wochenschr. 48: 397–402, 1932.

Dyce, K. M.: The splanchnic nerves and major abdominal ganglia of the horse. J. Anat. 92: 62–71, 1958.

Dyce, K. M.: Observations upon the gastrointestinal tract of the living foal. Br. Vet. J. 116: 241–246, 1960.

Dyce, K. M., and *W. Hartman:* An endoscopic study of the cecal base of the horse. Tijdschr. Diergeneesk. 98: 957–962, 1973.

Dyce, K. M., W. Hartman, and *R. H. G. Aalfs:* A cinefluoroscopic study of the cecal base of the horse. Res. Vet. Sci. 20: 40–46, 1976.

Goshal, N. G., and *R. Getty:* Postdiaphragmatic disposition of the pars sympathica and major autonomic ganglia of the horse. Am. J. Vet. Res. 31: 1951–1961, 1970.

Greatorex, J. C.: Rectal exploration as an aid to the diagnosis of some medical conditions in the horse. Equine Vet. J. 1: 26–30, 1968.

Hackett, R. P.: Nonstrangulated colonic displacement in horses. JAVMA 182: 235–240, 1983.

Hütten, H., and *H. Wilkens:* Zur Technik der diagnostischen Leberpunktion beim Pferd unter besonderer Berücksichtigung ihrer anatomischen Grundlagen. Berl. Münch. Tierärztl. Wochenschr. 70: 401–405, 1957.

Isaksson, A.: Wall's liver biopsy for horses. JAVMA 118: 320–322, 1951.

Janis, C.: The evolutionary strategy of the Equidae and the origins of rumen and caecal digestion. Evolution 30: 757–774, 1976.

Kadletz, M.: Anatomische Grundlagen der rektalen Untersuchung beim Pferd. Wien. Tierärztl. Monatsschr. 17: 765–776, 1930.

Kopf, N.: Anatomischer Leitfaden für die Exploration der Bauchhöhle des Pferdes durch mediane Laparotomie. Zentralbl. Vet. Med. A. 27: 437–451, 1980.

McCarthy, P. H.: Eyes at the tips of your fingers: The anatomy of the abdominal and pelvic viscera of the narcotized horse as perceived by palpation during exploratory laparotomy. The Australian Equine Research Foundation, 1986. [c/o Peat, Marwick, Mitchell & Co., 500 Bourke St., Melbourne, Victoria 3000, Australia.]

Milne, D. W., M. J. Tarr, R. K. Lochner, et al.: Left dorsal displacement of the colon in the horse. J. Equine Med. Surg. 1: 47–52, 1977.

Minder, H. P.: Zur Diagnostik und praxisnahen Behandlung von Dickdarmobstipationen beim Pferd. Schweiz. Arch. Tierheilkd. 119: 79–82, 1977.

Osborne, C. A., M. L. Fahning, R. H. Schultz, et al.: Percutaneous renal biopsy in the cow and horse. JAVMA 153: 563–570, 1968.

Pearson, H., A. Messervy, and *P. J. N. Pinsent:* Surgical treatment of abdominal disorders in the horse. JAVMA 159: 1344–1352, 1971.

Schmaltz, R.: Atlas der Anatomie des Pferdes. Vol. 4, Die Eingeweide. Berlin, Richard Schoetz, 1927.

Schneider, R. K., D. W. Milne, and *C. W. Kohn:* Acquired inguinal hernia in the horse: a review of 27 cases. JAVMA 180: 317–320, 1982.

Schummer, A.: Morphologische Untersuchungen über die Funktionszustände des Ileums. Tierärztl. Umschau 8: 244–247, 1953.

Sellers, A. L., J. E. Lowe, C. J. Drost, J. R. Georgi, and *M. C. Roberts:* Retropulsion-propulsion in equine large colon. Am. J. Vet. Res. 43: 390–396, 1982.

Stickle, P. L., and *J. F. Fessler:* Retrospective study of 350 cases of equine cryptorchidism. JAVMA 172: 343–346, 1978.

Vaughan, J. T.: Surgical management of abdominal crisis in the horse. JAVMA 161: 1199–1212, 1972.

Vaughan, J. T.: Physical examination for intestinal obstruction. Am. Assoc. Equine Pract. Proc. 21: 439–447, 1976.

Witherspoon, D. M.: Exploration of the abdominal cavity by digital manipulation. Am. Assoc. Equine Pract. Proc. 23: 15–24, 1977.

Kapitel 22

Becken und Geschlechtsorgane des Pferdes

Dieses Kapitel befaßt sich mit der Beckenhöhle und den in ihr gelegenen Organen, einschließlich der in der Bauchhöhle liegenden Teile der weiblichen und männlichen Geschlechtsorgane. Das Euter wird ebenfalls kurz behandelt. Die Besonderheiten des Beckens werden in Kapitel 24 beschrieben.

Allgemeine Anatomie der Beckenhöhle

Beckenkanal und Perineum

Das Kreuzbein und die ersten zwei oder drei Schwanzwirbel bilden das Dach der Beckenhöhle. Das Dach verjüngt sich von vorne nach hinten und ist im Längsschnitt leicht konkav. Das Tuber ischiadicum und die Spina ischiadica treten weniger auffällig hervor als beim Rind, weshalb das Ligamentum sacrotuberale latum als Teil der lateralen Wand relativ größer ist (Abb. 22-1/7). Der Boden der Beckenhöhle ist solid, da die Beckensymphyse beim erwachsenen Tier fest verwachsen ist. Der Beckenboden ist horizontal, flach und von Seite zu Seite etwas ausgehöhlt. Bei jungen Tieren besitzt das Os pubis median eine Verdickung; diese bleibt beim Hengst erhalten, bei der Stute jedoch wird das Os pubis dünner und erscheint ausgehöhlt, besonders bei Stuten nach einigen Geburten.

Der Eingang zur Beckenhöhle wird durch die Linea terminalis begrenzt. Der Schambeinrand liegt bei der Stute in Höhe des dritten oder vierten Sakralwirbels, beim Hengst hinter dem zweiten Sakralwirbel. Von vorne ist der Eingang zum weiblichen Becken weit und gerundet, beim männlichen Tier ist er vor allem ventral eckiger (Abb. 22-2). Bei beiden Geschlechtern ist der Beckenausgang kleiner als der Beckeneingang. Der Beckenausgang wird von den Schwanzwirbeln, dem Kaudalrand des Ligamentum sacrotuberale latum, dem Tuber ischiadicum und dem Arcus ischiadicus begrenzt.

Die Beckenhöhle besitzt zwischen Eingang und Ausgang ungefähr die Form eines stumpfen Kegels (Abb. 22-3). Die Stute hat ein „gebärfreudigeres" Becken als die Kuh. Der Eingang ist weit, der Ausgang ist nicht eingeengt, die Beckenhöhle ist insgesamt geräumiger, die Längsachse zeigt keine Abknickung, und der größte Teil der lateralen Wände besitzt glatte Konturen.

Zum allgemeinen Überblick über das Becken sei auf Seite 49 und Abbildung 22-8 und 22-17 verwiesen.

Es ist für den Beckenausgang charakteristisch, daß die Hinterbackenmuskeln beim Pferd Wir-

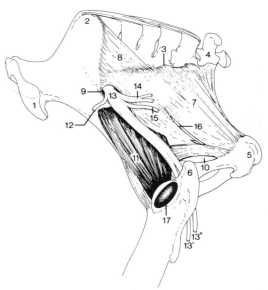

Abb. 22-1 Laterale Ansicht der Beckenknochen und des Ligamentum sacrotuberale latum.

1, Tuber coxae; 2, Tuber sacrale; 3, laterale Grenze des Sacrum; 4, erster Schwanzwirbel; 5, Tuber ischiadicum; 6, Trochanter major; 7, Ligamentum sacrotuberale latum; 8, Ligamentum sacroiliacum dorsale; 9, Foramen ischiadicum majus; 10, Foramen ischiadicum minus; 11, M. glutaeus profundus; 12, N. glutaeus cranialis; 13, N. ischiadicus; 13', N. fibularis; 13", N. tibialis; 14, N. glutaeus caudalis; 15, N. cutaneus femoralis caudalis; 16, N. pudendus; 17, Bursa trochanterica.

Abb. 22-2 Kraniale Ansicht des Beckeneingangs (Linea terminalis) bei der Stute (A), beim Hengst (B) und bei der Kuh (C). Die Begrenzung ist bei den unteren Bildern übertrieben dargestellt. Die Unterschiede in der Form des Beckeneingangs und der Lage der Spina ischiadica sind zu beachten.

1, Tuber coxae; 2, Tuber sacrale; 3, Ala ossis ilii; 4, Promontorium; 5, Corpus des Os ilii; 6, Acetabulum; 7, Schambeinrand; 8, Spina ischiadica; 9, Tuber ischiadicum.

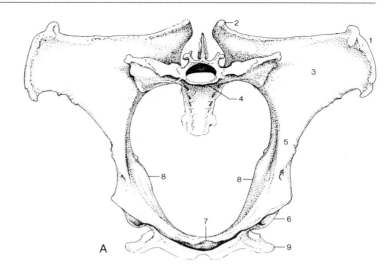

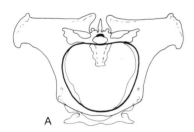
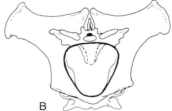
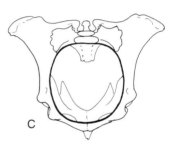

belköpfe besitzen, die den kaudalen Rand des Ligamentum sacrotuberale latum und das Tuber ischiadicum bedecken. Es kann deswegen bei der Stute das Einfallen des Ligamentum sacrotube-

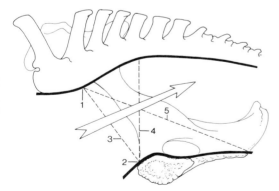

Abb. 22-3 Schematischer Beckenmedianschnitt der Stute mit einigen geburtshilflichen Parametern.

1, Promontorium; 2, kraniales Ende der Symphysis pelvina; 3, Conjugata vera; 4, Diameter verticalis; 5, Conjugata diagonalis. Der Pfeil zeigt die Achse des Beckenkanals.

rale latum nicht ertastet werden, was beim Rind einen wichtigen Hinweis für die beginnende Geburt ist. Wegen der Wirbelköpfe der Hinterbackenmuskeln ist beim Pferd auch die Fossa ischiorectalis nicht vorhanden. Die dünne, kaum behaarte und stark pigmentierte Haut des Perineum erhält einen Oberflächenglanz durch die Talgdrüsensekretion. Sie setzt sich auf den kaudalen Teil des Analkanals fort und variiert nach dem entsprechenden funktionellen Zustand. Die besondere Form der Vulva und ihre variable Lage werden später behandelt. Beim männlichen Tier ist die Urethra an der Stelle fühlbar, wo sie am Arcus ischiadicus umbiegt. Die tiefen Strukturen des Perineum sind mit denen vom Rind vergleichbar. Es gibt zwar zahlreiche tierartliche Unterschiede, diese sind jedoch nicht von praktischer Bedeutung.

Topographie der Beckenhöhle

Die Zweige des Plexus lumbosacralis, die das Becken durchziehen, werden auf Seite 354 ausführlich beschrieben. Hier sollen nur einige Sonderbildungen erwähnt werden. Der N. obturatorius zieht medial über das Corpus ossis ilii zum Foramen obturatum. Bei einer Fraktur des Knochens oder beim Geburtsvorgang ist der Nerv leicht verletzbar (Abb. 22-4/15). Das Nervengeflecht, von dem der N. glutaeus cranialis, N. ischiadicus und N. glutaeus caudalis ausgehen, ist ebenfalls dort leicht verletzbar, wo die Nerven ventral am Kreuzbein liegen und zum Foramen ischiadicum majus ziehen (/13).

Der Nervus pudendus (/12) entspringt an den mittleren Sakralnerven (S (2) 3–4) und zieht in Richtung des Tuber ischiadicum. Er verläuft zuerst innen am Ligamentum sacrotuberale latum, zieht durch das Foramen ischiadicum minus und tauscht Fasern mit dem N. cutanaeus femoris caudalis des Oberschenkels aus. Er teilt sich dann in verschiedene Zweige, von denen der tiefe N. perinealis der wichtigste ist (/12′). Sein Hauptstamm zieht zur Clitoris oder zum Penis weiter. Der tiefe N. perinealis ist für die Innervation der quergestreiften Muskulatur des Perineum zuständig. Der oberflächliche Zweig zieht als sensibler Nerv zum Anus, zur Vulva und zur perinealen Haut sowie ventral bis zum Euter (oder Scrotum und Praeputium).

Die Nn. rectales caudales (/11), die an denselben Sakralnerven entspringen (hauptsächlich an S3–4), enthalten die motorischen Fasern für die

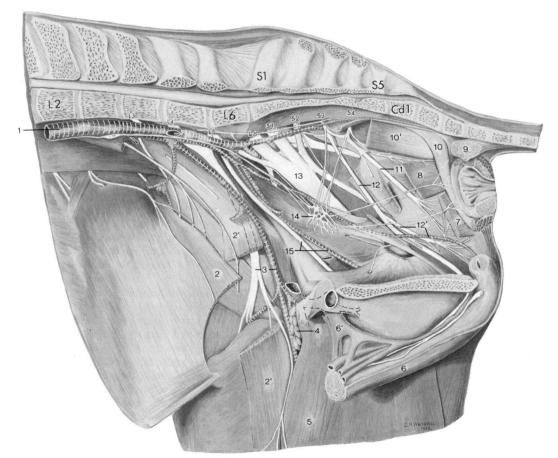

Abb. 22-4 Sektion der Beckenwand; mediale Ansicht.

1, Aorta; 2, M. obliquus internus abdominis; 2′, M. sartorius, abgeschnitten; 3, A. und N. femoralis; 4, tiefe Leistenlymphknoten; 5, M. gracilis; 6, Penis; 6′, V. pudenda externa; 7, M. levator ani, abgeschnitten; 8, M. coccygeus; 9, M. rectococcygeus; 10, M. retractor penis; 10′, ventraler Schwanzmuskel; 11, N. rectalis caudalis; 12, N. pudendus; 12′, N. perinealis profundus und A. pudenda interna; 13, N. ischiadicus; 14, Plexus pelvis; 15, N. obturatorius und A. obturatoria.

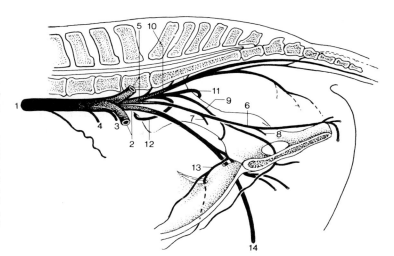

Abb. 22-5 Hauptarterien an der rechten Wand der Beckenhöhle; mediale Ansicht.

1, Aorta; 2, A. iliaca externa; 3, A. uterina; 4, A. circumflexa ilium profunda; 5, A. iliaca interna (und Stumpf); 6, A. pudenda interna; 7, A. umbilicalis; 8, A. prostatica (vaginalis); 9, A. obturatoria; 10, A. glutaea caudalis; 11, A. glutaea cranialis; 12, A. iliolumbalis; 13, Truncus pudendoepigastricus; 14, A. femoralis.

quergestreifte Muskulatur des dorsalen Teils des Perineum und die sensiblen Fasern für das Rektum, die Wand des Analkanals und die benachbarte Haut.

Die Nervi pelvini sind wie bei anderen Tierarten angeordnet und enthalten parasympathische Fasern der zweiten, dritten und vierten Sakralnerven.

Die Blutversorgung der Beckenorgane und der Beckenwände erfolgt durch die Aa. iliacae internae. Sie entspringen an der Endaufzweigung der Bauchaorta (Abb. 22-5/5). Die sehr kurze A. iliaca interna verläuft unter der Ala ossis ilii und teilt sich in die A. pudenda interna und die A. glutaea caudalis. Die A. pudenda interna (/6) versorgt hauptsächlich die Eingeweide. Sie verläuft kaudoventral auf der tiefen Schicht des Ligamentum sacrotuberale latum nahe des N. pudendus, bevor sie sich medial wendet und sich in Höhe der Spina ischiadica teilt. Zu ihren Zweigen gehören die A. umbilicalis, über die sehr wenig Blut zum Vertex der Blase (und zum angrenzenden Teil des Ductus deferens beim Hengst) gelangt, und ein weiterer Zweig, der den größten Teil der Geschlechtsorgane versorgt. Beim weiblichen Tier handelt es sich dabei um die A. vaginalis (/8), über die der größte Teil der Blase, die Harnröhre, der kaudale Teil des Uterus, die Vagina und um die A. rectalis media, über die ein großer Teil des Rektum versorgt wird. Die homologe A. prostatica versorgt die Blase, die Harnröhre, die akzessorischen Geschlechtsdrüsen und den entsprechenden Teil des Rektum. Zu den Endzweigen der A. pudenda interna gehören die A. rectalis caudalis für Rektum und Anus, die A. perinealis ventralis für das Peri-

neum, die A. vestibularis und die A. bulbi vestibuli. Das Gegenstück der letztgenannten Arterie ist beim männlichen Tier die A. penis, die mit Ästen der A. obturateria anastomosiert (/9).

Die A. glutaea caudalis (/10) läuft kaudal zur dorsolateralen Beckenwand; von ihr zweigen die A. obturatoria und die A. glutaea cranialis ab. Der Arterienstamm durchdringt das Ligamentum sacrotuberale latum, bevor er die Kruppen-, Hinterbacken- und Schwanzmuskeln versorgt. Die A. obturatoria verläßt das Becken durch das Foramen obturatum; die A. glutaea cranialis verläßt es durch das Foramen ischiadicum majus.

Die Venen verhalten sich ähnlich wie die Arterien.

Rektum und Analkanal

Das Grundsätzliche zur Topographie der Beckeneingeweide und zu den Peritonäalverhältnissen ist in den Abbildungen 22-6 und 22-7/A und B zu sehen.

Das Rektum ist die Fortsetzung des Colon descendens im Beckenbereich. Anfänglich ähnelt es dem Colon in Struktur und Beziehung zum Peritonaeum, aber weiter kaudal verkürzt sich das Mesenterium, und der Peritonäalüberzug endet. Schließlich ist das Rektum vollständig retroperitonäal gelegen und von fettreichem Bindegewebe umgeben. Im Endteil verstreicht die sackartige Ausbuchtung, und es bildet sich eine einheitliche, flaschenartige Erweiterung (Ampulla), bevor sich diese zum Analkanal verjüngt. Die Ampulle speichert die Fäkalien vor der Entleerung. Die dorsale und laterale Längsmuskulatur

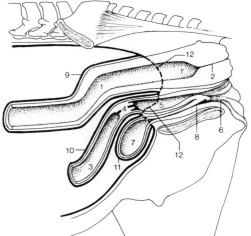

Abb. 22-6 Schematischer Medianschnitt des Beckens der Stute.

1, 1', peritonäale und retroperitonäale Teile des Rektum; 2, Analkanal; 3, Uterus; 4, Cervix; 5, Vagina; 6, Vestibulum; 7, Blase; 8, Harnröhre; 9, dorsale Grenze des Rektum mit Anheftung des Mesorectum; 10, Anheftung des Ligamentum latum uteri; 11, Vertex der Blase mit Anheftung des Ligamentum vesicae medianum; 12, kaudale Ausdehnung des Peritonaeum.

bildet Muskelbündel, die frei hervortreten und über den Anus verlaufen und das Rektum am vierten oder fünften Schwanzwirbel verankern. Diese Bündel bilden den glatten M. rectococcygeus oder das After-Schwanzband (Abb. 22-4/9).

Die Lage des Rektum hängt von seinem Füllungszustand und vom Geschlecht ab. Bei der Stute liegt das Rektum auf dem Uterus und der Vagina; oft sind diese jedoch zu einer Seite verschoben, wodurch das Rektum in Kontakt mit der Blase kommt. Beim männlichen Tier liegt die ventrale Rektumfläche auf der Blase, der Harnröhre und den akzessorischen Geschlechtsdrüsen. Der Kontakt des Rektum zu den anderen Organen hängt von dem Füllungszustand der Blase und der Entwicklung der akzessorischen Geschlechtsdrüsen ab, die beim Wallach natürlich kleiner sind.

Der Analkanal ist die Fortsetzung des Rektum und ist im Gegensatz zu diesem meist frei von Fäkalien. Er ist durch Aneinanderlagerung von longitudinalen Schleimfalten und durch Kontraktion des M. sphincter ani externus und internus verschlossen. Der Kanal ist durch spezifische Epithelübergänge an der Linea anorectalis und

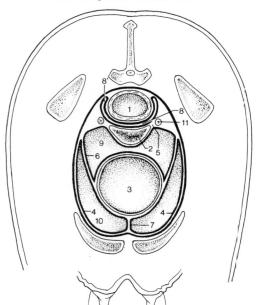

Abb. 22-7A Peritonäalverhältnisse im Becken der Stute (Querschnitt).

1, Rektum; 2, Vagina; 3, Blase; 4, Peritonaeum parietale; 5, Ligamentum latum uteri; 6, Ligamentum vesicae laterale; 7, Ligamentum vesicae medianum; 8, Fossa pararectalis; 9, Excavatio vesicogenitalis; 10, Excavatio pubovesicalis; 11, Ureter.

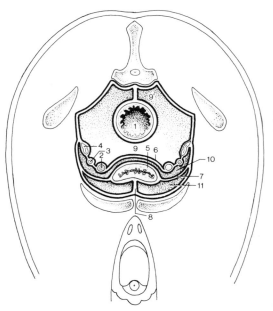

Abb. 22-7B Peritonäalverhältnisse im Becken des Hengstes (Querschnitt).

1, Rektum; 2, Ductus deferens; 3, Ureter; 4, Vesicula seminalis; 5, Blase; 6, Plica urogenitalis; 7, Ligamentum vesicae laterale; 8, Ligamentum vesicae medianum; 9, Excavatio rectogenitalis; 9', Fossa pararectalis; 10, Excavatio vesicogenitalis; 11, Excavatio pubovesicalis.

anocutanea scharf begrenzt. Der Kanal ist umgeben vom Diaphragma pelvis. Der Teil des Kanals, der kaudal vom Diaphragma pelvis liegt, erscheint als zylindrische Vorwölbung zum Perineum.

Blase und weibliche Harnröhre

Der Blasenhals liegt direkt auf dem Beckenboden. Wenn die Blase voll kontrahiert ist, bildet sie eine feste, kugelige Verdickung in der Größe einer geballten Faust und liegt so weit hinten in der Beckenhöhle, daß sie fast ganz retroperitonäal ist. Wenn sich die Blase füllt, nimmt sie allmählich eine mehr ovale Form an und dehnt sich kranial bis zur Bauchhöhle aus.

Füllungsgrad und Geschlechtsorgane beeinflussen die Lage der Blase. Wenn sie leer ist, hat ihr Vertex Kontakt zu der Flexura pelvina des Colon ascendens, füllt sie sich, dehnt sie sich aus und hat Kontakt mit verschiedenen Darmabschnitten. Bei der Stute hat die dorsale Fläche Kontakt zum kranialen Teil der Vagina, zur Cervix, zu einem variablen Teil des Uteruskörpers und manchmal zum Rektum (Abb. 22-8). Beim männlichen Tier bestehen entsprechende Kontakte zur Plica urogenitalis, zum Ductus defe-

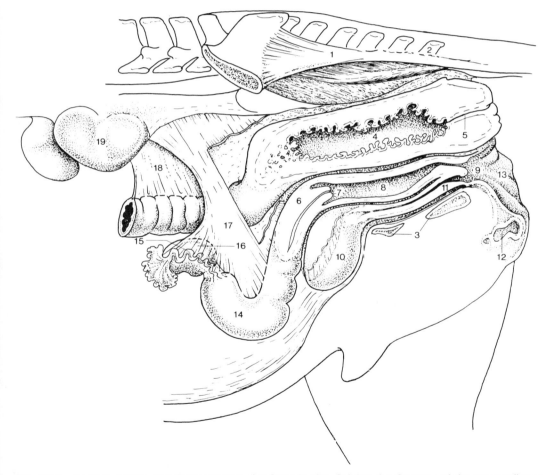

Abb. 22-8 Kaudale Bauch- und Beckenorgane der Stute in situ; Sektion der Organe auf der paramedianen Beckenebene. Wegen des Fehlens der Eingeweide hängen die Eierstöcke niedriger als beim lebenden Tier.

1, Kreuzbein; 2, zweiter Schwanzwirbel; 3, Beckenboden; 4, Rektum; 5, Analkanal; 6, Cervix; 7, Fornix vaginae; 8, Vagina; 9, Vestibulum; 10, Blase; 11, Harnröhre; 12, Klitoris; 13, Vulva; 14, linkes Uterushorn; 15, Tuba uterina; 16, Eierstock; 17, Ligamentum latum uteri (gefenstert); 18, Mesocolon des Colon descendens; 19, linke Niere.

rens, zur Vesicula seminalis, zur Prostata und zum Rektum.

Die relativ große neonatale Blase liegt gänzlich intraabdominal. Sie paßt sich langsam den ausgewachsenen Proportionen des postnatal erweiterten Beckens und der Entwicklung der Eingeweide an. Ein nicht geschlossener Nabel mit offenem Urachus in der ersten Zeit nach der Geburt schafft einen leichten Zugang für Infektionen.

Die weibliche Harnröhre ist sehr kurz (ca. 6 cm) und öffnet sich kaudal von der Querfalte des Hymen in das Vestibulum. Sie ist ziemlich weit und nachgiebig, so daß ohne Schwierigkeit mit einem Finger eingegangen werden kann. Diese Kürze, Weite und Nachgiebigkeit der Harnröhre führen gelegentlich zum Vorfall der Blase ins Vestibulum.

Die männliche Harnblase wird zusammen mit den Geschlechtsorganen beschrieben.

Weibliche Geschlechtsorgane

Die Anatomie der weiblichen Geschlechtsorgane wird vom Alter und von der Anzahl der Trächtigkeiten beeinflußt. Die nachfolgende Beschreibung bezieht sich auf die geschlechtsreife, nicht trächtige Stute (Abb. 22-9).

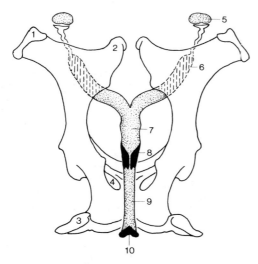

Abb. 22-9 Weibliche Geschlechtsorgane in Beziehung zum Becken; dorsale Ansicht.

1, Tuber coxae; 2, Tuber sacrale; 3, Tuber ischiadicum; 4, Foramen obturatum; 5, Eierstock; 6, Uterus; 7, Körper des Uterus; 8, Cervix; 9, Vagina; 10, Vulva.

Eierstöcke

Die Eierstöcke verlagern sich kaum von der Stelle, an der sie sich ursprünglich entwickelt haben. Sie liegen im dorsalen Teil der Bauchhöhle, kranioventral vom Darmbeinflügel ungefähr in Höhe des fünften Lendenwirbels. Jeder Eierstock ist durch ein dickes, breites Mesovarium aufgehängt (Abb. 22-8/16). Das Mesovarium ist so lang, daß der Eierstock im allgemeinen in Höhe des Flankenschnitts liegt. Er kann jedoch nicht durch den Schnitt nach außen gebracht werden.

Im Vergleich zu anderen Tierarten sind die Eierstöcke der Stute besonders groß. Beim kräftigen Zugpferd können sie in der Längsachse 8 bis 10 cm messen. Außerdem ist ihre Form insofern charakteristisch, als sie für den Eisprung der reifen Follikel eine Ovulationsgrube besitzen (Abb. 22-10/4). Auch die innere Struktur weicht von dem üblichen Aufbau ab. Die Follikel und die Corpora lutea liegen im Zentrum des Eierstocks und an der Ovulationsgrube. Sie sind von einer dichten, reich vaskularisierten Bindegewebshülle umgeben, die der zentral gelegenen Zona vasculosa des Eierstocks bei anderen Tierarten entspricht. Da die Follikel nur an der Ovulationsgrube freigesetzt werden, bilden die Follikel und die Corpora lutea keine Oberflächenerhebungen und sind bei Rektaluntersuchungen nicht so leicht zu erkennen wie bei der Kuh. Ein Wechsel in der Färbung markiert die Grenze zwischen der Ovulationsgrube und dem übrigen vom Peritonaeum überzogenen Rest des Ovars. Die Lage, Form und Konsistenz und das Fehlen von Oberflächenerhebungen charakterisieren die Eierstöcke der Stute derart, daß sie bei Rektaluntersuchungen leicht erkannt werden können. Es sind jedoch schon Fälle bekannt geworden, wo mit „Pferdeäpfeln" gefüllte Haustren des Colon descendens anstatt der Eierstöcke bei der Ovariotektomie entfernt wurden.

Eileiter

Der Eileiter mißt im gestreckten Zustand ungefähr 20 cm. Er verläuft jedoch in situ stark geschlängelt, so daß sein Anfang und Ende nahe zusammen liegen. Das Infundibulum ist von Fimbrien begrenzt, die sich über die Oberfläche des Eierstocks breiten (Abb. 22-11/2). Eine kleine Öffnung in der Tiefe des Infundibulum führt zur Ampulle (/3), die etwa 10 cm lang und 6

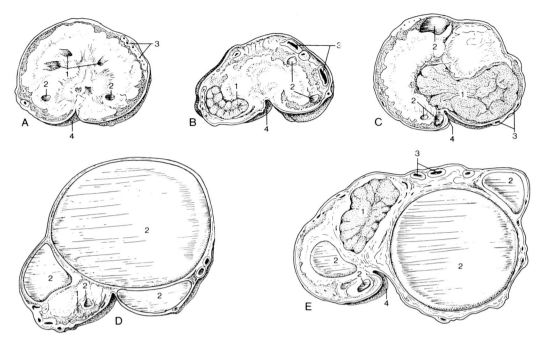

Abb. 22-10 Schnitte von Eierstöcken in verschieden funktionellem Zustand. A, Eierstock mit Corpora lutea und kleinen Follikeln; B, Eierstock mit sich entwickelndem Corpus luteum; C, Eierstock mit reifem Corpus luteum; D, Eierstock mit reifem Follikel; E, Eierstock mit Follikeln verschiedener Größe und einem großen Corpus luteum. Das Corpus luteum der Stute wölbt sich an der Eierstocksoberfläche nicht vor wie bei anderen Tierarten.

1, Corpus luteum; 2, Follikel; 3, Blutgefäße; 4, Ovulationsgrube.

mm breit ist. Sie verändert sich zyklisch und ist halb so breit wie der Isthmus. Der Isthmus (/4) ist ebenfalls etwa 10 cm lang und öffnet sich mit dem kleinen Orificium an der Spitze der Papilla uterina in den Apex des Uterushorns. Hier kann zwischen dem befruchteten und unbefruchteten Ei unterschieden werden. Das erstere tritt in den Uterus über, das letztere geht vorher zugrunde. Die Eileiterschleimhaut ist gefaltet, besonders in der Ampulle, wo die Faltung zwei- oder dreifach ist. Die Mesosalpinx, an der der Eileiter aufgehängt ist, bildet mit dem Ligamentum ovarii proprium die große, jedoch flache Bursa ovarica (Abb. /9 und 5-57/A, 5).

Uterus

Der Uterus besitzt einen großen Körper und zwei divergierende Hörner. Die Hörner sind ungefähr 25 cm lang und liegen ganz in der Bauchhöhle. Sie weichen auseinander, so daß ihre Enden weiter auseinander liegen als ihr Anfangsteil. Sie sind durch Bänder von unterschiedlicher Breite seitlich am Dach der Bauchhöhle aufgehängt. Diese liegen über dem Darm (Abb. 22-8/14). Der Körper des Uterus ist etwas kürzer (ca. 20 cm) als die Hörner und liegt teilweise in der Bauch- und

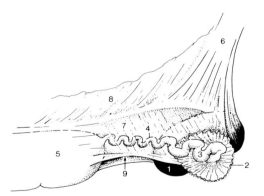

Abb. 22-11 Rechter Eierstock, Eileiter und Uterushorn; laterale Ansicht.

1, Eierstock; 2, Infundibulum mit Fimbriae; 3, Ampulla des Eileiters; 4, Isthmus des Eileiters; 5, Uterushorn; 6, Mesovarium; 7, Mesosalpinx; 8, Mesometrium; 9, Eingang zur Bursa ovaria.

teilweise in der Beckenhöhle. Dorsal von ihm liegen der Endteil des Colon descendens und das Rektum und ventral die Blase und verschiedene andere Darmabschnitte. Der Körper des Uterus ist oft durch die prall gefüllte Blase oder durch Druck vom Darm verschoben. Am nichtträchtigen Uterus sind beide Hörner und der Körper flach, und das schmale Lumen tritt fast nicht in Erscheinung.

Die Cervix (/6) ist ziemlich kurz (ca. 6 cm). Nach Lage und Ausdehnung ist sie fast nicht erkennbar, aber beim Abtasten ist sie durch ihre festere Konsistenz fühlbar. Ihr kaudaler Teil stülpt sich als Portio vaginalis in das Lumen der Vagina vor, wo sie von einem ringförmigen Raum (Fornix) mit einheitlicher Tiefe umgeben ist. Dieser intravaginale Teil der Cervix ist gelappt. Die Lappung entsteht durch Fortsetzung der Schleimhautfalten des Zervikalkanals durch das Orificium externum. Diese Falten setzen sich an der Wand der Vagina fort. Außer bei der Brunst und Geburt ist der Zervikalkanal geschlossen. Er ist aber noch so weit, daß man mit einem Finger eingehen kann (Abb. 22-12/A).

Vagina

Die Vagina ist etwa so lang wie der Körper des Uterus. Sie liegt ventral vom Rektum, dorsal der Blase und Harnröhre, und lateral hat sie Kontakt mit der Beckenwand (Abb. 22-8 und 22-12 B/8). Sie befindet sich weitgehend retroperitonäal. Die Größe ihres Lumens hängt vom Füllungszustand der Blase und des Rektum ab (Abb. 22-6). Ein kleiner kranioventraler Teil und ein etwas größerer kraniodorsaler Teil des Fornix sind immer vom Bauchfell überzogen. Hier kann vom Fornix direkt in die Bauchhöhle eingegangen werden, was bei Eierstocksoperationen praktiziert wird.

Die Vagina ist dünnwandig. Obwohl ihr Lumen normalerweise durch Aneinanderlagerung der dorsalen und ventralen Wände nahezu geschlossen ist, ist sie in Länge und Umfang beachtlich dehnbar. Ihre Schleimhaut besitzt Längsfalten, die sich bei Ausdehnung glätten. Die Schleimhaut ist normalerweise blaß rosa, wird aber bei stärkerer Durchblutung dunkler, wenn sie länger der Einwirkung von Luft, z. B. bei einer Vaginoskopie, ausgesetzt ist. Eine Querfalte

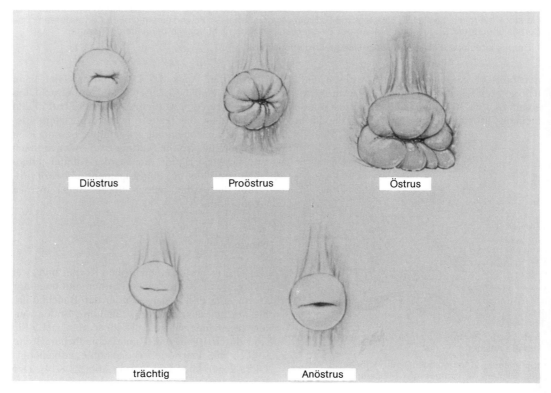

Abb. 22-12A Veränderung der Cervix. (Mit freundlicher Genehmigung von Dr. R. B. Hillman.)

kranial von der Harnröhrenöffnung bildet den Rest des Hymen. Dieses ist im allgemeinen bei anderen Haustieren deutlicher.

Vestibulum und Vulva

Der Abstand der dorsalen Wand des Vestibulum vom Rektum und Analkanal nimmt kaudal allmählich zu. Die längere ventrale Wand verläuft nach unten zum Arcus ischiadicus (Abb. 22-8/9). Die kraniale Grenze des Vestibulum bildet die Harnröhrenöffnung, und kaudal liegt die Klitoris in der Commissura ventralis der Vulva. Die Klitoris ist sehr variabel entwickelt. Sie wird weitgehend von einer Schleimhautfalte (Praeputium) bedeckt, die auf der dorsalen Oberfläche der Glans clitoridis liegt (Abb. 22-12/B,12, 12'). Die Klitoris ist bei rossigen Stuten sehr auffällig und tritt durch „blinkende" Bewegungen zwischen den Labien hervor. Lateral und ventral ist sie durch die Fossa glandis von den Labien getrennt. Auf der Glans clitoridis befinden sich der Sinus clitoridis und weitere drei bis fünf Schleimhautgrübchen. In diesen halten sich oft Erreger der Contagious Equine Metritis (CEM) auf, weshalb die Schleimhaut der Klitoris bei Zuchtstuten, die in die USA importiert werden sollen, teilweise entfernt werden muß. Die Glandulae vestibulares majores fehlen bei der Stute. Die Glandulae vestibulares minores sind zahlreich und treten in der ventralen und dorsolateralen Wand in Rei-

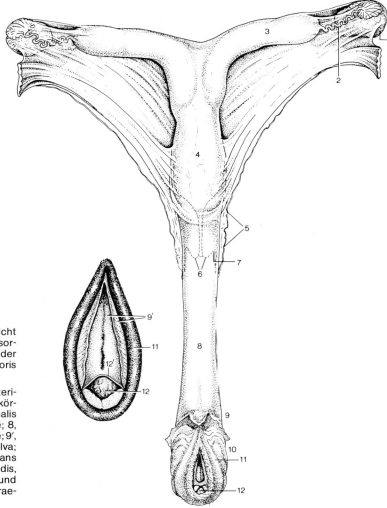

Abb. 22-12B Dorsale Ansicht der weiblichen Geschlechtsorgane. Eine Vergrößerung der Vulva zeigt die Glans der Klitoris in der Commissura ventralis.

1, rechter Eierstock; 2, Tuba uterina; 3, Uterushorn; 4, Uteruskörper; 5, Cervix; 6, Portio vaginalis der Cervix; 7, Fornix vaginae; 8, Vagina; 9, Vestibulum vaginae; 9', Wand des Vestibulum; 10, Vulva; 11, Labium dextrum; 12, Glans clitoridis in der Fossa clitoridis, die ventral von den Labien und dorsal von einer Falte des Praeputium (12') begrenzt ist.

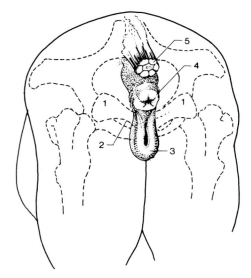

Abb. 22-13 Anus und Vulva in Bezug zu der gestrichelten Lage der Beckenknochen. Bemerkenswert ist die Beziehung des Arcus ischiadicus und des Tuber ischiadicum zur Vulva.

1, Tuber ischiadicum; 2, Arcus ischiadicus; 3, Vulva; 4, Anus; 5, Schwanz (im Querschnitt).

hen geordnet auf. Die Schleimhaut des Bulbus vestibuli an der lateralen Wand der Vulva ist dunkel gefärbt.

Die Form der Vulva erscheint beim Pferd im Vergleich zu anderen Tieren umgekehrt, da sie eine abgerundete ventrale und eine spitze dorsale Kommissur besitzt (Abb. 22-13/3). Die Beziehung der Vulva zum Becken variiert stark und signifikant. Gewöhnlich liegt die Vulva ventral vom Beckenboden, und ihre Öffnung ist geschlossen. Manchmal, insbesondere bei Vollblütern liegt die Vulva etwas mehr dorsal, und ihre Öffnung ist nicht vollkommen geschlossen. Dadurch kann bei intraabdominalen Druckveränderungen Luft in die Vagina gelangen. Eingedrungene Bakterien bewirken Entzündungen, die sich von hier zum Endometrium ausbreiten können und zur Sterilität führen. Außerdem kann es bei der Geburt leichter zum Dammriß kommen.

Blutversorgung und Innervation

Die Geschlechtsorgane werden durch die A. ovarica, A. uterina und A. vaginalis versorgt. Die A. ovarica geht direkt von der Aorta ab und teilt sich in je einen Zweig für den Eierstock, den Eileiter und den Uterus. Die A. ovarica verläuft stark gewunden im Mesovarium. Sie gibt den Ramus tubarius zum Eileiter ab, bevor sie sich in verschiedene Äste teilt, die sich über die Eierstocksoberfläche ausbreiten. Diese Anordnung weicht gegenüber anderen Tierarten ab, bei denen die Gefäße sofort am Hilus in den Eierstock eindringen. Je ein Zweig zieht als Ramus tubarius zum Eileiter und als Ramus uterinus zum kranialen Teil des Uterushorns. Die entsprechende Vene ist verhältnismäßig groß. Sie drainiert sowohl den größten Teil des Uterus als auch den Eierstock. Bei der Stute gibt es nur einen geringen Prostaglandintransfer vom venösen zum arteriellen Blut; das resultiert aus dem weniger engen gemeinsamen Verlauf von A. und V. ovarica als bei anderen Tierarten.

Die A. uterina kommt von der A. iliaca externa und versorgt hauptsächlich den Uterus. Sie teilt sich im Ligamentum latum uteri in verschiedene Äste, die getrennt am mesometrialen Rand an das Uterushorn und an den Uteruskörper ziehen. An die antimesometriale Seite gelangen nur kleine Gefäße, so daß es bei Operationen an dieser Stelle zu relativ geringen Blutungen kommt. Es bestehen Anastomosen mit den Zweigen der A. ovarica und der A. vaginalis.

Die A. vaginalis entspringt an der A. pudenda interna gemeinsam mit der A. rectalis media. Sie verläuft durch das retroperitonäale Gewebe lateral von der Vagina, biegt nach vorn ab und teilt sich, um den Hauptteil der Vagina, die Cervix, den kaudalen Teil des Uteruskörpers, die Blase und den Harnleiter zu versorgen. Der kaudale Teil der Vagina und das Vestibulum werden vom Ramus vestibularis der A. pudenda interna versorgt.

Die Venen, die die Geschlechtsorgane drainieren, sind ähnlich wie die Arterien angeordnet. Die Innervation weist beim Pferd keine Besonderheiten auf.

Wachstum und klinische Veränderungen der Geschlechtsorgane

In der Mitte der Trächtigkeit sind die Eierstöcke des Fetus größer als die des Muttertieres. Sie werden dann wieder kleiner, und bei der Geburt sind sie auf ein Zehntel ihres größten Fetalumfangs geschrumpft. Sie wachsen dann langsam bis zur Pubertät, wo sie plötzlich noch einmal an Größe zunehmen. Der erste Östrus tritt gewöhnlich zu Beginn der ersten Zuchtsaison auf. Der

Zeitpunkt der ersten Trächtigkeit schwankt individuell nach Alter, Rasse und Ernährungszustand. Gewöhnlich findet das erste Belegen zwischen dem 18. und 27. Monat nach der Geburt statt. Der Eierstock des neugeborenen Fohlens ist ellipsoid. Die typische Form der erwachsenen Stute entwickelt sich in den ersten zwei oder drei Jahren (Abb. 22-14). Am Eierstock der erwachsenen Stute sind die größeren Follikel nahe der Ovulationsgrube konzentriert, zu der sie während ihrer Reifung wandern (Abb. 22-10/2). Zwei oder drei Follikel erreichen in jedem Zyklus ihre volle Größe, aber nur einer springt. Sein Durchmesser ist dann etwa 5 cm. Nach dem Follikelsprung enthält die Follikelhöhle etwas Blut. Bei Rektaluntersuchungen kann der weiche Blutpfropf gefühlt werden. Die Follikelhöhle füllt sich dann allmählich mit Luteinzellen, aber selbst das reife Corpus luteum wölbt sich an der Oberfläche nicht vor. Das Corpus luteum ist anfangs ziegelrot und wird während seiner Reifung ockerfarben. Seine Rückbildung beginnt um den zehnten Tag und ist zu Ende, wenn sich ein neues Corpus luteum bildet. Der Zyklus dauert durchschnittlich 22 Tage. Der linke Eierstock ist im allgemeinen aktiver; trotzdem aber findet meist im rechten Uterushorn die Befruchtung statt. Transuterine Wanderung des befruchteten Eies ist in beide Richtungen möglich.

Beim jungen Tier ist der Geschlechtstrakt klein, symmetrisch und dünnwandig. Das Endometrium ist blaß, und die Schichten der Uteruswand sind mit bloßem Auge schlecht zu unterscheiden. Das Ligamentum latum uteri ist dünn und durchsichtig; die Blutgefäße sind dünn und relativ unauffällig. Das Wachstum des Geschlechtstrakts ist isometrisch, d. h. es verläuft parallel zum übrigen Körperwachstum. In der Pubertät ist das Wachstum beschleunigt.

Zyklische Uterusveränderungen sind wie bei anderen Tierarten mit erhöhter Wasseraufnahme, vermehrter Durchblutung und mit Vergrößerung der Uterindrüsen verbunden, die zu einer Verdickung der Uteruswände führen und die Aufnahme der Blastozyste vorbereiten. Tritt keine Trächtigkeit ein, nehmen diese Anbildungen mit Rückbildung des Corpus luteum wieder ab. Zyklische Veränderungen des Muskeltonus sind eine Woche nach der Ovulation am größten.

Die Cervix wird während des Östrus weicher, so daß an der Portio vaginalis ihr Orificium externum sehr weit ist und bei vaginoskopischen Untersuchungen nicht mehr von der Vaginalschleimhaut abgegrenzt werden kann. Wenn die

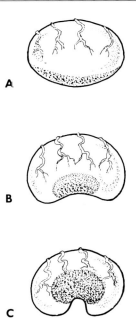

Abb. 22-14 Postnatale Entwicklung des Eierstocks. Das schnellere Wachstum an den Polen begrenzt das Keimepithel (getüpfelt) auf ein kleines zentrales Gebiet. A, bei der Geburt; das Keimepithel ist an der Oberfläche. B, im Alter von sechs Monaten. C, erwachsen; das Keimepithel umgibt eine Vertiefung, die als Ovulationsgrube bekannt ist.

Cervix rektal mit der Hand stimuliert wird, wird sie fester, kehrt in die horizontale Lage zurück und kann sich rhythmisch kontrahieren. In dieser Zeit ist die Cervix feucht, geschwollen und blaß. Während des Metöstrus ist sie mehr rosa und fester, und im Diöstrus ist das Lumen durch einen dicken Schleimpfropf verschlossen. Auch wenn im Östrus die Vaginalschleimhaut blaß und feucht erscheint, ist diese Beurteilung diagnostisch nicht signifikant, da sie unter dem Einfluß der Luft ihre Farbe wechselt. Zytologische Veränderungen des Vaginalepithels sind gering und diagnostisch unbedeutend.

Geschlechtsorgane während der Trächtigkeit

Die Eierstöcke weisen auch während der ersten Trächtigkeitsmonate zyklische Veränderungen auf. Das erste Corpus luteum bleibt nicht wie bei anderen Tieren fortbestehen, sondern es wird während der folgenden fünf Monate durch eine

Reihe anderer Corpora lutea ersetzt. Einige werden nach Follikelsprung gebildet, andere wahrscheinlich durch direkte Luteinisierung. Diese akzessorischen Corpora lutea überleben länger als das ursprüngliche erste Corpus luteum und sind reich an Progesteron. Wachstum, Reifung und Luteinisierung der neuen Follikel werden durch gonadotrope Hormone kontrolliert, die vom Endometrium kommen. Das ist eine Besonderheit des Pferdes. Nach fünf Monaten bilden sich die akzessorischen Corpora lutea ebenfalls zurück, und die Trächtigkeit wird durch plazentares Progesteron unterstützt. Zwischen dem 6. und 8. Monat erreicht die Entwicklung der fetalen Gonaden ihren Höhepunkt. Diese Entwicklung wird oft fälschlicherweise mit der Bildung von Gonadotropin des Endometrium in Verbindung gebracht. Diese Entwicklung, die eine Besonderheit des Pferdes ist, hängt mit der Bildung von luteinisierendem Hormon (LH) der Hypophyse zusammen. Die temporäre Vergrößerung der fetalen Hoden beeinflußt ihren Descensus, der beim Pferd normalerweise am Ende der Trächtigkeit liegt.

Die Proliferation des Endometrium kommt in jedem Zyklus vor. Sie ist während der Trächtigkeit besonders deutlich. Manche erfahrene Praktiker wollen eine Trächtigkeit schon am 17. Tag durch Abtasten der Uteruswand diagnostizieren können. Genauere Angaben können jedoch ein paar Tage später gemacht werden, wenn an der Uteruswand eine Verdickung lokalisiert werden kann, die sich gewöhnlich an der ventralen Seite am Übergang des Uterushorns in den Uteruskörper befindet. Das gesamte trächtige Horn (es ist gewöhnlich das rechte) vergrößert sich allmählich, ebenso der Uteruskörper und in geringerem Maße auch das nicht trächtige Horn. Der vergrößerte Uterus senkt sich in die Bauchhöhle und zieht den Uteruskörper und die Cervix aus dem Beckenbereich mit (Abb. 22-15). Das Ligamentum latum uteri übt auf den mesometrialen Rand Zug aus, und die Uterushörner vergrößern sich daher asymmetrisch. Die Eierstöcke werden ventrokranial gezogen. Die Lage des Fohlens paßt sich der Form des Uterus an. Um die Mitte der Trächtigkeit liegt es mit dem Rücken an der großen Kurvatur des Uterushorns (das ist ventral), und sein Kopf ist zur Cervix angehoben. Bei den ersten Uteruskontraktionen (Wehen), die den Beginn der Geburt anzeigen, wird das Fohlen so gedreht, daß sein Rücken zum Rücken der Stute liegt. Wegen der beachtlichen Größe des Uteruskörpers ist es auch möglich, daß der Fetus quer liegt und sich von einem Horn ins andere erstreckt. Eine solche Lage verursacht eine schwierige Geburt. Die Vergrößerung des Uterus schiebt die übrigen Baucheingeweide nach vorn und oben. Gegen Ende der Trächtigkeit dominiert der Uterus in der Bauchhöhle. Er reicht bis zum Rippenbogen, und die normale Topographie der Bauchorgane ist verändert. In den ersten Monaten der Trächtigkeit ist die Dottersack- oder Omphaloplazenta ring- oder hufeisenförmig am Endometrium begrenzt. Diese Bildung, die eine Besonderheit der Equiden ist, erscheint zuerst als Verdickung des Endometrium, wandelt sich dann aber zu einer kraterförmigen Erhebung um, die mit Sekret der Uterindrüsen und mit abgestoßenen Epithelzellen gefüllt ist. Sie verschwindet nach dem fünften Monat. Die Dottersackplazenta ist der Ursprungsort für die Gonadotropinbildung. Sie bringt Zellen hervor, die entgegen früherer Annahmen zum gegenüberliegenden Teil des Chorion gehören. Sie sind jedoch nichts anderes als fetale Pfropfe in der Uteruswand. Das von der trächtigen Stute produzierte gonadotrope Serum (PMSG) gelangt nicht in den Kreislauf des Fetus.

Die Cervix der trächtigen Stute ist fest und durch einen Schleimpfropf verschlossen (Abb. 22-12/A). Die blasse Vaginalschleimhaut ist ebenfalls mit Schleim bedeckt, der sich mit fortschreitender Trächtigkeit immer mehr verdickt. Das Bindegewebe der Cervix, Vagina und Vulva wird kurz vor der Geburt weicher. Dieses geht meist wegen der günstigen Ausmaße der Beckenhöhle schnell vor sich. Das ist auch notwendig, da das Aufreißen der Fruchthüllen und der Verlust des Fruchtwassers ihre Ablösung vom Endome-

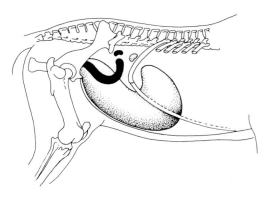

Abb. 22-15 Veränderungen in der Topographie des Uterus und des Eierstocks zwischen dem Beginn (schwarz) und dem Ende (getüpfelt) der Trächtigkeit.

trium bewirken und die Atmung des Fetus in Gefahr bringt.

Die Puerperalveränderungen sind die gleichen wie bei anderen Tierarten. Die Rückbildung des Uterus vollzieht sich schneller als bei der Kuh. Da es keine starken Veränderungen am Endometrium gibt, kann die Stute bereits zwei Wochen nach der Geburt wieder rossig werden (Fohlenhitze), wobei es oft auch zu erneuter Befruchtung kommt.

Plazentation und pränatale Entwicklung

Anders als bei den anderen Haustierarten wird der Embryo beim Pferd in den ersten fünf bis sechs Wochen über die Omphaloplazenta (Dottersackplazenta) versorgt. Mit der Ausbildung der Placenta allantochorialis bildet sich die Dottersackplazenta zurück (Abb. 22-16/4). Die äußere Oberfläche des Chorion besitzt unzählige, verzweigte Zotten, die sich in die Vertiefungen des Endometrium durch den radiären Druck der Fruchtsäcke einsenken. Obwohl die Zotten breit verteilt sind, ist ihre Verteilung nicht einheitlich. Sie sind zu Gruppen zusammengelagert und werden als Mikrokotyledonen bezeichnet (da sie der Kotyledonenanordnung beim Wiederkäuer ähneln). Zwischen den Mikrokotyledonen liegen kleine Räume, die mit dem Sekret der Uterindrüsen gefüllt werden. Die Kapillaren des fetalen und des maternalen Teils der Plazenta reichen direkt unter das Epithel des Endometrium und des Chorion. Außerdem werden beide Blutbahnen nur durch eine dünne Bindegewebsschicht getrennt. Der Durchtritt großer Moleküle einschließlich der Antikörper ist unmöglich, und der einzige Immuntransfer zwischen Stute und Fohlen besteht darin, daß das Fohlen Kolostralmilch trinkt.

Eine Besonderheit beim Pferd stellen die soge-

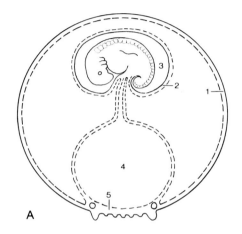

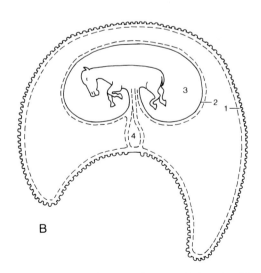

Abb. 22-16 Schema der Dottersackplazenta (Omphaloplazenta) (A) und der späteren Placenta diffusa completa (B).

1, Allantochorion; 2, Allantoamnion; 3, Amnionhöhle; 4, Dottersack; 5, Dottersackplazenta.

Tab. 22-1 Übersicht über das Alter des Pferdefetus.

Monate	Scheitel-Steiß-Länge (cm)	Äußere Züge
1	–	Der Embryo ist etwa 1–1,5 cm lang.
2	ca. 7	Die Tierart ist erkennbar und das Geschlecht an den äußeren Genitalien.
3	ca. 14	Der Huf wird deutlich.
4	ca. 25	Einige Haare erscheinen um das Maul.
5	ca. 36	Haare über den Augen.
6	ca. 50	Augenbrauen gebildet.
7	ca. 65	Haare an der Schwanzspitze.
8	ca. 80	Haare am Rücken und an den Gliedmaßen.
9	ca. 95	Feine Haare bedecken den größten Teil des Körpers, außer den Bauch.
10	ca. 110	Der Körper ist voll behaart.
11		Geburtstermin (im allgemeinen nach 330 bis 345 Tagen Trächtigkeit).

nannten Hippomanes in der Allantoisflüssigkeit dar. Dieses sind weiche, bräunliche Einlagerungen der Allantois, die durch Anlagerung fester Partikel in der Allantois gebildet werden. Sie besitzen keine praktische Bedeutung, jedoch hat man ihnen eine aphrodisierende Wirkung zugeschrieben. Für die weitere Information zur Beurteilung des Fetalalters sei auf Tabelle 22-1 verwiesen.

Scheitel-Steißmessungen haben beim Pferd wegen der großen Körperlänge nur eine geringe Bedeutung.

Männliche Geschlechtsorgane

Hodensack und Hoden

Der Hodensack liegt unter dem Schambeinkamm und ist lateral durch die Oberschenkel verdeckt. Er ist halbkugelförmig, meist asymmetrisch und durch eine äußere Raphe geteilt, die sich kranial zum Praeputium und kaudal zum Perineum erstreckt. Die Haut des Hodensacks ist dünn, zart und kaum behaart. Gewöhnlich ist sie stark pigmentiert und durch das Sekret von Talgdrüsen

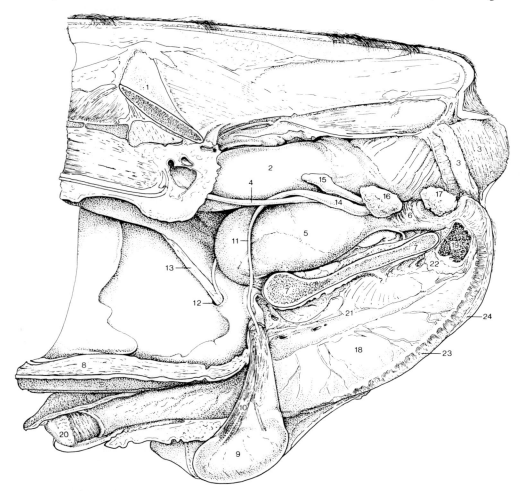

Abb. 22-17 Geschlechtsorgane des Hengstes in situ.

1, Darmbeinflügel; 2, Rektum; 3, M. sphincter ani externus; 4, Ureter; 5, Harnblase; 6, Harnröhre; 7, Beckenboden; 8, ventrale Bauchwand; 9, Hoden in der Tunica vaginalis (in einer ungewöhnlichen, aber nicht unnatürlichen Position); 10, M. cremaster; 11, Ductus deferens sinister; 12, Vaginalring; 13, A. und V. testicularis dextra; 14, Ampulla ductus deferentis; 15, Vesicula seminalis; 16, Prostata; 17, Bulbourethraldrüse; 18, Penis; 19, Crus sinistrum (im Schnitt); 20, Glans penis; 21, Ligamentum suspensorium penis; 22, M. ischiocavernosus; 23, M. bulbospongiosus; 24, M. retractor penis.

glänzend. Die tieferen Schichten der Hodensackwand besitzen den gleichen Bau wie bei anderen Tierarten.

Die Hoden sind unvollständig ellipsoid und bilateral komprimiert (Abb. 5-42). Sie liegen mit ihrer Längsachse meist horizontal, werden aber bei starker Kontraktion des M. cremaster, der an der Tunica vaginalis nahe dem kranialen Pol ansetzt, fast vertikal gestellt. Die Tunica albuginea ist weniger dick als beim Wiederkäuer, und die Hoden geben bei leichtem Zusammendrücken nach. Beim Einschneiden in die Tunica albuginea quillt das grau-rosa Parenchym hervor. Die Septa, die sich von der Kapsel nach innen erstrecken, vereinigen sich nicht, und sie bilden beim Pferd kein deutliches Mediastinum. Der Nebenhoden liegt am dorsalen Rand und reicht über die Pole des Hodens hinaus. Hier ist der Nebenhoden am stärksten befestigt. Er bildet zum Hoden die deutliche und lateral offene Bursa testicularis. Das Ligamentum caudae epididymidis (/8) ist sehr dick und muß bei Kastration nach der „offenen" Methode durchtrennt werden.

Der Funiculus spermaticus ist am Hoden breit und dünn. Er rundet sich aber in Richtung auf den oberflächlichen Leistenring ab. Sein kranialer Gefäßteil (/5) unterscheidet sich klar vom kaudalen Teil, der den Samenleiter enthält. Beim Eintritt in die Bauchhöhle divergieren diese Teile wie bei anderen Tierarten (Abb. 22-17/12). Der Samenleiter verläuft dann über die dorsale Wand der Harnblase und liegt am medialen Rand der Vesicula seminalis. Er durchzieht die Prostata, bevor er die Harnröhre erreicht. Der Endabschnitt des Samenleiters (ca. 20 cm) ist erweitert und bildet die Ampulla ductus deferentis (/14). Bei Wallachen, besonders bei früh kastrierten, ist die Ampulle weniger deutlich.

Der Leistenkanal ist weit, weshalb es relativ häufig zum Leistenbruch kommen kann.

Der Hodenabstieg ist in einem Zeitraum von zwei Wochen vor bis zwei Wochen nach der Geburt abgeschlossen.

Geschlechtsorgane im Beckenbereich

Der kurze (ca. 12 cm) Beckenteil der Harnröhre liegt direkt über der Beckensymphyse. Obwohl die Urethra eine beachtliche Breite besitzt (ca. 6 cm), ist ihr Lumen an zwei Stellen verengt. Die eine Stelle liegt in Höhe der Prostata und die andere an der Harnröhrenabbiegung um den Arcus ischiadicus (Abb. 22-18). Die Samenleiter (/2) durchdringen die Harnröhrenwand am Übergang der Harnröhre zur Blase. Kurz davor verbindet sich der Samenleiter mit dem Gang der benachbarten Samenblasendrüse zum gemeinsamen Ductus ejaculatorius. Dieser ist nur einige Millimeter lang und mündet an dem dorsal verdickten Colliculus seminalis in die Harnröhre.

Die Samenblasendrüse (/3) des Pferdes wird als Vesicula seminalis bezeichnet, da sie eine glatte, birnenförmige Blase von ungefähr 12 cm Länge mit einem weiten, zentralen Lumen ist. Samenleiter und Samenblasendrüse liegen in der Plica urogenitalis.

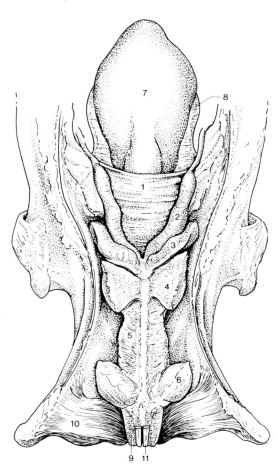

Abb. 22-18 Dorsale Ansicht des Beckenstücks der Harnröhre und der akzessorischen Geschlechtsdrüsen.

1, Plica urogenitalis; 2, Ampulla ductus deferentis; 3, Vesicula seminalis; 4, Prostata; 5, M. urethralis; 6, Bulbourethraldrüse; 7, Harnblase; 8, Ligamentum vesicae laterale; 9, M bulbospongiosus; 10, M. ischiocavernosus; 11, M. retractor penis.

Die Prostata (/4) ist kompakt und weitgehend retroperitonäal gelegen. Sie besteht aus einem Lobus sinister und dexter, die durch einen schmalen Isthmus verbunden sind. Beide Lobi liegen der Harnröhre dicht an und erstrecken sich kranial bis zum kaudolateralen Rand der benachbarten Samenblasendrüse. Da die Prostata fest und gelappt ist, kann sie bei Rektaluntersuchungen gut erkannt werden. Über zahlreiche kleine Gänge gelangt das Prostatasekret in die Harnröhre. Diese münden mit kleinen schlitzförmigen Öffnungen neben dem Colliculus seminalis ein (Abb. 5-47/7).

Die paarigen Bulbourethraldrüsen liegen dorsolateral an der Harnröhre im Beckenausgang. Sie sind von dem dünnen quergestreiften M. bulboglandularis bedeckt. Sie sind ungefähr 4 cm lang und so gerichtet, daß ihre zugespitzten Enden kaudal konvergieren (Ab. 22-18/6). Diese Drüsen münden mit zahlreichen kleinen Poren in Höhe des Beckenausgangs in die Harnröhre ein.

Bei Wallachen sind alle akzessorischen Geschlechtsdrüsen stark zurückgebildet.

Penis und Vorhaut

Der Penis des Pferdes besitzt die typischen drei Schwellkörperstrukturen und ist vom muskulokavernösen Typ. Die zwei dorsalen Crura penis entspringen am Arcus ischiadicus, verlaufen zwischen den Oberschenkeln nach vorn und vereinigen sich zu einem einzigen Corpus cavernosum, das an seinem proximalen Teil durch ein medianes System geteilt ist (Abb. 22-19). Das Septum wird schwächer und verschwindet zur Penisspitze. Das Corpus cavernosum ist bilateral etwas zusammengedrückt und besitzt ventral eine Rinne, in die der dritte Schwellkörper, das Corpus spongiosum, eingefügt ist.

Das Corpus spongiosum erstreckt sich auf die Penisspitze und formt die sehr charakteristisch ausgebildete Glans penis (Abb. 22-20/A, 1). Diese hat ein pilzähnliches Aussehen. Ihr weitester Teil ist die Corona, die etwas proximal von dem Apex liegt. Auf dem Apex endet die Harnröhre mit dem Processus urethrae in der Fossa glandis (/3). Hinter der Corona bildet die Eichel das Collum glandis, das dorsal durch einen in die Tiefe ziehenden konischen Fortsatz verlängert ist. Dieser ist an der äußeren Form nicht sichtbar (Abb. 22-19/7).

Ein großer Teil des ruhenden Penis liegt als Pars libera penis in dem Cavum praeputiale. Die Vorhaut des Pferdes ist insofern ungewöhnlich, als sie eine zusätzliche Plica praeputialis besitzt, die als Reservefalte bei der Erektion eine beachtliche Verlängerung des Penis ermöglicht (Abb. 22-20/B). Der Eingang (Anulus praeputialis /5') zu dieser inneren Falte liegt innerhalb der Präputialöffnung (Ostium praeputiale). Die Vorhautauskleidung enthält viele Drüsen, deren Sekret als Smegma in der Vorhaut gewöhnlich vorzufinden ist. In der Fossa glandis erscheint dieses Sekret als dunkles, eingetrocknetes Kügelchen.

Der Penis des Pferdes wird von der A. obtura-

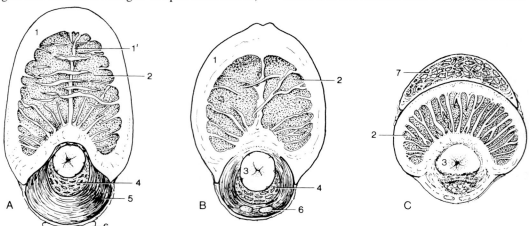

Abb. 22-19 Querschnitte des Penis, direkt distal der Radix penis (A), in der Mitte des Corpus penis (B) und durch die Pars libera penis (C).

1, Tunica albuginea; 1', unvollkommenes Septum penis; 2, Corpus cavernosum; 3, Urethra; 4, Corpus spongiosum; 5, M. bulbospongiosus; 6, M. retractor penis; 7, Processus dorsalis glandis.

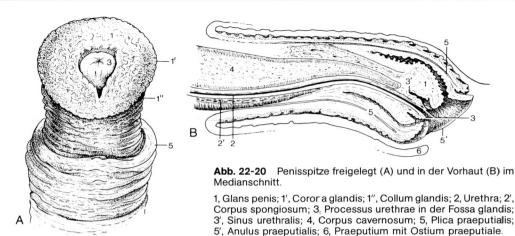

Abb. 22-20 Penisspitze freigelegt (A) und in der Vorhaut (B) im Medianschnitt.

1, Glans penis; 1', Corona glandis; 1'', Collum glandis; 2, Urethra; 2', Corpus spongiosum; 3, Processus urethrae in der Fossa glandis; 3', Sinus urethralis; 4, Corpus cavernosum; 5, Plica praeputialis; 5', Anulus praeputialis; 6, Praeputium mit Ostium praeputiale.

toria und von der A. pudenda externa und interna mit Blut versorgt.

Ungewöhnlich ist, daß der M. bulbospongiosus sich ventral sehr weit über den Penis bis zum Übergang ins Praeputium fortsetzt (Abb. 22-19/5). Der Muskel ist eine direkte Fortsetzung des M. urethralis und überbrückt den Sulcus urethralis am Corpus cavernosum. Bei Kontraktion drückt er das Corpus spongiosum (und die Harnröhre) zusammen, so daß der Urin- und Samenausstoß unterstützt werden. Die Mm. ischiocavernosi sind kräftig, aber hier nicht besonders hervorzuheben.

Der glatte M. retractor penis entspringt am 1. und 2. Schwanzwirbel, umläuft das Rektum als Mastdarmschleife und legt sich der Ventralfläche der Peniswurzel an. Von hier zieht er zwischen den Querfaserzügen des M. bulbospongiosus bis zur Glans penis (/6).

Erektion. Da der Penis des Pferdes muskulokavernös ist, ist er während der Erektion sehr stark durchblutet. Die Erektion wird nach einiger Zeit durch Entspannen und Erweitern der Aa. helicinae und durch „Pumpen" der Mm. ischiocavernosi erreicht, wodurch sich der Penis in der Länge und Breite stark vergrößert. In den Bluträumen des Corpus cavernosum, wird der beachtliche Blutdruck von etwa 3700 mm Hg erreicht. Wie bei anderen Tierarten auch kann dieses manchmal zu einem Riß der fibrösen Kapsel führen. Das Ejakulat ist mit etwa 65 ml im Durchschnitt relativ reichlich. Es ist zum größten Teil ein Produkt der Samenblasendrüsen.

Dem Absteigen nach dem Begattungsakt folgt oft eine Vergrößerung der Eichel, wobei die Corona glandis kurz einen Durchmesser von 12 cm erreichen kann, bevor sie abschwillt. Die Rückverlagerung des schlaffen Penis in die Hüllen des Präputium wird durch die Mm. retractores penis zusammen mit den glatten Muskeln in den Wänden der Schwellkörper bewirkt. Die Lage des erschlafften Penis hängt überhaupt nur vom Tonus dieses Muskels ab. Bei ermüdeten oder kranken Pferden kann der Penis schlaff aus der Vorhaut herausfallen. Er ist in diesem Zustand leicht verletzbar. Die Erschlaffung des M. rectractor penis kann medikamentös ermöglicht werden, wenn der Penis für klinische Untersuchungen freizulegen ist, oder wenn er aus hygienischen Gründen behandelt werden soll.

Rektaluntersuchung

Die Untersuchung per rectum ist beim Pferd diagnostisch wichtig. Die Hand kann leicht in das Rektum und den Endabschnitt des Colon descendens eingeführt werden, um die Beckenhöhle und den kaudalen Teil der Bauchhöhle zu untersuchen. Einige Organe können immer mit Sicherheit identifiziert werden, andere weniger genau, denn die Untersuchungsbefunde hängen nicht nur von dem Untersuchenden und dem Patienten, sondern auch von dem unterschiedlichen Zustand der Organe ab. Es ist eine Sache, ein Organ durch die Darmwand zu ertasten, eine andere, genügend über dessen Zustand aussagen zu können. Der größte Teil der Beckenknochen kann mit Sicherheit bestimmt werden, obwohl ein Teil des Beckenbodens im Bereich der Symphyse durch darüber liegende Organe unzugänglich ist. Der kaudale Teil der Bauchwand kann ebenfalls erreicht werden, obwohl hier nur der kaudale Rand des M. obliquus internus abdominis als Begrenzung des tiefen Leistenringes mit dem Vaginalring beim Abtasten von Interesse ist. Der Vaginalring kann am leichtesten beim Hengst erkannt werden, weil der Samenleiter dort, wo er auf der Blase liegt, gut gefühlt und dann bis zu seinem Verschwinden verfolgt werden kann.

Von den Eingeweiden ist das Colon descendens am leichtesten zu erkennen, da es eine Kette von Haustren aufweist, die gewöhnlich mit festen Kotballen gefüllt sind. Auch wenn dieser Darmabschnitt leer ist, kann er an den zwei Tänien erkannt werden. Obwohl das Colon descendens wegen seines langen Mesocolon und der vielen Darmschlingen leicht in seiner Lage verschoben sein kann, ist es in der Regel aufzufinden. Ein großer Teil des Colon ascendens kann auch erreicht werden. Die Flexura pelvina ertastet man vor und im Beckeneingang. Meist liegt sie links von der Medianebene, sie kann aber auch nach rechts verschoben sein. Die benachbarten linken ventralen und dorsalen Teile des Colon ascendens kann man ein Stück weit verfolgen. Sie sind am leichtesten zu unterscheiden, wenn sie mit Gas gefüllt sind und der Kontrast zwischen den Haustren des weiten ventralen Teils und der glatten Oberfläche des schmalen dorsalen Teils betont wird. Die Flexura diaphragmatica und der rechte Teil des Colon können selbst vom längsten Arm nicht erreicht werden; manchmal ist es möglich, daß die Fingerspitzen den Übergang vom Colon ascendens zum Colon transversum erreichen. Die Basis caeci und die dorsalen Teile des Corpus caeci sind ebenfalls abtastbar.

Obwohl ein großer Teil des Dünndarms zugänglich ist, kann er gewöhnlich nicht mit Sicherheit erkannt werden. Eine Ausnahme ist der feste Endabschnitt des Ileum, das medial an der Basis caeci zu finden ist. Die Identifizierung ist am einfachsten, wenn der Darm prall gefüllt ist.

Der Inhalt der kranialen Teile der Bauchhöhle kann nur mit einem langen Arm und bei einem kleinen Pferd erreicht werden. Der kaudale Pol der linken Niere kann gefühlt werden, und es ist topographisch möglich, beide Harnleiter am Dach der Bauchhöhle zu finden. In der Praxis jedoch können gesunde Harnleiter nicht identifiziert werden. Wenn der Magen ausgedehnt ist, kann der kaudale Rand der Milz ertastet werden, ebenso der Fundus des Magens.

Gewisse abdominale Blutgefäße können ebenfalls ertastet werden, z. B. die A. mesenterica cranialis und ihre Hauptzweige, wenn nicht Nematodenlarven durch Reaktionsgewebe eine allgemeine Verdickung und Verwischung der Details verursachen.

Die Blase ist auf jeden Fall ertastbar. Bei der Stute ist die Vagina als ziemlich schlaffes Organ zwischen Rektum und Blase wahrzunehmen, weiter vorne folgt die festere Cervix. Der Uteruskörper kann bis zur Bifurkation verfolgt werden und die Uterushörner lateral bis zu den Eierstöcken. Die Ausmaße und das Gewebe des Uterus variieren sehr, und der erfahrene Pferdepraktiker kann eine Trächtigkeit sehr früh durch Abtasten des Uterus erkennen. Die Eierstöcke sind die am leichtesten zu findenden Organe, da sie in Form und Konsistenz charakteristisch sind. Sie sind sehr beweglich und werden nicht immer dort gefunden, wo man sie vermutet.

Der Beckenteil der Harnröhre des Hengstes ist als weites, schlaffes Rohr leicht wahrzunehmen. Auch die Bulbourethraldrüsen am Beckenausgang, die glatten, birnenförmigen Samenblasendrüsen, die feste knorpelartige Prostata und die lange Ampulle der Samenleiter sind einzeln zu erkennen. Durch Manipulation kann der M. urethralis stimuliert werden, wodurch die Harnröhre fester wird und rhythmische Kontraktionen veranlaßt werden.

Euter

Die Milchdrüsen liegen in Form eines ziemlich kleinen Euters unter dem kaudalen Teil der Bauchhöhle und dem kranialen Teil der Beckenhöhle (Abb. 22-21). Es wird beiderseits durch die Oberschenkel verdeckt. Form und Größe des Euters sind vom Alter und Zustand der Stute abhängig; bei jungen Tieren bis zur ersten Trächtigkeit ist das Euter sehr klein. Eine auffällige mediane Furche teilt das Euter in eine rechte und eine linke Hälfte. Jede Hälfte hat die Form eines bilateral zusammengedrückten Kegels, und obwohl jederseits nur eine Zitze vorhanden ist, gibt es zwei (manchmal drei) separate Gangsysteme.

Die Haut des Euters ist dünn, stark pigmentiert und kaum behaart. Sie besitzt viele Schweiß- und Talgdrüsen und glänzt gewöhnlich. Die Zitze ist klein und zylindrisch, beim laktierenden Euter dagegen ist sie länger und mehr kegelförmig. Ihr Apex hat zwei Öffnungen. Jede führt über einen kurzen Ductus papillaris zu einem Sinus lactiferus (/5), der sich in die Zitzen- und Drüsenzisterne unterteilen läßt. Letztere zweigt in eine größere Zahl von Ductus lactiferi auf (/4). Das

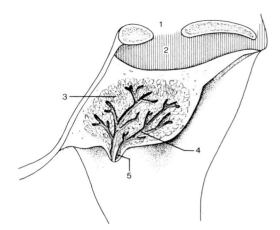

Abb. 22-21 Sagittalschnitt des Euters.
1, Foramen obturatum; 2, Adduktormuskeln; 3, Drüsengewebe; 4, Ductus lactiferi; 5, Zitzenzisterne.

Drüsengewebe verschiedener Drüsenkomplexe überlappt und geht ineinander über. Bei der Sektion ist eine Trennung nicht möglich. Trotz schwächerer Entwicklung ähnelt der Aufhängeapparat des Euters dem der Kuh. Er besitzt mediale elastische und laterale fibröse Faszienverstärkungen, die das Euter kapselartig umfassen und Sekundärlamellen in das Euterparenchym zur Unterstützung entlassen. Die medialen Bänder verlaufen zwischen den beiden Euterhälften.

Die Blutversorgung des Euters übernimmt die A. pudenda externa. Der venöse Rückfluß erfolgt über mehrere Venen. Wie bei der Kuh besteht eine subkutane Verbindung mit der Oberflächenvene der Brustwand, die sich in der frühen Trächtigkeit als alternativer Drainageweg entwickelt. Die Lymphe fließt zum Ln. inguinalis superficialis. Die Hautinnervation geschieht über die Lendennerven und über einen absteigenden (Mammar) Zweig des N. pudendus. Diese Nerven entstammen den Rückenmarkssegmenten L2-4 und S2-4. Der Hauptteil des Euters wird durch den N. genitofemoralis (L3-4) versorgt. Die Milchdrüse entwickelt sich in der zweiten Hälfte der ersten Trächtigkeit schnell und beginnt schon vor der Geburt mit der Sekretion. Talgsekret, abgestoßene Epithelzellen und Kolostralmilch, die in den letzten Trächtigkeitstagen durch die Zitze austreten kann, trocknen und geben der Zitzenspitze einen wachsartigen Überzug, der als Zeichen für die nahende Geburt angesehen werden kann.

Ausgewählte Literatur

Amann, R. F.: A review of anatomy and physiology of the stallion. J. Equine Vet. Sci. 1: 83-106, 1981.

Amoroso, E. C., J. L. Hancock, and *J. E. Rowlands:* Ovarian activity in the pregnant mare. Nature 161: 355-356, 1948.

Back, D. G., B. W. Pickett, J. L. Voss, and *G. E. Seidel:* Observations on the sexual behavior of non-lactating mares. JAVMA 165: 717-720, 1974.

Beckett, S. D , R. S. Hudson, D. F. Walker, T. M. Reynolds, and *R. I. Vachon:* Blood pressure and penile muscle activity in the stallion during coitus. Am. J. Physiol. 225: 1072-1075, 1973.

Brambell, F. W. R.: Pre-natal transference of antibodies. Vet. Rec. 70: 1060-1063, 1958.

Byars, T. D., L. W. George, and *D. S. Beisel:* A laboratory technique for teaching rectal palpation in the horse. J. Vet. Med. Ed. 7: 80-82, 1980.

Caslick, E. A.. The vulva and vulvo-vaginal orifice and its relation to genital health of the Thoroughbred mare. Cornell Vet. 27: 178-187, 1937.

Clayton Jones, D. G., and *G. B. Edwards:* Eversion of the bladder in the mare. Vet. Rec. 92: 515, 1973.

Colbern, G. T. W. A. Aanes, and *T. S. Stashak:* Surgical management of perineal lacerations and rectovestibular fistulae in the mare: A retrospective study of 47 cases. JAVMA 186 265-269, 1985.

Ginther, O. J., M. C. Garcia, E. L. Squireys, and *W. P. Steffenhagen.* Anatomy of vasculature of uterus and ovaries in the mare. Am. J. Vet. Res. 33: 1561-1568, 1972.

Ginther, O. J.: Reproductive Biology of the Mare: Basic and Applied Aspects. Cross Plains, Wisconsin, 1979. [Published by the author.]

Greatorex, J. C.: Rectal exploration as an aid to the diagnosis of some medical conditions in the horse. Equine Vet. J. 1: 26-30, 1968.

Greenhoff, G. R., and *R. M. Kenney:* Evaluation of reproductive status of non-pregnant mares. JAVMA 167: 449-458, 1975.

Habel, R. E.: The perineum of the mare. Cornell Vet. 43: 247-278, 1953.

Heath, E. H., and *V. S. Myers:* Topographic anatomy for caudal anesthesia in the horse. Vet. Med. [SAC] 62: 1237-1239, 1972.

Heinze, C. D.: Methods of equine castration. JAVMA 148 428-432, 1966.

Heinze, C. D., and *R. E. Lewis:* Radiographic examination of the equine pelvis: case reports. JAVMA 159: 1328-1334, 1971.

Hughes, J. P., G. H. Stabenfeldt, and *J. W. Warren:* Estrous cycle and ovulation in the mare. JAVMA 161: 1367-1374, 1972.

Kopf, N.: Rectal findings in horses with intestinal obstruction. Proceedings of Equine Colic Research Symposium College of Veterinary Medicine. Athens, University of Georgia, September, 1982, pp. 236-260.

Lieux, P.: Relationship between the appearance of the cervix and the heat cycle in the mare. Vet. Med. [SAC] 65: 879-886, 1970.

Lowe, J. E., and *R. Dougherty:* Castration of horses and ponies by a primary closure method. JAVMA 160: 183-185, 1972.

Magda, I. I.: Local anesthesia in operations on the male perineum in horses. (Abstract by R. E. Habel.) JAVMA 113: 559, 1948.

Morrow, D. A.: Current Therapy in Theriogenology 2.

Diagnosis, Treatment and Prevention of Reproductive Diseases in Animals. Philadelphia, W. B. Saunders Co., 1986.

Morsman, H. W., and K. L. Duke: Comparative Morphology of the Mammalian Ovary. Madison, University of Wisconsin Preess, 1973.

Niekirk, C. H. van: The early diagnosis of pregnancy, the development of the foetal membrances and nidation in the mare. J. S. Afr. Vet. Med. Assoc. 36: 483–488, 1965.

Niekirk, C. H. van, and W. R. Allen: Early embryonic development in the horse. J. Reprod. Fertil. (Suppl.) 23: 495–498, 1975.

Pearson, H., and B. M. Q. Weaver: Priapism after sedation, neuroleptanalgesia and anesthesia in the horse. Equine Vet. J. 10: 85–90, 1978.

Powell, D. G., J. S. E. David, and C. J. Frank: Contagious equine metritis: The present situation reviewed and a revised code of practice for its control. Vet. Rec. 103: 399–402, 1978.

Scott, E. A., and D. J. Kunze: Ovariectomy in the mare: presurgical, surgical and postsurgical considerations. J. Equine Med. Surg. 1: 5–12, 1977.

Sharp, D. C., M. C. Garcia, and O. J. Ginther: Luteinizing hormone during sexual maturation in pony mares. Am. J. Vet. Res. 40: 584–586, 1979.

Kapitel 23

Die Schultergliedmaße des Pferdes

Einleitung

Pferde werden heute hauptsächlich für den Leistungs- und Freizeitsport gezüchtet. Dadurch werden oft sehr hohe Ansprüche an die Schnelligkeit und Ausdauer gestellt, wobei die Gliedmaßen besonders hohen Anforderungen und dem ständigen Risiko von Verletzungen ausgesetzt sind. Selbst kleine Unpäßlichkeiten können das Pferd bei diesen Anforderungen behindern. Die besondere Bedeutung gesunder Gliedmaßen kommt in dem alten Sprichwort zum Ausdruck: „Ohne Huf, kein Pferd". Da Lahmheiten einen großen Teil der Pferdepraxis ausmachen, ist eine detaillierte Kenntnis der Anatomie der Gliedmaßen beim Pferd notwendiger als bei anderen Tierarten.

Die Gliedmaßen des Pferdes sind schnellen Bewegungen extrem gut angepaßt, haben aber die Fähigkeit zur Seitwärtsdrehung fast vollkommen eingebüßt. Vorder- und Hintergliedmaßen haben für den Körper eine stützende und fortbewegende Funktion. Dabei besteht für die Schulter- und Beckengliedmaße eine signifikante Arbeitsteilung. Die Vordergliedmaßen tragen den größeren Teil (55 bis 60%) des Körpergewichts. Sie wirken stoßbrechend, insbesondere bei schnellerer Gangart und beim Aufsetzen nach dem Sprung. Die Hintergliedmaßen sind dagegen hauptsächlich für den Vorwärtsschub zuständig. Diese Aufgabenverteilung ist jedoch variierbar. So kann die Belastung jeder Gliedmaße durch eine Verlagerung des Körperschwerpunkts verändert werden. Besonders beim lahmen Pferd kann die veränderte Kopfbewegung sehr auffallend sein. Es hebt den Kopf und verlagert den Schwerpunkt kaudal, wenn der schmerzende Vorderfuß auf den Boden gesetzt wird; es senkt den Kopf und verlagert den Schwerpunkt kranial, wenn der gesunde Fuß belastet wird. Die letztere Bewegung ist für den Betrachter meist auffälliger. Ein Pferd mit Vorderfußlahmheit „nickt" auf dem gesunden Fuß. Wenn eine Hintergliedmaße schmerzt, wird der Kopf gesenkt, da so der betroffene Fuß entlastet werden kann.

Eine normal gebaute Vordergliedmaße ist von vorn gesehen gerade. Eine senkrechte Linie durch das Schultergelenk zweiteilt die Gliedmaße und verläuft bis zur Mitte des Hufes (Abb. 23-1). Ein Abweichen von dieser Senkrechten nach außen oder innen im Bereich des Karpalgelenkes führt zur O- oder X-Beinigkeit. Von der Seite gesehen bildet die Verbindungslinie von dem Tuber spinae scapulae bis zum Fesselgelenk ebenfalls eine Gerade, die kaudal vom Huf ausläuft. Abweichungen von der normalen Stellung können zu unnatürlichen Bewegungen führen, bei denen es zum Anschlagen zwischen den Beinen, ungleichem und abnormem Hufverschleiß und schließlich zur Lahmheit kommen kann.

Von der Seite gesehen ist das Abweichen von der Geraden zu beobachten, wenn die Gliedmaße mehr nach kaudal unter den Bauch oder mehr nach kranial vor den Rumpf gestellt wird.

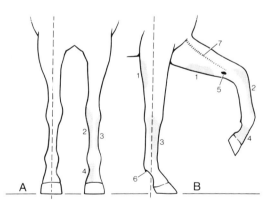

Abb. 23-1 Normale Stellung der Vordergliedmaße und autonome Zonen der Hautinnervation. A, kraniale Ansicht; die Vertikale (gestrichelt) durch das Schultergelenk teilt die Gliedmaße median. B, rechte laterale Ansicht; Vertikale durch den Tuber spinae scapulae und durch das Fesselgelenk. Die autonomen Zonen sind Hautgebiete, die nur von den darunterliegenden Nerven innerviert werden.

1, N. cutaneus antebrachii caudalis (N. ulnaris); 2, N. cutaneus antebrachii medialis (N. musculocutaneus); 3, N. ulnaris; 4, N. medianus; 5, Kastanie; 6, Sporn; 7, Vena cephalica. (Nach Blyth und Kitchell, 1982.)

Eine starke Abknickung im Fesselgelenk wird als „bärentatzig", eine zu geringe Abwinklung im Fesselgelenk als „bockfüßig" bezeichnet.

Schultergürtelmuskulatur

Beim Pferd gibt es bei den Muskeln, die die Gliedmaße mit dem Rumpf verbinden, einige Unterschiede zu anderen Tierarten. Der M. trapezius entspringt an der dorsalen Mittellinie vom Hinterkopf bis zum Widerrist. Seine Pars cervicalis und seine Pars thoracalis inserieren an der Spina scapulae, und bei gemeinsamer Kontraktion heben sie die Scapula zum Rumpf. Kontrahiert sich die Pars cervicalis alleine, schwingt die Scapula vorwärts, und die Gliedmaße wird nach vorn bewegt. Kontrahiert der thorakale Teil alleine, wird die Gliedmaße zurück bewegt. Beide Teile können im kontrahierten Zustand sichtbar unter der Haut hervortreten. Sie werden vom N. accessorius innerviert.

Der M. brachiocephalicus (Abb. 23-2/4) entspringt am Processus mastoideus des Schädels und inseriert distal an der Tuberositas deltoidea. Er ist am Hals eng mit dem M. omotransversarius

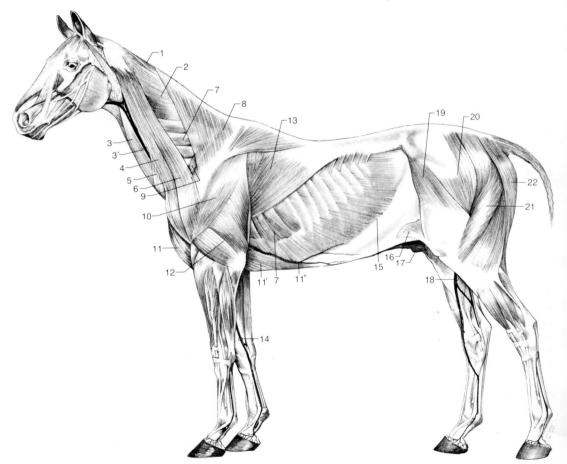

Abb. 23-2 Muskeln und Venen an der Körperoberfläche. Die Mm. cutanei außer dem M. cutaneus colli sind entfernt.

1, M. rhomboideus; 2, M. splenius; 3, M. sternocephalicus; 3′, Vena jugularis; 4, M. brachiocephalicus; 5, M. cutaneus colli; 6, M. omotransversarius; 7, M. serratus ventralis; 8, M. trapezius; 9, M. subclavius; 10, M. deltoideus; 11, M. pectoralis descendens; 11′, M. pectoralis profundus; 11″, Vena thoracica externa; 12, M. triceps brachii; 13, M. latissimus dorsi; 14, V. cephalica; 15, M. obliquus externus abdominis; 16, Stumpf des M. cutaneus trunci, der die Kniefalte bildet; 17, Praeputium; 18, V. saphena medialis; 19, M. tensor fasciae latae; 20. M. glutaeus superficialis; 21, M. biceps femoris; 22, M. semitendinosus. (Modifiziert nach Ellenberger, Dittrich und Baum, 1906.)

(/6) verbunden, der an den Querfortsätzen der kranialen Halswirbel entspringt und an der Intersectio clavicularis endet. Diese unterteilt den M. brachiocephalicus in einen M. cleidocephalicus und einen M. cleidobrachialis. Der dorsale Rand des M. omotransversarius ist mit dem M. trapezius durch die oberflächliche Halsfaszie verbunden. Der ventrale Rand des M. brachiocephalicus ist klar umrissen und bildet die obere Begrenzung der Drosselrinne (Sulcus jugularis).

Der M. brachiocephalicus ist über dem Schultergelenk am breitesten, wo er den Ursprung des M. biceps brachii und das Insertionsgebiet des M. supra- und infraspinatus bedeckt. Beidseitige Muskelkontraktion beugt den nicht fixierten Hals ventral, einseitige Kontraktion zieht den Hals zur Seite. Wenn der Hals fixiert und die Gliedmaße frei beweglich ist, wird diese bei der Kontraktion nach vorn geführt. An der Innervation beteiligen sich der N. accessorius, die Nn. cervicales und der N. axillaris.

Der M. latissimus dorsi (/13) entspringt am Ligamentum supraspinale und an der Fascia thoracolumbalis und zieht mit konvergierendem Faserverlauf zur Tuberositas teres des Humerus. Sein kranialer Rand bedeckt den kaudalen Winkel der Scapula und drückt sie gegen den Rumpf. Dieser Muskel gilt allgemein als Zurückzieher der Gliedmaße und ist somit ein Antagonist des M. brachiocephalicus. Er spielt besonders bei Arbeitspferden eine wichtige Rolle, da er den Rumpf nach vorn zur vorgestellten Gliedmaße zieht. Er wird durch den N. thoracodorsalis versorgt.

Die oberflächliche Schicht der Schultergürtelmuskeln wird durch zwei oberflächliche Brustmuskeln vervollständigt. Der kraniale M. pectoralis descendens entspringt am Manubrium sterni und teilt sich, um am Humerus und an der Fascia brachii zu inserieren (Abb. 23-3/4). Er ist gut entwickelt und beim lebenden Tier an der Oberfläche deutlich zu sehen. Die mediane Brustfurche trennt ihn von dem Muskel der Gegenseite. Die laterale Brustfurche grenzt ihn deutlich vom M. brachiocephalicus ab. In ihr verläuft die Vena cephalica. Dieser stark vorgewölbte Muskel ist für intramuskuläre Injektionen geeignet. Er wirkt vorwiegend als Adduktor. Der kaudale M. pectoralis transversus (/5) entspringt an den kranialen Sternebrae und inseriert an der Fascia antebrachii medial am oberen Teil des Unterarms. Sein transversaler Faserverlauf macht ihn zum reinen Adduktor der Gliedmaße. Die abduzierte Gliedmaße wird an den Rumpf herangezogen. Beide

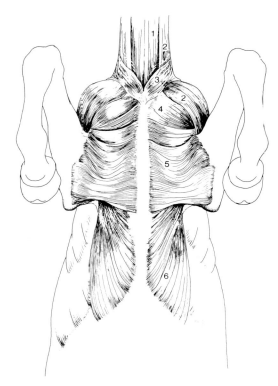

Abb. 23-3 Muskeln ventral am Thorax.
1, M. sternocephalicus; 2, M. brachiocephalicus; 3, M. cutaneus colli; 4, M. pectoralis descendens; 5, M. pectoralis transversus; 6, M. pectoralis profundus. (Modifiziert nach Ellenberger, Dittrich und Baum, 1906.)

oberflächlichen Brustmuskeln werden von den Nn. pectorales craniales und caudales des Plexus brachialis versorgt.

Obwohl der M. rhomboideus unter dem M. trapezius liegt, ist er bei der Kontraktion an der Oberfläche sichtbar. Er entspringt dorsal am Ligamentum nuchae und Ligamentum supraspinale zwischen dem zweiten Hals- und dem siebten Brustwirbel. Der gesamte Muskel inseriert innen am dorsalen Rand des Schulterblattknorpels (Abb. 23-4/4). Obwohl er als Heber der Scapula wirkt, können seine thorakalen Faserzüge die Scapula so drehen, daß ihr ventraler Winkel kaudal gerichtet wird. Seine Innervation übernehmen Zweige der kaudalen Hals- und kranialen Brustnerven.

Der M. serratus ventralis (/1) ist sehr kräftig. Er besteht aus dem aktiven, mächtig verbreiteten Muskelanteil und dem passiven Bindegewebsanteil, der den Muskel bedeckt und in Strängen

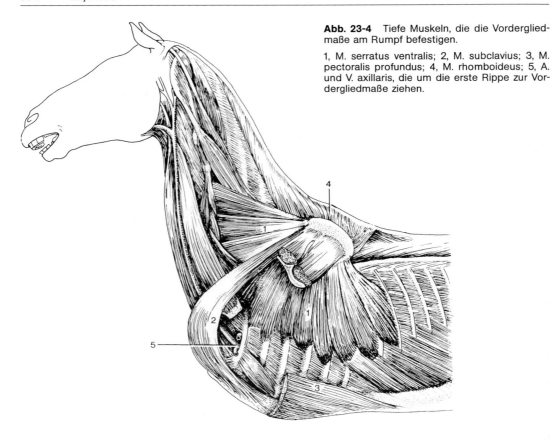

Abb. 23-4 Tiefe Muskeln, die die Vordergliedmaße am Rumpf befestigen.

1, M. serratus ventralis; 2, M. subclavius; 3, M. pectoralis profundus; 4, M. rhomboideus; 5, A. und V. axillaris, die um die erste Rippe zur Vordergliedmaße ziehen.

durchzieht. Der M. serratus ventralis entspringt vom vierten Halswirbel bis zur zehnten Rippe. Er inseriert medial am Schulterblattknorpel und an der Facies serrata, zwei dreieckigen Feldern medial an der Scapula. Die Hauptaufgabe des rechten und linken Serratus zusammen ist es, den Rumpf hängegurtartig zu tragen. Sein Hals- und Brustteil haben jedoch noch die zusätzliche Aufgabe, die Scapula zu drehen. Der M. serratus ventralis cervicis dreht die Scapula so, daß ihr ventraler Winkel kaudal gedreht und die Gliedmaße zurückgezogen wird. Die Kontraktion des M. serratus ventralis thoracis bewegt die Gliedmaßen im gleichen Winkel nach vorne. Beide Muskeln können somit Synergisten oder Antagonisten sein. Der M. serratus ventralis wird vom N. thoracicus longus versorgt.

Der M. pectoralis profundus (Pectoralis ascendens) entspringt breitflächig am kaudalen Teil des Sternum und an der angrenzenden ventralen Bauchwand (/3). Seine Faserzüge konvergieren und verdicken sich bei seinem kranio-lateralen Verlauf zum Tuberculum majus und minus des Humerus. Die relative Höhe, in der der Muskel liegt, läßt darauf schließen, daß er den M. serratus ventralis unterstützt, den Rumpf zu tragen. Ein Muskelriß des M. serratus ventralis zeigt jedoch, daß der M. pectoralis profundus nur in sehr begrenzter Form die Aufhängung des Rumpfes übernimmt. Er ist wahrscheinlich mehr für die Adduktion und das Rückführen der Gliedmaße zuständig. Bei vorgesetzter und fixierter Gliedmaße wird der Rumpf nach vorn gezogen. Er wird von den Nn. pectorales craniales und caudales innerviert.

Der M. subclavius (/2), der vor dem M. pectoralis profundus liegt, entspringt am kranialen Teil des Sternum. Er wendet sich dorsal und verläuft an der kranialen Oberfläche des M. supraspinatus, in dessen Epimysium er endet. Er formt den glatten Übergang zwischen Hals und Schultern beim Pferd. Der M. subclavius unterstützt die Funktion des M. pectoralis profundus. Er wurde früher als Teil des M. pectoralis profundus angesehen. Er wird ebenfalls von den Nn. pectorales craniales und caudales versorgt.

Schulterregion und Oberarm

Die Grundlage für das Schultergebiet und den Oberarm bilden die Scapula und der Humerus; beide sind in den Hautbereich des Rumpfes einbezogen. Die Neigung der Scapula, die für den Reiter von Interesse ist, kann sehr unterschiedlich sein. Sie kann an der Spina scapulae bestimmt werden. Beim Reitpferd wird eine stärker abfallende Schulter bevorzugt. Der Tuber spinae scapulae ist leicht tastbar und äußerlich sichtbar (Abb. 23-5/A, 3). Der distale Teil der Spina läuft flach aus und bildet kein Akromion. Der dorsale Rand der Scapula ist durch den breiten Schulterblattknorpel verbreitert und in den Widerrist einbezogen. Der Knorpelrand und der kraniale und kaudale Winkel der Scapula können bei den meisten Pferden palpiert werden. Der kaudale Winkel ist oft vorgewölbt, obwohl er vom M. latissimus dorsi bedeckt ist (Abb. 23-5/B).

Der Humerus bildet mit der Scapula einen rechten Winkel und fällt nicht so steil ab wie bei kleineren Tierarten. Sein Oberflächenrelief ist gut ausgeprägt und kann durch die Haut und Muskulatur hindurch gefühlt werden. Das Tuberculum majus und minus am proximalen Ende des Humerus sind gut entwickelt und gleichen einan-

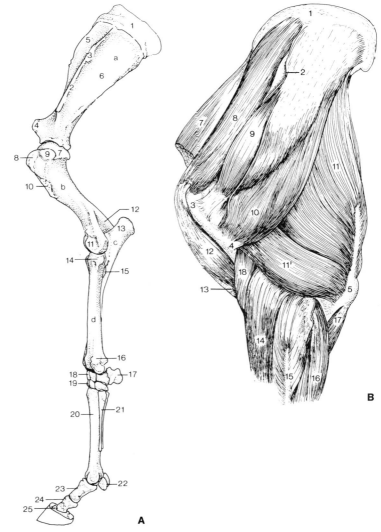

Abb. 23-5A Skelett der linken Vordergliedmaße; laterale Ansicht. a, Scapula; b, Humerus; c, Ulna; d, Radius.

1, Schulterblattknorpel; 2, Spina scapulae; 3, Tuber spinae scapulae; 4, Tuberculum supraglenoidale; 5, 6, Fossa supraspinata und infraspinata; 7, Caput humeri; 8, 9, kranialer und kaudaler Teil des Tuberculum majus; 10, Tuberositas deltoidea; 11, Condylus; 12, Fossa olecrani; 13, Olecranon; 14, Bandhöcker für das Ligamentum collaterale laterale; 15, Spatium interosseum antebrachii; 16, Processus styloideus lateralis; 17, Os carpi accessorium; 18, 19, proximale und distale Reihe der Karpalknochen; 20, Metakarpalknochen (Röhrbein); 21, laterales Griffelbein; 22, Ossa sesamoidea proximalia; 23, Phalanx proximalis; 24, Phalanx media; 25, Phalanx distalis.

Abb. 23-5B Muskeln des Schulter- und Ellenbogengelenks; laterale Ansicht.

1, Schulterblattknorpel; 2, Spina scapulae; 3, Tuberculum majus des Humerus; 4, Tuberositas deltoidea des Humerus; 5, Olecranon; 7, M. subclavius; 8, M. supraspinatus; 9, M. infraspinatus; 10, M. deltoideus; 11, Caput longum des M. triceps brachii; 11', Caput laterale des M. triceps brachii; 12, M. biceps brachii; 13, Lacertus fibrosus; 14, M. extensor carpi radialis; 15, M. extensor digitalis communis; 16, M. extensor carpi ulnaris; 17, Caput ulnare des M. flexor digitalis profundus; 18, M. brachialis.

der mehr als bei den meisten anderen Tierarten. Jedes ist noch einmal in ein kraniales und kaudales Tuberculum unterteilt. Das Tuberculum majus und minus sind kranial durch den Sulcus intertubercularis getrennt, in dem zusätzlich das Tuberculum intermedium vorkommt. Somit ist das Caput humeri beim Pferd von insgesamt 5 Tubercula umgeben. Obwohl beide Teile des Tuberculum majus leicht palpiert werden können, ist doch nur der kraniale Teil an der Oberfläche erkennbar. Er wird als „Punkt der Schulter" bezeichnet (/3). Distal davon ist auch die Tuberositas deltoidea eine leicht zu findende palpierbare Stelle (/4).

Das Schultergelenk ist ein Kugelgelenk und theoretisch in alle Richtungen des Raumes zu bewegen (Abb. 23-6). Praktisch funktioniert es aber als Wechselgelenk mit sagittaler Bewegungsmöglichkeit. Seitwärtsbewegungen sind durch die Sehnen der Schultermuskeln eingeschränkt, was lateral hauptsächlich durch den M. infraspinatus (weniger durch den M. supraspinatus) und medial durch den M. subscapularis bewirkt wird. Die Gelenkhöhle ist relativ geräumig. Sie kann am kranialen Rand der Sehne des M. infraspinatus und 2 cm proximal des Tuberculum majus punktiert werden. Die Kanüle muß nach ventromedial 2 bis 5 cm eingeführt werden, bevor sie die Gelenkkapsel durchdringt. Dabei muß aufgepaßt werden, daß nicht in die Bursa intertubercularis eingestochen wird, die die Bizepssehne im Sulcus intertubercularis umgibt. Die Bursa intertubercularis, entspricht dem Diverticulum der Gelenkkapsel, das z. B. beim Hund (und anderen Tierarten) die Bizepssehne umhüllt.

Die Schultermuskeln sind in lateralen und medialen Gruppen angeordnet und umgeben das ganze Gelenk. Die laterale Gruppe besteht aus dem M. supraspinatus, M. infraspinatus, M. deltoideus und M. teres minor (Abb. 23-5/B).

Der M. supraspinatus (/8) liegt in der Fossa supraspinata der Scapula. Er überragt kranial die Scapula, wo an seinem Epimysium der M. subclavius inseriert. Der M. supraspinatus teilt sich in zwei kurze Sehnen, die kranial am Tuberculum majus und minus des Humerus ansetzen. Seine wichtigste Funktion ist die Stabilisierung des Schultergelenks.

Der M. infraspinatus (/9) hat eine ähnliche Beziehung zur Fossa infraspinata. Er überquert das Schultergelenk lateral und teilt sich in eine tiefe und oberflächliche Sehne. Die kurze tiefe Sehne endet am kaudalen Teil des Tuberculum majus. Die oberflächliche Sehne verläuft etwas weiter distal. Vor ihrer Anheftung an der Facies musculi infraspinati ist sie von einer Bursa synovialis unterlagert. Entzündungen dieser Bursa können schmerzhaft sein. Das erkrankte Tier steht dann mit abgespreizter Gliedmaße, um so den Druck auf die betroffene Stelle zu verringern. Der M. infraspinatus ist hauptsächlich Fixator des Schultergelenks. Er übernimmt damit die Funktion des fehlenden lateralen Seitenbandes. Sekundär hat er Abduktorfunktion. Beide, der M. supra- und infraspinatus werden vom N. suprascapularis innerviert.

Der M. deltoideus (/10) entspringt am kaudalen Rand und an der Spina der Scapula. Der letztere Teil beginnt mit einer breiten Aponeurose, die den M. infraspinatus bedeckt. Der M. deltoideus inseriert an der Tuberositas deltoidea, von der aus der darüberliegende Muskelbauch zu identifizieren ist. Dieser liegt teilweise in einer Vertiefung des M. triceps brachii. Die Abgren-

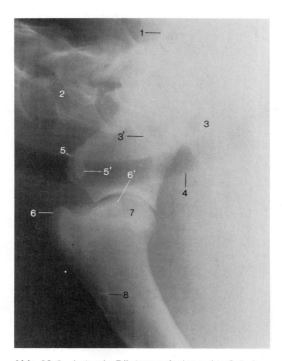

Abb. 23-6 Laterale Röntgenaufnahme des Schultergelenks.

1, Spina scapulae; 2, sechster Halswirbel; 3, erstes Rippenpaar; 3', ein aberrantes Paar von Halsrippen mit Ursprung an C 7; 4, Trachea; 5, Tuberculum supraglenoidale der Scapula; 5', Processus coracoideus; 6, überlagertes Tuberculum majus, minus und intermedium; 6', kaudaler Teil des Tuberculum majus; 7, Caput humeri; 8, Tuberositas deltoidea.

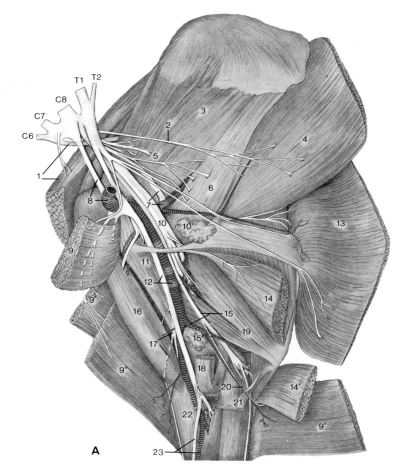

Abb. 23-7A Nerven und Arterien an der medialen Seite der rechten Schulter und des rechten Arms.

1, N. suprascapularis und M. subclavius; 2, N. thoracodorsalis; 3, M. subscapularis; 4, M. latissimus dorsi; 5, N. subscapularis; 6, M. teres major; 7, N. axillaris und A. subscapularis; 8, N. musculocutaneus und A. axillaris; 9, 9', 9", Mm. pectorales; Pars descendens (9) und Pars transversa (9') des M. pectoralis superficialis, M. pectoralis profundus (9"); 10, N. radialis; 10', Lnn. axillares proprii; 11, M. coracobrachialis; 12, N. medianus und A. brachialis; 13, M. cutaneus trunci; 14, 14', Stümpfe des M. tensor fasciae antebrachii; 15, N. ulnaris und A. collateralis ulnaris; 15', Lnn. cubitales; 16, M. biceps brachii; 17, N. musculocutaneus und N. cutaneus antebrachii medialis; 18, M. flexor carpi radialis; 19, M. triceps brachii; 20, N. cutaneus antebrachii caudalis; 21, M. flexor carpi ulnaris; 22, Lacertus fibrosus; 23, N. medianus und A. mediana. (Modifiziert nach Hopkins, 1937.)

zungslinie des M. deltoideus zwischen diesen beiden Muskeln ist bei dünnhäutigen Tieren oft sichtbar. Der M. deltoideus ist ein Beuger des Schultergelenks, wirkt aber sekundär auch als Abduktor des Arms. Er wird vom N. axillaris versorgt.

Der unbedeutende M. teres minor ist kaudolateral am Schultergelenk unter dem M. deltoideus verborgen. Die mediale Muskelgruppe besteht aus dem M. subscapularis, M. teres major, M. coracobrachialis und M. capsularis, welcher von geringer Bedeutung ist. Der M. subscapularis entspringt und liegt in der Fossa subscapularis (Abb. 23-7/A, 3). Er inseriert am Tuberculum minus. Er stabilisiert medial das Schultergelenk, dient aber auch als Adduktor des Arms. Er wird vom N. subscapularis innerviert.

Der M. teres major entspringt am Angulus caudalis der Scapula. Er liegt zwischen dem M. subscapularis und dem M. latissimus dorsi und inseriert meistens gemeinsam mit letzterem an der Tuberositas teres. Er ist hauptsächlich ein Beuger des Schultergelenks, kann aber auch Adduktor des Arms sein. Er wird wie alle Flexoren des Schultergelenks vom N. axillaris versorgt.

Der M. coracobrachialis (/11) entspringt am Processus coracoideus medial vom Tuberculum supraglenoidale und endet dorsomedial am Corpus des Humerus. Er ist ein Abduktor des Arms und hat geringe Bedeutung. Er wird vom N. musculocutaneus innerviert.

Ellenbogengelenk und Muskeln des Ellenbogengelenks

Die knöcherne Grundlage des Ellenbogengelenks wird vom distalen Ende des Humerus und von den proximalen Abschnitten des Radius und der Ulna gebildet (Abb. 23-5/A). Beide Epicondyli des Humerus können ohne Schwierigkeit palpiert werden. Der Epicondylus medialis tritt besonders deutlich hervor und liegt teilweise dem Olecranon medial an. Der Condylus humeri hebt sich etwas weiter distal ab. Er hat an seiner kaudalen Fläche die tiefe Fossa olecrani, in die der Processus anconaeus der Ulna hineinpaßt (Abb. 23-7/B,4, 6). Kranial befindet sich über dem Condylus humeri die flache Fossa radialis.

Das mächtige Olecranon erhebt sich hoch über das Ellbogengelenk und liegt in Höhe des fünften Rippenknorpels oder des folgenden Spatium intercostale. Es ist deswegen eine wichtige Hilfe, um die Lage des Ellenbogengelenks zu bestimmen. Das proximale Ende ist erweitert. Seine Facies articularis nimmt den walzenförmigen Condylus humeri auf, und distal davon liegen der mediale und laterale Bandhöcker, an denen die Seitenbänder ansetzen. Kranial am Radius erhebt sich die Tuberositas radii (/8). Die beiden Seitenbänder sind fühlbar, obwohl das mediale Band von dem relativ dicken M. pectoralis transversus bedeckt ist. Als kranialer Teil dieses Bandes hebt sich der sehnige Überrest des M. pronator teres ab.

Durch die Gelenkform (Scharniergelenk) und durch die kräftigen Seitenbänder wird die Bewegung des Ellenbogengelenks auf Beugen und Strecken in sagittaler Richtung eingeengt. Das Ellenbogengelenk des Pferdes ist ein typisches „Schnappgelenk", das aus der gespannten Mittelstellung abrupt in die entspannte Streck- oder Beugestellung schnappen kann. Das ist aus zwei Gründen möglich. Erstens ist die Gelenkfläche des Condylus humeri von der Seite gesehen unterschiedlich stark gekrümmt, wodurch der Radius der Gelenkwalze in der Mittelstellung länger ist als in der entspannten Beuge- und Streckstellung. Zweitens sind die Insertionsstellen der Seitenbänder nicht im Mittelpunkt der Gelenkwalze, sondern exzentrisch, d. h. sie sind etwas nach oben verschoben, wodurch die Seitenbänder nur in der Mittelstellung sehr stark angespannt und in der Beuge- und Streckstellung entspannt sind.

Die Punktion des Ellenbogengelenks wird in der Mitte des kranialen Randes des lateralen Seitenbandes mit horizontal gerichteter Kanüle durchgeführt. Die Muskeln des Ellenbogengelenks lassen sich in eine Gruppe der Beuger und in eine Gruppe der Strecker einteilen.

Beuger des Ellenbogengelenks. Zu dieser Gruppe gehören der M. biceps brachii und der M. brachialis. Der M. biceps brachii ist größtenteils vom M. brachiocephalicus bedeckt, aber dennoch ist sein Muskelbauch palpierbar, da er dem Humerus kranial direkt aufliegt. Der M. biceps brachii entspringt am Tuberculum supraglenoidale der Scapula mit einer kurzen breiten Sehne, die Faserknorpel enthält und einen Sulcus als Gegenstück zum Tuberculum intermedium bildet. Die Bursa intertubercularis unter der Sehne des M. biceps brachii erstreckt sich vom Sulcus intertubercularis zur kranialen Fläche des Humerus. Entzündung der Bursa kann zu Lahmheit der Schulter führen. Die Bursa intertubercularis kann zwischen dem M. biceps brachii und dem Humerus oberhalb der Tuberositas deltoidea mit einer nach proximal gerichteten Kanüle punktiert werden (Abb. 23-8/3).

Der M. biceps brachii inseriert größtenteils an der Tuberositas radii, wobei ein kleiner Schenkel abzweigt und unter dem Ligamentum collaterale mediale bis zu den aneinandergrenzenden Teilen von Radius und Ulna zieht. Eine Besonderheit ist der Lacertus fibrosus, der als fibröser Strang aus

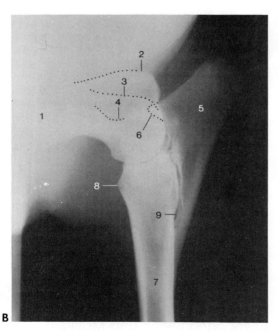

Abb. 23-7 B Laterale Röntgenaufnahme des gebeugten Ellenbogengelenks.

1, Humerus; 2, Epicondylus medialis; 3, Epicondylus lateralis; 4, Fossa olecrani; 5, Olecranon; 6, Processus anconaeus des Olecranon; 7, Radius; 8, Tuberositas radii; 9, Spatium interosseum antebrachii.

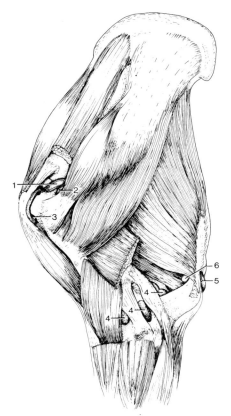

certus fibrosus als passive Stehvorrichtung eine wichtige Funktion (Abb. 23-31/2, 6). Er wird vom N. musculocutaneus innerviert.

Der M. brachialis ist rein fleischig und überquert nur das Ellenbogengelenk. Er entspringt an der kaudoproximalen Fläche des Humerus, windet sich lateral durch den Sulcus spiralis, überquert die Beugeseite des Ellenbogengelenks und inseriert kraniomedial am proximalen Teil des Radius (Abb. 23-9/3). Der Muskel ist proximal vom M. triceps brachii bedeckt, aber sein distaler Teil liegt oberflächlich und kann ertastet werden. Der M. brachialis ist ein reiner Beuger des Ellenbogengelenks. Er wird vom N. musculocutaneus und Ästen des N. radialis versorgt.

Strecker des Ellenbogengelenks. Diese Muskelgruppe füllt das Dreieck zwischen Scapula und Humerus aus. Dazu gehören der M. triceps brachii, der M. tensor fasciae antebrachii und der M. anconaeus.

Der M. triceps brachii ist der wichtigste Strecker des Ellenbogengelenks. Er besitzt drei

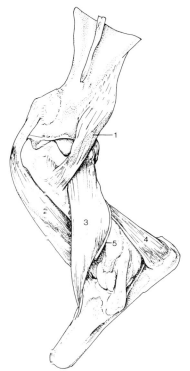

Abb. 23-8 Synovialstrukturen der Schulter- und Ellenbogenregion; laterale Ansicht.

1, Schultergelenkkapsel; 2, Bursa m. infraspinati; 3, Bursa intertubercularis (zwischen Sehne des M. biceps brachii und Humerus); 4, Ellenbogengelenkkapsel; 5, Bursa cutanea auf Olecranon; 6, Bursa subtendinosa zwischen Sehne des M. triceps brachii und Olecranon. (Zum Vergleich der Muskeln siehe Abb. 23-5B.)

dem sehnigen Anteil des Muskelbauches hervorgeht, die Beugeseite des Ellenbogengelenks überspringt und sich an der Oberfläche des M. extensor carpi radialis mit dessen Epimysium verbindet, um gemeinsam mit diesem Muskel an der Tuberositas metacarpi zu enden. Der Lacertus fibrosus kann an der Beugeseite des Ellbogengelenks leicht identifiziert werden (Abb. 23-7/A,22). Er ist bei belasteter Gliedmaße straff und bei gebeugtem Gelenk erschlafft. Der innere sehnige Anteil des M. biceps brachii und der Lacertus fibrosus helfen mit, daß das Karpalgelenk gestreckt bleibt und das Schultergelenk nicht unter der Körperlast kollabiert, wenn der M. biceps brachii entlastet wird. Damit übernimmt der La-

Abb. 23-9 Tiefe Muskeln des linken Schulter- und Ellenbogengelenks laterale Ansicht.

1, M. teres minor; 2 M. biceps brachii; 3, M. brachialis; 4, M. anconaeus; 5 N. radialis.

Köpfe, die am Olecranon zusammen inserieren (Abb. 23-5/B,11, 11′). Das Caput longum entspringt mit einer kurzen Aponeurose am kaudalen Rand der Scapula, das Caput laterale und Caput mediale beiderseits am Corpus des Humerus. Bevor die gemeinsame Endsehne am Olecranon inseriert, ist ihr eine kleine Bursa unterlagert. Die Abgrenzung zwischen Caput longum und Caput laterale ist manchmal bei dünnhäutigen Pferden sichtbar. Auf dem verbreiterten Tuber olecrani ist in der Regel (Abb. 23-8/5) zwischen Haut und der Endsehne des M. triceps brachii eine zweite, größere Bursa (Stollbeule) zu finden.

Der M. tensor fasciae antebrachii (Abb. 23-7/A,14, 14′) ist ein breites, dünnes Muskelband, das dem M. triceps brachii medial anliegt. Der M. tensor fasciae antebrachii entspringt am kaudalen Rand der Scapula und an der Sehne des M. latissimus dorsi. Seine Endsehne teilt sich, um am Olecranon zu inserieren und in die Fascia antebrachii überzugehen. Da er sowohl das Schultergelenk als auch das Ellenbogengelenk überquert, nimmt er zwar auf beide Gelenke Einfluß, hat aber nur eine geringere Bedeutung.

Der M. anconaeus ist der kleinste dieser Gruppe. Er liegt in der Fossa olecrani, bedeckt vom Caput laterale des M. triceps brachii. Er steht in direkter Verbindung mit der Kapsel des Ellenbogengelenks. Seine Hauptaufgabe besteht vermutlich darin, die Kapsel zu spannen, damit sie nicht zwischen Humerus und Ulna eingeklemmt wird (Abb. 23-9/4).

Alle Strecker des Ellenbogengelenks werden vom N. radialis innerviert.

Unterarm und Carpus

Knochen und Handwurzelgelenk

Der Schaft des Radius ist vorne und hinten abgeflacht und außer an seinem medialen Rand dick mit Muskeln bedeckt. Sein distales Ende verbreitert sich, bevor es auf die erweiterte Handwurzel trifft. (Der Reiter bezeichnet diese Stelle als „Vorderknie".) Der Radius besitzt an jeder Seite einen Processus styloideus und proximal davon einen Bandhöcker zur Befestigung der Seitenbänder. Er hat an seiner kranialen Fläche mehrere Rinnen, in denen die Sehnen der Zehen- und Karpalstrecker verlaufen. Alle diese genannten Teile sind gut zu palpieren.

Die Vorderfußwurzelknochen sind wie bei allen Tierarten in zwei Reihen angeordnet (Abb. 23-15/A). Zur proximalen Reihe gehören das Os carpi radiale, intermedium und ulnare, die die Körperlast tragen. Diese Knochen werden lateral durch das flache, scheibenförmige Os carpi accessorium ergänzt, das in exponierter Stellung kaudal gerichtet ist. In der distalen Reihe gibt es ebenfalls drei konstante Knochen, nämlich das

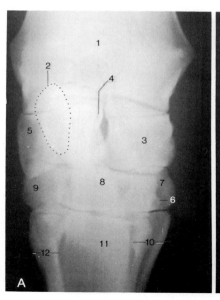 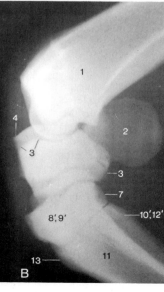

Abb. 23-10 Dorsopalmare (A) und laterale (B) Röntgenaufnahme des Carpus.

1, Radius; 2, Os carpi accessorium; 3, Os carpi radiale; 4, Os carpi intermedium; 5, Os carpi ulnare; 6–9, Os carpale primum, secundum, tertium und quartum; 8′, 9′, überlagertes Os carpale tertium und quartum; 10–12, zweiter, dritter und vierter Metakarpalknochen; 10′, 12′, überlagerte Griffelbeine; 13, Tuberositas metacarpi. (Mit freundlicher Genehmigung von Dr. Victor T. Rendano.)

Os carpale secundum, tertium und quartum, die medial häufig noch durch das erbsenförmige Os carpale primum ergänzt werden. Dieses Knöchelchen ist meistens vom übrigen Skelett abgetrennt und im Ligamentum carpi palmare profundum hinter dem Os carpale secundum eingebettet (Abb. 23-10/6).

Zu den Vordermittelfußknochen gehören das Os metacarpale secundum, tertium und quartum. Das Os metacarpale tertium, das Röhrbein ist stärker als die zwei anderen und trägt allein die Körperlast. Es besitzt eine auffällige Tuberositas metacarpi an seiner dorsalen Fläche etwas distal vom Karpalgelenk. Die rudimentären Knochen an jeder Seite sind als Griffelbeine bekannt. Jedes besitzt ein kleines proximales Griffelbeinköpfchen, einen konischen Schaft und ein distales, sehr kleines Griffelbeinknöpfchen. Bei jungen Tieren sind die Griffelbeine mit dem Röhrbein durch Fasergewebe verbunden, das später meistens verknöchert, wodurch die oberen Teile der Schäfte miteinander verwachsen sind. Dieser Prozeß ist oft mit einer akuten Griffelbeinentzündung verbunden, die eine fühlbare, oft auch sichtbare Narbe an der Oberfläche hinterläßt.

Das Vorderfußwurzelgelenk ist beim stehenden Tier voll gestreckt, jedoch beim Abbeugen außerordentlich beweglich. Es ist in drei Gelenkabschnitte gegliedert. Die Bewegung ist an der proximalen Articulatio antebrachiocarpea mit 90 bis 100 Grad am stärksten möglich. Die mittlere Articulatio mediocarpea erlaubt eine Beugung von 45 Grad, während die distale Articulatio carpometacarpea als straffes Gelenk keine Beugung mehr zuläßt (B). Alle Berührungsflächen der Karpalknochen untereinander besitzen unregelmäßige Gelenkflächen mit Erhebungen und Vertiefungen, die sich genau ineinander fügen müssen.

Der Carpus wird hauptsächlich vom Röhrbein gestützt. Er kommt aber auch mit den Griffelbeinen in Kontakt. Ein großer Teil des Os carpale secundum ruht auf dem medialen Griffelbein, wodurch dieses vom Röhrbein weggedrückt werden und so eine schmerzhafte, akute Entzündung entstehen kann. Häufiger kommt eine Griffelbeinentzündung aber am Gelenk zwischen dem medialen Griffelbein und dem Röhrbein vor. Die drei Gelenkspalten besitzen eine gemeinsame fibröse Kapsel; ihre Synovialräume sind jedoch nur zwischen dem mittleren und distalen Gelenkspalt miteinander verbunden. Die fibröse Kapsel hat mit aller am Gelenk beteiligten Knochen Verbindung und besitzt eine sehr unterschiedliche Dicke. Sie ist auf der dorsalen Seite am schwächsten und bildet lockere Reservefalten, die die Ausweitung des Gelenksacks bei veränderter Position des Gelenks ausgleichen können. Auf der palmaren Seite ist sie wesentlich dicker und wirkt einer Hyperextension des Karpalgelenks entgegen. Dieser Teil des Gelenks ist das Ligamentum carpi palmare profundum. Es

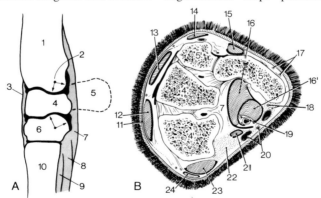

Abb. 23-11 A, Medianschnitt durch das Karpalgelenk; B, Querschnitt des rechten Karpalgelenks in Höhe des Os carpi accessorium.

1, Radius; 2, Drehachse; 3, fibröse Gelenkkapsel; 4, 4', Os carpi intermedium und radiale; 5, 5', Os carpi accessorium und ulnare; 6, Os carpale tertium; 7, Ligamentum carpi palmare profundum; 8, Unterstützungsband (Ligamentum accessorium) des M. flexor digitalis profundus; 9, M. interosseus medius; 10, Os metacarpale tertium (Röhrbein); 11, Retinaculum extensorum; 12, M. extensor carpi radialis; 13, M. extensor digitalis communis; 14, M. extensor digitalis lateralis; 15, lange Sehne des M. extensor carpi ulnaris; 16, 16', tiefe und oberflächliche Beugesehnen im Canalis carpi; 17, dorsaler Zweig des N. ulnaris; 18, palmarer Zweig der A. mediana und des N. palmaris lateralis; 19, A. mediana und N. palmaris medialis; 20, A. und V. radialis; 21, M. flexor carpi radialis; 22, Retinaculum flexorum; 23, Ligamentum collaterale mediale; 24, M. abductor pollicis longus.

gleicht einerseits die Unebenheiten an den Karpalknochen aus, und andererseits bildet es eine glatte Oberfläche an der Rückwand des Karpalgelenks.

Zwischen dem distalen Radiusende und der Basis der Metakarpalknochen erstrecken sich mediale und laterale Seitenbänder. Sie sind auch an den Karpalknochen befestigt und bewirken, daß die Bewegung in sagittaler Richtung beschränkt ist. Es gibt zahlreiche zusätzliche kurze Bänder. Sie verbinden benachbarte Knochen derselben Reihe oder Knochen der distalen Reihe mit dem Metacarpus. Zwar helfen sie, das Gelenk zu stabilisieren, sind aber im einzelnen nicht von Bedeutung. Andere kurze Bänder befestigen das Os accessorium. Eines von diesen zieht vom distalen Rand des Os accessorium schräg zum Metacarpus und bildet einen auffälligen Kamm. Ein breites Querband (Retinaculum flexorum, Abb. 23-11B/22) erstreckt sich von der palmaren Kante des Os accessorium zur mediopalmaren Seite des Karpalgelenks. Es überbrückt den Canalis carpi, durch den die Sehnen der Zehenbeuger und andere Strukturen auf ihrem Weg vom Unterarm zum distalen Abschnitt der Gliedmaße verlaufen.

Die proximale Gelenkkapsel besitzt kaudal eine regelmäßige Aussackung, die sich proximal vom Os accessorium und genau kaudal von der Sehne des lateralen Zehenstreckers befindet. Die Gelenkkapsel kann an dieser Stelle punktiert werden, einfacher ist jedoch die Punktion an der dorsalen Seite. Durch Beugung des Karpalgelenks wird der Gelenkspalt erweitert, und es kann mit der Kanüle zwischen den Strecksehnen eingegangen werden. In gleicher Weise kann an dem mittleren Gelenkspalt verfahren werden.

Muskeln am Unterarm

Karpal- und Zehenstrecker. Mit Ausnahme des M. abductor pollicis longus entspringen alle Karpal- und Zehenstrecker kraniolateral am distalen Ende des Humerus und breiten sich kraniolateral am Unterarm aus. Ihre Sehnen beginnen über dem Carpus und werden bei ihrem Verlauf über das Gelenk durch Verstärkung der tiefen Faszie tunnelartig fixiert. Diese Haltebänder werden auch als Retinacula extensorum (/11) bezeichnet. Jede einzelne Sehne ist außerdem von einer Synovialscheide umgeben (Abb. 23-12).

Außer dem M. extensor carpi ulnaris sind alle Muskeln Strecker des Karpalgelenks, die längeren Muskeln erreichen auch noch die Zehengelenke. Durch ihren Ursprung am Humerus sind sie außerdem in begrenztem Maß auch Beuger des Ellenbogengelenks. Alle Karpal- und Zehenstrecker werden vom N. radialis innerviert. Durch Palpieren kann jeder Muskel identifiziert werden, und einige sind bei dünnhäutigen Pferden auch deutlich sichtbar.

Der M. extensor carpi radialis (Abb. 23-13/5) liegt am weitesten medial von dieser Muskelgruppe. Er verläuft direkt vor dem Margo media-

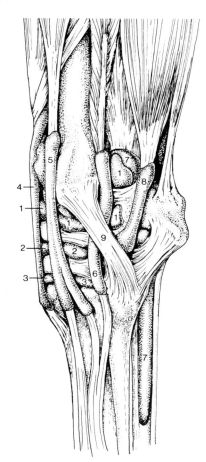

Abb. 23-12 Synovialstrukturen am Karpalgelenk; laterale Ansicht.

1, Gelenkkapsel des proximalen; 2, des mittleren und 3, des distalen Gelenkspaltes; 4, Sehnenscheide des M. extensor carpi radialis; 5, Sehnenscheide des M. extensor digitalis communis; 6, Sehnenscheide des M. extensor digitalis lateralis; 7, gemeinsame Sehnenscheide (Karpalsehnenscheide des M. flexor digitalis superficialis und profundus); 8, Sehnenscheide des M. extensor carpi ulnaris; 9, Ligamentum collaterale laterale. (Nach Vollmerhaus.)

lis, der am Radius nur von der Haut bedeckt ist und deswegen auch als Planum cutaneum bezeichnet wird. Mit dem Epimysium dieses Muskels verbindet sich der Lacertus fibrosus, der passiv verhindert, daß das Karpalgelenk bei Belastung der Gliedmaße gebeugt werden kann.

Der M. extensor digitalis communis entspringt am Humerus und besitzt noch einen radialen Kopf, der am lateralen Bandhöcker des Radius und am lateralen Seitenband entspringt, jedoch nicht voll in die Muskelmasse eingegliedert wird. Er trennt sich im distalen Teil des Unterarms ab, und seine Sehne vereinigt sich im Bereich des Röhrbeins mit der Sehne des M. extensor digitalis lateralis. Die Hauptsehne verläuft dorsal am Metacarpus und an der Zehe nach distal und inseriert am Processus extensorius des Hufbeins. Davor vereinigen sich Seitenschenkel des M. interosseus medius, die sich von palmar kommend seitlich um die Zehe winden, mit der Hauptsehne (/13).

Der M. extensor digitalis lateralis (/7) wölbt sich als deutlicher Muskelstrang lateral am Unterarm vor. Er verbindet sich im oberen Teil des Röhrbeins mit einem Zweig des M. extensor digitalis communis, wendet sich dann dorsal und endet am proximalen Ende des Fesselbeins.

Der M. extensor carpi ulnaris (/9) verläuft kaudal am Unterarm. Seine kurze Endsehne spaltet sich über dem Os carpi accessorium. Der eine Teil der Sehne befestigt sich direkt am Os carpi accessorium, während der andere lange Zweig lateral über dem Os carpi accessorium absteigt, unter den Seitenbändern durchzieht und am lateralen Griffelbeinköpfchen inseriert. Diese längere Sehne wird durch eine Sehnenscheide geschützt (Abb. 23-12/8).

Der M. abductor pollicis longus entspringt kraniolateral am dorsalen Radiusschaft. Er verläuft mediodistal und inseriert am medialen Griffelbeinköpfchen. Er ist größtenteils von anderen Muskeln verdeckt. Seine Sehne verläuft über die Sehne des M. extensor carpi radialis (Abb. 23-13/8).

Karpal- und Zehenbeuger. Die Gemeinsamkeiten dieser Muskelgruppe bestehen darin, daß sie kaudomedial am Humerus entspringen, kaudal am Unterarm liegen, Beuger des Karpalgelenks und möglicherweise auch der Zehengelenke sind und vom N. medianus und N. ulnaris innerviert werden.

Der M. flexor carpi radialis (Abb. 23-14/8) verläuft am Margo medialis und damit kaudal am

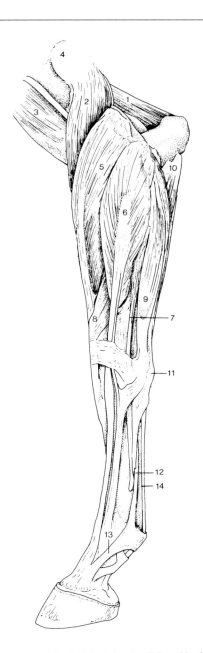

Abb. 23-13 Distale Muskeln der linken Vordergliedmaße; laterale Ansicht.

1, M. anconaeus; 2, M. brachialis; 3, M. biceps brachii; 4, Tuberositas deltoidea des Humerus; 5, M. extensor carpi radialis; 6, M. extensor digitalis communis; 7, M. extensor digitalis lateralis; 8, M. abductor pollicis longus; 9, M. extensor carpi ulnaris; 10, Caput ulnare des M. flexor digitalis profundus; 11, Os carpi accessorium; 12, M. interosseus medius; 13, Unterstützungsschenkel des M. interosseus medius zum M. extensor digitalis communis; 14, oberflächliche und tiefe Beugesehne.

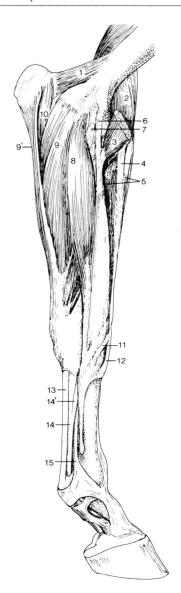

Abb. 23-14 Distale Muskeln der linken Vordergliedmaße; mediale Ansicht.

1, M. anconaeus; 2, M. brachialis; 3, M. biceps brachii; 4, Lacertus fibrosus; 5, M. extensor carpi radialis; 6, langer Teil des medialen Seitenbandes (rudimentärer M. pronator teres); 7, kurzer Teil des medialen Seitenbandes; 8, M. flexor carpi radialis; 9, 9′, Caput humerale und Caput ulnare des M. flexor carpi ulnaris; 10, Caput ulnare des M. flexor digitalis profundus; 11, Sehne des M. abductor pollicis longus; 12, Sehne des M. extensor carpi radialis; 13, Sehne des M. flexor digitalis superficialis; 14, Sehne des M. flexor digitalis profundus; 14′, sein Unterstützungsband (Ligamentum accessorium); 15, M. interosseus medius.

Planum cutaneum des Radius entlang. Er bedeckt die wichtigen median liegenden Blutgefäße und Nerven. Seine Sehne zieht unter dem Retinaculum flexorum hindurch, wird von einer Sehnenscheide geschützt und inseriert schließlich am medialen Griffelbeinköpfchen.

Der M. flexor digitalis superficialis nimmt in dieser Muskelgruppe eine zentrale Lage ein. Er liegt zwischen dem M. flexor digitalis profundus und dem M. flexor carpi ulnaris (Abb. 23-34/7). Ein zusätzliches Unterstützungsband (Ligamentum accessorium) entspringt an der kaudalen Fläche des Radius und vereinigt sich mit der Hauptsehne im distalen Bereich des Unterarms. Es gehört zur passiven Stehvorrichtung. Die Sehnen des M. flexor digitalis superficialis und profundus besitzen auf ihrem Weg durch den Karpalkanal eine gemeinsame Sehnenscheide, die Karpalbeugesehnenscheide.

Diese Sehne des M. flexor digitalis superficialis liegt im Bereich des Metacarpus oberflächlich, erreicht jedoch in Höhe der Fessel eine tiefere Lage (Abb. 23-14/13), was für die gemeinsame Insertion an dem benachbarten Fessel- und Kronbein nötig ist.

Der M. flexor digitalis profundus ist der größte dieser Gruppe, was aber erst nach Freilegen am Präparat deutlich wird. Zu dem Caput humerale gesellen sich zwei kleinere Köpfe, die als Caput radiale und Caput ulnare am proximalen Teil von Radius und Ulna entspringen. Ihre gemeinsame Sehne zieht durch den Karpalkanal und endet an der Facies flexoria des Hufbeins. Am Ligamentum carpi palmare profundum des Karpalgelenks entspringt ein kräftiges Unterstützungsband (Ligamentum accessorium /14′), das sich in der Mitte des Metacarpus mit der tiefen Beugesehne verbindet. Dieses Band ist ein wichtiger Teil des passiven Stehapparates. Es ist von größerer Bedeutung als das analoge Band zur oberflächlichen Beugesehne.

Distaler Teil der Gliedmaße

Die weiter distal gelegenen Abschnitte der Gliedmaße sind für Verletzungen besonders exponiert und weisen viele und wichtige Besonderheiten auf.

Knochen und Gelenke

Zu den Knochen gehören die Metakarpalknochen und die proximale, mittlere und distale Phalanx. Die Articulatio metacarpophalangea und die Articulatio interphalangea proximalis und distalis verbinden diese Knochen miteinander. In der Praxis werden sie Fesselgelenk, Krongelenk und Hufgelenk genannt. Ein Paar proximale Sesambeine (Gleichbeine) vergrößert die konkave Artikulationsfläche des Fesselgelenks, ein einzelnes distales Sesambein (Strahlbein) die des Hufgelenks.

Die sehr ungleiche Entwicklung der Metakarpalknochen ist schon erwähnt worden. Das spitzzulaufende mediale und laterale Griffelbein enden mit den leicht palpierbaren Griffelbeinknöpfchen (Abb. 23-15/9, 9'), die im Vergleich zum Röhrbein in Höhe vom dritten zum vierten Viertel liegen. Der untere Teil des Griffelbeinkörpers ist somit frei, und bei einem Bruch kann das distale Fragment einfach entfernt werden.

Der dritte Metakarpalknochen ist ungewöhnlich robust. Er wird als Hauptmittelfußknochen oder Röhrbein bezeichnet. Sein Querschnitt ist oval (was ihn vom längeren, aber runden Metatarsus unterscheidet), und seine dicke Compacta weist auf seine außergewöhnliche Stärke hin. Er ist einer der massivsten Knochen im ganzen Skelett (Abb. 23-39/1).

Sein distales Ende bildet die Trochlea metacarpi, die mit der Phalanx proximalis und den Ossa sesamoidea proximalia artikuliert. Von der Seite gesehen, umfaßt die Gelenkfläche der Trochlea einen Kreis von 220 Grad, ein Zeichen für die große Bewegungsmöglichkeit beim Beugen und Strecken des Gelenks. Die Trochlea wird durch einen Sagittalkamm in eine große mediale und kleinere laterale Gelenkfläche unterteilt.

Die proximalen Sesambeine haben die Form einer dreiseitigen Pyramide, deren Basis distal zeigt (Abb. 23-15B/10). Die dorsale Gelenkfläche jedes Sesambeins liegt an der Trochlea. Die palmare Fläche ist die Facies flexoria, über derem axialen Teil die tiefe Beugesehne und über derem abaxialen, vertieften Teil der Verbindungsschenkel des M. interosseus medius verläuft. Palmar sind die Sesambeine durch das breite Ligamentum palmare verbunden und bilden mit ihm eine gemeinsame Gleitfläche, das Scutum proximale, auf dem die Beugesehnen hin und her gleiten. Obwohl die Sesambeine dicht an den Fesselbeinen liegen, artikulieren sie nicht miteinander.

An den proximalen Sesambeinen kommt es von allen Knochen der Vordergliedmaße am häufigsten zu Frakturen, danach folgen die Metakar-

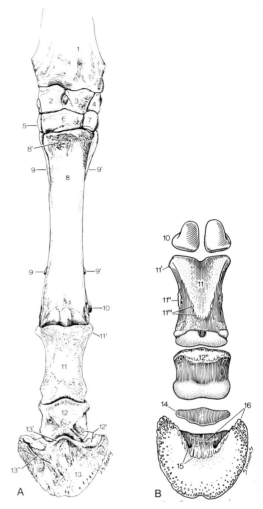

Abb. 23-15 Skelett des distalen Teils der Vordergliedmaße. A, linke Gliedmaße; dorsale Ansicht. B, palmare Ansicht.

1, Radius; 2, Os carpi radiale; 3, Os carpi intermedium; 4, Os carpi ulnare; 5–7, Os carpale secundum, tertium und quartum; 8, Hauptmittelfußknochen (Röhrbein); 8', Tuberositas metacarpi; 9, 9', mediale und laterale Griffelbeine; 10, Ossa sesamoidea proximalia; 11, Phalanx proximalis; 11', proximaler Bandhöcker; 11'', Befestigung der vierzipfligen Fesselplatte und des Ligamentum palmare abaxiale; 11''', Befestigung des Ligamentum palmare axiale und des Ligamentum sesamoideum obliquum; 12, Phalanx media; 12', Befestigung des Seitenbandes des Hufgelenks; 12'', Kronbeinlehne bildet als Scutum medium die Gleitfläche für die tiefe Beugesehne; 13, Phalanx distalis; 13', Processus extensorius; 13'', Sulcus parietalis; 14, Os sesamoideum distale (Strahlbein); 15, Foramen soleare und Linea semilunaris zur Befestigung der tiefen Beugesehne; 16, Processus palmaris und Befestigung des Ligamentum sesamoideum distale.

pal- und Karpalknochen. In der Rennpferdepraxis sind diese Brüche als „die großen Drei" bekannt. Wenn sie sehr kompliziert sind, zahlt das Pferd mit dem Leben.

Die starke proximale Phalanx (Ph I, Fesselbein) ist von vorne nach hinten zusammengedrückt und proximal breiter als distal. Das proximale Ende trägt die Fovea articularis mit einer Sagittalrinne, in die die Trochlea mit dem Sagittalkamm des Hauptmittelfußes paßt. An den tastbaren Bandhöckern jeder Seite sind die Seitenbänder des Fesselgelenks befestigt. Das distale Ende ist ähnlich geformt. Es besteht aus zwei Kondylen mit einer medianen Vertiefung. Die etwas kleineren Bandhöcker bieten Ansatz für die Seitenbänder des Krongelenks. Die palmare Fläche ist zur Befestigung verschiedener Bänder teilweise rauh. Es fallen das große Fesselbeindreieck und an jeder Seite kleinere rauhe Leisten auf (/11, 11', 11'').

Die mittlere Phalanx (Ph II, Kronbein) ist ähnlich wie Ph I geformt, aber nur halb so lang und sehr massiv. Beide Enden sind gleich breit. Die proximale Gelenkfläche ist konkav mit einer sanften axialen Erhebung als Gegenstück zur Gelenkfläche von Ph I. Die distale Gelenkfläche ist palmar zur Artikulation mit dem Strahlbein vergrößert. An Ph II befinden sich proximale Bandhöcker für die Seitenbänder des Krongelenks. Distal sind auffällige Bandgruben, an denen die Seitenbänder des Hufgelenks beginnen. Am proximopalmaren Rand hebt sich die glatte Kronbeinlehne ab (/12''), die durch einen zusätzlichen Faserknorpel erweitert wird und als Scutum medium eine tragende Gleitfläche für die tiefe Beugesehne bietet.

Der Fibrocartilago vergrößert auch die Gelenkfläche des Krongelenks und ermöglicht den Ansatz von verschiedenen Bändern.

Die distale Phalanx (Ph III, Hufbein) paßt sich dem Inneren des Hufes an. Sie ist keilförmig, distal scharfkantig und proximal stumpf. Die dorsale Wandfläche ist von Seite zu Seite konvex und liegt der Haut dicht an, die das Hufbein mit der Innenwand des Hornschuhs verbindet. Die Wandfläche setzt sich kaudal im Processus palmaris medialis und lateralis fort. An ihnen befinden sich Einschnitte oder Foramina und Wandrinnen, die die Endzweige der Zehenarterien und Zehennerven aufnehmen (/13''). Proximodorsal an den Processus palmares sind Bandgruben, an denen die Seitenbänder des Hufgelenks ansetzen. Die Sohlenfläche ist leicht konkav und paßt sich der Wölbung der Hufsohle an.

Sowohl die Wand- als auch die Sohlenfläche des Hufbeins erscheinen durch zahlreiche kleine Öffnungen porös. Zahlreiche kleine Blutgefäße verlaufen hier vom Inneren des Hufbeins zu der darüberliegenden Haut. Die proximale Gelenkfläche ist der proximalen Gelenkfläche von Ph II sehr ähnlich. Sie besitzt zwei Gelenkgruben, die durch eine axiale Erhebung getrennt sind. Die proximale Grenze der Hufbeinwand ist der Kronrand mit dem Processus extensorius, dem höchsten Punkt des Hufbeins, an dem die Sehne des M. extensor digitalis communis ansetzt. Die palmare Grenze wird durch eine schmale Gelenkfläche für das Strahlbein erweitert, das im Gegensatz zu den proximalen Sesambeinen mit den beiden Hauptknochen des Gelenks artikuliert. Distal vom Strahlbein führen zwei deutliche Foramina solearia zu dem U-förmigen Canalis solearis im Hufbein, in dem eine Anastomose die palmaren Endzweige der Zehenarterien verbindet. Die

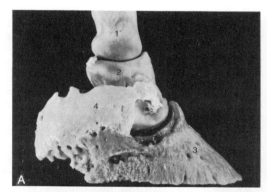

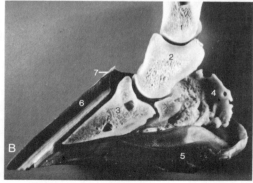

Abb. 23-16 A, Hufknorpel befestigt am Processus palmaris des Hufbeins. B, Lage des Hufbeins und des Strahlbeins im Hornschuh, Medianschnitt.

1, 2, 3, proximale, mittlere und distale Phalanx; 4, Hufknorpel; 5, Strahl; 6, Wand; 7, Saum. (Photographien von L. L. Sadler.)

tiefe Beugesehne endet an der Linea semilunaris und Facies flexoria distal von den Foramina solearia (/15). Die flachen Hufknorpel verlängern die Processus palmares und liegen innen am Huf, aber ihre proximalen Ränder ragen frei über den Hufrand und sind beiderseits neben dem Krongelenk unter der Haut palpierbar (Abb. 23-16/4).

Das distale Sesambein (Strahlbein) ist weberschiffchenförmig mit einem geraden, proximalen und einem distalen, konvexen Rand. Seine dorsale Fläche artikuliert mit dem distalen Ende von Ph II, und ein schmaler distaler Streifen mit der Ph III, wodurch die Gelenkfläche des Hufgelenks vergrößert wird. Das Strahlbein ist sehr starker Belastung ausgesetzt und daher oft verletzt.

Das Fesselgelenk wird von dem Hauptmittelfußknochen, dem Fesselbein und den proximalen Sesambeinen gebildet (Abb. 23-17). Die beiden großen Knochen sind durch mediale und laterale Seitenbänder verbunden, während die Sesambeine durch zusätzlich kleinere, dreieckige Seitenbänder seitlich an der Trochlea metacarpi und an den proximalen Bandhöckern von Ph I verankert sind. Eine Reihe von Sesambeinbändern verbindet die Basis der Sesambeine mit Ph I und

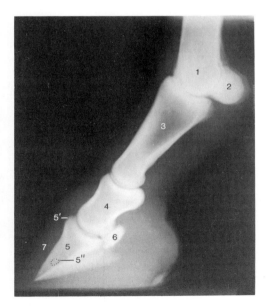

Abb. 23-17 Laterale Röntgenaufnahme des Fesselgelenks und der Zehe.

1, Hauptmittelfußknochen; 2, proximale Sesambeine; 3, Phalanx proximalis; 4, Phalanx media; 5, Phalanx distalis; 5′, Processus extensorius; 5″, Canalis semilunaris; 6, Strahlbein; 7, Hufwand. (Mit freundlicher Genehmigung von Dr. Victor T. Rendano.)

gewährleistet, daß die Sesambeine sich zusammen mit Ph I gegen die Trochlea metacarpi bewegen. Die tiefsten Bänder sind kurz und setzen am proximopalmaren Rand von Ph I an; sie sind bedeckt von den etwas längeren, gekreuzten Bändern, die etwas weiter distal inserieren. Diese sind wiederum von den schiefen Bändern überlagert, die an den Fesselbeinleisten enden. Zwischen diesen verläuft das gerade Sesambeinband von der Basis der Sesambeine mit einem tiefen Schenkel zum Fesselbeindreieck und mit einem oberflächlichen Schenkel zum Faserknorpel an der Kronbeinlehne. Die gekreuzten, schiefen und geraden Bänder werden noch einmal in Verbindung mit dem M. interosseus medius beschrieben.

Die Sesambeine sind miteinander durch das breite Ligamentum palmare vereinigt. Dieses erweitert die tragende Gleitfläche des Scutum proximale für die Beugesehnen auch dann, wenn sich die Sesambeine bei Überdehnung des Fesselgelenks unter die Trochlea metacarpi verlagern. Bei dieser Hyperextension des Gelenkes ist der dorsale Winkel kleiner als 90 Grad. Wenn ein solches Gelenk maximal gebeugt wird, verlieren die Sesambeine den Kontakt zur Trochlea und liegen an der Rückseite des Metacarpus, wo der Knochen zu Knochen Kontakt durch die proximale Verbreiterung des Ligamentum palmare verhindert wird.

Die Gelenkkapsel ist sehr geräumig und hat weite proximale Ausbuchtungen auf der dorsalen und palmaren Seite für eine große Bewegungsfreiheit (Abb. 23-22/7). Diese Ausbuchtungen liegen am Schaft des Metacarpus und können leicht von der Seite punktiert werden. Das Griffelbeinknöpfchen, der M. interosseus medius und die Sesambeine sind Anhaltspunkte für das Auffinden der Punktionsstelle in die palmare Gelenksackausbuchtung. Diese kann zur Gelenksgalle vergrößert sein. Die Innenwand der dorsalen Ausbuchtung enthält eine Reservefalte am Schaft des Metacarpus. Ihre Entzündung und Vergrößerung können Lahmheit verursachen. Kurze, distale Ausbuchtungen auf der palmaren Seite sind als kleine Vertiefungen im Winkel zwischen Ph I und der Basis der Sesambeine tastbar.

Die Bewegung des Krongelenks ist dagegen etwas mehr eingeschränkt. Paarige axiale und abaxiale Palmarbänder verbinden Ph I mit dem Faserknorpel an Ph II (Abb. 23-18/7, 7′); zusammen mit dem geraden Sesambeinband (/4) wirken sie der Hyperextension entgegen. Die Gelenkkapsel ähnelt der des Fesselgelenks, aber die

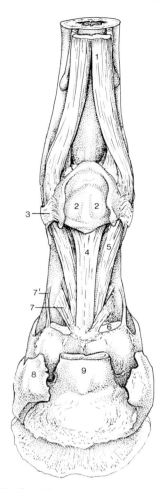

Abb. 23-18 Fesseltrageapparat.

1, M. interosseus medius; 2, proximale Sesambeine verbunden durch das dicke Ligamentum palmare; 3, Ligamentum sesamoideum collaterale; 4, Ligamentum sesamoideum rectum; 5, Ligamentum sesamoideum obliquum; 6, Stumpf des M. flexor digitalis superficialis; 7, 7′, axiale und abaxiale palmare Bänder des Krongelenks; 8, Hufknorpel; 9, Stumpf des M. flexor digitalis profundus.

Gelenksausbuchtungen sind kleiner, und nur die dorsale Ausbuchtung kann seitlich punktiert werden. Abbildung 23-19 zeigt das Kron- und das Hufgelenk.

Das Hufgelenk erlaubt eine Beugung und Streckung mit dem gleichen Winkel wie das Krongelenk. Die Seitenbänder sind kurz und dick und an den Bandgruben beider Knochen verankert. Das Strahlbein, ein integraler Teil des Gelenks, ist am distalen Ende von Ph I durch die Fesselbein-Strahlbein-Hufbeinbänder aufgehängt (Abb. 23-20/2). Diese verlaufen am lateralen und medialen Rand der Ph II zum proximalen Rand des Strahlbeins und bilden eine U-förmige Schleife. Das sehr kurze, aber breite Strahlbein-Hufbeinband verbindet den distalen Rand des Strahlbeins mit Ph III proximal der Foramina solearia.

Die Gelenkkapsel ist an den Gelenkrändern der drei Knochen befestigt. Sie besitzt wie die anderen Zehengelenke dorsale und palmare Aussackungen. Diese sind eng und nur die dorsale kann oberhalb des Hufrandes und fingerbreit neben der Medianebene punktiert werden.

Durch Einbeziehung der Sesambeine in das Fessel- und Hufgelenk wird das Gewicht, das auf die untere Fläche jedes Gelenks drückt, auf Phalanx und Sesambeine verteilt. Die Elastizität der Sesambeinbänder und der Beugesehnen erlaubt es den Gelenken, beim Aufsetzen des Fußes leicht nachzugeben. Dieses ist eine der stoßbre-

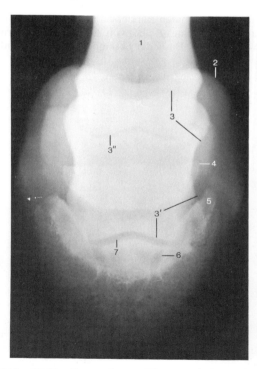

Abb. 23-19 Dorsopalmare Röntgenaufnahme des Hufes.

1, Fesselbein; 2, Sporn; 3, 3′, proximale und distale Umrisse des Kronbeins; 3″, Krongelenk; 4, Strahlbein; 5, Processus palmaris des Hufbeins; 6, Canalis semilunaris mit Arterienbogen; 7, Hufgelenk. (Mit freundlicher Genehmigung von Dr. Victor T. Rendano.)

lenks ist der sehnige M. interosseus medius. Er liegt palmar zwischen dem Metacarpus und den Beugesehnen.

Unter der Sehne des M. extensor digitalis communis liegt in Höhe der dorsalen Ausbuchtung des Fesselgelenks eine Bursa synovialis. Die Sehne gibt kleine Faserzüge zu den proximalen Rändern von Ph I und Ph II ab, bevor sie den Unterstützungsschenkel des M. interosseus medius aufnimmt und am Processus extensorius der Ph III inseriert (Abb. 23-21/1 und 23-22/17).

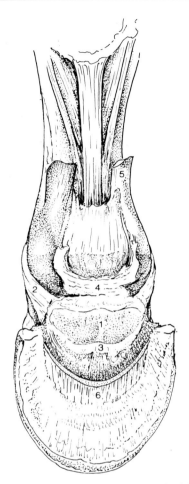

Abb. 23-20 Strahlbeinbänder; palmare Ansicht.

1, Strahlbein; 2, Ligamentum sesamoideum collaterale; 3, Ligamentum sesamoideum distale; 4, Bindegewebe zwischen Hufgelenk, digitalen Sehnen und der Bursa podotrochlearis (siehe Abb. 23-22/15); 5, Stumpf des M. flexor digitalis superficialis; 6, Stumpf des M. flexor digitalis profundus.

chenden Einrichtungen beim Pferd, das mit dem Huf nur eine kleine stützende Auflagefläche besitzt.

Sehnen, Zehenbinde und M. interosseus medius

Die Sehnen des M. extensor digitalis communis und des M. extensor digitalis lateralis liegen vor dem Metakarpalknochen, die des oberflächlichen und des tiefen Beugers hinter ihm. Ein drittes wichtiges Element zur Stützung des Fesselge-

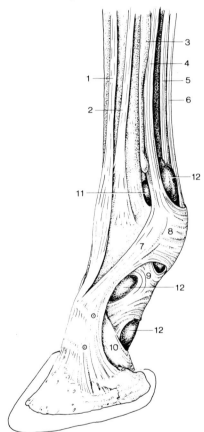

Abb. 23-21 Sehnen und Zehenbinde der linken Zehe, dorsolaterale Ansicht. Die zwei gepunkteten Kreise zeigen die Injektionsstellen für das Kron- und Hufgelenk an.

1, M. extensor digitalis communis; 2, M. extensor digitalis lateralis; 3, laterales Griffelbein; 4, M. interosseus medius; 5, M. flexor digitalis profundus; 6, M. flexor digitalis superficialis; 7, Unterstützungsschenkel des M. interosseus medius; 8, Fesselringband; 9, vierzipflige Fesselplatte; 10, Sohlenbinde; 11, palmare Aussackung der Fesselgelenkkapsel; 12, gemeinsame Fesselbeugesehnenscheide für den oberflächlichen und tiefen Zehenbeuger.

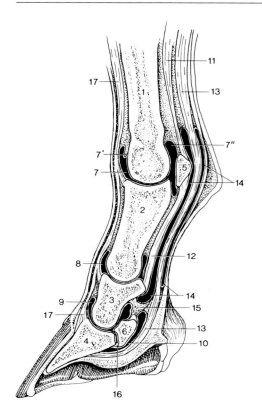
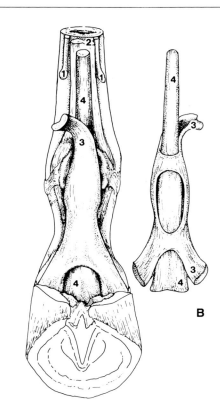

Abb. 23-22 Medianschnitt der Zehengelenke, halbschematisch.

1, Metacarpus; 2, proximale Phalanx, 3, mittlere Phalanx; 4, distale Phalanx; 5, proximales Sesambein; 6, Strahlbein; 7, dorsale Ausbuchtung des Fesselgelenks; 7', Gelenkkapselfalte; 7", palmare Ausbuchtung des Fesselgelenks; 8, 9, dorsale Ausbuchtung des Kron- und Hufgelenks; 10, Bursa podotrochlearis; 11, M. interosseus medius; 12, Ligamentum sesamoideum rectum; 13, tiefe Beugesehne; 14, gemeinsame Sehnenscheide; 15, Bindegewebsbrücke; 16, Strahlbein-Hufbeinband; 17, Sehne des M. extensor digitalis communis.

Abb. 23-23 Beziehung und Topographie der oberflächlichen und tiefen Beugesehne. A, palmare Ansicht, in situ; B, dorsale Ansicht, isoliert.

1, Griffelbeine; 2, M. interosseus medius; 3, M. flexor digitalis superficialis; 4, M. flexor digitalis profundus.

Die laterale Strecksehne verläuft lateral am Metakarpalknochen, nähert sich am Carpus der gemeinsamen Strecksehne, überquert das Fesselgelenk und endet dorsal an Ph I. Beide Strecksehnen sind am Metacarpus leicht palpierbar, distal vom Fesselgelenk jedoch nicht mehr. Die Unterstützungsschenkel des M. interosseus medius liegen sichtbar unter der Haut.

Nachdem die oberflächliche Beugesehne den Karpalkanal verlassen hat, liegt sie subkutan und erscheint als kaudaler Rand am Mittelfuß; in Höhe der proximalen Sesambeine bildet sie einen Gurt um die tiefe Beugesehne (Abb. 23-23/B).

Dieser Gurt spaltet sich in Höhe der Mitte von Ph I in die zwei Endschenkel der oberflächlichen Beugesehne, die zu einem geringen Teil an den distalen Bandhöckern von Ph I und zum großen Teil beiderseits der Kronbeinlehne ansetzen. Zwischen den zwei Endschenkeln der oberflächlichen Beugesehne tritt die tiefe Beugesehne hindurch. Sie liegt direkt unter der Haut und ist, bevor sie in den Huf gelangt, für einige Zentimeter palpierbar.

Von der tiefen Beugesehne können nur die medialen und lateralen Ränder oberhalb des Fesselgelenks palpiert werden. Am Metacarpus erhält die Sehne ein starkes Unterstützungsband (Ligamentum accessorium), das aus dem Ligamentum carpi palmare profundum entspringt (Abb. 23-14/14'). Die tiefe Beugesehne überquert das Fesselgelenk im Gurt der oberflächlichen Beugesehne und liegt im distalen Teil von Ph I und an der Kronbeinlehne auf dem Scutum medium. Danach wird sie breiter, verläuft am Strahlbein über das Scutum distale und inseriert an Ph III.

Die Beugesehnen werden von der Zehenbinde umgeben. Diese besteht aus drei Ringbändern, die Verstärkungen der Fascia profunda sind. Das erste, das Fesselringband (Ligamentum anulare palmare) ist beiderseits an den proximalen Sesambeinen befestigt. Da es auch mit der oberflächlichen Beugesehne verbunden ist, ist die Bewegung zwischen Sehne und Sesambeinen eingeschränkt. Das zweite, die vierzipfelige Fesselplatte (Ligamentum anulare digiti proximale) gleicht einem X (Abb. 23-24/6).

Der proximale Rand des X und die vier Zipfel, die an den proximalen und distalen Bandhöckern von Ph I befestigt sind, sind deutlich zu erkennen. Der distale Rand und der distale Teil der Platte heben sich von der oberflächlichen Beugesehne kaum ab.

Das dritte Band, die Sohlenbinde (Ligamentum anulare digiti distale) kommt vom medialen und lateralen Rand von Ph I, wo es gemeinsam mit den abaxialen Palmarbändern des Krongelenks entspringt. Es bildet eine bogenförmige Schleife, die mit der palmaren Oberfläche der tiefen Beugesehne verschmilzt. Es inseriert an Ph III innerhalb des Hufes. Die Sohlenbinde trennt die tiefe Beugesehne vom Hufkissen. Gewöhnlich hebt sich nur der freie obere Rand deutlich ab (/7).

Die Bursa podotrochlearis (Hufrolle) schützt die tiefe Beugesehne vor Reibung und Druck am Strahlbein (Abb. 23-22/10). Weiter proximal befindet sich die gemeinsame Sehnenscheide (Fesselbeugesehnenscheide, /14) für die tiefe und oberflächliche Beugesehne. Diese Scheide beginnt einige Zentimeter proximal vom Fesselgelenk und endet in der Mitte von Ph II. Sie umgibt die Sehnen mit Synovia und macht sie gleitfähiger gegenüber ihrer Unterlage und den Ringbändern. Außerdem begünstigt sie die Verschiebbarkeit beider Sehnen gegeneinander bei Veränderung der Lage. An ihr kommt es häufig zu Entzündungen, wobei sich Verdickungen über den proximalen Sesambeinen zeigen. Obwohl die Sehnenscheide nahe am Fessel-, Kron- und Hufgelenk und an der Bursa podotrochlearis liegt, besteht keine Verbindung zwischen ihnen. Nur beim Fohlen gibt es eine Verbindung zwischen Hufgelenkskapsel und Sehnenscheide. Allerdings erreichen Anästhetika, die beim erwachse-

nen Pferd in das Hufgelenk injiziert werden, auch die Bursa podotrochlearis durch Diffusion.

Der M. interosseus medius ist ein starkes, flaches, sehniges Band, das auch als Aufhängeband der Sesambeine bezeichnet werden kann. Beim

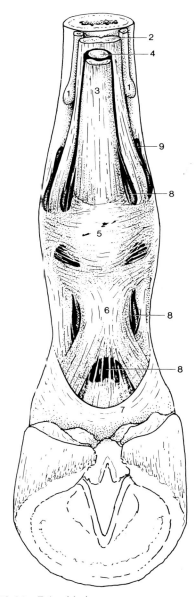

Abb. 23-24 Zehenbinde.

1, Griffelbeinknöpfchen; 2, M. interosseus medius; 3, M. flexor digitalis superficialis; 4, M. flexor digitalis profundus; 5, Fesselringband; 6, vierzipflige Fesselplatte; 7, Sohlenbinde; 8, Fesselbeugesehnenscheide; 9, palmare Aussackung der Fesselgelenkkapsel.

Fohlen ist es teilweise noch muskulös. Die Muskelfasern verschwinden jedoch, wenn das Tier schwerer wird. Beim erwachsenen Tier besteht der M. interosseus medius rein aus kollagenen Fasern. Er entspringt am Ligamentum carpi palmare profundum, liegt zwischen den Griffelbeinen und teilt sich kurz über dem Fesselgelenk in zwei kräftige Schenkel, die gut palpierbar sind und abaxial an den beiden Sesambeinen inserieren. Jeder Schenkel gibt einen Unterstützungsschenkel ab, der sich um Ph I windet und sich in Höhe des Krongelenks mit der Sehne des M. extensor digitalis communis verbindet (Abb. 23-18/1 und 23-21/7).

Funktionell ist diese Fortsetzung des M. interosseus medius über die Sesambeine hinaus eine Ergänzung zu den gekreuzten, schiefen und geraden Sesambeinbändern (Gleichbeinbändern, Abb. 23-18/4, 5). Sie bilden zusammen mit dem proximalen M. interosseus medius und dem Ligamentum palmare den Fesselträger (Sesambeinträgeapparat), der das Fesselgelenk in seiner Hyperextensionsstellung stützt (Abb. 23-22/11, 5, 12). Außerdem wirkt der Fesselträger beim Strecken und Beugen der Zehengelenke energiesparend.

Die Sesambeine gewährleisten die reibungsfreie Bewegung der Beugesehnen über dem Gelenk.

Huf

Der distale Teil der Gliedmaße wird durch den Huf geschützt, der durch starke Verhornung des Epithels über einer stark modifizierten Dermis (früher und auch heute noch Corium, Lederhaut, genannt) gebildet wird. Diese ist eine Fortsetzung der normalen Dermis der Haut an der Krone. Die Krone ist somit der Übergang zwischen Haut und Huf. Die Hufkapsel ist in Wand, Krone, Saum, Sohle und Strahl unterteilt. Der Strahl ist ein integraler Teil der Hufkapsel. Strahlkissen und Ballenkissen bilden das Hufkissen, das homolog zu den Zehenballen bei anderen Tierarten ist.

Die Wand ist beim stehenden Tier der sichtbare Teil des Hufes (Abb. 10-18). Sie ist dorsal am höchsten und nimmt zu den Seiten an Höhe ab und schlägt sich an der Trachte nach innen um. Hinter der Trachte bildet der Huf die abgerundeten Ballen. Wenn der Huf gehoben wird, sind die beiden abgewinkelten Wandabschnitte als Eckstreben (Pars inflexa) zu sehen (Abb. 23-

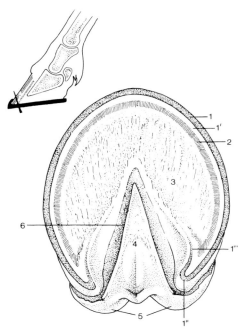

Abb. 23-25 Unterseite des Hufes. Die kleine Zeichnung zeigt die Richtung der Hufnägel, die an der weißen Linie eingeschlagen werden.

1, Wand; 1', unpigmentierter Teil der Wand; 1'', Trachte; 1''', Eckstrebe; 2, weiße Linie (Verbindung von Wand und Sohle); 3, Sohle; 4, Strahl; 5, Ballen; 6, seitliche Strahlfurche.

25/1'''). Der Winkel zwischen Dorsalwand und Sohle beträgt 50 Grad an der Vordergliedmaße, etwas mehr an der Hintergliedmaße; die Seitenschenkel der Wand sind an der medialen Seite steiler gestellt als an der lateralen Wand. Die Wand ist dorsal am dicksten und verdünnt sich allmählich zu den Eckstreben hin; eine Tatsache, die der Hufschmied beim Beschlagen berücksichtigen muß.

Die Wand wächst aus dem Epithel, das an der Kronlederhaut gebildet wird (Abb. 23-26/2); umrundet die Zehe entlang der Krone. Die Wand besteht aus Hornröhrchen, die in weniger strukturiertes, intertubuläres Horn eingebettet sind. Die Wand überdeckt das Hufbein und den Hufknorpel und wird bei Bodenkontakt abgenutzt. Der größere Teil der Wand besteht aus dem meist pigmentierten Stratum medium. Das tiefere, unpigmentierte Stratum internum enthält ungefähr 600 Hornblättchen, die sich mit den empfindlicheren Blättchen der darunterliegenden Lederhaut verbinden (/5). Verletzungen der

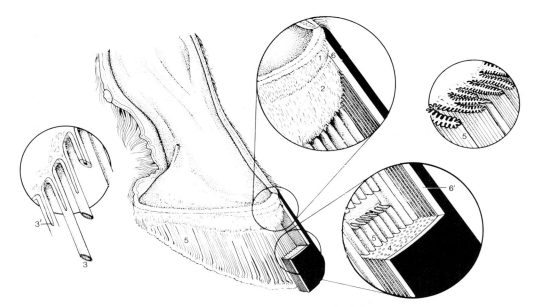

Abb. 23-26 Struktur der Hufwand und der darunter liegenden Wandlederhaut.

1, Saumlederhaut; 2, Kronlederhaut; 3, Hornröhrchen, die aus dem Epithel über den Papillen (3') der Kronlederhaut (vergrößerte, linke Zeichnung) entstehen; 4, Stratum medium der Hufwand, bestehend aus Hornröhrchen, die in weniger strukturiertes intertubuläres Horn eingebettet sind; 5, Wandlederhautblättchen, die sich mit den Hornblättchen der Hufwand verbinden (siehe Zeichnung rechts); 6, Saum; 6', Stratum externum der Wand (getrocknetes Saumhorn).

Kronlederhaut verursachen auch Horndefekte, die an der Wand abwärts verlagert werden und den Tragrand nach ca. 8 Monaten erreichen (das Wachstum der Hornwand beträgt weniger als 1 cm pro Monat).

Der Saum bildet das Stratum externum an der Hufwand (/6, 6'). Er besteht aus einem weichen, gummiartigen Hornband, das in der Nähe der Krone einige mm dick ist. Es bildet die Glasurschicht und trocknet unterhalb der Krone aus. Das Saumhorn wird palmar breiter und bedeckt die Ballen, von wo es sich auf die Basis des Strahls fortsetzt. Das Saumhorn, das aus einer Mischung von tubulärem und intertubulärem Horn besteht, wird an der schmalen Saumdermis (/1) direkt am Übergang von der Haut zur Krondermis gebildet.

Die Sohle liegt zwischen Wand und Strahl und bildet den größten Teil der Unterseite des Hufs (Abb. 23-27/11). Sie ist leicht konkav, so daß nur der Tragrand der Wand und der Strahl den Boden berühren. Die Teile zwischen den Eckstreben und Seitenschenkeln der Wand bilden den Eckstrebenwinkel der Sohle (/11').

Hier sind oft blutunterlaufene Stellen zu finden, die aus einer Verletzung der darunterliegenden Dermis stammen. Das weiche Sohlenhorn trifft hier mit dem harten Wandhorn zusammen. Das Sohlenhorn besteht ebenfalls aus einer Mischung von tubulärem und intertubulärem Horn. Es neigt dazu, spröde zu werden und abzublättern, wenn das Tier länger im Mist gestanden hat.

Die Verbindung zwischen Sohle und Wand ist als weiße Linie (Zona alba; /3') bekannt. Sie wird gebildet von dem unpigmentierten Stratum internum der Wand, den distalen Enden der Hornblättchen und wird vom pigmentierten Horn der Endpapillae der Sohlendermis begrenzt (Abb. 23-28/3). Beim Beschlagen orientiert sich der Hufschmied beim Einschlagen der Nägel an dem inneren Rand der Zona alba. Die Nägel müssen schräg durch die Wand dringen und einige Zentimeter über dem Tragrand hervortreten, wo sie abgeschnitten und umgeschlagen werden (23-25).

Der keilförmige Strahl (Cuneus ungulae) schiebt sich von hinten in die Sohle. Seine breite Basis stellt die Verbindung zu den Ballen palmar am Huf her (/4). Die äußere Oberfläche ist durch die mittlere Strahlfurche gekennzeichnet, der an der Innenseite der Hahnenkamm (Spina cunei) entspricht. Der Strahl ist von den Eckstreben und der Sohle durch die tiefen seitlichen Strahlfur-

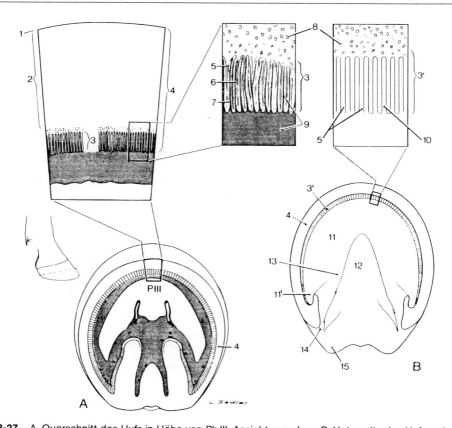

Abb. 23-27 A, Querschnitt des Hufs in Höhe von Ph III, Ansicht von oben. B, Unterseite des Hufs, schematisch.
1, 2, 3, Stratum externum, medium und internum; 3', weiße Linie, schmaler als 3; 4, Hufwand; 5, primäre Hornblättchen; 6, primäre Lederhautblättchen; 7, ineinandergreifende Sekundärblättchen; 8, Hornröhrchen; 9, Wandlederhaut; 10, pigmentiertes Horn durch die Endpapillen an den Lederhautblättchen gebildet; 11, Sohle; 11', Eckstrebenwinkel; 12, Strahl; 13, seitliche Strahlfurche; 14, Trachte; 15, Ballenkissen.

chen (Sulci paracuneales /6) getrennt, an denen der mediale und laterale Rand betont sind. An diesen Furchen wird mit der Zange bei der Untersuchung des Hufes Druck ausgeübt, um die Schmerzreaktion zu prüfen. Bei Pferden, die im Stallmist gestanden haben, kommt es oft zu einer übelriechenden Infektion, der Strahlfäule, die sich auch in die tieferen, empfindlichen Gewebe ausbreiten kann.

Das Horn des Strahls besteht aus Röhrchenhorn. Es ist ziemlich weich und durch das fettige Sekret der Drüsen in dem darunter liegenden Strahlkissen elastisch. Pferde können so beschlagen sein, daß der Strahl den Boden nicht berührt, wie es früher bei Droschkenpferden üblich war. Ein gesunder Huf benötigt jedoch den Druck des Strahls, der durch Bodenkontakt erreicht wird.

Die Lederhaut der Hufkapsel kann in fünf Segmente unterteilt werden: in Saum-, Kron- und Wandlederhaut und in Sohlen- und Strahllederhaut, die mit den gleichnamigen Hornsegmenten verbunden sind. Die Kron- und die Wandlederhaut bilden die Wand der Hufkapsel.

Die gesamte Lederhaut außer der Wandlederhaut besitzt Papillen, die parallel zueinander und zur dorsalen Oberfläche des Hufs liegen und in Richtung Boden zeigen. Die Lederhaut ist reich an Blutgefäßen und Nerven, und ein schlecht plazierter Hufnagel kann Schmerz und Bluten verursachen. Da sich in der Hufkapsel selbst keine Nerven befinden, werden die aneinandergrenzende Dermis und Epidermis oft auch als sensible und unsensible Schichten bezeichnet.

Die im allgemeinen dünne Subcutis befestigt die Lederhaut an dem tiefer liegenden Hufbein, am Hufknorpel und an den Sehnen. Die Subcutis

den Lamellarschichten besitzen zahlreiche Sekundärblättchen, die die Wand fester mit der Lederhaut und schließlich mit dem Hufbein verbinden.

Normalerweise wächst das Epithel, das die sensiblen Lederhautblättchen bedeckt, gerade so stark, daß es Platz hat, an der Wand nach unten zu gleiten. Das Epithel kann jedoch auch noch zusätzliches Horn („wildes Horn") bilden, wenn eine Verletzung an der Wand geschlossen werden muß. Dieses ist besonders bei der chronischen Hufrehe wichtig. Bei dieser Erkrankung ist die normale Aufhängung gelockert, und das Hufbein rückt von dem Trauma an der Wand ab. Der Raum vor dem Knochen füllt sich mit unregelmäßigem Horn, das von einer Schicht sensibler Lederhautblättchen nahe der dorsalen Oberfläche des Hufbeins gebildet wird.

Die Strahllederhaut liegt zwischen dem Strahl und dem Strahlkissen und setzt sich als Ballenlederhaut über dem Ballenkissen fort. Strahl- und Ballenkissen nehmen den Raum zwischen der tie-

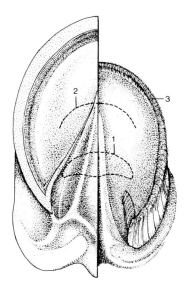

Abb. 23-28 Unterseite des Hufs. Die Hälfte der Hufkapsel ist entfernt, um die Lederhaut freizulegen.

1, Lage des Strahlbeins; 2, Insertionsstelle der tiefen Beugesehne; 3, Endpapillen an den Lederhautblättchen. (Nach Schmaltz, 1911.)

ist an zwei Stellen deutlich verdickt; unter der Krondermis zum Kronwulst und unter der Strahldermis zum Strahlkissen, das zuammen mit dem Ballenkissen das Hufkissen bildet. Diese Verdickungen der Subcutis bestehen aus einem Netzwerk von kollagenen und elastischen Fasern mit eingelagerten Fett- und Knorpelinseln.

Die schmale, etwas erhöhte Saumlederhaut umgibt den Huf an der Krone. Sie ist mit kurzen, zarten Papillen ausgestattet. Sie erweitert sich kaudal und bedeckt die Ballen (Abb. 23-29/1, 1′).

Die breite Erhöhung der Kronlederhaut (/2) ist von der Saumlederhaut durch eine schmale Rinne getrennt. Diese Erhöhung entsteht durch den darunter liegenden, abgerundeten Kronwulst. Die Kronlederhaut folgt der Krone und bildet wie die Hufwand an der Trachte eine Pars inflexa. Sie wird auch als Kronband bezeichnet. Das Epithel an ihrer Oberfläche bildet den Hauptteil des Wandhorns; das Epithel an dem abgewölbten distalen Rand bildet größtenteils das unstrukturierte Horn, das sich zwischen die Hornlamellen der Wand schiebt.

Die Wandlederhaut ist aus ungefähr 600 Lederhautblättchen zusammengesetzt. Diese verbinden sich mit den Hornblättchen an der Innenseite der Hufwand (Abb. 23-27/5-7). Diese bei-

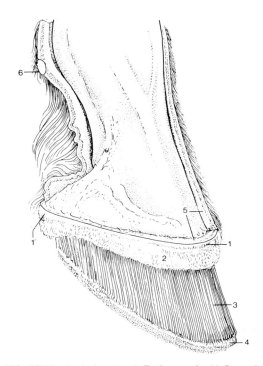

Abb. 23-29 Lederhaut nach Entfernen der Hufkapsel.

1, Saumlederhaut; 1′, verbreiterte Saumlederhaut an den Ballen; 2, Kronlederhaut; 3, Wandlederhaut; 4, Endpapillen an den Enden der Lederhautblättchen; 5, Schnittkante der Haut; 6, Sporn.

fen Beugesehne und dem Hufknorpel ein (Abb. 23-30/6).

Die Blutversorgung der Lederhaut erfolgt durch drei Hauptzweige der Zehenarterien, die beiderseits der Beugesehnen liegen und in den Huf eintreten. Der erste Zweig entspringt in Höhe der Krone und versorgt die Saum- und Kronlederhaut. Der zweite Zweig entspringt in Höhe des Krongelenks und versorgt das Hufkissen und die Lederhaut an den kaudalen Abschnitten des Hufs, einschließlich des Strahls. Die dritte Gruppe von Arterien kommt von dorsalen und palmaren Endzweigen der Zehenarterie, die schon bei den Foramina solearia von Ph III erwähnt wurden, und versorgt die Wand- und Sohlenlederhaut. Die Venen begleiten die Arterien nicht, sondern bilden ausgedehnte, untereinander verbundene Venennetze in der Lederhaut und der darunterliegenden Subcutis, besonders in der Kron- und Wandlederhaut und palmar am Huf. Dementsprechend kann ein Plexus coronalis, parietalis und palmaris unterschieden werden. Die Venen vereinigen sich dann zu den medialen und lateralen Zehenvenen, die in Höhe des Krongelenks zu Begleitvenen der Zehenarterien werden (Abb. 23-37/14).

Der Huf ist flexibel. Er gibt dem Druck bei Belastung der Gliedmaße nach und verteilt die Belastung. Die Last, die auf das Hufgelenk einwirkt, wird auf das Hufbein und das Strahlbein verteilt. Vom Hufbein wird der Druck über die ineinandergreifenden Horn- und Lederhautblättchen auf die Hufwand weitergeleitet, deren distaler Tragrand dadurch zum Hauptträger der Last wird. Das gilt besonders für Pferde, die so beschlagen sind, daß der Strahl den Boden nicht berührt. Unter dem Druck weichen die Hufschenkel auseinander und die Ballen verbreitern sich. Der Druck, der auf das Strahlbein ausgeübt wird, setzt sich auf die tiefe Beugesehne fort, die ihrerseits das Hufkissen und den Strahl zusammenpreßt (Abb. 23-22). Dadurch wird der Druck auch seitwärts fortgesetzt, wobei das Hufkissen gegen die Hufknorpel, der Strahl gegen die Seitenschenkel und die Sohle gedrückt wird und so die Bewegung der Ballen nach außen unterstützt wird.

Die Hin- und Herbewegung der Ballen ist während des Laufens nicht sichtbar, aber der Hufschmied kann dies erkennen, wenn er das Hufeisen abnimmt. Seine Innenseite, die auf dem freien Tragrand des Hufes aufliegt, ist blank poliert. Der hintere Abschnitt des Tragrandes muß frei bleiben von Hufnägeln, damit kein „Hufzwang" entsteht, der zur Lahmheit des Pferdes führen würde.

Dieser Mechanismus erklärt, warum das Hufbein kaudal von einem Knorpel und nicht von einem Knochen fortgesetzt wird. Fortschreitende Verkalkung und Verknöcherung des Hufknorpels ist ein allgemeiner Alterungsprozeß. Die Hufknorpelverknöcherung verursacht ebenfalls „Hufzwang" und kann auch zu Lahmheit führen.

Die Bewegung der Ballen unterstützt außerdem den Rückfluß des venösen Blutes. Der dichte Plexus venosus an jeder Seite des Knorpels (Abb. 23-30/7) wird bei jedem Schritt zusammengepreßt, und Blut gelangt in die mit Venenklappen ausgestatteten Zehenvenen. Das wurde experimentell bewiesen, indem unter Lokalanästhesie in die Zehenvene eine Kanüle eingeführt wurde. Bei jedem Schritt des Pferdes trat stoßweise Blut aus der Vene aus (bei anderen Tierarten pressen die Skelettmuskeln am Fuß die Venen zusammen und unterstützen die venöse Durchblutung).

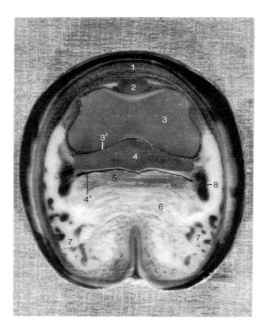

Abb. 23-30 Querschnitt des Hufs in Höhe des Strahlbeins, Ansicht von oben.

1, Kronlederhaut; 2, Processus extensorius von Ph III; 3, distales Ende von Ph II; 3′, Hufgelenk; 4, Strahlbein; 4′, Bursa podotrochlearis; 5, tiefe Beugesehne; 6, Hufkissen; 7, Hufknorpel und Plexus venosus; 8, Lage der Zehengefäße und Zehennerven.

Passiver Stehapparat

Es ist bekannt, daß Pferde länger stehen können als andere Haustiere. Vielfach glaubt man, Pferde würden während des Stehens auch schlafen. Das ist jedoch nicht ganz richtig. Sie können zwar im Stehen ausruhen und dösen, aber um richtig zu schlafen, müssen auch Pferde sich hinlegen. Oft tun sie das nur über Nacht, wenn sie unbeobachtet sind. Wenn Pferde ruhig stehen, lastet das Hauptgewicht auf den Sehnen, Bändern und der tiefen Faszie des passiven Stehapparates. Dieser ermüdet nicht, und es wird nur ein Minimum an Energie verbraucht.

Das Knochengerüst der Vordergliedmaße stützt das kraniale Ende des Rumpfes durch die Befestigung des M. serratus ventralis an der medialen Fläche der Scapula (Abb. 23-31/1). Eine vertikale Linie von hier aus verläuft kaudal an der Schulter, durch den Ellenbogen, durch den Carpus oder leicht kranial von ihm und kranial am Fessel- und Krongelenk. Ungestützt würde die Gliedmaßensäule wegen der Beugung des Schulter- und Ellenbogengelenks, wegen der Hyperextension (und vielleicht auch Flexion) des Karpalgelenks und wegen der Hyperextension des Fessel- und Krongelenks zusammenklappen. Das Hufgelenk beugt sich, wenn das Fesselge-

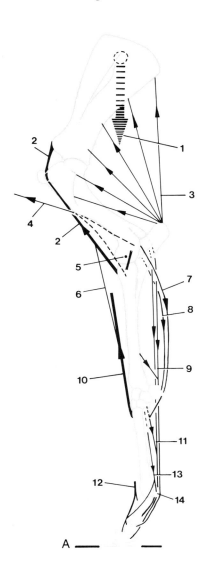

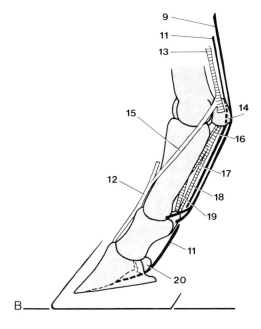

Abb. 23-31 A, Passiver Stehapparat der linken Vordergliedmaße; laterale Ansicht. B, Zehengelenke im Detail; laterale Ansicht.

1, Gewicht des Rumpfes; 2, innere Bizepssehne; 3, M. triceps brachii; 4, M. brachiocephalicus und Fascia brachialis am Ellenbogengelenk; 5, Achse der Ellenbogendrehung neben dem exzentrisch gelegenen Ligamentum collaterale laterale; 6, Lacertus fibrosus; 7, M. extensor carpi ulnaris; 8, M. flexor carpi ulnaris; 9, M. flexor digitalis superficialis und Unterstützungsband (Ligamentum accessorium); 10, M. extensor carpi radialis; 11, M. flexor digitalis profundus und Unterstützungsband (Ligamentum accessorium); 12, M. extensor digitalis communis; 13, M. interosseus medius; 14, proximale Sesambeine; 15, Unterstützungsschenkel des M. interosseus medius; 16, 17, 18, gekreuzte, schiefe und gerade Sesambeinbänder; 19, axiales Palmarband; 20, Strahlbein. (A nach Schmaltz, 1911.)

lenk unter dem Gewicht sinkt. Es kann deshalb hier unberücksichtigt bleiben.

Das Schultergelenk wird durch die starke, innere Sehne des M. biceps brachii (/2), die das Tuberculum supraglenoidale der Scapula mit dem Radius verbindet, an der Beugung gehindert. Letztere Befestigung kann als fixiert betrachtet werden, da sie nahe an der Drehachse des Ellenbogengelenks (/5) liegt, und dieses ist durch das Gewicht auf die Gliedmaße stabilisiert. Die Spannung der Bizepssehne verursacht starken Druck auf den Sulcus intertubercularis des Humerus. Man glaubt sogar, daß durch Einklinken der Vertiefung der Bizepssehne am Tuberculum intermedium eine Blockierung des Gelenks herbeigeführt werden kann. Am anderen Ende wird die Spannung des M. biceps brachii über den Lacertus fibrosus und den M. extensor carpi radialis (/6, 10) auf einen zweiten fixierten Punkt am oberen Ende des Hauptmittelfußknochens übertragen. Diese Verspannung vergrößert die Wirkung des M. extensor carpi radialis am Karpalgelenk und verhindert, daß das Gelenk nach vorne rutscht und die Gliedmaße zusammenbricht. Die Hyperextension wird normalerweise an der Vorderseite durch die enge Anordnung der Karpalknochen und an der Rückseite durch das sehr kräftige Ligamentum carpi palmare profundum verhindert (Abb. 23-11/A, B,7).

Das Fesselgelenk wird hauptsächlich durch den Fesseltrageapparat (bestehend aus dem M. interosseus medius, den proximalen Sesambeinen und den distalen Sesambeinbändern) vor Überdehnung bewahrt (Abb. 23-31/13, 14 und 23-18). Diese Wirkung wird von den Unterstützungsbändern und von den distalen Teilen der oberflächlichen und tiefen Beugesehne (Abb. 23-31/9, 11) verstärkt.

Die Spannung der tiefen Beugesehne führt zur Beugung des Hufgelenks, so daß die Spitze des Hufes gegen den Boden stößt. Die Unterstützungsschenkel des M. interosseus medius (/15) verlaufen zum Processus extensorius des Hufbeins und wirken dem entgegen, indem sie das Hufgelenk strecken und den Huf oben halten. Die Überdehnung des Krongelenks wird durch die axialen und abaxialen Palmarbänder und durch das darüberliegende Ligamentum sesamoideum rectum (/19, 18) verhindert. Die straffe, tiefe Beugesehne wirkt als zusätzliche Stütze. Das Vorwärtsrutschen des Krongelenks wird durch den M. flexor digitalis superficialis verhindert, der an der Kronbeinlehne und mit einigen Faserzügen distal am Fesselbein inseriert.

Da das Schultergelenk durch die Bizepssehne fixiert ist, ruht das Gewicht des Rumpfes auf dem oberen Ende des fast vertikalen Radius. Wenn das Pferd nicht stark nach vorn geneigt ist, ist daher nur wenig Kraft erforderlich, damit das Ellenbogengelenk sich nicht beugt. Das geschieht hauptsächlich durch die passive Verspannung der Sehnen der Karpal- und Zehenbeuger und durch die exzentrisch gelegenen Seitenbänder (/7-9, 5). Der Tonus des M. triceps brachii kann daran auch beteiligt sein, obwohl er beim stehenden Pferd schlaff erscheint, selbst wenn die andere Vordergliedmaße angehoben wird und das Pferd nur auf drei Beinen steht (siehe die Wirkung der Radialisparalyse auf der Seite 622).

Blutgefäße und Lymphknoten der Vordergliedmaße

Die A. axillaris übernimmt die Hauptversorgung der Gliedmaße. Sie verläuft vom kranialen Rand der ersten Rippe zur Achselhöhle, biegt medial am Schultergelenk ab und wird zu der relativ kurzen A. brachialis, die medial am Humerus zusammen mit dem N. medianus und N. ulnaris absteigt. Der Arterienstamm gibt verschiedene Zweige zu den Muskeln der Schulter und des Oberarms ab. Die auffälligsten sind die A. subscapularis, die dem kaudalen Rand der Scapula folgt, und die A. profunda brachii, die zwischen den Köpfen des M. triceps brachii verschwindet (23-7/A). Proximal vom Ellenbogengelenk verlaufen die kleinere kraniale A. transversa cubiti und die kaudale A. collateralis ulnaris zu den Muskeln des Unterarms. Ihren Verlauf und ihre Verbindungen zeigt Abbildung 23-32/12, 11. Die A. brachialis überquert das Ellenbogengelenk kranial vom Ligamentum collaterale mediale, wo sie durch den M. pectoralis transversus hindurch palpiert und der Puls gemessen werden kann (Abb. 23-33/5). A. mediana und N. medianus verlaufen zusammen unter dem M. flexor carpi radialis kaudal vom Radius. Die A. mediana gibt die A. interossea communis ab, die durch das Spatium interosseum zieht und die kraniolateralen Muskeln des Unterarms erreicht.

Die A. mediana verläuft allmählich zur kaudalen Seite des Unterarms, ehe sie sich proximal des Carpus in drei Zweige aufteilt. Die kleineren Zweige (palmare Zweige der A. radialis) beteiligen sich an der Bildung der kleinen Aa. metacarpeae palmares, die den M. interosseus medius begleiten, während der Hauptstamm mit den

Die Schultergliedmaße des Pferdes 619

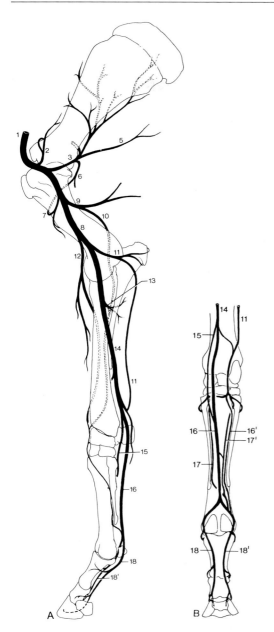

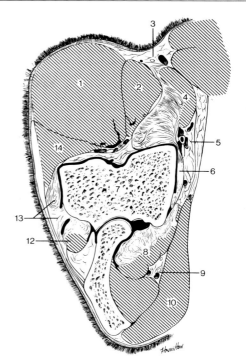

Abb. 23-33 Querschnitt durch das linke Ellenbogengelenk.

1, M. extensor carpi radialis; 2, M. brachialis; 3, N. cutaneus antebrachii medialis und V. cephalica auf dem Lacertus fibrosus; 4, M. biceps brachii; 5, A. und V. brachialis und N. medianus; 6, Ligamentum collaterale mediale; 7, Humerus; 8, Ursprung der Beuger am Epicondylus medialis des Humerus; 9, N. ulnaris und A. collateralis ulnaris; 10, M. tensor fasciae antebrachii; 11, Olecranon; 12, M. extensor carpi ulnaris; 13, Ligamentum collaterale laterale; 14, M. extensor digitalis communis.

Abb. 23-32 Hauptarterien der rechten Vordergliedmaße. A, mediale Ansicht. B, palmare Ansicht.

1, A. axillaris; 2, A. suprascapularis; 3, A. subscapularis; 5, A. thoracodorsalis; 6, 7, A. circumflexa humeri caudalis und cranialis; 8, A. brachialis; 9, A. profunda brachii; 10, A. collateralis radialis; 11, A. collateralis ulnaris; 12, A. transversa cubiti; 13, A. interossea communis; 14, A. mediana; 15, A. radialis; 16, 16', A. digitalis palmaris communis II und III (16'); 17, 17', A. metacarpea palmaris medialis und lateralis; 18, 18', A. digitalis palmaris medialis und lateralis.

Beugesehnen durch den Karpalkanal zieht (Abb. 23-11/19). Er verläuft mit diesen im Bereich des Metacarpus, wo er zur A. digitalis palmaris communis II wird, der Hauptmittelfußarterie. Diese teilt sich über dem Fesselgelenk in eine mediale und laterale Zehenarterie.

Die Zehenarterien laufen über die abaxialen Seiten der Sesambeine (wo sie palpierbar sind) und setzen sich an jeder Seite der Beugesehnen fort. Die laterale Zehenarterie vereinigt sich mit den kleinen metakarpalen Arterien oberhalb der Sesambeine (Abb. 23-32, 18'). Die Seitenzweige der Zehenarterien distal vom Fesselgelenk sind symmetrisch. Dorsale und palmare Zweige versorgen in Höhe von Ph I die umgebenden Strukturen, indem sie um die Ph I ringförmig verlaufen. Ein Ast zum Hufkissen und Krongelenk wird abgegeben, bevor die Zehenarterie verschwindet und tief am Hufknorpel entlang verläuft. Dorsale und palmare Zweige erreichen die Mitte von Ph II, die sich ähnlich wie die Zweige um Ph I verhalten und die Lederhaut des Hufes versorgen. Die dorsalen und palmaren Endzweige zu Ph III sind schon beschrieben worden. Die palmaren Zweige anastomosieren und bilden den Arcus terminalis im Hufbein.

Die meisten Venen der Vordergliedmaße begleiten die größeren Arterien (Abb. 23-35/1) und können oft in der Zweizahl vorkommen. Einige Oberflächenvenen verlaufen unabhängig von den Arterien. Dies wurde beim Huf schon beschrieben. Zu den Oberflächenvenen gehören die V. cephalica und V. cephalica accessoria, die am Unterarm hervortreten und palpierbar sind (/10,

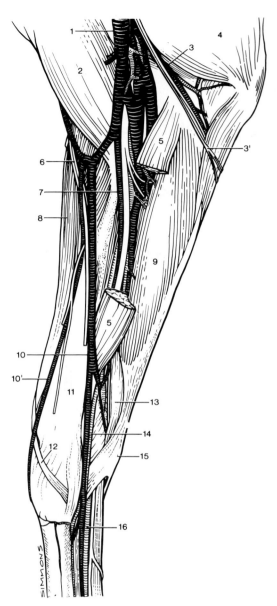

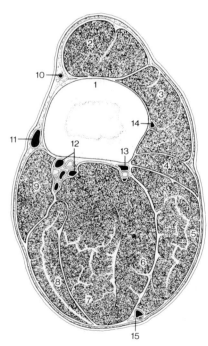

Abb. 23-34 Querschnitt durch den rechten Unterarm etwas oberhalb der Mitte.

1, Radius; 2, M. extensor carpi radialis; 3, M. extensor digitalis communis; 4, M. extensor digitalis lateralis; 5, M. extensor carpi ulnaris; 6, M. flexor digitalis profundus; 7, M. flexor digitalis superficialis; 8, M. flexor carpi ulnaris; 9, M. flexor carpi radialis; 10, V. cephalica accessoria und N. cutaneus antebrachii medialis (vom N. musculocutaneus); 11, V. cephalica; 12, A. und V. mediana mit N. medianus; 13, Muskelzweige der A. und V. mediana; 14, A. und V. interossea cranialis; 15, N. ulnaris mit A. und V. collateralis ulnaris.

Abb. 23-35 Sektion des rechten Unterarms von medial.

1, V. brachialis zweifach; 2, M. biceps brachii; 3, N. ulnaris und A. collateralis ulnaris; 3', N. cutaneus antebrachii caudalis; 4, M. triceps brachii; 5, M. flexor carpi radialis (abgeschnitten); 6, N. cutaneus antebrachii medialis; 7, N. medianus und A. und V. mediana; 8, M. extensor carpi radialis; 9, M. flexor carpi ulnaris; 10, 10', V. cephalica und V. cephalica accessoria; 11, Radius; 12, M. abductor pollicis longus; 13, M. flexor digitalis superficialis; 14, A. und V. radialis; 15, Os carpi accessorium; 16, N. palmaris medialis und A. und V. digitalis palmaris communis II. (Nachgezeichnet nach Bradley, 1920.)

10′). Die V. cephalica ist über die V. mediana cubiti am Ellenbogen mit der V. brachialis verbunden. Die V. cephalica verläuft in der seitlichen Brustfurche zwischen M. brachiocephalicus und M. pectoralis descendens, wo sie leicht verletzt werden kann. Sie vereint sich an der Basis des Halses mit der V. jugularis.

Zwei Lymphzentren drainieren den freien Teil der Gliedmaße. Die Lnn. cubiti liegen medial am Humerus und proximal zum Ellenbogengelenk (Abb. 23-7/A, 15′). Sie drainieren die distalen Teile der Gliedmaße und haben Lymphgefäßverbindungen zu den Lnn. axillares. Diese liegen medial am Schultergelenk in dem Winkel zwischen der A. axillaris und A. subscapularis (/10′). Sie drainieren Arm und Schulter sowie einen Teil der Brustwand kaudal der Gliedmaße. Ihre efferenten Lymphgefäße ziehen zu den kaudalen tiefen Halslymphknoten. Von dort fließt die Lymphe direkt oder indirekt zu den Venen am Brusteingang. Die oberflächlichen Halslymphknoten drainieren hauptsächlich die Haut über dem oberen Teil der Gliedmaße, empfangen aber auch Lymphe aus tieferen Schichten.

Nerven der Vordergliedmaße

Zweige des Plexus brachialis

Bis auf wenige Ausnahmen wird die Vordergliedmaße vom Plexus brachialis innerviert, der von den Rami ventrales der letzten Hals- und der ersten zwei Brustnerven gebildet wird (C6–Th2). Diese treten gemeinsam als breites Nervenband zwischen dem M. scalenus medius und ventralis hervor und verlaufen zur Achselhöhle. Hier bilden sie medial am Schultergelenk den Plexus brachialis mit ungefähr einem Dutzend Nervenstämmen. Die Hauptstämme, die wegen ihrer Verletzbarkeit und wegen ihrer guten Zugänglichkeit für Nervenblockierungen von klinischem Interesse sind, sollen hier auch beschrieben werden, obwohl sie oberhalb des Carpus beim Pferd keine Besonderheiten aufweisen.

Der N. suprascapularis (von C6–7) verläßt die Achselhöhle, indem er sich zwischen dem M. subscapularis und dem M. supraspinatus in die Tiefe senkt. Er windet sich dann um den Hals der Scapula und zieht zum M. supra- und infraspinatus (Abb. 23-36/2). Seine direkte Verbindung mit der Scapula birgt ein erhöhtes Risiko für Verletzungen in sich. Der N. suprascapularis wird häufig verletzt, wenn das Pferd mit nach hinten gestreckter Vordergliedmaße stolpert. Solche Verletzungen sind beim Gehen über unebenes Gelände nicht selten. Selbst ernsthafte Verletzungen des N. supraspinatus zeigen oft nur geringe Ausfallserscheinungen. Von vorne gesehen kann bei derartig verletzten Pferden manchmal eine laterale Abweichung des Schultergelenks beim Gehen bemerkt werden. Nach einiger Zeit tritt jedoch Muskelatrophie auf, was das Aussehen der Schulterregion beachtlich verändert. Die Spina scapulae steht über den atrophierten Muskeln hervor. Die Lähmung des N. suprascapularis ist allgemein als Schulterlähmung bekannt. Der N. musculocutaneus (von C7–8) (/3, 3′, 3″) liegt anfangs kraniolateral der A. axillaris, verläuft dann unter der A. brachialis und vereinigt sich mit dem N. medianus. Vor dieser Vereinigung wird der Ramus proximalis zum M. coracobrachialis und M. biceps brachii abgegeben. Der in den Stamm des N. medianus eingegliederte Teil des N. musculocutaneus zweigt distal am Arm auf. Der eine Ast versorgt als Ramus distalis den M. brachialis und der andere Ast wird zum N. cutaneus antebrachii medialis, der medial am Lacertus fibrosus das Ellenbogengelenk überquert, wo man ihn fühlen kann, ehe er sich in der Haut kranial und medial am Unterarm und Carpus aufteilt. Der N. musculocutaneus wird fast nie verletzt. Sein Verlust dürfte selbst bei Ausfall der wichtigsten Ellenbogenbeuger den Gang nicht beeinträchtigen.

Der N. axillaris (von C7–8) (/5) nimmt den üblichen Verlauf zu den wichtigsten Beugern des Schultergelenks und zur Haut lateral am Ober- und Unterarm. Beim Pferd scheint es keine Verletzungen des N. axillaris zu geben. Man weiß jedoch von anderen Tierarten, daß seine Lähmung den Gang nicht beeinflußt, da andere Muskeln die Beugung des Schultergelenks übernehmen.

Der N. radialis (von C8–Th1) ist einer der größeren Plexusnerven (/10). Er folgt am Oberarm dem kaudalen Rand der A. brachialis, verläuft dann zwischen dem Caput mediale und dem Caput longum des M. triceps brachii über die kaudale Fläche des Humerus und gelangt über die Crista epicondyli zur lateralen Seite der Gliedmaße. Auf diesem Weg gibt der N. radialis Zweige zum M. triceps brachii im proximalen Teil des Arms ab. Distal am Humerus ziehen Zweige zu den Karpal- und Zehenstreckern. Ein rein sensibler Ast (N. cutaneus antebrachii lateralis) versorgt die Haut am Unterarm. Im Gegensatz zu anderen Tierarten endet dieser Ast beim Pferd in Höhe des Karpalgelenks.

Der N. radialis versorgt als einziger Nerv alle Streckmuskeln distal von der Schulter. Seine Verletzungen führen daher meist zu größeren Ausfallserscheinungen. Liegt die Verletzung proximal der Ursprungszweige für den M. triceps brachii, kann die betroffene Gliedmaße nicht mehr belastet werden. Das Pferd steht mit uncharakteristisch gebeugten Gelenken. Der Winkel zwischen Scapula und Humerus ist vergrößert, und der Ellenbogen ist gegenüber dem Rumpf abgesenkt. Der Huf fußt auf seiner dorsalen Wand. Die hohe Radialislähmung kann auch von einer Verletzung des Humerus oder des Plexus brachialis herrühren. Wenn auch andere Teile des Plexus einbezogen sind, kann es zu einer gleichzeitigen Lähmung der Beugemuskeln der distalen Gelenke kommen.

Die untere Radialislähmung ist weniger schwerwiegend. Schulter- und Ellenbogengelenk sind nicht betroffen. Das Pferd setzt zwar die dorsale Hufwand auf den Boden auf, aber kann die Gliedmaße belasten, wenn vorher der Huf in seine normale Stellung gebracht wird. Viele Tiere kompensieren diese Behinderung dadurch, daß sie den Huf aufsetzten, bevor der Schwung, der beim Vorwärtsbewegen entsteht, verlorengegangen ist. Der Gang kann auf ebenem Boden fast normal erscheinen. Unebenheit des Geländes bringt das erkrankte Pferd jedoch in Schwierigkeiten. Die untere Radialislähmung kann auch vorgetäuscht werden, wenn durch langes Liegen auf der Seite Durchblutungsstörungen eintreten.

Der N. medianus (von C8–Th2) ist der größte Nerv des Plexus brachialis (/12). Er folgt dem kranialen Rand der A. brachialis am Oberarm und biegt zu deren kaudalem Rand in Nähe des Ellenbogengelenks um. Hier wird der N. medianus zwar vom M. pectoralis transversus bedeckt, aber er kann gemeinsam mit der A. mediana palpiert werden (Abb. 23-35/7). N. medianus und A. mediana verlaufen gemeinsam zwischen den Karpal- und Zehenbeugern am Unterarm entlang und zweigen proximal vom Karpalgelenk auf.

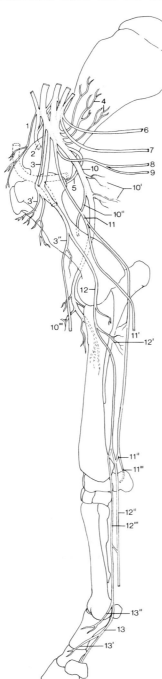

Abb. 23-36 Nervenaufzweigung an der rechten Vordergliedmaße; mediale Ansicht. Die A. axillaris am Schultergelenk ist punktiert.

1, Nn. pectorales craniales; 2, N. suprascapularis; 3, N. musculocutaneus; 3′, proximale Zweige; 3″, distale Zweige mit N. cutaneus antebrachii medialis; 4, N. subscapularis; 5, N. axillaris; 6, N. thoracicus longus; 7, N. thoracodorsalis; 8, N. thoracicus lateralis; 9, Nn. pectorales caudales; 10, N. radialis; 10′, proximale Muskelzweige zum M. triceps brachii; 10″, N. cutaneus antebrachii lateralis; 10‴, distale Muskelzweige; 11, N. ulnaris; 11′, N. cutaneus antebrachii caudalis; 11″, palmare Zweige; 11‴, dorsaler Zweig; 12, N. medianus; 12′, Muskelzweige; 12″, N. palmaris lateralis; 12‴, N. palmaris medialis; 13, N. digitalis palmaris medialis; 13,′, 13″, dorsale Zweige.

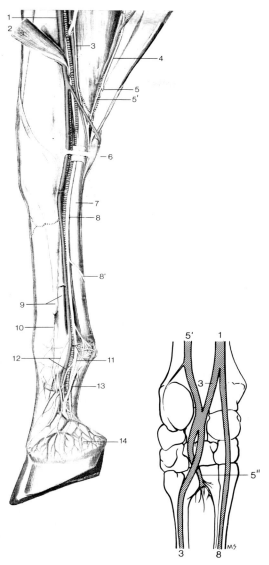

Abb. 23-37 Blutgefäße und Nerven des rechten Vorderfußes; mediale Ansicht. Die kleine Zeichnung zeigt den Faseraustausch zwischen dem N. medianus und N. ulnaris von kaudal und links am Carpus.

1, A. und V. mediana und N. medianus; 2, M. flexor carpi radialis; 3, N. palmaris lateralis; 4, N. ulnaris; 5, 5′, Ramus dorsalis und Ramus palmaris des N. ulnaris; 5″, Ramus profundus zum M. interosseus medius mit dem Ursprung des N. metacarpeus palmaris medialis und lateralis; 6, Retinaculum flexorum; 7, Beugesehnen; 8, N. palmaris medialis mit Blutgefäßen; 8′, sein Verbindungszweig; 9, M. interosseus medius und distales Ende des Griffelbeins; 10, N. metacarpeus palmaris medialis; 11, N. digitalis palmaris medialis mit Blutgefäßen; 12, sein Ramus dorsalis; 13, vierzipflige Fesselplatte; 14, Plexus venosus der Hufkrone. (Modifiziert nach Hopkins, 1937.)

Der N. medianus teilt sich in den N. palmaris medialis und lateralis. Die Zweige zu den Karpal- und Zehenbeugern gehen bereits im proximalen Teil des Unterarms ab, danach ist der Nerv rein sensibel.

Der N. ulnaris (Th1–2) folgt im proximalen Teil des Oberarms dem kaudalen Rand der A. brachialis (Abb. 23-36/11). Er wendet sich dann nach kaudal und gibt den N. cutaneus antebrachii caudalis zur Versorgung der Haut kaudal über dem Unterarm ab. Danach läuft er über den medialen Epicondylus des Humerus und gibt, bevor er an den Unterarm gelangt, Zweige zu den Beugemuskeln ab. Der nun rein sensible N. ulnaris verläuft in der Ulnarisrinne zwischen dem M. extensor carpi ulnaris und dem M. flexor carpi ulnaris am kaudalen Rand des Unterarms direkt unter der tiefen Faszie (Abb. 23-34/15). Einige Zentimeter über dem Carpus teilt sich der N. ulnaris in einen dorsalen und palmaren Zweig. Der dorsale Zweig gelangt proximal vom Os carpi accessorium an dessen Dorsalfläche und kann an den kurzen Sehnen, die hier ansetzen, palpiert werden. Er zieht dann lateral über den Carpus und versorgt die Haut an der lateralen Seite des Metacarpus. Der palmare Zweig zieht am Carpus unter dem Retinaculum flexorum hindurch und tauscht Fasern mit dem N. palmaris lateralis des N. medianus aus (Abb. 23-37/3, 5′).

Die Überlappung des motorischen Versorgungsgebietes vom N. medianus und N. ulnaris macht es unwahrscheinlich, daß der Ausfall eines dieser beiden Nerven den Gang beeinträchtigt.

Innervation des Vorderfußes

Für die Versorgung der Bereiche distal vom Carpus sind vier Nerven zuständig: der N. palmaris medialis und lateralis vom Nervus medianus und der Ramus palmaris und dorsalis vom N. ulnaris. Nur der Ramus dorsalis des N. ulnaris liegt dorsal, alle übrigen Nerven verlaufen palmar am Metacarpus. Der N. palmaris medialis (/8) liegt in der Rinne zwischen dem M. interosseus medius und den Beugesehnen. In der Mitte des Metacarpus gibt er einen Verbindungszweig ab, der die oberflächliche Beugesehne schräg überquert und sich mit dem N. palmaris lateralis verbindet. Der Verbindungszweig ist auf der oberflächlichen Beugesehne palpierbar. Kurz über dem Fesselgelenk wird der N. palmaris medialis zum N. digitalis palmaris medialis, von dem sich zwei dorsale Zweige dorsomedial am Kron- und Hufgelenk verästeln. Der fortlaufende Hauptstamm des N. digitalis palmaris medialis begleitet die gleichnamige Arterie außen am proximalen Sesambein und verläuft unter der vierzipfligen Fesselplatte (/13) zum Huf, wobei er kaudal an den Phalangen kleine Zweige abgibt. Die Endzweige dieses Nerven versorgen die Wand- und Sohlenlederhaut.

Der N. palmaris lateralis (/3) tauscht am Carpus Fasern mit dem Ramus palmaris des N. ulnaris aus. Nach einer kurzen Strecke von 1–2 cm trennt er sich wieder und verzweigt sich genau wie der N. palmaris medialis bis zur Verästelung am Huf. Der erste Zweig dieses zusammengesetzten Nerven entspringt am Carpus und teilt sich in den dünnen N. metacarpeus palmaris medialis und lateralis, die in der Tiefe axial an den Griffelbeinen absteigen. Diese Nerven versorgen den M. interosseus medius und die palmaren Ausbuchtungen des Fesselgelenks, ehe sie an den distalen Enden der Griffelbeine (/10) zu Hautästen werden. Sie innervieren die dorsale Gelenksackausbuchtung, bevor sie sich mit den dor-

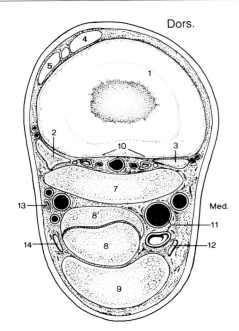

Abb. 23-39 Querschnitt in der Mitte des linken Metacarpus.

1, 2, 3, Hauptmittelfußknochen und Griffelbeine; 4, M. extensor digitalis communis; 5, M. extensor digitalis lateralis; 7, M. interosseus medius; 8, M. flexor digitalis profundus; 8', sein Unterstützungsband (Ligamentum accessorium); 9, M. flexor digitalis superficialis; 10, A. und V. metacarpea palmaris medialis und lateralis mit Nerven; 11, A. und V. digitalis palmaris communis II; 12, N. palmaris medialis; 13, A. digitalis palmaris III; 14, N. palmaris lateralis.

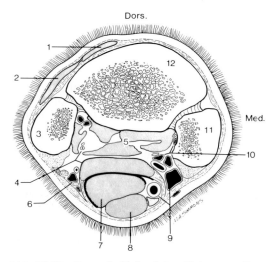

Abb. 23-38 Querschnitt des linken Metacarpus 3 cm distal vom Karpometakarpalgelenk.

1, M. extensor digitalis communis; 2, M. extensor lateralis; 3, laterales Griffelbein; 4, A. metacarpea palmaris lateralis mit Nerv und Unterstützungsband (Ligamentum accessorium) der tiefen Beugesehne; 5, M. interosseus medius; 6, N. palmaris lateralis und Blutgefäße; 7, M. flexor digitalis profundus; 8, M. flexor digitalis superficialis; 9, N. palmaris medialis und Blutgefäße; 10, N. metacarpeus palmaris medialis und oberflächlicher Ramus palmaris der A. radialis und A. metacarpea palmaris medialis; 11, mediales Griffelbein; 12, Hauptmittelfußknochen.

salen Zweigen der Zehennerven vereinigen. Sie gehen nicht bis zur Krone.

Alle diese Nerven können auf verschiedener Höhe blockiert werden, um Lahmheit zu diagnostizieren. Die Blockierung eines Nerven bewirkt, daß das Pferd wieder normal gehen kann, wenn die erkrankte Zone desensibilisiert wird. Verschiedene Injektionsstellen, durch die immer weitergehende Gebiete blockiert werden können, sind daher nötig. Die Injektionen werden gewöhnlich an vier Stellen vorgenommen.

1. Durch Blockierung des Ramus palmaris des N. digitalis palmaris medialis werden von der Höhe des Krongelenks abwärts alle Teile des Hufes außer der dorsalen Wand desensibilisiert. Die Zehenarterie liegt diesem Nerv dicht an.

2. Mit der Blockierung proximal von den Sesambeinen können die Zehennerven einschließlich ihrer dorsalen Zweige desensibilisiert werden. Die A. und V. digitalis liegen dorsal vom

Nerven. Der gesamte Huf außer dem dorsalen Kronbeinbereich wird hier blockiert.

3. Bei der distalen Metakarpalblockade werden die Injektionen am distalen Ende der Griffelbeine gemacht. Betroffen sind der N. palmaris lateralis und medialis. Die dazugehörige palmare Vene liegt dorsal vom Nerv, die Arterie in der Tiefe. Die Verzweigung dieser Nerven ist ersichtlich in Abb. 23-39. Desensibilisiert werden der Huf und das Fesselgelenk.

4. Bei der proximalen Metakarpalblockade wird die Injektion axial am proximalen Ende der Griffelbeine vorgenommen. Der N. palmaris medialis und lateralis und der N. metacarpeus palmaris medialis und lateralis werden blockiert (Abb. 23-38). Der gesamte Zehenbereich und die kaudale Metakarpalfläche werden desensibilisiert.

Abbildung 23-1 zeigt die autonomen Zonen der Hautinnervierung. Mit einer Reizung im Zentrum eines Hautfeldes kann die Funktionsfähigkeit des entsprechenden Nerven getestet werden.

Ausgewählte Literatur

Ackerman, N., H. E. Garner, J. R. Coffman, and *J. W. Clement:* Angiographic appearance of the normal equine foot and alterations in chronic laminitis. JAVMA 166: 58–62, 1975.

Adams, O. R.: Lameness in Horses, 4th ed. Philadelphia, Lea & Febiger, 1985.

Allan, G. S.: Radiography of the equine fetlock. Equine Pract. 1: 40–47, 1979.

Arcularius, K.: Die lokale intravenöse Anästhesie zur Schmerzausschaltung im Zehenbereich beim Pferd und Rind. Mh. Vet. Med. 37: 877–883, 1982.

Blyth, L. L., and *R. L. Kitchell:* Electrophysiologic studies of the thoracic limb of the horse. Am. J. Vet. Res. 43: 1511–1524, 1982.

Bowman, K. F., L. H. Evans, and *M. E. Herring:* Evaluation of surgical removal of fractured distal splint bones in the horse. Vet. Srug. 11: 116–120, 1982.

Bradley, O. C.: The Topographical Anatomy of the Limbs of the Horse. Edinburgh, W. Green & Son, Ltd., 1920.

Bramlage, L. R., A. A. Gabel, and *R. P. Hackett:* Avulsion fractures of the origin of the suspensory ligament in the horse. JAVMA 176: 1004–1010, 1980.

Brown, M. P., and *F. J. MacCallum:* Anconeal process of ulna: separate centre of ossification in the horse. Br. Vet. J. 130: 434–439, 1974.

Brown, M. P., and *F. J. MacCallum:* Observations on the growth plates in limbs of foals. Vet. Rec. 98: 443–446, 1976.

Calislar, T., and *L. E. St. Clair:* Observations on the navicular bursa and the distal interphalangeal joint cavity in the horse. JAVMA 154: 410–412, 1969.

Churchill, E. A.: Surgical removal of fracture fragments of the proximal sesamoid bone. JAVMA 128: 581–582, 1956.

Coffman, J. R., J. H. Johnson, E. J. Finocchio, and *M. M. Guffy:* Biomechanisms of pedal rotation in equine laminitis. JAVMA 156: 219–221, 1970.

Colles, C. M., and *J. Hickman:* The arterial supply of the navicular bone and its variation in navicular disease. Equine Vet. J. 9: 150–154, 1977.

Colles, C. M., H. E. Garner, and *J. R. Coffman:* The blood supply of the horse's foot. Proceedings of 25th Annual Convention A.A.E.P., 1979, pp. 385–397.

Derksen, F. J.: Diagnostic local anesthesia of the equine front limb. Equine Pract. 2: 41–47, 1980.

Ellenberger, W., H. Dittrich, and *H. Baum:* Atlas of Animal Anatomy for Artists. New York, Dover Publications, 1956.

Firth, E. C., and *P. W. Poulos:* Microangiographic studies of metaphyseal vessels in young foals. Res. Vet. Sci. 34: 231–235, 1983.

Garner, H. E., L. E. St. Clair, and *H. J. Hardenbrook:* Clinical and radiographic studies of the distal portion of the radius in race horses. JAVMA 149: 1536–1540, 1966.

Goller, H.: Gefäß- und Nerventopographie der Vorder- und Hinterextremität des Pferdes. Vet. Med. Nachrichten 4: 240–255, 1962.

Gray, B. G., H. N. Engel, Jr., P. F. Rumph, J. LaFaver, B. G. Brown, and *J. S. McKibben:* Clinical approach to determine the contribution of the palmar and palmar metacarpal nerves to the innervation of the equine fetlock joint. Am. J. Vet. Res. 41: 940–943, 1980.

Henry, R. W., C. D. Diesem, M. A. Hunter, and *J. S. Rankin:* Surgical approach to the equine brachial plexus. JAVMA 171: 190–192, 1977.

Hopkins, G. S.: Guide to the Dissection and Study of the Blood Vessels and Nerves of the Horse, 3rd. ed. Ithaca, 1937. [Published by the author.]

James, P. T., A. G. Kemler, and *J. E. Smallwood:* The arterial supply to the distal sesamoid bones of the equine thoracic and pelvic limbs. J. Vet. Orthop. 2: 38–45, 1980.

Koch, T.: Über die Nervenversorgung der Gliedmaßenspitzen des Pferdes. Tierärztl. Rundschau 44: 333–337, 1938.

Leach, D. H., and *A. I. Dagg:* A review of research on equine locomotion and biomechanics. Equine Vet. J. 15: 93–102, 1983.

Mishra, P. C., and *D. H. Leach:* Extrinsic and intrinsic veins of the equine hoofwall. J. Anat. 136: 543–560, 1983.

Monfort, Th. N.: A radiographic survey of epiphyseal maturity in thoroughbred foals from birth to three years of age. Proceedings of A.A.E.P. 13th Convention, 1967, pp. 33–36.

Myers, V. S.: Confusing radiologic variations at the distal end of the radius of the horse. JAVMA 147: 1310–1312, 1965.

Myers, V. S., and *J. K. Burt:* The radiographic location of epiphyseal lines in equine limbs. Proc. Am. Assoc. Equine Pract. 12: 21–39, 1966.

Myers, V. S., and *M. A. Emmerson:* The age and manner of epiphyseal closure in the forelegs of two Arabian foals. J. Am. Vet. Res. Soc. 7: 39–40, 1966.

Nickels, F. A., B. D. Brant, S. D. Lincoln: Villinodular synovitis of the equine metacarpophalangeal joint. JAVMA 168: 1043–1046, 1976.

Nyrop, K. A., J. R. Coffman, R. M. DeBowes, and *L. C. booth:* The role of diagnostic nerve blocks in the equine lameness examination. Comp. Contin. Ed. 5: S669–S676, 1983.

Ottaway, C. W., and *A. N. Worden:* Bursae and tendon sheaths of the horse. Vet. Rec. 52: 474–483, 1940.
Palmer, S. E.: Radiography of the abaxial surface of the proximal sesamoid bones of the horse. JAVMA 181: 264–265, 1982.
Park, R. D., J. P. Morgan, and *T. O'Brien:* Chip fractures in the carpus of the horse: a radiographic study of their incidence and location. JAVMA 157: 1305–1312, 1970.
Pohlmeyer, K., and *R. Redecker:* Die für die Klinik bedeutsamen Nerven an den Gliedmaßen des Pferdes einschließlich möglicher Varianten. Dtsch. Tierärztl. Wochenschr. 81: 501–505, 1974.
Preuss, F., and *H. Eggers:* Zur Radialislähmung des Pferdes. Tierärztl. Umschau 6: 430–435, 1951.
Quick, Ch. B., and *V. T. Rendano:* Radiographic interpretation: equine radiology – the pastern and foot. Mod. Vet. Pract. 58: 1022–1027, 1977.
Quick, Ch. B., and *V. T. Rendano:* Radiographic interpretation: equine radiology – the splint bones. Mod. Vet. Pract. 60: 56–60, 1979.
Rendano, V. T.: Radiographic interpretation: equine radiology – the carpus. Mod. Vet. Pract. 58: 701–707, 1977.
Rendano, V. T.: Radiographic interpretation: equine radiology – the fetlock. Mod. Vet. Pract. 58: 871–875, 1977.
Rendano, V. T., and *B. Grant:* The equine third phalanx: its radiographic appearance. J. Am. Vet. Res. Soc. 14: 125–136, 1978.
Rooney, J. R.: Clinical reports. Functional anatomy of the equine suspensory ligament. Mod. Vet. Pract. 54: 43–45, 1973.
Sack, W. O.: Nerve distribution in the metacarpus and front digit of the horse. JAVMA 167: 298–305, 1975.
Sack, W. O.: Subtendinous bursa on the medial aspect of the equine carpus. JAVMA 168: 315–316, 1976.
Sack, W. O., and *R. E. Habel:* Rooney's Guide to the Dissection of the Horse. Ithaca, Veterinary Textbooks, 1982.
Schebitz, H., and *H. Wilkens:* Atlas of Radiographic Anatomy of the Horse, 3rd ed. Philadelphia, W. B. Saunders Company, 1978.
Schmaltz, R.: Atlas der Anatomie des Pferdes. Vol. 1, 3rd ed. Berlin, Richard Schoetz, 1911.
Schrijver, H. F., D. L. Bartel, N. Langrana, and *J. E. Lowe:* Locomotion in the horse: kinematics and external and internal forces in the normal equine digit in the walk and trot. Am. J. Vet. Res. 39: 1728–1733, 1978.
Scott, E. A., D. E. Thrall, and *G. A. Sandler:* Angiography of equine metacarpus and phalanges: Alterations with medial palmar artery and medial palmar digital artery ligation. Am. J. Vet. Res. 37: 869–873, 1976.
Scruthfield, W. L.: Injection of the navicular bursa. Southwest. Vet. 30: 161–163, 1977.
Shively, M. J.: Normal radiographic anatomy of the equine digit. J. Equine Med. Surg. 2: 77–84, 1978.
Smallwood, J. E., and *M. J. Shively:* Radiographic and xeroradiographic anatomy of the equine carpus. Equine Pract. 1: 22–28, 1979.
Stede, M., F. Preuss, and *G. Stede:* Angewandt-Anatomische Grundlagen zur Gleichbeinfraktur des Pferdes. Berl. Münch. Tierärztl. Wochenschr. 90: 212–215, 1977.
Stump, J. E.: Anatomy of the normal equine foot, including microscopic features of the laminar region. JAVMA 151: 1588–1598, 1967.
VanPelt, R. W.: Intra-articular injection of the equine carpus and fetlock. JAVMA 140: 1181–1190, 1962.
Verschooten, F., and *A. de Moor:* Tendinitis in the horse: its radiographic diagnosis with air-tendograms. J. Am. Vet. Radiol. Soc. 19: 23–30, 1978.
Webbon, P. M.: A post mortem study of equine digital flexor tendons. Equine Vet. J. 9: 61–67, 1977.
Wintzer, H. J.: Zur Bewertung des Röntgenbildes vom Strahlbein des Pferdes in der Lahmheitsdiagnostik. Schweiz. Arch. Tierheilkd. 112: 471–479, 1970.
Wintzer, H. J., and *B. Schlarmann:* Zur arteriellen Blutversorgung des Strahlbeins und der Gleichbeine beim Pferd. Zentralbl. Vet. Med. A, 18: 646–652, 1971.

Kapitel 24

Die Beckengliedmaße des Pferdes

Kruppe

Auf der Hintergliedmaße lastet etwas mehr als 40% des Körpergewichts. Sie ist am Vorwärtsschub des Körpers sehr stark beteiligt, wofür die besondere Stabilität des Hüft- und Kreuzdarmbeingelenks günstig ist. Diese Gelenke sind wesentlich stärker stabilisiert als die synsarkotische Verbindung zwischen Vordergliedmaße und Rumpf in dem entsprechenden Schulterbereich.

Das Kreuzdarmbeingelenk ist durch straffe Bänder nahezu unbeweglich. Sowohl dieses als auch das Hüftgelenk werden durch die Muskeln der Kruppe und des Oberschenkels stark unterstützt. Sie sind beim Pferd besonders massig und zeigen an der Oberfläche stark abgerundete Konturen. Deshalb ist es beim Pferd schwieriger als bei anderen Haustieren, die Lage und Konturen des Beckens von außen zu bestimmen.

Trotz dieser starken Muskelentwicklung tritt der Hüfthöcker deutlich hervor. Er ist in seinem ganzen Ausmaß palpierbar und an seinem oberen Teil sichtbar (Abb. 24-1/2). Der Sitzbeinhöcker (/3) ist nicht so einfach zu lokalisieren. Man kann ihn durch die Hinterbackenmuskeln hindurch palpieren und seine Lage an der kaudalen Kontur der Hinterbackenmuskeln bestimmen. Die Neigung des Beckens kann durch eine gedachte Verbindungslinie zwischen diesen beiden Erhebungen bestimmt werden. Im allgemeinen bildet diese Linie mit der Beckenhorizontalen einen Winkel von 30 Grad. Daraus kann man ableiten, ob das Kreuzbein mehr oder weniger stark horizontal gestellt ist. Ist der Winkel wesentlich kleiner, erscheint der Schwanz als zu hoch angesetzt. Ist der Winkel größer, erscheint die äußere Kontur wie bei einem „Gänsebecken" abgesenkt. Bei solchen Pferden ist die Kruppe kurz. Auch die Muskeln zum Knie und deren Hebelwirkung sind verkürzt. Diese Erscheinung ist ein Nachteil, kann aber von der unterstützenden Gliedmaße gegenüber dem Rumpf ausgeglichen werden. Für viele Reiter ist eine derartig geneigte Kruppe beim Reitpferd akzeptabel.

Die Lage des Hüftgelenks kann nur nach seiner Beziehung zum Trochanter major des Femur abgeleitet werden. Dieser ist in eine niedrige Pars cranialis und eine hohe Pars caudalis unterteilt. Beide sind palpierbar (/5, 5'). Mehr distal sind der Trochanter tertius, der nur beim Pferd vorkommt, und der Epicondylus lateralis leicht festzustellen, so daß die Lage des Femur bestimmt werden kann. Dieser ist mehr vertikal gestellt als oft angenommen wird.

Hüftgelenk

Das Hüftgelenk erhält seine Stabilität durch die Tiefe und Größe des Acetabulum, dessen Labrum acetabuli durch Faserknorpel beachtlich verbreitert wird. Es nimmt einen großen Teil des Femurkopfs auf (/4). Der Kopf ist zur Verhinderung einer Luxation durch zwei Bänder befestigt. Das eine Band, Ligamentum capitis ossis femoris ist kurz und kräftig, tritt aber nicht besonders hervor. Das zweite Band, Ligamentum accessorium ossis femoris ist nur beim Pferd (und beim Esel) unter den Haustieren ausgebildet. Es beginnt als Abspaltung des Tendo praepubicus, verläuft in einer flachen Grube ventral am Os pubis und durch die Incisura acetabuli und inseriert an der Fovea capitis des Femur (Abb. 21-2/5'). Diese beiden Bänder bestimmen die Beweglichkeit des Gelenks. Sie engen die Rotations- und Abduktionsbewegung ein, so daß die Bewegung hauptsächlich auf Beugung und Streckung in sagittaler Richtung beschränkt wird. Das Gelenk besitzt somit eine geringere Bewegungsmöglichkeit als die äußeren Umrisse der Gelenkflächen vermuten lassen. Obwohl die Gelenkkapsel geräumig ist, ist sie durch ihre tiefe Lage unter der Muskulatur schwer zugänglich. Falls sie punktiert werden muß, wird die Kanüle zwischen dem kranialen und kaudalen Teil des Trochanter major eingeführt. Die Stichrichtung ist horizontal und kraniomedial im Winkel von 40 Grad zur Querebene.

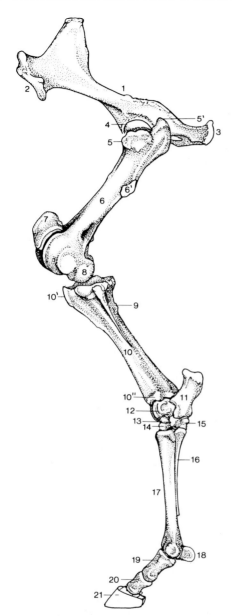

Abb. 24-1 Knochen der linken Hintergliedmaße, laterale Ansicht.

1, Hüftbein (Os coxae); 2, Tuber coxae; 3, Tuber ischiadicum; 4, Femurkopf; 5, 5', Pars cranialis und Pars caudalis des Trochanter major; 6, Femur; 6', Trochanter tertius; 7, Patella; 8, Condylus femoris; 9, Fibula; 10, Tibia; 10', Tuberositas tibiae; 10'', Malleolus lateralis; 11, Calcaneus; 12, Talus; 13, Os tarsi centrale; 14, Os tarsale tertium; 15, Os tarsale quartum; 16, Metatarsus IV (laterales Griffelbein); 17, Metatarsus III (Röhrbein); 18, proximale Sesambeine; 19, 20, 21, proximale, mittlere und distale Phalanx, die letzte innerhalb der Hufkapsel.

Muskeln am Hüftgelenk und am Oberschenkel

Zu dieser Gruppe gehören die Glutaeus-Muskeln und die Muskeln kaudal, medial und kranial am Oberschenkel.

Glutaeus-Muskeln (Kruppenmuskulatur). Die oberflächliche und tiefe Faszie der Kruppe und des Oberschenkels setzt sich als Überzug auf die Lende fort. Die Fascia profunda hat verschiedene Septen, die am Beckengürtel und am kaudalen Rand des Ligamentum sacrotuberale latum verankert sind, nachdem sie sich zwischen den einzelnen Muskeln durchgeschoben haben. Am deutlichsten trennen sie den M. glutaeus superficialis vom M. biceps femoris, den M. biceps femoris vom M. semitendinosus und den M. semitendinosus vom M. semimembranosus ab und modellieren die Muskeln derart, daß ihre individuelle Kontur oft klar durch die Haut sichtbar ist. Das ist besonders deutlich bei gut durchtrainierten Pferden, und wenn die Muskeln kontrahiert sind. An der inneren Fläche dieser Faszie und an den Seiten der Septen entspringen viele Muskelbündel dieser Muskeln.

Der M. tensor fasciae latae (Abb. 24-2/3) entspringt am Tuber coxae und inseriert mit einer breiten Aponeurose (Fascia lata) an der Patella, dem Ligamentum patellae laterale und dem Margo cranialis der Tibia. Am kranialen Rand des Muskelbauches liegt der Kniefaltenlymphknoten. Der M. tensor fasciae latae ist ein Beuger des Hüftgelenks und hilft, die Gliedmaße in der Hangbeinphase vorwärts zu bewegen. Er wird vom N. glutaeus cranialis versorgt.

Der M. glutaeus superficialis liegt zwischen dem M. tensor fasciae latae und dem M. biceps femoris (/4). Er entspringt mit einem Kopf am Tuber coxae und mit einem zweiten Kopf an der Fascia glutaea. Beide Teile vereinigen sich zu einer gemeinsamen Sehne und inserieren am Trochanter tertius, der leicht abbrechen kann. Der M. glutaeus superficialis ist hauptsächlich Beuger des Hüftgelenks und Abduktor des Oberschenkels. Seine beiden Teile werden getrennt vom N. glutaeus cranialis und caudalis versorgt.

Der M. glutaeus medius ist ein sehr massiger und sehr kräftiger Muskel (/B,2'). Er besitzt eine sehr weite Ursprungslinie. Er beginnt mit einer Lendenzacke in einer Vertiefung am M. longissimus dorsi, dorsal am Tuber coxae, an der Ala ossis ilii, am Sacrum und dem anschließenden Teil des Ligamentum sacrotuberale latum. Seine

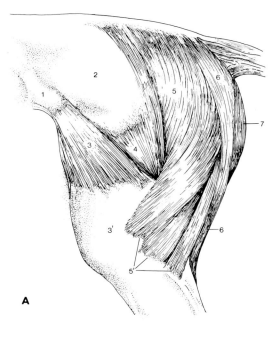

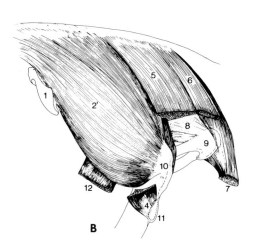

Abb. 24-2 A, Muskeln der Kruppe und des Oberschenkels, laterale Ansicht; B, Muskeln der Kruppe abgeschnitten, um das Tuber ischiadicum freizulegen, laterale Ansicht.

1, Tuber coxae; 2, Fascia glutaea profunda; 2', M. glutaeus medius; 3, M. tensor fasciae latae; 3', Fascia lata; 4, M. glutaeus superficialis; 5, Wirbelkopf des M. biceps femoris; 5', die drei distalen Abschnitte des M. biceps femoris; 6, M. semitendinosus; 7, M. semimembranosus; 8, Ligamentum sacrotuberale latum; 9, Tuber ischiadicum; 10, Pars caudalis des Trochanter major; 11, Trochanter tertius; 12, Stumpf des M. rectus femoris.

Hauptbefestigung ist an der Pars caudalis des Trochanter major. Eine tiefer gelegene Portion, der M. glutaeus accessorius inseriert getrennt davon an der Crista intertrochanterica. Diese Sehne zieht über die Pars cranialis des Trochanter. Hier ist ihr eine Bursa synovialis (trochanterica) unterlagert. Wenn diese Bursa entzündet ist, zeigt das Tier bei Druck auf den Trochanter major Schmerzreaktionen. So erkrankte Pferde finden Erleichterung, wenn sie mit abgestelltem Bein stehen. Beim Gehen neigen sie dazu, einen schrägen, „hunderartigen" Gang einzunehmen und das Bein im Bogen zu schwingen.

Der M. glutaeus medius ist hauptsächlich ein Strecker des Hüftgelenks und sekundär ein Abduktor des Oberschenkels. Durch seine Verbindung mit dem M. longissimus dorsi wird der Rückstoß wirkungsvoll unterstützt. Er wird vom N. glutaeus cranialis innerviert.

Der M. glutaeus profundus liegt tief unter dem kaudalen Teil des M. glutaeus medius. Er entspringt entlang der Spina ischiadica, hat nahezu queren Faserverlauf und inseriert an der Pars cranialis des Trochanter major. Er ist ein Abduktor des Oberschenkels und wird vom N. glutaeus cranialis versorgt.

Kaudale Oberschenkel- oder Hinterbackenmuskeln. Alle drei Hinterbackenmuskeln besitzen gut entwickelte Wirbelköpfe, die die Kruppe nach hinten abrunden. Der Wirbelkopf des M. biceps femoris (/5) entspringt am Sacrum und am kaudalen Teil des Ligamentum sacrotuberale latum. Er verläuft kaudal von den Glutaeus-Muskeln und bedeckt diese teilweise, bevor er das Tuber ischiadicum überquert. An diesem entspringt der kleinere Beckenkopf, der sich mit dem Wirbelkopf verbindet. Der einheitliche Muskelbauch teilt sich in drei Endabschnitte (/5'): der erste inseriert an der Fascia lata und an der Patella, der zweite am Ligamentum patellae laterale und am Margo cranialis tibiae, während sich der dritte als Tendo accessorius mit dem Tendo calcaneus communis vereint. Der Wirbelkopf wird vom N. glutaeus caudalis versorgt, der Beckenkopf vom N. tibialis.

Der Wirbelkopf des M. semitendinosus (/6) entspringt neben dem Bizepskopf. Nachdem er sich mit dem Beckenkopf vereinigt hat, wendet er sich medial und inseriert medial an der Tibia und der Fascia cruris. Der Muskel entsendet ebenfalls eine Sehne zum Tendo accessorius, der sich dem Tendo calcaneus communis anschließt. Der Wirbel- und der Beckenkopf werden wie beim M. biceps femoris vom N. glutaeus caudalis und vom N. tibialis versorgt.

Der M. semimembranosus (/7) gehört zu den Hinterbackenmuskeln, obwohl er medial am Oberschenkel liegt. Sein Wirbelkopf ist relativ schwach, der Beckenkopf ist kräftiger. Der gemeinsame Muskelbauch wird weitgehend vom M. gracilis bedeckt und verläuft am kaudalen Rand des M. adductor, mit dem er eng verbunden ist. Er teilt sich in zwei Endabschnitte. Der kraniale Teil inseriert am Epicondylus medialis des Femur und am Ligamentum collaterale mediale des Kniegelenks. Der kaudale Teil endet distal am Condylus medialis der Tibia. Der M. semimembranosus wird ebenfalls vom N. glutaeus caudalis und vom N. tibialis innerviert.

Die Wirkungs- und die Verhaltensweise der Hinterbackenmuskeln ist kompliziert und in verschiedener Hinsicht schwierig zu verstehen. Eindeutig ist, daß alle drei Muskeln so angeordnet sind, daß sie den Winkel des Hüftgelenks erweitern. Um ihre Wirkung auf das Kniegelenk zu verstehen, ist es günstiger, die drei Hinterbackenmuskeln in zwei funktionelle Einheiten zu gliedern. Die eine liegt proximal und die andere distal von der Drehachse des Kniegelenks. Die „proximale Einheit" umfaßt die Teile der Muskeln, die Streckfunktion am Kniegelenk haben und den Femur kaudal ziehen, wenn die Gliedmaße belastet ist. Die „distale Einheit" dagegen beugt das Kniegelenk, wenn der Huf vom Boden abgehoben ist. Sie streckt jedoch das Kniegelenk, wenn der Huf fest aufsteht. Der Anteil des M. biceps femoris und des M. semitendinosus, der sich als Tendo accessorius mit dem Tendo calcaneus communis vereinigt, wirkt außerdem als Strecker des Sprunggelenks.

Einige dieser Bewegungsabläufe erscheinen unvereinbar. Einerseits ist die Beugung des Knie- und des Sprunggelenks voneinander abhängig, andererseits ist die Wirkungsweise dieser beiden Gelenke entgegengesetzt gerichtet (S. 641). Daraus folgt, daß die gesamte Gruppe der Hinterbackenmuskeln einschließlich der Teile, die das Kniegelenk beugen, sich nicht immer in einem Stück kontrahieren kann.

Mediale Muskeln. Die Muskeln medial am Oberschenkel sind wie bei anderen Tierarten in drei Schichten angeordnet. Die oberflächliche Schicht enthält den M. gracilis und den M. sartorius (Abb. 24-3/14,8). Der erste zeigt keine Besonderheiten. Der M. sartorius entspringt an der Faszie und an der Endsehne des M. psoas minor.

Er erreicht den Oberschenkel, indem er durch die Lacuna musculorum zwischen dem Ligamentum inguinale und dem Os ilium zieht. Er bildet die kraniale Begrenzung des Schenkelspalts und des Ln. inguinalis profundus. Der M. sartorius inseriert medial am Kniegelenk und am Condylus medialis der Tibia. Beide Muskeln können den Oberschenkel adduzieren, aber der M. sartorius wirkt mehr als Beuger des Hüftgelenks. Der N. obturatorius innerviert den M. gracilis, der N. saphenus den M. sartorius.

Der M. pectineus und der M. adductor bilden die mittlere Schicht. Der M. pectineus (/13) ist ein kleiner, spindelförmiger Muskel, der sich zwischen dem medialen Teil des Ligamentum accessorium ossis femoris und der medialen Fläche des Femur erstreckt. Nach seinem Verlauf ist er Beuger des Hüftgelenks und Adduktor des Oberschenkels. Der M. pectineus wird vom N. obturatorius versorgt.

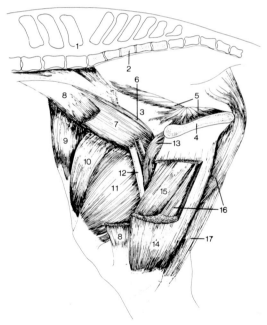

Abb. 24-3 Muskeln des Oberschenkels, mediale Ansicht.

1, letzter Lendenwirbel; 2, Sacrum; 3, Corpus ossis ilii; 4, Beckensymphyse; 5, M. obturatorius internus; 6, M. psoas minor; 7, M. iliopsoas; 8, M. sartorius, abgeschnitten; 9, M. tensor fasciae latae; 10, M. rectus femoris; 11, Vastus medialis; 12, A. und V. femoralis im Schenkelspalt; 13, M. pectineus; 14, M. gracilis, gefenstert; 15, M. adductor; 16, M. semimembranosus; 17, M. semitendinosus.

Der viel größere M. adductor (/15) füllt den Raum zwischen dem M. pectineus und dem M. semimembranosus aus. Er entspringt am Beckenboden und am Tendo symphysialis und inseriert an der kaudalen Fläche und am Epicondylus medialis des Femur und an dem Ligamentum collaterale mediale des Kniegelenks. Er ist primär ein Adduktor und sekundär ein Hilfsstrecker des Hüftgelenks. Er wird vom N. obturatorius innerviert.

Die kleinen Muskeln des Hüftgelenks (kleine Beckengesellschaft) bilden die tiefe Schicht und bestehen aus dem M. quadratus femoris, den Mm. gemelli, dem M. obturatorius internus, dem M. obturatorius externus und dem M. quadratus femoris. Sie sind von geringer Bedeutung. Die Sehne des M. obturatorius internus verläuft wie beim Hund über den Rand des Os ischii. Der M. obturatorius externus wird vom N. obturatorius versorgt, die anderen Muskeln vom N. ischiadicus.

Kraniale Muskeln. Zu den Muskeln kranial am Oberschenkel gehören der M. quadriceps femoris, der vier Ursprungsköpfe besitzt, und der unbedeutende M. capsularis.

Die vier Köpfe des M. quadriceps femoris inserieren gemeinsam an der Patella. Das Ligamentum patellae intermedium (Abb. 24-4/8) bildet die funktionelle Fortsetzung zur Tuberositas tibiae. Der M. rectus femoris ist zwar ein wichtiger Beuger des Hüftgelenks, die Hauptaufgabe der vier Muskelköpfe insgesamt ist jedoch die Streckung des Kniegelenks. Durch diese Streckwirkung wird das Gelenk stabilisiert, und es wird verhindert, daß das Kniegelenk bei Belastung kollabiert. Man kann durch Palpation feststellen, daß der Muskel entspannt ist, wenn das Tier ruhig steht. Daraus ergibt sich, daß die Patella in Ruhelage festgestellt und keine aktive Wirkung des M. quadriceps femoris erforderlich ist. Die Quadrizepslähmung ist eine recht ernsthafte Behinderung. Das Pferd ist unfähig, das Kniegelenk zu stabilisieren. Es ist ebenfalls unfähig, das Sprunggelenk zu stabilisieren, das über den passiven Stehapparat – die sog. „Spannsägen-Konstruktion" – mit dem Kniegelenk verbunden ist. Die Muskeln kranial am Oberschenkel werden vom N. femoralis versorgt.

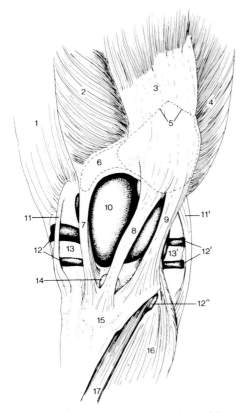

Abb. 24-4 Linkes Kniegelenk, kraniale Ansicht.
1, M. adductor; 2, Vastus medialis; 3, M. rectus femoris; 4, Vastus lateralis; 5, Umriß der Patella; 6, Umriß des Cartilago parapatellaris; 7, 8, 9, mediales, mittleres und laterales Kniescheibenband; 10, medialer Rollkamm der Trochlea ossis femoris von der Gelenkkapsel bedeckt; 11, 11', mediales und laterales Seitenband; 12, 12', mediale und laterale Kniekehlgelenkkapsel; 12", Recessus von 12' unter den vereinten Sehnen des M. fibularis tertius und des M. extensor digitalis longus; 13, 13', medialer und lateraler Meniscus; 14, Bursa infrapatellaris distalis; 15, Tuberositas tibiae; 16, M. extensor digitalis longus; 17, M. tibialis cranialis.

Kniegelenk

Das Kniegelenk des Pferdes zeigt den gleichen Aufbau wie bei anderen Tierarten, weist jedoch einige wichtige zusätzliche Besonderheiten auf. Das Kniegelenk des Pferdes kann „gesperrt" werden, wobei die eine Hintergliedmaße einen unverhältnismäßig großen Teil des Körpergewichts trägt. Die andere Hintergliedmaße kann beim stehenden Pferd währenddessen ausruhen. Diese Fähigkeit wird durch den sog. passiven Stehapparat ermöglicht (S. 641).

Der Sperrmechanismus ergibt sich daraus, daß die Trochlea ossis femoris deutlich asymmetrisch ist. Ihr medialer Kamm ist größer als der laterale und proximal zu einer Endprotuberanz verdickt, die deutlich palpiert werden kann (Abb. 24-4/10 und 24-6/2). An der Trochlea können zwei verschiedene Gelenkabschnitte deutlich unterschieden werden. Der größere ist die gleitende Oberfläche, der der Trochlea bei anderen Tierarten entspricht und vorwiegend kranial gerichtet ist. Der kleinere Gelenkabschnitt ist als „ruhende" Restfläche bekannt und bildet einen schmalen Sims über der gleitenden Gelenkfläche, von der sie sich in einem scharfen dorsalen Winkel absetzt (Abb. 24-14/18). Die Patella ist von vorne betrachtet breit pyramidenförmig (/13,2); am frischen Präparat wird sie medial durch einen parapatellaren Faserknorpel (/3) erweitert. Die Gelenkfläche der Patella ist ebenfalls unterteilt. Die größere, rückwärts gerichtete Fläche artikuliert während des größten Teils der normalen Bewegung mit der Trochlea; ein schmaler Streifen am Apex ist distal gerichtet und kommt nur am Ende der Streckbewegung mit dem Femur in Kontakt.

Die drei Kniescheibenbänder werden von einem Retinaculum überbrückt, an dem wiederum Sehnen verschiedener Oberschenkelmuskeln inserieren. Das mittlere Band (Abb. 24-4/8) verläuft vom Apex der Patella zur Tuberositas tibiae. Das laterale und das mediale Band beginnen an den beiden Winkeln der Patella, wobei das mediale Band am Cartilago parapatellaris entspringt. Die drei Bänder liegen an ihrem Ursprung weit auseinander, konvergieren aber distal und inserieren nahe beieinander an der Tuberositas tibiae. Der Spalt zwischen den proximalen Teilen des medialen und des mittleren Bands ist besonders weit und wird von dem medialen Rollkamm der Trochlea eingenommen (/10).

Die Patella gleitet während der normalen Bewegung des Gelenks auf der Trochlea ossis femoris auf und ab. Die „ruhende" Restfläche wird nur kurz während der Stützphase des Schritts einbezogen. Die Ruhestellung wird auch eingenommen, wenn das Pferd steht und das Gewicht gleichmäßig auf die Hinterbeine verteilt ist.

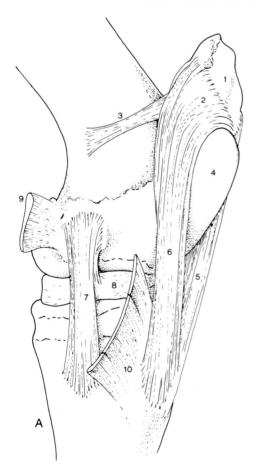

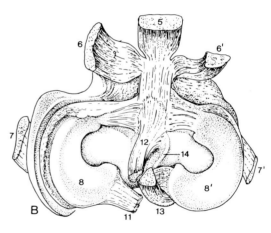

Abb. 24-5 Bänder des linken Kniegelenks. A, mediale Ansicht. B, Aufsicht auf die linke Tibia und die Menisci.

1, Patella; 2, Cartilago parapatellaris; 3, Ligamentum femoropatellare mediale; 4, medialer Rollkamm der Trochlea; 5, Ligamentum patellae intermedium; 6, 6', Ligamentum patellae mediale und laterale; 7, 7', Ligamentum collaterale mediale und laterale; 8, 8', medialer und lateraler Meniscus; 9, Befestigung des M. semimembranosus; 10, Befestigung des M. gracilis und M. sartorius; 11, Ligamentum meniscofemorale; 12, 13, Ligamentum cruciatum craniale und caudale; 14, Tuberculum mediale der Eminentia intercondylaris.

Durch Palpation kann leicht festgestellt werden, daß hierbei das mediale Band gerade über den Rand des medialen Rollkamms der Tochlea läuft. Diese Stellung wird ohne Mitwirkung des Hauptstreckers des Kniegelenks (M. quadriceps femoris) erreicht, sie erfordert jedoch die Mitwirkung der Muskeln, die am Ligamentum patellae mediale und laterale konvergieren; das sind der M. biceps femoris und der M. tensor fasciae latae auf der lateralen Seite und der M. gracilis und M. sartorius auf der medialen Seite. Diese Haltung ist nicht stabil und die Patella kann leicht aus ihrer Lage zurück auf die gleitende Gelenkfläche der Trochlea gebracht werden.

Die Gelenkhöhle ist geräumig und die Unterteilung in drei Gelenksäcke ist relativ vollkommen. Der weite Kniescheibengelenksack liegt zwischen dem Femur, der Patella und dem M. quadriceps femoris. Der Teil distal von der Patella ist leichter zugänglich, obwohl er von den Ligamenta patellae (und dem Retinaculum) durch ein dickes Fettpolster getrennt ist. Dieser Teil des Gelenksacks steht bei der Mehrzahl der Pferde mit dem medialen Kniekehlgelenksack in Verbindung; mit dem entsprechenden lateralen Kniekehlgelenksack besteht jedoch nur bei etwa 25% der Pferde eine Verbindung. Die Scheidewand zwischen dem medialen und lateralen Kniekehlgelenksack ist fast immer ohne Öffnung. Die Unregelmäßigkeit in der Kommunikation der drei Kniegelenksäcke hat große praktische Bedeutung, da sich Infektionen sehr schnell in alle drei Gelenksäcke ausbreiten können. Bei der Injektion von Medikamenten ist es sinnvoll, jeden der drei Gelenksäcke getrennt zu punktieren.

Bei solchen Injektionen muß zunächst die Lage der Bänder durch Palpieren bestimmt werden. Das Ligamentum collaterale mediale kann man nahe seinem Ursprung am Epicondylus ossis femoris medialis palpieren. Es bildet die Orientierungshilfe beim Punktieren des medialen Kniekehlgelenksacks. Die Kanüle wird nahe an seinem kranialen Rand eingeführt, so daß die Injektionsstelle zwischen diesem Band und dem Ligamentum patellae mediale liegt (Abb. 24-4/11,7 und 24-5/7,6). Das Ligamentum collaterale laterale ist in seiner ganzen Länge palpierbar und leicht oberhalb seiner Befestigung am Kopf der Fibula zu finden. Der laterale Kniekehlgelenksack wird zwischen diesem Band und der palpier-

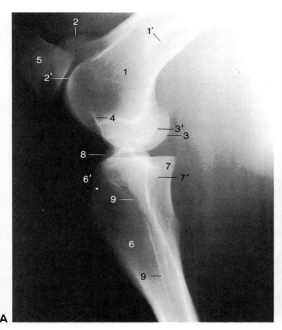 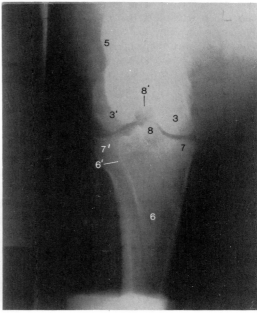

Abb. 24-6 Laterale (A) und kaudokraniale (B) Röntgenaufnahme des Kniegelenks.

1, Femur; 1′, Fossa supracondylaris; 2, 2′, medialer und lateraler Rollkamm der Trochlea; 3, 3′, Condylus medialis und lateralis; 4, Fossa extensoria; 5, Patella; 6, Tibia; 6′, Tuberositas tibiae; 7, 7′, Condylus medialis und lateralis; 8, Eminentia intercondylaris; 8′, Fossa intercondylaris; 9, Fibula mit angeborenem Ossifikationsdefekt (in B nicht zu sehen).

baren Ursprungssehne des M. extensor digitalis longus punktiert (Abb. 24-4/11′,16). In den Kniescheibengelenksack ist leicht von der Seite, hinter dem proximalen Teil des Ligamentum patellae laterale zu gelangen (/9). Dieser Gelenksack kann aber auch von vorne, zwischen den Kniescheibenbändern punktiert werden, wobei die Kanüle allerdings das dicke Fettpolster durchdringen muß.

Skelett des Unterschenkels und der Ferse; Sprunggelenk

Die Tibia ist der einzige funktionelle Unterschenkelknochen. Kraniolateral und kaudal ist ihr Schaft dick mit Muskeln bedeckt, medial jedoch liegt die Tibia subkutan (Abb. 24-7/1). Die distale Gelenkfläche bildet die Cochlea. Sie besitzt zwei tiefe Rinnen, die durch einen Kamm getrennt sind. Alle verlaufen schräg in kraniolateraler Richtung. Die Cochlea wird von dem medialen und lateralen Malleolus flankiert.

Die Fibula ist stark reduziert. Der proximale Fibulakopf ist durch ein straffes Gelenk mit dem lateralen Condylus der Tibia verbunden (Abb. 24-1/9). Der Kopf setzt sich in einem kurzen, stabartigen Schaft fort, der manchmal mit der Tibia durch ein Band aus lockerem Gewebe verbunden ist, was auf dem Röntgenbild wie eine Fraktur aussehen kann. Im späten Embryonalzustand verwächst das isolierte, distale Ende der Fibula mit der Tibia, wobei die Fibula den Malleolus lateralis bildet (/10″). Die Vereinigungslinie kann an der ausgewachsenen Tibia noch sichtbar sein. Auf Röntgenbildern von jungen Tieren ist das malleolare Ossifikationszentrum klar zu erkennen.

Das Sprunggelenk setzt sich folgendermaßen zusammen: in der proximalen Reihe liegen der Talus und der Calcaneus, in der mittleren Reihe das Os tarsi centrale und in der distalen Reihe das verwachsene Os tarsale primum und secundum sowie das separate Os tarsale tertium und Os tarsale quartum (24-8). Die proximodorsale Gelenkfläche des Talus (/5) trägt die schräg gestellte Trochlea, die der Cochlea der Tibia entspricht (Abb. 24-10/B, 2). Die distale Gelenkfläche des Talus ist flach und ruht auf dem Os tarsi centrale. Der Calcaneus liegt größtenteils plantar vom Talus. Er überragt die Articulatio tarsocruralis um 5 cm und ist proximal zum Tuber calcanei erweitert. Das vereinte Os tarsale primum und secundum ist relativ klein und liegt hauptsächlich hinter dem größeren kugelförmigeren Os tarsale tertium. Das Os tarsale quartum (auf der lateralen Seite) ist würfelförmig und unterscheidet sich von den anderen abgeflachten Knochen in der distalen Reihe. Durch seine größere Höhe liegt dieser Tarsalknochen sowohl in der mittleren als auch in der distalen Reihe. Die Knochen der distalen Reihe artikulieren mit den Metatarsalknochen, wobei das Röhrbein den zentralen Teil und die zwei kleineren Griffelbeine die seitlichen Teile der Gelenkfläche bilden.

Die Form der Tarsalknochen läßt erkennen, daß freie Bewegung nur an der Articulatio tarsocuralis möglich ist und die drei anderen Gelenke straffe Gelenke sind. Die Schrägstellung der Ge-

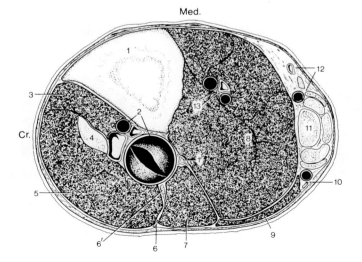

Abb. 24-7 Querschnitt oberhalb der Mitte des linken Unterschenkels.

1, Tibia; 1′, Fibula; 2, A. und V. tibialis cranialis; 3, M. tibialis cranialis; 4, M. fibularis tertius; 5, M. extensor digitalis longus; 6, 6′, oberflächliche und tiefe Äste des N. fibularis; 7, M. extensor digitalis lateralis; 8, M. flexor digitalis profundus; 9, M. soleus; 10, V. saphena lateralis und N. cutaneus surae caudalis; 11, M. flexor digitalis superficialis umgeben von den anderen Komponenten des Tendo calcaneus communis (Tendo gastrocnemius und Tendo accessorius des M. semitendinosus und M. biceps femoris); 12, kaudaler Zweig der V. saphena medialis, des N. tibialis und der A. saphena; 13, A. und V. tibialis caudalis.

Die Beckengliedmaße des Pferdes 635

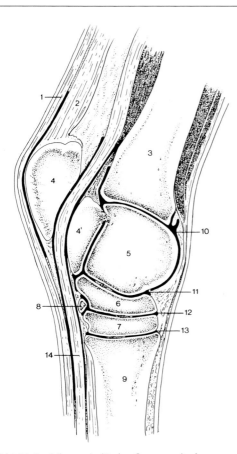

Abb. 24-8 Längsschnitt des Sprunggelenks.

1, M. flexor digitalis superficialis; 2, M. gastrocnemius; 3, Tibia; 4, Calcaneus; 4', Sustentaculum tali; 5, Talus; 6, Os tarsi centrale; 7, Os tarsale tertium; 8, Os tarsale quartum (hauptsächlich auf der lateralen Seite); 9, Hauptmittelfußknochen (Röhrbein); 10, tarsokrurales Gelenk; 11, proximales intertarsales Gelenk (kommuniziert mit 10); 12, distales intertarsales Gelenk; 13, tarsometatarsales Gelenk; 14, M. flexor digitalis profundus.

lenkkämme und -rinnen von Tibia und Talus sorgen dafür, daß der distale Teil der Gliedmaße nach außen und vorwärts bewegt wird, wenn das Sprunggelenk gebeugt wird.

Die Membrana fibrosa der Gelenkkapsel erstreckt sich von der Tibia zum Metatarsus. Sie setzt an den verschiedenen Tarsalknochen an, ist aber sonst frei und unterschiedlich dick. Die dünnen Abschnitte bilden die Gelenksackausbuchtungen, die hervorquellen, wenn sich der Synovialsack ausdehnt. Zahlreiche Bänder verbinden das Sprunggelenk. Die meisten sind kurz und können als lokale Verdickungen der Gelenkkap-

sel angesehen werden. Drei lange Bänder haben größere Bedeutung. Die paarigen Seitenbänder verlaufen von den Malleoli zu den Griffelbeinköpfchen und können in ihrer ganzen Länge palpiert werden (Abb. 24-9/11,11'). Sie besitzen zusätzliche Befestigungen an den Knochen, die sie überqueren, und sie tragen dazu bei, daß die Bewegung des Sprunggelenks in Höhe des Tarsokruralgelenks auf Beugung und Streckung beschränkt ist. Ein langes plantares Band (/14) folgt dem Calcaneus plantar, zieht über das Os tarsale quartum und läuft distal zum proximalen Teil des Metatarsus. Es wird weitgehend von der Sehne des M. flexor digitalis superficialis bedeckt, kann aber beidseitig palpiert werden. In der Mitte ist das Band nicht sehr gespannt. Es ist nach lateral verbreitert, was als plantare konvexe Verdickung der Ferse erscheint.

Das Sprunggelenk ist ein zusammengesetztes Gelenk und besitzt drei Gelenksäcke; einer ist für das Tarsokruralgelenk und für das proximale Intertarsalgelenk zuständig, einer für das distale Intertarsalgelenk und der dritte für das Tarsometatarsalgelenk (Abb. 24-8/10-13). Die zwei distalen Säcke sind klein und kommunizieren gelegentlich miteinander. Der distale intertarsale Gelenksack kann von der medialen Seite punktiert werden, während der Zugang zu dem tarsometatarsalen Gelenksack zwischen dem Os tarsale quartum und dem Kopf des Griffelbeins liegt. Der proximale Teil des talokruralen Gelenksacks ist geräumig und kann leicht überdehnt werden. Das hat zur Folge, daß sich die Gelenkkapsel an ihren schwächsten Stellen ausbuchtet. Es gibt drei solcher Ausbuchtungen. Eine liegt dorsomedial am Sprunggelenk und wird durch die Sehne des M. fibularis tertius, das mediale Seitenband, den medialen Malleolus und die mediale Sehne des M. tibialis cranialis (Spatsehne) begrenzt (Abb. 24-9/10). Der Gelenksack kann hier leicht punktiert werden, auch wenn er nicht erweitert ist. Es darf jedoch der kraniale Zweig der Vena saphena medialis, die hier vorbeiläuft, nicht verletzt werden. Zwei Gelenksackausbuchtungen liegen plantar. Die eine befindet sich zwischen dem medialen Seitenband und der tiefen Beugesehne in Höhe des medialen Malleolus (/10'). Die andere liegt hinter dem lateralen Seitenband zwischen dem Calcaneus und dem lateralen Malleolus. Wenn der Gelenksack nicht entsprechend weit ist, kann die Punktion an diesen Stellen schwierig sein.

Eine Schwellung des Gelenksacks kann mit einer Schwellung der tarsalen Sehnenscheide der tiefen Beugesehne (/3″) verwechselt werden. Das zu diagnostizieren, ist einfach. Wenn der Gelenksack erweitert ist, wird bei Druck auf die plantaren Ausbuchtungen die Gelenkflüssigkeit nach vorn gedrückt und die dorsale Ausbuchtung erweitert und umgekehrt (Kreuzgalle). Eine Schwellung der tarsalen Sehnenscheide des M. flexor digitalis profundus kann ermittelt werden, wenn bei Druck die Verdickung der Sehnenscheide von medial nach lateral und umgekehrt nur auf der plantaren Seite verschoben werden kann. Die Ausbuchtung des dorsalen Teils des Gelenksacks ist hierbei nicht zu beobachten.

Gelenksveränderungen (Spat) können an den Knochen des Sprunggelenks auftreten. Sie beginnen gewöhnlich medial, wo Os tarsale tertium, Os tarsi centrale und Hauptmittelfußknochen zusammentreffen. Dieses Gebiet ist der „Sitz des Spats". Es wird von der medialen Sehne des M. tibialis cranialis (Spatsehne) (/8′) auf ihrem Weg zur Befestigung am vereinten Os tarsale primum und secundum überquert.

Die Sehne ist als Orientierungshilfe wichtig, da sie palpierbar ist. Ein Teil von ihr wird manchmal entfernt, um den Schmerz zu lindern. Damit wird der Druck über der Läsion reduziert und die Bewegung der distalen Tarsalknochen ausgeschaltet. Diese Behandlung führt zwar zur Schmerzreduzierung, behebt jedoch nicht die Ursache der Erkrankung.

Muskeln des Unterschenkels

Der Unterschenkel ist von drei Faszienschichten umhüllt. Die oberflächliche Schicht ist eine Fortsetzung der entsprechenden Oberschenkelfaszie. Die mittlere Schicht wird durch die Aponeurosen

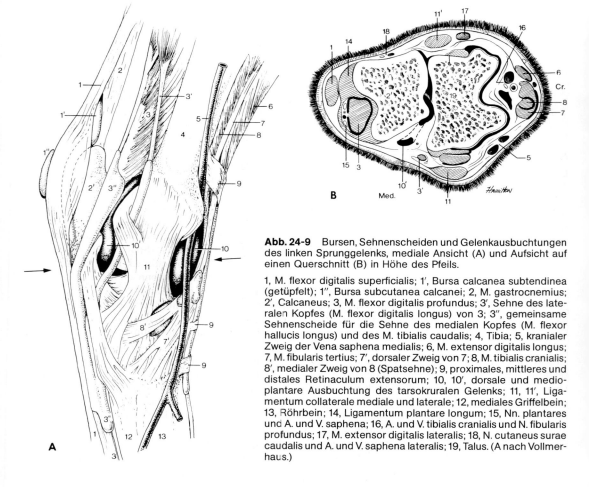

Abb. 24-9 Bursen, Sehnenscheiden und Gelenkausbuchtungen des linken Sprunggelenks, mediale Ansicht (A) und Aufsicht auf einen Querschnitt (B) in Höhe des Pfeils.

1, M. flexor digitalis superficialis; 1′, Bursa calcanea subtendinea (getüpfelt); 1″, Bursa subcutanea calcanei; 2, M. gastrocnemius; 2′, Calcaneus; 3, M. flexor digitalis profundus; 3′, Sehne des lateralen Kopfes (M. flexor digitalis longus) von 3; 3″, gemeinsame Sehnenscheide für die Sehne des medialen Kopfes (M. flexor hallucis longus) und des M. tibialis caudalis; 4, Tibia; 5, kranialer Zweig der Vena saphena medialis; 6, M. extensor digitalis longus; 7, M. fibularis tertius; 7′, dorsaler Zweig von 7; 8, M. tibialis cranialis; 8′, medialer Zweig von 8 (Spatsehne); 9, proximales, mittleres und distales Retinaculum extensorum; 10, 10′, dorsale und medioplantare Ausbuchtung des tarsokruralen Gelenks; 11, 11′, Ligamentum collaterale mediale und laterale; 12, mediales Griffelbein; 13, Röhrbein; 14, Ligamentum plantare longum; 15, Nn. plantares und A. und V. saphena; 16, A. und V. tibialis cranialis und N. fibularis profundus; 17, M. extensor digitalis lateralis; 18, N. cutaneus surae caudalis und A. und V. saphena lateralis; 19, Talus. (A nach Vollmerhaus.)

des M. tensor fasciae latae, des M. biceps femoris, des M. semitendinosus, des M. gracilis und des M. sartorius gebildet. Ihr lateraler und medialer Teil vereinigen sich an der kaudalen Seite zu einer kräftigen Platte, die den Raum zwischen dem M. flexor digitalis profundus und dem Tendo calcaneus communis überbrückt. Diese Platte enthält den Tendo accessorius des M. biceps femoris und des M. semitendinosus und befestigt sich als Teil des Tendo calcaneus communis am Calcaneus. Die A. saphena, die V. saphena medialis und lateralis und die lateralen und kaudalen Hautnerven liegen zwischen der oberflächlichen und der mittleren Faszie. Die tiefe Faszienschicht setzt sich in Septen fort, die zwischen den Muskeln liegen und an der Tibia befestigt sind. Der Unterschenkel ist dadurch in eine größere Anzahl osteofaszialer Segmente unterteilt.

Dorsolaterale Muskeln. Diese Gruppe umfaßt den M. tibialis cranialis, den M. fibularis tertius und den M. extensor digitalis longus und lateralis. Alle diese Muskeln sind Beuger des Sprunggelenks, die weiterziehenden sind Strecker der Zehe. Der M. tibialis cranialis entspringt am Condylus lateralis tibiae und an der Tuberositas tibiae und verläuft dicht an der Tibia nach distal (Abb. 24-7/3). Die Endsehne beginnt direkt über dem Sprunggelenk und zieht durch die gespaltene Sehne des M. fibularis tertius, bevor sie sich teilt. Der größere, dorsale Schenkel inseriert an der Tuberositas metatarsi. Der kleinere, mediale Schenkel verläuft schräg über das Sprunggelenk

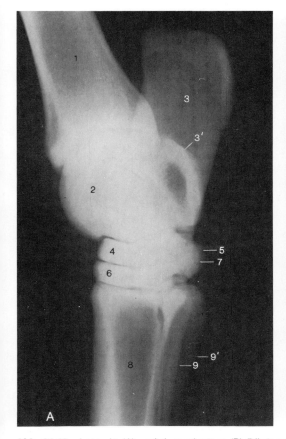
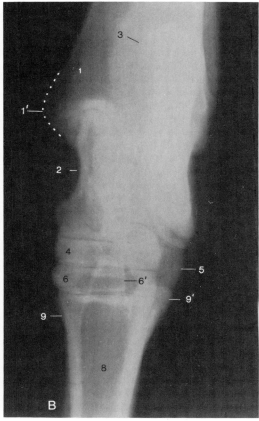

Abb. 24-10 Laterale (A) und dorsoplantare (B) Röntgenaufnahme des Sprunggelenks.

1, Tibia; 1', Malleolus medialis (umrissen); 2, Talus; 3, Calcaneus; 3', Sustentaculum tali; 4, Os tarsi centrale; 5, Os tarsale quartum; 6, Os tarsale tertium (in B vom verwachsenen Os tarsale primum und secundum überdeckt); 6', plantare Projektion des Os tarsale tertium; 7, verwachsenes Os tarsale primum und secundum; 8, Hauptmittelfußknochen; 9, 9', mediales und laterales Griffelbein.

und über das Ligamentum collaterale mediale und inseriert an dem vereinten Os tarsale primum und secundum (Abb. 24-9/8,8'). Wenn der Muskel sich kontrahiert, drückt er auf die Stelle, die als „Sitz des Spats" bezeichnet wird (S. 636). Der M. tibialis cranialis wird zwar zu den Beugern des Sprunggelenks gerechnet, ob er diese Funktion wirklich ausübt, ist fraglich, da das Sprung- und Kniegelenk sich zusammen bewegen. Seine Hauptaufgabe wird darin gesehen, der Einwärtsbewegung beim Abbeugen entgegenzuwirken.

Der M. fibularis tertius ist rein sehnig und wird deswegen auch als Tendo femorotarseus bezeichnet (Abb. 24-7/4). Er entspringt zusammen mit dem M. extensor digitalis longus an der Fossa extensoria des Femur. Auf einer großen Strecke verläuft er dicht an der Innenseite dieses Muskels und teilt sich am Sprunggelenk auf. Der laterale Schenkel inseriert am Calcaneus und am Os tarsale quartum, der dorsale Schenkel am proximalen Teil des Os tarsale tertium und des Hauptmittelfußknochens (Abb. 24-11/1). Über den Tendo femorotarseus sind die Beugungen des Knie- und des Sprunggelenks voneinander abhängig. Bei der Ruptur des Tendo femorotarseus wird das besonders deutlich. Es kann zwar das Sprunggelenk gestreckt werden, aber das Kniegelenk bleibt gebeugt, eine Bewegungskombination, die normalerweise nicht vorkommt.

Der M. extensor digitalis longus ist der größte Muskel dieser Gruppe und hat mit dem M. fibularis tertius eine kurze gemeinsame Ursprungssehne. Sein breiter Bauch bedeckt den M. tibialis cranialis (Abb. 24-12/5) und geht im unteren Teil des Unterschenkels in die Sehne über, die zum

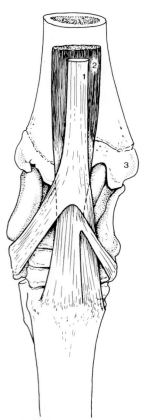

Abb. 24-11 Befestigung der Beuger des rechten Sprunggelenks, dorsale Ansicht.

1, M. fibularis tertius, in einen dorsalen und lateralen Schenkel gespalten; 2, M. tibialis cranialis in einen dorsalen und medialen Schenkel gespalten; 3, Malleolus medialis.

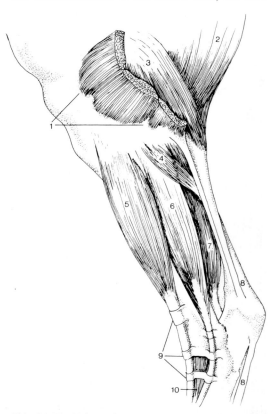

Abb. 24-12 Knie und Unterschenkel, laterale Ansicht.

1, distale Aufteilung des M. biceps femoris; 2, M. semitendinosus; 3, M. gastrocnemius; 4, M. soleus; 5, M. extensor digitalis longus; 6, M. extensor digitalis lateralis; 7, M. flexor digitalis profundus; 8, M. flexor digitalis superficialis; 9, proximales, mittleres und distales Retinaculum extensorum; 10, M. extensor digitalis brevis.

Processus extensorius der dritten Phalanx verläuft und vorher kleine Verbindungsschenkel zur ersten und zweiten Phalanx abgibt. Diese vereinigt sich mit der kleineren Sehne des M. extensor digitalis lateralis (/6) in der Mitte des Röhrbeins. Die Sehne des M. extensor digitalis longus ist von einer Sehnenscheide umgeben und wird beim Überqueren des Sprunggelenks von drei Retinacula gehalten. Der M. extensor digitalis longus ist für die Beugung des Sprunggelenks und die Streckung der Zehe zuständig.

Der M. extensor digitalis lateralis verläuft zwischen dem M. extensor digitalis longus und dem M. flexor digitalis profundus lateral am Unterschenkel. Er entspringt am Ligamentum collaterale des Kniegelenks und den angrenzenden Teilen der Tibia und Fibula und endet, indem er sich mit der Sehne des M. extensor digitalis longus vereint. Die Sehne wird ebenfalls durch Retinacula gehalten und über dem Sprunggelenk durch eine Sehnenscheide geschützt. Der sehr kleine, kurze M. extensor digitalis brevis liegt im Winkel zwischen den konvergierenden Sehnen des langen und seitlichen Zehenstreckers (/10). Er ist jedoch ohne Bedeutung. Alle Muskeln der dorsolateralen Gruppe werden vom N. fibularis versorgt.

Kaudale Muskeln. Zu dieser Muskelgruppe gehören der M. popliteus, dessen Wirkung auf das Kniegelenk beschränkt ist, der M. gastrocnemius, der M. soleus und der M. flexor digitalis superficialis und profundus. Alle strecken das Sprunggelenk, die beiden letzten beugen auch noch die Zehengelenke.

Der M. popliteus ist ein relativ kleiner dreieckiger Muskel, der direkt kaudal über dem Kniegelenk schräg verläuft (Abb. 24-13/B7). Er entspringt am lateralen Condylus des Femur und inseriert am kaudomedialen Rand der Tibia. Der M. popliteus beugt das Kniegelenk und dreht das Bein einwärts.

Der M. gastrocnemius ist der größte und der am weitesten an der Oberfläche gelegene Muskel dieser Gruppe. Er entspringt mit zwei Köpfen oberhalb des Condylus lateralis und medialis am Femur (/1). Die Köpfe, die anfangs von den Hinterbackenmuskeln bedeckt sind, vereinigen sich bald zu einer einzigen, starken Sehne (Achillessehne), die eine Hauptkomponente des Tendo calcaneus communis ist. Die Sehne des M. gastrocnemius windet sich um die Sehne des M. flexor digitalis superficialis und liegt vor ihrer Anheftung am Tuber calcanei unter dieser.

Theoretisch ist der M. gastrocnemius ein Beuger des Kniegelenks und ein Strecker des Sprunggelenks. Da aber die Sehnen des M. fibularis tertius und des M. flexor digitalis superficialis dafür sorgen, daß diese beiden Gelenke sich in Abhängigkeit voneinander strecken und beugen, ist die Wirkungsweise des M. gastrocnemius schwer vorstellbar. Die Annahme, daß seine Funktion ähnlich der des M. tibialis cranialis ist und im Belastungsausgleich zur Tibia besteht, scheint jedoch unwahrscheinlich zu sein, da in diesem System eine Bewegung von ungefähr 15 Grad möglich ist, bevor sich die Sehne strafft. Der bandartige M. soleus verläuft vom Kopf der Fibula zu der Sehne des M. gastrocnemius, er ist jedoch ohne Bedeutung.

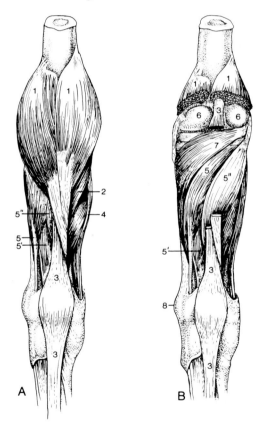

Abb. 24-13 Oberflächliche (A) und tiefe (B) Muskeln des rechten Unterschenkels, kaudale Ansicht.

1, M. gastrocnemius; 2, M. soleus; 3, M. flexor digitalis superficialis; 4, M. extensor digitalis lateralis; 5, 5′, 5″, lateraler (M. flexor digitalis longus) und medialer (M. flexor hallucis longus) Kopf und M. tibialis caudalis des M. flexor digitalis profundus; 6, Condyli femorales; 7, M. popliteus; 8, Malleolus medialis.

Der M. flexor digitalis superficialis (/B,3) ist vorwiegend sehnig (Tendo plantaris), besitzt aber noch einen größeren Muskelanteil als der M. fibularis tertius (Tendo femorotarseus). Der Tendo plantaris entspringt an der Fossa supracondylaris des Femur, windet sich um die Achillessehne und verläuft dann zum Tuber calcanei, an dem er sich zur Fersenbeinkappe verbreitert. Diese gibt einen medialen und lateralen Schenkel ab, die beiderseits am Tuber calcanei inserieren und als Unterstützungsband fungieren. Der Hauptteil bildet die oberflächliche Beugesehne und verläuft plantar über das Sprunggelenk und das Röhrbein und inseriert an der ersten und zweiten Phalanx ähnlich wie an der Vordergliedmaße. Eine beachtliche Bursa synovialis („Eiergalle") schützt die Sehne, wo sie sich am Tuber calcanei zur Fersenbeinkappe verbreitert. Die Bursa erstreckt sich zwischen Achillessehne und Tendo plantaris nach proximal bis zu der Stelle, an der sich beide Sehnen umeinander winden (Abb. 24-9/1'). Eine zweite kleinere, subkutane Bursa (/1") kann sich über der Fersenbeinkappe unter der Haut bilden („Piephacke"). Beide Bursen können leicht infiziert und vergrößert werden. Der proximale Teil des Muskels bildet als Tendo plantaris einen Hauptbestandteil des sogenannten wechselseitigen passiven Stehapparates. Der distale Teil bildet die oberflächliche Beugesehne und stützt das Fessel- und Krongelenk wie an der Vordergliedmaße.

Der M. flexor digitalis profundus besteht aus drei Köpfen, deren Sehnen sich distal vom Sprunggelenk zu einer einzigen Sehne vereinen. Der laterale Kopf entspringt am lateralen Condylus der Tibia, wendet sich dann aber zur medialen Seite des Unterschenkels (Abb. 24-13/5). Seine schmale Sehne überquert das Sprunggelenk in einer Rinne auf dem medialen Malleolus und dem medialen Seitenband und wird hier von einer Sehnenscheide geschützt. Distal des Sprunggelenks vereint sich diese Sehne mit den Sehnen der zwei anderen Köpfe.

Der mediale Kopf und der M. tibialis caudalis entspringen breitflächig kaudal an der Tibia und distal von der Ansatzfläche des M. popliteus (/5', 5"). Sie sind schlecht voneinander zu trennen, und eine Unterscheidung ist auch unnötig, da sich die Sehnen im unteren Teil des Unterschenkels vereinen. Diese gemeinsame Sehne überquert plantar das Sprunggelenk auf dem Sustentaculum tali des Calcaneus. Sie ist vom distalen Teil des Unterschenkels bis zu ihrer Verbindung mit der Sehne des lateralen Kopfs am oberen Teil des Röhrbeins (Abb. 24-9/3") von einer Sehnenscheide umgeben. Ein zusätzliches Unterstützungsband (Ligamentum accessorium) zieht von der Gelenkkapsel zu dieser gemeinsamen Sehne. Es entspricht dem Unterstützungsband der Vordergliedmaße, ist jedoch meist schwächer entwickelt. Der distale Teil der tiefen Beugesehne verhält sich wie an der Vordergliedmaße. Die Muskeln der kaudalen Gruppe werden vom N. tibialis innerviert.

Passiver Stehapparat

Der kaudale Teil des Rumpfes wird von den Femurköpfen getragen. Eine vertikale Linie von hier verläuft kaudal vom Kniegelenk und kranial vom Sprung-, Fessel-, Kron- und Hufgelenk (Abb. 24-14/A). Ohne besondere Verspannung können die Knochen der Hintergliedmaße in der Beugestellung des Knie- und Sprunggelenks und in der Hyperextensionsstellung des Fessel- und Krongelenks nicht gehalten werden. Die Sehnen und Bänder des passiven Stehapparates des Pferdes bewirken, daß ein Zusammenbrechen mit einem Minimum an Muskelkraft vermieden wird.

Der Stützmechanismus unterhalb des Sprunggelenks ist ähnlich wie an der Vordergliedmaße. Jedoch ist das Unterstützungsband (Ligamentum accessorium) der Sehne des M. flexor digitalis profundus, das kaudal am Sprunggelenk entspringt, schwach oder fehlt manchmal. Das wird aber kompensiert durch die starke Zwischenbefestigung der verbreiterten Fersenbeinkappe des M. flexor digitalis superficialis am Tuber calcanei. Diese Befestigung übernimmt die Funktion des Unterstützungsbandes, das der entsprechenden Sehne an der Vordergliedmaße vergleichbar ist. Die Teile der oberflächlichen Beugesehne, die proximal und distal von der Befestigung der Fersenbeinkappe liegen, werden gespannt, wenn die Gliedmaße belastet wird. Der distale Teil und der M. interosseus medius stützen gemeinsam das Fesselgelenk. Die Fixation des Knie- und Sprunggelenks hängt von dem Sperrmechanismus des Kniegelenks ab und von dem sogenannten wechselseitigen Apparat, der gleichsinnige Bewegungen der beiden Gelenke bewirkt. Um das Kniegelenk zu „sperren", muß zuerst die Patella durch Streckung des Gelenks in eine ruhende Lage gebracht werden. Dann wird sie festgestellt, indem sie um 15 Grad (/E, Pfeil) medial gedreht wird. Dabei wird die ösenartige Bildung zwischen dem Cartilago parapatellaris und dem

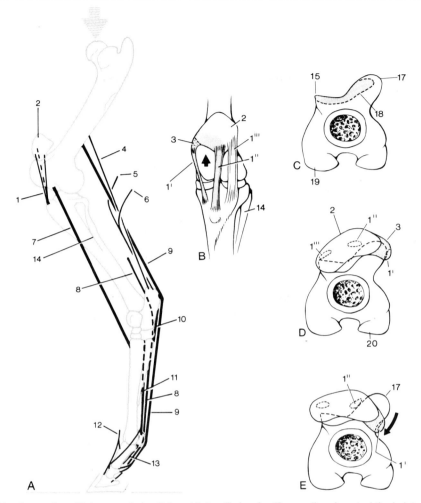

Abb. 24-14 A, passiver Stehapparat der linken Hintergliedmaße (Spannsägenkonstruktion), laterale Ansicht. B, linkes Kniegelenk, kraniale Ansicht. C–E, distales Ende des linken Femur, von distal gesehen; in D Stellung der Patella beim Pferd, das auf allen vier Beinen steht; in E ist das Kniegelenk „gesperrt".

1', mediales, 1", mittleres und 1'", laterales Kniescheibenband; 2, Patella; 3, Cartilago parapatellaris; 4, fibröses Band mit dem M. gastrocnemius verbunden; 5, Tendo accessorius des M. semitendinosus; 6, Tendo accessorius des M. biceps femoris; 7, M. fibularis tertius; 8, M. flexor digitalis profundus; 9, M. flexor digitalis superficialis; 10, Ligamentum plantare longum; 11, M. interosseus medius; 12, M. extensor digitalis longus; 13, Sesambeinbänder; 14, Fibula; 15, lateraler Rollkamm; 17, Protuberantia am proximalen Ende des medialen Rollkamms; 18, „ruhende" Restfläche am proximalen Ende der Trochlea; 19, Condylus lateralis; 20, Condylus medialis. (A nach Schmaltz, 1911.)

Ligamentum patellae mediale sicher über der Protuberantia des medialen Rollkammes eingeklinkt (/17). Die Palpation bestätigt, daß das mediale Kniescheibenband nun weiter kaudal verläuft, ungefähr 2 cm hinter dem medialen Rollkamm. In dieser gesicherten Stellung kann die Patella nicht mehr bewegt werden, und ein großer Teil des Körpergewichts lastet auf dem „gesperrten" Gelenk. Gleichzeitig wird die andere Hintergliedmaße nur mit der Spitze des Hufes aufgesetzt. Das Lösen des „gesperrten" Gelenks geschieht ruckartig: Die Patella wird lateral gedreht und schnappt in ihre normale Stellung zurück. Das Gelenk kann nun wieder gebeugt werden.

Der wechselseitige Apparat besteht aus dem Sehnenstrang des M. fibularis tertius und dem Sehnenstrang des M. flexor digitalis superficialis, die beide zwischen dem distalen Ende des Femur und dem Sprunggelenk verlaufen. Der eine Sehnenstrang liegt kranial und der andere kaudal von der Tibia (/7,9). Diese zwei Sehnenstränge bewirken, daß die beiden Gelenke sich gleichsinnig bewegen. Beugen und Strecken des einen Gelenks führen zu der gleichen Bewegung des anderen Gelenks. Eine gewisse Abweichung von diesem Prinzip ergibt sich bei der unterschiedlich starken Abwinkelung der beiden Gelenke, insbesondere wenn bei schnellerer Gangart die Sehnenstränge sehr stark belastet werden.

Wenn das Kniegelenk „gesperrt" ist, wird unter dem Gewicht des Hinterviertels versucht, das Sprunggelenk zu beugen. Diesem wird durch die Spannung des M. flexor digitalis superficialis kaudal von der Tibia entgegengewirkt. Hierbei ist der M. fibularis tertius nicht einbezogen. Er scheint beim Pferd in ruhender Stellung überflüssig zu sein.

Das Kniegelenk ist nur dann komplett „gesperrt", wenn das Pferd die gesamte Last auf dieses Bein verlegt und das andere Bein auf der Spitze des Hufes ruht. Bei dieser Stellung wird zwar Energie gespart, aber die Muskelwirkung ist nicht vollkommen ausgeschaltet. Alle paar Minuten muß das Pferd das Gewicht von einem Bein auf das andere verlagern, da die Muskeln ermüden und die längere Spannung des passiven Stützapparates unbequem wird.

Neuromuskuläre Störungen machen das Lösen der „Kniegelenksperre" manchmal schwierig oder sogar unmöglich. Eine temporäre „Sperre" kann dadurch gelöst werden, daß das Pferd durch Erschrecken zu einer ruckartigen Bewegung veranlaßt wird. Eine persistierende „Sperre" kann durch eine Durchtrennung des medialen Kniescheibenbandes behoben werden (/B,1'). Die Operation ist nicht schwierig, da eine beachtliche Fettschicht unter diesem Band die Gelenkkapsel schützt.

Blutgefäße und Lymphknoten der Hintergliedmaße

Die Hauptarterie der Hintergliedmaße ist die A. femoralis, eine direkte Fortsetzung der A. iliaca externa (Abb. 24-15/1,3). Sie verläuft zusammen mit der V. femoralis und dem N. femoralis zum Schenkelspalt. Sie gibt zuerst die A. saphena und einige größere Muskelzweige ab. Die A. saphena (/8) verläuft auf der medialen Seite von Ober- und Unterschenkel und kann fast bis zum Sprunggelenk verfolgt werden. Zu den Muskelzweigen gehören kleinere tiefe Arterien und die A. caudalis femoralis distalis (/4,9), die miteinander und mit anderen mehr proximalen und dista-

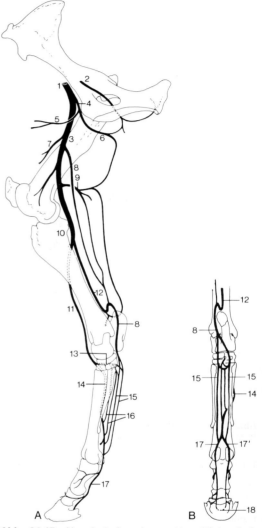

Abb. 24-15 Hauptarterien der rechten Hintergliedmaße, mediale Ansicht (A), kaudale Ansicht (B).

1, A. iliaca externa; 2, A. obturatoria; 3, A. femoralis; 4, A. profunda femoris; 5, Truncus pudendoepigastricus; 6, A. circumflexa femoris medialis; 7, A. circumflexa femoris lateralis; 8, A. saphena; 9, A. caudalis femoris distalis; 10, A. poplitea; 11, A. tibialis cranialis; 12, A. tibialis caudalis; 13, A. tarsea perforans distalis; 14, A. metatarsea dorsalis III; 15, A. plantaris medialis und lateralis; 16, A. metatarsea plantaris medialis und lateralis; 17, 17', A. digitalis plantaris medialis und lateralis; 18, Arcus terminalis, Anastomose zwischen der medialen und lateralen Zehenarterie im Hufbein.

len Arterien anastomosieren. Diese bilden alternative Verbindungen, wenn der Hauptarterienstamm blockiert ist. Die A. femoralis zieht schräg über den Femur zur Kniekehle, an der sie zur A. poplitea wird und zwischen den Köpfen des M. gastrocnemius verläuft. Die A. poplitea teilt sich im oberen Abschnitt des Unterschenkels in die A. tibialis cranialis und caudalis.

Die größere A. tibialis cranialis (/11) tritt durch das Spatium interosseum zwischen Fibula und Tibia hindurch, gelangt an die dorsolaterale Seite der Tibia und wendet sich zwischen den Muskeln und der Tibia nach distal. Am Sprunggelenk gelangt sie als A. dorsalis pedis an die Oberfläche und zieht dann als A. metatarsea dorsalis III weiter. Diese ist in der Rinne zwischen Röhrbein und lateralem Griffelbein palpierbar. Die A. tarsea perforans distalis (/13) tritt zwischen den Tarsalknochen hindurch und anastomosiert mit Zweigen der A. saphena plantar an der Gliedmaße. Die A. metatarsea dorsalis III ist das größte Blutgefäß des Fußes (/14). Am Fesselgelenk verläuft es unter dem freien Ende des Griffelbeins am Röhrbein nach plantar, nimmt einige kleinere Zweige der A. saphena auf und teilt sich dann in die A. digitalis plantaris lateralis und medialis (/17, 17′). Diese zeigen dasselbe Aufzweigungsmuster wie an der Vordergliedmaße.

Die A. tibialis caudalis verläuft am M. flexor digitalis profundus zunächst distal (/12), biegt dann oberhalb des Sprunggelenks in dem Raum zwischen Tendo calcaneus communis und Tibia ab und bildet eine S-förmige Anastomose zur A. saphena und zu einem längeren Zweig, der wieder am Unterschenkel zur A. caudalis femoris distalis aufsteigt. Die so verstärkte A. saphena teilt sich in die A. plantaris medialis und lateralis, die zum Fesselgelenk absteigen (/15). Diese und die tieferen Aa. metatarseae plantares haben im einzelnen keine Bedeutung. Sie verbinden sich mit der A. metatarsea dorsalis III und den Zehenarterien.

Die tiefen Venen sind meist Begleitvenen der Arterien. Wie an der Vordergliedmaße verlaufen einige oberflächliche Venenstämme einschließlich der V. saphena medialis und lateralis allein. Ein Zweig der V. saphena medialis tritt oft dorsal des Sprunggelenks hervor.

Seine Stauung kann mit einer dorsalen Gelenksackausbuchtung verwechselt werden (Abb. 24-9/ 5,10). Am Unterschenkel verläuft die Vena saphena beidseitig zwischen dem Tendo calcaneus communis und der kaudalen Unterschenkelmuskulatur (Abb. 24-7/10,12). Die mediale Vene liegt medial am Oberschenkel und vereinigt sich mit der V. femoralis. Die laterale Vene verbindet sich am Kniegelenk mit der V. caudalis femoralis distalis.

Die Lymphdrainage vom distalen Teil der Gliedmaße führt hauptsächlich zu den Lnn. poplitei, die in der Fossa poplitea zwischen M. biceps femoris und M. semitendinosus liegen. Die efferenten Lymphgefäße dieser Lymphknotengruppe und weitere Lymphgefäße aus dem Oberschenkelbereich verlaufen zu den Lnn. inguinales profundi im Schenkelspalt. Einige Lymphgefäße aus dem oberflächlichen Bereich ziehen zu den Lnn. subiliaci. Bei manchen Infektionen, bei denen die Lymphknoten einbezogen sind, sind die Lymphgefäße wie Bänder durch die Haut sichtbar.

Die übrigen Strukturen im Bereich des Metatarsus und der Zehen entsprechen den Verhältnissen an der Vordergliedmaße. Gewisse quantitative Unterschiede wurden erwähnt.

Nerven der Hintergliedmaße

Anordnung und Aufzweigung des Plexus lumbosacralis und Verteilung seiner peripheren Zweige folgen dem allgemeinen Bauplan. Die Innervation der Zehen zeigt dagegen wichtige tierartliche Unterschiede.

Der N. glutaeus cranialis und caudalis versorgen die lateralen Muskeln der Kruppe und die Wirbelköpfe der Hinterbackenmuskeln; die Details wurden schon beschrieben.

Die Verteilung des N. femoralis, N. obturatorius und N. ischiadicus ist klinisch von größerer Bedeutung. Der N. femoralis (L4–6) (Abb. 24-16/1) durchzieht und innerviert die innere Lendenmuskulatur und verläuft durch die Lacuna vasorum zum Oberschenkel. Er spaltet sich dann in verschiedene Zweige, von denen die meisten zum M. quadriceps femoris gehen. Ein Zweig mit einem relativ weitläufigen Versorgungsbereich ist der N. saphenus (1′). Er zieht durch den Schenkelspalt, durchdringt die Fascia femoralis medialis und nimmt eine mehr oberflächliche Lage ein. Er verläuft am Ober- und Unterschenkel und am oberen Teil des Röhrbeins und versorgt auf der medialen Seite die Haut vom Oberschenkel bis zum Fesselgelenk. Er innerviert auch den M. sartorius. Eine weitreichende Verletzung des N. femoralis ist ungewöhnlich, wenn sie jedoch auftritt, kommt es zu schwerwiegenden Folgen. Eine

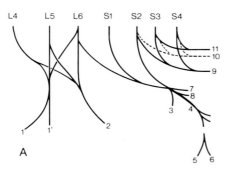

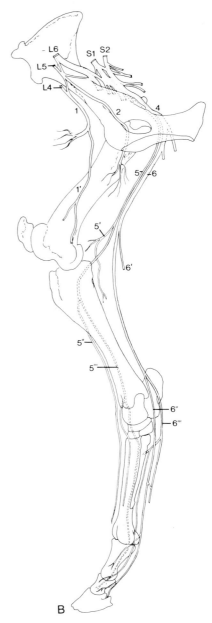

Abb. 24-16 Nerven der Hintergliedmaße. A, Plexus lumbosacralis, schematisch. B, die Hauptnerven, mediale Ansicht.

1, N. femoralis; 1′, N. saphenus; 2, N. obturatorius; 3, N. glutaeus cranialis; 4, N. ischiadicus; 5, N. fibularis communis; 5′, N. cutaneus surae lateralis; 5″, 5‴, N. fibularis superficialis und profundus; 6, N. tibialis; 6′, N. cutaneus surae caudalis; 6″, 6‴, N. plantaris medialis und lateralis (von dem lateralen Nerv entspringen die Nn. metatarsei plantares); 7, N. glutaeus caudalis; 8, N. cutaneus femoris caudalis; 9, N. pudendus; 10, Nn. pelvini; 11, N. rectalis caudalis.

Lähmung des M. quadriceps femoris macht die Fixation des Kniegelenks unmöglich, und die betroffene Gliedmaße kann nicht mehr belastet werden. Außerdem geht die Hautsensibilität über eine große Fläche verloren.

Der N. obturatorius (L4–6) (/2) verläßt das Becken durch das Foramen obturatum und verzweigt sich in der Adduktorengruppe (M. pectineus, M. gracilis, M. adductor und M. obturatorius externus). Eine Verletzung, die bei der Geburt oder bei einer Beckenfraktur auftreten kann, bewirkt eine teilweise oder vollständige Unfähigkeit, die Gliedmaße zu adduzieren. Der Umfang der Ausfallserscheinungen ist nicht vorhersagbar, da sie sowohl vom Gewicht des Tieres, als auch von der Lokalisation und dem Ausmaß der Läsion abhängen.

Der N. ischiadicus (L6–S2) (/4) verläßt das Becken durch das Foramen ischiadicum majus, verläuft ein kurzes Stück auf dem Ligamentum sacrotuberale latum, wendet sich hinter dem Hüftgelenk nach distal und tritt unter dem M. biceps femoris an den Oberschenkel. Der N. ischiadicus teilt sich in Höhe des Hüftgelenks in den N. tibialis und N. fibularis, die anfangs zusammen verlaufen. Sie trennen sich etwas oberhalb des Kniegelenks. Der N. fibularis wendet sich dann nach lateral und liegt zwischen dem M. biceps femoris und dem lateralen Kopf des M. gastrocnemius. Der N. tibialis behält seine Richtung bei und verläuft zwischen den beiden Köpfen des M. gastrocnemius. Beide Nerven geben im Bereich der Hüfte Hautäste ab. Der Hautast des N. fibularis (N. cutaneus surae lateralis; /5′) durchdringt den M. biceps femoris, verläuft subkutan und versorgt dann die Haut lateral am Unterschenkel. Der Hautast des N. tibialis (N. cutaneus surae caudalis; /6′) steigt zur Faszienplatte zwischen dem Tendo calcaneus und dem M. flexor digitalis profundus ab und begleitet die V.

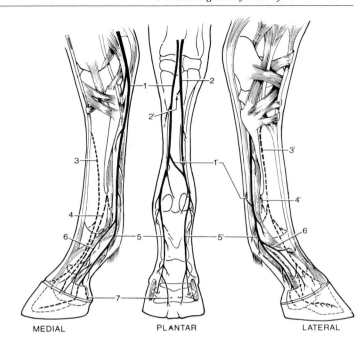

Abb. 24-17 Nerven des rechten Hinterfußes.

1, 2, N. plantaris medialis und lateralis (vom N. tibialis); 1', Ramus communicans; 2', tiefer Ast (für N. metatarseus medialis und lateralis), abgeschnitten; 3, 3', N. metatarseus dorsalis medialis und lateralis (vom N. fibularis); 4, 4', N. metatarseus medialis und lateralis (vom N. plantaris lateralis, 2'); 5, 5', N. digitalis plantaris medialis und lateralis; 6, dorsaler Ast des N. digitalis plantaris medialis und lateralis; 7, Zweig zum Hufkissen. (Nach Pohlmeyer und Redecker, 1974.)

saphena lateralis ein Stück. Er gibt Äste ab, die die Haut kaudolateral am Sprunggelenk und am Metatarsus bis zum Fesselgelenk versorgen.

Der N. fibularis teilt sich kaudal vom lateralen Seitenband des Kniegelenks in einen tiefen und oberflächlichen Ast. Der oberflächliche Ast verläuft am Unterschenkel in der Rinne zwischen dem M. extensor digitalis longus und lateralis. Hier kann er in der distalen Hälfte des Unterschenkels palpiert werden. Er innerviert den M. extensor digitalis lateralis und die Haut lateral am Unterschenkel und Metatarsus. Der tiefe Ast verläuft hierzu parallel, liegt aber tiefer zwischen den gleichen zwei Muskeln an der kranialen Seite des intermuskulären Septums (5''' und 24-7/6'). Er gibt Äste zu den übrigen Muskeln der dorsolateralen Gruppe ab. Er liegt dann unter der Sehne des M. extensor digitalis longus und setzt sich als rein sensibler Nerv fort, der sich über dem Sprunggelenk in einen medialen und lateralen Ast spaltet. Diese Äste werden zu dem N. metatarseus dorsalis medialis und lateralis und verlaufen beiderseits in der Rinne zwischen dem Röhrbein und dem Griffelbein (Abb. 24-17/3, 3'). Der N. metatarseus dorsalis lateralis begleitet die palpierbare A. metatarsea dorsalis III (Abb. 24-18/8). Beide Nerven geben Seitenäste zur Haut am Fessel- und Krongelenk ab und enden am Huf.

Eine vollkommene Durchtrennung des N. fibularis führt dazu, daß die Zehengelenke nicht mehr aktiv gestreckt werden können. Der Huf wird auf seiner Dorsalwand aufgesetzt, außer wenn die Hufsohle passiv niedergesetzt wird. Diese Stellung ist mit der bei der Radialislähmung an der Vordergliedmaße vergleichbar. Die betroffenen Tiere können lernen, diese Behinderung zu kompensieren; sie schwingen den Fuß vorwärts und setzen den Huf schon auf, bevor der Vorwärtsschwung zu Ende ist. Zusätzlich zu dieser motorischen Lähmung geht die Hautsensibilität auf der dorsolateralen Seite im unteren Teil der Gliedmaße verloren. Für die Fibularislähmung sind folgende 2 Stellen prädestiniert: 1. Verletzung des N. ischiadicus innerhalb des Beckens, wobei auch der Anteil des N. tibialis betroffen sein kann, und 2. bei einem Trauma in der Gegend der Fibula, wo der N. fibularis an der Oberfläche verläuft.

Der N. tibialis senkt sich zwischen die beiden Köpfe des M. gastrocnemius und überquert das Kniegelenk auf dem M. popliteus. Er sendet Seitenäste zu den Muskeln kaudal am Unterschenkel, bevor er sich als sensibler Nervenstamm zwischen dem Tendo calcaneus communis und dem M. flexor digitalis profundus fortsetzt. Hier ist er leicht palpierbar (Abb. 24-7/12). In Höhe des Calcaneus teilt er sich in den N. plantaris medialis und lateralis, die beiderseits der tiefen Beugesehne über das Sustentaculum tali ziehen. Der N. plantaris lateralis weicht etwas nach lateral ab

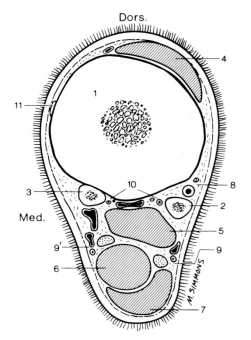

Abb. 24-18 Querschnitt in der Mitte des rechten Metarsus.

1, 2, 3, Hauptmittelfußknochen und Griffelbeine; 4, M. extensor digitalis longus; 5, M. interosseus medius; 6, M. flexor digitalis profundus; 7, M. flexor digitalis superficialis; 8, A. metatarsea dorsalis III und N. metatarseus dorsalis lateralis; 9, 9′, laterale und mediale plantare Blutgefäße und Nerven; 10, plantare metatarsale Blutgefäße und Nerven; 11, N. metatarseus dorsalis medialis.

und gibt direkt distal vom Sprunggelenk den gemeinsamen Stamm für den N. metatarseus plantaris medialis und lateralis ab (Abb. 24-17/2′). Diese versorgen den M. interosseus medius und die benachbarten Strukturen sowie die plantare Ausbuchtung des Fesselgelenks (/4, 4′). Der N. plantaris medialis setzt die Richtung des N. tibialis geradlinig fort. Der N. plantaris medialis und lateralis gleicht im allgemeinen dem N. palmaris medialis und lateralis der Vordergliedmaße. Nur der Ramus communicans ist relativ schwach ausgebildet oder fehlt vollkommen. Ist er vorhanden, kann er an der Stelle, an der er in laterodistaler Richtung über die Beugesehnen läuft, palpiert werden (/1′).

Ein weiterer Unterschied zur Vordergliedmaße besteht darin, daß die dorsalen und plantaren Metatarsalnerven eine größere Rolle bei der sensiblen Innervation des Hufgelenks spielen als die entsprechenden Nerven der Vordergliedmaße. Der dorsale Ast des N. ulnaris und die palmaren Metakarpalnerven erreichen nicht den Kronrand des Hufes.

Eine Tibialislähmung zeigt sich in einem leichten Einknicken des Sprunggelenks, wenn die Gliedmaße belastet wird. Trotz der Unfähigkeit, die Zehengelenke zu beugen, wird der Gang nicht ernsthaft beeinträchtigt. Der sensible Ausfall ist jedoch sehr groß.

Läsionen des N. ischiadicus wirken sich auf die Hinterbacken- und Unterschenkelmuskulatur aus. Dennoch sind die Folgen weniger schwerwiegend, als man vermuten könnte. Der M. quadriceps femoris befähigt das Pferd, das Kniegelenk und über den passiven Stehapparat auch das Sprunggelenk zu fixieren. So kann der Muskelausfall durch den M. quadriceps femoris ausgeglichen und die Gliedmaße belastet werden. Haut- und Tiefensensibilität unterhalb des Kniegelenks fallen aus mit Ausnahme im Versorgungsbereich des N. saphenus an der medialen Seite der Gliedmaße.

Sowohl der oberflächliche als auch der tiefe Ast des N. fibularis können durch Injektionen blockiert werden. Die Injektion muß subkutan und tief zwischen dem M. extensor digitalis longus und lateralis, etwa eine Handbreit proximal vom Tarsokruralgelenk vorgenommen werden (Abb. 24-7/6, 6′). Abgesehen hiervon sind die Techniken der Lokalanästhesie zu chirurgischen und diagnostischen Zwecken ähnlich wie die an der Vordergliedmaße. Ein Unterschied, der beachtet werden muß, ist die distale Ausbreitung des N. metatarseus dorsalis medialis und lateralis bis zum Huf. Es ist auch möglich, den ungeteilten N. tibialis über dem Sprunggelenk zu blockieren als Alternative zur Blockade des N. plantaris medialis und lateralis (/12).

Ausgewählte Literatur

Bradley, O. C.: The Topographical Anatomy of the Limbs of the Horse. Edinburgh, W. Green and Son, 1920.

Delahanty, D. D.: Defects – not fractures – of the fibulae in the horse. JAVMA 133: 258–260, 1958.

Edwards, G. B.: Changes in the sustentaculum tali associated with distension of the tarsal sheath (thoroughpin). Equine Vet. J. 10: 97–102, 1978.

James, P. T., A. G. Kemler, and *J. E. Smallwood:* The arterial supply to the distal sesamoid bones of the equine thoracic and pelvic limbs. J. Vet. Orthop. 2: 38–46, 1980.

Jeffcott, L. B.: Pelvic lameness in the horse. Equine Pract. 4: 21–47, 1982.

Jeffcott, L. B.: Interpreting radiographs. 3: Radiology of the stifle joint of the horse. Equine Vet. J. 16: 81–88, 1984.

Koch, T.: Die Nervenversorgung der Hinterzehe des Pferdes. Berl. Münch. Tierärztl. Wochenschr. 28: 440–443, 1939.

Kovács, G.: The Equine Tarsus. Budapest, Publishing House of the Hungarian Academy of Sciences, 1967.

Lewis, R. E., and *C. D. Heinze:* Radiographic examination of the equine pelvis: technique. JAVMA 159: 1387–1390, 1971.

Monfort, Th. N.: A radiographic survey of epiphyseal maturity in thoroughbred foals from birth to three years of age. Proceedings of A.A.E.P. 13th Convention, pp. 33–36, 1967.

Nickels, F. A., and *R. Sande:* Radiographic and arthroscopic findings in the equine stifle. JAVMA 181: 918–924, 1982.

Nilsson, S. A.: Bidrag till kännedomen om fotens innervation hos häst. [English summary.] Skand. Vet. Tidskr. 38: 401–460, 1948.

Orsini, P. G., V. T. Rendano, and *W. O. Sack:* Ectopic nutrient foramina in the third metatarsal bone of the horse. Equine Vet. J. 13: 132–134, 1981.

Pohlmeyer, K., and *R. Redecker:* Die für die Klinik bedeutsamen Nerven an den Gliedmaßen des Pferdes einschließlich möglicher Varianten. Dtsch. Tierärztl. Wochenschr. 81: 501–505, 1974.

Preuss, F., and *E. Henschel:* Über die reitende Patella des Pferdes. Berl. Münch. Tierärztl. Wochenschr. 82: 409–413, 1969.

Quick, C. B., and *V. T. Rendano:* Radiographic interpretation: equine radiology – the stifle. Mod. Vet. Pract. 59: 455–461, 1978.

Rankin, J. S., and *Ch. D. Diesem:* Innervation of the equine hip and stifle joint capsules. JAVMA 169: 614–619, 1976.

Sack, W. O.: The anatomy involved in the resection of the lateral extensor tendon in the horse. [Film.] JAVMA 160: 1251, 1972.

Sack, W. O., and *S. Ferraglio:* Clinically important structures of the equine hock. JAVMA 172: 277–280, 1978.

Sack, W. O., and *P. G. Orsini:* Distal intertarsal and tarsometatarsal joints in the horse: injection sites and communication. JAVMA 179: 355–359, 1981.

Schebitz, H.: Radiologic diagnosis and treatment of spavin. Am. Assoc. Equine Pract. Proc. 11: 207–222, 1965.

Schebitz, H., and *H. Wilkens:* Atlas of Radiographic Anatomy of the Horse. Berlin, Paul Parey, 1978.

Schmaltz, R.: Atlas der Anatomie des Pferdes. Vol. 1, 3rd ed. Berlin, Richard Schoetz, 1911.

Shively, M. J., and *J. E. Smallwood:* Radiologic and xeroradiographic anatomy of the equine tarsus. Equine Pract. 2: 19–36, 1980.

Trout, D. R., and *C. L. Lohse:* Anatomy and therapeutic resection of the peroneus tertius muscle in the foal. JAVMA 179: 247–251, 1981.

Updike, S. J.: Functional anatomy of the equine tarsocrural collateral ligaments. Am. J. Vet. Res. 45: 867–874, 1984.

Updike, S. J.: Anatomy of the tarsal tendons of the equine tibialis cranialis and peroneus tertius muscles. Am. J. Vet. Res. 45: 1379–1382, 1984.

Updike, S. J.: Fascial compartments of the equine crus. Am. J. Vet. Res. 46: 692–696, 1985.

Valdez, H., and *O. R. Adams:* Surgical approach for medical meniscectomy in the horse. JAVMA 173: 766–769, 1978.

Van Pelt, R. W.: Arthrocentesis and injection of the equine tarsus. JAVMA 148: 367–377, 1966.

Van Pelt, R. W., W. F. Riley, and *P. J. Tillotson:* Stifle disease (gonitis) in horses: clinicopathologic findings and intra-articular therapy. JAVMA 157: 1173–1186, 1970.

Vaughan, L.: Upward displacement of the patella and its treatment by desmotomy. Br. Equine Vet. Assoc. Proc. 1: 28–29, 1962.

Kapitel 25

Kopf und ventraler Halsbereich der Wiederkäuer

Die Besonderheiten des Rinderkopfes sind seine eckige, pyramidenähnliche Form, das nackte Flotzmaul und die Hörner (soweit vorhanden). Die Form wird wesentlich geprägt durch die späte Entwicklung der Stirnhöhlen, die in die Knochen des Schädelgewölbes vordringen, wodurch der kuppelförmige Umriß des Kälberkopfes zu der breiten, abgeplatteten Stirnlinie und der hochstehenden Nackenfläche des Erwachsenen umgestaltet wird (Abb. 25-1 und 25-2). Auch die Proportionen werden nach der Geburt wesentlich verändert, vor allem durch das größere Wachstum im Bereich des Gesichtsteiles gegenüber dem Neurocranium.

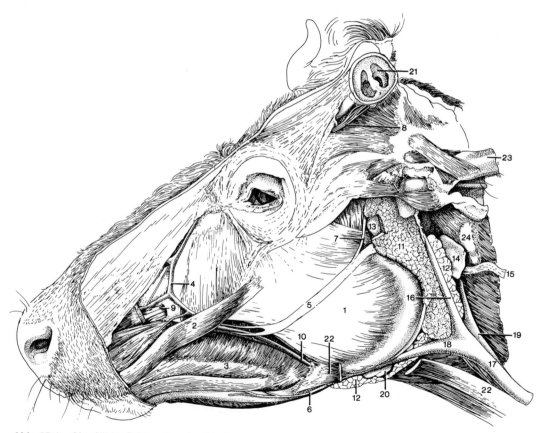

Abb. 25-1 Oberfläche Präparation des Kopfes.

1, M. masseter; 2, M. zygomaticus; 3, M. buccinator; 4, V. facialis; 5, 6, dorsale und ventrale Rami buccales des N. facialis; 7, N. auriculotemporalis; 8, N. cornualis; 9, N. infraorbitalis; 10, Ductus parotideus, A. und V. facialis; 11, Glandula parotis; 12, Gl. mandibularis; 13, Ln. parotideus; 14, Ln. retropharyngeus lateralis; 15, N. accessorius spinalis; 16, V. maxillaris; 17, V. jugularis externa; 18, V. linguofacialis; 19, A. carotis comm.; 20, Ln. mandibularis; 21, Diverticulum cornuale der Stirnhöhle; 22, M. sternomandibularis, abgetrennt; 23, Stumpf des Ohres; 24, Atlasflügel.

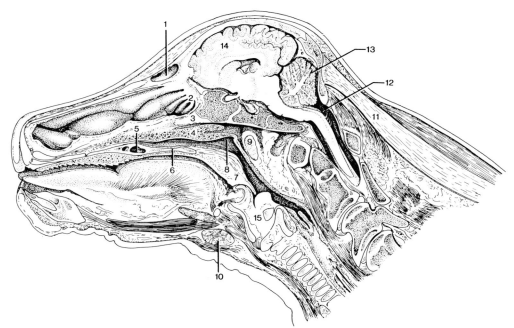

Abb. 25-2 Paramedianschnitt durch den Kopf eines zwei Wochen alten Kalbes. Beachte den abgerundeten Scheitel.

1, Sinus frontalis; 2, Conchae ethmoidales; 3, Vomer; 4, Septum pharyngis; 5, Sinus palatinus; 6, harter Gaumen; 7, weicher Gaumen; 8, Nasopharynx; 9, Ln. retropharyngeus medialis; 10, Gl. mandibularis; 11, Ligamentum nuchae; 12, Cisterna cerebellomedullaris; 13, Kleinhirn; 14, Großhirn; 15, Kehlkopf.

Die modifizierte Haut im Bereich der Nasenlöcher erstreckt sich bis zum Rand der Oberlippe und bildet das glatte, nackte Flotzmaul, Planum nasolabiale. Es wird durch das wässerige Sekret einer dicken Lage eccriner Drüsen feucht gehalten, die sich hier unter der Haut befinden. Die Oberfläche ist durch zahlreiche feine Rinnen gekennzeichnet, die ein angeblich individuelles Muster ergeben, das manchmal bereits der Identifizierung dient („Nasenabdruck"), Abb. 25-3.

Die unbehaarte Haut setzt sich durch das große, ovale Nasenloch bis ins Vestibulum nasi fort, wo sie in die Vorhofschleimhaut übergeht. Die Öffnung des Tränennasengangs befindet sich unmittelbar kaudal der Haut-Schleimhaut-Grenze. Sie wird auf der ventromedialen Seite von der Plica alaris verdeckt, die die ventrale Nasenmuschel rostral fortsetzt; man kann die Öffnung aber freilegen, wenn man den Seitenflügel des Nasenlochs nach außen drückt. Das wird begünstigt durch die Biegsamkeit des faserig-knorpeligen Skeletts des Mauls.

Die Lippen sind dick, relativ unbeweglich und unempfindlich, sie nehmen am Ergreifen der Nahrung kaum teil. Die Oberlippe ist größer und überlappt die Unterlippe in der Ruhestellung vorne und seitlich.

Größe und Gestalt der Hörner hängen von Rasse, Alter und Geschlecht ab. Die Hörner überziehen die erheblich kleineren Processus cornuales, die aus dem Stirnbein an den caudolateralen Winkeln des Stirnbereichs herauswachsen. Jeder Hornfortsatz hat eine rinnenbesetzte, po-

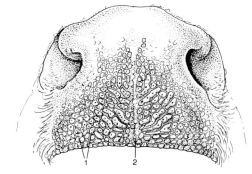

Abb. 25-3 Die Oberlippe und die Umrandung der Nasenlöcher bilden beim Rind gemeinsam das Flotzmaul (Planum nasolabiale). Beachte die Mündungen der Glandulae nasolabiales (1) und das Philtrum (2).

röse Oberfläche und wird von einer zottenbesetzten Lederhaut bedeckt, die das Periost einbezieht. Die spezialisierte Haut geht an der Basis des Fortsatzes in die umgebende behaarte Haut über. Der Hauptteil der Hornhaut oder Hornscheide wird von dem Epithel gebildet, das die Haut über dem Hornprozeß bedeckt; die weichere Außenschicht (Epiceras) wird von einem unregelmäßig geformten Epithelstreifen an der Hornbasis gebildet, der den Übergang zur normalen Epidermis darstellt. Die Hornscheide stellt eine Modifikation der Hornschicht des Plattenepithels dar und besteht hauptsächlich aus Röhrchen, die über den Lederhautzotten gebildet werden; die Röhrchen verlaufen in der Längsrichtung und werden durch unregelmäßiges Zwischenhorn zusammengefügt, das in den interpapillären Bereichen des Epithels gebildet wird. Da die gesamte Epitheloberfläche Horn bildet

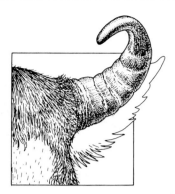

Abb. 25-5 Die Hornringe, die durch Änderungen in der Hornbildung entstehen.

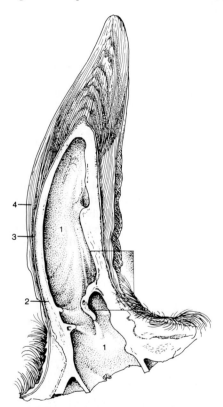

Abb. 25-4 Längsschnitt durch ein Rinderhorn. Die Bildung der Hornröhrchen über den Lederhautzotten wird als Einsatz von Abb. 10-20 dargestellt.

1, Diverticulum cornuale der Stirnhöhle; 2, Processus cornualis des Stirnbeins; 3, Periost, Lederhaut und Epidermis; 4, Hornröhrchen.

und das ältere Horn durch das später entstandene spitzenwärts geschoben wird, verdickt sich die Hornscheide spitzenwärts (Abb. 25-4). Obwohl ständig Horn gebildet wird, verändert sich die Verhornungsintensität je nach den Belastungen, denen das Tier ausgesetzt ist und daher kann man an den Hörnern deutlich abgesetzte Ringe von größerer oder geringerer Dicke finden. Letztere zeigen Perioden geringerer Verhornungsaktivität an und außerdem ist das Horn weicher und wird rascher abgenutzt. Bei Kühen entsprechen diese Perioden meistens den Kälbergeburten. Da erfahrungsgemäß das erste Kalb geboren wird, wenn die Kuh etwa zwei Jahre alt ist und die folgenden Kälber in jährlichen Intervallen, zeigt die Zahl der Hornringe gewöhnlich das Alter des Tieres in Jahren plus eins an (Abb. 25-5). Die empfindliche Lederhaut des Hornes wird vorwiegend vom N. cornualis versorgt (Abb. 25-1/8), einem Zweig des Ramus zygomaticotemporalis des N. maxillaris. Der Nerv für das Horn beginnt innerhalb der Orbita und zieht dann nach hinten durch die Fossa temporalis, wo er durch die vorspringende Leiste der Linea temporalis geschützt wird. Später zweigt sich der Nerv in zwei oder mehr Ästen auf, die sich um diese Leiste winden und sich dem Horn getrennt nähern, bedeckt von dem dünnen M. frontalis. Der N. cornualis wird vor Enthornungs-Operationen blockiert, wobei man ihn aufsucht, wo er die Linea temporalis überquert, etwa halbwegs zwischen der postorbitalen Kante und dem Horn (Abb. 25-6/1). Diese Anaesthesiemethode ist nicht immer erfolgreich; zu den Gründen, die man für ihr Mißlingen geben kann, gehört die Abweichung der Nerven von seinem Verlauf an der Knochenleiste, vorzeitige Aufzweigung in auseinanderstrebende Äste und das Vorhandensein ungewöhnlich starker

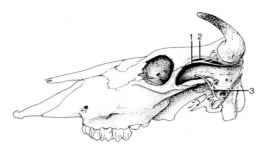

Abb. 25-6 Schädel mit den N. cornualis (1) und dem N. auriculopalpebralis (3). Der Horn-Nerv folgt der Linea temporalis (2) bis zur Hornbasis. Der N. auriculopalpebralis ist tastbar, wo er den Arcus zygomaticus überquert.

Versorgungsbeiträge vom N. supraorbitalis oder N. infratrochlearis. Da der Versorgungsnerv für die Stirnhöhle bis in deren Ausbuchtung ins Horn reichen kann, wird sogar die Infiltrationsanaesthesie um die Hornbasis nicht immer den völligen Verlust der Sensibilität bewirken.

Der Horn-Nerv wird von einer beachtlichen Arterie und Vene begleitet, die sich von der A. und V. temporalis superficialis in der Schläfengrube abzweigen. Die Arterie zweigt sich auf, noch ehe sie das Horn erreicht. Ihre kleineren Äste verlaufen in den Rinnen und Kanälen des Processus cornualis; sie retrahieren, wenn sie durchschnitten werden, so daß man sie mit Arterienklemmen nicht so leicht fassen kann; aus diesem Grund ist die Enthornung von sprudelnden, arteriellen Blutungen begleitet, es sei denn, der Schnitt wird dicht am Schädel gelegt, wo die Arterien noch im Weichgewebe verlaufen.

Beim neugeborenen Kalb sind die Hörner kaum angedeutet und ihre Entwicklung kann durch Kauterisieren (Ausbrennen) des Keimepithels in einem früheren Stadium (zwei bis vier Wochen) unterbunden werden. Der umgebenden Epidermis, die die Wunde bei der Heilung überwallt, fehlt die induktive Eigenschaft der Hornbildung, die die ursprüngliche Deckhaut besitzt. Wenn ein Kalb etwa sechs Monate alt ist, dringt ein Ausläufer des Sinus frontalis (Stirnhöhle) in den Processus cornualis ein.

Gestalt und äußere Merkmale bei Schafen und Ziegen

Umriß und Erscheinungsbild des Kopfes zeigen zahlreiche Unterschiede nach Tierart, Rasse, Geschlecht und Alter, doch obwohl sie das Charakteristische eines Tieres mitbestimmen, sind sie meistens ohne besonderes Interesse für den klinischen Gebrauch. Es ist jedoch wesentlich festzustellen, daß das Dorsalprofil des Schädels – anders als beim erwachsenen Rind – sich über der Schädelhöhle wölbt und zur Nackengegend allmählich abfällt; diese Eigenheit wird meist durch Sitz und Größe der Hörner verdeckt. Die Ramsnase ist ein typisches Zuchtmerkmal einiger Schafrassen.

Der Kopf der Ziege hat ein ziemlich langes Haarkleid, während das des Schafes kürzer ist und sich bei einigen Rassen die Wollbehaarung bis in den Gesichtsbereich erstreckt. Der Nasenspiegel ähnelt dem des Hundes, ist im Ganzen aber kleiner, besonders bei der Ziege. Er beschränkt sich auf einen schmalen Streifen jederseits des tiefeingeschnittenen, medianen Philtrum und entsendet seitliche Ausläufer entlang der oberen Ränder der länglichen, schlitzförmigen Nasenlöcher.

Die Hörner entspringen dicht hinter den Augenhöhlen aus einer Scheitelposition, ganz anders als beim Rind, wo sie schläfenwärts sitzen. Jeder Hornfortsatz hat ein eigenes Ossifikationszentrum, das sekundär mit je einem Schädelfortsatz verschmilzt und damit sehr nahe am gegenüberliegenden Horn sitzt. Sowohl beim Schaf wie bei der Ziege pneumatisiert der Sinus frontalis später den Hornfortsatz an seiner Basis, reicht aber nicht soweit spitzenwärts wie beim Rind. Hornlose Rassen sind weitverbreitet, aber wenn Hörner vorkommen, sind sie normalerweise bei beiden Geschlechtern vorhanden, sind jedoch bei männlichen Tieren stärker ausgebildet. Bei einigen seltenen Rassen gibt es zwei, bei Widdern gelegentlich sogar drei Hornpaare. Bei beiden Arten wachsen die Hörner vom Zeitpunkt ihres ersten Erscheinens ganz beträchtlich, sowohl vor als auch nach Eintritt der Geschlechtsreife des Tieres.

Die Hörner der Ziegen zeigen zumeist eine ovale Querschnittsform und sie wachsen im kaudalen Bogen über den Schädel. Die des Schafes haben eine dreieckige Schnittform und zeigen schneckenartige Windungen, zunächst kaudal gerichtet, dann ventral und dorsal in einer Ausformung, die zunehmend komplexer wird. Dieses Wachstum bringt die mediale Fläche des Horns manchmal so dicht an die Gesichtshaut, daß sich auf ihr Drucknekrosen bilden, wenn der Kontakt bleibt. Schäfer von Herden derartig disponierter Rassen beobachten diese Fälle sorgfältig und schneiden dann ein Stück Horn vorsorglich oder zur Behebung des Schadens ab. Eine derartige Operation kann ohne Narkose erfolgen, wenn nur Hornmaterial abgesägt wird, doch manchmal muß auch die schmerzempfindliche Lederhaut und Knochen beseitigt werden.

Die Hörner von Schaf und Ziege sind der Orbita so eng benachbart, daß die Versorgungsstrukturen unmittelbar hinter dem Processus zygomaticus aufsteigen, wo der versorgende Nerv blockiert werden kann. Das Horn der Ziege erhält eine zusätzliche Versorgung durch Äste des N. infratrochlearis; man erreicht ihn mit einer weiteren Infiltration am dorsomedialen Rand der Augenhöhle. Ein schubweises Wachstum der Hornsubstanz erzeugt eine stark gewellte Hornoberfläche; gewöhnlich kommt es im Verlauf eines Jahres zu mehreren oder zu zahlreichen kleinen Veränderungen bei der Hornbildung, doch zeichnen sich diese viel weniger ab als die Hauptwülste, die den Jahreszeitenwechsel widerspiegeln.

Bestimmte andere Spezialbildungen der Haut wurden bereits im Kapitel 10 erwähnt; zu den wichtigsten gehört beim Schaf das Vorkommen einer infraorbitalen (praeorbitalen) Hauttasche, aus der ein Sekret austritt, das die Haut vor dem Auge verfärbt (S. 403) sowie bei der Ziege eine Drüsengruppe an der Hornbasis (S. 403). Die „Glöckchen" (Berlocken), die oft aus der Kehlregion der Ziegen herabhängen, sind zylindrische Hautanhänge, die einen Knorpelstab sowie Blutgefäße und Nerven einschließen; ihre Bedeutung ist nicht bekannt.

Oberflächenstrukturen

Weitere Organe, die am Lebenden sichtbar oder tastbar sind, können mit Hilfe der Abb. 25-1 identifiziert werden. Nur geringe Teile des Schädels liegen direkt unter der Haut, aber große Flächen sind lediglich von dünnen Faszien und Hautmuskeln bedeckt und sind der Palpation dadurch leicht zugänglich. Außer einer breiten Stirn, die sich in dem Nasenrücken fortsetzt, sind die Crista temporalis, der Arcus zygomaticus, das Tuber faciale, die Incisura nasoincisiva und der Ventralrand der Mandibula leicht zu erkennen. Die Foramina supraorbitale, infraorbitale und mentale können palpiert werden (Abb. 25-7).

Nur einige wenige arttypische Besonderheiten der mimischen Muskulatur sind von Bedeutung. Sie wird vom N. facialis (VII) versorgt, der sich unter der Ohrspeicheldrüse in seine Hauptäste

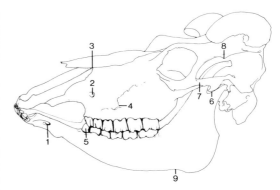

Abb. 25-7 Seitenansicht des Schädels.
1, Foramen mentale; 2, Foramen infraorbitale; 3, Incisura nasoincisiva; 4, Tuberositas facialis; 5, P_2; 6, Kiefergelenk; 7, Arcus zygomaticus; 8, Linea temporalis; 9, Incisura vasorum.

aufteilt. Der N. auriculopalpebralis versorgt die äußeren Muskeln des Ohres und der Augenlider. Er gelangt dorthin nach Überquerung des Jochbogens unmittelbar vor dem Kiefergelenk, wo er infolge seiner oberflächlichen Lage gefährdet ist (Abb. 25-6/3). Eine Verletzung des Nerven macht sich durch Herabhängen des Ohres und der Augenlider (besonders der unteren) bemerkbar. Eine Lähmung des Augenringmuskels macht das Schließen der Lidspalte unmöglich. Daraus ergibt sich andererseits, daß es von Vorteil ist, diesen Nerv zu blockieren, wenn man bei Augenuntersuchungen den Lidreflex ausschalten will. Er ist leicht auffindbar, wo er den Arcus zygomaticus überquert.

Der dorsale Ramus buccalis setzt die Hauptstammrichtung fort und überquert den M. masseter in einer exponierten Lage, die ein beträchtliches Verletzungsrisiko birgt. Die Auswirkungen derartiger Verletzungen schließen u. a. die Lähmung der Muskeln von Nase und Lippen sowie des Backenmuskels ein. Die ersten Ausfallserscheinungen führen zu einer Verzerrung des Gesichts, das auf die nicht betroffene Seite verschoben wird, eine weitere Folge ist die pfropfartige Anschoppung von Futter im Backenvorhof. Der Ramus buccalis ventralis hat einen besser geschützten Verlauf kaudomedial vom Unterkieferast. Er erreicht den Gesichtsbereich gemeinsam mit der A. und V. facialis. Er hat nur ein begrenztes Versorgungsgebiet und die sichtbaren Auswirkungen im Falle seiner Verletzung sind minimal (Abb. 25-1/5, 6).

Die Verteilung der Hautnerven wird auf Abb. 25-8 dargestellt. Der größere Teil der Kopfhaut

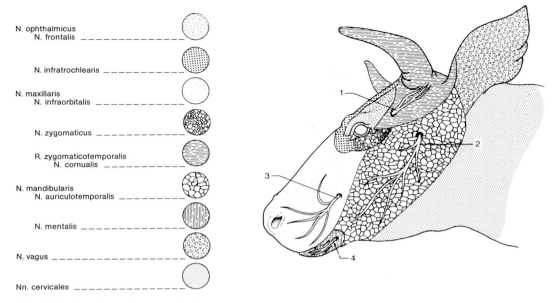

Abb. 25-8 Hautinnervation des Kopfes.
1, N. cornualis; 2, N. auriculotemporalis; 3, N. infraorbitalis; 4, N. mentalis.

wird von Ästen des N. trigeminus versorgt, obwohl die ersten beiden Halsnerven einen kaudalen Streifen über dem Kieferwinkel innervieren und der Vagus einen Teil der Haut des Außenohrs. Spezifische „Blocks" einiger dieser Nerven werden manchmal durchgeführt. Der kräftige N. infraorbitalis läßt sich durchtasten, wo er am Foramen infraorbitale austritt, etwa 3 cm dorsal des ersten Backenzahns. Den N. mentalis sucht man auf, wo er das Foramen mentale der Mandibula verläßt, etwa 3–4 cm kaudal vom äußeren Schneidezahn.

Die A. und V. facialis sind die wichtigsten oberflächlichen Blutgefäße. Sie schlagen sich um den Ventralrand des Unterkiefers dicht vor dem M. masseter und sie verzweigen sich in Lippen, Backen, Maul und Ohrenbereich. Wo die Arterie dem Knochen unmittelbar aufliegt, kann man den Puls fühlen.

Die Lage der V. frontalis sollte ebenfalls beachtet werden, da dieses größere Gefäß bei der Trepanation des Sinus frontalis caudalis verletzt werden könnte. Die Vene nimmt in einer abtastbaren Rinne auf dem Stirnbein einen kaudorostralen Verlauf, bis sie in das Foramen supraorbitale eintritt, sie durchquert danach einen Kanal im Seitenteil der Stirnhöhle. Das Foramen liegt etwa 2 cm medial der Crista temporalis und etwa 2 cm kaudal des lateralen Augenwinkels (Abb. 25-12/4).

Das Ventralende der Glandula mandibularis stellt eine auffällige Anschwellung im Kehlgang dar. Beim Abtasten wird dieser Teil der Drüse oft mit dem benachbarten mandibulären Lymphknoten verwechselt; ihre beträchtliche Größe, weichere Konsistenz und ihre weiter medial und rostral reichende Lage machen diese Verwechslung aber unnötig. Der Lymphknoten kann für sich an der Medialseite der Sehne des M. sternomandibularis ertastet werden (Abb. 25-1/20, 22). Normalerweise ist der Parotis-Lymphknoten ebenfalls tastbar, und zwar rostroventral vom Kiefergelenk.

Auf der letzten Strecke seines Verlaufs am rostralen Rand des M. masseter begleitet der Ductus parotideus die Blutgefäße für das Gesicht und den N. buccalis ventralis. Der Gang durchbricht die Backe in Höhe des fünften oberen Backenzahns.

Nasenhöhle und Nasen-Nebenhöhlen

Die Nasenhöhle ist viel kleiner, als man bei äußerlicher Betrachtung annimmt, weil ihre Wandungen durch lufthaltige Sinus erweitert und ausgehöhlt sind und weil ein großer Teil des Innenraums von den Nasenmuscheln beansprucht wird. Im Kaudalbereich erreicht das Septum nasi nicht mehr den Boden der Nasenhöhle und dadurch werden die paarigen Nasengänge durch einen einheitlichen medianen Kanal in den Nasopharynx fortgesetzt (Abb. 25-9 und 25-10).

Die beiden Nasenhöhlen werden durch die Hauptmuscheln in je einen dorsalen, mittleren und ventralen Nasengang unterteilt, die vom gemeinsamen Nasengang jederseits des Septums abzweigen. Das Lumen der tiefer gelegenen Abschnitte der Nasenhöhle wird durch zahlreiche Siebbeinmuscheln noch stärker unterteilt; deren größte ragt rostral vor und wird als mittlere Nasenmuschel bezeichnet. Der dorsale Nasengang führt in das Siebbeinlabyrinth und vermittelt hauptsächlich die Riechempfindung; der mittlere Gang kommuniziert mit einigen der Sinus paranasales; der ventrale Gang schließlich ist der eigentliche Atmungsgang. Der Weg durch die Nasenhöhle wird gelegentlich für die Einführung einer Sonde gewählt, wobei das Instrument den größtmöglichen Platz einnimmt, der an der Verbindung des ventralen mit dem gemeinsamen Nasengang zur Verfügung steht (Abb. 25-10/9).

Die Wände der Nasengänge sind von einer dicken, reichhaltig vaskularisierten Schleimhaut bedeckt. Die Schleimhaut bedeckt auch das *Organon vomeronasale* im Nasenhöhlenboden; das Organ steht mit dem ventralen Nasengang und mit der Mundhöhle über den Ductus incisivus in Verbindung.

Das System der Nasennebenhöhlen ist beim jungen Kalb noch sehr gering entwickelt, und es müssen mehrere Jahre vergehen, bis es seine volle Größe erreicht. Noch beim voll ausgewach-

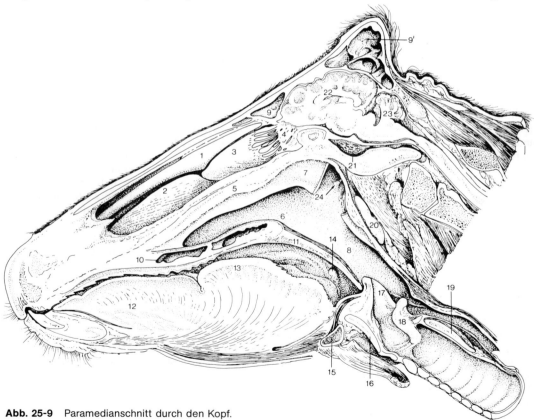

Abb. 25-9 Paramedianschnitt durch den Kopf.

1, Concha nasalis dorsalis; 2, Concha nasalis ventralis; 3, Concha nasalis media; 4, Conchae ethmoidales; 5, Vomer; 6, Choane; 7, Septum pharyngis, teilweise entfernt; 8, Nasopharynx; 9, rostrale Stirnhöhle; 9', kaudale Stirnhöhle; 10, Sinus palatinus; 11, weicher Gaumen; 12, Zungenspitze; 13, Torus linguae; 14, Zugang zum Sinus tonsillaris; 15, Basihyoid; 16, Schildknorpel; 17, Epiglottis; 18, Stellknorpel; 19, Ringknorpel; 20, Ln. retropharyngeus medialis; 21, Venenplexus um die Hypophyse; 22, Großhirn; 23, Kleinhirn; 24, zum Ostium pharyngeum tubae auditivae.

Kopf und ventraler Halsbereich der Wiederkäuer   655

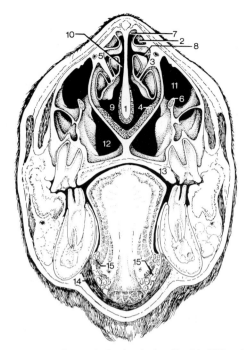

Abb. 25-10 Querschnitt durch den Kopf in Höhe des letzten Prämolaren.

1, Septum nasi; 2, dorsale Nasenmuschel; 3, ventrale Nasenmuschel; 4, dicke Nasenschleimhaut einschließlich Venenplexus; 5, Ductus nasolacrimalis; 6, Canalis infraorbitalis mit N. infraorbitalis; 7, dorsaler Nasengang; 8, mittlerer Nasengang; 9, ventraler Nasengang; 10, gemeinsamer Nasengang; 11, Sinus maxillaris; 12, Sinus palatinus; 13, harter Gaumen; 14, M. mylohyoideus; 15, Gl. sublingualis polystomatica; 15′, Gl. sublingualis monostomatica.

senen Tier paßt sich die Kieferhöhle dem Schub der Backenzähne an (Abb. 25-2/1, 5 und 25-9/9, 9′, 10).

Die vollständige Serie der Sinus ist äußerst kompliziert. Sie besteht aus Stirnhöhlen innerhalb der Schädeldach- und Seitenwand-Knochen, einem palatomaxillaren Höhlenkomplex innerhalb des harten Gaumens und des Gesichtsschädels, sowohl vor als auch unterhalb der Orbita, einem Sinus lacrimalis in der medialen Orbitawand; aus Keilbeinhöhlen, die sich jenseits der Augenhöhle in den rostralen Teil der Schädelbasis erstrecken, sowie aus Muschelhöhlen in den Conchae nasales. Sie alle können sich infizieren oder anderweitig klinisches Interesse erwecken, aber in der Praxis konzentriert sich die Aufmerksamkeit auf die Kieferhöhlen und die kaudalen Stirnhöhlen. Die Oberflächenprojektionen, in deren Bereich diese Hohlräume perkutiert werden können, sind auf den Abb. 25-11 und 25-12 dargestellt.

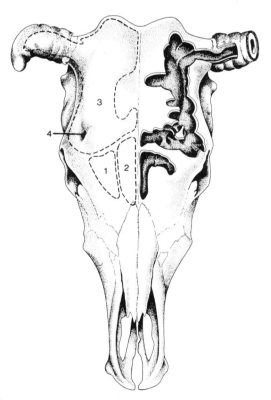

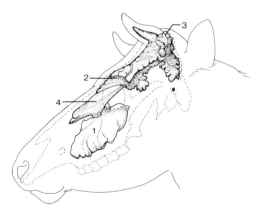

Abb. 25-11 Seitliche Projektion der Nasennebenhöhlen.

1, Sinus maxillaris; 2, rostrale Stirnhöhlen; 3, kaudale Stirnhöhlen; 4, Sinus conchae dorsalis.

Abb. 25-12 Dorsalprojektion der Stirnhöhlen.

1, Sinus frontalis rostralis lateralis; 2, Sinus frontalis rostralis medialis; 3, Sinus frontalis caudalis mit Diverticulum cornuale; 4, Foramen supraorbitale.

Der *Sinus maxillaris* nimmt einen großen Teil des Oberkieferknochens oberhalb der Alveolen der Backenzähne ein. Er kommuniziert mit der Nasenhöhle über eine große Apertura nasomaxillaris, aber der natürliche Abfluß von Eiter oder anderen Flüssigkeiten wird durch seine hochdorsale Lage in der Medialwand behindert. Die Kieferhöhle steht mit der Gaumenhöhle über eine Knochenplatte in Verbindung, in deren freiem Rand der N. infraorbitalis liegt (Abb. 25-10/6). Sie dehnt sich auch nach kaudal aus (wie der Sinus lacrimalis vor die Orbita) und reicht in die zerbrechliche Bulla lacrimalis, die sich in den ventralen Teil der Orbita vorwölbt.

Die Stirnhöhlen bestehen aus mehreren Räumen, die für sich mit den Siebbeingängen kommunizieren. Die beiden (oder manchmal drei) rostralen Räume sind von nur geringem klinischen Interesse.

Der kaudale Abschnitt, bei weitem der größte und wichtigste, pneumatisiert hauptsächlich das Stirnbein. Er überdeckt den dorsalen Teil der Hirnkapsel und erstreckt sich auf dessen seitliche und nuchale Wände, einschließlich des Hornzapfens. Die Stirnhöhle wird von der der anderen Seite und von kleineren seitlichen Ausläufern durch Trennwände mit variabler Lage separiert (Abb. 25-12). Öffnungen, die man in trockenen Schädelpräparaten in diesen Trennwänden sieht, sind im frischen Zustand durch Schleimhaut verschlossen. Die Haupthöhle, die sich lebenslang vergrößert, wird durch unregelmäßige, oft durchbrochene Septen noch stärker unterteilt. Die Entzündung der Stirnhöhlenschleimhaut ist eine häufige Folge chirurgischer Enthornungen.

Der Schutz, den der Sinus frontalis der Schädelhöhle gibt, macht es unmöglich, deren Ausdehnung bei bloßer Betrachtung des Kopfes abzuschätzen. Die Schädelhöhle ist in der Tat erstaunlich klein, ziemlich kugelförmig und ist auf eine Weise geneigt, daß ihr Rostralende sowohl über als auch hinter die Nasenhöhle zu liegen kommt (Abb. 25-9). Sie wird von oben, hinten und seitlich durch die pneumatisierten Knochen des Schädeldachs geschützt. Ihre Lage ist für die übliche schmerzlose Schlachtung von Bedeutung. Der Zielpunkt wird bestimmt durch den Schnittpunkt von Diagonallinien, die die lateralen Augenwinkel mit dem am nächsten liegenden Teil der gegenüberliegenden Hornbasis verbinden (oder mit der entsprechenden Stelle bei hornlosen Rassen). Der Bolzen oder das Geschoß geht dann auf dem Weg zum Gehirn durch den flachsten Teil der Stirnhöhle.

Der Sinus maxillaris ist bei Schaf und Ziege enger und einfacher gebaut. Er kommuniziert nicht mit der Tränenbeinhöhle, die sich getrennt in die Nasenhöhle öffnet oder über die seitliche Stirnhöhle. Bei beiden Arten besteht die Stirnhöhle aus getrennten medialen und lateralen Abschnitten. Sie liegen medial der Orbita (und reichen etwas darüber hinaus, sowohl kaudal wie rostral) und sind von unregelmäßiger Gestalt. Der laterale Abschnitt entsendet einen Ausläufer in den knöchernen Hornzapfen.

Die Mundhöhle

Da die Rinder keine großen Bissen aufnehmen, ist die geringe Größe der Mundspalte kein Nachteil für das Tier selbst; sie ist eine beträchtliche Behinderung bei den klinischen Untersuchungen der Mundhöhlenorgane und des Rachens. Der Vorhof zwischen den Backen und den Kieferrändern ist erstaunlich geräumig; die innere Oberfläche von Lippen und Backen trägt große, rachenwärts gerichtete Papillen, die besonders im Bereich der Mundwinkel auffallen (Abb. 25-13/6).

Die eigentliche Mundhöhle ist lang und schmal und wird weitgehend von der Zunge ausgefüllt. Der harte Gaumen ist rostral der Backenzähne am stärksten strukturiert. Er hat ein Oberflächenrelief, das ein Dutzend oder mehr querstehende Staffeln zeigt, die fortlaufend an Höhe

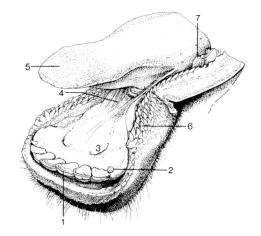

Abb. 25-13 Mundhöhlenboden und Zunge.

1, Innerer Schneidezahn (I1); 2, Rest des abgeriebenen vierten Milchschneidezahns (i4 bzw. c); 3, Caruncula sublingualis; 4, Frenulum; 5, Zungenspitze; 6, Backenpapillen; 7, erster Backenzahn (P2).

verlieren und schließlich im kaudalen Teil der Mundhöhle auslaufen; ihre Kämme sind von zahlreichen Papillen besetzt (Abb. 25-14). Wo bei anderen Tierarten die Oberkieferschneidezähne sitzen, finden sich hier die paarigen Dentalplatten; es handelt sich um halbmondförmige Erhebungen, die druckelastisch sind, an ihrer Oberfläche aber verhornt (14/2). Rinder grasen nicht durch direktes Abbeißen; sie ziehen einen Grasbüschel in die Mundspalte und reißen ihn mit Hilfe der umgreifenden Zunge heraus, wobei die schaufelförmigen Schneidezähne gegen die Dentalplatte gedrückt werden. Die Gefahr der Verletzung ist durch ihre zähe Hornschicht und ihre nachgiebige Konsistenz sowie durch die nach vorn gerichtete Stellung der Schneidezähne und deren lockeren Sitz gering (Abb. 25-17 und 25-18). Die Papilla incisiva hinter der Dentalplatte wird von den kleinen Öffnungen der Ductus incisivi flankiert.

Die Lippen der kleinen Hauswiederkäuer sind viel beweglicher als die der Rinder. Sie werden beim Ergreifen der Nahrung hauptsächlich eingesetzt und gestatten diesen Tieren sehr tiefgreifend und selektiv zu weiden.

Dagegen ist beim Rind die Zunge das Haupt-

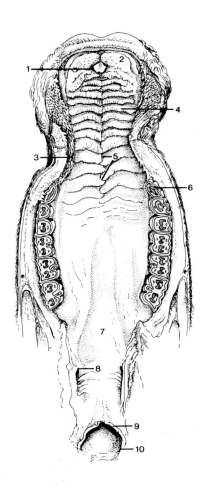

Abb. 25-14 Das Dach der Mundhöhle.

1, Papilla incisiva; 2, Dentalplatte; 3, Backenpapillen; 4, Rugae palatinae; 5, Raphe palati; 6, erster oberer Backenzahn (P_2); 7, weicher Gaumen; 8, Zugang zum Sinus tonsillaris; 9, Arcus veli palatini (freier Rand); 10, Arcus palatopharyngeus.

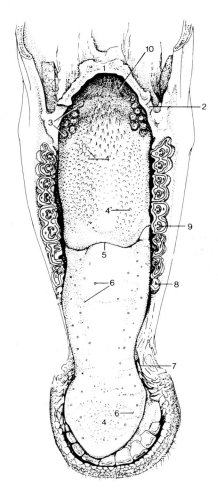

Abb. 25-15 Zunge und Unterkiefer.

1, weicher Gaumen (abgeschnitten); 2, Arcus palatoglossus; 3, Papillae vallatae; 4, Papp. filiformes; 4', Papp. lentiformes; 4'', Papp. conicae; 5, Fossa lingualis; 6, Papp. fungiformes; 7, Backenpapillen; 8, erster unterer Backenzahn (P_2); 9, M_1; 10, diffuse Tonsilla lingualis.

werkzeug der Futteraufnahme. Ihr Kaudalteil erhebt sich in Gestalt eines großen Torus linguae, der nach vorn durch eine quergestellte Fossa lingualis („Futterloch") markiert ist, in die sich Futterteile verkeilen können. Sie ist eine potentielle Eintrittspforte für Infektionen, weil das zarte Epithel in dieser Vertiefung leicht verletzbar ist (Abb. 25-15/5). Die Papillen, die der Zungenoberfläche ihre typische rauhe Oberfläche verleihen, konzentrieren sich auf dem Zungenrücken und zur Spitze hin. Harte, kaudal gerichtete Papillae filiformes verteilen sich weithin über die Zungenspitze, während die Papillae conicae und die flachen Papillae lentiformes auf dem Torus zu finden sind (4'', 4'); sie alle haben rein mechanische Funktionen. Für gewöhnlich sind es die über den Spitzenbereich verstreuten Papillae fungiformes und die zahlreichen Papillae vallatae (/3) im Bereich der Zungenwurzel, die die Sinnesrezeptoren für den Geschmack (Geschmacksknospen) tragen. Eine Ansammlung von lymphatischem Gewebe nahe der Zungenwurzel stellt die diffuse Tonsilla lingualis dar.

Der Mundhöhlenboden unter der Zungenspitze zeigt jederseits eine fleischige Caruncula sublingualis; neben ihr münden die Gänge der Glandula mandibularis und der Glandula sublingualis monostomatica (Abb. 25-13).

Die kaudale Ausrichtung aller Vorsprünge auf Backen, Gaumen und Zunge begünstigt den Transport von Material innerhalb der Mundhöhle rachenwärts. Das, zusammen mit der allgemeinen Unempfindlichkeit der Mundschleimhaut und dem reichhaltigen Speichelfluß könnte erklären, warum Rinder so oft Fremdkörper abschlukken, die in ihrem Futter verborgen sind.

Die Zähne und der Kauapparat

Die größten Besonderheiten bei Betrachtung der Zähne sind das Fehlen der Schneide- und Eckzähne im Oberkiefer und die Umwandlung der Dentes canini zu Dentes incisivi im Unterkiefer. Da sich sowohl im Ober- wie im Unterkiefer der erste Praemolar nicht ausbildet, lautet die Zahnformel $\frac{0-0-3}{3-1-3}$ für die Milchzähne und $\frac{0-0-3-3}{3-1-3-3}$ für das Dauergebiß.

Die acht „Schneidezähne" sind vorn am Unterkiefer in einem durchgehenden Zahnbogen angeordnet, der den Dentalplatten genau gegenübersteht, wenn der Mund geschlossen ist. Jeder Zahn hat eine breite, schaufelförmige Krone, die sich unvermittelt in eine schmale pfahlartige Wurzel fortsetzt; die Krone ist asymmetrisch und überlappt bei Jungtieren die linguale Fläche des medial folgenden Nachbarzahns. Die konvexe labiale und die konkave linguale Zahnfläche treffen zunächst an einer scharfen Zahnkante zusammen, aber die verbreitert sich immer mehr, wobei das Dentin durch fortgesetzte Abnutzung freigelegt wird (Abb. 25-16/D, E). Manchmal sind

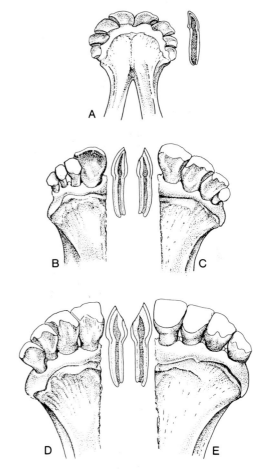

Abb. 25-16 Veränderungen an den Schneidezähnen mit fortschreitendem Alter.

A, Milchschneidezähne beim neugeborenen Kalb. Auf dem Längsschnitt durch i_1 umschließt der Schmelz noch die Krone. B, zwei Jahre; i_1 wurde ersetzt; die anderen Incisivi sind Milchzähne. Der Distalrand von I_1 ist etwas abgerieben, das Dentin freigelegt. C, dreieinhalb Jahre. I_1, I_2 und I_3 sind Ersatzzähne, i_4 ist ein Milchzahn. Die okklusale Fläche von I_2, die breiter als die von I_1 ist, wird auf dem Längsschnitt gezeigt. D, fünf Jahre. E, acht Jahre. Beachte die Größe der Kaufläche von I_1 und I_2 ist glatt; beide Zähne sind gleichweit abgerieben.

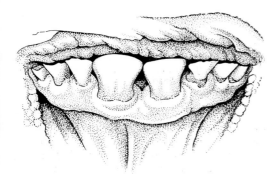

Abb. 25-17 Vorderansicht der Schneidezähne einer zweijährigen Kuh. Die inneren (zentralen) Incisivi sind permanente, die anderen Milchzähne.

die Zahnkronen älterer Tiere völlig abgerieben, und dann bleiben nur die schmalen, weitauseinanderstehenden Wurzeln auf dem Alveolarrand stehen. Aber häufig fallen die Schneidezähne auch aus, noch ehe dieses Stadium erreicht ist.

Die große Lücke, das Diastema, die die Vorderzähne von der Backenzahnreihe trennt, ermöglicht uns die Zunge zu fassen, um das Tier damit zur Untersuchung seiner Mundhöhle zu bringen. Die sechs *Backenzähne* in jeder Kieferhälfte werden von vorn nach hinten größer und sind so angeordnet, daß die meisten beim Kieferschluß auf je zwei Antagonisten treffen. Die oberen Zahnreihen sind weiter voneinander entfernt als die des Unterkiefers; daraus folgt, daß jeweils nur schmale Bereiche der gegenüberstehenden Zähne einander berühren, wenn der Mund bei zentraler Okklusion geschlossen ist (Abb. 25-10). Die Kauflächen sind transversal abgeschrägt; bei den Oberkieferzähnen ist die buccale Kante höher, die linguale bei den Unterkieferzähnen. Die Kauflächen unbenutzter Zähne tragen eine

Reihe halbmondförmiger Schmelzkunden, die in zwei Reihen parallel zur Kieferachse angeordnet sind; die Prämolaren besitzen ein Paar, die Molaren zwei Paare dieser Kunden. Sobald der Abrieb das Dentin freigelegt hat, resultiert der ständige Wechsel von weicherem und widerstandsfähigerem Gewebe in einer rauhen Oberfläche, die einem sehr wirkungsvollen Mahlmechanismus dienen, sobald die unteren Zähne nach innen bewegt werden, quer über ihre oberen Antagonisten (Abb. 25-19).

Der Abrieb der Zahnkrone wird eine Zeitlang durch ihr anhaltendes Wachstum kompensiert; wenn der Zahn schließlich sein Wachstum einstellt, werden Wurzeln gebildet und die Höhe des freien Teils des Zahnes bleibt nur durch allmähliches Herausschieben aus der Alveole erhalten. Schließlich werden die Zahnkronen ganz verbraucht, wenn die Tiere sehr alt werden.

Die meisten *Milchzähne* ähneln den Dauerzähnen, doch die Milch-Prämolaren, die zunächst

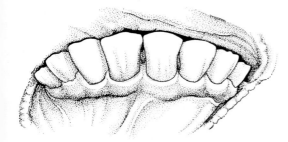

Abb. 25-18 Vorderansicht der Schneidezähne einer viereinhalb- bis fünfjährigen Kuh. Die vierten Incisivi (Canini) haben die Höhe der Nachbarzähne erreicht und treten in Reibung.

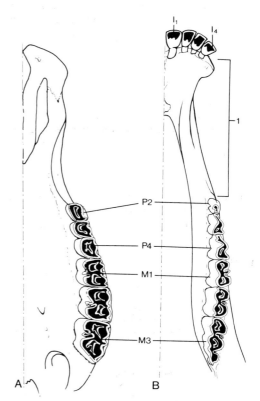

Abb. 25-19 Die linke Hälfte des Oberkiefers und die rechte Hälfte des Unterkiefers. Beachte die Formunterschiede der oberen und unteren Backenzähne und das lange Diastema (1).

Tabelle 25-1 Durchbruchszeiten der Rinderzähne

	Milchzahn	Ersatzzahn
Incisivus 1	Geburt – 2 Wochen	18–24 Monate
Incisivus 2	Geburt – 2 Wochen	24–30 Monate
Incisivus 3	Geburt – 2 Wochen	36–42 Moante
Incisivus 4	Geburt – 2 Wochen	42–48 Monate
Praemolar 2	Geburt – 1 Woche	24–30 Monate
Praemolar 3	Geburt – 1 Woche	18–30 Monate
Praemolar 4	Geburt – 1 Woche	20–36 Monate
Molar 1	–	6 Monate
Molar 2	–	12–18 Monate
Molar 3	–	24–30 Monate

die Gesamtlast des Kauvorganges tragen, sind größer und komplizierter gebaut als ihre Nachfolger.

Die Durchbruchstermine der Zähne sind auf Tabelle 25-1 aufgeführt.

Die Altersschätzung basiert auf diesen Daten und auf dem Grad der Abnutzung der Schneidezähne. Keiner der beiden Faktoren ist sehr verläßlich. Die Durchbruchstermine hängen von der Rasse ab und von Unterschieden in der körperlichen Reifeentwicklung. Der Grad der Abnutzung stellt ein etwas brauchbareres Kriterium dar, richtet sich aber offensichtlich nach der Art des Futters. Die Abnutzung wandelt die Schneidezahnkante in eine sich allmählich verbreiternde Reibefläche um. Der linguale Rand dieser Fläche ist ursprünglich gezackt, wird aber glatter, wenn der Zahn weiter abgerieben ist; diese Veränderung findet mit sechs Jahren beim I-1 statt, mit sieben, acht und neun Jahren bei I-2, I-3 und C („I-4"); es heißt dann, daß die Kronen abgerieben sind. Mit dieser Veränderung im Kronbereich geht die Freistellung der Zahnwurzeln einher (Abb. 25-16/E). Die Veränderungen im höheren Alter sind zu unzuverlässig, um für die Altersschätzung zu dienen.

Die Dentition der kleinen Hauswiederkäuer ähnelt weitgehend der des Rindes. Die Zähne des Schafes sind häufig einer sehr starken Abnutzung ausgesetzt und Zahnverluste sind häufig der Anlaß, ältere Tiere zu schlachten. Es hat Versuche mit Zahnprothesen gegeben, aber ihr Erfolg war sehr begrenzt. Die Daten für Zahndurchbruch und Zahnwechsel beim Schaf sind der Tabelle 25-2 zu entnehmen. Bei der Ziege erfolgt der Zahnwechsel etwas früher, aber die Übereinstimmung zwischen beiden Tierarten ist groß genug, um eine gesonderte Tabelle überflüssig zu machen.

Infolge der ungleichen Weite der oberen und unteren Zahnbögen erfolgt der Kauvorgang einseitig, und obwohl beide Seiten abwechselnd benutzt werden, ziehen die meisten Tiere eine Seite vor. Der übliche Kauvorgang besteht aus drei Phasen. In der ersten wird der Unterkiefer gesenkt und lateral geführt; in der zweiten Phase wird er angehoben, während er noch weiter seitwärts verschoben wird und in der dritten Phase, die viel rascher und energischer ausgeführt wird, wird er nach oben und medial geschwungen, so daß die Zahnbögen der unteren Reihe zwischen die der oberen Reihe eingreifen, während der Kiefer in seine Ruheposition zurückkehrt.

Die Mm. pterygoidei der aktiven Seite und der M. masseter der passiven Seite sind die wichtigsten Muskeln beim Kieferschlag. Der mächtige *M. masseter* ist in zwei Schichten (Portionen) aufgeteilt; die Fasern der oberflächlichen Lage verlaufen hauptsächlich horizontal, die der tiefen Portion nahezu vertikal; beide Portionen werden durch Aponeurosen voneinander getrennt. Der kleinere laterale und der kräftige mediale *M. pterygoideus* entsprechen in etwa den beiden Masseteranteilen in ihrem Faserverlauf. Der *M. temporalis*, der den Unterkiefer ohne Seitenverschiebung anhebt, ist verhältnismäßig schwach entwickelt; bei erwachsenen Rindern beschränkt er sich auf die Fossa temporalis auf der lateralen Wand des Schädels.

Die Speicheldrüsen

Rinder produzieren eine Menge Speichel – wahrscheinlich mehr als 100 Liter pro Tag – der zu den Vergärungsvorgängen in den Vormagenabteilungen beiträgt, wo durch ihn die flüchtigen Fettsäuren ausgepuffert werden, die die Bakterien frei-

Tabelle 25-2 Durchbruchszeiten der Schafszähne

	Milchzahn	Ersatzzahn
Incisivus 1	vor der Geburt bis 1 Woche	12–18 Monate
Incisivus 2	vor der Geburt bis 1 Woche	21–24 Monate
Incisivus 3	vor der Geburt bis 1 Woche	27–31 Monate
Incisivus 4	Geburt – 1 Woche	36–48 Monate
Praemolar 2	Geburt – 4 Wochen	21–24 Monate
Praemolar 3	Geburt – 4 Wochen	21–24 Monate
Praemolar 4	Geburt – 4 Wochen	21–24 Monate
Molar 1	–	3 Monate
Molar 2	–	9 Monate
Molar 3	–	18 Monate

setzen. Jede Beeinträchtigung des normalen Abflusses in den Magen verursacht außerdem einen bedrohlichen Abfall der Elektrolyte, die normalerweise resorbiert und rezirkuliert werden.

Obwohl die *Ohrspeicheldrüse* fast ständig aktiv ist, ist sie kleiner als man erwarten würde. Sie liegt ventral des Ohres entlang dem Kaudalrand des M. masseter, wo sie den Ln. parotideus teilweise bedeckt. Beim Kalb macht sie einen Wachstumsschub zum Zeitpunkt der Aufnahme der pflanzlichen Wiederkäuerverdauung durch. Ihr Ausführungsgang wurde bereits bei der Beschreibung des Gesichts erwähnt (Abb. 25-1/10).

Die *Unterkieferdrüse* ist etwas größer. Sie produziert ein Mischsekret, jedoch nur während das Tier frißt und wiederkaut; der Speichelfluß ist besonders üppig bei trockenem Futter. Die Drüse folgt im Bogen der Innenseite des Unterkiefers. Ihr tastbares Ventralende springt in den Kehlgang vor und berührt das der anderen Seite beinahe in der Medianlinie; ihr Dorsalende liegt in der Atlasgrube. Der Ausführungsgang verläuft unter der Mundhöhlenschleimhaut und mündet neben der Caruncula sublingualis (Abb. 25-13/3).

Die *Unterzungendrüse* hat die üblichen beiden Anteile. Die Glandula polystomatica liegt am Mundhöhlenboden neben der Zunge und besitzt zahlreiche kleine Mündungen jederseits des Frenulum. Sie wird durch die kompaktere, rostral gelegene Gl. monostomatica überlappt, deren einheitlicher Gang nahe oder gemeinsam mit dem Ductus mandibularis mündet (Abb. 25-10/15, 15′).

Viele kleine Speicheldrüsen sind unter der Schleimhaut von Lippen, Backen, Gaumen und Zunge verteilt; die Backendrüsen sind besonders stark entwickelt. In ihrer Gesamtheit dürften diese kleineren Drüsen einen beträchtlichen Beitrag zur Speichelmenge leisten.

Es bestehen keine wesentlichen Unterschiede bei den Speicheldrüsen der kleinen Wiederkäuer, außer einer relativ größeren Parotis bei der Ziege.

Der Pharynx

Der Schlundkopf wird auf die übliche Weise unterteilt. Der *Nasopharynx* setzt die Nasenhöhle kaudal fort. Bei den Wiederkäuern wird er durch eine mediane Schleimhautfalte (Septum pharyngis) unvollständig unterteilt, die das Septum nasi bis an die dorsale Rachenwand verlängert (Abb. 25-9/7).

Das kaudale Ende dieses Septums wird durch eine Ansammlung lymphatischen Gewebes verdickt, die Tonsilla pharyngea. Weitere lymphatische Aggregate finden sich rings um die schlitz-

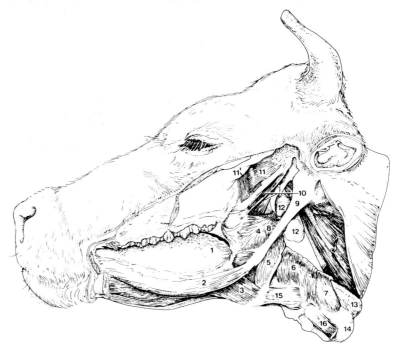

Abb. 25-20 Die Verbindungen von Pharynx und Larynx mit der Schädelbasis und der Zunge.

1, Zungenwurzel; 2, M. styloglossus; 3, M. hyoglossus; 4, rostrale Schlundkopfschnürer; 5, mittlere Schlundkopfschnürer; 6, 7, kaudale Schlundkopfschnürer (M. thyreopharyngeus und M. cricopharyngeus); 8, M. stylopharyngeus caudalis; 9, Stylohyoid; 10, M. tensor und M. levator veli palatini; 11, M. pterygoideus lateralis; 11′, Rest des M. pterygoideus medialis; 12, Ln. retropharyngeus medialis; 13, Oesophagus; 14, Trachea; 15, M. thyreohyoideus; 16, M. sternothyreoideus.

förmigen Öffnungen der Tubae auditivae an den seitlichen Rachenwänden (Tonsilla tubaria).

Der *Oropharynx* (Mundrachen) ist eng und begrenzt damit wesentlich die Größe der Bissen, die abgeschluckt werden können. Er enthält in seiner Seitenwand die Gaumenmandel (Tonsilla palatina), die sich als Grubenmandel vom Lumen aus verzweigt. Der Eingang zu ihrem Sinus tonsillaris (/14) ist oberflächlich sichtbar, nicht jedoch die Mandel selbst.

Der *Laryngopharynx* (Kehlrachen) verengt sich kaudal, ehe er den Oesophagus erreicht und sein Lumen ist normalerweise durch die umgebende Schlundkopfmuskulatur verschlossen; der dabei am stärksten beteiligte M. cricopharyngeus wird manchmal als kranialer Oesophagus-Sphinkter bezeichnet. Die Recessus piriformes jederseits der Kehlkopfkrone (mit Zugang zum Kehlkopf) gestatten dem kontinuierlich abfließenden Speichel den Oesophagus auch ohne aktiven Schluckvorgang zu erreichen (Abb. 25-21/7).

Der Pharynx kann durch Palpation untersucht werden, von außen oder durch die Mundhöhle, und sein Inneres kann mit Hilfe eines oral eingeführten Spekulums betrachtet werden. Schwellungen des lymphatischen Gewebes in der Pharynxwand (Rachenring) können den Durchtritt von Nahrung und Luft behindern. Die Rachenhöhle kann auch verengt werden, wenn die benachbarten medialen pharyngealen Lymphknoten entzündet sind (Abb. 25-20/12).

Der Pharynx empfängt den regurgitierten Futterbissen und leitet ihn zum Wiederkauen in die Mundhöhle. Er empfängt auch große Mengen der aus dem Magen hochgerülpsten Fermentationsgase; davon geht einiges nach außen, aber eine beträchtliche Menge kann in die Lunge gelangen, wenn die Verbindung zum Nasopharynx geschlossen ist. Die Bedeutung dieser Erscheinung ist noch nicht völlig klar; bei Tieren, die bestimmte Futtermischungen erhalten, kann die Resorption des eruktierten Gases zu Geschmacksveränderungen der Milch und zu pathologischen Veränderungen in der Lunge führen.

Der Larynx

Der Kehlkopf liegt vorwiegend zwischen den Unterkieferästen, reicht aber auch bis zum oberen Teil des Halses, wo man ihn abtasten kann. Um die tastbaren Punkte richtig zu erfassen, muß man zunächst die in der Medianen gelegenen Skelettstrukturen identifizieren: das Basihyoid,

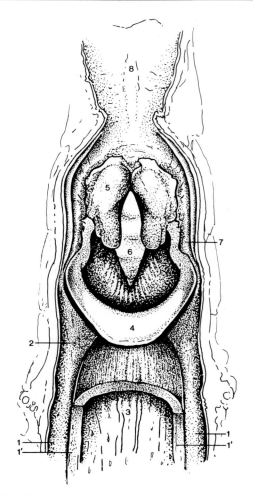

Abb. 25-21 Rostrodorsale Ansicht des Kehlkopfes.

1, weicher Gaumen (sein Mittelteil wurde herausgeschnitten, um die Zunge freizulegen); 1', Schnittfläche des Gaumensegels; 2, Arcus palatopharyngeus; 3, Zungenwurzel; 4, Epiglottis; 5, Processus corniculatus des Stellknorpels; 6, Rima glottidis mit Blick in das Cavum infraglotticum; 7, Recessus piriformis; 8, Oesophagus, eröffnet.

den Schildknorpel und den Ringknorpel. Wer mit der Oberflächentopografie des Pferdes vertraut ist, wird anfänglich einige Schwierigkeiten haben, wenn er das erste Mal ein Rind untersucht. Die unterschiedlichen Abstände der ventralen Vorsprünge gehen auf die Gestalt des Schildknorpels zurück, der ventral durchgehend und im kaudoventralen Bereich nachgiebig ist.

Der Rinderkehlkopf zeigt nur wenige weitere Besonderheiten, die erwähnenswert sind. Der

Aditus laryngis, den man mit Hilfe eines Laryngoskops betrachten kann, wird vom niedrigen welligen Rand der Epiglottis und von den hochstehenden Processus corniculatae der Stellknorpel begrenzt (Abb. 25-21/4, 5). Die Intubation wird durch eine leichte dorsokaudale Einknikkung des Aditus erschwert (Abb. 25-9).

Das *Vestibulum laryngis* hat weder mittlere noch seitliche Taschen und seine Seitenwände führen glatt bis hin zur Glottis. Die Größe der Rima glottidis ändert sich je nach Respirationsphase, aber bei ruhiger Atmung verändert sie sich nur wenig. Insgesamt ist sie enger als man erwarten würde und das limitiert den Durchmesser eines Endotrachealtubus, den man u. U. durchschieben muß. Die engen Lagebeziehungen zu den Lnn. retropharyngei mediales sind wichtig; wenn diese vergrößert sind, können sie ebenso wie auf den Pharynx auch auf den Larynx drücken (/20).

Das Auge

Der Orbitalrand hebt sich von der Umgebung deutlich ab. Die *Augenhöhle* ist geräumig, obwohl sie ventrorostral durch die zerbrechliche, dünnwandige Bulla lacrimalis eingeengt wird, in die sich der Sinus maxillaris erstreckt. Die Orbitalachsen divergieren nach oben, außen und vorn und umschreiben gemeinsam einen Winkel von annähernd 120°. Daraus ergibt sich, wie üblich bei Huftieren, daß der monokuläre Sehbereich groß ist, der binokuläre klein.

Die *Augenlider* werden von dichten Bindegewebsfaserplatten, den „Tarsi" unterlagert. Über dem M. orbicularis oculi liegt die Haut fest an, aber an anderen Stellen liegt sie lose auf und das Lid erscheint bei geöffnetem Auge gefurcht. Die Wimpern sind lang und stehen am Oberlid dichter (Abb. 25-22). Zur Lidmuskulatur gehört auch der M. frontalis, der von der Stirn bis zum Oberlid reicht, sowie der M. malaris, der sich vom Unterlid radiär auf das Gesicht verbreitert. Beide werden vom N. facialis versorgt, vor allem über den N. auriculopalpebralis. Der Lidheber, wie immer vom N. oculomotorius versorgt, bleibt bei einer Facialis-Lähmung aktiv und betont damit die Auswirkungen dieser Schädigung.

Die Konjunktiva enthält in ihrer Pars palpebralis beträchtliche Mengen unregelmäßig verteilten lymphatischen Gewebes. Die Lider enthalten die üblichen Drüsen. Die größten, die Tarsaldrüsen (Meibomsche Drüsen), liegen in der Tiefe der Tarsi; man kann sie manchmal durch die Konjunktiva scheinen sehen, wenn man das Lid umwendet.

Der mediale Winkel der Lidspalte bildet eine Bucht, in der die fleischige Caruncula lacrimalis liegt. Das dritte Augenlid bedeckt einen variablen Teil des Augapfels. Der Blinzknorpel ist medial vom Bulbus versenkt, wo er der oberflächlichen und tiefen Glandula lacrimalis accessoria anliegt. Nur ein kleiner Teil des dritten Augenlids ist normalerweise sichtbar (/10). Mehr wird erst sichtbar, wenn der Bulbus herausgenommen oder in die Orbita zurückgedrückt wird; dabei wird das retrobulbäre Fettgewebe verschoben, das seinerseits den Knorpel zusammendrückt, wodurch das dritte Lid nach außen klappt.

Die gelappte, zweiteilige *Tränendrüse* liegt dorsolateral auf dem Augapfel. Sie führt ihr Sekret über zahlreiche Gänge unterschiedlichen Kalibers in das obere Konjunktivalgewölbe ab. Die Tränenflüssigkeit sammelt sich um die Caruncula lacrimalis, ehe sie in die schlitzförmigen Puncta lacrimalia eintritt, die zum Tränensack führen. Der Sack liegt in einer Vertiefung

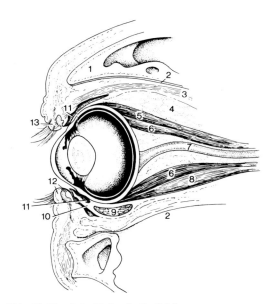

Abb. 25-22 Schnitt durch die Orbita.

1, Stirnbein mit Sinus frontalis rostralis; 2, 2′, Begrenzung der Orbita; 3, Heber des Oberlids; 4, Fettgewebe; 5, M. rectus bulbi dorsalis; 6, M. retractor bulbi; 7, N. opticus; 8, M. rectus bulbi ventralis; 9, M. obliquus bulbi ventralis; 10, drittes Augenlid; 11, Konjuntivalsack; 12, unteres Augenlid; 13, oberes Augenlid.

(Fossa) des Kranialteils der Orbitalwand. Er verjüngt sich zum Tränen-Nasengang, der zuerst die Kieferhöhle durchläuft und dann an der lateralen Nasenwand entlangzieht, bis er im Vestibulum nasi mündet.

Die *äußeren Augenmuskeln*, die keine erwähnenswerten Besonderheiten aufweisen, werden auf Abb. 9-13 schematisiert dargestellt.

Im Verhältnis zur Orbita ist der Bulbus oculi klein. Die *Sklera* ist dünn und erhält örtlich einen bläulichen Schimmer durch die darunterliegende dunkle Chorioidea. Eine gewisse Pigmentierung ist häufig vorhanden, besonders im Bereich des Corneoskleralfalzes, die mit zunehmendem Alter zunimmt. Die Gestalt der Cornea ist ovoid, wobei das spitze Ende lateral liegt. Sie ist ziemlich dick, vor allem zum Rand hin.

Die Rinderpupille hat eine querliegende Öffnung, wenn sie verengt ist, sie wird bei Erweiterung aber kreisrund. Ihr oberer und unterer Rand wird von unregelmäßigen Fortsätzen unterbrochen, den Traubenkörnern, die aber kleiner als beim Pferd sind; am auffälligsten sind sie am oberen Irisrand. Die Ziliarmuskeln sind gering entwickelt und ihre Akkomodationsfähigkeit ist entsprechend eingeschränkt. Die Gefäßschicht und die Lamina chorioideocapillaris der mittleren Augenhaut werden in ihrem Kaudalbereich durch das auffällig gefärbte, reflektierende Tapetum lucidum unterbrochen (Farbtafel 2/F). Das Tapetum hat die Form eines Dreiecks mit der Basis unmittelbar über dem Discus nervi optici. Seine peripheren Teile sind am intensivsten gefärbt und zeigen eine Häufung metallischen Blaus und Grüns, während die Zone nahe dem Sehnerveneintritt rötlich scheint, besonders beim Kalb. Die ophthalmologische Untersuchung des Tapetums zeigt unregelmäßig verteilte dunkle Stellen, wo Kapillaren eintreten, während die größeren Blutgefäße als rote Linien erscheinen. Vier Paare von Arterien und Venen ziehen ausgehend vom ventrolateral gelegenen Discus bei kreuzförmiger Anordnung radiär zum hinteren Augenpol. Die dorsal aufsteigende Vene ist besonders stark und wird von einer spiralig verlaufenden Arterie umwunden. Ein heller Fleck im Zentrum der Sehscheibe markiert das Überbleibsel der A. hyaloidea; dieses Rudiment ist beim neugeborenen Kalb am auffälligsten. Der Zentralbereich der Retina (Macula caeca) besteht aus zwei ziemlich ungenau definierten Teilen: eine rundliche Zone dorsolateral vom Discus vermittelt das binokuläre Sehen; ein horizontaler Streifen unterhalb des Tapetums ist dem monokularen Sehen zugeordnet. Ihre Ausdehnung kann an ihrer relativ geringen Vaskularisierung abgelesen werden.

Die Herausnahme des Auges wird manchmal notwendig und findet normalerweise unter Lokalanaesthesie (Technik nach Peterson) statt. Beim Rind treten der N. ophthalmicus und der N. maxillaris mit den Nerven der extraokulären Muskeln in die Orbita ein, wobei sie eine gemeinsame Durchtrittsöffnung (Foramen orbitorotundum) benutzen, während sie bei anderen Arten getrennt austreten. Um diese Nerven auszuschalten, wird die Nadel im Winkel zwischen dem Processus temporalis und dem Processus frontalis des Os zygomaticum eingeführt und horizontal vorgestoßen, wobei sie den rostralen Rand des Processus coronoideus mandibulae berühren soll. Ein Einstich bis zu einer Tiefe von etwa 7 cm bringt die Nadelspitze bis an das Foramen orbitorotundum, wo das Mittel injiziert wird. Ein zweites Depot wird, manchmal durch Korrektur der Nadel am ersten Einstichpunkt, in der Umgebung des N. auriculopalpebralis angelegt, wo dieser den Arcus zygomaticus überquert (Abb. 25-6/3).

Der ventrale Halsbereich

Die dorsalen Halsstrukturen werden gemeinsam mit der Wirbelsäule beschrieben (Kapitel 26). Die Haut an der Ventralseite des Halses ist frei verschieblich und im Überfluß vorhanden; sie bildet Falten und Wülste, wenn der Kopf zum Boden gesenkt wird. Außerdem hängt am Kaudalteil des Halses eine große Wamme, die sich auf die Vorderbrust (Brustspitze) zwischen den Vorderbeinen fortsetzt (Abb. 25-23).

Die *Drosselrinne*, die den Verlauf der V. jugularis externa anzeigt, ist unübersehbar. Sie wird dorsal vom M. brachiocephalicus (cleidomastoideus) begrenzt, der vom Arm bis zum Kopf reicht, und ventral von dem Teil des M. sternocephalicus (sternomandibularis), der das Manubrium sterni mit dem Unterkieferwinkel verbindet. Ein weiterer Teil des M. sternocephalicus (sternomastoideus) bildet den Boden der Rinne und ist damit eine wesentliche Trennung der Drosselvene von der A. carotis communis (Abb. 25-24/7). Die *V. jugularis externa* läßt sich leicht für Injektion oder Blutentnahme stauen, weil nur ihr kaudaler Verlaufsteil vom Hautmuskel bedeckt und dieser ziemlich schwach entwickelt ist. Die Vene entsteht kaudal der Gl. parotis durch die Vereinigung der V. maxillaris mit der V. lin-

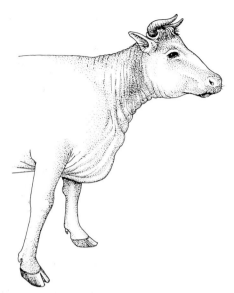

Abb. 25-23 Große mediane Hautfalte (Wamme) am Kaudalende des Halses.

guofacialis (Abb. 25-1). Sie stellt das Hauptabflußgefäß für Kopf und Hals dar, wird aber dabei ergänzt durch die Vv. jugularis interna, vertebralis und den Plexus vertebralis internus.

Die oberflächlichen Muskeln umschließen den Raum, in dem die Halsorgane sowie die Gefäße und Nerven liegen, die zwischen Kopf und Thorax verlaufen (Abb. 25-24). All diese Organe werden durch kräftige Faszienblätter eingehüllt, von denen lockeres Bindegewebe ausgeht.

Die *Luftröhre* kann man bei tiefgehender Palpation erreichen, sie ist aber nach dem oberen Ende des Halses hin leichter erreichbar, wo sie zwischen den auseinanderweichenden Mm. sternocephalici liegt; doch auch hier liegt sie nicht unmittelbar unter der Haut, weil die dünnen, streifenförmigen Zungenbeinmuskeln (M. sternothyreoideus, sternohyoideus) sie in ihrem gesamten Verlauf abdecken.

Die *Trachea* (/14) hat einen geringen Durchmesser; er ist dorsoventral größer als quer; sie kann örtlich durch den Umgebungsdruck verengt werden. Die Symmetrie ihrer Lagebeziehungen wird durch den unterschiedlichen Verlauf der Speiseröhre gestört. Bemerkenswert ist die Konzentration lymphatischen Gewebes im dorsalgelegenen, retromukösen Raum (außerhalb des M. trachealis, aber innerhalb der Knorpelspangen).

Obwohl sich der *Oesophagus* der Palpation entzieht, tritt sein Verlauf während der raschen Schluckbewegungen des Tieres deutlich hervor. In seinem Verlauf im Halsgebiet wendet sich der Oesophagus allmählich auf die linke Seite der Trachea, kehrt aber in die ursprüngliche dorsale Lage zurück, je mehr er sich dem Brusteingang nähert. Seine Lage ändert sich auch mit der Stellung des Halses; wenn dieser gestreckt wird, verläuft die Speiseröhre weitgehend gerade. Die Lageverhältnisse in der Halsmitte werden auf Abb. 25-24 wiedergegeben.

Die Speiseröhre der Wiederkäuer ist äußerst erweiterungsfähig und ihr Erscheinungsbild beim

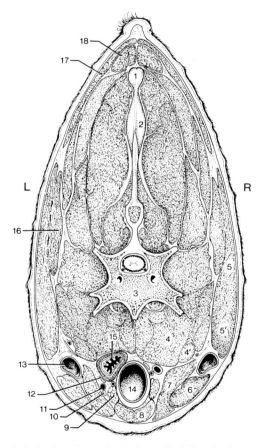

Abb. 25-24 Querschnitt durch die Mitte des Halses.

1, 2, Nackenband (Funiculus und Lamina nuchae); 3, Wirbel; 4, M. longus colli; 4′, M. longus capitis; 5, 5′, M. brachiocephalicus; 5, M. cleidooccipitalis; 5′, M. cleidomastoideus; 6, 7, M. sternocephalicus; 6, M. sternomandibularis; 7, M. sternomastoideus; 8, Mm. sternohyoideus und sternohyreoideus; 9, Thymus und V. jugularis interna; 10, N. laryngeus recurrens; 11, A. carotis communis; 12, Truncus vagosympathicus; 13, V. jugularis externa; 14, Trachea; 15, Oesophagus; 16, M. omotransversarius; 17, M. trapezius; 18, M. rhomboideus.

verendeten Tier, wo das Lumen sehr weit und die Wandung dünn und locker ist, gibt einen falschen Eindruck von den tatsächlichen Verhältnissen intra vitam. Die Schleimhaut ist bemerkenswert unempfindlich; daher werden Rinder beim Einführen eines Magenschlauchs oder einer Schlundsonde kaum beeinträchtigt. Obwohl die Beförderung in beiden Richtungen normalerweise rasch erfolgt, können Futterteile ziemlich häufig im Oesophagus steckenbleiben. Die Prädilektionsstellen sind am Ursprung aus dem Schlundkopf, am Brusteingang und in Höhe der Luftröhren-Bifurkation.

Die *Schilddrüse* ist fast vollständig in zwei Lappen aufgeteilt, die wie umgekehrte Pyramiden aussehen und dem Ringknorpel lateral aufliegen. Sie sind durch eine dünne Gewebsbrücke (Isthmus) miteinander verbunden, die die zweite Trachealspange ventral überquert. Die Drüse ist feinkörnig und backsteinrot beim Erwachsenen, jedoch blasser gefärbt beim Kalb (Abb. 6-3/C).

Die *Nebenschilddrüsen* sind klein (ca. 8–10 mm); da sie eine unregelmäßige Gestalt haben und ihre Lage inkonstant ist, sind sie schwer auffindbar. Sie können in andere Gebilde eingebettet sein – meistens in die Schilddrüse, in den Thymus oder in die Gl. mandibularis. Das äußere Epithelkörperchen liegt am häufigsten kranial der Schilddrüse, aber kaudal der Carotis-Aufzweigung; das innere ist in den meisten Fällen in die Schilddrüse eingebettet, oder es liegt zwischen dieser und der Trachea. Sie werden manchmal mit Lymphknoten verwechselt, denen sie äußerlich ähneln.

Der *Thymus* ist groß und gelappt; er reicht bei Jungtieren vom Kehlkopf bis hin zum Perikard (Abb. 25-25/1, 2). Sein Halsteil ist mit dem Brustteil durch einen schmalen Isthmus verbunden, der ventral der Trachea liegt. Der Halsteil teilt sich in zwei hornartige Fortsätze auf, die seitlich auf der Luftröhre auslaufen, wobei sie bis zum Kehlkopf reichen können. Während der ersten sechs bis neun Monate nach der Geburt wächst der Thymus sehr schnell, obwohl er das Maximum seiner relativen Größe viel früher erreicht. Tatsächlich kann seine Rückbildung bereits in der 8. postnatalen Woche beginnen. Das Tempo der Involution ist variabel und der Thymus, insbesondere seine Pars thoracalis, kann selbst bei mehrjährigen Tieren noch ziemlich groß sein. Der Isthmus und der Halsteil verschwinden schließlich völlig. Der Thymus junger Kälber ist leuchtend rosa und sogar rot, aber mit zunehmendem Alter bleicht das Organ aus; seine

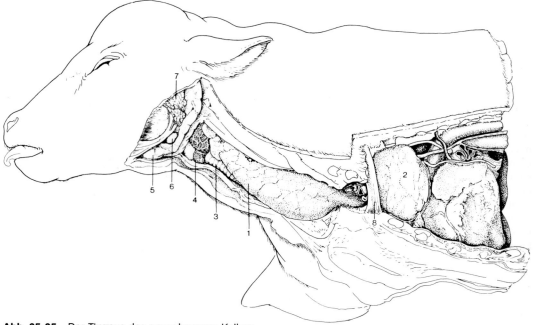

Abb. 25-25 Der Thymus des neugeborenen Kalbes.

1, Halsteil des Thymus; 2, Pars thoracica des Thymus; 3, Trachea; 4, Schilddrüse; 5, Gland. mandibularis; 6, Ln. mandibularis; 7, Gland. parotis; 8, erste Rippe.

Konsistenz wird fester, während das aktive Parenchym fortwährend durch fetthaltiges Bindegewebe ersetzt wird.

Die A. carotis communis verläuft dorsolateral der Trachea in einer Faszienscheide gemeinsam mit dem Truncus vagosympathicus. Die V. jugularis interna und der N. laryngeus recurrens liegen ihr auf der rechten Seite dicht an, auf der linken Seite schiebt sich der Oesophagus dazwischen. Die Stammarterie endet über der seitlichen Pharynxwand, wo sie die kleine A. occipitalis abzweigt und sich in gleichbleibender Verlaufsrichtung als A. carotis externa fortsetzt. Beim Foetus zweigt sich gemeinsam mit der A. occipitalis eine A. carotis interna ab, aber sie beginnt sich bereits vor der Geburt zu verschließen. Der völlige Verschluß erfolgt erst einige Monate nach der Geburt, aber ein Rest-Lumen kann manchmal ein bis zwei Jahre persistieren (Abb. 25-26/4). Die Carotis communis zweigt bis zu ihrem Ende keine Äste von wesentlicher Bedeutung ab. Manchmal kann man ihre Pulsation feststellen, wenn man die Arterie gegen die Querfortsätze der Halswirbel drückt.

An dieser Stelle soll kurz die Blutversorgung des Gehirns erwähnt werden, weniger aus klinischen Erwägungen heraus als im Hinblick auf seine Bedeutung für die umstrittenen jüdischen und moslemischen Schlachttechniken, bei denen die Tiere durch einen tiefen, rituell ausgeführten Halsschnitt (Schächten) ohne vorherige Betäubung getötet werden.

Das Gehirn wird von einer Reihe von Gefäßen gemeinsam versorgt, die sehr stark gegliederte arterielle Gefäßnetze in der Schädelhöhle speisen, die außerhalb der Dura mater liegen und in kavernöse und dazugehörige venöse Sinus versenkt sind. Diese Wundernetze (Retia mirabilia) werden aus zahlreichen gewundenen, miteinander anastomosierenden Arterien gebildet. Die

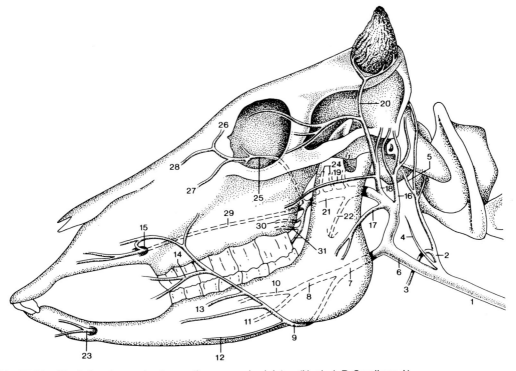

Abb. 25-26 Die Aufzweigung der A. carotis communis sinistra. (Nach J. E. Smallwood.)

1, A. carotis communis; 2, A. occipitalis; 3, A. palatina ascendens; 4, Rudiment der A. carotis interna; 5, A. meningea medialis; 6, A. carotis externa; 7, Truncus linguofacialis; 8, A. lingualis; 9, A. facialis; 10, A. lingualis profunda; 11, A. sublingualis; 12, A. submentalis; 13, Aa. labiales mandibulares; 14, A. labialis maxillaris; 15, Foramen infraorbitale; 16, A. auricularis caudalis; 17, Ramus massetericus; 18, A. temporalis superficialis; 19, A. transversa facei; 20, A. cornualis; 21, A. maxillaris; 22, A. alveolaris mandibularis; 23, A. mentalis; 24, rostrale und kaudale Äste zum Rete mirabile; 25, A. malaris; 26, A. angularis oculi; 27, A. lateralis nasi caudalis; 28, A. dorsalis nasi; 29, A. infraorbitalis; 30, A. sphenopalatina; 31, Aa. palatina major und minor.

Retia werden an ihrer peripher gelegenen Seite aus mehreren Quellen gespeist (Abb. 7-34); auf der distalen bzw. cerebralen Seite verengt sich das Netz zu einem einzigen ausführenden Stamm, der die harte Hirnhaut durchbohrt und den Circulus arteriosus cerebralis mit dem der anderen Seite bildet. Der Circulus liegt der Ventralseite des Gehirns an und gibt in der üblichen Weise Äste ab. Die A. basilaris, die kaudal über die Medulla oblongata läuft und sich entlang des Rückenmarks fortsetzt, ist ein Zubringer des Circulus beim Rind, führt beim Schaf das Blut jedoch aus ihm ab. Obwohl man das aus haemodynamischen Gründen schwer erklären kann, werden alle Teile des Gehirns beim Rind durch eine Mischung aus Carotis- und Vertebralisblut versorgt, während das Blut aus der A. vertebralis sich beim Schaf nur auf den kaudalen Teil des Hirnstammes beschränkt. Diese Unterschiede sind für die rituelle Schlachtweise relevant, weil die Aa. vertebrales unverletzt bleiben, wenn die Halsschlagadern durchschnitten werden. Die Überlegung, daß ein abrupter Druckabfall in den zerebralen Arterien einen fast schlagartigen Bewußtseinsverlust herbeiführt, ist nach neuesten Forschungsarbeiten in Frage gestellt worden.

Der *Truncus vagosympathicus* zeigt keine bemerkenswerten Besonderheiten. Die Anteile des Vagus und des Sympathicus verlieren ihre Beziehungen zueinander und ihre teilweise Verbindungen, ehe sie in den Brustkorb eintreten. Ihr weiterer Verlauf und ihre Verbindungen werden an anderer Stelle beschrieben. Die Nn. laryngei recurrentes ähneln denen der anderen Tierarten.

Die lymphatischen Einrichtungen von Kopf und Hals

Die wichtigsten Lymphknoten des Kopfes wurden in ihrem topographischen Zusammenhang bereits erwähnt; weitere kleinere Lymphknoten, die sich für gewöhnlich medial vom Unterkieferast finden, sind von geringer praktischer Bedeutung.

Der *Ln. parotideus* (Fig. 25-1/13) erhält seine Lymphe aus dem größten Teil der Kopfhaut, vor allem im Dorsalbereich. Er hat auch Zuflüsse aus dem Oberkiefer, dem Kiefergelenk, den Kaumuskeln, der Nasenhöhle, dem harten Gaumen, der Orbita und der Region um das äußere Ohr. Seine efferenten Lymphgefäße ziehen weiter zum Ln. retropharyngeus medialis.

Das Einzugsgebiet des *Ln. mandibularis* (/20) überlappt die des Lnn. parotideus und retropharyngeus medialis. Die wichtigsten afferenten Gefäße kommen aus der Haut und den von ihr bedeckten Strukturen im Ventralbereich des Kopfes und aus dem Rostralteil der Mundhöhle, einschließlich der Zungenspitze. Seine ausführenden Lymphgefäße ziehen weiter zum Ln. retropharyngeus lateralis.

Der umfangreiche *Ln. retropharyngeus medialis* liegt eingebettet in Fettgewebe zwischen Pharynx und Schädelbasis (Abb. 25-9/20 und 25-20/12). Er sammelt die Lymphe aus den meistens tiefer gelegenen Kopfstrukturen, einschließlich Nasen- und Mundhöhle, Pharynx, Larynx, Schädel und Kiefermuskeln und aus dem Ventralbereich des oberen Halsendes. Seine efferenten Gefäße führen wiederum zum Ln. retropharyngeus lateralis, der das Lymphsammelzentrum für den gesamten Kopf ist (Abb. 25-27/4). Dieser seitliche Knoten, der unterhalb des Atlasflügels liegt (Abb. 25-1/14), ist auch ein Primärfilter für weitere Lymphgefäße aus tieferen Lagen des Kopfes. Er führt seine abfließende Lmphe in ein einzelnes großes Gefäß, den Ductus trachealis, der am Hals innerhalb der lateralen Faszienhülle der Trachea absteigt. Der Ductus trachealis endet nach Einmündung in den Ductus thoracicus oder in die eine oder andere Vene des Brusteingangs; in der Mehrzahl der Fälle geht der linke Ductus trachealis in den Milchbrustgang über, während der rechte direkt in eine der Hauptzuflüsse der V. cava cranialis mündet (Abb. 25-27/9).

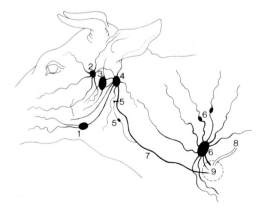

Abb. 25-27 Der Lymphabfluß aus Kopf und Hals.

1, Ln. mandibularis; 2, Ln. parotideus; 3, Ln. retropharyngeus medialis; 4, Ln. retropharyngeus lateralis; 5, Lnn. cervicales profundi; 6, Lnn. cervicales superficiales; 7, Ductus trachealis; 8, Ductus thoracicus; 9, das Gebiet, in dem Lymphgefäße in Venen münden.

Eine Reihe kleinerer Lnn. cervicales profundi ist im Verlauf der beiden Ductus tracheales zu finden. Sie werden aufgeteilt in kraniale, mittlere und kaudale Gruppen, und sie filtern die Lymphe aus den Strukturen im Spatium viscerale cervicis. Sie leiten diese Lymphe an den Ductus trachealis weiter, manchmal direkt, manchmal nach dem serienweisen Durchfließen mehrerer dieser Lymphknoten. Gewöhnlich erhält er auch eins oder mehrere der kaudalen Gefäße aus dem Lymphocentrum axillare der Schultergliedmaße ebenso wie kleinere Lymphstämme direkt aus der Vorderbrust.

Ein einzelner, bedeutend größerer Lymphknoten liegt im unteren Halsbereich vor dem Schulterblatt. Es handelt sich um den Ln. cervicalis superficialis (Buglymphknoten), der auf der tiefen Muskulatur der Halswirbel sitzt; er ist leicht tastbar, obwohl er vom M. omotransversarius bedeckt wird. Er sammelt die Lymphe aus der Haut und den darunterliegenden Muskeln in einem großen Einzugsgebiet, das von der Halsmitte bis zum Kaudalteil des Brustkorbs reicht, einschließlich der Proximalteile der Vordergliedmaße. Der Durchfluß dieses Lymphknotens ist in Abschnitte unterteilt, wobei bestimmten Teilen des Knotens bestimmte Teile seines Einzugsgebietes zugeordnet sind. Die großen efferenten Gefäße führen in variabler Weise zu großen Lymph- oder Venenstämmen in der Nähe. Jeder der größeren Lymphknoten kann doppelt auftreten.

Ausgewählte Literatur

Baldwin, B. A.: The anatomy of the arterial supply to the cranial regions of the sheep and ox. Am. J. Anat. 115: 101–118, 1964.

Baldwin, B. A., and F. R. Bell: The anatomy of the cerebral circulation in the sheep and ox. The dynamic distribution of the blood supplied by the carotid and vertebral arteries to cranial regions. J. Anat. 97: 203–216, 1963.

Bowen, J. S.: Dehorning the mature goat. JAVMA 171: 1249–1250, 1977.

Brown, W. A., P. V. Christofferson, M. Masler, and M. B. Weiss: Postnatal tooth development in cattle. Am. J. Vet. Res. 21: 7–34, 1960.

Butler, W. F.: Innervation of the horn region in domestic ruminants. Vet. Rec. 80: 490–492, 1967.

Diesem, C.: Gross anatomic structure of the equine and bovine orbit and its contents. Am. J. Vet. Res. 29: 1769–1781, 1968.

Dougherty, R. W., R. E. Habel, and H. E. Bond: Esophageal innervation and eructation reflex in sheep. Am. J. Vet. Res. 19: 115–128, 1958.

Dougherty, R. W., K. J. Hill, F. L. Campeti, R. C. McClure, and R. E. Habel: Studies of pharyngeal and laryngeal activity during eructation in ruminants. Am. J. Vet. Res. 23: 213–219, 1962.

Lambooy, E., and W. Spanjaard: Effect of the shooting position on the stunning of calves by captive bolt. Vet. Rec. 109: 359–361, 1981.

Lauwers, H., and N. R. De Vos: Innervatie van de hoorn bij het rund in verband met het verloop van de N. ophthalmicus. Vlaams Diergeneeskd. Tijdschr. 35: 451–464, 1966.

Levinger, I. M.: Jewish method of slaughtering animals for food and its influence on blood supply to the brain and on the normal functioning of the nervous system. Anim. Reg. Stud. 2: 111–118, 1979.

Lodge, D.: A survey of tracheal dimensions in horses and cattle in relation to endotracheal tube size. Vet. Rec. 85: 300–303, 1969.

Mitchell, B.: Local analgesia of the bovine horn and horn base. Vet. Rec. 79: 133–136, 1966.

Müller, A.: Das Bild des normalen Augenhintergrundes beim Rind. Berl. Münch. Tierärztl. Wochenschr. 82: 181–182, 1969.

Peterson, D. R.: Nerve block of the eye and associated structures. JAVMA 118: 145–148, 1951.

Rebhun, W. C.: Diseases of the bovine orbit and globe. JAVMA 175: 171–175, 1979.

Rousseau, J. P.: Rôle comparée des muscles du nasopharynx et de la glotte dans l'inspiration du rumination dite ‚à glotte fermé'. C. R. Seances Soc. Biol. 160: 606–619, 1966.

Schreiber, J: Die anatomischen Grundlagen der Leitungsanästhesie beim Rind. I. Kopfnerven. Wien. Tierärztl. Monatsschr. 42: 129–153, 1955.

Steenkamp, J. D. G.: Wear in bovine teeth. Salisbury, Proc. Symp. Anim. Prod. 2: 11–14, 1969.

Verschooten, F., and W. Oyaert: Radiological diagnosis of esophageal disorders in the bovine. J. Am. Vet. Radiol. Soc. 18: 85–89, 1977.

Weinreb, M. W., and Y. Sharav: Tooth development in sheep. Am. J. Vet. Res. 25: 891–905, 1964.

Wilkens, H.: Zur Topographie der Nasenhöhle und der Nasennebenhöhle beim Rind. Dtsch. Tierärztl. Wochenschr. 65: 580–585, 632–637, 1958.

Kapitel 26

Hals, Rücken und Schwanz der Wiederkäuer

Gestalt und Oberflächenstrukturen

Der Rücken und der Lendenbereich werden in ihrem Aussehen von der knöchernen Grundlage der Brust- und Lendenwirbel bestimmt. Die Lende ist gegen die Flanken durch die vorstehenden Enden der Lendenwirbelquerfortsätze scharf abgegrenzt, wohingegen sich die Grenzen des Vorderrückens nicht so genau bestimmen lassen, weil er ohne Absatz in die seitliche Brustwand übergeht und dabei die oberen Teile der Schulterblätter mit ihren Knorpeln und den beide bedeckenden Muskeln einschließt. Es ist zweckmäßig, in diesem Kapitel auch einige Bemerkungen einzuschließen, die über die dorsale Kreuzregion zu machen sind, die in die Kruppe und die Schwanzwurzel übergeht.

Bei einem entspannt stehenden Tier erhebt sich die Rückenkontur ein wenig über die Widerristlinie, aber ansonsten folgt sie einer ziemlich gerade verlaufenden Linie vom Nacken bis zur Schwanzwurzel (Abb. 26-1)*. Die Halskontur, die entlang der Pars funiculi des Nackenbands verläuft, ändert sich natürlich mit der Stellung des Kopfes.

Die Rückenlinie des Rumpfes wird durch die höchsten Stellen der Dornfortsätze der Wirbel bestimmt, von denen etliche einzeln abgetastet werden können. Die Identifizierung einzelner

---

* Die Beschreibung bezieht sich auf Rinder europäischen Ursprungs. Der ausgeprägte Buckel der Zeburinder (Bos indicus) und ihrer Kreuzungen beruht v. a. auf einer Vergrößerung der Mm. rhomboidei.

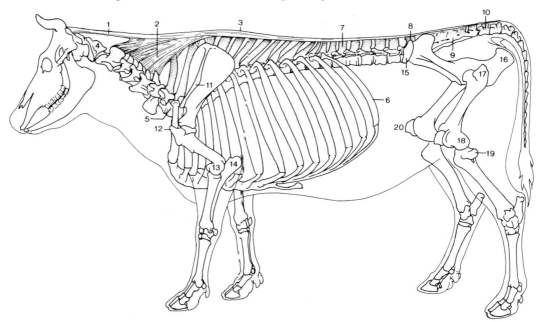

Abb. 26-1 Das Skelett und die Wirbelsäulenbänder. Die meisten der bezeichneten Skeletteile sind abtastbar.

1, 2, Nackenband; 1, Funiculus nuchae; 2, Lamina nuchae; 3, Lig. supraspinale; 4, Atlas; 5, letzter Halswirbel (C7); 6, dreizehnte Rippe; 7, erster Lendenwirbel (L1); 8, letzter Lendenwirbel (L6); 9, Kreuzbein; 10, erster Schwanzwirbel; 11, Spina scapulae; 12, Tuberculum majus; 13, Epicondylus lat.; 14, Olecranon; 15, Tuber coxae; 16, Tuber ischiadicum; 17, Trochanter major; 18, Condylus lat.; 19, Condylus lat. der Tibia und Fibula-Rudiment; 20, Patella.

Knochen wird besonders verläßlich, wenn man von dem weiten Zwischenraum zwischen dem aufrechtstehenden Dornfortsatz des letzten Lendenwirbels und dem kaudal geneigten Kranialrand der Crista sacralis media (Spatium lumbosacrale) ausgeht. Der Kreuzbeinkamm kann kaudal verfolgt werden, bis er durch die Einzelfortsätze der Schwanzwirbeldornfortsätze abgelöst wird; bei Unsicherheit über die Identität dieser Fortsätze kann man den Schwanz wie einen Pumpenschwengel auf und ab bewegen, so daß man das stark bewegliche Gelenk zwischen erstem und zweitem Schwanzwirbel wahrnimmt (Abb. 26-3/ 6). Das sichere Auffinden des ersten Spatium intercaudale ist von besonderer Wichtigkeit, da hier das Lokalanaestheticum für die „tiefe" Epidural-Anaesthesie injiziert wird (S. 672, 673).

Manchmal steht die Schwanzwurzel nach oben vor, besonders bei brünstigen Kühen.

Wenn man vom Spatium lumbosacrale nach vorn geht, kann man bei mageren Tieren die Lendenwirbeldornfortsätze leicht untersuchen. Das Abzählen wird im Kaudalteil des Thorax schwieriger, wo mehrere Fortsätze aneinanderstoßen, und es wird unmöglich, wo die Wirbel zwischen den Schulterblattknorpeln eingeschlossen sind. Der erste thorakale Dornfortsatz liegt kranial der Scapula, wo man ihn bei tiefer Palpation ertasten kann, obwohl er nicht nahe an die Haut heranreicht. Die Halswirbel kann man von oben nicht erreichen, aber ihre grundsätzliche Lage kann man durch Abtasten von der Seite ermitteln. Ihre Querfortsätze sind gut ausgebildet und zweigeteilt, wobei der ventrale ziemlich

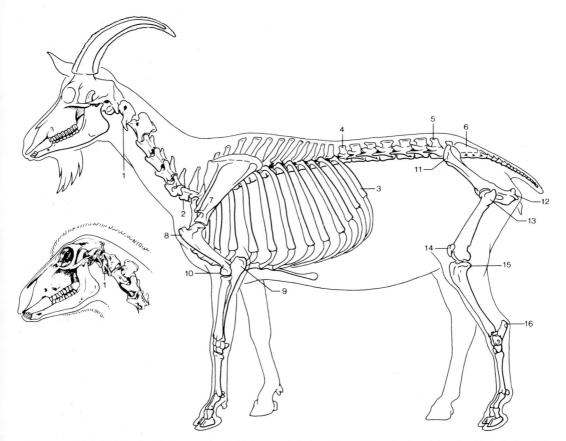

Abb. 26-2 Das Skelett der Ziege und der Schädel des Schafes. Die meisten der bezeichneten Skeletteile sind abtastbar.

1, Atlas; 2, letzter Halswirbel (C7); 3, letzte Rippe; 4, erster Lendenwirbel (L1); 5, letzter Lendewirbel (L7); 6, Kreuzbein; 7, Acromion; 8, Tuberculum majus; 9, Olecranon; 10, Epicondylus lat.; 11, Tuber coxae; 12, Tuber ischiadicum; 13, Trochanter major; 14, Patella; 15, Condylus lat. tibiae; 16, Calcaneus.

groß ist; das ist am sechsten Halswirbel besonders auffällig. Trotzdem ist die Identifizierung einzelner Wirbelknochen schwierig, bis auf den Atlas, der einen unverwechselbaren Orientierungspunkt darstellt.

Weitere Merkmale, die man in der Kruppenregion aufzählen kann, schließen die auffälligen Kreuzhöcker des Beckens ein, die sich jederseits des Spatium lumbosacrale erheben, sowie die kräftigen Cristae iliacae, die zu den Hufthöckern (Tubera coxae) führen. Die Cristae erheben sich über die Umgebung; an ihnen entspringt die Glutaeus-Muskulatur.

Der Kopf wird beim Schaf und besonders bei der Ziege höher getragen; die Kruppe fällt bei beiden Tieren nach hinten ab.

Die Wirbelsäule

Die Wirbelachse läuft im Lenden- und kaudalen Brustbereich parallel zur Rückenlinie, ist aber weiter kranial nach ventral abgebogen. Sie erreicht den tiefsten Punkt am Brusteingang; hier gibt ihr eine plötzliche Krümmung jene Verlaufsrichtung, die sie allmählich wieder dorsalparallel bringt, während sie am Hals aufsteigt (Abb. 26-2).

Die Wirbelknochen und ihre Gelenkverbindungen sind wie üblich gebaut und nur wenige Besonderheiten sind erwähnenswert. Die „Wirbel-Formel" lautet C7, Th13, L6, S5, Cd18–20 beim Rind und C7, Th13, L6 (7), S4 (Schaf) oder S5 (Ziege) sowie Cd16–18 bei den kleinen Hauswiederkäuern. Die starke Beweglichkeit des Halses gestattet dem Tier, den Kopf zu heben und zu senken und mit der Zunge seine Flanken zu erreichen. Die meisten Bewegungen im Halsbereich sind die Summe kleinerer Verschiebungen in mehreren Gelenken; nur die grasende Stellung erfordert eine stärkere Streckung im cervicothorakalen Gelenk, von dem aus die Halswirbel mit den Brustwirbeln dann in einer Flucht verlaufen. Wenn auch die Bewegungen im Thorakalbereich durch den Brustkorb eingeschränkt werden, ist die größte Beweglichkeit im Stammbereich dennoch in Höhe des Zwerchfells vorhanden. Weiter hinten sind die Bewegungen, vor allem nach lateral, durch die völlige Kongruenz der Gelenkfortsätze und enge Gelenkkapseln stark eingeschränkt. Im Lumbosakralgelenk ist die Beweglichkeit wieder größer.

Die allgemein ziemlich begrenzte Beweglichkeit der Wirbelkette wird mit der relativen Kürze der Zwischenwirbelscheiben erklärt, die beim Rind nur 10% ihrer Gesamtlänge ausmachen. Die Disci selbst sind wie gewöhnlich aufgebaut und sie sind den gleichen degenerativen Veränderungen unterworfen, wie sie bei anderen Arten vorkommen – eine fortschreitende Austrocknung und Kollagenisierung der Gallertkerne mit Einreißen der umhüllenden Faserringbündel. Diese Erscheinungen, die Teile eines normalen Alterungsprozesses sind, gehen unmerklich in stärkere und schließlich in krankhafte Veränderungen über. Obwohl offenbar alle Disci für degenerative Veränderungen ähnlich anfällig sind, wird vor allem der Discus lumbosacralis geschädigt, wohl durch die stärkeren Belastungen, denen er durch die besondere Beweglichkeit des Lumbosakralgelenks ausgesetzt ist. Bandscheibenschäden werden manchmal von Veränderungen der lumbosakralen Synovialgelenke und von abnormen knöchernen Auswüchsen (Osteophyten) der Ventralränder der Wirbelkörper begleitet.

Bestimmte dieser weitverbreiteten Veränderungen können bei Bullen bis zur Deckunfähigkeit führen.

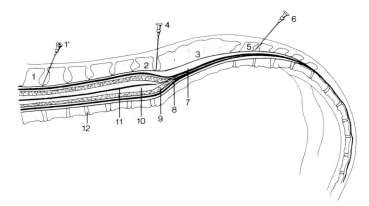

Abb. 26-3 Kaudalabschnitt des Wirbelkanals mit Inhalt (stark vergrößert). Die epiduralen Injektionsstellen sind durch Kanülen gekennzeichnet.

1, erster Lendenwirbel; 1', Einstichstelle für die Anästhesie der Flankengegend; 2. letzter Lendenwirbel (L 6); 3, Kreuzbein; 4, Einstich im Spatium lumbosacrale; 5, erster Schwanzwirbel; 6, Einstich zwischen erstem und zweitem Schwanzwirbel (Schwanzblock); 7, Epiduralraum; 8, Dura mater; 9, Subarachnoidalraum; 10, Rückenmark; 11, Zentralkanal; 12, Discus intervertebralis.

Das elastische *Nackenband* ist die einzige ligamentöse Struktur, die beschrieben werden muß (Abb. 26-1/1, 2). Wie beim Pferd besteht es aus zwei Teilen. Der Nackenstrang, der zwischen dem Hinterhauptsbein und den höchsten Widerrist-Dornfortsätzen verkehrt, besteht aus einem paarigen Strang mit rundem Querschnitt an seiner okzipitalen Befestigung, der sich aber kaudal zusehends verbreitert. Er befestigt sich jederseits an den ersten thorakalen Dornfortsätzen, nahe deren Kamm; kaudal davon nähert er sich dem Strang der Gegenseite und verschmilzt mit ihm, wobei das breite Lig. supraspinale entsteht, das die Dornfortsätze abdeckt. Im Gegensatz zum Pferd bedecken der M. rhomboideus und der M. trapezius die Pars funiculi des Nackenbandes (Abb. 25-24/1, 2). Seine Pars laminaris liegt in der Medianebene zwischen den symmetrisch angeordneten dorsalen Halsmuskeln; sie ist aufgeteilt in ein kranialgelegenes elastisches Netz, das zwischen dem Nackenstrang und dem zweiten bis vierten Halswirbel verkehrt, und in eine unpaarige Nackenplatte, die das Dreieck zwischen den Dornfortsätzen des ersten Brustwirbels und den letzten beiden Halswirbeln ausfüllt. Abgesehen davon, daß das Nackenband die Halsmuskulatur entlastet, ist es gelegentlich von Bedeutung, weil seine Struktur den Ausbreitungsweg bestimmter Infektionen bestimmt. Beim Rind fehlen Schleimbeutel zwischen dem Nackenband und den Wirbeln.

Die Topographie des Wirbelkanals

Der Wirbelkanal ist am weitesten im Atlas und verengt sich zusehends im Kreuzbein; dazwischen ist er am geräumigsten dort, wo er die Anschwellungen des Rückenmarks beherbergt, die die Nervenursprünge für die Gliedmaßengeflechte enthalten. Der Zugang zum Wirbelkanal wird häufig notwendig, um Zerebrospinalflüssigkeit aus dem Subarachnoidalraum zu entnehmen oder ein Lokalanaesthetikum in den Epiduralraum einzuspritzen. Manchmal werden auch Medikamente in diese Räume injiziert. Bei der Untersuchung des Skeletts zeigt es sich, daß man theoretisch durch jedes Spatium interarcuale Zugang erhält, daß das aber am leichtesten an den größeren Lücken möglich ist: zwischen Atlas und Schädel, an der Lumbosakralverbindung sowie zwischen den beiden ersten Schwanzwirbeln (Abb. 26-3).

Das erste Spatium intercaudale ist mit etwa 2 × 2 cm ausreichend groß. Die meisten anderen Spatia interarcualia sind nur wenige Millimeter weit, und da sie in der Tiefe ziemlich weit von der Hautoberfläche entfernt liegen, sind sie schwer auffindbar, wenn man mit der Nadel einsticht. Epidural-Injektionen durch die kranialgelegenen

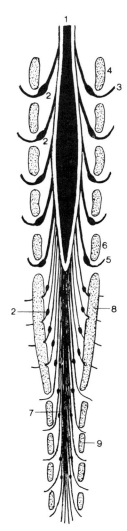

Abb. 26-4 Die Lagebeziehungen des Kaudalendes des Rückenmarks und seiner Nerven zu den Wirbeln; schematische Dorsalansicht. Beachte die Lage der Spinalganglien (2).

1, Rückenmark; 2, Spinalganglion; 3, zweiter Lendennerv; 4, Schnittfläche des Wirbelbogens des zweiten Lendenwirbels; 5, sechster Lendennerv; 6, Schnittfläche des sechsten Lendenwirbelbogens; 7, Cauda equina; 8, Schnittfläche des Kreuzbeins; 9, Schnittfläche des zweiten Schwanzwirbelbogens.

(besonders das erste) Spatia lumbales interarcualia werden gelegentlich ausgeführt, wenn man eine örtliche Betäubung der Flankengegend erreichen will. Ein leicht schräger Einstich etwas lateral und kaudal des Zielbereiches ist hierfür üblich, da dabei das geringste Risiko einer Verkeilung der Nadel im Knochen besteht.

Das Rückenmark reicht bei erwachsenen Rindern bis zum Lumbosakralgelenk, geht bei jungen Kälbern aber darüber hinaus bis in die hintere Hälfte des Kreuzbeins. Es unterteilt sich in 8 cervikale, 13 thorakale, 6 lumbale, 5 sakrale und gewöhnlich 5 caudale Segmente. Die acht Halssegmente werden in sieben Halswirbeln untergebracht, während jedes der thorakalen und der kranialen Lendensegmente fast eine genaue Übereinstimmung mit den gleichzähligen Wirbelknochen zeigt. Die Kranialverschiebung der kaudalen Abschnitte der Medulla schafft im Wirbelloch des letzten Lendenwirbels Platz für die Unterbringung der fünf kurzen, ineinandergeschobenen Sakralsegmente (Abb. 26-4). Obwohl der Rückenmarkstrang über dem Discus lumbosacralis endet, reicht der Subarachnoidalraum bis ins Kreuzbein hinein und kann daher am Spatium interarcuale lumbosacrale punktiert werden (Abb. 26-3/4).

Der *Plexus vertebralis internus* (Abb. 26-5/1) hat den gleichen grundsätzlichen Aufbau und die gleichen Funktionen wie bei anderen Arten, zeigt aber zwei Besonderheiten, die von speziellem klinischen Interesse sind. Die erste betrifft die Möglichkeit, daß der Plexus Blut leitet, das aus der V. cava caudalis umgeleitet wurde, wenn diese durch Aufblähung des Pansens (Tympanie) ver-

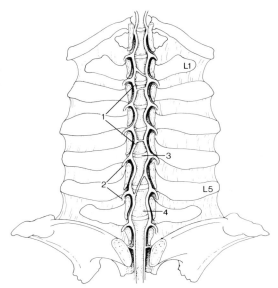

Abb. 26-5 Dorsalansicht der venösen Abflüsse des Wirbelkanals. Der Plexus vertebralis internus mit seinen Innenverbindungen und seinen seitlichen Segmentalästen ist freigelegt.

1, Plexus vertebralis internus; 2, Vv. intervertebrales; 3, eine Zwischenwirbelscheibe; 4, ein Wirbelkörper.

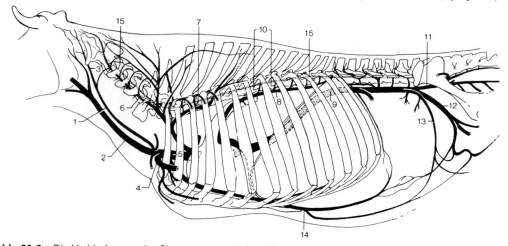

Abb. 26-6 Die Verbindungen der Stammvenen mit dem Plexus-vertebralis-Azygos-System. Beachte besonders die Verbindungen zwischen dem Plexus vertebralis internus (15) und den Vv. intercostales (10) sowie zwischen dem Plexus und den Ästen der V. vertebralis (6).

1, V. jugularis interna; 2, V. jugularis externa; 3, V. occipitalis; 4, V. axillaris; 5, V. cava cran.; 6, V. vertebralis; 7, V. intercostalis suprema; 8, V. azygos sin.; 9, V. cava caud.; 10, Vv. intercostales; 11, V. iliaca int.; 12, V. iliaca ext.; 13, V. circumflexa ilium prof.; 14, V. epigastrica cran.; 15, Plexus vertebralis int., im Wirbelkanal gepunktet.

engt oder verlegt wird; der Druckverschluß der Hohlvene kann direkt erfolgen oder indirekt als Ergebnis einer torsionsähnlichen Verschiebung der Leber gegen das Zwerchfell (Abb. 26-6). Die zweite wesentliche Besonderheit besteht in dem Risiko einer Blutung während der Punktur des Subarachnoidal- oder des Epiduralraumes.

Die Blutgefäße des Schwanzes

Die A. u. V. caudae mediana müssen kurz erwähnt werden. Die Arterie, die Fortsetzung der A. sacralis mediana, liegt fast über die gesamte Länge des Schwanzes ventral der Vene und dort wird üblicherweise der Puls gefühlt. Im extrem proximalen Teil des Schwanzes liegen die Gefäße nebeneinander (Cd2 oder 3) und hier kann man sowohl aus der Arterie wie aus der Vene Blut entnehmen. In diesem Bereich liegen sie den Schwanzwirbeln ventral an und werden von deren Hämalfortsätzen geschützt (Ab. 26-7). Da sich diese Fortsätze an den ersten Schwanzwirbeln zu Hämalbögen vereinen (Abb. 2-10/E,9), sind die Gefäße am Schwanzanfang nur an den Zwischenwirbelgelenken zugänglich. Es ist vielerorts üblich, den Schwanz der Lämmer zu kupieren.

Ausgewählte Literatur

Almquist, J. O., and *R. G. Thomson:* Relation of sexual behavior and ejaculation frequency to severity of vertebral body osteophytes in dairy and beef fulls. JAVMA 163: 163–168, 1973.

Arnold, J. P., and *R. L. Kitchell:* Experimental studies of the innervation of the abdominal wall of cattle. Am. J. Vet. Res. 18: 229–240, 1957.

Bane, A., and *H. J. Hansen:* Spinal changes in the bull and their significance in serving inability. Cornell Vet. 52: 362–384, 1962.

Davis, L. E., H. E. Dale, and *B. A. Westfall:* Effects of ruminal insufflation on the venous return in the goat. Am. J. Vet. Res. 25: 1166–1174, 1964.

Farquharson, J.: Paravertebral lumbar anesthesia in bovine species. JAVMA 97: 54–57, 1940.

Hansen, H. J.: Studies on the pathology of the lumbosacral disc in female cattle. Acta Orthop. Scand. 25: 161–165, 1956.

Scheiber, J., and *O. Schaller:* Anatomische Studien über die extradurale Anaesthesie bei Rind und Hund. Wien. Tierärztl. Monatschr. 41: 385–436, 1954.

Seiferle, E.: Zur Rückenmarkstopographie von Pferd und Rind. Z. Anat. 110: 371–384, 1940.

Skarda, R. T., and *W. W. Muir:* Segmental lumbar epidural analgesia in cattle. Am. J. Vet. Res. 40: 52–57, 1979.

Slijper, E. J.: Comparative biologic-anatomical investigations on the vertebral column and spinal musculature of mammals. Kon. Ned. Akad. Wet. 2: 1–128, 1946.

Smuts, M. M. S.: The foramina of the cervical vertebrae of the ox. Part I: Atlas and axis; Part II: Cervical vertebrae 3–7. Zentralbl. Vet. Med. C, 3: 289–295, 1974; C, 4: 24–37, 1975.

Smuts, M. M. S.: Venous drainage of the cervical vertebrae of the ox. Onderstep. J. Vet. Res. 44: 233–248, 1977.

Weber, W.: Anatomisch-klinische Untersuchungen über die Punktions- und Anaesthesiestellen des Rückenmarks und über die Lage des Gehirns beim Rind. Schweiz. Arch. Tierheilkd. 84: 161–173, 1942.

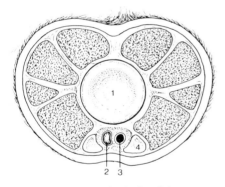

Abb. 26-7 Querschnitt durch den Schwanz.

1, Discus intervertebralis; 2, V. caudae mediana; 3, A. caudae med.; 4, Processus haemalis.

Kapitel 27

Der Thorax der Wiederkäuer

Gesamtgestalt und Oberflächenanatomie

Form und Ausdehnung der Brusthöhle entsprechen nicht den Vorstellungen, die man sich bei Beobachtung des lebenden Tieres macht. Dafür gibt es die üblichen Gründe – die Einbeziehung der proximalen Teile der Schultergliedmaßen in die Haut des Rumpfes, das Abweichen von Rückenlinie und Vorderbrustkontur von den inneren Begrenzungen der Brusthöhle sowie die Vorwölbung des Zwerchfells (Abb. 27-1).

Schulter und Arm passen sich problemlos in die Brustwand ein. Nur wenige Stellen des Gliedmaßenskeletts sind durchtastbar. Die Orientierung des Schulterblattes zeigt sich an der Verlaufsrichtung seiner Spina scapulae (ein kammartiger Vorsprung), während sein Angulus caudalis, der den Wirbeln dorsal der 6. Rippe aufliegt, sogar bei sehr fetten Tieren erkennbar bleibt. Man kann den Dorsalrand des Schulterblattknorpels abtasten; er verläuft nahezu parallel zum Widerristkamm. Der Scheitel des Buggelenks liegt über und vor dem ersten Sternochondralgelenk (Abb. 27-2/A). Der Humerus fällt zwischen Schulter und Ellbogen kaudoventral ab. Die Lage des Ellbogengelenks kann aus seiner Beziehung zum Processus olecrani geschlossen werden, dessen Scheitel auf dem fünften Interkostalraum liegt, etwas dorsal der Rippenknorpelgelenke (Abb. 27-1). Das Vorderbein kann gegen die Brustwand gedreht werden und kann ein Stück weit verschoben werden, aber der Bewegungsumfang ist nicht ausreichend, um die gesamte Brustwand freizumachen und daher sind bestimmte Bereiche von Herz und Lungen für die Auskultation und Perkussion auch nicht zugänglich.

Der größte Teil des Brustkorbes wird kranial und kaudal der Gliedmaße von den Schultergürtelmuskeln abgedeckt, die konvergierend auf ihre Ansatzstellen an Scapula und Humerus zuziehen, sowie vom äußeren schiefen und vom geraden Bauchmuskel. Es ist unmöglich, alle Rippen abzutasten oder die gesamte Länge der Rippen, die erreichbar sind, aber normalerweise ist es nicht weiter schwer, die Rippen ab der 13. nach vorn bis zur 6. zu identifizieren. Beim Abzählen zeigt sich auch die kaudal zunehmende Schrägstellung und beträchtliche Breite der Rippen, vor allem distal. Die Rippenknorpel fallen vom Rippenknie immer stärker nach vorn ab, je weiter man kaudal kommt. Die ersten acht Knorpel verbinden sich direkt mit dem Sternum, die fünf folgenden vereinigen sich zur Bildung des

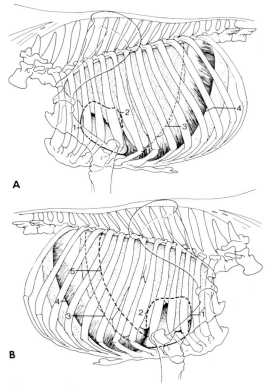

Abb. 27-1 Linke (A) und rechte (B) Projektion von Herz und Lunge auf die Brustwand. Der Rand (Margo acutus) der Lungenbasis und die Umschlagslinie der Pleurae parietales sind eingezeichnet.

1, kraniale Herzgrenze; 2, kaudale Herzgrenze; 3, Rand der Lungenbasis; 4, Pleura-Umschlagslinie; 5, kaudale Begrenzung des Lungen-Perkussionsfeldes, nur rechts eingezeichnet.

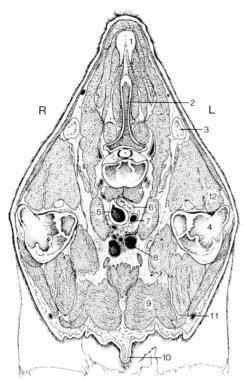 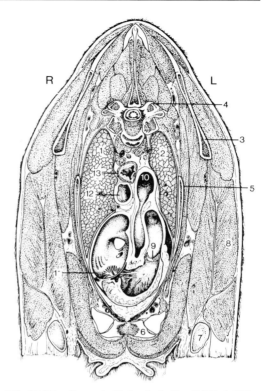

Abb. 27-2A Querschnitt durch den Hals unmittelbar vor dem Brusteingang.

1, Funiculus des Nackenbandes; 2, Proc. spinosus des siebten Halswirbels; 3, Ln. cervicalis superficialis; 4, Proximalende des Humerus; 5, Trachea; 6, Oesophagus; 7, A. carotis comm.; 8, V. jugularis ext.; 9, M. pectoralis descendens; 10, Wamme; 11, V. cephalica; 12, M. supraspinatus.

Abb. 27-2B Querschnitt durch die Brusthöhle in Höhe des vierten Brustwirbels. Beachte die Asymmetrie der Lungenflügel.

1, 2, Lobi craniales des rechten bzw. linken Lungenflügels; 3, Scapula; 4, vierter Brustwirbel; 5, dritte Rippe; 6, Sternum; 7, Olecranon; 8, Caput longum des M. triceps; 9, Pulmonalis-Klappe; 10, Arcus aorticus; 11, rechte Atrioventrikularklappe; 12, Trachea; 13, Oesophagus.

Arcus costarum, der die weiche Flanke begrenzt (Abb. 27-1).

Die sternalen Rippen haben eine feste Verbindung mit dem Brustbein und begrenzen den Teil des Brustkorbs, der schmal und relativ unnachgiebig ist (Abb. 27-2/B). Die asternalen Rippen sind viel stärker gebogen und begrenzen einen erheblich weiteren Raum; ihre Bewegungen stehen im Zusammenhang mit fast all den Lungenverschiebungen, die nicht vom Zwerchfell ausgehen.

Die Brustwand

Am Aufbau der Seitenwände des Rinderthorax fallen vor allem die äußerst breiten Rippen und die verengten Interkostalräume auf, was für chirurgische Eingriffe hinderlich ist; denn Eingriffe in die Brusthöhle, wenn auch seltener angezeigt, erfordern normalerweise die Resektion von einer oder mehreren Rippen. Bei den kleinen Wiederkäuern sind die Rippen relativ schmaler. Die verschiedenen Atmungsmuskeln müssen nicht nochmal aufgezählt werden, aber es muß beachtet werden, auf welche Weise der kräftige M. longissimus dorsi und der M. iliocostalis die Wirbelenden der Rippen bedecken und dadurch den Bereich der Lunge einengen, der für Perkussion und Auskultation verfügbar ist.

Ebenso wie bei anderen Arten befestigt sich das Zwerchfell an den Lendenwirbeln durch die Sehnen der kräftigen, dorsal gelegenen Crura (Pfeiler), sowie lateral und ventral an Rippen

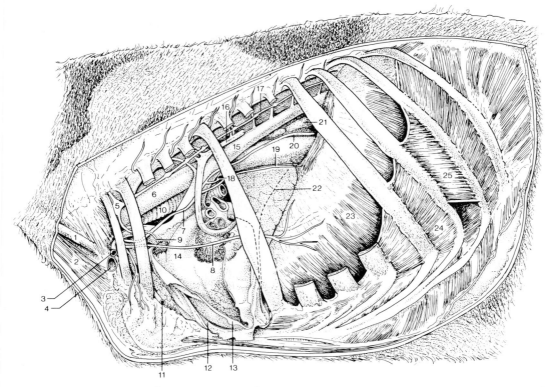

Abb. 27-3 Linke Seitenansicht der Brusthöhle. Der linke Lungenflügel und Teile der Pleura mediastinalis wurden entfernt.

1, V. jugularis ext.; 2, M. sternocephalicus; 3, A. axillaris; 4, V. axillaris; 5, Ganglion cervicothoracale (stellatum); 6, Oesophagus; 7, N. vagus; 8, N. phrenicus; 9, einer der Nn. cardiaci; 10, Trachea; 11, A. thoracica int.; 12, Pleura mediastinalis; 13, Pericardium, zurückgeklappt; 14, Truncus pulmonalis; 15, Aorta; 16, V. azygos sin.; 17, Truncus sympathicus; 18, N. laryngeus recurrens; 19, Truncus vagalis ventralis; 20, Truncus vagalis dorsalis; 21, Lnn. mediastinales caudales; 22, Kranialgrenze des Zwerchfells; 23, Diaphragma; 24, M. intercostalis int.; 25, M. intercostalis externus.

und Brustbein durch die fleischige Pars sternocostalis. Das nach vorn vorspringende Centrum tendineum reicht bis zur 6. Rippe, beim breitstehenden Tier nur wenig kaudal vom Ellbogenhöcker. Wegen des kürzeren Brustkorbs ist die Stellung des Zwerchfells bei Wiederkäuern steiler als beim Pferd (Abb. 27-3/22).

Wenn auch die Tätigkeit des Zwerchfells die normalen Atmungsabläufe dominiert, können Rinder eine Zwerchfellslähmung überleben, sie werden dabei aber stärker geschädigt als kleinere Tiere.

Die Pleuralhöhlen

Obwohl jeder Pleuralsack der Hälfte eines abgeschnittenen Kegels ähnelt, ist die Asymmetrie ausgeprägter als bei den meisten anderen Tierarten.

Die äußerlichen Lagebeziehungen der Pleuralsäcke sind von großer Bedeutung, da sie die Untersuchung verschiedener Brust- und Bauchorgane beeinflussen. Drei Merkmale der Pleura-Topographie sind von besonderem klinischen Interesse. Das erste liegt kranial, wo die rechte Pleura costalis sich über 4–5 cm vor der Mitte der ersten Rippe in den Halsbereich erstreckt, ehe sie sich medial mit dem Mediastinum vereinigt. Die auf diese Weise gebildete Cupula pleurae enthält die Spitze des Kraniallappens der rechten Lunge. Die Cupula überschreitet stets die Medianebene, was der stärkeren Ausbildung des rechten Lungenflügels entspricht (Abb. 27-1/B). Die besondere Bedeutung dieser Verhältnisse gründet sich auf die Möglichkeit der Eröffnung des rechten Pleuralsacks nach perforierenden Wunden im Halsansatzgebiet.

Die *kaudale Umschlaglinie der Pleura* von der Rippenwand auf das Zwerchfell ist wichtiger. Sie folgt einem kranialkonkaven Verlauf, der kaudal steil ansteigt; dabei kreuzt sie die 8. Rippensymphyse, die Mitte der 11. Rippe und erreicht die 12. Rippe etwas unterhalb des Seitenrandes des M. iliocostalis (Abb. 27-1/4). Hinter dieser Linie ist das Zwerchfell am Interkostalgewebe und an den Rippen befestigt, und dort kann man in die Bauchhöhle eingehen, ohne das Risiko einer Pleuraverletzung einzugehen. Einen etwas übertriebenen Eindruck von der Ausdehnung des Recessus costodiaphragmaticus erhält man am toten Tier, bei dem der Kollaps der Lunge und die postmortal vermehrte Pansengasbildung das

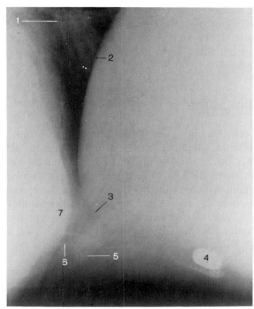

Abb. 27-5 Seitliches Röntgenbild von der Umgebung des Netzmagens.

1, Rippen; 2, Zwerchfell und kraniale Lebergrenze; 3, Zwerchfell und kraniale Begrenzung des Reticulum; 4, Magnet im Reticulum; 5, verknöcherter Rippenknorpel; 6, Brustbein; 7, Ellbogen, die das Herz überlagern.

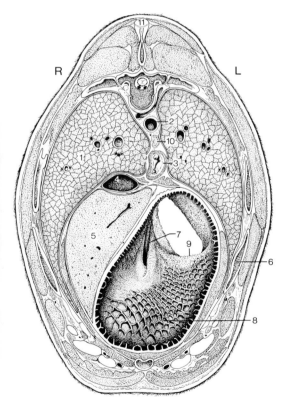

Abb. 27-4 Querschnitt durch den Rumpf in Höhe des achten Brustwirbels. Beachte, wie die Rippen die Baucheingeweide schützen.

1, Lobus caudalis der rechten Lunge; 2, Aorta; 3, Oesophagus; 4, V. cava caudalis; 5, Leber; 6, siebte Rippe; 7, Sulcus reticularis; 8, Reticulum; 9, Plica ruminoreticularis; 10, Ln. mediastinalis caud.; 11, Lig. supraspinosum.

Zwerchfell abnorm weit in die Brusthöhle vordrücken.

Die dritte Besonderheit betrifft die Anheftung des Mediastinums an das Zwerchfell. Obwohl das Mittelfell größtenteils mehr oder weniger genau der Medianebene folgt, wird die Ventralhälfte des Kaudalteils (postkardial) durch die besondere Größe der rechten Lungenbasis abgedrängt und weit nach links verschoben. Das bedeutet Asymmetrie in der Brusthöhle, aber seine Projektion aufs Zwerchfell trifft etwa die Mitte des Netzmagens in der Bauchhöhle. Das ist von Bedeutung für den möglichen Verlauf, den ein scharfer Fremdkörper nach Durchdringung des Zwerchfells aus dem Reticulum nehmen kann (Abb. 27-4, 27-5, 27-7 und 28-12).

Die Thoraco- und die Pericardiocentese (Punktierung) kann man am stehenden Tier am besten durch Einstich in den sechsten oder siebten Interkostalraum dicht über den benachbarten Rippensymphysen ausführen.

Das Brustfell des Rindes ist dicker und fester als bei den meisten anderen Arten und das Mittelfell ist in der Lage, stärkerem seitlichen Druck zu widerstehen, sogar dort, wo es aus wenig mehr als zwei aneinandergelagerten Membranen besteht. Daraus ergibt sich, daß bei Kollaps einer Lungenhälfte nicht notwendigerweise auch die andere kollabieren muß.

Die Lunge

Auch die Lunge des Rindes besitzt die übliche, pyramidenähnliche Gestalt, unterscheidet sich aber durch ihre deutliche Lappung, durch eine gut sichtbare Lobulierung und durch eine ausgeprägte Asymmetrie. Der *linke Lungenflügel* wird in einen kranialen und kaudalen Lappen unterteilt, aber der erstere kann nochmals zweigeteilt werden; der apikale Teil schiebt sich nach vorn in die Kuppel des Pleuralsackes, der andere mehr ventral über das Perikardium (Abb. 27-7/7).

Es ist unnötig, jede Fläche und jeden Rand der Lunge zu beschreiben. Die Form des ventralen bzw. basalen Randes bestimmt die Erreichbarkeit des Herzens, der basale Rand ist die kaudale Begrenzung für die Untersuchung der Lunge. Der Ventralrand ist eingebuchtet und sein Hauptmerkmal ist die Incisura cardiaca (zwischen den beiden Segmenten des Lobus cranialis), die zwischen dem dritten Interkostalraum und der fünften Rippe liegt und dem Herz den Kontakt mit der Brsutwand ermöglicht (Abb. 27-1/A). Der Margo basalis verändert seine Stellung je nach Respirationsphase; als eine Art Kompromiß zwischen Ein- und Ausatmungsstellung kann man ihn als eine nahezu gerade Linie von der 7. Rippensymphyse bis zum Proximalteil der 11. Rippe ansehen (/3). Es wird dem Beobachter nicht entgehen, daß die scharfen Randbereiche der Lunge sehr dünn sind und daß man durch die Auskultation dieses Streifens wenig feststellen kann. Außerdem überlagert das Herz das Lungenfeld. In der Praxis beschränkt sich das brauchbare Auskultationsfeld der Lunge im Bereich des Kaudallappens auf ein überraschend kleines Dreieck, das begrenzt wird vom Trizeps, vom Seitenrand der Rückenmuskeln und als Hypotenuse von einer Verbindungslinie zwischen Tuber olecrani und Proximalteil der 11. Rippe. Auf der rechten Seite reicht es etwas weiter kaudal; der Unterschied ergibt sich aus dem Druck des Magens auf das Zwerchfell auf der linken Seite. Ein schmales präskapulares Gebiet (in dem die rechte Lunge bis an die linke Brustwand reicht!) ist von geringerer klinischer Bedeutung.

Der rechte Lungenflügel ist größer als der linke im Verhältnis 3:2. Zusätzlich zu je einem Lobus cranialis und caudalis besitzt er einen Lobus medius sowie einen kleinen Lobus accessorius, der medial von der Lungenbasis entspringt (Abb. 27-6). Die topographischen Konsequenzen, die sich aus der besonderen Größe des rechten Lungenflügels ergeben, wurden bereits mit dem Mediastinum abgehandelt. Außerdem sollte beachtet werden, daß sich die Incisura cardiaca (die kleiner ist als die der linken Seite) auf die unteren Bereiche der dritten bis vierten Interkostalräume beschränkt und daher vollkommen vom Oberarm bedeckt wird (Abb. 27-1/B). Der Lobus dexter cranialis wird von einem Bronchus trachealis belüftet, der eigenstänidg von der Trachea abgeht, einige Zentimeter kranial der Bifurkation. Die Perkussion des Margo basalis der Lunge läßt sich auf der rechten Seite genauer durchführen, wo es einen abrupten Übergang vom hohlklingenden Lungenschall zum dumpfen Leberschall gibt; auf der linken Seite macht der

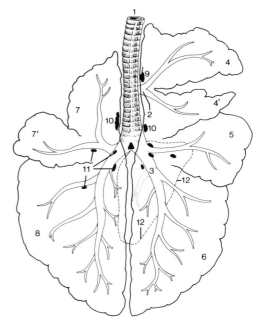

Abb. 27-6 Lappung und Bronchialbaum der Rinderlunge (schematische Dorsalansicht).

1, Trachea; 2, Bronchus trachealis; 3, Bronchus principalis dexter; 4, 4′, unterteilter rechter Vorderlappen; 5, Lobus medius; 6, rechter Lobus caudalis; 7, 7′, unterteilter linker Vorderlappen; 8, linker Kaudallappen; 9, Ln. tracheobronchialis cran.; 10, tracheobronchiale Lymphknoten; 11, Lnn. pulmonales; 12, Umriß des Lobus accessorius der rechten Lunge.

gasgefüllte dorsale Pansenraum das Perkussionsergebnis unzuverlässig.

Die Rinderlunge zeichnet sich durch die sehr kräftigen Bindegewebssepten aus, die bestimmte Lungengewebsbereiche an der Oberfläche demarkieren und nach innen in Segmente aufteilen. Die Septen, die der Lokalisierung von Infektionen dienen können, werden noch auffälliger bei bestimmten Erkrankungen, in deren Verlauf sie sich verdicken und ödematisieren (Abb. 4-22).

Die Kapazität für den Gasaustausch ist im Vergleich mit anderen Arten begrenzt infolge der relativ kleinen Alveolaroberfläche und der geringeren Kapillardichte. Ein großer Teil wird für die Grundansprüche benötigt, und es sind für belastendere Situationen nur wenige Reserven vorhanden.

Die Lungen von Schaf und Ziege sind in ihrer Grobstruktur ähnlich, zeigen aber eine geringgradigere Lobulierung. Deren Muster differiert beim Schaf oft sogar zwischen den einzelnen Lungenabschnitten, von denen einige Bindegewebssepten zeigen, die durch die Pleura visceralis scheinen, während andere fast ohne jede Musterung sind.

Der Blutdurchfluß in den Lungen erfolgt über die Aa. pulmonalis bzw. bronchialis und die Vv. pulmonales. Zahlreiche periphere Anastomosen bestehen zwischen dem pulmonalen und dem bronchialen System und das gesamte Blut, das zum Herzen zurückgeführt wird, fließt über nur ein Venensystem ab. Die Vv. pulmonales sind variabel meist in drei Gruppen angeordnet, wenn sie in den linken Vorhof einmünden.

Zwei Lymphgefäßnetze führen Lymphe aus der Lunge ab und bringen sie zu den Lymphknoten, die im Bereich der Bifurkation liegen. Ein Gefäßnetz befindet sich direkt unter der Pleura pulmonalis und führt die Lymphe aus dieser und aus dem benachbarten Bindegewebe ab; der zweite Plexus verläuft tiefer im peribronchialen Bindegewebe. Der Verlauf dieser tiefergelegenen Gefäße wird durch kleine Lungen-Lymphknoten unterbrochen, die dem Bronchialbaum im Lungengewebe anliegen (Abb. 27-6/11); diese Lymphknoten sind niemals auffällig und werden manchmal nicht gefunden. Sowohl die tiefen wie die oberflächlichen Lymphgefäße durchlaufen normalerweise die tracheobronchialen Lymphknoten, aber einige umgehen sie und ziehen zum nächsten Knoten in der Kette.

Die Lnn. tracheobronchiales (/9, 10) werden manchmal einem eigenen Lymphzentrum zugeordnet, manchmal aber auch dem Lc. mediastinale. Jeder Knoten filtert die Lymphe aus einem begrenzten Gebiet, aber die Grenzen zwischen benachbarten Einzugsgebieten sind nicht scharf umrissen. Normalerweise erhält der Ln. tracheobronchialis cranialis die Lymphe aus dem Lobus dexter cranialis und leitet sie weiter an die Lnn. mediastinales craniales; der Ln. tracheobronchialis dexter erhält die Lymphe aus den mittleren und kaudalen Abschnitten des rechten Lungenflügels und leitet sie zu den mittleren mediastinalen Lymphknoten weiter; der Ln. tracheobronchialis medius filtert die Lymphe aus dem Lobus accessorius und beiden Lobi caudales und der linke tracheobronchiale Lymphknoten erhält Lymphe aus allen Lappen des linken sowie aus den medialen Bereichen des rechten Lungenflügels. Seine efferenten Gefäße ziehen entweder direkt zum Ductus thoracicus oder zu den Lnn. mediastinales caudales. Es ist möglich, daß Verbindungen zwischen den verschiedenen Lymphknoten nahe der Bifurkation zusätzliche Abflüsse herstellen.

Das Mediastinum (Spatium mediastini)

Der breite Dorsalteil des *Mediastinum craniale* enthält den Oesophagus und die Trachea, die großen Gefäßstämme, die von Hals und Schultergliedmaßen kommen oder dorthin ziehen, eine ganze Serie von Lymphknoten, den Milchbrustgang und verschiedene Nerven (Abb. 27-3). Bei älteren Tieren ist der Ventralteil dünn; denn er enthält nur die Reste des Thymus und die Aa. und Vv. thoracicae internae; bei jüngeren Tieren ist der Umfangsunterschied geringer, wenn der Thymus sich noch nicht vollständig zurückgebildet hat (Abb. 27-7/A, 10" und 25-25/2). Das Mediastinum craniale wird durch den großen Lobus cranialis dexter so weit nach links verschoben, daß es der linken Rippenwand anliegt und seine Kranialbegrenzung befestigt sich an der linken Brustwand.

Das *Mediastinum medium* wird ventral vom Herz und vom Herzbeutel ausgefüllt; dorsal beinhaltet es das Ende der Trachea, den Oesophagus, die Lungengefäße, den Aortenbogen, den Ductus thoracicus, die V. azygos sinistra, die mittleren Mediastinal- und die tracheobronchialen Lymphknoten sowie die Nn. vagi (Abb. 27-3 und 27-2/B). Dadurch bildet es eine Trennwand von sehr unregelmäßiger Dicke, die an einigen Stellen nur aus einer Pleural-Doppellamelle besteht.

Es ist ventral des Herzens besonders breit, wo es das Lig. sternopericardiacum umschließt. Diese Verbreiterung ermöglicht den transsternalen Zugang zum Herzbeutel, durch den eine Eröffnung der Pleuralsäcke vermieden wird.

Das *Mediastinum caudale* ist meistens dünn. Sein Dorsalteil reicht unter der Wirbelkette weit nach kaudal und umschließt die Fortsetzung von Oesophagus, Aorta, Vagusnerven und die kaudalen mediastinalen Lymphknoten (Abb. 27-3). Das Septum ist sehr kurz in Höhe der Herzbasis, wird aber ventral wieder länger, wo es durch die größere rechte Lungenbasis nach links abgedrängt wird (Abb. 27-7/10).

Das Herz

Es gibt keine detaillierten Untersuchungen der Stellung des Herzens beim lebenden Rind, aber wahrscheinlich existieren individuelle Unterschiede ebenso wie Lageveränderungen bei der Atmung und anderen Aktivitäten. Die gebräuchlichen Projektionen der Umrisse und Öffnungen des Herzens auf das Skelett sollten daher mit einiger Vorsicht in der Klinik angewandt werden. Das Herz (innerhalb des Herzbeutels) ist im Brustkorb asymmetrisch untergebracht, wobei 60% oder mehr links der Medianebene liegen, und es reicht vom zweiten Interkostalraum (oder der folgenden Rippe) bis in den fünften Interkostalraum. Damit liegt es größtenteils im Schutze der Gliedmaßen, beim breitstehenden Tier (Abb. 27-1). Die Herzbasis liegt annähernd in der Horizontalebene der letzten Rippensymphyse, während die Herzspitze gegenüber dem sechsten Rippenknorpel liegt, einige Zentimeter dorsal des Sternums. Die Achse, die die Mitte der Herzbasis mit der Spitze verbindet, neigt sich daher etwas kaudal und nach links. Der Margo caudalis verläuft mehr oder weniger vertikal.

Obwohl die Grundform konisch ist, erlaubt eine gewisse seitliche Abflachung die Unterscheidung einer rechten und linken Fläche, die an die Medialflächen der Lunge und an die Brustwand stoßen. Es ist relativ breiter als das Pferdeherz. Wenn auch der unmittelbare Kontakt mit der Brustwand begrenzt ist (Abb. 27-1), sind beide Lungen um die Incisurae cardiacae doch so tief ausgehöhlt, daß das Auskultationsfeld erheblich größer ist.

Beim Jungtier steht der Margo cranialis des Perikards mit dem Thymus in Kontakt (Abb. 27-7/ A,10″); der Margo caudalis hat Lagebeziehungen zum Zwerchfell und durch dieses zu Leber und

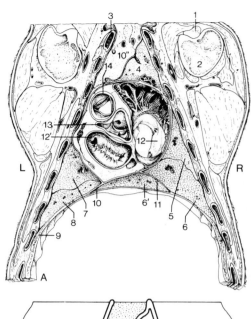

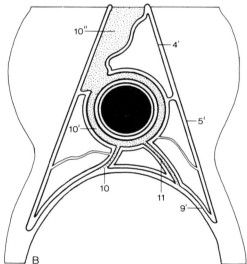

Abb. 27-7 Horizontalschnitt durch den Thorax unmittelbar unterhalb des Schultergelenks. A, naturalistische; B, schematisierte Darstellung, um die Asymmetrie der Kranial- und Kaudalteile des Mediastinalspalts (gepunktet) zu zeigen.

1, Bizepssehne; 2, Humerus; 3, erste Rippe; 4, Lobus cran. dexter; 4′, Pleura pulmonalis; 5, Lobus medius der rechten Lunge; 5′, Pleura costalis; 6, 6′, Lobus caudalis und Lobus accessorius der rechten Lunge; 7, Kaudalportion des Lobus cranialis sinister; 8, Lobus caudalis sin.; 9, Zwerchfell; 9′, Pleura diaphragmatica; 10, 10′, 10″, Mediastinum caudale, medium und craniale, letzteres vom Thymus ausgefüllt; 11, Plica venae cavae; 12, 12′, rechte und linke Atrioventrikularklappe; 13, linke A. coronaria, die an der Aortenklappe entspringt; 14, Pulmonalisklappe.

Reticulum (Netzmagen), eine Lagebeziehung, die im Zusammenhang mit der Penetration von Fremdkörpern aus dem Reticulum von Bedeutung ist (Abb. 27-5). Die Herzbasis wird von der Trachea, den Hauptbronchien sowie den Lungengefäßstämmen überquert und hat Lagebeziehungen zu den tracheobronchialen Lymphknoten (Abb. 27-3).

Das Herz von Schafen und Ziegen zeigt zahlreiche Größen- und Formvariationen, je nach Rasse. Bei einigen ist das Herz relativ lang und schmal, bei anderen viel breiter und kürzer. Wenn andere sichere Kriterien fehlen, kann man das isolierte Herz des Schafes am besten an seinem typischen Fett identifizieren.

Das Rinderherz folgt dem Säugetier-Grundbauplan und zeigt wenig artspezifische Besonderheiten von Bedeutung.

Das *rechte Atrium* empfängt die kraniale und die kaudale Hohlvene sowie den Sinus coronarius, in den bei dieser Art die linke V. azygos einmündet. Eine Vertiefung, die dem Foramen ovale des Foetus entspricht, findet sich zwischen dem Tuberculum intervenosum und der Öffnung der V. cava caudalis; eine Verbindung zum linken Atrium kann noch vorhanden und bei vielen jüngeren Tieren für eine Sonde durchlässig sein, ist aber kaum von Bedeutung.

Die *rechte Herzkammer*, auf der Schnittfläche sichelförmig, legt sich mantelförmig um die rechten und kranialen Anteile der linken Kammer (Abb. 27-2/B und 27-7/A). Die rechte Atrioventrikularklappe besteht aus drei Zipfeln, deren freie Ränder verdickt und unregelmäßig geformt sind, besonders im fortgeschrittenen Alter. Die Taschen der Pulmonalisklappe sind nach ihrem Rand hin ebenfalls verdickt, bei älteren Tieren manchmal sogar in Form ausgeprägter Knötchen.

Das einzige erwähnenswerte Merkmal des *linken Atriums* ist die meistens vorhandene bindegewebige Narbe am früheren Sitz der Klappe des Foramen ovale.

Die Ausdehnung der *linken Herzkammer* wird durch die Sulci interventriculares demarkiert. Die Kaudalfläche trägt einen ähnlich auffälligen Sulcus intermedius, in dem ein Ast der linken A. coronaria verläuft. Die linke Atrioventrikularklappe entspricht der der rechten Kammer, besitzt aber nur zwei Cuspes (Abb. 27-7/A,12″). Knötchenförmige Verdickungen der Aortenklappe kommen häufiger vor als solche der Pulmonalisklappe.

Zur groben Orientierung über ihre Lage sei gesagt, daß die Pulmonalis- und Aortenklappen in Höhe der dritten Rippe (und dem folgenden Interkostalraum) bzw. der vierten Rippe liegen, jeweils etwa 10 cm über der Rippensymphyse; die linke Atrioventrikularklappe liegt im vierten Interkostalraum und hinter der fünften Rippe (Abb. 28-3/3), die rechte Vorhofsklappe hinter der vierten Rippe und dem vierten Interkostalraum, beide etwas weiter ventral als die entsprechenden Arterienklappen (Abb. 28-23/1).

Das bindegewebige *Stützskelett*, das die Atrioventrikular- und die Arterienöffnungen umgibt, enthält ein Paar Knöchelchen (Ossa cordis) (Abb. 7-13/5). Der größere Herzknochen und gewöhnlich der erste, der gebildet wird, sitzt am Ursprung der septalen Klappentasche der Aorta; der zweite bildet sich an der Befestigungsstelle der linken Tasche dieser Klappe.

Die linke A. coronaria ist erheblich kräftiger als die rechte, die nur im Bogen verläuft.

Die Pathologen finden den Isthmus aortae (jene Strecke zwischen dem Abgang des Truncus brachiocephalicus und der Einmündung des Ductus arteriosus) beim neugeborenen Kalb äußerst verengt vor. Gelegentliche Beobachter können hierbei irrtümlicherweise annehmen, daß die Aorta aus dem rechten Ventrikel entspringt. Die üblichen Proportionen zeigen sich dann bei Kälbern, die die Geburt einige Tage überlebt haben.

Oesophagus, Trachea und Thymus

Der Oesophagus und die Trachea treten in den Brustkorb ein umgeben von einer lockern Faszie, die das Bindegewebssystem des Halses zwischen die beiden Pleurasäcke fortsetzt und damit einen Ausbreitungsweg für Flüssigkeiten und Infektionen darstellt, der von besonderer Bedeutung ist. Die wechselnden Lagebeziehungen der beiden Organe zueinander am Hals werden an anderer Stelle (S. 665/66) beschrieben; der Oesophagus liegt dorsolateral und etwas links der Trachea, wenn er zwischen dem ersten Rippenpaar durchzieht, nimmt aber bald eine mehr symmetrische Lage ein (Abb. 27-3/6). Weitere wichtige Lagebeziehungen hat die Speiseröhre zu den Lnn. mediastinales craniales und costocervicales, zu den Vagusnerven und zu den Nn. sympathici am Brusteingang; zum Ductus thoracicus (der sehr schräg über seine linke Seite hinwegzieht), zur V. azygos sinistra und weiter kaudal zur Aorta; zu den tracheobronchialen und den mittleren Mediastinal-Lymphknoten, dort, wo die Speiseröhre über die Bifurcatio tracheae hinwegzieht, sowie zu den dorsalen und ventralen Trunci nervi vagi und zu den Lnn. mediastinales caudales am Ende seines Verlaufs. Letztere Lagebeziehung ist besonders wichtig, weil ein vergrößerter Lymphknoten auf den Oesophagus drückt und das Abrülpsen der Pansengase behindern kann (Abb. 27-4/3, 10).

Man sieht den Oesophagus normalerweise im entspannten Zustand, in dem sein Durchmesser bis zu 6 cm erreicht. Seine Muskulatur ist im gesamten Verlauf quergestreift. Es gibt keinen anatomischen Nachweis für das Vorhandensein des funktionellen Sphinkters, der unmittelbar vor dem Zwerchfell existieren soll. Der Abschnitt, der vom Zwerchfell umfaßt wird, ist bei in situ formalinfixierten Präparaten oft kontrahiert, aber die Untersuchung des Hiatus am lebenden Tier vermittelt nicht den Eindruck, daß das Zwerchfell hier wesentlich einwirken kann; dieser Bereich enthält zudem eine beträchtliche Menge adventitiellen Bindegewebes.

Die *Luftröhre* ist umfangreich und lateral komprimiert; sie ist intra vitam ohne jenen vorspringenden Dorsalkamm, der für das frisch exenterierte Präparat charakteristisch ist. Sie liegt über den Zubringernerven der V. cava cranialis am Eingang zur Brusthöhle und behält diese Lage bis zu ihrem Ende bei, während sie über die vordere Hohlvene und den rechten Vorhof hinwegzieht. Ein separater Bronchus für den rechten Lobus cranialis wird einige Zentimeter vor Erreichen der Bifurkation abgezweigt, etwa in Höhe der 4. Rippe oder des folgenden Interkostalraumes (Abb. 27-6/2). Weitere wichtige Lagebeziehungen bestehen zu den Nn. sympathicus, vagus, laryngeus recurrens und phrenicus, zu den verschiedenen Lymphknoten am Brusteingang, sowie weiter kaudal zur Aorta, V. azygos und den Lnn. tracheobronchales.

Der *Thymus* wurde bereits am Hals festgestellt. Seine Pars thoracica füllt den Ventralbereich des kranialen Mediastinalspaltes völlig aus, wenn der Thymus seinen höchsten Entwicklungsstand hat. Er bedeckt dabei die Kranialfläche des Perikards und reicht sogar eine Strecke weit auf den Ursprung des Truncus pulmonalis und den Aortenbogen (Abb. 25-25/2 und 27-7/A,10″). Selten wird der Thorakalteil vollständig zurückgebildet und einige Reste, die meistens aus faserhaltigem Fettgewebe bestehen, persistieren sogar bei alten Tieren. Beim Kalb können die Nn. phrenici und andere Strukturen dieses Bereiches zwischen die Thymusläppchen eingebettet sein, die sie fadenförmig durchziehen.

Die großen Gefäße und Nerven in der Brusthöhle

Nur wenige Einzelheiten der großen Brusthöhlengefäße sind von klinischer Bedeutung. Die Äste der Aorta thoracica ähneln denen des Pferdes. Die *V. cava cranialis* wird gerade noch innerhalb der Brusthöhle durch die Vereinigung der beiden Vv. brachiocephalicae gebildet, die ihrerseits jederseits durch die Vereinigung der V. jugularis externa mit der V. subclavia entstehen. Zu ihren Zuflüssen gehören die Vv. thoracicae internae, die die „Milchvenen" aufnehmen, die vom Euter aus nach vorn ziehen (Abb. 31-7). Die *V. cava caudalis* verläuft in der Plica venae cavae und wird vom N. phrenicus dexter begleitet.

Die *V. azygos sinistra* führt größtenteils das Blut aus dem Dorsalbereich der Brustwand und der Region um die Wirbel ab. Im Mediastinalspalt zieht sie im Bogen ventral und kreuzt dabei vorn die linke Lungenwurzel; nach ihrem Durchtritt durch das Pericardium schlägt sie sich kaudal um die linke Vorkammerwand und mündet durch den Sinus coronarius in die rechte Vorkammer ein (Abb. 27-3/16). Sie unterhält wichtige Verbindungen mit den Venenkanälen im Wirbelkanal über die Vv. intercostales und die ersten Vv. lumbales (Abb. 26-6). Meist ist auch eine V. azygos dextra ausgebildet, aber sie ist von nur geringer Bedeutung.

Die Druckverhältnisse in den Hohlvenen reflektieren die verschiedenen Phasenabläufe des Herzzyklus. Der Druck steigt nach der Vorkammersystole, und wenn die Zipfel der Atrioventrikularklappe sich am Anfang der Kammersystole schließen, sowie nochmals, wenn sich der Vorhof stärker in Vorbereitung auf eine erneute Kontraktion füllt. Beim Rind sind diese Druckänderungen häufig durch Pulswellen in der V. jugularis externa im unteren Halsbereich zu erkennen.

Die Halsabschnitte der beiden Vagusnerven wurden früher erwähnt. Ihre thorakalen Fortsetzungen haben den üblichen Verlauf und die bekannten kollateralen Abzweigungen. Sie zweigen sich am Ende in Dorsal- und Ventraläste auf, die sich mit denen der Gegenseite vereinigen, um die dorsalen und ventralen Trunci nervi vagi zu bilden, die an den Rändern des Oesophagus mit diesem in die Bauchhöhle ziehen. Der Truncus dorsalis ist der größere. Äste beider Stämme versorgen die Wand des Oesophagus, während ein Verbindungsast über der linken Oesophagusfläche einen erneuten Faseraustausch vor dem Eintritt in die Bauchhöhle anzudeuten scheint; meistens scheint der dorsale Stamm auf Kosten des ventralen kräftiger zu werden, doch manchmal ist es auch umgekehrt. Die Lagebeziehung des dorsalen Vagusstammes zu den kaudalen mediastinalen Lymphknoten ist von erheblicher Bedeutung (siehe später).

Der allgemeinen Beschreibung des sympathischen Nervensystems und der Nn. phrenici braucht hier nichts hinzugefügt werden.

Die lymphatischen Strukturen des Thorax

Der Lymphabfluß aus dem Brustkorb ist kompliziert und variabel. Da man nicht all die vielen Lymphknoten, die vorkommen können, in jedem Präparat findet und da die Grenzen zwischen benachbarten Lymphzentren manchmal undeutlich sind, ist es nicht immer möglich, einzelne Knoten mit Sicherheit einer bestimmten Gruppe zuzuordnen.

Der Dorsalbereich des Thorax ist mit kleinen *Lnn. intercostales* ausgestattet, die man unmittelbar unter der Pleura am Dorsalende bestimmter Interkostalräume findet (Abb. 27-8/7). Sie erhalten ihre afferenten Gefäße von den Geweben in Wirbelnähe und aus den Dorsalabschnitten der Brustwand; ihre efferenten Gefäße führen hauptsächlich zu den Lnn mediastinales crann. am

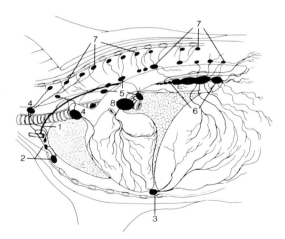

Abb. 27-8 Der Lymphabfluß aus Brustwand und Mediastinum.

1, Ductus thoracicus; 2, Lnn. sternales crann.; 3, Ln. sternalis caud.; 4, Lnn. mediastinales crann.; 5, Lnn. mediastinales medii; 6, Lnn. mediastinales caudd.; 7, Lnn. intercostales; 8, Ln. tracheobronchialis.

Brusteingang. Ein Teil dieser Lymphe kann auch durch eine zweite Serie von kleinen Knoten fließen, die entlang der Aorta und den sie begleitenden Gefäßen sitzen.

Die kaudalen *Lnn. sternales* liegen verborgen unter dem M. transversus thoracis, während der größere kraniale Lymphknoten vor ihm liegt (/3, 2). Diese Knoten sind für den Ventralabschnitt der Brustwand und die kraniale Bauchwand zuständig und erhalten zusätzliche Lymphzuflüsse aus den darüberliegenden Gliedmaßenmuskeln. Die efferenten Gefäße fließen alle zum Ln. mediastinalis cranialis und von dort fließt die Lymphe zum Ductus thoracicus oder zum linken Ductus trachealis; ein direkter Abfluß in diese Gänge ist ebenfalls möglich.

Weitere und wichtigere Lymphknoten nehmen eine zentrale Stellung im Mittelfellspalt ein. Die Gruppe der *Lnn. mediastinales crann.* besteht aus einer größeren Zahl von Knoten, die an und zwischen der Trachea, dem Oesophagus und den größeren Gefäßen in der Apertura thoracica cranialis liegen (4). Sie erhalten die Lymphe aus dem kranialen Mediastinalbereich, den dorsalen thorakalen Lymphzentren und der Lunge. Die efferenten Gefäße ziehen zum Milchbrustgang oder zu einem der beiden Ductus tracheales. Einer der Knoten, im Übergangsbereich zu den Lnn. cervicales profundi, kann gesondert als Ln. costocervicalis bezeichnet werden.

Die *Lnn. mediastinales medii* liegen hauptsächlich rechterseits des Arcus aorticus (/5). Sie erhalten ihre Lymphe aus den umliegenden Strukturen und aus einigen der Lnn. tracheobronchales. Ihr Lymphabfluß teilt sich auf zwischen direkten Zuflüssen zum Ductus throacicus und den kranialen und kaudalen mediastinalen Gruppen.

Die *Lnn. tracheobronchales* wurden gemeinsam mit der Lunge beschrieben. Ihr Abfluß teilt sich auf die verschiedenen mediastinalen Gruppen auf.

Die *Lnn. mediastinales caudales* bestehen nur aus einem einzigen oder aus zwei Knoten (/6). Der größte und wahrscheinlich einzigartige Knoten kann eine Länge von 20 cm oder mehr erreichen; er ist so gebogen, daß er über den Endabschnitt des Oesophagus paßt und dem Zwerchfell dorsal des Hiatus anliegt. Diese Gruppe sammelt die Lymphe aus den tracheobronchialen Knoten, den Strukturen im kaudalen Mediastinum, dem Zwerchfell und den benachbarten Abschnitten der Leber, der Milz und des Magens. Die ausführenden Gefäße münden in den Ductus thoracicus. Sowohl der Oesophagus wie der Truncus vagalis dorsalis können von Erkrankungen dieser Lymphknoten beeinträchtigt werden.

Der Lymphabfluß aus der Haut und den oberflächlich gelegenen Strukturen der Brustwand teilt sich auf zwischen den großen Buglymphknoten (Ln. cervicalis supf.) kranial des Schulterblattes und dem Kniefaltenlymphknoten (Ln. subilicus) weit hinten.

Der *Ductus thoracicus*, in den all diese Lymphe schließlich abfließt, hat seinen Ursprung an der Lendenzisterne (Cisterna chyli) und tritt rechts der Aorta in den Thorax ein. Er biegt danach ventral ab, entlang der rechten Seite des Aortenbogens, und überquert die linke Seite der Trachea, bis er mit der Einmündung in die V. cava cranialis oder in eine ihrer linksseitigen Zuflußvenen endet. Häufig ist der Gang in seinem gesamten Verlauf oder nur teilweise doppelt angelegt.

Ausgewählte Literatur

Alexander, A. F., and *R. Jensen:* Normal structure of bovine pulmonary vasculature. Am. J. Vet. Res. 24: 1083–1093, 1963.

Barone, R.: La projection pariétale des pleures et des poumons chez le bovins. Rev. Med. Vet. 112: 691–698, 1961.

Fowler, M. E.: Intrathoracic surgery in large animals. JAVMA 162: 967–973, 1973.

Habel, R. E.: Guide to the Dissection of the Domestic Ruminants, 3rd ed. Ithaca, 1983. (Published by the author.)

Lodge, D.: A survey of the tracheal dimensions in horses and cattle in relation to endotracheal tube size. Vet. Rec. 85: 300–302, 1969.

McKibben, J. S., and *R. Getty:* A comparative morphologic study of the cardiac innervation in domestic animals: Cattle. Anat. Rec. 165: 141–151, 1969.

McLaughlin, R. F., W. S. Tyler, and *R. O. Canada:* A study of the sub-gross pulmonary anatomy in various mammals. Am. J. Anat. 108: 149–158, 1961.

Meyling, H. A., and *H. ter Borg:* The conducting system of the heart in hoofed animals. Cornell Vet. 47: 419–455, 1957.

Ottaway, C. W.: The anatomical closure of the foramen ovale in the equine and bovine heart. Vet. J. 100: 111–118, 130–134, 1944.

Pavaux, C.: Atlas en Couleurs d'Anatomie des Bovins: Splanchnologie. Paris, Maloine S. A. Editeur, 1982.

Roberts, S. J., P. C. Kennedy, and *D. D. Delehanty:* A persistent right aortic arch in a Guernsey bull. Cornell Vet. 43: 537–542, 1953.

Rodriguez, F. L., S. L. Robbins, and *M. Banasiewicz:* Septal artery in human, porcine, equine, ovine, bovine and canine hearts. A postmortem angiographic study. Am. Heart J. 62: 247–261, 1961.

Schorno, E.: Die Lappen und Segmente der Rinderlunge und deren Vaskularisation. Diss. Med. Vet. Zürich, 1955.

Schreiber, J.: Topographisch-anatomischer Beitrag zur klinischen Untersuchung der Rumpfeingeweide des Rindes. Wien. Tierärztl. Monatsschr. 40: 131–144, 1953.

Steck, W.: Technik und Ergebnisse der Finger-Finger-Perkussion am Thorax bei Großtieren. Schweiz. Arch. Tierheilkd. 102: 641–650, 1960.

Steck, W.: Lungenschallperkussion und Brustwandschallperkussion bei Großtieren. Schweiz. Arch. Tierheilkd. 104: 59–66, 1962.

Veit, H. P., and *R. L. Farrell:* The anatomy and physiology of the bovine respiratory system relating to pulmonary disease. Cornell Vet. 68: 555–581, 1978.

Kapitel 28

Das Abdomen der Wiederkäuer

Gesamtgestalt und Oberflächenstrukturen

Die Form des Abdomens ändert sich mit dem Alter, der Fettablagerung und mit dem physiologischen Zustand. Bei erwachsenen Tieren ist es ebenso hoch wie breit und sein Boden, der am Sternum eingeknickt ist, steigt in seinem Kaudalabschnitt steil an bis zu seiner Anheftung am Schambeinkamm. Diese deutliche Einziehung wird nicht sofort sichtbar, da der kaudale Teil des Abdomens von den Oberschenkeln und von der Kniefalte verdeckt wird, und weil er ventral zudem vom Euter oder vom Praeputium umlagert wird. Die Ausdehnung jenes Abschnitts, der außen von den Atmungsrippen und ihren Knorpeln bedeckt wird, kann nur aus der Beschreibung des Zwerchfells abgeleitet werden (S. 677/78). Das Abdomen ist normalerweise bilateral symmetrisch, jedoch im fortgeschrittenen Trächtigkeitsstadium oder durch übermäßige Ausdehnung des Pansens kann sich die eine oder andere Seite stärker nach außen buchten. Der obere Teil der Flanke ist eingefallen und bildet neben der Lende die Fossa paralumbalis, während der untere, konvexe Teil in den Boden der Bauchhöhle übergeht.

Bei jüngeren Kälbern ist das Abdomen flacher und seitlich zusammengedrückt; der Boden steigt zum Becken allmählicher an. Die Ausbreitung der kaudalen Rippen, die Verbreiterung des Rumpfes und die Einsenkungen neben der Dornfortsatz-Rückenlinie entwickeln sich gleichzeitig mit dem Wachstum des Pansens.

Die laterale und ventrale Bauchwand werden begrenzt durch die letzte Rippe und den Rippenbogen, durch die Enden der Lendenwirbel-Querfortsätze, das Tuber coxae sowie die Linea terminalis des Beckeneingangs (Abb. 26-1). Nicht alle diese Punkte sind tastbar, doch die Identifizierung der Begrenzungen des Brustkorbs, des Hüfthockers und der meisten Querfortsätze dürfte problemlos sein. Die Palpation sollte sorgfältig durchgeführt werden, da die genaue Zuordnung der Knochen für bestimmte Narkosetechniken wichtig ist. Das Rind besitzt sechs Lendenwirbel. Die Erkennung des zweiten bis fünften Wirbels ist leicht und ist bei mageren Rindern sogar ohne Palpation möglich; der erste Querfortsatz ist infolge seiner Kürze nicht immer auffindbar, zumal er in dem Winkel zwischen letzter Rippe und Rücken verborgen und häufig von einer Fettschicht überlagert ist; der letzte Querfortsatz entzieht sich stets dem Betasten, da er medial des Tuber coxae unter einer dicken Muskelschicht liegt (Abb. 25-5). Gelegentlich kommen bei Schaf und Ziege sieben Lendenwirbel vor.

Die ventrolaterale Bauchwand

Wandstruktur

Die ventrale und die laterale Bauchwand ist aus neun oder zehn Schichten aufgebaut, obwohl sie nicht alle den gesamten Bereich bedecken. Die Haut ist leicht beweglich mit Ausnahme über dem Hüfthocker. Der *Hautmuskel* ist besonders dick im unteren Flankenbereich, wird dorsal aber dünner und reicht nicht in die Hungergrube; er fehlt auch am Bauchhöhlenboden, mit Ausnahme sich abspaltender Bündel, die das männliche Tier mit den kranialen und kaudalen Mm. praeputiales ausstatten. Der Hautmuskel erstreckt sich über die gesamte Flanke und endet mit einer Aponeurose auf der Seitenfläche des Oberschenkels (Abb. 28-1/A).

Die lockere *oberflächliche Faszie* dient den Hautnerven als Ausbreitungsgewebe und umschließt bestimmte Lymphknoten. Der längliche Ln. subiliacus liegt senkrecht in der Kniefalte, gegen den Kranialrand des Schenkels gepreßt und etwas oberhalb der Patella; er ist bei der Palpation stets zu finden. Er erhält Zuflüsse aus den oberflächlichen Bereichen der Körperwand bis hin zum Kaudalteil des Brustkorbs sowie Lymphe aus Haut und oberflächlichen Muskeln von Oberschenkel und Kruppe (Abb. 31-9/2). Einige kleinere Lymphknoten in der Fossa paralumbalis erhalten Zufluß aus der Umgebung;

sie werden normalerweise nicht bemerkt, erscheinen aber als umschriebene Schwellungen, wenn sie sich vergrößern. Die subkutan verlaufende „Milchvene" (V. epigastrica cran.) zieht an der ventralen Bauchwand vom Euter nach vorn (Abb. 28-9/11 und 31-7/1).

Die *tiefe Faszie* ist in eine elastische Tunica flava umgewandelt. Sie befestigt sich an den darunterliegenden Muskeln und unterstützt diese beim Tragen der Eingeweide. Ventral zweigt sie die Fascia spermatica externa bzw. die Lamina mediana des Aufhängeapparates des Euters ab.

Die *Muskelschicht* ist wie bei anderen Arten breitflächig angelegt. In der Flanke besteht sie aus drei Lagen platter Muskeln, die von den Rippen, den Lendenwirbelquerfortsätzen und dem Ileum entspringen (Abb. 28-1). Sie setzen sich auf dem Bauchhöhlenboden durch Aponeurosen fort, die den M. rectus abdominis jederseits der Linea alba umschließen, an die sie sich anheften (Abb. 1-33). Die Linea alba zieht vom Processus xiphoideus des Brustbeins an die Mitte des Schambeinkamms, wo sie sich mit den Endsehnen der beiden Mm. recti abdominis vereinigt und den Tendo praepubicus bildet.

Im Idealfall, wenn auch nicht so häufig praktiziert, werden chirurgische Einschnitte im Flankenbereich nach einem Gitterrost-Verfahren gesetzt, bei dem die Muskelfasern jeder Schicht geteilt und weniger durchgeschnitten werden. Die Kenntnis des Faserverlaufs und der relativen Ausdehnung des muskulösen bzw. des aponeurotischen Teils dieser Muskeln ist daher für den Chirurgen von Wert.

Der oberflächliche Muskel der Flanke, der *M. obliquus abdominis externus*, entspringt mit fleischigen Zacken von der Außenfläche der letzten acht Rippen. Seine am weitesten dorsal gelegenen Fasern laufen m.o.w. horizontal zum Tuber coxae, die Mehrzahl der Fasern zieht jedoch kaudoventral abfallend und befestigt sich an der Linea alba. Die Lücke, die zwischen dem Dorsalrand des Muskels und den Querfortsätzen entsteht, wird durch ein Faszienblatt verschlossen.

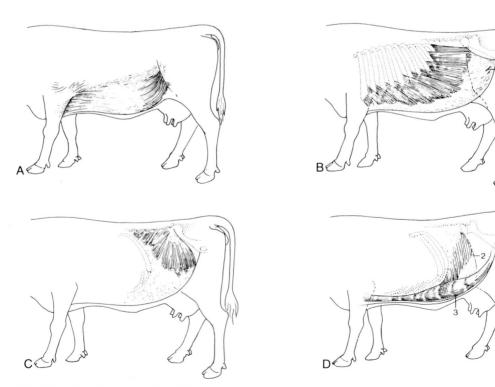

Abb. 28-1 Rumpfhautmuskel und Bauchmuskeln.

A, M. cutaneus trunci, ventral besonders kräftig entwickelt. B, M. obliquus abdominis externus mit äußerem Leistenring (1) in seiner Aponeurose. C, M. obliquus abdominis internus. D, M. transversus abdominis (2) und M. rectus abdominis (3). Beachte die Abnahme der Wanddicke am Kaudalteil des Rektusrandes.

Der muskulöse Teil geht in eine aponeurotische Sehne über, wobei der Übergang einer Linie folgt, die zunächst senkrecht abfällt, etwa in Höhe des Tuber coxae, ehe sie im Bogen kranial läuft. Eine Aufspaltung der Ansatzsehne stellt die oberflächliche Öffnung (äußerer Leistenring) des Canalis inguinalis dar (Abb. 28-1/8).

Der zweite Muskel, *M. obliquus abdominis internus*, hat einen sehnigen Ursprung am Tuber coxae und dem Crus laterale des äußeren schiefen Bauchmuskels sowie mehrere fleischige Ursprünge von den Enden der Lendenwirbelquersätze. Er fächert sich auf, um an der letzten Rippe und an der Linea alba anzusetzen. Die meisten Fasern verlaufen kranioventral, aber die kräftigeren, am weitesten kaudal gelegenen Bündel laufen etwas kaudal der Ebene durch den Hüfthöcker. Die Muskel-Sehnengrenze fällt kaudoventral ab und nur der am weitesten kaudal gelegene Streifen ist noch fleischig, wenn er den Rand des M. rectus abdominis überquert (Abb. 28-1/C). Die Aponeurosen der beiden schiefen Bauchmuskeln verbinden sich gewebeartig durch ihre Fasern immer mehr auf ihrem Verlauf ventral zum M. rectus, für den sie gemeinsam das äußere Blatt der Rectusscheide liefern. Muskelgewebe des inneren schiefen Bauchmuskels bildet den inneren Teil (inneren Leistenring) des Leistenkanals.

Der dritte Bauchmuskel, *M. transversus abdominis*, entspringt innen von den letzten Rippen und den Enden der Lendenwirbelquerfortsätze. Sein kraniodorsales Dreieck ist sehnig, aber der größte Teil seines die Flanke bedeckenden Bereichs ist fleischig; noch ehe es den Rand des M. rectus abdominis erreicht, wird das Muskelgewebe durch eine Aponeurose ersetzt, die die Innenfläche des Rectus überquert, um an die Linea alba zu gelangen und somit das innere Blatt der Rectusscheide zu bilden. Die meisten seiner Fasern haben einen transversalen Verlauf und sie überschreiten nicht die Transversalebene durch das Tuber coxae nach hinten; dadurch bleibt die Dorsalfläche des M. rectus abdominis in ihrem Kaudalabschnitt unbedeckt (Abb. 28-1/D).

Der *M. rectus abdominis* entspringt von der Außenfläche der unteren Enden der letzten zehn Rippen und setzt sich als breites Band fort, das von seinem Nachbarmuskel nur durch die abgeplattete Linea alba getrennt ist; es wird bei seiner Annäherung an den Schambeinkamm schmaler und befestigt sich dort über den sehr kräftigen Tendo praepubicus. Der Muskel wird von mehreren gewellten, sehnigen Septen unterbrochen, die ihn in Abschnitte entsprechend seiner segmentalen Herkunft aufteilen (/3).

Eine dünne Faszie bedeckt die Bauchmuskeln von innen und stützt das parietale Peritoneum. Zum Beckeneingang hin findet man häufig Fettdepots im subperitonealen Gewebe. Es muß hervorgehoben werden, daß die Bauchwand im gesamten Kaudalbereich entlang des seitlichen Rectusrandes völlig aus Sehnengewebe besteht.

Der Canalis inguinalis ähnelt dem des Pferdes (S. 554) so weitgehend, daß eine besondere Beschreibung unnötig wird. Leistenbrüche kommen beim Rind nur vereinzelt vor, häufig jedoch bei männlichen Schafen, obwohl keine offensichtlichen anatomischen Unterschiede bestehen. Es ist möglich, daß das häufige Vorkommen bei Schafböcken mit den ererbten Anomalien der Hodenleitband-Entwicklung in Zusammenhang stehen.

Innervation und Gefäßversorgung

Die wichtigsten Nerven der Bauchwand sind der letzte Brustnerv (Th13) sowie der erste und zweite Lendennerv, obwohl der Boden ventral des Rippenbogens von Fortsetzungen der kaudalen Interkostalnerven versorgt wird. Die Kenntnis der Topographie und der Verteilung der Nerven der seitlichen Bauchwand ist für die Erreichung von Lokalanästhesien von praktischer Bedeutung.

Die Bauchhaut wird sowohl von dorsalen wie von ventralen Primärästen versorgt, die Muskeln und andere tiefer gelegene Strukturen der Bauchwand nur von Ventralästen (Abb. 1-33). Die Haut ist in Bänder (Dermatome) aufgeteilt, die den Rumpf umfassen, von denen jedes das Territorium eines bestimmten Spinalnervs darstellt. Diese Territorien überlappen sich und jedes Hautgebiet wird normalerweise von den Zweigen mindestens zwei aufeinanderfolgender Nerven erreicht. Die Peritonealbereiche, die von denselben Spinalnerven versorgt werden, entsprechen weitgehend den Dermatomen in ihrer Lage und Ausdehnung. Die *Dorsaläste* (/4) der Brust- und Lendennerven versorgen die epaxialen Muskeln sowie jenen Hautbereich, der von der Rückenlinie etwa bis in Höhe einer Horizontalen durch die Patella reicht. Unterhalb dieser Linie wird die Haut von zwei Reihen von Nervenästchen aus dem Rami ventrales versorgt (/5).

Die *Ventraläste* sind stark verbreitert, wo sie in die seitliche Brustwand zwischen dem M. obliquus abdominis internus und dem M. transversus

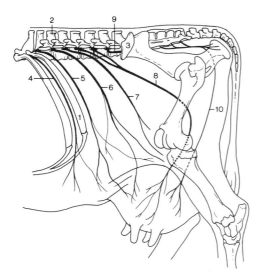

Abb. 28-2A Topographie der Nerven für Flanke und Euter, vereinfacht.

1, letzte Rippe; 2, Proc. spinosus von L2; 3, Tuber coxae; 4, zwölfter Interkostalnerv (Th12); 5, Th13; 6, L1 (N. iliohypogastricus); 7, L2 (N. ilioinguinalis); 8, L3 und L4 (N. genitofemoralis); 9, L5; 10, N. perinealis ventralis.

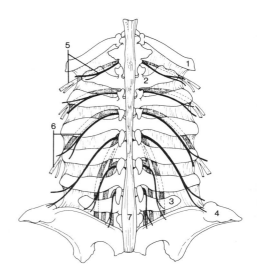

Abb. 28-2B Die Lagebeziehungen der Lendennerven zu den Lendenwirbelquerfortsätzen.

1, letzte Rippe; 2, erster Lendenwirbel; 3, sechster Lendenwirbel; 4, Tuber coxae; 5, Dorsal- und Ventraläste des dreizehnten Brustnerven (der Ventralast teilweise gepunktet); 6, Dorsal- und Ventraläste des zweiten Lendennerven; 7, Lig. supraspinale.

abdominis eintreten. Jeder von ihnen zeigt eine weitgehend konstante Lagebeziehung zum Skelett, die eine nützliche Orientierung für die Blokkierung dieser Nerven mit einem Anaesthetikum darstellt. Diese Nerven verlaufen nicht transversal, sondern in zunehmendem Maße schräg, je weiter kaudal sie liegen (Abb. 28-2/A). Der letzte thorakale Ventralast verläuft normalerweise unter dem Ende des ersten Lendenwirbelquerfortsatzes, der erste Lendenast (N. iliohypogastricus) unter dem Ende des zweiten Lendenwirbelquerfortsatzes und der zweite Lendenast (N. ilioinguinalis) unter dem des vierten Lendenwirbels (Abb. 28-2/B). Am häufigsten treten Variationen bei dem letzten dieser drei Nerven auf, der manchmal weniger schräg als sonst verläuft und dann unter dem Querfortsatz des dritten Lendenwirbels entlangzieht.

Eine Ausnahme vom allgemeinen Innervationsmuster der Bauchwand liefert der Nerv für den Hautmuskel; er wird von einem Nerv aus dem Plexus brachialis versorgt und diese weitentfernte Herkunft erklärt, warum man diesen Muskel bei Operationen unter paravertebraler Lokalanästhesie nicht mit ausschalten kann.

Die Bauchwand erhält ihre *Blutgefäße* aus verschiedenen Quellen. Der Ventralbereich wird durch die Aa. epigastrica cranialis bzw. caudalis versorgt, die Äste der A. thoracica interna bzw. der A. pudenda externa sind. Das Flankengebiet wird von Parietalästen der Aorta versorgt, von denen die A. circumflexa ilium profunda chirurgisch von größter Bedeutung ist, die aus der A. iliaca externa kommt und die seitliche Bauchwand etwas kranial vom Tuber coxae durchbohrt. Die Venen begleiten anfänglich alle gleichnamigen Arterien, aber bei der kalbenden Kuh wird diese Regel durch die Bildung der „Milchvene" modifiziert, deren besondere Bedeutung später erklärt wird (S. 752).

Die Milz

Einen allgemeinen Überblick über die Organtopographie sollen die Abb. 28-5 und 28-12 geben, ehe die Organe im Einzelnen betrachtet werden.

Die platte, längliche Milz liegt dem kraniodorsalen Abschnitt des Pansens auf und der linken Hälfte des Zwerchfells an; sie ist an beiden Organen befestigt. Ihr oberes Ende liegt unter den Wirbelenden der letzten Rippen und ihre Längsachse zieht ventral und etwas kranial schräg über die Rippen und endet im Bereich des 7. Rippenknorpelgelenks (Abb. 28-3/6 und 28-5/A,2). Bei den meisten Tieren erstreckt sich das untere Ende auch auf das Reticulum, was das Risiko enthält, von den häufigen Abszessen und Perforationen dieses Organs mit erfaßt zu werden. Der obere Teil der Milz liegt retroperitoneal, wobei die Serosa-Umschlagslinie sowohl auf der parietalen wie auf der viszeralen Fläche cranioventral verläuft. Der Hilus beschränkt sich auf den craniodorsalen Winkel auf der medialen Seite und um dorthin zu gelangen, müssen die Milzgefäße zuerst über das Pansendach hinwegziehen (Abb. 28-19/11).

Die Kapsel enthält wenig Muskelgewebe und die physiologischen Veränderungen der Größe der Milz sind daher geringer als bei bestimmten anderen Arten. Gelegentlich kann eine vergrößerte Milz bis hinter die letzte Rippe reichen, in den Winkel zwischen dieser und den Lendenwirbeln, aber aus praktischen Gründen muß man die Milz als ein Organ ansehen, das sich sowohl der Palpation wie der Perkussion entzieht. Zum Zwecke der Biopsie erfolgt der Zugang normalerweise durch das obere Ende des elften Interkostalraumes, wo nur ein geringes Risiko der Verletzung der Lunge besteht, insbesondere bei Einstich der Nadel während der Ausatmung.

Die Milz hat eine relative weiche Konsistenz. Ihre Farbe variiert beträchtlich, wobei sie bei Kühen eher stahlblau und rötlicher bei männlichen bzw. bei Jungtieren ist. Die Aufteilung in rote und weiße Pulpa ist sehr gut sichtbar, da die wei-

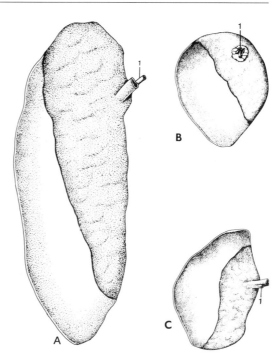

Abb. 28-4 Die Milz von Rind (A), Schaf (B) und Ziege (C), Viszeralfläche. Die dorsomediale Region ist frei von Serosa. Die A. lienalis (1) ist bezeichnet.

ßen Milzkörperchen etwas größer als Stecknadelköpfe sind.

Bei Schaf und Ziege ist die Milz relativ klein, wobei ihre Form, Lage und Befestigung dem Dorsalteil des Organs beim Rind ähneln. Sie ist nahezu dreieckig beim Schaf und viereckig bei der Ziege (Abb. 28-4/B, C).

Der Magen

Allgemeine Betrachtungen

Der Magen setzt sich aus vier Kammern zusammen – Rumen, Reticulum, Omasum und Abomasum – die das Futter nacheinander durchläuft. Die ersten drei, die gemeinsam als der Vormagen (Proventriculus) bezeichnet werden, haben sich entwickelt, um die komplexen Kohlenhydrate aufzuschließen, die einen so großen Teil der normalen Nahrung der Wiederkäuer ausmachen, und nur die letzte Kammer ist in Struktur und Funktion dem einfachen Magen der meisten anderen Arten vergleichbar. Sie stammen jedoch alle vier

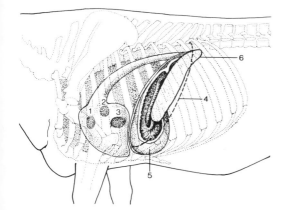

Abb. 28-3 Linke Seitenprojektion einiger Organe auf die Rippenwand.

1, Pulmonalisklappe; 2, Aortenklappe; 3, linke Atrioventrikularklappe; 4, Lage des Basalrandes der Lunge; 5, Reticulum, eröffnet (beachte die Stellung des Sulcus reticuli); 6, Milz.

von der spindelförmigen Magenanlage des Embryos ab, ohne einen Beitrag vom Oesophagus (Abb. 28-6).

Die Topographie des Wiederkäuer-Abdomens wird von der enormen Entwicklung des Magens beherrscht, der beim erwachsenen Rind fast die gesamte linke Hälfte der Bauchhöhle ausfüllt und dazu noch einen beträchtlichen Teil der rechten Hälfte beansprucht (Abb. 28-7, 28-8 und 28-9). Seine Kapazität liegt etwa bei 60 Litern. Diese Zahl, die viel bescheidener ist als viele andere Schätzungen, teilt sich zwischen den verschiedenen Magenabteilungen wie folgt auf: Pansen 80%, Netzmagen 5%, Blättermagen 8% und Labmagen 7%. Bei den kleinen Wiederkäuerarten sind diese Proportionen etwas anders, nämlich etwa 75% Rumen, 8% Reticulum, 4% Omasum und 13% Abomasum. Die relativen Volumina sind auf kurze Sicht ziemlich konstant, da die enorme Aufnahmekapazität der beiden ersten Kammern und der mehr oder weniger kontinuierliche Abfluß des Futterbreis in die distalen Kammern den Effekt der zwischenzeitlichen Nahrungsaufnahme verringert.

Die verschiedenen Kammern lassen sich als Ausbuchtungen der Vorderdarmspindel schon im frühen Embryonalstadium erkennen. Sie vergrößern sich in ungleichem Maße während der gesamten Embryonal- bzw. Foetalperiode, wobei erst der eine und dann der andere Teil die Führung übernimmt. In einem Stadium hat der foetale Magen eine nahezu erwachsene Anordnung, aber während der letzten Monate der intrauterinen Entwicklung übertrifft der Labmagen die anderen und bei der Geburt macht er mehr als die Hälfte des Gewichts und der Kapazität des Gesamtorgans aus – was angemessen ist, da er die einzige Magenabteilung ist, die sofort ihre Funktionen aufnimmt. Die postnatalen Veränderungen, während der die Proportionen und die topographische Situation des Erwachsenen erreicht werden, sollen später beschrieben werden (S. 703/04).

Rumen und Reticulum

Pansen und Netzmagen bilden gemeinsam den Hohlraum, in dem das anspruchslose Pflanzenmaterial, das sich der Einwirkung der Säugetier-Verdauungsenzyme entzieht, durch einen Prozeß mikrobiologischer Aufspaltung verdaut wird. Bestimmte einfache Fermentationsprodukte werden unmittelbar assimiliert, während andere einer konventionellen Verdauung in den distalen Abschnitten des Verdauungstraktes unterworfen werden.

Der Pansen ist seitlich abgeplattet und reicht von der Cardia – die ein wenig über der Mitte des siebten Interkostalraums oder der achten Rippe liegt – bis zum Beckeneingang, vom Dach der Bauchhöhle bis zu ihrem Boden und von der linken Körperwand bis über die Medianebene hinweg, insbesondere kaudal und ventral, wo er die rechte untere Flankengegend erreichen kann (Abb. 28-10 und 28-12/11). Der erheblich kleinere Netzmagen liegt cranial vom Pansen, vom 6. bis 8. Rippenpaar bedeckt und weitgehend links der Medianebene. Er reicht von der Cardia bis zur Zwerchfellkuppel und beansprucht die gesamte Höhe dieses flacheren Teils der Bauchhöhle; er überschreitet ebenfalls die Medianebene, besonders ventral, wo er dem Processus xiphoideus des Brustbeins aufliegt (Abb. 27-4/8 und 28-5/3). Diese Lage gestattet die Anwendung äußeren Drucks, um Schmerz auszulösen, falls das Reticulum erkrankt ist.

Rumen und Reticulum sind in Struktur und Funktion so eng miteinander verbunden, daß es heute Viele vorziehen, von einem kombinierten Ruminoreticulum zu sprechen. Vieles spricht für diese Einsicht. Die Abteilung des Pansens von der Haube, obwohl vollständiger, wird in genau der gleichen Weise erreicht, wie die *Unterteilung* des Pansens, nämlich durch die Einstülpung der Magenwand um eine Reihe von Pfeilern (Pilae) zu bilden, die nach innen vorspringen. Alle Schichten der Magenwand, mit Ausnahme des Bauchfells, beteiligen sich an diesen Bildungen. Die Abteilungen und die Pfeiler, die sie begrenzen, werden auf Abb. 28-5/B dargestellt. Pansen und Haube stehen über der U-förmigen Plica ruminoreticularis miteinander in Verbindung. Die *Haupt-Pansenpfeiler* umgeben das Organ ringförmig, wodurch sie den dorsalen vom ventralen Pansensack trennen, während die schwächeren *Kranzpfeiler* die kaudalen Blindsäcke abgrenzen. Der kraniale Pfeiler ist schräg angeordnet und grenzt das kraniale Ende teilweise vom Rest des dorsalen Pansensacks ab, wodurch die Verbindung dieses Kranialteils (*Atrium ruminis*) mit dem Reticulum betont wird. Außen entsprechen Rinnen der Lage all dieser Einfaltungen. Die relativen Proportionen der Abteilungen sind unterschiedlich bei den verschiedenen Hauswiederkäuern. Die geringere Größe des Saccus dorsalis und die ausgeprägte Kaudalprojektion des ventralen Blindsacks verleihen dem Pansen von

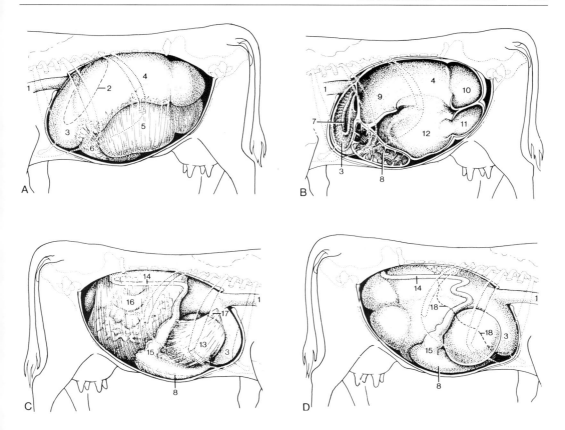

Abb. 28-5 Topographie der Baucheingeweide. A, Beziehungen der Bauchorgane zur linken Bauchwand. B, Lage des eröffneten Magens. C, Beziehungen der Bauchorgane zur rechten Bauchwand. D, Lage der Magenabteilungen bei Ansicht von rechts.

1, Oesophagus; 2, Umriß der Milz; 3, Reticulum; 4, dorsaler Pansensack; 5, ventraler Pansensack, vom Paries superficialis des großen Netzes bedeckt; 6, Fundus abomasi, bedeckt vom Paries superficialis des großen Netzes; 7, Netzmagenrinne; 8, Abomasum; 9, Atrium ruminis; 10, Saccus caecus caudodorsalis; 11, Saccus caecus caudoventralis; 12, ventraler Pansensack (eröffnet); 13, Omasum, vom kleinen Netz bedeckt; 14, Duodenum descendens; 15, Pars pylorica des Labmagens; 16, großes Netz, das das Darmkonvolut bedeckt; 17, kleines Netz, von der Leber abgetrennt; 18, kaudoventrale Lebergrenze.

Schaf und Ziege ein ungleichförmiges Aussehen im Vergleich mit dem mehr symmetrisch strukturierten Rinderpansen. Es gibt auch Unterschiede in der Ausbildung der äußerlich sichtbaren Sulci, doch diese sind insgesamt ohne große praktische Bedeutung.

Die Serosa bedeckt die gesamte Oberfläche von Rumen und Reticulum außer in einem Dorsalbereich, wo die Pansenwand direkt mit dem Dach der Bauchhöhle verwachsen ist, vom Hiatus oesophagus des Zwerchfells bis in Höhe des vierten Lendenwirbels (Abb. 28-17/12), und an einigen Furchen, wo es sich umschlägt, um ins Große Netz überzugehen. Diese Begrenzung der direkten Befestigung gibt dem Ruminoreticulum jene Bewegungsfreiheit, die es für die ständigen und abwechselnden Kontraktionen und Erweiterungen seiner verschiedenen Abschnitte braucht und die für seinen Normalzustand charakteristisch sind.

Die *Lagebeziehungen* lassen sich am besten unter Verwendung der Darstellungen studieren (Abb. 28-5/A, B; 28-8 und 28-12). Die wichtigsten Punkte sind: der Kontakt zwischen Reticulum und Zwerchfell bzw. Leber cranial; die Einzwängung des Abomasum zwischen die beiden Abschnitte ventraler Pansensack und Netzmagen ventral; die enge Beziehung der rechten

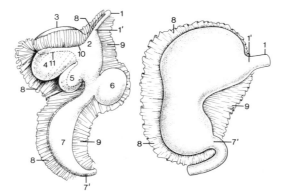

Abb. 28-6 Die Ansätze des großen und kleinen Netzes an dem sich entwickelnden Wiederkäuermagen. Der einfache Magen auf der rechten Seite zeigt die Entsprechungen seiner Teile mit den Kammern des Wiederkäuermagens.

1, Oesophagus; 1', Cardia; 2, Atrium ruminis; 3, Saccus ruminis dorsalis; 4, Saccus ruminis ventralis; 5, Reticulum; 6, Omasum; 7, Abomasum; 7', Pylorus; 8, großes Netz; 9, kleines Netz; 10, Teil der großen Kurvatur, die der rechten Längsfurche des Pansens entspricht; 11, Teil der großen Kurvatur, die der linken Längsfurche des Pansens entspricht.

Pansenfläche zum Darmkonvolut, zu Omasum, Abomasum, Pankreas und Nieren; sowie die Einfügung der Paries superficialis des Großen Netzes zwischen den ventralen Pansensack und die Bauchwand. Außerdem hat der Pansen veränderliche Lagebeziehungen zum Uterus und zu anderen Organen im Beckeneingang, wo der dorsale Blindsack *rektal* palpiert werden kann. Der direkte Kontakt des dorsalen Pansensacks mit dem oberen Bereich der linken Flanke erleichtert die Auskultation und die Palpation. Er ermöglicht auch den Pansenstich (in der linken Hungergrube) zur Behandlung der Tympanie (Blähsucht).

Das *Innere* des Ruminoreticulum steht mit dem Oesophagus und mit dem Omasum über zwei Öffnungen in Verbindung, die sich an den beiden Enden des *Sulcus reticularis* (früher fälschlich Schlundrinne genannt) finden, einer auffälligen Abflußrinne, die an der rechten Wand des Netzmagens von der Cardia zum Fundus reticuli absteigt (Abb. 28-11/4,5, 6'). Die Rinne wird von leicht spiralig verlaufenden, muskulösen Lippen begrenzt; das obere Ende der linken (kranialen) Lippe umgreift die schlitzförmige Cardia-Öffnung, während eine ähnliche Verdickung des unteren Endes der rechten (kaudalen) Lippe die Ausgangsöffnung in das Omasum (Ostium reticulo-omasicum) teilweise verdeckt (Abb. 28-13/1, 2). Die Cardia befindet sich auf der Grenze zwischen Pansen und Haube und mündet daher in beide Kammern. Beim Milchkalb kann die Netzmagenrinne in ein geschlossenes Rohr umgewandelt werden und dadurch einen Abflußkanal bilden, der die Milch vom Oesophagus direkt in den Canalis omasi leitet, von wo sie ins Abomasum fließt bzw. tropft. Die Muskelkontraktionen, die die Lippen zusammenziehen, werden reflexstimuliert, entweder durch das Saugen am Euter des Muttertiers oder durch das Anbieten geeigneter Nahrung im Eimer. Mit fortschreitendem Alter des Tieres reduzieren die Änderungen von Art und Darbietungsweise des Futters den Gebrauch dieses Kurzschlusses. Es besteht jedoch Anlaß zu der Annahme, daß vor allem bei der Ziege ein Teil der während des Kauvorgangs im Speichel gelösten Nährstoffe auf diesem Wege das Ruminoreticulum umgeht. Der Verschluß der Rinne kann durch verschiedene Chemikalien (z. B. durch Kupfersulfat) ausgelöst werden. Da-

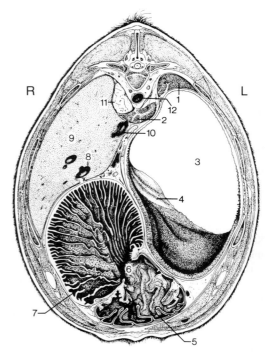

Abb. 28-7 Querschnitt durch den Rumpf in Höhe des zehnten Brustwirbels. Ansicht von vorn.

1, Milz; 2, Zwerchfellpfeiler; 3, Atrium ruminis; 4, Pila cranialis; 5, Labmagen; 6, Ostium omaso-abomasicum; 7, Omasum; 8, V. portae; 9, Leber; 10, V. cava caudalis; 11, rechte Lunge; 12, Aorta.

mit ist eine brauchbare Möglichkeit gegeben, bei Bedarf bestimmte Arzneimittel in das Abomasum zu bringen, ohne vorherige Verdünnung in den Vormagenabteilungen.

Die *Schleimhaut des Ruminoreticulum* wird von einem derben mehrschichtigen Epithel bedeckt, das grünlichbraun verfärbt ist; der Boden des Sulcus reticuli ist jedoch glatt und bleich. Die Netzmagenschleimhaut hat eine ausgeprägte Musterung, die durch etwa 1 cm hohe Leisten gebildet wird, die 4-, 5- oder 6eckige „Zellen" begrenzen (Abb. 27-4/8). Diese Leisten und die Böden der Cellulae sind von Hornpapillen besetzt. Das Netzmuster wird nach der Grenze zum Pansen hin unregelmäßiger und geht allmählich in die zottenbedeckte Oberfläche dieser Magenabteilung über. Die Pansenzotten variieren in ihrer Ausbildung je nach Alter, Ernährungsweise und Örtlichkeit. Normalerweise sind sie am größten und stehen am dichtesten im Atrium ruminis und in den Blindsäcken; im ventralen Pansensack sind sie kleiner und an Zahl geringer und am ge-ringsten entwickelt sind sie im Zentrum des Pansendachs und nahe der freien Ränder der Pfeiler. Die einzelnen Zotten schwanken in ihrer Form von niedrigen, rundlichen Erhebungen über konische und zungenförmige Gebilde bis hin zu abgeflachten Blättchen von etwa 1 cm Länge.

Die aufgefaltete bzw. papillierte „rauhe" Oberfläche der Haubenpansen-Auskleidung wurde früher als eine Anpassung zur mechanischen Zerkleinerung der mazerierenden Futtermassen gedeutet. Seit es bekannt ist, daß die Fettsäuren, die bei der mikrobiellen Vergärung entstehen, im Pansen (teilweise auch im Reticulum) resorbiert werden, wird sie vorwiegend als eine Einrichtung zur epithelialen Oberflächenvergrößerung angesehen. Die Zottenentwicklung wird durch diese Säuren (besonders durch die Butylsäure) stimuliert und ihre Resorption wird durch ein besonders reiches subepitheliales Kapillarnetz begünstigt.

Das Reticulum der kleinen Wiederkäuer ist relativ größer als das des Rindes. Obwohl es weiter

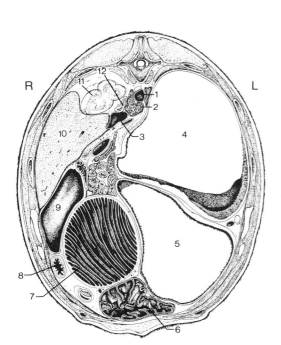 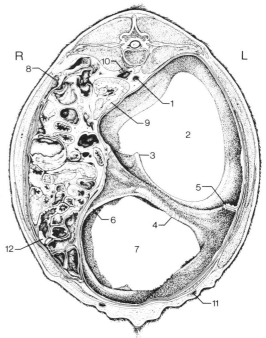

Abb. 28-8 Querschnitt durch den Rumpf in Höhe des dreizehnten Brustwirbels. Ansicht von vorn.

1, Aorta; 2, rechter Zwerchfellpfeiler; 3, V. cava caudalis; 4, dorsaler Pansensack; 5, ventraler Pansensack; 6, Labmagen; 7, Blättermagen; 8, Duodenum; 9, Gallenblase; 10, Leber; 11, Kranialpol der rechten Niere; 12, rechte Nebenniere.

Abb. 28-9 Querschnitt durch den Rumpf in Höhe des dritten Lendenwirbels.

1, Aorta; 2, kaudodorsaler Blindsack; 3, dorsaler Koronarpfeiler; 4, Pila caudalis; 5, linker Längspfeiler; 6, ventraler Koronarpfeiler; 7, kaudoventraler Blindsack; 8, Duodenum descendens; 9, linke Niere; 10, V. cava caudalis; 11, „Milchvene"; 12, Darmkonvolut.

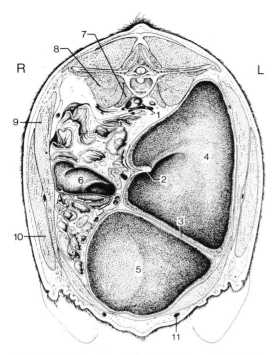

Abb. 28-10 Querschnitt durch den Rumpf in Höhe des fünften Lendenwirbels.

1, Endaufzweigung von Aorta und Hohlvene; 2, rechte Pila coronaria dorsalis; 3, Pila caudalis; 4, Saccus caecus caudodorsalis; 5, Saccus caecus caudoventralis; 6, Colon; 7, M. psoas minor; 8, M. psoas major; 9, M. obliquus abdominis internus; 10, M. obliquus abdominis externus; 11, „Milchvene".

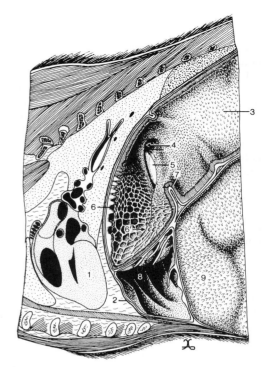

Abb. 28-11 Paramedianschnitt durch einen Teil des Rumpfes der Ziege.

1, Herz; 2, Zwerchfell; 3, Atrium ruminis; 4, 5, 6′, Sulcus reticularis; 4, Cardia; 5, Boden der Rinne; 6′, Ostium reticulo-omasicum; 6, Reticulum; 7, Plica ruminoreticularis; 8, Abomasum; 9, ventraler Pansensack (Recessus ruminis).

kaudal reicht, ist sein Kontakt mit dem Boden der Bauchhöhle zahlreichen funktionellen Veränderungen unterworfen (Abb. 28-11/6). Es bestehen auffällige Art-Unterschiede auch in seiner Auskleidung. Die Cristae, die die Cellulae reticuli begrenzen, sind relativ niedriger und haben bei Schaf und Ziege auffällig gezackte Ränder. Die zottentragende Schleimhaut bedeckt bei diesen Arten auch einen größeren Teil der Netzmagenwand.

Die glatte Muskulatur der Haubenpansenwand ist in zwei Lagen angeordnet, ähnlich wie die quergestreifte Muskulatur des Oesophagus. Die dünne äußere Muskellage verläuft craniocaudal über den Pansen, hat aber einen schiefen Verlauf auf dem Netzmagen. Die meisten Faserbündel der wesentlich dickeren Innenschicht verlaufen mehr oder weniger im rechten Winkel zur oberflächlichen Lage und dadurch umkreisen sie die Längsachse des Pansens. Sie ziehen in die Pfeiler hinein und bilden die Grundlage dieser Gebilde. Die dicken Teile der Haubenpansenmuskulatur werden in bestimmten Gebieten als „Kuttel" verkauft und verzehrt.

Eine regelmäßige Folge von Haubenpansen-Kontraktionen durchmischt und verteilt den Mageninhalt. Der Zyklus besteht aus einer biphasischen Haubenkontraktion (die Erschlaffung zwischen den beiden Kontraktionsphasen ist beim Rind ausgeprägter als beim Schaf), die den Netzmageninhalt in das Atrium ruminis schleudert („Schleudermagen"), gefolgt von Kontraktionen zuerst des dorsalen und später des ventralen Pansensacks. Die Kontraktionswelle läuft über beide in craniocaudaler Richtung. Dieser Vorgang wird zentral gesteuert und das Tempo und die Intensität werden angepaßt je nach den Informationen, die von intramuralen Rezeptoren ausgehen, welche sowohl durch die Wandspannung als auch durch den Kontakt mit schwimmenden Futtertei-

Das Abdomen der Wiederkäuer 697

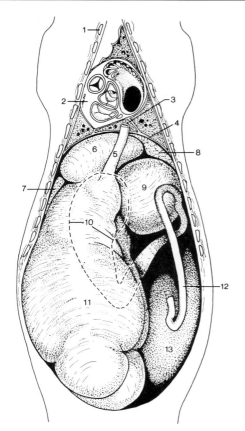

Abb. 28-12 Horizontalschnitt durch den Thorax und Dorsalansicht von Magen und Darmkonvolut zur Illustration der thorakalen und abdominalen Organ-Topographie.

1, erste Rippe; 2, Herz, in Höhe der Klappen abgeschnitten; 3, Lobus accessorius der rechten Lunge; 4, Zwerchfell; 5, Oesophagus; 6, Netzmagen; 7, Milz; 8, Leber; 9, Blättermagen; 10, Umriß des Labmagens; 11, dorsaler Pansensack; 12, Duodenum descendens; 13, Darmkonvolut.

len stimuliert werden. Sowohl die sensiblen wie auch die motorischen Leitungsbahnen verlaufen in Fasern des N. vagus.

Das Regurgitieren des Futters zum Wiederkauen erfordert eine Koordination der Magenbewegungen mit denen der Brustwand und des Schlundkopfes. Ihm geht eine zusätzliche Netzmagenkontraktion voraus, die den Cardiabereich überflutet; der Bolus wird in den Oesophagus gesaugt durch eine Inspirationsbewegung bei geschlossenen oberen Luftwegen und wird dann durch eine antiperistaltische Kontraktionswelle mundhöhlenwärts transportiert. Der intensiv wiedergekaute Bissen, jetzt noch aufgeweichter und zerkleinert, fällt für gewöhnlich von der Cardia in das Reticulum.

Beim Ructus (dem Aufstoßen von Pansengas durch die Speiseröhre) werden Pansenkontraktionen ohne Teilnahme des Reticulum anstelle der normalen Aktivitätsabläufe eingesetzt. Diese Kontraktionen gehen vom ventralen Pansensack aus und gehen dann auf den Saccus dorsalis über, wo sie caudal einsetzen und sich cranial fortsetzen; sie drücken das Pansengas nach vorn in den Cardiabereich, wo es in den Oesophagus gesaugt und durch eine antiperistaltische Welle rasch mundwärts gelangt. Dann kommt es durch den entspannten Sphincter pharyngooesophagus in den Schlundkopf. Ein Teil tritt über das Maul aus, doch wie bereits erwähnt, gelangt ein Teil auch in die Lunge.

Der Panseninhalt zeigt eine Schichtung, wobei sich das Futter aus erneuter Nahrungsaufnahme dem spezifisch schweren, durchweichten, wiedergekautem Material auflagert. Daher ist es das leichtere Pflanzenmaterial, das am ehesten in den Mund zurückgefördert wird, um dort wiedergekaut und eingespeichelt zu werden.

Rinder sind berüchtigt für ihre unselektive Futteraufnahme und daher schlucken sie öfters Fremdkörper, vor allem Drahtstücke, mit ihrem Futter ab. Diese Fremdkörper sammeln sich meistens im Reticulum an, und sofern sie spitz genug sind, können sie bei den Netzmagenkontraktionen durch dessen Wand getrieben werden (Traumatische Reticulitis, Fremdkörpererkrankung). Übliche Folgeerscheinungen sind u. a. Abszesse der Leber sowie, kritischer zu beurteilen, eine eitrige Pericarditis, wenn der Fremdkörper das Zwerchfell durchsticht. Einige dieser Fremdkörper korrodieren allmählich, während andere durch Einführung eines Magneten über die Mundhöhle unschädlich gemacht werden (Abb. 27-5/4).

Das Omasum

Der Blättermagen liegt im intrathorakalen Teil der Bauchhöhle rechts der Medianebene und stößt links an Pansen und Netzmagen und rechts an Leber und Körperwand (Abb. 28-7/7 und 28-12/9). Er ist seitlich abgeplattet und besitzt einen langen konvexen Rand (Curvatura omasi), der nach rechts und kaudal zeigt und eine bedeutend kürzere Basis, die entgegengesetzt ausgerichtet ist. Die Längsachse steht beim toten Tier mehr

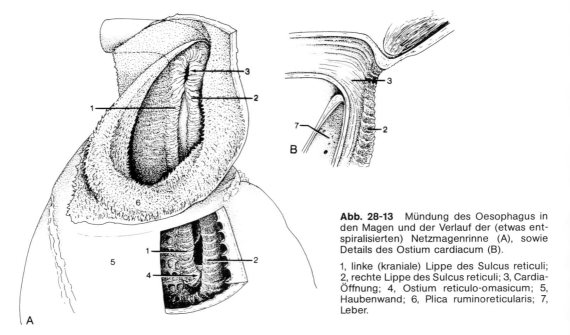

Abb. 28-13 Mündung des Oesophagus in den Magen und der Verlauf der (etwas entspiralisierten) Netzmagenrinne (A), sowie Details des Ostium cardiacum (B).

1, linke (kraniale) Lippe des Sulcus reticuli; 2, rechte Lippe des Sulcus reticuli; 3, Cardia-Öffnung; 4, Ostium reticulo-omasicum; 5, Haubenwand; 6, Plica ruminoreticularis; 7, Leber.

oder weniger senkrecht, aber die Lage und die Orientierung des Organs ändern sich intra vitam ständig. Der größte Teil des Omasum wird von den Rippen 8 bis 11 bedeckt, aber beim Rind erreicht der untere Pol gewöhnlich die ventrale Bauchwand unterhalb des rechten Rippenbogens (Abb. 28-23/5). Obwohl durch diese Lageverhältnisse der Blättermagen weitgehend außerhalb der unmittelbaren Reichweite ist, kann er durch Auskultation und Perkussion untersucht werden. Der untere Pol des Omasum hat eine großflächige Befestigung an den Fundus des Abomasum rings um das Ostium omaso-abomasicum. Der größte Teil seiner rechtsseitigen Fläche wird vom kleinen Netz bedeckt, mit dem er an seiner Kurvatur verbunden ist (Abb. 28-5/C,13).

Der Blättermagen ist bei Schaf und Ziege relativ kleiner, wo er bohnenförmige Gestalt hat. Wenn der Magen in seiner Ruhephase ist, ist er in einer nahezu vertikalen Stellung. Er liegt in Höhe der achten und neunten Rippe, hat aber wegen der dazwischenliegenden Leber keinen direkten Kontakt zur Körperwand.

Der *Innenraum* wird beim Rind von etwa 100 halbmondförmigen Blättern weitgehend ausgefüllt, die von den Seiten und von der Kurvatur entspringen und zur Basis omasi gerichtet sind, wo sich ein offener Durchgang befindet, der *Canalis omasi* (Abb. 28-7). Die Laminae omasi haben unterschiedliche Länge und die Blätter unterschiedlicher Größe alternieren so miteinander, daß der Innenraum in eine Reihe schmaler und etwa gleichgroßer Recessus interlaminares aufgeteilt wird. Das engere *Ostium reticulo-omasicum* sitzt am oberen Ende des kurzen Kanals; das große ovale Ostium omaso-abomasicum (/6) am anderen Ende wird teilweise durch die Vela abomasica und durch vorgebuchtete Labmagenfalten verschlossen. Der Boden des Kanals (auch als Sulcus omasi bezeichnet) ist glatt mit Ausnahme einiger Leisten, die längs über ihn verlaufen, sowie einer Handvoll krallenartiger Fortsätze, die die obere Öffnung schützen.

Das Deckepithel der Blätter erhebt sich in Form zahlreicher Papillen. Die meisten sind klein und linsenförmig, es gibt aber auch einige größere konische Papillen, die distal zeigen und möglicherweise dem Weitertransport der Nahrung dienen. Die Futtermassen in den Recessus sind feingekaut und ziemlich trocken (nach Wasser-Rückresorption); sie geben dem Organ eine Festigkeit, an der es durch Palpation bei Laparotomien schnell erkannt wird, direkt oder indirekt durch die Pansenwand.

Die Blättermagenkontraktionen sind biphasisch. In der ersten Phase wird Futterbrei vom Canalis omasi in die Recessus, zwischen die Blätter gedrückt; die zweite Phase ist eine Gesamtkontraktion des Omasum. Der Haupteffekt ist das Auspressen von Flüssigkeit aus den Futtermassen in den Recessus interlaminares, ein für den Weitertransport ins Abomasum unerläßlicher Vorgang. All diese Kontraktionen sind langsamer und gezielter als die des Ruminoreticulum. Wenn auch die rauhe Oberfläche und die Muskelgrundlage der Blätter die Vorstellung nährt, daß zwischen diesen Schleimhautfalten das Futter zerrieben würde, gibt es keinerlei Nachweis derartiger Aktivitäten; dagegen wird im Omasum die Resorption fortgesetzt.

Das Abomasum

Der Labmagen liegt eingeknickt auf dem Boden der Bauchhöhle und umfaßt den unteren Pol des Omasum von kaudal (Abb. 28-12/10). Der größere seiner beiden Schenkel bildet einen birnenförmigen Sack, der nach links vorn reicht und zwischen Reticulum und Atrium bzw. Saccus ruminis ventralis mit der Körperwand Kontakt hat (Abb. 28-5/A,6). Er wird entsprechend den Verhältnissen beim einfachen Magen in *Fundus* und *Corpus* unterteilt, doch ist die Grenze zwischen beiden ungenau. Tatsächlich ist die Lage des Ostium omasoabomasicum beim lebenden Tier nicht genau bekannt; es ist möglich, daß es endständig ist und in diesem Falle gibt es keinen Blindsack und folglich auch keinen echten Fundus. Der Kranialteil des Lagmagenfundus ist mit dem Reticulum, dem Atrium und dem ventralen Pansensack ausgiebig durch Muskelbündel verbunden.

Der engere und einheitliche distale Schenkel bildet die *Pars pylorica* des Labmagens. Er zieht transversal oder mit einer leichten Kranialabweichung zur rechten Körperwand und steigt dort auf, um am Pylorus zu enden, kaudal des unteren Blättermagenteils (/D,15). Bei erwachsenen Rindern hat der Labmagen normalerweise keinen Kontakt mit der Leber.

Das Abomasum von Schaf und Ziege ist relativ groß, zeigt aber davon abgesehen keine wichtigen Unterscheidungsmerkmale. Im Gegensatz zu den Verhältnissen beim ausgewachsenen Rind kommt es durch die geringere Größe des Omasum mit der Leber in direkten Kontakt.

Lage und Lagebeziehungen des Labmagens hängen vom Füllungszustand der verschiedenen Abschnitte des Magens, von der eigenen Aktivität des Organs und, besonders wichtig, von den Kontraktionen von Pansen und Haube ab, an die das Abomasum befestigt ist. Alter und Trächtigkeit sind weitere wesentliche Faktoren, die seine Ausdehnung und Topographie beeinflussen (Abb. 28-15). Auch wenn es schwierig ist, die Lagebeziehungen des Labmagens genau aufzugliedern, ist es doch unerläßlich, sich klarzumachen, daß den Abweichungen vom Normalen Grenzen gesetzt sind, bei deren Überschreitung Verdauungsstörungen auftreten oder gar Lebensgefahr besteht. Die krankhafte Verlagerung des Labmagens, sei sie nach rechts oder nach links, ist eine wohlbekannte Störung, insbesondere bei Milchkühen.

Das Abomasum wird von einer rosaroten, schleimbedeckten *Drüsenschleimhaut* ausgekleidet, die in auffälliger Weise mit der derben Auskleidung des Vormagens kontrastiert. Die Schleimhautfläche wird etwa sechsfach vergrößert durch die Ausbildung großer Falten (ein Dutzend oder mehr), die rings um den Eingang entspringen und im spiraligen Verlauf an der Wand von Fundus und Corpus entlangziehen, bis sie auslaufen, noch ehe das Magenknie erreicht ist (Abb. 28-14/2). Eine Zusammenlegung einiger dieser Falten bildet eine Schleimhautklappe oder einen „Stöpsel", der den Rückfluß von Mageninhalt ins Omasum behindert. Die Schleimhaut der Pars pylorica trägt nur einige niedrige Falten, zeichnet sich aber durch eine große Anschwellung, den *Torus* aus, der von der kleinen Kurvatur in den engen Pyloruskanal vorspringt (/6). Die Gefäßanordnung im Torus deutet daraufhin, daß er zu einer Art Erektion fähig ist, aber ihre mögliche funktionelle Bedeutung (und eigentlich auch die des gesamten Torus pylori) ist nicht bekannt. Die dunkle Schleimhaut vom Cor-

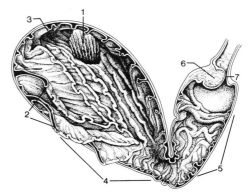

Abb. 28-14 Eröffnetes Abomasum bei Ansicht von hinten, oben und etwas von links.

1, Ostium omaso-abomasicum, in dem die Laminae omasi sichtbar sind; 2, Plica spirales; 3, Fundus abomasi; 4, Corpus abomasi; 5, Pars pylorica; 6, Torus pyloricus; 7, Pylorus.

pus und Fundus abomasi enthält Mageneigendrüsen; die Drüsen der helleren Pars pylorica sezernieren ausschließlich Schleim.

Die Labmagenwand ist verhältnismäßig dünn. Der Serosa-Überzug fehlt lediglich an den Befestigungsstellen zu den anderen Magenabteilungen und entlang der Ansatzstellen der Omenta. Die Muskelhülle besteht aus einer Längs- und einer Zirkulärschicht. Die Längsmuskulatur beschränkt sich auf die Kurvaturen im Fundus- und Corpusbereich, wird aber dicker und breiter auf der Pars pylorica. Die Fibrae circulares bilden eine vollständigere und kräftigere Schicht, außerdem sind sie auch auf der Pars pylorica besser ausgebildet, insbesondere distal.

Die *Bewegungen* des adulten Abomasum erfolgen gleitend. Sie bestehen aus Gesamtkontraktionen des proximalen Schenkels und einer kräftigen Peristalsis, die sich auf die Pars pylorica beschränkt. Dieser Vorgang scheint häufig durch das Abschieben einer Futterportion zum Pylorus hin ausgelöst zu werden, sobald der Labmagenfundus durch die Netzmagen-Kontraktion angehoben wird. Es ist wahrscheinlich, daß diese physiologischen Veränderungen der Lage auch die krankhaften Verlagerungen des Labmagens ermöglichen. Der übliche Befund in solchen Fällen ist eine Atonie, begleitet von einer Gasansammlung im Fundus, und es kann sein, daß eine anfänglich nur geringe Verlagerung zu einer Verschlechterung führt, weil das Gas nicht mehr wie sonst durch das Ostium omaso-abomasicum entweichen kann, sobald diese Öffnung tiefer liegt als die Gasblase.

Die Omenta

Die Befestigung des *Großen Netzes* (Omentum majus) fängt dorsal vom Oesophagus an. Die beiden Serosablätter, aus denen es besteht, ziehen unmittelbar zum Pansen, weichen aber so weit auseinander, daß der cardianahe Teil des Pansendaches frei bleibt (Abb. 28-17/12). Dieser retroperitoneale Bereich wird kaudal verschlossen, wo die beiden Serosablätter sich auf halber Strecke des Sulcus longitudinalis dexter vereinigen und wo sie die auch sonst übliche Duplikatur bilden,

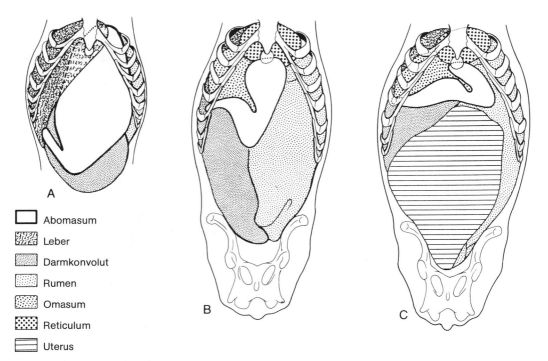

Abb. 28-15 Ventralansichten der Baucheingeweide eines neugeborenen Kalbes (A), einer fünfjährigen Kuh (B) und einer sechsjährigen, trächtigen Kuh (C), die auf Rekonstruktionen von Querschnitten stehend fixierter, tiefgefrorener Tiere beruhen. (Nach Lagerlöf, 1929 und Habel, 1981.)

Abb. 28-16 Die Befestigung des großen Netzes am Magen und an der dorsalen Bauchwand. A, Kaudalansicht des intakten großen Netzes. B, Kaudalansicht des fenestrierten großen Netzes mit Einblick in die Netzbeutelhöhle.

1, dorsaler Pansensack; 2, ventraler Pansensack, bedeckt vom Paries superficialis des großen Netzes; 2', ventraler Pansensack, der in den Netzbeutelhohlraum vorspringt; 3, Flexura caudalis duodeni; 4, Paries superficialis und 5, Paries profundus des Omentum majus; 6, Bursa omentalis; 7, Recessus supraomentalis.

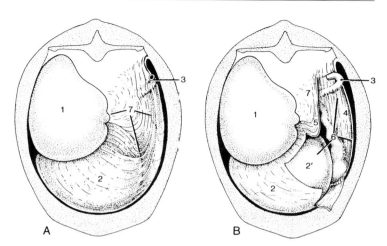

die sich am Magen befestigt. Die Ansatzlinie dieser Doppelfalte läßt sich entlang der rechten Längsfurche, durch den Sulcus caudalis zwischen den beiden Blindsäcken und von dort nach vorn entlang der linken Längsfurche verfolgen. Von hier überquert sie das Atrium ruminis, verbreitert sich und befestigt sich großflächig am Reticulum, bevor sie scharf nach rechts abbiegt, ventral vom Ruminoreticulum, um so die Curvatura major abomasi zu erreichen (Abb. 28-5/A, C und 28-6/8). Sie folgt dieser bis zum Pylorus und setzt sich auf die Kaudalseite des ersten (vertikalen) Abschnitts des Duodenum fort, von wo aus sie sich auf das Duodenum descendens und später auf das Mesoduodenum erstreckt. Die Netzansatzlinie kehrt um, wo sich das Duodenum kranial wendet (Flexura duodeni caudalis) und setzt erneut am Duodenum descendens an, bis es an die Flexura duodeni cranialis nahe der Leberpforte zurückkommt. Von hier erreicht sie über das Pankreas wieder die rechte Seite des Pansens.

Das *Kleine Netz* (Omentum minus) entspringt von der Facies visceralis der Leber zwischen Porta hepatis und Impressio oesophagea (Abb. 28-22), zieht in die Gegend des Sulcus reticuli, zur rechten Fläche des Blättermagens und von hier aus entlang der kleinen Kurvatur des Labmagens zur Pars cranialis duodeni, mit der es zur Leber zurückkehrt (Abb. 28-5/C).

Die beiden Blätter des Netzes umschließen einen Raum, die *Bursa omentalis*, die von der eigentlichen Peritonealhöhle völlig abgetrennt ist, mit Ausnahme des Foramen epiploicum nahe der Porta hepatis. Die Bursa umschließt intra vitam nur einen kapillaren Spalt, doch es erleichtert das Verständnis, sich diesen erweitert vorzustellen.

Einen ersten Eindruck erhält man durch die schematische Darstellung, auf der der ventrale Pansensack in den Netzbeutelhohlraum vorspringt (Abb. 28-16/6, 2'). Von den Netzblättern, die quer zum Abdomen verlaufen, liegt das eine (Pa-

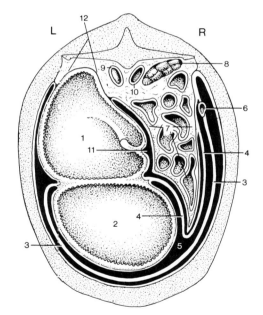

Abb. 28-17 Schematischer Querschnitt durch die Bauchhöhle, der die Anordnung des großen Netzes zeigt.

1, dorsaler Pansensack; 2, ventraler Pansensack; 3, oberflächliches Blatt des großen Netzes; 4, tiefes Blatt des großen Netzes; 5, Netzbeutelhohlraum; 6, Duodenum descendens; 7, Darmkonvolut; 8, rechte Niere; 9, Aorta; 10, V. cava caudalis; 11, Recessus supraomentalis; 12, retroperitoneale Befestigung (Verklebung) des Pansens.

ries supraficialis) der Bauchwand an, das andere (Paries profundus) den Eingeweiden, vor allem dem Darm (Abb. 28-17/3, 4). Beide Blätter gehen kaudal ineinander über und verschließen die Bursa omentalis auf diese Weise nach hinten (Abb. 28-16/A). Omasum, Abomasum und Kleines Netz bilden den größten Teil der kranialen Bursawand. Der Zugang zum Netzbeutelhohlraum (Recessus bursae omentalis), das Foramen epiploicum, liegt dorsokranial zwischen Leber und Duodenum, oder genauer gesagt zwischen der V. cava caudalis (dorsal) und der V. portae (ventral).

Das Große Netz stellt ein wichtiges Depot für Fett dar, das zuerst entlang der kleinen Gefäße abgelagert wird, die sich zwischen den Bauchfellschichten verzweigen und anastomosieren; häufig kommt das Fett in solch großen Mengen vor, daß sich das gesamte Netz verdickt und undurchsichtig wird. Der Paries superficialis verdeckt den ventralen Pansensack, wenn die untere linke Flankengegend eröffnet wird, während sowohl Paries superficialis wie profundus die Organe bedecken, die ventral vom Duodenum der rechten Bauchwand anliegen (Abb. 28-5/A, C). Das Darmkonvolut ist in dem Raum über dem Netzbeutel und rechts vom Pansen eingeschlossen, der als Recessus supraomentalis bezeichnet wird; er ist nach hinten weit offen und häufig entwickelt sich der trächtige Uterus in ihn hinein (Abb. 28-16/7 und 28-17/11).

Nerven- und Gefäßversorgung

Die Hauptnerven des Magens, efferente und afferente Parasympathicusfasern, verlaufen in den Stämmen entlang des Oesophagus, die durch Regruppierung der Vagusanteile entstanden sind (Abb. 27-3/19, 20). Die sympathischen Nerven, die den Magen über die periarteriellen Geflechte erreichen, spielen eine untergeordnete Rolle.

Der *Truncus vagalis dorsalis* ist mit dem Plexus coeliacus vielfach verbunden, entsendet aber auch Zweige direkt an die Pansenwand, an das Gebiet der Netzmagenrinne, das Ostium reticulo-omasicum, an Omasum und Abomasum. Der *Truncus vagalis ventralis* hat eine weniger ausgeprägte, nur indirekte Verbindung zum Plexus coeliacus; er gibt Äste an das Atrium ruminis und das Reticulum ab, wieder einschließlich des Magenrinnengebiets und der Hauben-Blättermagen-Öffnung, sowie an das Omasum und die rechte Seite des Abomasum. Ein zusätzlicher langer Ast

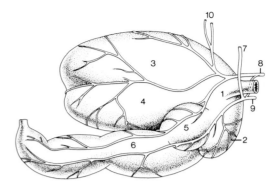

Abb. 28-18 Das parasymphatische Innervationsmuster des Wiederkäuermagens. Der Truncus vagalis dorsalis (8) ist für die Innervation des Pansens von besonderer Bedeutung, der Truncus vagalis ventralis (9) für die Innervation von Reticulum, Omasum und Abomasum.

1, Cardia; 2, Reticulum; 3, 4, dorsaler und ventraler Pansensack; 5, Omasum; 6, Abomasum; 7, Ast des Truncus vagalis ventralis zu Leber und Pylorus; 8, Truncus vagalis dorsalis; 9, Truncus vagalis ventralis; 10, Äste zum Ganglion coeliacomesentericum.(Umgezeichnet nach Christ, 1930.)

erreicht den Pylorus selbständig, nachdem er im kleinen Netz dorthin gezogen war (Abb. 28-18).

Die Durchschneidung beider Vagus-Stämme bringt sämtliche motorischen Aktivitäten der Vormagenabteilungen zum Stillstand. Vagotomie des Truncus dorsalis allein führt zu einer fast völligen, nicht unbedingt aber ständigen Lähmung der Pansentätigkeit, während die Auswirkungen auf das Reticulum im Allgemeinen weniger deutlich sind. Der Effekt der Durchtrennung des Truncus ventralis ist unvorhersehbar und kann von wenig oder kaum sichtbaren Veränderungen bis hin zu fast vollständiger Paralyse der Vormägen reichen. Man nimmt an, daß sich diese uneinheitlichen Auswirkungen durch Unterschiede bei der Regruppierung der Nervenfasern dort ergeben, wo sich die Vagusnerven vereinigen, um dann den Truncus dorsalis bzw. ventralis zu bilden, sowie durch die spätere Übernahme einiger ihrer Funktionen durch Assoziationsneurone in der Magenwand.

Die Labmagenkontraktionen werden nach einer bilateralen Vagotomie erheblich eingeschränkt, aber nicht völlig unterbunden, möglicherweise weil ein Teil der internen Nervenkontrolle einem Plexus submucosus übertragen wird, der sich nur in diesem Teil des Magens findet. Die Durchtrennung der Nn. splanchnici ergibt nur geringe Veränderungen in den Magenbewegungen. Klinisch gesehen können sich Störungen der Magenfunktion im Gefolge von Beeinträchtigungen der Vagusnerven praktisch an jedem Punkt ihres Verlaufs vom Hirnstamm an ergeben; die häufigsten Ursachen sind Infektionen im Mediastinum und traumatische Reticulitis.

Der Magen wird durch mehrere Äste der *A. coeliaca* mit Blut versorgt (Abb. 28-19/3). Die kräftige A. ruminalis dextra (/14) läuft im Sulcus longitudinalis dextra kaudal und zieht nach ihrem Durchtritt zwischen dem dorsalen und dem ventralen Blindsack in der linken Längsfurche weiter. Sie versorgt den größten Teil der Pansenwand und endet in einer Anastomose mit der A. ruminalis sinistra (/12), die der Kranialfurche folgt (zwischen Atrium und Saccus ruminis ventralis), von wo aus sie die naheliegenden Teile von Pansen und Haube versorgt. Letztere erhält auch einen direkten Ast (/3) aus dem Stammgefäß. Omasum und Abomasum werden von der A. gastrica sinistra und der A. gastroepiploica sin. (/4, 5) versorgt, die deren Kurvaturen folgen; sie vereinigen sich schließlich mit den entsprechend bezeichneten rechten Ästen der A. hepatica, die an der Pars cranialis duodeni absteigen (/7, 10).

Die *Venen* verlaufen weitgehend gemeinsam mit den Arterien. Die V. ruminalis sinistra vereinigt sich mit den abführenden Gefäßen von Reticulum, Omasum und Abomasum; die V. ruminalis dextra mit den Venen, die aus der Milz kommen. Ihr Zusammenfluß bildet eine Hauptwurzel der V. portae.

Viele kleine *Lymphknoten* sind über das Magengebiet verstreut, vor allem in den Pansenfurchen und an den Blätter- und Labmagen-Kurvaturen. Die Lymphe aus den Vormagenabteilungen gelangt nach mehrfacher Passage durch diese peripheren Knoten in eine Reihe größerer Lnn. atriales, die zwischen Cardia und Omasum verteilt sind, und von dort schließlich zur Visceralwurzel der Cisterna chyli. Die Lymphknoten entlang der Labmagen-Kurvaturen leiten ihre Vasa efferentia zu den Lnn. hepatici.

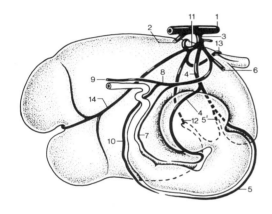

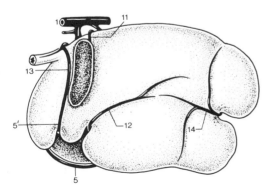

Abb. 28-19 Die Arterien des Wiederkäuermagens.

1, Aorta; 2, A. mesenterica cranialis; 3, A. coeliaca; 4, A. gastrica sinistra; 5, A. gastroepiploica sinistra; 5′, A. reticularis accessoria; 6, A. hepatica; 7, A. gastrica dextra; 8, A. gastroduodenalis; 9, A. pancreaticoduodenalis cranialis; 10, A. gastroepiploica dextra; 11, A. lienalis; 12, A. ruminalis sinistra (entspringt oft aus der A. gastrica sinistra); 13, A. reticularis; 14, A. ruminalis dextra. (Mit freundlicher Genehmigung von J. E. Smallwood.)

Die postnatale Entwicklung

Zum Zeitpunkt der Geburt ist der Wiederkäuermagen auf die Verdauung von Milch vorbereitet. Der Labmagen dominiert nicht nur durch seine Größe, die die Gesamtkapazität der drei anderen Kammern übertrifft, sondern auch durch den hohen Grad struktureller Reife, den er bereits erreicht hat. Seine ganze Ausdehnung wird unmittelbar nach der Aufnahme einer reichlichen Mahlzeit deutlich. Dann reicht das Abomasum von Leber und Zwerchfell bis zum Beckeneingang, von einer Bauchseite zur anderen und vom Bauchhöhlenboden bis weit in die obere Bauchhöhlenhälfte (Abb. 28-15/A und 28-20/4). Seine Kapazität kann bereits über 60% des Erwachsenenmaßes erreichen. Es ist unvermeidbar, daß ein so umfangreiches Organ fast alle anderen in der Bauchhöhle beeinträchtigt, doch soll hier nur sein ausgedehnter Kontakt mit der Leber genannt werden, die beim Neugeborenen bis weit über die Medianebene reicht. Die Labmagenschleimhaut ist zunächst noch nicht ganz ausdifferenziert, und daher vergehen einige Tage, bis die Fundusdrüsen voll aktiv sind; vermutlich ist das

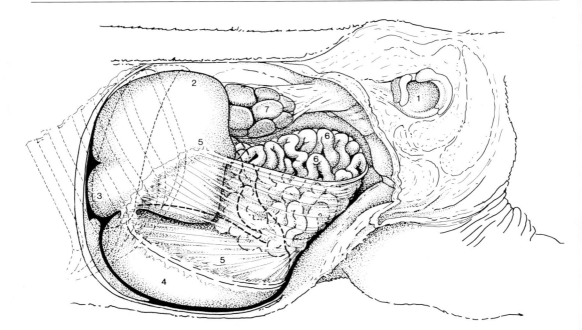

Abb. 28-20 Topographie der Bauchorgane eines neugeborenen Kalbes (linke Seitenansicht). Die linke Bauchwand und die linke Beckengliedmaße wurden entfernt.
1, linkes Acetabulum; 2, Pansen; 3, Haube; 4, Labmagen; 5, großes Netz; 6, Dünndarm; 7, linke Niere.

eine Vorkehrung, um die Resorption unveränderter Antikörper aus der Kolostralmilch während der ersten 24 Stunden extrauterinen Lebens zu ermöglichen.

Im Gegensatz zum Abomasum sind Rumen und Reticulum beim neugeborenen Kalb sehr klein. Sie beschränken sich auf die linke dorsokraniale Nische der Bauchhöhle und werden dort meistens zusammengefaltet und kollabiert angetroffen (/2, 3); sie werden von der Milchnahrung umgangen und enthalten normalerweise nur eine geringe Menge Flüssigkeit – Sekrete aus dem Respirationstrakt (abgeschluckt in utero) bei neugeborenen Tieren, Speichel bei den etwas älteren. Auch die Blättermagen-Entwicklung ist zurückgeblieben, bei den kleinen Wiederkäuerarten in geringerem Maße; er stellt eine relativ unauffällige Verbindung zwischen Reticulum und Fundus abomasi dar. Die Wände der Vormagenabteilungen sind dünn und noch unvollständig mit Muskulatur ausgestattet. Wenn auch die Schleimhaut bereits die charakteristischen Merkmale des ausgewachsenen Tieres zeigt, so ist sie doch noch nicht voll entfaltet, besonders im Pansen, wo die Zotten kaum 1 mm über die Schleimhautoberfläche vorspringen und an ihrer Basis miteinander verschmolzen sind.

Ehe das Kalb nicht ein gezieltes Interesse für feste Nahrung zeigt, was üblicherweise erst ab einem Alter von zwei bis drei Wochen der Fall ist, kann man keine auffälligen Veränderungen der Proportionen und der Struktur des Magens beobachten. Danach vergrößert sich der Labmagen langsam aber stetig, während Rumen und Reticulum in eine Phase spektakulären Wachstums eintreten. Im Alter von acht Wochen haben sie meist den Labmagen bereits überholt und mit zwölf Wochen sind sie bereits mehr als doppelt so groß. Dieses ungleiche Wachstum setzt sich, wenn auch langsamer, bis zum Zeitpunkt der endgültigen Ausformung von Topographie und Proportionen fort. Es ist schwierig, diesen Zeitpunkt altersmäßig zu bestimmen, weil zahlreiche variable Faktoren beteiligt sind und weil einige Autoren versichern, daß die Ausformung schon nach drei Monaten buchstäblich wie beim Erwachsenen ist, wogegen andere glauben, daß das nicht vor dem Ende des ersten Lebensjahres der Fall ist.

Die normale Entwicklung hängt von der Verfügbarkeit einer normalen Nahrung aus festem Futter ab, aber es bestehen noch immer einige Unklarheiten über die wahren Auslöser, die hier beteiligt sind. Früher glaubte man, daß die physische Beschaffenheit des Futters entscheidend sei und daß das Rauhfutter nicht nur die Magenwand ausdehnt und ihr Muskelwachstum stimuliert, sondern auch die Ausdifferenzierung der Schleimhaut fördert. Später konnte gezeigt werden, daß zahlreiche makro- und mikroskopische Merkmale der Schleimhaut sich nur unter dem Einfluß bestimmter Endprodukte der mikrobiellen Vergärung entwickeln, besonders durch Butylsäure. Der Einfluß dieser Stimuli muß eine gewisse Zeit andauern, wenn die Entwicklung ihren normalen Gang nehmen soll und die Rückgewöhnung eines jungen, teilweise entwöhnten Kalbes an eine ausschließliche Milchfütterung kann den Stillstand oder manchmal sogar eine Umkehr der Ausdifferenzierungsprozesse bewirken.

Anfänglich ist der Labmagen die aktivste Magenabteilung, doch seine Tätigkeit tritt zurück, sobald das Ruminoretikulum, das zunächst wie leblos und danach nur schubweise aktiv ist, einen regelmäßigen Kontraktionszyklus im zweiten Lebensmonat ausbildet. Die Ernährungsgewohnheiten, die strukturellen Veränderungen sowie die motorischen und chemischen Aktivitäten des Magens zusammenbetrachtet lassen drei Entwicklungsphasen erkennen. Die Neugeborenen-Periode, in der ausschließlich Milch als Nahrung dient, dauert normalerweise zwei, höchstens aber drei Wochen; ihr folgt eine Übergangsperiode, in der sich der Magen an feste Nahrung anpaßt, und ab der achten Woche gleichen die anatomischen Verhältnisse und die Verdauungsvorgänge weitgehend denen des Erwachsenen.

Veränderungen der abdominalen Topografie beschränken sich nicht auf den Magen. Beim Neugeborenen ist die Leber relativ groß und reicht über die Medianebene hinweg, großflächig dem Labmagen angelagert. Während sich Pansen und Haube vergrößern, wird die Leber nach rechts und dorsal geschoben und dreht sich derartig, daß ihr Lobus sinister schließlich kranioventral vom Lobus dexter liegt, außerhalb der Reichweite des Labmagens. Gleichzeitig wird das Darmkonvolut aus der linken Flankengegend verdrängt und muß sich auf die rechte Seite beschränken; die Ausdehnung des dorsalen Pansensacks verlagert auch die linke Niere. Diese wird über die Medianebene verschoben, bis sie unter und kaudal der rechten Niere zu liegen kommt (Abb. 28-9/9 und 29-10/10).

Der Darm

Der Darm liegt fast vollständig rechts der Medianebene, wo er vor allem im dorsalen Quadranten der Bauchhöhle zusammengedrängt und teilweise von den Rippen bedeckt ist. Obwohl er bei erwachsener Rindern sogar 50 m lang werden kann, hat er ein relativ geringes Fassungsvermögen, eine Eigenheit, die mit der effizienten Magenverdauung zusammenhängt. Der größte Teil des Darmes ist an einem gemeinsamen Gekröse befestigt, dem seine Abschnitte mit Krümmungen und Schlingen in einer komplexen Anordnung angelagert sind, die sich auf einem Schema (Abb. 28-21) oder an einem isolierten Präparat gut veranschaulichen läßt, die aber *in situ* schwer darstellbar ist, wo der Darm gebündelt und teilweise unter Fettablagerungen verborgen ist.

Der Ursprung des *Duodenum* liegt unter den Rippen. Sein Anfangsteil steigt fast vertikal zur Visceralfläche der Leber auf, an der er nacheinander mehrere Schlingen bildet. Dann läuft das Duodenum als Pars descendens beckenwärts, macht aber kehrt, sobald es die Höhe des Tuber coxae erreicht hat. Von dort kehrt die Pars ascendens zur Leber zurück, links an der A. mesenterica cran. vorbei, um in den Rand der Mesenterialplatte einzutreten. Die Pars cranialis duodeni ist mit der Leber durch das Omentum minus verbunden. Der andere Rand dieses Teils sowie des absteigenden Schenkels bieten, direkt oder etwas versetzt, den beiden Blättern des Großen Netzes Ansatz (Abb. 28-5/C und 28-16). Wenn man die rechte Flanke eröffnet, wird nur das Duodenum descendens sofort sichtbar.

Das *Jejunum* bildet viele enge Windungen am freien Rand der Mesenterialplatte. Seine Hauptverlaufsrichtung ist zunächst ventral, dann kaudal und schließlich dorsal zum Dickdarm. Die Lage dieser Darmschlingen hängt von der Füllung des Pansens und von der Größe des Uterus ab; gewöhnlich liegen die meisten von ihnen im Recessus supraomentalis; aber einige treten daraus hervor, zwängen sich hinter dem Pansen durch und erscheinen dann an der linken Bauchwand. Die Ausdehnung des kurzen *Ileum* wird durch die Plica ileocaecalis bestimmt (Abb. 28-21/4, 6).

Das *Caecum* wird durch die Einmündung des Ileum gegen das Colon demarkiert. Obwohl es der umfangreichste Teil des Darmes ist, ist es ohne wesentliche Merkmale. Seine abgerundetes, blindes Ende ragt kaudal aus dem Recessus supraomentalis heraus und „schwimmt" hochdor-

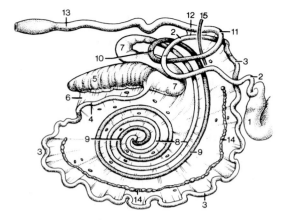

Abb. 28-21 Rechte Seitenansicht des Darmtraktes, schematisch.

1, Pars pylorica abomasi; 2, Duodenum; 3, Jejunum; 4, Ileum; 5, Caecum; 6, Plica ileocaecalis; 7–10, Colon ascendens; 7, Ansa proximalis coli; 8, zentripetale Windungen des Spiralkolons; 9, zentrifugale Windungen des Spiralkolons; 10, Ansa distalis coli; 11, Colon transversum; 12, Colon descendens; 13, Rectum; 14, Lnn. jejunales; 15, A. mesenterica cranialis.

sal, wenn es gasgefüllt ist, sinkt aber nach unten, wenn sein Inhalt schwerer ist.

Das *Colon* wird in die üblichen Abschnitte eingeteilt: ascendens, transversum und descendens. Das Colon ascendens ist auf eine sehr kunstvolle Weise gewunden. Nach Verlassen des Caecum bildet es eine abgeplattete S-förmige Flexur (Ansa proximalis coli) (/7), ehe es sich verengt und ventral zieht, um eine Doppelspirale zu bilden, die der Gekröseplatte von links aufgelagert ist. Zwei zentripetale Windungen setzen sich in zwei zentrifugale Windungen fort (/8, 9), die das Colon wieder in die Peripherie des Mesenteriums bringen, wo es sich als Ansa distalis fortsetzt, die zunächst zum Becken läuft und dann wieder weg von ihm (/10). Danach geht es in das kurze Colon transversum über (/11), das die Medianebene vor der Gekrösearterie überquert und direkt ins Colon descendens übergeht. Dieser Darmabschnitt zieht zum Beckeneingang in einem Gekröse, das durch Fetteinlagerungen verdickt und mit den benachbarten Teilen des Darmes verwachsen ist. Das eigene Gekröse des Colon descendens ist zunächst kurz, verlängert sich aber vor dem Kreuzbein, wo das Colon die Flexura sigmoidea bildet, ehe es sich als Rectum fortsetzt. Diese lockere Aufhängung gibt der Hand des Tierarztes eine beträchtliche Reichweite bei der rektalen Untersuchung. Das Rectum selbst wird mit den Beckenorganen beschrieben.

Das Colon ascendens besitzt beim Rind 1,5 bis 2 zentripetale Windungen und die gleiche Anzahl zentrifugaler Windungen; bei den kleinen Wiederkäuerarten sind es drei oder vier Windungen, jeweils in beide Richtungen. Ein noch auffälligerer Unterschied besteht in dem perlschnurartigen Aussehen der zentrifugalen Windungen der kleinen Wiederkäuer, in denen der Darminhalt bereits in jene „Beeren" geformt ist, die für den Kot dieser Tiere so typisch sind. Die einfache Reihe dieser Kotbeeren im Colon ascendens wird durch ihre Anschoppung in einem massiveren Strang im umfangreicheren Colon descendens und Rectum abgelöst.

Nur wenige Merkmale im *Inneren* des Darmes sind erwähnenswert. Beim Rind mündet der Ductus pancreaticus accessorius ziemlich weit kaudal in den absteigenden Schenkel des Duodenum, der Lebergallengang dagegen weiter proximal, wo das Duodenum der Leber anliegt. Bei den kleinen Wiederkäuern ist dagegen der Haupt-Pankreasgang vorhanden. Das Ileum springt zapfenartig ins Caecum vor und dadurch entsteht ein niedriger Schleimhautwall rings um das Osteum ileale. Lymphatisches Gewebe ist reichhaltig in der Schleimhaut verteilt, vor allem im Dünndarm, wo sowohl Lymphonoduli solitarii wie auch aggregatii vorkommen. Die Noduli aggregatii können Längen bis zu 25 cm erreichen, und sie zeichnen sich durch ihre unregelmäßige, siebförmige Oberfläche aus. Für gewöhnlich erstreckt sich eine dieser Peyer'schen Platten durch das Osteum ileale hindurch bis in den Dickdarm.

Der größte Teil des Darmes wird durch die A. mesenterica cranialis versorgt, nur der Anfangsteil des Duodenum wird über die A. coeliaca und das Colon descendens von der A. mesenterica caudalis versorgt. Die Darmvenen vereinigen sich zur Bildung der V. mesenterica cranialis, der zweiten Wurzel der V. portae. Im Gekröse finden sich sehr viele jejunale Lymphknoten, wo sie eine mehr oder weniger zusammenhängende Kette riesiger Lymphknoten bilden, die zwischen den jejunalen Kranzdarm-Girlanden und den weiter zentralgelegenen Windungen des Spiralcolons angeordnet sind (Abb. 28-21/14). Der größte von ihnen kann bis zu einem Meter lang werden. Andere kleine Lymphknoten sind neben dem Caecum, Colon und Rectum einzeln verteilt. Der efferente Lymphstrom aus den Mesenterial-Lymphknoten fließt in die Cisterna chyli. Die Nerven, die den Darm mit den Zweigen der A.

mesenterica cran. erreichen, bestehen aus sympathischen und Vagus-Fasern. Die parasympathischen Nerven für den hinteren Teil des Colons stammen aus dem Sakralmark.

Die Leber

Die Leber des erwachsenen Tieres liegt fast völlig in der rechten Bauchhälfte an der Kaudalfläche des Zwerchfells und bedeckt von den Rippen (Abb. 28-7/9). Bei Projektion nach außen liegt sie zwischen dem ventralen Drittel des sechsten Interkostalraums bis zum oberen Teil des letzten IKR (Abb. 28-23/4). Ihre Viszeralfläche hat Lagebeziehungen zu Reticulum, Atrium ruminis, Omasum, Duodenum, Gallenblase und Pankreas, die fast alle auf dem lebenden Organ ihre Impressionen hinterlassen; diese bleiben als Abdrücke auf Präparaten erhalten, die in situ gehärtet wurden (Abb. 28-22). Der dicke Dorsalrand reicht am weitesten kaudal und wird teilweise durch den stumpfen Processus caudatus erweitert; dieser wird gegen den Hauptteil durch eine Bucht abgegrenzt, in die sich der kraniale Pol der rechten Niere einpaßt. Der mediale (ursprünglich dorsale) Rand folgt weitgehend der Mittellinie; nahe seinem unteren Ende besitzt er eine Einziehung ('16) für den Durchtritt des Oesophagus und unterhalb dieser Impressio oesophagea erstreckt sich ein geringer Teil der Leber in die linke Bauchhälfte. Die V. cava caudalis (/8), die tunnelförmig an diesem Rand der Leber entlangläuft, empfängt auf ihrem Verlauf die Vv. hepaticae (Abb. 28-7/10).

Der scharfe seitliche Rand ist durch jene Fissur gekennzeichnet, die beim Foetus die rechte von der linken „Hälfte" trennt, und bei den meisten erwachsenen Rindern befindet sich hier die Eintrittsstelle für das Ligamentum teres, den Rest der V. umbilicalis (Abb. 28-22/5). Der blindendende Scheitel der birnförmigen Gallenblase (/14) ragt über den seitlichen Rand des Lobus dexter; die Gallenblase liegt dem Zwerchfell in Höhe des ventralen Abschnitts der zehnten und elften Rippe an.

Die Leber wird durch bestimmte Bänder, die sich am Zwerchfell befestigen und, noch wichtiger, durch den Druck der Eingeweide in Position gehalten. Man kann ihre Lage bestätigen durch den gedämpften Perkussionsschall über einem Gebiet, dessen Zentrum auf dem Dorsalteil der elften Rippe und dem elften IKR liegt. Das Perkussionsfeld ist im Verhältnis zur Größe des Organs gering und entspricht dem Bereich des unmittelbaren Kontaktes mit der Körperwand (Abb. 28-8/10). Eine feststellbare Vergrößerung seiner Ausdehnung bedeutet meistens eine beträchtliche Vergrößerung des Organs.

Die Lagebeziehungen der Leber zum rechten Pleuralsack müssen erwähnt werden, damit Biopsieproben mit dem geringsten Risiko entnommen werden können (Abb. 28-23/2, 4).

Die beste Stelle für die Punktion ist im elften Interkostalraum in Höhe einer Horizontalebene durch den unteren Teil des Hüfthöckers. Um das Zwerchfell und damit die Leber zu treffen, wird der Trokar im rechten Winkel angesetzt, wenn eine einwandfreie Punktur erreicht werden soll; bei diesem Verlauf werden größere Blutgefäße

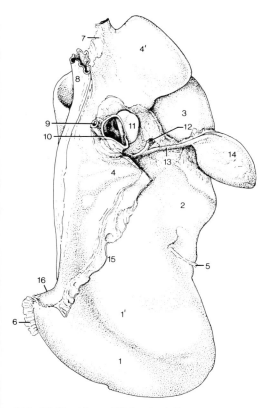

Abb. 28-22 Viszeralfläche der Leber.

1, linker Lappen; 1', Impressio omasi; 2, Lobus quadratus; 3, rechter Lappen; 4, 4', Processus papillaris und Processus caudatus des Lobus caudalis; 5, Ligamentum teres; 6, Lig. triangulare sinistrum; 7, Lig. triangulare dextrum; 8, V. cava caudalis; 9, A. hepatica; 10, V. portae; 11, Ln. hapaticus; 12, Ductus choledochus; 13, Ductus cysticus; 14, Gallenblase; 15, kleines Netz; 16, Impressio oesophagea.

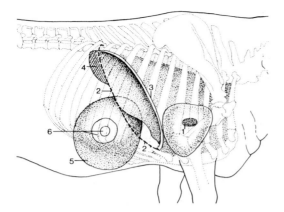

Abb. 28-23 Rechte Seitenprojektion einiger Organe auf die Rippenwand.
1, rechte Atrioventrikularklappe; 2, Begrenzungslinie der Lungenbasis; 3, Kranialausdehnung von Zwerchfell und Leber; 4, Perkussionsfeld der Leber; 5, Omasum; 6, Feld für die Perkussion und Auskultation des Omasum.

vermieden. Angesichts der relativ größeren Masse der Leber beim jungen Kalb ist es möglich, das Organ hinter der letzten Rippe abzutasten.

Der Aufbau der Leber zeigt keine wesentlichen artspezifischen Merkmale. Das Organ wird von einer derben, fibrösen Kapsel umschlossen, aber ihre Ausläufer ins Parenchym demarkieren die Lobuli nicht so offensichtlich wie in der Leber des Schweines. Die Ductus hepatici vereinigen sich im Gebiet der Leberpforte zur Bildung eines einheitlichen Ganges, von dem der Ductus cysticus zur Gallenblase abzweigt. Seine Fortsetzung nach dieser Aufzweigung ist der Ductus choledochus, der in das Duodenum einmündet. Die oberflächlich gelegenen Gallengänge sind manchmal durch das umhüllende Lebergewebe hindurch sichtbar, besonders wenn sie krankhaft verdickt sind; in vielen Ländern zeigen ganz offensichtlich normale Tiere diese Anzeichen einer Leberegelinfestation (Diostomiasis).

Die Leber erhält ihr Blut über die *Leberarterie* und die *Pfortader*, die an der Porta hepatis eintreten. Das Blut aus beiden Quellen vermischt sich in den Lebersinusoiden und kehrt in den allgemeinen Kreislauf über die Vv. hepaticae zurück, die in den in die Leber eingebauten Teil der V. cava caudalis einmünden. Die Mündungen der größeren Lebervenen sind in zwei weitauseinanderliegenden Gruppen angeordnet; intrahepatische Anastomosen zwischen den beiden Gruppen stellen einen möglichen Kollateral-Abfluß dar, der von Bedeutung ist, falls das dazwischenliegende Stück der V. cava caudalis verlegt ist.

Die efferenten Lymphgefäße ziehen hauptsächlich zu den *Lnn. hepatici*, die im Bereich der Porta hepatis verteilt sind; von dort fließt die Lymphe in den visceralen Wurzelbereich der Lendenzisterne. Ein Teil der Lymphe wird über die Lnn. mediastinales caudales abgeleitet.

Obwohl die Lebern von Schaf und Ziege weitgehend der des Rindes ähneln, schließt allein schon die Größe Verwechslungen aus. Sie unterscheiden sich von der Leber des Kalbes durch eine viel tiefere Fossa venae umbilicalis, einen schmaleren und nicht so stumpfen Processus caudatus und eine längliche Gallenblase. Zum Labmagen besteht lebenslang ein inniger Kontakt.

Das Pankreas

Die Bauchspeicheldrüse ist ein weiches, gelapptes Organ von unregelmäßiger Form und rosagelblicher Farbe. Sie wird mancherorts unter der Bezeichnung „sweetbread" als Delikatesse verzehrt. Aus deskriptiven Gründen kann man an ihr zwei Lappen unterscheiden, die sich in einem Corpus vereinigen, der kranial der V. portae liegt, wo die Drüse auch an der Leber befestigt ist. Der Lobus sinister zieht quer durch die Bauchhöhle, eingepaßt zwischen Leber, Zwerchfell und den großen Gefäßstämmen (dorsal) und dem Darmkonvolut und dem dorsalen Pansensack (ventral). Er erstreckt sich bis in den retroperitonealen Bereich über dem Pansen. Der Lobus dexter hat eine vollständigere peritoneale Hülle und folgt dem Gekröse der Pars descendens duodeni, ventral der rechten Niere, entlang der rechten Bauchwand.

Obwohl es sich aus einer ventralen und einer dorsalen Anlage entwickelt, ist das Ausführungsgangsystem beim Rind gewöhnlich auf den Ductus accessorius beschränkt, nachdem der Ventralsproß seine direkte Verbindung mit dem Darm verloren hat. Der persistierende Gang mündet etwa 20–25 cm nach dem Lebergallengang in das Duodenum descendens. Seine Mündungsöffnung ist auf einer Papille nur ein wenig erhöht.

Das Pankreas der kleinen Wiederkäuerarten ähnelt dem des Rindes in Gestalt und Topografie weitgehend. Es gibt nur einen Ausführungsgang, der bei diesen Arten aber der Ventralanlage entstammt; er mündet gemeinsam mit dem Ductus choledochus ins Duodenum, meist sogar über einen gemeinsamen Stamm – eine Besonderheit, mit der sich diese Arten für experimentelle Untersuchungen über die Auswirkungen der Ableitung von Gallenflüssigkeit in das Pankreasgangsystem eignen.

Die Nieren und die Nebennieren

An den Nieren erwachsener Rinder erhält sich die foetale Lappung weitgehend und jede Niere ist durch oberflächliche Fissuren (Furchung) in etwa ein Dutzend Lappen aufgeteilt. Die rechte Niere hat eine abgeflacht-ellipsoide Gestalt und liegt in der üblichen Position mit einer dorsal retroperitonealen Befestigung an die innere Lendenmuskulatur. Sie paßt sich kranial in die Impressio renalis der Leber ein. Die linke Niere ist nicht so regelmäßig geformt, da sie an ihrem Kranialpol abgeplattet und kaudal verdickt ist (Abb. 28-24). Ihre Lage unter und hinter der rechten Niere ist ungewöhnlich, eine Folge der Ausdehnung des Pansens (Abb. 29-10/10). Obwohl sie von beträchtlichen Mengen von Fettgewebe (Capsula adiposa) eingehüllt werden, ändern beide Nieren, je nach Respirationsphase und je nach dem Druck, den andere Organe auf sie ausüben, ihre Lage. An der Leiche findet man die rechte Niere meistens unter der letzten Rippe und den ersten beiden oder drei Lendenwirbelquerfortsätzen, während die linke Niere weiter ventral unter den zweiten bis vierten Lendenwirbeln liegt. Letztere liegt daher in bequemer Reichweite für die rektale Untersuchung, aber normalerweise kann man die rechte Niere nicht berühren. Die linke Niere kann auf die linke Seite zurückkehren, wenn der auf ihr lastende Druck nachläßt – intra vitam durch Fasten (leerer Pansen) oder nach der Exenteration der Organe bei der Sektion.

Die vielfältigen Lagebeziehungen der rechten Niere müssen nicht eingehend beschrieben werden. Sie schließen Leber, Pankreas, Duodenum, Colon und bei den meisten Tieren auch die Nebennieren ein. Der Hilus ist tief eingezogen und liegt ventromedial; aus ihm entspringt der Ureter, überkreuzt den medialen Rand, um in einem gewundenen retroperitonealen Verlauf unter dem Bauchhöhlendach die Beckenhöhle zu erreichen. Der Ureter kann *rektal* abgetastet werden, ist normalerweise aber nur auffindbar, wenn er verdickt ist.

Die linke Niere ist um 90° gegen die Aortenachse versetzt, um ihre Lage beim erwachsenen Tier zu erhalten; sie hängt an einem relativ langen Gekröse, liegt dem Darmkonvolut auf und wird durch ihren Kontakt mit dem Pansen abgeplattet. Der linke Ureter überquert die Dorsalfläche der Niere, um in die linke Bauchhälfte zu gelangen. Seine weitere Verlaufsstrecke ähnelt der des rechten Harnleiters.

Nach ihrem *Aufbau* gehören die Rindernieren dem mehrwarzigen (multipyramidalen) Typ an (Abb. 28-25). Die einzelnen Markpyramiden werden von verschmolzenem Rindengewebe kappenartig bedeckt, obwohl dieses bei oberflächlicher Betrachtung durch Furchen unterteilt wird, die von der äußeren Oberfläche nach innen reichen. Die Rindensubstanz (/6) wird von einer festen Kapsel überzogen, die sich vom gesunden Organ leicht abziehen läßt, mit Ausnahme der Hilusgegend, wo sie mit der Wand des Ureters verschmilzt. Die Rinden- und Markschicht sind auf Querschnitten unterscheidbar durch die viel hellere Farbe der Rinde und durch die Gefäßanschnitte, die ihre Grenzschicht markieren. Die glomerulären Gefäßknäuel, die über die gesamte Rindenzone verteilt sind, können mit bloßem Auge erkannt werden. Die Spitze (Papilla; /5) jeder Markpyramide paßt sich in einen der Kelche (Calices) ein, die von je einem der Ureter-Endäste gebildet werden; diese Äste vereinigen sich schließlich, um zwei Hauptgänge zu bilden, die vom kranialen bzw. kaudalen Pol aufeinanderzulaufen und einen einheitlichen Ureter bilden. Es gibt beim Rind keine größere zentrale

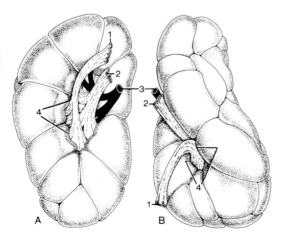

Abb. 28-24 Ventralansicht der rechten (A) und der linken (B) Niere des Rindes.

1, Ureter; 2, V. renalis; 3, A. renalis; 4, Sinus renalis.

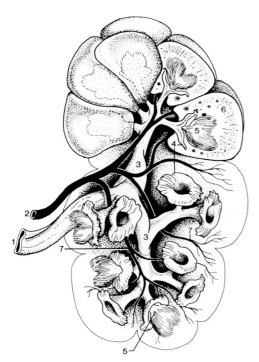

Abb. 28-25 Präparat einer Rinderniere, die den inneren Aufbau zeigt (halbschematisch).

1, Ureter; 2, A. renalis; 3, Hauptäste des Ureters; 4, Nierenkelche; 5, Papilla renalis; 6, Nierenrinde; 7, Aa. interlobares.

gewöhnlich dem Medialrand des Kranialendes der gleichseitigen Niere an (Abb. 28-8/12). Die linke ist unregelmäßiger geformt und ihre Lage ist inkonstanter; meist findet sie sich im perirenalen Fettgewebe einige cm kranial der linken Niere. Auf Querschnitten zeigt sich eindeutig die Aufteilung in Rinde und Mark. Die Nebennieren, besonders ihre Rindenschicht, sind bei Foeten und Jungtieren relativ stärker entwickelt.

Die Lymphknoten des Bauchhöhlendachs

Mehrere wichtige Lymphknoten sind im Bereich der Aortenaufteilung und zwischen ihre Endäste verteilt. Die meisten gehören zur Gruppe der Lnn. iliaci mediales, die die Lymphe aus den

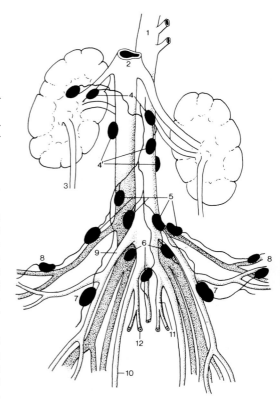

Abb. 28-26 Die Lymphknoten im Bereich der kaudalen Aorta und der Vena cava caudalis (Ventralansicht).

1, Aorta; 2, V. cava caudalis; 3, Ureter; 4, Lnn. renales; 4', Lnn. lumbales aortici; 5, Lnn. iliaci mediales; 6, Lnn. sacrales; 7, Lnn. inguinales profundi; 8, Lnn. iliaci laterales; 9, A. iliaca externa; 10, A. iliaca interna; 11, A. umbilicalis; 12, A. uterina.

Erweiterung, die einem Nierenbecken entspricht.

Die *Aa. renales* (/2) kommen aus der Aorta und sind im Verhältnis zu den Organen, die sie versorgen, ungewöhnlich kräftig. Die *Nierenvenen* münden in die V. cava caudalis. Die reichhaltig vorhandenen Lymphgefäße führen in die Lnn. renales, besonders große Knoten aus der Serie der Lnn. lumbales aortici, und diese wiederum führen ihre Lymphe in den Lendenlymphstamm (Abb. 28-26/4, 4').

Die *Nieren von Schaf und Ziege* ähneln denen des Rindes überhaupt nicht, sind aber äußerlich und in ihrem inneren Aufbau denen des Hundes sehr ähnlich (Abb. 5-31). Sie sind regelmäßiger geformt als die des Hundes, zumal sie vor verformendem Druck durch umhüllende feste Fettmassen geschützt werden. Das Fettkissen schützt die linke Niere auch etwas stärker vor der Lageverschiebung durch den Pansen.

Die *Nebennieren* liegen dicht bei den Nieren. Die rechte Drüse ist pyramidenförmig und liegt

Hintergliedmaßen, den Beckenwandungen und den Beckenorganen sammeln (Abb. 28-26/5). Der große Ln. inguinalis profundus (iliofemoralis), der im Winkel zwischen der A. iliaca externa und A. circumflexa ilium profunda liegt, erhält Zufluß vom Euter; wenn er vergrößert ist, wird er rektal nahe dem Kranialrand des Darmbeins tastbar (/7). Der efferente Lymphstrom bildet den Truncus lumbalis, der über der Aorta nach vorn läuft, um in die Cisterna chyli einzutreten, einen großen dünnwandigen Lymphsack, der den Raum zwischen Aorta und Vena cava nahe dem Hiatus aorticus des Zwerchfells einnimmt.

Einige bedeutend kleinere Knoten (Lnn. lumbales aortici), die entlang der Psoasmuskulatur verteilt sind, führen die Lymphe aus den Wirbeln und den benachbarten Muskeln ab. Zu dieser Reihe gehören die Nierenlymphknoten (/4, 4').

Ausgewählte Literatur

Arias, J. L., *R. Cabrera,* and *A. Valencia:* Observations on the histologic development of the bovine rumen papillae. Morphological changes due to age. Zentralbl. Vet. Med. C, Anat. Histol. Embryol. 7: 140–151, 1978.

Arnold, J. P., and *R. L. Kitchell:* Experimental studies of the innervation of the abdominal wall of cattle. Am. J. Vet. Res. 18: 229–240, 1957.

Ashdown, P. R.: The anatomy of the inguinal canal in the domesticated mammals. Vet. Rec. 75: 1345–1351, 1963.

Baker, J. S.: Abomasal impaction and related obstructions of the forestomachs in cattle. JAVMA 175: 1250–1253, 1979.

Bell, F. R., and *S. E. Holbrooke:* The sites in the duodenum of receptor areas which affect abomasal emptying in the calf. Res. Vet. Sci. 27: 1–4, 1979.

Benzie, D., and *A. T. Phillipson:* The Alimentary Tract of the Ruminant. Edinburgh, Oliver and Boyd, 1957.

Blamire, V. R.: The capacity of the bovine „stomachs". Vet. Rec. 64: 493–494, 1952.

Blavignac, M.: Recherche sur la vascularisation et l'innervation des reins chez le bœuf. Lyon, Thèse doct. vet., 1964.

Breukink, H. J.: Etiologie en pathogenese van de lebmaag dislokatie. Tijdschr. Diergeneeskd. 102: 611–618, 1977.

Breukink, H. J., and *T. De Ruyter:* Abomasal displacement in cattle: influence of concentrates in the ration on fatty acid concentrations in ruminal, abomasal and duodenal contents. Am. J. Vet. Res. 37: 1181–1184, 1976.

Cheetham, S. E., and *D. H. Stevens:* Vascular supply to the absorptive surfaces of the ruminant stomach. J. Physiol. [Lond.] 186: 56P–58P, 1966.

Christ, H.: Nervus Vagus und die Nervengeflechte der Vormägen der Wiederkäuer. Z. Zellforsch. 11: 342–374, 1930.

Comline, R. S., L. A. Silver, and *D.H. Stevens:* Physiological anatomy of the ruminant stomach. In: Handbook of Physiology, Section 6. Alimentary Canal, Vol. V. Washington, D.C., American Physiological Society, 1968.

Davis, L. E., H. E. Dale, and *A. Westfall:* Effects of ruminal insufflation on venous return in the goat. Am. J. Vet. Res. 25: 1166–1174, 1964.

Dietz, O.: Untersuchungen zur Vagusfunktion, zur Vagusbeeinflussung und zu Vagusausfällen am Verdauungsapparat des erwachsenen Rindes. Arch. Exp. Vet. Med. 24: 1385–1439, 1970.

Dirksen, G.: Die Erweiterung, Verlagerung und Drehung des Labmagens beim Rind. Berlin, Paul Parey, 1962.

Dougherty, R. W. (ed.): Physiology of Digestion in the Ruminant. London, Butterworths, 1965.

Ehrlein, H. J.: Untersuchungen über die Motorik des Labmagens der Ziege unter besonderer Berücksichtigung des Pylorus. Zentralbl. Vet. Med. A, 17: 481–497, 1970.

Ehrlein, H. J. and *H. Hill:* Motorik und Nahrungstransport des Psalters (Omasum) der Ziege. Zentralbl. Vet. Med. A, 16: 573–596, 1969.

Frewein, J.: Der Anteil des Sympathicus an der autonomen Innervation des Rindermagens. Wien. Tierärztl. Monatsschr. 50: 398–412, 1963.

Fubini, S. L., N. G. Ducharme, J. P. Murphy, and *D. F. Smith:* Vagus indigestion syndrome resulting from a liver abscess in dairy cows. JAVMA 186: 1297–1300, 1985.

Habel, R. E.: A study of the innervation of the ruminant stomach. Cornell Vet. 46: 555–633, 1956.

Habel, R. E.: Applied Veterinary Anatomy, 2nd ed. Ithaca, 1981. [Published by the author.]

Habel, R. E.: Guide to the Dissection of the Domestic Ruminants, 3rd ed. Ithaca, 1983. [Published by the author.]

Habel, R. E., and *D. F. Smith:* Volvulus of the bovine abomasum and omasum. JAVMA 179: 447–455, 1981.

Hall, L. W.: Wright's Veterinary Anaesthesia and Analgesia, 7th ed London, Baillière Tindall, 1971.

Heath, T.: Origin and distribution of portal blood in the sheep. Am. J. Anat. 122: 95–105, 1968.

Henninger, R. W.: Anterior abdominal pain in cattle. Comp. Contin. Ed. 6: S453–S464, 1984.

Hofmann, R. R., and *B. Schnorr:* Die funktionelle Morphologie des Wiederkäuermagens. Schleimhaut und Versorgungsbahnen. Stuttgart, Ferdinand Enke Verlag, 1982.

Hofmann, R. R.: Zur Topographie und Morphologie des Wiederkäuermagens im Hinblick auf seine Funktion. Zentralbl. Vet. Med., Beiheft 10, Berlin, Paul Parey, 1969.

Hofmann, R. R.: The Ruminant Stomach (Stomach Structure and Feeding Habits of East African Game Ruminants). Vol. 2. East African Monographs in Biology, Kenya, 1973. Lit. Bureau, Nairobi (P.O. Box 30022).

Hofmann, R. R. Adaptive changes of gastric and intestinal morphology in response to different fibre content in ruminant diets. In: Fibre in Human and Animal Nutrition. R. Soc. N. Z. Bull. 20: 51–58, 1983.

Jaartsveld, W. A. B.: De betekenis van de leverbiopsie voor de diagnostiek van inwendige ziekten bij het rund. Tijdschr. Diergeneeskd. 91: 433–443, 1966.

Lagerlöf, N.: Investigations of the topography of the abdominal organs in cattle, and some clinical observations and remarks in connection with the subject. Skand. Vet. 19: 1–96, 1929.

Langham, R., and *E. T. Hallman:* The bovine kidney in health and disease. JAVMA 95: 22–32, 1939.

Lauwers, H., L. Ooms, P. Simoens, and *N. R. De Vos:* The functional structure of the pylorus in the ox. Zentralbl. Vet. Med. C, Anat. Histol. Embryol. 8: 56–78, 1979.

McGavin, M. D., and *J. L. Morril:* Scanning electron microscopy of ruminal papillae in calves fed various amounts and forms of roughage. Am. J. Vet. Res. 37: 497–508, 1976.

McGready, T. A., and W. O. Sack: The development of vagal innervation of the bovine stomach. Am. J. Anat. 121: 121–130, 1967.

Mills, J. H. L., and R. G. Christian: Lesions of bovine ruminal tympany. JAVMA 157: 947–952, 1970.

Morrison, A. R., and R. E. Habel: A quantitative study of the distribution of vagal nerve endings in the myenteric plexus of the ruminant stomach. J. Comp. Neurol. 122: 297–306, 1964.

Osborne, C. A., M. L. Fahning, R. H. Schultz, and V. Pernam: Percutaneous renal biopsy in the cow and horse. JAVMA 153: 563–570, 1968.

Pavaux, C.: Atlas en Couleurs d'Anatomie des Bovins: Splanchnologie. Paris. Maloine, S. A. Editeur, 1982.

Pearson, H., and P. J. N. Pinsent: Intestinal obstruction in cattle. Vet. Rec. 101: 162–166, 1977.

Rebhun, W. C.: Vagus indigestion. JAVMA 176: 506–510, 1980.

Reschly, L. J., and H. E. Dale: Effects of ruminal insufflation on the circulatory system of the anesthetized goat. Am. J. Vet. Res. 31: 279–289, 1970.

Ruckebusch, Y., and P. Thivend: Digestive Physiology in Ruminants. Westport, Connecticut, AVI Publishing Company, 1980.

Sack, W. O.: Abdominal topography of a cow with left abomasal displacement. Am. J. Vet. Res. 29: 1567–1576, 1968.

Sack, W. O.: Das Blutgefäßsystem des Labmagens von Rind und Ziege. Zentralbl. Vet. Med. C, Anat. Histol. Embryol. 1: 27–54, 1972.

Schenk-Saber, B., B. Schnorr, and K. D. Weyrauch: Afferente Nervenendigungen in der Vormagenschleimhaut von Schaf und Ziege. Z. Mikrosk.-Anat. Forsch. 99: 773–784, 1985.

Schnorr, B., and B. Vollmerhaus: Das Oberflächenrelief der Pansenschleimhaut bei Rind und Ziege. Zentralbl. Vet. Med. A, 14: 93–104, 1967.

Schnorr, B., and B. Vollmerhaus: Das Blutgefäßsystem des Pansens von Rind und Ziege. IV. Mitteilung zur funktionellen Morphologie der Vormägen der Hauswiederkäuer. Zentralbl. Vet. Med. A, 15: 799–828, 1968.

Schreiber, J.: Topographisch-anatomischer Beitrag zur klinischen Untersuchung der Rumpfeingeweide des Rindes. Wien. Tierärztl. Monatsschr. 40: 131–144, 1953.

Sellers, A. F., and C. E. Stevens: Motor functions of the ruminant forestomach. Physiol. Rev. 46: 634–661, 1966.

Sellers, A. F., C. E. Stevens, A. Dobson, and F. D. McLeod: Arterial blood flow to the ruminant stomach. Am. J. Physiol. 207: 371–377, 1964.

Smith, D. F.: Bovine intestinal surgery (7 parts). Mod. Vet. Pract. 65: 705–710, 853–857, 909–914, 1984; 66: 277–281, 405–509, 443–446, 995–999, 1985.

Smith, D. F.: Bovine gastrointestinal surgery: Abomasal volvulus. Bovine Pract. 19: 230–235, 1984.

Svendsen, P.: Abomasal displacement in cattle. Nord. Vet. Med. 22: 571–577, 1970.

Tamate, H., A. D. McGilliard, N. L. Jacobson, and R. Getty: Effects of various dietaries on the anatomical development of the stomach in the calf. J. Dairy Sci. 45: 408–420, 1962.

Thivend, P., R. Toullec, and P. Guilloteau: Digestive adaptation in the preruminant. In: Ruckebusch, Y., and P. Thivend (eds.): Digestive Physiology and Metabolism in Ruminants. Lancaster, England, MTP Press, 1980, pp. 561–585.

Van der Velden, M. A.: Lebmaag dislokatie naar rechts bij het rund. Utrecht, Acad. Proefschrift, 1981.

Warner, E. D.: The organogenesis and early histogenesis of the bovine stomach. Am. J. Anat. 102: 33–64, 1958.

Wensvoort, P., and M. A. van der Velden: Torsion of the abomasum in ruminants: Diagrammatic representation of rotary movements based on postmortem findings. Vet. Q. 2: 125–135, 1980.

Williamson, M. E.: The venous and biliary systems of the bovine liver. M. S. Thesis. Ithaca, Cornell University, 1967.

Kapitel 29

Becken und Fortpflanzungsorgane der weiblichen Wiederkäuer

Die oberflächlichen Orientierungspunkte des knöchernen Beckens werden bei Betrachtung des Rückens und der Regio glutaea abgehandelt (S. 778). Das Dach der Beckenhöhle, das vom Kreuzbein und den ersten Schwanzwirbeln gebildet wird, verengt sich von vorn nach hinten. Das Kreuzbein, das den größten Anteil liefert, ist leicht konkav in der Längsrichtung und die Schwanzwirbel setzen diese Wölbung anfänglich fort, ehe sie scharf ventral abknicken und in den frei beweglichen Schwanz übergehen. Das Kreuzbein ist kranial mit dem Darmbeinflügel gelenkig verbunden und die kräftige, schräggelagerte Darmbeinsäule bildet den angrenzenden Teil der seitlichen Beckenwand. Dahinter ist der größte Teil der Seitenwand membranös, obwohl die Spina ischiadica dorsal über das Acetabulum hinausragt und das Tuber ischiadicum sich vom Beckenboden erhebt und den Beckenausgang verengt (Abb. 29-1). Die beiden Hälften des Beckengürtels stoßen in einer Symphyse aneinander, die in der Färse noch knorpelig ist, später aber verknöchert. Der Boden ist transversal, aber auch in der Längsrichtung ausgehöhlt, wobei der Sitzbeinteil bis zum Beckenausgang steil ansteigt (Abb. 29-2/8). Bei Färsen läßt sich auf dem am weitesten kranial gelegenen Teil der Symphyse ein Kamm feststellen, doch bei älteren Kühen ist dieser Bereich eben oder sogar eingesunken. Die seitlichen Teile des Beckenbodens werden durch die großen Foramina obturata durchbrochen, während sein Kaudalteil durch den Arcus ischiadicus tief eingeschnitten erscheint.

Der membranöse Teil der Seitenwand besteht aus dem Ligamentum sacrotuberale latum (/11), einer breiten Platte, die sich zwischen dem Seitenrand des Kreuzbeins und den Dorsalrändern vom Darmbein und Sitzbein ausspannt. Sie läßt das Foramen ischiadicum majus und minus frei. Beim Rind ist das sogenannte For. ischiadicum minus tatsächlich das weitaus größere von beiden (/10).

Der Eingang zur Beckenhöhle wird von der Linea terminalis begrenzt, die nacheinander vom Promontorium des Kreuzbeins, von der Linea iliopectinea des Darmbeins und vom Margo cranialis des Schambeins gebildet wird (Abb. 29-3). Die Schrägstellung dieser Grenzlinie bringt den Pecten ossis pubis senkrecht unter das zweite intersakrale Gelenk (Abb. 29-2). Der Beckeneingang ist vergleichsweise eng. Die Darmbeinsäulen stehen parallel zur Medianebene, außer bei Färsen und jungen Kühen, bei denen sich der Eingang ventral verengt.

Der *Beckenausgang* ist erheblich enger als der Eingang. Er ist annähernd dreieckig mit einer stumpfen Spitze dorsal, die vom dritten Schwanzwirbel gebildet wird, auseinanderstrebenden Seitenwänden die von den verdickten Kanten der breiten Beckenbänder gebildet werden und einer Basis in Form der vorspringenden Sitzbeinhöcker und des Sitzbeinausschnitts (Abb. 29-12).

Die *Gelenkverbindungen* zwischen Kreuzbein und Beckengürtel sind von unterschiedlicher Struktur – die Synovialgelenke werden ergänzt

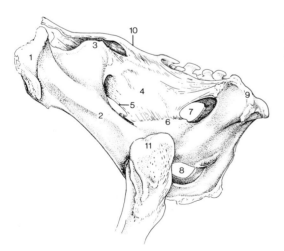

Abb. 29-1 Seitenansicht des knöchernen Beckens.

1, Tuber coxae; 2, Darmbeinsäule; 3, Tuber sacrale; 4, Lig. sacrotuberale latum; 5, Foramen ischiadicum majus; 6, Spina ischiadica; 7, Foramen ischiadicum minus; 8, rechtes bzw. linkes Foramen obturatum; 9, Sitzbeinhöcker; 10, Kreuzbein; 11, Trochanter major.

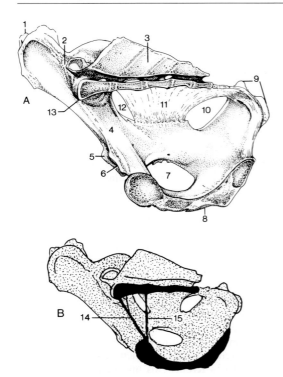

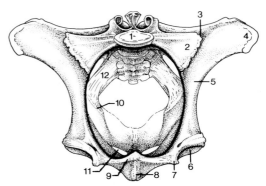

Abb. 29-2 Medianschnitt durch das knöcherne Becken. In B sind Dach und Boden der Beckenhöhle schwarz gekennzeichnet. Die Verbindungslinie zwischen Promontorium und Pecten ist die Conjugata vera (14); die senkrechte Linie zwischen Pecten und Dach ist der Diameter verticalis (15).

1, Tuber coxae; 2, Kreuzdarmbeingelenk; 3, Kreuzbein; 4, Darmbeinsäule; 5, Kranialrand des Acetabulum; 6, Pecten ossis pubis; 7, Foramen obturatum; 8, Symphyse; 9, Tuber ischiadicum; 10, Foramen ischiadicum minus; 11, Ligamentum sacrotuberale latum; 12, Foramen ischiadicum majus; 13, Promontorium ossis sacris; 14, Conjugata vera; 15, Diameter verticalis.

Abb. 29-3 Kranialansicht des knöchernen Beckens. Die Linea terminalis ist schwarz umrandet.

1, Körper des ersten Kreuzwirbels; 2, Kreuzbeinflügel; 3, Kreuzdarmbeingelenkspalt; 4, Tuber coxae; 5, Darmbeinsäule; 6, Acetabulum; 7, Eminentia iliopubica; 8, Symphyse; 9, Pecten ossis pubis; 10, Spina ischiadica; 11, Foramen obturatum; 12, Ligamentum sacrotuberale latum.

durch größere Bereiche, die durch Bänder direkt miteinander verbunden sind – und sie sind gut angepaßt an die Übertragung des Schubs der Hintergliedmaßen auf die Wirbelsäule. Hinzu kommen die längeren Bänder, die die Lücke zwischen den Kreuzbeinhöckern der Ossa ilia und den Seitenrändern bzw. den Dornfortsätzen des Kreuzbeins überbrücken. Normalerweise gestatten die Kreuzdarmbein-Gelenke wenig oder keine Beweglichkeit; die Beckenbewegungen, die man während der Vorwärtsbewegung beobachten kann, finden im relativ beweglichen Lumbosakralgelenk statt.

Die Bedeutung der Beckenanatomie für die Geburt wird später erörtert (S. 731).

Bestimmte Räume innerhalb des knöchernen Beckenrings werden durch das Diaphragma pelvis bzw. urogenitale von der eigentlichen Beckenhöhle abgetrennt. Dazu gehören die *Fossae ischiorectales*, von denen je eine seitlich von Anus und Vestibulum liegt. Normalerweise werden sie von Fett ausgefüllt, doch bei älteren Tieren und solchen in schlechtem Allgemeinzustand ist die Fettmenge reduziert und die Lage der Fossae wird durch tiefe Einsenkungen der Haut besser sichtbar (/12).

Der Beckengürtel der kleinen Hauswiederkäuer zeigt eine weniger robuste Konstruktion als der der Kuh. Die Darmbeinsäulen sind relativ lang und bilden mit der Wirbelsäule im Gelenkbereich einen kleinen Winkel. Diese Merkmale, gemeinsam mit dem kürzeren Kreuzbein (es besteht nur aus vier Kreuzwirbeln) sind der Grund dafür, daß die Beckenvertikale auf die Schwanzwirbel trifft.

Die Topographie der Beckenwandung

Die Versorgung des Beckenbereichs mit Blut wird durch die *A. sacralis mediana* und die Aa. iliacae internae gesichert (Abb. 29-4). Erstere verläuft unterhalb des Kreuzbeins, wo sie die Segmentalgefäße abgibt, die in die Foramina sacralia eintreten und setzt sich dann im Schwanz als A. caudalis mediana (S. 675) fort (Abb. 26-7/3).

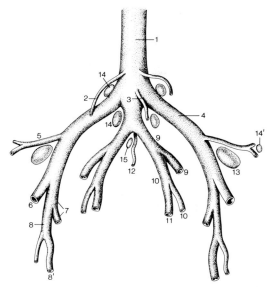

Abb. 29-4 Aufzweigungsmuster des Endabschnitts der Aorta abdominalis.

1, Aorta; 2, A. ovarica; 3, A. mesenterica caudalis; 4, A. iliaca externa; 5, A. circumflexa ilium profunda; 6, A. femoralis; 7, A. profunda femoris; 8, Truncus pudendoepigastricus; 8', A. pudenda externa; 9, A. iliaca interna; 10, A. umbilicalis; 11, A. uterina; 12, A. sacralis mediana; 13, Ln. inguinalis profundus (iliofemoralis); 14, 14', Lnn. iliaci mediales et laterales; 15, Lnn. sacrales. (Umgezeichnet aus Habel, 1983.)

Die *A. iliaca interna* teilt sich nicht wie bei einigen anderen Tierarten in je einen Truncus visceralis und parietalis auf, sondern bleibt ein einheitliches Gefäß, das Kollateraläste an die Beckenorgane und an die Glutaeusmuskeln abgibt, die der Beckenwandung aufliegen.

Die Arterie überquert die Linea terminalis dicht beim Kreuzdarmbeingelenk, zieht über das Os ilium, bis sie den unteren Teil des breiten Beckenbandes erreicht hat, wo sie sich nahe der Spina ischiadica in die A. pudenda interna und die A. glutaea caudalis aufteilt (Abb. 29-5/10, 10', 12).

Der einzige wichtige parietale Seitenast der A. iliaca interna ist die *A. glutaea cranialis*, die durch das Foramen ischiadicum majus nach außen tritt. Die *A. glutaea caudalis* verläßt das Becken durch das Foramen ischiadicum minus. Der erste Viszeralast der A. iliaca interna ist die *A. umbilicalis*, die den Ursprung der kräftigen A. uterina bildet, welche in das Ligamentum latum uteri eintritt (S. 726); nach deren Abgang ist die A. umbilicalis, die beim Foetus ein so wichtiges Gefäß darstellt, in einen weitgehend fibrösen Strang – bestenfalls mit einem Restlumen – umgewandelt; im freien Rand des seitlichen Harnblasenbandes läuft sie zur Harnblase. Der andere viszerale Ast ist die *A. vaginalis* (/11) für den innerhalb der Beckenhöhle gelegenen Reproduktionstrakt.

Die *A. pudenda interna* setzt den Verlauf des Stammgefäßes fort; sie läuft am For. ischiadicum minus vorbei und zieht über die seitliche und ventrale Wand des Vestibulum. Sie entsendet Äste an den Kaudalabschnitt der Vagina, das Vestibulum und das Perineum. Die Perinealäste schließen für gewöhnlich einen ein, der den kaudodorsalen Teil des Euters erreicht.

Die Arterien werden von verlaufsgleichen Venen begleitet. Die Viszeralgefäße werden bei den Organen beschrieben, die sie versorgen.

Die *Nerven*, die an der Beckenwand verlaufen, können in zwei sich überlappende Gruppen eingeteilt werden. Die erste umfaßt die lumbosakralen und die Obturatorius-Stämme, Äste des Plexus lumbosacralis, die auf ihrem Weg zur Gliedmaße durch das Becken ziehen. Die zweite Gruppe umfaßt die Nerven aus dem Plexus sacralis, die Anteile des Beckens und des Darmbereichs versorgen (Abb. 29-6).

Der kräftige *Truncus lumbosacralis* (L6–S2) stellt den gemeinsamen Stamm für den N. ischiadicus, die Nn. glutaeus cranialis und caudalis und den N. cutaneus femoris caudalis dar, die aus dem Beckenraum durch das For. ischiadicum majus austreten (/4). Der Lendenanteil des N. ischiadicus zieht an der Ventralseite der Ala sacralis entlang; diese Lagebeziehung birgt das Risiko einer Druckverletzung während des Geburtsvorganges.

Der *N. obturatorius* (L4–6) tritt in das Becken ein, nachdem er sich zwischen den Psoasmuskeln hindurchgezwängt hat und verläuft dann über die Darmbeinsäule, um durch das Foramen obturatum hindurchzuziehen (Abb. 29-5/6).

Er verzweigt sich in den Mm. adductores am Oberschenkel. Der Beckenteil des N. obturatorius ist durch Knochenbrüche und durch Druck beim Geburtsvorgang überall dort gefährdet, wo er dem Knochen direkt anliegt.

Der *N. pudendus* (S2–4) verläuft an der Innenseite des Lig. sacrotuberale latum dorsal von der A. pudenda interna (/7). Er ist hauptsächlich ein somatischer Nerv für die dem Willen unterworfene Muskulatur von Anus und Vestibulum und für die Damm-Haut, gibt aber auch Zweige ab an

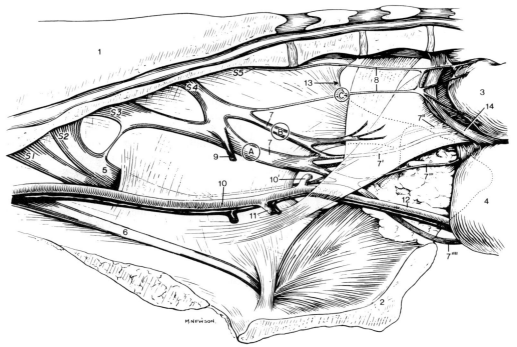

Abb. 29-5 Nerven und Blutgefäße auf der medialen Fläche der Beckenwand. Lokalanästhesie des N. pudendus kann durch Infiltrationen bei A und B erreicht werden; Anästhesie der Nn. rectales caudales ist durch eine Injektion bei C möglich.

1, Kreuzbein; 2, Beckensymphyse; 3, Rectum (zurückgebogen); 4, Vagina (zurückgebogen); 5, N. ischiadicus; 6, N. obturatorius; 7, N. pudendus; 7', distaler Hautast des N. pudendus; 7'', proximaler Hautast des N. pudendus; 7''', tiefer N. perinealis; 7'''', fortlaufender Stamm des N. pudendus zur Clitoris; 8, Nn. rectales caudd.; 9, N. pelvinus; 10, A. iliaca interna; 10', A. glutaea caud.; 11, A. vaginalis; 12, A. pudenda int.; 13, Kaudalrand des breiten Beckenbandes; 14, M. retractor clitoridis. (Umgezeichnet nach Habel, 1956.)

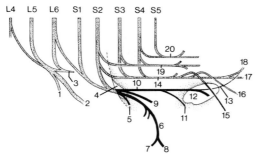

Abb. 29-6 Schema des Plexus lumbosacralis, der aus den Ventralästen der kaudalen Lendennerven und den Kreuznerven gebildet wird. Die tiefer gelegenen Nerven sind gepunktet, die außerhalb des knöchernen Beckens gelegenen sind schwarz dargestellt.

1, N. saphenus; 2, N. femoralis; 3, N. obturatorius; 4, For. ischiadicum major; 5, N. glutaeus cran.; 6, N. ischiadicus; 7, N. fibularis; 8, N. tibialis; 9, N. glutaeus caud.; 10, N. cutaneus femoris caud.; 11, dessen Hautast; 12, For. ischiadicum minor; 13, Verbindungsast zwischen 10 und 18; 14, N. pudendus; 15, 16, proximale und distale Hautäste von 14; 17, oberflächlicher N. perinealis; 18, tiefer N. perinealis; 19, Nn. pelvini; 20, Nn. rectales caudd.

die Wand von Urethra, Vagina, Vestibulum und Anus. Die Nervenblockierungsmethode, die früher eine eingehende Kenntnis des Verlaufs und der Aufzweigung des N. pudendus erforderte, ist jetzt weitgehend durch die Epiduralanaesthesie ersetzt worden.

Ein oder mehrere *Nn. rectales caudales* (S4–5) verlaufen zwischen Rektum und Innenseite des Diaphragma pelvis (/8). Sie bestehen aus somatomotorischen Nervenfasern für das Diaphragma pelvis und die willkürliche Analmuskulatur, aus parasympathisch-motorischen Fasern für die glatte Muskulatur am Rektum sowie aus sensiblen Fasern für die Anal- und Vestibularschleimhaut. Ihre Endaufzweigungen überlappen sich mit denen des Ramus perinealis profundus des N. pudendus.

Der sogenannte *N. pelvinus* (/9) hat dieselben Wurzeln wie der N. pudendus, besteht aber aus parasympathischen Fasern, die der Innervation der Beckeneingeweide dienen (S. 358). Die sympathische Nervenversorgung der Beckenorgane erfolgt über den *N. iliohypogastricus*.

Allgemeine Eingeweide-Topographie

Die Topographie der Beckenorgane kann am besten mit Hilfe von Median- und Transversalschnitten studiert werden (Abb. 29-7 bis 29-9). Es gibt natürlich ständige Lageveränderungen von Organen über die Grenze zwischen Bauch- und Beckenhöhle hinweg und keine bestimmte Organsituation kann als die Normallage beschrieben werden. Insbesondere der Anteil des Reproduktionstrakts, der innerhalb der Beckenhöhle liegt, ist veränderlich und richtet sich nach Alter, Zustand und Vorbericht der betreffenden Kuh; kurzfristig gesehen ist es jedoch die Harnblase, die die geringste Lagekonstanz zeigt, da sie sich kranial entlang des Bauchhöhlenbodens ausdehnt, wenn sie gefüllt wird und sie zieht sich in die Beckenhöhle zurück, wenn sie von Harn entleert ist. Einige Bauchhöhlenorgane überschreiten ebenfalls die Linea terminalis. Am häufigsten tut das die Apex caeci, die man oft dem Uterus aufgelagert im Eingang zur Beckenhöhle findet.

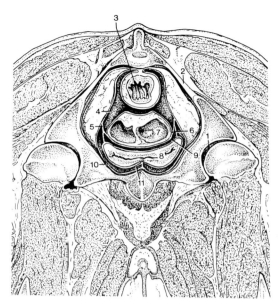

Abb. 29-8 Querschnitt durch das Becken in Höhe des Hüftgelenks (kraniale Fläche). Beachte die große Menge retroperitonealen Fettes in der Beckenhöhle (siehe Abb. 29-7 zur Lage der Schnittebene).

1, Hüftgelenk; 2, Lig. sacrotuberale latum; 3, Rectum; 4, Excavatio rectogenitalis; 5, Lig. latum uteri; 6, seitliches Harnblasenband; 7, Schnitt durch den Uterus, wo beide Hörner dicht beieinander liegen; 8, Harnblase; 9, Excavatio vesicogenitalis; 10, Excavatio pubovesicalis; 11, Lig. vesicoumbilicale medianum.

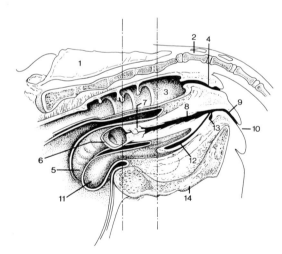

Abb. 29-7 Medianschnitt durch das Becken. Die beiden gestrichelten Vertikallinien zeigen die Ebenen der Transversalschnitte auf Abb. 29-8 und Abb. 29-9 an. Die Lage des Foramen obturatum ist durch eine unterbrochene Umrißlinie angedeutet.

1, Kreuzbein; 2, erster Schwanzwirbel; 3, Rectum; 4, Canalis analis; 5, rechtes Uterushorn; 6, linkes Uterushorn, weitgehend entfernt; 7, Cervix; 8, Vagina; 9, Vestibulum; 10, Vulva; 11, Harnblase; 12, Harnröhre; 13, Diverticulum suburethrale; 14, Symphyse.

Die *Peritonealhöhle* erstreckt sich nahezu bis zur sacrocaudalen Querebene. Die Umschlagsstelle der Excavatio ist gewölbt und die Höhle reicht am weitesten nach hinten zwischen Rectum und Vagina. Die parietalen und viszeralen Anteile des Bauchfells sind durch verschiedene Plicae miteinander verbunden, die zwischen bestimmten Organen und der Beckenwand verkehren; sie unterteilen die Beckenhöhle teilweise in der üblichen Serie von Excavationes (Abb. 5-36 und 29-7).

Rectum, Anus und Diaphragma pelvis

Obwohl der Ursprung des Rectum willkürlich festgelegt ist, unterscheidet sich sein am weitesten kaudal gelegener Abschnitt vom Colon durch sein größeres Kaliber und seine dickere, muskelstärkere Wand. Im Inneren ist das Rectum durch verstreichbare Querfalten gekenn-

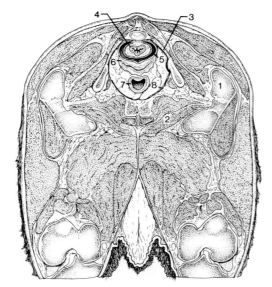

Abb. 29-9 Querschnitt durch das Becken in Höhe des ersten Schwanzwirbels (kraniale Fläche). Der Schnitt geht durch das Foramen obturatum. Beachte, daß das Peritoneum nur die Dorsalfläche der Vagina bedeckt; an dieser Stelle liegen die Seiten- und Ventralflächen bereits retroperitoneal (siehe Abb. 29-7 zur Lage der Schnittebene).

1, Trochanter major; 2, Foramen obturatum; 3, Ligamentum sacrotuberale latum; 4, Rectum; 5, Excavatio rectogenitalis; 6, Vagina; 7, Harnblasenhals; 8, retroperitoneales Fett.

Einige Faserbündel (M. rectococcygeus) der Längsmuskulatur der Rektalwand ziehen dorsal zum Anus, um sich an den Schwanzwirbeln zu befestigen, während kleinere Bündel in das Dammgebiet zwischen dem Ventralrand des Anus und dem Vestibulum einstrahlen.

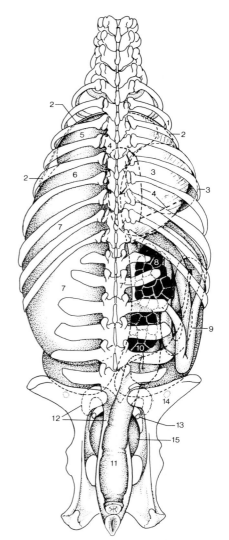

Abb. 29-10 Lagebeziehungen der hauptsächlichen Bauch- und Beckenorgane zum Skelett (Dorsalansicht).

1, sechste Rippe; 2, Kranialbegrenzung des Zwerchfells; 3, Omasum, größtenteils von der Leber bedeckt; 4, Umrißlinie des Abomasum; 5, Reticulum; 6, Atrium ruminis; 7, Saccus ruminis dorsalis; 7′, Medialgrenze des Pansens; 8, rechte Niere; 9, Duodenum descendens, darunter ventral das Darmkonvolut; 10, linke Niere; 11, Rectum; 12, Uterus; 13, Ovarium; 14, Ln. iliacus lat.; 15, Harnblase.

zeichnet; es ist meistens durch Kotmassen erweitert (Abb. 29-11/8).

Das Gekröse des Colon descendens setzt sich als Mesorectum fort und verkürzt sich abrupt auf nicht mehr als 3 cm. Es wird caudal fortlaufend kürzer und hört schließlich ganz auf, wodurch das Rectum mit dem Beckendach und den seitlichen Beckenwänden in breitflächigen Kontakt kommt (Abb. 29-9/4); mehr und mehr seiner Außenfläche verliert die Serosahülle, bis schließlich nur noch seine Ventralfläche der *Excavatio rectogenitalis* zugewandt ist (/5). Der Endabschnitt des Rectum ist in Fettgewebe eingebettet, das gemeinsam mit anderen Gewebsmassen in den Fossae ischiorectales jene Polsterung liefert, die es dem Enddarm gestattet, sich an seinen wechselnden Füllungszustand anzupassen. Die enge Verbindung mit den Beckenwandungen behindert die rektale Untersuchung und in den meisten Fällen muß die Hand weiter nach vorn in das weitaus beweglichere Colon eingeführt werden (Abb. 29-10).

Becken und Fortpflanzungsorgane der weiblichen Wiederkäuer 719

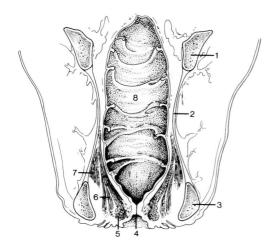

Abb. 29-11 Horizontalschnitt durch das Rectum und benachbarte Strukturen. Beachte besonders die Topographie des Diaphragma pelvis (6, 7).

1, Darmbeinsäule; 2, breites Beckenband; 3, Tuber ischiadicum; 4, Anus; 5, M. sphincter ani externus; 6, M. levator ani; 7, M. coccygeus; 8, Rectum.

Der *Analkanal* wird vom Diaphragma pelvis umfaßt; sein postdiaphragmatischer Teil bildet eine niedrige, zylindrische Erhebung unter der Haut. Die Analöffnung stellt einen kurzen, quergestellten Schlitz dar, in dem die Haut den letzten Abschnitt des Kanals mit einem kutanen Schleimhautepithel auskleidet. Der größte Teil der Innenauskleidung ist so angeordnet, daß sich eine Serie von interdigitierenden Schleimhautsäulen und -vertiefungen bildet, die das Lumen fest verschließen (Abb. 29-11/4).

Der *Anus* wird von zwei Schließmuskeln kontrolliert. Der Sphincter internus ist nichts weiter als eine Verdickung der Kreismuskulatur des Darmrohrs. Der M. sphincter ani externus dagegen, quergestreift und dem Willen unterworfen, bildet ein ca. 3 cm breites Band unmittelbar unter der Haut. Viele Muskelbündel umkreisen das Lumen; einige befestigen sich an den Schwanzwirbeln und ein beträchtlicher Teil geht in den M. constrictor vulvae über, meistens nach Überkreuzung im Bereich des Dammgewebes (Abb. 29-12/5).

Die hauptsächliche *Blutversorgung* für das Rectum übernimmt die A. rectalis cranialis, ein Ast der A. mesenterica caudalis, die erst im Mesorectum und dann am Dorsalrand des Mastdarms verläuft. Der Endabschnitt, der Analkanal und die Analregion als Ganzes werden durch Zweige der A. rectalis caudalis, einem indirekten Ast der A. vaginalis, versorgt. Die Venae rectales craniales führen ihr Blut über den Truncus mesenterius in den Portalkreislauf ab, während die Venen der Analregion ihr Blut über die Vv. pudendae internae in das Körpervenensystem ableiten.

Das *Diaphragma pelvis* besteht aus zwei Teilen, die so schräg aufeinander zustreben, daß sie fast parallel verlaufen. Jede Hälfte setzt sich aus zwei quergestreiften Muskeln zusammen, dem M. coccygeus und dem M. levator ani, die zwischen einer inneren und äußeren Faszienplatte liegen (Abb. 29-11/7, 6 und 29/12/3, 4).

Diese quergestreiften Muskeln haben ihren gemeinsamen Ursprung an der Medialfläche der Spina ischiadica und dem benachbarten Abschnitt des breiten Beckenbandes. Der M. coccygeus verläuft schräg neben dem Rectum und befestigt sich an den Querfortsätzen der ersten drei Schwanzwirbel; er hat keine direkte Verbindung

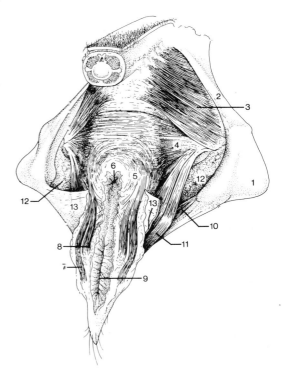

Abb. 29-12 Die Damm-Muskulatur.

1, Tuber ischiadicum; 2, Ligamentum sacrotuberale latum; 3, M. coccygeus; 4, M. levator ani; 5, M. sphincter ani externus; 6, Anus; 7, M. retractor clitoridis; 8, M. constrictor vulvae; 9, Vulva; 10, Diaphragma urogenitale; 11, M. constrictor vestibuli; 12, Fett in der Fossa ischiorectalis; 13, Fascia perinealis (auf der rechten Seite teilweise entfernt).

mit dem Anus. Der größte Teil des dünneren und breiteren M. levator ani liegt kaudal und ventral vom M. coccygeus und wird zu seinem Ansatz hin breiter; die meisten seiner Faserbündel gehen in die des Sphincter ani externus über; aber einige Fasern aus dem Ventralrand gehen ohne Unterbrechung in den M. constrictor vestibuli über. Die Muskeln des Diaphragma pelvis werden von Zweigen der Nn. rectales caudales und vom Stamm des N. pudendus versorgt (Abb. 29-5).

Die Faszie bildet einen wesentlichen Teil dieser Einrichtung. Die innere Lage ist eine direkte Fortsetzung der parietalen Fascia pelvina, breitet sich über die beiden Muskeln aus und verschmilzt mit der viszeralen Faszie des Rectum, mit dem Septum rectovaginale (der tiefen Fortsetzung des Perinealgewebes) und der Faszie, die die Ventralmuskulatur des Schwanzes umgibt. Die äußere Faszienlage verbreitet sich bei ihrem Abgang von der Innenfläche des Lig. sacrotuberale latum kaudal vom Ursprung der Muskeln; sie deckt das For. ischiadicum minus ab und bildet die Medialwand der Fossa ischiorectalis. Äußere und innere Faszienlage vereinigen sich über und unter den Muskeln des Diaphragma pelvis. Dessen unterer Rand ist mit dem Diaphragma urogenitale verbunden, das den Verschluß der Apertura pelvis caudalis vervollständigt.

Obwohl die Muskeln des Diaphragma pelvis ohne Zweifel dazu dienen, die Eingeweide im Becken zu halten, ist ihre ständige Aktivierung dafür nicht erforderlich. Wenn das Tier entspannt steht, ist der Becken-Innendruck etwas geringer als der atmosphärische Druck und jede Verlagerungstendenz der Organe dürfte daher nach innen gerichtet sein, vom Dammbereich wegführend.

Harnblase und Harnröhre

Die birnförmige *Harnblase* beschränkt sich normalerweise auf die Beckenhöhle und nur wenn sie stark gefüllt ist, reicht sie auf dem Bauchhöhlenboden weiter nach vorn. Ihr Hals liegt weit hinten im Becken und ist der einzige Teil des Organs ohne Bauchfellumhüllung; stattdessen ist er am Beckenboden und an die Ventralfläche der Vagina durch Fett- und lockeres Bindegewebe befestigt (Abb. 29-7). Der Harn, der aus einer geplatzten Harnblase entweicht – ein nicht seltenes Mißgeschick, obwohl häufiger bei Bullen auftretend – läuft in die Peritonealhöhle oder infiltriert die Fascia pelvina, je nach dem Sitz der Rißstelle. Der Blasenkörper und der Scheitel ruhen auf einem Fettgewebslager. Ihre Oberfläche ist glatt bis auf eine Narbe, die die Verbindungsstelle mit dem foetalen Urachus kennzeichnet. Der Bauchfellüberzug schlägt sich in die lateralen und ventralen Doppelfalten um, die bereits beschrieben wurden (Abb. 29-8/8, 6, 11).

Die Lagebeziehung der Harnblase ändern sich naturgemäß mit ihrer Ausdehnung und mit dem Zustand der benachbarten Organe. Sie ist immer mit dem Kranialteil der Vagina und der Cervix im Kontakt und liegt oft unter dem Uteruskörper und dessen Hörnern. Wenn sie bis in die Bauchhöhle reicht, nimmt sie Kontakt mit dem kaudodorsalen Blindsack des Pansens und mit dem Darmkonvolut auf. Die foetale Harnblase geht in den Urachus über (der durch den Nabel zieht); beim jungen Kalb liegt das Organ noch größtenteils intraabdominal.

Es gibt keinen inneren Schließmuskel und der Anfangsteil der Urethra, der kranial des quergestreiften M. urethralis liegt, ist ein Teil des Harnspeichers.

Die *Urethra* ist eng (besonders im Vergleich mit der der Stute) und verläuft unterhalb der Vagina, an die sie auf ihrem Kaudalverlauf immer stärker befestigt wird. Sie öffnet sich in das Vestibulum durch einen median gelegenen Schlitz, in den auch das *Diverticulum suburethrale* (Abb. 29-7/13) mündet. Dabei handelt es sich um eine blindendende Tasche, die sich kranial gerichtet unter dem Endabschnitt der Harnröhre befindet; sie ist weit genug, um eine Fingerspitze aufzunehmen und irritiert häufig bei dem Versuch, einen Harnröhrenkatheter einzuführen (Verletzungsgefahr!). Die Öffnung wird kranial auch durch eine Schleimhautfalte (Hymen) geschützt, die die Grenze zwischen Vagina und Vestibulum markiert. Der quergestreifte *M. urethralis*, oder äußerer Blasen-Sphincter, bedeckt nur den kaudalen Teil der Harnröhre, die weiter kranial durch ein kurzes, kräftiges Symphysenband am Beckenboden verankert ist. Die kranialgelegenen Bündel des Muskels inserieren an einer medianen Raphe dorsal auf der Urethra, doch weiter kaudal bilden sie ein die Harnröhre umfassendes U, dessen Schenkel jederseits an den Wänden von Vagina und Vestibulum ansetzen. Das Diverticulum suburethrale wird in diesen Sphincter einbezogen.

Die Blutversorgung dieser Organe kommt aus den Blasen- und Harnröhren-Ästen der A. umbilicalis bzw. der A. vaginalis.

Die Fortpflanzungsorgane

Da sich die Anatomie der Reproduktionsorgane mit dem Alter und der physiologischen Aktivität beträchtlich verändert, befaßt sich die anfängliche Beschreibung mit dem Genitaltrakt der reifen, geburtsfähigen, aber nicht trächtigen Kuh. Die wichtigeren Entwicklungs- und Funktionsveränderungen werden später erörtert.

Die hauptsächlichen topographischen Besonderheiten der Reproduktionsorgane des weiblichen Wiederkäuers sind die Auswirkungen des Abstiegs der foetalen Eierstöcke, der erheblicher ist als bei anderen Haustieren. Die Ovarien des Erwachsenen liegen im hintersten Abschnitt der Bauchhöhle; dadurch werden die Uterushörner zu ihren Eierstock-Befestigungen zurückgezogen und reichen, mit Ausnahme einer fortgeschrittenen Trächtigkeit, nicht weit in die Bauchhöhle hinein (Abb. 29-15/1).

Eierstock und Eileiter

Das *Rinder-Ovar*, ein fester, unregelmäßig gestalteter Körper mit einer grundsätzlich ovoiden Form, ist überraschend klein (ca. 4 × 2,5 × 1,5 cm) in Anbetracht der Größe des Tieres. Es ist mit der Körperwand unmittelbar vor dem Beckeneingang und mit dem Reproduktionstrakt durch seine Einbeziehung in das breite Mutterband verbunden und hat meistens Lagebeziehungen zum Ventralteil der Darmbeinsäule, etwa in Höhe der Bifurkation des Uterus. Seine Lage wird jedoch durch die vorausgegangenen Entwicklungen beeinflußt.

Follikel und Gelbkörper können von jedem Abschnitt der Oberfläche hervorragen (Abb. 29-13). Wenn ihr Durchmesser etwa 5 mm oder mehr beträgt, sind sie durch rektale Palpation identifizierbar. Die größten Follikel erreichen einen Durchmesser von 2 cm und verändern daher die Gestalt des Ovars in ihrer Umgebung; wenn sie noch größer werden, sind sie wahrscheinlich abnormal. Der Brunstzyklus ist ziemlich kurz (normalerweise 21 Tage), und reife Follikel sowie große Gelbkörper können zur gleichen Zeit vorhanden sein.

Der *Eileiter*, Tuba uterina, ist relativ lang; da er jedoch einen sehr gewundenen Verlauf nimmt, liegen Anfang und Ende dicht beieinander (Abb. 29-16/2). Das dünnwandige *Infundibulum* liegt über dem Lateralteil des Eierstocks im freien Rand der Mesosalpinx.

Der engere anschließende Teil des Eileiters schlängelt sich in der Seitenwand der Bursa ova-

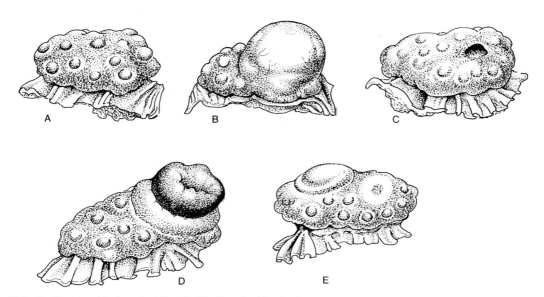

Abb. 29-13 Verschiedene funktionelle Stadien des Eierstocks.
A, Ovarium mit kleinen Sekundärfollikeln; B, Ovarium mit einem sprungreifen Follikel; C, Ovarium mit einem kürzlich geplatzten Follikel; die Rißstelle ist klein und rund; D, Ovarium mit einem reifen Gelbkörper (Blütestadium); E, Ovarium mit einem sich zurückbildenden Corpus luteum.

rica, bis er die Spitze des Uterushorns erreicht; er wird in Ampulla und Isthmus etwa im Verhältnis 2:1 unterteilt. Die Ampulla ist etwas weiter als der Isthmus, aber der Unterschied ist nur in bestimmten Phasen des Zyklus auffällig. Der Übergang vom Eileiter zum Uterushorn erfolgt allmählich und ist durch eine Verdickung der Muskelschicht gekennzeichnet.

Die Eierstöcke von Schaf und Ziege ähneln denen des Rindes, mit Ausnahme jener funktionellen Veränderungen im Zusammenhang mit dem häufigen Auftreten von Zwillings- oder Mehrlings-Trächtigkeiten. Der Eileiter ist relativ lang.

Der Uterus

Auf den ersten Blick scheint der Rinder-Uterus aus einem relativ langen Körper zu bestehen, dem sich zwei enger werdende und divergierende Hörner anschließen, die beide ventral aufgerollt sind (Abb. 29-14). Dieser Eindruck ist irreführend. Zunächst wird der größte Teil des sogenannten Uteruskörpers durch die unvollständige

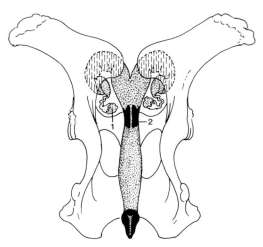

Abb. 29-15 Dorsalansicht des knöchernen Beckens und seine Lagebeziehungen zu den (nichtträchtigen) Reproduktionsorganen. Beachte die Lage der Eierstöcke in Beziehung zum Pecten ossis pubis.

1, Ovarium; 2, Cervix uteri.

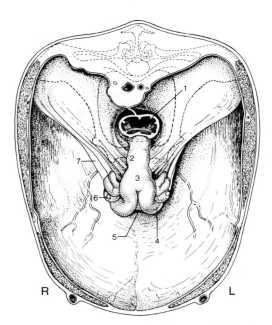

Abb. 29-14 Weibliche Geschlechtsorgane in situ (Kranialansicht). Das knöcherne Becken ist durch eine gestrichelte Linie angedeutet. Der Uterus hängt in die weitgehend ausgeräumte Bauchhöhle hinunter.

1, Rectum; 2, Cervix; 3, Uteruskörper; 4, linkes Uterushorn; 5, Ligamentum intercornuale; 6, rechtes Ovarium; 7, breites Mutterband.

Verschmelzung der kaudalen Abschnitte der beiden Uterushörner gebildet, die eng aneinandergelagert von einer gemeinsamen Hülle aus Serosa und Muskulatur umgeben sind. Die tatsächliche Anordnung wird durch eine Dorsalrinne angezeigt, die zur Bifurkation hin deutlicher wird; auf dem Schnittbild ist sie natürlich eindeutig.

Wo die Hörner schließlich auseinanderweichen, überbrücken die oberflächlichen Gewebe den Zwischenraum, indem sie dorsale und ventrale intercornuale Bänder bilden (/5), die eine kleine Tasche begrenzen, welche nach vorn offen ist und dazu dienen kann, durch Einführung eines Fingers das Organ während der rektalen Untersuchung zu fixieren.

Zweitens ist die enge (widderhornartige) Aufrollung der *Uterushörner* nicht konstant, sondern das Ergebnis einer Stimulierung der Muskulatur der Uteruswand und des breiten Mutterbandes. Die Stimulierung entsteht beim lebenden Tier durch die Manipulation und daher scheint im Verlauf der rektalen Untersuchung die Form des Uterus manchmal ausgeprägter und seine Konsistenz fester zu werden. Dieser Effekt ist am auffälligsten während der Brunst und manche Untersucher glauben, daß er nur in dieser Phase auftritt.

Der eigentliche *Uteruskörper* ist sehr kurz (Abb. 29-16/6). Die äußere Erscheinung sagt wenig aus und die kraniale Begrenzung ist durch

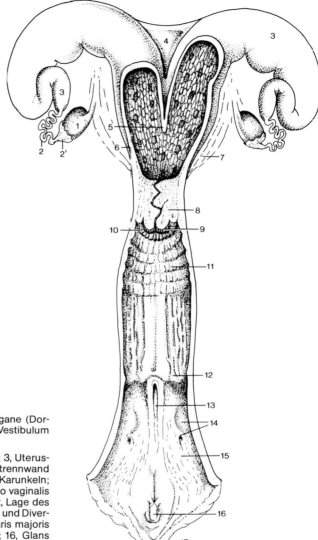

Abb. 29-16 Die weiblichen Geschlechtsorgane (Dorsalansicht). Uterus, Cervix, Vagina und Vestibulum wurden eröffnet.

1, Ovarium; 2, Tuba uterina; 2', Infundibulum; 3, Uterushorn; 4, Ligamentum intercornuale; 5, Uterustrennwand zwischen beiden Hörnern; 6, Corpus uteri mit Karunkeln; 7, Ligamentum latum uteri; 8, Cervix; 9, Portio vaginalis der Cervix; 10, Fornix vaginalis; 11, Vagina; 12, Lage des ehem. Hymen; 13, Ostium urethrae externum und Diverticulum suburethrale; 14, Glandula vestibularis majoris und ihre Mündungsöffnung; 15, Vestibulum; 16, Glans clitoridis; 17, rechte Schamlippe.

Inspektion oder Palpation schwer feststellbar. Die kaudale Begrenzung läßt sich leichter festlegen durch die feste Konsistenz der Cervix, die kaudal in die Scheide vorspringt, wo sie von einem ringförmigen Fornix umgeben ist (Portio vaginalis; /10). Die Anordnung dieser verschiedenen Abschnitte wird deutlich, wenn das Organ eröffnet wird; dann zeigt sich, daß jedes Horn etwa 35 cm lang ist, wobei das kaudale Drittel in den „Pseudo-Corpus" einbezogen ist; der tatsächliche Körper mißt ganze 3 cm und die Cervix ist etwa 8 oder 10 cm lang.

Dicke und Farbe des Endometrium verändern sich je nach Zyklusphase. Die Oberfläche trägt niedrige Quer- und Längs-Falten, aber die bei weitem charakteristischsten Bildungen sind die *Uterus-Karunkeln*, die Anheftungsstellen der foetalen Hüllen während der Trächtigkeit (Abb. 29-17). Die Carunculae der reifen, nicht trächtigen Kuh sind jeweils etwa 15 mm lang und sie erheben sich beträchtlich über die umgebende Schleimhautoberfläche. Etwa 40 von ihnen sind in vier mehr oder weniger regelmäßigen Reihen in den weiten Teilen jedes Hornes angeordnet und sie reduzieren sich auf zwei Reihen zur Spitze hin. Die Schleimhaut des Corpus ist glatter und geht durch die als Ostium uteri internum bezeichnete Verengung (Abb. 29-16) in die der Cervix über.

Das Lumen der *Cervix* wird durch den ineinandergepaßten Verschlußmechanismus unregelmäßiger Oberflächenerhebungen verschlossen, den Resten von drei oder vier Ringfalten, die bei der Färse den Kanal verschließen. Die letzte dieser

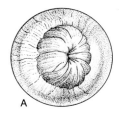 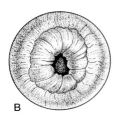

Abb. 29-18 Das Erscheinungsbild der Cervix (äußerer Muttermund) während der Trächtigkeit (A) und während der Brunst (B).

Ringfalten ragt in die Vagina vor (Abb. 29-18). Die Cervikalschleimhaut trägt außerdem Längskämme, die die Ringfalten unterbrechen; wenn sie die Außenöffnung des Cervikalkanals erreichen, divergieren sie derartig, daß diese radialsegmentierte Anordnung an das Erscheinungsbild einer geschälten Orange erinnert. Nur im Oestrus und bei der Geburt ist der Cervikalkanal für ein Instrument leicht passierbar; doch die Schwierigkeiten, die außerhalb dieser Perioden auftreten, können, ja müssen bei der Durchführung des Embryo-Transfers überwunden werden. Die Cervikalschleimhaut bildet im Oestrus ein schleimiges Sekret; aus ihm setzt sich auch der Schleimpfropf zusammen, der den Kanal des trächtigen Tieres nach außen versiegelt (Abb. 29-21/5).

Der Embryo-Transfer durch den Cervikalkanal ist für die Rinder-Reproduktion von Bedeutung. Die Eier werden aus dem Uterus etwa sieben bis zehn Tage nach der Befruchtung über den Cervikalkanal herausgespült. Sie werden anschließend auf Empfängerkühe übertragen, die sich in derselben Phase des Brunstzyklus befinden wie die Spenderkuh. Die Überwindung der Cervix-Barriere zu diesem Zeitpunkt ist problemlos möglich.

Der Uterus der kleinen Hauswiederkäuer unterscheidet sich in mehreren Merkmalen, die alle keine große praktische Bedeutung haben. Die freie Oberfläche der Uteruskarunkeln ist konkav, am ausgeprägtesten beim Schaf (Abb. 29-17/F), bei dem das Endometrium allgemein, wenn auch in verschiedenem Ausmaß und unregelmäßig pigmentiert ist. Bestimmte Merkmale der Cervix sind wesentlicher. Mehrere unregelmäßig angeordnete Ringfalten springen in den Kanal vor, die fest ineinanderpassen; die Endfalte, die den Vaginalabschnitt der Cervix bildet, ist normalerweise in eine Bucht der Scheidenwand versenkt. Insgesamt erschweren diese Besonderheiten die Kathedrisierung des Uterus sehr oder ma-

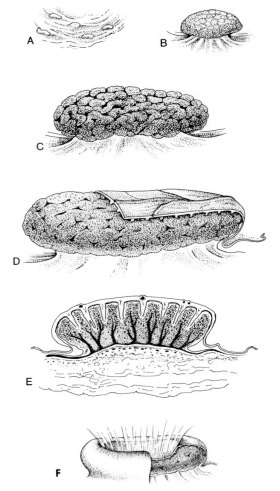

Abb. 29-17 A–E, Veränderung der Karunkeln an der Wand des Rinderuterus.

A, Karunkel eines nichtträchtigen Uterus. B, Karunkel nach zweiwöchiger Trächtigkeit. C, Karunkel aus einem Uterus im sechsten Trächtigkeitsmonat. D, Karunkel kurz vor dem Geburtstermin, teilweise bedeckt von einer Kotyledone (foetales Gewebe). E, Schnittbild eines Plazentoms. F, Plazentom eines Schafes.

chen sie in den meisten Phasen des Zyklus unmöglich.

Vagina

Der verbleibende Teil des Genitaltraktes teilt sich auf Vagina und Vestibulum im Verhältnis von 3:1 auf. Die Grenze liegt an der Einmündung der Urethra, die den Boden des Genitaltrakts wenige Zentimeter cranial des Arcus ischiadicus durchbohrt (Abb. 29-7).

Die *Vagina* ist ein Organ ohne besondere Merkmale, deren Lumen normalerweise weitgehend verschlossen ist, da Dorsal- und Ventralwand zusammenfallen und aufeinanderliegen (Abb. 29-9/6). Im passiven Zustand ist die Größe des Organs ohne große Bedeutung, da es zu beträchtlicher Ausdehnung sowohl in der Transversalen wie in der Längsrichtung fähig ist. Normalerweise trifft man den am weitesten kaudal gelegenen Teil vor allem bei jüngeren, nicht unbedingt aber jungfräulichen Tieren verengt an. Die Verengung betrifft meist nur den Ventralbereich, und da ihr Bereich mit der U-förmigen Portion des M. urethralis zusammenfällt, geht sie wahrscheinlich darauf zurück. Sie sollte nicht mit dem membranösen Hymen verwechselt werden, das als niedriges Gebilde an der Grenze zwischen Vagina und Vestibulum liegt (Abb. 29-16/12).

Außen ist die Vagina nur teilweise vom Peritoneum bedeckt. Die beiden kranialen Drittel seiner Dorsalfläche sind der Excavatio rectogenitalis zugewandt (Abb. 29-7). Kaudal davon werden Rectum und Vagina durch eine Gewebsbrücke miteinander verbunden. Die Ventralfläche hat einen noch unvollständigeren Peritonealüberzug und stößt an Harnblase und Harnröhre sowie an das Füllgewebe, das die Urethra umgibt. Die Seitenwände der Vagina sind weitgehend frei von Bauchfell, weil sie einmal in das kräftige Ligamentum latum eingelagert ist und weiter kaudal in das retro-peritoneale System einbezogen wird (Abb. 29-9/6). Zum Teil stehen die Seitenwände in direktem Kontakt mit der Beckenwandung. Die Lagebeziehungen zum Peritoneum sind wesentlich für die Prognose von Verletzungen der Scheidenwand. Die seröse Umhüllung des Fornixgebietes eröffnet dem Chirurgen einen alternativen Zugang zur Peritonealhöhle. Dieser Weg wird am meisten für Operationen am Eierstock benutzt; dabei wird die Dorsalwand eröffnet, durch die man einen bequemen Zugang zum Ovar erhält und dabei den zahlreichen Gefäßen ausweicht, die unter und neben der Vagina liegen (Abb. 29-5/4).

Über die bereits erwähnten Merkmale hinaus lassen sich im Inneren lediglich niedrige Falten hervorheben, die am kollabierten Organ in Erscheinung treten. Sie verlaufen zumeist in der Längsrichtung, doch im Kranialteil treten auch einige Ringleisten auf. Rudimente der Urnierengänge verlaufen unterhalb der Schleimhaut des Scheidenbodens nahe der Grenze zum Vestibulum; sie können die Ursache von Zysten werden.

Die Vagina fehlt bei Zwicken („Freemartins") fast völlig (S. 733), deren abnormal kurzer Genitaltrakt bei der Untersuchung des Scheidenvorhofs offensichtlich wird. Ein Fehlen oder eine Verengung der Vagina tritt bei der „White heifer disease", einer anderen kongenitalen Mißbildung auf. Scheidenverengung kann aber auch das Ergebnis einer traumatischen Verletzung bei vorausgegangenen Geburten sein.

Vestibulum, Vulva und Diaphragma urogenitale

Das *Vestibulum* fällt ventral zur Schamspalte zwischen den beiden Labia vulvae ab (Abb. 29-7/19). Es ist weniger dehnungsfähig als die Vagina und seine Seitenwände liegen einander normalerweise an. Wenn sie auseinandergezogen werden, wird im Kranialende des Vorhofs die mediangelegene Mündung der Harnröhre sichtbar. Am anderen Ende, zwischen den Labia, befindet sich eine Grube, die die Glans clitoridis enthält (Abb. 29-16/16). Die genauere Untersuchung kann die in der Tiefe verborgenen Mündungen der rudimentären Urnierengänge zeigen, an jeder Seite der Harnröhrenöffnung eine; davon kaudodorsal liegt jederseits eine größere Vertiefung, in die der Gang der Glandula vestibularis major mündet (/14). Die etwa 3 cm lange Drüse liegt lateral zum Vorhof und wird von der Faszie des Diaphragma urogenitale umschlossen. Die Vorhofschleimhaut hat gewöhnlich einen gelblichen Farbton, der lateral über dem erektilen Gewebe des *Bulbus vestibuli* dunkler wird.

Die abgerundeten Labia sind nicht sehr wulstig und sehen je nach Alter und Geburtserfahrung der Kuh unterschiedlich aus. Die *Clitoris* ist lang, schmal und S-förmig gekrümmt. Bei äußerlicher Betrachtung ist von ihrer Struktur wenig wahrnehmbar, da der größte Teil der Glans mit dem Praeputium verschmolzen bleibt (/16). Die Vulva der Zwicken ist außergewöhnlich klein und ist von abnorm langen Haaren umgeben.

Das Vestibulum durchbricht das *Diaphragma urogenitale*, das den Hiatus zwischen dem Septum rectovaginale und dem Kaudalrand des Beckenbodens verschließt. Die kräftige Faszie des Diaphragma entspringt vom Arcus ischiadicus und schlägt sich dorsal um das Vestibulum, mit dessen Wand es verschmilzt; es vervollständigt seine Ansätze durch den Übergang in das Septum rectovaginale, den Ventralrand des Diaphragma pelvis und die parietale Fascia pelvina. Es verankert den Genitaltrakt und wirkt dem Kranialzug des trächtigen Uterus entgegen, wenn er sich in die Bauchhöhle absenkt bzw. dem Kaudalzug auf den Trakt während des Abkalbens (Abb. 29-21).

Der *M. constrictor vestibuli* (Abb. 29-12/11) entspringt vom unteren Rand des M. levator ani und von der Muskelüberkreuzung zwischen Anus und Vulva. Er zieht unmittelbar kaudal vom Diaphragma über die Seitenwand des Vorhofs. Seine Sehne zieht unter das Vestibulum, wo sie sich mit der der anderen Seite vereinigt. Seine Kontraktion verengt den Genitalkanal und läßt am Boden eine Falte entstehen.

Der *M. constrictor vulvae* (/8) ist von geringerer Bedeutung. Er besteht aus einigen schwachen Faserbündeln, die Fortsetzungen des Sphincter ani sind und die durch Ansatz an der Haut der Vulva und der Umgebung enden. Ihre Kontraktionen zieht die Rima vulvae auseinander.

Gefäßversorgung und Innervation

Die verhältnismäßig kleine *A. ovarica* versorgt den Eierstock, den Eileiter und den anschließenden Teil des Uterushorns; ihr Ramus uterinus anastomosiert mit Kranialästen der A. uterina. Die A. ovarica zeichnet sich durch ungewöhnlich viele Windungen aus, die sie auf ihrem Verlauf durch den vordersten Teil des breiten Mutterbandes (Mesovarium, Abb. 29-19/1) bildet. Diese Wendelung ähnelt der der homologen A. testicularis und ihr ausgedehnter Kontakt mit dem Geflecht der V. ovarica (Abb. 29-20) ermöglicht die Übertragung von Prostaglandinen aus dem venösen in das arterielle Blut (S. 224).

Die *A. uterina* zweigt sich gemeinsam mit der A. umbilicalis aus der A. iliaca interna ab (Abb. 29-4/10, 11). Sie ist mit Abstand die stärkste der drei Genitalarterien, und sie tritt über das Lig. latum uteri in die Beckenhöhle ein. Ehe sie den Uterus erreicht, teilt sie sich in je einen kranialen und dorsalen Ast auf, von denen sich etwa ein halbes Dutzend Stammgefäße abzweigen. Sie versorgen die Gebärmutterwand über eine Serie von Zweigen, die transversal über die Dorsal- und Ventralseite des Uteruskörpers und seiner Hörner ziehen; die größten von ihnen fallen in ihrer Lage mit den Karunkelreihen zusammen. Diese Anordnung läßt den antimesometrialen Rand des Uterus weniger gut versorgt als andere Teile seines Umfangs. Diese Tatsache ist für den Chirurgen von erheblicher Bedeutung, weil ein Einschnitt an dieser Krümmungsseite vergleichsweise unblutig erfolgen kann. Die am weitesten kaudal gelegenen Zweige anastomosieren innerhalb des Mesometrium mit Abkömmlingen der A. vaginalis (Abb. 29-19/2, 3).

Diese *A. vaginalis* verläßt die A. iliaca int. im kaudalen Teil des Beckens und zieht zunächst auf

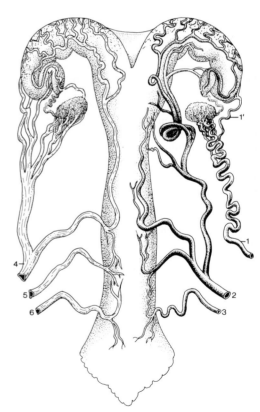

Abb. 29-19 Halbschematische Darstellung der Blutversorgung für den bovinen Reproduktionstrakt (Kuh). Auf der rechten Seite sind die Arterien, auf der linken die Venen abgebildet.

1, A. ovarica; 1', Ramus uterinus; 2, A. uterina; 3, A. vaginalis; 4, V. ovarica; 5, V. uterina; 6, V. vaginalis.

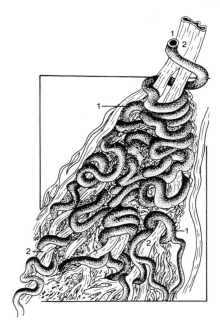

Abb. 29-20 Lagebeziehungen der A. ovarica und ihrer Äste (1) zu den Ästen der V. ovarica (2). Der verschlungene Verlauf ermöglicht eine große Kontaktfläche.

die dorsolaterale Fläche der Scheide, ehe sie sich auf deren Seitenfläche nach vorn schlängelt. An dieser Stelle kann man sie beim trächtigen Tier vom Rectum aus abtasten. Auf ihrem Verlauf gibt sie zahlreiche Äste an die Vaginal- und Vestibularwand ab sowie andere, die Harnröhre und Harnblase versorgen. Das Einreißen der Scheidenwand – eine ziemlich häufig auftretende Katastrophe bei erstkalbenden Färsen – kann mit Zerreißung dieser Arterie verbunden sein und zu einer tödlichen intraperitonealen Blutung führen.

Ein sehr ausgedehnter und auffälliger *Venenplexus* liegt im Gewebe des Parametrium vom breiten Mutterband ausgehend bis hin zur Ventralseite von Uterus und Vagina, wo er teilweise von der äußeren Längsmuskelschicht des Myometrium bedeckt ist. Der Plexus bildet ein Blutreservoir, das in verschiedenen Richtungen abfließen kann (Abb. 29-19). Das stärkste abführende Gefäß ist die V. ovarica (/4), die im Kranialrand des breiten Bandes (Mesovarium) verläuft; die Vv. vaginales, meist zwei auf jeder Seite, rangieren an zweiter Stelle und ziehen zum Stamm der V. iliaca interna; das mittlere Gefäß, das die A. uterina begleitet, ist relativ unbedeutend.

Sowohl sympathische wie parasympathische Nerven versorgen den Genitaltrakt.

Die lymphatischen Gewebe des Beckens

Die Lymphknoten innerhalb des Beckens sind ziemlich klein und inkonstant in ihrem Vorkommen und ihrer Verteilung; der größte Teil der in den Beckenorganen gebildeten Lymphe zieht direkt zu den Lnn. iliaci mediales bzw. sacrales, die an der Endaufzweigung der Aorta liegen (Abb. 28-25/5, 6).

Die Lnn. anorectales und mesenterii caudales liegen verstreut an der Wand des Mastdarms und des Analkanals.

Die Lnn. hypogastrici und andere kleine, inkonstant auftretende Lymphknoten finden sich manchmal an der Innenseite des breiten Beckenbandes. Die Lnn. hypogastrici können auch mit den Lnn. iliaci mediales verschmelzen; wenn sie gesondert auftreten, scheinen sie die besondere Aufgabe zu haben, die Lymphe aus dem Dorsalbereich der Beckenwandung, aus dem Schwanz, den Lenden- und Kruppenmuskeln sowie aus den Harn- und Geschlechtsorganen zu sammeln.

Der gesamte Lymphabfluß aus dem Becken wird durch das Lymphocentrum iliacum mediale geschleust, von wo er in den Anfangsteil der Lendensterne eintritt.

Der Ln. inguinalis profundus (iliofemoralis, s. S. 711) erhält seine Lmyphe aus den Kruppen- und Oberschenkelmuskeln, aus den Euter- und Kniekehl-Lymphknoten und wahrscheinlich auch aus den Fortpflanzungsorganen (Abb. 29-4/13).

Größenveränderungen und zyklische Veränderungen an den Reproduktionsorganen

Die juvenilen Fortpflanzungsorgane, noch unverhältnismäßig klein, fühlen sich weich an. Die Ovarien enthalten Follikel unterschiedlicher Größe. Da jedoch keiner ausgereift ist, gibt es auch keine Gelbkörper. Der Uterus ist symmetrisch, dünnwandig und nachgiebig; seine Außenfläche sieht leicht gerötet und glatt aus und seine Schleimhaut leuchtend rosa. Die Karunkeln erheben sich kaum über ihre Umgebung und fallen eher durch ihre blasse Färbung auf. Die Cervix ist weich, ihre Falten sind regelmäßig und ihr Kanal ist dehnbar. Die breiten Bänder sind kurz, dünn und durchscheinend. Die Vagina ist eng und bei den meisten Jungtieren sind die Urnierengänge in ihrer vollen Länge in der Schleimhaut feststellbar. Bei etwa einem von 20 Kuhkälbern persistiert das Hymen in Form einer prominenten Falte. Die Vestibularschleimhaut erscheint häufig stark durchblutet.

Vor der Pubertät erfolgt das Wachstum der Fortpflanzungsorgane gleichmäßig, doch mit dem Einsetzen des *Brunstzyklus*, normalerweise bei Färsen im Alter von 8 bis 10 Monaten, zeigt sich eine Reaktion auf die Eierstockshormone, die von nun an gebildet werden. Die kumulativen Auswirkungen einiger weniger Zyklen bewirken bereits eine erstaunliche Größenzunahme, verbunden mit einer Differenzierung der einzelnen Komponenten der röhrenförmigen Organe. Die Uterushörner rollen sich stärker auf. Die Eierstöcke werden fester, und man findet jetzt auch Gelbkörper auf ihnen.

Der reife Follikel hebt sich von der Eierstocksoberfläche ab und ab dem sechzehnten Tag des *Zyklus* kann er durch rektale Untersuchung festgestellt werden. Seine volle Größe von ca. 2,5 cm erreicht er am achtzehnten Tag. Ehe er platzt, kommt es zu einer Verringerung seines Binnendrucks, erkennbar an der Nachgiebigkeit der Wand beim Abtasten; manchmal kommt es nach dem Einreißen zu einer mäßigen Blutung, doch das Blutgerinsel wird bald durch den Gelbkörper ersetzt, der bis zum fünfzehnten Tag des Zyklus (hier gibt es unterschiedliche Auffassungen) ständig wächst. Auf der Höhe seiner Entwicklung (Blütestadium) ist der Gelbkörper nur wenig kleiner als der Follikel, aus dem er hervorgegangen ist. Danach beginnt das Corpus luteum sich zurückzubilden und bis zum einundzwanzigsten Tag, wenn der nächste Oestrus einsetzt, hat es sich auf etwa ein Drittel seines größten Durchmessers verkleinert. Es schrumpft danach noch weiter und verschwindet schließlich oder wird in Narbengewebe (Corpus albicans) umgewandelt. Die Gelbkörper des Rindes durchlaufen auffällige Farbveränderungen, wobei sie im Reifestadium von braun zu ocker wechseln und sich bei der Rückbildung von orange und ziegelrot bis hin zu grauweiß verfärben. Die folgende Follikelserie fängt zwischen dem zwölften und vierzehnten Tag des Zyklus an sich zu vergrößern.

Makroskopisch sichtbare Zyklusveränderungen im Eileiter sind nicht sehr ausgeprägt, obwohl sie funktionell von Bedeutung sind. Die Ampulle ist nach der Ovulation merklich weiter als der Isthmus, wenn der distale Teil der Tuba uterina sich wie ein Sphincter verhält, der für einige Tage die Wanderung des Eis in den Uterus verzögert.

Die zyklischen Veränderungen im Uterus (S. 225) setzen im Prooestrus ein und dauern an bis zum Metoestrus; Hyperaemie und Ödem verdicken das Endometrium und ihr Abklingen wird oft begleitet von örtlichen Blutungen unter der Schleimhaut-Oberfläche. Das scheint die Ursache, jedenfalls teilweise, für die zunehmende Pigmentierung der Uteruswand zu sein; denn das intakte ältere Organ erhält allmählich einen gräulich oder gelblich schimmernden Farbton, während die Schleimhaut normalerweise rötlich braun wird. Die Reizbarkeit der Uterusmuskulatur – sowohl für spontane Kontraktionen wie auch für Reaktionen auf Reize von außen – ist am größten unmittelbar vor bzw. in der Brunstperiode.

Die Cervikalschleimhaut zeigt im Oestrus eine verstärkte Aktivität (Abb. 29-18/0), die später auch die Epithelauskleidung des Kranialabschnitts der Vagina erfaßt. Dabei wird ein durchsichtiger, dünnflüssiger Schleim erzeugt. Dieses Cervikal- (und Vaginal-) Sekret tritt schließlich aus der Vulva aus, und falls die Metoestrus-Blutungen verstärkt auftreten, wird dieser Schleim mit Blut vermischt. Andere Veränderungen des Endometrium, wie Umfangsvermehrung, Generalisierung der Drüsenaktivität erreichen ihren Höhepunkt etwa eine Woche nach der Ovulation.

Es gibt keine ausgeprägte zyklusabhängige Verhornung des Scheidenepithels.

Der Brunstzyklus wiederholt sich im Abstand von 21 Tagen. Die kleinen Hauswiederkäuer sind jahreszeitlich polyoestrisch (meistens im Herbst und Frühwinter); der Zyklus dauert 16 bis 17 Tage beim Schaf und 20 Tage bei der Ziege.

Der Reproduktionstrakt während der Trächtigkeit

Die Trächtigkeit dauert 40 Wochen (280 Tage) beim Rind (aber nur etwa 147 Tage beim Schaf und 154 Tage bei der Ziege). Während dieser Zeit erfährt jeder Abschnitt des Reproduktionssystems einige Veränderungen, doch die auffälligsten sind naturgemäß am Uterus zu beobachten, der sein Gewicht auf das 15fache erhöht, eigentlich sogar 100fach, wenn man seinen Inhalt einbezieht.

Das *Ovarium* des trächtigen Tieres ist durch das Vorhandensein eines Corpus luteum graviditatis gekennzeichnet, das daran erkennbar ist, daß es über den Zeitpunkt hinaus persistiert, an dem das Corpus luteum periodicum des unfruchtbaren Zyklus mit der Rückbildung begonnen hätte.

Nicht immer wird sein Überdauern von einer völligen Unterdrückung der Follikelbildung begleitet und obwohl immer mal wieder einige Kühe während der Trächtigkeit brünstig werden, weiß man nicht, ob es bei diesen Tieren auch zu einer Ovulation kommt. Der Gelbkörper ist nicht erforderlich, um die Trächtigkeit auch während der drei letzten Monate zu erhalten, und für gewöhnlich fängt er etwa einen Monat vor dem Geburtsdatum an, sich zurückzubilden.

Die vorbereitenden Veränderungen im Endometrium, die Teil des normalen Fortpflanzungszyklus sind, halten an und intensivieren sich in Gegenwart eines Embryos. Diese Reaktion wird etwa 30 Tage nach der Befruchtung (S. 226) offensichtlich. Die Blastozyste beschränkt sich zunächst auf ein Horn, und da die Ovulation häufiger auf dem rechten Eierstock erfolgt (60%), kommt es zur gleichgroßen Bevorzugung dieses Horns. Die Embryonalmembranen dehnen sich rasch auch ins andere Horn aus, doch der Embryo, und später der Foetus, ist fast stets auf eine Seite beschränkt; eine ausgeprägte Asymmetrie des trächtigen Uterus ist daher die Regel. Tatsächlich ist eine sich entwickelnde Ungleichheit der Uterushörner eines der ersten klinisch nachweisbaren Anzeichen der Trächtigkeit beim Rind. Das erweiterte Amnion ist ab 30 Tagen tastbar und der Foetus selbst läßt sich etwa ab dem 70. Tag palpieren.

Die *Karunkeln* des trächtigen Horns vergrößern sich im Umfang und werden von niedrigen Schleimhaut-„Höckern" mit glatter Oberfläche in große, festsitzende Anschwellungen mit einer vielfach eingebuchteten Oberfläche für die Aufnahme der Chorionzotten (Abb. 29-17) umgewandelt. Später vergrößern sie sich auch im nichtträchtigen Horn, aber in geringerem Maße. Um den Geburtszeitpunkt sind die größten Karunkeln von der Größe einer geballten Faust. Ausdehnung und Vergrößerung ergreifen nicht alle Teile des Horns gleichmäßig; die kleine Kurvatur, die durch die Ansatzlinie des breiten Mutterbandes eingeschränkt wird, widersetzt sich der Ausdehnung am stärksten. Daher verändert das trächtige Horn seine Gestalt vor allem dadurch, daß sich die große Kurvatur und die Seitenteile immer weiter von ihrer Befestigung entfernen.

Auch das Gewebe im breiten Mutterband hypertrophiert und hindert dadurch den Uterus eine Zeitlang daran, sich in die Bauchhöhle abzusenken; im Verlauf des dritten Monats jedoch ist das Band bereits völlig gedehnt und danach beginnt der Uterus auf dem Bauchhöhlenboden nach unten zu rutschen (Abb. 29-21).

Es kommt zu einer gewaltigen Vermehrung des *Blutdurchflusses* im trächtigen Uterus, wozu alle beteiligten Arterien beitragen. Die stärkste Veränderung zeigt sich an der A. uterina der trächtigen Seite, die in ihrem Umfang von wenigen Millimetern bis zur Dicke eines Zeigefingers zunimmt. Dabei verliert die Arterie ihren gewundenen Verlauf und zieht nunmehr direkt durch das gespannte Mutterband, wobei sie nach vorn die Darmbeinsäule überquert. Dort kann sie durch die Wand des Rectum hindurch palpiert werden; man kann dabei ein charakteristisches

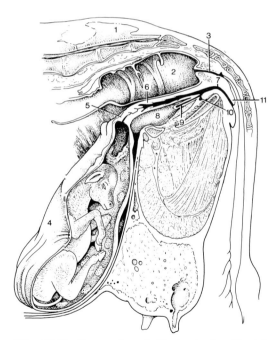

Abb. 29-21 Paramedianschnitt durch den Kaudalabschnitt der Bauchhöhle und durch die Beckenhöhle einer trächtigen Kuh. Der Schnitt ist nicht völlig senkrecht, da er sowohl durch den Wirbelkanal wie auch durch das Foramen obturatum geht.

1, Kreuzbein; 2, Rectum; 3, Analkanal; 4, Uterus; 5, Cervix; 6, Vagina; 7, Vestibulum; 8, Harnblase; 9, Urethra; 10, Diverticulum suburethrale; 11, Vulva.

Gefäßschwirren (Fremitus) wahrnehmen. Ähnliche, wenn auch geringgradiger und langsamer ablaufende Veränderungen kommen an der A. uterina auf der nicht trächtigen Seite sowie an der A. vaginalis und der A. ovarica vor.

Die *Topographie* des Uterus ist nicht bei jeder Trächtigkeit gleich. Normalerweise entwickelt sich der größer werdende Uterus in den Recessus supraomentalis hinein, zwischen der rechten Pansenfläche und den beiden Blättern des großen Netzes. Mit fortlaufender Vergrößerung senkt er sich mehr und mehr auf den Boden der Bauchhöhle ab, und am Ende des vierten Monats liegt er fast vollständig abdominal, wobei die Cervix über dem Pecten liegt oder bereits darüber hinweggezogen wurde. In den folgenden beiden Monaten vergrößert sich der Uterus zusehends und schiebt sich kranial unter dem rechten Rippenbogen nach vorn, wobei der Pansen nach links und das Darmkonvolut dorsal abgedrängt und verlagert werden (Abb. 29-22). Im Verlauf dieses Vorgangs wird die Vagina gedehnt und je mehr die Cervix auf dem Kaudalabschnitt des Bauchhöhlenbodens nach unten rutscht, um so mehr gelangt der Uterus außer Reichweite der Hand im Colon. Die Unfähigkeit, den Uterus eine Zeitlang um den fünften Monat herum palpieren zu können, gilt ebenso als diagnostischer Nachweis einer Trächtigkeit wie seine palpierbare Vergrößerung zu einem früheren oder späteren Zeitpunkt. Die fortgesetzte Vergrößerung bringt den Uterus bald darauf wieder in Reichweite und schließlich dehnt er sich so weit nach vorn aus, daß er mit dem Zwerchfell und der Leber Kontakt bekommt, wodurch er das Zwerchfell in die Brusthöhle drückt und damit nachweislich den verfügbaren Raum für die Lunge verkleinert. Näher zum Geburtstermin nimmt der Uterus den größten Teil der ventralen und rechten Abschnitte der Bauchhöhle ein, hat den Pansen von der ventralen Bauchwand weggehoben und das Darmkonvolut nach oben zusammengepreßt.

Es kommen auch Trächtigkeiten vor, bei denen der Uterus nicht in den Recessus supraomentalis eingeschlossen wird, und stattdessen entlang der rechten oder linken Bauchwand nach vorn rutscht. Wenn er sich nach links bewegt, zwingt er den Pansen zur Kranialverlagerung und drängt ihn von der linken Bauchwand ab; bei seiner Rechtsverschiebung verlagert er das große Netz aus der Flanke.

Während der ersten Monate kann sich der Foetus frei in den ihn umgebenden Flüssigkeiten bewegen, später jedoch nimmt er im allgemeinen eine Lage ein, bei der sein Rücken dorsal und etwas mehr rechts zur Flanke der Mutter zeigt, die Gliedmaßen zu seinem Stamm hin gebeugt und eingezogen. Da seine Hinterviertel relativ massiger sind als der Kopf, liegt der ältere Foetus fast stets (zu 95%) mit angehobenen Kopf und zur Cervix hin ausgerichtet (Abb. 29-21).

Der *Cervikalkanal* ist durch einen Schleimpfropf verschlossen, der sich vom ersten Monat an bildet und später aus dem äußeren Muttermund herausragt; er ist weniger stark zusammengezogen als bei Arten mit aufrechter Körperhaltung. Die ersten Veränderungen in der *Vagina* werden durch die Zugkräfte verursacht, die auf sie einwirken, doch später wird ihre Wand zunehmend elastisch und das potentielle Lumen geräumiger in Vorbereitung auf den Durchtritt des Kalbes. Eine Vergrößerung der *Vulva* zeigt sich bei Erstgebärenden vom Ende des ersten Trächtigkeitsdrittels an, bei Wiederholtgebärenden (Multipara), bei denen die Vulva oft ständig verdickt ist, kann es erst kurz vor der Geburt zu sichtbaren Veränderungen kommen.

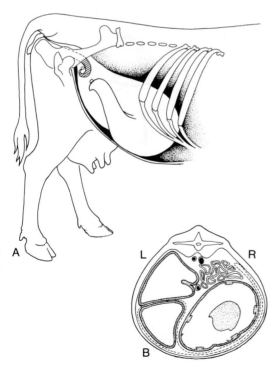

Abb. 29-22 Die Lage des nichtträchtigen und des sechs Monate trächtigen Uterus in der Seitenansicht (A) und die Topographie des sechs Monate trächtigen Uterus im Querschnitt (B).

Trächtigkeitsauswirkungen auf *andere Systeme* wurden bereits erwähnt oder abgeleitet. Der Magen und der Darm werden verlagert und zusammengedrängt, die Belüftung der Lunge durch den Druck auf den Brustkorb eingeschränkt, die Gewebe der Bauchwand werden gedehnt und hypertrophisch und die Zirkulation in den Abdominalvenen wird eingeschränkt, wodurch mehr und mehr auf die alternativen Abflüsse über die Canales vertebrales internae umgeschaltet wird. Die gleichzeitig stattfindenden Veränderungen im Euter werden später beschrieben (S. 754).

Veränderungen während der Geburt und im Puerperium

Bestimmte Veränderungen, die das Nahen der Geburt anzeigen, werden wahrscheinlich größtenteils vom Relaxin ausgelöst. Die Aufweichung des Lig. sacrotuberale latum verursacht Einsenkungen auf beiden Seiten der Schwanzwurzel. Ähnliche (ödematöse) Veränderungen erfassen die anderen Beckenbänder, das Bindegewebe der Cervix und des kaudalen Reproduktionstrakts, der Vulva und der Dammhaut. Die Kreuzdarmbeingelenke lockern sich, während die Auswirkungen auf die Beckensymphyse nur gering sind. Diese Veränderungen erstrecken sich über mehrere Wochen, werden aber normalerweise in den letzten paar Tagen vor der Geburt erheblich beschleunigt. Wenn die Geburt unmittelbar bevorsteht, kann das Ödem der Weichteile die Labia vulvae zum Auseinanderklaffen bringen.

Die meisten Besonderheiten der Beckenanatomie, die für den Geburtshelfer von praktischem Interesse sind, wurden bereits erwähnt, aber es dürfte nützlich sein, einige Punkte in Erinnerung zu bringen. Das Rinderbecken ist für eine leichte Geburt ausgesprochen ungünstig gebaut. Es besitzt einen engen Zugang, der bei Färsen ventral noch mehr verengt ist; es ist weiter kaudal sogar noch stärker verengt durch die hohen, nach innen geneigten Spinae ischiadicae und die äußerst prominenten Sitzbeinhöcker. Die Achse des Geburtskanals ist zunächst gebrochen, wo er den Schambeinkamm überschreitet und noch einmal, wo die Sitzbeinplatten zum Beckenausgang hin dorsal ansteigen. Die Lage des Pecten ossis pubis unterhalb des Mittelteils des Kreuzbeins verhindert eine Erweiterung des Höhendurchmessers durch Anheben der Schwanzwurzel. Während eine geringgradige Erweiterung durch Ventralbeugung des Beckens im Bereich des Kreuzdarmbeingelenks erreichbar ist, wird bei der stehenden Kuh diese Entlastung behindert, weil das Gewicht des Körpers den Beckengürtel in die umgekehrte Richtung zwingt. Zu diesen im Knochenbau begründeten Gefahren kommen mögliche Behinderungen im Bereich der weniger dehnungsfähigen Weichteile; die Haupthindernisse sind die Cervix, ein verengter Bereich am Kaudalende der Vagina und der Rand der Vulva. Normalerweise werden sie alle unter den hormonellen Einflüssen aufgelockert, die vorher beschrieben wurden.

Im Anschluß an die Geburt zeigen die Organe die Tendenz, in ihren früheren Zustand zurückzukehren. Die Rückbildung kann bei älteren Multipara mehr oder weniger vollständig erfolgen, die erste Trächtigkeit jedoch hinterläßt bleibende Veränderungen in Form einer Vergrößerung und Umfangvermehrung des gesamten Genitaltraktes, den Verlust der jungfräulichen Symmetrie und Regelmäßigkeit und den Ersatz der geordneten Cervixfalten durch unregelmäßig ineinandergreifende Keile. Der Uterus zieht sich zusammen, sobald er entleert ist und wird sehr rasch atrophisch, wobei er innerhalb von nur zwei Tagen etwa ein Drittel seines vorherigen Gewichts verliert und das zweite Drittel, noch ehe eine Woche vergangen ist. Danach läuft die Rückbildung langsamer ab, und wenn die Kuh nicht wieder befruchtet wird, kann sich eine Periode der „Superinvolution" (Laktationsatrophie) anschließen, in der die Größe des Uterus geringer als im normalen Ruhezustand ist.

Die Rückbildung von Vagina, Vestibulum und Vulva läuft langsamer ab und ist nicht vollständig. Die Bandstrukturen kehren meist sehr schnell, wenn auch nicht immer vollständig, in ihr Ausgangsstadium zurück.

Es ist schwer, wirkliche *Altersveränderungen* von den Auswirkungen wiederholter Trächtigkeiten zu trennen, weil die meisten Kühe eine aktive Fortpflanzungstätigkeit entfalten. Der Reproduktionstrakt älterer Tiere ist durch seinen beträchtlichen Umfang, größere Zähigkeit, Asymmetrie, verdickte und verlängerte Mutterbänder, verdickte, stark gewundene und hervortretende Arterien und nicht selten durch Spuren von Cervix- und Vulva-Verletzungen gekennzeichnet. Die Ovarien werden bei Trächtigkeiten zwar nicht verletzt, sind aber bei älteren Tieren häufig verzogen und zeigen bindegewebige Verklebungen.

Betrachtungen zur praenatalen Entwicklung, Frühentwicklung und Plazentation

Die *Ovulation* erfolgt bei der Kuh etwa 10 bis 20 Stunden nach dem Ende des Oestrus.

Die *Furchung* des Spermovium beginnt auf dessen Wanderung durch den Eileiter und führt zur kompakten Morula. Die Ansammlung von Flüssigkeit zwischen den Morula-Zellen führt etwa am achten oder neunten Tag zur Bildung der Blastozyste, vier oder fünf Tage nach Ankunft des Conceptus im Uterus. Diese Verzögerung wird durch die temporäre Sphincterwirkung des Isthmusteils des Eileiters bewirkt. Die bovine Blastozyste ist zuerst kugelförmig, wächst sich aber sehr schnell zu einem stark verlängerten Bläschen aus.

Ein einzelner Conceptus bleibt normalerweise in dem Uterushorn, in das er zuerst gelangt, doch wenn Zwillinge aus Eiern entstehen, die vom gleichseitigen Eierstock freigesetzt wurden, kann einer davon mit Unterstützung von Uteruskontraktionen durch den Corpus in das andere Horn überwechseln. Beim Rind kommt es zu keiner ausgeprägten Schleimhautreaktion, und daher ist der Zeitpunkt der *Implantation* schwer zu bestimmen; einige Autoren glauben, daß die Blastozyste bereits am Ende der zweiten Woche implantiert wird, andere glauben, daß die Implantation bis spät in die fünfte Woche hinein verzögert wird.

Amnion und Chorion werden durch die Auffaltung der extraembryonalen Teile des Trophoblasten gebildet, wobei das Amnion den Embryo direkt umschließt. An ihre Bildung schließt sich (etwa in der dritten Woche) das Auswachsen der vaskularisierten Allantois aus dem Enddarm an. Sie bildet schon bald zwei röhrenförmige Fortsätze aus, die beinahe – aber nicht ganz – die Enden des Chorionsacks erreichen. Die Allantois vaskularisiert Chorion und Amnion mit Ausnahme der Endzipfel des Chorions, die unausgekleidet bleiben und absterben (Abb. 29-23). Die

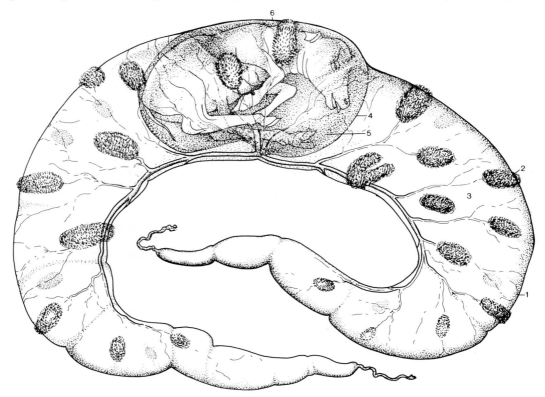

Abb. 29-23 Ein Rinderfoetus in seinen Membranhüllen. Die Chorionzotten beschränken sich weitgehend auf die Kotyledonen.

1, Allantochorion; 2, Kotyledone; 3, Allantoishöhle; 4, Amnion; 5, Amnionhöhle; 6, Amniochorion.

Plazenta entwickelt Interaktionen zwischen dem Chorion und dem Endometrium der Karunkeln und besteht damit aus weitverteilten, isolierten Anteilen, die als *Plazentome* bezeichnet werden und weitgehend über dem Allantochorion-Teil der foetalen Hüllen gebildet werden. Jedes Plazentom besteht aus einem mütterlichen Anteil, der Karunkel, und dem foetalen Anteil, den Kotyledonen (Abb. 29-17/D, E). Die Hüllmembranen wachsen in den ersten Wochen der Trächtigkeit sehr schnell und füllen schon bald beide Uterushörner aus.

Zottenartige Fortsätze, die aus dem Chorion an den Kontaktstellen mit den Karunkeln auswachsen, senken sich nach der vierten Woche in die hier vorhandenen Vertiefungen des Endometriums ein. Später bilden ähnliche Strukturen zusätzliche interkarunkuläre Plazentarzonen aus, die den Mündungen der Uterusdrüsen angelagert sind. Die Zotten, die in die Krypten des karunkulären Endometrium eindringen, stellen zunächst nur einen lockeren Kontakt mit der Uterusoberfläche her. Ihre Zahl erhöht sich während der folgenden drei Monate und dabei werden sie länger und sie verzweigen und verankern sich schließlich nach der vierten Woche. Man ist jetzt davon überzeugt, daß sowohl das Chorion wie das Uterus-Epithel intakt bleibt und daher wird die Plazenta von den meisten Fachleuten als epitheliochorial klassifiziert. Die Plazenta bildet eine Barriere für den Übertritt von Immunkörpern in utero (Diaplazentarschranke), so daß das Kalb für seinen anfänglichen Immunitätsschutz auf die Aufnahme von Antikörpern aus dem Kolostrum in den ersten 24 Stunden seines extrauterinen Lebens angewiesen ist.

Das foetale und das maternale Gewebe der Plazenta trennen sich normalerweise ohne Schwierigkeiten bald nach der Geburt und die foetalen Hüllen werden als Nachgeburt meist innerhalb weniger Stunden ausgestoßen. Dieser Vorgang kann durch die Sekretion von Oxytocin, die vom Saugen ausgelöst wird, beschleunigt werden. Daß sich die foetalen Hüllen nicht ablösen, zurückgehalten werden und sich in utero zersetzen, gehört zu den häufigen Komplikationen im Puerperium.

Obwohl Zwillingsträchtigkeiten beim Rind selten sind (je nach Rasse 1 bis 4%), hat ihr Vorkommen ungewöhnlich viel Aufmerksamkeit erfahren, weil häufig bzw. eigentlich mit Sicherheit der weibliche Partner eines männlichen Zwillings Zwittereigenschaften zeigt. Diese Anomalie geht auf die Verschmelzung der beiden foetalen Hüllkomplexe mit einer Anastomosenbildung ihrer Blutgefäße zurück. Die Vermännlichung des weiblichen Zwillingspartners (ein sogenannter Freemartin) wurde früher auf den Übertritt von Androgenen (männl. Geschlechtshormone) vom männlichen auf den weiblichen Zwilling zurückgeführt. Das hält man heute für relativ unbedeutend. Wichtiger ist der Übertritt von »Anti-Müller-Hormonen« (Unterdrückung der Müllerschen Gänge) vom männlichen auf das weibliche Tier und der Zellaustausch zwischen beiden Embryonen, die eigentlich Schimären sind. Gestützt wird diese Interpretation durch die Entdeckung, daß die meisten Rinderzwillinge – vermutlich all jene, die an einen gemeinsamen Plazentarkreislauf angeschlossen waren – auch als Erwachsene Gewebsverpflanzungen von Zwillingsgewebe tolerieren, was auf einen Zellaustausch zu einem Zeitpunkt hinweist, in dem sie immuntolerant waren. Es besteht Grund zu der Annahme, das sowohl Geschlechtszellen wie somatische Zellen ausgetauscht werden.

Die Schätzung des foetalen Alters

Oft ist es notwendig (zumindest aber nützlich), eine annähernde Altersschätzung eines abortierten Embryos oder Foetus im Feld durchführen zu können. Es wurden zahlreiche Tabellen veröffentlicht, die Scheitel-Steißlängen, foetales Körpergewicht und anderes in verschiedenen Stadien der Entwicklung aufführen; sie alle haben den Nachteil, daß sie nur Durchschnitts-Werte für Maße wiedergeben, die je nach Rasse, Ernährungszustand, Wurfgröße und anderen Faktoren beträchtlichen Schwankungen unterworfen sind. Eine der populärsten, weil leicht merkbaren Anleitungen erscheint nicht weniger verläßlich als andere; sie setzt 1 cm Scheitel-Steißlänge für jede der ersten zwölf Entwicklungswochen an und 2,5 cm für jede folgende Woche. Mit Ausnahme sehr früher Embryonen geht die so erhaltene Schätzung selten mehr als zwei Wochen fehl, besonders bei den größeren Rassen. Man kann kaum eine größere Zuverlässigkeit von irgendeiner Regel erwarten, die „über den Daumen peilt".

Qualitative Methoden, die die inneren und äußeren anatomischen Verhältnisse des Foetus in Betracht ziehen, sind zwar zuverlässiger, aber auch schwerer zu merken. Vollständige Informationen zu diesen Fragen findet man in allen größeren Lehrbüchern der Veterinär-Embryologie

Tabelle 29-1 Anleitung zur Altersbestimmung von Rinderfeten

Alter in Monaten	Scheitel-Steiß-Länge (cm)	Äußere Merkmale
1	1	Kopf und Gliedmaßen sind erkennbar.
2	6	Die Zehen sind erkennbar.
3	10	Skrotalwülste (ml) bzw. Mammarhügel (wb) werden deutlich.
4	20	Erste Haare im Augenbereich; Hornknospen sind vorhanden.
5	30–40	Am Mund treten Haare auf; die Hoden sind im Scrotum.
6	40–60	Haare bedecken das Schwanzende.
7	50–70	Haare bedecken die Proximalteile der Gliedmaßen.
8	60–80	Die Haardecke ist vollständig, am Bauch jedoch noch kurz und licht.
9	70–90	Der Körper ist vollständig behaart, erscheint ausgereift und die Schneidezähne sind durchbrochen.
		Geburtsreife ist erreicht (278–290 Tage).

Tab. 29-2 Anleitung zur Altersbestimmung von Schaffeten

Alter in Monaten	Scheitel-Steiß-Länge (cm)	Äußere Merkmale
1	2	Pinna dreieckig. Bildung der Augenlider. Tasthaarbildung um die Augen; Hauptzehenstrahlen an der Vordergliedmaße deutlich.
1,5	6	Augenlider verschmolzen; äußere Genitalien differenziert; Zitzen vorhanden.
2	11	Haare beginnen den Körper zu bedecken.
3	24	Tasthaare treten im Gesicht auf; Hoden im oberen Teil des Scrotum.
4	38	Die Wollhaare beginnen zu wachsen; die Lidspalten sind wieder geöffnet.
		Geburtsreife ist erreicht (147–155 Tage).

oder -Geburtshilfe und die sehr gekürzten Hinweise (Tabelle 29-1 und 29-2) sind nur als Schnellinformation gedacht.

Das Reifestadium im Sinne der Fähigkeit zu umfassenden physiologischen Reaktionen, wie sie ein Leben außerhalb des Uterus erfordert, wird erst in einem relativ späten Entwicklungsstadium erreicht. Bei Lämmern ist die Sterblichkeit sehr hoch, wenn sie verfrüht schon nach 140 Tagen geboren werden, und bei 135 Tagen ist sie hundertprozentig.

Obwohl es keine verläßlichen Daten für das Rind gibt, scheinen Kälber-Frühgeburten relativ lebensfähiger zu sein, aber sie sind immer noch in ihrem Überlebenspotential ungünstiger zu beurteilen als menschliche Frühgeburten. Informationen zu diesen Problemen, die doch von offensichtlichem wirtschaftlichen und wissenschaftlichen Interesse sind, fehlen bedauerlicherweise oder sind nur lückenhaft.

Ausgewählte Literatur

Abusineina, M. E.: Effect of parity and pregnancy on the dimensions and weight of the cervix uteri of cattle. Br. Vet. J. 125: 12–24, 1969.

Amoroso, E. C.: Placentation. In: Parkes, A. S. (ed.): Marshall's Physiology of Reproduction. Vol. II. London, Longmans, Green and Company, London, 1952.

Basset, E. G.: Gestational changes in connective tissue in the ewe. Nature 181: 196–197, 1958.

Basset, E. G.: The anatomy of the pelvic and perineal region in the ewe. Aust. J. Zool. 13: 201–241, 1961.

Betteridge, K. J.: The normal genital organs. In: Laing, J. A. (ed.): Fertility and Infertility in the Domestic Animals, 2nd ed. London, Baillière, Tindall and Cassel, 1970.

Betteridge, K. J.: Embryo transfer in farm animals. A review of techniques and applications. Monograph 16. Ottawa, Dept. of Agriculture, 1977.

Bjorkman, N.: Morphological and histochemical studies on the bovine placenta. Acta Anat. 22: 1–33, 1954.

Bjorkman, N.: Fine structure of cryptal and trophoblastic giant cells in the bovine placentome. J. Ultrastruct. Res. 24: 249–258, 1968.

Bowen, R. A., R. P. Elsden, and G. E. Seidel: Embryo transfer for cows with reproductive problems. JAVMA 172: 1303–1307, 1978.

Brambell, F. W. R.: Pre-natal transference of antibodies. Vet. Rec. 70: 1060–1063, 1958.

Dawson, F. L. M.: The normal bovine uterus: physiology, histology and bacteriology. Vet. Rev. Annots. 5: 73–81, 1959.

El-Banna, A. A., and E. S. Hafez: Profile analysis of the oviductal wall in rabbits and cattle. Anat. Rec. 166: 469–478, 1970.

Erickson, B. H.: Development and senescence of the postnatal bovine ovary. J. Anim. Sci. 25: 800–805, 1966.

Evans, H. E., and W. O. Sack: Prenatal development of domestic and laboratory animals. Growth curves, external features and selected references. Anat. Histol. Embryol. 2: 11–45, 1973.

Ginther, O. J.: Utero-ovarian relationships in cattle: physiologic aspects. JAVMA 153: 1656–1664, 1968.

Ginther, O. J., and C. H. Del Campo: Vascular anatomy of the uterus and ovaries and the unilateral luteolytic effect of the uterus: cattle. Am. J. Vet. Res. 35: 193–203, 1974.

Gjesdal, F.: Age determination of bovine foetuses. Acta Vet. Scand. 10: 197–218, 1969.

Habel, R. E.: A source of error in the bovine pudendal nerve block. JAVMA 128: 16–17, 1956.

Habel, R. E.: The topographic anatomy of the muscles, nerves and arteries of the bovine female perineum. Am. J. Anat. 119: 79–95, 1966.

Habel, R. E.: Guide to the Dissection of Domestic Ruminants, 3rd ed. Ithaca, 1983. [Published by the author.]

Hafez, E. S. E., and E. Rajakoski: Placental and foetal development during multiple bovine pregnancy, anatomical and physiological studies. Anat. Rec. 150: 303–316, 1964.

Hartman, W.: Intra-abdominal pressure in small ruminants. Zentralbl. Vet. Med. A, 20: 498–502, 1973.

Hartman, W., and C. C. Van de Watering: The function of the bladder neck in female goats. Zentralbl. Vet. Med. A, 21: 430–435, 1974.

Hunter, R. H. F.: Physiology and technology of reproduction in female domestic animals. London, Academic Press, 1980.

Jelinek, K.: Das innere Lymphgefäßsystem der Gebärmutter der Kuh. I. Lymphkapillaren des Perimetrium. II. Lymphkapillaren und Lymphgefäße des Myometrium. III. Lymphkapillaren des Endometrium. Anat. Anz. 138: 281–306, 1975.

Jost, A. B. Vigier, and J. Prepin: Freemartins in cattle: the first steps of sexual organogenesis. J. Reprod. Fertil. 29: 349–379, 1972.

Kothbauer, O., and O. Schaller: Die segmentale Projektion der Cervix uteri des Rindes auf der Haut. Wien. Tierärztl. Monatsschr. 62: 157–162, 1975.

Lamond, D. R., and M. Drost: Blood supply to the bovine ovary. J. Anim. Sci. 38: 106–112, 1974.

Loen, A. v.: A contribution to the knowledge of the double cervix condition in cattle. Utrecht, Acad. Proefschrift, 1961.

Mapletoft, R. J., M. R. Del Campo, and O. J. Ginther: Local venoarterial pathway for uterine-induced luteolysis in cattle. Proc. Soc. Exp. Biol. Med. 153: 289–294, 1976.

Miller, R. I., and R. S. F. Campbell: Anatomy and pathology of the bovine ovary and oviduct. Vet. Bull. 48: 737–753, 1978.

Miyagi, M.: Changes in the arteria uterina media of cows caused by pregnancy. Jpn. J. Vet. Res. 13: 137–138, 1966.

Morrow, D. A.: Postpartum ovarian activity and involution of the uterus and cervix in dairy cattle. Vet. Scope 14: 1–13, 1969.

Morrow, D. A.: Current Therapy in Theriogenology 2. Philadelphia, W. B. Saunders Company, 1986.

Naaktgeboren, C., and E. J. Slijper: Biologie der Geburt. Berlin, Paul Parey, 1970.

Noakes, D. E.: The normal breeding animal. In: Laing, J. A. (ed.): Fertility and Infertility in Domestic Animals, 3rd ed. London, Baillière, Tindall and Cassel, 1979.

Pavaux, C.: Atlas en Couleurs d'Anatomie des Bovins: Splanchnologie. Paris, Maloine S. A. Editeur, 1982.

Reutner, T. F, and B. B. Morgan: A study of the bovine vestibular gland. Anat. Rec. 101: 193–211, 1948.

Richter, J., and R. Götze: Tiergeburtshilfe, 3rd ed. Berlin, Paul Parey, 1978.

Roberts, S. J: Veterinary Obstetrics and Genital Disease (Theriogerology), 3rd ed. Ann Arbor, Michigan, Edwards Brothers, Inc. (Distr.) 1986. [Published by the author.]

Robinson, T. J.: Reproduction in cattle. In: Cole, H. H., and P. T. Cupps (eds.): Reproduction in Domestic Animals, 3rd ed. New York, Academic Press, 1977.

Seidel, G. E., Jr.: Superovulation and embryo transfer in cattle. Science 211: 351–357, 1981.

Seiferle, E.: Über Art- und Altersmerkmale der weiblichen Geschlechtsorgane unserer Haussäugetiere. Z. Anat. 101: 1–78, 1933.

Sloss, V., and J. H. Dufty: Handbook of Bovine Obstetrics. Baltimore, Williams and Wilkins, 1980.

Stevens, D. H.: Comparative Placentation. London, Academic Press, 1975.

Vollmerhaus, B.: Gefäßarchitektonische Untersuchungen am Geschlechtsapparat des weiblichen Hausrindes. Zentralbl. Vet. Med. A, 11: 538–596, 1964.

Wassilev, W.: Wachstumsanatomie des Beckens bei der Kuh. Anat. Anz. 121: 313–326, 1967.

Zemjamis, R.: Diagnosis and Therapeutic Techniques in Animal Reproduction. Baltimore, Williams & Wilkins, 1962.

Kapitel 30

Becken und Fortpflanzungsorgane der männlichen Wiederkäuer

Allgemeine Merkmale am Becken

Geschlechtsunterschiede am Skelett sind bei erwachsenen Rindern gut ausgebildet, obwohl es manchmal Schwierigkeiten bei der Zuordnung eines Ochsenbeckens (Kastrat) gibt. Die männlichen Knochen sind kräftiger und gröber als die weiblicher Tiere, und sie umschließen einen Raum, der offensichtlich stärker eingeengt ist. Der Kranialteil des männlichen Beckenbodens ist kuppelförmig erhöht und nicht flach wie bei der erwachsenen Kuh, während der Kaudalteil steil dorsal ansteigt. Die Schnittfläche der Symphyse wird daher manchmal als Geschlechtsmerkmal am gespaltenen Schlachtkörper empfohlen; doch dieses Merkmal ist unzuverlässig, besonders bei jüngeren Tieren. Der Ausgang aus dem männlichen Becken wird zusätzlich verengt durch eine stärkere Innenneigung der Dorsalfortsätze der Sitzbeinhöcker.

Ankylosen der Kreuzdarmbeingelenke und Spondylosen kommen bei alternden Bullen regelmäßig vor – nicht aber bei Kühen – und müssen daher als physiologische Erscheinungen angesehen werden. Wenn sie sich verstärken, hindern sie den Bullen beim Deckakt am Aufspringen.

Die Regio perinealis erstreckt sich bis zum Scrotum. Der Urogenitalabschnitt wird durch eine Raphe unterteilt, die dem Verlauf der Urethra folgt. Die kräftigen Mm. bulbospongiosus und ischiocavernosus, die die Urethra und die Crura penis bedecken, sind durch die Haut tastbar. Sie setzen sich nicht über die Peniswurzel (Vereinigung der Crura) hinweg fort, und daher ist der Penisschaft sowohl von hinten und vor dem Scrotum unmittelbar tastbar. Die Haut des Urogenitalbereichs wird von Hautästen des N. pudendus innerviert; Äste, die den Euterästen der Kühe entsprechen, zweigen sich in der Kaudalwand des Scrotum auf.

Die Organtopographie im Dorsalabschnitt der Beckenhöhle ist bei beiden Geschlechtern gleich. Im engeren Ventralbereich ist die männliche Harnröhre von beträchtlichen Fettmengen und von Bindegewebe umhüllt, wo sie dem Beckenboden aufliegt; nur ein schmaler medianer Streifen zeigt direkt zur Excavatio rectogenitalis, die bis in Höhe des ersten Schwanzwirbels reicht (Abb. 30-1/11).

Die Fortpflanzungsorgane

Das Scrotum

Das Scrotum hängt pendelnd zwischen den vorderen Schenkelabschnitten und kann bis in Höhe der Sprunggelenke herabhängen. Die Hoden zeichnen sich an seiner Oberfläche ab, und es besitzt eine Medianrinne, die der inneren Unterteilung entspricht. Ein verengter Halsteil bildet sich dort aus, wo das Scrotum in die Körperwand übergeht zwischen und etwas kaudal der beiden

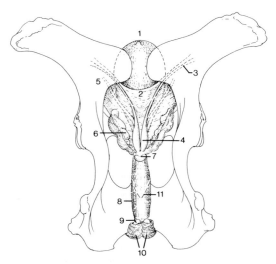

Abb. 30-1 Dorsalansicht des Beckens mit den hier gelegenen Urogenitalorganen.

1, Harnblase; 2, Plica genitalis; 3, rechter Samenleiter; 4, Ampulla ductus deferentis; 5, linker Harnleiter; 6, Gl. vesicularis; 7, Corpus prostatae; 8, M. urethralis (die Urethra umschließend); 9, Gl. bulbourethralis; 10, M. bulbospongiosus; 11, kaudale Begrenzung der Excavatio rectogenitalis (unterbrochene Linie).

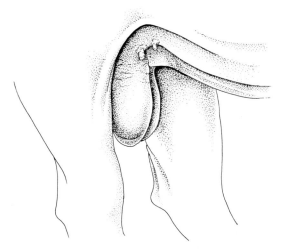

Abb. 30-2 Kranio-laterale Ansicht des Scrotum und der in der Nähe gelegenen Zitzenrudimente.

tungen können Anzeichen von entzündlichen Erkrankungen sein – und prall; relativ kleine Hoden, die eher zylindrisch aussehen, sind meist ein Zeichen verminderter Fruchtbarkeit. Der Nebenhoden legt sich dem kaudomedialen Rand des Hodens an, der dem der anderen Seite zugewandt ist, und er ist an seinen beiden Enden fest mit dem Hoden verbunden. Sein Caput legt sich eine Strecke weit über den Margo liber testis, ehe er in engem Bogen zurückläuft. Der Nebenhodenschwanz springt ventral vor und bildet eine auffällige, konische Verdickung; während er sich normalerweise fest anfühlt, ist er nach der Ejakulation eine Zeitlang weicher. Die glatte Außenfläche des Hodens zeichnet sich lediglich durch das stark gewendelte Muster seiner intrakapsulären Blutgefäße aus (Abb. 30-3). In Beziehung zum Körper sind die Hoden und in Beziehung zu

äußeren Leistenringe. Die dünne und leicht verschiebliche Skrotalhaut ist spärlich von feinen Härchen bedeckt und sitzt der darunterliegenden Tunica dartos fest auf. Bei Kastraten ist das Fettgewebe am inguinalen Teil des Samenstranges besonders stark entwickelt. Wenn es im Übermaß vorkommt, erweitert es den Leistenkanal und verursacht eine Pseudohernia inguinalis.

An der Kranialseite des Hodensackes finden sich rudimentäre Zitzen (Abb. 30-2). Bei der Auswahl von Bullen für die Milchrinderzucht achtet man auf ihre Zahl und ihre Anordnung.

Das Scrotum erhält seine sensible Nervenversorgung aus drei Quellen: den Ventralästen der beiden ersten Lendennerven, dem N. genitofemoralis, der durch den Leistenkanal zieht und langen absteigenden Ästen des N. pudendus. Der N. genitofemoralis versorgt den M. cremaster auch motorisch.

Das Scrotum des Schafbocks ist manchmal unter der Wolle verborgen, ein möglicher Grund für Unfruchtbarkeit, da die Wolle die Wärmeabstrahlung verhindert. Rudimentäre Zitzen am Scrotum kommen sowohl bei Schaf- wie Ziegenböcken häufig vor.

Hoden und Nebenhoden

Die Hoden der Wiederkäuer sind große, ellipsoide Gebilde, die fast senkrecht im Scrotum hängen, wo man sie abtasten kann. Sie sollten frei verschieblich sein – unverschiebliche Anhef-

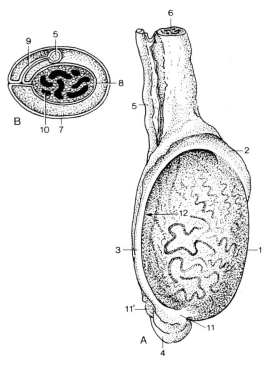

Abb. 30-3 Kaudalansicht des rechten Hodens (A) und schematischer Querschnitt durch den Samenstrang (B).

1, Margo liber testis; 2, Caput epididymidis; 3, Nebenhodenkörper; 4, Nebenhodenschwanz; 5, Ductus deferens; 6, Gefäßteil des Samenstrangs bestehend aus A. testicularis und Plexus pampiniformis; 7, Tunica vaginalis parietalis; 8, Tunica vaginalis visceralis; 9, Mesoductus deferens; 10, Plexus pampiniformis und A. testicularis; 11, Lig. testis proprium; 11', Lig. caudae epididymidis; 12, Bursa testicularis.

den Hoden sind die Nebenhoden bei den kleinen Hauswiederkäuern relativ größer als beim Rind.

Ein Schnitt in die Kapsel legt das gelbe Hodenparenchym frei, das hier unter leichtem Druck innerhalb zarter Septen eingeschlossen ist, die sich in einem auffälligen, zentralgelegenen Mediastinum konvergierend vereinigen.

Der Ductus deferens steigt an der Medialseite des Hodens entlang dem Kranialrand des Nebenhodens auf, nachdem er aus dessen Schwanz hervorgegangen ist. Er ist beim Abtasten als ein fester, schmaler Strang leicht erkennbar (/5).

Im Hals des Hodensacks kann man den Samenstrang ausmachen. Hier wird er auch bei der Kastrationsmethode mit der Burdizzozange aufgesucht, wobei man am besten von hinten vorgeht. Die Hauptmasse des Funiculus spermaticus besteht aus den Hodengefäßen, die ihm eine konische, sich dorsal verjüngende Form geben. Die Arterie verläuft noch stärker gewunden als bei anderen Tierarten und ihre engen Windungen sind in die zahlreichen Venen eingebettet, die den Plexus pampiniformis bilden (Abb. 5-44 und 5-45). Arterio-venöse Anastomosen kommen vor. Wenn auch ihre funktionelle Bedeutung noch ungewiß ist, so können sie doch der Ausgangspunkt von Varicocoelen sein, die man gelegentlich im Samenstrangstumpf des Ochsen findet.

Die Lymphgefäße des Samenstrangs führen einen wesentlichen Teil des Testosterons ab, das im Hoden gebildet wird. Diese Gefäße ziehen direkt zu den Lnn. iliaci mediales, während die Lymphe aus dem Scrotum zu den Lnn. inguinales superficiales (Leistenlymphknoten) geht, die kaudal des Hodensackhalses gelegen sind.

Die im Becken gelegenen Fortpflanzungsorgane

Die Bestandteile des Samenstrangs trennen sich am Ostium vaginale voneinander. Der Samenleiter zieht im Bogen kaudal und bildet medial vom Ureter eine Schleife, um dorsal über die Harnblase zu gelangen (Abb. 30-4/4). Er zieht durch das Drüsengewebe der Prostata, ehe er in die Harnröhre einmündet (Abb. 30-5); auf dem letz-

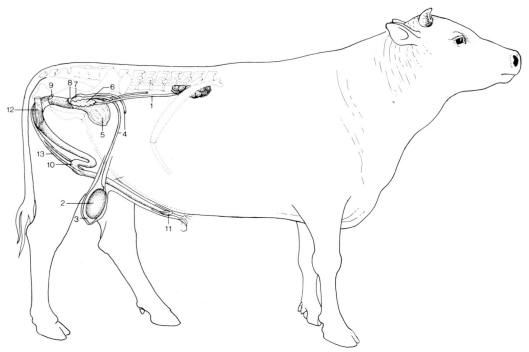

Abb. 30-4 Anordnung der Urogenitalorgane des Bullen.

1, Ureter; 2, rechter Hoden; 3, Nebenhoden; 4, Samenleiter; 5, Harnblase; 6, Gl. vesicularis; 7, Samenleiter-Ampulle; 8, Corpus prostatae; 9, Gl. bulbourethralis; 10, S-förmige Krümmung des Penis; 11, Glans penis; 12, M. ischiocavernosus; 13, M. retractor penis.

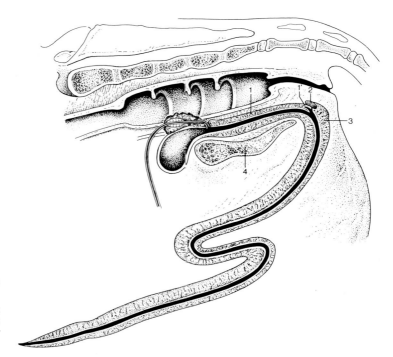

Abb. 30-5 Medianschnitt durch das Becken.

1, Beckenstück der Harnröhre; 1', Diverticulum dorsale urethrae; 2, Gl. bulbourethralis; 3, M. bulbospongiosus; 4, Symphyse.

ten Abschnitt seines Verlaufs vereinigt er sich mit dem Ductus excretorius der Glandula vesicularis und bildet mit ihm einen kurzen gemeinsamen Gang.

Der Endabschnitt (ca. 10–12 cm) des Samenleiters liegt neben dem der anderen Seite in der Genitalfalte. Er ist angeschwollen und bildet eine zylindrische Ampulla ductus deferentis bzw. eine ampullenförmige Drüse (Abb. 30-1/4); eine Umfangsvermehrung, die ausschließlich auf Vermehrung des Drüsengewebes in der Schleimhaut beruht. Ein mediangelegenes Rudiment (Uterus masculinus) der verschmolzenen Müllerschen Gänge (Ductus paramesonephrici) findet sich manchmal zwischen den Samenleiter-Ampullen.

Die paarige *Glandula vesicularis* ist sehr groß (ca. 10–15 × 3–5 cm) und liefert die Hauptmenge der Samenflüssigkeit (/6). Die beiden Drüsen liegen jeweils lateral vom Ductus deferens und sie sind vom Peritoneum der Plica genitalis bedeckt, mit Ausnahme ihrer Seitenränder. Diese Drüsen sind eingebogen, grob gelappt, unregelmäßig und mehr oder weniger solide Gebilde mit engen verzweigten Lumina (Abb. 5-8/B).

Das Beckenstück der *Urethra* legt sich über die Symphyse. Ihr relativ enges Lumen wird noch stärker eingeengt durch einen dorsal verlaufenden Kamm, der von der Harnblase herkommt und aus Schleimhaut-Längsfalten entsteht. Kaudal vom Arcus ischiadicus bildet das Harnröhrenlumen eine dorsale Ausbuchtung, in die die Ausführungsgänge der Bulbourethraldrüsen münden; diese Besonderheit macht die Katheterisierung der Blase fast unmöglich, weil sich die Spitze des Instruments ständig in diesem Diverticulum verfängt* (Abb. 30-5/1). Der kräftige quergestreifte M. urethralis erscheint auf dem Querschnitt halbmondförmig, da der Dorsalbereich durch eine dichtgewebte aponeurotische Sehnenplatte ersetzt wird (Abb. 30-6/4, 4′). Die Pars disseminata der Prostata erstreckt sich über die gesamte Länge des Beckenstücks der Harnröhre, verliert nach kaudal aber an Mächtigkeit; der größte Teil liegt dorsal vom Lumen (/3). Ein dünner Mantel von spongiösem Schwellgewebe rings um das Harnröhrenlumen erweitert sich kaudal und bildet den zweigelappten Bulbus penis. Die Pars penis der Harnröhre hat ein geringeres Kaliber und wird an der Flexura sigmoidea noch stärker eingeengt, wo der M. retractor penis ansetzt. Hier setzen sich Harnsteine fest,

---

* Das Einführen des Katheters ist ohnehin erschwert ohne vorherige Erschlaffung des Penis und Streckung der Flexura sigmoidea.

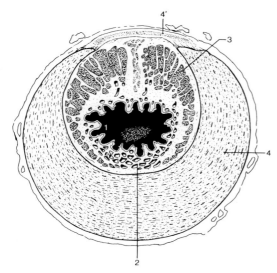

Abb. 30-6 Querschnitt durch das Beckenstück der Harnröhre unmittelbar kaudal des Corpus prostatae.

1, Urethra; 2, Schwammgewebe (Stratum cavernosum); 3, Pars disseminata prostatae; 4, M. urethralis; 4', dorsale Aponeurose des M. urethralis.

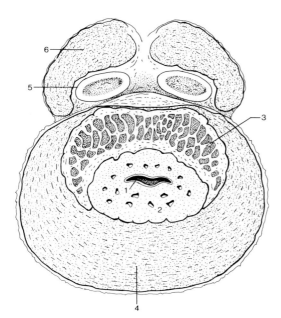

Abb. 30-7 Querschnitt durch das Beckenstück der Harnröhre unmittelbar kranial des Arcus ischiadicus.

1, Urethra; 2, Stratum cavernosum; 3, Pars disseminata prostatae; 4, M. urethralis; 5, Gl. bulbourethralis; 6, M. bulbospongiosus.

vor allem bei Kastraten (Ochsen), bei denen die Harnröhre ohnehin enger ist als bei Bullen. Die Harnröhre reicht bis zum absoluten Ende des Penis, wo sie schließlich als ein oberflächlich verlaufender Kamm (Processus urethralis) auf einer Seite der Glans zum Vorschein kommt (Abb. 30-10/A,2).

Die *Prostata* des Bullen (nicht jedoch die der kleinen Hauswiederkäuer) hat einen zweiten, kompakten Teil, den Corpus, der aus paarigen Lappen besteht, die die Aponeurose des M. urethralis durchbrochen haben. Sie bilden eine schmale Spange (4 cm breit und 1 cm lang), die sich über den Anfangsteil der Urethra legt (Abb. 30-1/7).

Die beiden *Glandulae bulbourethrales* sind klein, dorsoventral abgeplattet und sitzen fast in einer Ebene mit dem Arcus ischiadicus (/9). Sie sind weitgehend bedeckt von dem mächtigen M. bulbospongiosus und entleeren sich in das dorsale Harnröhren-Divertikel (Abb. 30-5/2 und 30-7/5). Ihr wässeriges Sekret wird vor dem eigentlichen Ejakulat entleert; es spült den Penisteil der Harnröhre vor dem Durchtritt der spermienhaltigen Fraktion aus.

Beim Bullen können fast alle Reproduktionsorgane bei der rektalen Untersuchung abgetastet werden. Die Samenleiter-Ampullen sind von Bleistiftstärke und sind auffällig weicher als die angrenzenden Teile der Samenleiter. Die Samenblasendrüsen kann man an ihrer gelappten Oberfläche und an ihrer festen Konsistenz erkennen; eine gewisse Asymmetrie ist das Übliche, bereitet aber manchmal Schwierigkeiten bei der Beurteilung, weil Entzündungen und Zystenbildung häufig auftreten. Das Beckenstück der Harnröhre kann man in ganzer Länge abtasten; ihre Berührung löst oft rhythmische Kontraktionen ihrer Muskelhülle aus. Der Prostata-Körper ist tastbar, dagegen kann man die Harnröhrenzwiebeldrüsen meist nicht feststellen.

Penis und Praeputium

Der Penis eines ausgewachsenen Bullen ist fast 1 m lang, doch etwa ein Viertel dieser Länge wird von der S-förmigen Krümmung eingenommen, die sich über und hinter dem Scrotum befindet (Abb. 30-4). Er gehört zum fibroelastischen Typ und ist daher relativ hart, selbst im nichterigierten Zustand. Die Crura sind stabförmig, seitlich zusammengedrückt und weitgehend eingehüllt von den kräftigen Mm. ischiocavernosi (Abb.

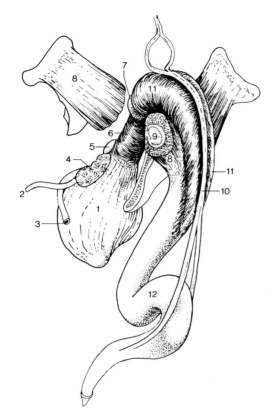

Abb. 30-8 Der Penis und seine Muskeln; Ansicht von kaudolateral.

1, Harnblase; 2, Harnleiter; 3, Samenleiter; 4, Gl. vesicularis; 5, Prostata-Körper; 6, M. urethralis; 7, Gl. bulbourethralis; 8, M. ischiocavernosus; 9, Crus penis (quergeschnitten); 10, M. retractor penis; 11, M. bulbospongiosus; 12, Flexura sigmoidea.

an einem sehnigen Ligamentum suspensorium von der Symphyse herab; gelegentlich reißt es ab, wodurch der Penis absinkt bzw. vorfällt.

Das freie Ende des ruhenden Penis liegt im Kaudalabschnitt der Präputialhöhle (Abb. 30-4). Es wird kappenartig abgedeckt von einem kleinen Kissen weicheren Gewebes, das die asymmetrische, ventral durchgebogene und leicht spiralig orientierte Glans bildet. Die Urethra folgt einem Saum bzw. einer Raphe entlang der rechten Seite des freien Penisteils und endet in einem kurzen Fortsatz mit einer schlitzförmigen Öffnung an der Spitze (Abb. 30-10/A,2).

Das freie Ende des Penis ist besonders eigentümlich bei den kleinen Wiederkäuern, bei denen sich der Processus urethralis mehrere Zentimeter (ca. 2–3 cm bei der Ziege, 3–4 cm beim Schaf) über die Eichel hinaus fortsetzt (/D, C). Der Fortsatz ist dünn und ein wenig geschlängelt; er verjüngt sich zur Spitze hin, wo die Urethra mündet. Dieser Fortsatz kann erigieren und in alten Zeiten, ebenso wie in primitiven Gesellschaften heute, wurde er amputiert in der Absicht, den Böcken ihre Befruchtungsfähigkeit zu nehmen.

Der Präputialschlauch ist lang (ca. 40 cm) und eng; normalerweise liegt der Penis nur in seinem hintersten Abschnitt. Der Hautüberzug des freien Penisteils ist glatt und liegt der Penisspitze fest an; er wird kaudal unregelmäßiger, wo eine lockere Befestigung Verschiebungen gestattet,

30-8). Sie enthalten kavernöse Räume, die hier großzügiger entwickelt sind als in den anderen Abschnitten des Penis. Das Crus penis und der dazugehörige Muskel hinterlassen auf der Hinterbackenmuskulatur eine tiefe Delle, ein nützlicher Hinweis auf das Geschlecht eines hergerichteten Schlachtkörpers.

Das Corpus penis erscheint auf dem Querschnitt mehr oder weniger kreisförmig. Es wird durch die Verschmelzung der Crura und die Einbeziehung des spongiösen Teils der Harnröhre gebildet. Dieses Konstruktionsprinzip zeigt sich bei äußerlicher Betrachtung nicht, da die drei Anteile von einem gemeinsamen kollagenfaserigen Bindegewebsmantel umhüllt werden (Abb. 30-9/4). Der kaudale Teil des Peniskörpers hängt

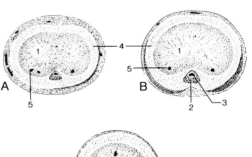

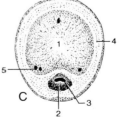

Abb. 30-9 Querschnitte durch den Penis, 18 cm caudal der Glans (A), 5 cm cranial (B) und 8 cm caudal (C) der Flexura sigmoidea.

1, Corpus cavernosum penis; 2, Corpus spongiosum; 3, Urethra; 4, Tunica albuginea; 5, dickwandige Venen.

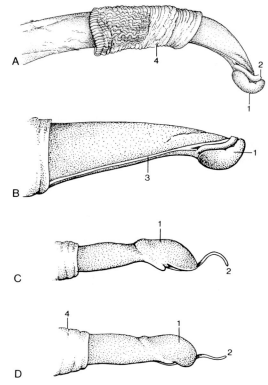

Abb. 30-10 Rechte Seitenansicht des Distalendes des Bullenpenis erschlafft (A) und erigiert (B); das Distalende des Schafbock-Penis (C) und des Ziegenbock-Penis (D).

1, Glans; 2, Processus urethralis; 3, Raphe; 4, Präputialhaut.

wenn der Penis ausgeschachtet oder eingezogen wird. Das Innenblatt der Vorhaut trägt niedrige Längsfalten nahe der Präputialöffnung, während tiefer im Schlauch unregelmäßig verteilte Lymphfollikel sitzen. Nach außen hin hängt der Kranialteil der Vorhaut hinter dem Nabel nach unten, besonders auffällig bei Bullen der Fleischrinderrassen, die sich an scharfen Gräsern leicht verletzen können. Die Öffnung wird durch ein Büschel dicker, langer Haare demarkiert. Bei den beiden kleinen Wiederkäuerarten ist das Praeputium relativ kurz.

Der Penis erhält seine Blutversorgung durch Äste, die aus den beiden Aa. pudendae internae innerhalb des Beckens entspringen. Einer dieser Äste, die A. bulbi penis, versorgt den Bulbus penis und das Corpus spongiosum. Ein zweiter Ast, die tiefe Penisarterie, tritt in das Crus penis ein. Ein dritter, die A. dorsalis penis, läuft auf den Dorsalrand zur Glans, die sie versorgt; sie gibt auch mehrere Äste an das Praeputium ab. All diese Arterien werden von entsprechenden Venen begleitet, die das Blut sowohl aus den Kavernen wie aus den Geweben des Penis abführen. Crura und Corpus cavernosum penis bilden eine zusammenhängende Gefäßeinheit, in die während der Erektion zusätzliches Blut eingeleitet wird, zunächst durch Erhöhung des Blutdrucks nach Erweiterung der Gefäße und dann durch Kontraktionen des M. ischiocavernosus. Der venöse Abfluß aus den Crura und dem Corpus cavernosum erfolgt über die Beckenvenen in den Systemkreislauf. Der Bulbus penis, das Corpus spongiosum und die Glans führen ihr Blut ebenfalls über Venen des Beckenbereichs ab, es gibt jedoch einen Alternativabfluß zu weiter kranial gelegenen Venen. Daher kommt der Abfluß aus dem spongiösen Schwellgewebe auch nicht völlig zum Stillstand, wenn sich der M. bulbospongiosus kontrahiert. Die Dorsalvenen des Penis, die gemeinsam mit den Aa. dorsales penis verlaufen, sind paarig angelegt, überlappen sich aber in ihrem Verbreitungsbereich. Da die Reizung der Penisspitze für den Eintritt der vollen Erektion unerläßlich ist, ist auch die Unversehrtheit dieser Nerven für die Fortpflanzungsfähigkeit unerläßlich.

Die Präputialhaut, einschließlich des Viszeralblattes, wird von Zweigen der Ventraläste abdominaler Nervenstämme (T13, L1–4) und vom N. pudendus (S2–4) versorgt.

Die Mm. praeputiales craniales entspringen in der Regio xiphoidea und setzen neben bzw. hinter dem Ostium praeputiale an; sie ziehen den herabhängenden Teil der Vorhaut nach vorn und oben und verstärken die Verengung der Öffnung. Mm. praeputiales caudales sind ebenfalls vorhanden, doch ihre Wirkung ist geringer und nicht eindeutig. Beide Gruppen sind Abspaltungen des M. cutaneus trunci und werden über den Plexus brachialis innerviert.

Die Mm. urethralis und bulbospongiosus wurden bereits erwähnt. Der M. bulbospongiosus folgt dem Verlauf der Urethra über den Sitzbeinausschnitt hinweg bis auf die Radix penis, wobei er allmählich distal an Stärke abnimmt (Abb. 30-8/11).

Der M. rectractor penis (/10) ist erheblich stärker ausgebildet als der homologe M. retractor clitoridis. Er entspringt von den Schwanzwirbeln, zieht seitlich am Rectum entlang und von dort weiter unter der Haut des Perineum, bis er an der zweiten Biegung der Flexura sigmoidea den Penis erreicht. Einige Fasern befestigen sich hier, doch die meisten laufen weiter bis zu einer weiter distal und diffus verteilten Insertion. Örtliche Kontraktionen dieses Muskels, die man normalerweise feststellt, helfen bei der Stabilisierung der Flexur. Seine Kontraktion wird von sympathischen Nerven kontrolliert, die in den Nn. pudendus und rectales caudales verlaufen, obwohl sie aus dem Lendenmark stammen.

Aus diesem Grund kann man eine Anästhesie des Penis und eine Erschlaffung der Mm. retractores nicht ohne weiteres durch eine Epiduralanästhesie erreichen, die das Stehvermögen ausschalten würde. Die Nn. pudendus sowie rectales caudales kann man jedoch dort blockieren, wo sie medial am Lig. sacrotuberale entlang laufen (Abb. 29-5); diese Vorgehensweise gestattet das Ausziehen des Penis für die Untersuchung bzw. die Behandlung. Die Erschlaffung des Penis kann man durch die Anwendung eines antiadrenergischen Tranquilizers erreichen.

Wird darüber hinaus eine Anästhesie erforderlich, müssen die Sakralnerven durch eine „tiefe" Epidural-Infiltration blockiert werden. Die elastischen Fasern im Corpus cavernosum unterstützen die Retractor-Muskeln passiv bei der Wiederherstellung der Flexur, wenn sich der Penis später wieder in die Vorhaut zurückzieht. Anomalien der Retraktor-Muskeln sind aus der Literatur bekannt, einige scheinen das Ausschachten des eregierten Organs zu verhindern, während andere die Rückführung des Penis in die Ruhelage behindern.

Die Lymphgefäße aus dem Präputialbereich ziehen zu den Lnn. inguinales superficiales am Hals des Scrotum; von dort fließt die Lymphe zu den Knoten, die im Bifurkationsgebiet der Aorta liegen (Lc. iliacum).

Postnatale Entwicklung der Geschlechtsorgane

Die bovinen Hoden steigen durch den Inguinalkanal bereits früh in der Foetalzeit ab und liegen zum Zeitpunkt der Geburt im proximalen Teil des Hodensacks. Obwohl es bei Foeten in der mittleren Entwicklungsphase groß ist, erscheint das Scrotum beim Neugeborenen als ziemlich unbedeutender Beutel und die einzelnen Komponenten seiner Wand sind noch wenig differenziert. Später erst vermehrt sich das Muskelgewebe in der Tunica dartos und ordnet sich in größeren Bündeln an; es wird empfindlich gegenüber Temperaturveränderungen etwa im siebten oder achten Monat post partum.

Die Hoden des Neonaten sind sehr klein – bis zum Eintritt der Geschlechtsreife vermehren sie ihr Gewicht auf das 50fache – und sie haben noch nicht die volle ellipsoide Gestalt der adulten Organe. Von der ersten Woche an vergrößern sie sich schneller als der Körper als Ganzes und ihre Entwicklung wird erneut beschleunigt zwischen dem vierten und achten Lebensmonat, wenn die Bullenkälber in die Pubertät eintreten. Obwohl ihr Wachstum eine Zeitlang mit dem allgemeinen Körperwachstum Schritt hält, zeigen die Hoden später eine relative Verringerung ihrer Größe; bei älteren Bullen kommt es tatsächlich zur Schrumpfung.

Die Vergrößerung der Hoden wird begleitet von der Ausdifferenzierung und Ausreifung ihrer Mikrostruktur; eine normale Spermatogenese setzt für gewöhnlich um den zehnten oder elften Monat ein, obwohl man ein voll entwickeltes Keimepithel manchmal schon mit acht Monaten finden kann. Die Libido kann sich bereits entwikkeln, noch ehe die Spermatogenese vollständig abläuft und in solchen Fällen enthält das Ejakulat keine Spermien. Es heißt, daß die Samenproduktion ihren Höhepunkt im Alter von etwa sechs bzw. sieben Jahren erreicht.

Das Wachstum des Nebenhodens ist weniger auffällig, und seine Teile scheinen ein wenig hinter der Entwicklung der Hoden zurückzubleiben. Die funktionelle Aufgliederung wird erreicht, wenn die Spermatogenese in Gang gesetzt wird.

Eine Weiterentwicklung und Differenzierung der akzessorischen Geschlechtsdrüsen hängt vom Testosteron ab und folgt daher der Ausreifung der Hoden. Die Bulbourethraldrüsen und die Samenleiter-Ampullen scheinen gleichmäßiger auszureifen als die anderen Drüsen. Beim Neugeborenen sind die Harnröhren-Zwiebeldrüsen klein und birnförmig; da die sich anschließende Größenzunahme ihre Länge und Breite eher betrifft als ihre Höhe, scheinen sie sich im Laufe ihres Wachstums der Urethra platt anzulegen. Die Ampullen wachsen ständig, behalten aber ihre ursprüngliche Form bei.

An den Glandulae vesiculares spielen sich auffälligere Veränderungen ab. Beim Neonaten sind sie einfache Sprosse der kaudalen Endportionen der beiden Samenleiter und erst nach beträchtlicher Vergrößerung bilden sich ihre charakteristischen Biegungen aus. Die erste Flexur zeigt sich innerhalb weniger Wochen, aber die zweite bildet sich nicht vor dem sechsten Monat. Die Lobulierung setzt zuerst am blinden Ende ein und breitet sich allmählich bis zum Gang hin aus; dieser Vorgang geht einher mit einer allmählich dunkleren Tönung, weicheren Konsistenz und Ausweitung des Lumens. Die Sekretion setzt ein, sobald die zweite Flexur ausgebildet ist.

Die Pars externa (Corpus) prostatae bleibt anfänglich in der Aponeurosenplatte, durchbricht sie jedoch später unmittelbar kaudal des Blasenhalses. Sowohl die Pars interna wie die Pars disseminata der Prostata setzen ihr Wachstum im ersten Jahr fort und sogar noch einige Zeit danach, wenn auch langsamer.

Der Penis des Neugeborenen ist sehr dünn und nur halb – oft sogar beträchtlich weniger – so lang wie beim Erwachsenen. Er ist noch ohne S-förmige Krümmung und enthält nur eine geringe Menge Schwellgewebe. Seine Spitze hat sich noch nicht von der Vorhauthülle gelöst und die Präputialhöhle, die noch sehr eng ist, weil sie noch nicht um den Penis herumreicht, wird von ungeordnet verlaufenden Schleimhautfalten eingenommen. Erst das Längenwachstum verursacht die charakteristischen Biegungen, die sich etwa im dritten Monat auszubilden beginnen. Der Penis wächst verhältnismäßig langsam und wenn sich sein Wachstum auch während der Pubertät beschleunigt, erreicht er seine volle Größe erst später im zweiten Jahr, einige Zeit, nachdem die Reproduktionsorgane ihre Entwicklung beendet haben. Nach einigen Autoren setzt die Trennung des Penis von der Vorhaut um die vierte Woche ein – andere beschreiben eine viel länger andauernde Verzögerung. Die Loslösung erfolgt zunächst nur auf der linken Seite der Glans, erstreckt sich aber später auf den gesamten Umfang und proximal entlang der Seiten des Organs. Ein schmales Frenulum persistiert eine Zeitlang, und obwohl die Trennung gewöhnlich mit acht Monaten abgeschlossen ist, bleiben in vielen Jungbullen Spangen dieser Gewebsverbindung erhalten, die den Penis am Parietalblatt des Praeputiums befestigen. Sie können sich bis zum ersten Deckakt erhalten und dann ist ihr Abreißen von Blutungen begleitet. Die Raphe entlang der Spitze des adulten Organs weist auf diese frühere Verbindung hin. Ein vollständiges Frenulum persistiert gelegentlich und verursacht eine Ventralbiegung der Spitze des erigierten Penis.

Die Kastration verhindert eine normale Entwicklung oder, falls sie spät erfolgt, kann sie zur Rückbildung bis in ein infantiles Stadium führen. Die akzessorischen Geschlechtsdrüsen sind besonders empfindlich gegenüber der hormonellen Lage. Der Penis zeigt beim Kastraten keine normale Entwicklung; er bleibt kurz und weil sein Spitzenteil nicht frei beweglich wird, muß das Tier bei tief in der Vorhaut liegendem Penis urinieren.

Die Reaktionen der männlichen Geschlechtsorgane auf die künstliche Verabreichung von Östrogenen fanden viel Beachtung, nachdem in einigen Ländern Hormonpräparate an Kälber verabreicht wurden, um ihr schnelleres Wachstum zu provozieren. Diese Praxis – obwohl verdienstfördernd für die Tierproduzenten – ist unlauter, weil Hormonrückstände im Schlachtkörper eine potentielle Gefahr für die menschliche Gesundheit sind. Die Abnormitäten der Hoden und der akzessorischen Drüsen, die durch solche Hormongaben verursacht werden, kann man durch histologische Untersuchungen feststellen. Am häufigsten wird die Prostata verwendet, um solche Praktiken nachzuweisen, die in vielen Ländern für illegal erklärt wurden.

Erektion und Ejakulation

Es wurde bereits festgestellt, daß der Bullenpenis zum fibroelastischen Typ gehört. Daraus folgert, daß es im Laufe der Erektion nur zu einer geringfügigen Umfangsvermehrung und Verlängerung kommt und daß das Ausschachten das Ergebnis einer Versteifung des Organs bei gleichzeitiger Beseitigung der vorgegebenen Flexuren ist, sobald der Binnendruck steigt (Abb. 30-10/B). Da die kavernösen Bluträume relativ klein sind, wird wenig zusätzliche Füllung notwendig und die Erektion wird sehr schnell erreicht.

In der ersten Phase der Erektion kommt es zur Entspannung (Erweiterung) der versorgenden Arterien. Dadurch steigt der Blutdruck im Corpus spongiosum und im Corpus cavernosum vom Ruhewert (5 bis 16 mm Hg) auf den arteriellen Blutdruckwert (75 bis 80 mm Hg); danach fluktuiert der Druck innerhalb der Schwellkörper synchron mit den Herzaktionen. In diesem Stadium tritt die Penisspitze aus, obwohl die Penismuskeln – die Mm. ischiocavernosi und der M. bulbospongiosus – noch nicht aktiviert sind. Kontraktionen der Mm. ischiocavernosi erhöhen den Druck weiter, verschließen jedoch gleichzeitig sowohl die Arterien wie die Venen durch Kompression am Arcus ischiadicus. Diese Kontraktionen treiben das Blut nach vorn und nunmehr schachtet der Penis etwa 25 bis 40 cm aus dem Praeputium aus. Nach dem Einführen stimuliert der Kontakt mit der Scheidenwand die Rezeptoren in der Haut des freien Penisteils, wodurch reflektorisch die vollständige Erektion herbeigeführt wird. Für eine kurze Zeitspanne kann der Druck im Corpus cavernosum ganz beträchtlich ansteigen, bis zu einer 60- oder 100fachen Erhöhung gegenüber dem arteriellen Blutdruck.

Daraufhin erfolgt die Ejakulation. Durch Kontraktionen des M. urethralis und des M. bulbospongiosus wird der Samen durch die Urethra transportiert. Sie komprimieren die Bluträume des Corpus spongiosum und weil diese Räume und das spongiöse Gewebe der Glans ein offenes System darstellen, laufen Druckwellen spitzenwärts, die den Samen beschleunigen.

In der Spätphase der Erektion spiralisiert sich der freie Teil des Penis in einer Linkswindung um die Raphe (Abb. 30-11). Dieser Vorgang wird durch die eigenartige Verteilung nichtdehnbarer Kollagenfasern in der Tunica albuginea induziert, wo eine örtliche Verdichtung das sogenannte Penisspitzenband bildet. Da eine verfrühte oder übermäßige Spiralisierung das Einführen des Penis unmöglich machen kann, gibt es manchmal eine Indikation für eine chirurgische Durchtrennung dieses Bandes. Der extrem hohe Druck, der sich in der Spätphase der Erektion aufbaut, kann manchmal zum Platzen der Peniskapsel führen; die häufigste Rißstelle liegt auf der Dorsalfläche an der distalen Krümmung der Flexura sigmoidea.

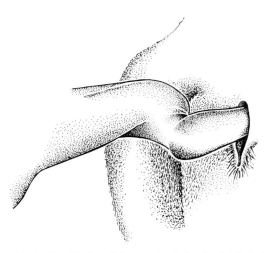

Abb. 30-11 Die Spiralisierung des freien Penisteils bei voller Erektion.

Ausgewählte Literatur

Abdel-Raouf, M.: The postnatal development of the reproductive organs in bulls with special reference to puberty. Acta Endocrinol. (Suppl.) 49:1–56, 1960.

Ashdown, R. R.: The arteries and veins of the sheath of the bovine penis. Anat. Anz. 105: 222–230, 1958.

Ashdown, R. R.: The adherence between the free end of the bovine penis and its sheath. J. Anat. 94: 198–204, 1960.

Ashdown, R. R.: Adherence between penis and sheath in beef calves at the time of castration. J. Agric. Sci. 58: 71–72, 1962.

Ashdown, R. R., and M. A. Coombs: Experimental studies on the spiral deviation of the bovine penis. Vet. Rec. 82: 126–129, 1968.

Ashdown, R. R., and Z. Majeed: The shape of the free end of the bovine penis during erection and protrusion. Vet. Rec. 99: 354–356, 1976.

Ashdown, R. R., and H. Pearson: Studies on „corkscrew penis" in the bull. Vet. Rec. 93: 30–35, 1973.

Ashdown, R. R., and H. Pearson: Anatomical and experimental studies on the eversion of the sheath and protrusion of the penis in the bull. Res. Vet. Sci. 15: 13–24, 1973.

Ashdown, R. R., and J. A. Smith: The anatomy of the corpus cavernosum penis of the bull and its relationship to spiral deviation of the penis. J. Anat. 104: 153–159, 1969.

Ashdown, R. R., J. S. E. David, and C. Gibbs: Impotence in the bull 1. Abnormal venous drainage of the corpus cavernosum penis. Vet. Rec. 104: 423–428, 1979.

Ashdown, R. R., H. Gilanpour, J. S. E. David, and C. Gibbs: Impotence in the bull. 2. Occlusion of the longitudinal canals of the corpus cavernosum penis. Vet. Rec. 104: 598–603, 1979.

Ashdown, R. R., S. W. Rickett, and R. C. Wardley: The fibrous architecture of the integumentary coverings of the bovine penis. J. Anat. 103: 567–572, 1968.

Aubry, J. N., and R. M. Butterfield: The structure and function of the prepuce in the bull. J. Anat. 106: 192, 1970.

Beckett, S. D., R. S. Hudson, D. F. Walker, and R. C. Purohit: Effect of local anesthesia of the penis asnd dorsal penile neurectomy on the mating ability of bulls. JAVMA 173: 838–839, 1978.

Beckett, S. D., T. M. Reynolds, and J. E. Bartels: Angiography of the crus penis in the ram and buck during erection. Am. J. Vet. Res. 39: 1950–1954, 1978.

Beckett, S. D., T. M. Reynolds, D. F. Walker, R. S. Hudson, and R. C. Purohit: Experimentally induced rupture of corpus cavernosum penis of the bull. Am. J. Vet. Res. 35: 765–767, 1974.

Beckett, S. D., D. F. Walker, R. S. Hudson, T. M. Reynolds, and R. I. Vachon: Corpus cavernosum penis pressure and penile muscle activity in the bull during coitus. Am. J. Vet. Res. 35: 761–764, 1974.

Betteridge, K. J.: The normal genital organs. In: Laing, J. A. (ed.): Fertility and Infertility in the Domestic Mammals, 2nd ed. London, Baillière, Tindall and Cassel, 1970.

Blom, E., and N. O. Christensen: Studies on pathological conditions in the testis, epididymis and accessory sex glands in the bull. I. Normal anatomy, technique of the clinical examination and a survey of the findings in 2000 Danish slaughter bulls. Skand. Vet. Tidskr. 37: 1–47, 1947.

Bonadona, T. A., A. Sferco, and *T. Zuliani:* Some observations on the rectal, scrotal, subscrotal and endotesticular temperatures in the bull. Zentralbl. Vet. Med. 4: 697–712, 1957.

Bovee, K. C.: Physical examination of the urinary system. Vet. Clin. North Am. 1: 119–128, 1971.

Coulter, G. H., L. L. Larson, and *R. H. Foote:* Effect of age on testicular growth and consistency of Holstein and Angus bulls. J. Anim. Sci. 41: 1383–1389, 1975.

Fehlings, K.: Korrosions- und röntgenanatomische Untersuchungen der Arteria testicularis von Katze, Hund, Schwein, Schaf, Rind und Pferd. Hannover, Inaug. Dissert. 1976.

Hofmann, R. R.: Die Gefäßarchitektur des Bullenhodens, zugleich ein Versuch ihrer funktionellen Deutung. Zentralbl. Vet. Med. 7: 59–93, 1960.

Humphrey, J. D., and *P. W. Ladds:* Quantitative histological studies of changes in the bovine testis and epididymis associated with age. Res. Vet. Sci. 19: 135–141, 1975.

Hundeiker, M.: Vaskuläre Regulationseinrichtungen am Hoden. Arch. Dermatol. Forsch. 245: 229–241, 1972.

Kainer, R. A., L. C. Faulkner, and *M. Abdel-Raouf:* Glands associated with the urethra of the bull. Am. J. Vet. Res. 30: 963–974, 1969.

Kroes, R., J. M. Berkvens, M. J. Loendersloot, and *E. J. Ruitenberg:* Oestrogen-induced changes in the genital tract of the male calf. Zentralbl. Vet. Med. A, 18: 717–730, 1971.

Larson, L. L.: The pudendal nerve block for anesthesia of the penis and relaxation of the retractor penis muscle. JAVMA 123: 18–27, 1953.

Larson, L. L.: Examination of the reproductive system of the bull. In: Morrow, D. A. (ed.): Current Therapy in Theriogenology. Philadelphia, W. B. Saunders Company, 1986, pp. 101–116.

Larson, L. L., and *R. L. Kitchell:* Neural mechanisms in sexual behavior. I. Gross anatomical and correlative neurophysiological studies of the external genitalia of the bull and the ram. Am. J. Vet. Res. 19: 853–865, 1958.

Lewis, J. E., D. F. Walker, S. D. Beckett, and *R. I. Vachon:* Blood pressure within the corpus cavernosum penis of the bull. J. Reprod. Fertil. 17: 155–156, 1968.

Mather, E. C.: Puberty in bull. In: Morrow, D. A. (ed.): Current Therapy in Theriogenology. Philadelphia, W. B. Saunders Company, 1980, pp. 339–341.

Seidel, G. E., and *R. H. Foote:* Motion picture analysis of ejaculation in the bull. J. Reprod. Fertil. 20: 313–317, 1969.

Setchell, B. P.: The Mammalian Testis. London, Elek. Books, 1978.

Singh, K. B.: Pelvic urethrotomies in bulls. Vet. Rec. 105: 137–141, 1979.

Waites, G. M. H., and *B. P. Setchell:* Physiology of the testis, epididymis and scrotum. In: McLaren, A. (ed.): Advances in Reproductive Physiology. Vol. 4. London, Logos, 1969.

Watson, J. W.: Mechanism of erection and ejaculation in the bull and ram. Nature 204: 95–96, 1964.

Wensing, C. J. G.: Testicular descent in some domestic mammals. I. Anatomical aspects of testicular descent. Proc. K. Ned. Akad. C, 71: 423–434, 1968.

Kapitel 31

Das Euter der Wiederkäuer

Äußere Merkmale

Die vier Milchdrüsenkomplexe der Kuh sind in einem einheitlichen Gebilde zusammengefaßt, dem Euter. Die Hauptmasse befindet sich unterhalb des Kaudalteils der Bauchhöhle, aber ein Teil liegt auch unter dem Beckenboden und damit zwischen den Schenkeln („Bauch- und Schenkel-Viertel"). Das Erscheinungsbild des Euters unterliegt großen Variationen, je nach Reifegrad und funktionellem Zustand, aber auch aufgrund individueller und rassentypischer Merkmale. Bei vielen Milchkühen ist es extrem umfangreich und wiegt manchmal sogar 60 kg. Dennoch ist seine Größe kein verläßlicher Hinweis auf seine Produktivität, denn außer anderen Gründen gibt es große Unterschiede in dem Verhältnis von Drüsenparenchym zu Fettgewebe bzw. anderem Bindegewebe. Es gibt auch nur wenig verläßliche Nachweise für den Volksglauben, wonach die Milchproduktion etwas mit äußerlichen Merkmalen zu tun habe. Einige Formmerkmale, insbesondere Größe und Gestalt sowie der Sitz der Zitzen, haben jedoch tatsächlich praktische Bedeutung, da sie die Eignung des Euters für das Hand- oder Maschinenmelken mitbestimmen (Abb. 31-1).

Das Euter ist in vier Viertel aufgeteilt, die den vier Drüsenkomplexen entsprechen. Jedes Viertel besitzt eine Hauptzitze. Akzessorische Zitzen, die manchmal mit funktionsfähigem Drüsenge-

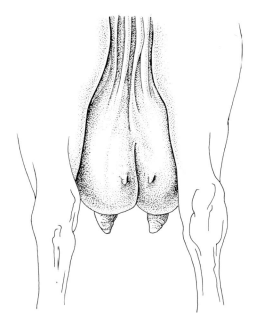

Abb. 31-2 Überzählige Zitzen auf der Kaudalfläche des Euters.

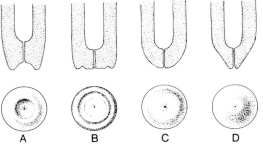

Abb. 31-1 Variationen der Form des Zitzenendes.
A, trichterförmig; B, tellerförmig; C, abgerundet; D, spitz.

webe verbunden sind, treten häufig auf, vor allem an den Schenkelvierteln (Abb. 31-2). Sie sind unerwünscht und wenn sie, was manchmal vorkommt, sehr nahe der Hauptzitzen oder sogar mit diesen verschmolzen sind, können sie den Melkvorgang komplizieren. Ein auffälliger, mediangelegener Sulcus intermammaricus demarkiert die Trennung des Euters in eine rechte und linke Hälfte; die Begrenzung zwischen den Bauch- und Schenkelvierteln einer Seite ist meist undeutlich, weil das Parenchym des einen Drüsenkomplexes an das Parenchym des anderen stößt, ohne nachweisbare innere Abtrennung. Die Dorsalfläche des größten Teils des Euters paßt sich in ihrer Form der Bauchkontur an, doch der unter dem Becken gelegene Teil ist unregelmäßiger und schmaler, da er zwischen den Schenkeln seitlich komprimiert wird (Abb. 31-4). Eine gewisse Menge Fett ist zwischen die Euterbasis und die darübergelegenen Strukturen eingeschoben.

Der Hautüberzug des Euters ist dünn, empfindlich und auf der darunterliegenden Faszie frei verschieblich mit Ausnahme der Haut auf den Zitzen, wo sie mit den tieferen Schichten der Wand fest verbunden ist. Die Haut bildet meist über dem kaudalen Teil des Euters Falten, die zur Dammgegend aufsteigen. Sie ist nur geringgradig behaart und die Haare sind seidiger als die in der Umgebung; die Zitzen dagegen sind unbehaart.

Der Aufhängeapparat

Das Euter ist an kräftigen Faszienblättern aufgehängt, die die Drüsenmassen umgeben und einschließen und so weit nach innen reichen, daß sie in das Bindegewebsgerüst übergehen, das das gesamte Organ durchzieht. Obwohl die genaue Untersuchung ergibt, daß die Faszien, welche die Außen- und Innenseite jeder Euterhälfte bedecken, eine zusammenhängende Hülle bilden, beschreibt man üblicherweise mediale und laterale Blätter, so als ob sie selbständige Gebilde wären. Die mediale Lamelle ist die funktionell wichtigere (Abb. 31-3/9 und 31-4/5). Sie besteht weitgehend aus elastischem Gewebe und obwohl ihr Hauptursprung die Tunica flava im Bereich der Linea alba ist, erstreckt sie sich auf den Anfang

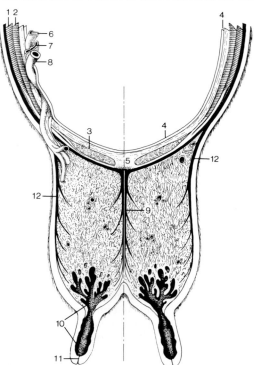

Abb. 31-3 Querschnitt durch den Bauchhöhlenboden und die Bauchviertel des Euters.

1, M. obliquus abdominis externus; 2, M. obliquus abdominis internus; 3, M. rectus abdominis; 4, Peritoneum; 5, Linea alba; 6, Lymphgefäße; 7, V. pudenda externa; 8, A. pudenda externa (Euterarterie); 9, Mediallamelle des Euter-Aufhängeapparats; 10, Sinus lactiferus (Zisterne); 11, Ductus papillaris (Zitzenkanal); 12, Laterallamelle des Aufhängeapparates.

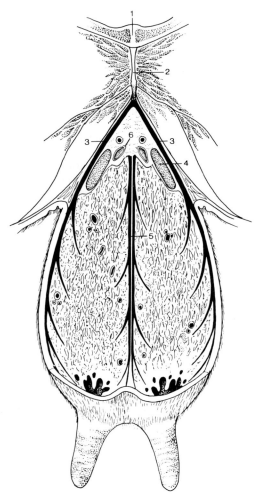

Abb. 31-4 Querschnitt durch den Beckenboden und die Schenkelviertel des Euters.

1, Symphysis pelvis; 2, Tendo symphysialis; 3, Laminae suspensoriae laterales; 4, Euterlymphknoten (Ln. inguinalis superficialis); 5, Laminae suspensoriae mediales; 6, Ast der V. pudenda externa.

des Tendo symphysialis, der die mediale Oberschenkelmuskulatur trennt bzw. ihr Ursprung gewährt. Da sich das Euter unterhalb des Beckens fortsetzt, ergibt es sich, daß zahlreiche Fasern aus dieser Faszienplatte vom Kaudalende der Befestigungslinie radiär einstrahlen. Die rechte und linke Mediallamelle der Aufhängefaszie werden nur von einer geringen Menge lockeren Bindegewebes getrennt. Dadurch wird es möglich, eine saubere Amputation der einen Euterhälfte vorzunehmen.

Die Lamina lateralis besteht aus straffem Bindegewebe. Ihr Kranialteil entspringt vom lateralen Schenkel an der Außenseite des äußeren Leistenrings; dahinter wendet sich die Ursprungslinie medial und ein großer Teil entspringt vom Tendo symphysialis (Abb. 31-3 und 31-4). Wenn man sie ventral weiterverfolgt, zeigt sich, daß sich die Lamina lateralis aufteilt; das Außenblatt verlängert sich als Fascia femoralis medialis, das Innenblatt überzieht die Milchdrüse. Es schützt die Eutergefäße, die durch den Leistenkanal ziehen und bedeckt auch die Lnn. mammarii (inguinales superficiales), die kaudal über der Basis der Schenkelviertel liegen.

Sowohl die mediale wie die laterale Lamelle sind dorsal dick, doch werden sie ventral zunehmend dünner; sie sind kaum noch wahrnehmbar, wenn sie die Euter-Unterseite erreichen, wo sie ineinander übergehen. Diese Ausdünnung läßt sich mit der Abgabe zahlreicher Seitenlamellen erklären, die schräg in die Viertel einstrahlen und sich so verbinden, daß horizontale Schichten von Drüsengewebe entstehen. Die medialen und lateralen Faszienblätter vereinigen sich auch am Kranial- und Kaudalrand der Euterhälften. Aus den Strukturunterschieden dieser Blätter erklärt sich das Durchhängen der medialen Abschnitte stark gefüllter Euter, was man am deutlichsten an den nach den Seiten abstehenden, divergierenden Zitzen feststellen kann (Abb. 31-3).

Ein kleiner Beitrag zum Trageapparat wird auch von einigen Streifen elastischen Gewebes geliefert, die sich von der Tunica flava abspalten und in die benachbarten Teile der Euterbasis eindringen.

Der Aufbau der Drüsenkomplexe und der Zitzen

Die Eutersubstanz besteht aus Drüsenparenchym und Bindegewebe, die sich gegenseitig durchdringen und deren proportionales Verhältnis sich nicht selten bereits durch die Haut beim Abtasten abschätzen läßt. Ein Euter, in dem das Parenchym vorherrscht, hat im leeren Zustand eine weichere Konsistenz und bei starker Milchfüllung fühlt es sich praller an als das „Fleischeuter", das viel Bindegewebe enthält und immer eine festere Konsistenz hat. Jeder Drüsenkomplex ist um ein verzweigtes Gangsystem angeordnet und seine peripher gelegenen Abschnitte sind durch Bindegewebslamellen voneinander getrennt, die vom Hüllgewebe abgehen. Die sekretorischen Einheiten innerhalb dieser Abschnitte erscheinen in Form mikroskopisch kleiner Alveolen, die in kleine Ausführungsgänge münden (Abb. 31-10). Benachbarte Gänge vereinigen sich und nach mehreren aufeinanderfolgenden Zusammenflüssen entstehen etwa ein Dutzend weitlumiger Ductus lactiferi (Milchgänge), die alle in einen großen Sinus lactiferus (Zisterne) münden, der im unteren Teil des jeweiligen Viertels liegt und sich in die Zitze hinein erstreckt (Abb. 10-32/4). Die meisten Milchgänge der Bauchviertel treten an ihre Zisterne von lateral heran, während die der Schenkelviertel hauptsächlich auf der kaudalen Seite liegen. Die Ductus lactiferi (/3) sind ungewöhnlich, weil sie durch den Wechsel von erweiterten und verengten Abschnitten sehr unregelmäßig erscheinen. Die erweiterten Teile, die mehr als drei Zentimeter weit sein können, kann man im milchgefüllten Zustand palpieren; sie werden als „Milchknoten" bezeichnet. Die Art der Einmündung der Gänge in die Zisterne verleiht dem unteren Teil des angeschnittenen Viertels ein schwammiges Aussehen (Abb. 31-5). Die Gangsysteme der vier Euterviertel sind selbständige Gebilde, und sie stehen nicht miteinander in Verbindung. Unabhängig davon kann sich eine Infektion auch auf das andere Viertel der gleichen Seite ausbreiten.

Der Sinus lactiferus hat eine Kapazität von mehreren hundert Mililitern (/1, 2). Er ist durch eine Schleimhautfalte nur äußerst unvollständig unterteilt in einen Abschnitt innerhalb der Drüsensubstanz (Drüsenteil der Zisterne) und einen in der Zitze gelegenen (Zitzenteil der Zisterne). Die Höhe der Falte ist äußerst variabel, was zum Teil vom Füllungszustand des submukösen Venenrings (Fürstenberg) abhängt (/4). Sie kann so weit vorspringen, daß sie den Weiterfluß der Milch vom Drüsenteil in den Zitzenteil der Zisterne behindert, und ihre Lage kann man manchmal am stark gefüllten Euter durch Palpation feststellen.

Lage, Orientierung, Größe und Gestalt der

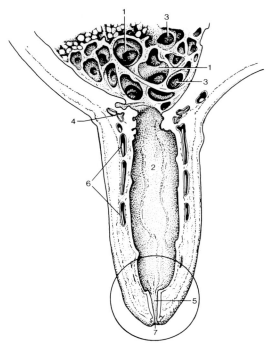

Abb. 31-5 Längsschnitt durch eine Zitze und die Milchzisterne. Das Gebiet im Kreis wird auf Abb. 31-6 vergrößert gezeigt.

1, 2, Sinus lactiferus; 1, Drüsenteil der Zisterne; 2, Zitzenteil der Zisterne; 3, Öffnungen der Ductus lactiferi; 4, submukös gelegener Fürstenberg'scher Venenring; 5, Ductus papillaris; 6, Venenplexus in der Zitzenwand; 7, Zitzenöffnung.

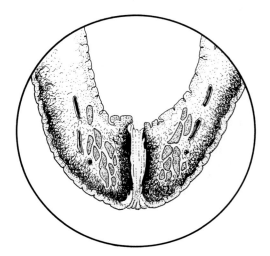

Abb. 31-6 Schnitt durch das Zitzenende, der die glatte Muskulatur zeigt, welche den Zitzenkanal umgibt.

Zitzen sind alle äußerst variabel, doch normalerweise sind sie mehr oder weniger zylindrisch und etwa 8 cm lang. Die Zitzenwand ist im Allgemeinen etwa 6 mm dick, verdickt sich aber nach dem unteren Ende hin bis auf 1 cm, wo sie vom Ductus papillaris (Zitzenkanal) durchzogen wird, der im klinischen Schrifttum fälschlicherweise als Strichkanal bezeichnet wird. Dieser enge Gang führt nach außen (Abb. 31-6). Formvariationen der Zitzenkuppen kommen häufig vor (Abb. 31-1).

Die Zitzenwand besteht aus drei Schichten, obwohl man manchmal die Mittelschicht noch weiter unterteilt. Die Außenschicht wird von der trockenen, nackten Haut geliefert, in der die üblichen Drüsen fehlen; sie ist äußerst empfindlich. Die Mittelschicht besteht aus Bindegewebe, vermischt mit etwas glatter Muskulatur. Sie enthält zahlreiche Venen, die eine Art Schwellgewebe bilden, welches sich bei Berührung der Zitze füllt. Der Venenplexus breitet sich über den größten Teil der Wand aus, aber viele der größeren Gefäße liegen direkt unter der Schleimhaut; sie werden sichtbar, wenn die Zitze aufgeschnitten wird (Abb. 31-5/6). Die Schleimhaut bildet die dritte Schicht. Im oberen Teil der Zitze bildet sie oft permanente Falten, die in alle Richtungen ziehen und eine gefurchte Oberfläche erzeugen. Im unteren Zitzenteil gibt es kaum vorspringende Falten; wo sie vorkommen, haben sie einen weitgehend vertikalen Verlauf und verstreichen, wenn sich der Zitzenteil der Zisterne ausweitet. Mit Ausnahme des Zitzenkanals ist die Schleimhaut gelblich. An der weißen Auskleidung des Zitzenkanals fallen zahlreiche feine Längsfalten auf. Sie laufen radiär von der inneren Öffnung in die Zisterne und bilden die sogenannte Fürstenbergsche Rosette, ein Gebilde, das aber nur selten so auffällig ist, wie die meisten Beschreibungen vorgeben. Wenn sie besonders stark entwickelt ist, kann die Rosette eine Art Stöpsel bilden, der die Öffnung blockiert und das Melken erschwert. Abschilferung des Gangepithels produziert ein talgiges Material, das den Verschluß des Zitzenkanals unterstützt; es hat einen bakteriziden Effekt und dient der Verhinderung einer Ausbreitung von Infektionen ins Innere. Der Gang wird normalerweise verschlossen gehalten durch einen Sphinkter, der von einer örtlichen Verdichtung der glatten Muskulatur der Zitzenwand gebildet wird; die Muskelwirkung wird durch eine Verdichtung des elastischen Gewebes um die Zitzenöffnung herum verstärkt (Abb. 31-6).

Gefäßversorgung und Innervation

Man schätzt, daß für jeden Liter sezernierter Milch ungefähr 500 Liter Blut durch das Euter fließen müssen; daraus erhellt, daß die Gefäßverteilung großzügig angelegt sein muß. Die Hauptversorgungsarterie für das Euter ist der fortlaufende Stamm der A. pudenda externa, nach Abgabe der Äste an die Bauchwand und den Oberschenkel. Ein ergänzender, aber geringer Beitrag kommt aus der A. perinealis ventralis. Die Hauptarterie, die einen Durchmesser von mehr als 1,5 cm haben kann, tritt in das Euter ein, nachdem sie den Inguinalkanal durchlaufen hat, wo sie von der gleichnamigen Vene, Lymphgefäßen und Nerven begleitet wird (Abb. 31-3/6, 7, 8). Die Arterie macht zuerst eine S-förmige Flexur – eine Sicherung gegen Überstreckung, wenn das Euter gefüllt ist – ehe sie sich in eine kräftige A. mammarica cranialis mit ventrokranialem Verlauf und in eine bedeutend schwächere A. mammarica caudalis aufteilt, die zum kaudalen Euterteil zieht. Beide sind teilweise oder völlig ins Eutergewebe eingelagert, an das sie zahlreiche Äste abgeben. Einige der größten Äste nähern sich den Milchzisternen von allen Seiten; sie entlassen Zweige, die sich an der Zitzenbasis vereinigen und Geflechte bilden, von denen aus die Zitzenwand versorgt wird.

Der Versorgungsbereich der A. perinealis ventralis beschränkt sich normalerweise auf ein kleines Gebiet der Schenkelviertel und der Euterlymphknoten, aber Anastomosen zu der größeren A. mammarica caudalis stellen einen potentiellen Kollateralkreislauf sicher.

Die Euterarterien für die linke und rechte Organhälfte besitzen Querverbindungen hinter den medialen Faszienblättern.

Die Venen verhalten sich komplizierter. Über der Euterbasis wird durch Querverbindungen zwischen den paarigen Venen ein venöser Ring gebildet (Abb. 31-8/B). Der Abfluß wird gewährleistet durch die Vv. pudendae externae, die im Leistenspalt verlaufen sowie durch die Vv. subcutaneae abdominis („Milchvenen"), die stark gewunden unmittelbar unter der Haut entlang der ventralen Bauchwand verlaufen (Abb. 31-7/ 5, 1). Das Blut fließt durch eine oder zwei (unregelmäßig auftretende) Vv. perineales in den Kaudalteil des Ringes, die am Damm (/6') absteigen und an anderen Stellen des Ringes münden zahlreiche Zubringernerven aus dem Euter ein. Man kann sie in eine tiefe Gruppe, die die Euterbasis durchdringt, sowie in oberflächliche Venen einteilen, die die umhüllende Faszie durchbohren, um danach an der Außenfläche der Milchdrüse zu verlaufen. Diese Venen zeichnen sich durch die Haut ab, und sie lassen sich durch ihre dorso-

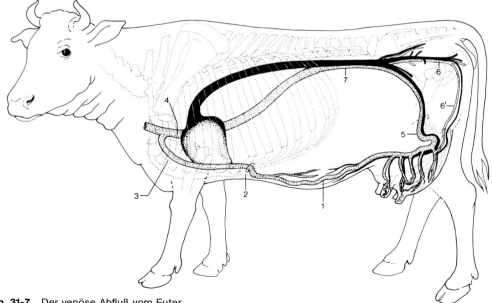

Abb. 31-7 Der venöse Abfluß vom Euter.

1, V. subcutanea abdominis („Milchvene"); 2, „Milchnäpfchen"; 3, V. thoracica interna; 4, V. cava cranialis; 5, V. pudenda externa; 6, V. pudenda interna; 6', V. perinealis ventralis; 7, V. cava caudalis.

kraniale Verlaufsrichtung von den subkutanen Lymphstämmen unterscheiden. Sie sind mit dem Venenplexus verbunden, die das Blut von den Zitzen abführen sowie mit den Venenringen, die den Übergangsbereich zwischen Drüsen- und Zitzenteil der Zisterne umkreisen.

Die Hauptbedeutung dieser Venenverteilung liegt in den verschiedenen Abflußmöglichkeiten, die dem Blut beim Verlassen des Euters offenstehen, eine unerläßliche Vorsorge, soll der Abfluß auch beim liegenden Tier nicht behindert werden. Eine Untersuchung der Klappen zeigt, daß der Kaudalabschnitt des Rings und die in ihn mündenden Perinealnerven ihr Blut nur zur V. pudenda externa der gleichen oder der gegenüberliegenden Seite weiterleiten können.

Im übrigen Teil der Euterbasis sind die *Klappen* unregelmäßiger verteilt, meist sind sie auch seltener und alle sind eindeutig inkompetent. Im Allgemeinen leiten die nahe der V. pudenda externa gelegenen das Blut in dieses Gefäß; die freie Bewegung in beide Richtungen ist dagegen im Kranialabschnitt des Venenrings möglich, obwohl dieser normalerweise das Blut in die V. subcutanea abdominis abführt (Abb. 31-7). Die Einmündungswinkel der zuführenden Gefäße sprechen für diese Interpretation.

Die V. subcutanea abdominis hat einen ungewöhnlich gewundenen Verlauf, eine variköse Struktur und insuffiziente Klappen. Sie wird in der Spätphase der ersten Trächtigkeit durch die Eröffnung einer Verbindung zwischen der V. epigastrica superficialis cranialis und caudalis gebildet (Abb. 31-8). Beim Kalb bilden diese Venen zwei dicht aneinanderstoßende Systeme, die dem Abfluß aus dem Bauchwandbereich dienen. Die V. epigastrica superficialis caudalis leitet das Blut in die V. pudenda externa, wie die Anordnung der Klappen zeigt und die Verlaufsrichtung der einmündenden Zubringernerven bestätigt. Die V. epigastrica superficialis cranialis ist ein kleineres Gefäß, das die Bauchwand durchbohrt, um in die V. epigastrica cranialis zu münden oder, wenn sie weiter kranial durchtritt, in die V. thoracica interna. Später, wenn die Milchdrüsen sich im Verlauf der Trächtigkeit vergrößern und, dadurch bedingt, der Blutdurchfluß enorm gesteigert wird, staut sich das Blut in den Eutervenen

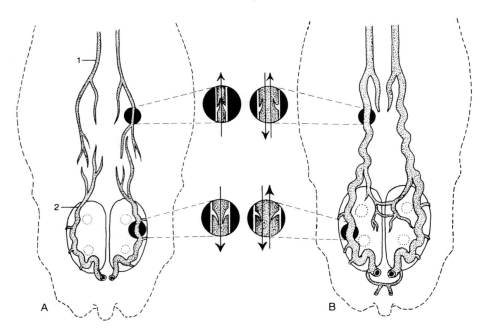

Abb. 31-8 Die Ausbildung der Venae subcutaneae abdominis (schematisierte Dorsalansicht).

A, das Gebiet, aus dem die V. epigastrica superficialis cranialis (1) das Blut abführt, ist beim Kalb und bei der Färse von dem der V. epigastrica superficialis caudalis getrennt. Die Klappen der kranialen Vene leiten das Blut kranial ab und die Klappen der kaudalen Vene leiten es kaudal ab. B, während der Trächtigkeit wird die durchgehende V. subcutanea abdominis gebildet. Der vermehrte Blutdurchfluß in dem sich vergrößernden Euter verursacht eine Ausweitung der Venen, deren Klappen insuffizient werden. Die beiden Abflußgebiete vereinigen sich, und dadurch kann das Blut in beide Richtungen abfließen.

und ihre Zuflüsse erweitern sich so weit, daß ihre Klappen zusammenbrechen und eine Verbindung zu den kranial gelegenen Gefäßen, über die frühere „Wasserscheide" hinweg, hergestellt wird.

Die V. subcutanea abdominis des erwachsenen Tieres besitzt manchmal zusätzliche oder alternative Verbindungen mit den tiefer gelegenen Venen an verschiedenen Stellen. Gelegentlich läuft sie nach vorn weiter, um sich erst mit der V. thoracica superficialis zu vereinigen und kann dann bis in die Achselgegend verfolgt werden. Die Durchtrittsstelle durch die Körperwand (das „Milchnäpfchen"), zu der sie normalerweise zieht, kann man durch Abtasten leicht auffinden. Man benutzt die Vene oft für die intravenöse Injektion oder für die Blutentnahme.

Schwerer ist es, die Bedeutung der Damm-Euter-Verbindung abzuschätzen. Die Ausrichtung der Klappen im ventralen Abschnitt ist so, daß der Abfluß zum Euter hin erfolgen muß, doch sieht es manchmal so aus, als ob der Dorsalteil das Blut zum Perineum hin ableitet und damit in die Vv. pudendae internae.

Ein reichverzweigter, klappenloser Lymphgefäßplexus durchsetzt die Zitzenwand und das interstitielle Bindegewebe im Parenchym. Die meisten Lymphstämme, die aus diesem Plexus hervorgehen, liegen oberflächlich, und da sie ungewöhnlich kräftig sind, kann man sie durch die Haut hindurch wahrnehmen. Sie unterscheiden sich von den Unterhaut-Venen durch ihren kaudodorsalen Verlauf, der sie zu den Euterlymphknoten führt, die kaudal über und seitlich an den Schenkelvierteln liegen. Diese Lymphknoten kann man am lebenden Tier durch in die Tiefe gerichtetes Abtasten von hinten zwischen Euter und Oberschenkeln feststellen (Abb. 31-4/4 und 31-9/1).

Ausbildung und Anzahl dieser Knoten zeigen eine beträchtliche Variationsbreite. In den meisten Fällen handelt es sich um zwei Knoten auf jeder Seite: einer ist groß (ca. 8 cm), nierenförmig und oberflächlich gelegen; der andere ist kleiner, ovoid und weiter in der Tiefe gelegen. Die oberflächlichen Lymphgefäße ziehen weitgehend zum seitlichen Lymphknoten, während die tieferen zu den kleineren medialen gehen.

Es ist jedoch unwahrscheinlich, daß die Verteilung immer genau so erfolgt; ein Teil der Lmyphe scheint nacheinander durch zwei oder mehr Lymphknoten zu fließen. Die medial-gelegenen Knoten sammeln normalerweise die Lymphe aus beiden Euterhälften. Ihre efferenten Gefäße – deren Durchmesser 1 cm übersteigen kann – ziehen kranial und treten durch den Leistenkanal in die Bauchhöhle ein. Sie ziehen weiter zum Ln. inguinalis profundus (iliofemoralis), der im Winkel zwischen der A. circumflexa ilium profunda und der A. iliaca externa liegt (Abb. 28-26/7). Dieser Knoten wird auch rektal tastbar, wenn man seine beträchtliche Vergrößerung bemerkt. Dann geht die Lymphe durch einen oder mehrere der Lnn. iliaci mediales, die an der Endaufzweigung der Aorta liegen, ehe sie in den Truncus lumbalis eintritt, der nach vorn zur Cisterna chyli führt. Der Zustrom aus der Milchdrüse macht einen wesentlichen Teil der Lymphe aus, die in diesen Sammelstamm fließt.

Die Euterlymphknoten sammeln die Lymphe auch aus dem Dammgebiet sowie aus den oberflächlichen Strukturen der angrenzenden Oberschenkelteile. Wahrscheinlich umgeht eine Teilmenge der aus dem Euter abfließenden Lymphe diese Knoten und fließt direkt zum Ln. inguinalis profundus. Es ist behauptet worden, daß ein Teil der Euter-Lymphe gelegentlich auch in den Ln. subiliacus in der Kniefalte geleitet wird. Kleine intramammäre Lymphknoten wurden beschrieben, doch sie sind nicht leicht zu finden.

Das Euter erhält eine multiple Innervation von den Lenden- und Kreuznerven. Die Drüsensubstanz und die tieferen Schichten der Zitzenwand werden allein vom N. genitofemoralis bedient, aber der Hautüberzug des Euters wird von drei

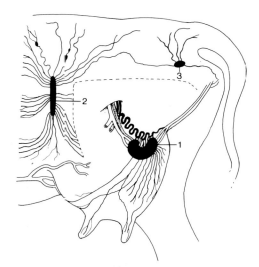

Abb. 31-9 Lymphabfluß aus dem Euter. Die gestrichelte Linie zeigt an, wo die rechte Gliedmaße abgesetzt wurde, um das Euter freizulegen.

1, Ln. mammarius (inguinalis superficialis); 2, Ln. subiliacus; 3, Ln. ischiadicus.

Seiten versorgt. Die Ventraläste der ersten und zweiten Lenden-Nerven ziehen kaudoventral über die Bauchwand und versorgen von dort aus die Haut über dem Kranialbereich der Bauchviertel; der N. genitofemoralis zieht durch den Canalis inguinalis und entsendet oberflächliche Äste an die Haut auf dem mittleren Teil des Euters; die Rami mammarii des N. pudendus steigen am Perineum ab, von wo aus sie die Haut der Kaudalseite des Euters versorgen. Diese diffuse Verteilung kompliziert die Lokalanästhesiemethoden bei größeren chirurgischen Eingriffen am Euter; die Anästhesie für Zitzenoperationen ist zum Glück viel einfacher zu erreichen, weil die Nerven in der Zitzenwand mehr oder weniger vertikal verlaufen.

Der N. genitofemoralis enthält afferente und efferente sympathische Fasern. Erstere versorgen die glatte Muskulatur der Zitzen und der Blutgefäße sowie die Myoepithelien der Drüsenendstücke. Eine Reizung der afferenten Fasern in der Zitzenwand spielt beim neurohumoralen Reflex des „Einschießens der Milch" eine Rolle, der die Freisetzung von Oxytocin bewirkt. Im Gegensatz zu älteren Auffassungen glaubt man neuerdings, daß das Euter auch eine parasympathische Nervenversorgung erhält.

Altersveränderungen und funktionelle Anpassungen

Die Entwicklung der Milchdrüsen setzt bereits beim frühen Embryo ein und hat bei der Geburt ein Stadium erreicht, in dem bereits kurze, aber gut ausgebildete Zitzen, kleine Sinus und die ersten Verzweigungen des Gangsystems vorhanden sind (s. S. 406/07). Der größte Teil des Euters – sofern man davon bei einer so unscheinbaren Struktur schon sprechen kann – besteht aus Fettgewebe. Während der ersten drei Monate post partum hält die Vergrößerung des Euters kaum mit dem allgemeinen Körperwachstum Schritt und beruht ausschließlich auf der Zubildung von Fett.

Danach und mithin lange vor der Pubertät beschleunigt sich die Wachstumsrate. Das Gangsystem und das Drüsengewebe entwickeln sich während der verbleibenden Zeit des ersten Lebensjahres rascher als der Körper als Ganzes, obwohl sich ihr Wachstum allmählich verlangsamt und dann gleichmäßiger abläuft, etwa um den zwölften Monat herum.

Es könnte sein, daß das ungewöhnlich schnelle Wachstum in der praepubertären Phase auf die zyklische Östrogenbildung in den Eierstöcken zurückzuführen ist, weil Schübe von Aktivität stets unmittelbar vor der Ovulation zu beobachten sind, wenn der Östrogenspiegel am höchsten ist. Diese Aktivitätswellen haben ein gut entwickeltes, weit verzweigtes Gangsystem bis zum Eintritt der ersten Trächtigkeit bei der Färse geschaffen. Das Wachstum der Gänge setzt sich bis in die erste Trächtigkeitshälfte fort, während das Wachstum der Drüsenendstücke in der zweiten Hälfte vorherrscht. Während das Parenchym an Masse zunimmt, verringert sich das Fettgewebe und dieser Prozeß dauert bis in die sich anschließende Laktationsperiode an.

Das Wachstum während der Spätphase der Trächtigkeit wird von Prolaktin und vom Wachstumshormon aus der Hypophyse sowie von Östrogen und Progesteron gesteuert. Die höchsten Konzentrationen von Hypophysenhormonen wurden in den letzten Tagen vor der Geburt gemessen.

Die ständige Milchbildung hängt von der Verfügbarkeit von ACTH, TSH und Somatotropin in ausreichender Menge ab. Auch das regelmäßige Melken ist eine unerläßliche Voraussetzung für die fortgesetzte Milchbildung. Der Melkakt sti-

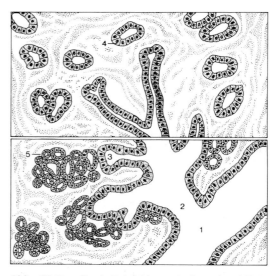

Abb. 31-10 Zwei Entwicklungsstadien des Milchdrüsengewebes. Die Histologie der „trockenstehenden" Kuh wird durch die obenstehende Zeichnung illustriert, die der laktierenden Kuh durch die untere.

1, Ductus lactiferus; 2, kleinerer Milchgang; 3, Ductus interlobularis; 4, inaktive Alveole; 5, aktive Alveole.

muliert die Freisetzung von Prolaktin, ACTH und Oxytocin; demzufolge steigert das häufigere Melken innerhalb bestimmter Grenzen den Milchertrag als eine Folge der Zubildung von Drüsengewebe. Durch die Verabreichung von Somatotropin kann man die Milchproduktion künstlich steigern.

Bei Milchkühen wird die Laktationsperiode durch regelmäßiges Melken, das bereits wenige Tage nach dem Kalben einsetzt, künstlich verlängert. Die meisten dieser Kühe werden bereits sechs Wochen später schon wieder gedeckt und sind daher während des größten Teils der Laktationsperiode trächtig. Das Melken wird etwa zwei Monate vor dem Geburtstermin des nächsten Kalbes ausgesetzt und dann „steht die Kuh trocken". Die danach einsetzende Teil-Involution wird schon bald wieder ausgeglichen und das Euter vergrößert sich erneut kurz bevor das nächste Kalb geboren wird (Abb. 31-10). Somit laktieren Milchkühe, die gleich nach der ersten Besamung aufnehmen, etwa zehn Monate und stehen etwa zwei Monate pro Jahr trocken. Eine Milchleistungskuh produziert im Verlauf einer Laktationsperiode 7000 Liter Milch, eine Menge, die weit über das hinausgeht, was für die Aufzucht eines Kalbes notwendig wäre.

Andauernde Rückbildungsveränderungen beobachtet man bei alternden (senilen) Kühen, bei denen das Bindegewebe mehr und mehr das Drüsenparenchym verdrängt. Ein großer Anteil (nach einigen Untersuchungen bis zu 25%) scheinbar normaler Kühe zeigt eine bindegewebige Induration eines oder mehrerer Viertel nach einer Entzündung des Drüsengewebes (Mastitis).

Das Euter der kleinen Hauswiederkäuer

Das Euter der kleinen Wiederkäuer befindet sich in der Regio inguinalis. Es besteht aus nur zwei Drüsenkomplexen, die äußerlich mehr (Ziege) oder weniger (Schaf) deutlich gegeneinander abgesetzt sind. Die äußere Gestalt variiert beträchtlich. Bei Milchziegen ist das Euter im Verhältnis zur Körpergröße relativ umfangreich, ist breit und konisch; beim Schaf ist es relativ kleiner und halbkugelförmig, obwohl es bei den Rassen etwas ziegenähnlicher aussehen kann, die man für die Käsezubereitung melkt. Auch die Zitzenform ist äußerst variabel; bei Jungtieren sind sie zylindrisch, aber bei älteren Tieren, besonders bei Ziegen mit hoher Milchleistung, werden sie immer konischer und ihre breite Basis geht stufenlos in den Drüsenkörper über. Akzessorische Zitzen treten bei Ziegen nicht selten auf.

Bei der Ziege ist die Euterhaut fein behaart und die Färbung richtet sich nach der allgemeinen Decke. Beim Schaf kann der obere Teil vom Vlies bedeckt sein, während der freie Teil meist nur gering pigmentiert ist und häufig vom Sekret der Drüsen in den Inguinaltaschen verkrustet und beschmutzt wird, die zwischen Euter und Schenkelinnenfläche sitzen.

Struktur, Aufhängeapparat und Gefäßverteilung entsprechen denen des Kuheuters in anatomischer Hinsicht. Bei mehrfach fruchtbar gewesenen Tieren entwickelt sich auch eine Milchvene; sie ist aber viel unauffälliger als beim Rind.

Ausgewählte Literatur

Adams, E. W., and *C. B. Richard:* The antistreptococcic activity of bovine teat canal keratin. Am. J. Vet. Res. 24: 122–135, 1963.

Anderson, R. R.: Development and structure of the mammary gland. Endocrinological control. In: Larson, B. L., and V. R. Smith (eds.): Lactation. Vol. I. The Mammary Gland / Development and Maintenance. New York, Academic Press, 1974.

Baldwin, R. L.: Mammary growth and lactation. In: Cole, H. H., and P. T. Cupps (eds.): Reproduction in Domestic Animals, 2nd ed. New York, Academic Press, 1969.

Becker, R. B., and *P. T. Dix:* Circulatory system of the cow's udder. Fla. Agric. Exp. Sta. Bull. 379: 1–18, 1942.

Brewer, R. L.: Mammary vessel ligation for gangrenous mastitis. JAVMA 143: 44–45, 1963.

Hampl, A.: Die Lymphknoten der Rindermilchdrüse. Anat. Anz. 121: 38–54, 1967.

Heath, T. J., and *R. L. Kerlin:* Lymph drainage from the mammary gland in sheep. J. Anat. 144: 61–70, 1986.

Hickman, J., and *R. Walker:* Mammary gland and teat. In: An Atlas of Veterinary Surgery. Philadelphia. J. B. Lippincott, 1980.

Johansson, I.: Untersuchungen über die Variation in der Euter- und Strichform der Kühe. Z. Tierz. Züchtungsbiol. 70: 223–225, 1957.

Krüger, W.: Welche Bedeutung haben anatomische Euter- und Zitzenmerkmale für die Ausbildung von Euterentzündungen beim Rind? Tierzücht. 6: 57–71, 1954.

Kubicek, J.: Die röntgenologische Darstellung der Zitze des Rindes: Beitrag zur Klinik der Milchabflußstörungen. Tierärztl. Umschau 27: 119–124, 1972.

Lascelles, A. K., A. T. Cowie, P. E. Hartmann, and *M. J. Edwards:* The flow and composition of lymph from the mammary gland of lactating and dry cows. Vet. Sci. 5: 190–201, 1964.

LeRoux, J. M. W., and *H. Wilkens:* Beitrag zur Blutgefäßversorgung des Euters der Kuh. Dtsch. Tierärztl. Wochenschr. 66: 429–435, 1959.

Linzell, L. J.: Valvular incompetence in the venous drainage of the udder. J. Physiol. [Lond.] 153: 481–491, 1960.

Linzell, L. J.: Mammary blood flow and methods of identifying and measuring precursors of milk. In: Larson, B. L., and V. R. Smith (eds.): Lactation. Vol. I. New York, Academic Press, 1974.

McDonald, J. S.: Radiographic method for anatomic study of the teat canal. Observations on 22 lactating dairy cows. Am. J. Vet. Res. 29: 1315–1319, 1968.

Michel, G., and B. Schneider: Histologische und histochemische Untersuchungen zur Innervation der Milchdrüse vom Rind (Bos Taurus L.). Z. Mikrosk. Anat. Forsch. 89: 231–238, 1975.

Mosimann, W.: Zur Anatomie der Rindermilchdrüse und über die Morphologie ihrer sezernierenden Teile. Acta Anat. 8: 347–378, 1949.

Nickerson, S. C., and J. W. Pankey: Cytologic observations of the bovine teat end. Am. J. Vet. Res. 44: 1433–1441, 1983.

Peeters, G.: Milk ejection and synthesis of milk in ruminants. In: Yokoyama, A., H. Mizuno, and H. Nagasawa (eds.): Physiology of the Mammary Gland. Tokyo, Japan Scientific Societies Press, 1978.

Peeters, G., L. Massart, W. Oyaert, and R. Coussens: Volumewijzigingen van de rundertepels. Vlaams Diergeneeskd. Tijdschr. 17: 59–68, 1948.

Shinde, Y.: Role of milking in initiation and maintenance of lactation in the dairy animals. In: Yokoyama, A., H. Mizuno, and H. Nagasawa (eds.): Physiology of the Mammary Gland. Tokyo, Japan Scientific Societies Press, 1978.

Sinha, Y. N., and H. A. Tucker: Mammary development and pituitary prolactine level of heifers from birth through puberty and during the estrous cycle. J. Dairy Sci. 52: 507–512, 1969.

St. Clair, L. E.: The nerve supply to the bovine mammary gland. Am. J. Vet. Res. 3: 10–16, 1942.

Turner, C. W.: The Mammary Gland. I. The Anatomy of the Udder in Cattle and Domestic Animals. Columbia, Missouri, Lucas Bros., 1952.

Weber, A. F.: The bovine mammary gland. Structure and function. JAVMA 170: 1133–1136, 1977.

Ziegler, H.: Zur Hyperthelie and Hypermastie (überzählige Zitzen und Milchdrüsen) beim Rind. Schweiz. Arch. Tierheilkd. 96: 344–350, 1954.

Ziegler, H., and W. Mosimann: Anatomie und Physiologie der Rindermilchdrüse. Berlin, Paul Parey, 1960.

Kapitel 32

Die Schultergliedmaße der Wiederkäuer

Ein großer Teil der Gliedmaßen-Anatomie wird hier einer eher zusammenfassenden Betrachtung unterzogen, weil die meisten Strukturen der proximalen Anteile dem allgemeinen Bauplan entsprechen und nur wenige Abweichungen wirklich auch funktionelle oder klinische Bedeutung erlangen. Die größte Beachtung erfährt der Fußbereich, der häufig als Infektionsort oder als ein Bereich klinischer Eingriffe in Frage kommt. Eine ausgezeichnete Einführung in die klinische Bedeutung der Anatomie der verschiedenen Abschnitte ist die Arbeit von Grennough, MacCallum und Weaver (1981).

Die Schulterregion

Die Schultergürtelmuskeln entspringen an verschiedenen Stellen des Kopfes, des Halses sowie des Stammes und sie ziehen alle konvergierend zu Scapula und Humerus (Abb. 32-1).

Der M. trapezius (/1) entspringt an der dorsalen Mittellinie von Hals und Thorax und inseriert an der Spina scapulae. Seine größere Pars cervicalis liegt im Dorsalteil des Halses oberflächlich. Der dicke Ventralrand der Pars thoracica ist bei mageren Tieren durch die Haut erkennbar.

Der dünne M. brachiocephalicus erstreckt sich über die Seitenfläche des Halses zwischen Arm und Kopf. Seine Kaudalportion (M. cleidobrachialis; /6') entspringt an einem undeutlichen Klavikularstreifen und endet an der Seitenfläche des Humerus (Crista humeri), wobei er den Vorsprung des Schultergelenks abdeckt. Die Ansätze seiner Pars cervicalis teilen sich auf in den zu der Facies nuchalis (M. cleidooccipitalis) des Hinterhaupts und den zum Processus mastoideus (M. cleidomastoideus) ziehenden Teil. Der Ventralrand des M. cleidomastoideus begrenzt die Drosselrinne.

Der M. omotransversarius (/5) erstreckt sich vom Atlasflügel bis zur Schulterfaszie bzw. dem Akromion. Er liegt zum größten Teil unter dem M. cleidooccipitalis, erreicht aber nahe der Schulter eine subkutane Lage, wo er sich dem Ventralrand des M. trapezius anlagert. Er bedeckt den Ln. cervicalis superficialis, den man durch ihn hindurch palpieren kann.

Der M. latissimus dorsi (/2), der einzige oberflächlich gelegene Muskel, der von kaudal an die Gliedmaße herantritt, entspringt aus der Fascia thoracolumbalis. Sein Hauptansatz ist die Tuberositas teres des Humerus.

Der M. pectoralis descendens (/10) ist schmal und kräftig und endet gemeinsam mit dem M. cleidobrachialis am Humerus und an der Fascia brachii. Der M. pectoralis transversus (/11) überspannt die Achselhöhlung und wendet sich dann ventral über die mediale Fläche des Ellbogengelenks, ehe er in der Fascia antebrachii endet.

Der M. pectoralis ascendens entspringt vom Brustbein und der benachbarten Tunica flava und steigt an der Medialfläche des Armes auf, um an beiden Tubercula des Humerus zu inserieren. Er sendet einen Streifen an die Kranialfläche des M. supraspinatus. Der M. subclavius, der beim Pferd so auffällig ausgebildet ist, ist rudimentär.

Der M. rhomboideus liegt unter dem M. trapezius und unter dem Proximalende der Scapula. Er entspringt vom Funiculus nuchae des Nackenbandes und befestigt sich an der Medialfläche des Schulterblattknorpels. Dieser Muskel stellt die Masse des Höckers bei Rindern, die von Zebus abstammen, bei denen dieses Gebilde beträchtlich in Größe, Lage (cervicothorakal oder thorakal) und Aussehen variiert, je nach Rasse und Vererbung; bei einigen Buckelrindern besteht es nur aus einer Verdickung des fleischigen Muskelanteils, bei anderen auch noch aus einer wechselnden Menge von Fettgewebe.

Der großflächige, fächerförmige M. serratus ventralis ist der Hauptträger des Rumpfes. Seine Pars cervicalis entspringt von den kaudalen Halswirbeln und setzt an der Medialfläche des Schulterblatts nahe dem Angulus cranialis an. Die Pars thoracica kommt vom ventrolateralen Bereich des Brustkorbes und endet näher zum Angulus caudalis scapulae. Diese Portion enthält zahlreiche sehnige Einlagerungen und wird von einer

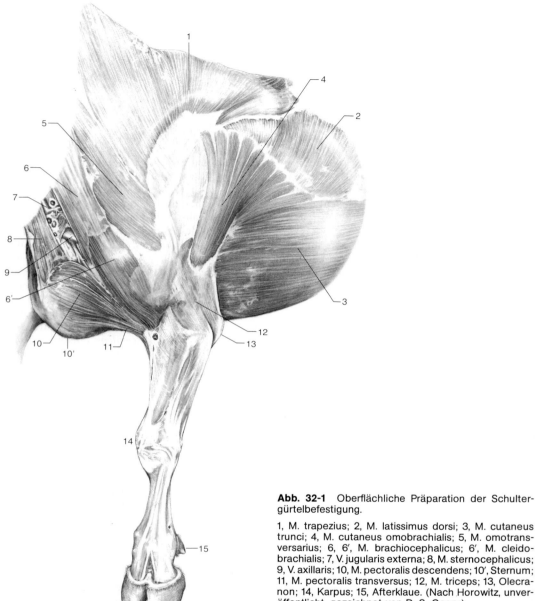

Abb. 32-1 Oberflächliche Präparation der Schultergürtelbefestigung.

1, M. trapezius; 2, M. latissimus dorsi; 3, M. cutaneus trunci; 4, M. cutaneus omobrachialis; 5, M. omotransversarius; 6, 6', M. brachiocephalicus; 6', M. cleidobrachialis; 7, V. jugularis externa; 8, M. sternocephalicus; 9, V. axillaris; 10, M. pectoralis descendens; 10', Sternum; 11, M. pectoralis transversus; 12, M. triceps; 13, Olecranon; 14, Karpus; 15, Afterklaue. (Nach Horowitz, unveröffentlicht, gezeichnet von D. S. Geary.)

glänzenden Aponeurose bedeckt, wodurch die passive Tragefunktion ermöglicht wird.

Scapula, Humerus und die mit ihnen verbundenen Muskeln werden in die Hautdecke des Brustkorbes einbezogen. Normalerweise passen sie sich der seitlichen Brustwand glatt an; lediglich am Kaudalrand des M. triceps brachii entsteht eine kleine Einziehung. Einige Rinder jedoch (insbesondere die Jerseys) haben beim Stehen Schultern und Ellbogen abduziert, wodurch der Humerus von der Rippenwand absteht. Dieser Haltungsfehler, der auf einer erblichen Schwäche bestimmter Schultergürtelmuskeln zu beruhen scheint, sieht eigenartig aus, ist aber ohne Nachteile für die Tiere. Die Lage und der Neigungswinkel der *Scapula* läßt sich durch Palpation ihrer kranialen und kaudalen Winkel bzw. der Schulterblattgräte bestimmen. Der Dorsalrand wird von einer breiten, halbkreisförmigen Knorpelplatte bedeckt, die den Dornfortsätzen des zweiten bis sechsten Brustwirbels aufliegt und die man bei mageren Tieren abtasten kann. Das Ventralende des Knochens (und damit das Schultergelenk) liegt der Mitte der ersten beiden Rippen seitlich an (Abb. 26-1). Die Spina scapulae ist hoch und endet ventral in einem Akromion; sie verläuft nahe dem Margo cranialis und teilt damit zwei ungleich große Fossae supraspinata bzw. infraspinata ab. Der *Humerus* ist kräftig, vor allem an seinem Proximalende, wo sich das massive Tuberculum majus beträchtlich über das Caput humeri erhebt und bis zur Kranialfläche reicht, wo es die Schulterbeule (Bug) bildet. Die Tuberositas deltoidea befindet sich etwa 12 cm weiter distal und da sie tastbar ist, kennzeichnet sie den Kranialrand des Knochens. Das Schultergelenk ist ein Kugelgelenk, beschränkt seine Bewegungen im Wesentlichen aber auf Beugung und Streckung. Die Gelenkkapsel ist relativ geräumig, obwohl sie von allen Seiten von Muskeln umgeben ist. Man kann am Kranialrand der Sehne des M. infraspinatus in sie einstechen (Injektion, Punktierung), etwas proximal vom Tuberculum majus, dessen Größe man einkalkulieren muß.

Der *M. supraspinatus* füllt die schmale Fossa supraspinata aus und überragt dabei das Schulterblatt beträchtlich nach vorn (Abb. 32-2/2). Seine sehnigen Ansätze, die sich auf die Kranialabschnitte des Tuberculum majus und minus aufteilen, umfassen die Ursprungssehne des Biceps bogenförmig.

Der stark sehnige *M. infraspinatus* hat zwei Ansätze am Humerus, einen fleischigen kaudal am Tuberculum majus und einen längeren auf der Lateralfläche zwischen dem Tuberculum und der Tuberositas deltoidea. Letzterer hat die Form einer kräftigen, platten Sehne, die von einem großen Schleimbeutel geschützt wird, wo sie über einen abgerundeten Vorsprung auf dem Kaudalteil des Tuberculum majus hinwegzieht.

Der *M. deltoideus* hat einen zweifachen Ursprung vom Kaudalrand und von der Grube des Schulterblatts, der letztere mit einer Aponeurose, die mit der Oberfläche (Epimysium) des M. infraspinatus verschmilzt (/3, 3′). Er setzt an der Tuberositas deltoidea an.

Der *M. subscapularis* entspringt von der Medialfläche der Scapula und endet am Tuberculum minus. Er setzt sich aus mehreren Parallelbün-

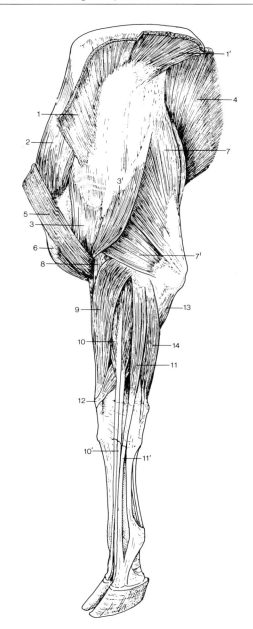

Abb. 32-2 Muskeln der Vordergliedmaße; Lateralansicht.

1, 1′, M. trapezius; 2, M. supraspinatus; 3, 3′, M. deltoideus; 4, M. latissimus dorsi; 5, M. brachiocephalicus; 6, M. biceps; 7, 7′, Caput longum und Caput laterale des M. triceps brachii; 8, M. brachialis; 9, M. extensor carpi radialis; 10, M. extensor digitalis communis; 10′, Sehne seines lateralen Bauches; 11, 11′, M. extensor digitalis lateralis; 12, M. abductor pollicis (extensor carpi obliquus); 13, Caput ulnare des M. flexor digitalis profundus; 14, M. extensor carpi ulnaris (ulnaris lateralis).

deln zusammen und ist in seinem Zentralteil von einer kräftigen Aponeurose überzogen, die auch den Hauptanteil an seiner Ansatzsehne hat.

Der *M. teres major* entspringt an der Scapula nahe dem Angulus caudalis und inseriert an der Tuberositas teres des Humerus.

Der M. teres minor und der M. coracobrachialis bieten keine erwähnenswerten Besonderheiten.

Das Ellbogengelenk und die Armmuskeln

Das Ellbogengelenk liegt in Höhe der Ventralenden der vierten und fünften Rippe und besitzt keine besonderen Merkmale. Der Ellbogenhöcker, die medialen und lateralen Epikondylen des Humerus und die kräftigen Kollateralbänder lassen sich alle leicht palpieren. Die Gelenkkapsel kann man von lateral punktieren zwischen dem Kaudalrand des Epicondylus humeri und dem Kranialrand des Olecranon – Strukturen, die man durch tiefgehende Palpation wahrnehmen kann. Eine an dieser Stelle eingestochene Nadel trifft in eine Aussackung des Gelenksacks, die in der geräumigen Fossa olecrani liegt.

Der *M. biceps brachii* (Abb. 32-3/2) entspringt am Tuberculum supraglenoidale des Schulterblatts mit einer kräftigen Ursprungssehne. Diese läuft durch den Sulcus intertubercularis und von dort weiter entlang der Kranialfläche des Humerus, um am Proximalende des Radius sowie am medialen Kollateralband des Ellbogengelenks anzusetzen. Der Muskel wird von einer festen Aponeurose umhüllt, die eine nicht klar abgegrenzte Verbindung (Lacertus fibrosus) zur Faszie auf den Streckmuskeln am Unterarm abspaltet; dadurch wird seine Muskelwirkung auch auf das Karpalgelenk übertragen. Im Schulterbereich verringert eine Bursa intertubercularis die Reibung zwischen der Bizepssehne und dem Sulcus intertubercularis.

Der fleischige *M. brachialis* (/11) hat seinen Ursprung am kaudoproximalen Bereich des Humerus und windet sich um dessen Seitenfläche, überquert die Kranialseite des Ellbogengelenks und endet am Medialrand des Radius distal von der Ansatzstelle des M. biceps.

Der *M. triceps brachii* füllt den Winkel zwischen Scapula und Humerus aus (Abb. 32-2/7, 7'). Das Caput longum entspringt am Kaudalrand der Scapula und die lateralen und medialen Köpfe von den entsprechenden Flächen am Humerus. Alle drei ziehen konvergierend zum Tuber olecrani.

Der M. tensor fasciae antebrachii und der M. anconaeus zeigen keine wesentlichen Besonderheiten.

Unterarm und Karpus

Die Ulna, wenn sie auch vollständig ist, ist ein dünner Knochen, und es ist der massive Radius, der hauptsächlich das Gewicht trägt.

Der *Radius* erscheint von vorn nach hinten über seine gesamte Länge zusammengedrückt und ist an beiden Enden medial und lateral aufgetrieben. Der gesamte Medialrand liegt subkutan (palpierbares Planum cutaneum) und stellt die übliche Trennung zwischen den kranialen Streckern und den kaudalen Beugern dar. Die Ulna ist mit dem Radius verwachsen und daher nur an ihren Enden tastbar – am Olecranon und am Processus styloideus. Letzter liefert die Ansatzstelle für das Lig. collaterale laterale des Karpalgelenks. Bei den meisten Tieren ist der Unterarm mediodistal nach innen gerichtet, bis zum aufgetriebenen Karpus, während der Fuß von dort nach außen gestellt wird, wodurch eine „xbeinige" Stellung entsteht. Obwohl man die geraden Gliedmaßen vorzieht, scheint dieses nach innen gerichtete Vorspringen der Carpi die Funktion der Gliedmaßen nicht zu beeinträchtigen.

Die proximale Reihe der Karpalknochen be-

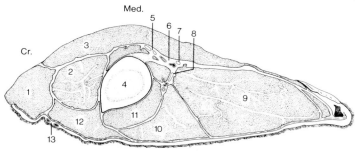

Abb. 32-3 Querschnitt durch die Mitte des linken Oberarms.

1, M. pectoralis descendens; 2, M. biceps; 3, M. pectoralis ascendens; 4, Humerus; 5, N. medianus; 6, A. und V. brachialis; 7, N. ulnaris; 8, N. radialis; 9, 10, Caput longum und Caput laterale des M. triceps; 11, M. brachialis; 12, M. brachiocephalicus; 13, V. cephalica.

steht aus den Ossa carpi radiale, intermedium und ulnare, caudolateral ergänzt durch das Os carpi accessorium (Abb. 2-41). Da das rechteckige Os accessorium nur mit dem Os carpi ulnare artikuliert, liefert seine Ober- bzw. Unterkante einen ungefähren Hinweis auf die Ebene der Articulatio antebrachiocarpea bzw. Articulatio mediocarpea. Die distale Reihe besteht nur aus zwei Knochen – dem aus secundum und tertium verschmolzenen Karpalknochen und dem Os carpale quartum. Obwohl auf allen drei Ebenen eine Beweglichkeit möglich ist, findet sie hauptsächlich zwischen Unterarm und Karpus statt; das Zwischengelenk gestattet eine mäßige Beweglichkeit, das plane Karpometakarpalgelenk dagegen sehr wenig. Andere Bewegungen als Beugung und Streckung werden von den zahlreichen Bändern weitgehend eingeschränkt, von dem die beiden Kollateralbänder die wichtigsten sind. Unebenheiten auf der Palmarseite der Karpalknochen werden abgedeckt und ausgeglichen durch eine kollagenfaserige Verdickung der Gelenkkapsel (Lig. carpi palmare), die gemeinsam mit dem Os carpi accessorium und dem Beugesehnen-Retinaculum den „Karpalkanal" bildet. Der Zug der Muskeln, die am Os accessorium ansetzen, wird durch mehrere kurze Bänder auf den unteren Karpusbereich und den Metacarpus übertragen. Das Stratum fibrosum der Gelenkkapsel verschmilzt dorsal mit der kräftigen Fascia profunda (Extensor-Retinaculum), die die Strecksehnen in ihrer Lage hält. Eine inkonstant auftretende Bursa synovialis zwischen diesem Retinaculum und der Haut vergrößert sich manchmal (Hygrom) und ist dann eine übel aussehende, aber schmerzlose Verunstaltung. Die Kapseln der beiden distalen Gelenke stehen miteinander in Verbindung. Ein Einstich ist von dorsal in den antebrachiokarpalen und in den interkarpalen Gelenkspalt möglich; er ist am leichtesten bei gebeugtem Gelenk auszuführen.

Die Bezeichnungen der Unterarmmuskeln entsprechen in den meisten Fällen ihrer Hauptwirkung, obwohl die den Ellbogen überkreuzenden dort eine unterstützende Wirkung ausüben. Die Strecker (Abb. 32-4/7, 9–11) bestehen, in mediolateraler Folge, aus den Mm. extensor carpi radialis, extensor digitalis communis, extensor digitalis lateralis und extensor carpi ulnaris (M. ulnaris lateralis) sowie dem tiefer gelegenen M. extensor carpi obliquus (abductor pollicis). Sie alle werden vom N. radialis innerviert. Die Beugergruppe umfaßt die Mm. flexor carpi radialis, flexor carpi ulnaris, flexor digitalis superficialis bzw. profundus. Die Innervation der Beugemuskeln kommt vom N. medianus und N. ulnaris.

Der *M. extensor carpi radialis* (Abb. 32-2/9) entspringt über dem Epicondylus lat. humeri und endet an der dorsoproximal gelegenen Beule des Hauptmittelfußknochens. Zwei subtendinöse Schleimbeutel erleichtern seine Bewegungen an der Dorsalseite des Karpalgelenks.

Der *M. extensor digitalis communis* (/10) besteht aus zwei Teilen. Der größere mediale Bauch entspringt vom lateralen Epicondylus des Humerus, zieht über die dorsolaterale Seite des Karpus und endet an der Phalanx 2 der medialen Zehe; man kann ihn als den Extensor digiti tertii proprius auffassen. Der laterale Bauch entspringt in ähnlicher Weise, aber außerdem von Radius und Ulna; seine schmale Sehne (/10') begleitet die des medialen Bauches, mit der sie am Karpus in einer gemeinsamen Sehnenscheide liegt, ehe sie sich in Höhe des Fesselgelenks in zwei Äste aufteilt, die an die Phalanx distalis beider Zehen gehen.

Der *M. extensor digitalis lateralis* (/11) entspringt von Humerus, Radius und Ulna in der Nähe des Lig. collaterale lat. Die Sehne zieht über die Lateralfläche des Karpus in einer Sehnenscheide, begleitet die Sehnen des gemeinsamen Zehenstreckers am Metacarpus und endet an der mittleren Phalanx der lateralen Zehe; es handelt sich um den Extensor digiti quarti proprius.

Der *M. extensor carpi ulnaris* (ulnaris lat., /14)

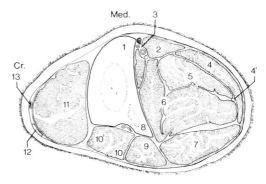

Abb. 32-4 Querschnitt durch die Mitte des linken Unterarms.

1, Radius; 2, M. flexor carpi radialis; 3, A., V. mediana und N. medianus; 4, M. flexor carpi ulnaris; 4', N. ulnaris; 5, M. flexor digitalis superficialis; 6, M. flexor digitalis profundus; 7, M. extensor carpi ulnaris (ulnaris lateralis); 8, Ulna; 9, M. extensor digitalis lateralis; 10, 10', M. extensor digitalis communis; 11, M. extensor carpi radialis; 12, Ram. superficialis des N. radialis; 13, V. cephalica.

verkehrt zwischen dem Epicondylus lat. humeri und dem Os carpi accessorium. Obwohl er aufgrund seiner Innervation zu den Karpalstreckern gehört, zeigt sein Ansatz, daß er dieses Gelenk nur beugen kann.

Der flache *M. abductor pollicus long.* (extensor carpi obliquus, /12), der letzte und schwächste der Streckermuskeln, entspringt seitlich von Radius und Ulna, zieht schräg über die Sehne des M. extensor carpi radialis (in einer Sehnenscheide) und endet medioproximal am Hauptmittelfußknochen.

Der *M. flexor carpi radialis* (Abb. 32-4/2) entspringt vom Condylus medialis humeri und läuft kaudal entlang der medialen Seite des Radius, bis er an der proximopalmaren Fläche der verschmolzenen Metacarpalia endet. Seine kurze Sehne, die von einer Sehnenscheide umhüllt wird, überquert die kaudomediale Seite des Karpus, wo sie von dem Beuger-Retinaculum in ihrer Lage gehalten wird.

Der *M. flexor carpi ulnaris*, als platter Muskel kaudomedial am Unterarm gelegen (/4), entspringt vom medialen Bandhöcker des Humerus und von der Ulna. Er inseriert am Os carpi accessorium.

Der *M. flexor digitalis superficialis* entspringt ebenfalls vom Epicondylus medialis und teilt sich kurz darauf in zwei Muskelbäuche. Die Sehne des tiefen Bauches zieht unter dem Bogenband („Karpalkanal") des Karpus hindurch, während die des oberflächlichen Bauches außerhalb des Retinaculum flexorum bleibt. Beide Sehnen werden in dieserm Bereich durch eine längliche Bursa subtendinosa gleitfähig gehalten. Obwohl die Sehnen in halber Höhe des Mittelfußes miteinander verschmelzen, spalten sie sich im Fesselbereich wieder auf, wo ihre Äste gemeinsam mit denen des M. interosseus Sehnenmanschetten um die Äste der tiefen Beugesehne ausbilden. Sie enden jeweils an der mittleren Phalanx der zugehörigen Zehe.

Die drei Köpfe des *M. flexor digitalis profundus* (/6) haben ihren Ursprung jeweils an Humerus, Radius und Ulna. Sie bilden eine kräftige gemeinsame Sehne aus, die unter dem Bogenband des Karpus durchzieht, wo sie über einen länglichen subtendinösen Schleimbeutel gleitet. Am Metakarpus liegt die Sehne unter der oberflächlichen Beugesehne und teilt sich wie diese in zwei Äste auf, für jede Zehe einen. Sie inserieren hauptsächlich an den distalen Phalangen, haben aber auch elastische Verbindungen zu den mittleren Phalangen.

Die Ansätze der Beugesehnen und die zu ihnen gehörenden Bänder und Sehnenscheiden werden im nächsten Abschnitt eingehend beschrieben.

Der distale Teil der Gliedmaße

Der distale Gliedmaßenabschnitt wird generell als der Fuß bezeichnet, die Digiti als die Zehen. Der Fuß (in diesem weiteren Sinne) besteht aus dem verdickten unteren Ende des Metacarpus, aus den beiden Hauptzehen und den Afterklauen. Die Zehen sind von der allgemeinen Decke der Haut überzogen, die bis zum Kronrand reicht, so daß allein die Klauen durch den Zwischenzehenspalt getrennt erscheinen. Die Afterklauen stehen am Fesselgelenk nach hinten ab und haben normalerweise keinen Kontakt zum Boden.

Beim Schaf enthält der Zwischenklauenspalt ein (ca. 2 bis 4 cm) langes, blind endendes Säckchen (Sinus interdigitalis), das sich auf der Dorsalhaut etwas über dem Klauenrand öffnet. Das Sekret der apokrinen Drüsen in der Wand des Zwischenklauensäckchens wird zur Fährtenmarkierung im Lebensbereich benutzt.

Das Fußskelett und seine Gelenke

Das Skelett ist auf die Knochen der Hauptzehen (III und IV) reduziert, ergänzt durch Rudimente der flankierenden Strahlen II und V (Abb. 32-5). Obwohl die Hauptmittelfußknochen zu einem einheitlichen Röhr- oder „Kanonenbein" verschmolzen sind, teilt sich dieses am unteren Ende in getrennte Gelenkwalzen für das proximale Phalangenpaar auf. Alle distal folgenden Knochen sind doppelt angelegt. Rudimentäre Strukturen sind der kurze, stabförmige fünfte Metakarpalknochen, der mit dem oberen Ende des Kanonenbeins artikuliert (Abb. 2-41) und Phalangenreste, die isoliert in den Afterklauen zu finden sind.

Das Röhrbein ist dorsopalmar komprimiert und an beiden Enden seitlich aufgetrieben. Es ist kürzer und platter als der entsprechende Knochen der Beckengliedmaße. Eine axiale Rinne auf der Dorsalseite (die an beiden Enden ein Gefäßloch zeigt) sowie ein unvollständiges Innenseptum (das auf Röntgenbildern sichtbar wird) bestätigen die zusammengesetzte Herkunft dieses Knochens (Abb. 32-10/B,4). Die proximalen Phalan-

Die Schultergliedmaße der Wiederkäuer 763

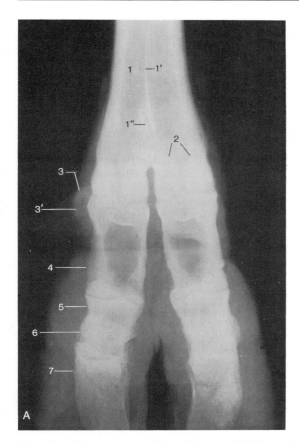
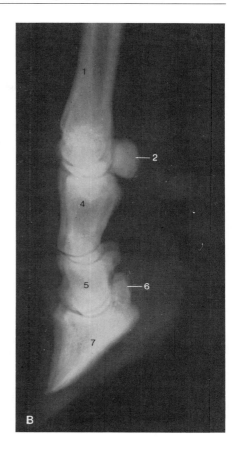

Abb. 32-5 Dorsopalmares (A) und laterales (B) Röntgenbild.

1, Hauptmittelfußknochen; 1', Septum medianum; 1", Canalis metacarpalis distalis; 2, proximale Sesambeine; 3, Afterklaue; 3', rudimentäre Phalanx in der Afterklaue; 4, Phalanx proximalis; 5, Phalanx media; 6, Os sesamoideum distale; 7, Phalanx distalis.

gen ähneln in etwa den gestauchten mittleren, sind aber fast doppelt so lang. Beide besitzen vorspringende proximopalmare Tubercula, wobei die Phalanx proximalis zwei, die Phalanx media nur ein abaxiales trägt. Jede hat eine distale Gelenkfläche mit einer Sagittalfurche, mit der sie sich der zweigeteilten Gelenkfläche des mit ihr verbundenen Knochens anpaßt. Die Phalanx distalis nimmt die Gestalt der Klaue an, in der sie liegt und besitzt je eine Facies articularis, axialis, abaxialis und solearis (Abb. 32-6). Der Processus extensorius ist der höchste Punkt, von dem ein Kamm zur Knochenspitze läuft, der die axiale von der abaxialen Fläche trennt. Diese Flächen werden kaudal durch eine kräftige querstehende Beule getrennt (/4), an der sich die tiefe Beugesehne befestigt. Mit Ausnahme der Gelenkfläche zeigt die Außenseite des Knochens zahlreiche

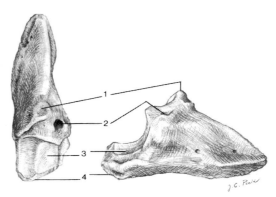

Abb. 32-6 Die Phalanx distalis von dorsal (links) und ihre Axialfläche (rechts).

1, Processus extensorius; 2, Foramen axiale für die Hauptversorgungsarterie der Klaue; 3, Facies articularis; 4, Tuberculum flexorium. (Nach Horowitz, unveröffentlicht.)

Gefäßlöcher, von denen die auf der axialen Seite des Processus extensorius und am palmaren Ende der abaxialen Fläche am auffälligsten sind. (Die proximalen und distalen Sesambeine werden zusammen mit der Gelenkbeschreibung besprochen.)

Wie beim Pferd bezeichnet man die Gelenke, die Metakarpal- und Zehenknochen miteinander verbinden, als Fesselgelenk, Krongelenk und Huf- bzw. abweichend als Klauengelenk. Das

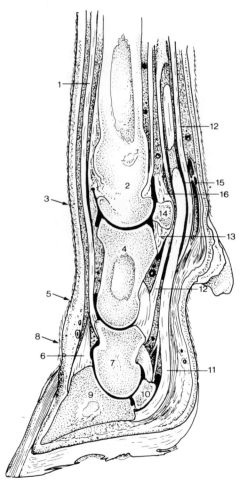

Abb. 32-7 Sagittalschnitt durch den Fuß; er trifft die laterale Zehe.

1, M. extensor digitalis lateralis; 2, Hauptmittelfußknochen; 3, Fesselgelenk; 4, Phalanx proximalis; 5, Krongelenk; 6, M. extensor digitalis communis; 7, Phalanx media; 8, Klauengelenk; 9, Phalanx distalis; 10, Os sesamoideum distale; 11, M. flexor digitalis profundus; 12, M. flexor digitalis superficialis; 13, Ligamentum sesamoideum distale; 14, Os sesamoideum proximale; 15, digitale Beugesehnenscheide; 16, M. interosseus.

Fesselgelenk, das erste doppelt auftretende Gelenk an der Gliedmaße, ist etwas überstreckt, wenn das Tier ruhig steht (Abb. 32-7/3). Seine Bewegungen beschränken sich auf Beugung und Streckung infolge kongruent mit Kämmen und Rinnen ausgestatteter Gelenkflächen und kräftiger Seitenbänder. Die axialen (interdigitalen) Kollateralbänder beider Gelenke haben einen gemeinsamen Ursprung in der Incisura intertrochlearis des Hauptmittelfußknochens (Abb. 32-5). Die distalen Gelenkflächen werden an ihrer Palmarseite ergänzt durch eine Reihe von vier (proximalen) Sesambeinen, die in eine durchgehende Bandbrücke aus Faserknorpel eingelagert und mit dem M. interosseus verbunden sind. Diese Gleichbeine, die nur mit den Metakarpalknochen artikulieren, werden zusätzlich durch kollaterale und distale Sesambeinbänder gesichert. Die Ligg. sesamoidea collateralia verbinden jedes der abaxialen Sesambeine mit dem Metacarpale und der Phalanx proximalis. Die Bänder, die von der Distalfläche entspringen, ziehen an vorspringede Höcker auf der proximopalmaren Seite der angrenzenden Phalangen, wobei sie sich überkreuzen (Ligg. sesamoidea cruciata); das axiale Paar überkreuzt sich im Spatium interdigitale (Ligg. phalangosesamoidea interdigitales, Abb. 32-8/10). Verbindungen zwischen den paarigen Gelenkkapseln gestatten Infektionen oder injizierten Flüssigkeiten von einem Gelenk ins andere zu gelangen. Da die Gelenke sehr beweglich sind, haben sie weite Gelenkkapseln, jede bildet proximal eine dorsale Aussackung zwischen dem Röhrbein und den Strecksehnen sowie eine palmare Aussackung zwischen dem Knochen und dem M. interosseus (Abb. 32-10/9, 9'). Obwohl man beide punktieren kann, erreicht man die größere palmare leichter, in die man von der Seite her gelangt, etwa 2 oder 3 cm proximal des Gelenkspalts.

Die weniger beweglichen *Krongelenke*, die die proximalen und mittleren Phalangen miteinander verbinden, gestatten ebenfalls nur Beugung und Streckung. Jedes Gelenk wird von einem Paar Kollateralbänder zusammengehalten, von denen das axiale kräftiger ist, vermutlich um einem übermäßigen Spreizen der Zehen unter dem Gewicht des Körpers entgegenzuwirken. Ein zusätzliches Axialband erstreckt sich von der proximalen bis zur distalen Phalanx und überbrückt dabei sowohl das Kron- wie das Klauengelenk; seine Funktion dürfte die gleiche sein. Das Krongelenk wird außerdem von einem Faserknorpel gestützt, der den Palmarrand der Gelenkfläche der Phalanx media erweitert sowie von drei Palmarbändern, die eine Hyperextension verhindern (Abb. 32-11/12). Das am weitesten abaxial gelegene befestigt sich am Kronbeinwulst auf der proximopalmaren Seite des Phalanx media. Die Kapseln der beiden Krongelenke sind getrennt. Sie bilden jede für sich dorsale und palmare Aussackungen auf die Phalanx proximalis, die dorsale soll man von der Seite her punktieren können.

Das *Klauengelenk* ähnelt dem Krongelenk im grundsätzlichen Aufbau (Sattelgelenk) und im Vorhandensein von Kollateralbändern. Es liegt vollständig innerhalb der Klaue, und da die kleinen Dorsal- und Palmar-Aussackungen der Gelenkkapsel nur bis an oder wenig über den Kronsaum reichen, ist die Injektion schwierig auszuführen (Abb. 32-7/8). Die distale Gelenkfläche wird durch das Sesamum ungulae (distales Sesambein) vergrößert, das etwa 2 cm in der Tiefe (abaxial gemessen) des Hornschuhs liegt. Sein anderes Ende liegt über der unteren axialen Wand der Klaue. Dieser Knochen hat Lagebeziehungen vor allem zur mittleren Phalanx und wird durch eine ganze Serie von kollateralen und distalen Bändern in seiner Lage gehalten, die sich an der mittleren bzw. distalen Phalanx befestigen. Sie verhindern die Überstreckung. Die funktionellen Beziehungen zur tiefen Beugesehne werden nachfolgend erwähnt. Ein elastisches Band, das über die axiale Fläche des Gelenks zieht, ähnelt dem Band, das die Kralle der Katze zurückzieht, hat aber keine erkennbar ähnliche Funktion.

Die *interdigitalen Bänder* verhindern das Spreizen der Zehen. Das eine verbindet die Axialflächen der proximalen Phalangen (Abb. 32-8/8). Ein weiteres (/7) überquert den Interdigitalspalt in Höhe der distalen Sesambeine; seine tiefgele-

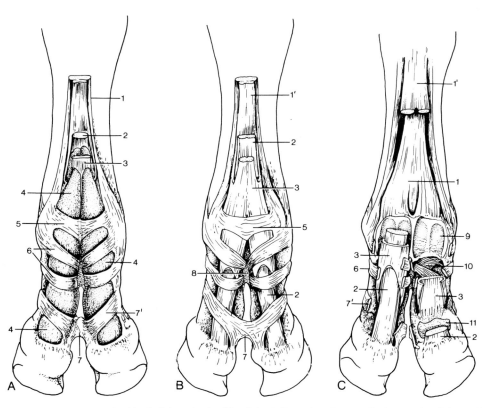

Abb. 32-8 Palmaransicht des Vorderfußes. A, oberflächliche Präparation. B, nach Entfernen der digitalen Beugesehnenscheiden. C, Teile der oberflächlichen und tiefen Beugesehne wurden entfernt.

1, M. interosseus; 1', Halteband vom Interosseus zur oberflächlichen Beugesehne; 2, tiefe Beugesehne; 3, oberflächliche Beugesehne; 4, digitale Beugesehnenscheide; 5, Fesselringband; 6, distale Ringbänder; 7, Lig. interdigitale profundum bzw. 7', superficiale; 8, Lig. interdigitale proximale; 9, Ossa sesamoidea proximales; 10, Lig. sesamoideum cruciatum bzw. phalangosesamoideum interdigitale; 11, Os sesamoideum distale.

genen Fasern, die die axialen Enden dieser Knochen mit den benachbarten Bereichen der Phalangen verbinden, stehen in enger Beziehung zu der Hautbrücke, die die Koronalwülste der Klauen miteinander verbindet. Die oberflächlichen (palmaren) Fasern ziehen schräg über die Palmarseite der tiefen Beugesehnen, um sich an den abaxialen Flächen der Phalanx zwei zu befestigen.

Die Sehnen

Der M. interosseus* bildet auf der Palmarfläche des Hauptmittelfußknochens ein plattes Sehnengebilde, das für die Abstützung des Fesselgelenks von großer Bedeutung ist. Der Muskel ist beim Jungtier noch fleischig, wird aber mit zunehmender Reife des Tieres immer sehniger und schwerer. Beim erwachsenen Tier stellt er ein kräftiges Sehnenband dar, das von der Kapsel des Karpalgelenks distal zieht (Abb. 32-10/8). In der Mitte des Röhrbeins spaltet es sich in vier Hauptäste auf, die an den proximalen Sesambeinen zu enden scheinen, jedoch durch die distalen Sesambänder eine funktionelle Fortsetzung erfahren, die sich an den proximalen Phalangen befestigen. Diese Anordnung führt zur Bildung einer Art „Schlinge" um das Fesselgelenk von hinten, die gespannt wird, wenn der Fuß belastet und das Gelenk überstreckt wird. Die darin eingelagerten Sesambeine reduzieren die Reibung mit dem vorspringenden Distalende des Metakarpalknochens. Außerdem gibt der Interosseus vier dünnere Äste an die Extensoren ab. Das abaxiale Paar (/8') entspringt aus den abaxialen Hauptästen; jeder Ast windet sich um die abaxiale Fläche der proximalen Phalangen und endet durch Einstrahlen in die zeheneigenen Strecksehnen. Die entsprechenden axialen Streifen entstehen aus der Bifurkation des zentralen Interosseus-Astes; sie ziehen durch das Spatium interdigitale und enden an denselben Strecksehnen wie die abaxialen Äste.

Dadurch bildet jedes Paar der Strecker-Äste einen Ring um die Phalanx proximalis (Abb. 32-9/4, 5). In der Mitte des Metacarpus entläßt der Interosseus außerdem von seiner Palmarfläche ein kräftiges Band (Abb. 32-10/A, 7); es teilt sich, um sich mit den Ästen der oberflächlichen Beugesehne über dem Fesselgelenk zu vereinigen.

Die drei *Strecksehnen* kann man abtasten, wo sie nebeneinander auf der Dorsalfläche des Hauptmittelfußknochens liegen. Die mittlere Sehne (vom lateralen Bauch des gemeinsamen Zehenstreckers) teilt sich am Fesselgelenk in zwei dünne Äste; jeder ist von einer eigenständigen Sehnenscheide umgeben (Abb. 32-9/2') und folgt der Dorsalfläche der Zehen, bis er schließlich am Processus extensorius der Phalanx distalis ansetzt. Die mediale Sehne (vom medialen Bauch) verbreitert sich, wo sie über die dorsale

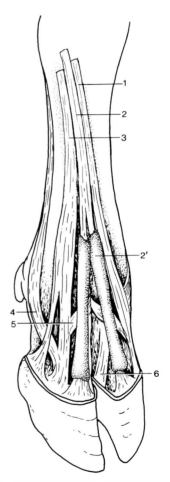

Abb. 32-9 Dorsalansicht des rechten Vorderfußes.

1, Mediale Sehne des gemeinsamen Zehenstreckers zur medialen Zehe; 2, Sehne des gemeinsamen Zehenstreckers; 2', ihre Sehnenscheiden; 3, seitliche Zehenstrecker; 4, 5, abaxiale und axiale Streckeräste des Interosseus zum seitlichen Zehenstrecker; 6, Lig. collaterale axiale commune.

---

* Obwohl es sich morphologisch um eine komplexe Struktur handelt, spricht man von ihm im Singular.

Aussackung des Fesselgelenks hinwegzieht und zusätzlich von einer Bursa subtendinosa unterlagert wird. Diese Sehne nimmt die Strecker-Äste des Interosseus auf, ehe sie am proximalen Ende der mittleren Phalanx inseriert; es gibt eine Sekundärverbindung auch mit der Phalanx distalis. Die laterale Sehne (vom seitlichen Zehenstrecker; /3) teilt sich entsprechend, in Beziehung zur lateralen Zehe, auf.

Die oberflächliche und die tiefe Beugesehne werden vom Hauptmittelfußknochen durch den M. interosseus getrennt (Abb. 32-10). Man kann sie ertasten, wo sie medial vom Os carpi accessorius am Karpus erscheinen, sie lassen sich aber nur in der distalen Hälfte des Röhrbeins als Einzelsehnen dort unterscheiden, wo die tiefe Faszie dünn geworden ist; sie sind schwerer erkennbar als der scharfe Rand des Interosseus, der dem Knochen anliegt. An den Zehen sind die Sehnen nur schwer tastbar.

Die oberflächliche Beugesehne teilt sich über den beiden Fesselgelenken auf (Abb. 32-8/B). Jeder der beiden Äste empfängt einen bandartigen Anteil vom Interosseus, mit dem er in Höhe der proximalen Sesambeine eine Manschette um den entsprechenden Ast des tiefen Beugers bildet. Diese Sesambeine liefern rundum anliegende Gleitflächen, die die kombinierten Beugesehnen abknicken und gleichzeitig durch Ringbänder in Position halten (19, 5). Die palmare Wand der Manschette endet in der Mitte der Phalanx proximalis, wodurch die tiefe Beugesehne freigelegt wird, die nunmehr ihre Lage zur oberflächlichen Sehne umgekehrt hat. Die Dorsalwand der Manschette setzte die oberflächliche Beugesehne fort und endet am proximalen Ende bzw. dem Ergänzungsknorpel der Phalanx media. Zwei schmalere (digitale) Ringbänder halten die Sehne an der Phalanx proximalis. Die tiefe Beugesehne verbreitert sich nach Verlassen der Manschette

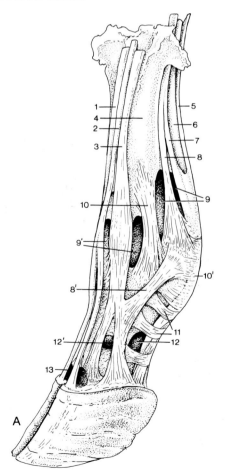

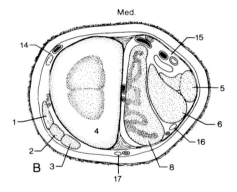

Abb. 32-10 A, linker Vorderfuß, Lateralansicht. B, Querschnitt durch den linken Metakarpus.

1, 2, mediale und laterale Sehne des gemeinsamen Zehenstreckers; 3, seitlicher Zehenstrecker; 4, Hauptmittelfußknochen; 5, oberflächlicher Zehenbeuger; 6, tiefer Zehenbeuger; 7, Verbindungsast vom Interosseus zur oberflächlichen Beugesehne; 8, 8', M. interosseus und sein Verbindungsast zur Strecksehne; 9, 9', palmare und dorsale Aussackungen des Fesselgelenks; 10, 10', Lig. collaterale laterale und Lig. annulare des Fesselgelenks; 11, distale Ringbänder; 12, 12', palmare und dorsale Aussackungen des Krongelenkes; 13, dorsale Aussackung des medialen Klauengelenks; 14, V. digitalis communis dorsalis III und N. radialis superficialis; 15, A. und V. mediana, N. medianus; 16, Ram. palmaris des N. ulnaris; 17, Ram. dorsalis des N. ulnaris. (Nach Horowitz, unveröffentlicht.)

und läuft dabei über die Ansatzstelle der oberflächlichen Beugesehne, die ihr damit eine weitere Gleitfläche liefert. Dann zieht sie über die Palmarfläche des Sesamum ungulae, wo die hier eingeschobene Bursa podotrochlearis die Reibung verringert, um auf breiter Fläche am Kaudalende der Phalanx distalis anzusetzen. Das distale Lig. interdigitale drückt die tiefe Beugesehne an die Phalanx media. Die Befestigungen der oberflächlichen Beugesehne befähigen sie, den Interosseus bei der Verhinderung einer Überstreckung des Fesselgelenks zu unterstützen.

Eine komplexe Sehnenscheide (Zehen-Sehnenscheide; /4) umhüllt die beiden Beugesehnen ab dem distalen Drittel des Metacarpus fast bis zur Oberkante des Sesamum ungulae. Sie gestattet die Verschiebung der beiden Sehnen gegeneinander sowie auf den verschiedenen Gleitkörpern und Ringbändern. Die Sehnenscheiden der medialen und lateralen Sehnenäste sind normalerweise voneinander getrennt, doch gelegentlich kommunizieren sie an den Berührungsstellen. Sie haben keine Verbindung zu den Gelenkkapseln der Zehengelenke und zur Bursa podotrochlearis. Eine infizierte Sehnenscheide kann sich nur an den Stellen erweitern, wo sie ungebunden ist, das heißt, an ihrem Proximalende und zwischen den Ringbändern unterhalb der Fesselgelenke. Die Sehnenscheide kann am Dorsalrand der Beugesehnen von der Seite her punktiert werden, etwa 5 cm proximal der Afterklaue.

Folgende Knochenpunkte kann man am Fesselgelenk ertasten (Abb. 32-5): die dorsalen und die abaxialen Flächen der metakarpalen Gelenkwalzen, die entsprechenden Flächen der proximalen Phalangen, die abaxialen Sesambeine, die abaxialen Bandhöcker der Phalanges proximales und die Lücken zwischen diesen und den benachbarten Sesambeinen, die die Gelenkspalten (gegenüber den Afterklauen) demarkieren. Mit Ausnahme seiner Palmarfläche kann man den größten Teil des Fesselbeins abtasten, aber sein Distalende und der Krongelenksspalt sind nicht zugänglich, obwohl seine Lage durch den Ansatz der platten Strecksehne (3 cm über dem Kronsaum) und durch den vorstehenden abaxialen Bandhöcker der Phalanx media demarkiert ist; der Gelenkspalt selbst liegt ca. 2 cm über dem Kronsaum. Die Äste des gemeinsamen Zehenstreckers lassen sich leichter abtasten als die platten Sehnen der Extensores proprii. Die Beugesehnen bilden eine feste Masse auf der Rückseite der Knochen. Die Afterklauen sind an verdicktem Gewebe der tiefen Faszie befestigt, die hier zwei Bandzüge ausbilden, die bis an die abaxialen Enden der Fußrollen-Sesambeine reichen; diese Bänder werden tastbar, wenn die Afterzehen angehoben sind.

Die Klauen

Die Klauen der Hauptzehen laufen an beiden Enden im Bogen aufeinander zu, berühren sich hinten und gelegentlich auch an den Spitzen (Abb. 32-12). Die laterale Klaue trägt den größeren Gewichtsanteil und ist auch größer als die mediale (das ist nicht immer der Fall am Hinterfuß). Jede Klaue besteht aus Saum, Wand, Sohle und Ballen. Die Grundfläche wird vom Distalrand der Wand, der Sohle und dem Dorsalteil des Ballens gebildet (1, 3, 4'); die am stehenden Tier sichtbaren Teile sind die Seiten der Wand und der Ballen im hinteren Klauenbereich. Der Koronalrand der Klaue ist an der abaxialen Seite

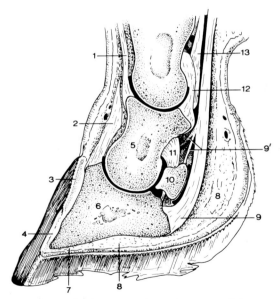

Abb. 32-11 Sagittalschnitt durch die mediale Zehe am Vorderfuß.

1, Sehne des M. extensor digitalis propr. (medialis); 2, gemeinsamer Zehenstrecker; 3, Kronlederhaut; 4, Lederhautblättchen; 5, Phalanx media; 6, Phalanx distalis; 7, Sohlenlederhaut und Sohle; 8, Klauenkissen; 9, tiefe Beugesehne; 9', Faserzüge der tiefen Beugesehne an Kronbein und Fußrolle; 10, Os sesamoideum distale; 11, Lig. collaterale zum distalen Sesambein; 12, Palmarbänder des Krongelenks; 13, oberflächliche Beugesehne.

höher als an der axialen. Die apikalen zwei Drittel der Klauen werden von der Phalanx distalis und der tiefen Beugesehne ausgefüllt; der dahinter liegende Raum wird vom Klauenkissen eingenommen, einem nachgiebigen Polster aus faserreichem Fettgewebe, das sich auch unter den größeren Teil des Klauenbeins schiebt (Abb. 32-11/8).

Der *Saum* stellt einen (ca. 1 cm breiten) Streifen am Koronalrand dar, der sich nach hinten verbreitert, wo er in den Ballen übergeht und mit dem Saum der anderen Klaue verschmilzt. Er ist teilweise von Haaren verdeckt. Seine Konsistenz nimmt eine Mittelstellung ein zwischen der Epidermis der Haut und dem harten Horn der Wand (Abb. 32-13/6).

Die *Wand*, scharfkantig umgebogen, bildet den größten Teil der axialen und der abaxialen Klauenfläche (Abb. 32-12); an der Biegung liegt die vordere Klauenkante, die im Bogen distal zur Zehenspitze bzw. Klauenspitze läuft. Beide Flächen werden kaudal von je einer mehr oder enger ausgeprägten Rinne begrenzt (/5), die vom Koronalrand zur Fußungsfläche läuft; das Horn kaudal beider Rinnen gehört zum Ballen. Die axiale Rinne liegt weiter kranial und stellt eine empfindliche Eintrittspforte dar; eine Infektion kann sich leicht auf das nur wenige Millimeter entfernte Klauengelenk ausdehnen. Die Hornwand trägt vorspringende Kämme, die parallel zum Kronrand verlaufen; sie entstehen durch ungleichmäßige Hornbildung, was auf örtlichen oder generalisierten Störungen beruhen kann. Während der Tragrand normalerweise abaxial in seiner gesamten Länge aufgesetzt wird, ist das auf der axialen Seite nur zur Zehenspitze hin der Fall; wegen seiner leichten Konkavität wird der axiale Tragrand nur auf weicherem Grund voll belastet. Die Hornwand hat keine einheitliche Dicke; sie wird zur Spitze und zum Boden hin kräftiger, vor allem abaxial. Sie besteht aus Hornröhrchen und Zwischenhorn und wird an der breiten, flachen Lederhautkrone gebildet (Dermis bzw. Corium). Die Kron-„Rinne", die innen an der ausgeschuhten Klaue sichtbar wird und die sich der Kronlederhaut anschmiegt, ist daher viel breiter und flacher (tatsächlich nahezu plan) als im Hornschuh des Pferdehufs. Die Hornblättchen sind kurz und niedrig; sie liefern eine schwächere Verbindung zu den Lederhautblättchen, als das beim Pferd der Fall ist. Das mag mit der größeren Tragefläche zusammenhängen, die bei den Wiederkäuern die Sohle und den Ballen einschließt.

Die *Sohle* (/3) ist ein relativ glattes Gebiet, das von dem eingefalteten Teil der Hornwand umschlossen wird und von der es durch die weiche, sogenannte weiße Linie getrennt wird. Diese Linie ist tatsächlich kaum heller als das allgemein unpigmentierte Horn an beiden Seiten; sie ist nur wenige Millimeter breit und entsteht abwechselnd aus den Distalenden der Hornblättchen und dem etwas dunkleren Horn, das an den Endzotten der empfindlichen Lederhautblättchen entsteht. Im Zentrum geht die Sohle ohne sichtbare Grenze in die Ballenspitze über; die Grenze zwischen beiden Anteilen wird von der Ausdehnung des Klauenkissens bestimmt, das nur dem Ballen untergelagert ist (Abb. 32-11/8, 7).

Der *Ballen* bildet die Kaudalseite und einen beträchtlichen Teil der Bodenfläche der Klaue, wo sein Spitzenteil sich in die V-förmige Sohle einpaßt. Er trägt die Hauptlast. Ein großer Anteil von intertubulärem Horn verleiht ihm eine relativ weiche Konsistenz, die aber offenbar von seiner beträchtlichen Dicke ausgeglichen wird. Das Ballenhorn hat die Tendenz abzuschilfern, wenn es sich im Übermaß bildet (wie z. B. bei Tieren, die in der Jauche gestanden haben) und die dabei entstandenen Risse sind Eintrittsstellen für Infektionen, die die Lederhaut und die tiefer gelegenen Gewebe zerstören können (wie bei dem häufig auftretenden Panaritium).

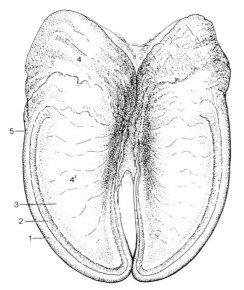

Abb. 32-12 Klauengrundfläche am Vorderfuß.

1, Hornwand; 2, Linea alba; 3, Hornsohle; 4, Hornballen; 4', Dorsalbereich des Ballens; 5, abaxiale Klauenrinne, die die Wand vom Ballen trennt.

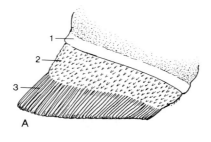
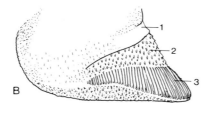
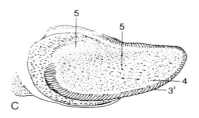

Man kann den Hornschuh eines toten Tieres für die Präparation intakt entfernen und stellt dabei fest, daß er sich als Matritze der Lederhaut, die der darunterliegenden, modifizierten Subkutis aufliegt, in seiner Form vollkommen angepaßt hat. Die Subkutis ist dort am besten ausgebildet, wo sie das Ballenpolster bildet. Die Klauenlederhaut besteht aus mehreren Segmenten, die den angelagerten Teilen der Klaue entsprechen (Abb. 32-13). Das Horn der Wand wird über der Kronlederhaut gebildet (/2) und gleitet über und zwischen den Lederhautblättchen distal, über denen genügend Horn für das Haften gebildet wird. Der Epidermalüberzug der Terminalzöttchen an den Distalenden der Lederhautblättchen (/3′) bildet jenes Horn, das den Raum zwischen dem Hornblättchen ausfüllt, die in der weißen Linie zum Vorschein kommen.

Das Horn in anderen Bereichen der Klaue wächst etwa 5 mm pro Monat von der Lederhaut weg, bei Kälbern sogar etwas schneller. Bei Rindern in Freilandhaltung entspricht die Abnutzung an der Fußungsfläche dem Hornwachstum, und dadurch wird ein Boden-Zehenwinkel von etwa 50° erhalten. Auf weichem Boden wächst das Horn schneller als es abgenutzt wird und die Klauen müssen regelmäßig beschnitten werden, wenn die Klauen nicht mit einem engeren Winkel nach vorn wachsen sollen. Falls das eintritt, wird

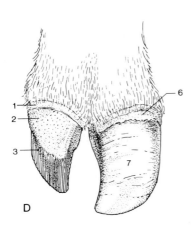

Abb. 32-13 Die Lederhaut, über der der Klauenhornschuh gebildet wird. A, B, C, abaxiale, axiale und soleare Fläche; D, Dorsalfläche von Klauenlederhaut und Hornklaue.

1, Saumlederhaut; 2, Kronlederhaut; 3, Wandlederhaut (Lederhautblättchen); 3′, Terminalzöttchen an den Distalenden der Blättchen; 4, Sohlenlederhaut; 5, Ballenlederhaut; 6, Hornsaum; 7, Klauenhornwand.

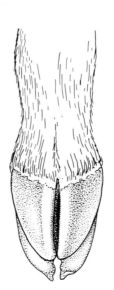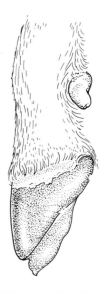

Abb. 32-14 Dorsal- und Lateralansicht der Klauen eines neugeborenen Kalbes; die Schutzhülle aus weichem Horn im Bereich der Bodenfläche trocknet nach der Geburt schnell aus.

das Klauengelenk überstreckt, der tiefe Zehenbeuger gedehnt und jener Teil der Klaue (kaudal) stärker belastet, wo die Beugesehne vor ihrem Ansatz über das Sesamum ungulae zieht. Dieser Zustand verursacht Schmerzen und schließlich Lahmheit. In der späten Foetalperiode wächst sehr weiches Saum- und Ballenhorn über die härter verhornte Klauenwand und -sohle; dieses „Polster" soll Verletzungen der foetalen Hüllen (und der Geburtswege) verhindern (Abb. 32-14). Dieser weiche Überzug trocknet jedoch schnell aus, wenn er der Luft ausgesetzt ist, und damit kommen die härteren Klauenstrukturen zum Vorschein, auf denen das Kalb schon wenige Minuten nach der Geburt stehen kann.

Die Afterklauen, Verkleinerungen der Hauptklauen, bestehen hauptsächlich aus Wand und Ballen; sie haben für die Praxis keine weitere Bedeutung.

Die Blutgefäße und lymphatischen Einrichtungen an der Schultergliedmaße

Die *A. axillaris*, der Hauptversorgungsstamm für die Gliedmaße, wird manchmal zur arteriellen Blutentnahme verwendet; man findet sie bei tiefer Palpation an der Stelle, wo sie sich um die erste Rippe windet. Sie gibt die kräftige A. subscapularis ab (die dem Kaudalrand des Schulterblattes folgt), wo sie das Schultergelenk überquert und wird danach *A. brachialis* genannt (Abb. 32-15/4). Diese steigt an der Medialseite des Oberarms zum Ellbogengelenk ab, begleitet vom N. medianus (Abb. 32-3/6) und kann unmittelbar kranial des Lig. collaterale mediale palpiert werden bzw. hier kann der Puls gefühlt werden. Unterhalb des Ellbogens verschwindet die Stammarterie unter dem M. flexor carpi radialis und nachdem sie die A. interossea communis abgegeben hat, wechselt sie erneut den Namen; sie wird zur *A. mediana*. Diese folgte dem Medialrand des Radius und dem genannten Beugemuskel (Abb. 32-4/3, 2), ehe sie die Sehne des M. flexor digitalis profundus durch das Retinaculum flexorum begleitet. Sie verläuft mit der gleichnamigen Vene und dem N. medianus am Metacarpus, wo sie den Beugesehnen von medial anliegt und von der kräftigen tiefen Faszie bedeckt wird (Abb. 32-10/B,15). In seinem gesamten Verlauf gibt das Stammgefäß zahlreiche Seitenäste ab, die durch Anastomosen eine ausreichende Kollateralversorgung gewährleisten, sollte es verlegt sein. Im Karpalbereich ist die Versorgung besonders reichhaltig (Rete carpi) und mehrere kleinere Arterien, die hier entspringen, nehmen weiter distal an der Versorgung der Zehen teil.

Die A. mediana erlangt eine oberflächliche und damit gefährdete Lage über dem Fesselgelenk, wo sie auf der Palmarseite der Medialäste der Beugesehnen verläuft. Sie wird umbenannt in A. digitalis palmaris communis III, wo sie in das

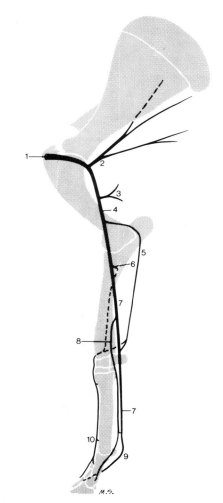

Abb. 32-15 Die Hauptarterien der rechten Schultergliedmaße von medial.

1, A. axillaris; 2, A. subscapularis; 3, A. profunda brachii; 4, A. brachialis; 5, A. collateralis ulnaris; 6, A. interossea communis; 7, A. mediana; 8, A. radialis; 9, A. digitalis palmaris communis III; 10, A. digitalis dorsalis communis III.

Spatium interdigitale eintritt. Bei dünnhäutigen Rindern treten diese Arterie und ihre Begleitvene hier sichtbar unter der Haut hervor und man kann die Arterie hier abtasten, obwohl man normalerweise den Puls nicht fühlen kann (Abb. 32-15/9).

Im Interdigitalspalt gibt die A. digitalis comm. Äste an die Afterklauen und an die Ballen ab; unter dem proximalen Lig. interdigitale entsendet sie auch einen Verbindungsast zu der kleinen A. digitalis comm. dorsalis III, das auf der Dorsalfläche des Röhrbeins in dessen Rinne absteigt. Die gemeinsame Zehenarterie spaltet sich dann in Aa. digitales palmares propriae (axiales) auf, die alle an der Zehe distal verlaufen, unter dem Lig. collaterale comm. axiale hindurchziehen und durch das große Gefäßloch am Processus extensorius in die Phalanx distalis eintreten. Kleinere palmare Zehenarterien, die auf der abaxialen Seite der Zehen zu finden sind, stammen aus den palmar-metakarpalen Fortsetzungen der Aa. interosseae und radialis; sie alle treten am Palmarende der abaxialen Fläche in die Phalanx distalis ein. Die Aa. digitales palmares anastomosieren innerhalb des Klauenbeins und bilden einen Arcus terminalis, von dem zahlreiche Äste zur Klauenlederhaut entsandt werden. Die kleinen *Aa. digitales dorsales* sind von geringer Bedeutung. Notwendigerweise muß man bei Klauenamputationen die Aa. digitales durchschneiden; der Stumpf der A. digitalis palmaris axialis, des größten dieser Gefäße, blutet am stärksten und

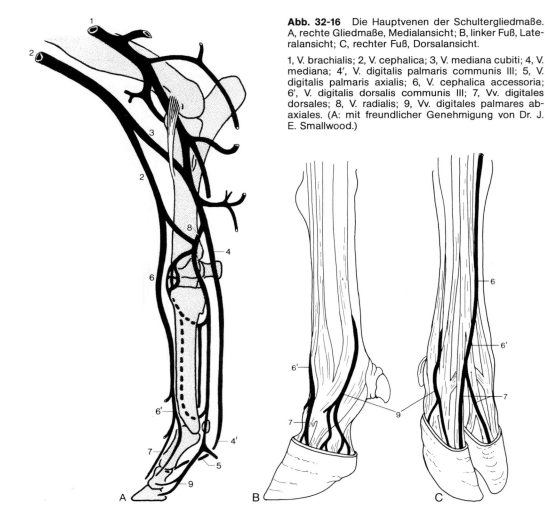

Abb. 32-16 Die Hauptvenen der Schultergliedmaße. A, rechte Gliedmaße, Medialansicht; B, linker Fuß, Lateralansicht; C, rechter Fuß, Dorsalansicht.

1, V. brachialis; 2, V. cephalica; 3, V. mediana cubiti; 4, V. mediana; 4', V. digitalis palmaris communis III; 5, V. digitalis palmaris axialis; 6, V. cephalica accessoria; 6', V. digitalis dorsalis communis III; 7, Vv. digitales dorsales; 8, V. radialis; 9, Vv. digitales palmares abaxiales. (A: mit freundlicher Genehmigung von Dr. J. E. Smallwood.)

muß daher mit einer Ligatur verschlossen werden.

Die *Venen* der Schultergliedmaße bilden ein tiefes System, das die Arterien begleitet, und ein scheinbar unabhängiges oberflächliches System. Beide sind am Ellbogen, am Karpus und am Fuß durch auffällige Anastomosen miteinander verbunden.

Das oberflächliche System besteht aus der V. cephalica und V. cephalica accessoria und deren Zuflüssen aus dem Fußbereich (Abb. 32-16). Die meisten dieser Venen sind tastbar und bilden ein sichtbares Oberflächenmuster vor allem bei jungen, dünnhäutigen Tieren. Die *V. cephalica* (/2) entspringt aus der V. radialis, die an der Medialseite des Karpus außerhalb des Retinaculum flexorum aufsteigt. Sie überquert die Medialseite des Radius (wo die V. cephalica accessoria einmündet) und steigt dann auf dem M. extensor carpi radialis (Abb. 32-4/13) zum Ellbogengelenk auf, wo sie durch die lange V. mediana cubiti mit der V. brachialis verbunden ist. Danach tritt die V. cephalica in die seitliche Brustfurche zwischen M. brachiocephalicus und M. pectoralis descendens ein, bis sie schließlich am Halsansatz in die V. jugularis externa einmündet. Die *V. cephalica accessoria* ist die Fortsetzung der V. digitalis communis dorsalis III (Abb. 32-10/B,14) die mit dem Ram. superficialis der N. radialis auf der Dorsalseite des Hauptmittelfußknochens aufsteigt, nachdem sie das Blut aus dem Dorsalbereich der Zehen empfangen hat; hier besteht eine interdigitale Anastomose zum tiefen Venensystem.

Die größeren oberflächlichen Venen am Fuß kann man für eine retrograde intravenöse Lokalanaesthesie benutzen, nachdem man sie mit einem Schlauch gestaut hat. Die dafür am besten geeigneten Venen zeigen die Abb. 32-16/B und C.

Die *Lymphknoten* der Schultergliedmaße sind der große Ln. axillaris proprius, der der Brustwand kaudal des Schultergelenkes anliegt, sowie einige kleine (akzessorische) Lnn. axillares primae costae, die an der ersten Rippe und dem ersten Interkostalraum liegen. Der Achsellymphknoten erhält Zufluß von den Knochen, Gelenken und Muskeln des proximalen Gliedmaßenbereichs einschließlich der ventralen Schultergürtelmuskeln. Seine efferenten Lymphgefäße ziehen zunächst zu den akzessorischen Knoten und dann entweder zu den Lnn. cervicales profundi caudales oder direkt zu einer der Venen am Brusteingang. Am aufgehängten, längsgespaltenen Tierkörper kann man den Lymphknoten durch einen Einschnitt von medial in der Mitte des ersten Interkostalraums inspizieren. Die dorsalen Schultergürtelmuskeln, die Haut und die oberflächliche Schulterfaszie, Ober- und Unterarm sowie alle distalen Strukturen leiten ihre Lymphe direkt in den Buglymphknoten (Ln. cervicalis supf.) ab, der vor dem Schultergelenk abgetastet werden kann.

Die Nerven der Schultergliedmaße

Die Aufzweigungen des Plexus brachialis

Der Plexus brachialis wird von den letzten drei Halsnerven und den ersten beiden Brustnerven gebildet. Viele seiner Äste haben lediglich örtliche Bedeutung, aber die wenigen Nervenstämme mit einem weitreichenden Verteilungsgebiet erfordern eine ziemlich vollständige Beschreibung, vor allem wegen ihrer klinischen Bedeutung, einschließlich der Verfügbarkeit ihrer Äste für Infiltrations-Anaesthesien bei chirurgischen Eingriffen im Zehenbereich. Der *N. suprascapularis* (C6–7), einer der schwächeren Nerven, schlägt sich um den Kranialrand der Scapula, ehe er in den M. supraspinatus und den M. infraspinatus eintritt (Abb. 32-17/4). Seine Ausschaltung* zeigt am stehenden Tier nur geringe Auswirkungen außer manchmal einer leichten Abduktion des Oberarms. Die Fortbewegung ist viel stärker beeinträchtigt und die Gliedmaße wird mit einem steifen, nach außen schwingenden Schritt vorwärtsgeführt, wobei die Schulter in der Stützphase auffällig abduziert wird („Abblatten"). Bei chronischer Lähmung atrophieren die Grätenmuskeln und die Spina scapulae tritt deutlich hervor.

Der *N. axillaris* (C7–8) versorgt die eigentlichen Beuger des Schultergelenkes (M. deltoideus, teres major und minor) und die Haut kraniolateral am Arm sowie kraniomedial am Proximalteil des Unterarms (N. cutaneus antebrachii cranialis).

Eine Lähmung dieser Nerven hat nur geringen Einfluß auf Stehen oder Laufen.

---

* Die Beschreibungen dieser und anderer Nervenlähmungen beruhen auf experimentellen Untersuchungen. Sie stimmen nicht immer mit klinischen Beobachtungen überein, vermutlich weil Verletzungen durch Unfallgeschehen häufig durch Schäden an anderen Strukturen kompliziert werden und nicht immer mit völliger Durchtrennung des Nerven einhergehen.

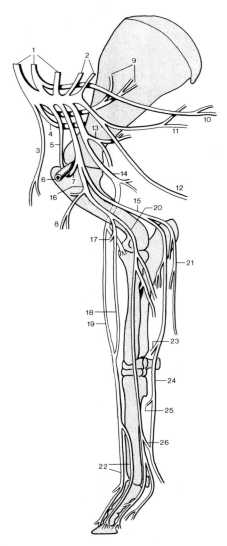

Abb. 32-17 Die Nerven der Schultergliedmaße; Medialansicht.

1, 2, Wurzeln des Plexus brachialis; 3, N. pectoralis cranialis; 4, N. suprascapularis; 5, N. musculocutaneus; 6, N. axillaris; 7, Ansa axillaris (N. musculocutaneus zum N. medianus); 8, Ramus proximalis des N. musculocutaneus; 9, N. subscapularis; 10, N. thoracicus longus; 11, N. thoracodorsalis; 12, N. thoracicus lateralis; 13, N. axillaris; 14, N. radialis; 15, N. ulnaris; 16, N. musculocutaneus im Verbund mit N. medianus; 17, Ramus distalis des N. musculocutaneus; 18, N. cutaneus antebrachii medialis; 19, Ramus superficialis des N. radialis; 20, N. medianus; 21, N. cutaneus antebrachii caudalis; 22, N. digitalis dorsalis communis III und II; 23, Ramus dorsalis des N. ulnaris; 24, Ramus palmaris des N. ulnaris; 25, Ramus profundus des N. ulnaris (an Interosseus); 26, Ramus communicans. (Mit freundlicher Genehmigung von Dr. J. E. Smallwood.)

Der *N. musculocutaneus* (v. a. C6–8) steigt auf der medialen Seite des Oberarms ab. Er vereinigt sich mit dem N. medianus nach Bildung der Ansa axillaris um die A. axillaris und gibt unmittelbar danach einen Ast an die Mm. biceps und coracobrachialis ab (/5, 7, 16). In der Mitte des Oberarms trennt er sich vom N. medianus und entläßt einen Ast an den M. brachialis, ehe er subkutan (N. cutaneus antebrachii medialis) auf dem M. extensor carpi radialis neben der V. cephalica weiterzieht. Danach zieht er medial zur V. cephalica accessoria, ehe er sich mit dem Ram. superficialis des N. radialis (der lateral der Vene verläuft) am Karpus vereinigt. Manchmal zieht er selbständig weiter zum Metacarpus (siehe später). Gemeinsam mit dem N. radialis innerviert er einen ausgedehnten Hautbereich auf der dorsalen und medialen Seite der Gliedmaße. Lähmung der Rami musculares hat auf die Fortbewegung nur geringen Einfluß.

Der größere *N. medianus* (C8–Th2) zieht medial am Oberarm distal, überquert das Ellbogengelenk (wo er vor der A. brachialis tastbar ist; Abb. 32-3/5, 6) und verschwindet dann unter den Beugemuskeln, an die er Äste abgibt. Der stärker reduzierte Nervenstamm begleitet dann der A. mediana, bedeckt vom M. flexor carpi radialis (Abb. 32-4/3) unter das Bogenband des Karpus, ehe er sich in halber Höhe des Metakarpus in mehrere Äste aufteilt, die den größten Teil der Palmarseite des Fußes versorgen; sie werden nachfolgend beschrieben.

Der *N. ulnaris* (C8–Th2) entspringt gemeinsam mit dem N. medianus, trennt sich von diesem aber in der Mitte des Oberarms (Abb. 32-17/15). Nachdem er einen Hautast (N. cutaneus antebrachii caudalis) entlassen hat, zieht er zum Olecranon, wo er zwischen den Ursprüngen der Beugemuskeln in die Tiefe geht. Er gibt Äste an sie ab, ehe er zwischen den kaudal am Unterarm gelegenen Muskeln als vorwiegend sensibler Nerv weiter distal zieht (Abb. 32-4/4′). Er teilt sich dicht über dem Os carpi accessorium auf; sein Ranus palmaris läuft unter dem Retinaculum flexorum hindurch lateral an den Beugesehnen entlang, während der Ram. dorsalis an die Oberfläche gelangt und palpiert werden kann, wo er auf der Seitenfläche des Os carpi accessorium zum Metakarpus absteigt. Beide Äste sind weiter distal zu verfolgen.

Da sich der N. medianus mit dem N. ulnaris in die Versorgung der Beuger des Karpalgelenkes und der Zehengelenke teilt, zeigt die Ausschaltung des einen oder anderen Nerven nur geringe

Auswirkungen auf den Steh- bzw. den Bewegungsvorgang. Selbst wenn beide Nerven durchtrennt werden, sieht man keine sofortige Veränderung im Erscheinungsbild des stehenden Tieres, obwohl sich bald eine Überstreckung des Karpalgelenkes entwickelt. Dagegen beeinträchtigt die doppelte Neurektomie das Laufen, welches zu einem übertriebenen „Enten-Watscheln" wird, bei dem das Karpal- und die Zehengelenke überstreckt sind; dennoch wird der Schritt nicht kürzer und der Fuß behält seine Fähigkeit, belastet zu werden.

Der *N. radialis* (C7–Th1) liegt weiter kaudal am Oberarm. Er verschwindet zwischen den Köpfen des M. triceps (Abb. 32-3/8) in der Tiefe, ehe er sich mit dem M. brachialis um den Humerus windet, um die Kranialfläche des Ellbogengelenkes zu erreichen; auf seinem Verlauf gibt er Muskeläste ab. Der Nervenstamm ist besonders gefährdet, wo er über die scharfe Crista epicondyli lat. des Humerus unter dem Caput laterale des M. triceps zieht. An dieser Stelle teilt er sich in mehrere Äste für die Streckmuskeln von Karpal- und Zehengelenken und in einen Hautast auf (N. cutaneus antebrachii lat.), der die V. cephalica und weiter distal die V. cephalica accessoria begleitet. Dieser recht große oberflächliche Ast verbindet sich mit dem Hautast des N. musculocutaneus, ehe er die dorsomediale Seite des Karpus überquert (Abb. 32-17/19, 18). Seine weitere Aufzweigung auf der Dorsalfläche des Fußes wird später beschrieben. Der N. radialis ist der ausschließliche Versorgungsnerv für die Strecker aller Gelenke distal der Schulter und die Auswirkungen von Verletzungen im Proximalabschnitt seines Verlaufs sind entsprechend schwerwiegend. Das Ellbogengelenk hängt schlaff nach unten und die Gliedmaße erscheint ungewöhnlich lang. Das Tier kann sich nur mit großer Mühe fortbewegen, schleift die Zehen nach und kann die betroffene Gliedmaße nicht belasten. Es ist nicht in der Lage, die Klauensohle auf den Boden aufzusetzen und stützt sich auf die Dorsalfläche des Zehenbereiches. Wenn die Verletzung weiter distal auftritt, lernt das Tier meistens, den Verlust der Karpal- bzw. Zehenstrecker-Funktionen auszugleichen.

Die Innervation des Vorderfußes

Die Nerven, die man jenseits des Karpus verfolgen kann sind der N. medianus, die Rami palmares et dorsales des N. ulnaris und der Ram. superficialis des N. radialis (welcher Anteile vom N. musculocutaneus enthält). Eine Blockade all dieser Nerven (in halber Höhe des Metacarpus) macht die Zehen vollständig empfindungslos.

Der *N. medianus* wird bei seinem Abstieg medial an der Beugesehne von den kräftigen gleichnamigen Blutgefäßen begleitet. Er teilt sich über dem Fesselgelenk in vier Äste auf (Abb. 32-18/1). Der erste Ast (/2) zieht in der Rinne zwischen den Beugesehnen und dem M. interosseus distal und versorgt die palmare und die abaxiale Fläche der medialen Zehe. Die beiden axialen Nerven (/3) ziehen gemeinsam mit A. und V. digitalis palmaris communis III über die Beugesehnen für die mediale Zehe und treten dann in den Zwischenklauenspalt ein, wo sie die axiale Fläche beider Zehen versorgen (Sie können sich vorübergehend auch vereinigen und bilden dann einen kurzen N. digitalis palmaris communis III). Der vierte Ast, ein Ramus communicans (/4), überquert die oberflächliche Beugesehne und vereinigt sich mit dem Ramus palmaris des N. ulnaris, der lateral an den Beugesehnen abgestiegen war.

Dieser *Ram. palmaris des N. ulnaris* (/5) erhält den Verbindungsast des N. medianus, zieht in der Rinne zwischen Beugesehnen und Interosseus distal und versorgt die palmare und die abaxiale Fläche der lateralen Zehe.

Der *Ram. dorsalis des N. ulnaris* (/6) war lateral am Karpus entlanggezogen und von dort weiter in die Rinne zwischen Interosseus und Hauptmittelfußknochen (wo er abgetastet werden kann) zum Fesselgelenk. Er zieht dorsal vom Interosseus über das Fesselgelenk und versorgt den dorsoabaxialen Bereich der lateralen Zehe.

Der *Ram. superficialis des N. radialis* (/7) zieht dorsomedial über den Karpus. Er biegt dann lateral ab, erreicht die Strecksehnen in der Mitte des Metacarpus und liegt dann zwischen diesen und der sie bedeckenden Haut. Der Ramus superficialis und die ihn begleitende V. cephalica accessoria können mühelos palpiert werden, wo sie über die Ränder der Sehnen aufsteigen. Der erste wichtige Zweig, der nahe dieser Stelle abgegeben wird, erhält Fasern vom N. musculocutaneus und kehrt auf die mediale Seite des Fußes zurück, von wo aus er das dorsoabaxiale Gebiet der medialen Zehe versorgt (Der Hautast des N. musculocutaneus zieht manchmal selbständig bis zum Metakarpus, läuft dann parallel zum N. radialis und versorgt die mediale Zehe). Der restliche N. radialis teilt sich am Fesselgelenk und bildet axiale Dorsalnerven für beide Zehen. Sie ver-

776　Kapitel 32

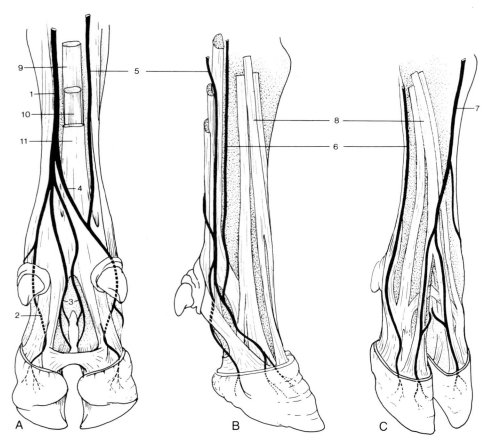

Abb. 32-18 Die wichtigsten Nerven am rechten Vorderfuß von palmar (A) lateral (B) und dorsal (C).

1, N. medianus; 2, N. digitalis abaxialis; 3, Nn. digitales palmares axiales; 4, Ramus communicans, 5, Ramus palmaris des N. ulnaris; 6, Ramus dorsalis des N. ulnaris; 7, Ramus supeficialis des N. radialis; 8, Sehnen der Zehenstrecker; 9, Interosseus; 10, tiefe Beugesehne; 11, oberflächliche Beugesehne.

laufen mit den Sehnen des gemeinsamen Zehenstreckers und nehmen zu den entsprechenden axialen Palmarnerven im Zwischenklauenspalt Verbindung auf.

Zusammenfassend kann man sagen: der N. medianus versorgt den größten Teil der Palmarseite des Fußes, der N. radialis fast die gesamte Dorsalseite und der N. ulnaris den lateralen Rand. Zur allgemeinen Orientierung sollte man sich merken, daß die Palmarnerven auf das Versorgungsgebiet der Dorsalnerven übergreifen und die Medialnerven mehr auf die Bereiche der Lateralnerven.

Wenn man die Nerven blockieren will, die am Metacarpus absteigen, muß man ihren genauen Verlauf beachten und wie tief sie unter der Haut liegen. Eine verläßliche Methode erfordert eine Infiltration an vier Stellen (Abb. 32-10/B): 1. Über dem N. medianus (/15) zwischen dem Medialrand der tiefen Beugesehne und dem Interosseus, genau über der Mitte des Röhrbeins, wo der Nerv von der dichten Fascia profunda bedeckt ist; 2. über dem Ram. palmaris des N. ulnaris (/16), zwischen dem Seitenrand der tiefen Beugesehne und dem Interosseus in gleicher Höhe, wo der Nerv von der selben Faszie bedeckt wird; 3. Punktur der Haut wie beim vorhergehenden Nerv über dem Ram. dorsalis des N. ulnaris (/17), wo er subkutan und tastbar in der Rinne zwischen Interosseus und Hauptmittelfußknochen liegt; und 4. über dem Ram. superficialis des N. medialis (/14) in der Mitte des Röhrbeins, wo er unter der Haut tastbar ist und sich auf die Strecksehnen erhebt. Wegen der offensichtlichen Schwierigkeiten ziehen viele Tierärzte eine weniger ausgeklügelte Methode vor; sie legen mit einem Anaesthetikum um den Metacarpus eine Ringblockade ohne die spezifischen Nervenäste aufzusuchen; andere ziehen die bereits erwähnte intravenöse Methode vor.

Ausgewählte Literatur

Bogan, J. A., and *A. D. Weaver:* Lidocaine concentrations associated with intravenous regional anesthesia of the distal limb of cattle. Am. J. Vet. Res. 39: 1672–1673, 1978.

Bruchmann, W.: Untersuchungen über die Punktionsmöglichkeiten am Schulter-, Ellbogen- und Hüftgelenk des Rindes. Dissertation, Hannover, Tierärztliche Hochschule, 1965.

Eisenmenger, E.: Gelenkspunktionen für Diagnostik und Therapie. Tierärztl. Prax. 2: 401–404, 1974.

Estill, C. T.: Intravenous local analgesia of the bovine lower leg. Vet. Med. [SAC] 72: 1499–1502, 1977.

Fehlings, K.: Intravenöse regionale Anästhesie an der Vena digitalis dorsalis communis III bei Eingriffen an den Vorderzehen des Rindes. Dsch. Tierärztl. Wochenschr. 87: 4–7, 1980.

Fezl, L.: Biometric studies on the ground surface of bovine claws. Zentralbl. Vet. Med. A, 15: 844–860, 1968.

Fezl, L.: Changes in the form of the interdigital space in cattle during locomotion. Zentralbl. Vet. Med. A, 21: 592–602, 1974.

Gogi, S. N., J. M. Nigam, and *A. P. Singh:* Angiographic evaluation of bovine foot abnormalities. Vet. Radiol. 23: 171–174, 1982.

Greenough, P. R., F. J. MacAllum and *A. D. Weaver:* Lameness in Cattle, 2nd ed. Philadelphia, J. B. Lippincott, 1981.

Habel, R. E.: Guide to the Dissection of the Domestic Ruminants, 3rd ed. Ithaca, 1983. [Published by the author.]

Horowitz, A.: The veins of the thoracic limb of the ox. Speculum, 17: 21–30, 1964.

Knight, A. P.: Intravenous regional anesthesia of the bovine foot. Bovine Pract. 1: 11–15, 1981.

Lauwers, H., and *N. R. de Vos:* Systematische en topografische beschrijving van de venen de voor- en achtervoet bij het rund. Vlaams Diergeneeskd. Tijdschr. 36: 81–91, 1967.

Peters, E.: Zur Anatomie der gemeinsamen digitalen Sehnenscheide am Vorder- und Hinterfuß des Rindes. Dissertation, Hannover, Tierärztliche Hochschule, 1965.

Prentice, D. E.: Growth and wear rates of hoof horn in Ayrshire cattle. Res. Vet. Sci. 14: 285–290, 1973.

Prentice, D. E., and *G. Wyn-Jones:* A technique for angiography of the bovine foot. Res. Vet. Sci. 14: 86–89, 1973.

Rebhun, W. C., and *E. G. Pearson:* Clinical management of bovine foot problems. JAVMA 181: 572–577, 1982.

Sack, W. O., and *W. Cottrell:* Puncture of shoulder, elbow and carpal joints in goats and sheep. JAVMA 185: 63–65, 1984.

Schreiber, J.: Die anatomischen Grundlagen der Leitungsanästhesie III. Nerven der Vorderextremität. Wien. Tierärztl. Monatsschr. 43: 273–287, 1956.

Taylor, J. A.: The applied anatomy of the bovine foot. Vet. Rec. 72: 72–1212, 1960.

Toussaint Raven, E.: Determination of weight bearing by tre cow's foot. Tijdschr. Diergeneesk, 96: 1237–1243, 1971.

Vaughan, L. C.: Peripheral nerve injuries: an experimental study in cattle. Vet. Rec. 76: 1293–1300, 1964.

Way, R.: The Bovine Foot. Philadelphia, University of Pennsylvania Press, 1954.

Weaver, A. D.: Intravenous local anesthesia of the lower limb in cattle. JAVMA 160: 55–57, 1972.

Weaver, A. D.: The bovine interdigital space. Vet. Rec. 93: 132, 1973.

West, D. M.: Anatomical considerations of the distal interphalangeal joint of sheep. N. Z. Vet. J. 31: 58–60, 1983.

Wilkens, H.: Zur makroskopischen und mikroskopischen Morphologie der Rinderklaue mit einem Vergleich der Architektur von Klauen- und Hufröhrchen. Zentralbl. Vet. Med. A, 11: 163–200, 1964.

Kapitel 33

Die Beckengliedmaße der Wiederkäuer

Das Erscheinungsbild der Kruppe

Der Kruppenbereich, ganz besonders bei Milchkühen, erscheint abgemagert wegen der deutlich unter der Haut hervortretenden Skelett-Teile des Beckens. Seitlich vom Spatium lumbosacrale kann man das Tuber sacrale abtasten; obwohl es normalerweise die konvexe Crista sacralis media nicht überragt, wäre das der Fall bei einer Ausrenkung des Kreuzdarmbeingelenkes. Es wird mit dem stark vorspringenden Tuber coxae (Hüfthocker) durch die Crista iliaca verbunden und ist selbst nur unvollständig von dem dünn auslaufenden M. glutaeus medius bedeckt (Abb. 33-1). Das dreieckige bzw. dreihöckerige Tuber ischiadicum (Sitzbeinhöcker) springt seitlich vom Anus beträchtlich vor (/6). Es erhebt sich etwa 10 cm über dem Beckenboden, weitgehend über der Vulvaebene. Eine Verbindungslinie vom Tuber coxae zum Tuber ischiadicum zeigt den Neigungswinkel des Beckens gegen die Horizontale an. Ein großer Winkel senkt den Arcus ischiadicus und stellt den Beckeneingang senkrechter; ein kleiner Winkel (abgeflachter Rumpf) führt dazu, daß der Femur vertikal steht, was man als eine Praedisposition für Druckverletzungen im Hüftgelenk ansieht. Die Haut spannt sich über dem Sitzbeinhöcker, wobei der obere Teil deutlich hervortritt, der mit dem tastbaren breiten Beckenband verbunden ist, das vom kaudolateralen Winkel des Kreuzbeins kommt. Weit auseinanderliegende Sitzbeinhöcker lassen das Becken breit erscheinen, was die Geburt erleichtern würde.

Das Hüftgelenk

Die Lage des Hüftgelenkes kann aus dem Aufsuchen des Trochanter major ossis femoris hergeleitet werden, den man durch den M. biceps hindurch palpieren kann. Der Trochanter liegt lateral und etwas kaudal des Gelenks, unterhalb der Verbindungslinie von Hüft- zu Sitzbeinhöcker (Abb. 26-1); wenn er über diese Linie hinausragt, deutet das auf eine Dorsalluxation des Hüftgelenks oder auf eine Schenkelhalsfraktur. Das Acetabulum wird vertieft durch ein faseriges Labrum, das seinem Rand aufgelagert ist; das Caput femoris wird durch ein einziges Band (Lig. capitis) in seiner Lage gehalten, dessen gelegentliche Schwäche (oder gar dessen Fehlen) für Luxationen verantwortlich gemacht wird. Die Gelenkfläche des Femurkopfes erstreckt sich lateral bis auf die halbzylindrische Oberfläche des oberen Halsteils, eine Bestätigung dafür, daß die freie Beweglichkeit dieses ausgeprägten Nußgelenks nur in der Sagittalebene völlig unbehindert ist. Eine gewisse Drehung nach außen begleitet jedoch die Beugung, womit sichergestellt wird, daß das Kniegelenk nicht an die Bauchwand stößt. Man kann in das Hüftgelenk injizieren durch Einstich kranial am Trochanter major bei leichter Neigung medial und kranial; die verborgene Lage des Gelenks macht die erfolgreiche Ausführung schwierig.

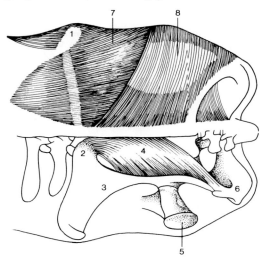

Abb. 33-1 Dorsalansicht der Kruppe; auf der linken Seite wurden die Muskeln entfernt.

1, Tuber coxae; 2, Tuber sacrale; 3, Ileum; 4, Lig. sacrotuberale latum; 5, Trochanter major ossis femoris; 6, Tuber ischiadicum; 7, M. glutaeus medius; 8, M. biceps femoris.

Die Hüftgelenks- und Oberschenkelmuskeln

Die Glutaeus-Muskulatur ist verhältnismäßig schwach entwickelt.

Der *M. glutaeus superficialis* verschmilzt mit dem M. biceps zu einem einheitlichen M. glutaeobiceps (siehe später). Der *M. glutaeus medius,* der viel dünner als beim Pferd ist, entspringt vom Darmbeinflügel sowie dem benachbarten breiten Beckenband und inseriert am Trochanter major (Abb. 33-1/7). Ein tiefergelegener Abschnitt (M. glutaeus accessorius) endet mit einer riemenförmigen Sehne auf der Lateralfläche des Trochanter, wo sie von einer Bursa synovialis trochanterica geschützt wird. Der M. glutaeus profundus zeigt keine auffälligen Besonderheiten.

Das Fehlen von Wirbelköpfen der Mm. semitendinosus und semimembranosus sowie die relativ schwache Ausbildung des M. glutaeus sind für das eckige Aussehen der Kruppe verantwortlich (Abb. 33-2).

Der *M. biceps* bedeckt den kaudolateralen Abschnitt des Oberschenkels. Er hat einen breiten Ursprung am Kreuzbein, am Lig. sacrotuberale latum und an der Ventralseite des Sitzbeinhöckers (der vom Kreuzbein entspringende Teil entspricht dem M. glutaeus superficialis anderer Tierarten). Sein Ansatz ist ebenfalls breitflächig und zwar an der Fascia lata, der Patella, dem seitlichen geraden Kniescheibenband und über die Fascia cruris auch an Tibia und Calcaneus. Der Wirbelkopf, der über den Trochanter major hinwegzieht, wird vom N. glutaeus caudalis innerviert, der Sitzbeinkopf vom N. ischiadicus. Eine große Bursa bicipitis gestattet dem Muskelast, der an das Kniescheibenband geht, über den vorspringenden Epicondylus lateralis des Femur reibungslos hinwegzugleiten. Manchmal entzündet sich dieser Schleimbeutel, besonders bei Rindern, die auf hartem Boden liegen müssen; manchmal kommuniziert er auch mit dem Femorotibialgelenk.

Der *M. semitendinosus* (/5) entspringt ventrolateral vom Tuber ischiadicum und steigt zunächst kaudal und danach medial vom M. biceps gelegen ab. Der *M. semimembranosus* hat seinen Ursprung an der Ventralfläche des Sitzbeines medial vom Semitendinosus. Beide inserieren in ähnlicher Weise wie der Biceps, jedoch auf der medialen Seite der Gliedmaße. Diese Muskelgruppe ist zu unterschiedlichen Funktionen fähig, wirkt aber grundsätzlich durch Streckung von

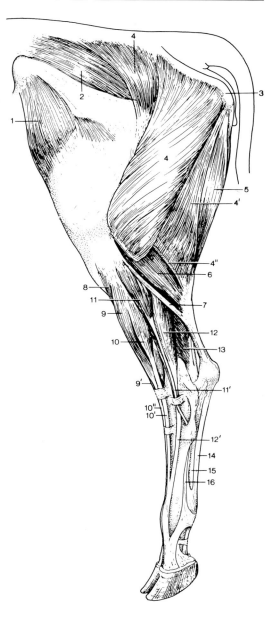

Abb. 33-2 Muskeln der linken Beckengliedmaße; Außenansicht.

1, M. tensor fasciae latae; 2, M. glutaeus medius; 3, Tuber ischiadicum; 4, 4', 4", M. biceps, bei 4" durchgeschnitten; 5, M. semitendinosus; 6, Caput laterale des M. gastrocnemius; 7, rudimentärer M. soleus; 8, M. tibialis cranialis; 9, 9', M. fibularis tertius; 10, 10', 10", M. extensor digitalis longus; 11, 11', M. fibularis longus; 12, 12', M extensor digitalis lateralis; 13, M. flexor digitalis prof.; 14, Sehne des M. flexor digitalis superficialis; 15, Sehne des M. flexor digitalis prof.; 16, M. interosseus.

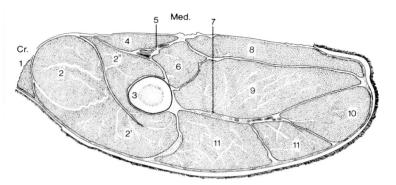

Abb. 33-3 Querschnitt durch den linken Oberschenkel.

1, M. tensor fasciae latae; 2, M. rectus femoris; 2′, 2″, M. vastus lateralis bzw. medialis; 3, Femur; 4, M. sartorius; 5, A. und V. femoralis; 6, M. pectineus bzw. adductor; 7, N. ischiadicus; 8, M. gracilis; 9, M. semimembranosus; 10, M. semitendinosus; 11, M. biceps.

Hüftgelenk, Knie- und Sprunggelenk in der Stützbeinphase der Fortbewegung; sie ist wesentlich am Vorwärtsschub beteiligt.

Der riemenförmige M. sartorius (Abb. 33-3/4) erstreckt sich von der Darmbeinsäule bis zur Medialseite des Kniegelenks. Der ähnlich flache, aber viel breitere *M. gracilis* (/8) entspringt aus dem Tendo symphysialis und endet mit einer Aponeurose, die in die Fascia cruris und an der Tibia ausläuft. Der *M. pectineus* ist groß; er kommt vom Tendo praepubicus und dem Schambein und endet am Femur. Der M. adductor verbindet die Ventralseite des Beckens mit dem Femur. (Die kleine Beckengesellschaft – Mm. obturatores, gemelli, quadratus femoris – ist unbedeutend.)

Der *M. tensor fasciae latae* (Abb. 33-2/1) verläuft distal divergierend vom Tuber coxae in die Faszie lateral auf Quadriceps und Kniegelenk und verbindet sich auch mit dem Kranialrand des Biceps.

Der Tensor bildet die kraniale Begrenzung des Oberschenkels und stößt an den länglichen Ln. subiliacus, den man ein wenig oberhalb der Patella abtasten kann. Der *M. quadriceps femoris* zeigt den üblichen Aufbau und Ursprung; sein Ansatz an der Patella wird durch die geraden Kniescheibenbänder auf die Tibia übertragen.

Das Kniegelenk

Obwohl es dem allgemeinen Bauplan folgt, ähnelt das Kniegelenk des Rindes dem des Pferdes, weil es drei gerade Kniescheibenbänder und eine asymmetrische Trochlea besitzt (Abb. 33-4/B). Es liegt kaudal der Kniefalte, deren Haut die Gliedmaßen mit der Flanke verbindet. Auf seiner Kranialfläche kann man die Patella, die Ligamenta patellae und die Tuberositas tibiae palpieren; zwei tastbare „Grübchen" am Proximalende der Tuberositas, die die drei Bänder unterbrechen, gestatten deren Erkennung. Auf der Lateralfläche des Gelenks sind tastbar der vorspringende Epicondylus des Femur, das Lig. collaterale (und sein Ansatz an der rudimentären Fibula; /A,9) sowie weiter kranial, der gemeinsame Ursprung des M. extensor digitalis longus und des M. fibularis tertius (/5).

Das mittlere gerade Kniescheibenband entspricht dem einheitlichen Band der meisten Tierarten. Das mediale und laterale Band sind Verdichtungen der Retinacula patellae, die die Patella außerdem mit der Tibia verbinden. Wie beim Pferd bilden das mittlere gerade Band, die Kniescheibe, ihr medialer Fibrocartilago und das mediale gerade Band gemeinsam eine Schlaufe, die über das verlängerte Proximalende des medialen Rollkamms (/B,11) der Trochlea femoris hinwegzieht. Obwohl diese Schlaufe mit nur sehr geringem Muskelaufwand dort gehalten wird und die Beugung des Kniegelenks verhindert, ist dieser Mechanismus keinesfalls so wirkungsvoll wie beim Pferd, bei dem der Patellarmechanismus ein- und ausgerastet werden kann. Seitliche Luxationen der Patella von der Trochlea wurden beschrieben, sie sind aber selten.

Die Gelenksäcke der Articulatio femoropatellaris bzw. femorotibialis medialis und lateralis sind gewöhnlich miteinander verbunden; eine Injektion in einen von ihnen wird sich daher auf alle verteilen. Dennoch benutzt man zwei Einstichstellen. Die eine, zwischen dem medialen und mittleren geraden Kniescheibenband etwas proximal der Tibia, führt in den femoropatellaren Gelenkspalt; die andere ist im Sulcus extensorius der Tibia, kranial der gemeinsamen Sehne des M. extensor digitalis longus mit dem M. fibularis tertius und gestattet über die Kapselsehnenscheide den Zugang zum lateralen femorotibialen Gelenksack.

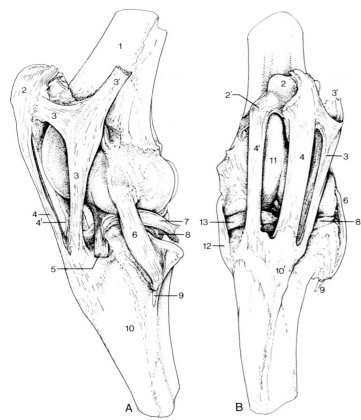
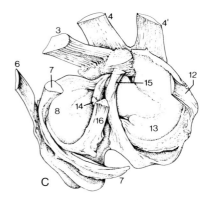

Abb. 33-4 Das linke Kniegelenk des Rindes. A, Lateralansicht; B, Kranialansicht; C, die Menisken und die Bänder, die sich am Proximalende der linken Tibia befestigen.

1, Femur; 2, Patella; 2′, Fibrocartilago patellae; 3, Lig. patellae laterale; 3′, daran der Ansatz der Bicepssehne; 4, Lig. patellae intermedium; 4′, Lig. patellae mediale; 5, gemeinsame Ursprungssehne des M. extensor digitalis longus und fibularis tertius; 6, Lig. collaterale lateralis; 7, Sehne des M. popliteus; 8, Meniscus lateralis; 9, Fibula; 10, Tibia; 10′, Tuberositas tibiae; 11, medialer Rollkamm der Trochlea ossis femoris; 12, Lig. collaterale medialis; 13, Meniscus medialis; 14, Lig. cruciatum craniale; 15, Lig. cruciatum caudale; 16, Lig. meniscofemorale.

Die Knochen von Unterschenkel und Sprunggelenk

Die *Tibia* ist der alleintragende Knochen des Unterschenkels (Crus). Seine mediale Fläche, einschließlich des vorspringenden Malleolus medialis, liegt subcutan; alle anderen Flächen sind von Muskeln bedeckt (Abb. 33-6). Das Distalende des Knochens zeigt zwei Sagittalrinnen, die von einem Kamm getrennt werden (Cochlea tibiae); beide Rinnen werden nach außen vom jeweiligen Malleolus begrenzt. Die *Fibula* ist weitgehend zurückgebildet. Ihr proximales Rudiment, distal spitz auslaufend, ist mit dem Condylus tibialis lateralis verschmolzen und dient dem Lig. collaterale laterale des Femorotibialgelenks zur Anheftung. Das distale Rudiment ist ein selbständiger (und tastbarer) viereckiger Knochen (Malleolus lateralis; Abb. 33-5/2), der mit der Tibia artikuliert und an der Bildung des Sprunggelenks beteiligt ist.

Das Tarsalskelett sollte man im Hinblick auf die Erkennung seiner Proximalteile auf Röntgenbildern und bei der Palpation studieren. Der Tarsus besteht aus folgenden Elementen: in der proximalen Reihe Calcaneus und Talus; die miteinander verschmolzenen Ossa tarsi centrale und tarsale quartum in der mittleren Reihe, sowie die verschmolzenen Ossa tarsalia secundum et tertium und ein kleines eigenständiges Os tarsale primum in der distalen Reihe (Abb. 2-53). Im auffälligen Gegensatz zu dem des Pferdes trägt der *Talus* eine Trochlea an beiden Enden (wie generell bei den Artiodactyla; Abb. 33-5/4′, 4″). Die proximale Gelenkwalze artikuliert mit der Cochlea tibiae und dem Os malleolare; sie bilden das Talocruralgelenk; die distale Trochlea tali artikuliert hinten mit dem Calcaneus und distal mit dem verschmolzenen Os centroquartale, wodurch die Articulatio intertarsea proximalis entsteht. Diese beiden Gelenke gestatten Beugung und Streckung, die Hauptbewegungen des

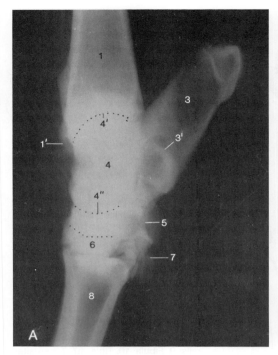 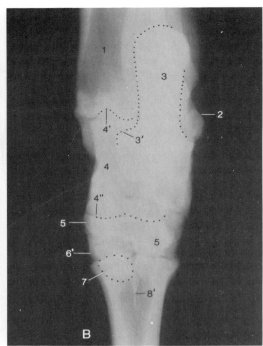

Abb. 33-5 Laterales (A) und dorsoplantares (B) Röntgenbild des Sprunggelenks.

1, Tibia; 1', Malleolus medialis; 2, Malleous lateralis (Distalende der Fibula); 3, Calcaneus; 3', Sustentaculum tali; 4, Talus; 4', 4'', proximale bzw. distale Trochlea tali; 5, verschmolzenes Os tarsi centro-quartale; 6, verschmolzenes Os tarsale secundum et tertium, 5 überlagernd; 6', Os tarsale primum, 6 überlagernd; 7, Sesambein im Interosseus; 8, Metatarsalknochen; 8', sein Septum medianum.

Sprunggelenks; dabei ist das proximale Gelenk stärker beweglich. Der *Calcaneus*, schlanker als der des Pferdes, gelenkt zusätzlich mit dem Malleolus lateralis. Das Tuber calcanei (die Fersenbeule) ist geringgradig verdickt. Das Os centroquartale stellt einen großen Knochen dar, der die gesamte Gelenkbreite überspannt. Sein vom Os tarsale quartum stammender Teil reicht bis in die distale Reihe und gelenkt auch mit dem Os metatarsale. An seiner Medialseite stößt es an die verschmolzenen Tarsalknochen II und III. Das kleine Os tarsale primum liegt auf der Plantarseite des Gelenkes. Die Gelenkflächen der distalen Knochen, die gemeinsam das distale Intertarsalgelenk bzw. das tarsometatarsale Gelenk bilden, sind verhältnismäßig plan und gestatten nur geringfügige Bewegungen. Ein kleines diskusförmiges Sesambein an der Plantarfläche des Hauptmittelfußknochens ist in den proximalen Teil des Interosseus eingelagert (/7).

Nur wenige der vielen Bänder sind für sich allein von Bedeutung. Das Gelenk wird jederseits von einem Kollateralband gehalten, deren übergreifende Anteile in ihrer gesamten Länge vom jeweiligen Malleolus bis zum Metatarsus abgetastet werden können. Das Lig. tarsi plantare longum (das plantaromedial abgetastet werden kann) zieht am Plantarrand des Calcaneus entlang und von dort aus zum Metatarsus; es hält die auf der Plantarseite gelegenen Knochen zusammen, die sonst von den kräftigen Muskeln auseinandergezogen würden, die am Fersenhöcker ansetzen.

Die beiden wichtigsten Gelenke (Articulatio talocruralis bzw. intertarsalis proximalis) besitzen eine gemeinsame und relativ geräumige Gelenkkapsel. Wenn sie vergrößert ist, buchtet sie sich sichtbar auf der dorsomedialen Seite des Sprunggelenks vor, medial von der Sehne des M. tibialis cranialis und unmittelbar distal vom Malleolus medialis. Sie kann hier gefahrloser als beim Pferd punktiert werden, da über diese Aussackung keine Vene zieht. Die anderen Gelenke sind klinisch von geringer Bedeutung.

Das Erscheinungsbild der Hintergliedmaße, ganz besonders aber des Sprunggelenks, ist von Bedeutung für die Auswahl von Tieren für die Zucht. Die Fersenhöcker sollten sich senkrecht unter den Sitzbeinhöckern befinden, sowohl bei seitlicher wie bei kaudaler Ansicht. Wenn sie zu nahe beieinander stehen (bei Ansicht von kaudal), steht das Tier „kuhhessig" und seine Füße stehen dann weit auseinander (bei entgegengesetzter, krummbeiniger Stellung stehen sie eng beieinander). Der normale Standwinkel des Sprunggelenks (bei Seitenansicht) beträgt etwa 140°, wodurch der Metatarsus etwas nach vorn geneigt ist. Ist dieser Winkel merklich kleiner, sinkt der Fersenhöcker nach hinten ab, das Tier „tritt durch"; ist er größer als normal, steht das Tier „steil" bzw. spastisch, ein Defekt der zu einer „schwachen Krone" führen kann, weil er mit einer Verkleinerung des Fesselgelenkwinkels einhergeht. Abnorme Stellungen des Sprunggelenks verursachen fehlerhafte Fußung und gefährden die Sehnen und Synovialeinrichtungen der Zehen.

Die Muskeln am Unterschenkel

Der platte *M. tibialis cranialis* (Abb. 33-2/8) ist der am tiefsten und am weitesten medial liegende der kraniolateralen Muskelgruppe. Er entspringt am Proximalende der Tibia und durchbohrt die Ansatzsehne des M. fibularis tertius vorn am Sprunggelenk, ehe er selbst am Hauptmittelfußknochen ansetzt. Er wird weitgehend bedeckt vom breiten *M. fibularis tertius* (/9), der lateral am unteren Ende des Femur entspringt und an der dorsomedialen Fläche vom Tarsus und Metatarsus ansetzt. Obwohl der Fibularis tertius fleischiger als der entsprechende Muskel des Pferdes ist, enthält er doch sehr viel in der Längsrichtung verlaufendes straffes Bindegewebe, das seine Dehnung verhindert.

Der *M. extensor digitalis longus* (/10) hat einen gemeinsamen Ursprung mit dem soeben geschilderten Muskel, der ihn bedeckt. Er spaltet sich in halber Höhe des Unterschenkels in zwei Muskelbäuche auf, die nebeneinanderliegen und sich in Sehnen fortsetzen, die dorsolateral über das Sprunggelenk ziehen. Der mediale Bauch stellt den M. extensor digiti III proprius (medialis) dar, der andere den gemeinsamen Zehenstrecker, dessen Sehnenäste an beide Zehen gehen.

Der *M. fibularis longus* (/11) entspringt direkt oder dicht beim Lig. collaterale laterale des Knie-gelenks und er zieht lateral am Crus nach unten. Danach überquert er die Sehne des lateralen Zehenstreckers und wendet sich auf die Plantarseite des Sprunggelenks, wo er inseriert. Eine gewisse Einwärtsdrehung des Fußes ist das Ergebnis seiner Kontraktion.

Der letzte Muskel in dieser Gruppe, der *M. extensor digitalis lateralis* (/12) entspringt ebenfalls am bzw. nahe am Seitenband des Kniegelenks und zieht distal zur lateralen Zehe. Die Sehnen der Zehenstrecker werden durch Sehnenscheiden geschützt, wo sie unter zwei Haltebändern der Retinacula über die dorsale Beugefläche des Sprunggelenks ziehen. Das proximale Retinaculum läßt sich selbst bei schweren, dickhäutigen Rindern leicht abtasten.

Der *M. gastrocnemius* (/6) entspringt mit zwei Köpfen an der Kaudalfläche des Femur und bildet die Muskelverdickung am oberen Ende des Unterschenkels. Er verjüngt sich dann abrupt, wo er in seine Sehne übergeht, die am Fersenhöcker aussetzt.

Der *M. flexor digitalis superficialis* ist stark sehnig durchsetzt und nur geringgradig dehnbar, obwohl er muskulöser ist als der des Pferdes (Abb. 33-5/14). Er entspringt vom Femur zwischen den beiden Gastrocnemius-Köpfen, windet sich von medial um dessen Sehne und verbreitert sich zur Fersenkappe. Die Ränder der Kappe befestigen sich am Tuber calcanei, doch der Hauptteil der Sehne läuft auf der Plantarfläche weiter

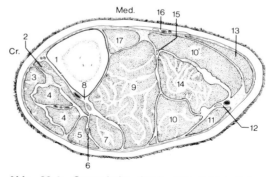

Abb. 33-6 Querschnitt durch den linken Unterschenkel.

1, Tibia; 2, M. tibialis cranialis; 3, M. fibularis tertius; 4, M. extensor digitalis longus; 5, M. fibularis longus; 6, N. fibularis; 7, M. extensor digitalis lateralis; 8, A. und V. tibialis cranialis; 9, M. flexor digitalis prof.; 10, 10', Caput lateralis und medialis des M. gastrocneminus; 11, M. biceps femoris; 12, N. cutaneus surae caudalis und V. saphena lateralis; 13, M. semitendinosus; 14, M. flexor digitalis superficial s; 15, N. tibialis; 16, A. und V. saphena, N. saphenus; 17, M. popliteus.

zum Fuß. Sein cruraler Abschnitt, der synergistisch mit dem vorn am Unterschenkel liegenden Fibularis tertius wirkt, stimmt die Bewegungen von Knie- und Sprunggelenk aufeinander ab. (Daran muß man sich erinnern, wenn man versucht, die häufig vorkommende Beugestellung beim Foetus zu korrigieren, der bei Hinterendlage Schwanz und Sprunggelenke präsentiert). Eine ausgedehnte subtendinöse Bursa calcanea schützt die Sehne, wo sie sich um die Achillessehne windet sowie direkt auf dem Tuber calcanei. Manchmal entsteht hier auch noch ein subkutaner Schleimbeutel (Hygrom) über der Sehnenkappe.

Der Gastrocnemius und der oberflächliche Zehenbeuger sind bei Kälbern mit „spastischer Parese" in einem ausdauernden, reflektorischen Kontraktionszustand. Bei diesen Tieren sind Sprung- und Kniegelenk maximal gestreckt und die betroffene Gliedmaße erscheint steif, da nur die Klauenspitzen den Boden berühren. Durchtrennung der Sehnen (oder der Nervenäste des N. tibialis zum M. gastrocnemius) erleichtern diese Behinderung.

Die drei Köpfe des *tiefen Zehenbeugers* liegen der Tibia unmittelbar an (/9). Zwei davon vereinigen sich am Unterschenkel und bilden eine kräftige Sehne, die medial vom Calcaneus über die Plantarfläche des Sprunggelenks zieht, wo sie von einer Vagina synovialis tendinis umhüllt wird, der gemeinsamen Tarsalsehnenscheide. Die Sehne wird hier vom Retinaculum flexorum und anderen Faszienanteilen gehalten, so daß die Sehnenscheide bei stärkerer Füllungsdehnung nur an ihren Enden hervortritt, proximal und distal des Gelenkes. Die dünne Sehne des dritten Kopfes bohrt sich durch das feste Faszigengewebe auf der Medialseite, umgeben von einer eigenen Sehnenscheide; sie vereinigt sich mit der Hauptsehne am Metatarsus. Der *M. popliteus* auf der Kaudalseite der Tibia ist ohne besondere Merkmale.

Die meisten Strukturen im lokomotorischen wie im Haut-Bereich des Hinterfußes ähneln den entsprechenden Gebilden am Vorderfuß weitgehend und müssen nicht beschrieben werden. Der verschmolzene Metatarsalknochen ist jedoch merklich länger als der Metakarpalknochen und erscheint im Querschnitt viereckig, wodurch das Röhrbein in der Seitenansicht breiter erscheint (Abb. 33-11). Die höhere Erkrankungsrate im Zehenbereich der Hintergliedmaße, vor allem lateral, kann bisher nicht hinlänglich erklärt werden.

Die Blutgefäße und die lymphatischen Einrichtungen der Beckengliedmaße

Die *A. iliaca externa*, ein direkter Ast der Aorta, versorgt die Beckengliedmaße. Sie verläßt die Bauchhöhle durch die Lacuna vasorum gemeinsam mit der V. femoralis und dem N. femoralis. Als *A. femoralis* bezeichnet zieht sie dann zwischen den Oberschenkelmuskeln distal, ehe sie die Medialfläche des Femur überquert, um die

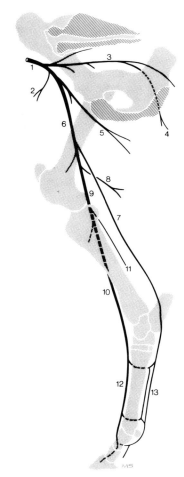

Abb. 33-7 Die Hauptarterien der rechten Hintergliedmaße; Medialansicht.

1, A. iliaca externa; 2, A. circumflexa ilium profunda; 3, A. iliaca interna; 4, A. glutaea caudalis; 5, A. profunda femoris; 6, A. femoralis; 7, A. saphena; 8, A. caudalis femoris; 9, A. poplitea; 10, A. tibialis cranialis; 11, A. tibialis caudalis; 12, Aa. metatarsi dorss.; 13, Aa. plantares mediales et laterales bzw. (näher am Knochen) Aa. metatarsales.

Beugefläche des Kniegelenks (Kniekehle) zu erreichen. Hier wird sie neubenannt als *A. poplitea*, teilt sich aber kurz darauf in die Aa. tibialis cranialis bzw. caudalis auf (Abb. 33-7/10, 11). Ein Ast der A. femoralis, die *A. saphena* (/7), nimmt einen oberflächlichen Verlauf auf dem M. gracilis und wird bei Kühen aufgesucht, um den Puls zu messen; man findet sie am einfachsten, wenn man die Hand von hinten zwischen Euter und Oberschenkel nach vorn schiebt. Die A. saphena ist grundsätzlich für die Vaskularisierung des Kaudalteils des Unterschenkels verantwortlich und begleitet den Tendo calcaneus communis bis zur Ferse, wo sie die mediale und laterale Plantar-Arterie bildet.

Man kann die *A. tibialis cranialis* als die Fortsetzung des Stammgefäßes ansehen. Sie liegt tief eingebettet zwischen den Unterschenkel-Muskeln und läuft im Bogen über die Lateralfläche der Tibia (Abb. 33-6/8), um die (dorsale) Beugeseite des Sprunggelenks zu erreichen, wo sie von der Sehne des M. extensor digitalis longus bedeckt wird. Die A. tibialis caudalis ist ein lokaler Muskelast von geringer Bedeutung.

Der Hauptstamm, nunmehr als *A. metatarsea dorsalis* bezeichnet (Abb. 33-7/12), entsendet einen perforierenden Ast durch den oberen Teil des Hauptmittelfußknochens, ehe er in der Rinne auf der Dorsalfläche des Röhrbeins weiterläuft. Ein zweiter Ramus perforans wird näher am Fesselgelenk abgegeben. Die perforierenden Äste vereinigen sich mit den Plantar-Arterien und anastomosieren auch durch kleine tiefergelegene Gefäße. Ein Ast der A. plantaris medialis, der die Plantarfläche des Medialastes der oberflächlichen Beugesehne proximal vom Fesselgelenk

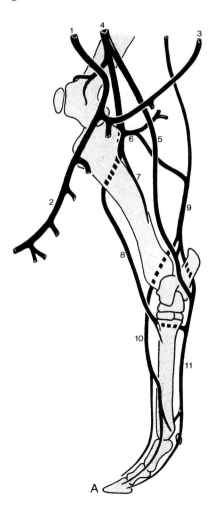
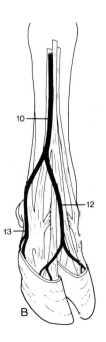
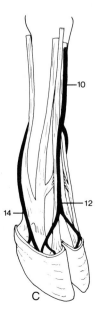

Abb. 33-8 Die Hauptvenen an der Hintergliedmaße. A, rechte Gliedmaße von medial; B, rechter Hinterfuß von dorsolateral; C, linker Hinterfuß von dorsomedial.

1, V. pudenda externa; 2, V. mammaria cranialis; 3, V. perinealis; 4, V. femoralis; 5, V. saphena medialis; 6, V. caudalis femoris; 7, V. tibialis caudalis; 8, V. tibialis cranialis; 9, V. saphena lateralis; 10, Ramus cranialis der V. saphena lateralis; 11, Vv. plantares mediales et laterales; 12, V. digitalis comminus dorsalis III; 13, V. plantaris der lateralen Zehe; 14, V. plantaris der medialen Zehe. (Mit freundlicher Genehmigung von Dr. J. E. Smallwood.)

überquert, kann leicht verletzt werden. Dieser Ast (A. digitalis plantaris communis III) zieht nach vorn in das Spatium interdigitale, wo er mit dem Hauptgefäß anastomosiert. Es handelt sich um eine wesentliche Anastomose, die unter dem Lig. interdigitale proximale im Bogen durchzieht, wo man es bei der Klauenamputation antrifft. Die Axialflächen der Zehen werden von Ästen versorgt, die aus der Anastomose entspringen, die abaxialen Flächen über Fortsetzungen der medialen und lateralen Plantararterien.

Zahlreiche andere Seitenäste verlassen den Hauptstamm, vor allem im Bereich der Gelenke, aber ihre große Zahl und ihre vielen Anastomosen verringern ihre Bedeutung als Einzelgefäße.

Die *Venen* sind aufgeteilt in ein System, das die Arterien begleitet und in einige oberflächliche Gefäße mit einem eigenständigen Verlauf (Abb. 33-8). Die oberflächlichen Venen bestehen aus der V. saphena medialis bzw. lateralis und deren zuführenden Gefäßen. Die größere *V. saphena lateralis* (/9) entsteht aus zwei Zubringern. Der kraniale steigt an den Strecksehnen und am N. fibularis superficialis auf und überquert das Sprunggelenk auf dessen dorsolateraler Seite. Der kaudale Ast hat einen subkutanen Ursprung an der lateralen Zehe und steigt neben der A. plantaris lateralis auf. Er begleitet die Beugesehnen bedeckt von der tiefen Faszie und zieht plantarolateral über das Gelenk. Die V. saphena lateralis tritt deutlich unter der Haut hervor, wo sie den Kaudalrand des Unterschenkels überquert. Anschließend folgt sie der Krümmung des M. gastrocnemius und mündet in die V. caudalis femoris. Die *V. saphena medialis* (/5) wird ebenfalls aus zwei Anfangsästen gebildet. Der inkonstant auftretende kraniale Ast verbindet sich mit dem Kranialast der V. saphena lateralis. Der kaudale Ast hat seinen (subkutanen) Ursprung im abaxialen Bereich der medialen Zehe, steigt an der A. plantaris med. auf und zieht plantaromedial über das Sprunggelenk. Die V. saphena medialis steigt neben der tastbaren A. saphena auf der medialen Seite des Unterschenkels auf; oberhalb des Kniegelenks zieht sie in der Tiefe zwischen M. gracilis und M. sartorius bis zur Einmündung in die V. femoralis.

Die oberflächlichen Venen unterhalb des Sprunggelenks (/B, C) kann man mit dem Schlauch stauen, um ein Lokalanaestheticum zu injizieren, das die Zehen unempfindlich macht.

Die *Lymphknoten* der Gliedmaßen schließen den mittelgroßen Ln. popliteus in der Kniekehle und den sehr großen *Ln. subiliacus* ein, der bei

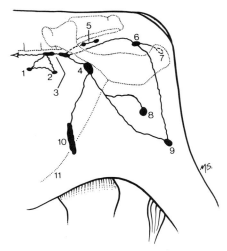

Abb. 33-9 Die Lymphknoten von Becken und Hintergliedmaße.

1, Ln. iliacus lateralis; 2, Ln. coxalis; 3, Ln. iliacus medialis und Ln. sacralis; 4, Ln. inguinalis profundus; 5, Ln. glutaeus; 6, Ln. ischiadicus; 7, Ln. tuberalis; 8, Ln. inguinalis superficialis (mammarius); 9, Ln. popliteus; 10, Ln. subiliacus; 11, Linea alba.

der Besprechung der Bauchwand beschrieben wurde (Abb. 33-9/9, 10). Ein kleiner *Ln. coxalis* ventral vom Tuber coxae und eine Gruppe von Lnn. glutaei auf der Außenfläche des breiten Beckenbandes sind ebenfalls normalerweise vorhanden (/2, 5). Der *Ln. ischiadicus* (/6) liegt dem Beckenband genau über dem Foramen ischiadicum minus an; er kann am gespaltenen Tierkörper durch Einschnitt in das Band von innen beschaut werden. Der *Ln. tuberalis* (/7) liegt medial vom tuber ischiadicum in der Fossa ischiorectalis.

Der *Ln. popliteus* sammelt die Lymphe aus dem distalen Gliedmaßenbereich, einschließlich des größten Teils des Unterschenkels. Er leitet seine efferenten Gefäße auf zwei Wege: der eine folgt dem N. ischiadicus zum Ln. ischiadicus, während der andere die Femoralis-Gefäße bis zu dem großen Ln. inguinalis profundus seitlich am Beckeneingang begleitet. Der *Ln. subiliacus* sammelt die Lymphe aus dem Hautgebiet über Oberschenkel, Knie und Flanke; seine Vasa efferentia gehen vor allem zum Ln. inguinalis profundus. Der Ln. coxalis erhält Lymphe aus dem M. tensor fasciae latae (unter dem er liegt) und dem M. quadriceps; die Lnn. glutaei aus dem Hüftgelenk und den umliegenden Muskeln; der Ln. ischiadicus sammelt die Lymphe aus den kaudal gelegenen Oberschenkelmuskeln, den Bekkenorganen und den Muskeln des Beckenausgangs; der Ln. tuberalis schließlich erhält Lymphe aus der in seinem Bereich liegenden Haut und auch aus dem M. biceps femoris.

Die Nerven der Beckengliedmaße

Die Äste des Plexus lumbosacralis

Die Verteilung der aus dem Plexus lumbosacralis entstehenden Nerven folgt dem allgemeinen Muster. Nur die Nerven, die zum Oberschenkel und weiter distal ziehen, sollen beschrieben werden.

Der *N. obturatorius* (L4–6) liegt in seinem Verlauf weitgehend dem Knochen unmittelbar auf; er zieht über die Ventralfläche des Kreuz-Darmbeingelenks, steigt an der Innenseite der Darmbeinsäule ab und folgt dann dem Beckenboden bis zum Foramen obturatum, durch das hindurch er die mediale Oberschenkelmuskulatur erreicht (Abb. 33-10/1). Wo er dem Knochen anliegt, ist er gefährdet. Die häufigste Ursache einer Obturatorius-Lähmung ist eine Quetschung während der Geburt. Bei dieser Schädigung wird die Nervenleitung meist nicht vollständig unterbrochen; die Kühe können immer noch stehen und auf unebenem Boden noch gehen, sogar wenn beide Nerven geschädigt wurden. Sie sind jedoch unfähig, ihre Füße auf glattem Boden am seitlichen Wegrutschen zu hindern und sind meist auch unfähig, wiederaufzustehen, wenn sie einmal liegen. Nachfolgende Quetschungen, Abrisse und ischiämische Nekrosen der Muskeln ventral vom Becken verschlimmern diesen Zustand („Festliegen").

Der *N. femoralis* (ebenfalls L4–6) zieht durch die innere Lendenmuskulatur (Mm. psoas), ehe er den Rumpf gemeinsam mit der A. u. V. iliaca externa verläßt (/2). Sein Verlauf am Oberschenkel ist sehr kurz; er verzweigt sich im M. quadriceps, sobald er den N. saphenus abgegeben hat, der die Haut auf der Medialfläche der Gliedmaße von der Mitte des Oberschenkels bis zur Mitte des Metatarsus versorgt. Manchmal stellt man eine Verletzung des N. femoralis bei neugeborenen Kälbern fest, deren Geburt einen starken Zug an den Hinterbeinen erforderlich gemacht hatte. Die betroffene Gliedmaße kann nicht belastet werden; die Diagnose wird durch den Verlust der Hautsensibilität in dem entsprechenden Gebiet erhärtet.

Beim Verlassen des Beckens zieht der *N. ischiadicus* (L6–S2) über die dorsale und kaudale Seite des Hüftgelenks, wo er vom Trochanter major geschützt wird, ehe er zwischen die kaudalen Oberschenkelmuskeln eintritt, die er versorgt. Sein Verlauf zwischen Biceps und Semimembranosus, wenige Zentimeter kaudal vom Femur, birgt das Risiko einer Verletzung bei intramuskulären Injektionen (Abb. 33-3/7). Noch ehe er den M. gastrocnemius erreicht, endet er durch Aufzweigung in den N. tibialis und den N. fibularis communis, die gemeinsam für die Innervation aller Strukturen der Gliedmaße distal des Kniegelenks (mit Ausnahme des medialen Hautfeldes) verantwortlich sind. Der N. ischiadicus kann auch bei der Geburt eines zu großen oder krankhaft verlagerten Foetus geschädigt werden. Wenn die Verletzung schwerwiegend ist, hängt die betroffene Gliedmaße bei gestrecktem Knie- und Sprunggelenk schlaff herab, die Zehengelenke sind gebeugt und der Fuß eingeknickt. Die Hautsensibilität ist an der gesamten Gliedmaße nicht vorhanden, mit Ausnahme des vom N. saphenus versorgten Hautfeldes.

Der *N. tibialis* (L6–S2) zieht zwischen den beiden Gastrocnemius-Köpfen eine kurze Strecke kranial vom Ln. popliteus und gibt sofort Äste an die kaudalen Unterschenkel-Muskeln ab (Abb. 33-10/6). Einige dieser Äste werden hier bei der Behandlung der spastischen Parese durchtrennt (wie bereits erwähnt). Der Hauptstamm zieht (als sensibler Nerv) vor dem Tendo communis calcis weiter bis zum Sprunggelenk und kann von medial palpiert (und blockiert) werden. Er teilt sich gegenüber dem Fersenhöcker in die Nn. plantares (medialis bzw. lateralis) auf, die die tiefe Beugesehne distal begleiten. Ihre Aufzweigung am Fuß wird im folgenden Abschnitt beschrieben.

Schwere Verletzungen des N. tibialis lassen sich an einer ausgeprägten Überbeugung des Sprunggelenks bei gleichzeitiger Streckung des Fesselgelenks erkennen, wodurch der Kronbereich senkrecht steht. Da die Innervation der Zehenstrecker intakt bleibt, werden die Klauen richtig aufgesetzt, wenn das Tier geht und sie können auch weiterhin belastet werden. Die anomale Stellung der Gelenke jedoch verstärkt sich beim Gehen.

Der *N. fibularis communis* (L6–S2) (/5) zieht über die Lateralfläche des M. gastrocnemius, bedeckt vom distalen Teil des Biceps. Sobald er zur Oberfläche durchtritt, wird er tastbar (und verletzbar), wo er kaudal am Lig. collaterale laterale des Kniegelenks liegt. Er tritt danach zwischen M. fibularis longus und M. extensor digitalis late-

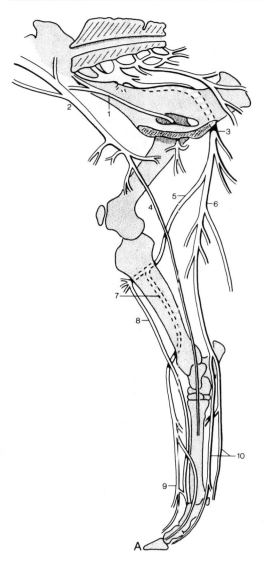
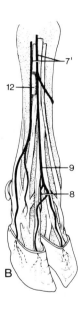
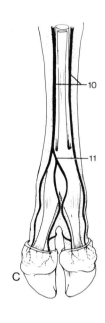

Abb. 33-10 Nerven der rechten Beckengliedmaße. A, Medialansicht; B, rechter Hinterfuß, dorsolaterale Ansicht; C, rechter Hinterfuß, Plantaransicht.

1, N. obturatorius; 2, N. femoralis; 3, N. ischiadicus; 4, N. saphenus; 5, N. fibularis communis; 6, N. tibialis; 7, N. fibularis superficialis; 7', laterale und mittlere Äste des N. fibularis superficialis; 8, N. fibularis profundus; 9, N. digitalis communis dorsalis III; 10, Nn. plantares mediales et laterales; 11, N. digitalis communis plantaris III; 12, Ramus cranialis der V. saphena lateralis.

ralis in die Tiefe, ehe er sich in einen oberflächlichen und einen tiefen Ast aufteilt (Abb. 33-6/6). Der *N. fibularis superficialis*, der kräftigere von beiden, unterkreuzt den M. fibularis longus und zieht nach seinem Wiederauftauchen lateral an der Sehne des M. extensor digitalis longus fußwärts. Er erreicht den Fußbereich nach Überquerung der Dorsalfläche des Sprunggelenks, wo er von den Strecksehnen und dem (tastbaren) Ramus cranialis der V. saphena lateralis begleitet wird.

Der *N. fibularis profundus* (Abb. 33-10/8) versorgt die kranial gelegenen Unterschenkelmuskeln, zwischen denen er verläuft. Er zieht am Lateralrand des M. tibialis cranialis weiter, erreicht den Fuß unter der Sehne des langen Zehenstreckers und tritt schließlich in die Rinne auf der Dorsalfläche des Röhrbeins ein. Die Fortsetzungen der Nn. fibularis superficialis bzw. profundus werden im nächsten Abschnitt beschrieben. Die Lähmung des N. fibularis wird erkennbar durch Hyperextension des Sprunggelenks und Hyperflexion des Fesselgelenks und der Zehengelenke. Wenn man die Gliedmaße nicht passiv in die richtige Stellung bringt, wird sie auf der Dorsalfläche der gebeugten Zehen belastet. Das

Tier lernt schließlich, diesen Zustand dadurch zu korrigieren, daß es den Fuß beim Laufen nach vorn schnellt.

Die Innervation des Hinterfußes

Die Nerven, die man über den Tarsus hinaus verfolgen kann, sind der N. fibularis superficialis und profundus sowie der N. plantaris medialis und lateralis (Abb. 33-10/B,C).

Der Verzweigungsmodus dieser Nerven ist im allgemeinen ähnlich wie am Vorderfuß; die Dorsalseite der Zehen ist der Versorgungsbereich des N. fibularis während, mit einigen Überlappungen an den Seiten, die Plantarseite vom N. tibialis beansprucht wird.

Der *N. fibularis superficialis* entläßt drei Äste, die in der Mitte des Metatarsus dorsolateral der Strecksehnen liegen. Der mediale Ast überquert die Medialseite des Hauptmittelfußknochens und geht in der Rinne zwischen diesem und dem Interosseus an die mediale Zehe; der stärkere mittlere Ast (N. digitalis communis dorsalis III; /B,9) steigt medial vom Ramus cranialis der V. saphena lateralis ab und teilt sich am Fesselgelenk auf, von wo aus er die axialen Anteile beider Zehen versorgt. Der laterale Ast liegt zunächst lateral der Vene und nimmt dann einen Verlauf zur lateralen Zehe, der dem des medialen Astes entspricht.

Der geringere *N. fibularis profundus* liegt in der Dorsalrinne des Röhrbeins gemeinsam mit der Hauptarterie des Fußes; beide werden von den sie bedeckenden Strecksehnen geschützt (/B,8). Dann wendet sich der Nerv in den Zwischenklauenspalt und teilt sich, nach Aufnahme eines Verbindungsastes vom N. fibularis superficialis, in zwei Äste auf, die sich mit den Nn. plantares axiales verbinden (siehe später).

Die *Nn. plantares mediales et laterales* (/C,10) verlaufen in den Rinnen zwischen der tiefen Beugesehne und dem Interosseus, umgeben von der kräftigen Fascia metatarsalis. Der schwächere laterale Nerv zieht einfach weiter zur lateralen Zehe. Der mediale Nerv dagegen teilt sich oberhalb des Fesselgelenks in einen dünnen Ast für die mediale Zehe und einen gemeinsamen Nervenstamm (N. digitalis communis plantaris III; /11) für die Axialnerven beider Zehen. Diese vereinigen sich mit den beiden interdigitalen Ästen vom N. fibularis profundus.

Eine ausreichende Anaesthesie der hinteren Zehen läßt sich durch eine Injektion an vier ver-

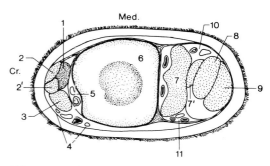

Abb. 33-11 Querschnitt durch den linken Mittelfuß.

1, M. extensor digitalis brevis; 2, 2', M. extensor digitalis longus; 3, M. extensor digitalis lateralis; 4, Äste des N. fibularis superficialis und Kranialast der V. saphena lateralis; 5, N. fibularis profundus und A. metatarsalis dorsalis (Fortsetzung der A. tibialis cranialis); 6, Metatarsalknochen; 7, M interosseus; 7', sein Verbindungsast zur oberflächlichen Beugesehne; 8, tiefe Beugesehne; 9, oberflächliche Beugesehne; 10, 11, mediale und laterale Plantar-Nerven und -Gefäße.

schiedenen Stellen erreichen (1). Die lateralen und mittleren Äste des N. fibularis superficialis erreicht man dorsolateral in der oberen Hälfte des Metatarsus, wo sie jederseits der Venen unter der Haut liegen; den mittleren Ast kann man beim Andrücken an die Strecksehnen palpieren (Abb. 33-11/4) (2). Den N. fibularis profundus (/5) kann man ebenfalls an dieser Stelle erreichen, wenn man die Nadel zwischen die Strecksehnen und den Mittelfußknochen einschiebt, bis man die Dorsalrinne erreicht (alternativ wird die Nadel bis zu 1 cm tief, unmittelbar unter dem Fesselgelenk, in den Interdigitalspalt eingeführt). (3) und (4). Die medialen bzw. lateralen Plantarnerven erreicht man in der oberen Hälfte des Metatarsus und zwar in den Rinnen zwischen der tiefen Beugesehne und dem Interosseus, wo sie unter der dicken Faszie liegen (/10, 11).

Ausgewählte Literatur

Barone, R.: Anatomie Comparée des Mammifères Domestiques, Tomes I et II. Lyon, École Nationale Vétérinaire, 1966–1968.
Barone, R., and M. Lombard: Le jarret du boeuf et son fonctionnement. Rev. Med. Vet. 119: 1141–1166, 1968.
Bijleveld, K., and W. Hartman: Electromyographic studies in calves with spastic paralysis. Neth. J. Vet. Sci. 101: 805–808, 1976.
Bouckaert, J. H., and A. De Moor: Treatment of spastic paralysis in cattle: improved denervation technique of gastrocnemius muscle and postoperative course. Vet. Rec. 79: 226–29, 1966.

Burt, J. K., V. S. Meyers, D. J. Hillman, and R. Getty: The radiographic locations of epiphyseal lines in bovine limbs, JAVMA 152: 168–174, 1968.

Carnahan, D. L., M. M. Guffy, C. M. Hibbs, H. W. Leipold, and K. Huston: Hip dysplasia in Hereford cattle. JAVMA 152: 1150–1157, 1968.

Cox, V. S.: Pathogenesis of the downer cow syndrome. Vet. Rec. 111: 76–79, 1982.

Cox, V. S., and C. E. Martin: Peroneal nerve paralysis in a heifer. JAVMA 167: 142–144, 1975.

Cox, V. S., J. E. Breazile, and T. R. Hoover: Surgical and anatomical study of calving paralysis. Am. J. Vet. Res. 36: 427–430, 1975.

Cox, V. S., C. McGrath, and S. Jorgensen: Pathogenesis of the ‚downer cow' syndrome (bovine crush syndrome). In Reports and Summaries. XI International Congress on Diseases of Cattle. Vol. II. Tel Aviv, 1980, p. 1258–1260.

De Ley, G., and A. De Moor: Bovine spastic paralysis: results of surgical desafferentation of gastrocnemius muscle by means of spinal dorsal root section. Am. J. Vet. Res. 38: 1899–1900, 1977.

De Moor, A., F. Verschooten, P. Desmet, et al.: Intraveneuze lokale anesthesie van de distale delen van des ledematen bij het rund. Vlaams Diergeneeskd. Tijdschr. 42: 1–7, 1973.

Estill, C. T.: Intravenous local anesthesia of the bovine lower leg. Vet Med. [SAC] 72: 1499–1502, 1977.

Gloobe, H.: The menisci of the stifle in cattle: an anatomical study. Southwest. Vet. 29: 132–135, 1976.

Greenough, P. R.: Observations on some diseases of the bovine foot. Vet. Rec. 74: 53–63, 1962.

Greenough, P. R.: The conformation of cattle. Bovine Pract. 1: 20–34, 1980.

Greenough, P. R., F. J. MacCallum, and A. D. Weaver: Lameness in Cattle, 2nd ed. Philadelphia, J. B. Lippincott, 1981.

Habel, R. E.: Guide to the Dissection of the Domestic Ruminants, 3rd ed. Ithaca, 1983. [Published by the author.]

Jönsson, G., and B. Pehrson: Studies on the downer syndrome in dary cows. Zentralbl. Vet. Med. A, 16: 757–784, 1969.

Knight, A. P.: Intravenous regional anesthesia of the bovine foot. Bovine Pract. 1: 11–15, 1980.

Lauwers, H., and N. R. De Vos: Systematische en topographische beschrijving van de venen van de voor- en achtervoet bij het rund. Vlaams Diergeneeskd. Tijdschr. 36: 81–91, 1967.

Nelson, D. R.: Surgery of the stifle joint in cattle. Comp. Contin. Ed. 5: S300–S305, 1983.

Paulsen, D. B., J. L. Noordsy, and H. W. Leipold: Femoral nerve paralysis in cattle. Bovine Pract. 2: 14–26, 1981.

Prather, E. K.: Observations on downer cow syndrome. JAVMA 155: 1794–1797, 1969.

Rathor, S. S.: Clinical aspects of the functional disorders of the equine and bovine femoropattelar articulation. Utrecht, Akad. Proefschrift, 1968.

Schreiber, J.: Die anatomischen Grundlagen der Leitungsanästhesie beim Rind. IV. Teil, Die Leitungsanästhesie der Nerven der Hinterextremität. Wien. Tierärztl. Monatsschr. 43: 673–705, 1956.

Seiferle, E.: Angewandte Anatomie am Lebenden. Schweiz. Arch. Tierheilkd. 94: 280–286, 1952.

Smallwood, J. E., and M. J. Shively: Radiographic and xeroradiographic anatomy of the bovine tarsus. Bovine Pract. 2: 28–45, 1981.

Smith, R. N.: The proximal metatarsal sesamoid of the domestic ruminants. Is it a vestige of a second metatarsal? Anat. Anz. 103: 241–245, 1956.

Tryphonas, L., G. F. Hamilton, and C. S. Rhodes: Perinatal femoral nerve degeneration and neurogenic atrophy of quadriceps femoris muscle in calves. JAVMA 164: 801–807, 1974.

Van Pelt, R. W.: Arthrocentesis and injection of the bovine tarsus. Vet. Med. 57: 125–132, 1962.

Van Pelt, R.W.: Intra-articular treatment of tarsal degenerative joint disease in cattle. JAVMA 166: 239–246, 1975.

Kapitel 34

Kopf und Hals des Schweines

Allgemeines

Obwohl das Schwein große wirtschaftliche Bedeutung besitzt, nimmt es im Veterinär-Anatomischen Unterricht lediglich eine untergeordnete Rolle ein. Die Gründe liegen in der Beschränkung operativer Eingriffe auf bestimmte Körperregionen, im Naturell der Tiere und in der heutigen Haltung der meisten Schweine. Die klinische Untersuchung gestaltet sich schwierig; junge Tiere reagieren laut schreiend auf jegliche tierärztliche Maßnahmen und bei älteren Tieren können solche für den Unerfahrenen ziemlich gefährlich werden. Zusätzlich stellt das mächtige subkutane Fettpolster ein beträchtliches Hemmnis bei der Palpation und bei der Auskultation dar.

Während der letzten Jahrzehnte hat sich die Haltung des Hausschweines immer mehr an die des Haushuhnes angeglichen: die Populationsdichte steigt und das Einzeltier verliert mehr und mehr an Bedeutung. Als bevorzugtes Ziel werden gesunde Bestände und hohe Zuwachsraten angestrebt. Außerdem treten durch die kurze Lebensspanne der Schweine (5 bis 6 Monate bis zur Schlachtung) und die eingeschränkte menschliche Einflußnahme größere Schäden seltener auf. Die Aufgaben des Tierarztes beschränken sich hauptsächlich auf Infektionskrankheiten, Reproduktionsprobleme, Mißbildungen sowie auf die Besichtigung des Tierkörpers bei der Schlachtung.

Weitgehende strukturelle und ernährungsphysiologische Übereinstimmungen mit dem menschlichen Körper haben in den letzten Jahren dazu geführt, das Schwein (einschließlich das Miniaturschwein) immer mehr in die biomedizinische Forschung einzubeziehen. Detaillierte anatomische Kenntnisse werden hierbei lediglich für einige Körperregionen benötigt. Weiterführende Informationen können umfangreicheren Handbüchern entnommen werden.

Der Schädel

Der Schädel des Schweines ist unterschiedlich gestaltet. Bei primitiven Rassen ist er lang und pyramidenförmig, bei vielen hochgezüchteten Rassen nimmt der Hirnschädel gewaltig an Höhe zu (Abb. 34-2). Das Schädeldach ist gegen die Fossa temporalis durch die in den Processus zygomaticus des Os frontale übergehende Linea temporalis deutlich abgegrenzt. Der Processus zygomaticus vereinigt sich nicht mit dem Processus frontalis des Os zygomaticum zum oberen Augenbogenrand. Die Orbita ist klein. Der kräftige und breite Arcus zygomaticus begrenzt die Fossa temporalis nach lateral. Die Gelenkfläche des Kiefergelenkes ist groß und flach. In der rostral der Orbita liegenden Fossa canina (/6) befindet sich der Ursprung des Musculus levator labii superioris.

An der Basalfläche sind die Knochen der Schädelbasis und das Choanendach dorsal über der Ebene des Gaumendaches angeordnet. Die Schädelbasis ist durch den langen und dornartigen Processus paracondylaris (/23) und durch die mächtige Bulla tympanica gekennzeichnet. Die Choanenöffnungen sind kurz und breit. Sie werden weiträumig begrenzt und liegen recht weit kaudal. Die hohe Nackenfläche wird von der weit auslandenden Crista nuchae begrenzt.

Die Symphyse der kräftigen und massigen, nahezu rechtwinkligen Mandibula verknöchert ungefähr nach einem Jahr. Ihr Kinnteil (Pars incisiva) ist infolge der Anpassung an das Wühlen im Erdreich stark abgeflacht. Der Processus coronoideus des Ramus mandibulae ist kurz, sein Processus condylaris niedrig und dreieckig gestaltet.

Äußere Gestalt und Oberfläche

Kopf und Hals des Schweines bilden einen Kegel, dessen Basis in Höhe der Vordergliedmaßen in den Rumpf übergeht. Die Dorsalfläche des Kopfes ist immer konkav, weniger bei langschädeligen, ausgeprägter bei kurzschädeligen Rassen,

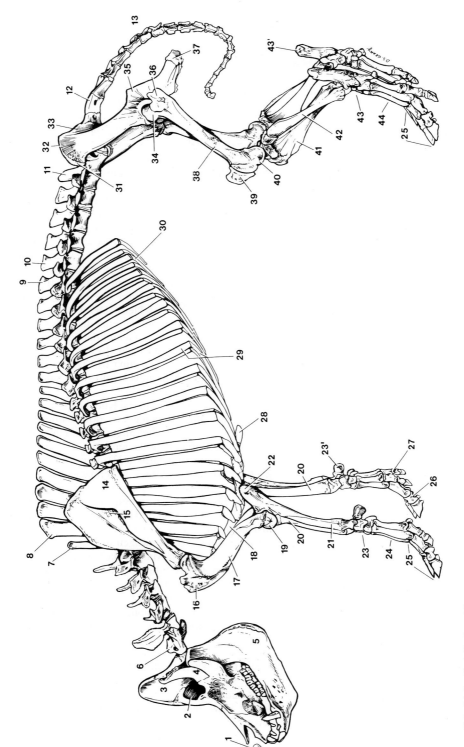

Abb. 34-1 Skelett eines Ebers.

1, Os rostrale; 2, Orbita; 3, Fossa temporalis; 4, Arcus zygomaticus; 5, Mandibula; 6, erster Halswirbel; 7, letzter Halswirbel (C7); 8, erster Brustwirbel; 9, letzter Brustwirbel (Th16); 10, erster Lendenwirbel; 11, letzter Lendenwirbel (L5); 12, Kreuzbein; 13, Schwanzwirbel; 14, Scapula; 15, Spina scapulae; 16, Tuberculum majus humeri; 17, Humerus; 18, Sternum; 19, Condylus humeri; 20, Radius; 21, Ulna; 22, Olecranon; 23, Karpalknochen; 23', Os carpi accessorium; 24, Metakarpalknochen; 25, Zehenknochen; 26, Knochen der Hauptzehen; 27, Knochen der Afterzehen; 28, Cartilago xiphoidea; 29, zehntes Rippenpaar; 30, Rippenbogen; 31, Tuber coxae; 32, Crista iliaca; 33, Tuber sacrale; 34, Caput femoris im Azetabulum; 35, Spina ischiadica; 36, Trochanter major; 37, Tuber ischiadicum; 38, Femur; 39, Patella; 40, Condylus lateralis femoris; 41, Tibia; 42, Fibula; 43, Tarsalknochen; 43', Calcaneus; 44, Metatarsalknochen.

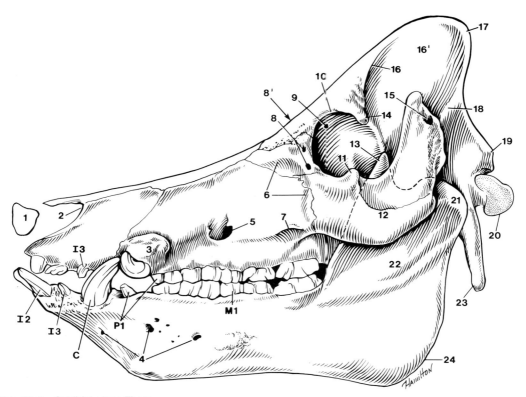

Abb. 34-2 Schädel eines Ebers.

1, Os rostrale; 2, Incisura nasoincisiva; 3, Eminentia canina; 4, Foramina mentalia lateralia; 5, Foramen infraorbitale; 6, Fossa canina; 7, Crista facialis; 8, Foramina lacrimalia; 8′, Lage des Foramen supraorbitale an der Dorsalfläche; 9, Orbitalöffnung des Canalis supraorbitalis; 10, Orbita; 11, Processus frontalis des Zygomaticum; 12, Arcus zygomaticus; 13, Processus coronoideus der Mandibula; 14, Processus zygomaticus des Frontale; 15, Meatus acusticus externus; 16, Linea temporalis; 16′, Planum temporale des Parietale; 17, Crista nuchae; 18, Crista temporalis; 19, Tuberculum nuchae; 20, Condylus occipitalis; 21, Processus condylaris der Mandibula; 22, Ramus mandibulae; 23, Processus paracondylaris; 24, Angulus mandibulae; I2, I3, Schneidezähne; C, Canini (Hauer); P1, erste Prämolaren; M1, erster Molar.

bei denen das kaudale Schädeldach ungewöhnlich hochragt. Ab hier bis zu den Schultern verläuft der Kopf-Hals-Kegel weniger schräg und nimmt bei gewissen Rassen die Gestalt eines seitlich abgeflachten Zylinders ein. Der weiche, lateroventrale Halsbereich ist gewöhnlich Sitz von Abszessen. Der Hals selbst ist außerordentlich kurz. Unterkieferwinkel und Schultergelenk liegen nahe beieinander und bewirken, daß Schweine nur geringgradige Kopfdrehungen ausführen können (Abb. 34-1).

Auffällig am Kopf ist das Rostrum, die bewegliche, scheibenförmige *Rüsselscheibe,* die den Abschluß der Schnauze und den zentralen Teil der Oberlippe bildet (Abb. 34-3). Die Rüsselscheibe wird durch das Os rostrale gestützt (nicht bei anderen Haussäugetieren), welches rostral am Septum nasi liegt. Am Os rostrale setzen die Nasenknorpel und der Musculus levator labii superioris, der Hauptbeweger der Oberlippe, an. Um das Wühlen zu verhindern, werden bei Schweinen mit Auslauf die Oberkante der Rüsselscheibe „beringt" und nicht, wie beim Bullen, die Nasenlöcher. Die Lippen sind kurz und fest. Die Oberlippe ist infolge von Anpassung an den hervorstehenden Dens caninus (Hauer) des Oberkiefers deutlich eingekerbt, auch wenn dieser klein bleibt (Abb. 34-5).

Die *Augen* sind in die Orbita verlagert und klein, besonders bei adulten, fetten Tieren. Die Retina besitzt kein Tapetum lucidum. Daher werden Lichtstrahlen nicht wie bei den übrigen Haussäugetieren reflektiert. Einen weiteren Unterschied stellt die große, tiefe Nickhautdrüse

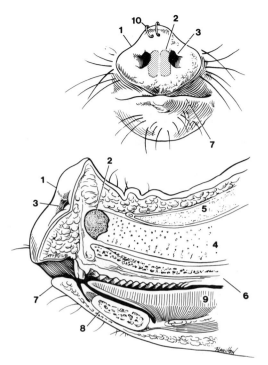

Abb. 34-3 Die Schnauze, Frontalansicht und median geschnitten.

1, Planum rostrale; 2, Os rostrale; 3, Nasenöffnung; 4, Septum nasi; 5, Os nasale; 6, harter Gaumen; 7, Unterlippe; 8, Mandibula mit I1; 9, Zunge; 10, Nasenringe zum Verhüten des Wühlens.

dar, die ventral in der Orbita liegt. Die retrobulbären Augenmuskeln werden von einem (orbitalen) Venensinus umgeben, der sich medioventral des Bulbus oculi ausweitet und die tiefe Nickhautdrüse einbezieht. Der Sinus venosus ist möglicherweise in die Thermoregulation des Gehirns einbezogen, da er abgekühltes Blut, hauptsächlich aus der Nasenhöhle, in das Rete mirabile des Sinus cavernosus leiten soll. Der Venensinus kann im medialen Augenwinkel punktiert werden, indem die Kanüle medial und etwas ventral zwischen Augapfel und Nickhaut eingeführt wird.

Die *Ohren* sind oval und sitzen mit breiter Basis der kaudalen Kopferhöhung an. Sie enden spitz und hängen bei einigen Rassen seitlich über das Gesicht herab (Hängeohren), bei anderen und bei Wildschweinen dagegen stehen sie aufrecht (Stehohren). Die sich häufig durch die Haut der konvexen Seitenfläche abzeichnenden Ohrvenen sind für die intravenöse Injektion gut zugänglich. Hierbei wird die laterale Ohrvene bevorzugt. Sie verläuft am Seitenrand und anastomosiert an der Ohrspitze mit einem Gefäß, welches medial am Ohrrand herabzieht (Abb. 34-4/ 1, 2). Nach Stauen am Ohrgrund (mit einem Gummiband) tritt die Vene deutlich hervor; häufig liegt sie weiter vom Ohrrand entfernt als in der Abbildung 34-4 dargestellt. Bei jungen Schweinen sind die Ohren infolge häufig ausgetragener Rangkämpfe narbig eingekerbt. Das Ohrbeißen ist eine Untugend von entwöhnten und von jungen Ferkeln. Nicht selten werden Tiere durch das aggressive Verhalten ihrer Stallgenossen mit einem fehlenden Ohr der Schlachtung zugeführt.

Die subkutane Injektion wird gewöhnlich dicht kaudal und seitlich an der Ohrbasis durchgeführt, wobei die ventral vom Ohr liegende Glandula parotis zu beachten ist. An der gleichen Stelle kann durch tiefen Einstich in die dorsale Nackenmuskulatur intramuskulär injiziert werden (Abb. 34-5).

Die Abbildung 34-5 zeigt die Topographie des Kopfes, nachdem die Hautmuskulatur und einige Kopfmuskeln entfernt worden sind. Die Rami buccales des Nervus facialis (VII), welche die rostral liegende mimische Muskulatur versorgen, verhalten sich wie beim Rind (der Dorsalast überquert den Musculus masseter, der Ventralast

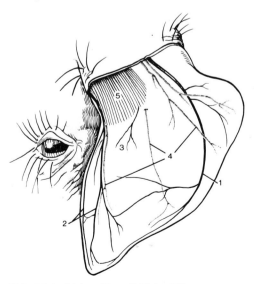

Abb. 34-4 Linkes Ohr mit Blutgefäßen.

1, laterale Ohrvene (für Venenpunktur); 2, mediale Ohrvene; 3, intermediäre Ohrvene; 4, mediale, intermediäre und laterale Arterienäste; 5, Musculus parietoauricularis.

Kopf und Hals des Schweines

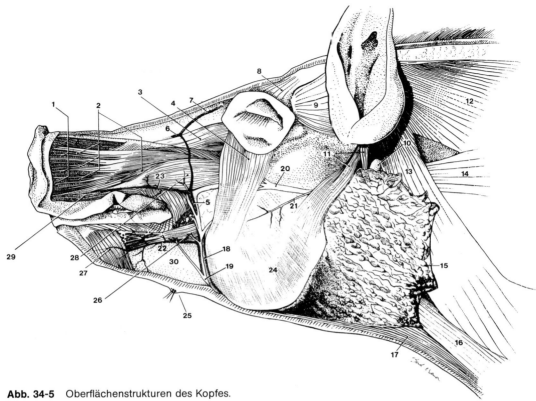

Abb. 34-5 Oberflächenstrukturen des Kopfes.

1, durchschnittene Fasern des Musculus levator nasolabialis; 2, Musculus caninus; 3, Musculus levator labii superioris; 4, Musculus malaris; 5, Vena facialis; 6, Vena dorsalis nasi; 7, Vena frontalis; 8, Musculus levator anguli oculi; 9, Musculus frontoscutularis; 10, Lymphonodus retropharyngeus lateralis; 11, Musculus parotidoauricularis; 12, Musculus trapezius; 13, Musculus cleidooccipitalis; 14, Musculus omotransversarius; 15, Glandula parotis; 16, Musculus sternomastoideus; 17, Musculus sternohyoideus; 18, Ductus parotideus; 19, 20, Ramus buccalis ventralis und dorsalis des Nervus facialis; 21, Ramus transversus des Nervus facialis; 22, Vena labialis inferioris; 23, Vena labialis superioris; 24, Musculus masseter; 25, Mentalorgan mit Tasthaaren; 26, Musculus depressor labii inferioris; 27, Musculus mentalis; 28, Musculus depressor labii superioris; 29, Musculus orbicularis oris; 30, Mandibula.

verläuft mit dem Ductus parotideus um den Ventralrand der Mandibula). Den Ventralast begleitet die Vena facialis, die Zuflüsse über die Lippenvenen erhält und quer über das Angesicht zieht. Sie beginnt nach Vereinigung der Vena dorsalis nasi und der Vena frontalis, die wie beim Rind aus dem großen, dorsomedial der Orbita liegenden Foramen supraorbitale austritt. Die Arteria facialis ist nur kurz. Die arterielle Versorgung der dorsalen Kopfhälfte übernimmt die Arteria infraorbitalis, die mit dem gleichnamigen Nerven das Foramen infraorbitale verläßt.

Die Glandula parotis ist groß. Sie liegt kaudal vom Unterkieferast und erstreckt sich fast bis zum Buggelenk (/15). Die Glandula mandibularis (Abb. 34-15/18) und die wichtigen Lymphknoten des Kopfes, von denen der Lymphonodus mandibularis routinemäßig bei der Fleischbeschau anzuschneiden ist, sind unterhalb von ihr angeordnet.

Die Nasenhöhlen und Nasennebenhöhlen

Die Nasenhöhlen sind lang und niedrig. Sie reichen weit nach kaudal bis hinter die Ebene der Augengruben (Abb. 34-6/5, 8). Obwohl das Angesicht breitflächig gestaltet ist, bleiben die Nasenhöhlen eng. Sie werden seitlich durch die kräftige Fazialismuskulatur und durch eine Fettschicht, ohne die Beteiligung der Kieferhöhlen

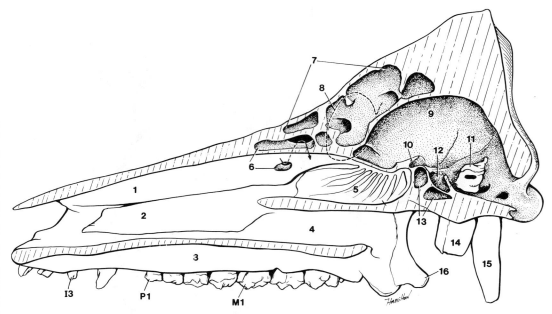

Abb. 34-6 Schädel, Paramedianschnitt.

1, Endoturbinale I, bei 6 gefenstert, um den Sinus conchae dorsalis zu zeigen; 2, Os conchae nasalis ventralis; 3, knöcherner Gaumen; 4, Choanen; 5, Ethmoturbinalia am Grunde der Nasenhöhle; 6, Sinus conchae dorsalis; 7, Sinus frontalis; 8, Lage der Orbita; 9, Schädelhöhle; 10, Zugang zum Canalis opticus; 11, Pars petrosa des Temporale; 12, Fossa hypophysialis; 13, Sinus sphenoidalis; 14, Bulla tympanica; 15, Processus paracondylaris; 16, Hamulus des Pterygoid.

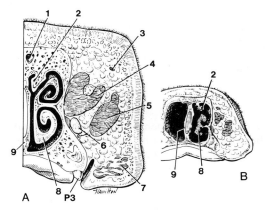

Abb. 34-7 A, Nasenquerschnitt eines adulten Schweines in Höhe des P3. B, Nasenquerschnitt eines Ferkels mit fortgeschrittener Rhinitis atrophicans (beachte die fehlenden Nasenmuscheln der einen Nasenhöhle); vergleiche die Nasenmuscheln mit den normal ausgebildeten in A.

1, Rostralende des Sinus frontalis; 2, Concha nasalis dorsalis; 3, Vena dorsalis nasi; 4, Musculus levator labii superioris; 5, Musculus caninus; 6, Nervus und Arteria infraorbitalis; 7, Musculus orbicularis oris; 8, Concha nasalis ventralis; 9, Septum nasi.

wie bei Rind und Pferd, begrenzt (Abb. 34-7/A). Die runden Nasenöffnungen führen in die Nasenhöhlen. Diese werden durch zwei Nasenmuscheln in drei Nasengänge unterteilt. Der dorsale Nasengang endet im Nasengrund an den Conchae ethmoidales. Die mittleren und die ventralen Nasengänge leiten die Luft durch die Choanenöffnungen in den Nasenrachen. Der Nasengrund liegt oberhalb vom Nasenrachen. Obwohl dorsoventral abgeflacht, ist er sehr weiträumig (Abb. 34-6/5) und wird von den kleinen, mit Riechschleimhaut ausgestatteten Conchae ethmoidales ausgefüllt. Der Geruchssinn des Schweines ist stark ausgeprägt. Diese Eigenschaft wird in Frankreich bei der Trüffelsuche genutzt.

Die dorsale Nasenmuschel besteht aus einer breiten Basallamelle, die vom Nasendach ventral vorragt (Abb. 34-7/2). Die ventrale Nasenmuschel ist etwas kürzer und geräumiger. Ihre lateral entspringende Basallamelle teilt sich in eine dorsale und ventrale Spirallamelle. Diesen Normalbau sollte man kennen, wenn die Rhinitis atrophicans, eine häufig auftretende Erkrankung junger Schweine mit deformierten Nasenmuscheln, zu beurteilen ist (Abb. 34-7/B).

Schweine besitzen Kiefer-, Stirn-, Tränenbein-, Keilbein- und Muschelhöhlen (Abb. 4-6). Von diesen kommt lediglich der Stirnhöhle größere Bedeutung zu. Der Sinus maxillaris belüftet den kaudalen Bereich des Oberkiefers bis zur Orbita, den Körper des Os zygomaticum und dessen breiten Arcus zygomaticus unterschiedlich weit. Die Stirnhöhlen (/1, 2) pneumatisieren beim ausgewachsenen Schwein das gesamte Schädeldach kaudal der Nasenbeine. Sie drängen die äußeren und inneren Platten der Stirn- und Scheitelbeine soweit auseinander, daß keine Übereinstimmung mehr zwischen der äußeren Schädelform und der Gestalt der Schädelhöhle herrscht. Dadurch liegt das Gehirn ungefähr fünf Zentimeter unter der Oberfläche und wird durch die beiden Knochenplatten gut geschützt (Abb. 34-6/7). Die Entstehung von diesen und den anderen Besonderheiten des Schweineschädels ist noch unklar. Möglicherweise stehen sie mit dem Wühl- und Kampfverhalten in Zusammenhang, bei dem die Hauer mit heftigen Stößen aufwärts bewegt werden.

Die tiefe Lage des Gehirnes hat zur Folge, daß Schweine bei der Schlachtung mit mechanischen Mitteln (Hammer und Bolzen) nicht zuverlässig und tierschutzgerecht betäubt werden. Deshalb werden heute in den meisten Schlachthöfen Elektro- oder Kohlendioxid-Betäubung angewendet. Wenn es notwendig wird, durch Schießen zu schlachten, muß der Schußpunkt genau bestimmt werden, damit das Geschoß das Gehirn nicht verfehlt und unnötige Leiden verursacht. Zielpunkt ist die Schnittebene zweier Linien, die das Auge mit der Mitte der gegenüberliegenden Ohrbasis verbinden. Bei mittelgroßen Schweinen liegt der Zielpunkt annähernd fünf Zentimeter kaudal der Augenhöhle (Abb. 34-8).

Mundhöhle und Gebiß

Obwohl Schweine eine sehr große Mundspalte besitzen, können sie ihr Maul nicht so weit öffnen wie beispielsweise Hunde oder Katzen. Daher entziehen sich die kaudalen Bereiche der langen und engen Mundhöhle jeglicher Besichtigung, ganz abgesehen von den Schwierigkeiten, die Tiere ruhig zu stellen. Der harte Gaumen ist mit zahlreichen hohen Gaumenstaffeln besetzt (Abb. 34-9/3), die an der Grenze zum weichen Gaumen abrupt enden und von den beiden beetartigen Platten der *Tonsilla veli palatini* (/5) abgelöst werden. Diese sind bei Schweinen ausgesprochen groß, da ihnen die in der Seitenwand des Mundrachens liegenden Gaumenmandeln der übrigen Haussäugetiere fehlen.

Der Boden der Mundhöhle wird von der spitz endenden Zunge eingenommen. Bei Neugeborenen ist ihr Rand mit fransenartigen Randpapillen (/7) besetzt, die während der ersten 15 bis 18 Lebenstage bestehen bleiben und vermutlich das Saugen unterstützen. Die Randpapillen schwellen kurz vor dem Kontakt mit der Zitze an, worauf beim Abschneiden der Nadelzähne geachtet werden muß (siehe später).

Schweine besitzen das am komplettesten ausgestattete Gebiß der Haussäugetiere (Abb. 3-20). Die Formel für die bleibenden Zähne lautet

$$\frac{3\text{–}1\text{–}4\text{–}3}{3\text{–}1\text{–}4\text{–}3}.$$

Die unteren *Schneidezähne* stehen gerade nach vorne gerichtet und treten mit den gebogenen Schneidezähnen des Oberkiefers nicht vollständig in Kontakt (Abb. 34-2). Die ebenfalls gebogenen *Dentes canini*, *Hauer*, liegen tief im Kiefer verankert. Bei Ebern bleibt das im Zahnfach steckende proximale Ende zeitlebens offen und

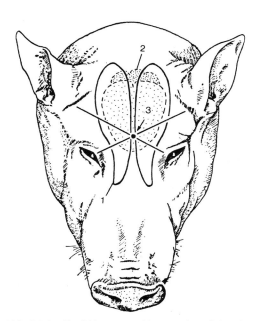

Abb. 34-8 Kopf eines neun Monate alten Schweines.
1, Ausdehnung der Sinus frontales; 2, Lage des Gehirnes; 3, Schußpunkt für die Betäubung beim Schlachten. (Modifiziert nach Taylor, 1955.)

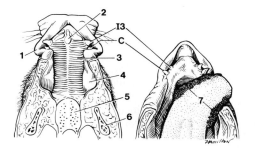

Abb. 34-9 Oberkiefer (links) und Unterkiefer (rechts) eines neugeborenen Schweines.

1, Einkerbung der Oberlippe durch den Hauer; 2, Papilla incisiva; 3, Palatum durum mit Rugae palatinae; 4, noch nicht durchgebrochene Prämolaren 3 und 4, das Zahnfleisch vorwölbend; 5, Tonsillae veli palatini; 6, Ramus mandibulae; 7, Zungenrandpapillen; I3, 3. Milchschneidezähne; C, Milcheckzähne.

die Hauer wachsen permanent. Die unteren Canini werden durch Kontakt mit den oberen scharf angeschliffen und verhelfen damit Ebern zu imponierenden Waffen, die ein respektvolles Verhalten erforderlich machen. Die Hauer können in Narkose abgesägt werden. Manche Züchter schneiden sie jedoch häufig mit großen Zangen ab, wobei sie die Schmerzen der Tiere mißachten und sie lediglich mit einer Oberkieferschlinge ruhigstellen. Die Hauer der Sauen sind kleiner und ragen nur mit ihrer Spitze in die Mundhöhle. Sie bleiben ungefähr zwei Jahre offen, bilden danach eine Wurzel und stellen ihr Wachstum ein.

Die Kronen der *Backenzähne* werden nach hinten zunehmend länger und breiter. Die Kaufläche der massiven Molaren ist durch zahlreiche Schmelzhöcker unregelmäßig gestaltet und für das Zerkleinern der Nahrung besonders geeignet.

Das Schwein wird mit acht Zähnen geboren: den oberen und den unteren 3. Milchschneidezähnen und den Canini, die auch als „Nadelzähne" bekannt sind (Abb. 34-9). Sie ragen immer seitlich aus dem Zahnfleisch hervor und können die Zitzen oder die um die gleiche Zitze konkurrierenden Geschwister verletzen. Deswegen werden sie meist kurz nach der Geburt von dem Tierhalter abgekniffen.

Die 1. Schneidezähne und die 3. Prämolaren des Ober- und Unterkiefers brechen ein bis drei Wochen nach der Geburt durch, die 4. Prämolaren einige Tage später. Die 2. Prämolaren des Ober- und Unterkiefers erscheinen ungefähr mit zwei Monaten, und mit ungefähr drei Monaten

die 2. Schneidezähne. Jetzt ist das Milchgebiß komplett, seine Formel lautet

$$\frac{3\text{-}1\text{-}3}{3\text{-}1\text{-}3}.$$

Bei sechs Monate alten Schweinen sind als erste permanente Zähne die 1. Molaren des Ober- und Unterkiefers durchgebrochen und der Zahnwechsel setzt ein. Mit eineinhalb Jahren besitzen Schweine ihr vollständiges permanentes Gebiß. Trotz dieser Kentnnisse wird eine Zahnaltersbestimmung beim Schwein so gut wie nie durchgeführt.

Pharynx und Larynx

Als Sonderbildung des Pharynx soll lediglich das *Diverticulum pharyngeum*, die Rachentasche, erwähnt werden, die an der Dorsalwand des Nasenrachens liegt und bis zum Beginn des Oesophagus reicht (Abb. 34-10/13). Beim Ferkel ist diese Schleimhautbucht ungefähr 1 cm lang (3 bis 4 cm beim Adulten) und schiebt sich kaudolateral zwischen die Pharynxmuskeln ein. Die Bedeutung der Rachentasche liegt in der Verletzungsgefahr, wenn bei Schweinen Medikamente mit einer Spritze verabreicht werden. Das Ende des Ansatzstückes kann bei zu tiefem Einführen in das

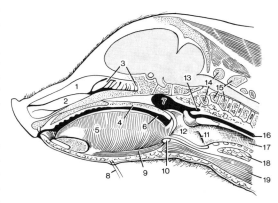

Abb. 34-10 Medianschnitt durch den Kopf eines vier Wochen alten Schweines nach Entfernen des Septum nasi.

1, Concha nasalis dorsalis; 2, Concha nasalis ventralis; 3, Conchae ethmoidales; 4, Velum palatinum; 5, Zunge; 6, Mundrachen, Pars oralis pharyngis; 7, Nasenrachen, Pars nasalis pharyngis; 8, Mentalhaare; 9, Musculus geniohyoideus; 10, Basihyoid; 11, Ventriculus laryngis lateralis; 12, Larynx; 13, Diverticulum pharyngeum; 14, Atlas; 15, Axis; 16, Ösophagus; 17, Trachea; 18, Glandula thyreoidea; 19, Musculus sternohyoideus.

Divertikulum gelangen und ernsthafte Schäden können verursacht werden, wenn das Medikament im Gewebe des Halses deponiert wird. Bei einem vierwöchigen Ferkel liegt das Divertikulum in Höhe der kranialen Ohrbasis. Sollen Medikamente in den Schlingrachen verbracht werden, ist dessen Lage beim vierwöchigen Ferkel in Höhe des lateralen Augenwinkels anzugeben. Der Unterschied zwischen den beiden Ebenen beträgt gerade 2,5 cm, eine Indikation, die Sorgfalt erforderlich macht.

Der Larynx besitzt seitliche Kehlkopftaschen (Ventriculus laryngis lateralis) und bildet mit der Trachea einen stumpfen Winkel (/12, 17). Die Kehlkopftaschen und die abgeknickte Trachea sind bereits im Zusammenhang mit der Inhalationsnarkose als Hindernisse bei der Intubation erwähnt worden.

Kraniolateral von der Basis der Epiglottis liegt die Tonsilla paraepiglottica (Abb. 34-11/8'). Weitere Tonsillen sind die schon erwähnte Tonsilla veli palatini (/8), die Tonsilla pharyngea im Dach des Nasenrachens und die Tonsilla tubaria, die am Ostium pharyngeum tubae auditivae liegt. Gelegentlich müssen die Tonsilla paraepiglottica und veli palatini im Rahmen der Fleischbeschau überprüft werden, wobei die erste am Geschlinge (Kehlkopf, Luft- und Speiseröhre, Herz, Lungen), letztere am gehälfteten Kopf zu finden sind.

Topographie ventral am Hals

Der kurze Hals und seine eingeschränkte Beweglichkeit sind bereits erwähnt worden. Das Ligamentum nuchae ist nicht ausgebildet. Der Eingeweideteil des Halses ist relativ klein; er enthält die gleichen Organe wie bei den anderen Spezies, einschließlich der voll ausgebildeten Vena jugularis interna in der bindegewebigen Umhüllung der Arteria carotis und des gut entwickelten Halsteiles des Thymus, der seitlich der Trachea liegt.

Durch das Entfernen der Haut werden die blassen Hautmuskeln freigelegt, von denen der Musculus cutaneus colli und das Platysma am besten entwickelt sind. Der Halshautmuskel entspringt am Manubrium sterni, wo er kräftig ist und verläuft ventral am Hals kopfwärts, um sich mit dem Musculus cutaneus faciei et labiorum zu vereinigen.

Der Musculus cutaneus colli bedeckt mit seinem Ursprungsteil die Vertiefung zwischen dem tastbaren Manubrium sterni und der Schulterspitze, wo die Vena cava cranialis punktiert werden kann (siehe später). Nach Entfernen des Muskels wird der ventrale Anteil der großen Glandula parotis sichtbar (Abb. 34-12/1), die folgende Lagebeziehungen aufweist: medial von ihr liegen der Musculus sterno- und brachiocephalicus sowie die Glandula mandibularis, kranial die Mandibula und ventral die durch ein Bindegewebsseptum miteinander verbundenen Musculi sternohyoidei. Der Larynx liegt kaudal vom Kehlgang; seine (bei älteren Tieren deutliche) Prominentia laryngea ist in der Halsmitte zu tasten. Die Glandula thyreoidea besitzt zwei kleine Seitenlappen, die ventral der Trachea durch den mächtigen Isthmus miteinander verbunden sind und liegt nahe am Brusteingang (Abb. 6-3/D). Die ventrolateral vom Larynx liegende und dreieckig gestaltete Glandula mandibularis (Abb. 34-12/2) wird seitlich von der Glandula parotis flankiert und grenzt kraniolateral an den Unterkieferast. Die bedeutsamen mandibulären Lymphknoten (/19), die bei der Fleischbeschau nicht mit der Glandula mandibularis verwechselt werden dürfen, liegen rostral und etwas unterhalb der Drüse (Abb. 34-15/1, 18).

Durch Entfernen der Glandula parotis und mandibularis werden der Musculus brachio- und

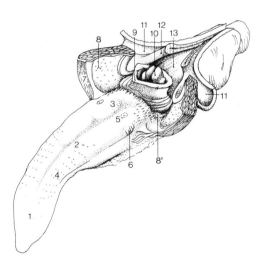

Abb. 34-11 Zunge und Rachen (Pharynx); Velum palatinum und Dorsalwand des Ösophagus sind in der Medianen durchgeschnitten.

1, 2, 3, Apex, Corpus und Radix linguae; 4, Papillae fungiformes; 5, Papillae vallatae; 6, Papillae foliatae; 7, Arcus palatoglossus; 8, Tonsilla veli palatini; 8', Tonsilla paraepiglottica; 9, Epiglottis; 10, Processus corniculatus der Aryknorpel; 11, Dach des Nasenrachens; 12, Arcus palatopharyngeus; 13, Vestibulum oesophagi.

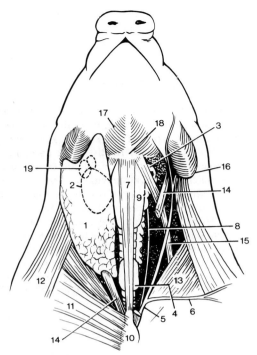

Abb. 34-12 Ventralansicht des Halses. Rechts tiefe und links oberflächliche Strukturen nach Entfernen des Musculus cutaneus colli, halbschematisiert.

1, Glandula parotis; 2, Glandula mandibularis; 3, Thymus – der Punkt am Kranialpol zeigt die Lage des äußeren Epithelkörperchens (III); 4, Glandula thyreoidea; 5, Vena jugularis externa; 6, Vena cephalica; 7, Musculus sternohyoideus (schmaler als in Wirklichkeit dargestellt); 8, Vena jugularis interna; 9, Larynx; 10, Manubrium sterni; 11, Musculus pectoralis superficialis; 12, Musculus brachiocephalicus; 13, Musculus subclavius; 14, Musculus sternocephalicus; 15, Musculus omohyoideus; 16, Angulus mandibulae; 17, Musculus mylohyoideus; 18, Basihyoid; 19, Lymphonodi mandibulares.

hyoid an. Er zieht medial an der Glandula mandibularis und am Musculus sternocephalicus vorbei.

Der Thymus (/3) liegt lateral vom Larynx und von der Trachea nahe bei der Karotisscheide. Er ist ausgesprochen gut entwickelt und erreicht seinen größten Umfang mit der Schlachtreife (sechs Monate). Sein kranialer Pol ist verdickt. Hier liegt an seiner Oberfläche das winzige (1 bis 4 mm) äußere Epithelkörperchen (III). (Das innere Epithelkörperchen [IV] konnte beim adulten Tier noch nicht nachgewiesen werden; wahrscheinlich verschwindet es während der Embryonalentwicklung).

Der im Halsbereich am häufigsten ausgeführte klinische Eingriff ist die Punktion der Vena cava

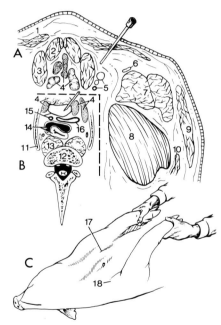

Abb. 34-13 A, Querschnitt des ventralen Halsbereiches etwas kranial vom Manubrium sterni. B, Querschnitt dicht hinter A in Höhe der ersten Rippe. C, Schwein in Rückenlage zur Punktion der Vena cava cranialis mit eingeführter Kanüle.

1, Musculus cutaneus colli; 2, Musculus sternohyoideus; 3, Musculus sternocephalicus; 4, Lymphknoten und Thymus; 5, Arteria carotis communis, Vena jugularis externa und interna; 6, Vena cephalica; 7, Musculus brachiocephalicus; 8, Musculus subclavius; 9, Platysma; 10, Musculus omotransversarius; 11, erste Rippe; 12, Körper von C7; 13, Musculus longus colli; 14, Trachea und Ösophagus; 15, Vena cava cranialis und Arteria subclavia sinistra; 16, Truncus bicaroticus und Arteria subclavia dextra; 17, tastbares Manubrium sterni; 18, Schultergelenk.

sternocephalicus, die Vena jugularis externa und der Musculus omohyoideus freigelegt. Der Musculus brachiocephalicus (34-12/12) liegt am weitesten lateral; er verläuft als breiter platter Muskel vom distalen Ende des Humerus oberflächlich über die Seitenflächen des Oberarmes und des Halses zum Os occipitale und temporale. Der Musculus sternocephalicus (/14) verkehrt zwischen Sternum und Os temporale und verläuft zwischen äußerer und innerer Drosselvene. Obwohl die äußere Drossenvene größer ist als die innere, ist sie nicht so leicht zu punktieren wie bei den großen Haustieren, da sie nirgends subkutan liegt. Der Musculus omohyoideus (/1) entspringt aus der Fascia subscapularis und setzt am Basicranialis. Sie kann am stehenden, mit der Oberkieferschlinge ruhig gestellten Tier, oder in Rückenlage vorgenommen werden (Abb. 34-13/C). Die Kanüle wird in die Vertiefung zwischen dem tastbaren Manubrium sterni und der rechten Schulterspitze in Richtung des Dorsalrandes der linken Scapula eingestochen, um eine der großen Venen zwischen oder direkt vor dem ersten Rippenpaar zu punktieren. Die Kanüle dringt durch den Musculus cutaneus colli und weiter durch den keilförmigen Bindegewebsraum zwischen dem lateral liegenden Musculus brachiocephalicus und subclavius sowie dem medial liegenden Musculus sternocephalicus und sternohyoideus. Dabei wird die rechte Seite bevorzugt, da linkerseits der Nervus phrenicus sinister verletzt werden kann und der unpaare Ductus thoracicus ebenfalls links liegt.

Lymphknoten des Halses und des Kopfes

Die Lymphknoten werden zu fünf Lymphzentren zusammengefaßt, die alle im ventrolateralen Halsbereich liegen (Abb. 34-14). Die Lymphe des Kopfes und des Halses wird von den regionalen Lymphknoten gefiltert und größtenteils über die Trunci jugulares in den Venenwinkel des Brusteinganges überführt. Ein Teil der Lymphe wird direkt von den Lymphonodi cervicales superficiales dorsales, die Zufluß von den mehr kranial liegenden Lymphknoten erhalten, in den Venenwinkel geleitet.

Das Lymphocentrum mandibulare besteht aus bis zu sechs Lymphonodi mandibulares und aus vier Lymphonodi mandibulares accessorii. Die *Lymphonodi mandibulares* (Abb. 34-15/1) liegen zwischen dem kaudoventralen Rand der Mandibula und dem kranialen Abschnitt des Musculus sternohyoideus (/9); kaudal befindet sich die Glandula mandibularis. Die Vena facialis (/19) läuft lateral über ihre Oberfläche hinweg. Sie sammeln die Lymphe der ventralen Hälfte des Kopfes einschließlich des Gaumens und des Larynx; ihre Vasa efferentia ziehen zu den Lymphonodi mandibulares accessorii und den oberflächlichen dorsalen und ventralen Halslymphknoten. Die Lymphonodi mandibulares accessorii (/2) liegen nahe dem kaudoventralen Rand der Glandula mandibularis und werden von der Glandula parotis bedeckt. Sie sammeln die Lymphe der gleichen Anteile des Kopfes wie die mandibulären Lymphknoten und zusätzlich aus dem ventralen Halsbereich; ihre Vasa efferentia verlaufen zu den oberflächlichen ventralen und dorsalen Halslymphknoten.

Das Lymphocentrum parotideum besteht aus einer einzigen Gruppe von *Lymphonodi parotidei* (/3), die ventral des Kiefergelenkes am Kaudalrand der Mandibula zu finden sind und ebenfalls von der Glandula parotis bedeckt werden. Ihre Zuflüsse stammen aus dem Bereich des Kopfes dorsal vom Gaumen; ihre Vasa efferentia ziehen zu den lateralen Schlundkopflymphknoten.

Das Lymphocentrum retropharyngeum besteht aus zwei lateralen und einem medialen Knoten. Die *Lymphonodi retropharyngei laterales* (/4) werden in Höhe des Kiefergelenkes zwischen der lateral liegenden Glandula parotis und dem Musculus cleidomastoideus angetroffen, einige Zentimeter kaudomedial der Lymphonodi parotidei. Sie drainieren die oberflächlichen Anteile des Kopfgelenkes; ihre Vasa efferentia verlaufen zu den oberflächlichen dorsalen Halslymphknoten. Der *Lymphonodus retropharyngeus medialis* (/5) liegt dorsolateral auf den Schlundkopfmuskeln dicht bei der Arteria carotis communis und der Vena jugularis interna und wird lateral von der Endsehne des Musculus sternocephalicus bedeckt. Die Zuflüsse stammen aus den tiefen Bereichen des Kopfgelenkes; aus seinen Vasa efferentia entwickelt sich der Truncus jugularis.

Das Lymphocentrum cervicale superficiale

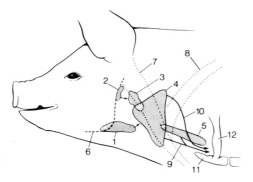

Abb. 34-14 Lymphzentren des Kopfes und des Halses, schematisiert. Die Pfeile zeigen den Lymphfluß an.

1, Lymphocentrum mandibulare; 2, Lymphocentrum parotideum; 3, Lymphocentrum retropharyngeum; 4, Lymphocentrum cervicale superficiale; 5, Lymphocentrum cervicale profundum; 6, Mandibula; 7, Musculus brachiocephalicus; 8, Musculus subclavius; 9, Truncus jugularis; 10, Abfluß der Lymphonodi cervicales superficiales dorsales; 11, Manubrium sterni; 12, erste Rippe. (Nach Saar und Getty, 1964.)

setzt sich aus etwa zehn Lymphknoten zusammen, die in einem dreieckigen Areal kranial des Schultergelenkes weitläufig verteilt liegen (Abb. 34-14/4). Sie werden in dorsale, mittlere und ventrale Knoten unterteilt und entsprechen dem medial vom Musculus omotransversarius liegenden Lymphocentrum cervicale superficiale der übrigen Haussäugetiere. Die *Lymphonodi cervicales superficiales dorsales* (Abb. 34-15/6) liegen, teilweise vom Musculus omotransversarius bedeckt, kraniodorsal des Schultergelenkes. Sie sammeln die Lymphe des Halses, der kranialen Seitenwand des Thorax und von Anteilen der Vordergliedmaßen. Sie erhalten zahlreiche Zuflüsse von anderen Kopf- und Halslymphknoten (außer dem Lymphonodus retropharyngeus medialis) und leiten, wie bereits erwähnt, einen Großteil der Lymphe aus dem Kopf- und Halsbereich über eigene Vasa efferentia zu den Venen des Brusteinganges. Die *Lymphonodi cervicales superficiales medii* (/7) liegen an der Vena jugularis externa und werden seitlich vom Musculus brachiocephalicus bedeckt. Sie sammeln Lymphe aus den oberflächlichen Bereichen der Schulterregion; ihre Vasa efferentia vereinigen sich mit oder begleiten diejenigen der oberflächlichen dorsalen Halslymphknoten. Die *Lymphonodi cervicales superficiales ventrales* (/8) bilden eine Reihe entlang dem Ventralrand des Musculus brachiocephalicus und werden von der Glandula parotis bedeckt. Sie drainieren den oberflächlichen ventralen Halsbereich, den der Vordergliedmaße und der ventralen Brustwand (einschließlich die kranialen Mammarkomplexe des Gesäuges) und erhalten die Durchgangslymphe der Lymphonodi mandibulares und retropharyngei laterales.

Das Lymphocentrum cervicale profundum (Abb. 34-14/5) besteht aus zahlreichen kleinen Knoten und wird in kraniale, mittlere und kaudale Gruppen unterteilt. Die kranialen und mittleren Lymphknoten können fehlen und die kaudale Gruppe setzt sich gelegentlich aus wenigen Knoten zusammen. Die tiefen Halslymphknoten liegen der Vena jugularis interna und der Trachea bis zum Brusteingang an. Sie sammeln die Lymphe von den benachbarten Organen, hauptsächlich der Trachea, der Schilddrüse und der Karotisscheide; ihre Vasa efferentia ziehen zu den großen Venen des Brusteinganges.

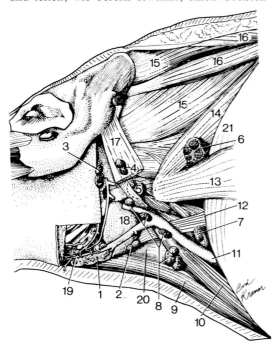

Abb. 34-15 Darstellung der Lymphknoten, Lateralansicht.

1, Lymphonodi mandibulares; 2, Lymphonodi mandibulares accessorii; 3, Lymphonodi parotidei; 4, Lymphonodi retropharyngei laterales; 5, Lymphonodi retropharyngei mediales; 6, 7, 8, Lymphonodi cervicales superficiales dorsales, medii und ventrales; 9, Musculus sternohyoideus; 10, Musculus sternocephalicus; 11, Vena jugularis externa; 12, Musculus omohyoideus; 13, Musculus omotransversarius; 14, Musculus serratus ventralis cervicis; 15, Musculus splenius; 16, Musculus rhomboideus cervicis et capitis; 17, Musculus cleidomastoideus; 18, Glandula mandibularis; 19, Vena facialis; 20, Musculus thyreohyoideus; 21, Musculus subclavius.

Ausgewählte Literatur

Adamesteanu, I., et al.: Valeur semilogique de la langue „en dentelle" chez le Porcelet. Rec. Med. Vet. 142: 389–396, 1966.

Barone, R.: Anatomie comparée des mammifères domestiques. Vols. I–III. Lyon, Laboratoire d'Anatomie, École Nationale Vétérinaire, 1966–1978.

Brown, C. M.: A method for collecting blood from hogs using the thoracic inlet. Vet. Med. [SAC] 74: 361–363, 1979.

Cox, J. E.: Immobilization and anesthesia of the pig. Vet. Rec. 92: 143–146, 1973.

Ellenberger, W., and H. Baum: Handbuch der vergleichenden Anatomie der Haustiere, 18th ed. Berlin, Springer, 1943.

Getty, R.: Sisson and Grossman's Anatomy of the Domestic Animals. Vo. II. Philadelphia, W. B. Saunders Company, 1975.

Habermehl, K. H.: Besitzt das weibliche Hausschwein permanent wachsende Hakenzähne? Berl. Münch. Tierärztl. Wochenschr. 75: 441–444, 1962.

Habermehl, K. H.: Altersbestimmung bei Haus- und Labortieren, 2nd ed. Berlin, Paul Parey, 1975

Huhn, R. G., G. D. Osweiler, and *W. P. Switzer:* Application of the orbital sinus bleeding technique to swine. Lab. Anim. Care 19: 403–405, 1969.

Montané, L., E. Bourdelle, and *C. Bressou:* Anatomie regionale des animaux domestiques. Vol. III, Le Porc, 2nd ed. Paris, J. S. Baillière et Fils, 1964.

Nickel, R., A. Schummer, and *E. Seiferle:* Lehrbuch der Anatomie der Haustiere. Vols. I–IV. Berlin, Paul Parey 1975–1977.

Pond, W. G., and *A. Houpt:* The Biology of the Pig. Ithaca, Cornell University Press, 1978.

Saar, L. I., and *R. Getty:* The interrelationship of the lymph vessel connections of the lymph nodes of the head, neck, and shoulder regions of swine. Am. J. Vet. Res. 25: 618–636, 1964.

Sankari, S.: A practical method of taking blood samples from the pig. Acta Vet. Scand. 24: 133–134, 1983.

Sauerländer, R., and *H. Wissdorf:* Die unterschiedliche Ausbildung der klinisch wichtigen Ohrvenen bei Steh- und Hängeohrschweinen sowie die Bedeutung der Ohrgefäße für die Wärmeregulation. Dtsch. Tierärztl. Wochenschr. 79: 73–77, 1972.

Schlotthauer, C. F., and *G. M. Higgins:* The parathyroid glands in swine. Mayo Clin. Proc. 9: 374–376, 1934.

Schwartz, W. L., and *J. E. Smallwood:* Collection of blood from swine. Tex. Vet. Med. J. 39: 6–7, 1977.

Simoens, P.: Morphologic study of the vasculature in the orbit and eyeball of the pig. Thesis, State University of Ghent, Faculty of Veterinary Medicine, 1985.

Taylor, J. A.: Regional and applied anatomy of the domestic animals. Part I: Head and Neck. Edinburgh, Oliver and Boyd, 1955.

W. A. A.: Pharyngeal perforation in pigs. JAVMA 125: 69, 1954.

Kapitel 35

Wirbelsäule, Rücken und Thorax des Schweines

Die Wirbelsäule

Die Wirbelformel lautet *C7, Th14–16, L6–7, S4* und *Cd20–23*. Die sieben Halswirbel sind kurz, verlaufen annähernd in der Mitte des Halses brustwärts (Abb. 35-1) und lassen folgende artspezifische Merkmale erkennen: *C2* besitzt einen langen, relativ schmalen Processus spinosus; *C3–C6* entlassen beiderseits plattenartige Fortsätze, die an den Querfortsätzen entspringen und von *C3* bis *C6* an Größe zunehmen; *C7* weist einen hohen Dornfortsatz auf (Abb. 34-1).

Da der Hals und der kraniale Thoraxbereich annähernd gleich hoch sind, liegt der erste Brustwirbel in der Nähe der Körpermitte. Die kaudal folgenden Wirbel sind stufenweise höher angeordnet, und die Wirbel der kaudalen Brust- und Lendenregion verlaufen nahe und fast parallel zu der dorsalen Rückenkontur.

Die Zahl der Brust- und Lendenwirbel variiert beträchtlich. Die meisten Schweine besitzen 14 oder 15 Brust- und 6 Lendenwirbel, insgesamt 20 oder 21 Wirbel. Die Gesamtzahl schwankt jedoch zwischen 19 und 23. Ob diese Schwankungsbreite mit der Selektion von Schweinen mit langem Rücken zusammenhängt, ist nicht bekannt. Langrückige Schweine werden wegen ihrer längeren Lendenstücke, die neben den Schinken die wertvollsten Anteile des Tierkörpers sind, bevorzugt (Abb. 35-1/14, 22).

Das Kreuzbein besteht aus vier teilweise verwachsenen Kreuzwirbeln und besitzt keine Dornfortsätze. Deswegen nimmt die Höhe der Wirbelsäule am Übergang der Lendenwirbel zum Kreuzbein ab und die den Dornfortsatz des *L6* flankierende Crista iliaca ist der höchste Teil des Skelettes dieser Region (Abb. 34-1/32). An dem *Spatium lumbosacrale* wird die epidurale Anästhesie vorgenommen; es ist ungefähr 2 cm lang und 3 cm breit, durch das Ligamentum flavum verschlossen und liegt 2 bis 5 cm kaudal der Verbindungslinie der beiden Hüfthöcker. Bei jungen Schweinen endet das Rückenmark im Sakralkanal und liegt somit noch im Bereich der Kanüle; bei älteren Tieren endet es kranial von *L6*, so daß im Spatium lumbosacrale gefahrlos eingestochen werden kann (Abb. 8-67/c).

Das Schwein besitzt ungefähr 20 Schwanzwirbel, die letzten 15 bilden die Grundlage des gekringelten *Schwanzes*. Die an der Ventralseite median liegenden Gefäße können für die Blutentnahme angestochen werden. Die Arterie und die beiden begleitenden Venen liegen subkutan und sind an der Schwanzwurzel (*Cd4* oder *Cd5*) punktierbar; das gewonnene Blut kann arteriell, venös oder gemischt sein. Das „Schwanzbeißen"

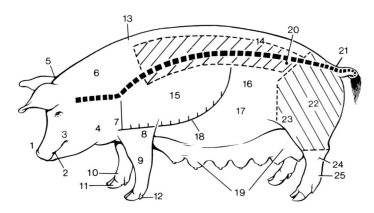

Abb. 35-1 Teile des Schweinekörpers. Die Lage der Wirbelsäule ist gekennzeichnet. Die linierten Bereiche geben die Lage des im Fleischhändel bekannten Schinkens und des Lendenstückes an.

1, Rüsselscheibe; 2, Mundspalte; 3, Backe; 4, Halslappen; 5, Hinterkopf; 6, Hals; 7, Schultergelenk; 8, Ellbogengelenk; 9, Karpus; 10, Fesselgelenk; 11, Klaue; 12, Afterzehen; 13, Widerrist; 14, Lende (Regio lumbalis); 15, Brust; 16, Flanke; 17, Bauch; 18, knöcherner Thorax, Ventralrand; 19, Gesäuge; 20, Lage des Tuber coxae; 21, Schwanzwurzel; 22, Oberschenkel; 23, Kniegelenk; 24, Sprunggelenk; 25, Metatarsus.

ist eine Form von Kannibalismus bei entwöhnten Tieren und tritt auf, wenn viele Tiere auf engstem Raum gehalten werden. Die Verstümmelung des Schwanzes kann Komplikationen nach sich ziehen. Durch eine aufsteigende venöse Infektion mit Umgehung der lokalen Lymphknoten ist die Gefahr einer Pyämie gegeben. Bei einer solchen „Blutvergiftung" müssen Teile oder der gesamte Schlachtkörper verworfen werden. Durch den Kannibalismus kann zusätzlich die Trichinenkrankheit übertragen werden. Neben anderen Faktoren ist die Ursache des Schwanzbeißens und des Ohrkauens in einem übermäßigen Untersuchungsdrang der Tiere zu vermuten. Das Kupieren der Schwänze während der ersten zwei bis drei Lebenstage soll die erwähnten Gefahren verhindern.

Der Rücken

Die Rückenkontur ist von der Rasse und der Kondition abhängig. Bei alten, fetten Tieren ist der Rücken gewöhnlich gerade (parallel zum Boden), bei vielen modernen Fleischschweinen dagegen ist er gleichförmig dorsal gekrümmt. Tiere der Spitzenqualität besitzen zusätzlich einen breiten Rücken. Schweinezüchter selektieren hauptsächlich Tiere mit langem Körper und weiter Beinstellung, da sie einen gut bemuskelten Stamm und kräftige Schinken erwarten lassen.

Eine mächtige Fettschicht trennt die Haut von der Muskulatur des Rückens und der Schulter (Abb. 35-2). Sie ist Teil des Panniculus adiposus, des gut ausgebildeten Speicherfettes, das nahezu überall in der Subkutis des Schweines vorkommt. Der Speck ist in der Lendenregion besonders gut entwickelt und fest. Er muß entfernt werden; für den Erzeuger bedeutet das einen finanziellen Verlust. Aus einem Teil des Fettes wird Schweineschmalz gemacht, ein anderer Teil wird gesalzen, geräuchert und zum „Schweinefleisch" in der Nahrungskonserve „Schweinefleisch mit Bohnen" verarbeitet. Durch Selektion ist die Stärke des Rückenfettes züchterisch auf 3 cm oder weniger reduziert worden; dies ist bei der Injektion in die Rückenmuskulatur zu berücksichtigen.

Die Rückenmuskulatur ist wie bei den anderen Haustieren angeordnet und besteht aus dem (von lateral nach medial) Musculus iliocostalis, longissimus und spinalis thoracis, die dorsal von den Rippen und den Querfortsätzen der Lendenwirbel liegen (/9, 6, 5). Der Musculus longissimus

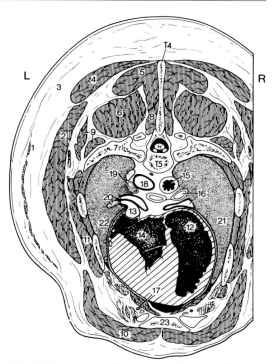

Abb. 35-2 Querschnitt durch den Thorax in Höhe von Th5; das Vertralende des Schnittes liegt etwas weiter kranial als das dorsale. Das Schwein wurde an den Hintergliedmaßen aufgehängt, bevor es zum Zerschneiden tiefgefroren wurde; Scapula und Oberarm liegen kranial.

1, Musculus cutaneus trunci; 2, Musculus latissimus dorsi; 3, Panniculus adiposus; 4, Musculus trapezius; 5, Musculus spinalis thoracis; 6, Musculus longissimus dorsi; 7, Rippe; 8, Musculus multifidus; 9, Musculus iliocostalis; 10, Musculus pectoralis profundus; 11, Musculus serratus ventralis; 12, Atrium dextrum; 13, eine der Venae pulmonales; 14, Atrium sinistrum; 15, Ösophagus; 16, Bronchus principalis dexter (oben), Arteria pulmonalis dextra; 17, Arteria und Vena thoracica interna; 18, Aorta thoracica; 19, Vena azygos sinistra, Lymphonodus tracheobronchialis; 20, Arteria pulmonalis sinistra, Lymphonodus tracheobronchialis; 21, Lobus cranialis dexter; 22, Lobus cranialis sinister, kranialer Teil; 23, Sternum.

(/6) besitzt den größten Durchmesser, er ist im Fleischhandel als „Lendenkotelett" bekannt. Der Musculus psoas major und minor liegt ventral der Lendenwirbelsäule (Lendenfilet) und ist das wertvollste Fleisch des Tierkörpers.

Der Thorax

Der Körper des Schweines verbreitert sich am Übergang vom Hals zum Rumpf nur unwesentlich. Der breite Hals und das subkutane Fettpol-

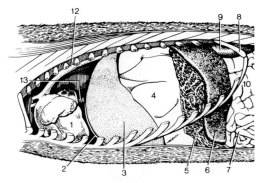

Abb. 35-3 Das Herz *in situ*.

1, Herz; 2, Zwerchfell; 3, linker Leberlappen; 4, stark erweiterter Magen; 5, Omentum majus, Ligamentum gastrolienale; 6, Milz; 7, Jejunum; 8, letzte Rippe; 9, linke Niere; 10, Colon ascendens; 12, Aorta thoracica; 13, Vena cava caudalis.

ster lassen die Schulter weniger markant hervortreten als bei den anderen Haustieren; eine Abgrenzung ist lediglich durch die lateroventrale Vertiefung zwischen dem weichen Vorderhals und dem Buggelenk zu erkennen. Eine ähnliche Vertiefung besteht zwischen dem Ellbogengelenk und der Brustwand. Die Schulterspitze und der Ellbogenhöcker sind tastbar, letzterer beim stehenden Tier am Ventralende der 5. Rippe (Abb. 35-4/3). Das in Höhe des Buggelenkes liegende Manubrium sterni ist ebenfalls gut tastbar.

Die Anzahl der Rippenpaare schwankt zwischen 13 und 17, die meisten Schweine besitzen jedoch 14 oder 15 Rippenpaare. Eine Asymmetrie der Zahl ist nicht selten (ungefähr 6,5 Prozent). Die ersten sieben sind sternale Rippen.

Der knöcherne Thorax ist bei dem ausgewachsenen Schwein bedeutend schmaler als die äußeren Maße des Vorderrumpfes vermuten lassen (Abb. 35-1). Der Thorax ist im vorderen Bereich seitlich abgeflacht, damit die Verbindung von Skapula und Humerus mit dem Rumpf gewährleistet ist. Seine volle Höhe erreicht er weiter kaudal, weil die Brustwirbel dorsal konvex gekrümmt sind.

Das Cavum thoracis ist verhältnismäßig lang. Die Ansatzlinie der Pleura folgt der dorsalen Hälfte der letzten Rippe und steigt in einer sanften Kurve bis zum siebten Rippenknorpelgelenk ab (Abb. 35-4/10). Der kraniale Mittelfellspalt (/14) reicht, wie beim Wiederkäuer, bis zu den Ventralenden der linken Rippen. Dorsal ist er von den Rippen durch den Lobus cranialis der linken Lunge getrennt.

Das *Herz* ist im Verhältnis zum Körpergewicht klein, besonders bei fetten Tieren. Sein niedriges Gewicht (nur 0,3 Prozent des Körpergewichts im Gegensatz zu ungefähr 1 Prozent bei Pferd und Hund) wird als vorbereitender Faktor für den relativ häufigen und kostenzehrenden „plötzlichen Herztod" des Schweines angesehen. Die Herzgröße hat bei der züchterischen Selektion auf immer schneller wachsende Schweine anscheinend nicht mit dem Körpergewicht Schritt gehalten (im Jahre 1800 waren es zwei bis drei Jahre, bis das domestizierte Schwein 40 kg erreichte; 1850 wurden Schweine in der gleichen Zeit 70 kg schwer. Heute erreichen Schweine ein Durchschnittsgewicht von 100 kg in fünf bis sechs Monaten!).

Das Herz liegt in Höhe der zweiten bis fünften Rippen und nimmt etwas mehr als die ventrale Hälfte des verfügbaren Raumes im Cavum pectoris ein (Abb. 35-2 und 35-3). Seitlich wird es beim

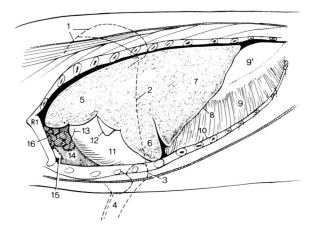

Abb. 35-4 Die Organe der Brusthöhle *in situ*, halbschematisch.

1, Scapula; 2, Kaudalrand des Musculus triceps brachii; 3, Olecranon; 4, Radius und Ulna; 5, 6, Lobus cranialis, kranialer und kaudaler Teil; 7, Lobus caudalis; 8, Margo basalis der linken Lunge; 9, 9', Pars muscularis und Centrum tendineum des Zwerchfelles; 10, Umschlag der Pleura diaphragmatica in die Pleura costalis; 11, Herz; 12, 13, linkes und rechtes Herzohr; 14, präkardialer Mittelfellspalt; 15, Lymphonodus sternalis; 16, Thymus.

stehenden Tier vom Oberarm und dem Musculus triceps brachii bedeckt, kann aber durch Vorführen der Gliedmaße der Untersuchung zugängig gemacht werden. Die Herzeinziehung der linken Lunge ist größer als die rechtsseitige. Das Herz liegt dadurch der linken Brustwand in größerem Umfange an.

Die Punktion der Brusthöhle ist links im fünften und rechts im sechsten Interkostalraum möglich; die Nadel wird ungefähr 5 cm dorsal des Tuber olecrani in medialer Richtung eingestochen.

Die *Lungen* weisen folgende Lappenbildungen auf: die rechte Lunge besteht aus dem Lobus cranialis, medius, caudalis und accessorius, wobei die Incisura cardiaca zwischen den ersten beiden Lappen liegt (Abb. 35-5). Die linke Lunge besitzt einen zweigeteilten Lobus cranialis und den Lobus caudalis. Durch die Incisura cardiaca ist der kraniale Lappen zweigeteilt. Der Lobus cranialis der rechten Lunge wird durch den Bronchus trachealis (/8) separat belüftet; dieser entspringt kurz vor der Bifurcatio tracheae. Die Läppchenbildung ist nicht so deutlich wie beim Rind, aber doch in allen Bereichen sichtbar ausgebildet.

Die Berührungsfläche der Lungen mit der Brustwand ist verhältnismäßig klein. Der Margo basalis der linken Lunge erstreckt sich vom sechsten Rippenknorpelgelenk bis zum dorsalen Ende der drittletzten Rippe (Abb. 35-4/8).

Rechts verläuft der Ventralrand flacher und endet dorsal an der zweitletzten Rippe. Auskultation und Perkussion der Lungen sind gewöhnlich nur bei denjenigen jungen Schweinen durchführbar, die sich nicht dagegen wehren.

Die Lymphknoten des Thorax

Die Lymphknoten des Thorax werden zu vier Lymphzentren zusammengefaßt, deren Lage in der Abbildung 35-6 dargestellt ist. Sie sammeln die Lymphe aus den Brustorganen, aus der Brustwand und den angrenzenden Muskeln und leiten sie in den Ductus thoracicus. Die mehr kranial liegenden Lymphknoten leiten sie direkt in die Venen des Brusteinganges.

Das Lymphocentrum thoracicum dorsale (/1) besteht aus zwei bis zehn kleinen *Lymphonodi thoracici aortici*, welche die Aorta und die Vena azygos sinistra ab dem sechsten Brustwirbel begleiten. Sie sammeln die Lymphe der Muskeln, die der dorsalen Hälfte der Brustwand anliegen, des Mediastinum und von den Lymphonodi mediastinales caudales; ihre Vasa efferentia münden in den Ductus thoracicus.

Das Lymphocentrum thoracicum ventrale (/2) besteht aus einem bis vier unpaaren, recht großen *Lymphonodi sternales craniales*, die in Höhe des ersten Interkostalraumes zwischen der rechten und linken Arteria und Vena thoracica interna zu finden sind. Nur die am weitesten ventral angeordneten Knoten liegen dem Sternum an. Sie sammeln die Lymphe von der Muskula-

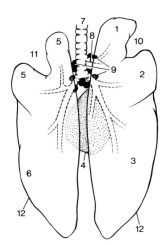

Abb. 35-5 Dorsalansicht der Lungen (siehe auch Abb. 4-23).

1, Lobus cranialis dexter; 2, Lobus medius dexter; 3, Lobus caudalis dexter; 4, Lobus accessorius der rechten Lunge; 5, zweigeteilter Lobus cranialis sinister; 6, Lobus caudalis sinister; 7, Trachea; 8, Bronchus trachealis; 9, Lymphonodi tracheobronchales; 10, Incisura cardiaca dextra; 11, Incisura cardiaca sinistra; 12, Margo basalis.

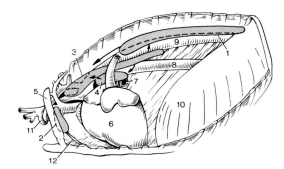

Abb. 35-6 Lymphzentren der Brusthöhle, linke Ansicht.

1, Lymphocentrum thoracicum dorsale; 2, Lymphocentrum thoracicum ventrale; 3, Lymphocentrum mediastinale; 4, Lymphocentrum bronchale; 5, erste Rippe; 6, Herz; 7, Bronchus principalis sinister; 8, Ösophagus; 9, Aorta thoracica; 10, Zwerchfell; 11, Arteria und Vena axillaris; 12, Arteria thoracica interna. (Modifiziert nach Baum und Grau, 1938.)

tur, die der ventralen Hälfte der Brustwand anliegt, aus dem Mediastinum und den drei ersten Mammarkomplexen des Gesäuges; ihre Vasa efferentia verlaufen zu den großen Lymphgängen oder zu den Venen des Brusteinganges.

Das Lymphocentrum mediastinale (/3) setzt sich aus zwei bis acht kranialen und ein bis drei kaudalen Mediastinalknoten zusammen, die in einer langen Reihe dorsal von der Herzbasis liegen. Die *Lymphonodi mediastinales craniales* befinden sich im kranialen Mittelfellspalt nahe der Trachea, des Oesophagus und der großen Gefäßstämme. Sie drainieren die dorsale Hals- und Brustmuskulatur, die Organe des präkardialen Mittelfellspaltes und erhalten Zuflüsse von einigen Lymphonodi tracheobronchales; ihre Vasa efferentia ziehen zum Ductus thoracicus oder zu den Lymphgängen und großen Venen des Brusteinganges. Die *Lymphonodi mediastinales caudales* sind gelegentlich am Oesohagus kaudal der Bifurcatio tracheae zu finden. Sie sammeln Lymphe der benachbarten Organe und entlassen Vasa efferentia zu den naheliegenden Lymphonodi tracheobronchales oder thoracici aortici.

Das Lymphocentrum bronchale (/4) besteht aus 9 bis 15 um die Bifurcatio tracheae gruppierten *Lymphonodi tracheobronchales* und einer kranialen Ansammlung von einem bis fünf Knoten, die dem Bronchus trachealis anliegen (Abb. 35-5/9). Sie erhalten Zuflüsse von den Lungen, dem Herzen und dem Herzbeutel; ihre Vasa efferentia verlaufen zu den kranialen Mediastinalknoten oder zum Ductus thoracicus.

Die Organe der Brusthöhle werden bei der Schlachtung entfernt und nur die Aorta thoracica und die am weitesten ventral liegenden Sternalknoten verbleiben am Schlachtkörper.

Ausgewählte Literatur

Baum, H., and *H. Grau:* Das Lymphgefäßsystem des Schweines. Berlin, Paul Parey, 1938.

Fraser, A. F.: Farm Animal Behavior, 2nd ed. London, Baillière and Tindall, 1980, p. 181.

Fredeen, H. T., and *J. A. Newman:* Rib and vertebral numbers in swine. Can. J. Anim. Sci. 42: 232–239, 1962.

Getty, R., and *N. G. Goshal:* Applied anatomy of the sacrococcygeal region of the pig as related to tail bleeding. Vet. Med. [SAC] 62: 361–367, 1967.

Hanbury, R. D., P. B. Doby, H. O. Miller, and *K. D. Murrell:* Trichinosis in a herd of swine: Cannibalism as a major mode of transmission. JAVMA 188: 1155–1158, 1986.

Huisman, G. H.: De bloedcirculatie van het varken. Tijdschr. Diergeneeskd. 94: 1428–1436, 1969.

Mickwitz, G. W., and *U. Feider:* Auskultation der Lunge beim Schwein. Dtsch. Tierärztl. Wochenschr. 79: 231–235, 1972.

Penny, R. H. C., and *F. W. Hill:* Observations of some conditions in pigs at an abattoir with particular reference to tail biting. Vet. Rec. 94: 174–180, 1974.

Schmaltz, R.: Die gewöhnliche Zahl der Brust- und Lendenwirbel beim Schwein. Berl. Tierärztl. Wochenschr. 1925: 117–118.

Schulz, W.: Die Perkussion beim Schwein. Dtsch. Tierärztl. Wochenschr. 67: 158–159, 1960.

Winkler, G. C., and *N. F. Cheville:* Morphometry of postnatal development in the porcine lung. Anat. Rec. 211: 427–433, 1985.

Wissdorf, H.: Die Gefäßversorgung der Wirbelsäule vom Hausschwein. Zbl. Vet. Med. A (Suppl.) 12: 1–104, 1970.

Kapitel 36

Das Abdomen des Schweines

Der Thorax geht ohne äußerlich sichtbaren Übergang in das bis zum Becken reichende Abdomen über. Der Rumpf nimmt somit die Gestalt eines seitlich abgeflachten Zylinders an. Bei fetten oder bei trächtigen Tieren kann der Bauch kaudal vom Rippenbogen besonders in seinem Ventralbereich an Umfang zunehmen. Dies stellt sich jedoch nicht so markant wie bei den Wiederkäuern dar. Die kranialen Bauchorgane liegen intrathorakal und werden seitlich von den Rippen geschützt, während das kaudale Ende der Bauchhöhle lateral von den Oberschenkeln bedeckt ist (Abb. 36-5/B,18).

Die Bauchwand

Aus klinischer Sicht ist der ventrolaterale Bereich der Bauchwand von großer Bedeutung, da beim Kaiserschnitt, dem bei Schweinen am häufigsten angewendeten chirurgischen Eingriff, an dieser Stelle eröffnet wird. Dabei wird eine Schnittführung entlang dem Dorsalrand der abdominalen Mammarkomplexe bevorzugt. Inguinale (und skrotale) Hernien kommen bei männlichen Jungtieren nicht selten vor und müssen ebenfalls chirurgisch behandelt werden; obwohl die Bauchhöhle bei diesem Eingriff nicht eröffnet wird, operiert der Chirurg am äußeren Leistenring, einer spaltförmigen Öffnung des äußeren schiefen Bauchmuskels.

Die Bauchwand des Schweines besteht aus den bekannten Schichten, der Haut, der oberflächlichen Rumpffaszie mit dem Musculus cutaneus trunci, der tiefen Rumpffaszie, den Muskelschichten, der Fascia transversalis und dem Peritonäum. Durch reichhaltige Fettansammlungen sind bestimmte Schichten voneinander getrennt. Sie können während einer Operation zum besseren Freilegen der tieferen Strukturen entfernt werden. In den fleischigen Anteilen der Bauchmuskulatur des Schweines halten Nähte schlecht. Viele Operateure bevorzugen daher beim Verschluß der Bauchwand eine Naht der Muskelaponeurosen und der Faszien. Trotzdem ist es wichtig zu wissen, welche Muskeln in allen Bereichen die Bauchwand bilden und somit bei der Schnittführung zu berücksichtigen sind.

Der *Musculus cutaneus trunci* bedeckt die seitliche Rumpfwand und reicht dorsal ungefähr bis in Höhe der Wirbelkette; seine dorsale Hälfte ist dünn und besitzt nur eine geringe Bedeutung (Abb. 36-1/14). Der ventrale Anteil des Bauchhautmuskels ist dicker, besonders dort, wo er in der Kniefalte endet. Seine Fasern beginnen ventral in der Medianen und verlaufen in kaudodorsale Richtung, wobei sie das Präputium und den medialen Bereich kaudal davon freilassen. Als Abspaltung entspringt der Musculus praeputialis cranialis (/16) in der Nähe des Processus xiphoideus, zieht seitlich am Präputium vorbei und vereinigt sich kaudal von ihm mit dem der gegenüberliegenden Seite. Gelegentlich ist ein schwacher Musculus praeputialis caudalis ausgebildet.

Die darunterliegende tiefe Rumpffaszie verschmilzt mit der Aponeurose des äußeren schiefen Bauchmuskels. Sie enthält einige elastische Fasern, weist aber nicht die Gelbfärbung und die tragfähige Elastizität des Pferdes und des Rindes auf. Kaudal entläßt die tiefe Rumpffaszie die kräftige Fascia spermatica, die bei männlichen Tieren den extraabdominal liegenden Processus vaginalis vollständig bedeckt.

Der *Musculus obliquus externus abdominis* entspringt lateral an den Rippen und aus der Fascia thoracolumbalis (Abb. 36-2/1). Der muskulöse Teil (der den größten Teil der seitlichen Bauchwand bedeckt) geht in Höhe einer bogenförmig vom Tuber coxae zum Rippenbogen absteigenden und vollständig vom Bauchhautmuskel bedeckten Linie in seine Aponeurose über, die sich an der Linea alba, dem Ligamentum pubicum craniale und an dem Tuber coxae anheftet. Zwischen den beiden letztgenannten Insertionen endet die Aponeurose, indem sie mit dem um den Musculus iliopsoas angeordneten Faszienblatt verschmilzt. Dieser zwischen der Eminentia iliopubica und dem Tuber coxae verkehrende Bindegewebsstrang wird als Ligamentum ingui-

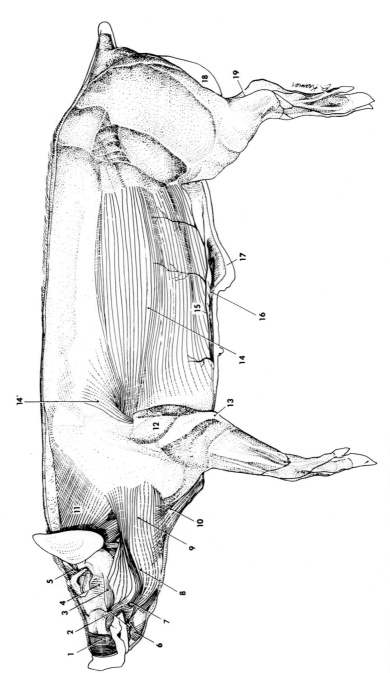

Abb. 36-1 Hautmuskulatur und oberflächliche Muskeln.

1, Musculus levator nasolabialis; 2, Musculus orbicularis oris; 3, Musculus zygomaticus; 4, Musculus malaris; 5, Musculus levator anguli oculi medialis; 6, Musculus mentalis; 7, Musculus cutaneus labiorum; 8, Musculus cutaneus faciei; 9, Platysma; 10, Musculus cutaneus colli; 11, Musculus trapezius; 12, Musculus triceps brachii; 13, Olecranon; 14, Musculus cutaneus trunci; 14´, seine Pars omobrachialis; 15, Vena epigastrica cranialis superficialis; 16, Musculus praeputialis cranialis; 17, Präputium; 18, Scrotum; 19, Vena saphena lateralis.

Das Abdomen des Schweines 811

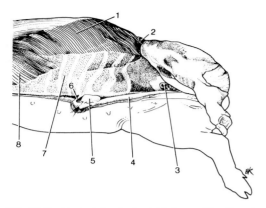

Abb. 36-2 Ventrolaterale Ansicht der rechten Bauchwand nach Entfernen des Musculus cutaneus trunci.

1, Musculus obliquus externus abdominis; 2, Lymphonodi subilici; 3, Lymphonodi inguinales superficiales; 4, Penis; 5, Diverticulum praeputiale; 6, fibröser Strang zum Nabel; 7, Musculus rectus abdominis mit Intersectiones tendineae, durch das Außenblatt der Rektusscheide durchscheinend; 8, Musculus pectoralis profundus.

nale bezeichnet. Der Anulus inguinalis superficialis liegt als große spaltförmige Öffnung beiderseits vom Schambeinkamm. Er ist lateral und leicht ventral gerichtet.

Der fleischige Teil des *Musculus obliquus internus abdominis* ist nicht so großflächig wie der des äußeren schiefen Bauchmuskels. Er entspringt aus der Fascia thoracolumbalis, mit einer schmalen Aponeurose am Tuber coxae und an der lateralen Hälfte des Ligamentum inguinale. Seine Fasern sind kranioventral zur Linea alba und zum Rippenbogen gerichtet, wo die meisten kranialen Muskelbündel direkt enden. Der verbleibende muskulöse Teil geht in eine breitflächige Aponeurose über, die außen am Musculus rectus abdominis vorbeizieht. Sie verwächst mit der Aponeurose des äußeren schiefen Bauchmuskels und bildet das äußere Blatt der Rektusscheide, über die sich die beiden Muskeln an der Linea alba verbinden (Abb. 36-3/9). Der proximal am Ligamentum inguinale entspringende und über die Linea alba kranial an der Beckensymphyse inserierende Teil des Muskels besitzt einen gebogenen freien Rand (Abb. 36-4/12). Dieser vereinigt sich mit der dreieckigen Endsehne des Musculus rectus abdominis (/10'); zusammen bilden sie die kraniale Begrenzung des Anulus inguinalis profundus (/17).

Der *Musculus rectus abdominis* (/10) entspringt ventral am Sternum sowie am Rippenbogen und inseriert mit einer flachen, dreieckigen Sehne kranioventral an der Beckensymphyse. Im mittleren Abschnitt ist der Muskel relativ schmal und reicht nicht so weit auf die laterale Fläche der Bauchwand wie bei den großen Haustieren. In seinem kaudalen Bereich ist er am kräftigsten ausgebildet.

Der *Musculus transversus abdominis* geht ohne Übergang aus dem Musculus transversus thoracis hervor, der dorsal dem Sternum und den Rippenknorpeln anliegt. Mit einem ausgedehnten fleischigen Anteil bedeckt er die gesamte seitliche Bauchwand bis auf einen schmalen, vertikalen

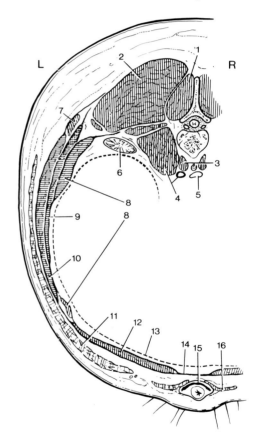

Abb. 36-3 Querschnitt der linken Bauchwand in Höhe des zweiten Lendenwirbels.

1, Musculus multifidus; 2, Musculus longissimus lumborum; 3, Musculus psoas minor und Lymphonodus lumbalis aorticus; 4, Musculus psoas major und Aorta abdominalis; 5, Vena cava caudalis; 6, Kranialpol der linken Niere; 7, Musculus iliocostalis; 8, Musculus transversus abdominis; 9, Musculus obliquus internus abdominis; 10, Musculus obliquus externus abdominis; 11, Musculus cutaneus trunci; 12, Musculus rectus abdominis; 13, Peritonaeum; 14, Linea alba; 15, Diverticulum praeputiale und Präputium; 16, Musculus praeputialis cranialis.

Streifen unmittelbar vor dem Oberschenkel. Seine transversal gerichteten Fasern entspringen innen am Rippenbogen, an der letzten Rippe sowie an den Querfortsätzen der Lendenwirbel, bevor sie in eine Aponeurose übergehen. Diese Übergangslinie verläuft vom Schaufelknorpel seitlich an der Innenfläche des Musculus rectus abdominis entlang, um unmittelbar vor dem Tuber coxae steil anzusteigen. Die Aponeurose liegt medial vom Musculus rectus abdominis und bildet mit der Fascia transversalis das innere Blatt der Rektusscheide (Abb. 36-3/8).

Die Bauchwand wird dadurch in einem ungefähr 10 cm langen und bis zu 5 cm breiten streifenförmigen Bezirk entlang dem Seitenrand des Musculus rectus abdominis größtenteils von Aponeurosen gebildet. Der aponeurotische Bereich liegt weit unterhalb der Kniefaltenbasis und wird von dem ungefähr 1 mm dicken Bauchhautmuskel bedeckt. Die *Linea alba* ist kranial vom Präputium schmal, verbreitert sich oberhalb von ihm auf ungefähr 2 cm, und wird danach allmählich wieder schmaler (/14). Der Bauchnabel liegt beim Eber nur einige Zentimeter vor dem Präputium (Abb. 37-9/8). Deshalb muß er bei dem operativen Verschluß von Nabelhernien zur Seite verlagert werden, um die Ränder der Bruchpforte übereinander legen und vernähen zu können.

Der *Canalis inguinalis* des Schweines entspricht grundsätzlich dem der übrigen Haussäugetiere. Zwischen den äußeren und inneren schiefen Bauchmuskeln befindet sich ein von lockerem Bindegewebe ausgefüllter Spalt, der von dem inneren und äußeren Leistenring begrenzt wird. Dabei führt der innere vom Leistenspalt in die Bauchhöhle, der äußere vom Leistenspalt in das subkutane Bindegewebe der Leistengegend (beim Eber in die von der Fascia spermatica externa gebildete blind endende Ausbuchtung). Der Anulus inguinalis profundus wird durch den kaudal freien Rand des inneren schiefen Bauchmuskels und durch das Ligamentum inguinale gebildet. Der Anulus inguinalis superficialis ist ein nahe dem Pecten ossis pubis in der Aponeurose des äußeren schiefen Bauchmuskels liegender Spalt, der lateral, kranial und leicht ventral gerichtet ist. Einige Besonderheiten werden zusätzlich beschrieben.

Bei dem inneren Leistenring reicht der hintere freie Rand des inneren schiefen Bauchmuskels nicht sehr weit kaudal. Daraus folgt, daß der innere Leistenring groß ist und der äußere dem Kaudalrand des Musculus obliquus internus abdominis dicht benachbart liegt (Abb. 36-4/17, 16, 12). Der Leistenspalt ist dadurch kurz. Hinzu kommt, daß die Endsehne des Rectus abdominis (/10′) breit genug ist, um mit der medialen Hälfte des Kaudalrandes des Obliquus internus zu verschmelzen. Dadurch beteiligt sie sich an der Bildung des inneren Leistenringes, der wie folgt begrenzt wird: kranial durch den Kaudalrand des inneren schiefen Bauchmuskels sowie den Lateralrand der Rektussehne (/12, 10′) und kaudal durch das Ligamentum inguinale (/3). Der Anulus vaginalis liegt nahe dem freien Kaudalrand des inneren schiefen Bauchmuskels oberhalb von dem Anulus inguinalis profundus. Obwohl er normalerweise viel enger ist als der innere Leistenring, kann er sich beim Vorfall einer Darmschlinge erweitern (indirekter Leistenbruch).

Der Anulus inguinalis superficialis ist keine deutlich begrenzte Öffnung in der Aponeurose des äußeren schiefen Bauchmuskels, sondern ein flacher und schräg gestellter Spalt mit übereinander liegenden Rändern, dessen Enden auseinander gezogen sind. Dadurch besitzt er eine be-

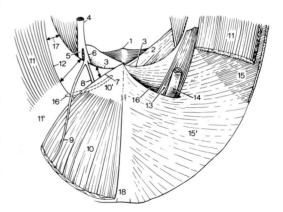

Abb. 36-4 Leistenspalt des Ebers; halbschematisch, Kranialansicht.

1, Symphysis pelvis; 2, Ligamentum pubicum craniale; 3, Kaudalrand der Beckensehne des Musculus obliquus externus abdominis (Ligamentum inguinale); 4, Arteria iliaca externa; 5, Arteria femoralis; 6, Arteria profunda femoris; 7, Lateralrand der Sehne des Musculus rectus abdominis; 8, Arteria pudenda externa; 9, Arteria epigastrica caudalis; 10, Musculus rectus abdominis; 10′, seine Endsehne; 11, muskulöser Teil; 11′, Aponeurose, und 12, kaudaler freier Rand des Musculus obliquus internus abdominis; 13, Musculus cremaster; 14, Processus vaginalis und Samenstrang; 15, muskulöser Teil; 15′, Bauchsehne des Musculus obliquus externus abdominis; 16, Anulus inguinalis superficialis; 17, Anulus inguinalis profundus (drei Pfeile); 18, Linea alba. (Nach Preuss, 1963.)

trächtliche Tiefe; das subkutane Ende befindet sich weiter kaudal als das abdominale.

Die beiden Leistenringe sind verhältnismäßig groß und zum Teil übereinander gelagert; männliche Jungtiere neigen daher zu Leistenbrüchen, besonders wenn das Hodenleitband ein abnormes Wachstum aufweist. Unter diesen Umständen kann eine Darmschleife durch den Anulus vaginalis treten. Sie liegt dann in dem röhrenförmigen Processus vaginalis und verursacht eine subkutane Anschwellung in der Leistengegend. Die in dem Processus vaginalis eingeschlossenen Darmteile machen eine Kastration bei diesen Tieren äußerst gefährlich.

Die von der lateralen Lippe des äußeren Leistenringes entspringende und in die medial am Oberschenkel liegende Fascia femoralis einstrahlende Lamina femoralis ist kräftig ausgebildet.

Die *Blutversorgung* der seitlichen und ventrolateralen Bauchwand wird von zwei dorsalen und von zwei ventralen Arterien übernommen. Die dorsalen Gefäße sind die Arteria abdominalis cranialis und die Arteria circumflexa ilium profunda, die ventralen die Arteria epigastrica cranialis und caudalis, die jeweils untereinander in Verbindung stehen. Die Arteria abdominalis cranialis entspringt aus der Aorta und versorgt mit zwei langen Ästen die Bauchmuskulatur in Höhe der letzten Rippe. Die Arteria circumflexa ileum profunda entstammt der Arteria iliaca externa und versorgt mit einem Kranialast die restliche Flankengegend. Die Arteria epigastrica cranialis entspringt der Arteria thoracica interna, die epigastrica caudalis aus dem Truncus pudendoepigastricus. Die Gefäße verlaufen, medial vom Musculus rectus abdominis gelegen, aufeinander zu und versorgen diesen mit Muskelästen. Lateraläste der Arteria epigastrica cranialis versorgen die dem Rectus abdominis benachbarten Bauchmuskeln und die mittleren Mammarkomplexe (die kaudalen Mammarkomplexe werden von der Arteria mammaria cranialis, einem Ast der Arteria epigastrica caudalis superficialis, durchblutet).

Das Lymphocentrum inguinale superficiale umfaßt die Lymphonodi subiliaci und inguinales superficiales und drainiert den größten Teil der Bauchwand. Die *Lymphonodi subiliaci* bestehen aus einer kleinen, am Kranialrand des Oberschenkels oberhalb der Kniefalte liegenden Gruppe (Abb. 36-2/2). Sie sammeln die Lymphe aus einem großflächigen Hautgebiet des Rumpfes und des Oberschenkels, aus dem Musculus cutaneus trunci und aus dem Bereich kranial des Oberschenkels. Ihre Vasa efferentia enden meist in den Lymphonodi iliaci laterales, können aber auch direkt in die Lymphonodi iliaci mediales münden. Die *Lymphonodi inguinales superficiales* (/3) bilden eine längliche Gruppe in der Leistengegend, lateral des Penis oder dorsolateral des letzten Mammarkomplexes. Sie drainieren den überwiegenden Anteil der kaudoventralen Anteile des Tierkörpers einschließlich des Präputium, der Mammarkomplexe (bis zum dritten Paar) und die Haut zwischen den Oberschenkeln, des Perineum und die distale Hintergliedmaße. Ihre Vasa efferentia ziehen durch den Leistenspalt zu den Lymphonodi iliaci mediales.

Das Gesäuge

Die meisten Schweine besitzen sieben Drüsenpaare, welche die Ventralkontur des Rumpfes bilden und sich von der Achselgegend bis in den Bereich des Kniegelenkes erstrecken (Abb. 35-1). Das Gesäuge wird durch mediale und laterale aus der tiefen Rumpffaszie stammende Bindegewebsplatten befestigt. Die Zitzen sind lang. Sie besitzen an ihrer Spitze zwei Öffnungen, über welche die in den zwei Drüsenkomplexen gebildete Milch über die gleiche Anzahl von Ausführungsgängen abfließen kann. Die Blutzufuhr entstammt der Arteria thoracica externa sowie der Arteria epigastrica cranialis und caudalis superficialis; die begleitenden Venen führen es zurück. Der Lymphabfluß der beiden ersten Drüsenpaare erfolgt über die Lymphonodi cervicales superficiales ventrales und die Lymphonodi sternales craniales. Die fünf kaudal folgenden Drüsenpaare werden von den Lymphonodi inguinales superficiales entsorgt.

Bei multiparen laktierenden Sauen sind die kaudalen Drüsenkörper umfangreicher und ihre Zitzen geringgradig nach lateral gerichtet; trotz des größeren Umfanges sollen sie weniger Milch produzieren. Beim Säugen sind diese Zitzen der gegenüberliegenden Seite oft zum Boden gerichtet und für das Saugferkel nicht zu erreichen.

Obwohl Sauen 14 Mammarkomplexe besitzen, beträgt die Durchschnittszahl der Saugferkel nicht mehr als 8 oder 10. Während der ersten Lebenstage kommen die Ferkel mit der von einer Drüse produzierten Milchmenge aus. Deswegen werden einige Drüsen weniger benutzt und atrophieren. Daraus resultiert, daß in jeder Laktationsperiode die Anzahl der tätigen Drüsen mit der Anzahl der Saugferkel übereinstimmen. Später, wenn die Ferkel mehr Milch benötigen als eine Drüse produziert, muß ihre Nahrung ergänzt werden; die unbenutzten Drüsen bleiben bis zur nächsten Laktationsperiode ohne Tätigkeit.

Die Bauchorgane

Mit Ausnahme des mächtig verlängerten Colon ascendens und des großen Caecum ähneln die Bauchorgane in ihrer Form und Länge denen des Hundes, obwohl diese beiden Spezies nicht verwandt sind. Die folgende Darstellung umfaßt den Magen, die Milz, den Darm, die Leber, die Bauchspeicheldrüse und die Nieren. Die übrigen in der Bauchhöhle liegenden Harn- und Geschlechtsorgane werden bei der Beschreibung der Beckenhöhle abgehandelt (S. 825).

Magen, Darm und Milz sind großflächig an der Bauchwand befestigt. Ihr Umfang und ihre Position unterliegen daher bei der Nahrungsaufnahme, der Atmung und beim Aufrichten des Körpers ständigen Veränderungen. Die fester verankerten Leber, Pankreas und Nieren sind lagekonstanter. Sie nehmen den kraniodorsalen Bereich der Bauchhöhle ein, während die durch lange Gekröse befestigten Organe den kaudoventralen Teil ausfüllen. Caecum und Colon ascendens bilden ein mächtiges Konvolut, dessen Lage am Boden der Bauchhöhle trotz dorsaler Anheftung frei veränderlich ist. Ein Gesamteindruck der Topographie der Bauchorgane kann der Dorsal- und Lateralansicht in der Abbildung 36-5 entnommen werden.

Magen und Milz

Der einhöhlig-zusammengesetzte *Magen* des Schweines unterscheidet sich von den anderen einfachen Mägen durch das dem Fundus aufsitzende Diverticulum ventriculi. Der Blindsack ist nach kaudoventral gerichtet (Abb. 36-6/2), von Drüsenschleimhaut ausgekleidet und gegen den Fundus durch eine Spiralfalte abgesetzt.

Mit Ausnahme eines streifenförmigen Bezirkes nahe der Kardia ist der Magen mit Drüsenschleimhaut ausgestattet. Die Pars nonglandularis ist, wie die kutane Schleimhaut des Ösophagus, durch ihren weißlichen Farbton leicht zu erkennen. Sie umgibt die Kardia und kleidet einen schmalen Bereich des Blindsackes aus (/4). Das Schwein besitzt eine auffallend große Kardiadrü-

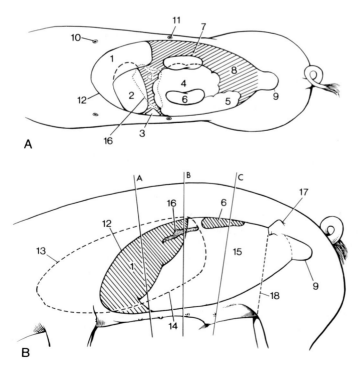

Abb. 36-5 A, Dorsalansicht der Bauchhöhle mit Lage der wichtigsten Organe, schematisiert. B, Lateralansicht mit relativ lagekonstanten Organen wie Leber, Pankreas und Nieren; A, B und C geben annähernd die Höhe der drei Querschnittsbilder in Abb. 36-12 an.

1, Leber; 2, Magen; 3, Milz; 4, Hauptanteil des Colon ascendens; 5, Caecum; 6, linke Niere; 7, rechte Niere; 8, Raum für den Dünndarm; 9, Beckenhöhle; 10, fünfte Rippe; 11, letzte Rippe; 12, Lage des Zwerchfelles; 13, kraniale Ausdehnung des Cavum pectoris; 14, Rippenbogen; 15, Raum für die weniger lagekonstanten Bauchorgane (Darmkanal, Magen, Milz); 16, Pankreas; 17, Darmbeinflügel; 18, kraniale Kontur des Oberschenkels.

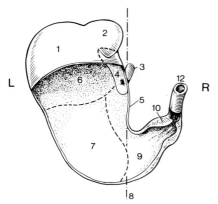

Abb. 36-6 Teilweise eröffneter Magen, kaudoventrale Ansicht; halbschematisch.

1, Fundus ventriculi; 2, Diverticulum ventriculi; 3, Ösophagus; 4, Pars nonglandularis; 5, Curvatura minor; 6, Kardiadrüsenzone; 7, Zone der Glandulae gastricae propriae; 8, Medianebene der Bauchhöhle; 9, Pylorusdrüsenzone; 10, Torus pyloricus; 12, Duodenum.

ihre unterschiedliche Farbe leichter als bei den übrigen Haussäugetieren zu unterscheiden, ihre Grenzen jedoch nicht so deutlich, wie die Abbildung 36-6 vermuten läßt. In die Pyloruswand ist wie bei den Wiederkäuern ein Torus pyloricus (/10) eingebaut, dessen Grundlage aus Muskel- und Fettgewebe besteht und dessen Funktion noch unklar ist.

Im mäßig gefüllten Zustand liegt der größte Teil des Magens mit seinem Fundus und Corpus links der Medianebene und nur mit dem verhältnismäßig kleinen Pylorusteil rechts davon. Die linken Magenteile sind schräg nach kranioventral gerichtet.

Kranial grenzt der Magen an die Leber und an das Zwerchfell. Kaudal nimmt er Kontakt auf nach links mit der Milz, nach ventral mit Darmteilen (meist mit dem Konvolut des Colon ascendens) und nach dorsal mit der Bauchspeicheldrüse. Abhängig von der Lage des Grimmdarmkonvolutes kann das Jejunum ebenfalls an seine Facies intestinalis stoßen. Der mäßig gefüllte Magen berührt die ventrale Bauchwand nicht; bei starker Füllung dehnt er sich nach kaudal und ventral aus, liegt der ventralen Bauchwand großflächig an und verschiebt Milz und Colon ascendens beckenwärts (Abb. 36-7/6). Der Pylorusteil kann dann die ventrale Bauchwand über dem rechten Rippenbogen erreichen.

Großes und kleines Netz sind wie beim Hund angeordnet. Der Netzbeutel des Omentum majus

senzone (/6). Sie nimmt mehr als ein Drittel der Drüsenschleimhaut, den Fundus, den Blindsack und den oberen Anteil des Corpus ventriculi ein. Die Zone der Glandulae gastricae propriae (/7) liegt weiter ventral und besetzt den restlichen Teil des Corpus mit Ausnahme der Curvatura minor. Die Pylorusdrüsenzone (/9) umfaßt den Rest der kleinen Krümmung und den Pylorusteil. Die Drüsenregionen des Schweinemagens sind durch

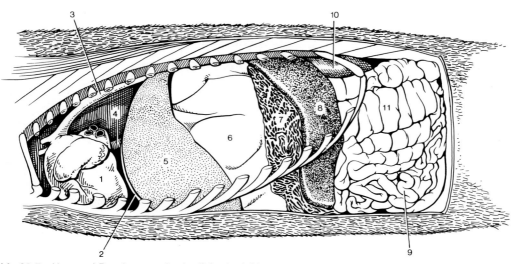

Abb. 36-7 Herz und Bauchorgane in situ; linke Ansicht.

1, Herz; 2, Zwerchfell, abgesetzt; 3, Aorta thoracica; 4, Vena cava caudalis; 5, Lobus sinister lateralis der Leber; 6, stark ausgedehnter Magen; 7, Omentum majus (Ligamentum gastrolienale); 8, Milz; 9, Jejunum; 10, linke Niere; 11, Hauptanteil des Colon ascendens.

ist allerdings viel kürzer, liegt der Ventralfläche des Darmkonvolutes nicht auf und ist deswegen auch nicht als erstes beim Eröffnen der Bauchhöhle zu erkennen.

Die *Milz* zeichnet sich durch ihre hellrote Farbe, ihre längliche Gestalt und durch ihre marmorierte Oberfläche aus, die durch zahlreiche Milzkörperchen hervorgerufen wird. Sie ist mit der Curvatura major des Magens durch das großflächige Ligamentum gastrolienale nur lose verbunden und fast senkrecht gestellt (/8). Ihre Extremitas proximalis grenzt an den Fundus des Magens, den kranialen Pol der linken Niere und an den linken Pankreaslappen. Diese Lagebeziehungen verändern sich bei beständig dazwischenliegenden Fettansammlungen. Die Facies gastrica steht mit dem Magen, die Facies intestinalis mit Teilen des Darmkanales in Kontakt. Bei mäßig gefülltem Magen legt sich die Milz den letzten drei oder vier Rippen an und ihr ventrales Ende kann hierbei den Rippenbogen oder sogar die Medianebene überschreiten. Bei starker Magenfüllung erreicht sie mit ihrem Kaudalrand die letzte Rippe.

Der Darmkanal

Der Dünndarm zeigt Ähnlichkeiten mit dem des Hundes. Das *Duodenum* entspringt rechts der Medianebene aus dem Pylorus und zieht nach kaudodorsal, ventral des rechten Leberlappens und der rechten Niere liegend. Hinter der Niere biegt es kaudal von der vorderen Gekrösewurzel nach links und kranial und verläuft zwischen dieser und dem Colon descendens brustwärts, bevor es nach ventral absinkt und in das Jejunum übergeht. Der Ductus choledochus mündet etwa 3 cm, der Pankreasgang (Ductus pancreaticus accessorius) ungefähr 12 cm vom Pylorus entfernt in das Duodenum ein. Beide Papillen sind bei schlachtreifen Schweinen mit dem bloßen Auge sichtbar.

Das *Jejunum* ist unauffällig. Seine an einem langen Gekröse befestigten Schlingen nehmen mit dem Kolonkonvolut den kaudoventralen Bereich der Bauchhöhle ein (/11, 9). Da das Colon ascendens links der Gekrösewurzel liegt, füllt das Jejunum hauptsächlich den rechten Bauchraum aus, wobei einzelne Schlingen der linken Bauchwand kranial und kaudal vom Colon ascendens anliegen können (Abb. 36-5/A,8).

Das *Ileum* steigt in der linken Hälfte der Regio abdominalis caudalis dorsal auf und mündet in das Caecum, mit dem es durch die Plica ileocaecalis verbunden ist. Sein Ende ragt mit einer deutlichen Papille in das Lumen des Dickdarmes vor und besitzt einen Musculus sphincter ilei, der einen Reflux des Darminhaltes verhindern soll.

Zum besseren Verständnis des *Dickdarmes* des Schweines sei auf die einfache Anordnung beim Hund verwiesen (Abb. 36-9). Colon transversum

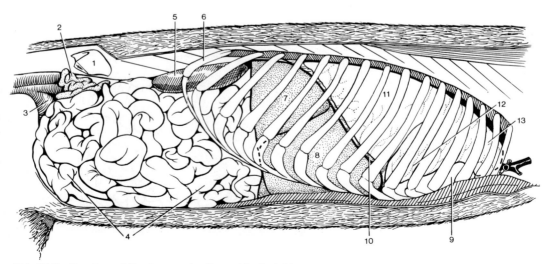

Abb. 36-8 Bauch- und Brustorgane *in situ*; rechte Ansicht.

1, Darmbeinflügel; 2, Uterushörner; 3, Harnblase; 4, Jejunum; 5, rechte Niere; 6, letzte Rippe; 7, 8, Lobus dexter lateralis und medialis der Leber; 9, Herz im Herzbeutel; 10, Zwerchfell, abgesetzt; 11, 12, 13, Lobus caudalis, medius und cranialis der rechten Lunge.

Das Abdomen des Schweines

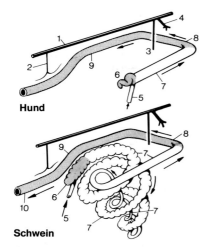

Abb. 36-9 Dickdarm des Hundes und des Schweines; schematisiert.

1, Aorta abdominalis; 2, Arteria mesenterica caudalis; 3, Arteria mesenterica cranialis; 4, Arteria coeliaca; 5, Ileum; 6, Caecum; 7, Colon ascendens; 8, Colon transversum; 9, Colon descendens; 10, Rectum. (Nach Preuss, unveröffentlicht.)

und descendens zeigen bei beiden Spezies einen ähnlichen Verlauf, da sie kranial und nach links bogenförmig an der vorderen Gekrösewurzel vorbei ziehen. Das Colon ascendens ist beim Schwein mächtig erweitert und seine Schlingen sind zu einer stumpf-kegelförmigen Spirale aufgerollt. Während der Entwicklung bewegt sich die Anfangsschleife dieses Darmabschnittes (Abb. 36-10/6) nach kranial und befindet sich links von der Gekröseplatte, die das Jejunum und das Ileum befestigt. Die aus dem Zäkum hervorgehende proximale Schleife überkreuzt die distale, nimmt an Länge zu und umwächst sie spiralenförmig. Dadurch entstehen aus der proximalen Schleife die außen auf dem Grimmdarmkegel sichtbaren zentripetalen Windungen, während sich aus der distalen die im Inneren des Kegels verborgen liegenden zentrifugalen Windungen bilden. Die Basis des Kegels ist dorsal an der Bauchwand in Nähe der linken Niere und des Pankreas befestigt; die Spitze zeigt nach ventral. Beginnend mit dem Zäkum, das durch diese außergewöhnliche Anordnung in die linke (!) Flankengegend verlagert ist, verlaufen die zentripetalen Windungen im Sinne des Uhrzeigers (von dorsal gesehen) in Richtung Kegelspitze. Hier kehren sie um und ziehen mit engen Windungen in entgegengesetztem Sinne zur Basis zurück (Abb. 36-9). Die an der Basis ankommende Windung wendet sich nach kranial, verläuft rechts an der Radix mesenterica vorbei und geht in das Colon transversum über, welches die Gekrösewurzel kranial bogenförmig umfaßt. Die Achse des Grimmdarmkegels ist dorsoventral gerichtet, die Spitze frei beweglich, so daß sich ihre Lage entlang der ventralen Bauchwand verändern kann. Die äußeren zentripetalen Windungen sind mit zwei Bandstreifen und mit zwei Poschenreihen ausgestattet, die inneren Windungen sind glatt.

In die Schleimhaut von Jejunum und Ileum sind zahlreiche große und plattenartige Lymphonoduli aggregati eingelagert. Einer ist besonders lang und reicht über die Papilla ilealis hinaus in das Colon ascendens.

Das *Rektum* verhält sich bezüglich Bau und Lage wie bei den übrigen Spezies. Es besitzt eine leichte Erweiterung, bevor es in den engen Canalis analis übergeht. Der Anus samt seinen benachbarten Strukturen wird auf S. 824 beschrieben.

Leber und Pankreas

Die verhältnismäßig große *Leber* erinnert in ihrer Lage und Lappengliederung an die des Hundes.

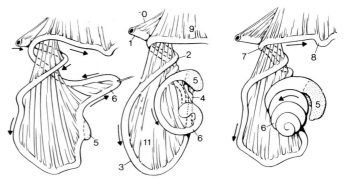

Abb. 36-10 Entwicklung des Colon ascendens; linke Ansicht.

1, Duodenum descendens; 2, Flexura caudalis; 3, Jejunum; 4, Ileum; 5, Caecum; 6, Colon ascendens; 7, Colon transversum; 8, Colon descendens; 9, Mesocolon descendens; 10, Mesoduodenum; 11, Mesenterium craniale. (Modifiziert nach Horowitz.)

liegt zwischen Lobus quadratus und Lobus dexter medialis. Ein gut ausgebildetes interlobuläres Bindegewebe grenzt die Leberläppchen ab und läßt sie an der Oberfläche deutlich in Erschei-

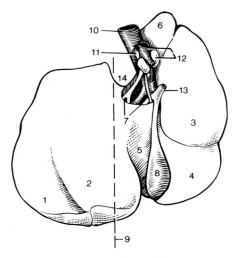

Abb. 36-11 Facies visceralis der Leber.

1, Lobus sinister lateralis; 2, Lobus sinister medialis; 3, Lobus dexter lateralis; 4, Lobus dexter medialis; 5, Lobus quadratus; 6, Processus caudatus; 7, Porta hepatis; 8, Vesica fellea; 9, Medianebene der Bauchhöhle; 10, Vena cava caudalis; 11, Arteria hepatica; 12, Vena portae und Lymphonodi hepatici; 13, Ductus choledochus; 14, Impressio oesophagea.

Durch tief einschneidende Inzisuren ist sie in den Lobus sinister lateralis et medialis und in den Lobus dexter lateralis et medialis unterteilt (Abb. 36-11). Im Hilusbereich ist zusätzlich der kurze Lobus quadratus und der Processus caudatus zu finden. Dieser nimmt gewöhnlich keinen Kontakt mit der rechten Niere auf. Die Gallenblase

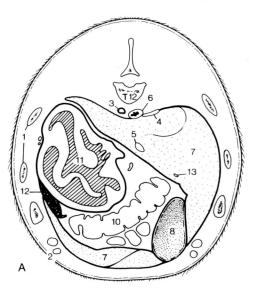

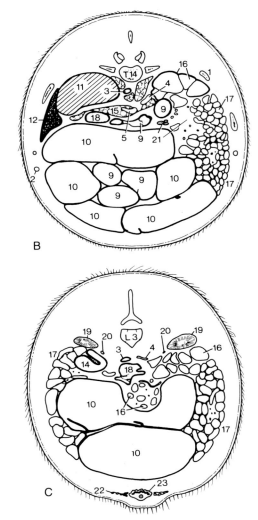

Abb. 36-12 Schematisierte Querschnitte durch den Rumpf in Höhe von Th12 (A), Th14 (B) und L3 (C); vergleiche auch Abb. 36-5/B.

1, Rippen; 2, Rippenbogen; 3, Aorta, in B die Zwerchfellpfeiler passierend; 4, Vena cava caudalis; 5, Vena portae, in B durch das Pankreasgewebe ziehend; 6, Ösophagus; 7, Leber; 8, Vesica fellea; 9, Gyri centrifugales; 10, Gyri centripetales des Colon ascendens; 11, Magen (fast leer), sein Fundus in B; 12, Milz; 13, Ductus hepatici; 14, Caecum; 15, Pankreas; 16, luftgefüllter Dünndarm; 17, Jejunum; 18, Colon ascendens; 19, Kaudalpol der Nieren; 20, Harnleiter; 21, Lymphonodi jejunales und Mesenterium craniale; 22, Musculus praeputialis cranialis; 23, Präputium mit Diverticulum praeputiale.

nung treten. Die Schweineleber ist daher weniger schmackhaft und bedeutend billiger als die vom Rind, die weniger Bindegewebe enthält. Die durch das Bindegewebe verursachte oberflächliche Läppchenzeichnung ist ein artspezifisches Merkmal der isolierten Schweineleber. Bindegewebe ist so reichhaltig ausgebildet, daß Aspirationsbiopsien, wie sie beispielsweise bei Wiederkäuern ausgeführt werden, erfolglos sind. Operativ kann Biopsiematerial jedoch durch einen Eingriff ventral in der Medianebene direkt hinter dem Sternum gewonnen werden; hier liegt die Leber breitflächig der ventralen Bauchwand an (Abb. 36-8/8).

Die Leber ist, mit Ausnahme ihres Ventralbereiches, von den Rippen bedeckt. Obwohl es zunächst nicht so scheint, ist sie mehr rechts als links angeordnet (Abb. 36-12/A,7). Die Leberachse ist von ihrem am weitesten kaudal liegenden Anteil hoch dorsal an der rechten Körperseite nach links, kranial und ventral gerichtet. Die Kranialfläche legt sich dem Diaphragma an, mit dem sie durch das Ligamentum triangulare sinistrum und das Ligamentum coronarium verbunden ist. Beide Bänder verlaufen im Halbbogen unter der dem Margo obtusus aufliegenden Vena cava caudalis vorbei (/4). Die Facies intestinalis ist tief konkav; sie nimmt nach links Kontakt mit dem Magen und in der Mitte mit der Bauchspeicheldrüse auf. Die restliche Fläche wird von dem Duodenum, dem Jejunum und gelegentlich von dem Colon ascendens flankiert. Bei erweitertem Magen vergrößert sich dessen Kontaktfläche mit der Leber nach ventral und rechts und verdrängt das Darmkonvolut.

Die *Bauchspeicheldrüse* ist schräg geneigt im Dorsalbereich der Bauchhöhle anzutreffen, wobei ihr kranialer Pol etwas mehr ventral als der kaudale liegt. Etwa zwei Drittel befinden sich links von der Medianen; sie grenzen an den Fundusteil des Magens, an die Milz und an den Kranialpol der linken Niere (Abb. 36-5/16). Der rechte Lappen begleitet das Duodenum descendens, nimmt kranial Kontakt auf mit der Leber und kann kaudal den vorderen Pol der rechten Niere erreichen (Abb. 36-13). Die Vena portae (/3) zieht während ihres Verlaufs von der kranialen Gekrösewurzel zu der Leber in spitzem Winkel durch das Pankreasgewebe. Die Drüse ist von Fettgewebe umgeben, kann in der Nähe des Duodenum aber auch von Serosa bedeckt sein.

Die Nieren

Die dorsoventral abgeplatteten Nieren liegen der Psoasmuskulatur flach an (eingebettet in eine umfangreiche Fettkapsel), der kraniale Pol ventral der letzten Rippe und der kaudale unterhalb des vierten Lendenwirbels. Im Gegensatz zu anderen Tierarten sind sie nahezu in gleicher Höhe angeordnet. Die linke Niere nimmt nach ventral Lagebeziehungen mit dem Colon ascendens, der Basis des Zaekum und mit dem Pankreas auf (Abb. 36-7/10). Die rechte Niere besitzt ventralen Kontakt mit dem Duodenum descendens, dem Jejunum und möglicherweise ebenfalls mit dem Pankreas, reicht jedoch, im Gegensatz zu anderen Haussäugern, nicht an die Leber (Abb. 36-8/5).

Der Margo medialis ist zum Hilus renalis eingezogen. Das langgestreckte Nierenbecken besteht aus einem zentralen Raum und zwei umfangreichen Nebenbuchten (den großen Nierenkelchen), die zu den Polen gerichtet sind (Abb. 36-14). Ungefähr zehn schalenförmige kleine Nierenkelche umfassen die gleiche Anzahl Nierenpapillen, von deren Spitze der Harn in das Nierenbecken tropft. Benachbarte Markpyramiden können während der Entwicklung verschmelzen, so daß einige Nierenpapillen größer sind als andere. Dadurch erhält die innere Ober-

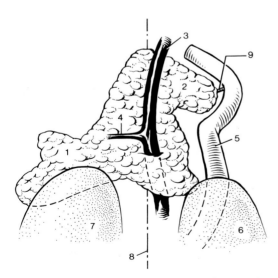

Abb. 36-13 Pankreas, Dorsalansicht; nach Querschnittserien rekonstruiert.

1, Lobus sinister; 2, Lobus dexter; 3, Vena portae; 4, Vena lienalis; 5, Duodenum descendens; 6, 7, Kranialpole der rechten und linken Niere; 8, Medianebene der Bauchhöhle; 9, Ductus pancreaticus.

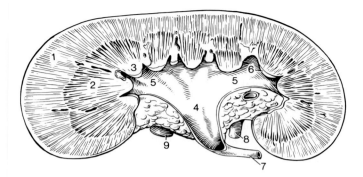

Abb. 36-14 Niere, Schnittebene durch die Nierenpole und den Hilus.

1, Cortex; 2, Medulla; 3, Papilla renalis; 4, Pelvis renalis; 5, seine Nebenbuchten; 6, Calix renalis; 7, Ureter; 8, Arteria renalis; 9, Vena renalis.

fläche der Schweineniere ähnliches Aussehen wie beim Menschen.

Lymphstrukturen der Bauchhöhle

Das Lymphgefäßsystem der Bauchhöhle kann in drei Gruppen unterteilt werden. Ein Zentrum ist für die dorsale Bauchwand und die Nieren zuständig, die beiden anderen für die Organe, die einerseits von der Arteria coeliaca und andererseits von der Arteria mesenterica cranialis und caudalis versorgt werden.

Die erste Gruppe umfaßt die Lymphonodi lumbales aortici, die Lymphonodi renales und die Lymphonodi iliaci (Abb. 36-15/6, 7, 18, 13). Die *Lymphonodi lumbales aortici* (Abb. 36-3/3) begleiten die Bauchaorta und setzen die Lympho-

nodi thoracici aortici fort. Sie drainieren die dorsale und seitliche Bauchwand, das Nierenfett und die Nieren sowie die Hoden und die Eierstöcke; ihre Vasa efferentia vereinigen sich und bilden die Trunci lumbales, die in die Cisterna chyli münden. Einige Knoten werden im Schlachthaus freigelegt, wenn der Tierkörper mit einer Säge gehälftet wird.

Die zwei bis vier *Lymphonodi renales* liegen in der Nähe des Nierenhilus. Sie sammeln die Lymphe der Niere und ihrer Umgebung; die Vasa efferentia treten in die Trunci lumbales oder in die Cisterna chyli ein.

Inkonstant können *Lymphonodi phrenicoabdominales* und *testiculares* am Seitenrand des Musculus psoas major beziehungsweise am Ursprung der Arteria testicularis (und sogar im Samenstrang) gefunden werden.

Die große Gruppe der *Lymphonodi mediales* ist um die Endaufzweigung der Aorta abdominalis und um die Äste der Arteria iliaca externa gruppiert (Abb. 36-16/10). Sie drainieren benachbarte Muskeln, die Beckengliedmaße, die Harnblase sowie die Geschlechtsorgane und erhalten Zuflüsse von den Lymphknoten des Beckens und der Beckengliedmaße. Ihre Vasa efferentia vereinigen sich mit den Trunci lumbales, in denen die Lymphe der Cisterna chyli zugeführt wird.

Ein bis drei kleine und inkonstante *Lymphonodi iliaci laterales* (/11) liegen an der Gabelung der Arteria und Vena circumflexa ilium profunda. Sie erhalten Lymphzuflüsse der kaudodorsalen Bauchwand und aus den Lymphonodi inguinales superficiales; ihre Vasa efferentia ziehen zu den Lymphonodi iliaci mediales.

Die Lymphknotengruppe, die mit den von der Arteria coeliaca versorgten Organen assoziiert ist, besteht aus den Lymphonodi coeliaci, lienales, gastrici, hepatici und pancreaticoduodenales (Abb. 36-15/8–12). Sie liegen in der Regel in der

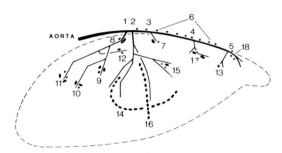

Abb. 36-15 Schema der Hauptarterien und der Hauptlymphknoten der Bauchhöhle.

1, Arteria coeliaca; 2, Arteria mesenterica cranialis; 3, Arteria renalis; 4, Arteria mesenterica caudalis; 5, Arteria circumflexa ilium profunda; 6, Lymphonodi lumbales aortici; 7, Lymphonodi renales; 8, Lymphonodi coeliaci; 9, Lymphonodi lienales; 10, Lymphonodi gastrici; 11, Lymphonodi hepatici; 12, Lymphonodi pancreaticoduodenales; 13, Lymphonodi iliaci laterales; 14, Lymphonodi jejunales; 15, Lymphonodi iliocolici; 16, Lymphonodi colici; 17, Lymphonodi mesenterici caudales; 18, Lymphonodi iliaci mediales.

Nähe der in die Organe eintretenden Blutgefäße. Eine kleine Gruppe von *Lymphonodi coeliaci* findet sich direkt an der Arteria coeliaca; sie filtrieren die von den Lymphonodi lienales, gastrici, hepatici und pancreaticoduonales stammende Lymphe. Zusätzlich sammeln sie die Lymphe der kaudalen Bereiche der Lungen, des Mediastinum und des Zwerchfelles. Ihre Vasa efferentia enden in der Cisterna chyli.

Die *Lymphonodi lienales* sind am dorsalen Ende des Milzhilus angeordnet. Sie drainieren das Organ, naheliegende Anteile des Netzes, den Magen und die Bauchspeicheldrüse; ihre Vasa efferentia verlaufen zu den Lymphonodi coeliaci.

Die *Lymphonodi gastrici* liegen in der Nähe der Kardia und der kleinen Krümmung des Magens. Ihre Zuflüsse stammen aus dem Magen und (teilweise) aus dem kaudalen Bereich der Speiseröhre, dem Zwerchfell und der Bauchspeicheldrüse; ihre Vasa efferentia treten in die Lymphonodi coeliaci ein.

Zwei bis sieben *Lymphonodi hepatici* sind um die Leberpforte versammelt (Abb. 36-11/12). Sie filtern die Lymphe der Leber und (teilweise) der Bauchspeicheldrüse und erhalten die Zuflüsse der Lymphonodi pancreaticoduodenales; ihre Vasa efferentia ziehen zu den Lymphonodi coeliaci.

Die *Lymphonodi pancreaticoduodenales* sind entlang des Duodenum verteilt und teilweise in die Bauchspeicheldrüse eingebettet. Sie drainieren das Pankreas, das Duodenum und Teile des Magens und des Netzes; die Vasa efferentia der weiter kranial liegenden Knoten enden in den Lymphonodi coeliaci, die der mehr kaudal angeordneten in den Lymphonodi colici, die zu der Gruppe zählen, die der Arteria mesenterica cranialis assoziiert ist.

Die Gruppe der Lymphknoten, die mit den von der Arteria mesenterica cranialis und caudalis versorgten Organen assoziiert ist, sammelt die Lymphe aus den Hauptanteilen des Dünn- und Dickdarmes und besteht aus den Lymphonodi jejunales, ileocolici, colici und mesenterici caudales (Abb. 36-15/14–17).

Am wichtigsten von allen (und für den gesamten Bauchraum) sind die *Lymphonodi jejunales*. Sie bilden ein langes gewundenes Band, entlang der Mitte des Gekröses, zwischen Wurzel und Befestigung am Dünndarm. Sie drainieren das Jejunum und das Ileum; ihre Vasa efferentia vereinigen sich zu dem großen Truncus jejunalis, der in der Gekrösewurzel in den Truncus colicus mündet. Die Jejunalknoten sind regelmäßig nach der Schlachtung zu untersuchen, denn sie zeigen das Auftreten von Darmerkrankungen (auch einer Tuberkulose) an, die häufig das Verwerfen des gesamten Schlachtkörpers notwendig machen.

Eine kleine Gruppe von *Lymphonodi ileocolici* sind um das Ostium ileale gruppiert und sammelt die Lymphe des Zäkum und des Ileum. Ihre Vasa efferentia treten in den Truncus colicus ein.

Die in großer Zahl vorkommenden *Lymphonodi colici* bilden eine lange Kette im Zentrum des Kolonkegels und sind deswegen bei der Routineuntersuchung nicht zugänglich. Sie drainieren das Colon ascendens, das Colon transversum und Anteile des Zäkum und des Colon descendens. Ihre Vasa efferentia bilden den Truncus colicus, der sich mit dem Truncus jejunalis zum Truncus intestinalis vereinigt, der die Lymphe in die Cisterna chyli überführt.

Eine Gruppe kleiner *Lymphonodi mesenterici*

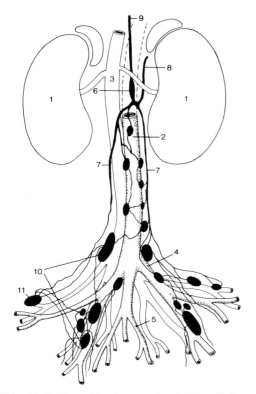

Abb. 36-16 Lymphknoten an der Aortenaufteilung, Ventralansicht.

1, Nieren; 2, Aorta; 3, Vena cava caudalis; 4, Arteria iliaca externa; 5, Arteria iliaca interna; 6, Cisterna chyli; 7, Trunci lumbales und Lymphonodi lumbales aortici; 8, Truncus visceralis; 9, Ductus thoracicus; 10, Lymphonodi iliaci mediales; 11, Lymphonodus iliacus lateralis.

caudales sind in das Gekröse des Colon descendens eingelagert und sammeln dessen Lymphe und die der benachbarten Bauchspeicheldrüse. Die Vasa efferentia verlaufen zu den Lymphonodi lumbales aortici.

Ausgewählte Literatur

Ashdown, R. R.: The anatomy of the inguinal canal in the domesticated mammals. Vet. Rec. 75: 1345–1351, 1963.

Becker, H. N.: Castration, inguinal hernia repair and vasectomy in boars. *In* Morrow, D. A. (ed.): Current Therapy in Theriogenology. Philadelphia, W. B. Saunders Company, 1980.

de Kruijf, J. M.: Leberbiopsie beim Schwein. Dtsch. Tierärztl. Wochenschr. 81: 10, 1974.

Glawischnig, E.: Das puerpurale Schweineeuter und seine klinischen Veränderungen während der Laktation. Wien. Tierärztl. Monatsschr. 51: 576–596, 675–702, 1964.

Kähler, W.: Arterien der Körperwand des Schweines. Vet. Dissertation, Hannover, Tierärztl. Univ., 1960.

Preuss, F., H. Lange, G. Luckhaus, and *W. Fricke:* Besonderheiten des Leistenkanals und Schenkelblattes beim Schwein. Berl. Münch. Tierärztl. Wochenschr. 76: 229–231, 1963.

Runnels, L. J.: Obstetrics and cesarean section in swine. *In* Morrow, D. A. (ed.): Current Therapy in Theriogenology, Philadelphia, W. B. Saunders Company, 1980, p. 1068.

Kapitel 37

Becken und Fortpflanzungsorgane des Schweines

Das Becken

Der Beckenteil des Rumpfes setzt ohne erwähnenswerte Besonderheiten die Linie des Rückens und des Bauches fort; ventral geht er kontinuierlich in den Oberschenkel über. Eine flache, senkrechte Einziehung oberhalb der Kniefalte gibt die Grenze zwischen Abdomen und Oberschenkel an. Das knöcherne Becken erscheint wegen der mächtigen Fettschicht im dorsalen und seitlichen Bereich und wegen der Oberschenkelmuskulatur verhältnismäßig klein. Trotzdem können Tuber coxae und ischiadicum abgetastet werden, letzterer durch die Wirbelköpfe des Musculus biceps und semitendinosus hindurch. Der Tuber ischiadicum (Abb. 37-1/3) ist über mehrere Jahre hinweg nicht mit dem Sitzbeinkörper verschmolzen; er kann daher durch den Zug der mächtigen Hinterbackenmuskeln, die an ihm entspringen, abgesprengt und nach ventral verlagert werden. Betroffene Tiere, meist junge Schweine, leiden große Schmerzen und können nicht mehr aufstehen; sie verenden oder müssen geschlachtet werden.

Bei einer Seitenansicht erscheint das knöcherne Becken weitaus weniger gewinkelt als bei den meisten Haussäugetieren; der Winkel zwischen Beckenboden und *Conjugata vera* (der Verbindungslinie vom kranialen Ende der Beckensymphyse zum Promontorium) ist groß und erreicht fast 180 Grad (/10). Daraus ergeben sich folgende Verhältnisse: die Conjugata vera ist lang und der große, ovale Beckeneingang ist so schräg gestellt, daß er beinahe die Dorsalebene erreicht. Der Beckenboden ist beim stehenden Tier (besonders bei solchen mit aufgebogenem Rücken) nach kaudal mäßig geneigt.

Die Conjugate vera der Sauen ist 12 bis 15 cm lang, der mittlere Quadratdurchmesser des Beckeneingangs jedoch nur 7 bis 10 cm breit. Die *Diameter verticalis* des Beckens, die die wirkliche Höhe des Geburtskanals angibt, mißt 8 bis 10 cm. Sie trifft auf das kaudale Segment des Kreuzbeins, das über einige Jahre hinweg beweglich bleibt und eine Anpassung bei der Passage der Frucht ermöglicht. Der mittlere Querdurchmesser der Beckenhöhle dagegen ist wenig anpassungsfähig und durch die nach innen gebogenen Spinae ischiadicae verengt (/2, 14). Der knöcherne Geburtsweg besitzt somit eine Größe von ungefähr 8 oder 9 cm in alle Richtungen. Die wirkliche Weite des Geburtskanals ist durch die Wandung der Vagina, durch das Rektum, die Harnröhre, den Musculus obturator internus und durch Fettgewebe nochmals reduziert. Dadurch wird im Falle einer Schwergeburt die Unterstützung von Tierärzten durch vaginalen Eingriff verhindert, es sei denn, sie besitzen schmale Hände.

Der Raum zwischen Kreuzbein und Spina ischiadica ist durch das Ligamentum sacrotube-

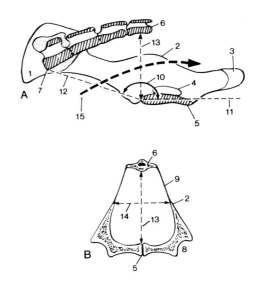

Abb. 37-1 A, Medianschnitt durch das Becken. B, Querschnitt durch das Becken in Nähe der Diameter verticalis.

1, Tuber coxae; 2, Spina ischiadica; 3, Tuber ischiadicum; 4, Foramen obturatum; 5, Symphysis pelvis; 6, S 4; 7, Promontorium; 8, Acetabulum; 9, Ligamentum sacrotuberale latum; 10, Winkel zwischen Beckenboden und Conjugata vera; 11, Neigung des Beckenbodens; 12, Conjugata vera; 13, Diameter verticalis; 14, mittlerer Querdurchmesser der Beckenhöhle; 15, Beckenachse.

rale latum (/9) verschlossen. Kurz vor der Geburt kommt es zum Einfallen der Bänder, und Diameter verticalis sowie der Beckenausgang erweitern sich. Gleichzeitig lockern sich die Beckenfuge und das Kreuz-Darmbeingelenk und unterstützen die Erweiterung; der mittlere Querdurchmesser der Beckenhöhle wird nicht davon betroffen.

Die Geschlechtsbestimmung am ausgeschlachteten und geteilten Tierkörper wird beim männlichen Tier durch den kurzen Stumpf des Crus penis („Ruten-Auge") am kaudalen Ende der Beckensymphyse erleichtert. Der Name bezieht sich auf das Erscheinungsbild eines Querschnitts durch das Crus penis, bei dem ein rötliches Zentrum (Corpus cavernosum) von dem weißlichen Ring der Tunica albuginea der „Rute" umgeben wird.

Der Anus mit benachbarten Strukturen

Gelegentlich wird der Anus bei Ferkeln nicht angelegt (Atresia ani). Diese angeborene Mißbildung ist häufig auf einen einzelnen Eber zurückzuführen. Bemerkenswert ist, daß solche Ferkel oft drei bis vier Wochen ohne Behandlung überleben können. Wenn das blind endende Rektum nicht allzuweit von der äußeren Haut entfernt liegt, kann die Passage nach außen durch einen einfachen chirurgischen Eingriff wieder hergestellt werden. Ein Vorfall des Rektums, der sich bei Tieren schwerer als 22,5 kg ereignen kann, erfordert anspruchsvollere chirurgische Maßnahmen, besonders wenn das vorgefallene Rektum durch die Stallgenossen verletzt wird, was nicht selten vorkommt.

Obwohl bei der Korrektur eines Rektumvorfalles im allgemeinen wenig Aufmerksamkeit auf die den Anus umgebenden Strukturen gerichtet werden braucht, sind bei komplizierten Fällen Kenntnisse über die Muskeln, die das Rektum und den Analkanal umgeben, unbedingt erforderlich. Die äußere Längsmuskelschicht des Rektum sammelt sich an der Dorsalfläche und zieht, wie der Musculus rectococcygeus, nach kaudal zu den ersten Schwanzwirbeln. Die innere Kreismuskelschicht verdickt sich und bildet den Musculus sphincter ani internus. Der Musculus sphincter ani externus spannt sich zwischen der oberhalb liegenden Schwanzfaszie und der unter ihm angeordneten Muskulatur des Genitaltraktes aus. Der Musculus levator ani entspringt aus dem breiten Beckenband einige Zentimeter kraniolateral vom Anus und endet seitlich in der Wand des Analkanals. Der Musculus retractor penis (clitoridis) kommt von der Ventralfläche des Kreuzbeins; während seines Verlaufes zum Penis (zur Klitoris) zieht er seitlich am Rektum vorbei. Sein Kaudalteil bleibt selbständig, entspringt an den Schwanzwirbeln und bildet die ventrale Mastdarmschleife.

Die Rektaluntersuchung ist bei Schweinen über 150 kg ohne große Schwierigkeiten und ohne bei den Tieren Schäden zu verursachen möglich. Das enge Lumen und das kurze Gekröse des Colon descendens scheinen dabei ein größeres Hindernis zu sein als das schmale Becken. Mit reichlich Gleitmittel versehen und unter ausreichender Hilfestellung kann der Arm immer bis zum Ellbogen eingeführt werden. Der Unterarm wird im Beckenkanal so fest eingekeilt, daß der Untersuchungsbereich vollständig von der Länge der Hand und ihrer Beweglichkeit abhängig ist. Untersucht werden können der Beckeneingang, die Harnblase und, weitaus wichtiger, die Eierstöcke, der Gebärmutterhals und die Uterusarterien zwecks Trächtigkeitsdiagnose. Die rechte Niere und der Kolonkegel (erkennbar an dem groben, körnigen Inhalt) sind ebenfalls tastbar. Das Rektalisieren der Eber ist wenig erfolgsversprechend, da den Tieren durch die untersuchende Hand unverkennbar Schmerzen zugeführt werden.

Die Lymphknoten der Beckenhöhle

Die um die Aortenaufteilung gruppierten Lymphonodi iliaci mediales sind bereits beschrieben (S. 820). Innerhalb der Beckenhöhle werden sie von den Lymphonodi sacrales abgelöst, die der Ventralfläche des Kreuzbeines anliegen; inkonstant zwischen Schwanzwurzel und Rektum liegende Lymphonodi anorectales können die Kette fortsetzen. Die Knoten sammeln die Lymphe aus dem Anus, dem Rektum und dem Schwanz; ihre Vasa efferentia ziehen zu den Lymphonodi iliaci mediales. Die Lymphonodi ischiadici und glutaei sind außen am breiten Beckenband anzutreffen (Abb. 38-3/4, 4'). Letztere drainieren die Glutäusgegend, die zuvor erwähnten den Darm, das knöcherne Becken und die Muskulatur kaudal am Oberschenkel. Zusätzlich erhalten sie Zufluß von dem Lymphocentrum popliteum. Ihre Vasa efferentia verlaufen durch die Lymphonodi glutaei zu den Lymphonodi iliaci mediales.

Weibliche Geschlechtsorgane

Die recht beweglichen *Ovarien* sind etwa 5 cm lang und durch zahlreiche, die Oberfläche vorwölbende Follikel und Gelbkörper unregelmäßig gestaltet (Abb. 5-51/1 und 37-2A/1). Sie sind an dem langen Mesovarium befestigt und schieben sich zwischen die Darmschlingen ein. Die Ovarien sind meist einige Zentimeter lateroventral vom Beckeneingang zu finden, können aber auch zusammen in der Nähe einer Flanke liegen; ihr Entfernen ist daher durch einen einzigen Schnitt in der Flankenregion möglich. Die Eierstöcke sinken zusammen mit den Uterushörnern bei fortschreitender Trächtigkeit soweit nach ventral, daß sie rektal nicht mehr zu palpieren sind.

Die *Tuba uterina* ist ungefähr 20 cm lang und beginnt in der Bursa ovarica mit dem großen, dem Ovar zugewendeten Ostium abdominale. Sie verläuft über die kapuzenförmige Mesosalpinx hinweg und geht kontinuierlich in das Uterushorn über (/4). Ein Eileiterverschluß (der Hydrosalpinx verursacht) ist eine der häufigsten Sterilitätsursachen bei weiblichen Schweinen.

Der Körper des *Uterus* ist kurz. Die Hörner sind über einige Zentimeter äußerlich miteinander verwachsen und erwecken den Eindruck, daß der Uteruskörper länger als in Wirklichkeit ist. Die tiefe Kreismuskelschicht bildet am Beginn der Uterushörner einen komplexen Schließmuskel, dessen Funktion ist, den Zugang zu dem einen Horn zu verschließen, während der Zugang zu dem anderen geöffnet bleibt. Bei der Geburt regulieren die Sphinkteren das Eintreten der Früchte in den Geburtskanal und verhindern eine Kollision, die bei beidseitiger Kontraktion der Hörner vorkommen würde. Der Sphinktereffekt ist so groß, daß die Uterusbifurkation bei eingeführter Hand nicht wahrzunehmen ist. Augenscheinlich funktioniert der Mechanismus nicht bei Erstlingsträchtigkeiten, da hier die Früchte von einem Horn in das andere wandern können, oder bei atonischem Uterus, denn beim Kaiserschnitt ist es oft möglich, die Feten aus einem Horn durch Einschnitt in das andere zu entwickeln.

Die Uterushörner sind außergewöhnlich lang. Bei nichttragenden Tieren messen sie ungefähr 1 m; gegen Ende der Trächtigkeit kann sich ihre Länge leicht verdoppeln, da gelegentlich acht oder noch mehr Feten in jedem Horn untergebracht sind. Die Uterushörner und die Eierstöcke sind bei nichttragenden Tieren so beweglich, daß ihre Lage innerhalb der Bauchhöhle nicht exakt anzugeben ist. Die Hörner befinden sich kranial vom Beckeneingang in der Mitte zwi-

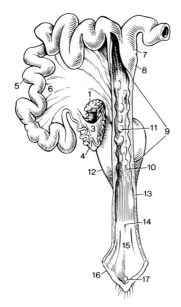

Abb. 37-2A Reproduktionstrakt des Schweines, teilweise dorsal eröffnet; das rechte Uterushorn und Ovar sind nicht dargestellt.

1, linkes Ovar; 2, Bursa ovarica; 3, Mesosalpinx; 4, Tuba uterina; 5, Cornu uteri; 6, Mesometrium; 7, parallel verlaufende Anteile der Uterushörner; 8, Corpus uteri; 9, Zervix; 10, Orificium uteri externum; 11, Verschlußkissen; 12, Vesica urinaria; 13, Vagina; 14, Orificium urethrae externum; 15, Vestibulum vaginae; 16, Vulva; 17, Spitze der Klitoris.

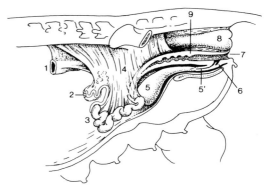

Abb. 37-2B Geschlechtsorgane des Schweines *in situ*. Bei nicht entnommenen Eingeweiden liegen die Ovarien und Uterushörner weiter dorsal als hier dargestellt.

1, Colon descendens; 2, Ovar; 3, Cornua uteri; 4, Mesometrium; 5, Vesica urinaria; 5', Urethra; 6, Diverticulum suburethrale; 7, Vulva; 8, Rectum; 9, Cervix uteri.

schen Dach und Boden und sind durch die sehr ausgedehnten Mesometrien befestigt (Abb. 37-2B/4). Sie besitzen Lagebeziehungen zum Kolonkegel, zum Dünndarm und gelegentlich zur Harnblase. Die Hörner sind zu zahlreichen Windungen zusammengerafft und sehen wie Dünndarmschlingen aus. Die ausgedehnten Aufhängebänder enthalten reichlich glatte Muskulatur, vergrößern sich während der Trächtigkeit enorm und ermöglichen eine Verlagerung der Hörner an die ventrale Bauchwand; die Früchte sind dann rektal nicht mehr zu fühlen. Eine Trächtigkeitsdiagnose *per rectum* ist deswegen fast nur durch ein Abtasten der Zervix und der Arteria uterina möglich. Gegen Ende der Gravidität nehmen die Uterushörner beinahe die gesamte ventrale Hälfte des Bauchraumes ein; sie verdrängen das Darmkonvolut nach kraniodorsal und erreichen den Magen und die Leber.

Die Arteria uterina (Abb. 37-3/6) ist ein kräftiges Gefäß, das die Hauptversorgung der Gebärmutter übernimmt. Zusätzlich wird der Uterus von Ästen der Arteria ovarica und vaginalis versorgt (/2, 7). Die Arteria uterina entspringt aus der Arteria umbilicalis und kreuzt die mediale Oberfläche der Arteria iliaca externa, wo sie während der Trächtigkeit rektal palpiert werden kann; sie kann die gleiche Größe besitzen wie die Arteria iliaca kurz vor ihrem Ende. Das „Gefäßschwirren", ein zuverlässiger Indikator fortgeschrittener Trächtigkeit, kann genau wie beim Rind gefühlt werden.

Die Vena ovarica, die das Blut aus den Eierstöcken, den Eileitern und zusätzlich aus dem größten Anteil der Gebärmutter abführt, bildet zwei oder drei miteinander verbundene Gefäßstrecken. Die Arteria ovarica läßt mit Ästen der Arteria uterina dichte Gefäßnetze um diese Venen entstehen und ermöglicht, daß die im Uterushorn gebildeten luteolytischen Prostaglandine zu dem gleichseitigen Eierstock transportiert werden können.

Die Feten sind im Endometrium des Uterushornes durch eine *Placenta diffusa* (Tafel 1/A) verankert; außer an den Enden, die nekrotisch werden, bildet die schlauchförmige, zweizipfelige Fruchtblase Chorionzotten aus, die einen innigen Kontakt mit dem mütterlichen Gewebe herstellen. Die Kontaktaufnahme ist nicht so intensiv, daß mütterliches Gewebe zerstört wird, und das Chorion läßt sich leicht vom Endometrium ablösen; zurückgehaltene Eihüllen sind infolgedessen selten. Die Feten hinterlassen ihre Hüllen, wenn sie ihre Reise in die Außenwelt beginnen. Durch die gesprungene Allantois- und Ammnionblase wird eine zusammenhängende, schleimig-schlüpfrige Röhre geschaffen, in der sich die Feten frei bewegen können, bis sie durch eine peristaltische Kontraktion in Richtung Geburtskanal getrieben werden. Während dieser Zeit bleiben sie mit ihrer Plazenta durch die Nabelschnüre verbunden, die so dehnbar sind, daß die Feten aneinander vorbei gleiten können. Der Aufbau der Plazenta läßt einen Transfer von Antikörpern *in utero* nicht zu, und den Neugeborenen muß Kolostralmilch verabreicht werden, um diesen Mangel zu beheben.

Die Zervix zeichnet sich durch ihre Länge (bis zu 25 cm) und durch die in Reihen angeordneten Schleimhauterhebungen aus, die in das Lumen vorspringen, zahnstangenartig ineinander greifen und so den Zervikalkanal vollkommen verschließen (Abb. 37-2A/11). Die Enden sind nicht deutlich abgesetzt; der Zervikalkanal erweitert sich ganz einfach an jeder Seite und geht kontinuierlich in den Uterus beziehungsweise in die Vagina über. Etwa die Hälfte der Zervix ist in der Bauchhöhle zu finden. Rektal ist sie während des Diöstrus und der Gravidität von derber Konsistenz und gut abtastbar. Zur Zeit des Östrus oder kurz vor der Geburt jedoch ist die Zervix vergrößert und ödematisiert, die jetzt weichen Verschlußkissen sind nur undeutlich zu fühlen.

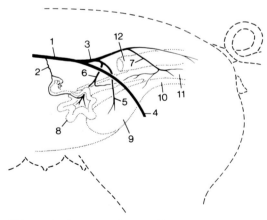

Abb. 37-3 Hauptarterien zur Versorgung der linken Seite des weiblichen Reproduktionstraktes; schematisiert.

1, Aorta abdominalis; 2, Arteria ovarica mit Ramus uterinus cranialis; 3, Arteria iliaca interna; 4, Arteria iliaca externa, in die Arteria femoralis übergehend; 5, Arteria umbilicalis; 6, linke Arteria uterina, medial an der Arteria iliaca externa vorbeiziehend; 7, Arteria vaginalis mit Ramus uterinus caudalis; 8, linkes Uterushorn; 9, Vesica urinaria; 10, Urethra; 11, Vagina; 12, Rectum.

Die Vagina ist unauffällig.

Das *Vestibulum vaginae* (/15) ist verhältnismäßig lang, da die Urethra ziemlich weit kranial in den Genitaltrakt einmündet. Die Harnblase liegt entsprechend vollkommen intraabdominal und kann bei vollständiger Füllung bis in die Nabelgegend reichen. Sie ist allseitig von Peritonäum überzogen, das sich ventral zwischen Urethra und Os pubis ausdehnt. Das Orificium urethrae externum (/14) ist von dem kleinen Diverticulum suburethrale unterlagert, wodurch das Einführen eines Katheters behindert werden kann (Abb. 37-2B/6).

Die *Vulva* ist leicht kegelförmig gestaltet und schräg geneigt, so daß die Rima vulvae nach kaudodorsal zeigt. Bei einigen Jungsauen ist der Vulvakegel stärker aufwärts gerichtet und für den Eber nicht zugänglich. Jungsauen mit infantiler Vulva kommen verhältnismäßig häufig vor. Sie sind für die Zucht unerwünscht, da bei mangelhafter Ausbildung die Entwicklung des übrigen Reproduktionstraktes ebenso zurückgeblieben sein kann und eine nicht unbeträchtliche Aussicht auf Unfruchtbarkeit besteht. Die Klitoris ist normalerweise kaum zu sehen, obwohl sie etwa 6 cm lang ist. Ihre nicht selten vorkommende Vergrößerung ist häufig mit Zwischengeschlechtlichkeit verbunden (weiblicher Pseudohermaphroditismus).

Männliche Fortpflanzungsorgane

Die Reproduktionsorgane des Ebers sind durch das unterhalb des Anus liegende Skrotum, durch die große Glandula vesicularis und bulbourethralis, und durch den dünnen Penis, der eine Flexura sigmoidea besitzt, charakterisiert (Abb. 37-4).

Der große und gut tastbare Nebenhodenschwanz ist wie die Extremitas caudata des *Hodens* nach kaudodorsal gerichtet und liegt dicht unterhalb des Anus. Der freie Rand des Hodens zeigt nach kaudoventral, während der Nebenhodenrand der Kaudalfläche des Oberschenkels zugewendet ist (Abb. 37-5/5).

Praktisch alle männlichen Schweine werden im Alter von zwei bis vier Wochen kastriert um sicher zu stellen, daß nur einwandfreies Fleisch auf den Markt gelangt (Ebergeschmack). In einigen Ländern wird diskutiert, ob eine routinemäßige

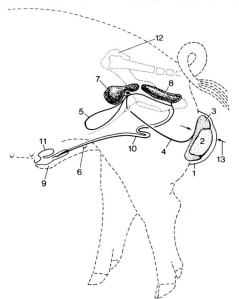

Abb. 37-4 Schematische Darstellung der männlichen Geschlechtsorgane.

1, Scrotum; 2, linker Hoden; 3, Cauda epididymidis; 4, Ductus deferens; 5, Vesica urinaria; 6, rudimentäre Zitze; 7, Glandula vesicularis, das kleine Corpus prostatae bedeckend; 8, Glandula bulbourethralis; 9, Präputium; 10, Penis; 11, Diverticulum praeputiale; 12, rechtes Hüftbein; 13, Höhe des Querschnittes in Abb. 37-5.

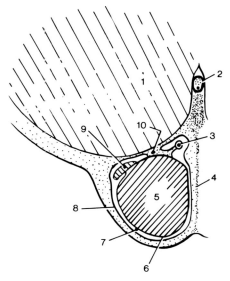

Abb. 37-5 Querschnitt durch den linken Hoden *in situ*, Dorsalansicht. Die Höhe dieses Querschnittes ist in der Abb. 37-4/13 angegeben.

1, linker Oberschenkel; 2, Penis; 3, Ductus deferens; 4, Septum scroti; 5, Hoden; 6, Tunica albuginea, von der Lamina visceralis der Tunica vaginalis überzogen; 7, Cavum vaginale; 8, Lamina parietalis der Tunica vaginalis; 9, Ductus epididymidis; 10, Mesorchium.

Kastration notwendig ist, da heutzutage die Schweine geschlachtet werden, bevor der Geschlechtsgeruch ausgebildet ist. Bei der Kastration wird die schnell durchführbare Methode mit „unbedecktem Samenstrang" bevorzugt; ein Schnitt durch die Haut und den Processus vaginalis legt den Hoden frei. Die Operation wird mit dem Entfernen des Hodens und eines Teilstücks des Samenstranges beendet (Abb. 37-6). Vorher wird das Ligamentum caudae epididymidis, das den Nebenhodenschwanz mit der Lamina parietalis der Tunica vaginalis verbindet, durchschnitten oder stumpf getrennt, um den Hoden herausnehmen und den Samenstrang durchtrennen zu können (/5). Grundsätzlich kann beim Kastrieren älterer Eber genauso verfahren werden. Bei der alternativen Methode mit „bedecktem Samenstrang" wird nur die Haut durchtrennt. Der uneröffnete Processus vaginalis (und die darauf liegende Fascia spermatica externa) wird stumpf von dem Skrotum freipräpariert und nach einer Ligatur nahe am äußeren Leistenring durchtrennt.

Der Samenstrang ist lang und liegt mit dem Penis im sukutanen Bindegewebe des Zwischenschenkelspaltes. Die Tunica vaginalis und der ihr medial anliegende Musculus cremaster werden von der kräftigen Fascia spermatica externa umgeben, die in die mediale Oberschenkelfaszie übergeht.

Der Hodenabstieg beginnt ungefähr am 60. Trächtigkeitstag. Der extraabdominale, distal vom Leistenkanal liegende Teil des Hodenleitbandes wächst in die Länge und zieht die Hoden gleichmäßig in Richtung Leistenkanal. Ungefähr mit dem 90. Tag beginnt die Rückbildung des extraabdominalen Leitbandes und schafft Raum für die Hoden außerhalb vom Leistenkanal. Einige Tage vor dem Ende des Abstieges gleiten die Hoden distal und treten in den Leistenkanal ein. Bei der Geburt ist das Hodenleitband soweit zurückgebildet, daß die Hoden ihre endgültige Position im Skrotum einnehmen. Nichtabgestiegene Hoden (Kryptorchismus) werden beim Schwein häufig angetroffen.

Ein ungewöhnlich großes oder falsch liegendes Gubernaculum, möglicherweise verbunden mit einer gestörten Rückbildung, können den Leistenkanal mehr als üblich erweitern. Dadurch kann ein ungenügender Hodenabstieg ausgelöst werden, oder es kann zum Vorfall einer Darmschlinge in das Cavum vaginale kommen, falls der Hoden den Leistenkanal durchschritten hat (indirekte Inguinal-, beziehungsweise Skrotalhernie, wenn die Darmschleife so lang ist, daß sie den Hoden erreicht). Die chirurgische Korrektur des Defektes wird mit einer Kastration mit bedecktem Samenstrang kombiniert; der freigelegte Processus vaginalis (mit der umgebenden Fascia spermatica externa) wird von seinem Grund aus nach vorne verdreht und dadurch die vorgefallene Darmschlinge in die Bauchhöhle zurück verdrängt. Anschließend wird die Tunica vaginalis samt ihrem Inhalt (Samenstrang und Hoden) abgebunden und entfernt, und der äußere Leistenring vernäht, um einen erneuten Vorfall von Eingeweideschlingen zu verhindern. Die bei jungen weiblichen Sauen gelegentlich auftretenden Inguinalhernien gehen mit einem in hohem Maße mißgebildeten Genitaltrakt einher, der dem bovinen Freemartinismus gleicht.

Nach seinem Eintritt in die Bauchhöhle wendet sich der *Ductus deferens* in scharfem Bogen nach dorsomedial und verschwindet zwischen der Harnblase und der großen Glandula vesicularis (Abb. 37-7). Ohne sich zu einer Samenleiterampulle zu verdicken, laufen der rechte und linke

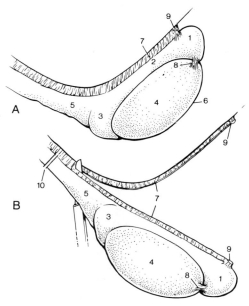

Abb. 37-6 A, linker Hoden eines Ebers *in situ*; Seitenansicht. B, vom Körper nach der Kastrationsmethode mit unbedecktem Samenstrang abgetrennter Hoden nach Durchschneiden des Ligamentum caudae epididymidis und des Mesorchium.

1, Cauda; 2, Corpus und 3, Caput epididymidis; 4, Hoden; 5, Samenstrang; 6, Margo liber; 7, Mesorchium; 8, Ligamentum testis proprium; 9, Ligamentum caudae epididymidis; 10, Ligatur und Schnittstelle des Samenstranges zum Entfernen des Hodens.

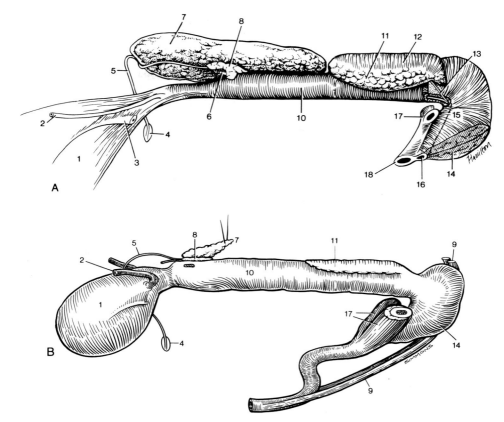

Abb. 37-7 Pars pelvina urethrae eines acht Monate alten Ebers (A) und eines sechs Monate alten Kastraten (B), linke Seitenansicht. Die linke Glandula vesicularis ist zur Darstellung der Prostata entfernt.

1, Vesica urinaria; 2, linker Ureter; 3, linke Arteria umbilicalis (Ligamentum teres vesicae); 4, rechter Anulus vaginalis; 5, rechter Ductus deferens; 6, linker Ductus deferens, an der Prostata abgetrennt; 7, rechte Glandula vesicularis; 8, Corpus prostatae; 9, Musculus retractor penis; 10, Pars pelvina urethrae, umgeben vom Musculus urethralis; 11, linke Glandula bulbourethralis; 12, Musculus bulboglandularis, die dorsale Hälfte der Bulbourethraldrüse bedeckend; 13, Ductus excretorius der linken Bulbourethraldrüse; 14, Musculus bulbospongiosus; 15, Bulbus penis; 16, Urethra mit Corpus spongiosum; 17, Crus penis dextrum und sinistrum, durchgetrennt; 18, Corpus cavernosum.

Samenleiter dorsal der Harnröhre aufeinander zu, durchstoßen den Körper der Prostata (/8) und münden auf einem kleinen Schleimhauthügel in das Beckenstück der Harnröhre.

Die Ausführungsgänge der *Glandulae vesiculares* (/7) münden neben den Samenleitern in die Urethra ein. Die Samenblasendrüsen sind so groß, daß sie lediglich mit ihrem Kaudalpol in der Beckenhöhle liegen; ihr Hauptanteil befindet sich in der Bauchhöhle hinter dem Harnblasenhals und ist in die Plica urogenitalis eingelagert. Die Drüsen bedecken den kleinen, unregelmäßig gestalteten Körper der *Prostata*. Deren Hauptanteil ist beim Eber als Pars disseminata in die Wand des Beckenstückes der Harnröhre einge-

baut; ihr Sekret wird durch zahlreiche kleine Ausführungsgänge in die Urethra abgegeben.

Die *Glandulae bulbourethrales* (/11) sind durch ihre Form und Größe charakterisiert. Sie liegen dorsolateral dem Beckenstück der Harnröhre auf, in die sie ihr Sekret über die paarigen Ausführungsgänge nahe dem Arcus ischiadicus abgeben (/13). Die Drüsenkörper besitzen eine beträchtliche Länge und stoßen kranial an die Glandulae vesiculares (Abb. 5-48/C). Sie sind dorsal von den Musculi bulboglandulares bedeckt, durch deren Kontraktion ihre Entleerung gefördert wird. Die kaudalen Drüsenpole können bei der Rektaluntersuchung ohne Schwierigkeiten abgetastet werden. Bei nicht kastrierten Ebern kann der palpierende Finger durch ihren gegenseitigen Kontakt die Urethra nicht erreichen. Bei Ebern ohne tastbare Hoden läßt die nicht fühlbare Urethra einen Kryptorchismus vermuten. Die akzessorischen Drüsen von juvenilen und kastrierten Tieren sind klein (Abb. 37-7/B).

Die Größe der akzessorischen Geschlechtsdrüsen steht mit der beträchtlichen Menge des Ejakulates in Zusammenhang, die durchschnittlich um 200 ml beträgt (aber bis zu einem Liter erreichen kann). Die außerordentlich großen Glandulae vesiculares und bulbourethrales produzieren jedoch nur 15 bis 20, beziehungsweise 10 bis 25 Prozent des Samenplasmas; dessen Hauptanteil (55 bis 75 Prozent) wird von der Prostata und den Urethraldrüsen beigesteuert. Der Prozentsatz der Samenfäden im Ejakulat beträgt lediglich 2 bis 5 Prozent (Pond und Houpt, 1978).

Sobald sich die Urethra um den Arcus ischiadicus herumgeschlagen hat und Bestandteil des *Penis* wird, nimmt ihr Lumen an Weite zu. Ihr Corpus spongiosum vergrößert sich und bildet an ihrer Kaudalfläche einen Schwellkörper. Dieser wird von dem kräftigen Musculus bulbospongiosus bedeckt und läßt den tastbaren Bulbus penis (/A, 15) entstehen. Die beiden Crura penis (/17) entspringen am Arcus ischiadicus kranial des Bulbus und vereinigen sich, bedeckt von den Musculi ischiocavernosi, zu dem Corpus penis. Die Musculi bulbo- und ischiocavernosi enden einige Zentimeter proximal von der Flexura sigmoidea. Einen Querschnitt in dieser Höhe zeigt die Abb. 37-8/A.

Der Penis gleicht weitgehend dem des Bullen (Abb. 37-4). Er ist relativ dünn, im Ruhezustand etwa 60 cm lang und von der kräftigen Tunica albuginea umgeben, die das Corpus cavernosum und spongiosum umfaßt. Letzeres schmiegt sich zunächst der flachen Ventralfläche des Corpus cavernosum an, fügt sich weiter distal jedoch in den tiefen Sulcus urethralis, so daß die Urethra letztendlich nahe dem Zentrum zu liegen kommt (Abb. 37-8/B,5). Mit Ausnahme der Flexura sigmoidea vollzieht der Penisschaft während seines Verlaufes von kaudal nach rostral eine fast vollständige Drehung um seine Längsachse im Uhrzeigersinn. Die Drehrichtung ist die gleiche wie bei der kürzeren und korkenzieherartigen Spirale der Penisspitze (/C).

Während der Erektion steigt der Blutdruck in den kavernösen Räumen rapide an und die Flexura sigmoidea verstreicht, wodurch die Länge um nahezu 25 Prozent zunimmt; der Durchmesser vergrößert sich ebenfalls um fast 20 Prozent. Die Längsdrehung nimmt um sechs Windungen zu und die korkenzieherartige Spirale der Spitzenkappe tritt stärker hervor. Während des langen, bis zu 30 Minuten dauernden Koitus, sagt man dem Eber nach, daß er „leergesaugt" wird, da von seiner Seite keinerlei Aktivitäten bestehen. Es werden jedoch Vor- und Rückwärtsbewegungen des Penis ausgeführt, die von alternierenden Kontraktionen und Erschlaffungen des Musculus retractor penis verursacht werden, der asymmetrisch distal von der Flexura sigmoidea ansetzt. Die Vermutung, daß die Verschlußkissen der Zervix so angeordnet sind, daß sie einen an das spiralige Penisende angepaßten Kanal mit „Linkswindung" bilden, läßt sich nicht bestätigen. Es ist jedoch anzunehmen, daß der Penis in den Uterus eindringt.

Das *Präputium* ist relativ lang und enthält in seinem engen, kaudalen Abschnitt den freien Teil des Penis (Abb. 37-9/A). Die kraniale Hälfte ist geräumiger und steht dorsal mit dem Diverticulum praeputiale (/5) in Verbindung, einem Beutel mit übelriechender Flüssigkeit, die aus abgestoßenen Epithelzellen vermischt mit dem stets vorhandenen Urin besteht. Der Präputialbeutel ist von den Musculi praeputiales craniales (/1) bedeckt, die ihn vor dem Deckakt entleeren. Da-

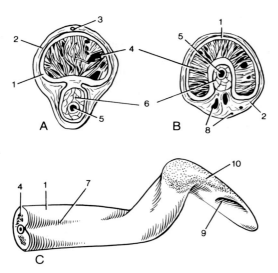

Abb. 37-8 A, Querschnitt durch den Penis proximal der Flexura sigmoidea. B, Penis distal der Flexura sigmoidea. C, Penisende.

1, Tunica albuginea; 2, den Penis umgebendes Bindegewebe; 3, Arteria dorsalis penis; 4, Corpus cavernosum; 5, Urethra; 6, Corpus spongiosum; 7, Sulcus urethralis; 8, Blutgefäße; 9, Orificium urethrae externum; 10, dünne Spitzenkappe. (Nach Mollerus, 1967.)

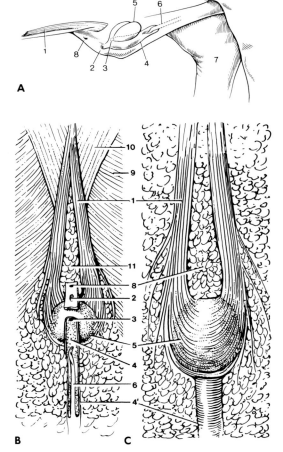

Abb. 37-9 Präputium und Diverticulum praeputiale. A, *in situ*, schematisch, Ansicht von kraniolateral. B, Ventralansicht. C, Dorsalansicht.

1, Musculus praeputialis cranialis; 2, Ostium praeputiale; 3, Ostium diverticuli; 4, 4′, weiträumiger kranialer und enger kaudaler Anteil des Präputialschlauches; 5, Diverticulum praeputiale; 6, Penis; 7, Medialfläche des Sprunggelenkes; 8, Nabel; 9, Musculus cutaneus trunci; 10, Musculus pectoralis profundus; 11, präputiales Fettgewebe. (B und C nach Meyen, 1958.)

durch soll der Penis gleitfähiger gemacht werden. Abgesehen von der Bildung des typischen Ebergeruchs enthält die Präputialflüssigkeit ein Pheromon, daß brünstige Sauen veranlaßt, eine paarungsbereite Stellung einzunehmen. Die gleiche Substanz wird auch in den Speicheldrüsen gebildet und gelangt in die Atemluft des Ebers. Ein entzündeter Präputialbeutel kann zur Abflußförderung und zum Spülen durch einen dorsolateralen Einschnitt, der den Musculus praeputialis ein-

bezieht, eröffnet werden. Wenn sich der Inhalt des Divertikels anstaut, schwillt das kraniale Ende des Präputium an und kann einen Nabelbruch vortäuschen (denn der Nabel (/8) liegt nur einige Zentimeter kranial der Präputialöffnung). Der Präputialbeutel wird bei zur Samengewinnung dienenden Ebern meist entfernt, um eine Verunreinigung des Samens zu vermindern und den üblen Geruch, der dem gesammelten Sperma anhaftet, zu eliminieren. Gelegentlich können Eber nicht ausschachten, weil die Penisspitze sich im Präputialbeutel verfangen hat; der Penis kann befreit werden, indem ein Finger durch die Präputialöffnung eingeführt wird. Bei kastrierten Tieren ist der Präputialbeutel klein.

Ausgewählte Literatur

Aamdal, J., I. Hogset, and *O. Filseth:* Extirpation of the preputial diverticulum of boars used in artificial insemination. JAVMA 132: 522–524, 1958.

Balke, J. M. E., and *R. G. Elmore:* Pregnancy diagnosis in swine: A comparison of the technique of rectal palpation and ultrasound. Theriogenology 17: 231–236, 1982.

Barone, R.: Anatomie Comparée des Mammifères Domestiques. Vol. III, Teil II. Lyon, Laboratoire d'Anatomie, Ecole Nationale Vétérinaire, 1978, p. 849.

Björkman, N. H.: An Atlas of Placental Fine Structure. London, Baillière, Tindall, and Cassell, 1970.

Cameron, R. D. A.: Pregnancy diagnosis in the sow by rectal examination. Aust. Vet. J. 53: 432–435, 1977.

Colenbrander, B., and *C. J. G. Wensing:* Studies on phenotypically female pigs with hernia inguinalis and ovarian aplasia. K. Ned. Akad. Wet., C, 78: 33–46, 1975.

Dhindsa, D. S., P. J. Dzuik, and *H. W. Norton:* Time of transuterine migration and distribution of embryos in the pig. Anat. Rec. 159: 325–330, 1967.

Dimigen, J., and *W. Schulze:* Zur Entwicklung der Bulbourethraldrüsen beim Schwein und ihre Bedeutung für die Kryptorchidendiagnostik. Dtsch. Tierärztl. Wochenschr. 77: 529–532, 1970.

Done, S. H., M. J. Meredith, and *R. R. Ashdown:* Detachment of ischial tuberosity in sows. Vet. Rec. 105: 520–523, 1979.

Dzuik, P. J.: Reproduction in pigs. *In* Cole, H. H., and P. T. Cupps (eds.): Reproduction in Domestic Animals. New York, Academic Press, 1977, pp. 455–474.

el Campo, C. H., and *O. J. Ginther:* Vascular anatomy of the uterus and ovaries and the unilateral luteolytic effect of the uterus: horses, sheep, and swine. Am. J. Vet. Res. 34: 305–316, 1973.

Endell, W., E. Holtz, and *O. Schmidt:* Makro- und mikromorphologische Veränderungen der Cervix Uteri des Schweines im Stadium der hohen Gravidität. Berl. Münch. Tierärztl. Wochenschr. 89: 349–354, 1976.

Frazer, A. F.: Farm Animal Behavior, 2. Aufl. London, Baillière and Tindall, 1980, p. 210.

Ginther, O. J.: Internal regulation of physiological processes through local venoarterial pathways. A review. J. Anim. Sci. 39: 550–564, 1974.

Glover, T. D.: The semen of the pig. Vet. Rec. 67: 36–40, 1955.

Hansen, L. H., and *I. J. Christiansen:* The accuracy of porcine pregnancy diagnosis by a newly developed ultrasonic A-scan tester. Br. Vet. J. 132: 66–67, 1976.

Huchzermeyer, F., and *H. Plonait:* Trächtigkeitsdiagnose und Rektaluntersuchung beim Schwein. Tierärztl. Umschau 15: 399–401, 1960.

Meredith, M. J.: Pregnancy diagnosis in the sow by examination of the uterine arteries. Proc. Int. Pig Vet. Soc. Congr. Ames, Iowa, D5: 1–2, 1976.

Meredith, M. J.: Clinical examination of the ovaries and cervix of the sow. Vet. Rec. 101: 70–74, 1977.

Meyen, J.: Neue Untersuchungen zur Funktion des Präputialbeutels des Schweines. Zentralbl. Vet. Med. 5: 475–492, 1958.

Mollerus, F. W.: Zur funktionellen Anatomie des Eberpenis, Berlin (FU), Vet. Diss., 1967.

Morton, D. B., and *J. E. F. Rankin:* The histology of the vaginal epitheliumn of the sow in oestrus and its use in pregnancy diagnosis. Vet. Rec. 84: 658–662, 1969.

Perry, J. S.: Parturition in the pig. Vet. Rec. 66: 706–709, 1954.

Pond, W. G., and *K. A. Houpt:* The Biology of the Pig. Ithaca, Cornell University Press, 1978, p. 164.

Preuss, F., and *E. Henschel:* Praktikum der angewandten Veterinäranatomie. 1. Teil: Fleischfresser, Schwein, Geflügel. Berlin, Institut für Veterinäranatomie, Freie Universität, 1968.

Preuss, F., M. Lange, G. Luckhaus, and *W. Fricke:* Besonderheiten des Leistenkanals und Schenkelblattes beim Schwein. Berl. Münch. Tierärztl. Wochenschr. 76: 229–231, 1963.

Roberts, S. J.: Veterinary Obstetrics and Genital Diseases (Theriogenology). Woodstock, V. T. 1986 [im Eigenverlag].

Tillmann, H.: Über den Mündungsverschluß der Gebärmutterhörner bei multiparen Haustieren, insbesondere beim Schwein, unter Berücksichtigung seiner physiologischen Bedeutung. Tierärztl. Umschau 2: 99–101, 1947.

Wensing, C. J. G.: Testicular descent in some domestic mammals. I. Anatomical aspect of testicular descent. Proc. K. Ned. Akad. Wet., C, 71: 423–434, 1968.

Wensing, C. J. G.: Testicular descent in some domestic mammals. II. The nature of the gubernacular change during the process of testicular descent in the pig. Proc. K. Ned. Akad. Wet., C, 76: 190–195, 1973.

Wensing, C. J. G.: Abnormalities of testicular descent. Proc. K. Ned. Akad. Wet., C, 76: 373–381, 1973.

Wensing, C. J. G., and *B. Colenbrander:* Cryptorchidism and inguinal hernia. Proc. K. Ned. Akad. Wet., C, 76: 489–494, 1973.

Kapitel 38

Die Gliedmaßen des Schweines

Allgemein betrachtet besitzen die Gliedmaßen des Schweines in bezug auf die Klinik und die Praxis nur wenig Bedeutung. Hauptmerkmale des Gliedmaßenskeletts sind die gut ausgebildeten und belastbaren Ulna und Fibula und die paarigen Haupt- und Nebenzehen (Abb. 34-1). Die Nebenzehen („Afterklauen") sind hinter den Hauptzehen angeordnet und besitzen alle knöcherne Anteile – im Gegensatz zu den rudimentären Afterklauen des Rindes (Abb. 38-2/3).

Die *Klauen* gleichen denen des Rindes, sind jedoch geradlinig (an den Spitzen nicht nach innen gebogen) und mit einem weichen Sohlenballen (Zehenballen) ausgestattet, der von der Wand- und der Sohlenfläche gut abgesetzt ist. Die Klauen der Afterzehen sind Miniaturausgaben der Hauptzehen, werden aber nur bei tiefem Boden belastet. Die kurze Lebensspanne und die häufige Haltung der Tiere auf Betonböden machen Klauenschneiden nur selten notwendig.

Seit kurzem treten Gelenkerkrankungen immer häufiger auf. Die Ursache ist nicht bekannt, obwohl es Hinweise gibt, daß die Selektion auf rasche Gewichtszunahme dazu beiträgt. Wie bereits erwähnt, erreichen Schweine heutzutage ein Gewicht von mehr als 100 kg innerhalb von fünf bis sechs Monaten, lange bevor das Wachstum des Skelettes abgeschlossen ist, denn dieser Prozeß dauert fünf bis sechs Jahre. Sogar Zuchttiere erreichen nur selten ein Alter, in dem das Skelett ausgereift ist. Muttersauen werden mit ungefähr vier und Eber vor zwei Jahren ausgesondert, um Inzucht auf ein Minimum zu reduzieren. Das unreife Skelett kann diese Lasten nicht tragen; der Gelenkknorpel bricht zusammen und es entstehen Knochendeformierungen. Die Zunahme der Gelenkerkrankungen sind Anlaß für Untersuchungen über den Gelenkaufbau und über Gelenkinjektionen.

Die Vordergliedmaße

Folgende Knochenpunkte sind abtastbar: der Angulus cranialis und caudalis, ferner der Tuber spinae scapulae am Schulterblatt (Abb. 34-1); die Pars caudalis des Tuberculum majus humeri lateral am Schultergelenk; das Olecranon sowie der Epicondylus lateralis und medials des Humerus (insbesondere ihre kaudalen Ränder) bei dem Ellenbogen; und ungefähr 15 bis 20 cm weiter distal das Os carpi accessorium, das die Höhe der proximalen Karpalknochenreihe angibt. Die Vena cephalica kann kranial am Unterarm bei den Schweinen punktiert werden, bei denen sie durch die Haut sichtbar ist.

Schultergelenk. Medial von der großen Pars cranialis des Tuberculum majus humeri liegt der Sulcus intertubercularis (mit der Bizepssehne). Obwohl kleiner, ist die Pars caudalis tastbar, da hier die Sehne des Musculus infraspinatus endet. Eine Gelenkinjektion ist am Kranialrand dieser Sehne dicht proximal ihres Verlaufes über den Muskelhöcker möglich.

Ellbogengelenk. Der Epicondylus lateralis ist durch eine gut tastbare Leiste, die seinem Kaudalrand folgt, betont. Bei der Gelenkinjektion wird die Nadel dicht kaudal dieser Crista epicondyli lateralis, zwischen ihr und der Ulna, eingeführt. Bei einer zweiten Methode wird das proxi-

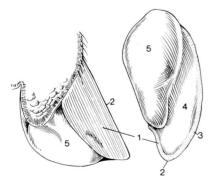

Abb. 38-1 Axiale Wandfläche und Sohlenfläche der Klaue.

1, axiale Wandfläche; 2, Rückenfläche; 3, abaxiale Wandfläche; 4, Sohlenfläche; 5, Zehenballen (Wulst) der Klaue.

male Ende der Leiste als Bezugspunkt herangezogen und die Nadel kaudal von ihm in mediodistaler Richtung in die Fossa olecrani eingestochen.

Karpalgelenk. Es ist ein außerordentlich bewegliches Gelenk und erlaubt eine Beugung von nahezu 180 Grad. Die Gelenkhöhlen der Articulatio metacarpea und carpometacarpea kommunizieren miteinander, so daß eine Injektion in die eine Gelenkkapsel die andere erreicht. Die Gelenkinjektionen werden auf der Dorsalseite medial und lateral von der Sehne des Musculus extensor carpi radialis in den proximalen und in den mittleren Gelenkspalt ausgeführt.

Die *Hauptarterie* (Arteria brachialis) liegt medial am Humerus und verläuft dicht vor dem Epicondylus medialis über das Ellbogengelenk. Sie zieht, bedeckt von dem Musculus flexor carpi radialis, an der Medialfläche des Unterarmes nach distal (als Arteria mediana). Die Arteria mediana begleitet die Beugesehne durch den Karpaltunnel und liegt kaudomedial dem Metakarpus an. In allen Bereichen der Gliedmaße werden Gefäßäste abgegeben, die fähig sind, die Blutzirkulation aufrecht zu erhalten, falls der Hauptstamm unterbrochen werden sollte.

Lymphatische Einrichtungen. Lymphe aus den oberflächlichen Bereichen des Ober- und Unterarms wird in die Lymphonodi cervicales superficiales ventrales abgeleitet. Die Lymphe aus den tieferen Bereichen und aus dem gesamten distalen Anteil der Gliedmaße verläuft zu den *Lymphonodi axillares primae costae*. Diese liegen kranial der ersten Rippe, ventral der Axillargefäße und erhalten zusätzliche Zuflüsse von Strukturen des ventralen Halsbereiches (einschließlich Thymus und Schilddrüse) und des Bruststückes; ihre Vasa efferentia münden in die großen Venen des Brusteinganges.

Sogenannte *Karpaldrüsen* sind im mediopalmaren Bereich des Karpus anzutreffen (Abb. 38-2). Sie bestehen aus flachen Drüsenpaketen, die in der Subkutis liegen und mit drei oder vier kleinen, aber sichtbaren Öffnungen an der Oberfläche enden; vermutlich dienen sie der Markierung des Territoriums.

Die Hintergliedmaße

Tastbare Knochenpunkte sind der Tuber coxae (Abb. 34-1/31) (eine leichte Verdickung am Ventralende der Crista iliaca) und der Tuber ischiadicum (/37), der beim weiblichen Tier lateral von der Vulva zu finden ist. Der nur leicht erhabene Trochanter major femoris liegt etwas ventral von der Verbindungslinie zwischen diesen Knochenpunkten. Die kranial am Oberschenkel liegenden Lymphonodi subiliaci sind normalerweise nicht zu fühlen (Abb. 36-2/2). In die Kaudalen Hinterbackenmuskeln kann die intramuskuläre Injektion vorgenommen werden, obwohl dadurch, abgesehen von der Verletzungsgefahr des Nervus ischiadicus, die Fleischqualität der Schinken beeinflußt werden kann. In Höhe des Kniegelenkes können der Margo cranialis der Tibia, das einzeln ausgebildete Ligamentum patellae, die Patella, der Sulcus extensorius der Tibia und die Seitenbänder des Kniekehlgelenkes palpiert werden. Der Margo medialis der Tibia ist vom Kniegelenk bis zu ihrem distalen Ende (Malleolus medialis) zu verfolgen. Distal ist der Tendo calcaneus tastbar, der zum Calcaneus hinführt, dem einzigen gut fühlbaren Knochen des Tarsus. Der Malleolus medialis und lateralis und das distale Viertel der gut ausgebildeten Fibula können ebenfalls getastet werden. Als Folge einer ungenügenden

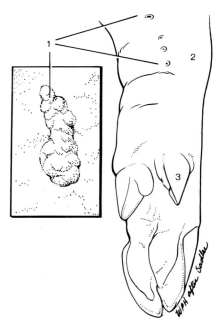

Abb. 38-2 Linker Vorderfuß, mediopalmare Ansicht. Das Inset zeigt die unter der Hautoberfläche liegenden Karpaldrüsen, vergrößert.

1, Karpaldrüsen; 2, Medialfläche des Karpus; 3, Klaue der medialen Nebenzehe.

Einstreu und daraus resultierenden Traumen leiden viele Schweine an einer erworbenen Schleimbeutelentzündung, die an der lateralen Oberfläche des Tarsus und auf dem Tuber calcanei (Piephacke) entstehen kann.

Hüftgelenk. Wegen der tiefen Lage befinden sich tastbare Knochenpunkte, die zur Orientierung bei einer Gelenkinjektion dienen können, weiter entfernt. Eine gedachte Linie verbindet den Tuber coxae mit dem lateralen Anteil des Tuber ischiadicum. Abhängig von der Körpergröße ist der Trochanter major 2 bis 4 cm ventral von dieser Verbindungslinie tastbar. Die Nadel wird 2 bis 4 cm kranial des Trochanter in Höhe dieser Linie eingeführt und im rechten Winkel zur Oberfläche durch die Glutäusmuskulatur und die dorsale Gelenkkapsel gestochen. Die dicke Bindegewebsschicht der Gelenkkapsel und der Musculus glutaeus profundus stellen dabei ein Hindernis dar.

Kniegelenk. Die Articulatio femoropatellaris kommuniziert mit dem medialen wie mit dem lateralen Kniekehlgelenk am Distalende der Trochlea femoris; mediales und laterales Kniekehlgelenk stehen ebenfalls über den interkondylären Raum miteinander in Verbindung. Daher sind mit einer einzigen Injektion alle drei Gelenkhöhlen zu erreichen. Die Nadel wird lateral vom Ligamentum patellae im unteren Drittel zwischen Patella und Tuberositas tibiae eingestochen.

Sprunggelenk. Die Articulatio tarsometatarsea besitzt zwei unabhängige Gelenkkapseln. Die eine liegt proximal des Os metatarsale II und III, die andere proximal des Os metatarsale IV und V; das distale Intertarsalgelenk kommuniziert mit dem erstgenannten. Zwischen der Articulatio tarsocruralis und dem proximalen Intertarsalgelenk, den einzigen injizierbaren Gelenken, besteht keine Verbindung. Zwei Injektionsstellen, die beide lateral liegen, können beim Tarsokruralgelenk benutzt werden; die eine befindet sich dorsal und die andere plantar des Ligamentum collaterale laterale. In das proximale Intertarsalgelenk wird die Injektion von medial ausgeführt, plantar des Ligamentum collaterale mediale.

Die *Arteria femoralis* ist das Hauptgefäß zur Versorgung des Oberschenkels und der Gliedmaße. Sie verläuft schräg über die Medialfläche des Femur und teilt sich unterhalb des Knies (wo sie Arteria poplitea heißt) in die Arteria tibialis cranialis und caudalis. Das größte Gefäß der distalen Gliedmaßenhälfte ist die Arteria saphena, die aus der Arteria femoralis entspringt. Sie zieht an der Medialfläche des Knies entlang, nahe der Oberfläche in der Mitte zwischen Tibia und Achillessehne liegend. Anschließend verläuft sie mit der tiefen Beugesehne kaudomedial über den Tarsus und nimmt am Metatarsus eine Lage zwischen den Beugesehnen und der Haut ein; sie ist das Hauptgefäß, das die Zehen versorgt.

Lymphatische Einrichtungen. Die Lymphe aus den oberflächennahen Bereichen des Oberschenkels und der Gliedmaße sammelt sich in den Lymphonodi inguinales superficiales und subiliaci (Abb. 38-3/6, 5). Die Lymphe aus den tiefen Bereichen verläuft in zentralen Lymphgängen, die die Arteria poplitea und femoralis begleiten und die Lymphonodi iliaci mediales (/2) erreichen. Tiefgelegene Strukturen der distalen Gliedmaßenhälfte werden von den *Lymphonodi poplitei* (/7) drainiert, die bei den meisten Schweinen zwischen den Distalenden des Musculus biceps und semitendinosus palpierbar sind; manchmal jedoch liegen sie zu tief, um gefühlt werden zu können. Ihre Vasa efferentia verlaufen zu den Lymphonodi glutaei und ischiadici auf der Lateralfläche des breiten Beckenbandes, oder sie münden in die Lymphgänge, die in den Lymphonodi iliaci mediales enden.

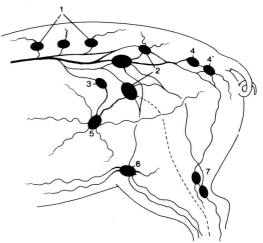

Abb. 38-3 Lymphabfluß der Hintergliedmaße; Seitenansicht.

1, Lymphonodi lumbales aortici; 2, Lymphonodi iliaci mediales; 3, Lymphonodi iliaci laterales; 4, Lymphonodi ischiadici; 4', Lymphonodi glutaei; 5, Lymphonodi subiliaci; 6, Lymphonodi inguinales superficiales; 7, Lymphonodi poplitei.

Ausgewählte Literatur

Dämmrich, K., and *J. Unshelm:* Entwicklung und entwicklungsabhängige Veränderungen des Os femoris bei 205 Tage alten Schweinen unterschiedlicher Nutzungsrichtung und Größe. Zentralbl. Vet. Med. A, 19: 445–476, 1972.

Ham, G. W., I. MacDonald, and *S. W. H. Elsley:* A radiographic study of the development of the skeleton of the fetal pig. J. Agric. Sci. 72: 123–130, 1969.

Klug-Simon, C., J. Dimigen, H. Wissdorf, and *H. Wilkens:* Injektionsmöglichkeit am Schultergelenk, Articulatio humeri, beim Hausschwein. Dtsch. Tierärztl. Wochenschr. 77: 603–606, 1970.

Wissdorf, H.: Das Kniegelenk des Schweines. Anatomische Grundlagen und Injektionsmöglichkeiten. Dtsch. Tierärztl. Wochenschr. 72: 289–294, 1965.

Wissdorf, H.: Das Ellbogengelenk – Articulatio cubiti – des Schweines. Grundlagen für die Gelenkinjektion. Dtsch. Tierärztl. Wochenschr. 72: 569–570, 1965.

Wissdorf, H.: Das Tarsalgelenk des Schweines. I. Teil: Osteologische Befunde; II. Teil: Gelenkkapselverhältnisse und Injektionsmöglichkeiten. Zentralbl. Vet. Med. A, 13: 369–383, 1966.

Wissdorf, H., and *K. Neurand:* Das Karpalgelenk des Schweines – Grundlagen für die Gelenkinjektion. Dtsch. Tierärztl. Wochenschr. 73: 401–404, 1966.

Wissdorf, H., C. Simon, and *J. Dimigen:* Anatomische Grundlagen zur Injektion in das Hüftgelenk (Articulatio coxae) beim Schwein (*Sus scrofa s. domestica*, L. 1758). Dtsch. Tierärztl. Wochenschr. 77: 107–109, 1970.

Zietzschmann, O., and *O. Krölling:* Lehrbuch der Entwicklungsgeschichte der Haustiere. Berlin, Paul Parey, 1955, p. 363.

Kapitel 39

Die Anatomie der Vögel

Dieses Kapitel befaßt sich im wesentlichen mit der Anatomie von Vögeln, die für die Erzeugung von Lebensmitteln von Bedeutung sind, im Bedarfsfall soll auch auf die Struktur einiger Ziervögel eingegangen werden. Der Rahmen dieses Buches erlaubt nur einen gelegentlichen Blick auf solche Besonderheiten der Vogelanatomie, die von biologischem Interesse sind. Der größte Teil des in der Folge Abzuhandelnden ist für den praktischen Gebrauch des Veterinärmediziners bestimmt*. Die Maßangaben – und mit einer Ausnahme auch die Abbildungen – beziehen sich auf das Huhn.

Äußere Strukturmerkmale und Haut

Die Federn stellen das Hauptmerkmal dar, durch das sich die Vögel von den Säugetieren unterscheiden. Sie machen den Körper windschlüpfrig und sind an der Umgestaltung der Vordergliedmaßen zu Flügeln beteiligt. Die Federn gehören zu den morphologischen Besonderheiten (andere werden später besprochen werden), die das Gewicht des Vogels im Verhältnis zu dessen Körpergröße verringern und so seine Leistungsfähigkeit im Flug vergrößern.

Die *Haut* ist dünn und verschieblich, sie reißt leicht ein, da sie jedoch nur schwach mit Blutgefäßen und Nerven versorgt ist, bluten Wunden nicht so stark und verursachen geringere Schmerzen als bei Säugetieren. Die Haut ist im Körperbereich gelblich, kann jedoch am Tarsometatarsus („Ständer") bzw. den Zehen stärker pigmentiert sein. Bei Hühnern, die sich in der Legeperiode befinden, ist die Hautfarbe blasser, hier wird das Pigment zur Färbung des Dotters benötigt. Das dorsal am Übergang zwischen Hals und Rumpf gelegene Hautgebiet wird für die subkutane Injektion herangezogen. Während des Brutgeschäfts werden bestimmte Zonen an der Körperunterseite besonders stark vaskularisiert (Brutflecke) und zum Teil von Federn befreit, um auf diese Weise den Wärmetransport zu dem Gelege zu erleichtern.

Der *Kamm*, die *Kehl-* und *Wangenlappen* (und der Stirnzapfen der Truthühner) sind weiche Hautauswüchse im Kopfbereich. Diese Gebilde dienen zu Schmuckzwecken, (Abb. 39-1/A, B). Sie besitzen eine dicke, gefäßreiche Lederhaut, jedoch nur eine dünne Epidermis; das bedeutet, daß sie leicht verletzt werden können und damit den Eintritt von infektiösem Material begünstigen. Bei fast allen kommerziell aufgezogenen Hühnern und Truthühnern wird der Kamm bzw. Stirnzapfen entfernt (in den USA, Anm. des Übersetzers), um in den engen Räumen, in de-

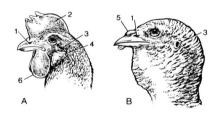

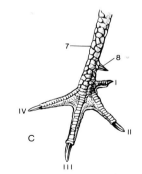

Abb 39-1 Kopf eines Hahns (A) und eines Truthahns (B), rechter Fuß einer Henne (C).

1, Nasenloch; 2, Kamm; 3, Ohröffnung; 4, Wangenlappen; 5, Stirnzapfen; 6, Kehllappen; 7, Tarsometatarsus („Ständer"); 8, Sporn; I–IV Zehen.

---
* Tierärzte, die sich auf Ziervögel spezialisiert haben, werden auf die Abhandlung von McKibben und Harrison (1986) verwiesen, die sich mit klinischer Vogelanatomie am Beispiel des Amazonaspapageis befaßt.

nen diese Tiere gehalten werden, Verletzungen zu vermeiden. Die Ränder der Kehllappen werden für die intradermale Injektion herangezogen.

Der *Schnabel* ist das funktionelle Gegenstück der Lippen und der Zähne der Säugetiere. Er ist ein Hautderivat und stellt einen Schutz für die rostralen Teile des Ober- und Unterkiefers dar. Der Schnabel wächst fortwährend und kompensiert damit die ständige natürliche Abnutzung. Eine sehr reiche Nervenversorgung bewirkt, daß der Schnabel sehr reizempfindlich ist. Den meisten der (in den USA, Anm. d. Übers.) aufgezogenen Hühner und Truthühner wird im jugendlichen Alter der Oberschnabel bis zur Höhe der Nasenöffnungen entfernt, um dadurch Kannibalismus zu verhindern. Bei Papageienvögeln und Tauben wird die Schnabelwurzel von einer fleischigen Membran bedeckt (Schildchen), welche die Nasenöffnungen enthalten kann; dieses Merkmal ist bei Wellensittichen besonders charakteristisch ausgebildet und wird zur Geschlechtsbestimmung herangezogen. Das Schildchen des Wellensittichhahns ist blau, das der Henne hellbraun.

Die Schuppen der „Ständer" und der Zehen stellen verhornte Epidermisplatten dar, sie ähneln den Schuppen der Reptilien (Abb. 39-1/C). Bei Wasservögeln sind die drei nach vorne gerichteten Zehen durch Hautfalten (Schwimmhäute) verbunden, um die Ruderbewegungen der Füße wirksamer zu machen. Der *Sporn* (/8), welcher beim Hahn an der kaudomedialen Fläche des Ständers ausgebildet ist, wird als Waffe gebraucht; er besteht aus einem Knochenkern, der von einer Hornkappe bedeckt ist. Die Länge des Sporns und die Wachstumsringe an dessen Basis werden zur Altersbestimmung verwendet. Das Entfernen der Spornpapille beim Küken verhindert das Wachstum des Sporns.

Die *Glandula uropygii* (Bürzeldrüse, Öldrüse), eine Talgdrüse, (Abb. 39-2/1) ist, abgesehen von den Drüsen im äußeren Ohr und an der Kloake, die einzige Hautdrüse; es gibt sonst keine Talg- oder Schweißdrüsen. Die Bürzeldrüse ist zweiteilig, sie mißt etwa zwei cm im Durchmesser und ist dorsal der Schwanzwirbel, welche die Grundlagen des kurzen Schwanzes bilden, gelegen. Ihr fettiges Sekret wird über zwei Öffnungen am Ende einer Hautpapille abgegeben (/2). Dieses Sekret wird während des Gefiederputzens auf Körper- und Flügelfedern verteilt. Bei Wasservögeln ist die Talgproduktion besonders wichtig, um die Federn wasserabweisend zu machen und den ins Wasser eintauchenden Teil des Körpers

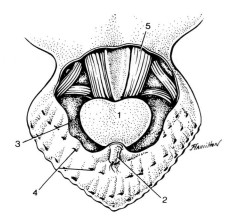

Abb. 39-2 Glandula uropygii (Bürzeldrüse) *in situ*, Dorsalansicht.

1, Glandula uropygii; 2, Papille der Bürzeldrüse (Docht) auf der das Drüsensekret abgesondert wird; 3, Hautanschnitt; 4, Federfollikel; 5, Schwanzwirbel und dazugehörige Muskulatur. (Nach Lucas und Stellenheim, 1972.)

zu isolieren. Beim Wellensittich ist die Bürzeldrüse besonders gut ausgebildet; bei anderen Spezies fehlt sie.

Die Federn

Federn sind hochspezialisierte Hautgebilde, die sich aus den Schuppen der Reptilien entwickelt haben. Trotz ihres im Verhältnis zur Größe geringen Gewichts besitzen sie eine sehr robuste Konstruktion. Es können sechs Arten von Federn unterschieden werden, jedoch sollen hier nur die Kontur- und Daunenfedern beschrieben werden. Erstere stellen die äußerlich sichtbaren Federn, welche dem Körper, den Flügeln und dem Schwanz Form und Gestalt geben, sie verdecken die Daunen, welche ein Luftpolster einschließen, das zur Isolation des Körpers dient. Die Federn sind in Federfluren (Pterylae) angeordnet. Dazwischen sind federfreie Zonen (Apteriae) gelegen, die für den Chirurgen von Bedeutung sind. Das Federkleid verbirgt Abmagerungserscheinungen.

Der sichtbare Teil einer typischen *Konturfeder* besteht aus dem Schaft (Rhachis), an den sich auf beiden Seiten die Federfahne anschließt (Abb. 39-3/A). Die Federfahne besteht aus zahlreichen Ästen (Federäste; /2), welche vom Schaft in einem Winkel von ca. 45° abgehen. Benachbarte Federäste sind durch eine große Zahl von kleinen

Federstrahlen miteinander verbunden, dadurch erhält die Fahne eine gleichmäßige Oberfläche. Der Kontakt der Federstrahlen untereinander erfolgt in der Weise, daß die einen Strahlen (Hakenstrahlen) mittels mikroskopisch feiner Häkchen sich mit hakenlosen Strahlen (Bogenstrahlen) verbinden (/3'). Benachbarte Federäste können leicht voneinander getrennt werden, verbinden sich aber erneut miteinander, wenn sie zusammengeschoben werden.

Der Schaft zeigt an seiner Unterseite eine Längsrinne, welche in einer Vertiefung gegenüber dem flaumigen Teil der proximalen Federfahne endet (distaler Nabel; /8). Eine kleine daunenartige Nebenfeder (Hypopenna) (/9) kann aus diesem Nabel entstehen und zur Bildung des flaumigen Fahnenteils beitragen.

Der proximale Teil der Feder (Spule, Calamus) steckt im sog. Federbalg, einer röhrenförmigen schiefen Hauteinstülpung (/5'). Am Grunde des Federbalgs befindet sich die Federpapille, die in eine Öffnung am proximalen Ende des Federkiels (proximaler Nabel) ragt. Die Federspule selbst ist hohl, sie enthält luftgefüllte Räume und Zellreste, welche von der Federpapille stammen. Federmuskel (/7), ähnlich den Mm. arrectores pilorum der Säugetiere, setzen an den Seiten des Federbalgs an; sie bilden oft ausgedehnte Netzwerke, welche ganze Gruppen von Federn zu heben bzw. zu senken vermögen.

Die Federäste der *Daunen* bilden keine Federfahne, ihre unregelmäßige Anordnung bewirkt das flauschige Erscheinungsbild dieses Federtyps.

Zu ganz bestimmten Zeiten wechseln die Vögel ihr Federkleid (Mauser), um abgenutzte Federn abzuwerfen, um sich (zur Balzzeit) zu verschönern oder um eine Tarnung zu bewirken. Der Wechsel des Gefieders zum Zwecke der Erneuerung der Federn geschieht gewöhnlich einmal pro Jahr im Anschluß an die Fortpflanzungsperiode. Dieser Vorgang wird durch hormonelle Veränderungen, welche hauptsächlich von der Länge des Tages und der Außentemperatur abhängig sind, eingeleitet. Während der Mauser, einem langsamen und graduellen Vorgang, sollten die Vögel nicht übermäßig belastet werden; zu dieser Zeit benötigen sie Ruhe und eine protein- und mineralstoffreiche Ernährung, um den hohen Stoffwechselansprüchen, die für das rasche Wachstum der Epidermalorgane erforderlich sind, gerecht zu werden. Vögel, die in schlechter körperlicher Verfassung sind, produzieren häufig mißgebildete Federn. Der Wechsel der großen Konturfedern erfolgt in einer bestimmten symmetrischen Reihenfolge, damit die Flugfähigkeit erhalten bleibt. Enten und Gänse verlieren diese Federn auf ein Mal und sind so eine Zeitlang flugunfähig. Die alte Feder wird

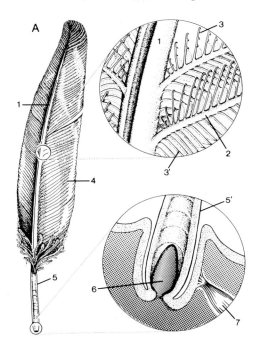

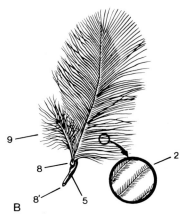

Abb. 39-3   A, Konturfeder. B, Daune mit Vergrößerungen.

1, Federschaft; 2, Federast mit Federstrahlen; 3, distale Federstrahlen mit distalen Häkchen (Hakenstrahlen); 3', proximale Federstrahlen; 4, Federfahne, gebildet aus Federstrahlen; 5, Federspule; 5', Spule im Federbalg; 6, Hautpapille; 7, Federmuskel; 8, distaler Nabel; 8', proximaler Nabel; 9, Nebenfeder.

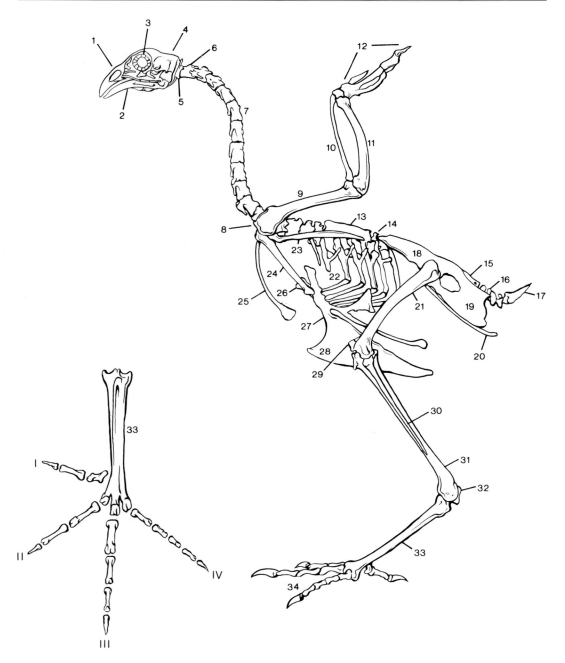

Abb. 39-4 Skelett eines Huhns; das Nebenbild zeigt den linken Fuß in Dorsalansicht.

1, Gesichtsteil des Schädels; 2, Unterkiefer (die Knochen des Zungenbeins sind unter dem Unterkiefer erkennbar); 3, Augenhöhle und sklerotischer Ring des Augapfels; 4, Hirnschädel; 5, Atlas; 6, Axis; 7, Halswirbel; 8, Schultergelenk; 9, Humerus; 10, Radius; 11, Ulna; 12, Hand; 13, Notarium; 14, freier Brustwirbel; 15, Synsacrum; 16, Schwanzwirbel; 17, Pygostyl; 18, Hüftbein; 19, Sitzbein; 20, Schambein; 21, Oberschenkelbein; 22, Rippen; 23, Schulterblatt; 24, Rabenschnabelbein; 25, median verschmolzene Schlüsselbeine; 26, Manubrium sterni; 27, Brustbein; 28, Carina; 29, Patella; 30, Wadenbein; 31, Tibiotarsus; 32, Sesambein (verknöcherter Tibiaknorpel) am Sprunggelenk; 33, Tarsometatarsus; 34, Zehe; I–IV, Zehen. (Nach Lucas und Stettenheim, 1972.)

durch epidermales Wachstum an der Federbalgbasis abgestoßen, gleichzeitig beginnt eine neue Feder zu wachsen. Der gleiche Vorgang läuft auch ab, wenn eine Feder ausgerissen worden ist. In diesem Zusammenhang sollte man daran denken, daß man durch Federstutzen Vögel nicht permanent am Fliegen hindern kann.

Bei vielen Vogelarten drückt sich die Geschlechtszugehörigkeit in der Form und Farbe bestimmter Federn oder bestimmter Federareale aus.

Das Skelett-Muskelsystem

Das *Skelett* ist leicht, kompakt und besonders stabil, da es wesentlich mehr Kalziumphosphat enthält als die Knochen des Säugetierskeletts. Es zeichnet sich durch Wirbelverschmelzungen, ein prominentes Sternum und ein ventral offenes Becken aus (Abb. 39-4). Ein besonderes Merkmal des Vogelskeletts ist die Pneumatisierung einzelner Knochen durch sog. Luftsäcke; bei diesen handelt es sich um Lungenausstülpungen, welche hauptsächlich in der Körperhöhle anzutreffen sind, wo sie zwischen den Eingeweiden liegen. Divertikel dieser Luftsäcke erstrecken sich durch sog. Foramina pneumatica in die Markhöhlen benachbarter Knochen und füllen auf diese Weise einen beträchtlichen Teil des Skelettsystems mit Luft. Pneumatisation ist ein allmählicher Vorgang, der auf Kosten des Knochenmarks abläuft. Dieser Vorgang ist bei guten Fliegern, die ein großes und stabiles, gleichzeitig aber leichtes Skelett benötigen, am weitesten fortgeschritten. Ein Großteil der Schädelknochen des erwachsenen Vogels ist pneumatisiert, wobei die Hohlräume mit den Luftwegen im Kopfbereich und nicht mit den Luftsäcken in Verbindung stehen. Eine weitere Besonderheit des Vogelskeletts ist das Auftreten von sog. Markknochen, kurz vor der Legeperiode, man hält diese für einen Kalziumspeicher; eine solche zusätzliche Knochenbildung kann beim Röntgen irrtümlich für einen pathologischen Prozeß angesehen werden.

Der Schädel

Die wichtigsten Merkmale des Schädels sind die großen Augenhöhlen, welche zwischen dem blasig aufgetriebenen Hirnschädel und dem pyramidenförmigen Gesichtsschädel liegen (Abb. 39-5).

Die Mandibula ist flach und trägt nur unbedeutend zur Kopfhöhe bei. Die ausgesprochen großen Augen haben die vom Säugetier her bekannten Knochen zwischen den beiden Augenhöhlen verdrängt bzw. zu einer dünnen Platte reduziert (Interorbitales Septum /11). Einige Schädelknochen bestehen aus zwei durch Spongiosa voneinander getrennten Knochenplatten; daher sind sie dicker als man vermuten würde, und es entsteht der Eindruck einer wesentlich größeren Schädelhöhle. Die Hinterhauptsbeine umschließen das Foramen magnum. Ein einziger Condylus occipitalis liegt unmittelbar ventral des Foramen magnum, er dient der Artikulation mit dem Atlas; dadurch entsteht ein Gelenk, welches dem Vogel erlaubt, den Kopf in einem wesentlich größeren Ausmaß zu drehen als das der Säuger. Die halbrunde Eindellung im unteren Teil der lateralen Schädelwand, stellt das Cavum tympani dar (/19). Sein Rand begrenzt den äußeren Gehörgang (Meatus accusticus externus), welcher intra vitam durch das Trommelfell verschlossen ist. Die Fenestra cochleae und Fenestra vestibuli liegen am Grunde der Eindellung, sie führen in das Innenohr.

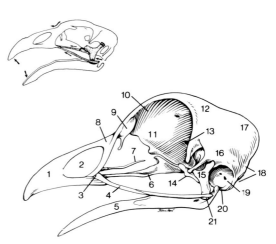

Abb. 39-5 Schädel; das Nebenbild zeigt wie sich der Oberschnabel des Vogels im Nasofrontalgelenk hebt, wenn der Unterschnabel nach unten geschoben wird. (Der Zungenbeinapparat und der sklerotische Ring des Augapfels sind nicht abgebildet.)

1, Zwischenkieferbein; 2, Nasenöffnung; 3, Maxilla; 4, Jochbogen; 5, Mandibula; 6, Gaumenbein; 7, Vomer; 8, Nasenbein; 9, Tränenbein; 10, Augenhöhle; 11, Septum interorbitale; 12, Stirnbein; 13, Foramen opticum; 14, Pterygoid; 15, Os quadratum; 16, Schläfenbein; 17, Scheitelbein; 18, Hinterhauptsbein; 19, Cavum tympani mit der Fenestra cochleae und vestibuli; 20, Keilbein; 21, Os articulare.

Euthanasie (mittels Injektion in das Gehirn) kann nach Beugung des Atlantooccipitalgelenks durch das Foramen magnum (Abb. 39-25/Pfeil) vorgenommen werden.

Der *Gesichtsteil des Schädels* wird prinzipiell durch die Nasen- und Zwischenkieferbeine, welche die große Nasenöffnung umgeben, gebildet (/2). Das Nasenbein liegt dorsal, es bildet bei einigen Papageienvögeln eine flexible Knorpelverbindung mit dem Stirnbein (Zona elastica craniofacialis), die ein gleichzeitiges Heben des Oberschnabels ermöglicht, wenn die Mandibula nach unten gezogen wird. Die unter der Nasenöffnung gelegene Maxilla ist klein und mit dem Unterkiefergelenk durch das lange und dünne Jochbein (/4), das dem wesentlich stärkeren Jochbogen des Säugetiers entspricht, verbunden. Die Gaumenbeine (/6) stellen kaudal gerichtete Stäbchen dar, die das Zwischenkieferbein mit den Flügelbeinen ventral der knöchernen Augenhöhlen verbinden. Aus diesem Grund wird die Nasenhöhle nur rostral durch die Gaumenfortsätze des Zwischenkieferbeins von der Mundhöhle getrennt.

Die *Mandibula* (/5) besteht aus zwei dünnen Knochen, welche rostral an der Stelle, wo sie vom Unterschnabel bedeckt sind, miteinander verschmelzen. Kaudal ist die Mandibula mit dem Schädel durch das Os articulare und Os quadratum, die zwischen Orbita und Meatus accusticus externus liegen, verbunden (/21, 15); das Os articulare und Os quadratum entsprechen dem Hammer und Amboß der Säugetiere. Das Os quadratum ist mit dem Jochbogen und über das Os pterygoideum mit dem stäbchenförmigen Gaumenbein verbunden. Bei Vögeln, die ein Nasofrontalgelenk besitzen, bewirkt ein Niederziehen des Unterkiefers eine Rotation des Os quadratum. Dadurch entsteht über den Jochbogen und das Gaumenbein ein Schub nach rostral, und der Oberkiefer wird nach oben gedrückt.

Das Stammskelett

Das Stammskelett umfaßt strenggenommen die Wirbelsäule, die Rippen und das Sternum, doch kann das Becken auch dazugerechnet werden, da es fest mit dem Synsacrum (gebildet aus Lenden-, Kreuz- und Schwanzwirbel, die zu einem Knochenstab verschmolzen sind) verbunden ist (Abb. 39-4/15).

Die Einteilung der *Wirbelsäule* in eine genau festgelegte Anzahl von Hals-, Brust-, Lenden-, Kreuz- und Schwanzwirbeln stößt aufgrund der Verschmelzung einiger Wirbel und der Unsicherheit der Lokalisation des Übergangs zwischen Hals- und Brustwirbel auf ziemliche Schwierigkeiten.

Die Anzahl der *Halswirbel* variiert mit der Länge des Halses. Während kleine Vögel oft nur 8 Wirbel haben, können Schwäne 25 Halswirbel besitzen. Beim Huhn schwankt die Zahl zwischen 14 und 17. Der Atlas (/5) ist ein kleiner Ring, welcher mittels einer Vertiefung in seinem ventralen Bogen mit dem Condylus occipitalis artikuliert. Kaudal weist der Ventralbogen eine Facette für die Gelenkverbindung mit dem Dens axis auf. Abgesehen von dem Vorhandensein eines Dens axis und kurzer kranialer Processus articulares, unterscheidet sich der Axis wenig von den übrigen Halswirbeln, welche gleichförmig zylindrisch sind und mit deutlichen Gelenkfortsätzen bzw. kaudal gerichteten Rippenrudimenten ausgestattet sind.

Es gibt fünf bis sieben *Brustwirbel*, wobei die meisten für die Verbindung mit dem Sternum vollständige Rippen tragen. Vier Brustwirbel verschmelzen und bilden dadurch einen langen Knochenstab (Notarium, /13). Darauf folgt ein freier Brustwirbel, der einzige bewegliche Wirbel des Rumpfes. Er artikuliert kranial und kaudal über echte Gelenke, die sowohl an den Gelenkfortsätzen als auch an den Wirbelkörpern ausgebildet sind. Dieser Wirbel ist das schwächste Glied in der gesamten Wirbelsäule; sein kraniales Ende kann nach ventral verlagert werden und dadurch auf das Rückenmark drücken („eingeknickter Rücken" bei Broilern). Der letzte oder die beiden letzten Brustwirbel verschmelzen mit den Lenden-, Kreuz- und ersten 3 bis 7 Schwanzwirbeln, um das *Synsacrum* (/15) zu bilden. Synsacrum und Notarium verleihen dem Dorsalteil des Rumpfes Stabilität, diese wirkt sich durch das Verwachsen des Synsacrums mit den langen Hüftbeinen auch nach lateral aus. Auf das Synsacrum folgen fünf oder sechs freie Schwanzwirbel, welche die Voraussetzung für die Beweglichkeit des Schwanzes schaffen. Der kaudalste Abschnitt der Wirbelsäule (Pygostyl; /17) besteht aus verschiedenen miteinander verschmolzenen Wirbelrudimenten, er stellt das Widerlager für die Konturfedern des Schwanzes dar.

Wie beim Säuger besteht das knöcherne *Becken* aus einem rechten und linken Hüftbein und dem Kreuzbein (Synsacrum). Es ist von ventral her tief ausgehöhlt und relativ lang, es stützt mehr als die Hälfte des Rumpfes, eine Einrichtung, die möglicherweise Ausdruck der bipeden Körperhaltung dieser Tierart ist. Die breiten dorsalen und lateralen Flächen der Hüftbeine werden durch das Darmbein und das Sitzbein gebildet (/18, 19). Das Schambein stellt ein dünnes Stäbchen dar, welches mit dem Ventralrand des Sitzbeins in Verbindung steht (/20). Hüft- und Sitzbein verbinden sich, um das nach medial perforierte Azetabulum zu bilden. Kaudodorsal des Azetabulums ist ein stumpfer Fortsatz ausgebildet (der Antitrochanter), welcher mit dem Trochanter des Femur artikuliert, dadurch wird die Abduktionsbewegung der Gliedmaße eingeschränkt. Die Hüftbeine vereinigen sich ventral nicht zur Symphyse; die dadurch entstandene breite Öffnung des Beckens begünstigt die Eipassage bzw. Eiablage.

Fünf oder sechs *Rippenpaare* verbinden das breite Sternum mit den Brustwirbeln. Jede Rippe besteht aus einem dorsalen und ventralen (vertebralen und sternalen) Teil, beide sind über eine Knorpelfuge miteinander verbunden. Die vertebrale Rippe entspricht dem knöchernen, die sternale Rippe dem knorpligen Teil einer Säugetierrippe. Die meisten der vertebralen Rippen besitzen einen nach kaudodorsal gerichteten Fortsatz, welcher die nächstfolgende Rippe überlagert. Diese Fortsätze stellen Ansatzpunkte für Muskeln und Bänder dar und stabilisieren die Brustwand. Im Bereich der letzten Halswirbel sind sog. Fleischrippen ausgebildet.

Das *Sternum* ist ein großer nicht segmentierter Knochen, welcher mit seinen langen Fortsätzen einen beträchtlichen Teil der ventralen Körperwand bildet (Abb. 39-4/27). Es weist Ansatzflächen für die großen Flugmuskeln (siehe weiter unten) auf. Ventral ist besonders bei guten Fliegern ein weit vorspringender Kamm (Carina, Crista sterni) ausgebildet; dieser ist bei anderen Vogelarten schwach entwickelt, wird aber durch ein breites Sternum kompensiert. Das Brustbein des Huhns ist ziemlich lang und schmal, und obgleich diese Vogelart nur schlecht fliegen kann, besitzt es dennoch eine gut ausgebildete Carina (/28). Die subkutane Lage der Carina prädestiniert diese bei großen Ziervögeln für eine Knochenmarkentnahme, setzt sie aber auch Verletzungen beim Aufenthalt auf Sitzstangen aus (verbogene und gequetschte Crista sterni spielen bei der Beurteilung von Vögeln eine große Rolle). Das Manubrium (/26), ein sagittaler Fortsatz am kranialen Ende des Sternums, wird von großen Facetten flankiert, welche zur Artikulation mit den Rabenschnabelbeinen dienen. Lange Fortsätze, die kranial und kaudal der Rippenartikulationsfläche liegen, vergrößern die stützende Fläche an der seitlichen und ventralen Körperwand. Foramina pneumatica auf der konkaven Dorsalfläche des Sternums stellen die Eintrittsöffnungen für Ausstülpungen des Schlüsselbeinluftsacks dar. Das Kaudalende des Brustbeins ist beim Jungvogel knorpelig, später verknöchert dieser Abschnitt; dieses Phänomen kann zur Altersdiagnose herangezogen werden.

Skelett der Gliedmaßen

Das Gliedmaßenskelett ist durch Umgestaltung der Vorderextremität zu Flügeln und durch die Tatsache, daß die Hintergliedmaße allein für die Fußung auf dem Boden oder der Stange aufzukommen hat bzw. der Belastung beim Landen zu widerstehen hat, stark modifiziert. Die Röhrenknochen (Ossa longa) der Vögel haben eine dünne und brüchige Cortex; aus diesem Grund ist eine Marknagelung oder die Verwendung einer Knochenplatte zur Frakturbehandlung, die man bei großen Ziervögeln gelegentlich in Erwägung zieht, nicht möglich. Die Knochen der Vordergliedmaßen stehen mit dem Rumpfskelett, insbesondere mit dem Sternum über einen gut entwickelten Schultergürtel in Verbindung; die distalen Knochen des Flügels haben einen Rückbildungsprozeß durchlaufen. Das Skelett der Hintergliedmaße ist kräftig entwickelt und im Distalbereich durch Knochenverschmelzung bzw. -verlust vereinfacht.

Vordergliedmaße. Das Schulterblatt (Scapula) (Abb. 39-4/23) ist ein flaches Stäbchen, welches lateral und parallel zur Wirbelsäule liegt und sich nach kaudal bis zum Becken erstreckt. Es steht mit dem Rumpfskelett über Muskeln und Bänder in Verbindung, kranial ist die Scapula mit dem Schlüsselbein und dem Rabenschnabelbein verbunden; mit letzterem bildet sie eine Gelenkfläche, mit der das Caput humeri artikuliert (Schultergelenk). Das kräftig entwickelte Rabenschnabelbein (Os coracoides) (/24) erstreckt sich vom Schultergelenk zum Brustbein und bildet mit dessen kranialem Ende eine straffe Gelenkverbindung. Das Rabenschnabelbein wirkt als Haltemechanismus beim kräftigen Auf- und Abwärtsschlag des Flügels. Das rechte und linke Schlüsselbein vereinigt sich zur Furcula (Gabelbein; /25), diese und deren ventraler Fortsatz sowie die beiden Rabenschnabelbeine sind untereinander und mit dem kranialen Ende des Brustbeins durch eine straffe Bindegewebsmembran verbunden. Die Furcula verbindet die Schultergelenke nach Art einer Spannfeder und hilft so den Schultergürtel gegen das Stammskelett zu verstreben. An der Verbindungsstelle von Scapula, Coracoid und Clavicula besteht eine Öffnung (Canalis triosseus), durch welche die Endsehne eines der Flugmuskeln zieht (siehe weiter unten).

Der kräftige Humerus (/9) ist an beiden Enden abgeplattet. Proximal ist ein Tuberculum dorsale und ventrale ausgebildet (Abb. 39-6/2, 3). Ein *Foramen pneumaticum* (/4) liegt in der Nähe des Tuberculum ventrale. Die Ulna ist dicker und länger als der Radius (/B, C). Die distale Reihe der Karpalknochen ist mit dem Metakarpus zum Karpometakarpus (Os carpometacarpale) verschmolzen. Dieser und die übrigen Knochen der Vordergliedmaße sind in Abb. 39-6 dargestellt.

Die Brustmuskeln, deren Aufgabe es ist, die Flügel zu bewegen, sind gut ausgebildet und machen bei manchen Spezies 20% des Körpergewichts aus. Der M. pectoralis (Abb. 39-7/1) entspringt an der Carina des Brustbeins und an der Clavicula, er zieht direkt zur Ventralfläche des Tuberculum dorsale des Humerus. Seine Kontraktion erzeugt den kraftvollen Abwärtsschlag des Flügels. Der kleinere M. supracoracoideus (/2) entspringt ebenfalls am Sternum und an der Clavicula. Seine Sehne zieht nach dorsal durch den Canalis triosseus und von dort über das Caput humeri, er inseriert ganz in die Nähe seines Antagonisten. Bei der Gesundheitskontrolle des Vogels werden auch die Brustmuskeln palpiert. Ebenso werden sie zur intramuskulären Injektion herangezogen, wenn man eine Eröffnung der Körperhöhle vermeiden will (Abb. 39-16/2, 2'). In den kranialen Abschnitt dieser Muskeln sollte man allerdings nicht injizieren, weil an dieser Stelle große Gefäße liegen, die, wenn sie getroffen werden, Anlaß für eine tödliche Blutung sein können.

Die Durchtrennung der Sehne des M. extensor carpi radialis zur Unterbindung der Flugfähigkeit wird gelegentlich im Bereich des Karpus vorgenommen („Flügelstutzen"). Dieser kräftige Muskel liegt beim lateral ausgestreckten Flügel dem Radius dorsal auf; seine kurze Sehne zieht subkutan über die kraniodorsale Fläche des Karpalgelenks und setzt am proximalen Ende des Os carpometacarpale an (Abb. 39-8/5').

Hintergliedmaße. Der Femur (Abb. 39-4/21) gleicht im wesentlichen dem entsprechenden Knochen der Säugetiere. Sein tastbares Proximalende kann zur Knochenmarkspunktion herangezogen werden. Es ist eine Kniescheibe ausgebildet. Die Tibia des Vogels ist mit Anteilen des Tarsus zum Tibiotarsus (Os tibiotarsale) verschmolzen (/31). Dieser Knochen ist sehr viel länger als der Femur, dem an seiner Lateralfläche eine schwach entwickelte Fibula angelagert ist. Dieser Teil der Gliedmaße wird volkstümlich „Trommelschläger" genannt. Die distalen Tarsalknochen sind mit dem Metatarsus (der selbst aus dem Metatarsus II–IV entstanden ist) zum Tarsometatarsus (/33) verschmolzen.

Da es keine freien Tarsalknochen gibt, ist das Sprunggelenk ein Intertarsalgelenk, welches den Tibiotarsus mit dem Tarsometatarsus verbindet.

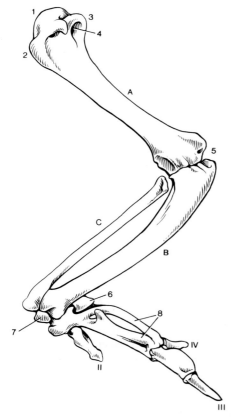

Abb. 39-6 Skelett des linken Flügels zum Teil nach lateral gestreckt; Dorsalfläche. A, Humerus; B, Ulna; C, Radius.

1, Caput; 2, Tuberculum dorsale; 3, Tuberculum ventrale; 4, Foramen pneumaticum; 5, Ellbogengelenk; 6, Os carpi ulnare; 7, Os carpi radiale; 8, Ossa carpometacarpalia; II, III, IV, Zehen.

Die Anatomie der Vögel   845

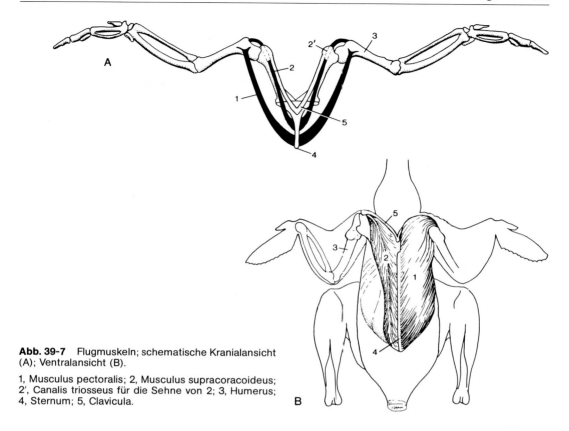

Abb. 39-7 Flugmuskeln; schematische Kranialansicht (A); Ventralansicht (B).

1, Musculus pectoralis; 2, Musculus supracoracoideus; 2', Canalis triosseus für die Sehne von 2; 3, Humerus; 4, Sternum; 5, Clavicula.

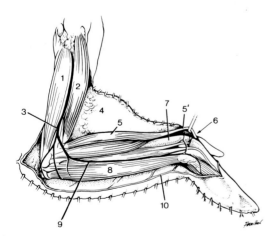

Abb. 39-8 Oberflächliche Präparation des lateral ausgestreckten linken Flügels, Ventralansicht.

1, Musculus triceps; 2, Musculus biceps; 3, Vena brachialis; 4, Hautfalte (Propatagium); 5, Musculus extensor carpi radialis; 5', seine Sehne; 6, Karpalgelenk; 7, subkutaner Teil des Radius; 8, Musculus flexor carpi ulnaris; 9, Vena cutanea brachialis; 10, zurückgeklappte Haut.

Der Tarsometatarsus reicht bis zum Boden, mit seinem distalen Ende stehen vier Zehen in Verbindung, deren Skelett in Abb. 39-4 dargestellt ist.

Auf der kaudalen Fläche des Intertarsalgelenks befindet sich ein Knorpel (Cartilago tibialis) durch welchen die Sehnen der Zehenbeuger ziehen. Die tastbare Sehne des M. gastrocnemius zieht durch eine Manschette, welche die Kaudalfläche des Knorpels mit der Plantarfläche des Tarsometatarsus verbindet. Im Falle einer Mangelernährung (Perosis), welche Abbauprozesse am Knorpel hervorruft, können die Sehnen nach der Seite rutschen, dies hat eine hochgradige Lahmheit und Deformierung zur Folge. Die Zehenbeuger sind so angeordnet, daß das Sitzen auf der Stange mit einem Minimum an Muskelenergie möglich ist; der Vogel beugt, indem er den Körper absenkt, Knie und Sprunggelenk, dadurch werden jene Sehnen angespannt, welche die Zehen zum Festklammern an der Stange veranlassen. Wenn man daher versucht, den Klammergriff eines *großen* Vogels zu lösen, sollten zuerst die Beine gestreckt werden, um die Spannung, die auf den Beugesehnen liegt, zu beseitigen. Wellensittiche greifen mit der zweiten und dritten Zehe nach vorne und mit der ersten und vierten nach hinten (vergl. Abb. 39-4). Bei großen Vögeln verknöchern die Sehnen der Beinmuskeln meistens, man kann dieselben daher im Röntgenbild sehen.

Rote und weiße Muskeln (dunkles und helles Fleisch) sind bei Vögeln leicht voneinander zu unterscheiden. Rote Muskeln enthalten größere Mengen an Myoglobin, sie sind stärker durchblutet und weisen in den Muskelfasern mehr Mitochondrien und Lipidgranula auf. Dieser Muskeltyp benutzt zur Gewinnung von Energie häufiger Fett als Glykogen. Da Fett mehr Energie pro Gewichtseinheit bereitstellt als Kohlenhydrate, sind Muskeln, welche überwiegend aus roten Muskelfasern bestehen, für andauernde Leistung besser geeignet. Weiße Muskeln können mehr Kraft entwickeln, sie sind jedoch weniger ausdauernd. Die Brustmuskulatur von guten Fliegern ist rot, die der Hühner und Truthühner, welche bekanntermaßen wenig fliegen, ist weiß.

Der Verdauungsapparat (Apparatus digestorius)

Der Verdauungsapparat besteht aus dem Mundrachen, der Spieseröhre, dem Magen, Zwölffingerdarm, Leerdarm, Hüftdarm, den beiden Blinddärmen und dem Dickdarm; letzterer geht in die Kloake über, in diese mündet auch der Urogenitaltrakt. Wie beim Säugetier geben die Leber und die Bauchspeicheldrüse ihre Sekrete in den Darm ab, sie stellen einen Bestandteil des Verdauungsapparates dar. Einige Abschnitte des Verdauungsapparats (den Schnabel eingeschlossen) zeigen, verglichen mit dem Säuger, starke Modifikationen bzw. sind an die Art der Nahrung besonders stark angepaßt.

Der Mundrachen (Pars oralis pharyngis)

Vögel besitzen keinen weichen Gaumen und keine Rachenenge (Isthmus faucium), die die Mundhöhle vom Rachen trennt. Der Mundrachen stellt demnach eine gemeinsame Höhle dar, welche sich vom Schnabel bis zur Speiseröhre erstreckt. Das Dach dieser dorsoventral abgeflachten Höhle wird durch den Gaumen gebildet, Unterkiefer, Zunge und Kehlkopfwulst formen ihren Boden (Abb. 39-9). Lippen und Zähne fehlen, sie werden durch scharfe Schnabelkanten und den Muskelmagen (siehe weiter unten) ersetzt. Der *Gaumen* besitzt eine lange mediane Spalte (Choane), welche die Verbindung zwischen Mund- und Nasenhöhle herstellt. Eine kürzere, etwas mehr kaudal gelegene Spalte (Infundibularspalte) (/4) stellt die Öffnung beider Ohrtrompeten dar. Beim Wellensittich stehen die Choane und die Infundibularspalte miteinander in Verbindung. Im Mundrachen sind zahlreiche mechanische *Papillen* ausgebildet, die einzeln vorkommen oder sich zu querverlaufenden Reihen anordnen, sie sind nach kaudal gerichtet und helfen das aufgenommene Futter in Richtung Speiseröhre zu befördern. Große Mengen von Saliva, die von mehreren Speicheldrüsenpaketen

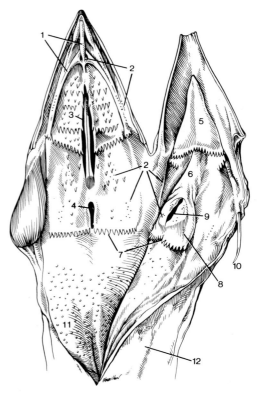

Abb. 39-9 Mundrachen, durch Abklappen des Unterkiefers (auf der Zeichnung rechts) dargestellt.

1, mediane und laterale Gaumenkämme; 2, Öffnungen der Speicheldrüsen; 3, Choane; 4, Infundibularspalte; 5, Zungenkörper; 6, Zungenwurzel; 7, „mechanische" Papillen; 8, Kehlkopfwulst; 9, Glottis; 10, Cornu brachiale des Zungenbeinapparats; 11, Speiseröhre; 12, Lage der Luftröhre.

durch kaum sichtbare Öffnungen abgegeben werden, feuchten die aufgenommene Nahrung an. Die dreieckige *Zunge* (/5, 6), die von einem schwach ausgebildeten Zungenbeinapparat gestützt wird, kann nicht herausgestreckt werden. Die Zunge bewegt das Futter innerhalb des Mundrachens und schiebt dasselbe beim Schlukken in die Speiseröhre. Während dieses Vorgangs schließt sich die Choananspalte. Ente und Gans besitzen eine Zunge, die mit Papillen ausgestattet ist. Diese passen in Rinnen, die auf den Schnabelkanten quer zur Längsachse angeordnet sind. Mit dieser Einrichtung ist das Tier in der Lage, Nahrungspartikel aus dem Wasser zu sehen. Der *Kehlkopfwulst* (/8) erhebt sich kaudal der Zungenwurzel. Er weist einen medianen Spalt auf (Glottis), der von keinem Kehldeckel (Epiglottis) bedeckt ist. Eine Reihe von Papillen kennzeichnet den Anfang der Speiseröhre.

Die Speiseröhre (Oesophagus)

Die Speiseröhre liegt zuerst zwischen der Trachea und den Halsmuskeln, wendet sich aber schon kurz darauf nach rechts. Diese Lage behält sie für den Rest des Halses bei, obgleich sowohl Speiseröhre als auch Trachea auf ihrer Unterlage eigentlich recht verschieblich sind (Abb. 39-10). Am Eingang in den Brustkorb bildet die Ventralwand der Speiseröhre eine Ausbuchtung (den *Kropf*, Ingluvies; /8), welche noch weiter nach rechts reicht und in Kontakt mit den Brustmuskeln steht. (Bei Ente und Gans – und dies gilt für die meisten Vögel – stellt der Kropf eine einfache spindelförmige Erweiterung der Speiseröhre dar). Der Halsabschnitt der Speiseröhre und der Kropf liegen subkutan und sind leicht palpierbar, sie liegen also für chirurgische Eingriffe besonders günstig (Fremdkörper, Schlundverstopfung), andererseits sind sie durch diese Lage natürlich besonders anfällig für Verletzungen. Der Kropf speichert aufgenommenes Futter kurzzeitig, solange der Muskelmagen voll ist. In der Körperhöhle zieht der Ösophagus über die Bifurkation der Trachea ventral der Lunge und über die Herzbasis (Abb. 39-11); er geht ohne äußerlich erkennbare Grenze links der Medianebene in den Drüsenmagen über. Im kaudalen Abschnitt

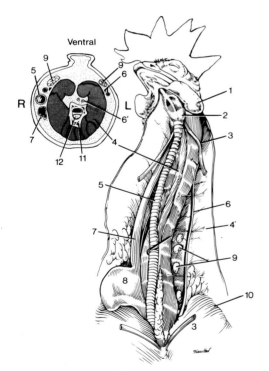

Abb. 39-10 Ventralansicht des freipräparierten Halses. Das Nebenbild zeigt einen Querschnitt im mittleren Halsbereich.

1, Kehllappen; 2, Kehlkopf; 3, M. sternohyoideus (Anschnitt); 4, Halsmuskeln; 4', Halsnerv; 5, Trachea; 6, V. jugularis und N. vagus; 6', Aa. carotides internae; 7, Speiseröhre; 8, Kropf; 9, Thymus; 10, M. pectoralis; 11, Halswirbel; 12, Rückenmark.

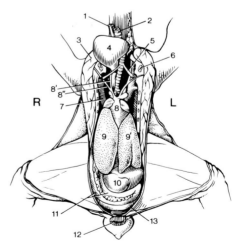

Abb. 39-11 Eingeweide nach Entfernung der ventralen Bauchwand; Ventralansicht.

1, Speiseröhre; 2, Trachea; 3, M. pectoralis (Anschnitt); 4, Kropf; 5 M. sternotrachealis; 6, Rabenschnabelbein (Anschnitt); 7, rechte V. cava cranialis; 8, Herz; 8', A. carotis communis; 8'', A. subclavia; 9, 9', rechter und linker Leberlappen; 10, Muskelmagen (kaudaler Blindsack); 11, Duodenumschleife das Pankreas umschließend; 12, Kloake; 13, einer der beiden Blinddärme.

der Speiseröhre der Ente ist reichlich lymphatisches Gewebe (Speiseröhrentonsille) vorhanden.

Der Ösophagus ist in der Lage, sich stark auszuweiten, seine Propria mucosae enthält muköse Drüsen, deren Sekret die Futterpassage erleichtert. Während des Brütens wird im großen und symmetrischen Kropf der Taube und des Täubers eine krümelige Masse (die sog. Kropfmilch) produziert, diese besteht aus abgestoßenen verfetteten Oberflächenzellen und wird zusammen mit vorverdauter Nahrung an die Nestlinge verfüttert.

Der Magen

Der Magen wird durch eine Einschnürung in einen Drüsenteil und einen Muskelteil (Ventriculus glandularis, Ventriculus muscularis) aufgeteilt. Beide Magenabteilungen sind etwa in der Medianebene hintereinander angeordnet. Der Drüsenmagen steht ventral mit dem linken Leberlappen in Verbindung; der größere, mehr kaudal gelegene Muskelmagen berührt ebenfalls die Leber, doch hat er einen ausgeprägteren Kontakt mit dem Sternum und dem hinteren Teil der linken lateralen Bauchwand; bei einer Sektion, in deren Verlauf das Brustbein und die Bauchmuskulatur entfernt werden, wird er daher freigelegt (Abb. 39-11/10).

Der *Drüsenmagen* ist spindelförmig und etwa 4 cm lang. Seine weißliche Schleimhaut wird von einem schleimproduzierenden, hochprismatischen Epithel bedeckt, sie unterscheidet sich deutlich von der mehr rötlichen Oesophagusschleimhaut (Abb. 39-12). Die Drüsenmagenschleimhaut besitzt zahlreiche makroskopisch sichtbare Erhebungen (Papillae), auf denen die Ausführungsgänge großer Drüsenpakete münden. Diese Drüsen bilden HCl und Pepsin und können auf Wandquerschnitten mit dem bloßen Auge wahrgenommen werden (/4). Die Papillen sind so groß, daß sie irrtümlich für parasitäre Veränderungen gehalten werden können.

Der *Muskelmagen* ist linsenförmig, seine beiden konvexen Oberflächen sind mehr oder weniger nach links bzw. rechts orientiert. Er besitzt einen elongierten Innenraum, der durch einen kranialen und kaudalen Endblindsack erweitert wird. Der kraniale Endblindsack steht mit dem Drüsenmagen in Verbindung (/7,6). Der Pylorus und der Beginn des Duodenums liegen auf der rechten Magenseite in der Nähe des kranialen Endblindsacks (Abb. 39-14/4). Der Großteil des Organs besteht aus zwei dicken Muskelmassen, welche an beiden Seiten des Magenkörpers je an einer glänzenden Sehnenplatte inserieren. Die Blindsäcke werden von einer dünneren Muskelschicht bedeckt. Die Schleimhaut ist dünn aber derb; sie besteht aus einer dünnen Schicht tubulärer Drüsen und wird von einem kubischen Epithel bedeckt. Das Sekretionsprodukt der Drüsen erstarrt an der Schleimhautoberfläche und bildet die sog. *keratinoide Schicht* (ein Kohlenhydratproteinkomplex). Die keratinoide Schicht zeigt große Falten, sie wird in dem Maße von den Drüsen erneuert, wie sie an ihrer Oberfläche abgenutzt wird. Bei körnerfressenden Vögeln zermahlen kraftvolle Kontraktionen des Muskelmagens mit Hilfe aufgenommener Steinchen (Grit)

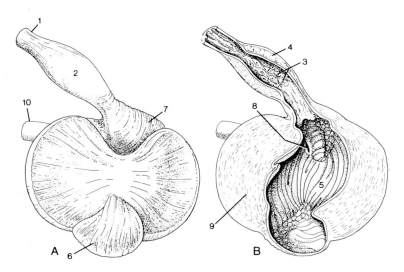

Abb. 39-12 Magen, Ventralfläche (A) und ventral geöffnet (B).

1, Speiseröhre; 2, Drüsenmagen; 3, Drüsenpapillen; 4, tiefe Drüsen des Drüsenmagens; 5, Lumen des Muskelmagens; 6, kaudaler Blindsack; 7, kranialer Blindsack; 8, Pylorusöffnung; 9, kranioventrale Muskelmasse; 10, Duodenum.

die Nahrung (aus diesem Grund wird der Muskelmagen auch Kaumagen genannt); Grit sollte den Vögeln immer in ausreichender Menge zur Verfügung stehen, er stellt optisch dichtes Material dar und ermöglicht dadurch eine leichte Identifikation des Muskelmagens bei Röntgenuntersuchungen.

Die Darmeingeweide

Die Darmeingeweide erfüllen den kaudalen Abschnitt der Körperhöhle, sie stehen in engem Kontakt zum Muskelmagen und den Geschlechtsorganen. Sie setzen sich aus dem Duodenum, Jejunum, Ileum und einem kurzen Colon zusammen, letzteres liegt ventral des Synsacrums und öffnet sich in die Kloake. Am Übergang vom Ileum zum Colon entstehen zwei Blinddärme, sie begleiten das Ileum in retrograder Weise (Abb. 39-13/9).

Das *Duodenum* zieht von der rechten Seite des Muskelmagens nach kaudal. Es bildet eine enge, U-förmige Schleife, die in der Nähe des Muskelmagens in das Jejunum übergeht. Der größte Teil der Schleife liegt auf dem Boden der Bauchhöhle

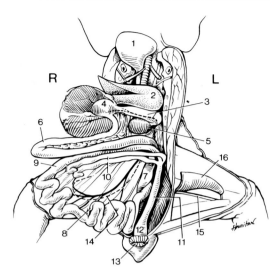

Abb. 39-14 Gastrointestinaltrakt nach kraniolateralem Abklappen der Leber, des Magens und des Dünndarms auf die rechte Seite des Vogels; Ventralansicht.

1, Kropf; 2, linker Leberlappen; 3, Drüsenmagen mit dem auf seiner Dorsalfläche liegenden Vagus; 4, kranialer Blindsack auf der rechten Seite des umgeklappten Muskelmagens; 5, Milz; 6, Duodenalschleife mit dem Pankreas; 7 Jejunum; 8, Diverticulum vitelli; 9, Ileum; 10, Blinddärme; 11, Colon; 12, Kloake; 13, After; 14, kraniale Gefäße und Nerven des Mesenteriums; 15, N. ischiadicus und A. ischiadica; 16, M. gracilis und M. adductor.

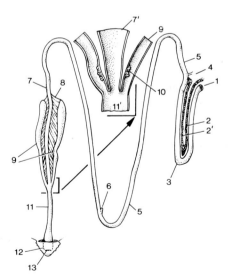

Abb. 39-13 Isolierter Darmtrakt mit detaillierter Darstellung des Übergangs vom Ileum zum Colon.

1, Pylorus; 2, 2', dorsaler und ventraler Teil des Pankreas; 3, Duodenalschleife; 4, Gallen- und Pankreasgänge in das Duodenum mündend; 5, Jejunum; 6, Diverticulum vitelli; 7, Ileum; 7', eröffnetes Ileum; 8, Plica ileocecalis; 9, Blinddärme; 9', eröffneter Blinddarm; 10, Tonsilla caecalis; 11, Colon; 11', eröffnetes Colon; 12, Kloake; 13, After.

und folgt der kaudalen Krümmung des Muskelmagens (Abb. 39-11/11). Die Bauchspeicheldrüse liegt zwischen den Schenkeln des Duodenums, sie gibt ihr Sekret in dessen Distalende ab. Die Gallengänge münden in unmittelbarer Nähe der Pankreasgänge ein (Abb. 39-13/4).

Das *Jejunum*, das in Form loser Schlingen am distalen Rand seines Gekröses befestigt ist, ist so dünnwandig, daß sein Inhalt den gesamten Darmabschnitt grünlich erscheinen läßt (Abb. 39-14/7). Ein kleines Anhängsel (Diverticulum vitelli, Meckel'sches Divertikel) (/8) kennzeichnet die einstige Verbindung mit dem Dottersack. (Der Dottersack bleibt auch nach dem Schlüpfen der Tiere noch einige Tage in der Körperhöhle erhalten, um der Ernährung des Jungtiers zu dienen). Ansonsten stellt das Meckel'sche Divertikel eine Ansammlung lymphoretikulären Gewebes mit eingelagerten Lymphfollikeln dar. Bei der Ente und der Gans ist das Jejunum in Form übereinandergelagerter U-förmiger Schleifen angelegt; die Taube besitzt ein kegelförmiges Leerdarmkonvolut mit äußeren zentripetal und inneren zentrifugal verlaufenden Darmwindungen.

Das *Ileum* geht ohne sichtbare Grenze aus dem Jejunum hervor. Sein Beginn wird unterschiedlich, entweder am Diverticulum vitelli oder auf Höhe der beiden Blinddarmspitzen, festgelegt (Abb. 39-13/7).

Der Dickdarm setzt sich aus den beiden Blinddärmen und dem Colon zusammen. Die *Caeca*, welche beim Huhn und Truthuhn relativ lang sind, beginnen am Übergang vom Ileum ins Colon, sie begleiten das Ileum, mit welchem sie über je eine Plica ileocaecalis verbunden sind. Die Blinddärme ziehen zuerst nach kranial und wenden sich dann nach kaudal, um schließlich in der Nähe der Kloake zu enden (Abb. 39-11/13). Der proximale Abschnitt besitzt eine starke Muskelwand (Sphincter caecalis) und enthält ausgeprägtes lymphatisches Gewebe (Tonsilla caecalis Abb. 39-13/10). Der dünnwandige Mittelabschnitt hat aufgrund seines Inhalts ein grünliches Aussehen. Die blinden Enden sind dickwandiger und blasig aufgetrieben. In den Blinddärmen erfolgt die bakterielle Aufschließung von Zellulose. Passerine Vögel und Tauben haben nur sehr kurze, und Papageien besitzen gar keine Blinddärme.

Das *Colon* ist etwa 10 cm lang und endet mit einer Aufweitung, welche in die Kloake übergeht.

Die Kloake (Cloaca)

Die Kloake, gemeinsamer Sammelraum für den Verdauungs- und Urogenitaltrakt, öffnet sich nach außen mit dem After (Abb. 39-15/5). Das Colon, die beiden Ureter und die Samengänge (oder auch der linke Eileiter) münden in verschiedenen Ebenen in die Kloake. Die Kloake wird von kranial nach kaudal durch zwei mehr oder weniger vollständige Ringfalten in das Coprodeum, Urodeum, Proctodeum unterteilt.

Das *Coprodeum* ist eine ampullenförmige Fortsetzung des Colons, in welchem die Fäzes gespeichert werden (/2). Es wird durch die Plica coprourodealis (/2′) begrenzt, diese kann durch den Druck der Fäzes so weit gedehnt werden, daß ihre zentrale Öffnung durch den After gestülpt wird. Urodeum und Proctodeum (/3, 4) werden im Zusammenhang mit dem Urogenitalsystem beschrieben.

Leber und Bauchspeicheldrüse (Hepar, Pancreas)

Die *Leber* hat außer in den zwei ersten Wochen nach dem Schlupf, wo sie durch die Pigmente des Dotters gelb gefärbt ist, eine braune Farbe, sie besteht aus einem linken und einem rechten Lappen, die beiden Lappen sind kranial durch eine dorsal des Herzens liegende Gewebebrücke (Abb. 39-11) verbunden. Der größere, rechte Lappen trägt die Gallenblase, seine Viszeralfläche wird durch die kaudale Hohlvene perforiert; der linke Lappen ist unterteilt (Abb. 39-16/3′). Die parietale Fläche der Leber ist konvex und hat Kontakt zu den sternalen Rippen und zum Brustbein; bei Sektionen wird dieser Teil der Leber, nach Entfernung der Brustmuskeln und des Sternums, freigelegt. Die Viszeralfläche ist konkav und liegt in unmittelbarer Nachbarschaft der Milz, des Drüsenmagens, Muskelmagens, des Duodenums, Jejunums und Eierstocks bzw. des rechten Hodens. Zwei Gallengänge, von jedem

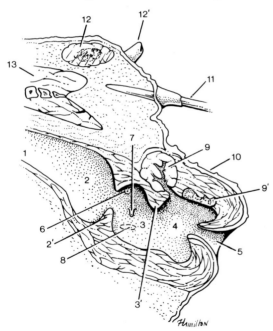

Abb. 39-15 Medianschnitt durch die Kloake; halbschematisch.

1, Colon; 2, Coprodeum; 2′, Plica coprourodealis; 3, Urodeum; 3′, Plica uroproctodealis; 4, Proctodeum; 5, After; 6, Ureteröffnung; 7, Papilla ductus deferentis; 8, Position der Eileiteröffnung (nur auf der linken Seite ausgebildet); 9, Bursa fabricii; 9′, dorsale Proctodealdrüse; 10, Haut; 11, Schwanzfedern; 12, Bürzeldrüse; 12′, Papille der Bürzeldrüse; 13, Muskeln in der Umgebung der Schwanzwirbel.

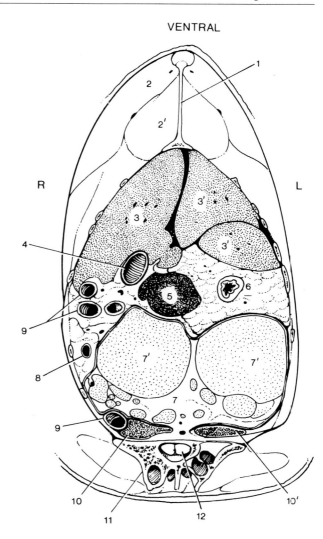

Abb. 39-16 Querschnitt durch den Rumpf unmittelbar kranial des Hüftbeins.

1, Carina; 2, M. pectoralis; 2', M. supracoracoideus; 3, 3', rechter und linker Leberlappen; 4, Gallenblase; 5, Milz; 6, Einziehung zwischen Drüsen und Muskelmagen; 7, Eierstock; 7', Eierstockfollikel; 8, V. mesenterica cranialis, im mesenterialen Fettgewebe gelegen; 9, Dünndarm; 10, 10', rechte und linke Niere; 11, Hüftbein; 12, Rückenmark.

Lappen einer, münden dicht neben der Mündung der Pankreasgänge in das Distalende des Duodenums; nur der Gang des rechten Lappens ist mit der Gallenblase verbunden. Außer in der Nähe der Leberpforte sind Leberläppchen wegen des Mangels an perilobulärem Bindegewebe nur undeutlich ausgebildet. Taube und Wellensittich besitzen keine Gallenblase.

Das langgestreckte *Pankreas* liegt zwischen den Schenkeln der Duodenalschleife (Abb. 39-13/2, 2'). Es besteht aus einem dorsalen und ventralen Lappen, beide Lappen stehen ventral miteinander in Verbindung. Zwei oder drei Ausführungsgänge befördern das Drüsensekret in das Distalende des Duodenums.

Die Milz (Lien)

Die Milz (siehe auch S. 864) wird hier erwähnt, weil sie mit dem Magen und der Leber in Beziehung steht. Es ist ein rotbraunes, kugeliges Organ, es mißt ca. 2 cm im Durchmesser und liegt in der Medianebene medial des Drüsenmagens. Die Milz berührt die Leber kranioventral (Abb. 39-16/5). Man findet dieses Organ am besten, wenn man den rechten Leberlappen, den Muskelmagen, das Duodenum und Jejunum nach kranial und rechts umklappt (Abb. 39-14/5). Bei der Ente und der Gans ist die Milz dreieckig, bei der Taube oval und beim Wellensittich länglich geformt.

Das Atmungssystem (Systema respiratorium)

Die in geschlossenen Räumen stattfindende Hühnerhaltung begünstigt Infektionen des Atmungstraktes, was eine recht kostspielige Angelegenheit werden kann. Der Atmungsapparat, der sich von dem der Säugetiere beträchtlich unterscheidet, ist von großer Wichtigkeit für den Veterinärmediziner.

Die Nasenhöhle (Cavum nasi)

Die Nasenöffnungen (Abb. 39-1/1), die an der Schnabelwurzel gelegen sind, werden von einer hornartigen Platte (Operculum) zum Teil überlagert. Der Vorhof der Nasenhöhle, der wie beim Säuger durch ein medianes Septum zweigeteilt ist, steht mit dem Mundrachen durch die breite Öffnung der Choanen in Verbindung (Abb. 39-9/3).

Die Nasenhöhlen sind lateral eingeengt, sie erstrecken sich bis zu den großen Augenhöhlen.

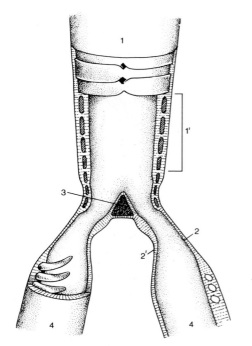

Abb. 39-17 Halbschematische Darstellung des eröffneten Syrinx.

1, Trachea; 1', Tympanum; 2, 2', laterale und mediale Membrana tympaniformis; 3, Pessulus; 4, Primärbronchen.

Eine rostrale, mittlere und kaudale *Nasenmuschel* (Concha nasalis), die aus der lateralen Wand entspringen, unterteilen den Nasenhöhlenraum (Abb. 39-25/2, 2', 2''). Die rostrale und mittlere Concha umschließt je einen Recessus, welcher mit der Nasenhöhle in Verbindung steht; die kaudale Concha umschließt ein Divertikulum des *Sinus infraorbitalis*. Der Sinus liegt lateral der Nasenhöhle, mit der er durch einen engen Gang, der so angelegt ist, daß eine natürliche Drainage erschwert wird, verbunden ist. Die Sinuswand ist dünn, sie liegt unmittelbar unter der Haut, rostral und ventral des Auges, wo sie palpatorisch nachgewiesen werden kann; sie kann eröffnet werden, um Exsudat, das sich im Verlaufe bestimmter Erkrankungen im Sinus angesammelt hat, abfließen zu lassen. Der relativ breite Tränennasenkanal öffnet sich ventral der mittleren Nasenmuschel in die Nasenhöhle. Die längliche *Glandula nasalis* erstreckt sich vom Dorsalabschnitt der Orbita in die Seitenwand der Nasenhöhle. Ihr Ausführungsgang mündet auf Höhe der rostralen Nasenmuschel. Diese Drüse wird als Salzdrüse bezeichnet, obgleich sie nur bei Meeresvögeln und einigen wenigen anderen Vögeln Natriumchlorid sezerniert.

Kehlkopf, Luftröhre und Stimmkopf (Larynx, Trachea, Syrinx)

Der *Kehlkopf* liegt in einem Schleimhauthügel auf dem Boden des Mundrachens (Abb. 39-9/8). Er wird vom Ringknorpel Cartilago cricoidea und den paarigen Gießkannenknorpeln (Cartilagines arytaenoideae), welche sich von denen der Säuger deutlich unterscheiden aber gleiche Positionen einnehmen, gestützt. Die Aryknorpel artikulieren mit dem rostralen Teil des Ringknorpels. Die Stimmritze, Glottis, welche durch die Gießkannenknorpel gebildet wird, schließt den Eingang in den Kehlkopf durch reflektorische Muskelkontraktion, hierdurch wird verhindert, daß Nahrungspartikel und andere Fremdkörper in die unteren Atemwege gelangen. Trotz der Enge der Glottis ist es bei größeren Käfigvögeln möglich, die Trachea zu intubieren. Im Kehlkopf sind keine Stimmfalten ausgebildet; die Stimmerzeugung erfolgt im Stimmkopf (Syrinx), eine Spezialeinrichtung im Bereich der Bifurcatio tracheae.

Die *Luftröhre* ist aus dichtgelagerten, vollständigen Knorpelringen aufgebaut, sie begleitet die Speiseröhre durch den ganzen Hals, sie kann auf der rechten Seite palpiert werden (Abb. 39-10/5). Bei Spezies mit langen Hälsen, z. B. dem Singschwan, ist die Trachea wesentlich länger als der Hals, am Eingang in die Brusthöhle bildet sie daher eine Schleife, welche in einer Einbuchtung des Sternums untergebracht ist. Dorsal der Herzbasis teilt sich die Trachea in zwei Primärbronchen (Bronchi primarii, Hauptbronchen). Diese treten nach kurzem Verlauf von ventral in die Lunge ein.

Der *Stimmkopf* wird aus dem kaudalen Endabschnitt der Trachea und den Primärbronchen (Abb. 39-17) gebildet. Die Trachealknorpel des Syrinx sind besonders stabil gebaut, wohingegen die Bronchialknorpel größtenteils fehlen, ein kurzer vertikaler Knochenstab (Pessulus; /3) trennt die beiden Bronchialöffnungen. Die lateralen und medialen Wände der Primärbronchen sind membranös und sind, wenn sie zum Schwingen gebracht werden, bei der Stimmbildung beteiligt (/2, 2'). Der Erpel und der männliche Schwan besitzen eine knöcherne Bulla (vermutlich ein Resonanzraum) an der linken Syrinxseite. Bei Singvögeln sind eine Vielzahl von Syrinxmuskeln ausgebildet.

Die Lunge (Pulmo)

Die Lungen sind relativ klein ausgebildet, sie sind ungelappt, von hellroter Farbe und fassen sich samtartig an. Sie liegen im dorsokranialen Abschnitt der Körperhöhle, sind durch Brustwirbel und die vertebralen Rippen sehr stark modelliert und bedecken (nicht wie beim Säugetier) die Seitenflächen des Herzens. Die konvexe Dorsalfläche ist dem Bogen der Rippen angepaßt; die konkave Ventralfläche liegt dem horizontalen Septum (siehe weiter unten) an und hat Kontakt mit der Speiseröhre, dem Herzen und der Leber (Abb. 39-18). Die Lungen sind mit der Körperwand und dem horizontalen Septum leicht bindegewebig verwachsen. Ein Pleuraspalt, wie er vom Säuger her bekannt ist, ist nicht vorhanden, daher ist die Expansionskapazität der Lunge unbedeutend.

Der *Primärbronchus* (Abb. 39-19/1) tritt von ventral in die Lunge ein und zieht diagonal durch diese hindurch, hierbei nimmt sein Durchmesser ab; am Kaudalrand des Lungenflügels geht er in den Bauchluftsack über (/13; siehe weiter unten). Beim Huhn gibt der Primärbronchus 40 bis 50 *Sekundärbronchen* (Bronchi secundarii) ab, diese werden entsprechend der Lungenbezirke, die sie versorgen, Bronchi medioventrales, mediodorsales, lateroventrales und dorsolaterales genannt (Abb. 39-18/a–d).

Es gibt gewöhnlicherweise vier *medioventrale Bronchen* (Abb. 39-19/3), diese entspringen aus dem Bronchus primarius, unmittelbar nach dessen Eintritt in die Lunge. Der erste sendet einen Ast an die Lungenoberfläche, der die Verbindung zum Halsluftsack herstellt (/9); der dritte steht in ähnlicher Weise mit dem Schlüsselbein- und kranialen Thorakalluftsack in Verbindung (/10, 11). Aus der Dorsalwand des Primärbronchus entstehen etwa acht *mediodorsale Bronchen*

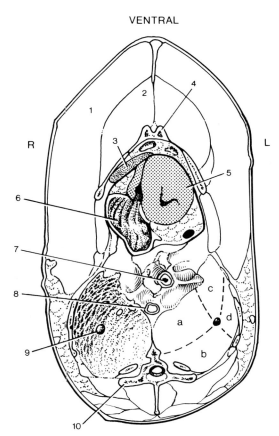

Abb. 39-18 Querschnitt durch den Rumpf auf Höhe der Lunge.

1, M. pectoralis; 2, M. supracoracoideus; 3, Leber; 4, Brustbein; 5, linker Herzventrikel; 6, rechter Herzvorhof; 7, Speiseröhre; 8, Aorta descendens; 9, Primärbronchus in der rechten Lunge; 10, Brustwirbel (Notarium). a, b, c, d, linker Lungenflügel an dem Gebiete zu erkennen sind, die von einem medioventralen, mediodorsalen, lateroventralen und laterodorsalen Sekundärbronchus versorgt werden.

(/4); sie haben keinen Kontakt zu Luftsäcken. Etwa acht *lateroventrale Bronchen* (/5) entspringen gegenüber den mediodorsalen Bronchen aus dem Primärbronchus. Einer der lateroventralen Bronchen, der größer ist als die übrigen, gibt einen Ast zur Versorgung des kaudalen Thorakalluftsacks ab (/12). Schließlich entspringen 25 *laterodorsale Bronchen* gegenüber den mediodorsalen und den lateroventralen Gruppen. Die laterodorsalen Bronchen sind kleiner als jene der drei zuvor beschriebenen Gruppen und haben keine direkte Beziehung zu Luftsäcken.

Die Sekundärbronchen geben 400–500 *Parabronchen* (Lungenpfeifen, Parabronchi) ab, in deren relativ dicken Wänden der Gasaustausch stattfindet. Die Parabronchen, die aus den medioventralen und mediodorsalen Bronchen entspringen, verbinden sich miteinander über End- zu Endanastomosen, sie bilden Schleifen unterschiedlicher Länge (/6). Diese Schleifen, die dicht gepackt nebeneinander liegen, stellen etwa Dreiviertel des Lungengewebes dar und bilden den funktionellen Abschnitt, welchen man als „Palaeopulmo" bezeichnet. Die Parabronchen der kleineren lateroventralen und laterodorsalen Bronchen bilden eine weniger regelmäßige und mehr kaudal gelegene funktionelle Abteilung, die „Neopulmo" genannt wird.

Der Gesamtdurchmesser der einzelnen Parabronchen ist 2 mm, die lichte Weite des Lumens mißt etwa 1 mm. Die Parabronchen anastomosieren mit benachbarten Parabronchen, von denen sie durch fenestrierte bindegewebige Septen (/f) getrennt sind. Von zahlreichen Ausbuchtungen (Atria) des Lumens der Lungenpfeifen gehen die *Luftkapillaren* ab. Diese bilden ein dichtes Netzwerk von miteinander verbundenen Schlingen (/e), das sich in Richtung der interparabronchalen Septen ausdehnt. An den Stellen, wo die Septen unterbrochen sind, kommt es zu Anastomosen zwischen Luftkapillaren benachbarter Parabronchen (/g). Die Luftkapillaren sind eng mit Blutkapillaren verwoben, diese beiden Netzwerke stellen den Hauptanteil der Parabronchenwand dar. Die Luftkapillaren, die etwa 5 μm im Durchmesser messen, bestehen aus einem einschichtigen flachen Epithel, das von einer Basalmembran unterlagert wird. Das Kapillarendothel liegt auf der anderen Seite der Basalmembran. Über diese Barriere findet der Gasaustausch statt. Die Luftkapillaren sind daher mit den Alveolen der Säugetierlunge homolog. Ein wesentlicher Unterschied besteht darin, daß die Luftkapillaren nicht das Ende des Respirationsbaums darstellen sondern ineinander übergehende Kanäle verkörpern, die von beiden Richtungen sauerstoffreiches Blut aufnehmen können.

Die *Luftsäcke* (Sacci pneumatici) sind blindendende, dünnwandige Ausstülpungen des Bronchialsystems, die sich über die Lunge hinaus zwischen den Brust- und den Bauchorganen ausdehnen. Divertikel der Luftsäcke treten in verschiedenen Knochen ein bzw. sind sogar zwischen Skelettmuskeln anzutreffen.

Das Huhn besitzt acht Luftsäcke: einen unpaarigen Hals- bzw. Schlüsselbeinluftsack, paarige kraniale und kaudale Thorakal- bzw. Bauchluftsäcke. Der *Halsluftsack* (Abb. 39-19/9) besteht aus einem kleinen zentralen Teil, ventral der Lunge, von dem langgestreckte Divertikel ausgehen, die sich im Wirbelkanal und auf der Oberfläche der Hals- und Brustwirbel ausdehnen. Der wesentlich größere *Schlüsselbeinluftsack* liegt im Bereich des Thoraxeingangs. Sein thorakaler Teil (/10′) erfüllt den Raum kranial des Herzens, er umfaßt das Herz und pneumatisiert das Brustbein. Seine extrathorakalen Divertikel (/10) ziehen zwischen den Muskeln und den Knochen des Schultergürtels hindurch, um schließlich den Humerus zu pneumatisieren. Komplizierte Frakturen des Humerus können die Ursache für Infektionen des Luftsacks und damit der Lunge sein. Die paarigen *kranialen Thorakalluftsäcke* (/11) liegen ventral der Lunge zwischen den sternalen Rippen, dem Herzen und der Leber. Die paarigen *kaudalen Thorakalluftsäcke* (/12) befinden sich mehr kaudal zwischen der Körperwand und den Bauchluftsäcken. Die *Bauchluftsäcke* (/13) stellen die größten Sacci pneumatici dar, sie liegen in den kaudodorsalen Abschnitten der Bauchhöhle, wo sie in großflächiger Verbindung mit den Darmeingeweiden, dem Muskelmagen, den Geschlechtsorganen und den Nieren stehen. Ihre Divertikel treten in Nischen des Synsacrums und in das Azetabulum ein.

Die Funktion der Luftsäcke ist primär im Zusammenhang mit der Atmung zu sehen, obgleich ihre nur spärlich mit Gefäßen versorgten Wände keine Rolle beim Gasaustausch spielen. Sie verringern das Körpergewicht und da sie größtenteils dorsal liegen, bewirken sie die Verlagerung des Körperschwerpunkts nach ventral, was vermutlich der Verbesserung der Flugstabilität dient. Die Luftsäcke tragen dazu bei, daß sich einige Organe der Körperhöhle im Röntgenbild besonders scharf darstellen.

Die Hals- und Schlüsselbeinluftsäcke bilden eine kraniale, die kaudalen Thorakal- und die

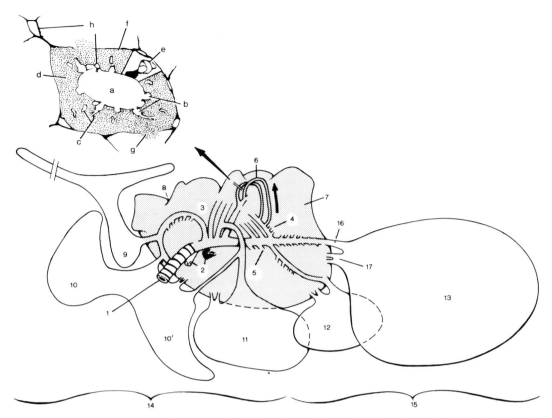

Abb. 39-19 Rechte Lunge (medioventrale Ansicht) und zugehörige Luftsäcke; schematisch. Die Strukturen in der Lunge sind vereinfacht dargestellt. Das Nebenbild zeigt einen Querschnitt durch einen Parabronchus.

1, Primärbronchus; 2, Lungengefäße am Hilus; 3, medioventrale Bronchen; 4, mediodorsale Bronchen; 5, lateroventrale Bronchen; 6, Parabronchalschleifen; 7, Lunge; 8, durch Rippen hervorgerufene Einkerbungen des Lungengewebes; 9, Halsluftsack; 10, 10', extra- und intrathorakale Teile des Schlüsselbeinluftsacks; 11, kraniale Thorakalluftsäcke; 12, kaudaler Thorakalluftsack; 13, Bauchluftsack; 14, kraniale Luftsäcke, funktionell den palaeopulmonalen Parabronchen zugehörig; 15, kaudale Luftsäcke, funktionell den neopulmonalen Parabronchen zugehörig; 16, direkte (sacco-bronchale) Verbindung; 17, indirekte (recurro-bronchale) Verbindung der Luftsäcke der Lunge. a, Lumen; b, Atria; c, Infundibula; d, Netzwerk aus Luft- und Blutkapillaren; e, komplett gezeichnetes Atrium und schematisierte Luftkapillaren zur Darstellung des Übergangs; f, interparabronchales Septum; g, Gasaustauschgewebe, das durch Lücken im interparabronchalen Gewebe anastomosiert; h, Blutgefäße.

Abdominalluftsäcke eine zweite (kaudale) funktionelle Gruppe. Die kranialen Luftsäcke stehen mit der Paleopulmo, die kaudalen mit der Neopulmo (den beiden schon weiter oben erwähnten funktionellen Abschnitten der Lunge) in Beziehung. Die Atmung ist bei Vögeln ein äußerst komplizierter Vorgang, ihre Beschreibung ist hier stark vereinfacht. Inspirationsbewegungen (bei welchen die Rippen nach vorwärts bewegt und das Sternum abgesenkt wird) saugen die Luft durch die Lungen in die Luftsäcke, wobei die kaudalen Luftsäcke (/15) relativ frische Luft erhalten. Die kranialen Luftsäcke nehmen (/14) Luft auf, die, indem sie durch die palaeopulmonalen Parabronchen geströmt ist, schon eine Menge Sauerstoff abgegeben hat. Während der Exspiration werden die Luftsäcke komprimiert, der größte Teil der Luft aus den kaudalen Säcken strömt nun durch die neopulmonalen Parabronchen ab. Der größte Luftanteil der kranialen Säcke wird über die Trachea abgegeben. Auf diese Weise bewegen die Luftsäcke nach Art von Blasebälgen die Luft durch die größtenteils passive Lunge. Der Luftstrom in den Sacci pneumatici wechselt entsprechend der Ein- und Ausatmung periodisch (wie in der Säugerlunge). In der

Lunge selbst ist er jedoch zirkulierend, d. h. die Luft bewegt sich durch die Schleifen der paleopulmonalen Parabronchen stets in gleicher Richtung. Wie dieser Mechanismus genau funktioniert, ist jedoch noch nicht völlig geklärt.

Der Urogenitaltrakt (Apparatus urogenitalis)

Nieren und Harnleiter (Ren, Ureter)

Die *Nieren* sind braun und längsoval (Abb. 39-20/ A–C). Sie füllen die Nischen der Ventralflächen der Hüftbeine und sind dem Synsacrum angelagert, sie reichen fast bis zu dessen kaudaler Begrenzung; kranial haben sie Kontakt mit der Lunge. Die abdominalen Luftsäcke stehen mit der Ventralfläche der Nieren in Verbindung. Sie geben Divertikel ab, welche die Dorsalfläche der Nieren erreichen. Gefäße und Nerven durchqueren das Nierengewebe und machen es so unmöglich, diese Organe unbeschädigt zu entfernen.

Jede Niere wird durch die A. iliaca externa bzw. A. ischiadica, Äste der Aorta abdominalis, gleichmäßig in einen kranialen, mittleren und kaudalen Abschnitt unterteilt (/12, 18). Bei anderen Vögeln (mit Ausnahme des Huhns) sind der rechte und linke Kaudalabschnitt miteinander verschmolzen.

Der *Ureter* (/20) entsteht aus dem kranialen Nierenabschnitt durch Zusammenfluß mehrerer Primäräste, er zieht über die medioventrale Fläche der Niere, indem er weitere Äste vom mittleren und kaudalen Abschnitt aufnimmt; es ist kein Nierenbecken ausgebildet. Der Ureter verläuft sodann kaudal entlang des Geschlechtsgangs, um schließlich im Urodeum (siehe weiter unten) zu münden. Der Ureter zeigt einen weißlichen Farbton, bedingt durch den konzentrierten Harn, den er enthält. Es sind weder eine Harnblase noch eine Urethra ausgebildet.

Die Primäräste des Ureters (/8) entstehen aus dem Zusammenfluß mehrerer Sekundäräste, welche ihrerseits den Harn aus einer kleinen Gruppe (fünf bis sechs) von *Nierenläppchen* (Lobi renales) aufnehmen. Die Nierenläppchen sind kegelförmig, sie messen 1–2 mm im Durch-

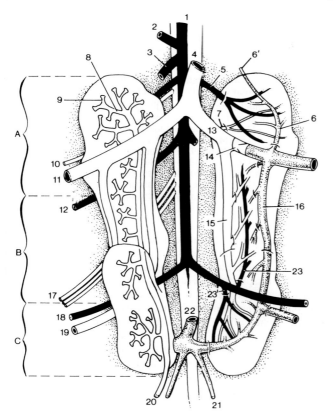

Abb. 39-20 Ventralansicht der Nieren und der benachbarten Gefäße, Schema. Die rechte Niere zeigt Ureteräste; die linke die Blutgefäße. A, B, C, kraniale, mittlere und kaudale Abteilung der Niere.

1, Aorta; 2, A. coeliaca; 3, A. mesenterica cranialis; 4, V. cava caudalis; 5, A. renalis cranialis; 6, V. portalis renalis cranialis; 6′, Anastomose mit dem Sinus venosus vertebralis; 7, V. renalis cranialis; 8, Primärast des Ureters; 9, Sekundärast des Ureters; 10, N. femoralis; 11, V. iliaca externa; 12, A. iliaca externa; 13, V. iliaca communis; 14, Valva portalis cranialis; 15, V. renalis caudalis; 16, V. portalis renalis caudalis; 17, N. ischiadicus; 18, A. ischiadica; 19, V. ischiadica; 20, Ureter; 21, V. iliaca interna; 22, V. mesenterica caudalis; 23, 23′, A. renalis media et caudalis. (Nach Fentener van Vlissingen.)

messer. Wenn sie an der Oberfläche des Organs liegen, wölben sie diese leicht vor, dadurch entsteht ein besonderes Muster. Jedes Läppchen besteht aus Nephronen und den Gefäßknäueln, die für die Exkretion von Harn aus dem Blut verantwortlich sind. Die Sammelröhrchen liegen in der Peripherie des Nierenläppchens, sie fließen an dessen Spitze zusammen. Fünf bis sechs Läppchen vereinigen sich zu einem Lobus und entlassen zusammen eine irreguläre längliche Röhre. Die Sammelröhrchen der Lobi renales vereinigen sich zu einem Sekundärast des Ureters.

Die Blutgefäße der Nieren

Die Niere wird von einer kranialen, mittleren und kaudalen *Nierenarterie* versorgt (Abb. 39-20/5, 23, 23'). Die kraniale Nierenarterie entspringt aus der Aorta, die beiden anderen aus der A. ischiadica. Nach wiederholter Teilung entstehen aus allen drei Gefäßen mikroskopisch kleine intralobuläre Arterien, die in typischer Weise im Zentrum der Nierenläppchen liegen. Die interlobulären Arterien versorgen die Nierenkörperchen und -tubuli. Die kleineren Venen verlaufen parallel zu den Arterien. Die *Nierenvenen* (/7, 15) aber, die das Organ verlassen, ziehen zur gemeinsamen V. iliaca (/13), welche ein Ast der Vena cava caudalis ist. Diesem Gefäßsystem übergeordnet ist ein Nierenpfortadersystem, welches aus kranialen und kaudalen *Nierenpfortadern* (Venae portales renales craniales und caudales) aufgebaut ist (/6, 16). Die Pfortadern nehmen das Blut von den kaudalen Körpergebieten auf, transportieren es in die intralobulären Kapillargebiete, welche auch arterielles Blut von Nierenarterien erhalten. Auf diese Weise gelangt Blut, das schon ein Kapillargebiet in der Hintergliedmaße oder dem Becken passiert hat, in die Niere und durchströmt hier ein zweites Kapillargebiet. Eine *Pfortaderklappe* (Valva portalis renalis) (/14) reguliert den in die Niere strömenden venösen Blutfluß; wenn die Klappe sich verengt, gelangt mehr Blut in die Nieren, dennoch fließt immer noch genügend Blut über Verbindungsäste zu dem Sinus vertebralis und der V. mesenterica am kranialen und kaudalen Ende des Systems ab (/6', 22). Das meiste Blut der V. mesenterica caudalis durchströmt die rechte Leberpfortader und die Leber, bevor es in das Herz gelangt. (Es ist zu empfehlen, Antibiotika nicht in die Muskulatur der Hintergliedmaßen zu injizieren, da ein Teil des Medikaments schon über die Niere ausgeschieden wird, bevor es das Herz zur gleichmäßigen Verteilung über den Körper erreicht hat.)

Männliche Geschlechtsorgane (Organa genitalia masculina)

Die männlichen Geschlechtsorgane bestehen aus paarigen Hoden, Nebenhoden, Samenleiter und einem Phallus, welcher das Kopulationsorgan darstellt. Die Hoden bleiben am Ort ihrer Entstehung; Funiculus spermaticus, Tunica vaginalis und Scrotum fehlen. Außerdem gibt es keine akzessorischen Geschlechtsdrüsen und keine Urethra.

Die Hoden (Testes)

Die bohnenförmigen Hoden sind relativ groß (etwa 5 cm lang) und während der Fortpflanzungsperiode weiß; in der Periode der geschlechtlichen Ruhe (während der Mauser) verkleinern sie sich etwa auf die Hälfte der aktiven Phase und nehmen eine gelbliche Farbe an. Mittels eines kurzen Gekröses (Mesorchium) sind sie symmetrisch mit den kranialen Enden der Nieren verbunden; ventral haben sie Kontakt zu den Bauchluftsäcken, dem Drüsenmagen, der Leber und den Darmeingeweiden (Abb. 39-21/3). Das Entfernen der Hoden (Kapaunisierung) zum Zwecke der Schnellmast kann durch einen Schnitt in der Nähe der letzten Rippe geschehen. Eine ähnliche Operation kann angewendet werden, um bei größeren Käfigvögeln eine Geschlechtsbestimmung vorzunehmen; ein Vogel, dessen Geschlecht bekannt ist, stellt einen wesentlich größeren wirtschaftlichen Wert dar.

Die dünne, serosabedeckte Tunica albuginea entläßt wenige bindegewebige Fasern für ein undeutliches Stroma. Ein Mediastinum testis ist nicht ausgebildet. Dunkle Pigmentierung auf und in dem Hoden kommt ziemlich häufig vor. Die Tubuli seminiferi ziehen zur dorsomedialen Wand, wo sie in das Rete testis münden. Der *Nebenhoden* (Epididymis) wird nicht in Kopf, Körper und Schwanz unterteilt, er erscheint als leichte Vorstülpung am Hoden. Der Nebenhoden besteht aus dicht gepackt liegenden Ductuli efferentes, die sich zum Ductus epididymidis zusammenschließen, durch diesen gelangen die Spermatozoa in den *Ductus deferens* (/7). Dieser beginnt am kaudalen Ende des Nebenhodens und

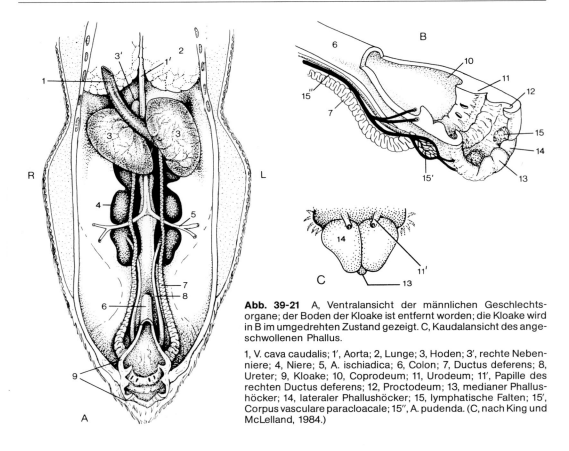

Abb. 39-21 A, Ventralansicht der männlichen Geschlechtsorgane; der Boden der Kloake ist entfernt worden; die Kloake wird in B im umgedrehten Zustand gezeigt. C, Kaudalansicht des angeschwollenen Phallus.

1, V. cava caudalis; 1′, Aorta; 2, Lunge; 3, Hoden; 3′, rechte Nebenniere; 4, Niere; 5, A. ischiadica; 6, Colon; 7, Ductus deferens; 8, Ureter; 9, Kloake; 10, Coprodeum; 11, Urodeum; 11′, Papille des rechten Ductus deferens; 12, Proctodeum; 13, medianer Phallushöcker; 14, lateraler Phallushöcker; 15, lymphatische Falten; 15′, Corpus vasculare paracloacale; 15″, A. pudenda. (C, nach King und McLelland, 1984.)

ist in enge Schlingen gelegt; er begleitet den Ureter zur Kloake, wo er auf einer niedrigen Warze an der Lateralwand des Urodeums mündet (Abb. 39-15/7). Der Samenleiter besitzt an seinem Ende eine leichte Aufweitung (Receptaculum). Während der Periode der geschlechtlichen Aktivität ist der Gang dicht mit Spermatozoa angefüllt, was ihn weiß erscheinen läßt. Das Ejakulat des Hahns beträgt im allgemeinen etwas weniger als 1 ml. Die Samenflüssigkeit entsteht im Hoden und in den Epithelzellen der ableitenden Geschlechtsgänge.

Die Kloake und der Phallus (Cloaca, Phallus)

Das *Coprodeum*, die kranialste Abteilung der Kloake, ist schon beschrieben worden (S. 850). Das *Urodeum* (Abb. 39-15/3), welches kaudal der Plica coprourodealis liegt, wird vom Proctodeum undeutlich durch eine flache, ventral unvollständige Uroproctodealfalte abgegrenzt (/3′).

Die Öffnung des Ureters liegt in der dorsolateralen Wand oberhalb der Papille des Ductus deferens. Bei der Henne nimmt die schlitzförmige Öffnung des Eileiters (/8) eine ähnliche Position auf der linken Seite ein (siehe weiter unten). Ein kleiner Flecken von vaskularisiertem Gewebe (parakloakaler Gefäßkörper, Abb. 39-21/15′) in der Lateralwand des Urodeums produziert vermutlich die Lymphe für das Anschwellen des Phallus.

Das *Proctodeum*, der kurze, am weitesten kaudal gelegene Abschnitt der Kloake, endet am After. Eine kleine Öffnung in der Dorsalwand des Proctodeums führt in die Bursa fabricii (Abb. 39-15/9), eine Anhäufung von lymphatischem Gewebe mit immunologischer Funktion, ähnlich der des Thymus (siehe S. 284). Eine kleine dorsale Glandula proctodealis liegt kaudal der Bursa fabricii (/9′).

Der After stellt einen horizontalen Schlitz dar. Die Ventrallippe des Afters ist von Bedeutung, weil sie auf ihrer Innenseite den nicht vorstülpbaren *Phallus* trägt. Der Phallus besteht aus einem kleinen medianen Höckerchen, das von einem Paar größerer lateraler Phalluskörper flankiert wird (Abb. 39-21/13, 14). Diese treten während des Erektionsstadiums vor und bilden eine Rinne, welche das Ejakulat aus den Samenleitern aufnimmt (/C). Während der Besamung wird der After umgestülpt, und der Phallus wird gegen die weibliche Kloakenschleimhaut gepreßt („Kloakenkuß"). Der Phallus des Truthahns hat ein ähnliches Aussehen wie der des Hahns. Der Ganter und der Erpel haben einen vorstülpbaren Phallus, dieser ist einige Zentimeter lang und kann in die weibliche Kloake eingeführt werden. Er ist dünn, kegelförmig und besitzt eine Spiralrinne, welche den Samen an die Spitze des Phallus lenkt.

Eintagsküken beider Geschlechter besitzen eine winzige Genitalprotuberanz an der Stelle des künftigen Phallus. Ein kaum sichtbarer Unterschied in der Form (bei Hähnen rund und bei Hennen kegelförmig) ermöglicht es, fast alle männlichen Küken kurz nach dem Schlüpfen zu identifizieren.

Die weiblichen Geschlechtsorgane (Organa genitalia feminina)

Die weiblichen Geschlechtsorgane bestehen aus dem Eierstock (Ovarium) und dem Eileiter (Legedarm, Oviductus). Beim Vogel sind gewöhnlicherweise nur die linken weiblichen Geschlechtsorgane funktionstüchtig; die rechten werden zwar angelegt, bilden sich aber später zurück. Der Eileiter des Vogels stellt im Gegensatz zu seinem nominellen Gegenstück beim Säugetier (Tuba uterina) den gesamten Geschlechtstrakt dar und erstreckt sich vom Ovar bis zur Kloake.

Der Eierstock (Ovarium)

In den ersten fünf Monaten nach dem Schlüpfen entwickelt sich der Eierstock von einem kleinen unregelmäßigen Gebilde mit fein granulierter Oberfläche zu einem Organ, in welchem einzelne Follikel beobachtet werden können. Diese nehmen sodann rasch an Zahl und Größe zu, bis einige von ihnen einen Durchmesser von mehreren Zentimetern aufweisen (Abb. 39-16/7'). Der funktionstüchtige Eierstock ähnelt einer Weintraube, er ist breitflächig mit dem kranialen Abschnitt der linken Niere verbunden. Er enthält mehrere tausend Follikel – das ist weit mehr als die produktivste Henne jemals an Eiern (ca. 1500) legen kann. Die größeren Follikel sind gestielt und stehen mit dem Magen, der Milz und den Darmeingeweiden in Kontakt. Jeder Follikel besteht aus einer großen dottergefüllten Ovozyte, die von einer stark vaskularisierten Follikelwand umgeben ist. Kurz vor der Ovulation wird in der dem Stiel gegenüberliegenden Wand eine gefäßlose weiße Zone (Stigma) sichtbar, diese reißt während der Ovulation ein (Abb. 39-22/2). Der leere Follikel (Calix) bildet sich nach erfolgter Ovulation zurück und verschwindet innerhalb weniger Tage. Ein Gelbkörper wird nicht ausgebildet, da die Embryonalentwicklung außerhalb des mütterlichen Körpers stattfindet. In dem Augenblick, wo das Ei gelegt ist, haben die Geschlechtsorgane ihre Aufgabe erfüllt.

Der Eileiter (Oviductus)

Der Eileiter hat eine wesentlich größere funktionelle Bedeutung als sein Name vermuten läßt. Er leitet nicht nur die befruchtete Eizelle zur Kloake, sondern fügt derselben auch große Mengen an Nährstoffen zu und trägt zum Schutz des Embryos bei, indem er das Ei mit Membranen und einer Eischale ausstattet. Er geleitet Samenzellen zum Zwecke der unmittelbaren Befruchtung in das Infundibulum bzw. speichert Samen für eine spätere Verwendung. Eine Besamung reicht aus, um sämtliche, in den folgenden zehn Tagen produzierten Eier zu befruchten.

Der Eileiter (Abb. 39-22/3–7) kann entsprechend seiner unterschiedlichen Funktionen in ein Infundibulum, Magnum, einen Isthmus, Uterus und eine Vagina unterteilt werden; der Uterus und die Vagina entsprechen freilich nicht den bei den Säugern entsprechend benannten Organen. Der Eileiter nimmt den dorsalen Bereich der Körperhöhle in Anspruch, wo er mit der Niere, den Darmeingeweiden und dem Muskelmagen in Kontakt steht. Er stellt ein massives Knäuel dar, das im funktionstüchtigen Zustand 60 cm lang ist (was der doppelten Körperlänge entspricht). Bei nicht geschlechtsreifen Tieren und während der Mauser (außerhalb der Legeperiode), ist das Organ stark zurückgebildet. Der Eileiter ist am Dach der Körperhöhle durch eine peritoneale Falte (Mesoviductus) befestigt, einige Schlingen werden durch die ventrale Fortsetzung des Mesoviductus, dem gut ausgebildeten muskulösen ven-

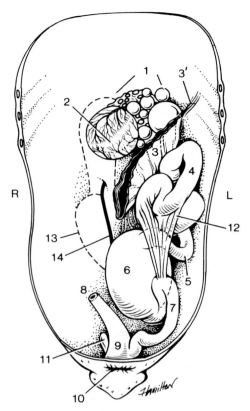

Abb. 39-22 Ventralansicht der Geschlechtsorgane einer Henne in der Legeperiode; halbschematisch.

1, Ovar; 2, Stigma auf dem reifen Follikel; 3, Infundibulum; 3′, Befestigung des Infundibulums an der Körperwand; 4, Magnum; 5, Isthmus; 6, Uterus mit Ei; 7, Vagina; 8, Colon; 9, Kloake; 10, After; 11, Rest des rechten Eileiters; 12, freier Rand des ventralen Haltebands des Eileiters; 13, Umrisse der rechten Niere; 14, rechter Ureter.

tralen Halteband, aufgehängt (/12). Die Wand des Eileiters besteht aus den bekannten Schichten: Serosa, Tunica muscularis (aufgebaut aus einer äußeren spiraligen und einer inneren zirkulären Schicht), schwache Submucosa, Tunica mucosa mit zahlreichen Drüsen.

Das kraniale Ende wird durch das 7 cm lange *Infundibulum* (/3) gebildet, das aus einem breiten und einem schmalen, röhrenförmigen Teil besteht. Der breite Teil ist dünnwandig und gestreckt, er bildet die schlitzförmige, einige Zentimeter breite Öffnung des Infundibulums (Ostium infundibuli); seine laterale Seite ist in der Nähe der letzten Rippe mit der Körperwand verbunden. Das Ostium steht mit dem linken abdominalen Luftsack derart in Verbindung, daß es die aus dem Follikel kommenden Ovozyten leicht aufnehmen kann. Die Ovozyte passiert das Infundibulum in ca. 15 min. Diese Zeit reicht aus, um in den Drüsen die chalazentragende Schicht, eine schmale Zone zähflüssigeren Albumins, welche direkt auf dem Dotter liegt, zu bilden. Bei den Chalazae (Hagelschnüre) handelt es sich um aufgedrehte Eiweißmembranen, die den Dotter in der Schwebe halten und ihn in die Lage versetzen, sich im Ei so zu bewegen, daß die Keimscheibe stets nach oben zu liegen kommt. Die Hagelschnüre entwickeln sich zum Teil auch im weiter distal gelegenen Teil des Eileiters (Abb. 39-23/3′).

Das stark aufgeknäuelte Magnum (Abb. 39-22/4) mißt etwa 30 cm und stellt den längsten Abschnitt des Eileiters dar. Seine Wände tragen grobe Schleimhautfalten. Diese sind durch die Drüsen, welche dem Ei über die Hälfte des Gesamteiklars beifügen, verdickt. Im distalen Ende des Magnums sind die Schleimhautfalten niedriger und das Sekret ist mehr mukös. Das Ei braucht ca. 3 Stunden zur Passage dieses Abschnitts.

Der *Isthmus* (/5) ist ca. 8 cm lang, er hebt sich gegen das Magnum durch eine schmale drüsenlose (durchscheinende) Zone ab. Er hat einen geringen Durchmesser und niedrigere Falten als das Magnum. Seine Drüsen sezernieren mehr Eiweiß und eine rasch erstarrende Substanz, aus dieser entstehen die zwei homogenen Membranen der Schalenhaut, die zwischen Eiklar und Eischale liegt. Das Ei braucht ca. 1 Stunde, um diesen Abschnitt zu passieren.

Der *Uterus* (Schalendrüse; /6) ist eine dünnwandige leicht vergrößerte Kammer, er ist ca. 8 cm lang. Seine Schleimhaut besitzt viele niedrige Falten und Kämme, die sich gegen das Ei, welches sich hier etwa 20 Stunden aufhält, abplatten. Im Uterus wird außerdem etwas dünnflüssiges Eiklar durch die permeable Schalenhaut hinzugefügt, um das Ei prall anzufüllen. Diesem Vorgang folgt die Produktion der Kalkschale, der Schalenpigmente und der glänzenden Außenschicht (Cuticula).

Die *Vagina* (/7) schließlich ist eine muskulöse, S-förmige Röhre, welche vom fertigen Ei in wenigen Sekunden passiert wird, bevor es dann gelegt wird. Der Übergang zwischen Uterus und Vagina wird durch einen Sphinkter markiert. Schleimhautkrypten in der Region des Sphinkters dienen der Speicherung von Spermien. Die Vagina endet mit einer schlitzförmigen Öffnung in der Lateralwand des Urodeums. Während der

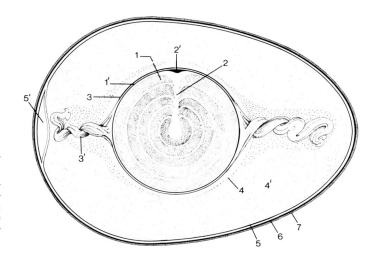

Abb. 39-23 Halbschematische Darstellung des befruchteten Eis.

1, Dotter; 1', Dottermembran; 2, Latebra; 2', Keimscheibe; 3, hagelschnurtragende Schicht; 3', Hagelschnüre; 4, 4', dünnflüssiges Eiklar; 5, innere und äußere Schalenhaut; 5', Luftblase; 6, Eischale; 7, Kutikula.

Eiablage (stumpfes Ende vorneweg) schiebt sich die Vaginalöffnung durch den After, um den Kontakt zu den Fäzes auszuschließen.

Ein Überbleibsel des rechten Eileiters (/11) wird auf der rechten Seite der Kloake gefunden; es kann zystisch entartet und vergrößert sein.

Die Körperhöhle

Nachdem die Organe und die Luftsäcke beschrieben worden sind, soll nun eine kurze Darstellung der Aufteilung der Körperhöhle folgen. Es gibt bei Vögeln kein die Organe der Brusthöhle von denen der Bauchhöhle trennendes Zwerchfell. Dennoch wird die gemeinsame Körperhöhle im kranialen Bereich durch ein horizontales Septum und zwei schräge Septen in drei Abschnitte unterteilt. Diese Septen sind dünn und durchsichtig, enthalten aber dennoch etwas Bindegewebe. Das horizontale Septum weist an seiner Peripherie sogar etwas Muskelgewebe auf. Das schräge Septum wird gewöhnlicherweise während der Präparation der Bauchhöhle zerstört.

Das *horizontale Septum* (Septum horizontale) ist lateral an den Rippen und medial an den Körpern der Brustwirbel angeheftet; kaudal steht es mit dem schrägen Septum in Verbindung. Es bildet die Ventralfläche zweier Höhlen, welche lateral und dorsal durch die Rippen und Brustwirbel begrenzt werden. Diese Hohlräume beherbergen die Lungen.

Das größere *schräge Septum* (Septum obliquum) ist ventral am Sternum, lateral an der sechsten und siebten Rippe und dorsal am horizontalen Septum und den Brustwirbeln befestigt. Es bildet die kaudoventrale Wand zweier Hohlräume, die dorsal durch das horizontale Septum und lateral durch die Brust- und Bauchwand begrenzt sind. Dieser Teil der Körperhöhle beherbergt die Brustluftsäcke und die Thorakalteile der Hals- und Schlüsselbeinluftsäcke.

Der größte der drei Körperhöhlenabschnitte liegt kaudal des schrägen Septums. Er ist dorsal durch das Becken, dorsokranial durch das Septum obliquum und ventral durch den kaudalsten Abschnitt des Sternums und der Brustmuskeln begrenzt. Er enthält das Herz, die Leber, die Milz, den Magendarmtrakt, den Urogenitaltrakt und die Bauchluftsäcke. Dieser Abschnitt wird durch Gekröse und Bauchfellfalten weiter unterteilt, was zu einer Aufteilung in einzelne Kompartimente führt. Eine Beschreibung dieser Abteilungen würde den Rahmen dieses Buches sprengen.

Ausgewählte endokrine Drüsen

Die paarig angelegte *Schilddrüse* (Glandula thyroidea) (Abb. 39-24/5) des Huhns ist braunrot, oval und über 10 mm lang bzw. 5 mm breit. Bei Wellensittichen, bei denen Schilddrüsenerkrankungen ein großes Problem darstellen, sind die Schilddrüsen blaß rosarot gefärbt und 2–3 mm lang bzw. 1–2 mm breit. Die Schilddrüsen liegen im Bereich des Eingangs in die Brusthöhle, kaudal des Kropfs sind sie der A. carotis communis, der V. jugularis und dem N. vagus (welcher die Vene begleitet) dicht benachbart – genauer ge-

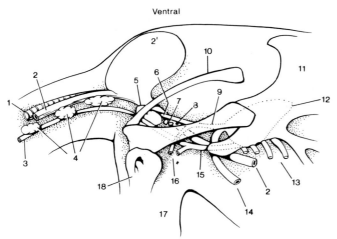

Abb. 39-24 Grenze zwischen Hals und Rumpf von rechts, halbschematisch. Die linke Seite der Zeichnung zeigt nach kranial.

1, Trachea; 2, Ösophagus; 2', Kropf; 3, rechte V. jugularis; 4, Thymus; 5, Schilddrüse; 6, rechte A. carotis communis; 7, Nebenschilddrüsen; 8, ultimobranchialer Körper; 9, rechte A. brachiocephalica; 10, Schlüsselbein; 11, Brustbein; 12, Herzposition; 13, Brustbein; 14, Aorta descendens; 15, rechte V. cava cranialis; 16, A. und V. subclavia; 17, Flügel; 18, Humerus.

sagt liegen sie unmittelbar kranial der Stelle, wo diese Gefäße mit den Aa. bzw. Vv. subclaviae zusammentreffen (/16). Ihre Farbe unterscheidet sie von den etwas mehr ins Beige gehenden Lappen der Thymusdrüse.

Die *Nebenschilddrüse* (Glandula parathyroidea) (/7), von der es zwei oder drei Läppchen auf jeder Seite gibt, sind sehr klein (1–3 mm), sie haben eine gelblichbraune Farbe und liegen unmittelbar kaudal der Schilddrüse; ein Läppchen kann mit der Schilddrüse verbunden sein. Die noch kleinere rosafarbene *Gl. ultimobranchialis* (/8) liegt neben der Glandula parathyroidea.

Die *Nebennieren* (Glandulae adrenales) (Abb. 39-21/3') sind gelbbraun gefärbt, oval oder dreieckig und 13 mm lang bzw. 8 mm breit. Beide

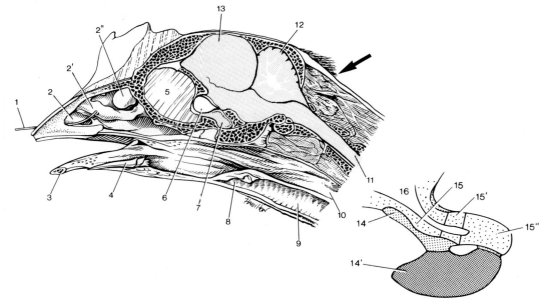

Abb. 39-25 Medianschnitt durch den Kopf mit einer Ausschnittsvergrößerung der Hypophyse (Nebenbild). Der Pfeil weist auf den Zugang zum Foramen magnum. Hier kann man zum Zwecke der Euthanasie eine Injektion ins Gehirn vornehmen.

1, Sonde im Nasenloch; 2, 2', 2'', rostrale, mittlere und kaudale Nasenmuschel (concha nasalis); 3, Mandibula; 4, Zunge; 5, Septum interorbitale; 6, Chiasma opticum; 7, Hypophyse (siehe auch Nebenbild); 8, Larynx; 9, Trachea; 10, Ösophagus; 11, Medulla spinalis; 12, Cerebellum; 13, Cerebrum; 14, 14', Pars tuberalis und Pars distalis der Adenohypophyse; 15, 15', 15'', Eminentia mediana, Infundibulum und Lobus nervosus der Neurohypophyse; 16, dritter Ventrikel.

Drüsen liegen am kranialen Pol der entsprechenden Niere, ventral stehen sie mit dem Ovar (bzw. Nebenhoden) in Verbindung.

Die *Hypophyse* (Hypophysis) (Abb. 39-25/7) liegt unterhalb des Diencephalons in der Fossa hypophysialis der Schädelbasis. Die Drüse ähnelt in ihrer Form und Aufteilung (Adeno-Neurohypophyse) der Hypophyse der Säugetiere.

Das Kreislaufsystem (Systema cardiovasculare)

Das Herz (Cor)

Das Vogelherz besitzt vier Kammern und gleicht bis auf einige Besonderheiten dem des Säugers. Es ist jedoch, bezogen auf den Gesamtkörper, wesentlich größer. Seine Schlagfrequenz und damit sein Blutausstoß ist ebenfalls viel größer. Seine Form ist konisch, wobei die Herzspitze nur durch den linken Ventrikel gebildet wird. Das Herz liegt im Thorax kranial zwischen den beiden Leberlappen (Abb. 39-11/8). Es ist mit dem Sternum durch das bindegewebige Perikard verbunden.

In das rechte Atrium münden eine rechte und linke Vena cava cranialis und eine einzige Vena cava caudalis. Die Valva atrioventricularis dextra wird durch eine Muskelplatte ohne Chordae tendinae gebildet. Der dünnwandige rechte Ventrikel umgreift den linken Ventrikel in der Weise, daß sein Lumen im Querschnitt halbmondförmig erscheint. Die Venae pulmonales vereinigen sich zu einem Gefäßstamm, bevor sie in das linke Atrium münden. An der Mündungsstelle ist eine Klappe ausgebildet. Die Valva atrioventricularis sinistra hat zwei Zipfel, welche an den Chordae tendineae befestigt sind. Der dickwandige linke Ventrikel (Abb. 39-18/5) hat die Form eines spitz auslaufenden Zylinders. Muskelbalken in seinem Inneren geben dem Querschnitt ein rosettenförmiges Aussehen. Man kann zur Blutgewinnung eine Herzpunktion vornehmen, dies ist jedoch bei kleineren Vögeln gefährlich.

Arterien

Noch im Bereich des Herzens gibt die Aorta eine linke und rechte A. coronaria und den Truncus brachiocephalicus ab. Der Truncus teilt sich gleich darauf in eine rechte und linke A. brachiocephalica, von denen je eine A. carotis communis in Richtung Hals sowie je eine A. subclavia für die Flügel abgeht (Abb. 39-11/8', 8''). Im Bereich des Thoraxeingangs ziehen die beiden Aa. carotides communes als Aa. carotides internae dicht nebeneinander und unmittelbar ventral der Halswirbelkörper liegend nach kranial (Abb. 39-10/6'). Die A. subclavia gibt einen Truncus pectoralis für die Brustmuskulatur und das Sternum ab, bevor sie entlang des Humerus in den Flügel zieht. Die *Aorta* entläßt während ihres Verlaufs entlang der Wirbelsäule folgende große Äste: A. coeliaca (Magen, Milz, Leber, Darm; Abb. 39-20/2), A. mesenterica cranialis (Darm; /3), A. renalis cranialis (Niere, Gonade; /5), A. iliaca externa (Oberschenkel; /12), A. ischiadica (Niere, Ovidukt, Hintergliedmaße; /18), und A. mesenterica caudalis (Darm, Kloake). Die Aorta endet, indem sie den Ovidukt, das Becken und den Schwanz versorgt.

Venen

Die beiden *kranialen Hohlvenen* (Abb. 39-11/7) begleiten die Aa. brachiocephalicae und geben Äste (Venae jugulares, Vv. subclaviae) an den Hals und den Kopf, die Brust und die Flügel ab. Die rechte Vena jugularis ist immer stärker als die linke, man vermag sie durch die Haut zu sehen und sie kann bei Vögeln, die in der Mitte des Halses eine federfreie Zone besitzen, zur Blutentnahme herangezogen werden (Abb. 39-10/6). Viele kleine Ziervögel besitzen keine linke V. jugularis. Die V. cutanea brachialis (sog. Flügelvene), welche auf der Ventralseite des ausgespannten Flügels liegt, ist ebenfalls zur Blutentnahme verwendbar (Abb. 39-8/9). Für die Gewinnung einer kleinen Menge Blutes kann eine Kralle kurzgeschnitten oder der Kamm punktiert werden.

Die *Vena cava caudalis* ist für den Blutabfluß aus der Leber, den Nieren, den Gonaden und dem Ovidukt verantwortlich. Sie endet ventral der Nieren indem sie je eine V. iliaca communis für das Becken und die Hintergliedmaße abgibt (Abb. 39-20/13). Wie schon auf S. 857 dargestellt, strömt ein Teil des Blutes, das aus dem Becken und der Hintergliedmaße kommt, durch die Niere (Nierenpfortadersystem) bevor es in die V. cava caudalis gelangt. Blut aus dem Gastrointestinaltrakt erreicht die Leber auf dem Wege der rechten und linken *Vena portalis hepaticae*, welche in den entsprechenden rechten bzw. linken Leberlappen münden.

Die linke Vene ist für den linken und ventralen Teil des Magens zuständig. Die rechte, wesentlich größere Vene leitet das Blut aus dem rechten und dorsalen Magenabschnitt und der Milz sowie dem gemeinsamen Stamm der kranialen und kaudalen Mesenterialvene ab. Die V. mesenterica caudalis, welche mit dem kaudalen Ende des Nierenpfortadersystems (/22) verbunden ist, transportiert ebenfalls eine beträchtliche Menge Blut in Richtung Niere. Auf diese Weise kann Blut aus dem Gastrointestinaltrakt zum Herzen gelangen, ohne die Leber zu durchfließen.

Lymphatische Strukturen

Nur die Gans und die Ente besitzen Lymphknoten – und zwar je ein Paar Lnn. cervicothoracici am Eingang in die Brusthöhle und Lnn. lumbales in der Nähe der Nieren.

Vögel besitzen wesentlich weniger *Lymphgefäße* als die Säugetiere. Die Lymphgefäße begleiten die Blutgefäße, sie besitzen Klappen, ihre Wände sind in Intervallen mit zahlreichen Lymphfollikeln ausgestattet. Die Lymphe wird bis in die Gegend des Brusteingangs befördert, wo sie dann in die Vv. cavae craniales fließt.

Obgleich es echte Lymphknoten nicht gibt, kommt dennoch in den verschiedensten Organen (Leber, Pankreas, Lunge und Niere) viel lymphoides Gewebe in Form von Solitärlymphknötchen *(Lymphonoduli solitarii)* vor. Im Mundrachen und im Darm sind Platten von Lymphknötchen *(Lymphonoduli aggregati)* zu beobachten. Im Blinddarm ist eine solche Platte (Tonsilla caecalis; Abb. 39-13/10 und S. 849) besonders gut ausgebildet.

Der *Thymus* besteht aus mehreren separaten Lappen, welche entlang der Vv. jugulares (Abb. 39-10/9) liegen. Die Lappen sind in Läppchen unterteilt, die aus einer dunklen Rindenschicht und einer hellen Markschicht bestehen. Der Thymus ist beim Jungtier am besten entwickelt, er bildet sich mit dem Beginn der Geschlechtsreife zurück.

Die Lage der *Bursa cloacalis* (Bursa fabricii) ist schon beschrieben worden (S. 858; Abb. 39-15/9). Die Bursa besteht aus einer gelappten Wand, welche ein unregelmäßiges Lumen umgibt; die Wandläppchen ähneln denen des Thymus. Die Bursa bildet sich vom dritten Lebensmonat an allmählich zurück. Beim erwachsenen Tier bleibt ein kleines Knötchen übrig.

Die Lage und Form der *Milz* ist bereits dargestellt worden (S. 851; Abb. 39-16/5). Ihr Aufbau entspricht dem der Säugetiere, allerdings ist der Unterschied zwischen roter und weißer Pulpa weniger deutlich.

Nervengewebe und Sinnesorgane (Systema nervosum, Organa sensoria)

Gehirn und Rückenmark (Encephalon, Medulla spinalis)

Das Gehirn ist klein, kaum größer als ein Auge (Abb. 39-25). Die *Großhirnhälften* sind birnförmig; ihre spitz auslaufenden Rostralenden (Bulbi olfactorii) sind zwischen den beiden großen Augenhöhlen eingeschoben. Verglichen mit den Verhältnissen beim Säuger sind die Hemisphären relativ klein und glatt. Rechte und linke Hemisphäre werden durch eine mediane Fissur (Fissura longitudinalis cerebri) voneinander getrennt, zwischen Großhirn und Kleinhirn liegt eine querverlaufende Fissur (Fissura transversa cerebri). An der Kreuzungsstelle dieser beiden Fissuren kann ein Teil der Epiphysis gesehen werden. Die *Sehlappen* (Lobi optici), welche den Colliculi rostrales der Säuger entsprechen, liegen kaudoventral der Hemisphären. Sie sind außerordentlich groß – entsprechend der Entwicklung der Augen – und von dorsal und ventral deutlich zu sehen. Die Sehnervenkreuzung (Chiasma opticum) (/6) ist ebenfalls vergleichsweise groß (die kleinen Riechkolben deuten auf einen schwach entwickelten Geruchssinn). Das *Cerebellum* (/12) ist auch relativ groß, es besteht im wesentlichen aus einem zentralen Körper, der dem Vermis der Säuger homolog ist, und zwei kleinen lateralen Anhängseln (Flocculi).

Eine Besonderheit des *Rückenmarks* ist ein glykogenreicher, gelatinöser Körper in der Dorsalfläche der Intumescentia lumbosacralis; er mißt 3×5 mm und darf nicht mit einer Verletzung verwechselt werden.

Einige periphere Nerven

Periphere Nerven sind in der Regel weiß, sie zeigen eine schwache Querstreifung und sind gleichmäßig breit. Die Marek'sche Geflügellähme (neurale Lymphomatosis) verändert das Aussehen besonders der Nerven der Extremitäten. Die im folgenden abgehandelten Nerven werden bei Sektionen gewöhnlicherweise untersucht.

Die *Halsnerven* treten zwischen der Halsmuskulatur hervor und ziehen im rechten Winkel zum Hals an die Haut (Abb. 39-10/4'). Der *Vagus* (/6) begleitet die V. jugularis. (Der Truncus sympathicus des Halses liegt in der Tiefe der Muskulatur.) Der Vagus wird auf der dorsalen Fläche des Drüsenmagens (Abb. 39-14/3) wieder sichtbar. Der *Plexus brachialis* tritt auf beiden Seiten der Halsmuskulatur zu Tage, wenn die Speiseröhre, die Trachea und die kranial des Herzens gelegenen großen Gefäße zur Seite geschoben werden. Die meisten Nerven ziehen ventral der Skapula und kaudal des Humerus an den Flügel. Die *Interkostalnerven* sind nach Entfernung der Lungen zu erkennen. Die *Nerven der Darmeingeweide* (/14) begleiten die Äste der A. und V. mesenterica cranialis. Nerven des *Plexus lumbalis* und *Plexus subvertebralis synsacralis* ziehen durch das Nierengewebe, welches zu ihrer Darstellung entfernt werden muß (Abb. 39-20/10, 17). Schließlich kann der *N. ischiadicus* auf der Medialfläche der Oberschenkel, nach Entfernen zweier dünner Muskeln dargestellt werden (Abb. 39-14/15).

Das Auge (Organum visus)

Obgleich die Form des Augapfels sich leicht von der kugeligen Gestalt des Säugerauges unterscheidet, ist doch der allgemeine Aufbau derselbe (Abb. 39-26). Der Augapfel füllt die Orbita fast vollständig aus und hat daher nur wenig Bewegungsfreiheit, dieser Mangel wird durch die Länge des Halses und das sehr bewegliche Atlantookzipitalgelenk kompensiert.

Das untere Augenlid ist größer und beweglicher als das obere. Das dritte Augenlid hat eine verstärkte freie Kante, es ist durchsichtig und scheint – wenn es über die Cornea gezogen wird – den Sehvorgang nicht zu beeinträchtigen. Die Sekrete der Tränendrüse und der Drüse des dritten Augenlids verlassen den Konjunktivalsack durch zwei punktförmige Öffnungen, welche in einen geräumigen Ductus nasolacrimalis münden. Die obere Öffnung ist erstaunlich groß.

Die *Kornea* ist dünn und stark gekrümmt. Ihr kleiner Durchmesser steht in keinem Verhältnis zu dem großen Augapfel. Die *Sklera* wird durch eine Lage Knorpelgewebe verstärkt, in der Nähe der Kornea wird dieses zu einem Ring feiner Knochenplättchen umgeformt (/1'). Ein Tape-

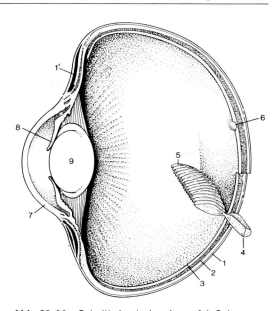

Abb. 39-26 Schnitt durch den Augapfel; Schema.
1, Sklera; 1', Ring der skleralen Knochenplättchen; 2, Choroidea; 3, Retina; 4, Sehnerv; 5, Pecten; 6, Fovea centralis; 7, Cornea; 8, Iris; 9, Linse.

tum lucidum ist nicht ausgebildet. Die *Iris* ist gelbbraun gefärbt, sie wird während der Legeperiode blasser. Sie umgibt eine runde Pupille, welche durch die Aktion der *quergestreiften* Sphinkter- und Dilatatormuskeln rasch ihre Größe verändern kann. Dennoch spricht die Vogeliris erstaunlich wenig auf Lichteinfall an. Die *Retina* besitzt keine Blutgefäße. Sie weist eine bemerkenswerte Vorstülpung (Pecten; /5) oberhalb des N. opticus auf. Bei dieser handelt es sich um eine gefaltete schwarz gefärbte Leiste, welche in den Glaskörper hineinragt; sie ist reich mit Blutgefäßen versorgt und spielt möglicherweise bei der Ernährung der Retina eine Rolle. Die extraokulären Muskeln sind denen der Säugetiere ähnlich, doch fehlt ein M. retractor bulbi.

Das Ohr (Auris)

Der Vogel besitzt keine Ohrmuscheln. Das *äußere Ohr* besteht nur aus dem äußeren Gehörgang, welcher sich an der Seite des Kopfes unter dem Schutz einiger kleiner Federn öffnet. Der Gang ist kurz und gerade, sodaß man die relativ große Membrana tympani leicht untersuchen kann (sie kann leicht verletzt werden). Ventral der äußeren Ohröffnung befindet sich ein Lappen, der ähnlich gebaut ist wie der Kamm bzw. der Kehllappen (Abb. 39-1/4). Das *Mittelohr* erinnert an das der Säuger. Das Trommelfell ist über die Columella und assoziierte Knorpel mit der Fenestra vestibuli verbunden; über diese Einrichtung werden Schwingungen des Trommelfells an die Perilymphe des Innenohrs weitergegeben. Die Columella ist das Homolog des Steigbügels der Säuger, sie ist ein feines knöchernes Stäbchen, das an beiden Enden breiter wird; die mediale Verbreiterung (Fußplatte) verschließt die Fenestra vestibuli. Die Struktur und die Unterteilung des Innenohrs entspricht den Verhältnissen beim Säugetier. Eine relativ dicke Lage von Sinneszellen scheint die Kürze des Ganges zu kompensieren.

Ausgewählte Literatur

Baumel, J. J. (ed.): Nomina Anatomica Avium: An Annotated Anatomical Dictionary. New York, Academic Press, 1979.

Canfield, T. H.: Sex determination of day-old chicks. Poult. Sci. 19: 235–238, 1940.

Fedde, M. R.: Respiration in birds. In: Swenson, M. J. (ed.): Duke's Physiology of Domestic Animals, 10th ed. Ithaca, Cornell University Press, 1984, pp. 255–261.

Habermehl, K. H.: Altersbestimmung bei Haus- und Labortieren. 2nd ed. Berlin, Paul Parey, 1975.

Harrison, G. J.: Endoscopic examination of avian gonadal tissues. Vet. Med. [SAC] 73: 479–484, 1978.

King, A. S.: The urogenital system. In: Getty, R. (ed.): Sisson and Grossman's The Anatomy of the Domestic Animals, 5th ed. Philadelphia, W. B. Saunders Company, 1975.

King, A. S., and *J. McLelland:* Birds – their structure and function, 2nd ed. London, Baillière Tindall, 1984.

King, A. S., and *J. McLelland:* Form and Function in Birds, Vols. 1–3. London, Academic Press, 1979–1985.

King, A. S., and *V. Molony:* The anatomy of respiration. In: Bell, D. J., and B. M. Freemon (eds.): The Physiology and Biochemistry of the Domestic Fowl. Vol. 1. New York, Academic Press, 1971, p. 109.

Kronberger, H.: Anatomische und physiologische Grundlagen der Diagnostik und Therapie von Erkrankungen der Vögel. Monatsh. Veterinärmed. 13: 505–508, 1977.

Lowenstine, L. J.: Avian anatomy and its relation to disease processes. Proceedings of the Meeting of the Association of Avian Veterinarians, San Diego, June 1983.

Lucas, A. M., and *P. R. Stettenheim:* Avian Anatomy: Integument, Parts I and II. Agriculture Handbook 362. Washington, D.C., U.S. Government Printing Office, 1972.

McKibben, J. S., and *G. J. Harrison:* Clinical anatomy with emphasis on the Amazon parrot. In: Harrison, G. J., and L. R. Harrison (eds.): Clinical Avian Medicine and Surgery, Including Aviculture. Philadelphia, W. B. Saunders Company, 1986, pp. 31–66.

Satterfield, W. C., and *R. B. Altman:* Avian sex determination by endoscopy. Am. Assoc. Zool. Vet. Ann. Proc., Honolulu, 1977, p. 45–48.

Schultz, D. J.: Avian physiology and its effect on therapy. Proc. No. 55: Refresher course for veterinarians on aviary and caged birds. Sydney, University of Sydney, 1981, p. 475.

Shively, M. J.: Xerographic anatomy of the pigeon: Columbia livia domestica. Southwest. Vet. 35: 101–111, 1982.

Watanabe, T.: Comparative and topographical anatomy of the fowl. VII. On the peripheral courses of the vagus nerve in the fowl. (In Japanese.) Jpn. J. Vet. Sci. 22: 145–154, 1960.

Sachregister

Bis auf wenige Ausnahmen sind die im Sachregister enthaltenen Begriffe unter Substantiven aufgeführt.
Den Seitenangaben vorangestellte Abkürzung bezeichnet die verschiedenen Haustiere wie folgt:

Flfr., Fleischfresser; Pfd., Pferd; Schw., Schwein; Wdk.; Wiederkäuer; V., Vögel.

Seitenangaben, denen keine Abkürzungen vorangestellt sind, beziehen sich auf die ersten zehn Kapitel, für die der Hund als Modell diente.

Abdomen Schw. 809–813
– Bau Pfd. 550
– Bauchwand 809 ff
– – Schichten Pfd. 554, Schw. 812
– Blutversorgung Pfd. 555, Schw. 813
– Canalis inguinalis Pfd. 554, Schw. 812
– Eingeweidetopographie Pfd. 555f, 582
– Innervation 354
– Leistenkanal Pfd. 554
– Lymphabfluß Schw. 813, 820
– Lymphdrainage Pfd. 564
– Oberflächenanatomie Pfd. 550
– Organe Schw. 814ff
– Rektaluntersuchung Pfd. 587, Schw. 826
– Struktur, Oberfläche Flfr. 455
Abduktion 22
Abomasum Wdk. 699f
Acetabulum 51
Acromion 82
Acropodium 81
Adamsapfel 168
Adduktion 22
Adenohypophyse 232, 332f
Adhaesio interthalamica 314
Aditus laryngis 171
Adrenalin 236
Afterklaue Wdk. 771, Schw. 833
Afterkralle Flfr. 493
After-Schwanzband Pfd. 574, Schw. 824
Akkommodation 370
Akupressur Pfd. 510
akzessorische Geschlechtsdrüsen Pfd. 585f
Ala atlantis 40
Alarplatte 299, 300
Allantois 162, 187
Allantoisblase 187
Allantoisgang 187, 274
Alpha-Neurone 27
Altersbestimmung, Fetus Flfr. 480, Pfd. 583
– Zähne, Hund 419
– – Katze 421

– – Pferd 522f
Altersschätzung Wdk. 660
Amnion Pfd. 583
Amnionhöhle Pfd. 583
Ampulla ductus deferentis 208, Pfd. 585, Wdk. 739
– recti Pfd. 573
– tubae uterinae 219, Pfd. 576f
Amygdala 319
Analbeutel, 147, 404
Analkanal 146, 162, Flfr. 475, Pfd. 573
Analmembran 187
Anastomose, arteriovenöse 257
– – Haut 393
Anatomie, topographische 3, 5
– systematische 3
Anencephalie 297
Angiologie 238
Angulus iridocornealis 365f, 369
Anoestrus 217
Ansa proximalis coli Wdk. 706
Ansatzlinie, Pleura Schw. 806
antiklinaler Wirbel Flfr. 436
Antitrochanter V. 843
Antrum folliculi 225
Anulus fibrosus 45
– inguinalis profundus Pfd. 552 554
– – superficialis Pfd. 552, 554
– praeputialis Pfd. 586
– tympanicus 381
– vaginalis Schw. 812
Anus Flfr. 474, Pfd. 571, 573f, Wdk. 719
Aorta 262, Flfr. 450, 453, V. 863
– abdominalis 267
– thoracica 267
Aortenbogen 261f
Apertura nasomaxillaris Pfd. 513
Apparatus urogenitalis 183
Apteriae V. 838
Aquaeductus mesencephali 302, 312
Arachnoidea 337
Arbor vitae, Cerebellum 311
Archicerebellum 311
Archipallium 317f, 321
Arcus ischiadicus 51

– palatoglossus 115, 130
– palatopharyngeus 129, 131
– terminalis Pfd. 642
– veli palatini 129
– zygomaticus 68
Area cribrosa 200
Arteria abdominalis cranialis Schw. 813
– alveolaris inferior 266
– antebrachialis superficialis cranialis 264
– antebrachiocarpea 86, 89
– arcuata 200
– auricularis caudalis 266
– axillaris 263, Pfd. 618, Wdk. 771
– brachialis 263, Pfd. 618, Wdk. 771, Schw. 834
– – superficialis 264
– brachiocephalica V. 863
– bronchooesophagea 267
– bulbi penis 215
– caecalis 268
– carotis communis 132, 265, Flfr. 429, Pfd. 532, Wdk. 667, V. 863
– – externa 265
– – interna 239, 265, 341, V. 863
– carpometacarpea 86, 89
– caudalis femoris distalis Pfd. 642
– – mediana Schw. 804
– centralis retinae 368, 377
– – cerebelli 341
– cerebri 341
– cervicalis profunda 262
– – superficialis 263
– (Aa.) ciliares 377
– circumflexa femoris lateralis 269 Pfd. 642
– – – medialis Pfd. 642
– – humeri caudalis Pfd. 619
– – – cranialis Pfd. 619
– – ilium profunda 268, Pfd. 555, Schw. 813
– clitoridis 271
– coeliaca 141, 147, 151, 267, Wdk. 703, 706, V. 863
– colica dextra 268, Pfd. 564
– – media 268, Pfd. 564

Sachregister

- – sinistra 268, Pfd. 564
- collateralis radialis Pfd. 619
- – ulnaris 264, Pfd. 619
- coronaria 248
- costotransversaria 48
- (Aa.) costosternales 49
- cricoarytenoidea 168f
- cricothyroidea 168
- (Aa.) digitales 265
- – – dorsales communes 264
- – palmares communes (II + III) 265, Pfd. 619
- digitalis palmaris lateralis Pfd. 619
- – – medialis Pfd. 619
- – – plantaris lateralis Pfd. 642
- – – – medialis Pfd. 642
- dorsalis penis 215, 271, Flfr. 484, Wdk. 742
- epigastrica caudalis 269, Flfr. 458, Schw. 813
- – – cranialis 263, Flfr. 458
- ethmoidalis 378
- facialis 266, Pfd. 512, Wdk. 652
- femoralis 269, Pfd. 642, Wdk. 784, Schw. 835
- femoropatellaris 103
- femorotibialis 102
- (Aa.) gastricae breves 267
- gastrica dextra Flfr. 463
- – – sinistra 267, Flfr. 463, Wdk. 703
- gastroduodenalis 267
- gastroepiploica dextra 267, Flfr. 463
- – – sinistra Flfr. 463
- glutaea caudalis 270, Pfd. 573
- – – cranialis 270, Pfd. 573
- hepatica 151, 267, Flfr. 463, Wdk. 703
- hyaloidea 370
- ilei 267
- ileocolica 267
- ileolumbalis 271
- iliaca externa 268, Wdk. 784, V. 863
- – – interna 270, Pfd. 573, Wdk. 714f
- infraorbitalis 266, Schw. 795
- intercarpea 86
- (Aa.) intercostales 263, 267
- (Aa.) interlobares 200
- interossea caudalis 265
- – – communis 264, Pfd. 619
- – – cranialis 265
- – ischiadica V. 863
- (Aa.) jejunales 267
- lacrimalis 377
- laryngea cranialis 265
- lienalis 267, Flfr. 463
- lingualis 265
- lumbalis 267
- malaris 377
- mammaria caudalis Wdk. 751
- – – cranialis Wdk. 751
- maxillaris 265f
- mediana 264, Pfd. 619, Wdk. 771, Schw. 834
- – – caudalis 268
- mediocarpea 89
- mesenterica caudalis 147, 268, Pfd. 564, Wdk. 706, V. 863

- – – cranialis 144, 147, 153, 267, Pfd. 556, 564, Wdk. 706, V. 863
- – – metacarpea palmaris lateralis Pfd. 619
- – – – medialis Pfd. 619
- (Aa.) metacarpales palmares 265
- metatarsea dorsalis III Pfd. 642f
- – – plantaris lateralis Pfd. 642
- – – – medialis Pfd. 642
- musculophrenica 263
- obturatoria Pfd. 573
- occipitalis 265
- ophthalmica externa 266, 377
- – – interna 377
- ovarica 223, 268, Pfd. 580, Wdk. 726
- palatina 266
- pancreaticoduodenalis caudalis Pfd. 564
- – – cranialis 267
- parotidea 265
- penis 215, Pfd. 573
- perinealis ventralis 270, Pfd. 573
- pharyngea ascendens 265
- poplitea 269, Pfd. 642
- profunda brachii 264, Pfd. 618
- – femoris 268, Pfd. 642
- – penis 215, 271
- prostatica 270, Flfr. 483, Pfd. 573
- pudenda externa 269, Wdk. 690, 751
- – – interna 270, Pfd. 573, Wdk. 715
- pulmonalis 180, 261, Flfr. 450
- radialis 265, Pfd. 618f
- radioulnaris distalis 89
- – proximalis 89
- rectalis caudalis Wdk. 719
- – – cranialis 268, Wdk. 719
- – media 271, Pfd. 573
- renalis 200, 268, Wdk. 710
- – – cranialis V. 863
- ruminalis dextra Wdk. 703
- – – sinistra Wdk. 703
- sacralis mediana 267, Wdk. 714
- saphena 269, Pfd. 642f, Wdk. 785, Schw. 835
- spinalis ventralis 341
- subclavia 262, Flfr. 453, V. 863
- subscapularis Pfd. 619
- supraorbitalis 379
- suprascapularis Pfd. 619
- tarsea perforans distalis Pfd. 642f
- temporalis superficialis 265f
- testicularis 209, 268
- thoracica externa 263
- – – interna 262, Wdk. 690
- thoracodorsalis Pfd. 619
- thyroidea caudalis 234
- – – cranialis 234, Flfr. 429
- tibialis caudalis 269, Pfd. 642f
- – – cranialis 269, Pfd. 642f, Wdk. 785
- transversa cubiti 264, Pfd. 618f
- ulnaris 265
- umbilicalis 270, 274
- urethralis 270
- uterina 224, 270, Pfd. 580, Wdk. 715, 726, Schw. 826

- vaginalis 224, 270, Flfr. 477, Pfd. 573, 580, Wdk. 715, 726
- vertebralis 262, 341
- vesicalis caudalis 271
- Arterien, Auge 377
- Hintergliedmaße Pfd. 642f, Schw. 835
- Kopf, Pfd. 512, 532f
- Vordergliedmaße Pfd. 618ff, Schw. 834
- Arteriola 256
- afferens 200
- efferens 200
- arteriovenöse Anastomose 257
- Articulatio, siehe Gelenke
- sphaeroidea 24
- trochoidea 24
- Ascensus medullae spinalis 336
- Atlanto-Axialgelenk 44
- Atlanto-Okzipitalgelenk 44
- Atlas Flfr. 434, V. 842
- Atmungsapparat 163
- Entwicklung 182
- Atmungsrachen 129f
- Atmungssystem V. 852
- Atresia ani Schw. 824
- Atrium dextrum 243
- ruminis Wdk. 692, 696
- sinistrum 244
- Auge 363, Flfr. 424, Pfd. 530, Wdk. 663f, Schw. 793, V. 865
- Arterien 377
- Bewegungen 372
- Blinzknorpel Wdk. 663
- Blutversorgung 377
- Entwicklung 374
- Enukleation 371
- Fascia orbitalis 370
- Hilfseinrichtungen 370
- Innervation 379
- lichtbrechende Medien 368
- Muskulatur 371f
- Wimpern 373
- Augenbecher 375
- Augenhaut, äußere 364
- innere 367f
- mittlere 365
- Augenhintergrund 366
- Augenhöhle 68f, 370, Flfr. 424
- Augenlid 363, 373, Pfd. 510f
- drittes 373, Flfr. 425
- Augenspalte 375
- Augenstiel 375
- Auricula 379
- atrii 243
- Auskultation 6
- Aussackungen, Gelenke 19
- autonome Hautzonen Pfd. 591
- Autopodium 81
- Axis 40, Flfr. 434
- Axon 27, 286
- Azetabularknochen 51

Backen 112
Backenzähne Wdk. 659
Backenvorhof Wdk. 652

Sachregister

Bänder, Gelenke 19, 21 f, 101, Flfr. 421, 499, 502, 505
Ballen 397, Wdk. 769
– Huf Pfd. 615
Bandstreifen Pfd. 559
Basalkerne 316, 319
Basalplatte 299 f
Basipodium 81
Bauch, siehe Abdomen
Bauchfell 135
Bauchhöhle 35, Flfr. 455
Bauchnabel Schw. 812
Bauchpresse 62
Bauchspeicheldrüse 143, 152 f, 160, Wdk. 708 f
Bauchwand 809 ff
Becken 197, 200, Flfr. 473, Pfd. 570, Wdk. 736
– Durchmesser Pfd. 571, Schw. 823
– Lymphabfluß Schw. 824
– knöchernes 49, Schw. 823
– Rektaluntersuchung Schw. 824
Beckenband, breites 52
Beckenboden 49, 63
Beckengliedmaße Pfd. 627
– Gelenke Flfr. 499–506
– Struktur, Flfr. 499
Beckengürtel 49
Beckenhöhle 35, Flfr. 457, 473, Pfd. 570
Beckensymphyse 52
Beckenwand Flfr. 473
– Lymphabfluß Schw. 824
Befruchtung 226
Berlocken 652
Beuger, Ellbogengelenk Pfd. 598
– Karpal- und Zehengelenke Pfd. 603
Beugesehne Pfd. 610, Wdk. 767
– tiefe 109
Beugung, Gelenke 21
Bifurcatio tracheae 173, 179
Blase 187, 201 f, Flfr. 475, Pfd. 575, 584, Wdk. 720
Blättermagen Wdk. 697, 699
Blastem, metanephrogenes 185
Blinddarm 143, 145, Flfr. 467, Pfd. 560, Wdk. 705, V. 850
Blinken Pfd. 579
Blinzknorpel Wdk. 663
Blutgefäße 255 ff, siehe auch Arteria und Vena
Blutgefäßsystem 238
Blut-Hirn-Schranke 342
Blutinseln 238
Borstenhaare Schw. 395
Brachium conjunctivum 311
– pontis 311
braunes Fett 11
Bremswirkung, Gelenke 22
Bronchialarterien 180
Bronchialvenen 180
Bronchiolussystem 175
Bronchus trachealis Schw. 807
Brunst 217
Brunstzyklus Wdk. 721, 728
Brustbeinkörper 48
Brusthöhle 35, Pfd. 543

– Blutgefäße Pfd. 548
– Lymphorgane Pfd. 549
– Nerven Pfd. 548
Brustkorb 47
– Höhe Pfd. 541
Brutfleck V. 837
Buccae 112
Bürzeldrüse V. 838
Buglymphknoten Wdk. 669, 686, 773
Bulbourethraldrüsen 212, Wdk. 739
Bulbus glandis 214, Flfr. 483
– oculi 363
– olfactorius 305, 318, 344, V. 864
– penis 214, Flfr. 483, Wdk. 742
– vestibuli 222, Flfr. 478, Pfd. 580
Bulla tympanica 69, 73, 380, Flfr. 411, 428
Bursa calcanea subtendinea Pfd. 636, 640
– Fabricii (cloacalis) V. 858, 864
– intertubercularis Pfd. 596, 598, Wdk. 760
– musculi infraspinati Pfd. 596
– – tricipitis brachii Pfd. 600
– nuchalis caudalis Pfd. 538
– – cranialis Pfd. 538
– omentalis 136, Wdk. 701
– ovarica 222, Flfr. 476, Pfd. 577, Schw. 825
– podotrochlearis Pfd. 611, Wdk. 768
– supraspinalis Pfd. 538
– synovialis 26
– testicularis Pfd. 585
– trochanterica Pfd. 570, 629

Caecum 143, 145, Flfr. 467, Pfd. 560, Wdk. 705, V. 850
Calamus V. 839
Calcaneus 101, Wdk. 782
Calcitonin 235
Calices renales Wdk. 709, Schw. 819
Calix V. 859
Calvaria 335
Canaliculus lacrimalis 374
Canalis analis 146, 162, Flfr. 475, Pfd. 573
– anorectalis 187
– carpi 90, Pfd. 602
– cervicalis Pfd. 578
– cervicis 220
– facialis 347, 384
– hyaloideus 375
– infraorbitalis 69
– inguinalis 61, Flfr. 458, Pfd. 554, Wdk. 689, Wdk. 754, Schw. 812
– mandibularis 346
– nervi hypoglossi 350
– nutricius 13
– omasi Wdk. 694, 698
– opticus 335
– (Canales) semicirculares 383
– spiralis cochleae 383
– triosseus V. 844
– vertebralis 336, Pfd. 539
Capitulum 97
Capsula adiposa Wdk. 709
– externa 319

– interna 319
Cardia 139 f, 142, Wdk. 692, 694
Carina V. 843
Carpus Pfd. 600 f, 617, Schw. 834
Cartilago anularis 379
– arytaenoidea 168
– auriculae 380
– cricoidea 168
– epiglottica 167
– interarytaenoidea 169
– scutiformis 380
– thyroidea 168
– tibialis V. 845
– scapulae 81
Caruncula lacrimalis 373, Pfd. 510
– sublingualis 118, Wdk. 658
Cauda equina 337, Pfd. 539
Cavitas glenoidalis 88
Cavum abdominale 35, Flfr. 455, siehe auch Abdomen
– infraglotticum 171
– mediastini serosum Flfr. 446
– oris proprium 111
– tympani 380, V. 841
Centrum tendineum 57 f
Cerebellum 309, 311, 332, V. 864
Cerebrum 315
Cerumen 380
Cervix Pfd. 578, Schw. 826
– uteri 219 f, Flfr. 477, Wdk. 723 f, 730
Chalazae V. 860
Chiasma opticum 327, 344
Choana 69, 165
– nasalis V. 852
Choane Pfd. 516, V. 846
Chorda tympani 116, 346 f, 358, 384
– tendineae 245
Choroidea 365
Cilia 373
Cingulum 81, 321
Circulus arteriosus cerebralis Wdk. 668
– – cerebri 341
– – iridis major 377
Cisterna cerebellomedullaris 338, Flfr. 440
– chyli Pfd. 564, Wdk. 686, 706
Claustrum 319
Clavicula 82, 91, Flfr. 489
Clitoris 193, 222
Cochlea 379, 383
– tibiae 100, Pfd. 634
Colliculi caudales 312, 329
– rostrales 312, 327
Colliculus seminalis 211
Colon 145, Flfr. 467, Pfd. 564, Wdk. 705, Schw. 817, V. 850
– descendens Pfd. 563
– Entwicklung Pfd. 561, Schw. 817
– transversum Pfd. 563
Columella V. 866
Columna vertebralis Pfd. 536 f
Commissura fornicis 322
– habenularis 314
Concha ethmoidalis 165, Schw. 796
– nasalis Flfr. 414, Pfd. 516

Sachregister

– – dorsalis 165f
– – media 166
– – ventralis 165f
Condylus humeri 83
– occipitalis 69
Conjugata diagonalis Pfd. 571
– vera Pfd. 571, Schw. 823
Conjunctiva 373
Conus arteriosus 244
– medullaris 302, 337
Coprodeum V. 850, 858
Corium 8, 391
Cornea 364, 368
Cornua 220
Corona radiata 225
Corpus albicans 218
– amygdaloideum 319
– callosum 319f
– cavernosum 213, Flfr. 483
– – penis Pfd. 586, Wdk. 742
– ciliare 366
– geniculatum laterale 315
– geniculatum mediale 315
Corpus luteum 217f, 226, Flfr. 576f, 581
– – accessorium Pfd. 582
– mamillare 315, 332
– spongiosum 190, 214, Wdk. 742
– – penis 586
– striatum 318f
– trapezoideum 305
– uteri 219
– vitreum 370
Corpuscula renis 199
Costa fluctuans 47
Costae 47, Flfr. 442, V. 843
Cupula pleurae 176, Flfr. 443, Pfd. 543
Cuticula V. 860
Crista ampullaris 383
– facialis 72, Pfd. 511
– iliaca 51
– renalis 198, 200
– terminalis 242
Crura cerebri 313
– penis 213
Cumulus oophorus 225
Cuneus ungulae Pfd. 613
C-Zellen 235

Dämpfigkeit Pfd. 554
Darm 143–148, Pfd. 558, Wdk. 705ff
– Blutgefäße Flfr. 468
– Blutversorgung Pfd. 563
– Lymphdrainage Pfd. 564
Darmbein 49
Darmbeinkörper 49
Darmbeinschaft 49
Darmdrehung 160f
Darmeingeweide 143–148, Flfr. 465, V. 849
Darmkanal 816
Darmzotten 145
Daunen Pfd. 839
Deckhaare 393
Dendrit 286
Dens 40

Dens axis 45
Dentalplatte 114, Wdk. 657
Dentin 121f, 157
Dermatom 37
Dermis 8, 391
Descensus ovarii 217
– testis 205, Pfd. 585
Diameter verticalis Schw. 823
Diaphragma 57, Pfd. 543
– pelvis 63, 223, Flfr. 474, Wdk. 714, 719
– urogenitale 63, 64, 223, Wdk. 714
Diastema Wdk. 659
Dickdarm 143, 145f, Pfd. 559
Diencephalon 302, 314
Dioestrus 217
Disci 20
– intervertebrales Flfr. 436
Discus nervi optici 368
– opticus 368
Diverticulum 88
– nasi Pfd. 509f
– pharyngeum Schw. 798
– praeputiale 404, Schw. 830
– suburethrale 205, 222, Wdk. 720, Schw. 827
– tubae auditivae Pfd. 525, 527
– ventriculi Schw. 814
– vitelli V. 849
Dorsalflexion 21
Dottersack 110, 160, V. 849
Dottersackplazenta Pfd. 582f
Drosselrinne 77, Pfd. 531
Druckrezeptoren 388
Drüsen, endokrine 231
Drüsenmagen V. 848
Ductuli efferentes 189, 207
– epoophori longitudinales 191f
– prostatici 211
Ductus arteriosus 239, 274
– choledochus Wdk. 708, Schw. 816
– cysticus 151, Wdk. 708
– cochlearis 383
– deferens 189, 208, 212, Flfr. 481, Pfd. 585, Wdk. 738, Schw. 828, V. 857
– ejaculatorius 190, 208, Pfd. 585
– endolymphaticus 383
– epididymidis 207
– incisivus 113, 387, Wdk. 657
– lactiferi 407, Wdk. 749
– mandibularis 117f, Pfd. 524
– nasolacrimalis 164, 374, Flfr. 414, Pfd. 510, 530
– – Entwicklung 376
– pancreaticus Schw. 816
– – accessorius Schw. 816
– – major 163, Wdk. 706, 708
– – minor 163, Wdk. 706, 708
– papillaris 200, 407, Wdk. 750
– paramesonephricus 191
– parotideus Flfr. 413, Pfd. 524, Wdk. 653
– semicirculares 383
– sublingualis major 117
– thoracicus 280, Flfr. 454, Pfd. 549, Wdk. 668, 683, 685f

– thyroglossus 234
– trachealis Flfr. 430, Wdk. 668
– venosus 273
Dünndarm 143ff, Pfd. 558
Duodenum 143f, 152, Flfr. 465, Pfd. 558, Wdk. 705, Schw. 816, V. 849
Dura mater 337, Flfr. 439

Eckstrebe Pfd. 612
Edinger-Westphal-Kern 344
Eichel Wdk. 741
Eierstock 216f, Flfr. 476, Pfd. 576f, 588, Wdk. 721, V. 859
Eileiter Flfr. 476, Pfd. 576, Wdk. 721
Eingeweidemuskulatur 24
Einheit, motorische 27
Ejakulat 216, Pfd. 587, Schw. 830
Ejakulation 215, Wdk. 745
Ektoderm 38, 111
Elektromyographie 29
Ellbogen Flfr. 489
Ellbogengelenk 88, Pfd. 597, 617, Wdk. 760, Schw. 833
Ellipsoidgelenk 24
Eminentia iliopubica 51
– intercondylaris 99
Enddarm 111, 162
Endocardium 246
Endokrinologie 231
Endolymphe 382
Endometrium 220, Wdk. 723
Endpapillen, Wandlederhaut Pfd. 615
Enthornung Wdk. 650
Entoderm 38, 110
Epicardium 242, 246
Epicera 401
Epicondylus lateralis 83
– medialis 83
Epidermis 8, 390
Epididymis 207, V. 857
Epiduralanästhesie Pfd. 540
Epiduralraum 337
Epiglottis 130f
Epiphyse 233
Epiphysenfugenknorpel 79
Epiphysis cerebri 314
Epithalamus 314
Epithelkörperchen 235, Wdk. 666
erektiles Gewebe 258
Erektion 215, Flfr. 485, Pfd. 587, Wdk. 742, 744
– Penis 215, 485
Erektionsphasen 216
Ersatzzähne 122f
Eustachische Röhre 380, 382, Pfd. 525, 527
Euter 406, Pfd. 588, Wdk. 747–755, Schw. 813
Euterlymphknoten Wdk. 749, 753
Excavatio pubovesicalis Pfd. 574
– rectogenitalis Pfd. 574
– vesicogenitalis Pfd. 574
Excavation Wdk. 717f
Exspiratoren 57

Facies auricularis 43, 51
– lunata 51

serrata 82
Falx cerebri 337, 340
Fangzahn 112
Fascia glutaea Pfd. 628
– lata Pfd. 628
– orbitalis 370
– spermatica externa 210, Schw. 828
Fasciculus 288
– atrioventricularis 246
Faszialismuskulatur 74
Faszien 9
Feder, distaler Nabel 839
– proximaler Nabel 839
Federast V. 838
Federbalg V. 839
Federfahne V. 838
Federn V. 838f
Federspule V. 839
Federstrahlen V. 839
Femur 97, V. 844
Fenestra cochleae 380
– vestibuli 380
Ferse Pfd. 634
Fersensehnenstrang Pfd. 637
– gemeinsamer 108
Fesselbein Pfd. 606
Fesselbeugesehnenscheide Pfd. 611
Fesselgelenk Pfd. 618, Wdk. 764
Fesselplatte, vierzipfelige Pfd. 611, 624
Fesselringband Pfd. 611
Fesselträger Pfd. 612
fetales Kreislaufsystem 273
Fibrocartilago, Kronbein Pfd. 606
Fibrocartilago parapatellaris Pfd. 631, 632
Fibula 98, 100, Pfd. 634, Wdk. 781
Filum terminale 337
Fimbria, Eileiter 219, Pfd. 576
Fissura orbitalis 69
– palatina 70
– petrotympanica 347
– tympanooccipitalis 69, 72, 348
Fleischrippe 47
Flehmen 387
Flexura diaphragmatica Pfd. 562
– pelvina, Colon Pfd. 562, 588
Flotzmaul 112, 154, Wdk. 649
Flügelknorpel 163
Flügelstutzen V. 844
Flügelvene V. 863
Flüssigkeit, seröse 175
Folliculi ovarici V. 859
Follikel, Ovar 218
Foramen alare rostrale 69
– epiploicum Wdk. 701
– ethmoidale 345
– infraorbitale 69, 73, Pfd. 511
– interventriculare 339
– intervertebrale 39
– ischiadicum majus Pfd. 570
– – minus Pfd. 570
– jugulare 69, 72, 348
– lacerum 69, 72
– magnum 69
– mandibulae 70
– maxillare 69

– mentale 70, Pfd. 511, Schw. 793
– obturatum 51
– opticum 344, 371
– orbitale 378
– orbitorotundum 378
– ovale 69, 253, 273
– palatinum caudale 69
– pneumaticum V. 844
– retroarticulare 69
– rotundum Pfd. 345
– sphenopalatinum 69
– stylomastoideum 69, 347, 384
– supracondylare 83, Flfr. 491
– supraorbitale 378
– supratrochleare 83
– venae cavae 58
Formatio reticularis 309, 325
Fornix conjunctivae 373
– hippocampi 322
– vaginae 221
Fortsatz, hornförmiger 169
Fossa canina Schw. 791, 793
– cranii caudalis 336
– – media 335
– – rostralis 335
– extensoria 97
– glandis Pfd. 586f
– hypophysialis 335
– infraspinata 82
– intercondylaris 97
– interpeduncularis 313
– intertubercularis 83
– ischiorectalis 64, Flfr. 473
– nudata 19
– olecrani 83
– ovalis 243
– paralumbalis Pfd. 550
– pararectalis Pfd. 574
– pterygopalatina 69
– rhomboidea 305
– subscapularis 82
– supraspinata 82
– trochanterica 97
Fremdkörpererkrankung Wdk. 697
Fürstenbergscher Venenring Wdk. 749
Fundus, Augapfel Pfd. 530
Funiculus spermaticus Pfd. 585. Wdk. 738
Furcula V. 843
Fußballen 397
Fußskelett Wdk. 762ff
Futterloch Wdk. 658

Gallenblase 150f, Wdk. 707, Schw. 818, V. 850
Gallengang 151, Pfd. 565
Galvaynesche Rinne Pfd. 522f
Ganglion 285
– aorticorenale 362
– cervicale craniale 349, 359f
– – medium 359, Pfd. 548
– cervicothoracicum 360, Pfd. 548
– ciliare 358, 361
– coeliacum 148, 360, 362, Pfd. 567, 568
– geniculi 347, 358, 384

– gonadale 360
– lumbale 360
– mandibulare 346, 358
– mesentericum caudale 148, 360, 362, Pfd. 568
– – craniale 360, 362, Pfd. 567
– oticum 349, 358
– parasympathisches 358
– paravertebrale 333
– praevertebrale 360
– pterygopalatinum 345, 348, 358, 361
– renale 360, 362
– spinale 300, 323
– spirale cochleae 384
– sympathisches 358
– trigeminale 345
Gartnersche Gänge 192
Gaumen Wdk. 656f, V. 846
– harter 70, 113, 155, 167
– weicher, Flfr. 418
Gaumensegel 129
Gaumenstaffeln 113
Gebiß 123ff
– Hund 123
– Katze 124f
– Pferd 125f
– Schwein 124f, 797
– Wiederkäuer 125f
Geburt 229, Schw. 825
Gefäßschwirren Schw. 826
Gefäßsysteme, epiphysäre, metaphysäre 14
Gehirn 294, 304–322, V. 864
– allgemeine Morphologie 294
– arterielle Blutversorgung 340
– Blut-Hirn-Schranke 342
– Einteilung 302
– Entwicklung 296
– Ependymauskleidung 338
– Gewicht 294
– Meningen, Liquorräume 337
– Topographie 335
– venöse Drainage 342
– ventrale Oberfläche 294
Gehirn
– Ventrikel 302, 305, 339
Gehirnnerven 306, 343
Gehirnsand 233
Gehörknöchelchen 381
Gekröse 135
Gelbkörper Wdk. 721
Gelenk, Beckengliedmaße 101
– ebenes 21f
– einfaches 21
– Hüft- Flfr. 499
– Knie- Flfr. 502
– Unterkiefer- Flfr. 421
– Sprung- Flfr. 505
– Stabilisierung 28
– synoviales 18
– zusammengesetztes 22
Gelenkentwicklung 80
Gelenkfläche 18
Gelenkfortsatz 40
Gelenkinjektion, Hüftgelenk Flfr. 499
– Kniegelenk Flfr. 502
– Unterkiefergelenk Flfr. 421

– Sprunggelenk Flfr. 505
Gelenkknorpel 12, 18f
Gelenkkopf, Humerus 83
Genitalfalte, Peritonäum 190
Genitalhöckerchen 190
Genu 48
Geruchsorgan 386
Gesäuge Flfr. 455
Geschlechtsdrüsen, akzessorische 212
Geschlechtsorgane Pfd. 570
– männliche 187, Pfd. 584
– weibliche 191, 216, Pfd. 576
– – Alter Pfd. 580f
– – Blutversorgung Pfd. 580
– – Innervation Pfd. 580
– – Plazentation Pfd. 583
– – Trächtigkeit Pfd. 581
– – Zyklus Pfd. 580f
Geschlinge Schw. 799
Geschmacksempfindungen 388
Geschmacksknospe 333, 387
Geschmacksorgan 387
Geschmackszellen 388
Gesichtsfeld 364
– binokulares 363
– monokulares 363
Gesichtsmuskulatur 74
Gesichtsschädel 65
Geweih 402
Gießkannenknorpel 168
Glandula adrenalis V. 862
– (Gll.) ampullae 208, Flfr. 482, Pfd. 585, Wdk. 739
– (Gll.) buccales Pfd. 525
– bulbourethralis 190, 212, Flfr. 482, Pfd. 586, Wdk. 739f, Schw. 829
– (Gll.) carpeae 403, Schw. 834
– (Gll.) caudae 404
– (Gll.) ceruminosae 380
– (Gll.) circumanales 404
– (Gll.) circumorales 402
– cornualis 403
– (Gll.) labiales 112, 374
– lacrimalis Flfr. 425, Pfd. 530, Wdk. 663
– mammaria 406, Schw. 813
– – Entwicklung 466
– mandibularis 118, Flfr. 413, 421, Pfd. 524, Schw. 795, 799
– nasalis V. 852
– – lateralis Flfr. 414
– (Gll.) olfactoriae 386
– (Gll.) palpebrae tertiae 373
– parathyroideas 235, Flfr. 429, Schw. 799, V. 862
– parotis 117, Flfr. 413, 421, Pfd. 524, Wdk. 661, Schw. 795, 799
– pinealis 233, 314
– pituitaria 231, 314f, 332, V. 863
– (Gll.) praeputiales 404
– proctodealis V. 858
– (Gll.) profunda palpebrae tertiae Schw. 793
– sinus infraorbitalis 403
– – inguinalis 404
– – interdigitalis 404
– – paranalis 404

– sublingualis 118, Flfr. 421, Pfd. 525
– thyroidea 233, Flfr. 429, V. 861
– ultimobranchialis V. 862
– uropygii V. 838
– vestibularis 190, 208, 212, 222, Flfr. 478, Pfd. 579, Wdk. 739, Schw. 829
– – major Wdk. 725
– zygomatica 112, Flfr. 422
Glans clitoridis Wdk. 725
– penis 214, Flfr. 483, Pfd. 586, Wdk. 741
Glaukom 369
Gleichbeine Wdk. 764
Gleichgewichtsorgan 379, 383
Gliedmaßen 78
Gliedmaßenknospe 78
Globus pallidus 319
Glomerulus, Niere 185f, 199
Glomus caroticum 259
Glottis 171, V. 852
Glukagon 152
Glukokortikoide 236
Glutäalmuskeln 104
Gomphosis 17
Gonadenanlage 187
Granula iridica 367, Pfd. 530, Wdk. 664
Granulationes arachnoidales 339
Grenzstrang 357, 359f
Griffelbeine 87, Pfd. 601
Grit V. 848
Gubernaculum testis 194f
Gyrus, Cerebrum 295, 319

Haar 393–397
– Entwicklung 393
– Scheitel 393
– tylotriches 397
– Wachstum 396
Haarersatz 395
Haarkleid 8, 393–397
Haarleisten 393
Haarpapille 392
Haarwechsel 396
Haarwirbel 393
Habenulae 314
Hämalbogen Flfr. 437
– Wirbel 44
Hämalfortsatz Flfr. 437
– Wirbel 44
Hämallymphknoten 277
Hagelschnüre V. 860
Hahnenkamm Pfd. 613
Hakenzahn Flfr. 416, 418
Hals, Bau, Oberflächenstrukturen Pfd. 536
– Blutversorgung Pfd. 532
– Form, Struktur Flfr. 411f, 428, 433
– Gefäße Flfr. 428
– Innervation 351
– Lymphdrainage Pfd. 533f
– Skelett Pfd. 537f
Halsbereich Pfd. 509, 536
Halslappen Schw. 793, 804
Halslymphgang 278
Halslymphknoten 278, Flfr. 430, Pfd. 532f, Schw. 801

Halsmuskulatur Flfr. 428, Pfd. 531, Schw. 800
Halswirbel 40
Hand, mesaxonisch 87
– paraxonisch 86
Handwurzelgelenk Flfr. 492, Pfd. 600
Harnblase 187, 201f, Flfr. 475, Pfd. 575, 584, Wdk. 720
Harnblasenbänder, laterale 203
Harnblasenhals 202
Harnblasenmuskel 204
Harnleiter 201, Wdk. 709
Harnorgane 196, Pfd. 566, 575
Harnröhre 187
– männliche 211, Pfd. 585
– weibliche 205, Pfd. 575f
Hauer Schw. 797
Hauptbronchen 173
Haustra, Poschen Pfd. 559, 562f
Haut 8, 390, V. 837
– Blutversorgung 392
– Funktion 390
– Innervation 393
Hautdrüsen 402
Hautfelder, segmentale 351
Hautrezeptoren 388
Hautzonen, autonome Pfd. 591
Henlesche Schleife 199
Hernia diaphragmatica Flfr. 443
– inguinalis Flfr. 477, Pfd. 555, Schw. 812, 828
– scrotalis Schw. 828
– umbilicalis Schw. 812
Herz 238ff, V. 863
– Anatomie, allgemeine 242
– – funktionelle 249
– Entwicklung 251ff
– Form, Topographie Flfr. 447, Pfd. 546ff, Schw. 806
– Innervation 249
– Reizleitungssystem 247
Herzbeutel 242
Herzgefäße 247
Herzmuskulatur 24
Herzohr 243
Hiatus aorticus 58
– oesophageus 58, 132
Hinterbackenmuskeln Pfd. 629
Hinterfußnerven Wdk. 788f
Hintergliedmaße Pfd. 627
– Bau Pfd. 627
– Blutgefäße 642
– Blutversorgung Schw. 835
– Gefäßversorgung Flfr. 504
– Gelenke Pfd. 631–636, Schw. 835
– Hauptnervenstämme Flfr. 506
– Innervation Pfd. 643–646
– Lymphabfluß Schw. 835
– Lymphdrainage Pfd. 643
– Lymphknoten Pfd. 642
– Muskeln Pfd. 628, 636
– Nerven Pfd. 643
– Skelett Pfd. 628
Hinterhirn 304
Hinterpfote Flfr. 505
Hippocampus 321
Hippomanes Pfd. 584

Hirnstamm 296, Pfd. 312
Hoden 205, Flfr. 480, Pfd. 584, Wdk. 737f, 743, Schw. 827, 857
– Funktion 210
– Hormone 211
– Temperatur 211
Hodenabstieg 194, 205, Wdk. 743, Schw. 828
Hodensack 191, Pfd. 584
Höhlengrau, zentrales 312, 326
Hörner 401, Wdk. 649, 651
– Uterus 220
horizontales Septum V. 861
Hormone, Hoden 211
– Schilddrüse 235
Hormondrüsen 231
Horner-Syndrom 378
Hornröhrchen 400
Hornwand Wdk. 769
Hüftgelenk 101, Flfr. 499, Pfd. 627, Wdk. 778, Schw. 835
Hüftgelenkdysplasie Flfr. 500
Hüftgelenkmuskeln 104
Hüftgelenkpfanne 101
Hüfthöcker 49
Hüftknochen 49
Huf 399ff, Pfd. 612–616, Schw. 833
Hufballen 399
Hufbein Pfd. 606
Hufgelenk Pfd. 608
Hufkapsel Pfd. 612
Hufkissen Pfd. 615
Hufknorpel Pfd. 607
Huflederhaut Pfd. 612–616
Hufrolle Pfd. 611, Wdk. 768
Hufstrahl 398
Hufwand Pfd. 612
Humerus 82, Pfd. 595, Wdk. 759, V. 844
Humor aquosus 367, 369
– vitreus 370
Hymen 221, Pfd. 579, Wdk. 720, 725
Hyoid 70ff, Pfd. 525
Hypophyse 231, 314, 332, V. 863
Hypothalamus 315, 332

Ileum 144, Flfr. 466, Pfd. 559, Wdk. 705, Schw. 816, V. 850
Iliosakralgelenk 52
Implantation 227, Wdk. 732
Impressio cardiaca, Lunge 178
Incisura angularis, Magen 140
– anterior, Hund 380
– cardiaca Flfr. 444, Pfd. 544
– – Lunge 178
– intertragica, Hund 380
– ischiadica major 51
– – minor 51
– poplitea, Tibia 98
– vasorum Pfd. 512
Incus 381
Infraorbitalorgan 403
Infundibularspalte V. 846
Infundibulum, Oviductus V. 860
– dentis Pfd. 520
– tubae uterinae 218f, Wdk. 721

Inguinalhernie Flfr. 477, Pfd. 555, Schw. 812, 828
Inguinaltaschen 404
Innervation, Geschlechtsorgane 224
Inspiratoren 57
Insulin 152
Interneuron 290
interorbitales Septum V. 841
Intestinum 143–148, Flfr. 465, V. 849
Intumeszenzen 302
Iris 365, 367, Pfd. 530, V. 865
Isthmus glandularis 233
– Oviductus ff860
– tubae uterinae 219, Pfd. 577

Jacobsonsches Organ 114
Jejunum 144, Flfr. 466, Pfd. 560, Wdk. 705, Schw. 816, V. 849

Kammlappen V. 837
Kannibalismus Schw. 805
Kapaunisierung V. 857
Kapillaren 256
Kapselsehnenscheide 88
Karotisscheide 173
Karpalbeugesehnenscheide Pfd. 604
Karpalgelenk 89, Pfd. 601, 617, Schw. 834
Karpalknochen 85, Pfd. 600, Wdk. 760
Karpus Flfr. 492
Karunkel 228
– Uterus 220, Wdk. 723, 729
Kastanien 399
Kastration Schw. 828
Kaumuskel Pfd. 523
Kehldeckelknorpel 167
Kehlkopf 167, 422
Kehlkopfeingang 170
Kehlkopfhöhle 170
Kehlkopfpfeifen Pfd. 529, 549
Kehlkopfschleimhaut 171
Kehllappen V. 837
Kehlrachen Pfd. 526
Keilbein 167
keratinoide Schicht V. 848
Kiefergelenk 126f, Pfd. 523
Kieferhöhle 167
Kiemenbogen 65, 157f
Klaue Wdk. 768–771
Klauenbein 762, 764f
Klauengelenk 762, 764f
Klavikula, siehe Clavicula
Kleines Netz Flfr. 464
Kleinhirn, Funktion 332
Klitoris Pfd. 579, Schw. 827
Kloake V. 850
Kloakenkuß V. 859
Kloakenmembran 111, 162, 187
Kniefalte Flfr. 455
Kniefaltenlymphknoten Pfd. 533f
Kniegelenk 101, Flfr. 502, Pfd 631, 640, Wdk. 780f, Schw. 835
Kniekehlsehnen 106
Kniescheibe 98
Kniescheibenband Pfd. 632
– laterales 103

– mediales 103
– mittleres 103
Kniescheibenreflex 289
Knochen 11, siehe auch Os
– Biometrik 15
– Blutversorgung 13
– kurze 12
– Nerven 15
– pneumatisierte 16, V. 841
– Venen 15
Knochenmanschette 78
Knochenmark 12
– Sinusoide 14
Knochennähte 16
Knochenwachstum 80
Knorpel, Kehlkopf 167
– parapatellare 98, 103
Knorpelspangen, Trachea 174
Körper, siehe auch Corpus
– Harnblase 202
– Nebenhoden 207
Körperkreislauf 29
Kollateralkreislauf 30, 259ff
Kondylen, Tibia 98
Konjunktiva Wdk. 663
Konjunktivalsack 373
Konturfeder V. 838
Kopf 64, Pfd. 509
– Blutgefäße Pfd. 512, 532
– Fazialismuskulatur Pfd. 511
– Form Pfd. 509
– Gestalt, Struktur Flfr. 411f
– Lymphabfluß Schw. 801
– Lymphdrainage Pfd. 534
– Lympheinzugsgebiet Flfr. 431
– Lymphknoten Flfr. 430
– Nebenhoden 207
– Nerven, oberflächliche Pfd. 513
– Oberflächenstruktur Schw. 791
– Skelett Pfd. 509
Kopfdarm 158
Kornea V. 865
Kornealreflex 365, 378
Kotyledone 228
Kralle 399, Flfr. 493
Kranzdarm Wdk. 706
Kranzpfeiler Wdk. 692
Kreislauforgane, siehe Kreislaufsystem
Kreislaufsystem 238
– fetales 273
Kreuzband 102
– kaudales 103
– kraniales 103
Kreuzbein 42, Wdk. 713
Kreuzdarmbeingelenk Wdk. 714
Kronband Pfd. 615
Krongelenk Pfd. 607, 618, Wdk. 764
Kronlederhaut Pfd. 612–615, Wdk. 770
Kropf V. 847
Kropfmilch V. 848
Kruppe Flfr. 499, Pfd. 627f, Wdk. 778
Kruppenmuskeln Pfd. 628
Kryptorchismus 196, Pfd. 555
Kugelgelenk 24
Kundenspur Pfd. 523

Labia oris 111, 112
- vulvae Flfr. 478, Wdk. 725
Labmagen Wdk. 699f
Labrum acetabulare 101
- articulare 21
Labyrinth, häutiges 383
- Os ethmoidale 166
Lacertus fibrosus Pfd. 598, Wdk. 760
Lacuna vasorum Pfd. 552
Läppchenzeichnung 179f
Lamina cribrosa 335, 344
- femoralis Schw. 813
- (Laminae) omasi Wdk. 698
- spiralis ossea 383
- terminalis grisea 314f
Lappen, Schilddrüse 233
Lappenbronchus 179
Lappengliederung, Lunge 180
Larynx Flfr. 422, Pfd. 528, Schw. 798f, V. 852
Laryngopharynx 131ff, Wdk. 662
Latebra V. 861
Leber 148-151, 159, Pfd. 654, Schw. 817, Wdk. 707f, V. 850
Leberbänder 150, 707
Leberbiopsie Schw. 819
Leberläppchen 150
Lebersinusoide Wdk. 708
Lederhaut 8, 391
Legedarm V. 859
Leistenkanal Pfd. 554
Leistenlymphknoten Wdk. 738
Leistenring, oberflächlicher äußerer 62
- tiefer innerer 62
Leitungsbahnen 322
- allgemeine somatische afferente 322
- extralemniskale 324
- extrapyramidale 331
- Formatio reticularis 325
- Gehör 329
- limbisches System 334
- motorische 329
- propriozeptive 325
- Pupillenreflex 327
- Pyramidenbahn 330
- Retikularsystem 325
- Schleifenbahn 323
- spezielle somatische afferente 327
- vestibulare 327f
- visuelle 327
- viszerale 333
Lemniscus medialis 309, 323f
Lendenwirbel 42
Lendenzisterne Wdk. 686
Leydigsche Zwischenzellen 188, 206
Lidplatte 373
Lidreflex 378
Ligamentum accessorium, Hüfte Pfd. 552, 627
- - Zehen Pfd. 604, 610, 640
- alare Flfr. 435
- anulare 174
- - digiti distale Pfd. 611
- - - proximale Pfd. 611, 624
- - palmare Pfd. 611
- apicis dentis Flfr. 435

- arteriosum 276, Flfr. 448
- atlantoaxiale dorsale Flfr. 435
- capitis ossis femoris 101, Pfd. 627
- carpi palmare profundum Pfd. 60
- caudae epididymidis Schw. 828
- (Ligg.) cricothyroideum Pfd. 528
- cruciata 102f, Pfd. 632
- denticulatum 337
- falciforme Flfr. 457
- femoropatellare 103
- - mediale Pfd. 632
- gastrolienale Flfr. 459
- inguinale Pfd. 554
- (Ligg.) interarcualia 46
- (Ligg.) intercapitalia 46, 48
- intercornuale Wdk. 722
- latum uteri 577
- nuchae 47, Flfr. 437, Pfd. 538
- orbitale 69, 370
- palmare Pfd. 605, 607
- palpebrale laterale 373
- - mediale 373
- patellae 103, Pfd. 632
- pectinatum 367, 369
- phrenicopericardiacum 242, Flfr. 447
- plantare longum Pfd. 635f
- pulmonale 175, 178
- sacrotuberale 52, Flfr. 473
- - latum 52, Pfd. 507f, Wdk. 713, 720, 743, Schw. 824
- sesamoideum Pfd. 607, 612
- - collaterale Pfd. 608f
- - distale Pfd. 607, 609
- sternopericardiacum 242, Pfd. 547, Wdk. 682
- supraspinale 46
- suspensorium ovarii Flfr. 476
- - penis Wdk. 741
- teres, Leber Wdk. 707
- testis proprium 208, Schw. 828
- transversum acetabuli Pfd. 552
- - atlantis Flfr. 435
- vesicae medianum 203
- vocale 171
Limbus corneae 364
Linea alba Flfr. 457, Pfd. 551f, Wdk. 688, Schw. 812
- glutaea 51
- terminalis 51, 146, Pfd. 570f, Wdk. 687, 713
Linse 369
- Entwicklung 375
Lippen 111, 112, Flfr. 416, Pfd. 509ff
Lippendrüsen Flfr. 418
Liquor cerebrospinalis 338ff
Liquorräume 337
Lobus accessorius, Lunge 178f
- anterior 232, 332f
- caudalis, Lunge 179
- cranialis, Lunge 179
- intermedius, Hypophyse 232
- medius, Lunge 179
- posterior 232
- renalis 198
Lückenzahn Pfd. 521
Luftkapillaren V. 854

Luftröhre 173, Wdk. 665, 684, V. 852
Luftsack 382, Pfd. 525, 527, V. 854ff
Lunge 177, Flfr. 444, Pfd. 544, Schw. 807, V. 853
- Blutversorgung Pfd. 546
- Grenzen Pfd. 545
- Innervation Pfd. 546
- Lymphdrainage Pfd. 546
- Margo basalis Schw. 807
Lungenfeld 181
Lungenknospen 182
Lungenkreislauf 29
Lungenlappen 178
Lungenwurzel 178
lymphatischer Rachenring 130
Lymphdrainage Pfd. 564
Lymphe 31
Lymphfollikel 276
Lymphgefäße 31
- afferente 32
- efferente 32
- Eierstöcke 224
Lymphgefäßsystem 238, 276
Lymphkapillaren 31, 276
Lymphknoten 31, 32, 276f
- Bauchorgane Schw. 820
- Bauchwand 281, Schw. 813, 820
- Becken 281, Schw. 824
- Hals Schw. 801
- Hintergliedmaße 281, Schw. 835
- Kopf 277, Schw. 801
- Lendengegend 280
- Thorax 279, Schw. 807
- Vordergliedmaße 278, Schw. 834
Lymphocentrum axillare 278, Wdk. 773
- bronchiale 279
- cervicale profundum 278
- - superficiale 278
- coeliacum 281
- iliosacrale 282
- inguinale profundum 281
- - superficiale 281
- ischiadicum 281
- lumbale 280
- mandibulare 277
- mediastinale 279, Wdk. 681, 683, 685
- mesentericum caudale 281
- - craniale 281
- parotideum 277
- popliteum 281
- retropharyngeum 277f
- thoracicum dorsale 279
- ventrale 279
Lymphonodi anorectales Schw. 824
- axillares 488, Pfd. 597, 621
- - primae costae Schw. 834
- Baucheingeweide Pfd. 564
- Brusthöhle Pfd. 549
- cervicales 278, Flfr. 430, 488, Pfd. 532f, Schw. 801
- - superficiales Flfr. 432, Wdk. 669
- cervicothoracici V. 864
- coeliaci Pfd. 564, Schw. 821
- colici Schw. 820f
- cubitales Pfd. 597, 621

Sachregister 875

- gastrici Schw. 821
- glutaei Schw. 824
- hepatici Pfd. 565, Wdk. 708, Schw. 821
- Hintergliedmaße Pfd. 643
- ileocolici Schw. 820f
- iliaci laterales Schw. 820
- – mediales Wdk. 710, 727, Schw. 820, 824
- inguinales profundi Pfd. 643, Wdk. 711, 727, 753
- – superficiales Pfd. 589. Wdk. 738, 743, Schw. 813, 820
- intercostales Flfr. 454, Pfd. 549
- ischiadici Wdk. 786, Schw. 824
- Kopf, Hals Pfd. 533f
- lienales Schw. 821
- lumbales aortici 200, Wdk. 710, Schw. 820
- mammarii Wdk. 749
- mandibulares, Flfr. 413, 431, Pfd. 512, Wdk. 668, Schw. 801
- mediastinales 180, Pfd. 549, Schw. 808
- – craniales Flfr. 454
- mesenterici caudales Pfd. 564, Schw. 821
- – craniales Pfd. 564
- pancreaticoduodenales Schw. 821
- parotidei Flfr. 431, Pfd. 512, Wdk. 668, Schw. 801
- poplitei Pfd. 643, Wdk. 786, Schw. 835
- pulmonales 181
- renales Schw. 820
- retropharyngeales Flfr. 431, Pfd. 534
- – laterales Flfr. 432, Wdk. 668
- – mediales Wdk. 668, Schw. 801
- sacrales Schw. 824
- sternales Schw. 807
- subiliaci Pfd. 550, 643, Wdk. 687, 786, Schw. 813, 835
- testiculares Schw. 820
- thoracici aortici Schw. 807
- tracheobronchiales 180, Flfr. 454, Pfd. 549, Wdk. 681, Schw. 808
- Vordergliedmaße Pfd. 621
Lymphozentrum 31, siehe auch Lymphocentrum
Lymphsystem 31
Lyssa Flfr. 416
- Zunge 116

Macula 383
Magen 138–143, 158, Flfr. 460, Pfd. 557, Wdk. 691–705, Schw. 814, V. 848
- Lymphabfluß Schw. 821
Magen-Darmtrakt Pfd. 557–564
- Blutversorgung Pfd. 563
- Innervation Pfd. 563
- Lymphdrainage Pfd. 563
Magendrehung 158
Magendrüsen 141
Magengefäße Flfr. 463
Magnum V. 860

Malleolus Pfd. 634
- lateralis 100
- medialis 100
Malleus 381
Mamillarkörper 315, 332
Mandibula 70, V. 842
Manubrium 48
- sterni Schw. 806
Manus 86
Margo plicatus Pfd. 558
Mark, Niere 198
- Ovar 217
Markstrahlen, Niere 198f
Massa intermedia, Thalamus 314
Mauser V. 839
Meatus acusticus externus 69, 380
- – internus 336, 347
Mediastinalspalt 132
Mediastinum 175, Flfr. 445, Pfd. 546, Wdk. 681f
- testis 206, Wdk. 738
Medulla oblongata 304
- spinalis 302
Meibomsche Drüse Wdk. 663
Membrana atlantoaxialis Flfr. 435
- atlantooccipitalis 44
- nictitans 371, Flfr. 425
- pupillaris 376
- tympani 379f
Meningen 337
Menisken 20, 102, Pfd. 632
Mesencephalon 302, 312
Mesocolon Pfd. 563
Mesoderm, intermediäres 184
- viszerales 73
Mesoductus deferens 208
Mesogastrium 136
Mesometrium 220, Pfd. 577
Mesonephros 184f
Mesosalpinx 219, 222, Pfd. 577, Wdk. 721
Mesovarium 222
Metakarpalknochen 87, Pfd. 601, 605
Metanephros 184f
Metapodium 81
Metathalamus 315
Metencephalon 302
Metoestrus 217
Mikrokotyledonen Pfd. 583
Milchbrustgang 148, 280, Flfr. 454, Pfd. 549, Wdk. 668, 683, 685f
Milchdrüse Flfr. 455, Pfd. 588, Wdk. 747–755
- Blutversorgung 589
- Innervation Pfd. 589
- Lymphdrainage Pfd. 589
Milchleiste 406
Milchnäpfchen Wdk. 753
Milchvenen Wdk. 688, 751f
Milz 283ff, Flfr. 458, Pfd. 557, Wdk. 690f, Schw. 816, V. 851
Mimik 75
Mineralokortikoid 236
Miosis 379
Mitteldarm 111, 160
Mittelhirn 302, 312
Modiolus 383

Motoneuron 27
motorische Endplatte 290
Mucosa olfactoria 386
Müllersche Gänge 191
Multipara 217
Mundhöhle Flfr. 416, 418, Pfd. 518, Wdk. 656ff
Mundrachen 130, Flfr. 416, 418, V. 846
Musculus abductor cruris caudalis 106
- – pollicis longus 96, Pfd. 603, Wdk. 762
- adductor 105, Pfd. 630
- anconaeus Pfd. 600
- arrector pili 394
- articularis coxae 106
- arytaenoideus transversus 170
- auricularis 379
- biceps brachii 94, Pfd. 598, Wdk. 760, V. 854
- femoris 106, Pfd. 629, Wdk. 779
- biventer cervicis Flfr. 438
- brachialis 94, Pfd. 599, Wdk. 760
- brachiocephalicus 91, Flfr. 428, Schw. 799, Pfd. 532, 538, Wdk. 664, 757
- brachioradialis 95
- buccinator 74, 112, Pfd. 512
- bulboglandularis 214, Flfr. 485, Pfd. 586f, Wdk. 736, 740, 742, Schw. 830
- bulbospongiosus 214
- caninus 74
- ciliaris 367
- cleidobrachialis Wdk. 757
- cleidocervicalis Flfr. 428
- cleidomastoideus Flfr. 428, Wdk. 757
- cleidooccipitalis Wdk. 757
- constrictor vestibuli Wdk. 720, 726
- – vulvae Wdk. 726
- coccygeus 63f, Flfr. 474, Wdk. 719
- complexus Flfr. 438
- coracobrachialis 94, Pfd. 597
- cremaster 61, 210, Wdk. 737, Schw. 812
- – externus Pfd. 554
- cricoarytaenoideus dorsalis 169
- – lateralis 170
- cricothyroideus 169
- cutaneus colli 76, Pfd. 538, Schw. 799, 810
- – trunci 52, Pfd. 551, Schw. 809
- deltoideus 94, Pfd. 596, Wdk. 759
- depressor labii inferioris 74
- – – mandibularis Pfd. 512
- – – superioris Schw. 759
- digastricus 26, 128, Pfd.524
- dilatator pupillae 367
- extensor carpi obliquus 96, Pfd. 602, Wdk. 761, V. 844
- – – radialis 96, Pfd. 553, 602
- – – ulnaris 96, Wdk. 761
- – digitalis communis 96, Pfd. 603, Wdk. 761
- – – lateralis 96, 107, Pfd. 603, 639, Wdk. 761, 783

– – – longus 96, 107, Pfd. 638, Wdk. 783
– – – medialis 96
– – – hallucis longus 107
– fibularis tertius Pfd. 638
– flexor carpi radialis 96, Pfd. 603, Wdk. 762
– – – ulnaris 96, Wdk. 762, V. 845
– – digitalis lateralis 109
– – – profundus 97, 107, Pfd. 604, 640, Wdk. 762, 784
– – – medialis 109
– – – superficialis 96, 108, Pfd. 604, 640, Wdk. 762, 783
– fibularis longus Wdk. 783
– – tertius Wdk. 783
– gastrocnemius 108, Pfd. 639, Wdk. 783
– gemellus 105
– genioglossus 115
– geniohyoideus 115
– glutaeus accessorius 104, Pfd. 629
– – medius 104, Pfd. 628, Wdk. 779
– – profundus 105, Pfd. 629
– – superficialis 104, Pfd. 628, Wdk. 779
– gracilis 105, Pfd. 630, Wdk. 780
– hyoglossus 116
– iliacus 63
– iliocostalis 53, Flfr. 437
– iliopsoas Flfr. 438
– infraspinatus 93, Pfd. 596, Wdk. 759
– intercostalis externus 57
– – internus 57
– interosseus 97, 109, Wdk. 764, 766
– – medius Pfd. 609, 611
– ischiocavernosus 214, Pfd. 587, Wdk. 736, 740, 742, Schw. 830
– latissimus dorsi 92, Pfd. 593, Wdk. 575
– levator ani 63, Flfr. 474, Wdk. 719, Schw. 824
– – anguli oculi Schw. 795
– – labii maxillaris Pfd. 512
– – – superioris 74
– – nasolabialis 74
– – palpebrae superioris 372
– – veli palatini 132
– longissimus 53, Flfr. 438, Schw. 805
– longus capitis 57, Flfr. 428
– – colli 53, Flfr. 428
– masseter 127, Pfd. 512, Wdk. 652, 660
– mentalis Schw. 795
– mylohyoideus 115, 117
– obliquus abdominis Schw. 809
– – bulbi 371
– – capitis Flfr. 439
– – externus Wdk. 688
– – – abdominis 60, Pfd. 553
– – internus abdominis 60, Pfd. 554
– obturatorius externus 105, Pfd. 631
– – internus 105, Pfd. 631
– occipitomandibularis Pfd. 523
– omohyoideus 77, Pfd. 531, Schw. 800

– omotransversarius 91, Pfd. 538, 592, Wdk. 757
– orbicularis oculi 75, 373, 378
– – oris 74, 112
– orbitalis 372
– papillaris 245
– parotidoauricularis 75
– pectineus 105, 243, Pfd. 630, Wdk. 780
– pectoralis Pfd. 593f, Wdk. 757, V. 844
– – ascendens 93
– – profundus 92
– – superficialis 90, 92
– peroneus brevis 107
– – longus 107
– – tertius 107
– piriformis 104
– popliteus 107, Pfd. 639, Wdk. 784
– praeputialis Flfr. 485, Wdk. 742, Schw. 809, 830
– – caudalis 215
– – cranialis 52, 215
– pronator quadratus 95
– – teres 95, Pfd. 598
– psoas major 62, Flfr. 438
– – minor 62, Flfr. 439
– pterygoideus 127f, Pfd. 523, Wdk. 660
– quadratus femoris 105
– – lumborum 63
– quadriceps femoris 106, Pfd. 631, Wdk. 780
– rectococcygeus Pfd. 574, Schw. 824
– rectus abdominis 61, Pfd. 551, 554, Wdk. 688f, Schw. 811
– – bulbi 371
– – capitis dorsalis major Flfr. 439
– – – – minor Flfr. 439
– – – lateralis Flfr. 439
– – – ventralis 57, Flfr. 439
– – femoris 106, Pfd. 631
– – thoracis 57
– retractor bulbi 372
– – clitoridis Schw. 824
– – penis 215, Flfr. 485, Pfd. 587, Wdk. 739, 742, Schw. 824
– rhomboideus 90, 92, Pfd. 593, Wdk. 757
– sartorius 105, Pfd.630, Wdk. 780
– semimembranosus 106, Pfd. 630, Wdk. 779
– semispinalis capitis Flfr. 438
– – cervicis Flfr. 438
– – thoracis Flfr. 438
– semitendinosus 106, Pfd. 629, Wdk. 779
– serratus dorsalis 57
– – ventralis 90, 92, Pfd. 593, Wdk. 757
– sphincter ani Schw. 824
– – – externus Wdk. 719
– – caecalis V. 850
– – cardiae Pfd. 558
– – colli 74
– – – superficialis 74
– – externus vesicae 204

– spinalis cervicis Flfr. 438
– – thoracis Flfr. 438
– stapedius 381, 385
– sternocephalicus 76, Flfr. 428, Pfd. 531, Wdk. 664, Schw. 800
– sternohyoideus 77, Flfr. 428, Pfd. 531
– sternooccipitalis Flfr. 428
– sternothyreoideus 77, Flfr. 428f, Pfd. 531
– styloglossus 116
– subclavius 92, Pfd. 594, Wdk. 757
– subscapularis 93, Pfd. 597, Wdk. 759
– supinator brevis 95
– – longus 95
– supracoracoideus V. 844
– supraspinatus 93, Pfd. 596, Wdk. 759
– tarsalis 393
– temporalis 127, Pfd. 512, Wdk. 660
– tensor fasciae antebrachii 94, Pfd. 600
– – – latae 105, Pfd. 628, Wdk. 780
– – tympani 381, 385
– – veli palatini 132
– teres major 94, Pfd. 597, Wdk. 760
– – minor 94, Pfd. 597, Wdk. 760
– thyreoarytaenoideus 170
– tibialis caudalis 109
– – cranialis 107, Pfd. 637, Wdk. 783
– trachealis 174
– transversospinalis Flfr. 438
– transversus abdominis 61, Pfd. 554, Wdk. 689, Schw. 811
– – thoracis 57
– – trachealis Pfd. 532
– trapezius 91, Pfd. 538, 593, Wdk. 757
– triceps V. 845
– – brachii 94, Pfd. 599, Wdk. 760
– – surae 108
– ulnaris lateralis 96
– urethralis 204f, 212, Wdk. 720, 725, 739
– vastus intermedius 106
– – lateralis 106
– – medialis 106
– ventricularis 170, Pfd. 529
– vocalis 170f, Pfd. 529
Muskel, Agonist 28
– Aktionen 27
– Antagonist 28
– Ansatz 28
– Blutversorgung 27
– dreiköpfig (triceps) 26, V. 845
– epaxiale 53
– Epimysium 25
– Funktion 28
– Gesicht Pfd. 511
– Hintergliedmaße Pfd. 628, 636
– hypaxiale 53
– Kontraktion, somerische 27
– Kopf 73
– Nervenversorgung 27
– Oberschenkel Pfd. 628
– Pharynx Pfd. 525

Sachregister

- Perimysium 25
- Querschnitt, anatomischer 25
- – physiologischer 25
- Sphinkter 26
- Synergist 28
- Unterschenkel Pfd. 636
- Ursprung 28
- ventrale, Hals Pfd. 531
- vierköpfig (quadriceps) 26
- Vordergliedmaße Pfd. 592, 602
- zweiköpfig (biceps) 26

Muskelfortsatz 168
Muskelmagen V. 848
Muskelspindeln 27
Mutterband, breites 193, 222, Wdk. 721
Muttermund, äußerer 220
- innerer 220
Mydriasis 379
Myelencephalon 302
Myelin 288
Myoblast 80
Myocardium 246
Myoepithel (Alveolen) Wdk. 754
Myometrium 220
Myotom 35, 37

Nabelarterien 270, 274
Nabelstrang 273
Nabelvene 270, 274
Nachniere 184 f
Nacken Schw. 737
Nackenband 47, Flfr. 437, Pfd. 538
Nadelzähne Schw. 798
Nagel 399
Nase, Abdruck Flfr. 411
- äußere 163
- Divertikel 164
- Septum 163, 165
Nasendrüse, laterale 164
Nasenflügel 164
Nasengang, dorsaler 166
- gemeinsamer 166
- mittlerer 166
- ventraler 166
Nasenhöhle 164, Pfd. 515, Schw. 795, V. 852
Nasenknorpel 163
Nasenmuschel, ventrale 167
Nasennebenhöhlen 166, Flfr. 415, Pfd. 517, Wdk. 654 ff
Nasenspiegel Flfr. 411
Nasenvorhöfe 163
Nasopharynx 129 ff
Nebenfeder V. 839
Nebenhoden 206 f, Flfr. 481, Pfd. 585, Wdk. 737, 743
Nebenhodengang 189
Nebennieren 235, Flfr. 471, Pfd. 566 f, Wdk. 710
Nebenschilddrüsen 235, Wdk. 666
Neopallium 317 ff
Neopulmo V. 854
Nephron 185, 198
Nerven, Dorsalwurzel 33
- Edinger-Westphal-Kern 344
- Hintergliedmaße 354 ff, Pfd. 643 ff

- Lunge 181
- periphere 32 f
- vegetative, Kopf 348
- Ventralwurzel 33
- Vordergliedmaße 351 ff, Pfd. 621 ff
Nervenfasern, afferente 32
Nervenplexus 34
Nervensystem 286
- autonomes 332, 356
- Entwicklung 296
- parasympathisches 357 f
- sympathisches 357, 359
- Unterteilung 292
- viszerales 332, 356
Nervus abducens 347, 378
- accessorius 90, 92, 350
- alveolaris mandibularis 346
- auricularis caudalis 347
- – internus 347
- auriculotemporalis 346
- axillaris Flfr. 496, Pfd. 621, Wdk. 773
- buccalis 346
- canalis pterygoidei (Nervus Vidii) 347
- cardiacus 349
- caroticus internus 361
- (Nn.) caudales 356
- (Nn.) cervicales 351
- (Nn.) ciliares breves 358, 379
- (Nn.) – longi 345, 365, 378
- cornualis Wdk. 650
- costoabdominalis 354
- (Nn.) craniales 343
- (Nn.) cutanei surae Pfd. 644
- cutaneus antebrachii Pfd. 621 ff
- – – caudalis Flfr. 497
- – – medialis Flfr. 496
- – femoris caudalis 355
- – surae caudalis 356, Pfd. 644
- – – lateralis 355, Pfd. 644
- (Nn.) digitales 623 ff, 645 f
- dorsalis clitoridis 356
- – penis 356
- ethmoidalis 345, 378
- facialis 112, 116, 119, 347 f, 378, 385, Pfd. 513
- femoralis 354, Flfr. 506, Pfd. 643, Wdk. 787
- fibularis 355, Pfd. 644 f
- – communis Flfr. 507, Wdk. 787
- genitofemoralis 354, Wdk. 737, 753
- glossopharyngeus 116, 119, 132, 348, 358
- glutaeus caudalis 355, Pfd. 643
- – cranialis 355, Pfd. 643
- hypoglossus 117, 350
- hypogastricus 358, 360, 362, Flfr. 483, Pfd. 568
- iliohypogastricus 354, Wdk. 590
- ilioinguinalis 354, Wdk. 690
- infraorbitalis 346, Pfd. 514, Wdk. 653, 656
- infratrochlearis 345, 378
- intermediofacialis 347
- ischiadicus 355, Flfr. 507, Pfd. 644, Wdk. 787, V. 865

- lacrimalis 345, 358
- laryngeus cranialis 349
- – recurrens 132, 349, Pfd. 548 f, Wdk. 667
- (Nn.) lumbales 354
- mandibularis 116, 127, 132, 345 f
- massetericus 346
- maxillaris 345, 378
- medianus 353, Flfr. 496, Pfd. 622, Wdk. 774
- mentalis 346, Pfd. 514
- metacarpeus palmaris lateralis Pfd. 624
- – – medialis Pfd. 624
- metatarseus dorsalis lateralis Pfd. 645 f
- – – medialis Pfd. 645 f
- – plantaris lateralis Pfd. 645
- – – medialis Pfd. 645
- musculocutaneus 352, Flfr. 496, Pfd. 621, Wdk. 774
- mylohyoideus 346
- nasalis caudalis 346
- nasociliaris 345
- obturatorius 354, Pfd. 572, 643 f, Wdk. 715, 787
- oculomotorius 344, 378
- olfactorius 318, 343, 386
- ophthalmicus 345, 378
- opticus 344, 369, 378
- – Entwicklung 375
- palatinus major 346
- – minor 346
- (Nn.) palmares Wdk. 775
- palmaris lateralis Pfd. 622 ff
- – medialis Pfd. 622 f
- pectoralis caudalis 351
- – cranialis 351
- pelvinus 356, 358, Flfr. 483, Pfd. 573, Wdk. 716
- perinealis 356, Pfd. 572
- petrosus major 347, 358, 361, 384
- – profundus 358, 361
- phrenicus 351
- plantaris Wdk. 789
- – lateralis 356, Pfd. 645 f
- – medialis 356, Pfd. 645 f
- pterygoideus 346, 358
- pterygopalatinus 346
- pudendus 356, Pfd. 572, Wdk. 715, 720, 736
- radialis 353, Pfd. 621, 622, Wdk. 775
- rectalis caudalis 356, Pfd. 572, Wdk. 716
- (Nn.) sacrales 356
- saphenus 354, Flfr. 506, Pfd. 643
- (Nn.) spinales 336, 350
- (Nn.) splanchnici Wdk. 702
- splanchnicus major 360, 362
- – minor 360, 362
- stapedius 347
- sublingualis 346
- subscapularis 352
- supraorbitalis 378, Pfd. 514
- suprascapularis 352, Pfd. 621, Wdk. 773

– temporalis 346
– (Nn.) thoracici 353
– thoracicus lateralis 352
– – longus 351
– tibialis 356, Flfr. 507, Pfd. 644f, Wdk. 787
– trigeminus 344, 378, Wdk. 653
– trochlearis 344, 378
– tympanicus 349
– ulnaris 353, Flfr. 497, Pfd. 623
– vagus 116, 132, 349, 358, Wdk. 702
– vertebralis 360
– vestibulocochlearis 347, 348, 384 f
– ulnaris Wdk. 774
– zygomaticus 345, 378
Nestflüchter 217
Nesthocker 217
Netz, großes 136, 139, 144, Wdk. 700 ff
– kleines Wdk. 701
Netzhaut 367
Netzmagen Wdk. 692–697
Netzmagenrinne Wdk. 694
Neuralfalten 297
Neuralplatte 297 f
Neuralrinne 297
Neuralrohr 297 f
Neurokranium 64
Neuroglia 287
Neurohypophyse 232, 332
Neurolemmozyten 288
Neuron 27, 286
– oberes motorisches 329
– postganglionäres 333
– präganglionäres 333
– unteres motorisches 329
Neuroporen 297
Nickhautdrüse Flfr. 426
Niere Flfr. 471, Pfd. 563, 566, Wdk. 709 f, Schw. 819, V. 856
– Gefäßversorgung V. 857
Nierenarterie 200, 268, Wdk. 710
Nierenbecken 186, 200
Nierenlappen 198
Nierenkelche 186
Nierenpfortadersystem V. 863
Nierentyp, einwarziger 198
Nodus atrioventricularis 247
– sinuatrialis 347
Nomina Anatomica Veterinaria (NAV) 4
Nondeciduata 228
Noradrenalin 236
Notarium V. 842
Nucleus, Gehirnnerven 306
– Olivensystem 309
– parasympathische kraniale 358
– – sakrale 358
– Trapezkörper 329
– ambiguus 307
– caudatus 319, 331
– chochlearis dorsalis 309, 328 f
– – ventralis 309, 328 f
– cuneatus 306, 324
– dentatus 311
– fastigius 311
– geniculatus lateralis 327

– – medialis 328
– gracilis 306, 324
– habenularis 314
– interpositus 311
– lateralis cerebelli 311
– lentiformis 319
– motorius nervi abducentis 307 f
– – – facialis 307 f
– – – hypoglossi 307 f
– – – oculomotorii 307, 312
– – – trigemini 307 f, 312
– nervi trochlearis 312
– paraventricularis 333
– pontis 304, 344
– pulposus 45
– pulvinaris 327
– ruber 312, 331
– salivatorius 307
– subthalamicus 315, 331
– supraopticius 333
– thalamicus 315
– tractus solitarii 308
– (Nuclei) vestibulares 309, 328
Nüstern 163, 509
– falsche 164
Nullipara 217

Oberarm Pfd. 595
Oberflächensensibilität 388
Oberhaut 8, 390
Oberschenkel Pfd. 628
Oberschenkelknochen 97
Odontoblasten 121
Ösophagus 132f, 139, Flfr. 428, 449, Pfd. 532, 548, Wdk. 665f, 683f, V. 847
Oestrus 217
Ohr 379–385, Flfr. 426, V. 865
– Entwicklung 385
– Plakode 386
Ohrgrube 385
Ohrleder Flfr. 426
Ohrmuschel 379
Ohrschmalz 380
Ohrspeicheldrüse 117, Flfr. 413, 421, Pfd. 524, Wdk. 661, Schw. 795, 799
Ohrtrompeten 130
Olecranon 85, Pfd. 598
Olivenkernsystem 309
Omasum Wdk. 697 ff
Omentum majus 136, Flfr. 463, Wdk. 693, 700 ff, Schw. 815
– minus Flfr. 464, Wdk. 701, Schw. 815
Omphaloplazenta 582 f
Operculum V. 852
optische Achse 364, 368
Ora serrata 367
Orbita 68 f, 370, Flfr. 424
Orbitalfett 363
Organa genitalia feminina Schw. 825
– – – Blutversorgung Schw. 826
– – – masculina Schw. 827
– – – funktionsabhängige Änderungen Schw. 829 f
– urinaria Schw. 819
Organum gustus 387

– olfactus 386
– spirale 384
– vestibulocochleare 379
– vomeronasale 114, 387, Pfd. 516, Wdk. 654
Oropharynx 130, Wdk. 662
Os articulare V. 842
– carpi accessorium 85, Wdk. 761
– – intermedium 85
– – radiale 85
– – ulnare 85
– clitoridis Flfr. 478
– coracoidis V. 843
– (Ossa) cordis 246, Wdk. 683
– coxarum 49
Os hyoideum 70 ff, 115, Pfd. 525
– ilium 49
– incisivum 70, 113
– ischii 49, 51
– malleolare 101
– maxillare 113
– metacarpale 86
– palatinum 113
– penis 214, Flfr. 483
– pubis 49, 51
– quadratum V. 842
– rostrale 163, Schw. 793
– sacrum 42, Wdk. 713
– (Ossa) sesamoidea musculi gastrocnemii humeri 98
– – (Ossa) – proximalia 88, Pfd. 605, 608
– sesamoideum distale Pfd. 607 f
– tarsi centrale 101
– temporale, Pars petrosa 382
Os tibiotarsale V. 844
Ossicula auditus 381
Ossifikationszentrum, primäres 79
– sekundäres 79
Osteon 12
Ostium atrioventriculare 245
– caecocolicum Pfd. 561
– ileale 146, Pfd. 561, Wdk. 706
– omaso-abomasicum Wdk. 698
– pharyngeum tubae 130
– reticulo-omasicum Wdk. 694, 698
– urethrae externum 211
– – internum 211
– uteri externum 220
– – internum 220
– uterinum tubae 219
– vaginae Wdk. 738
Ovar Flfr. 476, Wdk. 721, Schw. 825, V. 859
Ovarien 216f, V 859
– Abstieg 191
Ovidukt V. 859
Ovulation 217, 225, Wdk. 732
Ovulationsgrube Pfd. 576
Oxytocin Wdk. 754

Paarungsverhalten Flfr. 485
Palaeopallium 318
Palaeopulmo V. 854
Palatum durum 113
Palpation 6
Palpebra tertia 373, Flfr. 425

Pankreas 143, 152f, 160, Flfr. 469, Pfd. 566, Wdk. 708f, Schw. 819, V. 851
Pankreasinseln 152
Panniculus adiposus 392, Schw. 805
Pansen Wdk. 692–697
Pansenzotten Wdk. 695
Papilla duodeni 145
– (Pp.) conicae Wdk. 658
– (Pp.) filiformes 115, Wdk. 658
– foliatae 115
– (Pp.) fungiformes 115, Wdk. 658
– ilealis Pfd. 561
– incisiva 113, Wdk. 657, Schw. 798
– (Pp.) lentiformes Wdk. 658
– (Pp.) vallatae 115, Wdk. 658
Papille, Eileiter 219
Parabronchen V. 854
Parallelverschiebung 21
Paralyse, Nervus facialis 75
Parametrium 220
Parathormon 235
Pars disseminata 212
– inflexa Pfd. 612
– longa glandis 214
passiver Stehapparat, Hintergliedmaße Pfd. 640
– – Vordergliedmaße Pfd. 617
Patella 98, Pfd. 632
Patellarreflex 289
Pecten (Retina) V. 865
Pecten ossis pubis 51
Pediculus 39
Pedunculus cerebellaris 311
Pelvis Flfr. 473, Pfd. 570, 627
– Bau Pfd. 627
– Blutversorgung Pfd. 573
– Boden Pfd. 552
– Cavum Pfd. 570
– Eingang Pfd. 570
– Organe, männlich Pfd. 584
– – weiblich Pfd. 575, 581
– Peritonaeum Pfd. 574
– Rektaluntersuchung Pfd. 587
– Skelett Pfd. 571
– Topographie Pfd. 571
– renalis 197, 200
Pendelbewegungen, Gelenke 21
Penis 213, Flfr. 483, Pfd. 586, Wdk. 740f, 744
– Blutversorgung Pfd. 573
– Erektion Pfd. 587, Schw. 830
– fibroelastischer Typ 214
– Flexura sigmoidea Schw. 830
– Gefäße Flfr. 484
– muskulokavernöser Typ 214
Peniswurzel 213
Pepsin 141
Pericardium 242
Perikaryon 286
Perilymphe 383, 384
Perimetrium 220
Perineal„körper" 63
Perinealregion 63
Perineum 63, Flfr. 473, Pfd. 570
Periorbita 370
Periosteum 13, 79

Peritonealflüssigkeit 135
Peritonealhöhle 135, Wdk. 717
Peritonaeum 135
Perkussion 6
Pessulus V. 853
Peyersche Platten 145, Wdk. 706
Pfortader 141, 147, 151, 153, 273, Pfd. 564, Wdk. 702, 706, 708
Pfortadergefäße, Hypophyse 232
Pfortaderkreislauf 233
Phalangen Pfd. 606
Phalanx distalis 88
– media 88
– proximalis 88
Phallus V. 859
Phallusanschwellung 190
Pharynx 111, 129, Pfd. 525, Wdk. 661f
Philtrum 112, 163, Wdk. 651
Phonation 171
Pia mater 338
Piephacke Pfd. 640, Schw. 835
Pilae ruminis Wdk. 692, 696
Placenta cotyledonaria 228
– diffusa 228
– discoidalis 228
– endotheliochorialis 228
– epitheliochorialis 228
– haemoendothelialis 228
– syndesmochorialis 228
– zonaria 228
Planum nasale 163
– nasolabiale 163
– rostale Schw. 793
Platysma 74, Schw. 799, 810
Plazenta 227, Pfd. 582f
– allantochoriale 228
Plazentation Wdk. 732f
Plazentome 228, Wdk. 733
Pleura 175
– Grenze Pfd. 543
– costalis 175
– diaphragmatica 175
– mediastinalis 175
– parietalis 175
– pulmonalis 175
– visceralis 176
Pleurahöhle Pfd. 543
Pleurasack 175
Plexus brachialis 34, 351, Pfd. 621, Wdk. 773ff, V. 865
– cardiacus 249, 358, 362
– choroideus 316, 339f
– coeliacomesentericus Pfd. 568
– coeliacus 358, Wdk. 702
– lumbalis V. 865
– lumbosacralis 34, 354, Wdk. 715f, 787ff
– mesentericus 358
– ovaricus 358
– pampiniformis 209, Wdk. 738
– pulmonalis 180, 358, 362
– renalis 358
– solaris Pfd. 568
– subvertebralis synsacralis V. 865
– testicularis 358
– venosus, Huf Pfd. 616

– vertebralis venosus 343
Plica aryepiglottica 131
– coprourodealis V. 850, 858
– ileocaecalis 144, Wdk. 705
– praeputialis Pfd. 586f
– ruminoreticularis Wdk. 692
– uroproctodealis V. 858
– venae cavae 176, Wdk. 684
– vestibularis Pfd. 528f
– vocalis Pfd. 528
Pneumatisierung, Knochen V. 841
Polster, synoviale 21
Pons 304, 331
Porta hepatis Wdk. 708
Portio vaginalis 220, Wdk. 723
Poschen, Haustra Pfd. 559, 562f
Präputium 213f, Flfr. 485f, Pfd. 586f, Wdk. 742, Schw. 830
Praeputium clitoridis Pfd. 579
Primärbronchus V. 853
Primordialfollikel 191
Primordialskelett 78
Processus accessorius Flfr. 436
– anconaeus 85
– angularis 70
– caudatus, Leber 149, Wdk. 707
– ciliares 367
– condylaris 70
– corniculatus 169
– cornualis 401, Wdk. 649
– coronoideus 70
– cuneiformis 169
– extensorius Pfd. 605, 606
– hamatus Flfr. 489
– jugularis 69
– mamillaris Flfr. 436
– mastoideus 69
– paracondylaris 69
– retroarticularis 69
– styloideus lateralis 85
– urethralis Pfd. 586f, Wdk. 741
– vaginalis 196, 208, 210, Flfr. 456
– xiphoideus 48, Wdk. 692
Proctodeum V. 850, 858
Projektionsfelder, motorische 293f
– sensible 293f
Prolaktin Wdk. 754
Promontorium 43
– Mittelohr 380
Pronation 84
Pronephros 184
Prooestrus 217
Propatagium V. 845
Prosencephalon 302
Prostata 190, 212, Flfr. 482, Pfd. 586, Wdk. 739f, Schw. 829
Prostatakörper 213
Pseudocervix Flfr. 478
Pseudogravidität Flfr. 478
Psoashöcker 51
Pterylae V. 838
Pulmo, Margo basalis Schw. 807
Punctum lacrimale 374
– maximum, Herzklappengeräusche Pfd. 547
Pupillarreflex 327
Pupille 367, Pfd. 530

Putamen 319
Pygostyl V. 842
Pylorus 139, 142, Wdk. 699
Pyramide 309
Pyramidenkreuzung 305

Rachenmandel Flfr. 148
Rachenmembran 111, 153, 157
Radii lentis 370
Radius 83f, Wdk. 760
Radix penis Wdk. 746
Ramus auriculopalpebralis Pfd. 513
– colicus, Arteria ileocolica Pfd. 564
– (Rami) communicantes albi 360
– (Rami) – grisei 360
– uterinus, Vena ovarica 224
Ranula Flfr. 416
Recessus costodiaphragmaticus 176, Pfd. 544
– costomediastinalis 176
– epitympanicus 380
– interlaminares Wdk. 698
– maxillaris Flfr. 416
– mediastini Pfd. 544
– pelvis 201
– piriformis 131, Wdk. 662
– sublingualis 118
– supraomentalis Wdk. 702, 705
– terminalis, Niere Pfd. 567
Receptaculum, Ductus deferens V. 858
Rektum 146, Flfr. 474, Pfd. 573, Wdk. 717f
Reflexbogen 288
Reißzahn Flfr. 420
Rektaluntersuchung Schw. 825
Rektusscheide 61, Flfr. 457, Pfd. 551
Rete mirabile 260
– – ophthalmicum 378
– ovarii 191
– testis 207
Retina 367
– Area centralis 368
– rampenartige 368
Retinaculum 10
– extensorum Pfd. 601f, 636
– flexorum 90, Pfd. 601f
Resorption 110
Rezeptor-Effektor-Apparat 288
Rezeptoren, chemische 333
– mechanische 333
Rhinencephalon 318
Rhinitis atrophicans Schw. 796
Rhombencephalon 302
Riechgruben 153
Riechhaare 386
Riechschleimhaut 386
Rima glottidis 171
– palpebrarum 372
Rinde, Niere 198
– Ovar 217
Ringknorpel 168
Rippen 47, Flfr. 442, Pfd. 541, Schw. 806, V. 843
– echte 47
– falsche 47
Rippenhöckerchen 48

Rippenknie 48
Rippenknorpel 47f
Rippenköpfchen 48
Rippenkörper 48
Rippenwirbel 48
Röhrbein 87, Pfd. 601, 605, Wdk. 762
Röhrenknochen 12
Röntgenanatomie 6
Röntgenbild, Lunge 181
Ructus Wdk. 697
Rücken 35, Pfd. 536
siehe auch bei den entsprechenden Knochen, Gelenken und Regionen
– Bau Pfd. 536
– Fett Schw. 805
– Form, Struktur Flfr. 433, Schw. 805
– Innervation 336, 350
– Oberflächenstrukturen Pfd. 536
– Skelett Schw. 804
– Wirbelkanal 336f, Pfd. 539f
– Wirbelsäule Pfd. 536ff
Rückenmark 302
– arterielle Blutversorgung 341f, Pfd. 540
– Meningen, Liquorräume 337
– Topographie 336
– venöse Drainage 343
Rüsselscheibe 112, 163, Schw. 793
Rugae palatinae 113
Ruminoreticulum Wdk. 692–697
Rumpf 35

Sacculus 383
Saccus caecus Pfd. 557
– lacrimalis 374
– paranalis 147, 404
– (Sacci) pneumatici V. 854ff
Sakrum Flfr. 437
Samenblasendrüse 190, 212
Samenleiter 189, 208, 212, Flfr. 481, Pfd. 585, Wdk. 738, V. 857
Samenstrang 206, Wdk. 738, Schw. 828
Sammelrohr, Niere 186, 200
Saumhorn Pfd. 613
Scala tympani 383f
– vestibuli 383f
Scapula 81, Pfd. 595, Wdk. 758f, V. 843
Schächten 667
Schädel 66, Flfr. 411, Pfd. 511, Schw. 791, V. 841
– brachycephaler Flfr. 411
– dolichocephaler Flfr. 411
– Hund 66
– mesaticephaler Flfr. 411
– Pferd 72
– Rind 72
Schädelbasis 69
Schaft, Fibula 101
Schalendrüse V. 860
Schalenhaut V. 860
Schambein 49, 51
Scheidenvorhof Pfd. 579, Wdk. 752f, Schw. 827
Scheitel, Harnblase 202
Scheitel-Steiß-Länge Pfd. 583

Schenkelspalt Pfd. 630
Schildchen V. 838
Schilddrüse 233, Flfr. 429, Pfd. 533, Wdk. 666, V. 861
– Anlage 234
– Hormone 235
Schildknorpel 168
Schläfengrube 68
Schleifenbahnsysteme 323
Schleimbeutel 26
Schleudermagen Wdk. 696f
Schlingrachen 130
Schluckakt 133f, 171
Schlundkopf 129, 157, Wdk. 661f
Schlundkopfschnürer 131
Schlundtaschen 157f
Schmelzorgan 157
Schmerz, übertragener 389
Schmerzrezeptoren 388
Schnabel V. 838
Schnappgelenk Pfd. 598
Schneckenfenster 380
Schneidezähne Flfr. 419, Wdk. 658
Schnurrhaare 388, 396
schräges Septum V. 861
Schubladenphänomen Flfr. 502
Schulter Pfd. 595, 618
Schulterblattknorpel Pfd. 595
Schultergelenk 88, Wdk. 759, Schw. 833
Schultergliedmaße Flfr. 488, Pfd. 591
Schultergürtel 81
– Muskulatur 90, Wdk. 757
Schulterregion Flfr. 488, Pfd. 595
Schwannsche Zelle 288
Schwanz Schw. 804
– Nebenhoden 207
– Schwanzbeißen Schw. 804
Schwanzwirbel 43
Schweißdrüsen 8, 405
Schwitzen 405
Sclera 364
Scrotum 191, 210, Flfr. 480, Wdk. 736f, Schw. 827
Scutulum 380
Sebum 402
Sectorius Flfr. 420
Segmentierung, Lunge 179
Sehachse 368
Sehlappen V. 864
Sehnen 26
Sehnenscheide 26
Sehnenspindeln 27
Seitenventrikel 302
Sekundärbronchus V. 853
Sella turcica 335
Semideciduata 228
Septum nasi Wdk. 654
– orbitale 371, 373
– pellucidum 322
– pharyngis Wdk. 661
– telencephali 322
– urorectale 187
Sesambein 16
Sesamoide 16, 88
Siebbeinlabyrinth Wdk. 654
Sinnesorgane 363

Sinus basilaris, Gehirn 343
- caroticus 259
- cavernosus, Gehirn 343
- conchalis 517
- coronarius 243, 248
- frontalis 167, Pfd. 517, Wdk. 651, 653, 656, Schw. 797
- infraorbitalis V. 852
- lactiferi 407, Wdk. 749
- maxillaris 167, Flfr. 416, Pfd. 517f, Wdk. 656, Schw. 797
- - caudalis 167
- paranasales 166f, Flfr. 415, Pfd. 517, Wdk. 654ff
- paranalis 147, 404
- rectus 342
- renalis 197
- rostralis 167
- sagittalis dorsalis 340, 342
- sphenopalatinus Pfd. 518
- transversus 343
- urogenitalis 189, 193
- venarum cavarum 243
- venosus 31
- - Orbita 794
Sinushaar 388, Pfd. 509f
Sinusknoten 247
Sinusoide 257
Sitzbein 49, 51
Sitzbeinhöcker 51
Sitzbeinmuskeln, lange 106
Skalenusmuskeln 57
Skelett Pfd. 537, Schw. 792, V. 481
Skelettmuskulatur 24
Sklera V. 865
Sklerotom 35
Sohle Wdk. 769
- Huf Pfd. 613
Sohlenbinde Pfd. 611
Somatopleura 38
Somatotopie 293f
Somiten 35
Spannsägenkonstruktion Pfd. 641
Spat Pfd. 636, 638
Spatium colli 76
- episclerale 371
- intermedium antebrachii 85
- lumbosacrale Flfr. 437, Schw. 804
- mediastini Wdk. 681f
- viscerale cervicis Wdk. 669
Speicheldrüsen 117f, 155, Pfd. 524, Wdk. 660f
Speiseröhre 132f, Wdk. 665f, 683f
Spermatogenese 211
Spermatransport 215
Spina bifida 297
- cunei Pfd. 613
- iliaca dorsalis caudalis 49
- - - cranialis 49
- ischiadica 51
- scapulae 82
Spinalganglion 33, 300, 323
Spinalnerven 336, 350
Splanchnopleura 38
Sporn 399, V. 838
Sporvene Pfd. 555
Sphinkter, siehe Musculus sphincter

Sprunggelenk 103, Flfr. 505 Pfd. 634ff, Wdk. 782, Schw. 835
Ständer V. 838
Stapes 381
Statoliten 383
Stehapparat, passiver, Beckengliedmaße Pfd. 640f
- - Schultergliedmaße Pfd. 617f
Steigbügel 381
Sternebrae 48, Flfr. 442
Sternum 47f, Flfr. 441, V. 843
Stigma V. 859
Stimmapparat 171
Stimmfalte 171
Stimmfortsatz 168
Stimmkopf V. 852
Stimmritze 171
Stirnabsatz Flfr. 412
Stirnhöhle 167
Stollbeule Pfd. 600
Stomadaeum 153
Stop Flfr. 412
Strahl Pfd. 613
Strahlbein Pfd. 607f
Strahlbeinbänder Pfd. 608f
Strahlpolster 398
Stratum fibrosum 18
- synoviale 18f
- vasculare, Uterus 220
Strecker Ellbogengelenk Pfd. 599
- Karpal-, Zehengelenke Pfd. 602
Strecksehnen Pfd. 609f, Wdk. 766
Streckung, Gelenke 21
Striae, Haut 391
Stria habenularis 314
- mallearis 381
Strichkanal 200, 407, Wdk. 750
Stylopodium 81
Subarachnoidalpunktion 343
Subarachnoidalspalt 338
Subcutis 8f, 392
Subduralspalt 337
Substantia compacta 15
- nigra 312, 331
Subthalamus 315
Sulcus, Gehirn 295, 3190
- coronarius 242
- cruciatus 319
- extensorius 98
- intertubercularis Pfd. 596
- jugularis 77, 272, Pfd. 531
- omasi Wdk. 698
- paraconalis 243
- paracunealis Pfd. 614
- reticularis Wdk. 694
- rhinalis 318
- splenialis 319
- subsinuosus 243
- Sylvii 320
Supination 84
Sustentaculum 101
Symphysis 17
- mandibularis 70, 73
- pelvina 49
Synapse 287
Synchondrosen 17
Syndesmosen 17

Synovia 19
Synsacrum V. 842
Syrinx V. 852
System absteigendes retikuläres 321
- aufsteigendes retikular-aktivierendes 326
- extralemniskales 324
- extrapyramidales 331
- lemniskales 323
- pyramidales 330

Tabula 51
Tänien (Bandstreifen) Pfd. 559
Talgdrüsen 8, 402
Talus 101, Pfd. 634, Wdk. 781
Tapetum lucidum 366, Flfr. 426, Wdk. 664
Tarsaldrüsen Pfd. 510
Tarsalgelenk 103, 835
Tarsalknochen 101, Pfd. 634
Tarsalsehnenscheide Pfd. 636
Tarsalskelett Wdk. 781
Tarsometatarsus V. 844
Tarsus 373
Tasthaar 388, 396
Tectum 312
Tegmentum 312
Tela subcutanea cunei 398
Telencephalon 302, 315
Tendo accessorius Pfd. 637
- calcaneus communis Pfd. 637
- praepubicus Pfd. 552
Tentorium cerebelli membranaceum 337
- - osseum 336
Testis 205, Flfr. 480, Pfd. 584, Wdk. 737f, 743, Schw. 827, 857
Thalamus 315
Theca externa 225
- interna 225
Thorakozentese Schw. 807
Thorax 47, Pfd. 541
- Bau Pfd. 541
- Diaphragma Pfd. 543
- Innervation 354
- Lymphabfluß Schw. 807
- Lymphdrainage Pfd. 549
- Organe Pfd. 544-548
- - Topographie Schw. 806
- - Pleuraverhältnisse Pfd. 543, Schw. 806
- Skelett Pfd. 541
- Struktur Flfr. 441
Thymus 277, 284f, 445, 452, Pfd. 534, 548, Wdk. 666, Schw. 800, V. 864
Tibia 98, Pfd. 634, Wdk. 781, V. 844
- Incisura poplitea 98
Tibiotarsus V. 844
Tiefensensibilität 389
Tollwurm Flfr. 416
Tonsilla caecalis V. 850, 864
- lingualis Wdk. 658
- palatina 130, Flfr. 418, Wdk. 662
- paraepiglottica Schw. 799
- pharyngealis 130, Wdk. 661, Schw. 799
- tubaria Schw. 799

– veli palatini Schw. 797, 799
Tonsillen 276
Toruli tactiles 397
Torus linguae Wdk. 658
– pyloricus Wdk. 699, Schw. 815
Trabecula septomarginalis 245
Trachea 173, Flfr. 429, 452, Pfd. 531f, 548, Wdk. 665, 684, V. 852
Trachealbronchus 173
Trachte Pfd. 612, 614
Tractus, Nervensystem 288
– cerebelloreticularis 326
– corticoreticularis 326
– corticospinalis 330
– olfactorius 318
– reticulocerebellaris 326
– reticulospinalis 331
– reticulothalamocorticalis 326
– rubrospinalis 331
– spinocerebellaris 325
– spinoreticulothalamicus 326
– spinothalamicus 324, 326
– vestibulospinalis 328
Trächtigkeit Pfd. 581, Wdk. 728ff
Tränenapparat 374
Tränendrüse Flfr. 425, Pfd. 530, Wdk. 663
Tränenflüssigkeit 374
Tränennasengang 164, 374, Flfr. 414, Pfd. 510, 530, Wdk. 649, 664
– Tränensack 374
– Tränensee 394
Tragus 380
Translation 21
Trapezkörper 305
Traubenkörner 367, Pfd. 530, Wdk. 664
Trichter, Eileiter 218f
Trigonum vesicae 187
Trochanter 97, Pfd. 627f
– major 97
– minor 97
Trochlea 83, 98, 371
– ossis femoris Pfd. 631
– tali 101
Trommelfell 379f, Flfr. 427
Trommelschläger V. 844
Truncus brachiocephalicus 262, Flfr. 453
– costocervicalis 262
– (Trunci) lumbales 282
– pudendoepigastricus 268
– pulmonalis 244, 261, Flfr. 454
– sympathicus 357, 359f, V. 865
– trachealis 278
– vagosympathicus 132, 349, 359, Flfr. 428, 430, Wdk. 667f
– vagus 349
– (Trunci) viscerales 282
Tuba auditiva 380, 382, Pfd. 525, 527
– uterina 218, Flfr. 476, Pfd. 576, Wdk. 721, Schw. 825
Tuber cinereum 315, 332
– coxae 49
– ischiadicum Schw. 823
– sacrale 49
Tuberculum cuneatum 324

– gracile 324
– intermedium 83, Pfd. 596
– intervenosum 242, Wdk. 683
– majus 83
– minus 83
– supraglenoidale 82
Tuberositas deltoidea 83
– facialis 73
– radii Pfd. 598
– teres major 83
– tibiae 98, Pfd. 631f
Tubuli, Niere 199
Tubulus seminiferus 206
Tunica albuginea 206, 213
– dartos 210
– fibrosa 365
– flava Pfd. 551, Wdk. 688
– interna bulbi 367
– vaginalis Pfd. 555
– vasculosa 365

Ulna 83, 85
Umbilicus Schw. 812
Unipara 217
Unterarm Flfr. 489, Pfd. 600
Unterhaut 8
Unterkiefer 70
– Körper 70
Unterkieferast 70
Unterkieferdrüse Wdk. 661
Unterkiefergelenk Flfr. 421
Unterkieferkanal 346
Unterschenkel Flfr. 502, Pfd. 634f, Wdk. 781
Unterschenkelfaszie Pfd. 637
Unterschenkelskelett 98
Unterstützungsband, siehe Ligamentum accessorium
Unterzungendrüse Wdk. 661
Urachus 187, 274, Wdk. 720
Urdarm 111
Ureter 200f, Pfd. 567, Wdk. 709, V. 856
Ureterknospe 185
Urethra 187, Pfd. 575, Wdk. 720, 739
– männliche Flfr. 482
– weibliche 476
Urgeschlechtszellen 187
Urniere 184
Urnierengang 185
Urnieren-Querkanälchen 185
Urodeum V. 850, 858
Urogenitalapparat, Entwicklung 184
Urogenitalfalte 190, 193
Urogenitalsystem 183
Uterus 216, 219, Flfr. 477, Pfd. 577, Wdk. 722f, Schw. 825
– Blutversorgung Pfd. 580
– Innervation Pfd. 580
– Ovidukt V. 860
– Vaskularisierung Flfr. 478
– Veränderungen, Alter Pfd. 581ff
– – zyklische Pfd. 581f
– bicornis 219
– duplex 219
– masculinus Wdk. 739

Utriculus 383
Uvea 365

Vagina 216, 221 Flfr. 477, Pfd. 578, Wdk. 724f
– Ovidukt V. 859
– bulbi 364, 371
– musculi recti abdominis 61, Flfr. 457, Pfd. 551
– synovialis 26
Vaginalring Pfd. 555, 588
Vagus 349, 357f, V. 865
Valva aortae 246
– atrioventricularis dextra 245
– – sinistra 246
– bicuspidalis 246
– mitralis 246
– portalis renalis V. 857
– tricuspidalis 245f
– trunci pulmonalis 245
Vasa vasorum 258
Velum medullare 305, 311
– palatinum 132
Vena angularis oculi Flfr. 413
– auricularis lateralis Schw. 794
– azygos 271
– – dextra Flfr. 454, Wdk. 684
– – sinistra Wdk. 684
– brachialis Pfd. 620
– buccalis Pfd. 512
– caudalis mediana Schw. 804
– cava caudalis 272, Flfr. 454, Wdk. 684, 707, V. 863
– – cranialis 271, Flfr. 454, Wdk. 684, V. 863
– cephalica 271, Flfr. 491, Pfd. 620, Wdk. 773, Schw. 833
– – accessoria Flfr. 491
– cordis magna 248
– digitalis Pfd. 616
– dorsalis penis Flfr. 484
– epigastrica caudalis Wdk. 752
– – cranialis Wdk. 752
– – superficialis Schw. 810
– facialis Flfr. 413, Pfd. 512, Schw. 795
– (Vv.) hepaticae 151, 273
– iliaca externa 273
– – interna 273
– jugularis V. 863
– – externa 272, Flfr. 428, Pfd. 533, Wdk. 664, 684, Schw. 800
– – interna 272, Flfr. 428
– lienalis 273
– linguofacialis 272, Pfd. 533
– maxillaris 272, Pfd. 533
– mediana cubiti Pfd. 621
– mesenterica caudalis 273
– – cranialis 273
– ovarica 224, Wdk. 726, Schw. 826
– portae 141, 147, 151, 153, Pfd. 564, Wdk. 702, 706, Schw. 819
– portalis hepatica V. 863
– renalis V. 863
– profunda faciei Pfd. 512
– pudenda externa Pfd. 555
– (Vv.) pulmonales 261, V. 863

Sachregister

- (Vv.) renales Pfd. 566
- saphena Pfd. 643, Wdk. 786
- – lateralis Flfr. 504
- subclavia 271, V. 863
- subcutanea abdominis Wdk. 751 f
- testicularis 209
- thoracica superficialis Pfd. 555
- thyroidea caudalis Flfr. 429
- (Vv.) transversae faciei Pfd. 512
- umbilicalis 239, 273, Wdk. 707

Venen 30, 257
- Punktion, Vena cranialis Schw. 8)0

Venenklappe 30
Venole 257
Ventriculus 138 ff, 158, Flfr. 460, P˜d. 557, Wdk. 691–705, Schw. 814, V. 848
- dexter 244
- laryngis 171
- – lateralis Pfd. 528 f
- sinister 244

Ventrikel 302, 305, 339
Verbindungen, fibröse 17
- knorpelige 17

Verdauungstrakt Schw. 814 ff
- Lymphabfluß Schw. 820

Verhornung 391
Vermis 309
Vesicula seminalis Pfd. 585
Vestibulum laryngis 171
- nasi Wdk. 649
- oris 111, Pfd. 519
- vaginae 193, 216, Flfr. 478, Pfd. 579, Wdk. 725 f, Schw. 827

Vertex, Harnblase 202
Viborgsches Dreieck Pfd. 528
Vorderdarm 111, 136, 153, 158
Vorderfußwurzelgelenk Pfd. 601
Vordergliedmaße Pfd. 591, V. 843
- Bau Pfd. 591
- Blutgefäße Pfd. 618 ff, Schw. 834
- distaler Teil Pfd. 604
- Gelenke 595–600, Schw. 833
- Innervation 351 ff, Flfr. 496, 623 f

- Lymphabfluß Schw. 834
- Lymphdrainage Pfd. 621
- Lymphknoten Pfd. 618
- Muskeln Pfd. 592–600, 602
- Nerven Pfd. 621
- Skelett Pfd. 595

Vorderhirn 313
- Evolution 317

Vorhaut 213 f, Flfr. 485 f, Pfd 586 f, Wdk. 742, Schw. 830
Vorhof, Kehlkopf 170
Vorhoffalte 171
Vorhoffenster 380
Vorniere 184
Vornierengang 184
Vulva 216, 222, Pfd. 579, 725, Schw. 827

Walzengelenk 24
Wandlederhaut Pfd. 615
Wangenlappen V. 837
Wachstumsknorpel 79
weiße Linie (Zona alba) 400, Pfd. 613
Weißkörper 218
Widerrist Flfr. 441, Pfd. 536
Wiederkauen Wdk. 697
Wirbel 39, Flfr. 433, Pfd. 536 f Schw. 804, V. 842
Wirbelbogen 39
Wirbelkanal 336, Pfd. 539
Wirbelkörper 45
Wirbelsäule 39, Flfr. 433, Pfd. 536 f, Schw. 804, V. 842
- Längsband, dorsales 46
- – ventrales 46

Wolfszahn Pfd. 521
Wollhaare 396

Zähne 119–126, 156, Flfr. 413, Pfd. 520, Wdk. 658 ff, Schw. 797
- Altersbestimmung Flfr. 419, 421, Pfd. 522 f
- Wachstum Pfd. 520

Zahnextraktion Pfd. 522

Zahnfächer 70
Zahnformel 120
Zahnkunde Pfd. 520
Zahnpulpa 122
Zahnschmelz 121, 157
Zahnsternchen Pfd. 521
Zahnzement 121
Zapfengelenk 24
Zehenarterien Wdk. 772
Zehenballen 398, 401, Schw. 833
Zehenbinde Pfd. 609
Zehenbeuger Wdk. 783 f
Zehenvenen Pfd. 616
Zellen, parafollikuläre 235
zentrales Höhlengrau 312, 326
Zentralkanal 302
Zentralnervensystem 33
- Funktion 322

Zeugopodium 81
Zirbeldrüse 233, 314
Zisterne (Euter) 407, Wdk. 749
Zitzen 40, Pfd. 588, Wdk. 749 f, Schw. 813
- rudimentäre 408
- überzählige 406

Zitzenkanal Wdk. 750
Zona alba 400, Pfd. 613
- elastica craniofacialis V. 842
- incerta 315
- parenchymatosa ovarii 217

Zonulafasern 367, 369
Zunge 114 ff, 155, Flfr. 416, Pfd. 519, Wdk. 657 f, V. 847
Zungenbein 70 ff, 115, Pfd. 525
Zungenrandpapillen Schw. 797
Zwerchfell 35, 57, 134, 138, Flfr. 443, Pfd. 543
Zwerchfellnerven 58
Zwicken Wdk. 725
Zwischenklauensäckchen 404
Zwischenwirbelscheibe 45
Zwölffingerdarm 143 f, 152